타이디
질환별 물리치료

Tidy' s Physiotherapy 14th ed

Stuart Porter 지음
전국물리치료(학)과 교수협의회 옮김

군자출판사

타이디 질환별 물리치료

Tidy's Physiotherapy 14th ed

첫째판 1쇄 인쇄 | 2005년 3월 5일
첫째판 1쇄 발행 | 2005년 3월 15일
둘째판 1쇄 발행 | 2011년 10월 25일

지 은 이 Stuart Porter
옮 긴 이 전국물리치료(학)과 교수협의회
발 행 인 장주연
편집 · 표지 민영선
발 행 처 군자출판사
등 록 제 4-139호(1991. 6. 24)

본 사 (110-717) 서울특별시 종로구 인의동 112-1 동원회관 BD 6층
Tel. (02) 762-9194/5 Fax. (02) 764-0209
대구지점 Tel. (053) 428-2748 Fax. (053) 428-2749
광주지점 Tel. (062) 228-0252 Fax. (062) 228-0251
부산지점 Tel. (051) 893-8989 Fax. (051) 893-8986

This edition of ***Tidy's Physiotherapy, 14e*** by ***Stuart Porter*** is published by arrangement with Elsevier Limited.

Original Edition ISBN : 978-0-443-10392-6
Translated Edition ISBN : 978-89-6278-346-9
Publication Date in Korea : 2011. 10. 25

Translated by KoonJa Publishing Inc.
Printed in Korea

www.koonja.co.kr

* 파본은 교환하여 드립니다.
* 검인은 저자와의 합의 하에 생략합니다.

ISBN 978-89-6278-346-9

정가 33,000원

Contributors

Julie Barlow
Professor of Health Psychology and Director, Interdisciplinary Research Centre in Health, Faculty of Health and Life Sciences, Coventry

Ann Birch MSC MCSP
Clinical Specialist Physiotherapist

Gill Brook MCSP
Physiotherapy Co-ordinator, Bradford

Kirsty Carne RGN
National Osteoporosis Society, Camerton, Bath

Yvonne Coldron PHD MSC MCSP MMACP
Clinical Specialist, Thornton Health, London

Dr Elaine N. Court
Department of Biological Sciences, University of Central Lancashire, Preston

Sally Dean GRAD DIP PHYS MCSP
Clinical Specialist, Hand Therapy, Burns and Plastics Unit, Whiston Hospital, St Helens and Knowsley Hospital Services NHS Trust and Knowsley PCT

Anne Dyson GRAD DIP PHYS MCSP
Deputy Manager Physiotherapy, Cardiothoracic Centre, Liverpool

Dr Stephanie Enright PHD MPHIL MSC CERT HE MCSP
School of Biology and Life Sciences, Cardiff University

Georgina Evans MCSP
Senior Physiotherapist, Oxford

Dr Sally French BSC MSC PHD DIP TPF
Freelance Researcher and Writer; Associate Lecturer, Open University

Lynne Gaskell MRES MCSP GRAD DIP PHYS
Lecturer in Physiotherapy, University of Salford, Greater Manchester

Professor John Goodacre MD PHD FRCP
Director of Clinical Research and Honorary Consultant in Rheumatology, Lancashire School of Health and Postgraduate Medicine, University of Central Lancashire, Preston

Dr Lynne Goodacre PHD DIP COT
Senior Lecturer, Lancashire School of Health and Postgraduate Medicine, University of Central Lancashire, Preston

Janette Grey MSC (RESEARCH) MCSP PGCE
Professional Lead in Physiotherapy, Department of Allied Health Professions, University of Central Lancashire, Preston

Georgie Gulliford MCSP
Specialist Physiotherapist in Women's Health, Chichester

Carolyn A. Hale MSC GRAD ASSOC PHYS MCSP HPC REGISTERED
Clinical Specialist Physiotherapist, Pace Rehabilitation Ltd, Cheadle, Cheshire

Ralph Hammond MCSP
Professional Advisor, Chartered Society of Physiotherapy, London

Jeanette Haslam MPHIL MCSP
Honorary Lecturer, University of Bradford

Ruth Hawkes FCSP
Women's Health Physiotherapist, Lincoln

Lester Jones MSCMED(PM)
Senior Lecturer, School of Physiotherapy, Faculty of Health and Social Care Sciences, St George's, University of London and Kingston University, London

Annie Karim MCSP
Physiotherapy Manager, Princess Grace Hospital, London; Executive Committee, Association of Orthopaedic Chartered Physiotherapists

Contributors

Dr Robert W. Lea
Department of Biological Sciences, University of Central Lancashire, Preston

Judith Lee MCSP
Clinical Specialist Women's Health Physiotherapist, Nottingham

Alison Lewis MCSP
Senior Physiotherapist Women's Health (Retired), Swindon

Melanie Lewis MCSP
Lead Macmillan Lymphoedema Physiotherapy Specialist, Swansea

Duncan Mason BSC (HONS) SRP MCSP
Lecturer in Physiotherapy, University of Salford, Manchester
www.athletematters.com

Dr Jonathan P. Moore BSC (HONS) PHD
Department of Chemical and Biological Sciences, University of Huddersfield

G. Lorimer Moseley PHD BAPPSC (PHYSIOTHERAPY) (HONS)
Department of Physiology, Anatomy and Genetics, University of Oxford

Juliette O'Hea MCSP MSC PGDIP (RHEUM)
Physiotherapy Advisor, National Ankylosing Spondylitis Society

Sue Pieri-Davies MSC PGCILTH MCSP
Respiratory Clinical Specialist, North West Regional Spinal Injuries Centre, Southport and Ormskirk NHS Trust, Southport

Ann Price
Superintendent Physiotherapist, Wrightington Hospital, Lancashire

Dr Chandini Rao MBBS MSC FRCP (UK)
Consultant Rheumatologist, Blackpool, Fylde and Wyre NHS Trust, Blackpool Victoria Hospital, Blackpool

Gillian Rawlinson BSC (HONS) MSC MCSP
Senior Lecturer in Physiotherapy, Department of Allied Health Professions, University of Central Lancashire, Preston

Professor Jim Richards PHD MSC BIOENGINEERING BENG (HONS) MECHANICAL ENGINEERING
Department of Allied Health Professions, Faculty of Health, University of Central Lancashire, Preston

Julie Rigby MSC BSC (HONS) MCSP
Consultant Therapist, Community Neuro-Rehabilitation, Salford Primary Care Trust, Manchester

Sushma Sanghvi MSC MA MCSP
Lecturer Practitioner, Physiotherapist Lecturer in Physiotherapy Studies, Mary Seacole Building, Brunel University, Uxbridge, Middlesex

Daphne Sidney MCSP
Women's Health Physiotherapist, Retford

Christine Smith MSC GRAD DIP PHYS CERT ED
Co-director of Physiotherapy, Senior Lecturer in Physiotherapy, University of Salford, Manchester

Professor John Swain PHD
Professor of Disability and Inclusion, Faculty of Health, Social Work and Education, University of Northumbria, Newcastle-upon-Tyne

Ros Thomas MCSP
Extended Scope Practitioner, Women's Health, Bath

Jacquelyne Todd MCSP PGCE (FE)
Physiotherapist Consultant in Lymphoedema, Leeds

Kathleen Vits MSC MCSP
Clinical Specialist Physiotherapist, Southampton

Pauline Walsh MCSP
Clinical Specialist Physiotherapist in Women's Health, Guildford

Anita Watson BSC (HONS) MCSP SRP
Lecturer in Physiotherapy, University of Salford, Manchester

Professor Tim Watson
School of Health and Emergency Professions, University of Hertfordshire

Joan M. Watt MA MCSP MSMA
Chair of Chartered Physiotherapists in Massage and Soft Tissue Therapy; Honorary President, Sport Massage Association; Commonwealth Games Physiotherapist, Great Britain Athletics; Head Physiotherapist, Olympics, World and European Championships

Julie Dawn Wheeler DIPCOT
Head of Research and Clinical Effectiveness, Chartered Society of Physiotherapy, London

저자서문

'If there's a book you really want to read but it hasn't been written yet, then you must write it. (읽고 싶은 책이 있는데 그 책이 없다면, 당신이 그 책을 써야한다!)

토니 모리슨(Toni Morrison - 퓰리처 및 노벨문학상 수상작가)

넓은 범위의 임상 및 학문적 배경을 가진 전문가들이 물리치료학생들에게 문제를 해결하도록 장려하고 그러한 과정에서 학습을 촉진하는 동시에 분명하게 참조할 가이드를 제시하는 장들을 만들어낸 것이 이 14판 교재의 핵심내용입니다.

광범위하긴 하지만 여전히 읽을 수 있고 임상에 기반을 두어 최신 일러스트 그리고 사례 연구로 매우 분명하게 제공하고 있습니다. 이번 판에서는 매우 흥미롭게도 근골격 테스트 및 마사지와 운동요법의 시범을 포함한 DVD가 포함되어 있습니다.

각각 자신의 영역에서 매우 훌륭한 전문가이신 수많은 기고자분들이 특별히 본 교재의 전반적인 내용에 추가로 기고하였습니다. 그들은 챕터간 다양성과 전체적으로 지속적인 가독성을 향상시켰습니다. 사례연구들은 정보통합과 새로운 지식을 모으는 매우 훌륭한 수단이며 학생들이 그들의 스킬을 적용할 수 있도록 실제 연습을 통해 자신감을 가지게 합니다.

전하는 글

숙련된 물리치료사들의 중요성을 절대 과소평가해서는 안됩니다. 훌륭한 기술을 요하면서 부상으로 고통스러워하는 운동선수들을 정확하게 진단하고 치료하는 법을 완전히 이해해야만 합니다. 만약 팀원들과 가족 뿐아니라 숙련된 기술과 지식을 가진 물리치료사들이 없었다면, 2006년 월드컵 당시 생긴 부상을 회복하기 위해 훨씬 더 많은 시간이 걸렸을 것입니다.

Michael Owen

Michael Owen은 Richie Partridge와 Mark Browes와 함께 영국 체스터 바로 외곽에 건강복지 클리닉인 10bridgeclinic을 열었습니다. 자세한 정보는 웹사이트를 방문해보도록 하세요. www.10bridgeclinic.co.uk

감사의 글

옥스포드에서 저와 함께 이 책을 집필하는 데 모든 지원과 신념을 다해주신 앨스비어 Heidi Harrison, Veronika Watkins 그리고 Siobhan Campbell에게 감사드립니다.

그리고 귀중한 자료와 의견들을 주신 다음 분 모두에게도 감사의 말씀 드립니다. 포커스 그룹으로 형성된 모든 물리치료 대학생들 - Marc Hudson,Joanne Fawcett, Hannah Cushion, Laura McLeod, Eleanor Ford, Robert Hodgkiss, Kezia Purdie, David Wilkes, James Baldwin, Vicky Platt, Jamie Murphy, Paul Sparrow, Mark Eales, Steve Morris, Candice Olliver, Amy Glasgow, Chris Hodson, Laura Hay

맨체스터 박물관 이집트학부서 중 미이라 조직부 선임연구원인 Patricia Lambert-Zazulak DCR(T) BA PhD 께도 매우 감사드립니다. 그녀는 고대의 질병과 정신적 외상에 대해 많은 조언을 해주었습니다. 디지털 화상처리를 제공해준 나의 35년 친구인 Mark Hothersall에게도 고맙다는 말을 전합니다. 또한 이 책에 도움을 주신 많은 다른분들에게도 감사의 말씀 드립니다. - Paula-Jayne McDowell, Guidelines Initiative Officer, Royal College of General Practitioners; Nick Goudge, Kate Slingsby, Kay Hack, Simon Crozier, David Dean and Sharon Baines, Lecturers, University of Salford; Judith Chapman, Lecturer, University of Southampton; Sue Barnard, Lecturer in Physiotherapy, University of Southampton; Rod Moore, Medical Dynamics; Pauline Davey, Assistant Communications Manager, National Osteoporosis Society; Mr RF Adam FRCS MCh Orth, Consultant Orthopaedic Surgeon; Fiona Cobbold, Senior Physiotherapist, Mike Somervell and Julie Butler, Senior Occupational Therapists, Southport and Ormskirk Hospital NHS Trust; Reinier van Mierlo, Superintendent Physiotherapist, Royal Preston Hospital; Carol Barnes, Senior Physiotherapist, Stepping Hill Hospital, Stockport, Manchester; Medical Photography Department, Whiston Hospital. Thanks also go to Andrew and Justine Arlow for their encouragement and advice; Jackie Moore; Joanne Tarrant, Graphic Designer, Blatchford Products Ltd, Lister Road, Basingstoke, Hants RG224AH; Nadia Khan, Student Physiotherapist, Brunel University; Jacinta Lynch, Chartered Physiotherapist; KatGreen, PaulWilliamson, Claire Coop, JoanneKenyon, Sandra Barton, Jennifer Brown, Christine Parker; Laura Hitchcock, EMPICS, a PA Group Company; Winifred Porter, Lynn Jackson, Martin George, Laura Jane Cowdell, Caroline Unsworth, Dr Peter Gill and Amelia Didsbury.

역자소개

권혜정	동남보건대학교	안소윤	부산가톨릭대학교
김 경	대구대학교	이건철	경남정보대학
김경윤	동신대학교	이동엽	선문대학교
김명철	을지대학교	이완희	삼육대학교
김순희	용인대학교	이현옥	부산가톨릭대학교
김영희	강릉영동대학	이현주	건양대학교
김재현	신성대학	조미숙	나사렛대학교
김호봉	제주한라대학	최재청	대전보건대학
서병도	경운대학교	최정현	남서울대학교
송주영	울산과학대학	홍완성	전) 동남보건대학교
신헌석	연세대학교	황성수	신구대학

역자서문

이 책은 1932년 10월 Noel. M. Tidy 여사에 의해 "MASSAGE AND REMEDIAL EXERCISES in Medical and Surgical Conditions" 란 이름으로 초판이 발행된 이래 1952년까지 1~3년 간격으로 9판이 발행되다가 2003년 13판에 이르기까지 계속 증보 및 보완이 이루어졌다. 많은 세월을 지내다보니 저자와 편집진의 구성이 바뀌게 되고 수정증보를 하는 동안 책이름 또한 "Tidy' s Physiotherapy" 로 바뀌게 되었다. 이는 물리치료의 영역이 초기에는 Dr. Mennell의 Massage와 단순운동치료(Relaxed movement, Forced movement 등)이 주를 이루었으나 점차 물리치료 방법과 기자재의 발달로 다양한 치료계획가 방법 등이 제시되면 그 영역이 넓어진 것을 반영한 것이라고 볼 수 있다.

우리나라 물리치료계에 질환별 물리리료라는 과목은 1970대 중반에 처음 설강되었다. 이때 사용된 교재가 Tidy' s MASSAGE AND REMEDIAL EXERCISES in Medical and Surgical Conditions 11판이었다. 이후 12판에서 Tidy' s Physiotherapy로 책이름이 바뀌었고, 1993년에 전국물리치료과교수협의회에서 12판을 번역하여 출간하였다. 그리고 10년이 지나 13판이 소개 되었고, 다시 전국의 물리치료(학)과에서 질환별물리치료를 강의하는 교수들이 모여 후학을 위한 번역을 하게 되었다. 이 13판을 번역 및 편집을 하면서 느낀 점은 물리치료의 발전을 위해서는 시대의 조류에 맞게 신속하게 움직여야 된다는 것이고, 이를 위해서는 국가적인 뒷받침과 사회적인 호응이 있어야 한다는 점이었다.

이 번역작업은 지난해 6월에 계획을 세우고 번역진을 구성하여 겨울방학 기간동안 편집을 하여 빛을 보게 되었다. 이 작업에 동참한 여러 교수님의 노고에 감사하며, 이 책으로 공부하는 학생들에게 도움이 되기를 바라는 마음이 간절하다. 영국과 우리나라의 제도와 관습이 달라 본 저자의 의도가 충분히 전달될지도 걱정이 된다. 물론 번역상의 오류도 있을 수 있겠다. 이러한 것들은 이 책을 사용하는 여러분들이 지적을 해주시기를 바라고, 또한 우리는 앞으로 오류를 바로잡아 나가야 할 것이다.

이 작업을 할 수 있도록 준비와 과정을 지켜주신 군자출판사의 관계자 여러분께 감사드린다.

전국물리치료과교수협의회장 **최 재 청**

목 차

물리치료사의 역할과 책임

The responsibilities of being a physiotherapist

CHAPTER 1

안소윤

CHAPTER CONTENTS

개요

이 장은 영국에서 물리치료사가 되기 위해 기본적으로 요구되는 윤리적이고 실질적인 책임에 초점을 맞추어 전문가가 되는 것이 무엇을 의미하는가에 대한 통찰력을 제공하는 것을 목표로 한다.

물리치료사의 현재 지위와 권한은 자율적인 전문가로서 직업사(history of profession)에 자리잡게 될 것이고, 임상실무에서 자율성의 영향이 탐구될 것이다. 이 장에서는 건강전문가가 제공해야 할 높은 질의 건강서비스에서 일반 대중과 정부가 물리치료사에게 하는 기대의 영향을 반영하게 될 것이다. 또한, 임상관리(clinical governance)를 통해서 물리치료사가 어떻게 이러한 기대를 충족시킬 수 있을 것인지에 대한 설명이 제공될 것이다. 마지막으로 독자들은 영국의 건강서비스 형태의 변화를 통해 물리치료사의 미래를 예측할 수 있을 것이다.

물리치료사는 다른 사람들을 돕고 그들의 삶의 질을 향상시키는 기본적인 의식을 가지고 이를 책임지는 전문가가 되었다. 실제로 Koehn(1994)은 전문가는 고객의 이익을 위해 특별한 책임이 있다고 주장하였다. 물리치료사는 환자에게 혜택을 주기 위해 자격 프로그램으로부터 자신이 습득한 지식과 기술 및 자질을 사용하고 싶어한다. 일단 자격이 부여되면 같이 일하고 싶은 전문가나 환자 그룹은 상관이 없다(예: 뛰어난 운동선수, 노인, 발달 장애 또는 후천적 질환이 있는 환자, 정신적인 문제가 있는 환자). 이 장에서는 높은 질과 안전, 효과적인 환자관리 규정을 위한 사회의 기대에 대해 현실적으로 어떻게 환자들에게 혜택을 줄 수 있는지에 대해 독자들의 이해를 도울 것이다.

Tidy's Physiotherapy 전판은 물리치료사가 특별한 상황이나 특수한 질환에 대해 해야 할 일에 대한 규정 부분이 좋은 평을 받았고, 따라서 이번 판에서는 독자로부터 그 영역에 더 많은 요청을 받았다. 두 명의 환자는 실제로 똑같지 않다; 물리치료사는 환자의 개성을 고려하여 환자가 결정을 할 수 있도록 치료를 위한 적절한 선택을 제공하고 문제-해결에 임상적 추론(clinical reasoning)을 이용하여 각각의 환자를 전체적이고 정확하게 평가할 수 있는 능숙함이 요구된다. 전문가는 자율성의 권한에 대한 모든 책임을 지기 위해 완벽 할 필요가 있다. 이것은 현재 실무자격을 유지하기 위해서 평생 교육을 받으며, 실무 평가 결과를 통한 자기평가를 하여 최신의 가장 효과적인 중재를 계속 할 수 있고, 환자에게 도움을 주어 환자의 신뢰를 유지시키는 것을 의미한다. 독자는 이런 접근이 힘이 들긴 하지만 가치가 있다는 것을 실감하게 될 것이다.

전문가의 특성

전문가의 필요조건은 정해진 권한에 대한 확실한 책임이 종종 묵시적으로 요구되는 것이다. 이러한 책임은 신뢰를 받을 위치에 있는 전문가의 확실한 태도와 행동양식을 요구한다. 대체로 전문성은 아래의 자질들을 필요로 한다.

- 다른 사람들에게 서비스 제공에 대한 동기 부여
- 실무의 도덕적이고 윤리적인 관례 고수
- 실무 범위와 한계에 대한 자각 유지 및 우수한 능력을 보유하기 위한 노력
- 타인의 자율권 인정(Hodkinson, 1995 and Medical Professionalism Project, 2002; both cited in CSP, 2005b)

영국에서 물리치료사로 일하기 위해서는 법에 명시된 담당기관에의 등록이 필수적이다. 보건전문위원회(Health Professional Council, HPC)는 물리치료를 포함한 열 세개 전문영역의 직업훈련 기준을 정하였다(HPC, 2006). 여기에서는 보건전문가가 법적 기준에 적합한지를 확인하고, 등록된 보건전문가가 그 기준들을 충족하지 못하면 법적 조치를 취한다. 이것은 보건전문법 2001(Health Professional Oder)에 의해 제정되었다(HPC, 2002). 오직 HPC에 등록된 사람만이 물리치료사(physiotherapist 또는 physical therapist)라고 할 수 있다(HPC, 2006). 등록자들이 규제기관이 요구하는 최근의 필요조건을 유지하는 것은 의무이며, 이것은 특히 현재 보건관리전문가에 대한 새로운 법률제정에 따른 변화 때문에 더 중요하다.

물리치료사들을 위한 단체인, 물리치료사협회(Chartered Society of Physiotherapy, CSP)는 물리치료 교육의 교육과정을 위한 틀을 제공하고 물리치료 체제의 필요조건을 충족하는 물리치료 프로그램에 대한 인가를 한다.

CSP는 또한 HPC와 조화를 이루어 물리치료 실무 기준과 전문성에 대한 규칙을 발표한다. HPC에 등록된 물리치료사는 누구나 물리치료사라고 칭할 수 있고, 오직 CSP의 구성원들만이 공인 물리치료사라고 할 수 있다.

CSP는 이 직업이 전문적 수준을 확립하도록 폭넓은 활동과 자원을 제공한다. 제공되는 교육과 전문적인 사업은 구성원들의 높은 질과 근거-중심 환자치료를 이끌고 지지하는 것을 위주로 진행된다. 이러한 활동은 영국의 물리치료를 위한 전문단체로부터 1차 물리치료기관과 물리치료실무의 셰이퍼(shaper)에까지 영향을 미친다. CSP는 물리치료사들의 우수성을 나타내는 것 중 하나인 물리치료사의 공인된 지위를 보호하기 위해 일한다. CSP 회원 중 한 명과 HPC 등록자 중 한 명의 관계는 의미가 없다.

규제기관과 전문단체의 실체와 역할은 세계 어디서든 물리치료사들에 의해 전문성의 원칙이 열망되어야 하지만, 이들의 특성은 다양하게 나타나며 정치, 사회, 재정 요인을 따르게 된다.

물리치료사협회의 행위 개념과 기준

직업행위규정(Rules of Professional Conducts)은 1895년 첫 CSP 협의회(Barclay, 1994)에서 승인되었고, 그 이후 때때로 개정되었다. 규정은 전문적인 행위가 예상되는 공인 물리치료사라고 정의하였다. 최

근의 규정에서 명백히 한 몇 가지 원칙의 기본은 환자 보호이다(CSP, 2002a). 규정에는 공인 물리치료사가 지켜야 할 일이 포함되어 있다.

- 모든 환자의 개인적인 감수성과 존엄성을 존중해야 한다.
- 물리치료 업무는 안전하고 정당하게 한다.
- 반드시 환자 정보를 비밀로 한다.
- 환자가 위험한 상태가 되지 않도록 하며, 만약 그렇지 못하면 상황을 보고한다.
- 환자를 부당하게 이용하지 않는다.
- 전문가로서 신뢰할 수 있는 행동을 하며 환자를 모욕하지 않는다.

CSP가 직업행위규정을 가지고 있긴 했지만, 협정된 국가적 기준은 1990년까지 발표되지 않았다. CSP의 물리치료 실무 기준들은 윤리적인 원칙을 실무에 적용하는 규정으로 정의한다. 4판(CSP, 2005a)은 이전 판보다 직무를 더욱 강조하였다.

- 의사 결정에 환자를 포함시킨다.
- 가장 효과적인 중재법을 제시하고 환자에게 치료 효과에 대한 증거를 충분히 제공한다.
- 치료사의 치료 결과를 평가하고 치료 결과로 얻어진 환자의 건강 상태를 측정한다.

건강관리에 능동적인 파트너에 대하여 증가하고 있는 대중의 기대는 효과적인 치료를 제공하기 위한 임상관리에 대한 기대, 환자뿐만 아니라 서비스의 재정지원자의 요구 증가로 물리치료의 '부가 가치' 또는 혜택을 증명할 수 있어야 한다는 것을 반영한다. 이 모든 내용은 이 장의 후반부에서 검토될 것이다.

물리치료 실무기준(Standard of Physiotherapy Practice)은 의도적으로 광범위한 보고서로 쓰였고, 이것은 물리치료사, 학생, 보조자('기준'으로 알려짐)에게 기대되는 업무수행과 활동에 관련된 측정할 수 있는 정보가 들어있다. 예를 들면, Core Standard 2state에서 환자의 나이, 감정 상태와 인지능력을 파악하고, '환자에게 계획된 물리치료 절차를 설명하면서, 동의서를 받는다' 이 실무기준을 위한 표준은 다음과 같다.

- 검사 또는 치료를 시작하기 전에 환자의 동의를 얻어야 한다.
- 치료 선택, 중요한 효과가 있는지, 위험과 부작용에 대해 환자와 의논해야 한다.
- 환자에게 질문을 할 기회를 주어야 한다.
- 환자에게 앞으로의 어떤 단계에서도 침해 받지 않고 물리치료를 거절할 권리를 알려주어야 한다.
- 치료계획에서 환자의 동의는 환자기록에 문서로 증명되어야 한다.

이와 같은 측정 가능한 기준은 승인된 업무수행을 기준에 따라 분석할 수 있고 임상 감사(clinical audit)를 통하여 심사를 받게 되며, 이에 대해서는 뒷부분에서 보다 자세히 설명할 것이다.

기준의 내용과 특별한 활동에 필요한 기준을 확고히 하기 위하여 직업행위규정의 Rule 2에서 이 경우 '공인된 물리치료사는 모든 환자의 권리와 존엄성, 개인적인 감수성을 존중하고 지지 할 것이다'를 따라야하며 환자 동의서 안내문에 이 내용이 포함되어야 한다. 이것은 어떻게 기준과 규정이 서로를 보충하여 완전하게 되는가에 대한 좋은 예이다. 그것은 물리치료 전문가에게 요구되는 특성과 활동을 반드시 준수하며 함께 사용해야 한다는 것을 말 한다.

다른 회원들을 위한 방침

2006년 10월 15일에 CSP는 전문적인 행위 또는 회원이 건강관련 물리치료 실무에 종사할 때는 다음 단락에 언급된 것 외에는 처리할 수 없다고 하였다. HPC는 이와 같은 성질의 모든 유형의 고충들을 고려한다.

그러나 협회는 HPC에 규제받지 않는 사회구성원들에 관한 건강관련 물리치료 실무 문제에 대해 고려하고 불평을 처리 할 수 있다(물리치료사들의 동물 물리치료, 학생과 CSP의 준회원 포함)(CSP, 2006).

다른 분야와 분담 할 수 없는 지식보유과 기술

모든 직업은 다른 직업보다 더 발전되었거나, 고유의 특별한 지식과 기술의 범위를 가지고 있다. 세계물리치료연맹(WCPT)은 대중과 주민들에게 서비스 제공을 전개, 수명연장에 따른 최대 활동과 기능의 유지와 회복으로 물리치료의 특성을 설명하였다(WCPT, 1999).

덧붙여 자세히 설명하자면 물리치료는 건강 증진, 예방, 치료와 재활 영역 내에서 환자의 활동을 확인하고 최대화하는 능력이 고려된다(ibid, p28).

WCPT는 협정된 목표와 주제의 확립과 물리치료사, 환자, 고객, 가족, 치료 제공자와 활동 잠재력 평가 과정의 상호작용이 물리치료사의 고유한 지식과 기술을 요구하는 것처럼 중요하다고 인정한다(ibid, p28).

영국에서는 물리치료 개념화를 위한 하나의 접근으로 마사지, 운동, 전기치료장비 사용의 세 가지 핵심요소에 초점을 맞추고 있다(CSP, 2002a). 물리치료의 근원은 마사지에서 찾아볼 수 있고, 그 직업의 창시자는 마사지를 행하던 간호사 그룹에서 찾을 수 있다. 환자에 대한 치료적 접촉은 여전히 다른 전문가들 에게도 중요하다고 본다. 물리치료사들은 도수치료와 반사치료와 같은 다른 넓은 범위의 도수 기술뿐만 아니라 여전히 치료적 마사지를 이용한다. 치료적 핸들링은 활동을 용이하게 하기위해 환자 접촉을 요구하게 되고, 많은 재활 활동에 뒷받침이 된다.

전문지식과 기술에 대한 다른 설명은 물리치료사 면허자격 취득을 위한 교육과정의 틀에서 발견할 수 있다(CSP, 2002b). 이것은 최근에 물리치료사의 자격을 위해 요구되는 지식과 기술의 토대가 되고 그들의 전문적인 실무분야와 환경에 지원 배경이 된다. 이것은 결국 환자와의 협력 관계를 통해 실무에서 적극적인 참여에 합의하는 것과 같은 직업적인 속성과 일체감, 유대관계를 기반으로 이루어진다. 마지막으로 면허자격은 체제의 성과를 측정하여 그것을 증명할 수 있어야한다. 예를 들어 '개인 환자와 그룹은 건강과 사회적 웰빙(social well-being)을 극대화' 하고 '변화에 대한 요구에 적절하게 반응하게한다' 이다.

Cott등(1995)은 전문직을 위한 무엇보다도 중요한 체제를 제안하였다. 물리치료의 운동연속이론

정의: 물리치료는 인간의 기능과 활동, 그리고 잠재력을 최대화하는 것과 관련된 건강관리를 전문적으로 한다. 이것은 건강상태를 증진시키고 유지하며 신체적, 정신적, 사회적 웰빙을 회복하며 건강상태 변화에 주의를 기울이는 것이다. 이것은 과학에 기반을 두고, 물리치료를 확장시키는데 전념하고, 적용하고, 평가하고 증거를 검토하여 입증하고 알려서 물리치료 실무를 수행하고 전달하는 것이다. 임상 판단의 실행과 정보에 근거한 해석이 핵심이다(CSP, 2002b).

(movement continuum theory)은 물리치료사가 개념화된 운동이 다른 직종과 어떻게 다른지를 구분하는 방법을 입증하였다. 그들은 물리치료사들이 작은 것(분자, 세포)에서 큰 것(환경이나 사회에서의 남자 혹은 여자)의 수준으로 운동이 연속적으로 일어나는 것을 상상할 것을 제안하였다. 저자는 이 이론이 병리학적 지식과 개인의 최대 수행 가능한 활동 잠재력 평가에서 신체와 사회, 정신적 요소에 영향을 미치는 전체적인 관점을 포함하기 때문에 운동 재활로의 특별한 접근이라 주장한다. 그들은 물리치료의 역할은 개인의 현재 활동 능력과 그 혹은 그녀의 원하는 활동 능력사이의 차이를 최소화하는 것이라고 주장한다.

자율성 훈련

자율성 또는 '개인적 자유(personal freedom)' (Concise Oxford Dictionary, 7th edn)는 전문가의 중요한 특성이다. 이것은 독립적이고 활동에 대한 의무와 책임이 따른다. 전문가의 실무 자율성의 중심은 임상적 추론이고 임상실무와 같은 '사고와 의사결정' 으로 표현된다(Higgs and Jones, 2000). 임상적 추론은 실무에 대해서 경험으로부터 배우고 배운 것을 미래의 상황에 적용 시킬 수 있는 비판적으로 생각하는 능력을 요구한다. 그것은 물리치료사의 지식, 자료 수집능력, 분석, 관련된 정보를 통합하는 능력(인지)과 개인의 의식, 자기감독, 자기성찰 과정 또는 인지변화 사이의 관계이다(Jones, et al., 2000).

그러나 자율성은 환자 자신이 결정하는 환자의 자율성과 균형을 이루어야 한다. 환자중심 결정(patient-centred decision)은 협력관계에서 환자와 전문가 사이의 정보 공유와 치료를 할 때 환자의 가치기준과 경험이 임상지식과 과학적 요소와 똑같이 중요하다는 의미이다(Ersser and Atkins, 2000). Higgs and Titchen(2001)은 전문가의 역할에 대한 개념을 '숙련된 동반자(skilled companion)' 로 표현하였다. 전문가는 환자에게 '행하는(doing to)' 관계라기보다는 서로 '함께 일하는(working with)' 관계로, 건강을 향한 여행, 조정, 죽음에 임박해 있는 환자와 동행하는 전문적인 지식을 가진 사람이라고 볼 수 있다. 환자중

심 모델은 전문가와 환자 사이의 능력과 책무의 분담을 용이하게 한다.

물리치료 전문직의 자율성이 영국에서 어떻게 발전되었는지에 대한 역사는 이장의 뒷부분에 언급하였다.

물리치료사 면허

영국의 물리치료사는 영국 어디에서나 일하는데 물리치료사란 타이틀을 사용하기 위해서는 건강전문가 심의위원회(Health Professions Council, HPC)에 등록해야 한다는 것을 이전에 언급하였다. 이것은 정부가 무자격이나 부적절한 건강관리 제공자로부터 환자를 보호하기 위해서이다.

2006년 HPC는 2년 간격으로 자기개발연수교육(Continuing Professional Development, CPD)에 개인의 투입을 연계하였고, 개인은 CPD 활동을 유지하고 착수하여 필요하다면 CPD에서의 실무, 서비스 이용자와 서비스 결과와 증거를 제출하여 재등록을 요구하는 개인이 책임을 지는 시스템을 설치하였다. 예를 들어 Bristol의 소아 심장외과수술 보고서에는 국립건강서비스 재등록에 대한 국민의 신뢰가 감소하는 반응을 보였다(Bristol Royal Infirmary Inquiry, 2001). 이전에 신뢰했던 일반 실무자들에게 혼란을 가져온 것은 Harold Shipman에 의해 아주 많은 환자가 살해되었을 때 건강 시스템은 사람이 비정상적으로 많이 사망한 이유를 찾는데 실패하였기 때문이다(Department of Health, 2004).

이와 같은 사건은 정부가 몇 가지 평가를 도입하도록 만들었고 국민을 보호하기 위해 모든 건강 전문가들을 더욱 명백하고 독립적인 과정을 통해 특정기간 동안에 재등록하게 되었다(Department of Health, 2002). 그것의 목표는 앞으로 국민을 위험하게 만드는 보건전문가를 확인하고 전문가의 최신 정보를 유지를 장려하며, 그들의 영역에서 실무의 능력과 숙련도를 더욱 발전시키고 유지하는데 중점을 두는 것이다. 징계과정은 결국 등록부로부터 자격을 박탈하는 것이다(HPC, 2005). 그들의 능력을 유지할 수 있는 것의 의미는 이장의 뒷부분에서 논의 될 것이다.

필요 시 협조할 수 있는 위원회 구성

초기에 전문가의 특성 중의 하나는 '선한 일을 하는 것(do good)' 이었다. 이것은 물리치료사의 윤리원칙이 반영되며 환자를 위해 개인에게 필요한 '치료의 의무(duty of care)' 로 규정 1에서 치료적 중재는 대상자의 이익을 보장해야한다는 것이다(CSP, 2002a). 이것은 일반적인 법적 의무로, 위반(과실) 시 피해에 대한 시민의 고소를 야기할 수도 있다.

Koehn(1994)은 보다 일반적으로 전문가가 아래와 같다면 그에게 도덕적인 권위 또는 신뢰성이 있다고 하였다.

- 고객에게 가장 유익하고 '선한 일을 하는 것' 과 관련하여 물리치료 기술을 사용한다.
- 만약 그들이 성취하도록 설정된 것을 얻는데 도움이 되거나 다른 어떤 것도 더 할 수 없는 환자를 돕는데도 기꺼이 활동해야 한다.
- 개인의 행동방식을 큰 책임감과 함께 내적인 감각으로 모니터한다. 예를 들어, 정신적으로 상처입기 쉬운 환자를 이용하지 않는다.
- 환자가 요구한 책무를 제공해야 하는데, 예를 들어 결정을 하기 위해 충분한 정보를 제공해 주어야 한다.
- 한정된 범위 내에서 고객에게 최선을 다하고 활동의 재량(판단)을 따라야 한다.

Koehn(1994)은 특히 선한 일을 하기 위해 마음으로부터 환자에게 최고의 이익을 주고 높은 윤리적인 기준을 가진 물리치료사의 특별하게 두드러지는 특성을 신뢰할 수 있다고 주장하였다. 물리치료사는 환자들과 대중의 신뢰를 잃거나 아니라 존경 받지 못할 때나 어렵고 스트레스를 받는 상황에서조차 이와 같은 윤리기준을 준수해야 할 것이다.

전문가의 책임

영국에서는 물리치료사가 필요할 때 환자와 협력하여 그들 자신의 결정을 내리는 권리가 인정된다. 전문가가 되는 것의 특전 즉 치료를 통해 환자의 능력에 유익을 주는 역할에 대해 대중은 특별한 신뢰를 보낸다. 그러나 이것은 물리치료사에게 무거운 책임감을 안겨준다.

물리치료사의 업무 실행 범위

모든 물리치료사에게는 자신의 개인적인 '실무 영역(scope of practice)'이 있다(CSP, 2002a). 이것은 특수 물리치료 환경 또는 인구집단 내에서 충분히 적용될 수 있는 전문가적인 지식과 숙련의 범위이다.

최근에 면허를 취득한 사람은 이 범위가 예비 면허교육과정체제 내용의 기초겠지만, 개인의 임상경험에 의한 것 역시 범위가 될 수 있고 가르치는 양과 반영하는 학습 또한 현장실습의 일부로 가능하다.

경력의 증가와 CPD의 결정으로 어떤 물리치료사들은 집중적인 관리과정 또는 뇌성마비아를 위한 부목 제작과 같은 고도의 숙련된 영역에서 능력을 보일 것이다. 이것은 예비면허체제에서 배우지 않는 부분이다. 다른 이들은 얼마간의 경험을 이미 가지고 있는 영역[(예: 신경학적인 문제를 가진 사람을 다루는 경우)]에서 그들의 기술은 확장될 것이다. 또 다른 예를 들면 학습장애가 있거나 노인과 같이 일할 때 그들의 물리치료 기술을 정확하게 적용할 수록 그들과의 의사소통과 삶의 기술을 강화시킬 수 있을 것이다.

경력을 통한 변화와 발전 만큼 그들 자신의 실무영역에 대한 이해는 전문가의 책임이다. 환자를 위험에 처하지 않도록 하는 범위에서 실무를 수행하는 것이 CSP의 직업행위규정의 한 부분이며, 전문규제기관인 HPC의 기준이다(2003).

실무 능력 유지

개인의 실무영역과 능력은 전문성과 삶의 경험에 기초하여 지식으로부터 습득하고, 실무 평가를 통해, 실무에 대해 숙고하고, 보다 공식적인 방법으로부터 학습을 통해 끊임없이 발전시켜야 한다. 이것은 구조화된 CPD의 기획 프로그램을 포함한다. 임상추론 기술은 물리치료사로 일하는 동안 지속적으로 실무에 반영시키고 평가를 통해 정제되어 더욱 발전되며, 점점 더 복잡하고 예측 불가능한 상황을 다룰 수 있는 능력을 갖게 한다.

물리치료사는 연구에 의해 일반화된 새로운 지식의 최신 정보를 얻어야 하고, 그들의 동료의 사고와 행동 및 실무 성과를 공적으로 평가할 의무가 있다. 물리치료실무 표준에 이것에 대한 책임이 들어있고(CSP, 2000), HPC에 서술되어 있다(2003). 특히 Core 표준 19-22는 그들의 학습 요구에 대한 개별적인 분석 요청에 관한 언급이 있고 계획을 세우고, 실행과 평가를 하고 CPD 프로그램 표준에 기초한 분석을 하였다.

환자에 대한 책임

이 장에서는 전문직 뿐만 아니라 전문가의 속성을 지닌 전체로서 각각의 물리치료사의 중요성을 이미 검토하였다. 환자와 파트너라고 하는 감각을 발달시키기 위해 신뢰는 아마도 가장 본질적인 특성이고 다시 말해 이 신뢰는 중재의 이점을 극대화 시킬 것이다. 물리치료에서 구조에 대한 검증과 안전에 대한 신뢰는 전문가의 규정과 표준에서 자세히 설명한다.

- 안전하고 효과적인 중재를 제공한다(안전과 효과만큼 적용의 안전성) - 규정 1과 core 표준 4, 8, 16
- 존엄성과 존경심을 가지고 환자를 치료한다 - 규정 2와 core 표준 1
- 치료 및 중재를 환자가 선택 할 수 있도록 정보를 제공한다 - 규정 2와 core표준 2
- 치료에 관한 결정에 환자를 포함시킨다(정보에 근거한 동의) - 규정 2와 core표준 2

서비스 비용 지불자에 대한 책임

물리치료사는 건강관리 재원이 제한 될 때 유용성을 산출하기 위하여 건강관리위원, 납세자 혹은 각각의 환자에게 효율적인 서비스가 제공되고 임상적으로 그리고 중재에 대한 비용효과와 서비스 비용 지불 자에 대한 윤리적인 책임을 가진다. 이것은 CSP의 전문가행동규정의 규정1에서 환자를 위한 '치료 의무'의 확립과 관계가 있다(CSP, 2002a).

동료에 대한 책임과 전문성

전문가는 그들 회원에 대한 합법적인 기대를 갖고 전문직에서 나쁜 평판을 가져오지 않도록 그들 스스로를 관리하지만 대중적인 지각을 높이는 편이 더 낫다. 물리치료사는 대중이 기대하는 것을 그들 스스로 알려야 하는 책임이 있다. 실제로 직업행위규정에서 규정에 대한 지식과 충실성은 CSP 회원의 약정의 일부분임을 설명한다. 물리치료실무 표준에서는 모든 물리치료사들은 모든 핵심표준을 성취할 수 있을 것이라는 기대를 분명하게 언급하였다(CSP, 2005a). 그들이 하지 않더라도 각각의 전문가의 책임의 일부로 전문성 개발프로그램을 모두 수락하기 위해 적절하게 삽입해야 할 것이다.

물리치료사는 극단적인 상황에서 상호간의 기대에 비판적이지 않아야 할 것이다. 그러나 환자의 위험 상태를 보고해야 할 의무가 있다. NHS 내부에는 조사를 권고 할 수 있는 절차와 신뢰 할 수 있는 선임된 관리가 있다. NHS 외부의 권고는 CSP에서 찾을 수 있다. 물리치료사는 서로의 전문성 발전을 지원하고 지역 물리치료 환경에서 전문가의 가치를 증진시키며, 정책을 만드는 포럼과 미디어로부터 사전 대책을 마련하도록 격려한다.

전문가의 자율성과 책임

공인 물리치료협회는 1894년에 Society of Trained Masseuses라는 이름으로 기초가 세워졌다. 이 단락은 자율성 발달의 전후관계에서 직업의 역사와 관련있는 부분은 제외 할 것이다. 그러나 직업의 보다 초기에 관한 것은 책 In Good Hands에서 찾을 수 있다(Barclay, 1994).

여러 해 동안 의사들은 전문직 중에서 지배적인 위치에 있었다. 그들의 첫 번째 규정 중 하나는 '의학적인 지시를 제외하고는 마사지를 할 수 없다' 라고 진술한 것이다(Barclay, 1994). 1960년대에도 의사들은 그들이 환자를 전적으로 책임져야 한다고 주장하였고, '전문적이고 숙련된 기술을 요구하는 직업은 [의사들]의 관점에서 보면 단지 어떻게 환자를 원래 상태로 회복시키는 것이 좋은지를 결정하기 위해 갖추어야 할 설비 정도로 여겼다' (Barclay, 1994). 지금은 이를 믿기가 어렵지만 물리치료사가 현재처럼 의사와 협력관계가 되기까지는 80년이나 걸렸다. 그 전에는 물리치료사는 의사가 환자를 보내주기 때문에 그들에게 의존적이었다. 1970년 초에 교수 Ronald Tunbridge경이 의장인 Remedial Professions Committee에서 의사가 치료에 대한 처방에 책임을 가지고 있으면서 치료사에게 적용과 기간에 대한 보다 많은 영역이 주어지는 획기적인 발표가 있었다.

McMillan의 보고서(DHSS 1973)에서 의사들은 환자의 복지를 위한 책임이 있기는 하지만, 물리치료사가 치료방법과 치료기간을 결정하는 것을 추천하였다. 의사들은 의뢰하는 환자에 대한 특별한 기술의 상세한 적용에 능숙하지 않으므로 치료사들에게 더 많은 책임감과 자유가 주어질 때 더욱 효과적으로 치료할 수 있다는 것을 인정하였다.

결국 Relationship between the Medical and Remedial Professions라 부르는 보건순환체계(Health Circular)가 발표되었다(DHSS, 1977). 이것은 주어진 치료의 본질을 결정하기 위한 물리치료사의 책임과 능력을 인정한 것이었다. 이것은 환자를 위해 가장 잘 적절한 중재를 결정할 수 있는 물리치료사의 능력을 인정하였고, 의사들이 소유했을 때 보다 타당한 지식을 기초로 하였다. 또한 치료사와 환자 사이의 밀접한 관계와 환자 반응에 따른 치료사의 즉각적인 해석과 판단의 중요성을 인정하였다.

자율성은 단지 적절한 결정을 내리는 능력을 통해 의사들의 신뢰를 확립하고, 물리치료 서비스에 도움을 줌으로 성취 되었다. 평가와 분석 기술에 대한 요구의 필요성은 1970년부터 학생교육 프로그램의 핵심 요소가 되었다. 현재 면허자격프로그램은 미래의 기술발달을 강조하고 자율적인 실무를 위해 지식과 속성을 요구한다.

임상관리

지금까지 이 장에서는 전문가로서 물리치료사의 책임을 알아보았다. 핵심은 전문가로서 개인적으로 자신의 업무를 책임져야 한다는 것이다. 이 단락은 공공 혹은 독립적인 영역에서 그들의 고용기관에서 전문가의 책임에 대한 모든 관계에 대해 언급할 것이다. NHS에서 환자의 임상 안전과 서비스의 효과와 질에 관한 책임은 임상관리 시스템을 통해 유지된다. 아마도 이것은 가까운 미래에 독립적인 영역에서 동등하게 적용될 것이다. 그러나 NHS는 비록 임상관리를 할지라도 책임은 신뢰이고 이것의 증거는 '건강전문가는 그들이 행한 실무에 책임이 있고 보고해야 하는 원칙' 을 기초로 한다(Secretary of State for Health 1998). 그러므로 전문가로서의 개인의 책임은 여전히 막중하다.

임상관리란 무엇인가?

정의: 임상관리는 NHS 조직을 통한 체제이고 그들의 서비스와 보호의 질이 높은 표준으로 지속적으로 향상되기 위한 환경을 만들어서 임상관리의 우수성을 조성하기 위한 것이다(Secretary of State for Health, 1998). 반면 이 정의는 영국에서 사용되고, 용어의 유사한 해석은 Scotland, Wales와 Northern Ireland에서 만들어졌다.

여러가지 중요한 주제들을 임상관리에서 소개한다.

최고 집행부의 책임

비록 NHS조직의 몇몇 최고 집행부는 그들이 항상 자질에 대한 책임이 있다고 주장했음에도 불구하고 기구의 재정적인 문제로 법령에 의한 책임을 지지 않았었다. 최고 집행부는 지금도 자질을 위한 법적 책임을 가지고 있다.

지속적인 개선의 필요 원리

NHS 업무의 하나는 개선이 없으면 충분하지 않다(off improvement are not enough)라는 사고방식으로 우수한 능력을 유지하기 위해 지속적인 노력을 해 나아가는 것이다. 게다가 분리되어 있는 관리의 특별한 면을 향상시키던 것으로부터 관리의 모든 시스템을 평가, 전문성의 교차, 분과, 조직과 분야로 건강관리에 통합적인 접근을 하기위하여 환자의 필요와 만나는 모든 과정을 확실하게 하는 것으로 강조점을 바꾸었다.

NHS 서비스의 일관성 성취를 위한 포부

이것은 두 가지 원칙으로부터 찾을 수 있다.

- 하나의 서비스에서 우수한 신뢰를 받았다면 모든 서비스에서 신뢰를 받을 수 있는가?
- 예를 들어, 국가서비스 체제나 국가에서 개발한 임상지침과 같은 국가 표준에 기초를 둔 부분적인 서비스는 어디에서나 가능하다.

이것은 국가에서 개발한 표준이나 임상지침은 더욱 견고하게 발달하게 될 것이고(Sudlow and Thomson, 1997), 그들의 일반적인 실행은 부분적으로 일관성과 효과가 확실하다는 몇 가지 증거가 있다.

지속적인 전문성 개발과 평생교육 강화

임상통제는 높은 질의 서비스와 최신정보를 유지하고 모든 건강관리 종사자들을 위해 CPD/LLL의 중요성을 인식시킨다.

임상관리가 새로운 것인가?

예라고도 아니오라고도 말할 수 있다. 임상관리를 구성하는 부분은 모두 익숙한 활동들이지만, 거기에는 이전에 분명하게 표현되지 않은 새롭고 환자의 위험을 줄이기 위한 임상관리 원리가 밑바탕에 깔려있다. 마침내 임상관리는 NHS에서 초기에 논의하였던 대중적인 신뢰 상실에 대한 반응에 대하여 그들이 '선한 일을 한다' 라고 의지할 수 있는 기관으로서 NHS는 국민을 보호하려는 정부와 논쟁할 수 있게 되었다. 더욱이 대중은 더욱 논쟁하기를 좋아하고, 실수가 있을 때 의사와 신뢰받는 사람을 더욱 쉽게 고소하여 제 1선의 임상 서비스로부터 돈이 빠져나가게 된다. 그러므로 임상관리는 건강 서비스에서 높은 질과 효과적인 관리를 제공하고 부주의, 부족한 수행이나 시스템의 실수를 통한 손해의 위험을 감소하는 것에 관해 국민의 신뢰를 재확립하고 있다.

임상관리의 요소

비록 임상관리가 우수성과 위험 감소를 함께 확신할 수 있는 측정의 포장으로 보여지겠지만, 이것은 이미 몇 년 동안 자리 잡으며 잘 알려졌다. 또한 이것은 몇 가지 구성요소로 검토할 수 있다(그림 1.1). 구성요소는 아래 사항을 포함한다.

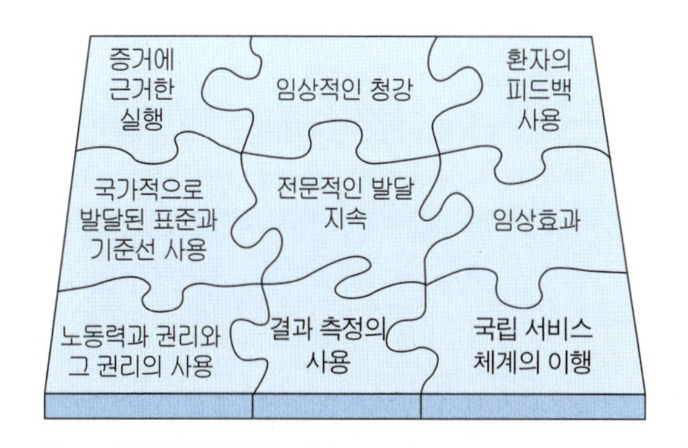

그림 1.1 임상관리의 구성 요소

- 증거에 기초한 치료와 임상 효과
- 국가 표준과 지침의 부분적 적용
- 서비스의 효과와 질 평가
- 지속적인 전문성 개발 및 평생교육
- 종사자가 권리를 갖고 그것을 적절하게 사용

이런 면들은 다음 단락에서 다룬다.

근거에 기초한 치료

이 장의 시작에서 물리치료사가 되기를 원하는 사람은 '선한 일을 하다' 에 대한 타고난 욕구를 가진다고 주장하였다. 그러나 어떤 중재가 효과적으로 보이는가? 이것에 대해 건강전문가는 그들이 사용하는 치료효과를 위한 근거를 찾기가 힘들다. 1990년 초기까지 이 '증거' 는 개인의 경험에 기초하거나 경험으로부터 유도된 의견, 동료와 함께 한 경험 혹은 숙련가나 지도자의 의견을 감지한 것이었다. 과연 그것으로 충분할 것인가?

1991년에 Director of Research & Development for the Department of Health에서 Michael Peckman 경은 건강관리에 지나치게 많은 영향을 미치는 좋은 정보보다 신뢰를 기초로 한 관점을 강력하게 주시하게 되었다. 지식과 관련되는 몇몇 예는 쓸모가 있지만 익숙하지 않고 다른 상황에서 추가적인 지식은 믿을 수 있는 출처로부터 나온 것이 필요하다(Department of health, 1991). 동시에 상대적으로 소그룹의 의사들은 근거에 기초한 의학에 관해 집필하기 시작하였다.

정의: 근거에 기초한 의학에 대한 초기 정의는 '각각의 환자 관리에 관한 결정에 있어 최신의 근거에 대한 양심적이고, 명백하고, 현명한 사용이었다' (Sackett, et al., 1996).

최근에 갱신된 정의는, 초기입장의 비판에 의지하고, 근거-중심 치료는 최고의 이익, 추세, 타당하고 적절한 증거를 중심으로 한 건강치료에 관한 결정을 필요로 한다고 말한다 (Dawes, et al., 2005).

근거의 의미는 무엇인가? 연구결과만이 근거의 형태라고 볼 것인가? 분명히 특수한 약의 효능을 알기 위한 몇 가지 질문이나 요통 관리를 위한 운동프로그램에서 특수한 기구 사용에 대한 중재를 비교 혹은 위약효과를 통해 중재 효과가 있는 수준에 관한 신뢰성을 얻을 수는 있다. 그러나 근거의 다른 형식도 또한 중요하다(그림 1.2). 환자가 그들의 상태에 관해 무엇을 말하고, 효과적인 치료가 어떤 것인지를 찾고 그들의 삶과 일치하는 그들의 능력을 증진하는 중재의 정도 또한 중요한 근거를 제공한다. 물리치료사는 또한 전문적인 임상 지식이나 기술의 그림 1.2 '증거' 의 의미는 무엇인가? (Bury에 의해 개정됨 1998, 승인) 형식으로 근거에 기여하고 임상 추론의 경험으로부터 든거를 이끌어낸다. 임상에서 일을 하면서 혹은 그 이후에 생각하고 상기시켜 그러한 전문적인 지식을 발달시킬 수 있을 것이다(Jones, et al., 2000). 치료를 통해서 생기는 지식(실무에 기초하고 실무에서 산출된 지식)은 연구를 따라서 치료의 이론적 근거의 한 부분이 될 것이다(Higgs and Titchen, 2001). 이것은 Sackett와 그의 동료들에 의해 '체계적인 연구를 통해 최고로 유용한 외부로 들어난 임상적인 근거와 임상의 전문적 지식을 통합 한다' 는 그들의 정의로 결론을 매듭지었다(Sackett, et al., 1996).

근거의 분류체계는 문헌에서 자주 설명되거나 이용된다. 이것은 아래의 범위에 이른다. ① 총론에서 증거의 체계적인 검토는 미리 결정된 기준에 의해 체계적으로 정의, 평가, 요약되고 있고(일반적으로 무작위 통제실험(RCT)으로 제한된다) -가장 강한 근거가 된다고 언급 하였다(가장 신뢰성 있는 효과측정). ② 전문가의 의견은 신뢰성이 가장 낮은 것으로 파악되었다(표 1.1).

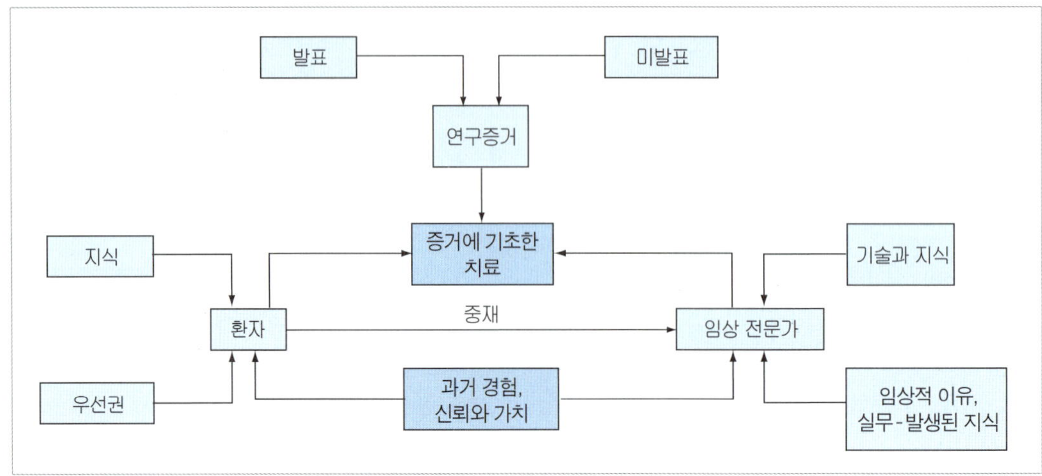

그림 1.2 '증거'의 의미는 무엇인가? (Bury&mead, 1998)

그러나 이런 분류체계는 다른 연구 방법으로부터 다른 종류의 질문에 답하는데 실패하는 반면, 질적 연구는 특별한 질문을 위한 최고의 연구 방법임에도 불구하고 여전히 낮은 평가를 받는다. 분류체계는 또한 임상적 추론 경험으로부터 위에 언급한 전문적인 기술의 중요성을 인정하는데 실패한다. 물리치료사는 치료에서 더욱 적절한 환자 중심의 접근을 반영하는 분류체계를 개발하는데 기여해야한다.

근거에 기초한 치료가 물리치료사에게 어떤 의미가 있는가? Core 표준 4(CSP, 2005a)는 '효과적인 관리를 하기 위해서 가장 유용한 근거에 기초한 치료선택과 관련된 정보가 확인되어야 한다' 고 하였다. 물리치료가 필요한 정보 출처 범주에서 연구에 의한 근거를 포함하고, 환자 조직화와 임상지침을 목록에 넣어야 한다. 치료단계에서 확인하는 것이 필요하고 연구 근거를 이용한다는 것은 무엇인가?

표 1.1 증거의 분류체계

단계	근거의 종류
Ia	무작위통제실험의 체계적 검토 또는 메타-분석에서 근거를 얻는다.
Ib	적어도 하나의 무작위통제실험으로부터 근거를 얻는다.
IIa	무작위 배치 없이 잘 설계되어 통제된 연구에서 근거를 얻는다.
IIb	최소 하나의 잘 설계된 유사 실험 연구의 다른 종류에서 근거를 얻는다.
III	비교연구, 상관관계 연구, 그리고 사례 연구와 같은 잘 설계된 비실험 서술연구에서 근거를 얻는다.
IV	전문가위원회 보고서 또는 전문가 의견 또는 존경받는 권위자의 임상경험에서 근거를 얻는다.

Adapted from National Institute for Health and Clinical Excellence(2001).

- 당신이 정보를 탐색하면서 찾고자 하는 질문에 관해 생각한다. 대상을 확인(예: 요실금 증상이 있는 다발성경화증 환자)하고, 당신이 찾고 있는 중재(예: 신경근 전기자극)와 결과(예: 증상 완화)를 위한 탐색하기 위해 이 정보를 이용한다.
- 문헌검색에서 최고의 결과를 얻기 위해 과학자들의 정보와 함께 협력하여 일한다(그들의 기술 정보와 지식을 치료사의 임상 기술과 지식을 결합).
- 이미 통합된 증거를 먼저 찾는다 - 체계적인 검토, 국가적으로 개발한 임상 기준 또는 표준은 각각의 연구에서 찾는 다수의 노력을 모은 것이다. 만약 그것이 높은-질적인 통합이라면 그것은 더욱 신뢰성 있게 효과에 대한 평가를 제공할 것이다.
- 어떤 특정 주제에 가장 신뢰성 있는 정보를 갖기 위해 당신의 데이터베이스가 충분해야 한다.
- 타당성을 알기 위해서 제목과 초록을 체크한다.
- 관련된 어떤 연구에 대한 비판적인 평가를 통해 결론에 대한 신뢰성과 그것의 질을 당신이 확신할 수 있을 것이다(평가도구의 목록은 이장의 마지막에서 찾을 수 있음).
- 당신이 '가장 유용한 근거' 를 발견했을 때 당신의 환자와 당신의 과거경험에 관련지어 그것에 대해 생각 한다 - 환자에게 적당하고, 환자를 위해 가능성이 있는 이익과 해로움의 양을 측정할 수 있을 것인가?
- 근거에 대해 환자와 같이 의논하고 중재의 우선순위에 대하여 동의한다.
- 우선순위의 중재를 시행한다.
- 중재의 효과를 평가하고 그에 따라서 행한다.

임상 효과

영국보건부에서 정의한 것처럼, 당신이 알고 있는 근거에 기초한 치료를 하면 특정 환자나 환자그룹에게 효과적일 것이라고 생각된다. 하지만 연구 논문들은 상당히 통제된 환경에서 이루어졌기 때문에 이 중재가 특정 환자에게 작용될 필요가 없다는 의미도 될 수 있을 것이다. 환자와 치료사는 서로 다른 개인이고 많은 부가적인 요소를 가지고 있고, 실질적이고 행동적이기 때문에, 중재로부터 환자가 최대의 혜택을 받도록 해야 한다.

> **정의:** 임상 효과는 1996년에 영국보건부에 의해 '특정한 임상적 중재가 특정 환자나 사람들을 위해 사용될 때, 그들이 하려고 의도한 것 즉, 건강을 유지하고 향상시키며, 유용한 자원들로부터 가능한 한 최대의 건강을 얻어내는 것으로 정의되었다(NHS Executive, 1996).

- 충분히 숙련된 치료사가 중재를 효과적이고 안전하게 적용했는가?
- 치료사가 효과적인 의사소통을 할 수 있는 사람인가?
- 치료사가 환자에게 환자의 삶에 끼치는 질병의 영향과 증상을 충분히 설명하고 질문하는 기회를 제공했는가?
- 환자는 주어진 동의서를 작성하기에 충분한 정보를 가지고 있었는가?
- 비록 덜 효과적일지라도 환자가 보다 수용하기 쉬운 다른 가능성들이 의논되었는가?
- 병원에서의 치료가 환자에게는 길고, 지치게 만들고, 경비가 많이 드는 여행을 의미하는가?
- 환자가 병원 환경을 두려워하는가?
- 만약 치료가 집 근처, 예를 들어 일반의원이나 건강센터에서 이뤄졌다면 치료가 좀 더 효과적이었겠는가?
- 치료가 환자 개인별 생활습관과 환경적인 요구에 맞춘 프로그램을 전개시킬 수 있도록 환자의 집에서 이뤄졌다면 좀 더 적절할 수 있었는가?
- 어디서 치료했든지간에 환자가 적절한 사생활을 유지했고, 따뜻한 대우와 위로를 받았는가?
- 환자가 치료를 받기 위해 얼마나 기다려야 했었는가? - 그러한 치료 지연이 중재 효과에 영향을 줄 것인가?

아무리 연구 근거가 중재의 효과를 뒷받침한다고 해도 위의 질문들에 대한 답은 중재로부터 효과를 얻어내는 환자의 능력에 영향을 줄 수 있다. 이것은 효과적인 치료 제공을 위하여 총체적 사람, 신체, 정서, 사회, 환경 뿐만 아니라 치료사의 기술과 사용 가능한 자원의 고려에 근거한 고도의 노련한 판단을 내려야만 하는 임상 추론 과정의 복합성을 내포한다. 그러므로 증거에 기초한 치료가 임상 효과의 한가지 주요 요소인 한, 임상 효과 역시 질 높은 연구 자료에 근거한 중재로부터 효과를 얻어내는 환자의 능력에 영향을 미칠 수 있는 여러 요인들의 범위를 고려해야 한다.

국가기준과 지침의 현장 적용

표준

임상관리 신조 중 하나는 대중에 대한 일관성이다. 다시 말하면, 어느 곳에서든지 그들이 동질의 치료와 가장 효과적인 중재를 받을 것이라는 믿음을 주는 것이다. 어떤 치료가 어느 곳에서는 가능하고 다른 곳에서는 할 수 없다는 식이 아니어야 한다. 즉, 평균적인 치료의 질을 높히고 최하 서비스를 최고수준까지 올려야 할 것이다. 이를 위해 질 높은 국가기준이 존재하므로, 이를 현장에서 사용해야한다. 국가 기준에 대한 두 가지 예가 아래에 나와있다.

국가적으로 개발된 표준

CSP의 물리치료 실무기준은 영국 전역에서 제공되는 일반적인 치료 틀로서, 모든 물리치료사들이 일반적으로 따라야 할 체제를 제공한다. 이에 근거하여 환자들은 물리치료 건강관리에 대해 비슷한 가치와 과정을 기대할 수 있다.

국가 치료 체제(NSFs)

이 체제의 목표는 NHS에 특정 치료나 치료 그룹을 위해 필요한 치료의 수준과 양상에 명백한 기준과 원칙을 제공하는 것이다. NSFs의 목표는 치료 전체 체제와 치료가 최상으로 제공될 각 환경 및 각 환경에서 환자가 반드시 제공 받아야하는 치료 표준을 설정한다. 그들은 지역 활동이 구조화될 수 있는 명확한 우선순위의 설정을 제공하고, 환자들이 서비스의 품질과 유용성에서 큰 지속성을 얻을 수 있도록 NHS에서 보증을 한다(Secretary of State for Health, 1998).

NSFs는 표 1.2의 목록을 만들었다. 그 목록은 기대

표 1.2 영국보건부에 의해 개발된 국가 치료 체제

- 관상동맥심장질환(심장재활 포함)
- 암
- 소아집중치료
- 정신건강
- 노인(낙상, 골다공증, 뇌졸중 포함)
- 당뇨병
- 장기질환
- 신장
- 어린이
- 만성폐쇄성폐질환(2008)

되는 치료에 대한 광범위한 규정들을 제공 한다. 예를 들어, 낙상 노인들은 간병인과 함께 전문 낙상 서비스를 통해 예방에 관한 조언을 얻고, 효과적인 치료와 재활을 한다. 물리치료사들은 그들이 노인에게 제공하는 어떤 치료에 관해서도 이 기준의 실행에 대하여 언급해야 한다. 기준의 실행은 또한 이 환자 인구에 대한 물리치료의 가치를 증진시키는 기회를 제공할 것이다. 물리치료사들이 특정 기준에 대해 협회에 협력할 수 있는 기여도를 조명할 수도 있다.

임상 지침

정의: 임상지침은 '특정 상황에 적합한 건강관리에 대하여 치료사와 환자가 결정내리는 것을 돕기 위해 체계적으로 발달되어 온 규정' 이다(Field and Lohr, 1992).

임상 지침 개발의 주 요소는 연구증거를 규명하고 질 평가를 체계적으로 하여 임상에서 환자를 위해 믿을 만한 추천사항을 공식화하기 위한 증거를 해석하기 위해 사용되어지는 체계적이고 투명한 과정이다.

건강과 임상 우수성 인정국가기관설립

건강과 임상 우수성 인정국가기관설립(national institute for health and clinical excellence, NICE)은 건강관리의 임상 효과와 비용 효과에 관하여 건강전문가들과 대중에게 권위 있는 정보를 제공하기 위해 잉글랜드와 웨일즈 정부에 의해 1999년에 세워진 특별 건강기관이다. 이 프로그램의 작업의 하나는 일련의 협력 센터에 의해 실시되는 임상 지침들을 개발하는 것이다. NICE는 영국보건부와 국회로부터 임상 비용효과를 고려한 융통성 있고 권위 있는 임상 지침들을 개발하는 과제를 부여받았다. NICE가 접근하는 임성 지침 개발방법에 기반이 되는 주요 원칙에 대한 더 상세한 정보는 웹사이트에서 찾을 수 있다

스코틀랜드 대학 간 지침 네트워크(SIGN)

SIGN은 1993년에 만들어졌다. 목적은 최근 자료에 근거한 효과적인 치료를 추천한 국가 임상 지침의 개발과 보급을 통해 스코틀랜드에서 치료와 그 효과의 편차를 줄임으로써 환자를 위한 건강관리의 질을 개선시키는 것이다. 상세한 정보는 웹사이트를 참조한다.

임상지침의 전문적인 지도

물리치료사는 국가에서 치료의 질을 보장하고 이용자들에게 신뢰를 제공하기 위해서 특별한 물리치료 임상지침이 개발 되었다. CSP는 임상지침의 승인을 위한 과정을 설정하였다. CSP 지침의 질이 승인을 보장하는가에 대한 평가의 판정 기준을 AGREE로 알려진 유럽협회에 의해 개발된 평가 도구에서 찾을 수 있다. 임상지침 사용자들에게 CSP 인증 임상지침은 질이 높을 뿐만 아니라 현장에서 사용되어야 한다. 물리치료에서 임상지침의 개발과정에 대한 상세한 정보는 CSP 웹사이트에서 찾을 수 있다.

치료 평가

당신의 업무가 효과적인지 아닌지 어떻게 알 수 있는가? 그것을 아는 것이 물리치료사로서 전문가로서의 책임이다. 직업행위규정 Rule 1은 환자에게 제공되는 어떤 중재라도 환자에게 도움이 되도록 해야 한다는 물리치료사의 책임을 기술하였다. 물리치료의 CSP 표준의 몇 가지는 평가와 관련된 아래의 척도들을 포함한다.

- 평가과정의 한 부분으로서, 물리치료사는 환자 상태에 연관된 효과적인 중재에 대한 정보를 고려하여 확실하게 평가한다(Core Standard 4.1).

- 출판되고, 표준화되고, 정확하고, 타당하고, 신뢰할 만하고, 반응을 알 수 있는 결과 측정이 환자의 건강상태를 평가하기 위해 사용된다(Core Standard 6).
- 모든 물리치료사는 임상감사의 정기적이고 체계적인 프로그램에 참여한다(Service Standard 3.2).
- 물리치료사는 그들의 학습의 필요성과(Core Standard 19.1) 또는 그들 개인적 학습 목표를 성취하기 위한 수단으로 임상감사의 결과를 사용한다(Core Standard 20.3h).

치료사에 대한 모든 평가는 치료의 효과와 질을 높이기 위한 학습에 관한 것이다. 그것은 수행되어야 하고 그 결과는 CPD와 반영하는 치료의 배경으로 각각의 치료사의 개인적 훈련 또는 전체 치료를 향상시키기 위해서 사용되어야 한다. 물리치료사들이 그들의 치료를 평가할 수 있도록 4가지 수단을 아래와 같이 구분해 놓았다.

치료과정의 평가(임상감사)

치료과정을 평가하기 위해, 자신의 치료와 비교해 볼 수 있는 믿을만한 기준을 갖는 것이 필요하다. 앞에서 국가적으로 개발된 표준과 근거에 기초한 임상지침을 현장에서 수행하는 것의 중요성이 논의되었는데, 이것은 믿을 수 있는 기준이다. 임상감사는 효과가 뛰어난 가장 유용한 근거에 기초한 지침이나 기준에 대하여 당신 자신의 치료 형태를 측정하기 위한 도구이다. 이는 당신이 기준이나 범위를 얼마나 잘 이행하고 있는지 규명해주고, 필요하다면 이행도를 증진시켜 준다.

정의: 임상감사는 주제의 규명, 기준의 설정, 실제 치료와 기준과의 비교, 수행의 변화 그리고 이들 변화들의 효과 모니터링을 포함하는 순회 과정이다(CSP, 2005a). 임상감사에 대한 더 상세한 정보는 CSP(2002d)에서 발행된 정보지와 NICE에 의해 발행된 임상감사의 최적의 실행을 위한 원칙에서 찾아볼 수 있다(2001).

치료의 성과 평가

이것은 치료 전후에 특별한 측정방법들을 사용하여 치료과정이 환자 삶에 미치는 영향을 측정하는 것이다. 목표하는 바를 기록하고 그것을 사용하는 모든 사람들이 동일한 방법으로 그렇게 하는 것을 보장하기 위하여, 충분히 잘 서술된 검사나 등급, 설문지의 사용은 물리치료사들에게 그들의 중재가 의도된 효과가 있었는지를 알게 하는 기회를 주도록 도울 것이다.

성과 측정의 정보 축적은 CSP 웹사이트를 참조한다. 이것은 특정 환자나 환자 집단의 가장 적합한 측정방법의 선택을 용이하게 할 것이다. 측정을 사용하는데 있어서 더 많은 정보는 CSP 정보지에서 찾을 수 있다(CSP, 2001a).

개선에 관한 객관적인 평가에 대한 관심은 환자에게 중요하면서 동시에 물리치료 효과와 투자가치를 알리기 위해 관리자나 팀의 지도자가 보건관리국에 이와 같은 정보를 제시하는 것도 아주 중요하다.

환자의 피드백 사용

치료평가를 위한 또 다른 방법은 피드백을 얻기 위해 환자에게 질문하는 것이다. 환자나 또는 치료의 질에 대한 환자의 인식을 확정하기 위해, 건강증진의 성과 측정을 분석한 검증된 구조화된 질문사항을 사용하여 이뤄질 것이다. CSP의 물리치료 표준은 오직 환자들의 순응 수준을 판단할 수 있게 핵심 표준으로부터 판정기준들을 측정하도록 설계된 이미 제작된 질문사항을 포함한다. 환자들은 판정기준을 반영하는 조항들에 답하도록 요구된다(표 1.3).

피드백을 위한 질문에 대한 응답은 판정 기준에 부합되는 범위를 반영하기 위해, 그리고 필요하다면 일치성을 더욱 확보하기 위한 새로운 과정이나 기회 개발을 도입하기 위해 기관이나 개개인에 의해 사용될 수 있다.

환자 피드백에 관한 또 다른 중요 공급처는 환자들의 불평이다. 이것은 치료 개선을 위해 그들 마음 속에 지니고 있던 문제를 언급하는 기회이므로 긍정적으로 여겨져야 한다. 환자에게 문제가 되는 어떠한 것이든 서비스의 문제가 되므로 분석되어야만 한다. 이 과정에서 불평하는 환자의 참여, 만약 기꺼이 참여한다면, 시스템과 절차에 대한 해답을 찾기가 용이하게 될 것이다.

표 1.3 환자 피드백 설문지 내용 발췌

기준	환자에게 하는 질문	환자의 의견과 반응
Core Standard 5.3 임상 평가의 결과를 환자에게 설명한다.	당신이 첫 방문을 끝낼 때 평가 결과에 대해 설명을 들었습니까?	예, 아니오, 모른다.
Core Standard 8.1 물리치료사는 치료계획 결정에 그 환자가 충분히 참여했다고 확신한다.	치료계획 결정에 내가 관여 했다고 느끼는가?	강하게 동의하지 않음, 동의하지 않음, 확실하지 않음, 동의함, 강하게 동의함
Core Standard 12.3 구두와 기록에 관한 모든 의사소통이 분명하고, 명확하며 환자가 쉽게 이해할 수 있어야 한다.	물리치료사가 내가 이해할 수 없는 말을 사용하였는가?	강하게 동의하지 않음, 동의하지 않음, 확실하지 않음, 동의함, 강하게 동의함

(Adapted from CSP 2000.)

동료의 검토

동료의 검토는 당신이 의사 결정을 하고 난 후에 신뢰하는 동료와 함께 당신의 임상 추론을 평가하는 기회를 제공한다. 그것은 평가와 치료계획과 환자 자료에 기록된 정보 뒤에 숨겨진 추론이 발굴될 수 있고 물리치료의 평가 요소에 가장 효과적으로 적용될 수 있다. 동료 비평의 지침은 물리치료 표준에 포함된 임상감사 도구에서 찾을 수 있다(CSP 2005a).

지속적인 전문성 개발

정의: 전문성의 지속적인 개발은 평생교육의 측면에서 업무-지향적이고 체계적이며 유지의 과정을 진전시키는 행위 구조로, 일의 수행을 향상시키기 위해 전문적이고 개인적인 기술, 지식과 신뢰, 그 모두를 발전시키고 고양시킨다(CSP 2003).

정의: 평생교육은 영국에서 그 직업에서 할 일에 대해 높은 질의 서비스를 제공하고 발전을 증진하기 위해 갖추어야 할 것으로서, 모든 직업 영역에 정부가 보급한 주제이다.

건강관리에서 지속적인 전문성 개발 및 평생교육은 치료의 질과 관련이 있고 새롭고 현대화된 NHS의 관리 관점의 중심이다. 물리치료사들은 직업행위규정 Rule 1에 있는 명확한 문장('자격증을 소지한 물리치료사는 오직 그들이 가진 범위에서 실무를 할 것이며... 그들이 안전하고 유능하게 일하기 위한 능력을 유지하고...')에 의해 CPD로 부터 늘 강한 위임을 받아왔다. 모든 물리치료사가 따라야 할 물리치료의 핵심은 CPD 프로그램의 평가와 계획, 실행을 위한 표준을 포함한다. 모든 물리치료 서비스는 서비스 표준 6과 7이 직원을 위한 서비스 훈련 안에 CPD 프로그램이 포함되어야 한다.

물리치료사와 다른 건강관리 전문가들의 재등록을 위한 요구 조건은 이미 언급되었던 바와 같이 전문가 삶의 핵심 요소일 것이다. 이것을 위한 평생교육 철학과 개별적인 책임의 도입은 학생들로 하여금 계속적으로 실무능력을 향상시키고 유지하기 위해 평생교육을 받도록 하는 것으로 면허제도에서 소개 될 것이다. 학습과 개발의 문서적인 증거와 향상되는 기술의 효과가 현재 핵심적으로 요구되는 사항이다. 각각 물리치료사는 전체 경력에 유지되어야 할 이와 같은 증거를 담은 서류를 만들어야 한다. 이것의 지침은 서류집의 개발에서 찾을 수 있다(CSP회원을 위한 지침(CSP, 2001b)).

평생교육 전개의 몇 가지 주요 특성(CSP 2003)

- 학습의 다양한 영역(코스, 서비스 교육, 독서, 감독, 연구, 검사, 경험의 반영, 동료 검토 - 이것은 소모적인 목록이 아님)을 포함한다.
- 개인의 책무, 신뢰와 자기평가에 기초한다.
- 대중의 안전을 보장하는 동안 환자치료와 전문성의 질을 향상 시키고 배우는 것과 관련이 있다.
- 성취에 초점을 맞추면서 CPD의 성과를 간파해야 한다.

임상관리에서 지속적인 전문성 개발 또는 평생교육의 중요성을 강조하는 것은 환영받을 만한 일이다. 평가와 실무에 구체화 되어야 할 정보의 양이 빠르게 증가하는 건강관리 분야에서 급속한 변화를 따라 가려는 물리치료사들의 노력이 대단하다. CSP(2003)와 Kennedy 보고서에서 언급한 것 같이 직장에서의 시간을 포함해 CPD를 위해 보호된 시간이 NHS에서 현실화 될 것을 희망한다(Bristol Royal Infirmary Inquiry, 2001).

전문성 개발의 다른 형태는 사색 치료이다. 즉, 치료사들이 그들 치료에 대해 비판적으로 생각하고 결과에 따라 그들 활동과 행동을 수정하는 과정이다. 사려 깊은 것은 의식 아래(sub-conscious) 단계에서 의식 위로 표현될 단계로 학습을 끌어올리고, 타인과 그것을 나눌 수 있게 한다. 경험으로부터의 학습에는 자아인식, 개방적인 사고 및 비판적인 사고와 같은 기술의 개발이 필요하다.

> **정의:** 사색 치료는 설명하고, 분석하고, 전문적 학습에 정통하는 실무의 각 단면을 재검토하는 과정이다. 즉, 새로운 학습은 이전의 인식과 가정, 지식들을 수정한다. 그리고 이 학습의 실행과 적용은 치료접근법과 결과에 영향을 준다(CSP 2002b).

올바른 직업행위(합당한 사용)

물리치료사들은 그들의 기술들을 합당하게 사용하여야 하는 전문가적 책임을 갖는다. 이것은 직업행위규정 Rule 1인데, 여기서 물리치료사들은 '안전하고 유능하게 일하기 위해 배우고, 유지하고, 개발된 능력 범위 내에서만 실행해야 한다' 고 하였다. 하지만, 재정뿐만 아니라 인력 자원을 합당하게 사용해야 할 전문가적인 책임도 있다. 이것은 환자가 당신이 가진 것보다 높은 단계의 기술을 요구하거나 다른 임상 분야의 전문가를 필요로 할 때에 당신이 환자에게 언급할 필요가 있는지를 고려하는 것을 의미한다. 동일하게 고려해야 할 것은 물리치료 보조자나 다른 보조자(보조라는 단어는 다음 단락에서 양쪽 모두를 의미하기 위해 사용)에게 위임될 수 있는 치료프로그램의 요소 유무여부에 있다.

위임해야 할지 않을지에 대한 결정과 어떤 업무나 활동을 위임할 것인가는 그 결정을 한 물리치료사의 절대적인 책임에 속한다. 물리치료사는 또한 위임된 사람에 의해 수행된 업무나 활동에 대한 모든 책임을 진다. 그러므로 보조자에 의해 수행되는 업무의 선택은 알려진 전문적인 견해에 따른 전문적 활동의 복잡한 요소에 하나이다.

- **무엇을 위임하는가?** 물리치료사들은 임상 진단과 유도된 치료 프로그램을 공식화하기 위해 환자 평가를 수행하여 찾은 것으로부터 그들 자신의 기술과 지식을 사용하는 것까지가 필요하다. 이 과정은 해석과 임상 추론, 주된 전문적인 기술이 요구된다. 그러나 적합하게 훈련된 보조자는 기존의 지식과 기술에 근거한 치료프로그램의 전체 또는 일부분을 수행할 수 있을 것이다. 이것은 계획에 따른 환자 상태의 모니터링과 진행, 그리고 이들의 어떤 변화라도 물리치료사에게 알리는 것이 포함된다. 무엇을 위임할 지에 대한 엄격하고 견고한 규정들이 없기에 물리치료사는 그 업무의 범위와 성격을 면밀히 고려해야 하고 보조자에게 이것이 정확하게 전달되었는지를 확인해야 한다.
- **누구에게 위임하는가?** 여기서 고려되어져야 하는 요소들은 보조자의 능력과 업무의 성격이다. 보조자의 능력은 특정 환경에서 특정 환자를 다루는 보조자의 능력에 대한 물리치료사의 판단과 함께 이전 경험과 받은 훈련, 개인의 치료 기간에 따라 영향을 받을 것이다.

무엇을 위임할 것인가와 누구에게 위임할 것인가에 대한 결정은 궁극적으로 물리치료사의 책임이지만, 여기에도 업무가 위임될 사람의 적극적인 참여가 반드시 필요하다. 그러므로 보조자는 특정 업무와 연관된 자신의 능력이 평가 되도록 반드시 승인되어야 한다. 만약 물리치료사나 보조자 모두 보조자의 능력에 대해 걱정이 된다면 업무가 위임되어서는 안 된다. 그리고 물리치료사는 훈련이 요구되는지 여부를 결정할 필요가 있을 것이다.

새로 자격을 가진 물리치료사들은 많은 보조자들이 가진 기술과 지식을 소중히 여기고 인정해줘야 한다. 특히 전문분야에서 오래 일한 사람에 대해, 물리치료와 보조자 사이의 효과적인 동료애는 효과적인 물리치료 서비스의 수행과 능률에 기여할 수 있다. CSP의 물리치료 보조자들은 물리치료사가 따르도록 요구되는 것과 동일한 방식으로 행동규범(CSP,

2002c)이 있다. 물리치료 사용자들은 능력 있는 시술자로부터 치료를 받을 권리를 갖는다. 물리치료사들은 환자에게 능력 있는 시술자가 서비스한다는 확신을 줄 궁극적인 책임을 가질 뿐만 아니라, 재정적·기술적인 조건과 적절한 자원 사용의 맥락에서 능력 있는 사람의 사용을 고려할 필요가 있다.

임상관리 모니터링

NHS 물리치료 관리자들은 이 장에서 논의되었던 임상관리의 모든 측면들을 반영하여 부분적인 임상관리 프로그램을 보고해야 할 책임이 있다. 물리치료사들은 임상관리 프로그램에서 적극적인 역할을 해야 한다. 또한 임상감사 또는 지역프로토콜 또는 임상진로 설계와 같은 적절하고 다양한 전문 임상관리 활동에도 참여해야 한다.

건강증진위원회는 잉글랜드와 웨일즈 전역에 표준을 세우기 위해 설립된 독립된 법인이다. 스코틀랜드에서 NHS에 의해 제공되는 유사한 기능은 권위향상과 건강 개인사회서비스 규제위원회(HPSSRIA)로 북아일랜드에서의 서비스 품질의 정규적인 검토를 책임진다. 건강증진위원회는 모든 NHS의 책임과 임상관리에서 수행평가의 판정을 공식화 하는 업무를 맡는다. 훈련된 비평가 팀들은 협회의 정보와 자료를 검토하기 위해 매 3~5년(만약 문제가 제기되면 언제라도 호출될 수 있다)마다 협회를 방문하여 환자들과 직원과 대화하고 특정분야에서 협회의 이행을 고려한다. 건강증진위원회는 병원을 감독하고, 개인적 영역에서의 중간 요양시설(Care home)을 관리하고 NHS 내에서 재정연구와 수행관리를 하는 책임들이 부가될 것이다.

임상관리 프로그램에서 물리치료 관리자의 책임의 예

- 근래에 등록된 직원을 확인한다.
- 불만사항을 다루고 그로부터 학습한다.
- 임상감사와 평가를 포함한 질 향상을 위한 프로그램을 수행하고 얼마나 이것이 환자들에게 향상을 가져오는지 보고한다.
- 전국적으로 만들어진 높은 질의 기준과 임상지침들이 현장에서 수행되는지를 확인한다.
- 효과적인 치료를 제공하고 환자들의 안전을 확실히 하기 위해 인력과 재정자원을 적절히 사용하는지에 관한 적합한 기술의 조합과 직원의 수준을 확인한다.
- 능력이 의문시 되는 직원을 규명하고 지원하기 위한 프로그램을 갖는다.
- 서비스의 훈련프로그램과 개인적 CPD 활동을 위한 시간을 제공한다.
- 여러 전문적 임상감사와 질 향상 활동에 적합하게 참여한다.

그래서 현재 상황에서 전문가의 주요 특징들을 갖춘 유능한 물리치료사가 되는 것은 복잡하고도 큰 노력을 요하는 과정이다. 그림 1.3은 이 장에서의 전문가적 행위 요소를 설명하였다.

미래의 전망

정부는 계속해서 건강서비스를 가장 우선순위에 둘 것이다. 변화는 거듭될 것이므로 물리치료사들은 기회에 반응하고 현재의 위험을 확실히 파악하며 환자

환자중심치료, 올바른 임상 추론과
전문가적 판단, 지속적인 심사숙고와
근거에 기초한 엄격한 임상 적용

전문가적 책임감, 구별된 학습의
요구와 임상 효과에 최대로 관련성이
있는 일과 참여를 충족시키기 위한
전문가적 행위 또는 규범 준수

전문가적 자율성과
자기관리를 통해 표현 된
전문가의 권한

그림 1.3 전문가적 행위의 요소
(Dr. Sally Gosling에게 감사를 표함)

를 위한 질 높은 치료를 보장해야 한다. 정부의 많은 건강 프로그램들은 노인과 어린이들 그리고 장기요양 환자들에 대한 서비스를 통해 사람들로 하여금 독립적인 생활을 지속할 수 있도록 효과적인 재활을 제공하는 것이다. 또한 물리치료사는 사람이 직장에서 근무를 잘 할 수 있도록 몸의 적절성을 유지시키는데 중요한 기여를 한다. 예를 들어, 근골격계 질환을 효과적으로 관리하거나 심장재활 프로그램을 수행하고, 작업장에서 인체공학적으로 안전한 환경을 보장하고 치료가 필요 할 때 업무를 바탕으로 빠르게 대응할 수 있다는 것이 있다.

구조적 변화

건강관리에 대한 지속적인 투자는 돈을 지불하는 대중의 기대 증가하고 정부와 대중으로부터의 건강관리 전달방식이 현대화 되고 변화함으로써 도전을 받게 될 것이다. 서비스 제공 시, 환자의 필요에 좀 더 부응해야 할 필요가 있고, 환자의 환경에 가깝게 구성을 하고, 최대의 건강 혜택들을 빠르게 제공하고, 조금 더 효과적이고 유용한 자원을 제공해야 한다.

더 많은 물리치료 서비스가 일차 관리와 지역사회 물리치료 환경에서 제공 될 것이다. 일차 관리협회(PCTs)는 그들 지역의 건강관리를 위한 총 예산의 60%를 담당하고 지역주민은 어떻게 그 자금을 쓸 것에 대해 결정하는 과정에 훨씬 강한 목소리를 낼 것이다. 부가적으로, 정부는 건강과 복지관리 사이의 통합을 늘이는 것에 대해 언질을 주었고 관리협회를 통해 예산이 지역 주민의 필요에 따라 좀 더 유연하게 사용될 수 있도록 하였다.

일차 관리와 지역사회 물리치료에 보다 많은 서비스 제공

물리치료는 일차관리와 지역사회 물리치료에서 효과적인 서비스와 민감한 전달에 대한 기록 근거를 이미 갖고 있다. 가정과 지역사회 물리치료 서비스를 성공시킨 것은 병원 입원을 피하고 더 빠른 퇴원을 가능하게 하는 것이며 이 부분은 중간관리에 대한 소개를 통해 좀 더 강조할 것이다. 개업병원에서 행하는 근골격계 물리치료 서비스의 경우, 개업의와 물리치료사들 사이에서 이미 신뢰가 형성되어 효과적일 뿐만 아니라, 좀 더 효율적인 서비스를 만들고 환자에게 보다 직접적인 서비스를 제공하고 다른 곳에 의뢰하는 것을 용이하게 하였다.

그러나 여기에도 문제가 있다. 더 큰 팀 업무와 과제의 위임에 대해 물리치료사들은 좀 더 유연하게 대처할 수 있도록 준비해야 하고, 종종 치료를 수행하는 재활 보조자들과 같은 직원의 자격인정을 위한 교육을 담당해야 하는 것이 바로 그것이다. 지역에 사는 취약한 주민을 돌보고, 좀 더 지속적인 접근을 위해 책임자나 사례 관리자와 같이 물리치료사의 역할이 아닌 일도 할 필요가 있을 것이다.

동료들의 지지와 접촉, 동료와 함께 CPD에서 감독받는 것이 쉽지 않은 보다 소외된 지역 물리치료 환경에서 일하는 경험은 또 다른 문제가 될 것이다. 임상관리 시에 재등록을 위한 요청과 실무자의 능력과 안전 이전에 환자들을 확신시키기 위한 체계를 위해, 또 그들의 지속적인 학습을 지원하기 위한 체계를 만들기 위해 물리치료사는 열심히 일해야 할 것이며 그밖에 관리자가 그들의 책임을 인정하도록 해야 할 것이다. 유사한 관심을 갖고 있는 동료들과 함께 네트워크를 만들어서 지역과 전국단위로 조화를 이루는 일이 점점 중요하게 될 것이다. 얼굴을 마주할 수 없는 곳에서의 의사소통과 학습자원 접근을 위해서 전자 네트워크를 이용해야 할 것이다.

임상전달과 비용효과 서비스

만약 환자들의 독립성 증가, 병원 재원기간 단축, 직장 근무일 손실 감소 등의 '부가 가치'가 분명하게 증명된다면, 물리치료의 전문성은 성장할 수 있다. 이를 위해 두 방향의 접근이 필요하다. 첫째, 특정 중재의 효과에 관해서 연구를 통해 그것의 지식기반을 높이는 것이 필요하다. 둘째, 이들 중재로부터 환자가 받은 효과를 증명하는 치료 평가로부터 나온 정보를 사용하는 것이 필요하다. 이것을 위해 NHS에 접근할 수 있는 자질 높은 연구원들이 필요하고 전문성의 지식기반을 증가시키기 위한 다른 재정이 요구된다. 서비스의 위원으로부터 특정 환자나 진단 그룹들을 위한 물리치료 효과의 증거를 제공하기 위해 노력하면서 이것은 지속될 것이며, 이런 과정 없이는 손실이 증가하게 될 것이다.

전문직은 중재의 성과를 비판적으로 볼 수 있는 충분한 용기가 있어야 한다. 연구 근거를 통해 특정 중재가 비효과적이라고 밝혀지면 그 중재의 제공이 중단되어야 한다. 환자의 성과가 판단기준으로 이용되는데, 이 때 효과가 매우 적거나 아예 없다고 판단되면 물리치료를 받지 않는 환자들의 혜택을 보장하기 위한 대안을 모색해야 한다. 영역 안에서만 지속적으로 치료를 제공하는 물리치료사는 다른 전문직의 동료들과 대중에게 별로 도움이 될 수 없을 뿐만 아니라 자신의 효과가 적은 나약한 이미지를 보여줄 것이다.

NHS에서 좀 더 현명하게 일하고, 환자의 관점에서 관리 체계에 주의를 기울이고, 전문직 사이에 같은 직업이 갖는 경계선을 없애고, '항상 그렇게 해왔기 때문에 하던 방식으로 한다' 는 것보다 환자중심 전달체계의 재설계가 필요하다. 물리치료사들은 새로운 업무 방식에 방어적으로 반응하거나 그를 두렵게 느끼지 말고 받아들여야 한다. 또 다른 기회는 물리치료사를 위하여 새롭고 고도로 숙련된 역할인 물리치료 컨설턴트 역할과 확장된 범위의 실무자와 같은 방식으로 재설계 될 것이다.

협의 사항의 영향

어떤 일을 위해 물리치료사들은 그들의 역할에 대해 자신감을 갖는 것이 필요하고 다른 이들에게 물리치료가 과학에 기초 한 것뿐만 아니라 전체적인 관점의 접근이나 중재들의 가치를 표현할 수 있어야 한다. 물리치료사들은 전문성과 서비스가 확인이 되고 긍정적으로 받아들여지기 위한 변화를 위해 전국과 지역의 운영자가 알도록 반드시 정책을 따라야 한다. 그들은 환자와 대중의 대표기관인 간부관리자들과 지역 정치인과 접촉을 통해 현재 협의사항에 관해 관심을 갖고 반응하게 해야 할 것이다.

현재의 기회를 최대화하기 위한 전문가의 특성

한 가지는 확실하다. 정부 또는 개인적인 기금에 의한 조직 내부의 건강관리는 대단히 복잡할 것이란 사실은 변함이 없고, 자원의 어려움이 지속될 것이다. 자격시험은 물리치료 학생에게 '태도, 변화에 대처하기 위한 경향과 능력, 자질 향상에 개념과 함께 불확실하고 예측 할 수 없는 책임' 에 대해 익히게 한다 (CSP, 2002b). NHS는 혁신적이고, 뚜렷하고, 수평적인 사고방식을 가지고 문제 해결을 할 수 있는 지도자들을 보다 많이 찾고 있다. 물리치료사들은 이런 역할을 받아들이는 위치이며 이렇게 하기 위해 기회를 찾는 혁신적이 사람이어야 한다. 기술은 도전해야하고 물리치료의 '부가 가치' 를 보여 줄 기회를 강조하여 직업 만족도와 인지 그리고 환자와 전문성에 이익이 되기 위해 끊임없이 변화해야 할 것이다.

SOURCES OF CRITICAL APPRAISAL TOOLS

Users' guide series

Guyatt GH, Sackett DL, Cook DJ 1993 Users' guides to the medical literature. II: How to use an article about therapy or prevention, pt A. JAMA 270(21): 2598–2601

Guyatt GH, Sackett DL, Cook DJ 1994 Users' guides to the medical literature. II. How to use an article about therapy or prevention, pt B. JAMA 271(1): 59–63

Oxman AD, Cook DJ, Guyatt GH 1994 Users' guides to the medical literature. VI: How to use an overview. JAMA 272(17): 1367–1371

Books

Bury T, Mead J (eds) 1998 Evidence-Based Healthcare: a Practical Guide for Therapists. Butterworth–Heinemann: Oxford

Greenhalgh T 2000 How to Read a Paper: the Basics of Evidence-Based Medicine. BMJ Books: London

ACKNOWLEDGEMENTS

With thanks to Judy Mead who created the original chapter in the 13th edition. We are also grateful to a number of colleagues who commented on an earlier draft of this chapter and whose thoughts have improved its content, in particular Sarah Fellows and Sally Gosling.

참고문헌

Barclay J 1994 In Good Hands. Butterworth–Heinemann: Oxford

Bristol Royal Infirmary Inquiry 2001 The Report of the Public Inquiry into Children's Heart Surgery at the Bristol Royal Infirmary 1984–1995. Stationery Office: London

Bury T 1998 Evidence-based healthcare explained. In: Bury T, Mead J (eds) Evidence-Based Healthcare — a Practical Guide for Therapists. Butterworth–Heinemann: Oxford

Cott CA, Finch E, Gasner D et al. 1995 The movement continuum theory of physical therapy. Physiother Can 47(2): 87–95

CSP (Chartered Society of Physiotherapy) 2000 Clinical Audit Tools. CSP: London

CSP 2001a Outcome Measures. CSP: London

CSP 2001b Developing a Portfolio: a Guide for CSP Members. CSP: London

CSP 2002a Rules of Professional Conduct. CSP: London

CSP 2002b Curriculum Framework for Qualifying Programmes in Physiotherapy. CSP: London

CSP 2002c Physiotherapy Assistants Code of Conduct. CSP: London

CSP 2002d Clinical Audit. CSP: London

CSP 2003 Policy statement on Continuing Professional Development (CPD). CSP: London

CSP 2005a Standards of Physiotherapy Practice. CSP: London

CSP 2005b Demonstrating Professionalism through CPD. CSP: London

CSP 2006 website. http://tinyurl.com/ydbr7d; accessed 18 October 2006

Dawes M, Summerskill W, Glasziou P et al. 2005 Sicily statement on evidence-based practice. MBC Med Educ 5: 1

DHSS (Department of Health and Social Security) 1973 McMillan Report: The Remedial Professions (report by a working party set up in March 1973 by the Secretary of State for Social Services). HMSO: London

DHSS 1977 Health Services Development: Relationship between the Medical and Remedial Professions [HC(77) 33]. DHSS: London

Department of Health 1991 Research for Health: an R&D Strategy for the NHS. DoH: London

Department of Health 2002 Health Professions Order Statutory Instrument 2002 No. 254. HMSO: London

Department of Health 2004 The Shipman Inquiry: Fifth Report — Safeguarding Patients: Lessons from the Past, Proposals for the Future. HMSO: London. Website: www.the-shipman-inquiry.org.uk/home.asp; accessed 4 December 2006

Ersser SJ, Atkins S 2000 Clinical reasoning and patient-centred care. In: Higgs J, and Jones M (eds) Clinical Reasoning in the Health Professions. Butterworth–Heinemann: Oxford

Field MJ, Lohr KN (eds) 1992 Guidelines for Clinical Practice: From Development to Use. National Academy Press: Washington, DC

Herbert R, Mead J, Jamtvedt G, Birger Hagen K 2005 Practical Evidence-based Physiotherapy. Butterworth–Heinemann: Oxford

Higgs J, Jones M (eds) 2000 Clinical Reasoning in the Health Professions, 2nd edn. Butterworth–Heinemann: Oxford

Higgs J, Titchen A 2001 Rethinking the practice–knowledge interface in an uncertain world: a model for practice development. Br J Occup Ther 64(11): 526–533

HPC (Health Professions Council) 2002 The Health Professions Order 2001: Stationery Office: London; www.hpc-uk.org/publications/ruleslegislation/index.asp?id=89

HPC 2003 Standards of conduct performance and ethics. HPC: London

HPC 2005 What Happens if a Complaint is Made about me?. HPC: London

HPC 2006 About Us; www.hpc_uk.org/, accessed 1 December 2006

Jones M, Jensen G, Edwards I 2000 Clinical reasoning in physiotherapy. In: Higgs J, Jones M (eds). Clinical Reasoning in the Health Professions. Butterworth–Heinemann: Oxford

Koehn D 1994 The Ground of Professional Ethics. Routledge: London

NHS Executive 1996 Promoting Clinical Effectiveness. Department of Health: London

NICE (National Institute for Health and Clinical Excellence) 2001 The Guideline Development Process — Information for National Collaborating Centres and Guideline Development Groups. NICE: London

Royal College of Nursing, University of Leicester, National Institute for Clinical Excellence 2002 Principles for Best Practice in Clinical Audit. Radcliffe Medical: Oxford

Royal College of Physicians 2005 Doctors in society: medical professionalism in a changing world: Report of a Working Party of the Royal College of Physicians of London. RCP: London

Sackett DL, Rosenberg WMC, Gray JAM et al. 1996 Evidence-based medicine: what it is and what it isn't. BMJ 312: 71–72

Secretary of State for Health 1998 A First Class Service: Quality in the New NHS. Department of Health: London

Sudlow M, Thomson R 1997 Clinical guidelines: quantity without quality (editorial). Qual Health Care 6: 60–61

World Congress for Physical Therapy 1999 Declaration of Principles and Position Statements. London: WCPT. www.wcpt.org; accessed 29 November 2006

근골격계의 평가

CHAPTER 2

Musculoskeletal assessment

이현옥

CHAPTER CONTENTS

개요

학생들은 큰 노력을 들이지 않고 바로 환자를 평가하고 복잡한 임상적 추론을 판단하는 치료사에 대해 경외심을 가지곤 한다. 환자 평가에 능숙해지기 위해서는 연습과 치밀한 사고 혹은 모방을 해야 한다. 평가를 하는 물리치료사가 숙련된 전문가이기에 그 과정이 쉬워 보이지만 환자를 효과적으로 검사하고 평가하는 능력은 물리치료사들이 가져야 하는 필수적인 기술이다. 본 장에서는 근골격계의 평가에 있어 중요한 몇 가지 원칙을 소개할 것이다. 물리치료사들에게 중요한 많은 기법과 검사들은 그림으로 제시하였으며, 인체의 주요 관절에 대한 평가 모형도 일부 제시하였다. 본 장의 목적은 다음과 같다.

- 주관적인 근골격계 평가에 필요한 적절한 질문을 알아본다.
- 특정 관절에 국한되는 질문과 특이 질문들의 사용에 관해 논의한다.
- 적절한 주관적·객관적 점검사항의 사용에 관해 설명한다.
- 특정 관절에 사용하는 특이 검사와 국소 검사들을 설명한다.
- 지속적인 재평가의 필요성을 인식한다.

본 장에서는 허리뼈(생물심리사회학적 평가 포함), 목뼈(경추), 어깨관절, 엉덩관절, 무릎관절, 발목관절과 발의 평가 모형을 제시한다.

일반사항

영국에서 1997년 이후로 면허를 취득한 물리치료사들은 다른 의료전문가로부터 독립 개원하여 스스로 치료를 할 수 있었다. 이러한 직업적 자율성은 직업적인 활력의 자극제가 되었지만, 또한 막중한 책임을 부여하였다. 자격을 취득하면 물리치료사들은 법률적으로 그들의 행위와 치료에 대하여 책임을 져야 한다. 현재 일차 진료기관에서 일하고 있는 물리치료사의 수가 증가하고 있고, 이러한 경향은 계속될 것으로 보인다. 환자들이 직접 물리치료사를 찾음으로써 기타 분야의 의료인들의 막중한 업무가 상당히 해소되었다.

최근 전문개업의, 임상전문가 그리고 협진 물리치료사 업무의 범위가 확장되어 왔다. 물리치료사들의 역할은 일반적으로 일반의들이 의뢰한 환자를 평가하는데 있다. 그렇지 않으면 이들 환자는 정형외과의에게 협진을 의뢰해 검사해야 한다. 이들 개업 물리치료사들은 뛰어난 평가 기술과 다양한 임상 질병 및 병리상태에 대한 풍부한 경험이 있어야 하며, 그 환자에게 적절한 치료과정을 인식할 수 있어야 한다. 이러한 중재에 관한 평가 체계가 강화되고 있다. Gardener와 Turner(2002)는 무릎관절에서 임상적 진단과 관절경 검사 소견 사이에서 전문 물리치료사가 그들 의료인보다도 일관성을 보여준다는 것을 알았다. 현재 새롭게 정립된 협진 물리치료사의 역할에 따라 이들의 업무는 확장될 것이고 그렇게 함으로써 물리치료사라는 직업의 위상이 당연히 높아지게 될 것이다.

언제 물리치료사들이 환자를 평가하는가?

- 처음 환자를 접하게 되면, 환자의 문제를 결정하고 치료계획을 설정하기 위한 초기 평가를 수행하는 것이 필수적이다.
- 가동술이나 운동과 같은 치료를 수행하는 동안 환자의 징후와 증상이 아주 빠르게 바뀔 때 평가를 하는 것이 매우 좋다. 환자의 상태가 호전되는지 나빠지는지 그리고 이는 언제 발생하는지를 알고 있어야 한다.
- 개별 치료 후 물리치료 중재의 효과를 판단하기 위해 주관적이고 객관적인 지표를 사용하여 환자를 재평가하여야 한다. 평가는 효과적인 치료의 기본으로 학습경험에서 처럼 성패에 따라 그들의 모든 가치가 좌우되는 일이 없다. 주관적이고 객관적인 방법은 본 장의 뒷부분에 설명하였다.

평가 형식

- 청취 - 병력과 배경
- 응시 - 관찰
- 검사 - 개인적 구조(운동 범위, 근력)
- 기록 - 자료의 정확한 기술
- 평가 - 환자를 포함해야 함을 기억

- 개별적인 새로운 치료를 시작할 때 치료의 지속적인 효과나 다른 치료 활동이 환자의 징후와 증상에 미친 효과를 확인한다. 치료 효과의 재평가는 이학적 소견에서 뿐만 아니라 환자의 관점에서 경과를 평가하는 것이 필수적이다.

주관적 평가의 목적

주관적 평가의 목적은 부위, 상태, 행동, 증상의 개시, 과거의 치료와 관련된 모든 정보를 한데 모은다. 환자의 전반적인 건강상태, 조사한 내용, 약물치료, 사회적 과거력을 재검토한다. 이러한 것은 이학적 검사의 다음 단계를 형식화하도록 해줄 것이다.

정의: 사람들이 호소하는 바가 바로 증상이다(예: 나의 무릎이 아파요). 징후는 측정할 수 있거나 검사할 수 있는 것이다(예: 환자는 무릎뼈(patella) 두드리기 검사(patellar tap test)에 양성이다).

객관적 평가의 목적

객관적 평가의 목적은 능동검사, 수동검사, 저항검사, 신경학적 검사, 특수검사를 통해 모든 관련 조직의 비정상적인 기능을 조사하는데 있다. 객관적 검사는 과거의 병력을 통해 이루어질 것이다. 그러나 객관적 평가시에 모든 검사가 객관적이고 동등하게 수행되는 것이 중요하며, 적당한 가정을 세워 만들어진 선입관을 가지고 시도해서는 안된다.

객관적 검사는 객관적 징후를 알아보고 기록하는 것과 관련이 있다. 객관적 평가의 목적은 다음과 같다.

- 환자의 징후를 전부 혹은 일부 재현한다.
- 개별 운동과 관련된 형태, 질, 범위, 저항, 통증을 측정한다.
- 이상(disorder)이 일어나기 쉽게 하거나 이를 발생시킨 요인들을 규명한다.
- 치료의 효과를 재평가하여 징후를 알아보기 위해 실시하며 재평가시에 '별표'를 하거나 '표식'을 한다(Jull, 1994).

주관적 평가

처음 질문

주관적인 평가는 환자의 이름, 주소, 전화번호를 포함하고 필요하다면 환자의 진료번호도 포함시킨다. 환자의 나이와 생년월일 모두를 기록하여야 한다. 협진의와의 교신, 퇴원시 문서들, 기타 정보들을 주고받기 위해 협진의의 이름과 사무실을 기록한다.

환자의 직업에 관한 아주 자세한 정보를 얻는 것도 물리치료사에게는 필수적이다. 현재 환자가 일을 하고 있는가? 만약 그렇지 않다면, 이에 대한 이유를 알아본다. 직무에 필요한 육체적인 사항을 환자가 충족시킬 수 없기 때문인가? 무거운 물건을 들어올리는 일인가? 반복적인 작업인가? 혹은 증상을 악화시키는 지속적인 부적절한 자세를 취해야 하는가? 이러한 요인들은 나쁜 자세나 근육 불균형을 유발하는 선행 요인들로 퇴행성 질환과 증상을 한층 악화시키거나 증상을 강화시킨다. 일상적인 활동을 못하게 되면, 근골격 구조의 탈조건화(deconditioning)가 발생하는데, 이는 질환을 악화시키고 증상을 증가시킨다는 점을 인식해야 한다(Waddell, 1992; Frost et al. 1998).

환자의 취미와 관심 사항을 알아보아야 한다. 만약, 환자가 스포츠에 참여하고자 한다면 가능한가? 그렇지 못하다면 원인을 밝혀야 한다. 환자가 일을 하지 않는 시간을 알아보거나 육체 활동을 할 수 없는지를 알아보아야 하고, 증상의 진행정도를 평가한다. 만약 환자가 육체 활동을 하지 않고, 증상의 개선이 없으면 조직의 무기력함과 회피성 공포를 막기 위해 가벼운 운동을 하도록 적절한 조언을 한다.

현재 상태

증상 범위

신체도(body chart)를 사용하여 통증 범위를 기록하는 것이 유용한데, 이는 시각적으로 빨리 알아 볼 수 있기 때문이다(Maitland, 2001). 환자는 하나 이상의 증상을 호소하기 때문에 이들을 증상 1, 2...하는 식으로 개별적으로 기록하거나 연관시킨다. 무감각 부위나 이상 감각 부위는 통증도(pain chart)에 따로 기록한다. 이러한 감각들은 통증 영역과 구분하기 위해 점으로 그 영역을 표시한다(그림 2.1).

증상 정도

통증의 정도는 시각상사척도(visual analogue scale)(그림 2.2)로 측정을 하거나 통증의 양을 0~10까지로 즉, 0은 전혀 통증이 없는 상태, 10은 환자가 가장 극심한 통증이라고 느끼는 통증을 표시하는 수치 척도(numerical scale)로 측정할 수 있다. 시각상사척도에 표시를 한 다음, 자를 사용하여 다음에 비교해 보기 위해 거리를 측정하고 기록한다. 비록 이러한 측정이 전

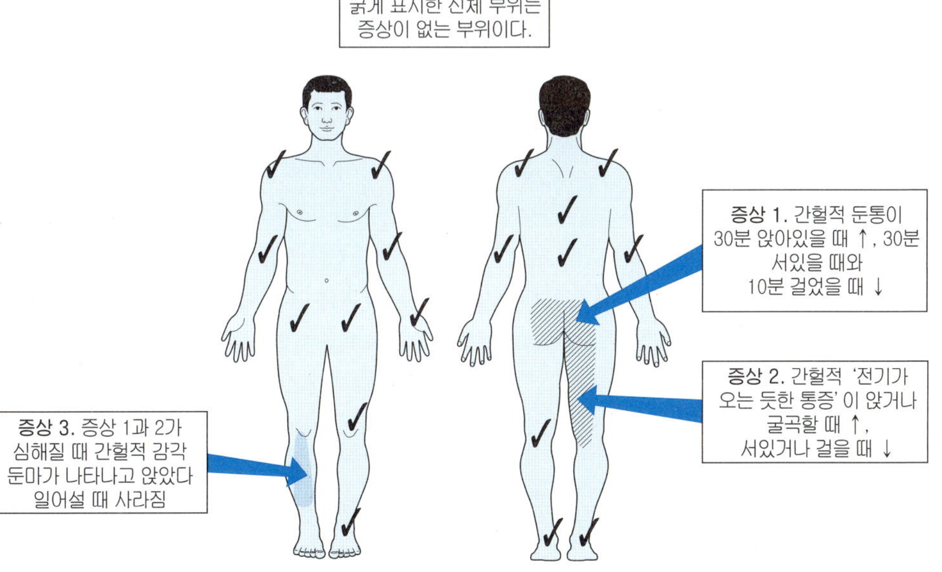

그림 2.1 신체도 표본. 본 예에서는 환자의 자세한 내용을 기록하였다.

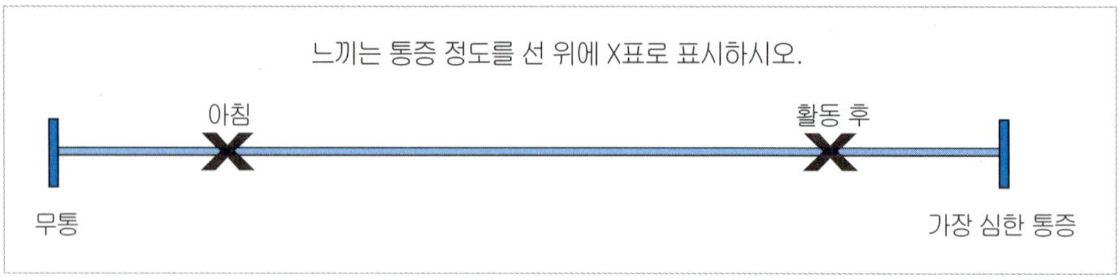

그림 2.2 시각상사척도(VAS)

적으로 객관적이지는 못하지만 치료 경과에 따른 변화를 모니터링 할 수 있게 한다.

증상 기간

통증과 증상이 간헐적인지, 지속적인지를 알아본다. 통증은 계속 나타나는가? 또는 활동이나 일과에 따라 나타나기도 하고 사라지기도 하는가?

악화 요인과 완화 요인

자세

대부분의 근골격계 통증은 역학적인 요인에 기인하며 그 결과, 통증을 야기하는 구조를 신장시키거나 압박시키는 특정 위치나 자세를 취함으로써 완화되기도 혹은 악화되기도 한다. 악화동작 및 완화동작은 물리치료사에게 통증을 야기하는 구조에 대한 실마리를 제공할 수 있다. 신체나 사지의 다양한 자세는 서로 다른 구조를 신장하거나 압박하게 되고, 그 결과로 인한 변형이 통증을 악화시키게 된다. 악화 요인과 완화 요인은 그림 2.1과 같은 통증도에 기록할 수 있다. 또한 동작이 증상을 악화시키는데 걸리는 시간이나, 반대로 완화되는데 걸리는 시간을 기록할 필요가 있다. 이는 환자 상태의 민감성을 나타낸다.

시간

24시간에 걸쳐 징후와 증상의 습성을 기록하는 것이 유용하다(일간 양상). 증상으로 인해 환자가 항상 깨어있는가? 혹은 증상 때문에 밤에 잠을 이룰 수 없는가? 이는 특정한 수면 자세 때문인가? 혹은 이와는 상관없는 다른 요인 때문인가? 증상이 나타난 후 한시간 동안이나 하루는 어떠한가? 그 이후는? 아침, 점심, 저녁으로 증상이 바뀌는가? 증상은 특정 양상을 따르는가? 이러한 정보는 신체도에 포함시킬 수 있다.

일과 중 환자가 그 시간에 해야 하는 특정 활동으로 인한 것과 특정 양상에 따라 나타나는 증상을 혼동하지 않도록 주의해야 한다. 어떤 질환은 일과 중 특정 시간에 통증이 더 심한 경향이 있다. 예를 들어, 만성 골관절염은 잠에서 깨어날 때 특징적으로 통증과 경직(stiffness)이 나타나지만, 추간판과 관련된 통증은 잠을 자는 동안 추간판이 수분을 흡수하게 되고, 그 결과 통증에 민감한 구조가 압박을 받게 되어 통증이 더 심해진다. 아침에 발생한 통증과 경직이 계속되고 운동으로 조금 밖에 완화되지 않는다면, 이는 염증 상태를 의미한다(Magee, 1992).

SIN 요인 결정

일단 증상의 정도와 악화 또는 완화 요인들이 밝혀지면 신체상태의 SIN 요인을 결정하는 것이 가능해진다. SIN은 심각성(S; severity), 민감성(I; irritability), 특성(N; nature)을 뜻한다. SIN 요인은 객관적인 평가의 범위와 객관적 평가 이후의 확실한 치료 지침으로 사용된다.

심각성

심각성은 시각상사척도, 수치 척도 혹은 타당성을 갖춘 통증 질문지를 가지고 그 정도를 측정할 수 있다. 심각성은 높음(7~10점 정도의 통증 점수), 보통(4~6점 정도), 낮음(1~3점 정도)의 형식으로 기록할 수 있다.

민감성

민감성은 환자가 동작을 수행하여 통증이 나타나기까지 걸린 시간 또는 반대로 이전 정도로 통증이 진정되기까지 걸린 시간을 의미한다. 민감성은 높음(악화 요인이 통증을 아주 빨리 순간적으로 증가시키고 이후 통증이 진정되는데 시간이 오래 걸리는 경우), 보통(증상이 악화되는데 상당한 시간이 걸리는 경우), 낮음(환자의 증상을 악화시키는데 시간이 오래 걸리고 동작을 멈춘 후에는 증상이 빠르게 완화되는 경우)으로 측정할 수 있다. 후자의 예는 무릎 통증의 경우 1시간 정도 조깅을 한 후에 악화되고, 1분 정도 휴식을 취한 후 완화된다.

특성

주관적인 병력 청취 후 상태의 특성에 대한 가설을 설정할 수 있는데 환자 상태의 원인으로 감염, 외상, 퇴행 혹은 역학적인 원인이 유력한지에 관한 것이다.

현 상태에 관한 병력

잠행성 발병

잠행성 발병이라는 의미는 환자의 증상이 명확한 원인을 알지 못한 채 나타난다는 것이다. 골관절염과 같은 퇴행성 질환이 이것의 한 예가 될 수 있다. 이러한 상태는 흔히 약한 경직과 통증으로 시작되고, 경직과 통증은 악화되었다 완화되었다 하지만 진행된다는 특징을 가지고 있다.

외상성 발병

증상의 발병이 특정 손상과 관련이 있는가? 만약, 환자 증상의 원인이 명확하다면 이를 확인한다. 손상 기전은 손상 구조를 알 수 있게 해준다. 예를 들어, 슬관절의 외반좌상은 슬관절의 내측측부 인대를 신장시키는 반면, 슬관절을 반쯤 구부리고 체중 부하를 받고 있는 자세에서는 슬관절을 강제로 회전시켜 반달연골이 찢어지게 만든다.

병의 진행

환자의 증상이 호전되거나 악화되는가? 급성 연조직 손상은 정상적으로 염증기와 회복기로 진행하게 되고 증상은 며칠 혹은 몇 주 만에 빠르게 완화된다. 그러나 진행성 관절질환은 질환의 진행에 따라 증상의 심한 정도와 빈도가 일반적으로 증가하면서 악화되고 완화되는 양상을 보인다.

병의 진행은 얼마나 빨리 환자의 증상이 완화될 수 있을지를 알려준다.

만성 혹은 지속 기간

환자가 얼마나 오랫동안 증상을 경험하였는가? 환자의 상태가 급성인가 만성인가? 만약 손상이 만성으로 진행하거나 완전히 회복되지 않는다면, 인대 파열에 의한 역학적 불안정, 근약화나 고유수용성 상실(이로 인해 관절의 선천적인 보호반사기전이 상실됨)에 의한 기능적 불안정 혹은 부정정렬과 같은 여러 다른 원인이 있음을 의미한다. 더욱이 이는 퇴행성 질환으로 진행할 수 있다. 물리치료사는 다음의 내용을 확인해야 한다.

1. 처음 겪은 일인가?
2. 재발한 것인가?
3. 좋아졌는가? 나빠졌는가?

이전 치료

과거에 환자가 현 상태를 치료하기 위해 치료를 받은 적이 있는가? 있었다면 효과가 있었는가? 조금 나아졌는가? 완전히 나았는가? 영구적으로 좋아졌는가? 일시적으로 좋아졌는가? 만약 과거에 받았던 치료가 효과가 있었다면, 이 치료는 한 번 더 도움을 줄 수 있을 것이다. 성공하지 못했던 치료 중재를 반복하지 않도록 주의해야 하는데, 이는 치료 효과가 없을 가능성이 크기 때문이다.

검진 내용

환자가 받은 검진 결과를 기록한다. 환자들이 자신이 받은 검진 결과의 원인을 신뢰하지 않을 수도 있기 때문에 사례 기록, 방사선 필름, 보고서 등을 정리하고 기록해두어야 한다.

X-ray, MRI 스캔, CT 스캔, 골 스캔

현재 스캔(scan)은 근골격계 이상의 진단을 돕는데 일반적으로 사용된다. X-ray는 관절의 관절염 발현 정도나 범위를 살펴보는데 유용하다. 또한 x-ray는 골수염(골 감염)의 범위와 일부 악성 종양이나 골다공증을 확진하는 것과 외상 후에 골절이나 탈구가 있는지 알아보는데도 유용하게 쓰인다. 그러나 비특이성 요통이나 비특이성 경부통의 경우, 척추의 증상과 X-ray

촬영 결과 사이에 상관관계가 약하다는 사실을 염두에 두어야 한다. 이러한 검사를 통한 병리 규명에 있어 환자의 징후와 증상이 항상 구조에 부합하지는 않는다. 일반적인 X-ray 검사는 비특이성 퇴행성 척추질환에는 별다른 도움이 되지 못한다(CSAG, 1994).

CT(computed tomography)는 추간판 탈출(prolapse)과 차후의 신경학적 충돌의 정확한 정도와 범위 그리고 이에 따른 추간판절제술(discectomy)을 위한 신경압박 기간을 확진하는데 사용된다. MRI는 특히 추간판 탈출처럼 운동선수의 인대와 근육 손상을 확진하는데 사용된다. 골 스캔(bone scan)은 뼈에 나타나는 '열점(hot spot)'이나 감염 부위에 민감하며 악성 종양이나 강직성 척추염과 같은 질환 및 일부 골절과 감염 부위를 검사하는데 유용하다.

혈액 검사

혈액 검사는 류머티스관절염, 강직성 척추염, 골수염, 악성 종양과 같은 특정 질환을 확진하는데 광범위하게 사용된다.

기타 검진

환자는 근골격계의 상태와 관련된 가능한 다른 병인을 알아보기 위해 검진을 받을 수 있다. 이러한 검진 기록을 남겨두어야 한다.

과거 병력

환자가 큰 수술을 했거나 병에 걸린 적이 있는지, 현재까지 지속되고 있는지를 확인한다. 이는 조직의 활력에 영향을 미치게 되며, 어떤 치료에는 금기일 수 있다. 이러한 예에는 호흡기나 심장질환, 당뇨, 류머티스관절염, 간질 등이 있다.

경구용 스테로이드 약물의 장기간 사용에 관해서 알고 있어야 하는데, 이 약물은 골밀도에 영향을 미치고 멍이 들게 하는 경향이 있기 때문이다. 이러한 현상은 만성 호흡기질환, 염증성 내장질환, 류머티스 관절염을 앓고 있는 환자에게서 흔하게 발견된다. 또한, 특발성 체중 감소나 전신쇠약은 항상 규명되어야 한다.

Clinical note

특발성 체중 감소, 전신쇠약 또는 전체적으로 나빠 보이는 혈색(자세 변화 또는 약물에 의해 경감되지 않고 지속되는 통증), 이것들은 비역학적인 통증임을 의미한다. 몸 상태가 안 좋은 느낌 또는 피로감은 척추에 영향을 주는 신생물성 질병에서 나타난다(O' Conner and Curner 1992). 이러한 경우에는, 악성 질환을 의심해야 하고 환자에 대한 충분한 자신의 소견과 함께 환자를 의뢰한 의사나 상담사에게 돌려보내야 한다. 물리치료관리에서 이런 상황은 금기이고 환자에게는 값진 시간을 낭비하는 것일 수 있다.

약물

환자에게 처방된 약물의 종류와 용량을 기록한다. 근골격계 질환에 흔히 처방되는 약물은 다음과 같다.

- 파라세타몰(paracetamol)과 코코다몰(co-codamol) 같은 진통제
- 이부프로펜(ibuprofen) 같은 비스테로이드성항염증제(NSAID)
- 다이아제팜(diazepam)과 바크로펜(baclofen) 같은 골격근 이완제

현재 복용하고 있는 약물을 통해 질병에 대한 정보를 얻을 수 있는데, 환자가 이를 알려주는 것을 잊어버리곤 한다. 예를 들어, 환자가 여러분에게 특이 약물에 관한 과거력이 없었다고 말해놓고 나중에 평가를 할 때는 심부정맥혈전증 때문에 현재는 항응고제 치료를 받는다고 말하곤 한다.

객관적 평가

주관적인 평가 후에 주된 소견을 요약하고, SIN 요소를 파악하는 것이 중요하다. 가설은 환자 증상의 원인과 부합해야 하며, 검사 절차는 물리치료사의 가설을 지지하거나 기각하기 위해 수행하여야 한다.

전신 관찰

물리치료실에 들어서면 환자의 보행과 전반적인 태도를 관찰한다.

국소 관찰

관절의 국소 부종을 기록한다. 부종은 관절 주위나

지절 주위를 줄자로 측정한다. 관절외형의 비대칭, 염증을 의미하는 피부의 발적, 근육의 위축과 비대칭, 관절의 변형이나 부정정렬을 기록한다. 가능할때마다 다른 쪽 관절과 상세히 비교해본다.

자세

서거나 걷거나 앉아 있을 때 자세의 비대칭을 관찰한다. 나쁜 자세는 근육 불균형, 특정 근육의 과사용이나 저사용으로 인한 긴장과 쇠약의 흔한 선행 요인이다. 장기간 나쁜 자세를 취하는 습관은 유착성 관절낭염(adhesive capsulitis), 어깨의 충돌증후군(impingement syndrome), 척추의 통증과 관절염 같은 병을 가속화시킨다. 나쁜 자세는 통증의 일반적인 원인으로서 초기에 바로 잡아 주면 나중에는 개선이 된다. 자세를 바로 잡아 주면 특정 질환의 재발과 가속화를 예방할 수 있다.

촉진

다음과 같은 사항을 촉진한다.

- 압통(tenderness)
- 열감(손등을 사용하면 열 변화를 보다 민감하게 알 수 있음)
- 부종(swelling)
- 근경련(muscle spasm)

운동 평가

능동운동

능동운동은 환자의 수의적인 근작용에 의해 수행된다.

수동운동

수동운동은 물리치료사나 도르레와 같은 외력에 의해 수행된다. 수동운동에는 두 가지 형태가 있다.

- 생리적 수동운동은 동작이 환자에 의해 자의적으로 수행되는 경우라 할 수 있다[예: 어깨관절의 굽힘(굴곡)이나 벌림(외전)].
- 종속운동(accessory movement)은 환자가 자의적으로 수행할 수 없는 경우이다(예: 정상적인 생리적 운동의 일부로서 결합되어 발생하는 활주, 구르기, 회전). 종속운동의 한 가지 예가 무릎관절에서의 전·후방 활주이다.

저항운동

저항운동은 환자 자신이 물리치료사나 중량의 저항에 반하게 수행하는 것이다.

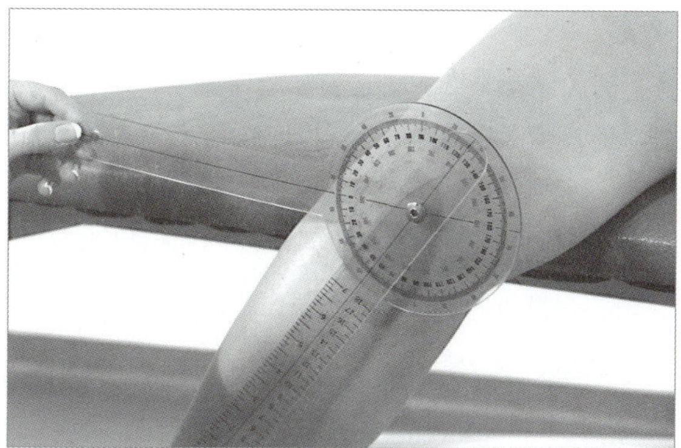

그림 2.3 고관절을 90° 굴곡하여 고관절의 내회전을 측정하는데 측각기를 사용하는 모습

Clinical note

> 수동, 능동 및 저항운동들은 근골격계 장애 평가와 치료에 사용된다. 그리고 이들의 구체적인 예는 뒷부분에 나오는 개인 관절 평가 형식에 포함되어 있다.

관절 운동범위의 평가

측각기를 사용한 관절 범위의 측정

능동운동은 측각기를 사용하여 평가하거나(그림 2.3) 이를 대체하여 눈으로 평가한다. 능동운동은 각도로 측정된다. 다양한 자세에서 엉덩관절, 무릎관절, 발목관절을 측정하는 것은 측각기 사용을 연습하는데 좋으며, 360° 나 180° 의 일반적인 측각기가 사용된다. 측정을 하는 동안 인접한 관절을 적당히 고정하고 가능한 한 정확하게 적절한 해부학적 표식지점에 측각기를 위치시킨다. 측각기를 사용한 특정 관절의 측정에 관한 자세한 내용은 적절한 관절 평가에 관한 서적을 참조하기 바란다. 생리적 운동과 종속운동은 끝-느낌(end-feel)으로 각각 측정한다.

감별 검사

질환이 인대, 힘줄 같은 비수축성 구조물에 있다면 능동운동과 수동운동 모두 통증이 있거나 동일 방향으로 제한이 있을 것이다. 예를 들어, 발목관절 외측 인대에 염좌(sprain)가 발생한 경우에는 안쪽번짐(내반)을 능동운동과 수동운동시키면 모두 통증이 유발될 것이다. 그러나 만약 병변이 근육 같은 수축성 조직에 있다면 능동운동과 수동운동은 반대 방향으로 통증과 제한을 유발할 것이다(Cyriax, 1982). 예를 들어, 단열된 넙다리네갈래근(대퇴사두근)은 수동적인 무릎관절 굽힘(신장)에서 통증이 야기되고, 무릎관절 폄(수축)은 제한된다.

Clinical note

가능한 운동범위만 측정하는 것만으로는 불충분하다는 점을 기억하자. 운동의 질과 제한 요인을 관찰해야 한다. 운동을 제한하는 통증, 근경련, 쇠약 또는 경직이 있는가? 이것은 수동, 능동 및 저항운동의 차이점을 분석하여 판단할 수 있다.

끝-느낌

수동운동을 하는 동안 끝-느낌(end-feel)을 알 수 있으며, 관절과 질환에 따라 끝-느낌에 차이가 있다. 운동범위의 끝 범위에서 느껴지는 저항의 질은 Cyriax(1982)에 의해 분류되었다. 다음은 그 예시이다.

- 동작을 취할 때 뼈끼리 부딪치는 느낌(bony block)과 단단한 느낌(hard feel)은 관절염성 관절의 특징이다.
- 텅 빈 느낌(empty feel) 혹은 운동범위의 끝에서 저항이 없으면 감염, 활동성 염증 혹은 종양과 관련된 심각한 통증이 원인일 것이다.
- 스프링이 튀는 듯한 느낌(springy block)은 운동범위의 끝에서 튀어 오르는 듯한 느낌으로 무릎관절 폄을 막는 반달연골(meniscus)의 열상과 관련이 있다.
- 경련(spasm)은 갑작스럽게 느껴지며 상대적으로 단단한 느낌으로 근육 보호(muscle guarding)와 관련이 있다.
- 관절낭 느낌(capsular feel)은 강하게 동작이 억제될 때 나타난다.

근력의 평가

저항수축에서 나타나는 증상

옥스퍼드(Oxford) 척도는 상대적으로 빠르고 쉽게 사용할 수 있으며 임상에서 광범위하게 사용된다. 그러나, 이 척도는 저항운동이 구심성이기 때문에 그다지 객관적이지도 기능적이지도 않고 변화에 민감하지도 않으며 등급간 간격이 선형적이지도 못하다. 그럼에도 불구하고, 이 척도는 근력에 대한 지침이 되고 변화에 어느정도 민감하다.

옥스퍼드 분류

0 = 전혀 수축이 없음
1 = 미세한 수축만이 존재하고, 관절의 운동은 일어나지 않음
2 = 중력과 균형을 이루는 운동이 가능함
3 = 중력에 대항하는 운동이 가능함
4 = 저항에 대항하는 운동이 가능함
5 = 정상적인 기능운동이 가능함

등속성 기구를 이용한 측정

관절각도의 차이와 속도의 차이에 따른 근력의 객관적인 측정은 Cybex나 Kin-Com 같은 등속성 기구를 사용하면 보다 정밀하게 측정할 수 있다. 이러한 등속성 기구는 전십자 인대의 재활 프로그램과 같은 재활에 있어 특히 가치가 있으며, 뒤넙다리근에 대한 넙다리네갈래근의 근력비율이나 수술한 다리와 수술을 하지 않은 다리의 비율을 결정하는데 사용할 수 있다. 근력비율이나 수술한 다리와 수술하지 않은 다리의 비율과 같은 객관적인 지표는 퇴원 절차를 밟는 과정에서 사용된다. 등속성 기구는 근육의 회전력(torque) 및 속도, 관절의 위치를 측정하는데 신뢰성과 타당성을 갖춘 것으로 알려져 있다(Mayhew, et al., 1994). 그러나 등속성 기구의 사용에도 제한은 있는데 Wojtys 등(1996)은 근력 강화에 있어서는 빠른 운동과 기능적인 운동이 등속성 기구보다 유용하다고 하였다.

Clinical note

특정 구조물에 대한 검사는 환자의 징후나 증상을 재현하기 위해 수행된다(예: 비교할 수 있는 징후 재현). 감별 검사는 증상들의 원인이라 의심되는 두 개 이상의 구조물들을 구분하는데 유용하다.

근육과 힘줄의 감별 검사

근육과 힘줄은 수축성 구조물이므로 이것들은 저항운동으로 검사할 수 있다. 운동범위의 어느 한 지점에서 나타나는 통증반응과 명백하게 보이는 쇠약은 근육의 좌상을 의미한다. 운동범위의 어느 한 지점에서만 근육의 쇠약이 나타나면 전체 운동범위를 점검하여야 한다. 근육의 길이도 검사하여야 하며 특히

이런 근육들은 긴장된 다음 늘어나는 성질을 잃어버리는 경향이 있다. 두 개의 관절을 지나는 가동근(mobilizer) 역할을 하는 근육은 특히 긴장되기 쉽다. 이러한 경향을 보이는 근육들은 뒤넙다리근(ham string), 넙다리곧은근(대퇴직근), 장딴지근(비복근), 큰허리근(대요근)이 있다. 근육의 길이는 관절을 수동적으로 움직여 검사한다. 늘어나는 정도는 통증의 재현 유무와 동작의 제한 유무를 결정하기 위해 다른 쪽과 비교한다.

근육의 수동불충분

이는 두 관절에 작용하는 근육에서 일어난다(그림 2.4A). 근육은 동시에 두 관절을 지나면서 최대로 늘어날 수는 없다. 예를 들어, 뒤넙다리근(hamstring)의 경우 뒤넙다리근이 최대로 늘어나는 자세인 무릎관절을 편 자세에서는 엉덩관절의 굽힘이 제한된다. 그러나 만약 무릎관절을 수동적으로 굽히면 뒤넙다리근의 늘어난 정도가 감소함으로 인해 엉덩관절을 보다 더 굽힐 수가 있다.

근육의 능동불충분

이것도 두 관절에 작용하는 근육에서 많이 일어난다(그림 2.4B). 근육은 동시에 두 관절을 지나면서 최대로 수축할 수는 없는데, 손가락 굽힘근이 그 예가 될 수 있다. 만약 여러분들이 손을 꽉 쥐려고 한다면 손목을 중립위나 확장위에 두어야 한다는 것에 주의를 기울여야 한다. 자, 이제 주먹을 쥔 채 손목을 능동적으로 굽히면 여러분들은 쥐는 힘이 크게 떨어지는 것을 느끼게 될 것이다. 이는 손목과 손가락의 굽힘근이 더 이상 짧아질 수 없기 때문으로 손가락이 펴지거나 쥐는 힘이 떨어지는 것이다.

인대의 감별검사

인대는 비수축성 구조물로서 구조물을 가볍게 신장시킴으로서 검사할 수 있다. 예를 들어, 무릎관절의 가쪽번짐(외반) 긴장(strain)은 무릎관절의 내측 측부인대를 신장시키는 것이고; 거골하 관절의 수동 안쪽번짐은 발목관절의 외측 인대를 신장시키는 검사이다. 다른 쪽 관절과 비교할 때, 통증 반응 또는 관절

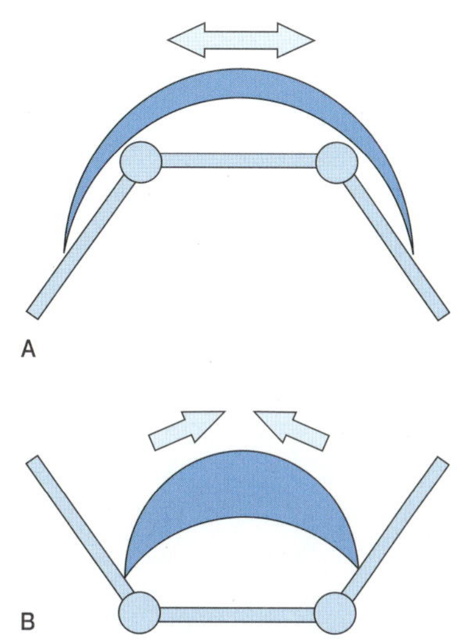

그림 2.4 A: 근육의 수동불충분; 근육은 두 관절에 걸쳐 동시에 최대로 늘어 날 수는 없다. B: 근육의 능동불충분; 근육은 두 관절에 걸쳐 동시에 최대로 수축할 수는 없다.

이 과도하게 움직이는 것이 보이거나 느껴지면 양성이다.

점액낭의 감별검사

점액낭은 활액 주머니이다. 점액낭의 염증(점액낭염)으로 압통이나 열이 감지된다. 압통은 보통 염증이 있는 점액낭 부위에 국한된다.

반달연골의 감별검사

관절 앞쪽의 압통 및 무릎관절의 수동적 젖힘(hyper-extension) 불능과 더불어 손상력과 손상 기전은 반달연골 손상의 진단 지표로서 유용한 가치를 가진다. 반쯤 무릎을 구부린 체중부하 자세에서 받는 회전은 손상의 일반적인 원인이다.

잠금 현상은 관절이 순간적으로 잠기는 것으로 그 자세에서 능동적으로든 수동적으로든 잠금을 해결할 수 없으며, 이 또한 흔하게 일어난다. 실제적으로 무릎관절을 수동적으로 완전히 굽히거나 젖힐 수 없다.

퇴행성 관절질환의 특징

징후와 증상은 다음과 같다.

- 체중부하를 받는 동작에서 통증이 증가 (서기와 걷기, 특히 계단 아래로 내려가는 동작)
- 악화와 완화의 진행기 후 잠행성으로 증상이 발생

- 아침에 통증과 경직
- 비활동기 이후의 경직
- 숙달되지 않은 동작 후 통증과 경직
- 골의 변형
  (예: 관절의 내측 구획 공간 상실 후 특징적인 내반 변형)
- 골 외성장이나 뼈곁돌기(골극; osteophyte)와 함께 x - ray 상에 관절강의 감소

평가의 기록

물리학적 검사 후 평가 내용을 즉시 기록하는 것은 의무이며, 법적으로 환자 기록은 평가를 한 날에 끝내야 한다.

여러분들의 평가 소견은 간단 명료해야 하고, 평가의 주된 내용은 요약해야 한다(주관적 내용과 객관적 내용을 포함시키는 것이 좋음). 문제 목록의 설정은 환자의 문제와 일치해야 한다. 환자와 SMART(Specific; 특이성, Measurable; 측정성, Achievable; 성취성, Realistic; 현실성, Timed; 시간성) 목표에 대해서 합의한 후, 그것을 기록한다. 문제 지향적 진료 기록(problem oriented medical record; POMR)을 이용한다.

만약 평가를 전체적으로 철저히 수행하는데 시간이 부족하다면, 다음 예약 시에 평가를 계속한다.

척추의 평가

허리뼈

자세

정상 정렬

후면에서는 어깨, 허리 주름, 위뒤엉덩뼈가시(후상장골극; PSIS), 둔부 주름, 무릎의 주름이 평형해야 한다(그림 2.5). 척추는 수직으로 보이는데 돌림(회전), 옆굽힘(측방굴곡), 옆굽음증(측만; scoliosis), 전위(측방편위)가 없어야 한다. 측방에서는 허리뼈의 정상적인 앞굽음증(전만; lordosis) 유무를 관찰하여야 하고, 전면에서는 위앞엉덩뼈가시(전상장골극; ASIS)가 수평이어야 한다.

정상적인 자세로부터 흔하게 나타나는 편위 (그림 2.6)

- 체간 후면에 있는 주름, 특히 척추 주변의 주름은 이 부위가 과운동 영역임을 의미하거나 운동분절의 불안정을 의미한다.
- 동요배부(sway back)는 엉덩관절 젖힘(hyperextension), 골반 전방 경사, 골반의 전위로 이루어 진다.
- 편평등(flat back)은 골반 후방 경사와 요부의 앞굽음증이 편평해지고 엉덩관절 폄, 상등뼈의 굽힘, 하부 등뼈(등뼈)가 똑바르다.
- 뒤앞굽음증(후전만: kypholordosis)은 턱을 앞으로 쑥 내미는 자세, 어깨관절의 올림(거상)과 내밈(전인), 견갑골의 돌림과 벌림, 증가된 흉부 뒤굽음증, 골반의 전방 돌림 그리고 증가된 요부 앞굽음증으로 이루어진다.
- 전위된 자세(측방전위)는 추간판탈출이나 관절의 급성염증으로 발생한다. 전위는 신체가 편안한 자세를 찾으면서 일어난다고 여겨지며, 어깨관절은 골반에 대해 외측으로 전위된다.

운동

운동범위나 통증 반응 뿐만 아니라 과유연성 부위와 운동분절에서 일어나는 제한 또한 평가하여야 한다.

능동운동

굽힘

굽힘은 유연한 곡선을 그리며 일어난다. 과유연성 부위나 제한 부위는 경첩(과운동성 분절)처럼 보이게 된다. 허리뼈에서 운동이 결여되면 엉덩관절을 굽히거나 등뼈를 굽혀 보상한다. 큰 동작은 손가락 끝과 바닥 사이의 거리를 줄자를 이용하여 측정할 수 있다. 운동제한, 측방편위, 통증반응을 기록한다(그림 2.8).

폄

과유연성 부위나 제한 부위와 관련한 폄(extension)을 관찰한다. 특정 운동분절에서 경첩운동이 관찰되면, 이는 이 부위가 과운동성임을 의미한다. 이는 과운동분절에서 수평선으로 나타난다. 동작의 제한과 통증 반응을 기록한다.

옆굽힘

정상 동작은 부드러운 곡선 양상을 보인다. 과유연성 부위나 제한 부위는 경첩운동(과운동분절)이 관찰되거나 편평면(저운동성 부위)이 관찰된다. 대칭성을 다른 쪽과 비교한다. 또한 결합운동을 기록한다. 즉,

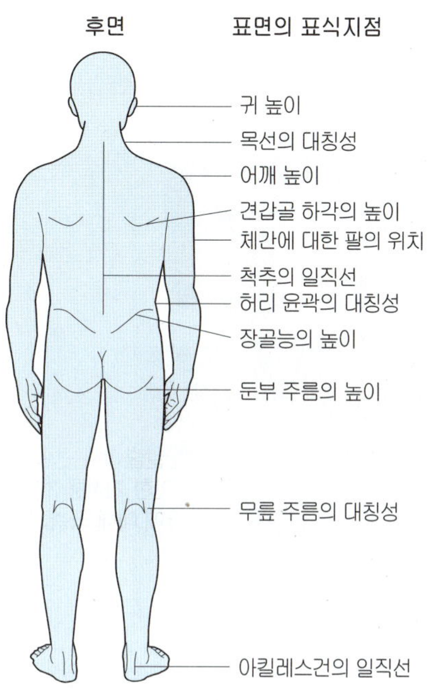

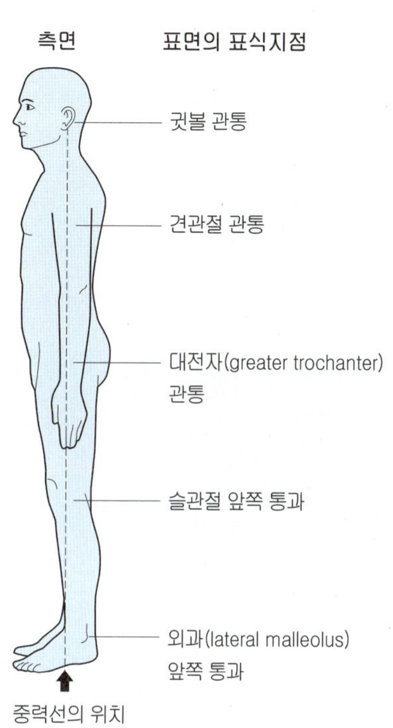

그림 2.5 척추검사

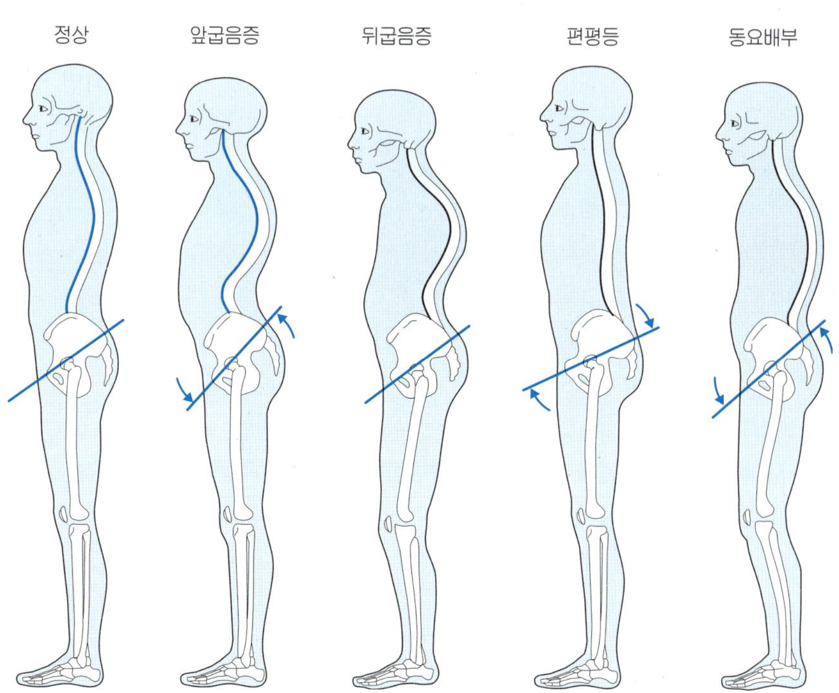

그림 2.6 척추의 비정상적인 자세만곡

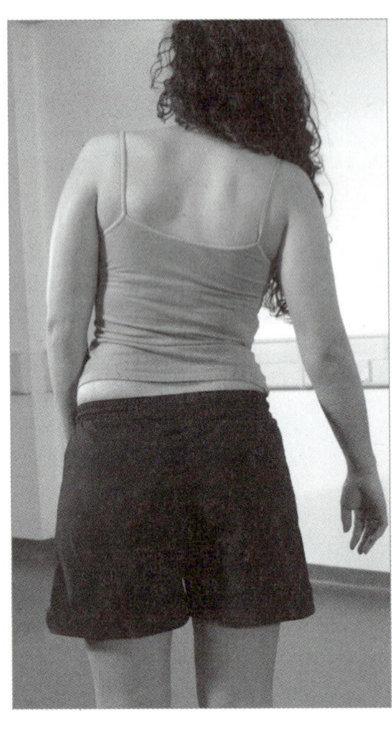

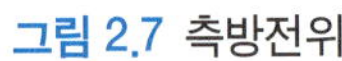

그림 2.7 측방전위

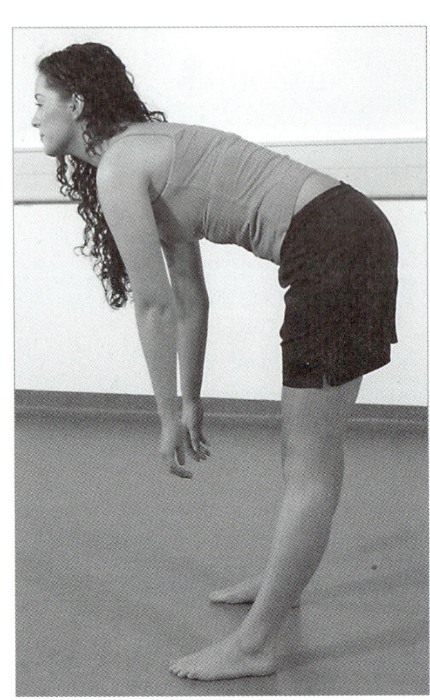

그림 2.8 불량한 요부 굴곡 양상. 모든 운동이 고관절에서 일어나는 반면, 요추는 신전된 자세를 유지하고 있다.

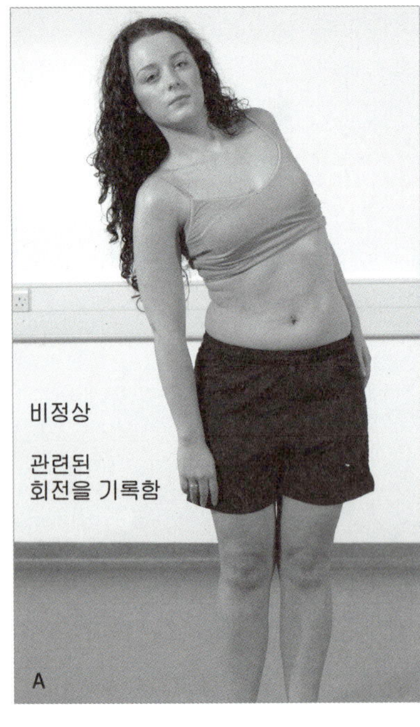

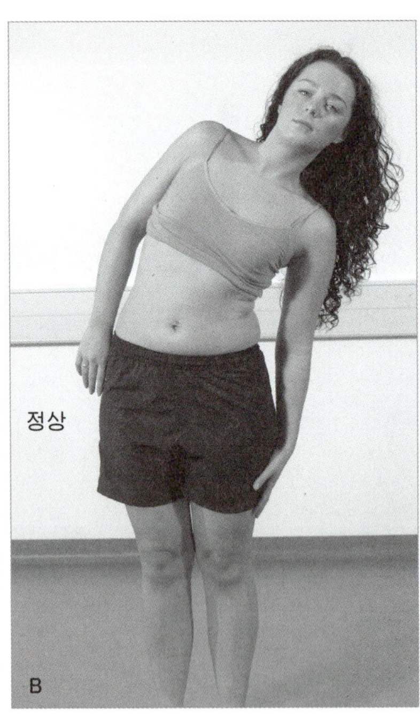

그림 2.9 측방굴곡. **A**: 오른쪽 측방굴곡, **B**: 왼쪽 측방굴곡. 차이점과 통증 반응을 기록한다.

몸통은 옆굽힘(그림 2.9)을 보상하기 위해 굽히거나 돌린다.

척추 사이의 수동적 생리운동(PPIVM)

이 운동은 능동운동 검사에서 보이는 운동의 제한을 확진하거나 능동운동 검사로 알아내지 못한 운동 제한을 검사하는데 사용 할 수 있다. PPIVM을 이용하여 분절의 과운동성도 알아낼 수 있다(Magarey, 1988; Maitland, 2001).

과압

만약 면에서 일어나는 운동이 완전한 운동범위를 가

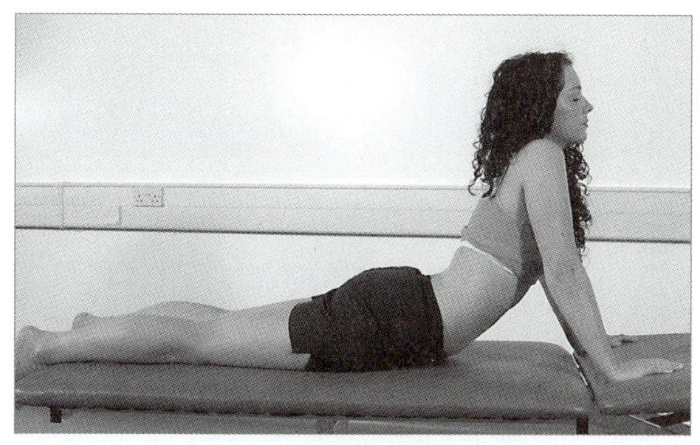
그림 2.10 복와위에서 반복 신전

지고 있고 통증이 없다면, 과압(overpressure)을 천천히 주의 깊게 적용할 수 있다. 물리치료사는 가능한 운동범위의 끝에서 운동의 질과 끝-느낌을 평가하기 위해 적은 진동을 적용할 수 있다. 또한, 운동범위의 증진과 통증 반응도 기록한다.

반복운동

몇 번 운동이 반복되면 운동의 질과 범위가 변하게 되고 잠재성 통증이 발생하게 된다. McKenzie(1981)는 환자의 증상을 중심화시키는 운동을 찾기 위하여 선 자세와 누운 자세에서 반복적인 굽힘과 폄을 실시하라고 하였다(그림 2.10). Palmer와 Epler(1998)는 반복운동으로 인해 통증이 점차 나빠지면, 이는 추간판의 문제임을 시사하는 것으로 통증이 보다 심해지거나 보다 원위부로 뻗어 나간다고 하였다. 증상의 중심화란 관련통이 보다 근위부로 모인다는 의미이다. 즉, 정강이 안쪽의 통증이 엉덩이 쪽으로 모이게 되는 것이다. 그러므로 운동이 환자의 증상과 추간판의 문제를 감소시킬 수 있을 것으로 여겨진다.

연합운동

Edwards(1992)는 '비록 연합운동을 이용하는 것이 항상 필요한 것은 아니지만(기본적인 검사 절차에서 적절한 결과를 수집할 수 있음) 도움이 될 때가 있고, 보다 어려운 역학적 문제가 있을 때 연합운동을 이용하는 것이 필수적이다' 라고 하였다.

예를 들어, 허리뼈를 펴고, 편 상태를 유지하면서 옆굽힘을 실시한다. 옆굽힘을 실시할 때 증상의 변화가 나타나는 것이 일반적이다. 이것은 징후나 증상에 변화를 일으키는 신장 요인이 거기에 있는지 없는지를 알게 해 준다. 예를 들어, 추간판 탈출이 굽힘에 의해 악화되는 경우에 그 상태에서 반대쪽으로 옆굽힘을 할 때 증상이 더 심해질 것이라는 가정이 타당성이 있을 것이다. 왜냐하면 굽힘과 옆굽힘 운동이 추간판의 후방부와 후종인대를 신장시키기 때문이다. 동측으로의 옆굽힘과 굽힘의 연합은 옆굽힘이 신장 요인을 감소시키기 때문에 환자의 증상이 완화될 것이라 예상할 수가 있다.

증상의 원인으로서 엉덩관절과 허리뼈 감별

엉덩관절 병변이 엉덩이나 사타구니에 통증을 일으키기 때문에 척추나 엉덩관절에 있는 질환에 의해 발생하는 통증을 감별하기 위하여 증상의 원인으로서 엉덩관절을 배제하는 것이 중요하다. 환자는 바로 누워 엉덩관절의 완전 굽힘과 내·외측으로의 돌림을 능동적으로도 수행하고 수동적으로도 수행한다. 이러한 운동들은 관절염과 같은 퇴행성 관절질환에서는 흔히 통증이나 제한을 발생시킨다. 만약, 이러한 운동들을 수행해도 통증이 없고 운동범위가 온전하다면 증상의 원인은 엉덩관절이 아니라는 것을 의미하므로, 양측을 비교한다.

엉치엉덩관절(천장관절)의 평가

앉은 자세에서 굽힘(piedello sign)

환자는 앉아서 전방으로 굽힌다. 물리치료사는 엉치뼈(천골) 양측을 촉진한다. 양측에 있는 엉치뼈의 오목한 부위는 두측(머리쪽)으로 동일하게 움직일 것이다(엉덩뼈에 대한 엉치뼈의 움직임을 검사). 한쪽이 과도하게 올라가면, 그 쪽의 엉치엉덩관절에 저운동성이 있음을 의미한다.

선 자세에서 굽힘(stork test)

환자는 선 자세를 취하고 물리치료사는 엉치뼈의 오목한 부위(천추 2번 수준)에 손을 가져다 대고, 다른 한 손은 엉치뼈의 중앙에 가져다 댄다. 환자는 체중부하를 하지 않는 엉덩관절과 무릎관절을 굽힘하는 동안 한 다리로 서도록 한다. 체중부하를 하지 않는

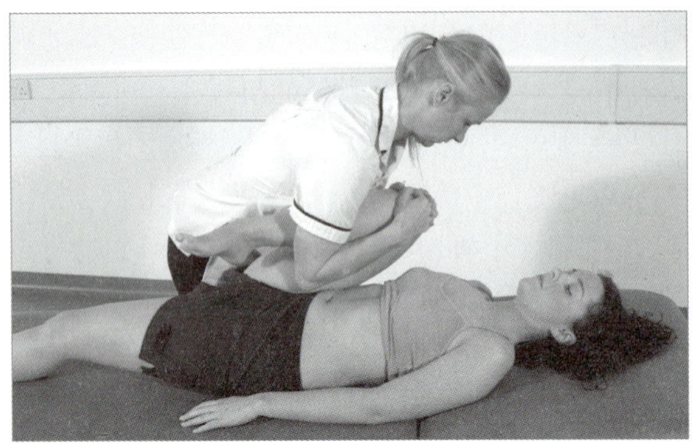
그림 2.11 천장관절 후방인대의 압박검사

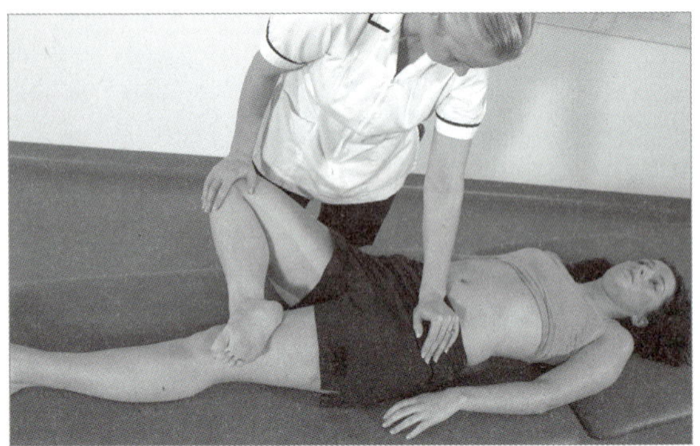
그림 2.12 파베르(FABER) 혹은 4자 검사. 정상 운동범위

쪽 엉치뼈의 오목한 부위는 엉덩뼈의 뒤돌림(후방회전)으로 인하여 미측(바닥쪽)으로 약 1cm 정도 움직인다. 만약 엉치뼈에 대해 오목한 부위가 원위부로 움직이지 않으면 저운동성이 있는 것이다.

압박 검사

후방인대

이런 검사는 엉치엉덩 관절 후방인대의 보존 상태를 알아보는 검사이다. 환자는 바로 눕고 엉덩관절을 수동적으로 동측 어깨쪽으로 굽힌다(그림 2.11). 넙다리뼈(대퇴골) 선을 따라 하방으로 밀치기(thrust)를 적용한 후에 양쪽의 통증 반응, 덜컹거리는 소리(clunk), 끝-느낌의 차이를 관찰한다. 반대측 어깨 방향(사선 방향)과 반대측 엉덩관절 방향(가로 방향)으로 엉덩관절을 굽혀 이 검사를 반복 실시한다.

전방인대 - 파베르 검사(FABER test)

굽힘(f), 벌림(ab), 가쪽벌림(er) 검사로 엉치엉덩관절 전방인대의 보존 상태를 알아보는 검사이다. 검사는 환자 다리의 자세 때문에 4자 검사라고도 하며 굽힘, 벌림, 가쪽돌림이 결합된 검사이다. 물리치료사는 다른 한 손으로 반대측 엉덩관절을 고정하는 동안 무릎관절 바로 근처에서 다리를 아래로 누른다. 반대측 다리 높이 보다 검사측 다리가 낮은 것이 정상이다. 통증 반응이나 운동의 제한을 관찰한다(그림 2.12).

신경학 검사

추간판 침해나 뼈곁돌기는 척수 신경뿌리를 압박하거나 견인한다. 이는 관련통, 이상감각, 지각마비 그리고 신경학적 양성반응을 일으킨다. 신경학적 징후의 악화는 질환의 악화를 의미하므로 주의 깊게 관찰하여야 한다.

피부분절(피절)

피부분절(dermatome)은 특정 척수신경에 지배를 받는 피부영역이다. 피부분절은 가벼운 접촉이나 핀으로 찔렀을 때 감각 변화로 알 수 있다. 검사는 비환측 각각의 피부분절을 먼저 검사한 후에 환측을 검사한다. 팔, 다리(상지 및 하지)의 피부 분절을 부록에 첨부하였다.

근육분절(근절)

근육분절(myotome)은 특정 신경뿌리가 지배하는 근육을 의미한다. L1-S1 근육분절의 검사는 중간 범위에서 약 3초간 등척성 저항운동을 시켜서 평가할 수 있다. 비환측을 먼저 검사한 후 환측을 검사한다: L1-L2는 엉덩관절 굽힘근(그림 2.13), L3-L4는 무릎관절 폄근(그림 2.14), L4는 발의 등쪽(배측) 굽힘근과 안쪽번짐근(내반근), L5는 엄지(무지)의 폄, S1은 발바닥쪽굽힘근(저측굴곡)(그림 2.15)과 무릎관절의 굽힘, S2는 무릎관절 굽힘과 발가락으로 서기, S3-S4는 골반저근육과 방광이다.

반사

- 비환측을 먼저 검사 한 후 환측을 검사한다. 하위운동 신경원의 이상을 의미하는 반사의 저하를 기록한다. 반사의 항진은 상위운동 신경원의 이상을 의미한다.
- 넙다리네갈래근은 L3에 해당한다. 환자는 무릎관절을 굽힌 채 앉고 치료사는 무릎뼈(무릎뼈) 바로 아래의 무릎힘줄을 두들긴다(그림 2.16).

- S1은 발바닥쪽 굽힘근에 해당한다. 발목관절을 등쪽굽힘시키고 아킬레스힘줄을 친다. 발목관절 발바닥쪽굽힘을 관찰하고 느껴본다(그림 2.17).

유해성 역학적 긴장

수동경부굽힘

환자는 바로 눕는다. 물리치료사는 환자의 목을 수동적으로 굽힌다. 추간판 질환을 의미하는 요통 반응을 관찰한다.

Clinical note

바빈스키반사(또는 발바닥쪽 반응)는 하나의 비정상적 반응이고 발바닥의 외측 부분을 끌어 올릴 때 일어난다. 정상적인 반응은 엄지발가락이 굽어지는 것이다. 상위운동신경의 손상이 있으면 비정상적으로 엄지발가락이 펴지게 된다. 이런 원시반사는 태어났을 때 보이지만, 시간이 흐름에 따라 사라진다는 것을 명심하자.

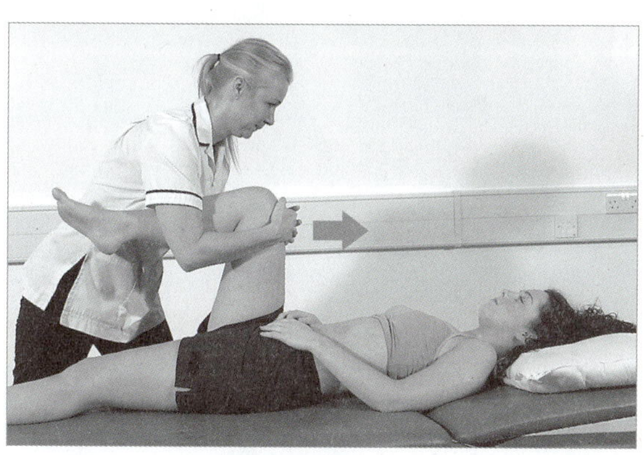

그림 2.13 L1-L2, 근절검사를 위한 고관절 저항굴곡

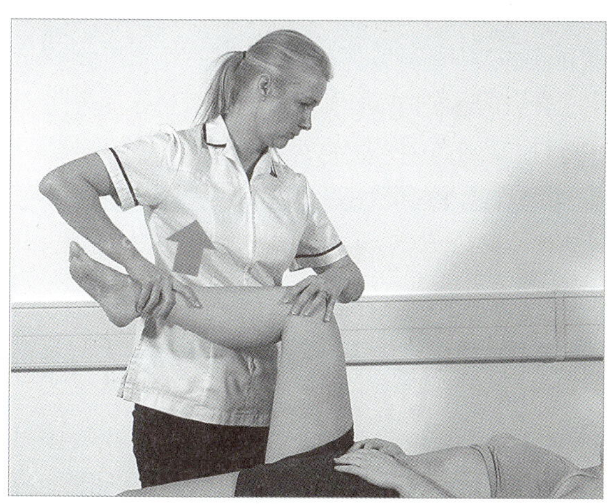

그림 2.14 L3, 근절검사를 위한 슬관절 저항신전

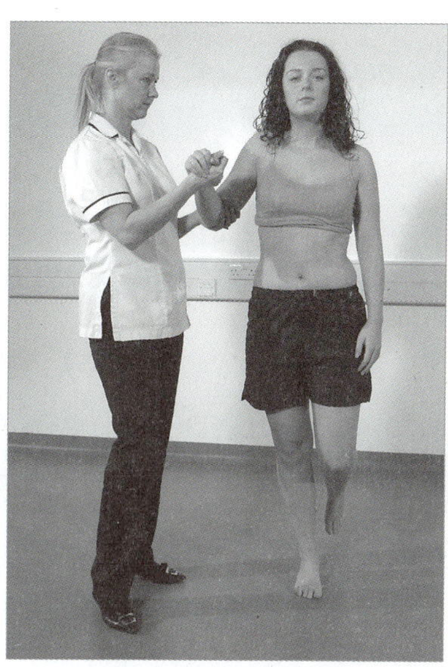

그림 2.15 S1, 근절검사를 위한 발가락으로 서기(저측굴곡)

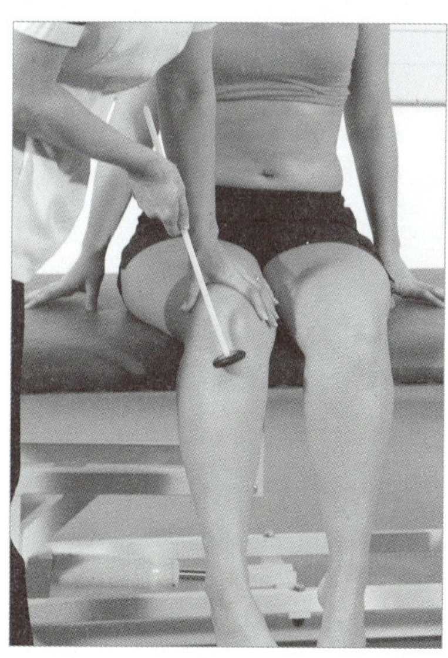

그림 2.16 대퇴사두근 반사(L2, L3, L4)

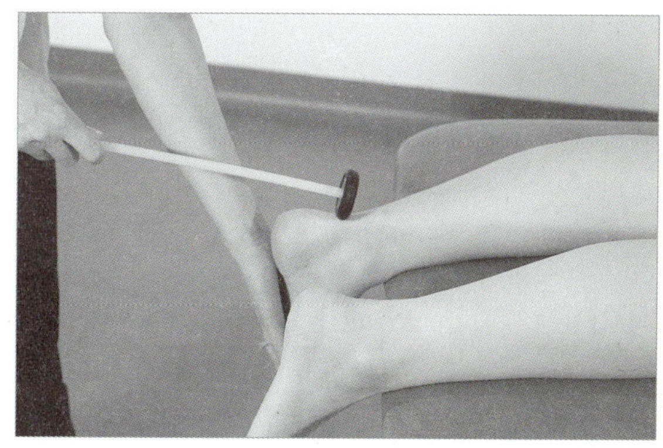

그림 2.17 아킬레스건 반사(S1, S2)

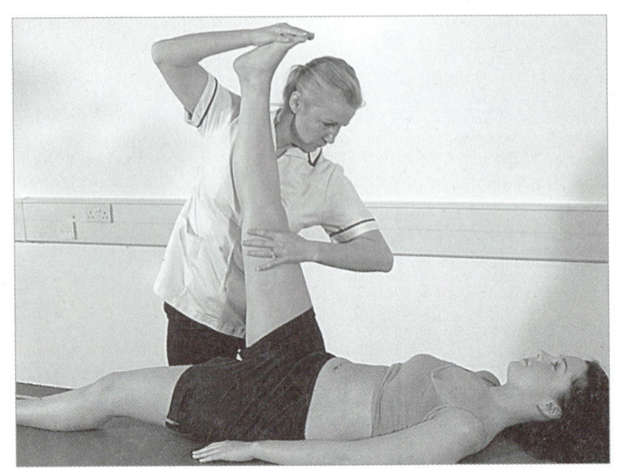

그림 2.18 족관절을 배측굴곡시킨 하지직거상 검사

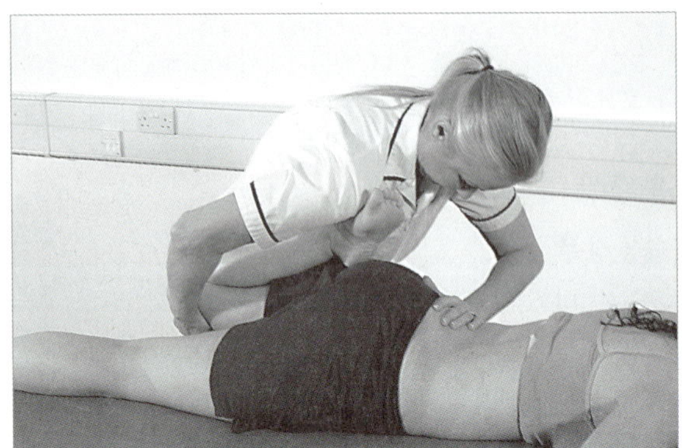

그림 2.19 대퇴신경 검사

하지직거상(SLR)

이 검사는 라세그 검사라고도 한다. 환자는 바로 눕는다. 물리치료사는 환자의 무릎을 편 채로 다리를 들어 올린다(그림 2.18). 등쪽의 통증이나 궁둥신경(좌골신경)통은 비정상적인 소견이다. 궁둥신경은 약 굴곡 70° 에서 완전히 신장되며 궁둥신경과 관련한 양성징후는 그전에 발생한다(Palmer and Epler, 1998). 통증 반응과 운동범위을 기록하고 다른 쪽과 비교해본다. 엉덩관절 모음(내전)과 안쪽돌림(내회전)은 좌골신경을 보다 민감하게 검사할 수 있게 해 준다; 발목관절의 등쪽굽힘은 궁둥신경의 경골부를 민감하게 검사할 수 있게 해주고; 발바닥쪽 굽힘과 안쪽번짐(내반)은 궁둥신경의 비골부를 민감하게 검사할 수 있게 해준다.

엎드려서 무릎 구부리기 (넙다리신경 신장: 대퇴신경)

환자는 엎드리고 물리치료사는 환자의 무릎 관절을 굴곡한 후 엉덩관절을 편다(그림 2.19). 등쪽의 통증이나 넙다리신경 분포 부위의 통증은 넙다리신경의 과민이나 운동성의 감소를 의미한다. 다른 쪽 역시 그러한지 비교해본다.

Slump 검사

이 검사는 경막(dura mater)의 운동성을 검사하는 것이다. 환자는 손을 등 뒤로하여 마주 잡고 넙다리(대퇴; femur)를 충분히 지지한 앉은 자세를 취한다. 환자는 어깨를 최대한 숙인다(그림 2.20). 물리치료사는

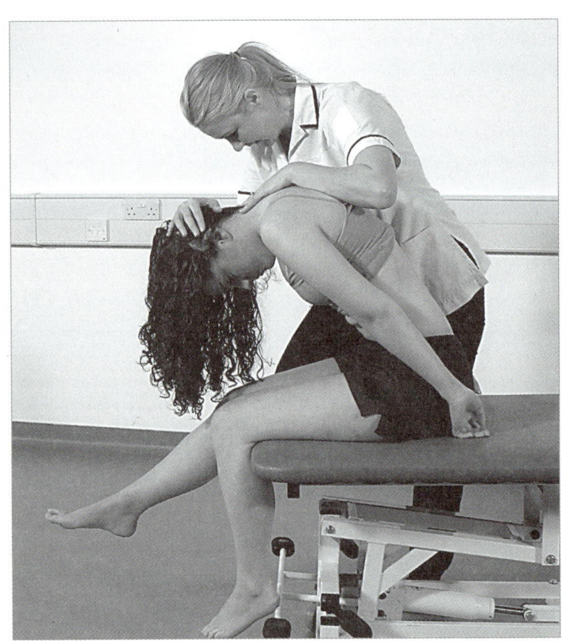

그림 2.20 한쪽 무릎 신전 slump 검사

몸통을 굽힐 때 가볍게 과압을 가한다. 환자는 경부 굽힘을 추가 실시하고, 치료사는 그 상태를 계속 유지시킨다. 그 다음 환자는 능동적으로 한쪽 무릎관절 폄과 발목관절 등쪽굽힘을 시킨다. 물리치료사는 운동수행을 자신의 의도대로 유도해서는 안되며, 정상적인 쪽을 먼저 평가하여야 한다.

증상은 운동범위의 한 부분에서 나타난다. 만약 경막의 움직임에 제한이 있다면, slump 검사에 각각의 검사 요소들을 추가 적용하면 증상이 증가할 것이다. 환자에게 머리를 펴도록 한다. 목뼈를 폄으로써 증상이 완화되면 양성이며, 이는 신경의 움직임이 비

정상임을 의미한다.

허리요골반부 안정성 검사

허리뼈의 안정성은 자세와 하중 변화의 일상적인 요구로부터 요골반부를 보호하기 위해 필요하다(Panjabi, 1992a). 허리뼈의 안정성은 통증이 없는 정상 활동에 필수적이며(Jull, et al., 1993), 이를 항상 평가하여야 한다.

환자는 엉덩관절을 45° 굽혀 무릎을 구부린 채 누워서 척추의 중립자세(환자에게 '병정 개미가 네발기기로 전만을 유지하는 것처럼 하라!' 고 말해 주면 좋음)를 유지하는 훈련을 한다. 그 다음 환자는 척추의 중립자세를 유지하면서 배가로근(복횡근; trans verse abdominis)을 수축하여 배를 안으로 당긴다. 배가로근과 뭇갈래근(다열근)은 안정화근의 역할을 하고(척추의 위치에 따라서), 척추 중립자세를 유지하는 동안 환자는 한 다리씩 바닥에서 뒤꿈치를 들어올리거나 바깥쪽으로 이동시켜 다리의 하중을 더해준다. 척추가 중립자세를 유지하는지는 바이오피드백 장비를 이용하여 평가할 수 있다. 척추 중립자세를 유지할 수 없으면 다리를 들어올릴 때 허리뼈가 펴지게 된다. 복부 내압 기전은 허리뼈를 고정해주는 가로막(횡경막; iaphragm)과 배가로근에 의해 주로 조절된다(Hodges and Richardson, 1997).

촉진

하나 이상의 척추 수준의 관절주(articular pillar)에 걸쳐 연조직이 비후된 것은 허리뼈의 퇴행성 질환에서 흔하게 나타나는데, 이는 단단하게 뼈처럼 두터워지거나 척추 돌기사이관절이 돌출된 것이다. 전반적인 긴장이나 근육 조직 혹은 인대조직의 국소적인 비후를 기록한다. 일반적으로 연조직의 변화가 오래된 것일수록 단단하고 최근 것일수록 부드럽다. 그러나 비후된 부위나 경직된 부위가 반드시 통증이나 증상의 원인인 것은 아니다(Maitland, 2001).

척추의 종속운동

물리치료사는 과운동 영역이나 저운동 영역으로 알려진 가시돌기(극돌기; spinous process) 위에 후전

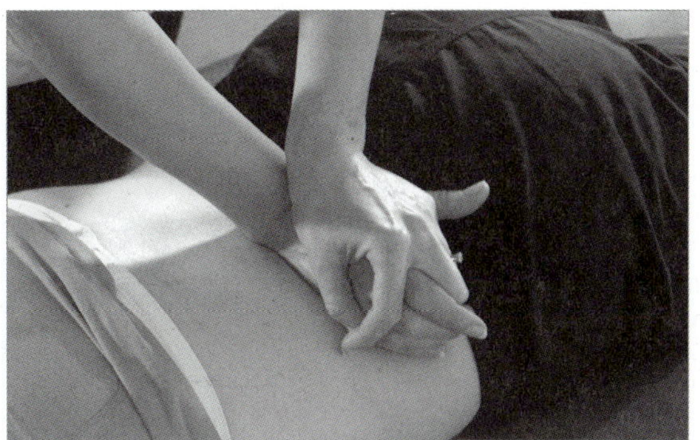

그림 2.21 관절 주(柱) 위에 있는 요추에 한쪽으로 압박을 가한다. 두상골로 압력을 가한다.

중심(central posterior-anterior) 압박을 가하고 관절주(柱) 위에서 일측(한쪽)성으로 압박을 가한다(그림 2.21). 환자가 경험한 통증을 기록하고 이에 상응하는 척추 수준을 기록한다.

생물심리사회학적 평가(허리뼈)

비록 역사적으로 요통의 병리나 유병율에는 변화가 없다고 할지라도 비특이성 요통으로 인한 장애는 현대 서구 사회에서 극적으로 증가하고 있다. 만성 요통을 위한 의학적 중재에 사용된 제한적인 생물의학적 접근은 상대적으로 실패하였으며 국립의료서비스(NHS) 체계에서 물리치료서비스에 드는 비용이 매년 1억 5천 백만 파운드일 것으로 산정되었다(Maniadakis and Gray, 2000). 요통은 20세기 건강관리에 있어 큰 재난이라고 할 수 있을 것이다(Wadell, 1992). 요통 환자의 80%는 상당한 장애가 있음에도 불구하고 특별한 병리적 요인을 찾을 수가 없었다. 최신 문헌의 체계적인 검토에 근거한 최근의 지침에 따르면 요통의 평가와 치료에 생물심리사회학적인 접근을 권고하고 있다(CSAG, 1994; RCGP, 1999).

급성 통증과 만성 통증의 근원적인 차이

급성 통증에 비해 만성 통증을 단순히 장기간 지속된다고 보는 관점에는 문제가 있다. 급성 통증과 만성 통증은 임상적으로 본질적인 차이를 가지고 있다. 우리는 이제 만성 통증의 발생과 관련된 기전과 과정이 많은 차이를 가지며, 이는 급성 통증과는 관련이 없음

을 알고 있다. 이런 요인들의 차이는 생물심리사회학적 접근의 사용을 이끌어 냈으며 이는 생물학적·사회적·심리적 요인들이 개인의 만성 통증의 원인이 될 수 있거나 이로 인해 만성 통증이 유지될 수 있다는 것을 의미한다.

급성 통증은 기본적으로 손상 증가의 가능성을 줄여주기 위한 보호 기전이다. 급성 통증은 일반적으로 자기-제한적이고 조직이 치유될 때까지 지속된다. 일반적으로 급성 통증은 증가된 교감신경 작용과 관련이 있다. 걱정(anxiety), 공황(panic), 메스꺼움(nausea) 등과 같은 것들이 이와 연관이 있으며, 뼈나 연조직에 외상성 손상을 받은 경우에 관찰된다.

만성 통증은 손상이 치유된 이후에도 오랫동안 잔존하기 때문에 유해하다. 긴장성 자가-유지 신경고리는 통증을 영속시킨다. 우울해지거나 무감각해지기 때문에 교감신경의 작용은 줄어든다. 만성 통증은 정상적인 치유 기간보다 오래 지속되고 그 끝을 알 수 없다(Grichnik and Ferrante, 1991).

만성적 기능부전의 예견지표

요통으로부터 발생되는 기능부전을 예견할 수 있을까? 지난 10년간 심리사회학적 연구자들은 요통에 의해 발생되는 만성적 기능부전이 있는 사람들의 심리적이고 사회적인 공통된 특성들에 대해 연구하여 왔다. 만성 요통이 있는 많은 대상자들은 만성 통증이 심화되는 하나의 심리사회학적 특징을 가진다고 보고하였다(Burton, et al., 1995; Carrageen, 2001). 또한, 50~60세 사이에 사람들은 요통에 의해 기능이상이 초래될 가능성이 더 크다고 하였다(Burton et al., 1995). 보다 중요한 예견지표는 다음과 같다.

- 그들의 통증과 질병의 특성에 대해 비현실적인 믿음을 가진 사람(Waddell, 1992)
- 과중한 육체 노동이나 하중을 지탱하는 자세를 취하는 사람
- 예전에 질병에 대한 과거력이 없었던 사람
- 다양한 검사들과 치료를 원하는 사람(Waddell, 1992; Harding and Watson, 2000)
- 저학력자 또는 직업의 지위가 낮은 사람(Cats-Baril and Frymoyer, 1991; Frymoyer, 1992)
- 금전적인 보상 문제가 있는 사람(Tait and Chibnall, 2001)
- 두려움-회피에 대한 믿음을 가진 사람 (즉 활동에 대한 두려움은 본래의 손상보다 더 큰 기능부전을 야기할지 모름)(Vlaeyen, et al., 1995; Fritz, et al., 2001)
- 그들의 문제나 요통에 대해 과도한 집중, 부정적·극단적 사고(catastrophising), 부적절한 대처 방법들, 과도한 부목이나 보조기 사용, 걸음 보조, 국민건강보험에 대한 과도한 의존 그리고 능동적인 치료보다 수동적인 치료를 포함하는 "질병 행동(illness behaviour)" 을 보이는 사람

위의 요인들을 살펴보면, 만성적 기능부전의 가능성을 줄이기 위해 요통 환자를 예검하는 것이 필수적이라는 사실을 알 수 있다. 환자의 일반적인 신체 건강상태만으로는 만성적인 기능부전의 예견지표로는 부족하다라는 것을 아는 것이 중요하다(Deyo and Weinsten, 2001). 만성으로 진행할 위험에 있는 환자(치료에 반응이 없는 상태)의 진단은 심리사회학적 설문지를 사용한다. 왜냐하면, 임상적 여러 변수들은 환자의 예후를 예견하는데 아무런 도움이 되지 못하기 때문이다(Burton, et al., 1995). 대처 방법, 우울한 성향, 통증과 활동에 대한 부적절한 믿음들과 관련된 심리사회적 특징들은 급성기에 나타나고, 지속되는 증상들의 결과는 아니다(Burton et al., 1995).

요통에 대한 관리 지침서(CSAG 1994; RCGP 1999)

급성 요통의 초기 관리에서 비스테로이드항염증제(NSAID)를 포함한 진통제를 급성기에 즉시 복용해야 한다. 도수치료는 초기 단계에서 권장되고, 활동적인 운동과 신체활동은 장려되어야 한다. 침상안정은 요통을 위한 치료법으로 비효율적이다. 그러나 급성기에서 1~2일간 적용할 수 있다.

신체적인 활동을 장려하고 조기에 직장 복귀와 스포츠 활동이 가능하게 해야 한다. 또한 심리사회학적 관리를 실시해야 하며, 환자들에게 좋은 자세 습관들과 일상생활활동의 중요성을 교육해야 한다. 요통 상태와 예후에 대한 비현실적인 믿음을 가진 환자를 또한 교육시켜야 한다.

생물심리사회학적 평가

생물심리사회학적 평가는 신체 평가하고는 다르게 심리적이고 사회학적 문제들에 더 깊게 접근한다. 이것은 물리치료사들에게 환자의 상태에 대한 좋은 개관을 제공한다. 환자의 총체적인 분위기, 믿음, 문제에

대한 인식, 미래와 치료에 대한 인식 등을 제공한다.

심리학적 요인

걱정과 우울에 대한 과거력, 일반적인 태도와 기대행동들이 여기에 해당된다. 통증 조절에 대한 환자들의 인지 수준은 능동 혹은 수동적인 대처 방법들을 고려하여 평가된다.

사회학적 요인

사회분야인 직장문제, 금전적인 보상문제, 손상에 대한 과거력, 병으로 인한 이점, 일상의 기능 등을 확인해야 한다. 왜냐하면, 이러한 문제들이 결과에 영향을 미칠 수도 있기 때문이다.

신체검사

신체도와 신체적인 검사는 물리치료사에게 필요하지만, 실시할 수도 안할 수도 있다. 그러나 만약 적신호(red flag)가 발견되면, 그 때는 신경학검사를 해야 한다. 평가는 다음과 같은 기능적인 검사들을 포함한다.

- 5분 동안 걸어갈 수 있는 거리 측정
- 1분 동안 앉았다가 일어나는 횟수 측정
- 1분 동안 계단을 얼마나 오르고 내릴 수 있는지를 측정

신호(flag)

"황신호(yellow flag)"는 불안과 우울에 대한 과거력, 금전적인 보상문제, 직장 결근, 질병 수당, 질병 급부, 수동성과 높은 의존율, 취약한 대처 방법 등을 포함하는 심리사회학적 요인들이다. "적신호(red flag)"는 방광 및 장의 기능부전, 새들(Saddle) 마취, 양측 지각이상, 신경학적 징후, 특발성 체중 감소, 암에 대한 과거력, 전반적인 쇠약 및 발열 등과 같이 건강상태를 악화시킬 수 있으므로 치료사들이 주의 깊게 살펴보아야 할 임상적인 특징들이다.

결과 측정 설문지

다음 설문지들과 도구들은 타당성, 신뢰성 그리고 민감도 부분에서 검증된 것이다. 이런 설문지 및 검사도구들은 사전에 사용할 수도 있고, 효과를 알아보기 위해 중재 후에도 사용할 수 있다.

- the Oswestry Disability Index(Fairbank, et al., 1980)
- the visual analogue scale
- the Present Pain Index
- the short - form McGill Pain Questionnaire(Melzack, 1987)
- the Hospital Anxiety and Depression Questionnaire (Zigmond & Snaith, 1983)
- the locus of control questionnaire (Fear Avoid Beliefs Questionnaire, FABQ)

생물심리사회학적 관점의 요통 치료

운동 치료와 인지 치료를 병행한 집중적인 요통 재활 프로그램 후에 통증과 장애의 정도가 감소하였다고 많은 연구들이 보고하였다(예: Frost et al., 1998; Guzman et al., 2001). 만성 척추 재활 프로그램의 목적은 다음과 같다.

- 가능하다면 환자의 통증을 감소시키거나 환자가 통증에 보다 효과적으로 대처하도록 한다.
- 환자의 장애를 감소시킨다.
- 신체기능을 보다 증진시키기 위하여 업무나 취미생활로 복귀시키는 것이 가능할 때 이를 장려한다(통증은 항상 손상 정도에 일치한다는 도움이 되지 않는 믿음에 대항).
- 요통 관리에 능동적인 환자 - 중심 접근을 조장한다.

Von Korff와 Saunders(1996)는 미국에서 요통이 있는 사람들을 조사하여 환자가 알고자 원하는 4가지를 확인하였다.

1. 환자들의 요통에 관해 예상되는 경과
2. 통증의 관리 방법
3. 정상적인 일상생활 활동으로 되돌아가는 방법
4. 요통의 재발을 최소화하는 방법

요통 재활 프로그램에 들어가는 내용의 예

- 결과를 측정하기 위한 중재 전 질문과 물리학적 검진
- 자세 조절, 척추 안정, 허리폄근, 복부근육에 초점을 맞춘 유산소 운동과 강화훈련이 포함된 순환훈련(circuit training)
- 해부, 병리, 약물, 자가조력 측정, 자세, 운동 등에 초점을 맞춘 환자 중심의 토론 또는 세미나
- 이완에 관한 연수(relaxation workshop)
- 프로그램 후의 질문과 물리학적 검진
- 어떻게 환자들이 요통을 관리하는지를 알아보기 위해 1~12개월 후에 실시하는 추후 질문

사례 연구

허리뼈

30세 노동자가 작업 중 물건을 들어 올리다가 다쳐서 물리치료가 의뢰되었다. 그는 왼쪽 허리의 통증과 정강이 안쪽의 통증 그리고 간헐적으로 환측인 왼쪽 무지에 이상 감각이 있다고 호소하였다. 굽히면 통증이 심해지고 서거나 걸으면 편하다고 한다. 검사상 그는 오른쪽이 아주 뻣뻣했다. 손가락 끝이 무릎에 닿을 정도 굽혀지고 왼쪽 하지직거상은 50° 로 감소하였다.

굽힌자세에서 손상과 관련된 증상이 빠르게 발현되고, 굽히면 통증이 악화되고 펴면 경감하여 손상을 추간원반성 질환으로 가정하였다. 임상 연구에서 요통의 가장 흔한 원인은 추간원반, 척추 돌기사이관절(부척추관절), 엉치엉덩 관절로 알려져 있다(Maitland, 2001).

환자는 오른쪽으로 회전을 시켜 치료를 하였고(그림 2.22는 다른 환자에게 시연하는 사진임), 치료를 통해 통증이 중심화되었다. 환자가 처음 방문했을 때 도수 교정을 하였다. 환자는 엎드린 자세에서 McKenzie(1985)가 주창한 반복적으로 펴는 운동을 처방 받았고, 집에서 매 2시간마다 이를 시행하였다. 세 번째 방문 했을 때 환자의 통증은 왼쪽 허리 쪽으로 중심화되었고, 환자의 하지직거상 각도는 80° 였다. 이후 환자에게 왼쪽허리를 등급 4의 일측성 가동술(mobilisation)로 치료하였다. 이 치료로 환자의 증상은 완화되었고, 모든 운동의 범위가 완전히 회복되었다.

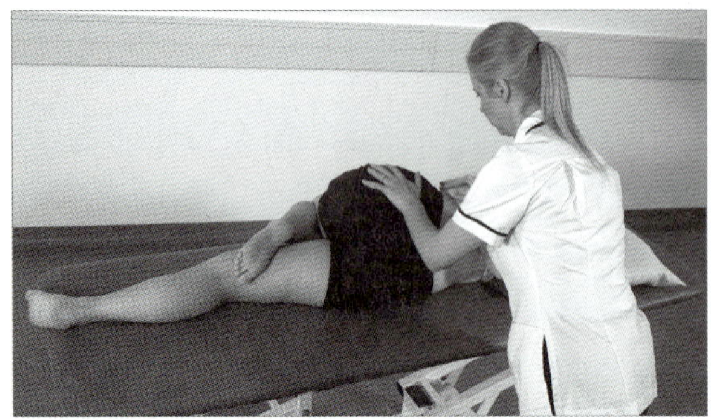

그림 2.22 왼쪽 허리와 다리의 통증 치료를 위해 오른쪽으로 요부 회전

퇴원할 때 환자에게 복부와 뭇갈래(multifidus) 운동 프로그램을 처방하였으며, 직무로 복귀하기 전에 환자에게 자세와 인간공학적인 조언을 해 주었다. 뭇갈래근과 배가로근(transverse abdominis)이 관절의 중립지대(neutral zone)에서 허리뼈의 국소적인 안정성을 주로 제공한다는 것이 밝혀졌다(Wilke, et al., 1995; Goel, et al., 1993; Panjabi, 1992; Hodges and Richardson, 1996).

목뼈

주관적 평가 후 물리치료사는 주요 소견을 요약하고 임상진단에 관한 가설을 정립한다. SIN 요인은 검사의 유효성을 결정할 것이다. 물리치료사는 운동이나 촉진을 통해 환자의 비교되는 징후를 찾아내고자 시도한다.

Clinical note

목뼈의 기능이상을 호소하는 환자들은 두통, 어지러움, 메스꺼움 그리고 현훈을 호소할 지 모르므로, 평가에 이를 기록한다. 이것들은 척골기저동맥 순환부전(vertebrobasilar insufficiency, VBI)일 수도 있다.

자세

목에 대해 머리가 대칭적인지와 흉부에 대해 목이 대칭적인지를 기록한다. 턱은 목의 전면에 대해 90° 를 이루어야 한다. 후부의 피부 주름이 수평인지는 명확하지 않을 것이다. 측연선(plumb line)은 귀의 이주(tragus)로부터 빗장뼈(쇄골) 뒤로 지나가야 한다.

목뼈의 앞굽음증(lordosis)을 평가한다. 앞굽음증이 감소하게 되면 척추뼈몸통과 추간판(disc)이 보다 많은 부하를 받게 된다. 앞굽음증이 증가하면 척추 돌기사이관절과 뒤쪽 구조물에 압박성 부하가 증가한다. 근육의 비대, 발육부전, 경련, 긴장, 전신비대칭을 관찰한다.

급성 기운목(사경, wry neck)은 굽힘과 통증이 있는 반대측으로 돌림(회전), 옆굽힘이 결합되어 나타난다. 만성적인 병을 가진 환자는 흔히 턱을 앞으로

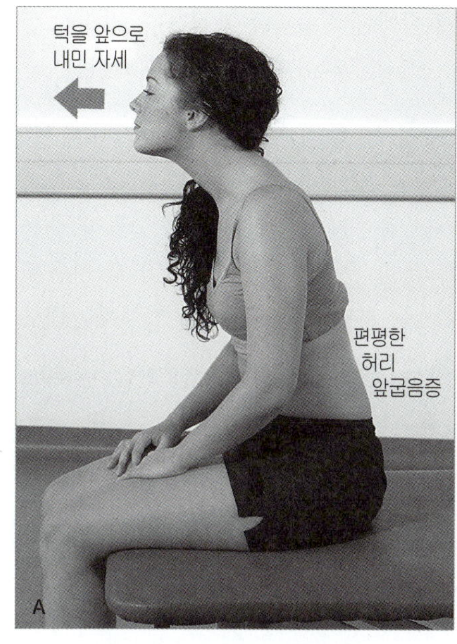

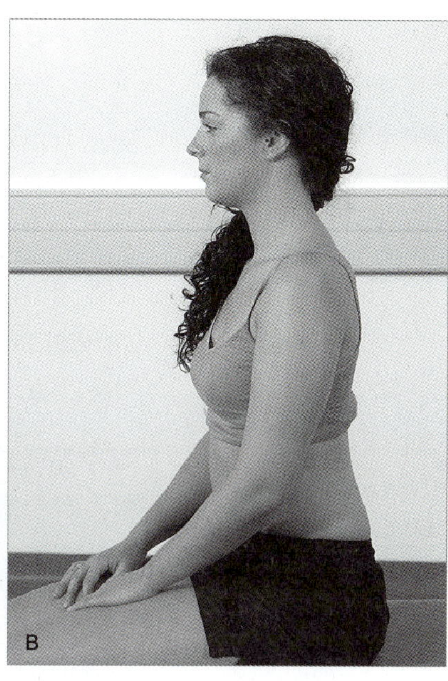

그림 2.23 A: 턱을 앞으로 내민 자세, 흉부와 요부굴곡으로 악화. B: 중립자세에 요추를 유지시킴으로 해서 경부의 자세가 교정됨

내민 자세(pocking chin)를 취하는데 이 자세는 심하게 상경과 중경이 폄되고 하경과 경흉부는 굽힘된다. 이 자세는 심부의 목뼈 굽힘근의 약화와 목빗근(흉쇄유돌근)과 어깨올림근(견갑거근)의 과도한 작용으로 인해 발생한다(그림 2.23).

목의 자세가 허리의 자세에 의해 영향을 받았는지, 턱을 앞으로 내민 자세가 허리와 흉부의 굽힘에 의해 악화되는지를 기록한다(그림 2.23). 목과 어깨의 자세는 앉은 자세와 선 자세에서 모두 관찰하여야 한다.

어깨는 수평을 이루는 것이 이상적이지만, 많이 쓰는 손이 있기 때문에 가능성이 낮다. 예를 들어, 흔히 오른손 잡이는 왼쪽보다 오른쪽 어깨가 약간 아래로 쳐져 있다.

운동

목에서 일어나는 운동범위를 평가하는 것뿐만 아니라 운동의 질을 평가하는 것도 중요하다. 특히 운동이 일어나는 운동분절을 알아야 한다. 경첩처럼 움직이는 것이 관찰되면, 이는 과운동성이나 불안정이 있음을 의미한다. 반대로, 저운동성이나 경직이 있는 부위는 편평하거나 똑바르게 보인다.

Key Point

재평가에 대한 일관성과 신뢰성을 위해서는 매번 능동적인 운동에 대한 동일한 지시를 해야 한다.

능동운동

굽힘

통증이 있거나 운동제한이 있으면 운동을 실시해 보아야 한다. 굴곡을 하는 동안 목의 앞굽음증은 사라지고 척추는 굽거나 중립이 된다. 목뼈 7번의 가시돌기가 가장 많이 돌출되고, 그 다음으로 목뼈 6번과 등뼈 1번순이다. 턱은 가슴에 가까워진다. 흔히 하는 잘못은 상경골(윗 목뼈)을 편 채로 유지하거나 턱을 쭉 내미는 것이다. 운동범위 상실, 유연한 부위와 제한부위뿐만 아니라 통증 반응, 근 경련, 염발음도 기록하여야 한다.

폄

목뼈 전체를 펴고 얼굴은 천정과 평행시켜야 한다. 턱에서 복장뼈(sternum)까지 수직을 이루는지 관찰하여야 한다. 잘못된 운동 양상은 아래 목뼈가 펴지지 않고 머리가 어깨 뒤로 넘어가지 않는 것이다. 또한 상목뼈부와 중간 목뼈부의 과도하게 펴지는 현상이 운동 중 조기에 일어나면 턱을 앞으로 쭉 내밀게 된다.

옆굽힘

흔히 옆굽힘(side flexion)은 퇴행성 척추질환에서 가장 많이 제한되는 운동이다. 반대측 목빗근과 등세모근(trapezius)의 긴장이 나타날 수도 있다. 일반적으로 잘못된 운동 양상은 전방 굽힘근의 긴장으로 인해 돌림과의 결합운동이 일어나는 것이다. 운동범위, 통증반응, 유연성 부위와 제한부위를 관찰하고, 대칭성을 비교해야 한다.

오른쪽과 왼쪽 돌림

운동범위, 통증반응, 근경련, 염발음(crepitus)을 관찰한다. 일반적으로 잘못된 운동 양상은 옆굽힘과의 결합운동이며, 순수한 수평면에서는 눈 운동이 일어나지 않는다(그림 2.24). 오른쪽과 왼쪽을 비교해야 한다.

과압의 반복과 연합운동

면운동(plane movement)이 완전하고 통증이 없다면 과압을 적용한다. 유효 범위의 끝에서 물리치료사는 운동의 질과 끝-느낌, 더 많은 운동범위가 가능한지 알아보기 위하여 작은 진동을 적용한다. 통증 반응도 기록한다. 환자의 통증이나 운동제한을 재현하기 위하여 연합운동을 검사한다. 가능하다면 환자는 운동을 반복해야 하는데 반복운동은 운동의 질과 범위에 변화를 주고 잠재성 통증을 야기할 수 있기 때문이다(McK enzie, 1990).

어깨관절 복합체

완전히 어깨관절을 올리기 위해 마지막 몇 도에서 등뼈가 펴지기 때문에 양측으로 어깨관절의 굽힘과 벌림을 통해 전체 어깨관절 올림을 관찰한다. 경직성 등뼈 뒤굽음증(kyphosis)은 어깨관절 올림을 제한한다.

척추사이의 수동적 생리적 운동

척추사이의 수동적 생리적 운동(PPIVMs)은 능동적 운동에서 나타난 운동제한을 확진하고 능동적 운동으로 알아내지 못한 운동제한을 알아보고자 사용된다. 또한 PPIVMs는 분절의 과운동성을 알아보는데도 사용된다(Magarey, 1988; Maitland, 2001).

척추동맥의 검사

척추동맥 검사에 대한 자세한 수행 방법은 DVD를 참조하자. ◎

Key Point

척골뇌바닥동맥순환부전(VBI)는 목뼈 도수 치료, 높은 강도의 가동술, 특히 돌림운동, 폄 또는 세로의 견인과 신연(distraction)에는 금기이다.

전정기관과 척추기저동맥순환부전의 증상을 결정하기 위한 감별 검사

환자는 선 자세에서 목뼈를 좌우로 돌린다. 현훈이나 메스꺼움(nausea)과 같은 증상이 있는지 주목한다. 척추뇌바닥동맥의 순환부전이나 전정기관이 원인이라면 이 방법으로 증상을 발생시킬 수 있다. 이 두 구조물의 차이를 감별하기 위해서 물리치료사는 환자의 머리를 고정하고 환자는 발을 움직이지 않고 전방을 바라본다. 그 다음 환자는 머리를 움직이지 않고 자신의 신체를 좌우로 돌린다.

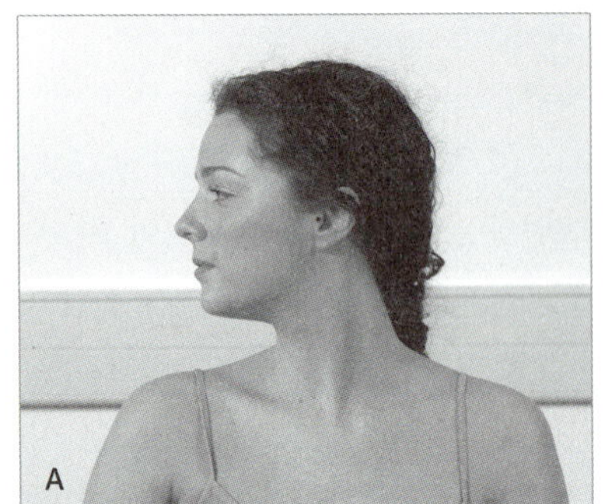

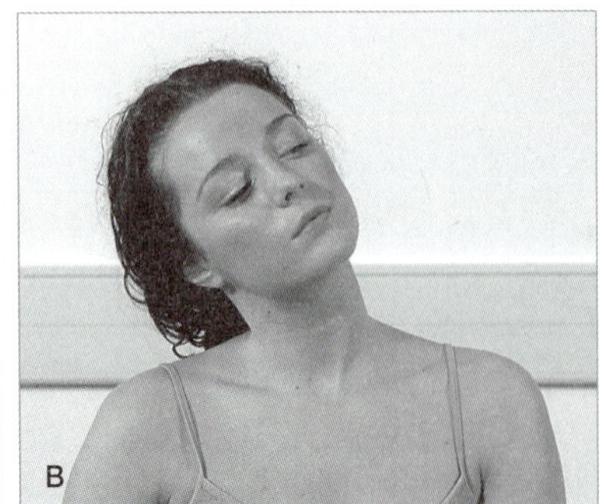

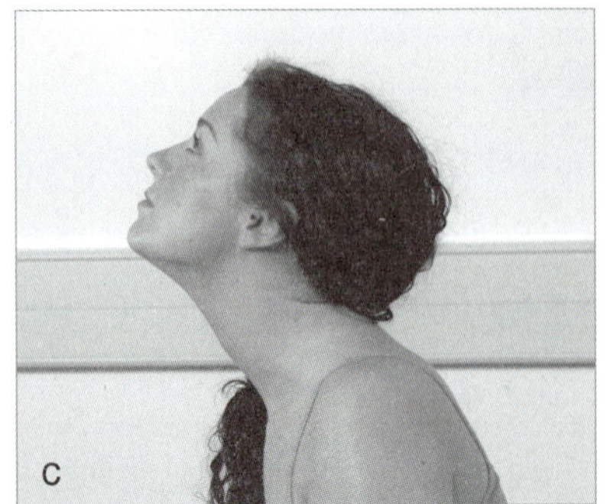

그림 2.24 A: 정상적인 오른쪽으로의 목돌림, B: 잘못된 자세(오른쪽으로의 측방굴곡 제한과 반대측으로의 완전한 돌림), C: 잘못된 자세(윗목뼈는 폄, 아랫목뼈는 굴곡을 유지한 채 턱을 앞으로 내밈)

만약, 이 방법으로 현훈이나 가볍게 상기(headedness)되는 증상이 나타나면 척추뇌바닥동맥의 병 때문인데, 이는 머리는 정지 상태로 있고(전정 기관은 영향을 받지 않는다) 목뼈는 동맥을 돌림시키는 결과를 야기하기 때문이다.

척추뇌바닥동맥(vertebrobasilar artery) 검사 (Maitland, 2001)

이 검사는 앉은 자세와 선 자세에서 시행한다.

1. 각 방향으로 10초간 지속적으로 돌린다. 증상을 기록한다.
2. 10초간 지속적인 폄을 시행한다.
3. 만약 2번에서 증상이 나타나지 않으면 돌림과 폄이 연합된 운동을 각 방향으로 10초간 한다. 증상을 기록한다. 양성 반응으로 현훈과 오심이 나타난다.

Key Point

만약 환자가 전반적으로 제한된 운동범위를 가진다면 척골뇌바닥동맥순환부전(VBI)에 대한 검사는 적당하지 않다.

신경학검사

피부분절

손 등이나 탈지면으로 가볍게 접촉하여 C1-T1 사이, 각 척수분절의 뒤뿌리 하나에 의해 지배를 받는 피부 영역의 감각이 정상인지, 각 피부분절에 콕콕 찌르는 듯 한 감각이 있는지 검사한다.

근육분절

몇 초간 운동범위의 중간범위에서 척수분절에 의해 지배를 받는 근육을 등척성으로 검사하는 것으로 C1-T1 사이 각 수준에서 수행한다(그림 2.25). 쇠약은 추간원반 탈출에 의한 질환이나 기타, 다른 공간 점유 질환에 의한 하위운동신경원 질환을 의미한다.

반사

정상반사에 관한 검사로서 위팔두갈래근(상완이두근 C5-C6)과 위팔노근(완요골근 C7). 또한 양쪽을 반대쪽과 각각 비교한다. 반사항진에 주목하여야 하는데, 이는 상위운동신경원 질환을 의미하고 반사가 떨어지는 것은 하위운동신경원 질환을 의미한다.

- C5-C6의 지배를 받는 것은 위팔두갈래근이다. 환자의 팔을 팔꿈치에서 반쯤 구부리고 아래팔은 엎침(회내)시킨다. 검사자의 엄지나 손가락을 두갈래힘줄 위에 밀착시키고, 반사망치로 검사자의 손가락을 친다(그림 2.26).
- C6-C8의 지배를 받는 것은 위팔세갈래근(상완삼두근)이다. 환자의 상지를 잡고 전완은 자유롭게 늘어뜨린다. 팔꿈치 위 위팔세갈래근의 힘줄을 친다(그림 2.27).

역학적 긴장검사

상지긴장검사(upper limb tension test; ULTT)는 목뼈의 SLR 검사에 해당된다. 이 검사는 팔신경얼기(brachial plexus)에 스트레스를 가하며, 특히 정중신경에 초점을 맞춰 신경조직이 환자의 증상을 발생시키는데 어느 정도 관여되는지를 확인하기 위한 검사이다. 팔, 어깨, 팔꿈치, 손목, 손의 운동은 목과 하지에서와 유사하게 목뼈에서 신경의 움직임을 일으킬 수 있다. 이 검사는 매우 중요함으로 모든 물리치료사는 이 검사에 관해 알아야 하며, 이를 사용할 줄 알아야 한다(Butler, 1991).

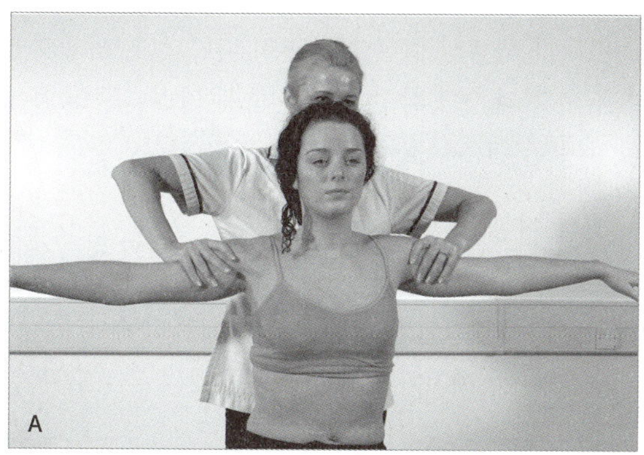

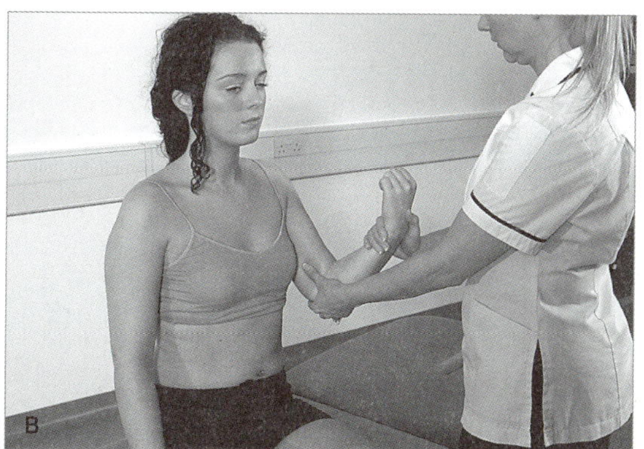

그림 2.25 A: 근절(C5) 검사를 위한 견관절 외전 저항, B: 상완이두근 저항을 통한 근절(C6) 검사

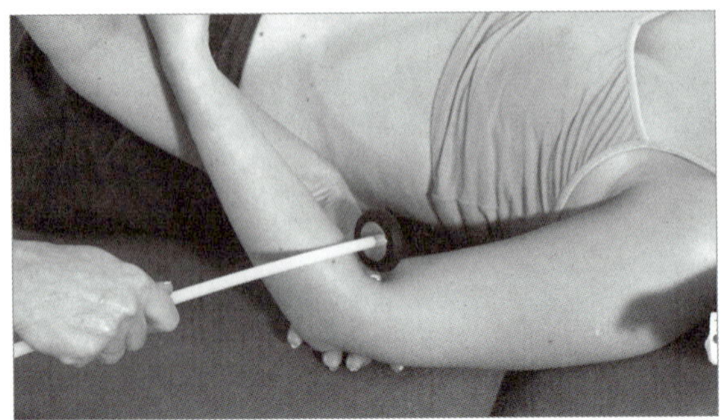

그림 2.26 상완이두근 반사(C5, C6)

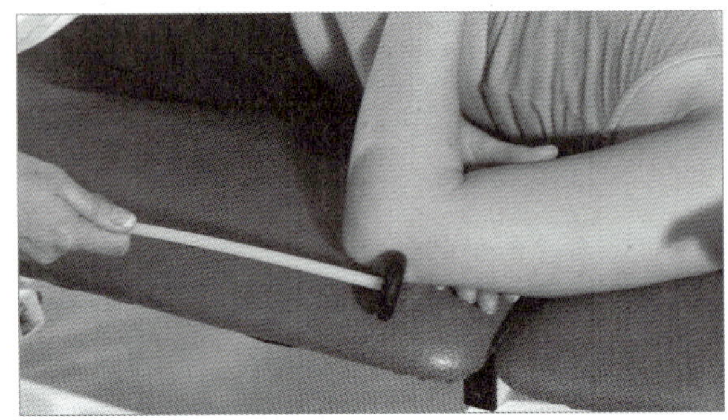

그림 2.27 상완삼두근 반사(C6, C7, C8)

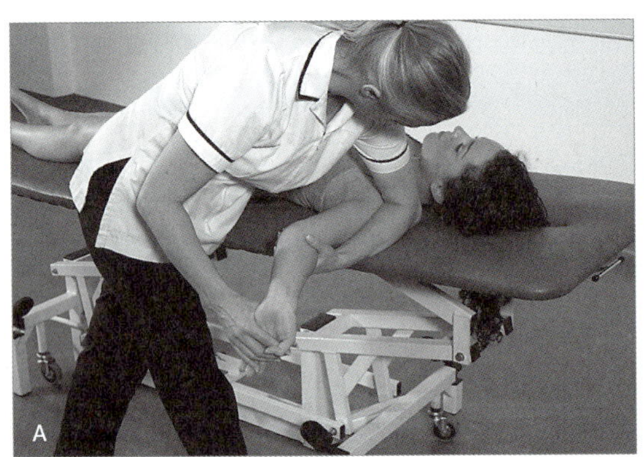

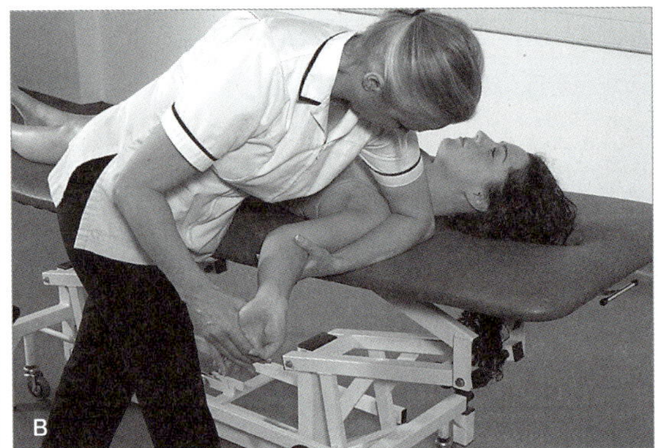

그림 2.28 A: 상지긴장 검사(ULTT), B: 경추 반대측인 오른쪽으로 측방굴곡한 ULTT

물리치료사는 바로 누운 환자의 어깨를 내린 다음, 어깨관절을 90° 로 벌림과 가쪽돌림시키고 손가락을 편다(그림 2.28A). 목의 동측 돌림이나 반대측 돌림 그리고 옆굽힘과 같은 신경을 보다 민감하게 만드는 자세를 첨가한다(그림 2.28B). 통증, 감각 이상, 제한과 같은 증상을 기록하고 반대측과 비교한다. 환측 운동범위의 감소나 증상 재현 등이 흔하게 나타나는 소견이다.

촉진

연조직을 촉진하여 척추의 위치와 근막의 발통점(trigger point; 골격근내 국소적으로 과민해져 있는 부위)을 기록한다. 발통점은 전이 형태로 국소통증을 발생시키고, 흔히 만성적인 근골격 이상을 동반한다. 발통점과 관련된 전형적인 물리적 소견은 정상보다 단단한 근섬유의 과민한 작은 결절이 촉진되는 것이다(Alvarez and Rockwell, 2002).

국소통이나 관련통, 비후해진 구조물이나 경직을 관찰한다. 목뼈 가시돌기가 갈라져 형태가 다르다는 것과 간격 차이가 있는 것은 이상이 있는 것이 아니며, 임상적으로도 의미가 없다는 것을 기억해야 한다(Maitland, 2001).

비후를 포함하여 연조직의 변화와 평근의 단축 그리고 C2-C3 척추 돌기사이관절 관절주(柱)의 돌출과 비후가 퇴행성 질환에서 흔히 나타난다. 목등뼈 접합부 주위의 연조직 변화도 흔하게 나타나는데 이를 도와거 험프(Dowager's hump)라고 한다.

뼈의 이상

뼈가시(골극; osteophyte)는 이전에 척추질환이 있었던 환자의 C2-C3 척추 돌기사이관절에서 촉진된다(Maitland, 2001). C6-C7 가시돌기의 근접도 흔한 특징이다.

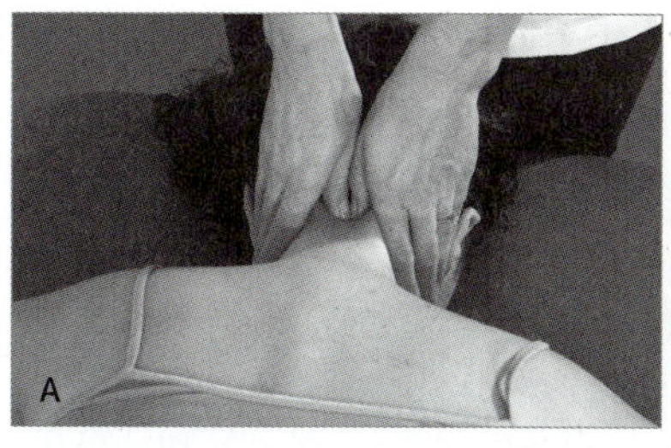

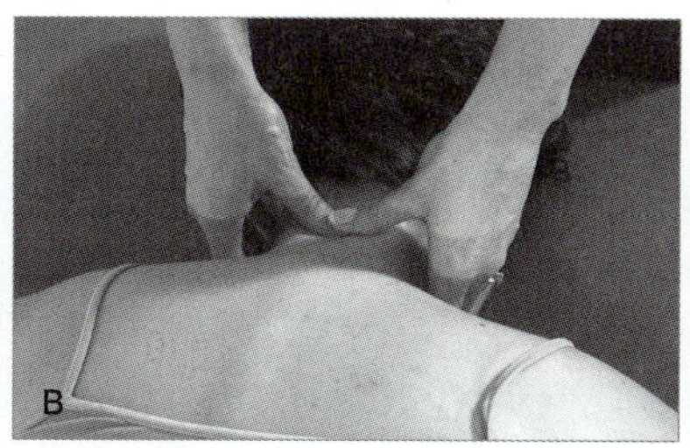

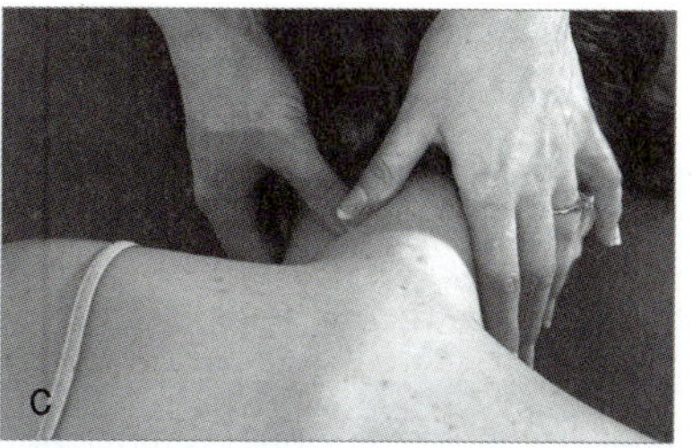

그림 2.29 종속운동. **A**: 극돌기 후전 중심압박, **B**: 엄지를 겹쳐서 실시하는 후전 중심압박, **C**: 왼쪽 관절주(柱) 일측성 압박

척추의 종속운동

환자는 엎드린 자세에서 물리치료사는 C2-T6 가시돌기를 중앙에서 눌러주거나, C2-T6 관절주(柱)를 한쪽에서 눌러주어 경직 정도, 통증 반응, 근경련, 과운동부위를 기록한다(그림 2.29).

사례 연구

목뼈

2년 동안 목 중앙에 통증과 가끔씩 양쪽 어깨에 통증(VAS 4)이 발생한 50세 여성에게 물리치료가 의뢰 되었다. 그녀를 검사한 결과, 현저한 목뼈 내밈(턱을 내민 자세)이 있었으나 환자의 의지로 이를 교정할 수 있었다. 그녀의 목뼈 운동범위는 전 운동범위의 약 2/3였고, 신경학적 검사는 정상이었다. 가시돌기 가운데 위에서 뒤-앞 압박을 가한 결과, C5와 C6 수준에서 경직이 촉진되었다.

환자는 3 등급의 후-전 중심압박[PA central pressures(그림 2.29)]으로 치료하였으며 자세 교정운동을 처방하였다. 우선해야 할 것 중 하나는 벽에 기대어 목뼈를 중립자세로 활주시키는 것이다. 세 번의 치료 후 그녀의 통증은 시각상사척도(VAS) 상 1로 감소하였고, 운동범위는 거의 완전히 회복되었다. 네 번째 방문을 하였을 때 운동을 통해 정상 운동범위를 회복시키기 위해 심부굽힘근 운동을 처방하였다. 다섯 번째 방문했을 때 그녀는 증상이 없었으며, 퇴원을 하여 집에서 운동을 계속하도록 하였다.

도수교정과 가동술의 목적은 통증 감소와 척추의 운동범위 증가에 있다(Johnson and Rogers, 2000; Maitland, 2001). 연구에 의하면 목뼈 가동술은 자극을 덜어주는(통증 경감) 효과가 있고, 시각상사척도의 점수를 감소시키는 것으로 알려져 있다(Sterling et al., 2001). 대부분의 연구들이 척추 가동술이 통증에 긍정적인 단기 효과를 가지고 있다고 결론을 내리고 있다(Bronfort, et al., 2001; Coulter 1996). Koes 등(1992)은 다른 물리치료 방법, 위약 효과, 일반의들의 치료를 가동술과 비교해 본 결과 가동술이 신체기능을 개선한다는 것을 관찰하였다. 이를 통해 가동술이 단기간 통증을 개선하여 환자들을 보다 빨리 정상 활동으로 복귀시키고, 그 결과 건강이 나빠지거나 만성화 되는 것을 피할 수 있게 해준다는 주장을 뒤받침할 수 있다.

근육 불균형 해결법은 환자의 자세인식 개선, 심부목 굽힘근의 근력 증가, 단축된 뒤통수밑 폄근을 신장시키기 위한 여성의 프로그램(woman' s programme)으로 개발되었다.

Heimeyer 등(1990)에 의하면 보호적 턱 자세(protected chin posture)가 있는 사람 중 이를 수의적으로 교정할 수 있는 사람과 교정할 수 없는 사람을 구별하는 것이 중요하다고 한다. 본 사례 연구의 환자는 교정을 할 수 있는 환자이므로 물리치료사는 조언자로서의 역할을 하는 것이 좋다. 전기치료를 반복적으로 하는 것은 적절하지 못하며 통증을 잠시 해결할 수만 있다. 치료는 습관적인 자세를 바꿔주는 행동 변화에 초점을 맞추어야 한다. 본 사례 연구에서는 도수교정과 교정운동 그리고 환자에 대한 조언을 사용하여 성공을 거두었다.

말초 관절 사정

어깨관절

Key Point

환자는 목뼈, 등뼈, 팔이음뼈, 어깨와 양팔들의 상태를 관찰할 수 있도록 적절히 탈의해야 한다.

자세

척추앞굽음증, 척추뒤굽음증, 턱을 쑥 내미는 자세가 어깨관절의 역학적인 요인에 영향을 미쳐 상완와관절(glenohumeral joint) 면의 변화를 유발하기 때문에 목뼈와 등뼈의 자세를 평가하는 것이 중요하다. 척추와 어깨관절 복합체 자세는 환자가 앉아있는 자세와 서 있는 자세에서 관찰하여야 한다.

후방 정렬

어깨는 수평을 이루는 것이 이상적이지만, 오른손잡이는 오른쪽 어깨가 왼쪽보다 쳐져 있는 것이 일반적이고 반대인 경우도 있다. 팔이음뼈의 올림은 어깨올림근이나 등세모근 상부섬유의 단축이나 과도한 작용 그리고 등세모근 하부섬유가 늘어나 있거나 약해져 있기 때문이다. 어깨뼈(견갑골)가 대칭적인지 관찰한다. 어깨뼈는 가슴벽(흉벽)에 평편하게 있으면서 내연이 척추에서 약 50~75mm 정도 외측으로 나와 있다. 익상견갑은 어깨뼈 내연 전부가 가슴벽에서 후외측으로 전위되는 것이다. 이는 앞톱니근(전거근) 약화나 긴가슴신경(장흉신경) 손상으로 인해 발생한다. 가성 익상견갑은 어깨뼈 하각이 가슴벽에서 전위되는 것이다. 어깨관절 연조직의 외형이 대칭적인지, 위축이나 비대가 있는지를 관찰한다. 봉우리돌기는 어깨뼈가시 기반부와 수평이거나 이보다 약간 높아야 한다. 만약 어깨뼈 기반부가 높다면, 이는 관절와를 아래돌림(하방회전; downward rotation) 시키는 원인인 어깨올림근과 큰마름모근(능형근)의 단축이나 과도한 작용을 의미한다. 이는 충돌증후군(impingment syndrom)과 근육둘레띠(회선근개 rotator cuff) 손상의 선행 요인이다. 또한 어깨올림근은 목뼈 전방 전단(shear)의 원인이며 목통과 어깨뼈의 통증을 유발한다.

전방 정렬

이전의 골절이나 탈구로 인해 나타나는 빗장뼈, 복장빗장관절(흉쇄관절), 봉우리빗장관절(견쇄관절)의 불규칙함을 기록한다. 연조직 외형에 대칭적 비대나 위축이 있는지 기록하는데 특히 어깨세모근(삼각근), 등세모근(승모근) 상부, 목빗근에 주목한다.

측면 정렬

위팔뼈머리(상완골두; humeral head)의 상대적인 위치를 기록한다. 봉우리(견봉)에서 전방으로 위팔 뼈머리의 1/3 이상이 나와서는 안된다. 지나치게 전방으로 움직이는 것은 가슴근(흉근)이 단축되고 어깨관절낭의 후방부가 늘어났기 때문이다. 환자의 팔은 옆쪽에 편하게 두고 엄지손가락(무지)가 전방을 향하게 한다. 어깨관절의 지나친 안쪽돌림(내회전)은 엄지손가락(무지)이 몸을 향해 안쪽으로 향하도록 한다. 등뼈 뒤굽음증 증가와 가슴근의 단축과 함께 어깨관절의 지나치게 앞으로 나오는 것은 잘못된 자세이다.

촉진

국소 피부온도를 촉진하고 감염을 암시하는 근거인 온도 증가를 기록한다. 봉우리빗장관절과 복장빗장관절을 촉진하고 통증이나 압통을 관찰한다. 가시위근(극상근)과 가시아래근(극하근)의 힘줄에서 건염, 칼슘 침착, 좌상과 관련된 압통을 촉진한다. 등세모근과 어깨올림근에서 압통과 발통점을 촉진한다. 근육과 결합조직 내의 이러한 과민부위는 추간원반이나 관절장애에 따른 이차적인 조직반응 때문으로 여겨진다(Hubbard and Berkhoff, 1993). 이 부위는 압박을 가하면 통증이 유발되고 관련통의 원인이 된다.

근육길이 검사

어깨올림근

환자는 바로 누워서 중력 반대방향으로 목뼈를 굽힘, 옆굽힘하고 동측으로 돌린다(굽힘과 동일한 방향으로 돌림). 팔이음뼈를 내려 양측의 운동범위와 통증 반응을 비교한다.

작은가슴근(소흉근)

환자가 바로 누워 있을 때 어깨뼈가시의 외연은 침대에서 25mm 이내에 있어야 한다. 만약, 작은가슴근(pectoralis minor)이 짧아져 있다면 어깨뼈가시 외연은 침대에서 25mm 이상 떨어져 있을 것이고, 팔이음뼈는 내밈이 될 것이다.

운동

Clinical note

목뼈와 등뼈들은 어깨와 어깨뼈 부분에 통증을 야기할 수 있기 때문에 어깨와 어깨뼈의 종속 운동들과 모든 능동적인 운동을 평가해야 한다. 어깨 또는 어깨뼈 주변의 연관통 또는 통증의 증가를 주목하자. 과압은 운동들이 통증에서 자유로운지 알아보기 위해 행할 수 있다. 게다가, ULTT는 중립적인 구조물들로부터 연관통을 알아보기 위해 수행될 수 있다. 이런 기법을 시술하기 위해 목뼈의 객관적인 평가를 의뢰해 보자.

능동운동

팔이음뼈와 어깨관절의 모든 능동운동을 수행하여 제한, 대칭성, 통증반응을 기록한다. 상완와관절의 관절낭 양상은 가쪽돌림, 벌림, 안쪽돌림이 제한된다(Cyriax, 1982).

팔이음뼈 운동

팔이음뼈(snoulder girdle)의 올림, 내림, 내밈, 뒷당김(후인)을 평가하고 통증이 비대칭적인지 염발음이 있는지 평가한다.

어깨관절 굽힘

굽힘과 원상태로 돌아올 때를 관찰하고 어깨뼈위팔리듬(어깨위팔리듬; scapulohumeral rhythm)을 평가한다. 정상적인 비율은 2:1(위팔:어깨뼈)이 되어야 한다. 역어깨뼈위팔리듬은 유착성 관절낭염(굳은어깨; frozen shoulder)과 같은 상완와관절의 제한이 원인이 되어 발생한다.

어깨관절 벌림

벌림과 원위치로 되돌아 올 때를 관찰하고(그림 2.30), 어깨뼈위팔리듬에 주목한다.

Clinical note

운동에 대한 통증호(painful arc)는 충돌증후군이 있는 환자들에게서 관찰된다. 상부 근육둘레띠의 충돌, 두갈래힘줄(이두건) 그리고 윤활주머니(bursae)는 반복적으로 어깨 너머로 움직이는 활동에 의해 충돌된다. 통증은 벌림 90~130° 사이에서 경험된다.

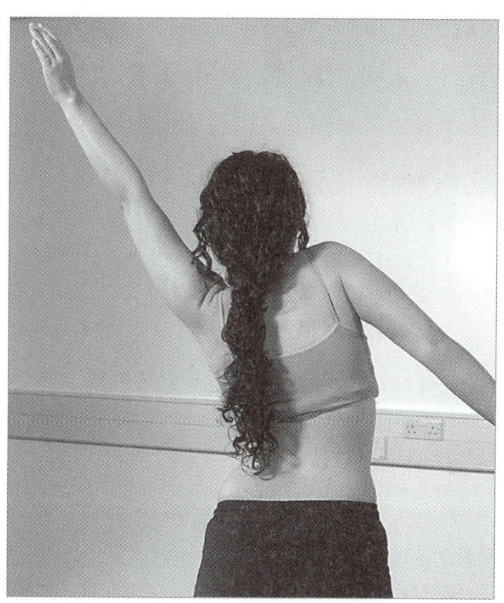

그림 2.30 오른쪽 견관절의 역견갑상완리듬

충돌은 어깨뼈의 안정성 상실이 원인이다. 잘못된 어깨뼈 운동형태에는 조기에 어깨뼈 돌림과 올림이 나타나는 것이다(역어깨뼈위팔리듬). 이는 안정화근(예: 등세모근 하부 섬유, 큰마름모근, 앞톱니근)의 약화나 등세모근 상부와 어깨올림근의 단축 및 과도한 작용과 관련이 있다.

충돌은 위팔머리뼈를 상방으로 전위시키는 근육둘레띠의 약화나 억제와도 관련이 있다(즉, 어깨밑근(견갑하근), 작은원근(소원근), 가시아래근 하부). 벌림을 하는 동안 가쪽돌림을 하는 시간이 늦어서 충돌이 일어날 수도 있다.

작은가슴근의 단축은 봉우리 아래의 공간을 협소하게 하는 어깨뼈 내밈을 증가시키는 원인이 된다.

동작의 반복은 피로를 증가시키는 요소로서 이로 인해 비정상적인 동작들이 생기게 된다. 올림에서 되돌아 올 때 어깨뼈가 동요되면, 원심성 조절이 어려워 진다.

감별. 만약에 벌림 시 환자의 통증이 재현되면 상완와관절과 봉우리밑(견봉하) 구조물들을 감별하여야 한다.

1. 만약, 동작이 반복되고 상완와관절의 압박이 증상을 증가시키면, 상완와관절이 연루된 것이다.
2. 만약, 동작이 반복되고 머리쪽 방향으로 종으로 힘이 가해지면(봉우리밑 구조물에 압박이 증가함), 통증이 증가할 때 봉우리밑 구조물들이 연루된 것이다.

수동으로 벌림 상태에 팔을 놓을 때 벌림을 시작할 수 없거나 유지할 수 없는 것은 근육둘레띠 파열의 징후로서 환자의 치료와 자세한 검사를 위해 협진을 의뢰하여야 한다.

어깨관절 돌림

몸통 옆에 팔을 두고, 벌림 90° 에서 안쪽돌림과 가쪽돌림을 검사한다. 통증반응과 운동제한을 기록한다.

Clinical note (그림 2.31)◎

안쪽돌림 검사는 어깨에 운동 이상, 충돌, 불안정성을 평가한다. 환자는 팔을 90° 로 외전하여 누워있고, 테이블 밖으로 어깨를 걸친다. 치료사는 환자의 어깨 위에 선 채로 검지를 환자의 위팔뼈 위에 놓고 가운데손가락(중지)은 부리돌기(오훼돌기)를 촉지한다. 수동적으로 70° 까지 아래팔을 이용하여 환자의 어깨를 안쪽돌림시킨다.
이상적인 경우 또는 음성 반응에서 환자의 왼쪽 어깨 위에 있는 치료사의 손가락들은 70° 까지 어깨를 안쪽돌림하는 동안 움직여서는 안된다.
위팔 머리뼈의 조기 움직임(집게손가락: 검지)은 어깨 관절의 전방 불안정성을 말한다. 부리돌기의 조기 움직임(가운데손가락)은 어깨뼈 불안정성과 어깨관절에서의 잠재적인 충돌 위험을 말한다.

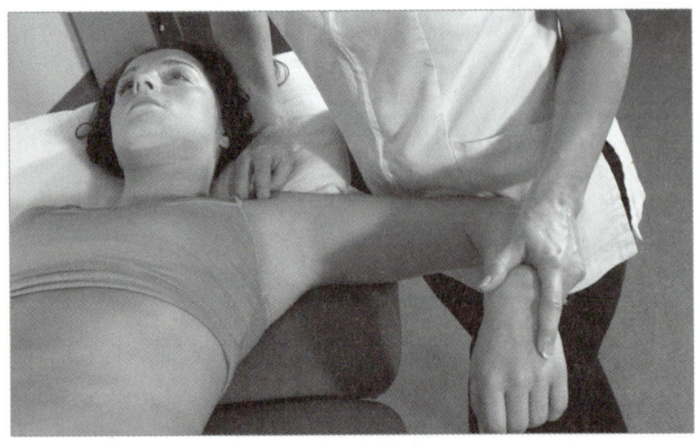

그림 2.31 안쪽운동돌림검사

어깨관절 수평굽힘과 폄(Scarf 검사)

이 동작에서 통증은 통증이나 제한의 원인으로 봉우리빗장관절이 연루되었음을 의미한다.

어깨관절 폄

양쪽의 운동범위과 통증 반응을 비교한다.

어깨관절의 기능적 동작

손을 등 뒤로 가져가는 것(hand behind back; HBB)이나 손을 목 뒤로 가져가는 것(hand behind neck; HBN)과 같은 기능적인 동작도 평가하여야 한다. 이런 동작들은 유착성 관절낭염이 있는 환자에서 크게 제한된다.

기타 어깨관절의 이상

머리 위로 공을 던지는데 손을 뒤로 가져가는 단계가 늦어지는 것 같은 증상을 유발하는 스포츠 활동도 잘못된 역학적 요인을 알아보기 위해 평가하여야 한다.

수동운동

능동적으로 수행했던 모든 동작들은 수동적으로 반복해서 실시할 수 있으며, 운동범위의 차이에 주의를 기울인다. 끝-느낌의 차이를 관찰하고, 이를 비환측과 비교한다.

Key Point

어깨 관절에서의 관절낭 양상은 가쪽돌림, 벌림, 안쪽돌림의 제한이 있다는 것을 주목한다(Cyriax 1982).

종속운동

봉우리빗장관절과 복장빗장관절

전후방(AP)과 후전(PA) 방향으로 끌기와 미측활주 검사를 한다.

상완와관절

전후방과 후전 방향으로 끌기, 미측 활주와 두측 활주, 외측신연 검사를 한다(그림 2.32).

부가검사(Maitland, 2001)

다음 검사는 과민성이 낮은 어깨관절과 비교할만한 징후를 발견하지 못한 경우에만 수행하여야 한다. 어

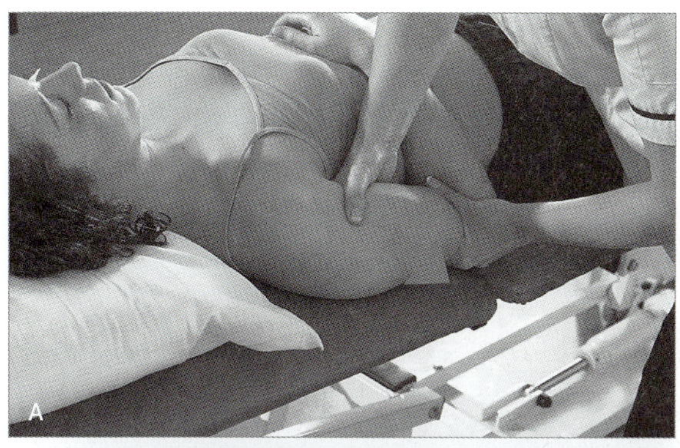

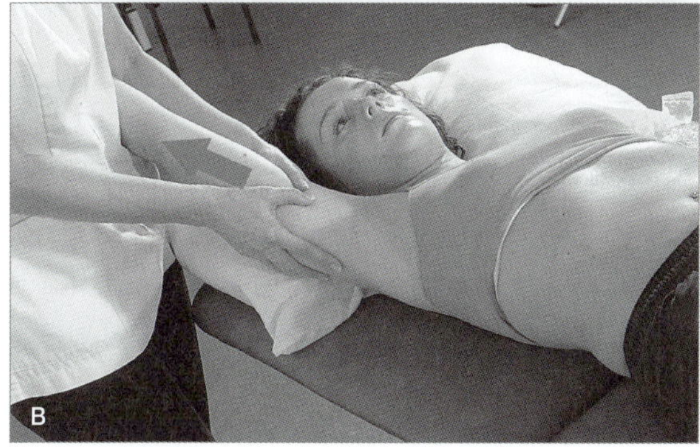

그림 2.32 A: 관절와상완관절의 외측활주, B: 거상 상태에서 견관절의 미측활주

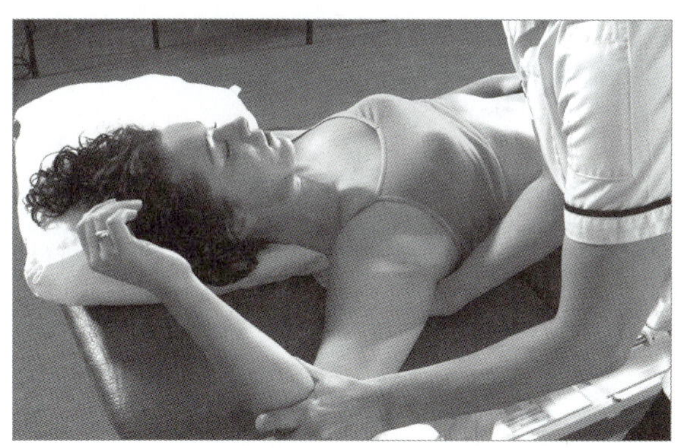

그림 2.33 견관절의 사분원 검사

깨관절 주변의 몇 가지 다른 구조물에 스트레스를 주기 때문에 진단적이지는 못하다.

- 어깨관절 잠김 검사
- 어깨관절 사분원 검사(그림 2.33)

근육의 저항검사

이 검사는 근력비와 통증반응을 유도하는 검사이다. 검사 방법은 30~60° 사이에서 벌림과 굽힘을 한다; 몸통 옆과 견갑면에서 90° 로 올림하여 안쪽돌림과 가쪽돌림을 검사한다; 기능적 자세나 통증이 있는 자세에서 근육의 저항검사를 한다(그림 2.34).

근육 길이 검사

이 검사는 단축되는 경향이 많은 근육인 앞톱니근, 큰,작은가슴근, 등세모근 상부 섬유, 어깨올림근, 목빗근등의 길이를 검사하는데 유용한 검사이다.

봉우리빗장관절의 압박과 신연

운동범위의 끝에서 수평굴곡 방향으로의 과압은 봉우리빗장관절을 압박하고 이관절로부터 통증이 발생할 것이다. 봉우리빗장관절(acromioclavicular joint) 신연은 관절선을 촉진하면서 팔을 하방으로 견인하여 봉우리빗장관절의 불안정성을 검사하는 것이다. 통증의 재현이나 관절선이 촉진 될 정도로 벌어지면 양성이다.

어깨관절 불안정 검사

앞끌기 검사(어깨관절의 Lachmann 검사)

이 검사는 바로 누운 자세에서 팔을 30° 정도 벌림, 45° 정도 가쪽돌림하고 약간 굽힘한 자세에서 수행한다. 물리치료사는 한 손으로 위팔머리뼈를 잡고 내측에 있는 손으로는 팔이음뼈를 고정한다. 바깥쪽에 있는 손은 무릎관절의 앞끌기 검사와 같은 방식으로 전방 병진력(translatiion force)을 가한다. 관절의 느슨함(과도한 전방이동)은 양성 징후이다(그림 2.35).

뒤 끌기 검사

이 검사는 바로 누운 자세에서 상완와관절을 검사대 모서리와 맞추고 90° 를 초과하지 않는 벌림 상태에서 수행한다. 위팔 머리뼈의 전면에서 후방으로 압박을 가한다. 다른 쪽과 비교하여 과도한 움직임이 있으면 양성 징후이다.

아래 끌기 검사(열구 검사; sulcus test)

이 검사는 팔은 몸통 옆에 둔 채, 앉은 자세 또는 선 자세에서 수행한다. 물리치료사는 양 손으로 위팔 머리뼈를 잡고 팔에 강력한 하방견인력을 주며 어깨관절 상부 윤곽을 모니터하면서 운동제한, 통증 혹은 환자가 불안

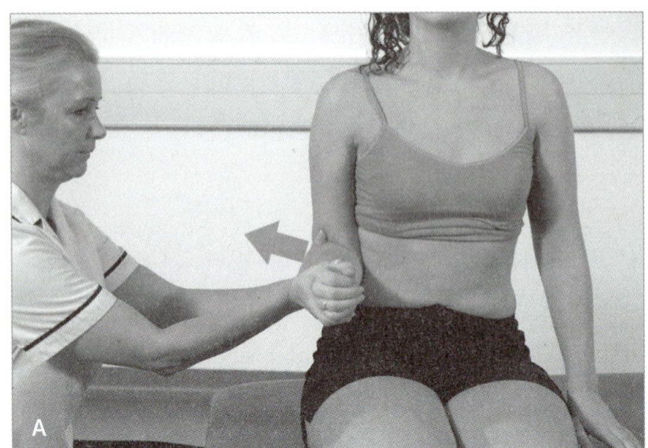

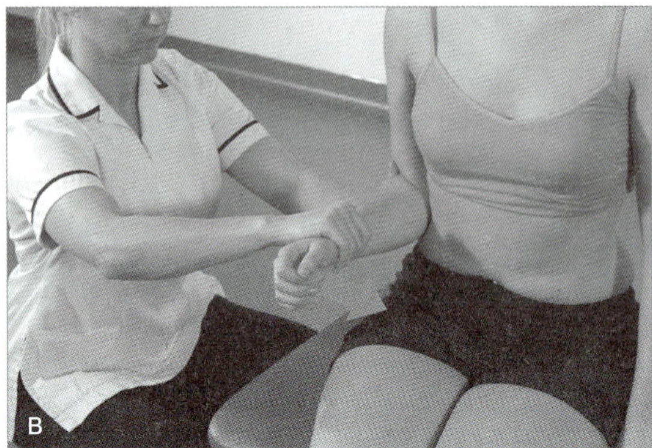

그림 2.34 A: 견관절의 외회전 저항검사, B: 견관절의 내회전 저항검사

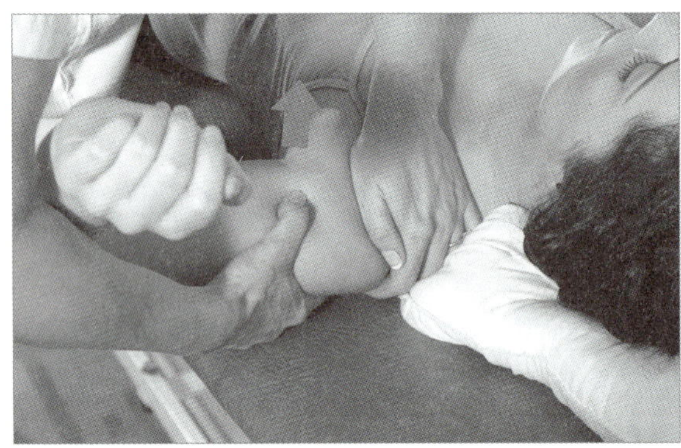

그림 2.35 견갑대를 고정하고 외전을 시킨 상태에서 관절와 상완관절의 앞끌기

해하는지를 관찰한다. 과도한 하방활주나 유의한 하강 또는 봉우리 원위부에 열구가 나타나면 양성 징후이다.

충돌 검사

가시위근(empty can 검사)

이 검사는 앉거나 선 자세에서 양 팔을 90° 벌림, 완전 안쪽돌림, 30° 수평 굽힘하여 수행한다(그림 2.36, 37). 가시위근(supraspinatus m.)은 이 자세에서 팔을 매달아 주는데 주된 역할을 한다. 물리치료사는 어깨관절 벌림에 저항을 가하는데, 저항을 가할 때 통증이 나타나면 가시위근이나 힘줄에 병변이 있음을 의미하는 양성 소견이다. 객관적인 평가 후, 물리치료사의 소견을 명확히 기재하고 객관적인 소견에 별표를 한다.

자가 시험

아래의 다섯 가지 시나리오에 맞는 병리학적 측면을 적으시오.

1. 운동 범위가 감소하는데, 특히 능동, 수동 돌림과 벌림에서 운동범위가 감소한다.
2. 90~120° 사이에서 통증호(painful arc)가 있다.
3. 능동적으로 몸통에서 팔을 멀리 벌릴 수 없으며 팔을 수동적으로 벌려 놓아도 그 자세를 유지하지 못한다.
4. 팔꿉관절과 어깨관절에 저항을 가할 때 통증과 쇠약이 있다.
5. 어깨관절의 수동적 전방활주, 후방활주, 열구검사에서 과도한 움직임이 있다.

정답: 1. 동결견(유착성 관절낭염) 2. 봉우리 아래의 가시위근 충돌 3. 근육둘레띠 근육의 파열 4. 위팔두갈래근의 파열 5. 총체적 불안정

엉덩관절

Key Point

환자의 엉덩이, 골반, 척추들이 잘 관찰되도록 적절히 탈의한다. 엉덩관절은 삼출물을 관찰하거나 관절선을 촉진하기에는 너무 심부에 위치해 있다는 것을 주목한다.

보행

환자의 보행을 전면, 후면, 측면에서 관찰한다. 적절하다고 판단되는 보행보조기를 착용한 상태와 벗은

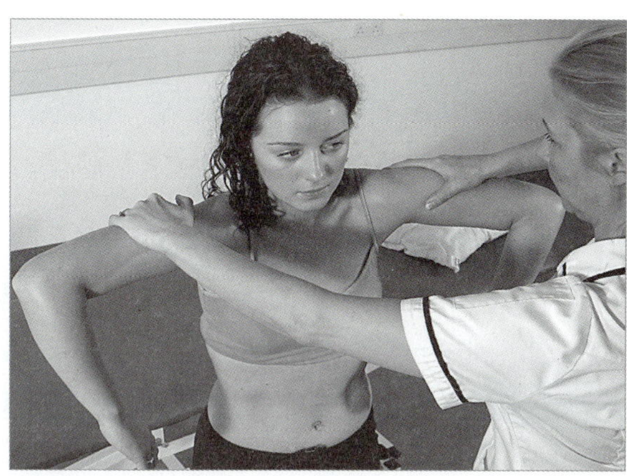

그림 2.36 캔 비우기 검사 자세. 치료사는 외전에 저항을 가한다.

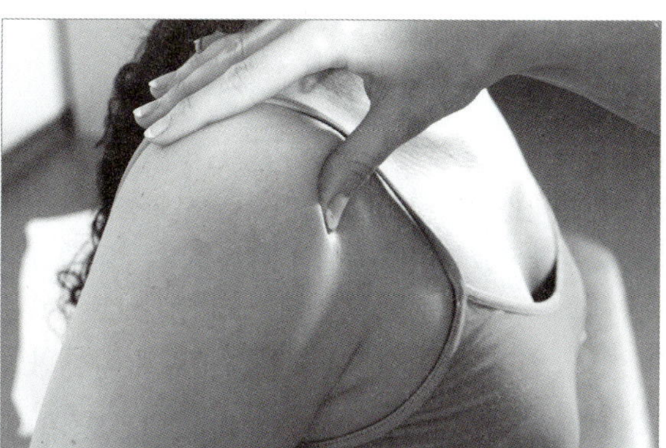

그림 2.37 극상근 건의 촉진. 환자의 손은 허리 뒤에 둔다.

상태에서 환자를 평가한다. 관찰하는 동안 환자에게 전·후방으로 걸어 보도록 한다.

- 활보장의 대칭
- 각 다리의 단하지 입각기 시간
- 보행 주기 중 통증, 경직, 약증과 관련된 요인

자세

서기

환자가 서 있는 자세를 전·후·측면에서 관찰한다.

- 골반경사: 두개의 엉치엉덩관절이 전방에서 만나는 선은 수평이 되어야 한다(후방에서도 동일).
- 동측 앞위엉덩이뼈가시(전상장골극 ASIS)에 대한 뒤위엉덩이뼈가시(후상장골극 PSIS)의 상대적인 위치를 측면에서 관찰: 차이가 있다면 엉치엉덩관절의 비대칭적 돌림이 있음을 의미한다.
- 엉덩관절의 돌림 변형: 발가락이 안쪽을 향하는지(in-toeing) 바깥쪽을 향하는지(out-toeing)를 관찰한다.
- 다리 길이의 불일치: 둔부 주름이나 무릎부 주름이 수평을 이루는 정도가 차이가 있는지 관찰한다.
- 허리뼈의 옆굽음증: 구조적 혹은 다리 길이 불일치에 대한 보상작용의 문제이다.
- 체중 배분의 불균형: 통증이 있는 쪽의 체중부하가 감소된다.
- 허리 앞굽음증의 증가: 고착화된 엉덩관절 굽힘 변형을 의미한다.
- 복부나 사타구니의 좌상(bruising): 운동선수의 탈장을 의미한다.
- 근육 소진: 특히 넙다리네갈래근이나 볼기(둔부) 근육에 일반적이고, 엉덩이 후면이나 측면에 움푹 꺼진 것이 나타난다.

바로 누운 자세

바로 누운 자세에서는 다음에 주의한다:

- 무릎뼈나 발의 상대적 위치를 관찰하여 다리의 돌림을 살핀다.
- 골반 돌림을 살핀다.
- 내과나 발뒤꿈치의 상대적 위치를 관찰하여 다리 길이의 불일치를 살핀다.

다리 길이 불일치

외형적 다리 길이 불일치(apparent leg length discrepancy)는 줄자를 가지고 복장뼈의 칼돌기(검상돌기)에서 내과의 첨단까지 측정한다(다른 쪽 다리와 비교한다).

실제 다리 길이 불일치(true leg length discrepancy)는 줄자를 가지고 앞위엉덩뼈가시(전상장골극)에서 내과의 첨단까지 측정한다. 일부 임상가들은 다리 길이의 차이가 1~2cm 정도이면 정상으로 간주한다. 만약, 다리 길이 차이가 있으면 뼈를 개별적으로 측정한다(예: 넙다리, 종아리).

Key Point

누운 자세의 운동부터 앉은 자세에서의 운동까지, 한쪽 다리가 누운 자세에서 더 길게 보일 수도 있고 반대로 앉은 자세에서는 더 짧게 보일 수도 있다. 이것은 환측 엉덩이뼈의 전방 돌림에 의해 발생되고 엉치엉덩관절의 기능 이상이다.

근육 길이 평가

Thomas 검사

이 검사는 엉덩관절의 고착화된 굽힘 변형이 나타나는지를 알아보는 검사이다. 환자는 바로누운자세를 취하고 수동적으로 엉치엉덩관절을 완전히 굽히면 허리 앞굽음증이 사라진다. 만약, 반대측 엉덩관절이 침대에서 들리면, 이는 엉덩관절의 고착화된 굽힘 변형이 있음을 의미한다. 이는 관절낭, 엉덩허리근(장요근), 넙다리곧은근(대퇴직근)의 단축이나 제한 때문이다.

제한의 원인이 엉덩허리근인지, 넙다리곧은근인지를 감별하기 위해서 환자의 무릎을 수동으로 편다(그림 2.38). 이 결과 만약, 환자의 엉덩관절이 검사대로 떨어진다면 넙다리곧은근의 제한인데, 이는 무릎의 폄으로 신장요인이 제거되었기 때문이다. 만약, 무릎관절을 펴는것과는 별개로 엉덩관절이 영향을 받지 않고 동일한 굽힘각을 유지한다면, 제한은 엉덩허리근에 있다. 이를 측정하고 기록한다. 다음의 근육들은 단축되기 쉬운 근육이므로 근육 길이를 검사한다; 허리네모근(요방형근), 넙다리근막긴장근(대퇴근막장근), 넙다리뒤근(슬괵근).

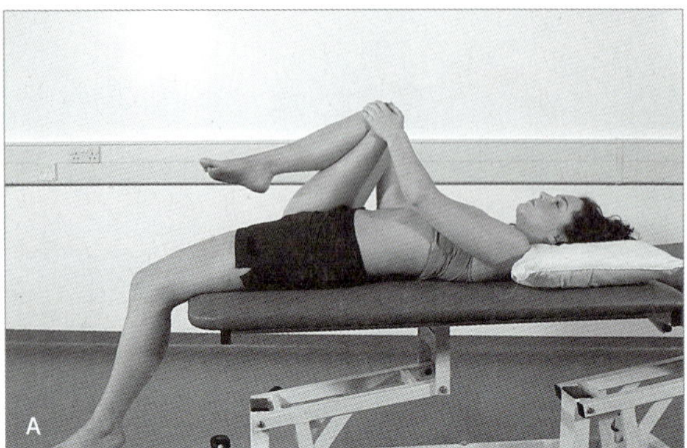

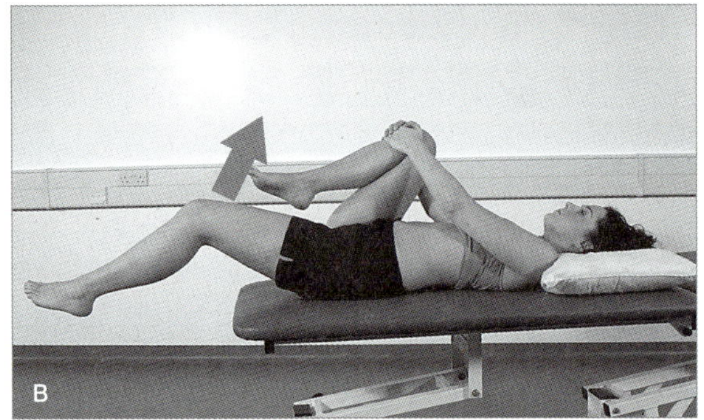

그림 2.38 Thomas 검사. A: 정상, B: 비정상

수정된 Ober 검사

위쪽의 엉덩관절을 완전히 가쪽돌림하고 무릎관절은 잠기지 않을 정도로 편 후, 위쪽 다리를 침대쪽으로 떨어뜨린다(모음)(그림 2.39). 장경인대(iliotibial band)가 단축되어 있으면 침대쪽으로 다리를 모을 수 없다.

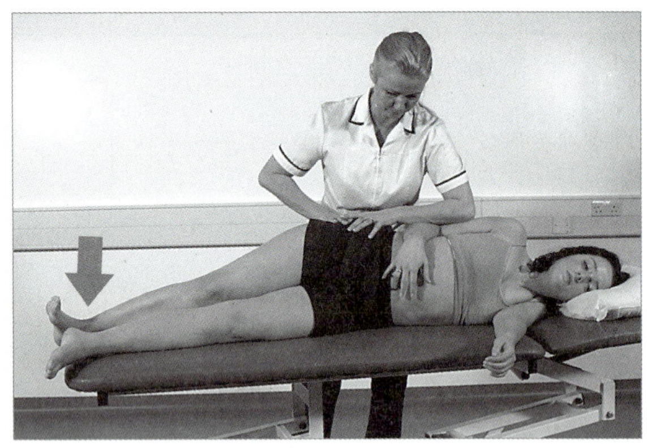

그림 2.39 수정된 Ober's 검사

궁둥구멍근(이상근) 검사

환자는 바로 눕거나 옆으로 누운 자세를 취한다. 엉덩관절을 90° 굽힘, 최대 모음에서 저항을 가하고 가쪽돌림을 한다(궁둥구멍근은 굽힘에서 안쪽돌림근으로 작용한다는 것에 유념한다). 통증이 엉덩이에 나타나거나 궁둥신경이 분포하는 부위에 나타나면, 궁둥구멍근(piriformis m.)에 의해 궁둥 신경이 압박을 받는다는 의미이다(그림 2.40).

넙다리뒤근

환자는 앉은 자세를 취하고 척추는 중립 자세를 취하며, 엉덩관절을 90° 굽힘에서 무릎관절을 완전폄 10° 범위 이내까지 펼 수 있어야 한다(그림 2.41).

허리네모근

굽힘이나 돌림작용 없이 몸통을 옆굽힘한다. 양쪽을 비교한다. 허리네모근(quadratus lumborum m.)이 짧아지면 반대측으로 옆굽힘을 시키는데 제한이 발생한다.

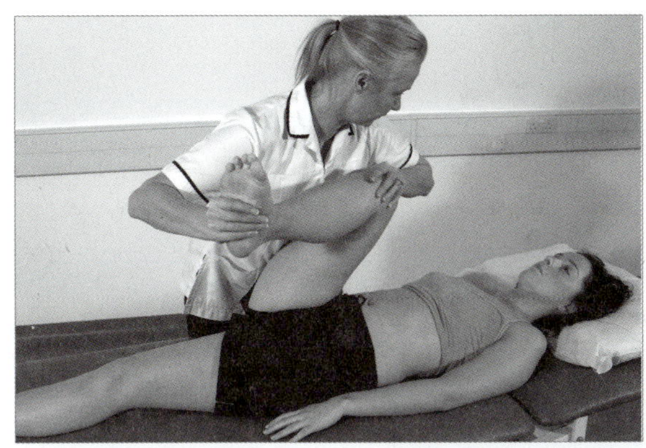

그림 2.40 이상근 신장. 굴곡 자세에서 이상근은 고관절 내회전근이 된다는 것에 주의를 기울여야 한다.

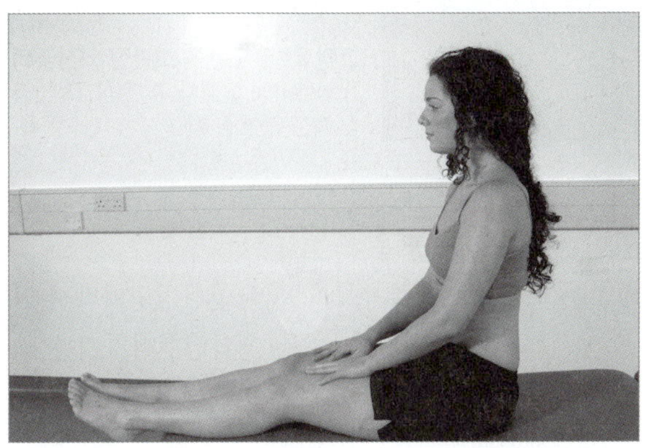

그림 2.41 넙다리뒤근 길이의 평가. 요추는 중립위를 유지해야 한다는 것에 주의를 기울여야 한다. 본 그림은 정상적인 넙다리뒤근 길이를 보여주고 있다.

운동

증상을 발생시키는 것으로 의심되는 구조물을 알아보기 위하여 증상을 악화시키는 동작을 기능적으로 시연해보도록 한다.

허리뼈의 감별

허리뼈는 엉덩관절이나 사타구니 부위에 관련통을 일으키기 때문에 엉덩관절에 증상을 발생시키는 가능한 원인 중에서 허리뼈를 배제하는 것이 중요하다. 굽힘, 폄, 양측 옆굽힘을 서서 능동적으로 시행하고 이를 관찰한다. 특히, 이러한 동작들이 통증이나 비교할 수 있는 징후를 재현한다면, 운동범위 상실과 통증 반응을 기록한다. 또한 운동이 통증이 없고 운동범위가 완전하다면 환자의 증상이 재현되는지를 알아보기 위해 과압을 적용한다. 허리뼈의 종속운동, 넙다리 신경 신장, 하지직거상검사(SLR) 또한 실시한다.

Trendlenberg 검사

양성 Trendlenberg 검사는 엉덩관절 벌림근이 약증이나 통증을 억제하기 위해 기능적으로 작용하지 못하고 체중부하 다리의 골반을 안정시키는 역할을 수행할 수 없다는 것을 뜻한다. 검사를 위해 환자는 비환측으로 서고, 다른 쪽 무릎관절은 직각으로 구부린다. 체중부하를 하지 않는 쪽 골반은 그 높이를 유지하거나 약간 위로 경사를 이루어야 한다. 그 다음 환자는 환측 다리로 서고 다른 쪽 다리의 무릎관절을 구부린다. 만약 골반이 체중부하를 받지 않는 쪽으로 처지면, 이는 Trendlenberg 검사결과가 양성임을 의미한다(그림 2.42, 43).

촉진

- 넙다리동맥(대퇴동맥) 외측에 있는 넙다리 머리뼈(대퇴 골두)를 촉진한다.
- 관절의 염발음이나 압통을 유발하기 위해 엉덩관절을 수동적으로 돌린다.
- 큰허리근(대요근)과 긴모음근(장내전근) 힘줄의 좌상이나 구축을 알기 위하여 이들 구조를 촉진한다.
- 윤활낭염과 관련된 압통을 파악하기 위해 넙다리의 큰돌기(대전자)를 촉진한다. 넙다리뒤근의 좌상 유무를 알아보기 위해 궁둥뼈(좌골) 결절을 촉진한다.
- 앞위엉덩뼈가시 위의 압통은 신체 접촉이 일어나는 운동 후 넙다리빗근(봉공근)이 좌상을 입었거나 엉덩뼈가시(장골극)가 타박상을 입었음을 의미한다. 이것을 '엉덩관절 알리개(hip-pointer)' 라고 한다.
- 서혜 탈장이나 운동 탈장 유무를 알아보기 위해 하부 복부 근육을 촉진한다.

능동운동

Key Point

통증, 마찰음 그리고 운동 제한을 주의한다. 다른 운동들에서 나타나지 않는 증상들을 유발하는지 확인하기 위해 통증에서 자유로운지를 알아야하므로 운동에 과압을 적용한다. 비교를 위해 건측과 환측 엉덩관절 모두를 측정한다.

엉덩관절 굽힘과 폄

환자는 바로 눕거나 옆으로 눕는다. 측각기의 축은

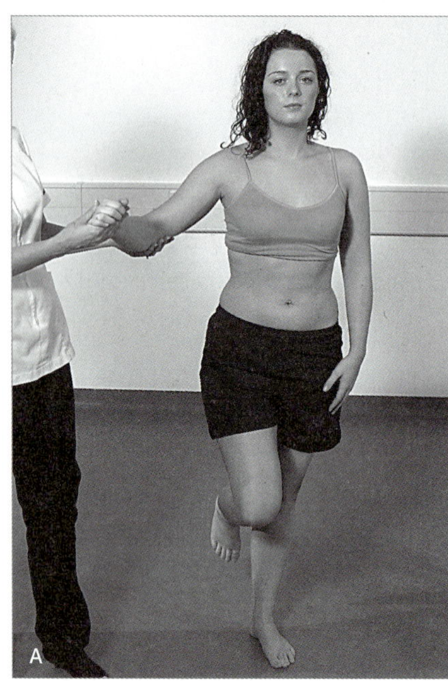

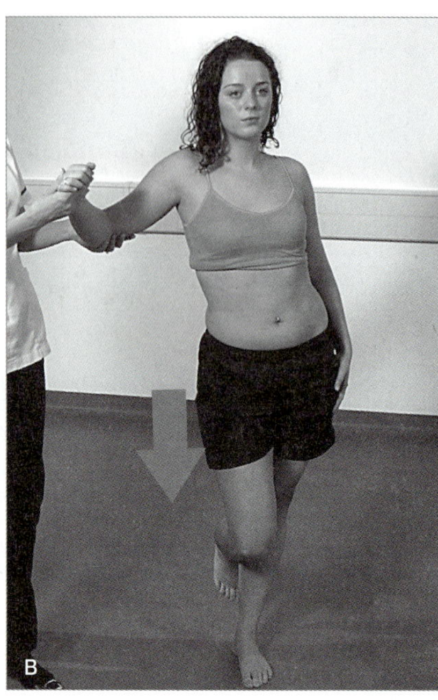

그림 2.42 오른쪽 고관절 외전근의 Trendlenberg 검사. A: 정상, B: 비정상 혹은 양성 징후

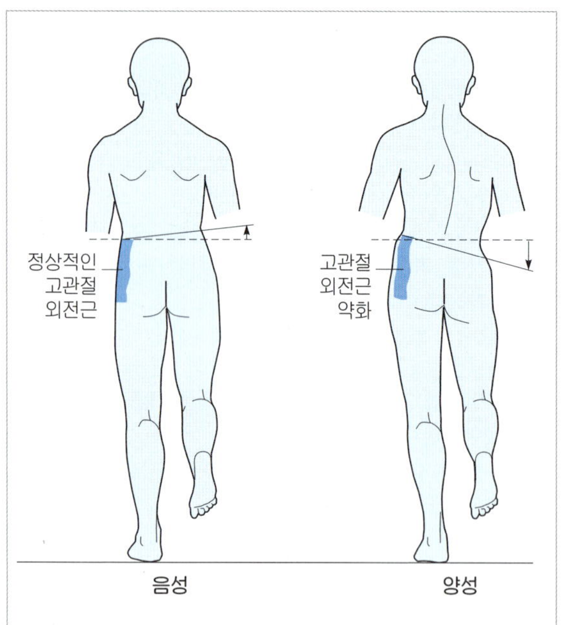

그림 2.43 Trendlenberg 징후의 도식

넙다리의 큰돌기 위에 똑바로 놓는다. 고정자는 환자의 몸통과 나란히 놓아야 한다. 가동자는 넙다리에 나란하게 놓아야 한다. 운동범위 상실이나 통증반응을 기록한다.

엉덩관절 벌림과 모음

환자는 바로 눕고, 측각기의 축은 앞위엉덩뼈가시 위에 놓는다. 고정자는 좌·우측 앞위엉덩뼈가시를 연결하는 선 위에 놓아야 한다. 가동자는 넙다리의 장축과 평행하게 놓는다. 운동범위 상실이나 통증 반응을 기록한다.

엉덩관절 돌림

엉덩관절 돌림은 환자가 앉은 자세에서 쉽게 측정할 수 있다. 엉덩관절을 약 90° 로 굽힌다는 것에 주의를 기울여야 한다(그림 2.43). 측각기의 축은 무릎뼈 중앙에 놓는다. 고정자는 바닥에 수직으로 두고 가동자는 무릎뼈의 전중앙선과 나란하게 놓아야 한다. 만약 능동운동이 완전하고 통증이 없다면, 증상이 재현되는지 알아보기 위해 과압을 적용한다. 엉덩관절의 정상 운동범위는 대략 다음과 같다.

- 한쪽 굽힘 0~120°, 양쪽 굽힘 0~150°
- 폄 10~15°
- 벌림 0~40°
- 모음 0~25°
- 안쪽돌림 0~35°
- 가쪽돌림 0~45° (그림 2.44)

Key Point

어깨관절의 관절낭 양상은 가쪽돌림, 벌림, 안쪽돌림에 제한이 있음을 알아둔다(Cyriax, 1982).

수동운동

치료사에 의해 수동적으로 굽힘, 폄, 벌림, 모음, 안쪽돌림, 가쪽돌림을 실시한다(그림 2.45). 능동운동 범위와 수동운동 범위의 차이를 기록하고, 이러한 차이의 원인을 규명한다.

근력검사

운동범위의 어느 지점에서 약증이 있는지를 알아보기 위해 운동범위 내에서 등척성과 등장성 두 가지 방법으로 근육을 검사하고, 반대측과 비교한다. 통증은 근수축을 억제하므로 실제 약증과 통증을 경감시키기 위한 억제를 구별하는 것이 중요하다.

환자가 옆으로 누운 자세에서 엉덩관절 벌림근과 모음근의 근력을 검사한다(모음근의 약화는 사타구니의 좌상이 재발한 경우에 흔히 나타난다). 바로누운자세에서 엉덩관절 모음근과 굽힘근, 안쪽돌림근, 가쪽돌림근의 근력을 검사한다(그림 2.44).

종속운동

검사:

- 머리쪽 장축 종속운동(그림 2.46)
- 꼬리쪽 장축 종속운동
- 가쪽 횡 운동(관절 신연)

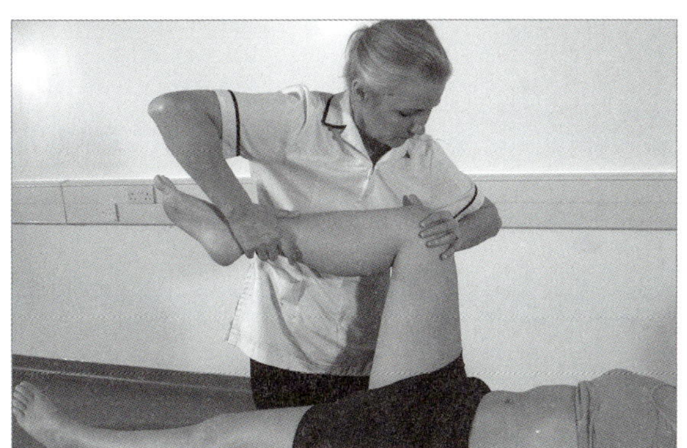

그림 2.44 굴곡에서 고관절 외회전 저항

굽힘과 모음이 결합된 형태인 사분원 검사는 과압을 적용한 모든 면에서의 운동에 이상이 없을 때, 비민감성 엉덩관절에 적용하는 검사이다(그림 2.47; Maitland, 2001).

신경검사

엉덩관절에 나타나는 증상이 만약, 신경이나 척수의

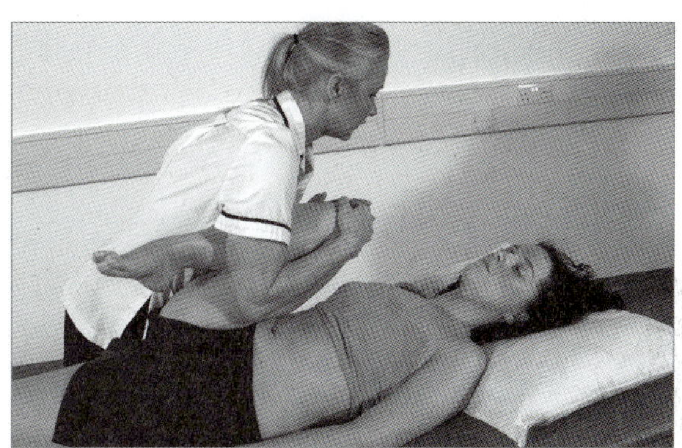

그림 2.45 고관절과 슬관절의 수동굴곡

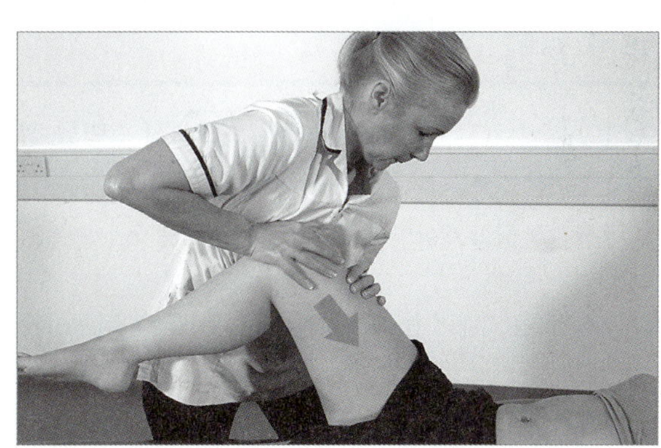

그림 2.46 고관절에 압박 적용

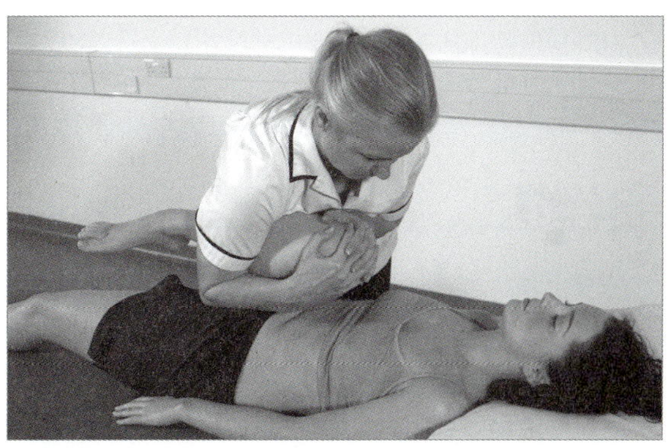

그림 2.47 고관절 사분원 검사(굴곡과 내전)

구조에서 기인한 것으로 보이면 신경검사를 수행한다.

- 넙다리신경 신장검사(엎드려서 무릎을 구부림)
- 궁둥신경 신장검사(하지직거상)
- Slump 검사

이러한 검사는 허리뼈의 객관적 평가를 참고하기 바란다.

기능검사

통증을 재현하는 동작들을 수행하는 환자를 관찰한다. 가능하다면 뜀뛰기, 쭈그려 앉기, 전·후와 좌·우로 걷기 등과 같은 동작들을 평가한다.

Key Point

평가의 완성에서 환자의 증후들을 재유발하는 특별하고 객관적인 증상들은 별표 또는 중요하다는 표시를 해야 한다. 이것을 흔히 '비교 징후(comparable sign)' 라고 하는데, 물리치료적 중재의 효과를 확인하기 위해 각 치료에서 재평가를 해야한다. 여러분들의 기록지에 분명하게 이 부분들을 기록해야 한다.

자가 시험

아래의 다섯 가지 시나리오에 맞는 병리학적 측면을 적으시오.

1. 무릎관절 굽힘 저항의 통증과 궁둥뼈 결절의 국소 압통이 존재한다.
2. 기침, 모음 저항 윗몸 일으키기, 체중 부하시 사타구니에 통증이 나타난다.
3. 3년간의 병력이 있는데, 특히 안쪽돌림의 통증과 경직이 심하다.
4. 잠행성으로 발병한 큰돌기 부위에 국소 압통과 열감이 촉진된다.
5. 허리 앞굽음증이 증가하거나 악화되고 Thomas 검사가 양성으로 나타난다.

무릎관절

Key Point

환자는 엉덩관절, 무릎관절 그리고 발목관절들을 관찰할 수 있게 적절히 탈의를 해야 한다.

보행

전·후방으로 걷는 환자의 보행을 관찰한다. 걸음 길이(stride length)가 동일한지, 각 다리의 체류시간이 동일한지, 체중부하를 억지로 하는지, 그리고 통증반응에 주목하도록 한다.

Clinical note

엉덩관절은 무릎통증과 관련이 있을지 모른다. 징후들의 원인이 엉덩관절인지 무릎관절인지 구별하기 위해서 엉덩관절에서 굽힘을 먼저 검사하고, 그 다음 수동적으로 90° 굽힌 상태에서 안쪽돌림과 가쪽돌림을 검사한다. 다른 쪽과 비교하여 운동제한 또는 통증 반응에 차이가 있는지 관찰한다. 만약 운동들이 전 범위에 걸쳐 제한이 없고, 통증이 없다면 통증의 원인이 엉덩관절이 아닐 것이다(그림 2.44).

무릎관절 검사

선 자세에서 환자의 자세

밖굽이무릎(내반슬; genu varum)과 안굽이무릎(외반슬; genu valgus), 젖힌무릎(반장슬; genu recurvatum)과 같은 변형이 있는지 관찰한다(그림 2.48). 명백한 근 위축이 있는지 주의를 기울여야 하는데, 근 위축은 특히 안쪽넓은근(내측광근)에서 뚜렷하게 나타난다. 무릎뼈의 상대적인 위치와 크기를 관찰한다. '무릎뼈 상위(patella alta)' 는 약간 위로 올라간 무릎뼈를 기술할 때 사용하는 용어이다.

정강뼈(경골)의 안쪽돌림을 일으켜 무릎관절의 역학적 구도에 영향을 미치는 원인이 되는 엎침(회내)과 같은 발, 발목관절, 말목밑(거골하) 관절의 변형을 기록한다.

부종과 변색

관절주머니를 넘어서 확산된 부종은 감염이나 심각한 인대 손상을 의미하며, 위무릎(상슬개) 낭이 팽창된 것을 볼 수 있다.

정답: 1. 넙다리뒤근 좌상 2. 운동선수 탈장 3. 엉덩관절의 골관절염 4. 큰돌기(대전자) 윤활낭염 5. 엉덩관절 굽힘근(엉덩허리근)의 단축

Clinical note

환자에게 무릎뼈의 중간을 지나가는 직선을 그려본다. 이 선의 중심에서부터 정강뼈 거친면(조면)의 중심을 통과하여 아래로 내려가는 직선을 그리고, ASIS로 올라가는 다른 선을 하나 그려 보자(그림 2.49). 정상적인 값은 남성이 12° 여성이 15° 정도이다. Q 각도의 증가는 전방 무릎 통증과 무릎뼈의 외측편위를 발생시키는 원인이 된다.

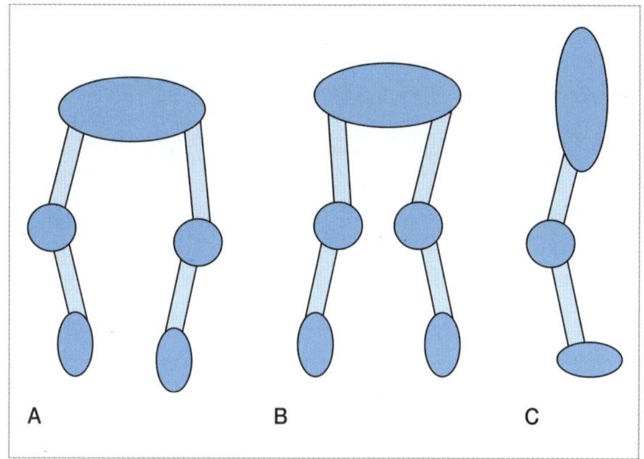

그림 2.48 다리 자세의 변형. A: 내반슬(O형 다리), **B**: 외반슬(X 형 슬관절), **C**: 반장슬(과신전된 슬관절)

멍듬(bruising)은 표재성 조직이나 인대의 외상을 의미하고, 피부의 발적은 그 부위에 감염을 의미한다. 손등으로 무릎관절 주변의 온도를 감지했을때, 열이 있다면 열은 피하 감염성 이상을 의미할 수 있다. 전에 수술이나 외상이 있었음을 의미하는 반흔 조직이 있는지 관찰한다.

Clinical note

삼출물(관절주머니 안에 부종)은 무릎뼈의 바깥쪽에 있는 자연적으로 움푹한 곳을 채우는 것처럼 보일 것이다. 무릎의 활막은 팽창되고, 무릎뼈의 상부 위에 손가락 3~4개의 넓이만큼 팽창된다.

근육 부피의 감소

넙다리네갈래근의 부피가 감소하는지 관찰하여야 하는데 특히 외상, 퇴행성질환, 통증발현 후에 안쪽넓은근(내측광근)이 가쪽넓은근(외측광근)보다 조기에 위축이 온다. 객관적인 지표를 얻기 위하여 무릎 상극

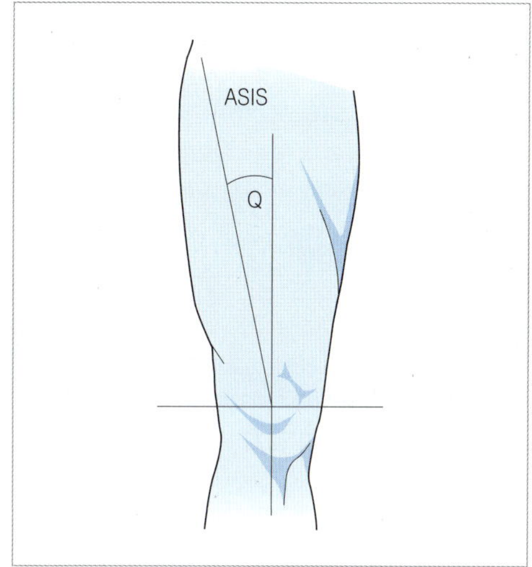

그림 2.49 Q 각의 측정

(upper pole of patella) 위 5cm, 8cm, 15cm, 23cm에서 줄자를 이용하여 양측 허벅지 둘레를 측정한다(Magee, 1992).

환자에게 정적(static) 넙다리네갈래근 수축을 하도록 한다. 긴장도를 촉진하여 근육의 좌·우측을 비교한다. 무릎관절을 능동적으로 펴지 못하는 것은 넙다리네갈래근 힘줄의 단열이나 넙다리네갈래근의 약증, 무릎뼈 골절, 무릎인대의 단열, 정강뼈거친면(경골조면)의 견열(avulsion) 때문일 것이다. 정강뼈부분 전면과 후면의 근 긴장도 감소를 기록하고 필요하다면, 무릎뼈 아래에서 거리를 표시하고 다시 한 번 측정한다.

무릎뼈 두드리기 ◎

무릎뼈 두드리기(patella tap)는 무릎관절에 삼출이 있는지를 간단하게 알아보는 검사이다. 이 검사는 환자가 바로누운 자세에서 시행한다. 집게손가락(시지)과 가운데손가락(중지)으로 무릎관절 15cm 위에서부터 무릎뼈 상연 높이까지 과다한 활액을 위무릎낭 아래로 짜낸다(그림 2.50). 그 다음 반대편 손의 엄지와 세 손가락 끝을 네모꼴로 만들어 아래로 빠르게 급작스럽게 누른다. 이때 '딸깍' 하는 소리는 삼출이 있다는 의미이다. 그러나 이 검사는 전십자인대 단열 후에 발생하는 무릎관절 혈관절증(haemarthrosis; 관절

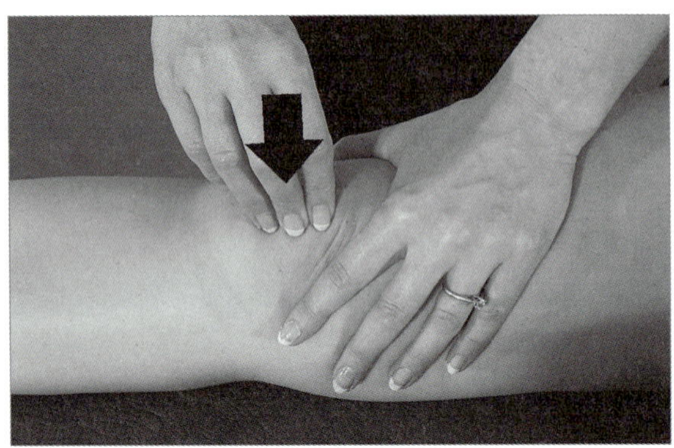

그림 2.50 슬개골 두드리기 검사

내 혈액이 있는 것)과 같이 삼출이 많고 팽팽한 경우는 음성 소견을 보인다.

활액 전위검사

이 검사는 전술한 바와 같이 과도한 삼출을 위무릎낭에서 짜낸 다음, 관절 외측의 주 관절강 내로 과다한 삼출을 전위시키기 위해 무릎관절의 내측을 두드리는 것이다. 관절의 외측을 두드려 이 검사 절차를 반복한다. 과다한 활액이 관절을 가로질러 움직이는 것과 무릎관절 내측이 부풀어 오르는 것이 보일 것이다.

무릎관절 압통(정강넙다리관절: 경대퇴관절)

무릎관절을 굽히고 무릎인대(관절선을 덮고 있다) 측면의 함몰 부위를 관찰함으로써 관절선을 확실하게 확인한다.

1. 관절선에 있는 압통은 반월상연골 손상이나 지방 패드 손상으로 흔히 나타난다.
2. 무릎관절 측부 인대선을 따라 나타나는 압통은 열상으로 인한 병변부위로, 특히 상부와 하부 부착부와 인대 중간 부위에 흔히 나타난다. 타박상과 부종(oedema)이 함께 나타나는 것은 급성 손상의 특징이다.
3. 정강뼈거친면의 압통(어린이와 청소년에서 나타나는 정강뼈거친면 돌출부의 압통과 비후)은 Osgood Schlatter병과 관련이 있다. 압통은 무릎인대의 급성 견열손상과 무릎인대 부착부의 급성 손상 후에도 나타난다.
4. 오금부분(슬와부)의 압통과 부종은 Baker 낭종이 있음을 의미한다. Baker 낭종은 무릎관절의 퇴행성 변화나 류머티스성 관절염과 관련이 있다.
5. 모음근 결절에 있는 압통은 큰모음근 좌상을 의미한다.
6. 넙다리융기(대퇴과; femoral condyle)의 압통은 이단성 골연골염(osteochondritis dessicans)이 있음을 의미한다.

무릎넙다리관절의 평가

무릎관절 평가에는 정강넙다리관절(경대퇴관절)과 무릎넙다리관절(슬개대퇴관절)의 평가가 포함되어야 한다. 무릎뼈의 위치를 관찰하고 양측을 비교한다.

- 높거나 작은 무릎뼈(슬개골 상위; patella alta)는 무릎뼈 힘줄의 길이와 무릎뼈의 가장 긴 사선 거리의 비를 계산하여 결정한다. 이 비의 정상치는 1.0±20%이다(Simmons and Cameron, 1992). 무릎뼈 상위는 무릎관절 전방의 통증과 무릎뼈 탈구를 재발하는 요인이다.
- 넙다리네갈래근을 수축하는 동안 무릎뼈의 경사, 외측 활주, 돌림이 있는지 관찰한다. 또한, 다른 쪽과도 비교한다.
- McConnell(1996)은 무릎넙다리관절의 '임계 검사(critical test)' 에 관해 기술하였다. 앉은 자세에서 넙다리네갈래근의 내측범위(inner-range)의 여러 각도에서 저항수축을 시켜 환자의 증상이 재현되는지를 확인한다. 양측을 비교한다(그림 2.51).
- McConnell의 임계 검사를 교정된 위치에서 무릎뼈를 두드리며 반복한다. 이는 두드리기가 효과적인지 확인하는 것으로 치료프로그램으로 활용되어야 한다. 두드리기는 넙다리네갈래근 수축시 안쪽넓은근의 작용을 강화하고 조기에 작용하도록 하여 무릎뼈의 움직임을 정상으로 회복한다고 여겨진다.
- Q 각(그림 2.49)을 증가시키는 발의 과도한 엎침이 있는지 관찰한다.
- 다음 구조물들의 단축이 있는지 검사한다: [예: 외측 지대(lateral retinaculum), 엉덩정강근막띠(장경인대), 넙다리뒤근, 종아리]. 상기 구조물들의 단축은 등쪽굽힘을 증가시키고, 그 결과 보행 주기 내내 발과 발목관절이 엎침이 된다. 이 모든 것들은 Q각을 증가시키게 된다(Olerud and Berg, 1984).
- 무릎뼈의 운동성과 통증반응을 검사하기 위해 모든 방향으로 종속운동을 수동적으로 실시한다. 통증과 느슨함, 근경련을 관찰한다.
- Clarke 검사를 시행한다. 넙다리에 대하여 무릎뼈를 강하게 누르는 동안 환자에게 넙다리네갈래근을 수축하도록 한다. 검사를 하는 무릎넙다리관절에 연골연화증이나 골관절염과 같은 질환이 있으면 통증이 발생한다.

운동

능동운동

환자는 반쯤 누운 자세를 취한다. 이 자세에서 각 다리의 굽힘과 폄의 능동 운동범위를 측정한다. 무릎관절의 정상 운동범위는 약 -5°~135°의 굽힘이다. 통증의 범위, 경직, 경련을 기록한다. 만약에 모든 능동운동에 통증이 없으면 과압을 적용한다.

측각기의 축은 넙다리가쪽융기(대퇴 외과) 위에

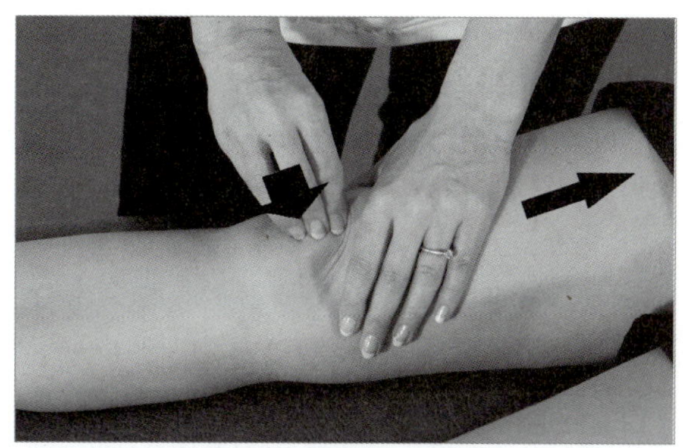

그림 2.51 슬개대퇴관절 통증의 임계검사. 슬관절 굴곡의 다양한 각도에서 대퇴과에 대한 슬개골 접촉부가 서로 다르기 때문에 이 검사를 시행한다.

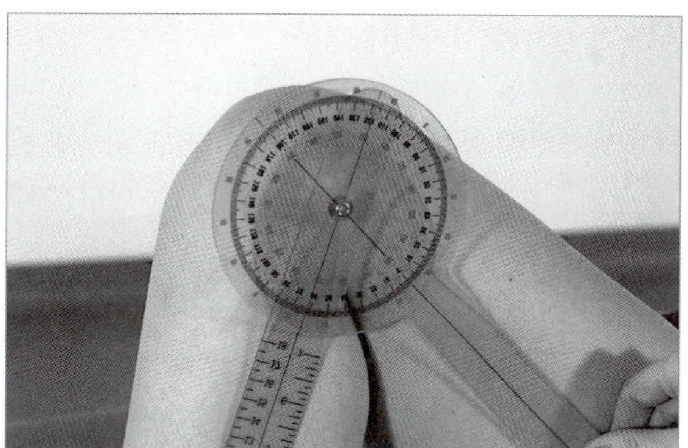

그림 2.52 360° 측각기를 이용한 슬관절 굴곡의 측정

놓는다. 고정자는 큰돌기 쪽으로 넙다리의 장축과 나란하게 놓는다. 가동자는 종아리뼈(비골)의 장축과 나란하게 놓는다(그림 2.52). 만약, 0° 이상 무릎관절이 펴지면 젖힘(hyperextension)이 존재한다(즉, 정강뼈와 넙다리뼈가 동일선 상에 있을 때).

젖힘이 안되거나 무릎관절이 완전히 잠기지 않으면, 반달연골의 열상 징후로서 관절의 움직임을 차단한다. 스프링이 튀는 듯한 끝-느낌도 반달연골의 양동이 손잡이형(bucket-handle) 열상을 의미한다. 폄의 강직성 제한은 무릎관절에 영향을 주는 관절염에서 일반적이다.

수동운동

수동 폄과 굽힘 운동범위을 검사한다. 만약 능동 폄, 굽힘의 운동범위과 수동 폄, 굽힘의 운동범위에 차이가 있다면, 이에 대한 원인을 밝혀야 한다.

바깥굽힘(외반) 스트레스 검사(무릎관절의 안쪽 곁인대(내측 측부인대) 검사) ◎

환자는 바로 눕고 물리치료사는 관절을 폄시킨 채, 무릎관절에 바깥굽은힘(외반력)을 가한다(즉, 넙다리는 내측으로 밀고 종아리(하퇴)는 외측으로 당긴다)(그림 2.53A). 양성 징후는 관절의 내측이 과도하게 벌어지는 것이다. 무릎관절 폄에서 나타나는 양성 징후는 안쪽곁인대와 뒤십자(후십자)인대를 포함하는 주인대의 손상을 의미하며, 잠재적으로는 앞십자(전십자) 인대의 손상도 있을 수 있다. 무릎관절 굽힘 20~30° 에서 검사를 다시 시행한다.

안쪽굽음(내반) 스트레스 검사(무릎관절의 가쪽 곁인대(외측 측부인대) 검사) ◎

환자는 바로 눕고 물리치료사는 관절을 폄시킨 채, 무릎관절에 안쪽굽힘힘(내반력)을 가한다(즉, 넙다리는 외측으로 밀고 종아리는 내측으로 당긴다)(그림 2.53B). 양성 징후는 관절의 외측이 과도하게 벌어지는 것이다. 무릎관절을 폄하여 수행하는 안쪽굽음 스트레스 검사의 양성 징후는 가쪽곁인대와 뒤십자인대를 포함한 주인대의 손상을 의미하며, 잠재적으로는 앞십자인대의 손상도 있을 수 있다. 무릎관절 굽힘 20~30° 에서 검사를 다시 시행한다.

앞끌기 검사(앞십자 인대의 검사) ◎

환자는 무릎을 구부린채 눕고, 물리치료사는 다리를 고정하기 위해 환자의 발에 앉아 정강뼈 근위부와 정강뼈 거치면 주변을 감싸 쥐고 정강뼈를 앞으로 당긴다(그림 2.54A). 양성 징후는 전방으로 정강뼈의 과도한 전이가 일어나는 것이다(정상적인 전이는 약 6mm). 15mm의 전이가 발생했다면, 파열이 확실하다. 또한, 다른 쪽과 비교한다. 이 검사는 관절주머니 뒤, 안쪽 곁인대, 엉덩정강근막띠에도 스트레스를 준다(Magee, 1992).

Clinical note

그림 2.55는 앞십자인대의 파열 후, 양성 반응의 후-전끌기 검사를 보여준다.

뒤끌기 검사(뒤십자인대 검사)

환자는 무릎을 구부린채 눕고, 물리치료사는 다리를 고정하기 위해 환자의 발에 앉아 정강뼈 근위부의 전면 주위를 감싸 쥐고 정강뼈를 후방으로 민다(그림 2.54B). 양성 징후는 후방으로 정강뼈의 과도한 전이가 일어나는 것이다. 다른 쪽과 이 검사를 비교한다. 이 검사는 활꼴-오금(궁상-슬와) 복합체, 후경사인대, 앞십자인대에도 스트레스를 준다(Magee, 1992).

Clinical note

'슬픈 징후' 는 환자가 무릎을 구부리고 누운 자세에서 관찰되는데 무릎을 구부리고 누우면 경골이 대퇴골에 대해 후방으로 전위된다. 후방으로의 전위가 환자의 전십자 인대가 파열되었다는 잘못된 생각을 하게 만드는데, 이후 앞끌기 검사를 수행할 때 움직임의 양이 상당히 나타나지만, 이는 경골이 정상 위치로 되돌아오기 때문이다.

Lachman 검사(수정된 앞끌기 검사)

환자는 무릎관절을 20~30° 정도 구부려 치료사의 허벅지 위에 올려 놓고 바로 눕는다(그림 2.56). 물리치료사는 오른손으로 정강뼈의 내측 근위부 주위를 잡는다. 환자 넙다리의 외측은 치료사의 왼손으로 고정한다. 물리치료사는 오른손으로 정강뼈를 앞·뒤로 전이시킨다. 앞십자인대, 후경사인대, 활꼴-오금 복합체를 검사한다(Magee, 1992). Lachman 검사는 앞십자인대 손상의 진단에 민감성이 있는 것으로 알려져 있다(Kim and Kim, 1995).

축 이동 검사

이 검사는 무릎관절의 전외측 불안정을 알아보는 검사이다. 발을 안쪽돌림시키고 무릎관절은 30° 구부려 무릎관절을 펴는 동시에 무릎관절에 바깥굽힘 스트레스를 준다. '덜커덩(clunk)' 하는 소리는 양성 소견으로서, 이는 앞십자 인대에 문제가 있음을 의미한다(McRae, 1999).

Key Point

반월판의 말초적인 찢어짐들은 현재 관절경 수술로 봉합할 수 있다. 많은 권위자들은 McMurray 검사(아래에 설명된)가 한정된 가치를 가진다고 믿는다(Evans et al., 1993).

안·가쪽 반달연골의 McMurray 검사

물리치료사는 관절선 내측면을 촉진하고 정강뼈를 수동적으로 굽힌 다음, 가쪽돌림을 시키는데 이렇게 하면 정강뼈와 함께 안쪽 반달연골의 후방부가 돌림된다. 그 다음 반달연골의 후부를 검사하기 위해 관절을 완전 굽힌 자세에서 90° 굽힌 자세로 움직여준다. 만약 반달연골이 찢어졌다면 통증이 일어나거나 관절에 딱하는 소리나 딸깍하는 소리가 나는 양성 소견을 보인다. 그 다음 정강뼈를 안쪽돌림시켜 가쪽 반달연골을 반복해서 검사한다.

이 검사를 시행 할 때 검사자는 '딸깍' 하는 소리나 '딱' 하는 소리를 들을 수 있는데, 무릎관절 안에는 다양한 구조물들이 있고, 이 구조물들이 이러한 소리들을 일으킬 수 있다는 사실을 염두해 두어야 한다. 그러므로 이 검사는 가성 양성 소견을 보이기 쉽다(Palmer and Epler, 1998).

Apley 압박/신연 검사 (반달연골과 인대의 감별 검사)

환자는 엎드려서 무릎관절을 직각으로 구부린 자세를 취한다. 물리치료사는 무릎관절을 신연시키면서 정강뼈를 안쪽과 가쪽으로 돌린다. 무릎관절을 압박시키면서 이 검사를 반복한다. 만약, 압박시킬 때 환자의 증상이 나빠지면 증상은 반달연골의 손상에 의해 발생하는 것이다. 반대로, 신연을 할 때 증상이 나빠지면 인대 손상에 의해 발생하는 것이다.

고유 수용성 감각

고유 수용성 감각은 환자를 비환측 다리로 서게 한 다음, 환측 다리로 서게 해서 균형을 유지하는지 유·무를 검사한다. 눈을 감고 한 다리로 서기, 불안정 발판 위에 서기, 공을 주고받기 등, 점진적으로 변화를 준다.

종속운동

무릎넙다리관절

- 안쪽활주, 가쪽활주, 머리쪽활주, 꼬리쪽활주
- 안쪽돌림, 가쪽돌림
- 압박과 신연

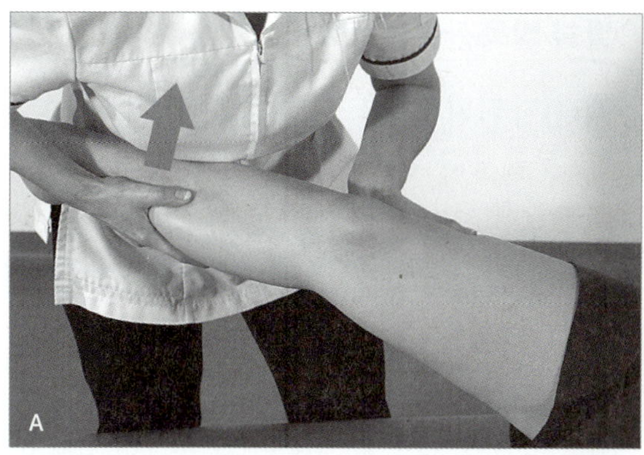

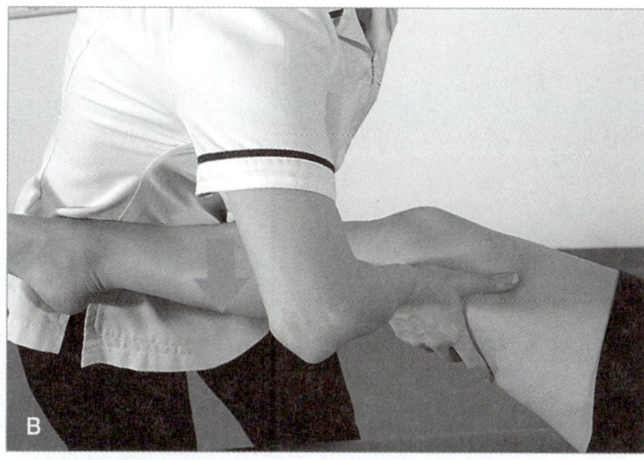

그림 2.53 스트레스 검사. A: 외반, B: 내반

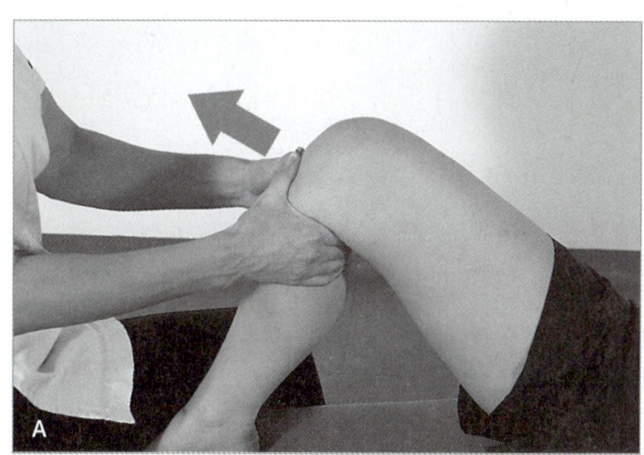

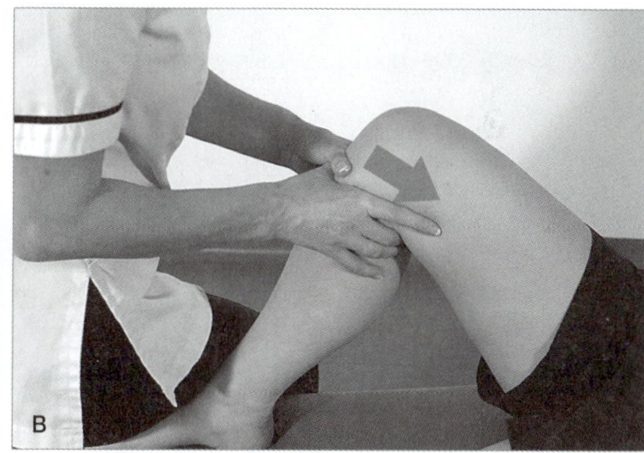

그림 2.54 끌림 검사. A: 전방 끌림 검사, B: 후방 끌림 검사

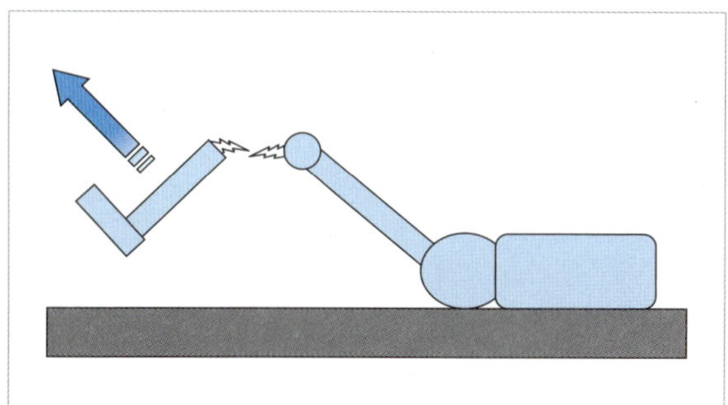

그림 2.55 전십자인대 단열 후 양성후전(PA) 끌림의 도식

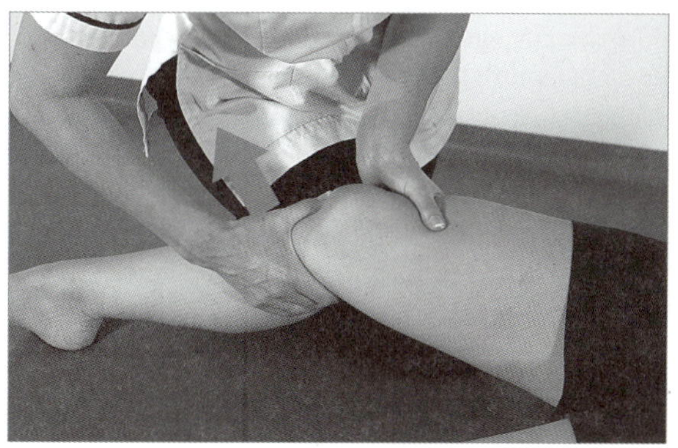

그림 2.56 Lachman 검사

근위 정강종아리관절(경비관절)

- 앞뒤활주와 뒤앞활주
- 압박

정강넙다리관절(경대퇴관절)

- 앞뒤활주와 뒤앞활주
- 안쪽활주와 수평활주

사분원 검사

이 검사는 면에서의 움직임이 통증이 없을 때 비 민감성 슬관절에 시행한다.

- 굽힘/모음 사분원
- 굽힘/벌림 사분원
- 폄/모음 사분원

- 폄/벌림 사분원

객관적 검사 후 자신의 소견을 명확히 기록하고, 객관적 지표에 별표를 한다.

자가 시험

아래의 여섯 가지 시나리오에 맞는 병리적 측면을 적으시오.

1. 아침에 30분 정도 무릎관절이 뻣뻣하고 아프며 일과가 끝날 무렵에는 쑤신다. 이런 증상이 오래 지속된다.
2. 무릎관절이 잠기는데 잠긴 주변을 가볍게 흔들면 잠긴 것이 풀린다.
3. 지난주에 태클을 당한 후부터 무릎관절이 무력해지면서 많이 부어올랐다.
4. 무릎관절에 발적과 부종이 심하다. 환자는 열감과 전신이 찌뿌둥한 느낌도 느꼈다.
5. 환자는 계단을 내려갈 때 무릎뼈 뒤에 통증을 느낀다.
6. 무릎관절 안쪽에 통증이 있고, 옆 방향으로 움직일 때 통증을 느낀다.

발목과 발

Key Point

환자는 다리, 발목, 발이 관찰될 수 있도록 적절히 탈의를 해야 한다.

보행

환자가 맨발로 걷는 것과 신발을 신고 걷는 것 모두를 관찰한다. 환자가 앞으로도 뒤로도 걸어보도록 한다. 발뒤꿈치 닿기에서 발가락 떼기(heel to toe) 양상이 정상인지를 평가하고, 보폭, 리듬, 종아치의 자세, 양발의 체중부하 유무도 평가해야 한다. 통증, 경직, 약증을 기록한다. 환자 신발의 고르지 못한 부위와 가장 많이 닳은 부위를 조사한다.

정답: 1. 골관절염, 2. 반월상연골의 열상, 3. 앞십자인대의 단열, 4. 감염성 관절염, 5. 무릎뼈의 연골연화증, 6. 안쪽 곁인대의 열상

발과 발목관절의 검사

맥박(다리의 순환)

원위부의 순환 상태를 알아보기 위해 뒤정강뼈 맥과 발등(족배; dorsalis pedis)의 맥을 촉진한다. 일반적으로 말초혈관 질환이나 당뇨가 있는 환자는 순환이 좋지 못하다. 양쪽을 비교한다.

부종

환자 증상의 원인이 국소적이기 보다는 전신성임을 의미하는 부종(oedema)을 기록한다. 부종은 심부전이나 과도한 수분정체를 의미하고, 타박은 근육이나 인대의 손상을 의미한다. 가쪽인대 열상 후 타박은 외과 아래 발의 외측부에 흔하게 나타난다.

전반적 상태

말초순환의 상태를 나타내는 피부의 결, 색깔, 손톱의 상태를 기록한다.

온도

관절 주변의 온도 증가를 느껴보고, 반대 측 발과 비교한다. 혈관순환에 문제가 있는 발은 정상보다 차갑고 청색증(파랗게 보임)을 보인다. 반대로 따뜻한 발은 손상이나 류머티스성 관절염과 같은 염증반응이 있음을 의미한다.

압통

- 골절 후에 흔하게 일어나는 압통은 복사뼈 위나 복사뼈에 아주 가까운 부위로 국한된다.
- 가쪽인대 원위부와 하방에 나타나는 압통과 통증은 안쪽굽음염좌 후에 흔하게 나타난다. 앞목말종아리(전거비인대; anterior taloFibular ligament)가 가장 손상되기 쉬운 인대로 안쪽굽음과 발바닥쪽굽힘이 결합된 자세에서 가장 흔하게 손상을 입는다. 이 자세가 안정자세(loose packed position)로서 이 인대가 가쪽인대의 앞쪽 밴드 중 특히 폄 상태가 된다.
- 긴굽힘근힘줄(장굴곡근건)과 종아리근힘줄(비골근건) 선상에서 나타나는 압통은 건초염이 있음을 의미한다. 건초염에는 국소적인 비후가 동반되어 나타난다.
- 목말(거골)의 관절면에 나타나는 압통은 골관절염에서 흔히 나타난다.
- 발뒤꿈치의 압통은 발꿈치뼈(종골)의 외골증(뼈가시), 발꿈치힘줄(종골건) 윤활낭염, 족저 근막염과 같은 질환에서 흔히 발견된다.
- 발허리 머리뼈(중족골두) 아래에 넓게 분포하는 압통은

Morton 신경종 징후이다. Morton 신경종은 감염과 3번째, 4번째 지단신경(digital nerve) 주위의 통증이 특징이다. 통증은 전족의 안쪽과 가쪽을 동시에 압착하면 재현된다.

- 전족의 발바닥과 발등에 넓게 분포하는 압통과 부종은 류머티스성 관절염에서 흔하게 발견된다.
- 발꿈치뼈 후면 중앙의 압통은 발꿈치뼈 윤활낭염의 징후이다.
- 아킬레스건을 따라 나타나는 압통은 아킬레스건의 염좌나 건염을 의미한다.

Clinical note

엎침(회내)된 발은 발배뼈(주상골)의 융기부 내측부에서 굴림을 보인다. 더하여, 발의 종아치가 편평하게 보인다. 뒤침(회외)된 발은 상승된 내측부의 바깥 방향으로 굴림을 보인다.

정렬

다리에 대한 발뒤꿈치의 자세를 관찰한다. 발뒤꿈치와 종아리는 평행하고 발꿈치뼈는 지면과 직각을 이루어야 한다. 과도한 뒤침과 엎침 같은 자세의 이상 정렬을 기록한다.

과도한 엎침은 후내측에 경 부목(shin splint), 족저근막염, 무지외반증, 아킬레스건염을 일으킨다. 과도한 뒤침은 전외측에 경 부목, 첫 번째 선(중족)의 하강, 족저근막염을 일으킬 수 있다.

발뒤꿈치가 안쪽굽힘되었는지, 혹은 바깥굽힘되었는지를 기록한다. 후방에서는 아킬레스건과 발꿈치뼈가 수직을 이루어야 한다. 발꿈치뼈 안쪽굽힘(종골내반; calcaneal varus)은 다리에 대해 발꿈치뼈가 안쪽굽힘된 것이다. 발꿈치뼈 바깥굽힘(종골외반; calcaneal valgus)은 다리에 대해 발꿈치뼈가 바깥굽힘된 것이다.

발이 펴져 있거나 편평한가? 이는 내재근의 쇠약이 원인으로, 차후에 종아치가 편평해진다. 내측족궁의 자세를 관찰하고, 다른 쪽 발과 비교하여 이것의 높이를 평가한다.

종아리 근육의 소모를 기록하고, 양측을 비교한다. 줄자를 가지고 무릎뼈 아래, 특정 지점에서 다리의 둘레를 측정한다.

다리와 후족

환자가 엎드린 자세에서 물리치료사는 발꿈치뼈의 후면에 발꿈치뼈를 이등분하는 선을 긋고, 종아리 후면 하 1/3 지점에 하퇴를 이등분하는 선을 긋는다. 목말밑관절(거골하관절)은 중립위로 유지한다. 만약, 두 선이 평행하면 다리와 후족의 정렬이 올바른 것이다(그림 2.57B). 안쪽굽음 후족(내반후족; rear foot varus)은 다리에 대해 발꿈치뼈가 안쪽굽힘된 것이다(그림 2.57A). 바깥굽힘 후족(외반후족; rear foot valgus)은 다리에 대해 발꿈치뼈가 바깥굽힘된 것이다.

Key Point

족부 오정렬은 발전문가에게 문의를 요청해야 한다.

후족과 전족

위와 마찬가지로 발 전체의 자세를 관찰한다. 올바른

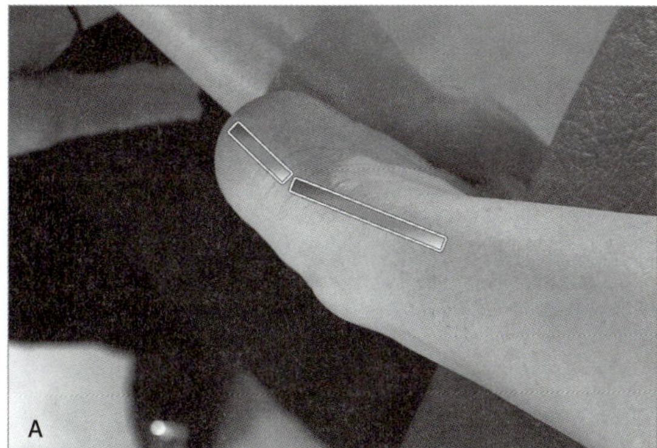

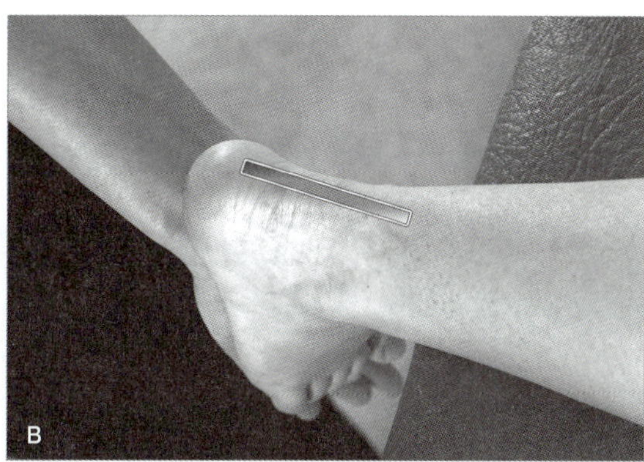

그림 2.57 오른쪽 다리와 후족의 정렬. A: 종골내반, B: 정상

정렬이란 후족과 전족이 동일선상에 있고, 바닥과 수직을 이루는 것이다. 전족 안쪽굽음(forefoot varus)이란, 엄지발가락이 외측발가락보다 들려있는 것이다. 전족 바깥굽힘(forefoot valgus)이란 다섯번째발가락이 내측발가락보다 들려있는 것이다.

발가락

다음을 살펴본다:

- 갈퀴족(clawing; 발허리발가락관절(중족지절관절)의 젖힘과 발가락뼈(지골)의 굽힘)
- 망치족(mallet toe; 원위발가락뼈사이관절(지절간관절)의 굽힘)
- 해머족(hammer toe; 발허리발가락관절의 젖힘과 근위발가락뼈사이관절의 굽힘)
- 무지 바깥굽힘증(hallux valgus; 첫 번째 발가락뼈사이관절의 외측 편위)
- 무지 강직증(첫 번째 발가락뼈사이관절이 뻣뻣한 것)

기능적 활동

발뒤꿈치, 발가락, 발의 내연과 외연으로 서는 환자의 능력을 평가하고, 환자의 고유수용성 감각도 검사한다. 고유수용성 감각의 검사는 환자에게 눈을 감았다 떴다하면서 한 다리로 서게 하거나 불안정 발판 위에 서게 하여 시행한다. 이를 보다 어렵게 하려면, 균형을 유지하는 동안 환자가 공을 주고 받을 수 있게 해준다. 비환측 다리로 균형을 잡는 것을 평가한 다음, 환측과 비교한다. 적절할 때 뜀뛰기, 쪼그려 앉기, 뛰어 오르기를 하는 환자의 능력을 검사하고 경직이나 통증반응을 기록한다.

운동

능동운동

발목관절

환자는 바로 눕거나 앉는다. 발바닥쪽굽힘과 등쪽굽힘을 측정한다. 족근관절(tarsal joint)에서 일어나는 운동을 족관절 운동으로 쉽게 오인할 수 있고, 그 반대도 마찬가지다. 반대측과 비교하여 통증이나 경직을 기록한다. 동작이 완전하고 통증이 없으면 과압을 적용한다.

측각기의 축은 가쪽융기(외과) 15mm 아래에 둔다. 고정자는 종아리뼈와 나란하게 두어야 한다. 가동자는 다섯 번째 발허리뼈(중족골)의 장축과 나란하게 배치한다(그림 2.58).

- 발바닥쪽굽힘의 정상 운동범위는 약 50~55° 이다.
- 등족굽힘의 정상 운동범위는 약 10~15° 이다.

만약, 완전하게 등쪽굽힘을 하려면 약간의 무릎관절 굽힘을 필요로 한다는 것에 유념해야 한다. 이는 장딴지근(비복근)을 신장시키는 결과를 야기한다.

> **정의:** 엎침은 발바닥이 안쪽으로 행하는 움직임이고, 뒤침은 발닥이 바깥쪽으로 행하는 움직임이다.

목말밑관절(거골하관절)과 발허리관절(중족관절)

정상적인 발의 엎침(inversion)과 뒤침(eversion)은 80%가 목말밑관절(subtalar joint)에서 일어난다. 나머지의 대부분은 중간 족근관절(mid-tarsal joint)에서 일어나고, 일부는 족근중족관절(tarsometatarsal joint)에서 일어난다. 정상 운동범위에 대한 비정상 운동범위의 퍼센트를 확인한다. 검사는 다음과 같다.

- 안쪽굽힘과 모음의 결합(뒤침)
- 바깥굽힘과 벌림의 결합(엎침)

발가락 운동

모든 발가락의 굽힘과 폄을 관찰하고, 반대측과 비교한다.

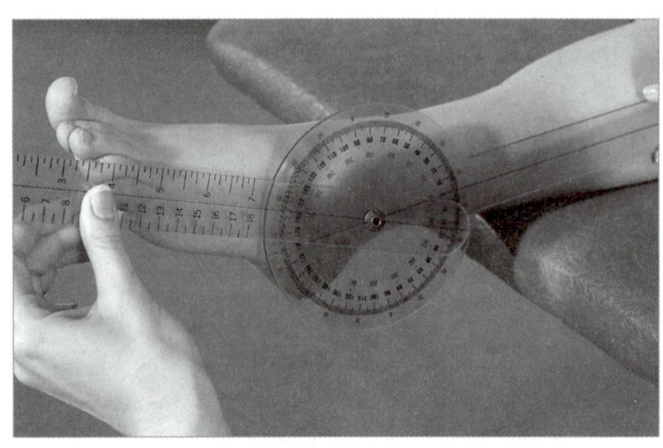

그림 2.58 족관절 저측굴곡과 배측굴곡의 측정

수동운동

능동적으로 측정한 모든 운동은 수동적으로 검사와 평가를 할 수 있다. 능동운동의 운동범위와 수동운동의 운동범위의 차이를 기록하고, 이 차이의 원인을 규명한다.

근력

등척성 운동과 등장성 저항운동으로 등쪽굽힘, 발바닥쪽굽힘, 안쪽굽힘, 바깥굽힘을 검사한다. 운동범위의 어떤 범위에서 약증이나 통증이 발생하는지 이를 평가한다.

인대 검사

가쪽인대 스트레스 검사. 환자가 바로누운자세에서 물리치료사는 발뒤꿈치를 잡고 수동적으로 발을 안쪽굽힘시켜 발의 외측이 벌어지는 느낌을 느껴본다(그림 2.59). 양성 소견은 안쪽굽힘 동작의 증가, 발의 외측에 보조개처럼 패인 열구 혹은 통증반응이 나타나는 것이다.

외측인대 세 가지를 감별하기 위해서는 다음 검사를 수행하여야 한다.

- 앞쪽에 있는 인대를 긴장시키기 위하여 발바닥쪽굽힘과 안쪽굽힘을 실시한다.
- 안쪽굽힘은 발꿈치종아리인대(종비인대)에만 긴장을 가한다.
- 뒤쪽에 있는 인대를 긴장시키기 위하여 등쪽굽힘과 안쪽굽힘을 같이 실시한다.

안쪽인대 스트레스 검사. 환자가 바로누운자세에서 물리치료사는 발뒤꿈치를 잡고 수동적으로 발을 바깥굽힘시킨다. 양성 소견은 다른 쪽과 비교해서 바깥굽힘 동작이 증가한 경우와 통증 반응이 유발되는 경우이다.

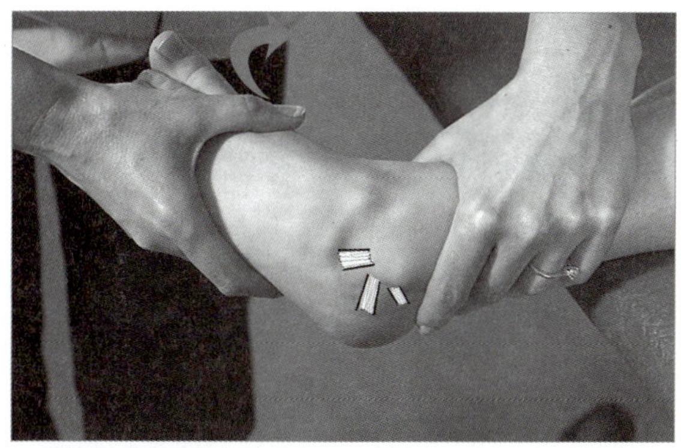

그림 2.59 전거비인대 검사를 위한 저측굴곡된 발의 수동내반

발목관절의 앞 끌림 검사. 이 검사는 발목관절 가쪽인대의 앞목말종아리부분(전거비부)과 발꿈치종아리부분(종비부)의 보전 통합성과 안정성을 감지한다. 환자는 바로 눕는다. 물리치료사는 다리 원위부를 고정한 채, 목말뼈 주위를 잡고 앞으로 당긴다. 양성 소견은 정강뼈과 종아리뼈 하단에 있는 홈(장붓구멍)에서 목말뼈 전방으로 전위되는 것인데, 이는 가쪽인대의 심각한 파열을 의미한다. 느슨함이 있는지, '덜커덩' 하는 소리가 나는지 외측에 보조개처럼 홈이 있는지를 관찰한다.

종속운동(Maitland, 2001)

원위 정강종아리관절(경비관절)

뒤앞 활주와 앞뒤 활주를 시행한다(그림 2.60).

발목관절

다음을 시행한다:

- 뒤앞활주와 앞뒤활주
- 머리쪽과 꼬리쪽으로 장축운동
- 안쪽돌림과 가쪽돌림

목말밑 관절

안쪽과 가쪽의 활주를 시행한다.

발허리발가락관절과 발가락뼈사이관절

다음을 시행한다:

- 뒤앞 활주와 앞뒤 활주
- 돌림과 신연

Thompson의 압착 검사(squeeze 검사)

이 검사는 장딴지근과 가자미근의 힘줄인 아킬레스건 복합체가 온전한지를 알아보는 검사이다. 환자가 엎드린 자세에서 물리치료사는 종아리 근육 주변을 최대로 많이 단단히 쥐고, 쥐어짜듯이 종아리를 압착한다(그림 2.61). 건이 온전하다면 발은 발바닥쪽굽힘이 되고, 힘줄이나 근육이 단열되었다면 발목관절

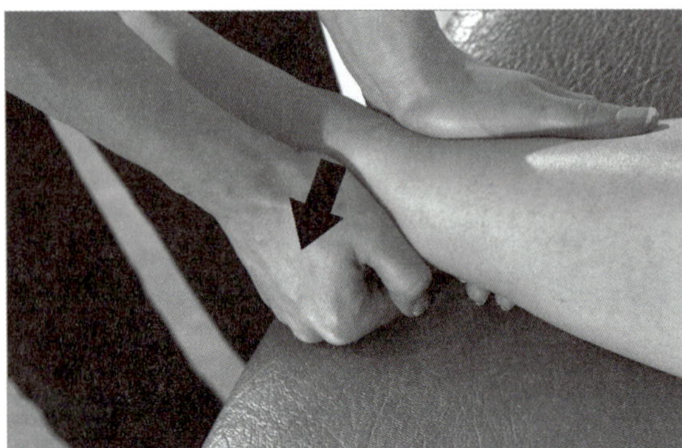

그림 2.60 원위 경비관절의 전후 활주

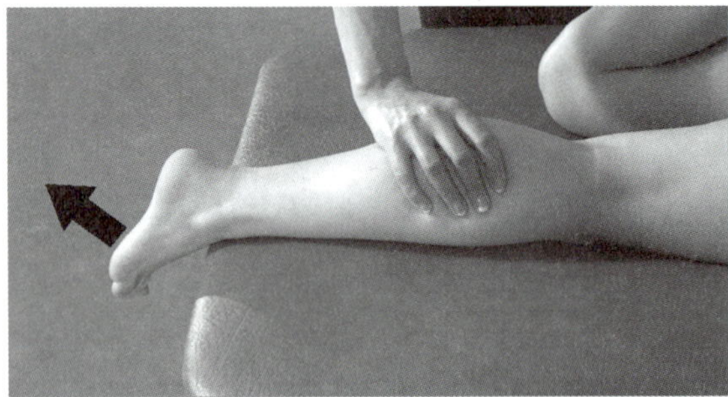

그림 2.61 원위 경비관절의 전후 활주

이 발바닥쪽굽힘이 되지 않는 양성 반응이 일어난다. 또한, 힘줄이 단열되었다면 때로 힘줄이나 힘살(근복)에 촉진 가능한 틈이 만져진다. 객관적인 평가로부터 얻은 소견을 명확히 기록하고, 객관적 지표에 별표를 한다.

자가 시험

아래의 여섯 가지 시나리오에 맞는 병리학적 측면을 적으시오.

1. 한쪽 발목관절에 무력감과 불안정하다는 느낌이 지속된다. 다리의 고유수용성 감각이 좋지 않다.
2. 체중부하나 폄을 할 때 발뒤꿈치 바닥에 통증이 있다.
3. 안쪽굽힘에 저항을 증가시키면, 안쪽융기(내과) 아래에 통증이 있다.
4. 체중부하를 증가시키면 발목관절에 오래 계속되는 잠행성 통증과 경직이 있다.
5. 환자는 부종과 가쪽융기(외과) 아래 타박상과 함께 안쪽굽힘 좌상의 과거력을 가지고 있다.

정답: 1. 가쪽인대가 늘어남 2. 족저근막염 3. 뒤정강근(후경골근)의 건염 4. 발목관절의 골관절염 5. 가쪽인대 염좌

참고문헌

Alvarez DJ, Rockwell PG 2002 Trigger points: diagnosis and management. Am Fam Phys 65(4): 653–660

Bronfort G, Evans R, Nelson B et al. 2001 A randomized clinical trial of exercise and spinal manipulation for patients with chronic neck pain. Spine 26(7): 788–799

Burton K, Tillotson M, Main C, Hollis S 1995 Psychological predictors of outcome in acute and chronic low back trouble. Spine 20(6): 722–728

Butler DS 1991 Mobilisation of the Nervous System. Churchill Livingstone: Edinburgh

Carrageen EJ 2001 Psychological and functional profiles in select subjects with low back pain. Spine 1(3): 198–204

Cats-Baril W, Frymoyer J 1991 Identifying patients at risk of becoming disabled because of low back pain: the Vermont Rehabilitation Engineering Centre Predictive Model. Spine 16(6): 605–607

Coulter I 1996 Manipulation and mobilization of the cervical spine: results of a literature survey and consensus panel. J Musculoskel Pain 4(4): 113–123

CSAG (Clinical Standards Advisory Group) 1994 Back Pain Management Guidelines. HMSO: London

Cyriax J 1982 Textbook of Orthopaedic Medicine: Diagnosis of Soft Tissue Lesions, 8th edn. Baillière Tindall: London

Deyo RA, Weinstein JN 2001 Low back pain. N Engl J Med 344: 363–370

Edwards BE 1992 Manual of Combined Movements. Churchill Livingstone: Edinburgh

Evans PJ, Bell GD, Frank C 1993 Prospective evaluation of the McMurray test. Am J Sports Med 21(4): 604–608

Fairbank J, Davies J, Coupar J, O'Brian JP 1980 Oswestry Low Back Pain Disability questionnaire. Physiotherapy 66: 271–273

Frost H, Lamb S, Klaber E et al. 1998 A fitness programme for patients with chronic low back pain: 2-year follow-up of a randomised controlled trial. Pain 75: 273–279

Fritz JM, George SZ, Delitto A 2001 The role of fear-avoidance beliefs in acute low back pain: relationships with current and future disability and work status. Pain 94(5): 7–15

Frymoyer JW 1992 Predicting disability from low back pain. Clin Orthopaed Rel Res 221: 101–109

Gardiner J, Turner P 2002 Accuracy of clinical diagnosis of internal derangement of the knee by extended scope physiotherapists and orthopaedic doctors: retrospective audit. Physiotherapy 88(3): 153–157

Goel VK, Kong W, Hans JS et al. 1993 A combined finite element and optimisation investigation of the lumbar spine with and without muscles. Spine 18: 1531–1541

Grichnik KP, Ferrante FM 1991 The difference between acute and chronic pain. Mt Sinai J Med 58(3): 217–220

Guzman J, Esmail R, Karjalainen K et al. 2001 Multidisciplinary rehabilitation for chronic low back pain: systematic review. BMJ 322: 1511–1516

Harding V, Watson P 2000 Increasing activity and improving function in chronic pain management. Physiotherapy 86 (12): 619–630

Heimeyer K, Lutz R, Menninger H 1990 Dependence of tender points upon posture: a key to the understanding of fibromyalgia syndrome. J Man Med 5: 169–174

Hodges PW, Richardson CA 1996 Inefficient muscular stabilisation of the lumbar spine associated with low back pain: a motor control evaluation of transverse abdominis. Spine 21(22): 2640–2650

Hodges PW, Richardson CA 1997 Contraction of the abdominal muscles associated with movement of the lower limb. Phys Ther 77: 132–144

Hubbard DR, Berkhoff GM 1993 Myofascial trigger points show spontaneous needle EMG activity. Spine 18: 1803–1807

Johnson D, Rogers M 2000 Spinal manipulation. Phys Ther 80(8): 820–823

Jull JA, Richardson CA, Topperberg R et al. 1993 Towards a measurement of active muscle control for lumbar stabilisation. Aust J Physiother 39: 187–193

Jull GA 1994 Examination of the articular system. In: Grieve's Modern Manual Therapy, 2nd edn. Churchill Livingstone: Edinburgh, p. 511

Kim SJ, Kim HK 1995 Reliability of the anterior drawer test, the pivot shift test, and the Lachmann test. Clin Orthop 317: 237–242

Koes BW, Bouter LM, Van Maeren H et al. 1992 A blinded randomised clinical trial of manual therapy and physiotherapy for chronic back and neck complaints: physical outcome measures. J Manip Physiol Therap 15(1): 16–23

Magarey ME 1988 Examination of the cervical and thoracic spine. In: Grant R (ed.) Physical Therapy of the Cervical and Thoracic Spine, pp. 81–109. Churchill Livingstone: New York

Magee DJ 1992 Orthopaedic Physical Assessment, 2nd edn. WB Saunders: Philadelphia

Maitland G 2001 Maitland's Vertebral Manipulation, 6th edn. Butterworth–Heinemann: Oxford

Maniadakis N, Gray A 2000 The economic burden of back pain in the UK. Pain 84: 95–103

Mayhew TP, Rothstein JM, Finucane SD, Lamb RL 1994 Performance characteristics of the Kin-Com dynamometer. Phys Therap 74(11): 56–63

McConnell J 1996 Management of patellofemoral problems. Man Ther 1: 60–66

McKenzie RA 1981 The Lumbar Spine: Mechanical Diagnosis and Therapy. Spinal Publications: New Zealand

McKenzie RA 1985 Treat Your Own Back. Spinal Publications: Raumati Beach, New Zealand

McKenzie RA 1990 The Cervical and Thoracic Spine: Mechanical Diagnosis and Therapy. Spinal Publications, New Zealand

McRae R 1999 Pocketbook of Orthopaedics and Fractures. Churchill Livingstone: Edinburgh

Melzack R 1987 The short-form McGill Pain Questionnaire. Pain 30(2): 191–197

O'Conner MI, Curner BL 1992 Metastatic diseases of the spine. Orthopaedics 15: 611–620

Olerud C, Berg P 1984 The variation of the Q angle with different positions of the foot. Clin Orthop 191: 162–165

Palmer ML, Epler ME 1998 Fundamentals of Musculoskeletal Techniques, 2nd edn. Lippincott: Philadelphia

Panjabi MM 1992 The stabilising system of the spine. 1: Function, dysfunction, adaptation and enhancement. J Spinal Dis 5(4): 383–385

RCGP (Royal College of General Practitioners) 1999 Clinical Guidelines for the Management of Low Back Pain. RCGP: London

Simmons E, Cameron JC 1992 Patella alta and recurrent dislocation of the patella. Clin Orthop 274: 265–269

Sterling M, Jull G, Wright A 2001 Cervical mobilisation: concurrent effects on pain, sympathetic nervous system activity and motor activity. Man Therap 6(2): 72–81

Tait RC, Chibnall JT 2001 Work injury management of refractory low back pain: relations with ethnicity, legal representation and diagnosis. Pain 91(1/2): 47–56

Vlaeyen JW, Kole-Snijders AM, Boeren RG, van Eek H 1995 Fear of movement/(re)injury in chronic low back pain and its relation to behavioral performance. Pain 62(3): 363–372

Von Korff M, Saunders K 1996 The course of back pain in primary care. Spine 21: 2833–2837; discussion 2838–2839

Waddell G 1992 Biopsychosocial analysis of low back pain. Baillière's Clinical Rheumatology 6(3): 523–555

Wilke HJ, Wolf S, Claes LE et al. 1995 Stability increase of the lumbar spine with different muscle groups: a biomechanical in-vitro study. Spine 20: 192–198

Wojtys EM, Huston LJ, Taylor PD 1996 Neuromuscular adaptations in isokinetic, isotonic and agility training programmes. Am J Sports Med 24: 187–192

Zigmond AS, Snaith RP 1983 The Hospital Anxiety and Depression Scale. Acta Psychiatr Scand 67(6): 361–370

골절에 대한 소개

CHAPTER 3

An introduction to fractures

김호봉

CHAPTER CONTENTS

개요

이 장에서는 골절에 관한 기본적 개념과 요소들을 다루고 있지만, 골절치료에 대한 개념적 지침은 언급하지 않고 있다. 이 chapter 마지막 부분에 추천도서가 소개되어 있다.

정의 및 분류

정의: 골절은 뼈의 연속성이 상실된 상태를 의미한다. 골절(fracture)과 깨짐(break)은 의학 분야에서 같은 의미로 통한다. #(hash)는 골절을 나타내는 표시이다.

골절의 분류

골절의 분류(classification of fractures)는 국가, 병원 혹은 전문의의 성향에 따라 여러 가지 방법이 있을 수 있다. 일반적인 골절 유형 및 기전을 분류하는 것은 유용한 일이지만, 뼈는 다양한 방식으로 부러지기 때문에 어떤 두개의 골절도 완전히 똑같을 수는 없다. 골절의 유형에 따라 초기 처방 및 치료가 확연히 달라진다.

골절에는 개방(open) 혹은 폐쇄(closed)골절이 있다(그림 3.1). 개방 혹은 복합골절(compound fracture)은 뼈 또는 다른 물체가 피부를 뚫었을 때 발생한다. 이러한 골절에서는 미생물의 골 감염에 대한 가능성이 있기 때문에 주의를 요한다(골수염, osteomyelitis). 폐쇄골절은 골절 부위가 체표면으로 노출되지 않는다. 골절의 다른 분류에는 전위(displaced)골절과 비전위골절이 있다.

그림 3.2는 골절의 분류를 나타낸 것이다. 나선형골절(spiral fracture)은 일반적으로 염력에 의해 발생한

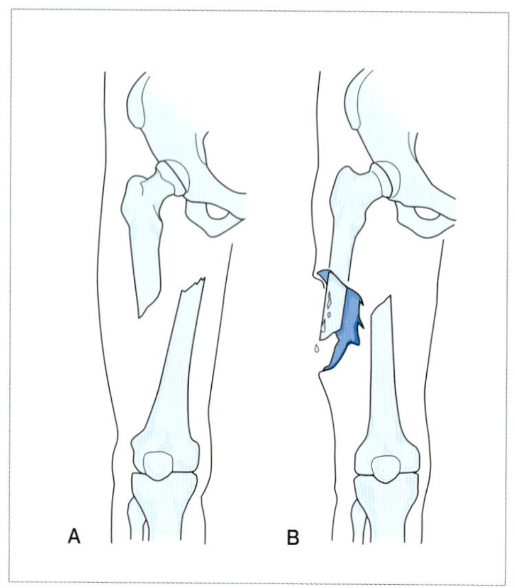

그림 3.1 A: 폐쇄골절, B: 개방 혹은 복합골절
(Adapted from Dandy and Edwards 1998, with permission)

다. 직접적인 타격에 의한 경우에는 힘이 가해진 각도나 외상 당시 팔다리가 움직이고 있었는지 아니면 고정되었는지에 따라 경사골절(oblique fracture) 혹은 횡상골절(transverse fracture)이 될 수 있다. 장축 방향의 힘을 받은 경우에는 압박골절(compression fracture) 혹은 압좌골절(crush fracture)이 되는 경향이 있다. 골절된 뼈가 여러 조각으로 나누어진 경우를 분쇄골절(comminuted fracture)이라고 한다(복합골절과 혼동하지 말 것). 유리골편(loose fragments)은 '나비조각(butterfly fragment)' 이라고 한다.

생나무골절(green stick fracture)은 주로 어린 아이들과 연관된 골절이다; 어린 아이들의 뼈는 상대적으로 유연하기 때문에 불완전 골절(Incomplete fracture) 혹은 생나무골절에 가깝다(녹색가지를 부러뜨리려 시도할 때 '뚝' 하고 가지가 부러지기 보다는 쪼개지거나 휘어지는 경우가 이와 유사한 예이다). 결출골절(avulsion fracture)은 연부조직이 뼈를 잡아 당겨 한조각의 뼈가 떨어져 나가는 경우를 말한다. 매복골절(impact fracture)은 일반적으로 골절 부위가 압축되어 좀 더 안정적이다.

골절의 원인

외상

대부분의 골절은 손상의 유형이 어떤가에 따라 달라진다. 이런 손상의 유형에는 직접적 외력, 높은 곳에서 떨어지는 경우, 인체 어느 부위에 무거운 물체가

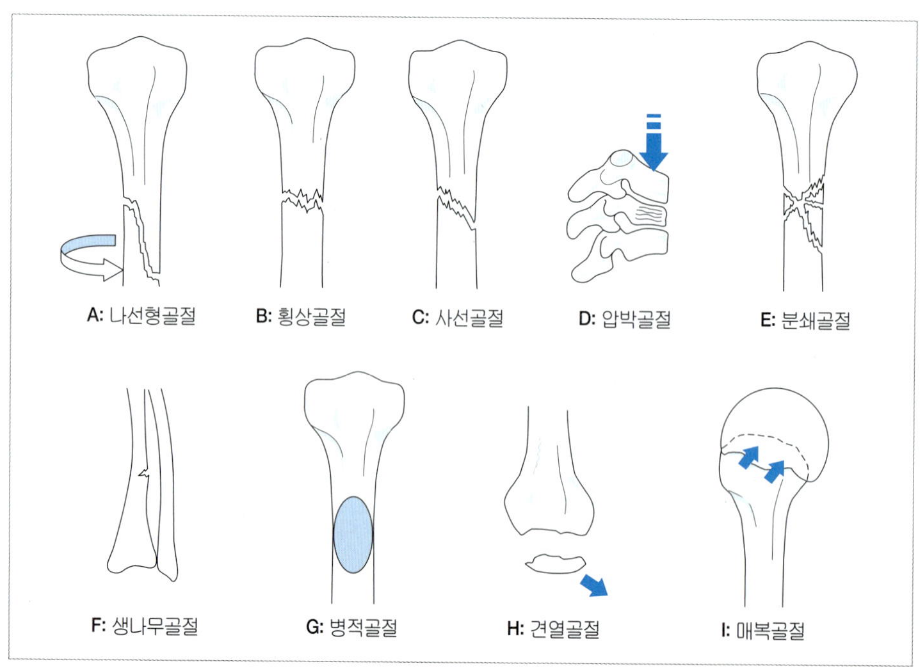

그림 3.2 골절의 분류

떨어지는 경우 등이 있다. 그 밖에 넘어지면서 손을 뻗는 경우와 팔 위로 힘을 쓰다가 빗장뼈(clavicle)가 부러지는 경우와 같이 간접 외상에 의해서도 골절이 발생할 수 있다. 예를 들어 축구 혹은 스키를 타던 중에 발이 고정된 상태에서 염력이 가해질 경우, 정강뼈(tibia) 혹은 종아리뼈(fibula)가 부러질 수도 있다. 스트레스나 피로골절(fatigue fracture)은 반복적인 미세 손상이 원인인데, 장거리 보행이나 달리기 후에 일어날 수 있으며, 종종 발의 발허리뼈(metatarsals)에서 발생한다.

병적골절

병적골절(pathological fractures)은 뼈 자체의 구성 요소에 영향을 끼치는 질병 때문에 발생하는데, 상대적으로 사소한 손상으로도 골절이 쉽게 발생한다. 병적골절을 일으키는 질병은 많이 있지만, 임상에서 흔한 질환으로는 뼈엉성증(osteoporosis), 파젯트 병(paget's disease), 암(carcinoma), 골수염(osteomyelitis), 불완전골생성증(osteogenesis imperfecta) 등이 있다.

골절의 임상양상

골절의 임상양상은 손상의 원인과 성격에 따라 다양한데, 의식을 잃는 경우에서부터 통증을 호소하기는 하지만 팔과 다리를 움직일 수 있는 예도 있다[피로골절(fatigue fractures) 및 어떤 매복(impacted) 혹은 금이 간(crack) 골절에서처럼]. 대부분의 골절은 x-ray로 진단이 가능하지만, 어떤 경우[예: 손배뼈(scaphoid bone)골절]에는 초기 x-ray 상에서 종종 찾아내지 못해서 손목염좌(wrist sprain)로 오진할 수도 있다. 골절의 임상양상은 아래와 같다.

통증

통증은 국소적 외상 및 염증반응 부위에서 발생할 수도 있으나, 어떤 경우에는 그 원인이 확실하지 않을 수도 있다. 골절 부위에는 눈에 띄는 압통이 있지만, 일단 감소하기만 하면 골절의 통증은 거의 발생하지 않는다.

변형

변형(deformity)은 뼈 조각의 전위가 있을 때 확연하다. 어떤 골절에서는 고전적 변형이 발생한다. 예를 들면, 노뼈 먼쪽의 콜리스 골절(colles fracture)에서 먼쪽 조각의 전위로 인해 발생하는 '디너 포크(dinner fork)' 변형 또는 넙다리뼈목(femur neck)의 골절로 다리가 짧아지는 경우 등이 있다.

부종

부종(oedema)은 손상 즉시 국소화 되고, 시간이 지남에 따라 더 확대된다. 부종이 생기면 즉시 캐스트 혹은 부목을 해야 하며, 후에 부종이 가라앉으면 깁스를 다시 해야 한다.

근 경련

근 경련(muscle spasm)은 신체가 움직이려는 것을 차단하려는 시도이다. 이는 사두근과 같은 강한 근군에 영향을 미쳐 골단에 과부하를 가하거나, 전위(displacement)를 야기할 수도 있다. 이런 경우, 이를 방지하기 위해 견인(traction)이 필요하다.

비정상적인 움직임/염발음

부러진 골의 말단에서 뼈끼리 마찰(grate)이 생길 수가 있다. 더 심한 손상을 일으킬 수 있기 때문에 일부러 이런 염발음(crepitus)을 일으킬 필요는 없다.

기능 소실

심각한 골절일 경우에 완전히 기능을 상실할 수 있으나 스트레스(stress), 매복(impacted), 금이 간 골절(crack fracture)과 같이 손상이 덜 심한 경우에 가능한 동작이 있을 수 있다. 때때로 적절한 평가와 조언(advice) 및 치료를 통해 매우 빠른 시일 내에 정상기능을 회복할 수도 있지만, 때로는 좀 더 적극적인 치료가 필요할 정도로 많은 문제가 있는 경우도 있다. 최근의 정형외과에서는 수술 상처를 최소화하고 조기에 움직임을 유발시킬 것을 표방하고 있는데, 이를 위해 필요한 것이 물리치료라고 할 수 있다.

쇼크

골절이 발생할 경우, 혈액감소성 쇼크(hypovolaemic

shock)가 생길 수 있다. 넙다리뼈몸통(femur shaft) 골절인 경우 1.7L(3pints)의 출혈이 발생할 수 있다.

관절움직임 제한

관절움직임에 영향을 미치는 요소들은 많다; 유착형성(adhesion formation), 통증(pain), 경련(spasm), 두려움(fear), 역학적 제한(mechanical obstruction) 혹은 종창(swelling). 근육이 쇠약해지면 관절움직임이 제한될 수 있으며, 이런 경우 수동으로는 전 범위의 관절가동이 가능하다. 만약 관절면에 골절이 발생하게 되면, 가동제한과 함께 차후 연골퇴행성 변화가 생길 수도 있다. 이런 이유로 근래에는 골절에 따라 조기에 움직임을 유발시키는 적극적 치료방법이 선택되기도 한다(여기에서 적극적(aggressive)이라는 것은 거친(rough)을 의미하는 것이 아니라, 즉시(soon)의 의미를 담고 있다).

근위약

근육을 사용하지 않으면 근력 손실이 발생한다.

골절 치유

치밀골 치유

뼈는 반흔 조직이 아닌 새로운 뼈로 손상부위를 대체할 수 있는 놀라운 능력이 있다. 골절된지 몇 초 안에 치유가 시작되고, 이는 몇 년 후에도 계속 진행되므로 치유기간을 예상하는 것은 어렵다.

Wolff의 법칙에 따르면, 뼈는 주어진 부하에 잘 견디기 위하여 내부의 구조를 재배열시켜 뼈 위에 가해지는 스트레스에 반응한다. 다시 말해, 뼈는 필요한 곳에서는 만들어지고, 필요없는 곳에서는 흡수된다. 골절을 당한 사람을 다루는데 있어서 이러한 개념을 이해하는 것은 매우 중요하다. 뼈는 학생들에게 친숙하고 부러지기 쉬운 백악색(chalky)의 표본이 아닌 살아있는 조직이다. 뼈는 지속적인 성장과 재흡수의 균형을 역동적으로 맞추고 있다. 그림 3.3은 5단계로 이루어진 치밀골(compact bone)의 치유과정을 나타내고 있다.

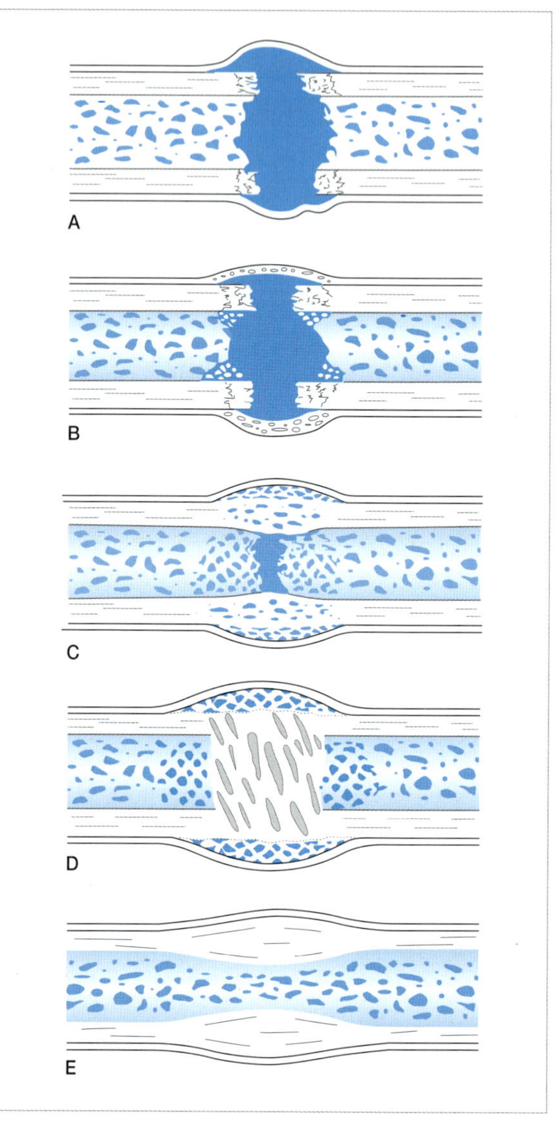

그림 3.3 골절 치유과정. **A**: 혈종, **B**: 뼈막 및 뼈속막 증식기, **C**: 가골형성, **D**: 경화, **E**: 재형성

혈종

외상시 혈관 손상으로 인하여 골절 부위에 혈종(hematoma)이 형성된다. 골절 시에 생긴 작은 뼈 조각들은 즉시 죽고, 그 후 점차적으로 흡수된다.

골막 및 골내막 증식

골절 부위의 골막 안쪽에 있는 세포들이 증식한다. 이 세포들은 뼈모세포(osteoblast)의 전구세포이며, 골절된 부위의 뼈를 둘러싸게 된다. 동시에 각 골편의 뼈속막(endosteum)으로 부터 세포가 증식하며, 이들 조직이 점차 양쪽 골절부에 다리를 형성하게 된다. 이 시기에 혈종들은 점차 흡수된다.

가골형성

증식하던 세포들은 뼈모세포나 연골모세포(chondroblast)로 성숙하게 된다. 연골을 형성하는 연골모세포가 골절 부위에서 발견되기는 하지만, 골절치유에 꼭 필요한 것은 아니다. 뼈모세포는 콜라젠과 다당체(polysaccharide)로 세포간 기질을 형성시키고 칼슘(calcium)을 흡착시켜 가골(callus)이라 불리는 미성숙 골을 만든다. 이것은 x-ray를 통하여 관찰할 수 있는데, 골절의 치유가 일어나고 있다는 증거가 된다.

경화

뼈모세포의 작용에 의해 초기의 가골이 층판구조(lamellar structure)를 가진 뼈 조각으로 변화하며, 이 단계의 말기에 골절부가 완전히 붙게 된다. 새로운 뼈조직은 골절부에 두껍게 형성되며, 골수강은 막혀 있는 상태가 된다. 여러 요인이 이 새로운 뼈조직 생성에 영향을 미치는데, 혈종이 크거나 두 골절단이 정확하게 정복되지 않았을 경우에는 골조직의 생성이 많아진다.

재형성

힘이 가해지는 축을 따라 층판구조가 변화하고 골조직이 치밀해진다. 초기에 나타났던 엉성한 골조직은 점차 감소하고 원형에 가까운 골조직이 생성된다. 어린이의 경우, 치유속도가 빠르게 진행되며, x-ray 상에서도 흔적을 남기지 않는다. 그러나 성인인 경우, 골절치유가 끝난 후에도 뼈의 비후 흔적이 영구히 남아 있다.

해면뼈의 치유

해면뼈(cancellous bone)의 치유과정은 그 구조적 차이 때문에 위의 과정과는 다른 형태를 갖는다. 치밀뼈처럼 혈종이 생기지만, 골수강이 없기 때문에 2단계 이후부터는 다른 과정을 거친다. 해면뼈은 골절부의 접촉면이 치밀뼈보다 더 커서, 개방된 섬유주 배열로 인해 골형성 조직이 확대되면서 양 쪽 골절 부위가 성장하게 된다. 골형성 세포가 세포간 기질을 형성하고 석회화가 일어나서 완전한 해면뼈을 만들게 된다.

골절치유는 어느 정도의 시간이 필요한가?

환자들의 가장 일반적인 질문은 '언제 골절이 치유될 것인가?' 이다. 불행히도 이에 대한 대답은 골절의 유형, 골절된 뼈의 유형, 환자의 나이, 치료 시간, 환자의 영양 상태에 따라 달라지므로, 직접적으로 단정 짓기는 어렵다.

최근의 골절치유에 관한 진단의 근거는 여전히 임상적 판단이나 x-ray 진단 그리고 특별하게 골절을 일으키게 한 병력 청취 등에 기초하고 있다. 골절의 치유는 시간이 경과함에 따라 나타나는 증상과 이학적 소견의 조합을 평가하여 이루어진다.

다음과 같은 경우에는 완전치유가 된 것으로 추측할 수 있다.

- 체중부하시, 물건을 들어올릴 때 혹은 움직일 때 통증이 없음
- 골절 부위에 압통(tenderness)이 없음
- x-ray 상에 골절선이 사라졌거나 희미할 경우
- 기능적 능력이 완전하거나 거의 완전할 때 (Hoppenfeld and Urthy 1999).

골절유합에 필요한 시간

골절유합에 필요한 시간에는 많은 변수가 있다.

- 골유형(type of bone). 해면뼈은 치밀뼈보다 빨리 치유된다. 긴뼈(long bone)의 치유는 그 뼈의 길이에 영향을 받는데 팔뼈(상지골, 3~12주)가 다리뼈(하지골, 12~18주) 보다 훨씬 더 빨리 치유된다.
- 골절부위의 괴사된 뼈와 연부조직에 혈관재형성(revascularization).
- 골절의 역학적 환경(mechanical environment) (Marsh and Li 1999).
- 골절의 종류(classification of the fracture). 두 뼈끝(골단)의 정복이 정확한 경우, 유합이 보다 빨리 일어난다. 이는 정복하기 전 골편의 위치와 그 주위 근육의 작용에 영향을 받는다.
- 혈액공급(blood supply). 정상적인 치유를 위해서는 풍부한 혈액공급이 필수적이다. 어떤 골절은 매우 느리게 치유될 수 있다(예: 정강뼈 아래 1/3골절). 정강뼈 아래 1/3 부위는 근육이 거의 없어서 산소와 영양분을 별로 필요로 하지 않기 때문에 정상적인 상황에서는 혈액공급을 요구하지 않으므로 혈액공급이 불량하다.

- 고정(fixation). 고정을 정확하게 잘하면, 뼈조각(골편)이 혈관을 손상시켜 혈액공급에 장애를 초래하게 되는 것을 막을 수 있다. 또한 정복된 뼈를 움직이지 않게 하여 신체의 변형이나 기능의 소실을 방지할 수 있다. 흥미롭게도 만일 골절 부위에 전혀 움직임이 없게 되면, 가골(callus) 형성 자극이 소실되기 때문에 골절부위에 미세한 움직임이 발생하면 치유를 촉진하게 된다.
- 연령(age). 어린이의 경우 골절유합이 매우 빨라서 골절 후 4~6주 지나면 뼈의 경화가 일어난다. 성인에서는 동반되는 질환이 없다면 뼈의 유합과 연령은 큰 상관관계를 보이지는 않는다.
- 어떤 종류의 약(drugs), 비스테로이드항염증제(non-steroidal anti-inflammation drugs)가 염증과정에 영향을 미치게 되면 치유과정을 방해할 수도 있다.
- 흡연(smoking). 개방성 정강뼈골절을 입은 사람이 흡연을 할 경우, 불유합(non-union) 및 지연유합(delayed-union)의 비율이 증가한다(Adams et al. 2001).
- 초음파(ultra sound). 최근의 연구에 따르면, 저 강도의 초음파 적용시 골절치유가 촉진되는 것으로 나타났다(Azuma. et al. 2001).

골절 합병증

심각한 혈류장애

폐색전증(pulumonary embalism)과 심부정맥혈전증(deep vein thrombosis)은 골절의 두 가지 합병증이다. 혈액량 감소 혹은 혈액소실은 쇼크를 유발할 수 있다. 또한, 넙다리뼈몸통 골절시 1.7L(3pints), 골반골절 시 3.4L(6pints)의 출혈이 발생할 수도 있다. 혈류장애의 증상에는 빈맥(빠른 심박동율), 말초혈류공급 감소로 인한 창백(pallor), 저산소증(hypoxia), 혼미(confusion), 반의식상태(a state of semiconciousness) 등이 있다.

감염과 파상풍(infection and tetanus)은 특히 개방 혹은 복합골절 등에서 우려하는 위험요소이다. 근래에 대부분의 사람들은 파상균에 대한 면역능력이 있거나, 매우 큰 개방골절일 경우에는 부스터(booster) 파상풍 주사를 맞게 된다. 골수염은 치료가 어렵다.

지방색전증(급성호흡곤란증후군)

큰 뼈의 다발성 골절(multiple fracture) 혹은 압좌성 손상(crushing injury) 혹은 많은 양의 골수가 유출되었을 경우, 순환계로 매우 작은 크기의 지방 방울들이 흘러들어갈 수도 있다. 이런 지방 방울들은 폐에서 정체되며 증상으로는 호흡저하, 숨참, 졸림(drowsiness), 산소포화도 감소, 흉부에 발생하는 미세출혈(petechiae) 등이 있다. 급성호흡곤란증후군(acute respiratory distress syndromes, ARDS)은 매우 치명적이다.

깁스로 인한 피부의 쓰라림

깁스를 제거할 때 건조한 피부가 많이 벗겨지는 것은 자연스러운 현상이라는 것을 환자에게 알려준다. 또한 깁스 혹은 부목 때문에 피부가 붉어지거나 쓰라리게 되면 관련 팀의 동료에게 그 사실을 알려야만 한다.

근손상 및 약증

골절로 근섬유가 찢어지거나 근육이 파열될 수 있으며, 이런 경우에는 출혈과 부종이 더 심해진다. 개방성 골절의 경우, 건이 부분적으로 손상될 수 있으며 때때로 파열되기도 한다. 파열된 근육이나 건을 치료하기 위해서는 일반적으로 외과적 처치가 필요하다.

구획증후군

만일 골절 시 근육에 손상이 발생하거나 염증이 생기면, 근육 내 압이 감소하지 않고 증가하여 허혈로 인해 조직의 괴사(necrosis)가 발생한다. 이는 인접 근막내의 고압이 조직 생존에 필요한 모세혈관압을 기준치 이하로 감소시키는 것으로 정의할 수 있다. 구획증후군(compartment syndrome)은 거의 대부분 정강뼈부위 근육 혹은 전완부위 근육에서 발생한다.

구획증후군이 있는 팔다리의 임상증상은 5가지의 Ps로 기억하면 된다.

- 창백(pale)
- 통증(painful)
- 무맥(pulseless)
- 감각이상(paraesthesiae)
- 마비(paralysed)

치료는 무엇보다도 정확한 진단을 바탕으로 한다. 어떤 손상 또는 수술 후에 동작 및 감각, 색깔 등에 주목하고, 팔·다리는 높이 올리고 차갑게 유지한다. 또한 위급시에 외과적 감압(근막절제술, fasciotomy)이 필요할 수도 있다는 사실을 알아야 한다.

무혈성괴사

뼈는 주위 연부조직의 혈관이나 골막 내(뼈 내부) 혈관을 통해 혈액을 공급받는다. 어떤 경우에는 골의 일부분이 전적으로 골막 내 혈관에 의지하는 경우가 있으므로 만약의 경우, 골절로 인해 혈액공급이 차단되면 바로 무혈성괴사(avascular necrosis)에 빠지게 된다(즉, 골절된 뼈가 괴사하는 것). 대표적인 예로는 대퇴골의 경부골절시 넙다리뼈머리(femoral head)와 손배뼈(scaphoid bone) 골절시 손배뼈(주상골) 몸쪽끝(근위단)의 괴사 등이 있다. 괴사는 불유합(non-union)의 원인이 된다. 또한 조각(골편)이 관절면을 침범하였다면, 후에 퇴행성관절염(osteoarthritis)을 유발하게 된다.

유합과 관련된 문제

만일 뼈끝(골단) 사이에 틈이 너무 크고, 혈액공급이 불량하거나(정강뼈 아래 1/3) 감염된 경우, 혹은 내부고정이 적용되었을 경우(이런 경우 종종 가골형성 자극을 방해)에 지연유합(delayed union)이 발생할 수도 있다.

확실한 병리적 변화 및 방사선상의 불유합의 증거가 나타날 수 있는데, 가골형성은 보이지 않고 뼈끝(골단)은 치밀해지고 윤곽(out line)은 확연히 끊겨있을 것이다. 뼈끝 사이는 섬유조직으로 채워지고, 가관절(pseudo-arthrosis)이 형성될 것이다. 정강뼈 아래 1/3 부위는 치유능력이 매우 좋지 않은데, 이는 때때로 젊고 건강한 사람에게서도 발생할 수 있다.

골절은 불완전한 위치에서 치유가 되는 부정유합이 될것이다. 두 뼈끝(골단)이 겹쳐서 유합되면 전체적인 뼈의 길이가 짧아지게 되어 기능장애를 일으킬 수도 있다. 또한 두 뼈끝이 겹쳐서 유합되면 전체적인 뼈의 길이가 짧아지게 되어 기능장애를 일으킬 수 있다. 두 뼈끝 사이에 각이 형성되거나 회전변형이 생기면, 생역학(biomechanics)을 변화시켜 기능장애를 가져올 수도 있다.

성장장애

나이가 어린 사람들인 경우에는 뼈끝(골단) 부위(growth plate)에 골절이 발생하면, 성장장애(growth disturbance)가 올 수 있다.

복합부위통증증후군

복합부위통증증후군(complex regional pain syndrome, CRPS I)은 수덱 위축(Sudeck atrophy), 반사교감신경이상증(reflex sympathetic dystrophy, RSD), 동통성 발육이상(algodystrophy), 작열통(causalgia) 등으로 알려져 왔다. 최근에 복합부위통증증후군이라는 용어는 이런 병적 상태를 묘사하는데 이용된다. 이는 손상 초기의 상태와는 상관없이 동작시 혹은 안정시에 환자가 매우 심한 통증을 호소하는 합병증이다. 증상은 팔·다리가 붓고 피부는 번들거리고(shiny) 변색되며 차갑게 느껴지는데, 심할 경우에는 팔·다리가 심하게 물러지고 변색된다. 이어서 뼈엉성증(osteoporosis)과 영구구축(permanent contracture)이 발생한다.

치료가 힘든 편이지만, 다양한 성공사례에 따라 종종 교감신경차단 및 능동적 물리치료 프로그램을 적용하기도 하고(Viel et al., 1999), 때로는 관시딘(quanethedine)과 같은 혈관확장제가 효과를 보이기도 한다. 신경차단(nerve block), 국소마취(local analgesia), 경피신경자극(TENS) 및 다른 국소치료가 효과를 볼 수도 있지만, 회복이 느려 수개월이 걸린다. 다행히도 이런 합병증은 비교적 드문 편이다.

관절내 골절

관절연골 골절이 발생했을 경우, 차후 골관절증(osteoarthrosis)에 노출될 확률이 높아진다(예: 정강뼈 고평부 골절). 골관절증은 골절로 인하여 관절면이 거칠어지고 관절연골이 파괴되면서 관절가동이 제한되기 때문에 발생하는 것이다. 근래에는 관절가동의 제한 때문에 물리치료사가 적극적으로 손상 초기 단계에서부터 치료를 시작하고 있다.

관절내 골절에서 발생하는 또 다른 문제는 관절강내에서 가골(callus)이 형성되려고 할 때, 활액이 이를 지속적으로 씻어 내버린다는 것이다(예: 넙다리뼈목(femur neck) 골절).

내장기관 손상

몇 가지 예를 들면, 골반골절 시 방광(bladder)과 요도(urethra)가 손상을 받을 수 있으며, 갈비뼈(늑골) 골절시는 기흉(pneumothorax)이 발생할 수 있다. 또한 머리뼈(두개골) 골절시 뇌(brain)가 손상을 받을 수 있다.

유착

관절(intra-articular)이나 관절주위(periarticular)에서 발생하는 유착(adhesions)은 골절부위를 고정한 것에 대한 값비싼 대가이다. 관절내 유착은 골절시 관절을 침범하여 관절내로 혈액이 유출되었을 때 생긴다. 만일, 이 혈액이 흡수되지 않으면 활액막 내에 섬유성 유착이 발생하고, 부종이 감소되지 않으면 관절주위의 유착이 발생하여 주위 조직의 기질화를 유발한다. 이는 관절주머니(낭)나 인대 등의 조직 간에 유착이 되어 관절의 운동을 제한한다. 그러나 오늘날은 새로운 고정기술에 의해 조기 가동술(mobilization)이 가능해져 이러한 관절 주위의 유착은 큰 문제가 아니게 되었다.

관절주머니(낭) 유착은 흔하다. 예를 들어, 관절주머니(낭) 유착은 가동범위를 크게 하기 위해 관절 내에 주름(fold)을 갖고 있는 어깨관절에서 흔하게 발생한다. 이들 주름은 동작제한을 유발시키는 손상 혹은 골절 발생 후에 모두 유착이 된다.

큰 혈관의 손상

팔다리에 대한 혈액공급을 차단할 정도로 큰 동맥이 폐쇄된다면 괴저(gangrene)가 발생하고, 부분 혈관폐쇄가 있을 경우에는 허혈성 구축(ischaemic contracture)이 발생할 것이다. 이러한 상황은 외과팀이 응급으로 다루어야 한다.

골절 부위의 정맥에서 혈전증(thrombosis)이 발생할 수 있다. 혈전증은 쥐어짜는 듯한 통증과 부종의 증가 및 정맥의 주행 방향에 따라 심한 압박감 등의 증상을 나타낸다. 순환계의 이상으로 인한 증상이 나타날 때는 즉시 외과의에게 보고해야 한다. 왜냐하면 혈관이 손상 받을 수 있기 때문이다. 예를 들어, 위팔뼈 관절융기위 골절(supracondylar humeral fracture)시 위팔동맥(brachial artery)이 손상 받을 수 있다.

신경손상

어떤 경우에는 골절(예: 위팔뼈 중간부)시 노신경마비(radial nerve palsy)가 올 수 있다. 따라서 치료시에 기능적인 해부지식이 중요하다. 만일 깁스가 너무 타이트(tight)하면 신경손상을 유발할 수 있는데, 깁스가 종아리뼈머리 주위를 압박할 경우에 총종아리뼈신경(common peroneal nerve)은 쉽게 손상될 수 있고, 이로 인해 전정강뼈근이 이환되어 발처짐(foot drop)이 일어나, 보행의 뒤축닫기(heel strike) 중 발의 감속기능을 상실하게 되면서 유각기 동안 발끝을 끌게 된다.

부종

부종(oedema)은 깁스를 한 부위 밑에서 확연해지므로 팔다리를 높게 올리고 깁스 밖에 있는 손가락 혹은 발가락은 운동을 해야 하며, 근육의 펌핑작용을 촉진하기 위해 깁스 안 근육의 등장성 수축을 행해야 한다(sheriffand van Bibber, 1998; ischako vsky, et al., 1996). 일단 깁스를 제거하면 근 약화로 정맥에 대한 근 펌핑작용이 약해지며, 특히 부종은 활동 혹은 팔다리를 높게 하지 않았을 경우 심해진다.

골절 치료의 원칙

일단 골절 진단이 내려지면, 그에 맞은 최상의 치료를 결정해야 한다. 골절 치료를 위한 안전하고 효과적인 방법은 최소로 정해야 한다. 흥미롭게도 조물주는 골절부위가 미세하게 움직일 때 가골형성이 이루어지도록 하였고, 만약 습관적으로 뼈끝(골단)에서의 움직임을 제한하도록 고정하거나 금속판으로 덮을 경우의 가골형성은 이루어지지 않는다(그림 3.4)(Cornell and Lane, 1992).

바로 이 점이 정형외과에서의 딜레마이다. 골절치유에 있어 기발한 물리치료가 없듯이 외과적 치료에 있어서의 경우도 마찬가지다. 이러한 '시소(see-saw)' 에 관해서는 이장 마지막 부분에서 언급할 것이다.

정복

정복(reduction)은 정상위치 혹은 거의 정상에 가깝게 정렬을 맞추는 것이다(그림 3.5). 골절정복에는 개방성 혹은 폐쇄성 정복이 있다. 폐쇄성 정복(closed reduction)은 외과수술 없이 국소 혹은 전신마취 하에서 골절을 치료하는 것이다. 개방성 정복(open reduction)은 골절부위를 수술로 개방해서 정복하는 것이다.

골절된 뼈의 전위(displacement)가 있다고 해서 반드시 정복을 하는 것은 아니다. 예를 들어, 빗장뼈골절(clavicle fracture)인 경우에 단지 미용상의 문제만 있을 수 있는 융기(bump)를 감수하고 치료를 시행하는데, 이는 기능이 가장 중요한 관심사이기 때문이다.

그러나, 골절된 뼈들의 위치가 어긋나 있거나 회전변형이 있을 때 또는 다리길이가 짧아질 수 있는 경우에는 정복을 해야 하며, 정복 전이나 후에 골절편의 위치를 알기 위해 x-ray 진단법을 이용한다. 최근의 실시간 방사선(real-time x-ray)은 수술로 정확한 정복을 했는지 확인하기 위해 영상증감장치(image intensifiers)를 사용할 수 있다. 컴퓨터단층촬영(CT) 및 자기공명장치(MRI)가 발달함에 따라 복합골절을 좀 더 자세하게 연구할 수 있게 되었고, 수술계획을 세우는데 있어서도 도움이 되고 있다.

고정

골절 고정의 목적은 다음과 같다.

- 정복 유지
- 골절에 대한 적절한 치유환경 제공
- 통증 감소

전위(displacement)되지 않은 골절인 경우의 고정은 필요치 않거나 최소한의 고정만이 필요하다. 예를 들어, 손가락 골절인 경우 이웃하는 손가락에 같이 묶어두는 경우를 들 수 있다(그림 3.6).

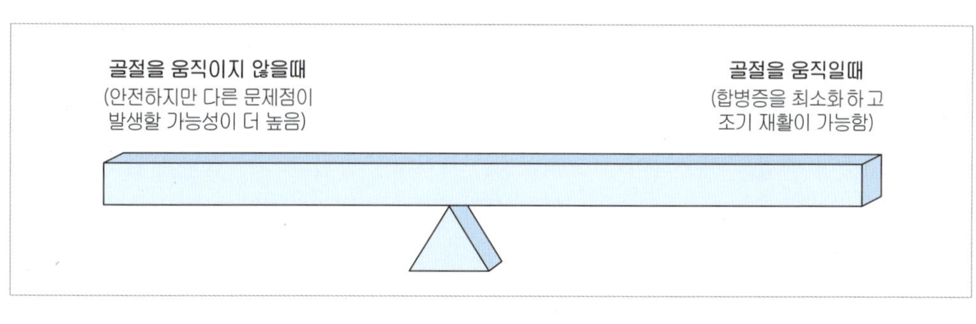

그림 3.4 가동술 시소 (mobilization see-saw)

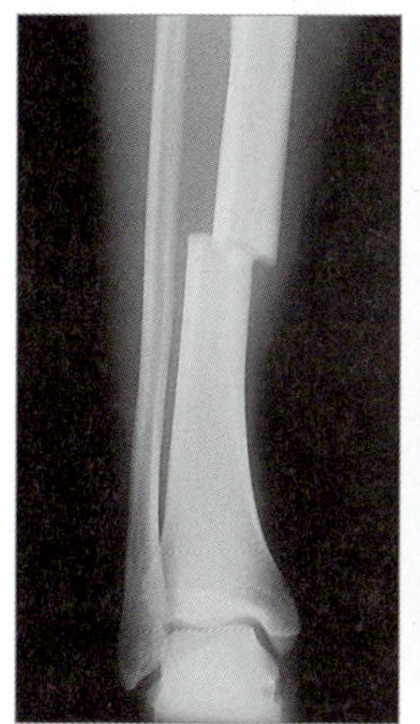

A: 손상

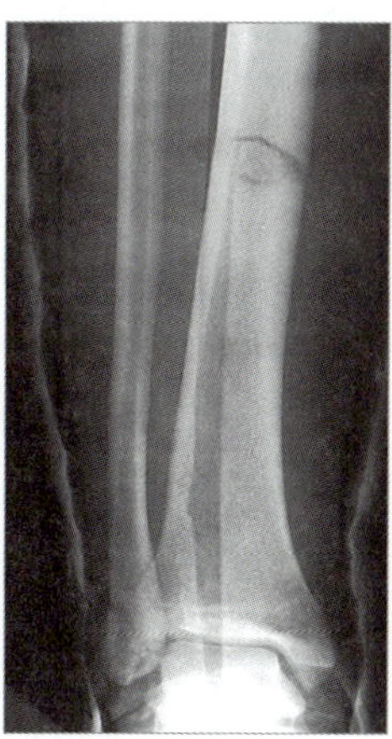

B: 정복

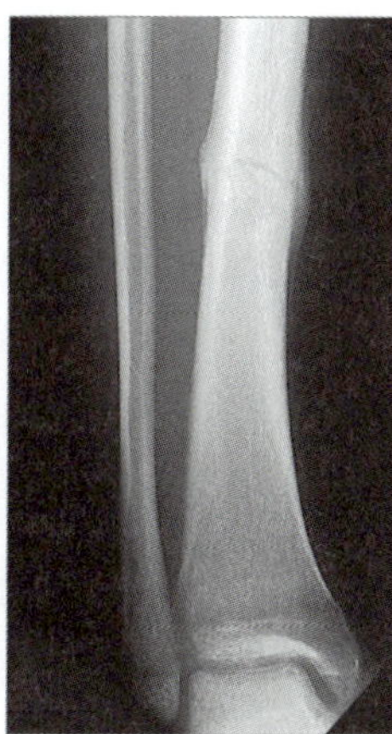

C: 8주째

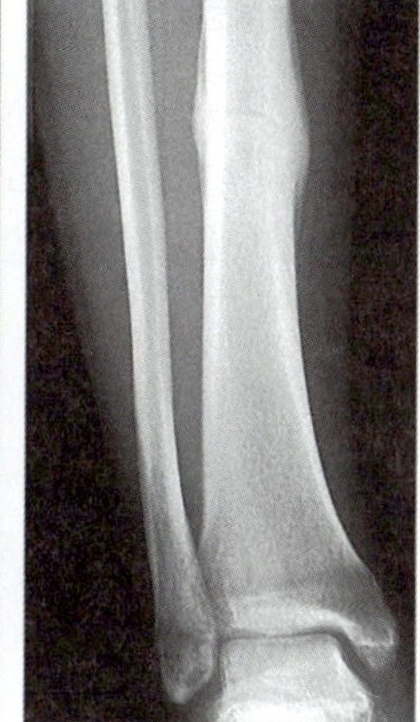

D: 12주째

그림 3.5 가골형성의 진행과정이 보이는 골절된 정강뼈체의 정복과 치유

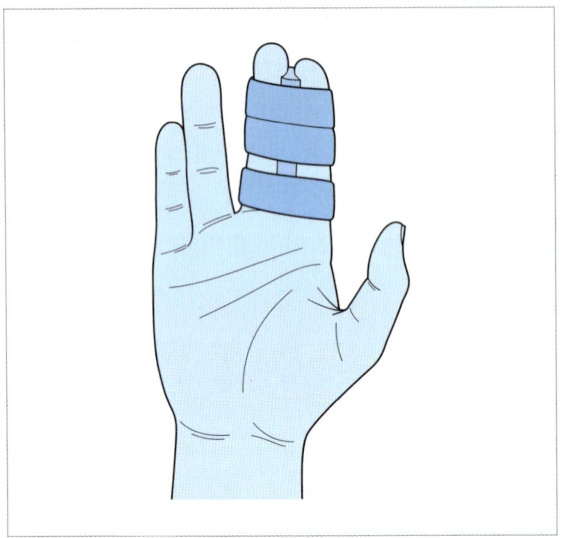

그림 3.6 추후의 움직임을 보조하기 위해 건측과 골절된 손가락에 함께 적용한 이중 끈

일반적인 골절 고정법

석고 붕대법

이는 석고가 스며들어 있어 젖은 상태에서 골절부위에 틀을 만들 수 있으며, 이 틀은 이내 굳어진다. 여전히 석고붕대는 기본적 외부고정법이다(그림 3.7).

어떤 경우에는 골절시 가벼운 무게와 방수성 때문에 인공재질로 만들어진 부목을 사용하기도 한다. 팔다리에는 무게가 가벼운 열가소성 재질을 사용하여 주조를 하고 만약 부종 혹은 위축으로 팔다리에 변형이 발생할 경우 재주조가 이루어진다. 그러나 어떤 인공재질로 만들어진 깁스는 단련하기가 어렵고 석고깁스 만큼 효과적으로 주조하기가 어렵다. 또한 때때로 피부 알레르기를 유발하기도 한다.

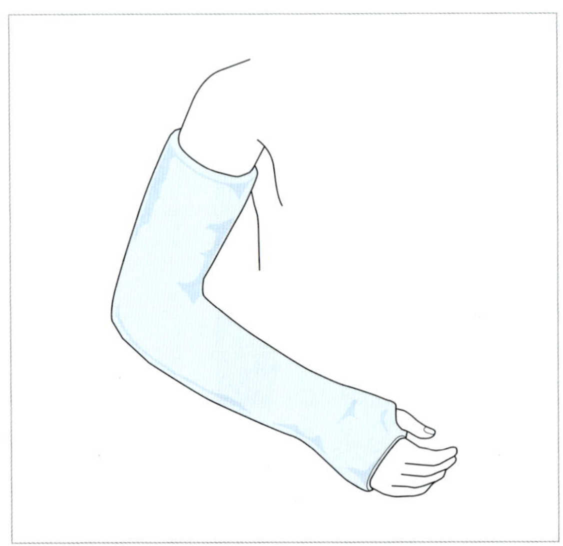

그림 3.7 석고 붕대를 이용한 고정

깁스를 제거하려면 석고 톱이 필요하다. 이런 특수 도구에는 피부손상 없이 단단한 깁스를 자르기 위한 진동 칼날이 있다.

석고 붕대법(plaster of paris, POP)의 장·단점은 표 3.1에 나와 있다.

Clinical note

만일 석고 붕대 혹은 이와 유사한 부목 안의 팔다리에서 다음과 같은 것들이 발생하지 않는지 살펴보아야 한다.

- 손상부위 피부색이 푸르게 되거나 창백해 짐
- 손상부위에 무감각, 저림, 두근거림이 발생함
- 손가락 혹은 발가락을 움직이는데 어려움이 있음
- 손상부위에서의 심한 통증
- 깁스 가장자리에서의 부종(swelling), 팽륜(bulging), 종창(puffiness)이 있음
- 깁스 안에서의 악취
- 깁스가 느슨해져서 미끄러짐

기능적 부목(깁스 부목)

최근에는 과거처럼 골절 고정을 강하게 할 필요가 없다고 생각하고 있으며, 그 결과 기능적 부목(깁스 부목) 등이 생겨났다. 기능적 부목은 움직임을 허용하는 관절(hinge)을 가지고 있다(이 장 마지막에 있는 사례연구 참조)(그림 3.25).

부목 안에 있는 팔다리의 연부조직은 압착되고 힐컵(heel cup)을 사용한 연결로 부목 안의 재질을 통해 무게가 실리도록 한다. 기능적 부목은 장기간의 고정으로 인해 발생하는 많은 문제점들을 감소시켰다. 또 다른 장점은 골절 부위에 그리 크지 않은 부하를 제공하여 관절의 움직임을 일으킴으로써 손상부위에 대한 혈류공급을 개선시킨다.

내부고정

철판 및 나사를 이용하는 수술법은 개방정복 및 내부고정(open reduction and internal fixation)으로 알려

표 3.1 석고붕대의 장·단점

장점	단점
▪ 수술 혹은 합병증이 없다.	▪ 정확히 정복하거나 그 상태를 유지하기 어렵다.
▪ 감염위험이 없다.	▪ 차후에 수술이 필요할 수도 있다.
▪ 빠른 시간 내에 적응할 수 있다.	▪ 피부검사를 위해 석고를 제거하거나 창(window)을 만들어야 한다.
▪ 환자의 퇴원이 빨라질 수 있다.	▪ 부종이 심하면 깁스를 제거해야 하고, 부종이 가라 앉으면 다시 적용해야 한다.
▪ 저렴하고 훈련시키기에 용이하다.	▪ 젖으면 냄새가 난다.
▪ 새롭게 나온 가벼운 무게의 깁스는 교체가 가능하다.	▪ 무겁다.
▪ 방사선 투과가 가능(깁스 한 채로의 x-ray 사진 촬영 가능)하다.	▪ 찌그러질 수 있다.
▪ 유동체 및 출혈은 흡수될 수 있고, 출혈의 범위는 깁스 자체에 흔적이 남게 되어 매일 측정된다.	▪ 피부 마찰 및 쓰라림이 발생한다.
▪ 굳어지기 전 수분 안에 주조될 수 있다.	

져 있으며 약자로 ORIF라 한다(그림 3.8).

내부고정 및 개방성 정복의 장점(advantages of ORIF). 이는 진행과정 및 손상부위에 대한 정확한 수술적 평가를 할 수 있고, 자세한 관찰을 가능하도록 한다.

내부고정 및 개방성 정복의 단점(disadvantages of ORIF).

- 수술은 생각하지 못한 추가적 외상을 유발시키고, 미생물에 대한 잠재적 노출 가능성이 있다.
- 폐쇄성 골절이 개방성 골절이 되게 할 수 있다.
- 수술 후유증 및 잠재적 합병증 위험이 있다. 모순적이게도 강하게 고정시키면, 가골형성을 위한 자극이 없어지게 된다. 삽입된 금속물들은 12~18개월 후에 혹은 이들이 문제가 되었을 경우 제거한다. 예를 들어 나사들은 자극물이 될 수도 있다. 어린아이들에게 있어서는 삽입물이 안에 있을 경우에 골이 성장하지 않고 정상적으로 부하에 반응하지 않기 때문에 부하의 일부가 삽입물에 의해 지지될 때쯤, 이들을 제거해야 할 것이다.

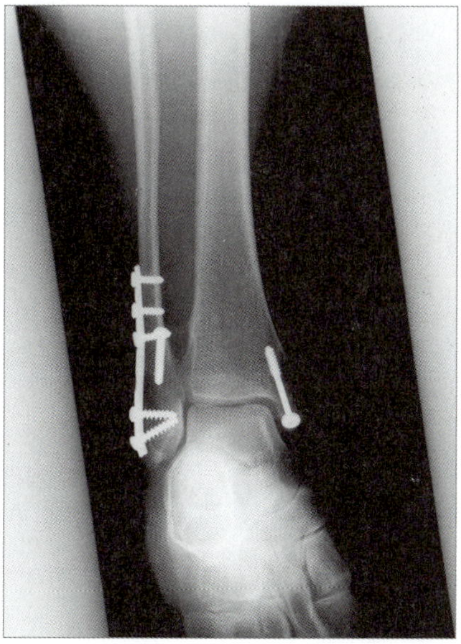

그림 3.8 철판과 나사로 고정한 정강뼈와 종아리뼈 골절

골수내못고정술

속이 빈 금속 봉을 장골의 한쪽 끝으로 삽입하여 골수공간으로 밀어 넣고 몸쪽(근위부)과 먼쪽(원위부)에 각각 못을 박는다(그림 3.9A). 못의 근위부에는 철사를 꿰게되어 있어 차후 못을 제거할 때 용이하게 한다.

이전에 장기 침상안정으로 환자를 관리하던 것과는 달리 긴뼈(장골) 골절에 대한 골수내못고정의 사용은 많은 골절치유에 있어 혁신적인 것이었다. 개방성 고정보다 외상이 적고 병원에 머무는 시간을 감소시키며 좀 더 빨리 환자가 움직일 수 있게 해주고, 고정과 관련된 합병증의 위험을 최소화 해 재활할 수 있도록 한다. 골 보다는 삽입물에 좀 더 부하와 긴장력을 받는다는 이유 때문에 마지막 단계에서 잠김 나사를 제거해야 할 것이다. 이렇게 하면 못을 가볍게 움직이게 하고 골단의 치밀함을 유도한다(역동성). 이는 다시 뼈가 정상적인 부하와 긴장력을 받게 해서 Wolff의 법칙이 적용될 수 있도록 한다. 어떤 경우 내부 고정시 정상적인 골절 치유과정에서 발생하는 골내부 증식이 상실되는 경우도 있다. 위팔뼈(상완골; humerus) 및 정강뼈체(tibia shaft) 골절 또한 이런 식으로 못을 삽입하게 된다.

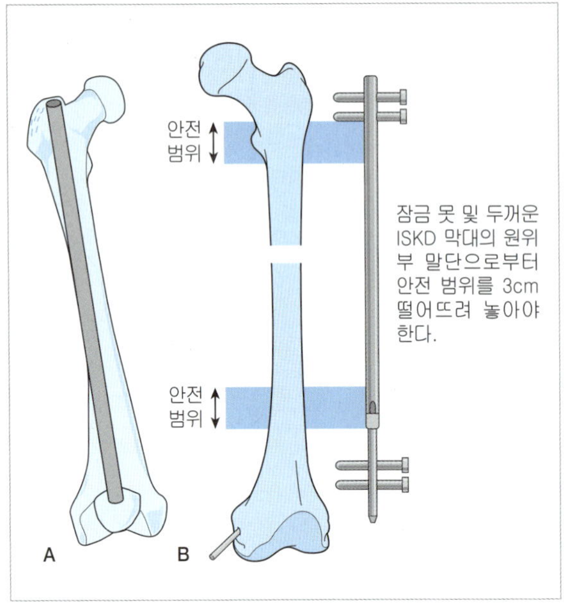

그림 3.9 A: 골수내못고정술, B: ISKD

With thanks to Dania Sorio, Customer Service International, and Grit Soboll, Communications Manager, Orthofix SRL, for 3.9b; www.orthofix.it

ISKD. 내고정연장술(intramedullary skeletal kinetic distractor, ISKD) (그림 3.9B)는 정강뼈 혹은 넙다리뼈(대퇴골)를 연장시키는데 이용할 수 있는 두 개 부분으로 구성된 철 막대이다. 뼈를 견인하기 위해 골절제술을 실시한다. 이 기구는 한 방향으로만 회전할 수 있기 때문에 환자로 하여금 뼈 길이를 연장하기 위해 회전운동을 하도록 한다. 자성 감지기가 부착된 휴대용 모니터를 통해 내고정연장술 안에 밀봉된 작은 자석을 감지 할 수 있다. 내고정연장술의 길이가 길어짐에 따라 자석은 360° 회전하게 된다. 모니터를 통해 이런 변화를 감지해서 길이를 정확하게 조절할 수 있도록 측정치가 기록될 수 있다. 환자는 하루 동안 단계적으로 회전 값을 측정한다. 길이 연장 지속 시간은 필요한 길이가 얼마인가에 따라 달라진다. 일반적으로 적당한 평균 비율은 하루에 1mm 정도이다. 견인을 하는 동안에는 환자에게 체중지지를 못하게 한다.

외부고정

그림 3.10은 정강뼈골절(tibia fracture)에 외부고정(external fixation)을 사용한 그림을 보여주고 있다. 핀과 철사로 뼈 조각들을 얽어매고 나서 인체 밖에 있는 장치에 고정한다. 그림 3.11은 노뼈먼쪽(요골원위부; distal radius)의 관절 내 분쇄골절(comminuted intra-articular fracture)에 대한 외부고정을 보여주고 있다. 그림 3.12는 불안정 골반골절(unstable pelvic fracture)에 대한 외부고정을 보여주고 있으며, 표 3.2에는 외부고정의 장·단점을 보여주고 있다.

1940년 러시아에서 Ilizarov 골절 고정방법은 처음 시작되었다. 이는 철사 혹은 핀으로 뼈를 관통시켜 축성계(axial system)를 결합시킨 후, 원형고리로 연결시킨다. 이는 불유합(non-union)에 적합한 것으로 알려졌다(Schwartsman, et al., 1990). 이는 '신연골재생(distraction osteogenesis)' 원칙을 구체화한 것으

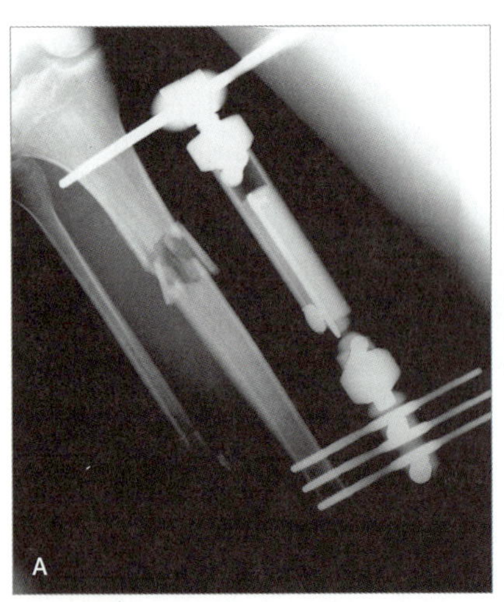

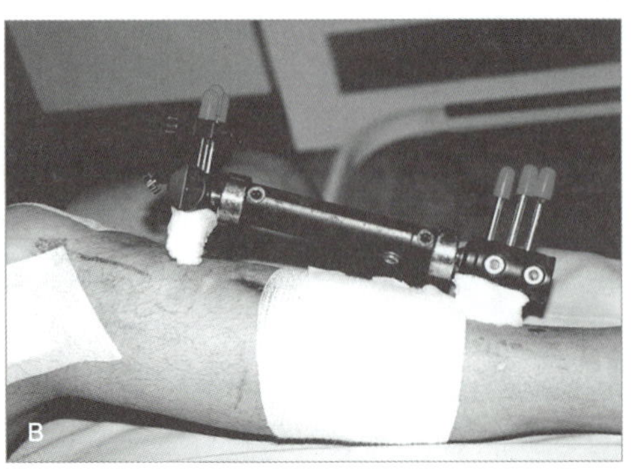

그림 3.9 외부고정을 이용한 정강뼈골절 고정. A: 핀이나 철사로 골편을 얽어맴, B: 철사나 핀을 체표면 밖의 기구에 고정시킴.

Reproduced by kind permission of Mr R.F. Adam.

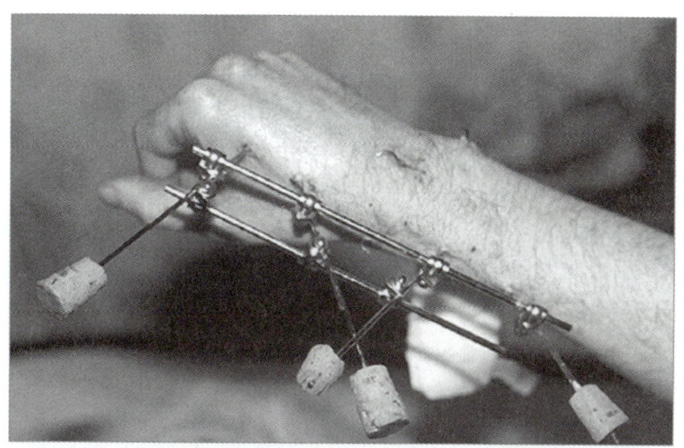

그림 3.11 노뼈먼쪽(요골원위부)의 관절내 분쇄골절 고정
Reproduced by kind permission of Ms Fiona Cobbold, ©

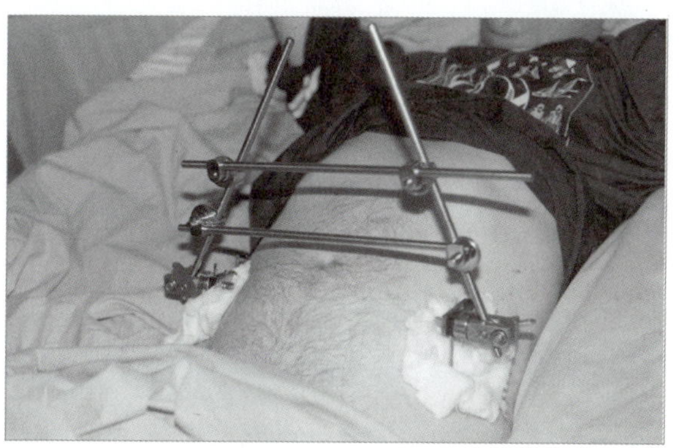

그림 3.12 불안정 골반골절 고정을 위한 외부고정

로 큰 골격손상(large skeletal defects) 회복, 팔다리길이(limb lengthening) 증가, 골격변형(skeletal deformities)의 회복 등에 이용될 수 있다(그림 3.13).

골 견인에서는 Steinman 핀을 뼈를 관통시켜 삽입하며 부착된 무게가 국소적이고 효과적인 견인을 할

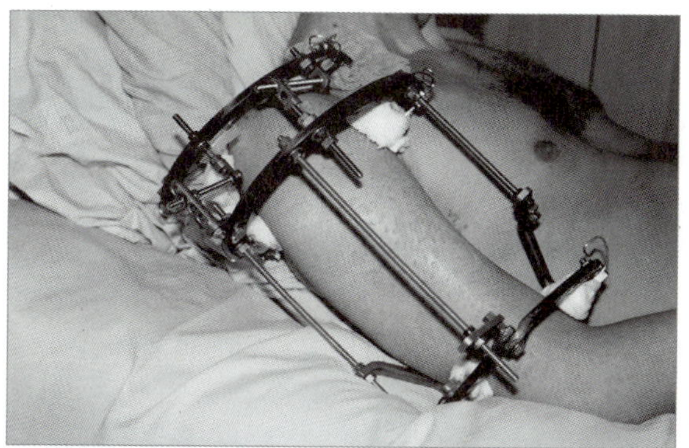

그림 3.13 위팔뼈(상완골) 및 어깨뼈(견갑골) 골절에 대한 Ilizarov 고정

수 있게 한다. 이 핀을 삽입하는데 이용되는 부위는 정강뼈 고평부 혹은 종골이다. 핀이 박히는 부분은 깨끗해야 하고 감염이 없어야 한다. 이들 핀은 내성이 있고 외형과는 달리 그리 아프지는 않다.

견인

견인(traction)은 인체의 한 부분을 잡아당기는 것을 의미한다. 여기에는 직접적으로 당기는 것과 간접적으로 당기는 것이 있다. 근래에 들어 정형외과에서는 견인을 자주 쓰지는 않지만 여전히 사용되고 있다. 사용목적(uses include)은 다음과 같다.

- 골절 혹은 질병으로 인해 뼈 혹은 팔다리길이가 감소했을 경우, 이를 다시 회복시킬 때
- 정확한 팔다리길이 유지 및 골절 후 팔다리길이 감소의 원인이 되는 근경련 제거
- 관절변형 회복
- 탈구된 관절 정복
- 관절 고정

표 3.2 외부고정의 장·단점

장점	단점
▪ 골절 부위의 최소 파괴	▪ 핀이 박힌 부위에 감염 위험
▪ 손상 및 골절 검사 가능	▪ 섬세한 상처관리 필요
▪ 최소한의 외상으로 조정 가능	▪ 미관상 좋지 않음.
▪ 팔다리길이 증가 과정에서 사용 가능	▪ 기능적 손상(예: 근접 관절제한 혹은 고정장치에 의한 연부조직 관통)
▪ 여러 조각에 핀을 박는데 사용 가능(예: 분쇄골절)	▪ 무감각 및 그와 연관된 합병증
▪ 화상 혹은 손상을 가라앉히면서, 개방 또는 복합골절에서 연부조직 보호	▪ 환자는 며칠간 병원에 있어야 함
	▪ 삽입물로 인한 스트레스가 발생하고 가골형성 자극이 감소됨
	▪ 무거움

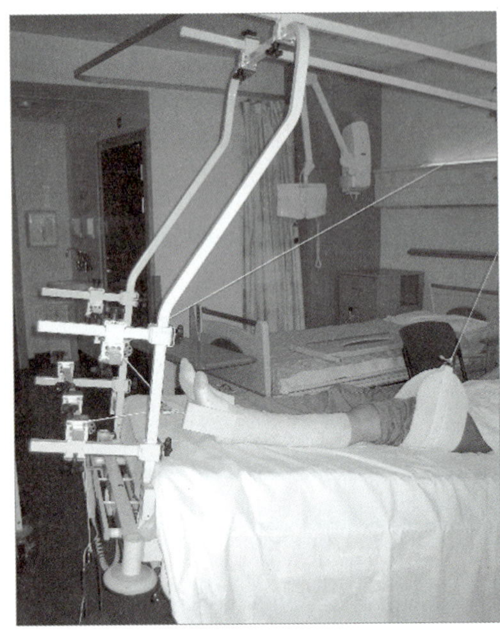

그림 3.14 **피부견인.** 이 여자는 넙다리뼈몸통 골절을 입었는데, 전반적인 건강문제 때문에 수술이 적용되지 않고 보존적 치료가 시행되었다.
With thanks to K Macgregor

- 수술 전 통증 제거
- 수술 후 안정 및 치유 증진

그림 3.14는 피부견인의 예를 보여주고 있다. 뼈 대신 피부에 견인력을 적용한다.

물리치료와 골절

일반적 쟁점

물리치료사의 역할은 문제의 원인을 규명하여 가동 제한의 원인을 제거하거나 완화하기 위한 적절한 과정을 선택하는 것이다('바른 작업을 위한 바른 도구'(the right tool for right job)). 예를 들어, 가동제한의 원인이 근 경축이라면 관절가동술은 그리 중요하지 않으며, 골성 장벽이 있다면 온팩은 적당한 방법이 될 수 없다.

임상의의 평가에 따라서 재활프로그램은 달라진다; 골절을 치료하는데 있어서 틀에 박힌 '방법' 은 없다. 환자ㅏ가 운동에 대해서 자주 혼란스러울 수 있기 때문에 운동은 현실적이고 성취 가능하며 익숙하고, 기능적이며 기억하기가 쉬어야 한다.

대부분의 정형외과 구성은 특수한 수술 혹은 정형외과 중재에 대한 수술 후의 관리계획과 규격화된 프로토콜 및 지침을 갖고 있으므로, 치료사들은 이런 것들을 숙지해야 한다. 정형외과 환자에게 최고의 치료를 제공하기 위해서는 많은 연습(practice), 숙고(reflection) 및 임상에 근거한 기술들(clinical reasoning skills)을 미세하게 조율할 필요가 있다.

임상적 추론이라는 것은 추상적 개념이 아니며, 자신의 배경지식에 상식을 적용하는 것이다. 환자를 평가하면서 자신의 배경지식은 늘어나는데, 이는 경험과 관련된 내용이다. 다음 장에는 골절환자를 평가하기 위한 지침이 나와 있다. 물리치료사들의 골절에 대한 평가와 치료는 어는 정도 시간이 경과하여 재활이 시작되는 단계에서 이루어진다. 예를 들어, 학생들은 종종 단지 석고붕대를 하고 있는 환자를 완전히 평가할 수 없다는 자신의 임상적 위치를 발견하고 당황스러워 한다. 이들의 치료계획은 다음과 같이 구성된다.

1. 팔꿉 목발에 체중지지를 하지 않고도 안정성을 얻는 것
2. 안전하게 계단을 뛰어 넘는 것
3. 집을 안전하게 나서는 것
4. 등척성 운동에 관한 조언

정형외과의 평가와 치료 원칙은 표 3.3을 참조한다.

초기 환자평가

안전하고 적절한 치료를 계획하기 위해서는 평가가 기본이다. 임의의 다른 상황에서처럼 골절 역시 평가하고, 어떤 특수한 지시 혹은 제한이 있는지 인식해야 한다. 예를 들어, 환자에게 완전 혹은 부분적 체중부하를 시킬 것인가? 내가 해야 할 것이 무엇인가에 대해 생각하는데 시간을 투자한다. 무엇인가 빠진게 있다면 기록해 두었다가 다음에 시행해야 함을 기억하고, 임상 상황에 따라 평가는 매우 다양해짐을 알아야 한다.

문제지향성 의료 기록

POMR(the problem-oriented medical record) 체계는

표 3.3 물리치료와 골절: 일반적인 쟁점 정리

주장	물리치료사를 위한 지침
■ 환자는 모두 다르다. ■ 평가는 모두 다르다. ■ 치료과정은 모두 다르다. 환자들의 상황이 반드시 교과서의 경우와 일치 하지는 않는다. ■ 어떤 평가도 문제의 결과를 예견할 수 없다.	■ 치료법에 관해 묻지 않는다. 치료접근은 유연하고 역동적이어야 하며 수많은 요소들에 따라 변해야 한다. ■ 기본적인 평가 틀을 배우고 각 개인별로 약간씩 조정하여 적용한다. ■ 치료가 잘 되지 않으면 마음을 열고 인지하여 치료법을 바꾸거나 변형시켜라. ■ 경험이 풍부한 치료사는 치료 시 평가할 수 있다. 이는 환자가 지속적으로 적절한 관리를 받고 있으며, 그 자극이 역동적임을 뜻한다. 치료목표를 변형시킬 필요가 있고 전체적으로 유연해야 한다.

SOAP를 구체화한 자료수집 체계에 기초하고 있다:

- 주관적(subjective). 환자를 통해 얻은 정보: 알레르기, 과거병력, 과거수술경험, 가족력, 신상 정보(삶의 수준, 사회적 상황, 직업, 약물치료), 전신관찰(review of system).
- 객관적(objective). 관찰과 검사를 통해 얻은 모든 정보(예: 관절가동범위, 근력)
- 분석(analysis). 주관적이고 객관적인 자료를 통해 얻은 것에 기초한 문제점들을 목록화한 것, 문제가 많은 환자들을 위해 가장 중요한 문제점을 첫째로 시작하여 순서대로 일련의 번호와 목록을 만든다.
- 계획(plan). 이름이 내포하는 것처럼 이는 언제든지 가능한 치료 계획을 일컫는다.

Key Point

기록하는 방법도 계속 발전하여 최근에는 종합적인 통합 보호경로(ICPs) 혹은 전자기록을 사용하고 있다. 임상추론을 기록하고 자신이 속해 있는 지역의 실습기준과 CSP 핵심기준을 모두 지지하는 것은 탁월한 선택이다.

주관적 평가

기록한 기본배경 정보

- 직업(occupation)
- 약력(drug history)
- x-ray/정밀검사/다른 검사
- 가족력(family history)
- 다음 치료 날짜(next date)
- 특별한 외과적 교육(specific surgical instructions)

현재 상황

시작 날짜, 시작할 치료 및 과정 그리고 방법을 포함한 특수교육을 기록 한다. 예를 들어, 다음 3주 동안 부분 체중부하, 만일 환자가 자신의 수술 후 지시 받은 교육을 알지 못하면 개의치 말 것, 다른 팀 동료들에게 치료매개변수(treatment parameter)에 관해 알려줄 것 등을 기록한다.

이전의 의학적 병력

당신의 치료 선택권에 영향을 미칠 수 있는 소견 혹은 경고 징후가 있는가? 예를 들어:

- 내부고정(internal fixation)을 한 환자에게는 어떤 전기치료(electrotherapy)도 하면 안 된다.
- 진행성 뼈엉성증(advanced osteoporosis)이 있는 환자에게 고강도의 체육관 운동은 금기이다.
- 당뇨환자는 치료와 피부에 악영향을 미치는 신경혈관 합병증을 갖고 있을 것이다.
- 만성 폐쇄성 폐질환(COPD) 환자에게 이동과 운동 강도는 제한적이어야 한다.

사회력

다음 질문들의 중요성을 가볍게 여기지 않아야 한다.

- 환자는 혼자 사는가?
- 계단을 이용해야 하는가?
- 직장에 나가지 못하는 동안 생활비는 어떻게 마련하는가?
- 취미는 무엇인가?
- 그 사람이 돌봐야 할 아픈 친지가 있는가?
- 그 사람이 '정상적' 활동을 할 수 있게 하기 위해 필요한 것은 무엇인가?

가장 유능한 물리치료사는 환자가 말하는 것을 잘 듣고, 이를 치료계획에 결합시킨다. 너무 많은 질문을 하거나 유도질문을 하지 않고 적절하고 일정한 질문을 해야 하며 일관성을 잃으면 안 된다. 환자를 위한 장·단기 계획을 세우는데 필요하다면, 환자가 적응할 수 있도록 준비해야 한다.

통증

단순히 환자에게 통증이 있는지 혹은 없는지를 물어보는 것은 적당하지 않다. 통증의 위치, 유형, 기간, 방사되는지에 관해 물어볼 것, 어떤 활동 및 하루 중에 심해지는 시간이 있는지, 통증을 감소시키거나 중지시키는 요소가 있는지 등의 통증의 질을 평가하기 위해 시각상사척도(visual analogue scales)를 사용할 수 있다(chapter 2 참조). 특히, 활동 후에 골절 부위에서 느껴지는 둔한 통증은 정상이며, 이는 골의 재형성을 의미한다. 지속적인 날카로운 통증은 주의를 요한다(그러므로 생리학에 대한 이해는 치료의 기본이 됨).

객관적 평가

주관적 평가를 통해 객관적 평가를 위한 계획이 도출될 수 있다. 증상을 보면 검사해야 할 구조물을 알 수 있으며, 통증이 심한 곳은 모두 평가해야 한다. 평가는 환자와 치유 단계별로 맞게 적용되어야 한다. 골절 치료의 기본원칙을 숙지(정복, 고정, 기능 보전)하여야만 손상 없이 효과적으로 평가를 완벽하게 행할 수 있다. 예를 들어, 불안정한 골절인 경우에 골절 부위에 근육이 수축하면 손상이 더 심해진다. 고정장치는 골절 부위를 움직이지 못하게 하는 것으로서, 이를 사용한다고 해서 반드시 골유합이 안전한 것은 아니기 때문에 주의를 기울여서 치료를 해야한다.

평가에 도움이 되는 부제는 관찰, 느낌, 동작 등이다(표 3.4).

관찰

시간이 갈수록 관찰 기술을 발전시키는 것은 중요하다. 물치치료사들은 종종 도움이 될 만한 변화를 찾고자 처음에 침대 커버를 걷어 내기도한다. 종창, 타박, 변형, 경련, 부종, 위약 등의 변화가 보이면 병리학적 진행이 있는 것이다. 다리길이 차이, 자세정렬, 보행패턴 등을 관찰해서 객관적인 측정치를 작성한다.

느낌

급성 불안정 골절 시에 종창, 맥박, 열감, 심박동, 경련 그리고 압통을 촉지하는 것이 중요 핵심일 것이다. 감각의 변화는 신경검사의 필요성을 의미한다.

동작

이 장에는 기능 보전을 위한 운동 프로그램 구성에 필요한 내용이 있다. 환자는 움직이는 것을 두려워하기 때문에 어떤 움직임을 어떻게 유발시킬지는 치료사에게 달려있다. 따라서 움직임에 제한이 있는 부위의 위·아래 관절을 검사하는 것은 기본이다. 급성 불안정 골정 부위에 국한하여 수동 혹은 보조 능동운동을 시키는 것은 통증이 적고 안전한 방법이다. 그러나, 마지막 단계에서는 능동과 수동 검사 후에 과압박 검사를 실시해야 한다. 이 때, 움직임의 양과 질은 어떠하며, 끝 느낌은 어떠한가? 이 질문에 대한 답을 통해 손상의 특성을 진단할 수 있다.

골절 치유 단계에 따라 근력 검사의 범위가 달라진다. 골절 부위 근처의 근육이 아니면서 팔다리를 움직이도록 하는 근육은 근력 검사를 해야하며 주동근, 길항근, 협력근, 고정근의 역할별로 선택되는 검사와

표 3.4 객관적 검사

관찰	느낌	동작
▪ 종창(swelling)	▪ 종창(swelling)	▪ 처음에 능동(active)
▪ 경련(spasm)	▪ 열(heat)	▪ 다음에 수동(passive)
▪ 변형(deformity)	▪ 민감(sensation)	▪ 다음에 과압력(overpressure) (주의: 골절의 치유단계에 따라서 실행하지 않는 것이 좋을 수도 있음)
▪ 타박(bruising)	▪ 압통(tenderness)	▪ 움직임의 양과 질 그리고 끝 느낌은 어떠한가?
▪ 부종(edema)	▪ 경련(spasm)	
▪ 위축(atrophy)		

처방되는 유지 운동이 달라진다.

합병증, 나이, 손상 정도에 따라 환자의 기능 능력이 영향을 받는 경우에 기능적 운동 검사는 치료방법을 조정하는 데 기본이 될 것이다. 침대 주위에서의 움직임, 침대 안과 밖으로의 이동, 체중지지 상태 유지 그리고 계단을 이용하는 환자의 능력을 보면, 퇴원 날짜를 예상할 수 있을 것이다. 마지막 단계에서 수행되는 검사들은 직업과 여가 활동에 관계되는 검사들이다.

정형외과 환자의 목표설정

위에서 설명한 평가를 통해 임상진단에 필요한 주관적 객관적 소견을 통합할 수 있을 것이다. 초반에는 여러분의 임상 근거를 명확히 하며, 목표를 세우고 치료계획을 세우는데 도움이 되도록 관리자와 상의하는 것이 좋다. 계획 단계를 마무리짓기 위해서 환자에게 소견을 알리고, 치료계획에 대한 동의를 얻어야 한다.

목표가 없다면, 우리의 활동을 평가할 수 없으므로 이런 간단한 개요는 환자의 치료목표를 세우는데 도움이 될 수 있다. 어떤 환자에 대한 목표를 세울 때(정형외과 외 타과)는 언제나 SMART가 필요하다.

- **S**pecific(구체적인)
- **M**easurable(측정 가능한)
- **A**chievable(성취할 수 있는)
- **R**ealistic(현실적인)
- **T**imely(시기에 맞는)

SMART의 모든 특징을 포함한 정형외과 목표의 전형적인 예는 다음과 같다.

1. 목표 - X씨는 4일 안에 안전하게 계단을 오르내릴 수 있고 양쪽 팔꿉 목발로 부분 체중지지를 할 수 있을 것이다.
2. 목표 - Y씨는 내일부터 5일 안에 능동 무릎관절 50° 굴곡이 가능할 것이다.
3. 목표 - Z씨는 이틀 안에 침상에서 의자까지 안전하게 이동할 수 있을 것이다.

자가 시험

이런 각각의 목표는 SMART 기준의 하나 또는 대부분을 충족하지 못한다.

1. X씨는 넙다리뼈(대퇴) 및 정강뼈, 위팔뼈(상완골) 골절 손상을 입은 지 하루 안에 통증이 사라질 것이다.
2. X씨는 8개월 안에 걸을 수 있을 것이다.
3. X씨는 1주 안에 훨씬 좋아질 것이다.
4. X씨는 1주 안에 골절 부위를 고정하지 않은 채, 완전 체중부하 상태에서 이동할 수 있을 것이다.
5. X씨는 1주 안에 무릎관절 굴곡이 더 많이 될 것이다.

일반적 요점

어떻게 치료과정을 현실화할 것인가와 어떤 과정을 평가할 것인가에 대해 생각해 본다(예: 꽉쥐기(grip) 강도(strength), 등속성 기계(isokinetic machine), 각도계(goniometry)). 여러 분야별 팀(multi-disciplinary team, MDT)의 일원으로서 활동하고 경우에 따라 참가해야 할 것에 관하여 생각하되, 자신의 본분을 잊으면 안된다. 잠재성 합병증을 인식하면서, 환자에게 용기를 북돋우어주고 안심시켜 주어야 한다. MDT의 가장 중요한 구성원은 환자이기 때문에 이러한 행위는 무척 중요하다. 사실상 동료나 다름없는 환자에게 회복에 대한 믿음을 심어주어야 한다. 집에서 하는 운동은 간단하고 현실적이어야 하며 그를 감독해야 한다. 필요할 경우 과정을 재평가한다. 목표를 달성했는가? 만약 달성하지 못했다면, 목표 혹은 치료를 변

정답: 1. 비현실적이다(not realistic): 세 부위의 큰 골절이 있는데 하루에 모든 통증이 없어진다는 것은 믿기 힘든 내용이다.
2. 시기가 적절치 않다(not timely) - 목표하는 날이 너무 멀어서,
3. 구체적인 것이 없다(not specific) - 훨씬 더 좋아진다는 것이 무엇을 의미하는지?
4. 성취할 수가 없다(not achievable) - 정형 외과적 원안에 비추어 보았을 때,
5. 측정할 수도 없고 특수성도 없다(not measurable and not specific) - 더(more)의 의미는 어느 정도를 의미하는지?

경하거나 바꾸어 본다. 환자의 치료를 끝내기에 앞서 정상적 팔다리의 요건을 숙지한다.

- 완전한 능동운동(full active movement)
- 부수적 운동(accessory movement)
- 완전한 근력(full strength)
- 완전한 기능(full function)
- 그 밖에 환자에게 필요한 것

추가적 진료 혹은 가정에서의 물리치료가 필요한가? 물리치료사는 여러 분야별 팀(multi-disciplinary team)의 구성원이다. 이 팀에서의 구성원과 관련된 역할은 손상 및 치료 단계의 특성에 따라 변화하지만, 물리치료사는 치료의 전체 기간 중에 다른 구성원들과 함께 연락하고 같이 활동해야 한다. 치료받는 환자가 병원에 있을 때 팀의 구성원은 환자, 의료진, 간호사, 작업치료사, 약사, 방사선사, 지역간호사(district nurse), 요양대응직원(corresponding domiciliary staff) 등이 있다.

일반적인 골절과 치료원칙

팔(상지) 골절

빗장뼈 및 어깨뼈 골절

어깨뼈 골절(scapular fracture)은 그리 일반적이지는 않으며, 대체로 직접적인 외상으로 인해 발생한다. 빗장뼈 골절(clavicle fracture)은 신체 한쪽으로 넘어질 때 혹은 손을 뻗은 자세로 넘어질 때 발생한다. 골절 부위는 대체로 중간부위 혹은 외측 결합부위 및 중간 1/3 부위 등이다. 목빗근(흉쇄유돌근; sternocleidomastoid muscle)이 잡아당길 경우에 빗장뼈 전위(displacement)가 발생할 수 있다.

이들 골절은 대체로 보조기(brace), 현수(sling), 칼라(collar) 및 커프(cuff) 등으로 고정한다. 합병증에는 팔이음뼈(견갑대) 혹은 어깨관절에서의 운동제한(restricted range of movement)과 근위축(muscle weakness) 등이 있다.

위팔뼈(상완골) 근위부 골절

이들은 Neer의 분류를 이용한 것이다:

- 그룹 1 - 최소 전위(minimal displacement)
- 그룹 2 - 1cm 이하 전위의 해부목 골절 (anatomical neck fracture)
- 그룹 3 - 전위 혹은 각형성된 외과목 (displaced or angulated surgical neck)
- 그룹 4 - 큰결절 전위골절 (displaced fracture of greater tuberosity)
- 그룹 5 - 작은결절 골절(fractures of the lesser tuberosity)
- 그룹 6 - 탈구 골절(fracture dislocations)

위팔뼈(상완골) 외과목 골절

이 골절은 대체로 노인들이 손을 뻗은 채로 넘어졌을 때 발생한다. 골편의 전위는 있을 수도 있고 없을 수도 있지만, 대다수의 경우 골편은 밀착되어진다. 이는 한쪽의 골편이 반대편 골편으로 이동되어서 손상되자마자 골절 부위가 고정되기도 한다. 특히 노인들에게서 발생하는 전위성 골절(특히 노인의 경우)은 수많은 이유 때문에 잘 정복하지 않는다.

- 정렬이 좋고 나쁘고는 유합(union)과 관계없다.
- 꼭 필요한 경우가 아니라면, 노인들의 수술은 피하는 것이 좋다.
- 팔이음뼈(견갑대)가 굳어지는 것을 방지하기 위해 조기 운동이 중요하다.

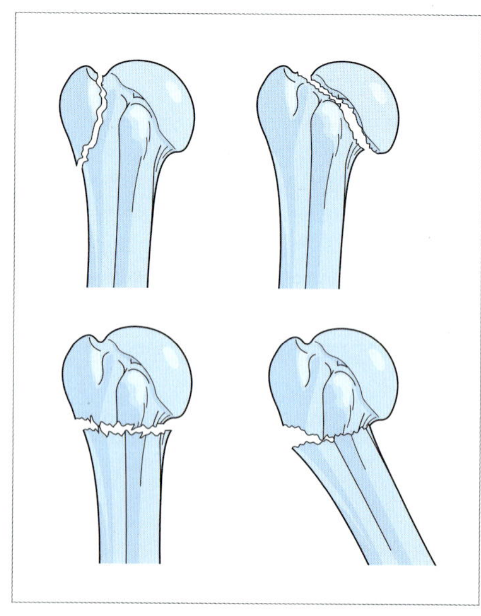

그림 3.15 위팔뼈(상완골) 근위부 골절의 Neer 분류

위팔뼈몸통(상완골체) 골절

이는 골 중간 1/3 부위에서 잘 발생하며 원인은 직 · 간접적 외상 때문이다(그림 3.15). 직접 외상(direct trauma)일 경우에는 횡상(transverse) 혹은 사선골절(oblique fracture)이 발생할 것이며, 종종 분쇄골절(comminuted fracture)이 발생할 수도 있다. 전위(displacement)는 근육들이 당기는 힘 때문에 발생하는데 어깨세모근(삼각근)의 기시점보다 아래에서 골절이 일어나면 근위 골편은 외측으로 움직이게 된다. 간접 외상(indirect trauma)일 경우, 회전력 때문에 나선형 골절이 발생하기 쉽다.

안정성 골절(stable fractures)인 경우 고정은 최소한으로 하고, 길이(sling)만으로 고정하거나 주관절 90°에서 후방 널판(slab)을 어깨 밑에서부터 손목까지 해준다. 이렇게 할 경우, 팔의 무게 때문에 정복상태가 유지된다. 만약 고정을 좀 더 확고하게 해주어야 한다면, 어깨부터 손목이나 손까지 석고붕대를 하거나 골수강 못(IM nail)을 사용할 수도 있다.

골절은 일반적으로 뼈몸통(골간부) 중간 부위에서 발생하기 때문에 노신경고랑(요골구; radial groove)를 따라 감아 도는 노신경(radial nerve)에 손상을 줄 수도 있다. 노신경은 손목과 아래팔(전완) 폄근(신전근)을 지배하기 때문에 손목처짐(wrist drop)이 발생할 수 있다. 골절로 인해 노신경이 압박을 받으면 신경차단(neuropraxia)이 발생하거나 만일 신경이 신장된다면 축삭절단(axonotmesis)이 발생할 수도 있다. 정상적으로 이러한 신경의 손상은 축삭절단인 경우만 신경근 내에서 신경의 퇴행으로 인해 회복되는 속도가 길어질 뿐이고 대부분은 자연적으로 회복된다. 개방성 골절(open fracture)인 경우 노신경이 심하게 손상 받아서 신경절단(neurotmesis)이 일어날 수 있는데, 이런 경우에는 수술을 통해 신경을 연결해주어야 한다.

지연유합(delayed union)이나 불유합(non-union)이 발생할 수 있지만 그리 흔한 합병증은 아니다.

위팔뼈관절융기 골절(상완골과 골절)

어린이에서 주로 발생하는데 주원인은 낙상이다. 관절융기위 골절(상과 골절; supracondylar fracture)이

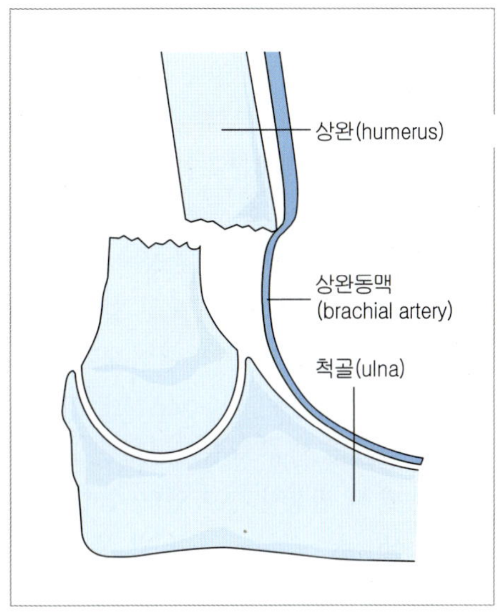

그림 3.16 위팔뼈관절융기위 골절

가장 흔한 형태이다(그림 3.16). 정복 후에 골절의 유형에 따라 다음과 같은 방법 중의 하나로 팔을 고정해 주도록 한다.

- 팔꿉관절 90° 굴곡 혹은 그 이상의 상태에서 석고붕대를 해주거나 어깨 밑에서 손목이나 손까지 연장하여 석고붕대를 해준다(석고붕대를 잘라서 손목에서 노동맥의 맥박을 느낄 수 있도록 해야 한다).
- 후방 널판(slab)에 칼라(collar)와 커프(cuff)를 더해준다.
- 칼라(collar)와 커프(cuff)

위팔뼈관절융기 골절(fracture of the condyles of the humerus)이 관절면까지 침범할 때 다른 많은 문제점들이 생길 수 있다. 가장 심각한 합병증 중의 하나는 위팔동맥(brachial artery) 손상이며, 위팔동맥은 골절 부위에 이웃하기 때문에 타박상을 입거나 증상이 더 심해질 수 있다. 따라서 혈류 순환을 확인해야 한다. 혈류에 장애가 오면 수 시간 내에 회복이 불가능한 변화가 오기 때문에 응급처치를 해야 한다. 만약 혈류가 회복되지 못하면 볼크만 허혈성 구축(Volkmann's ischaemic contracture)이 오게 된다. 이는 아래팔의 굽힘근(굴곡근)에 손상을 주어 섬유성 조직으로 대체되어 수축이 일어나므로 손목과 손가락의 굽힘(굴곡)이 일어난다. 혈류의 감소로 피부와 신경도 손상을 받게 되는데, 이러한 경우 정상적인 기

능을 되찾는 것이 불가능하므로 성형수술이 필요하게 되고 이후에는 적절한 기능을 회복하기 위해 재활 프로그램을 실시해야 한다.

또 다른 문제로는 골화근육염(myositis ossificans)으로 알려져 있는 외상 후 골화작용(posttraumatic ossification)이 있다. 만약 심한 손상이 있는 경우, 뼈바깥막(외막)이 찢어져서 출혈을 일으키고 혈종(haematoma)을 형성하게 된다. 골아세포(osteoblast)가 이 혈종에 침범하면 딴 곳(ectopic)에 뼈가 형성된다. 골화근육염은 골절 후 운동제한이 생긴 팔꿈관절을 무리하게 펼 때 발생할 수도 있다. 골형성의 첫 징후는 운동소실(loss of movement)과 통증의 발생이다. 혈종이 완전히 흡수될 때까지 약 3주간 길이(sling)나 칼라와 커프를 이용하여 주관절을 쉬도록 해야 하며, 뼈가 형성된 경우에는 수술로 이 뼈를 제거해야 한다. 팔꿈관절에 변형이 생기면, 외반주(cubitus valgus)와 같은 자신경을 당기게 되므로 수술로서 신경을 팔꿈관절의 후방에서 전방으로 위치를 바꾸어 주어야 한다. 골절이 관절면까지 침범하고 관절이 파괴된 경우에는 팔꿈관절의 영구 경직이 발생하거나 골관절염(osteoarthritis)이 생길 수 있다.

노뼈머리 골절

노뼈머리 골절(fractures of the radial head) 치료에는 비전위 골절일 경우에 고정이 없는 방법으로부터 나사고정, 절단 혹은 인공관절 대치(replacement arthroplasty) 등이 있다.

노뼈(radius) 및 자뼈(ulnar) 혹은 두 뼈 모두 골절인 경우는 손을 뻗친 상태로 넘어질 때와 같이 직 · 간접적인 충격을 받을 때 발생한다. 전위되었을 경우에 정확히 맞추기가 어렵고, 어떤 경우 개방정복술 시 해야 하는 경우도 있다. 두 뼈 사이의 정확한 연결이 상실되었을 경우, 엎침(회내; pronation) 및 뒤침(회외; supination) 기능에 이상이 발생하기 때문에 정확한 해부학적 정복이 필요하다(손에서 매우 중요한 기능). 어린이의 경우 손상이 경미한 생나무골절(greenstick fracture)이 주로 나타나기 때문에 합병증 없이 잘 치유된다. 노뼈머리는 아탈구되고 척골이 골절된 경우를 Monteggia 골절이라 하며, 척골하단의 아탈구 및 노뼈 골절인 경우를 Galeazzi 골절이라고 한다.

노뼈 먼쪽(원위부)의 Colles 골절은 매우 일반적이며 특히 노인들에게서 잘 발생하는데, 그 이유는 뼈엉성증 때문이다. 이 골절에서는 먼쪽(원위) 골편의 후방전위로 인해 전형적인 디너포크변형(dinner-fork deformity)이 발생한다(그림 3.17).

Colles 정복 후 손목을 석고붕대로 팔꿈관절 바로 밑에서부터 손바닥의 근위선(proximal crease on the palm)인 손 말단까지 완전히 고정시키거나 석고널판(plaster slab)을 하도록 한다. 전위의 형태에 따라 완전 석고붕대를 할 것인가, 하지 않을 것인가, 혹은 손목의 위치는 어떻게 할 것인가를 결정한다. 만일 부

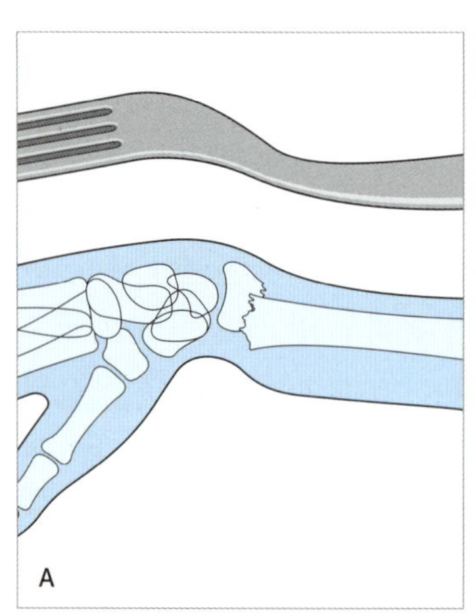

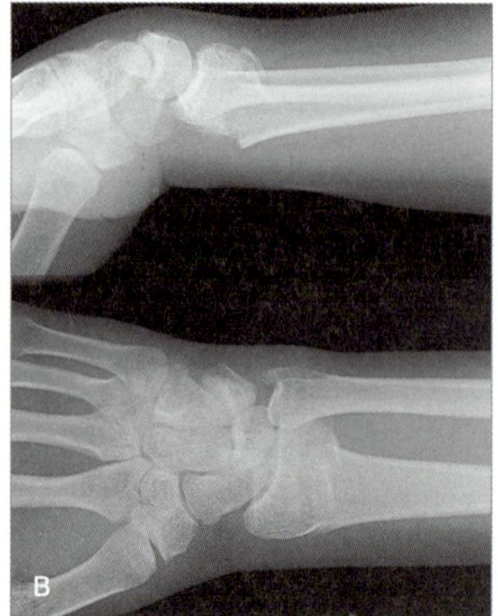

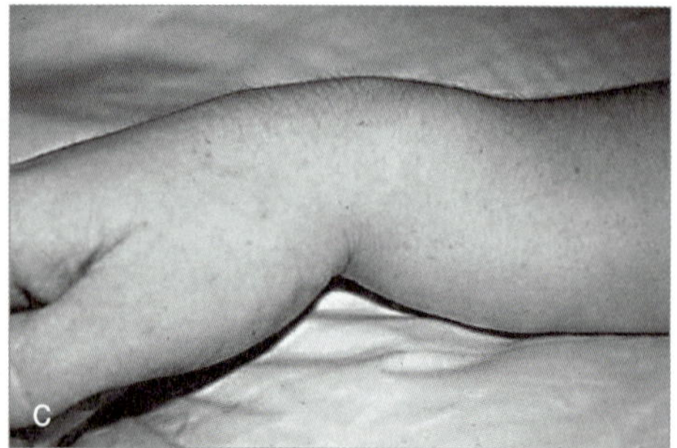

그림 3.17 콜레스(디너-포크) 골절(Colles' (dinner-fork) fracture)

종이 심한 경우에는 석고널판(plaster slab)을 하고, 부종이 소실되면 완전 석고붕대로 바꾸어준다. 보통 고정은 4~6주간 유지한다.

Colles 골절과 유사하지만 그리 흔치 않은 Smith 골절은 원위골편이 손바닥 쪽으로 전위된다.

노뼈 근위단(proximal radius)의 골절은 비교적 흔치 않은 편이나 젊은 사람에서 주로 발생하고 직접적인 외상이나 팔을 밖으로 뻗고 넘어졌을 때 노뼈머리의 골절이 발생할 수 있다. 자뼈 단독골절은 노뼈 단독골절에 비해 흔하지 않다.

노뼈 원위단(distal radius) 골절은 골절치료 병원에서 흔한 경우가 아님에도 불구하고 합병증은 많이 발생한다. 환자가 넘어졌을 때 다쳤거나 걸이(sling) 혹은 커프(cuff)를 찼을 경우, 견관절의 움직임이 제한될 수 있다. 가끔 긴엄지폄근(장무지신근; extensor pollicis longus)의 파열이 올 수 있는데, 보통 골절이 일어난 후 4~8주 후에 발생한다. 후기 합병증에는 Sudeck 위축이 있다. 만일 골절전위로 인하여 신경이 압박되거나 신장되면 정중신경염(median nerve neuritis)이 합병증으로 나타날 수 있다.

손배뼈(주상골) 골절

이 골절은 젊은이들에게서 많이 발생하며, 팔을 뻗친 상태에서 넘어지는 경우에 잘 생긴다. 환자가 단순 좌상(strain) 정도로 알고 무시한 채 의사를 방문하지 않거나 초기에는 방사선상에 골절이 잘 나타나지 않기 때문에 간과하여 지나치는 경우가 많다. 골절 시 치유가 늦어지는 경우가 있고, 어떤 경우 유합이 되지 않는 경우도 있다. 후자인 경우 예방을 위해 손배뼈(주상골) 석고(scaphoid-plaster)로 고정하거나 2주 후에 다시 x-ray 사진을 찍어야 한다. 만약, 이 골절을 정확히 진단하여 석고로 고정한다면 불유합을 방지할 수 있다(Roolker, et al., 1999).

만약, 골절이 뼈의 중간에서 일어나면 손배뼈(주상골) 근위단(proximal part)에 혈액공급이 되지 않아서 무혈성 괴사증(avascular necrosis)이 발생한다. 차후 골관절증(osteoarthrosis)의 합병증을 일으킬 수 있다.

손가락뼈(수지골)과 손허리뼈(중수골) 골절

정확한 해부학적 정복과 고정이 기본이지만, 적절한 기능을 유지하기 위해 가능한 고정기간을 짧게 하는 것 역시 중요하다. 고정 자세는 골절된 손가락뼈의 위치나 종류와 정복된 손가락뼈의 안정성에 따라 달라진다. 이는 손의 기능을 다시 회복하는 것과 관련하여 매우 중요하므로 팀(team)에서는 각각의 경우에 맞게 중요한 순서를 결정해야 한다. 적절한 손의 부목자세는 반드시 손허리손가락(중수지절) 관절의 90° 굴곡과 손가락뼈사이(지절간) 관절의 중립 위치를 지켜야 한다. 이렇게 하는 것은 손허리손가락(중수지절) 관절의 곁(측부)인대의 구축을 방지하여 고유 길이를 유지하고, 기능과 가동범위 제한을 막고자 하기 때문이다.

안정골절(stable fractures)인 경우에 버디(buddy) 스트랩 부목을 이용하는데 골절된 손가락을 정상손가락에 고정시켜 손가락을 움직일 때 도움을 받게 하는 방법이 있다.

베넷골절

엄지의 손목손허리(수근중수)관절에 영향을 미치는 골절탈구이다.

하지골절

체중부하(WB) 상태

환자의 체중부하 상태는 골절 유형, 뼈의 질, 환자 나이 그리고 적용된 정형외과 처치를 포함한 많은 변수에 따라 달라진다.

골반골절

골반을 하나의 고리로 볼 수도 있다. 골반은 고리처럼 종종 두 부위로 깨지지만, 내부장기 손상만 없다면 단독 골절은 대체로 심각한 상황이 아니다. 엉덩뼈(장골) 분절의 골절이나 탈구만 없다면 이중 골절 혹은 복합 골절 역시 큰 문제가 안된다. 그러나 두 분절에서 적어도 한 분절에 탈구 혹은 두 개 혹은 그 이상의 골절이 있다면, 전위 정도가 상당할 것이다.

골반골절(fractures of the pelvis)의 주된 원인은 직

접적인 충격이나 낙상 또는 이어서 발생하는 분쇄손상 등이 있다. 심각한 골반손상에서 손상 당시 발생하는 출혈이나 내부장기 손상은 생명을 위협하는 합병증이 될 것이다. 골반고리(pelvic ring)가 심하게 손상을 받는 경우에는 정복과 고정이 필요하게 된다. 도수정복이 가능한 경우는 스피카(spica) 석고붕대로 고정하고, 그렇지 못한 경우에는 장골에 핀을 박고 수평봉에 고정시키는 외부고정을 시행한다. 어떤 경우에는 골견인을 이용하기도 한다. 합병증에는 방광과 요도 및 골반내 다른 조직들의 손상이 있을 수 있다.

진통제 및 단계적 가동술로 보존적인 치료가 시행되는 두덩뼈가지(치골지; pubic ramus)골절(2차적 뼈엉성증)은 보다 일반적 골반골절이다. 두덩뼈가지(치골지) 골절인 경우 엉덩관절(고관절) 모음근(내전근)이 여기에서 기원하므로 보행시 통증이 심하다.

물리치료사의 기술은 환자의 기대와 믿음을 얻고 단계적으로 환자가 회복되도록 가동시키는데 필요한 것으로서, 진통제와 가동술을 조정할 때 팀워크에 대한 필요성이 더 커진다.

위앞엉덩뼈가시(전상장골극; ASIS), 특히 넙다리곧은근(대퇴직근)과 넙다리빗근(봉공근)이 부착되는 부위에는 견열골절(avlusion fracture)이 발생할 수도 있다. 이 골절은 근육이 강력하게 수축하면서 뼈의 끝(tip) 부분을 잡아당길 때 발생한다.

넙다리뼈목(대퇴경) 골절

이는 개발도상국에서 사회 경제적 그리고 질병률 및 사망률의 환산지표로 가장 일반적이고 중요한 골절이다(Reginster et al., 1999). Schurch(1999) 등이 넙다리뼈목(대퇴경) 골절(fractures of the neck of femur)로 인한 사망률이 23.8%에 이른다고 보고한 바대로 골절 후 사망률은 높은 편이다. 다음은 Garden의 넙다리뼈목(대퇴경) 골절의(femoral neck) 분류 기준이다.

- 유형 1 - 아래 피질은 완전히 깨지지 않는다.
- 유형 2 - 피질은 깨지지만 각형성(angulation)은 없다.
- 유형 3 - 약간 전위와 넙다리뼈머리(대퇴골두)의 회전
- 유형 4 - 완전 전위

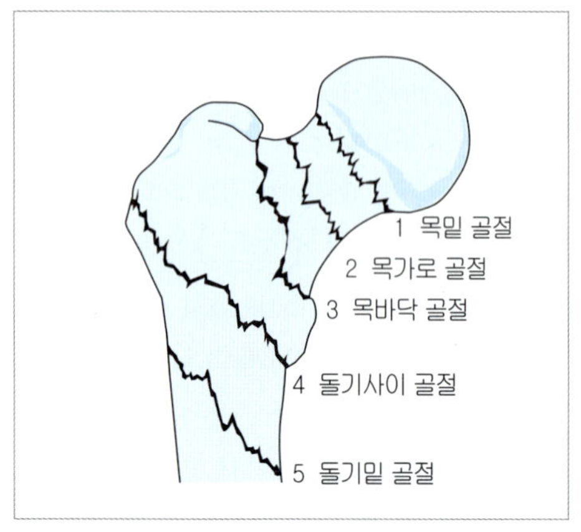

그림 3.18 넙다리뼈목(대퇴골경) 골절의 Garden 분류

그 외에도 넙다리뼈목(대퇴경) 골절은 목의 위치에 따라서도 분류된다(그림 3.18).

1. 목밑 골절(subcapital)
2. 목가로 골절(transcervical)
3. 목바닥 골절(basicervical)
4. 돌기사이 골절(intertrochanteric)
5. 돌기밑 골절(subtrochanteric)

넙다리뼈목(대퇴경) 골절(femoral neck fracture)은 노인들에게 매우 일반적이고, 종종 골절로 인해 바닥으로 넘어지기도 하므로, 정형외과에서 많은 비율을 차지하는 골절이다. 뼈의 구성 자체가 너무 약하기 때문에 환자들은 바닥에 넘어지기 직전 '날카로운 소리를 들었다' 고 얘기한다. 다시 말해서 골절로 인해 넘어지는 것이지, 넘어지는 것 때문에 골절이 일어나는 것은 아니다. 뼈엉성증(osteoporosis)은 종종 골절이 발생할 때까지 임상적 증상이 나타나지 않기 때문에 침묵의 전염병(silent epidemic)이라 일컬어진다. 뼈엉성증은 이 책에서 여러 차례 다루어지게 된다.

골절이 일어나면 보통 전위가 일어나고, 넙다리뼈몸통(대퇴골체)이 외회전을 하기 때문에 반대측에 비해 다리가 바깥쪽(외측)으로 비틀리게 된다. 일반적으로 골편들은 약간 벌림(외전) 방향에서 접하게 되고 골절 후 일어나서 걸을 수도 있을 것이다. 전위된 골절인 경우 수술적 고정법이 필요하다(그림 3.19). 보통 넙다리뼈머리(대퇴골두)를 제거하고 인공관절로 대체하는 관절성형술(replacement arthroplasty)을

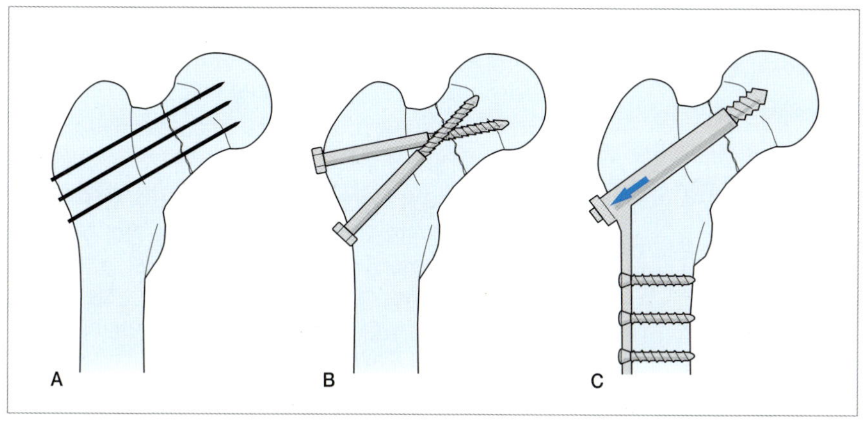

그림 3.19 넙다리뼈목(대퇴경) 골절을 위한 고정방법

Reproduced from Dandy and Edwards 1998, with permission

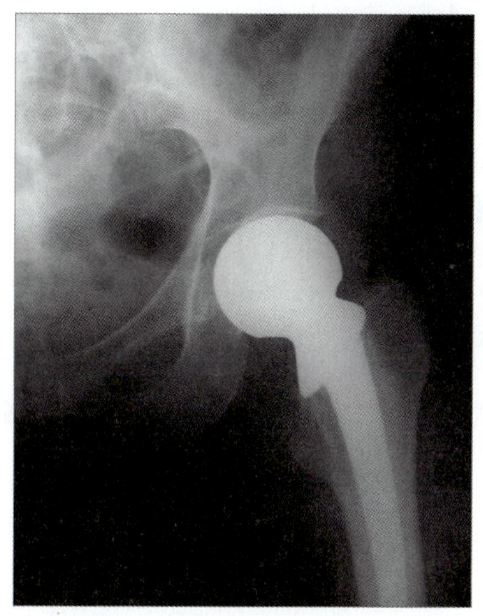

그림 3.20 톰슨 반치환 관절성형술

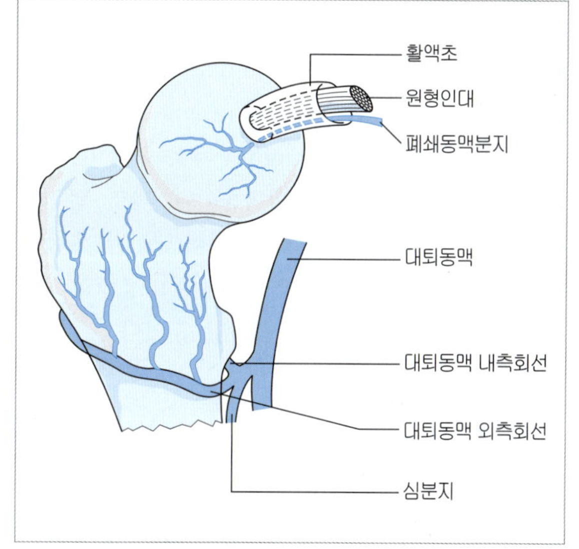

그림 3.21 엉덩관절(고관절) 혈류 공급

Reproduced from Palastanga et al., 2002, with permission

하게 된다(예: 톰슨 반치환 관절성형술(Thompson's hemiarthroplasty)(그림 3.20). 이 방법은 깨질 경우에 매우 중요한 무혈성 괴사(avascular necrosis)를 피할 수 있고, 환자가 빨리 운동을 시작할 수 있으므로 선호되는 치료방법이다. 또 다른 방법으로는 골절 후 치유를 촉진시키는 역동적 움직임이 가능하여 '역동적 엉덩관절 나사' (dynamic hip screw)라 불리는 금속판 압박나사를 이용한 고정법이 있다. 전위가 작은 경우(예: Garden 유형1), 캐뉼러 나사 고정법(cannulated screw fixation)을 이용한다.

합병증

넙다리뼈머리(대퇴골두; femoral head)에 대한 혈액 공급은 주로 관절주위 교류(anastomosis)를 통하여 이루어진다(Palastanga, et al., 1998). 무혈성괴사(혈류의 공급부족으로 뼈의 한 부분이 죽는 것)는 넙다리뼈목(대퇴골경) 골절시 넙다리뼈머리(대퇴골두)의 혈류가 장애를 받아 일어난다(그림 3.21).

넙다리뼈몸통 골절

이 골절은 일반적으로 심한 충격에 의해 발생하며, 뼈몸통(골간)의 어느 부위에도 나타날 수 있다. 횡골절(transverse), 사상골절(oblique) 혹은 나선형골절(spiral); 분쇄골절(comminuted)의 형태로 나타날 수 도 있다. 대체로 골편의 전위가 심하고 중복이 있으며 이를 교정하지 않을 경우, 다리가 짧아지게 된다. 각 형성은 손상의 형태 및 근 부착 부위에서 골편을 당기는 근 경련의 방향에 따라 달라진다.

3세 이하의 어린이에게는 'Gallow' 견인법이 이용된다. 최근에는 폐쇄적 방법으로 골수내못고정술(IM)(그림 3.9)을 사용하는 견인법을 쓰기도 한다. 큰 돌기(대전자)를 통해 못을 박아 긴뼈(장골)의 골수내로 골절 부위를 통과하게 한다. 이 방법은 감염 위험이 적고 고정 및 침상안정의 합병증이 없기 때문에 과거에 선호했던 개방정복 혹은 장기간 견인 등의 방법보다 더 선호되고 있다.

만약 골절이 개방골절(open fracture)인 경우에는 감염의 위험이 있다. 부정유합(malunion)과 마찬가지로 지연유합(delayed union) 혹은 불유합(non-union) 등도 이런 골절의 합병증이다. 만일, 골편이 겹쳐지거나 재 전위 된다면 넙다리뼈(대퇴골)가 짧아지는 결과를 낳게 된다. 만약 골수내못고정술로 고정시켰다면, 더 빠르게 운동을 시작할 수 있다.

무릎관절 주위 골절

무릎관절 주위 골절에는 정강뼈관절융기(경골과) 골절(tibial condyle fracture), 슬개골 골절(patella fracture), 넙다리뼈관절융기(대퇴골과) 골절(femoral condyle fracture) 등이 포함된다.

정강뼈관절융기의 손상은 복합압박(comminuted compression) 골절 혹은 고평부 함몰(depressed plateau) 골절 등이 있다. 압박골절인 경우, 정복을 시도하지 않으며 조기 운동을 권장한다. 고평부 함몰 골절인 경우, 관절면의 상태를 좋게하기 위해 정복을 해야 한다. 지속적 수동운동(constant passive motion, CPM)은 골절 후 혹은 수술 후 활액 보전 및 관절연골에 대한 영양분 공급을 위해 즉시 실시된다.

넙다리뼈관절융기(femoral condyle) 골절은 흔하지 않고, 위관절융기(상과; supracondylar) 골절은 흔하게 발생한다.

합병증

- 정강뼈관절융기나 무릎뼈(슬개골) 골절시 관절면 손상이나 유착으로 인해 무릎관절 경직(stiffness)이 발생 할 수 있다.
- 2차적으로 관절면 손상의 원인이 되어 차후 골관절염(osteoarthritis)이 합병증으로 나타날 수도 있다.
- 가쪽정강뼈 관절융기 함몰로 인해 안굽이무릎(외반슬, genu valgum)이 발생할 수도 있다.
- 정강뼈관절융기 골절로 혈관절증이 나타날 수 있다. 혈관절증이 있을 경우에는 피를 뽑아낸 후, 붕대를 감아 주어야 하지만 윤활막염(synovitis)으로 인한 부종이 있을 경우에는 점차 흡수가 이루어 질 것이다. 만일 다른 연부조직의 손상이 있을 경우에는 부종(swelling)이 더 심해질 수 있으며, 이때에는 다리를 높이 올려준다.

지속적 수동 운동

정형외과에서 CPM(continuous passive motion)을 사용하는 것은 변수가 많으며(그림 3.22), 다른 의료 중재와 마찬가지로 CPM 장치 또한 장점과 단점이 있다. Salter(1993)는 CPM 사용에 대한 흥미로운 연구를 발표했다.

CPM의 장점은 다음과 같다.

- 윤활액의 흐름을 유지시켜 유리(hyaline)관절 연골에 영양분을 공급해준다. 이런 경우 CPM은 관절 내 골절에 효과적이다(정강뼈 고평부).
- 규칙적인 리듬 운동을 통해 진통, 순환 자극, 종창 흡수가 가능하다.
- CPM은 특히 무릎뼈 인대 이식 이후에 사용되는데, 전십자인대 재건술 이후에도 사용된다. 이를 통해 공여체 이식의 내구성과 혈관재생이 촉진될 것이다.
- 조정된 방식으로 굽힘/폄(굴곡/신전) 증가가 가능한지 즉시 환자에게 확인할 수 있어 환자가 노력해야 할 목표를 제시 하는데 도움이 된다.
- 어떤 장비에는 계수 프로그램이 있어 환자가 장비를 얼마나 이용해야하는지 정확히 말해줄 수 있다.
- 근래에는 이 장비를 어깨 관절, 손목관절 그리고 그이외의 관절에도 이용하고 있다.
- 근래에는 가정에서도 이 장비를 이용한다.

CPM의 단점은 다음과 같다.

- 이름에서도 알 수 있는 것처럼, 근력 강화는 이루어지지 않는다. 일부 환자들은 더 이상 능동운동을 수행할 필요가 없다고 오인하여 능동운동에 태만하기도 한다. 이런 상황이 발생하지 않도록 하는 것은 물리치료사의 몫이다.
- 일부 환자들은 이 장비를 보고 당황해서 두려움을 느끼기도 한다. 대부분의 장비에는 비상 단추가 있어서 쉴 때, 식사 할 때, 화장실에 갈 때는 장비의 작동을 멈출 수 있다.
- 장비의 부피가 크고 가격이 비싸다.
- 자세가 부정확하면, 압박에 문제가 생겨 불편하다. 이용 시

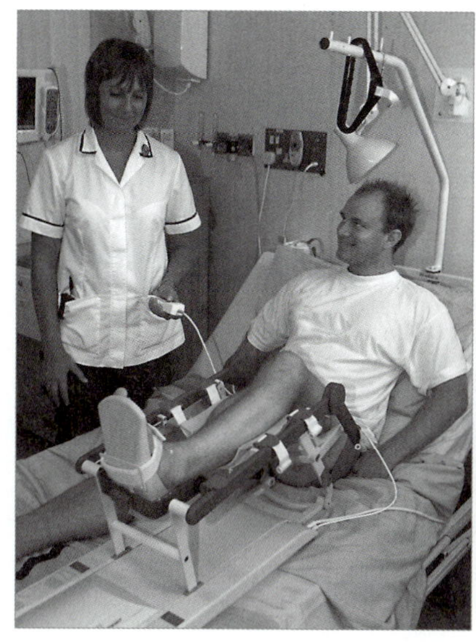

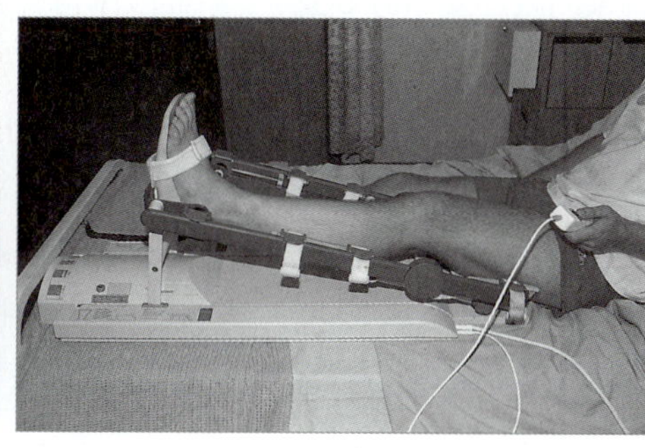

그림 3.22 CPM 사용 모습
With thanks to Joanne Kenyon

주의 사항을 소홀히 하고, 청결을 유지하지 않으면 감염의 위험이 있다.

무릎뼈(슬개골) 골절

이 골절은 무릎에 직접적인 타격이 가해지거나, 넙다리네갈래근(대퇴사두근; quadriceps)의 갑작스런 수축으로 견열골절(avulsion fracture)이 일어날 때 발생한다. 전자인 경우에 충격음 혹은 분쇄골절이 발생하는 반면, 후자인 경우 횡골절이 발생한다. 만일 골편의 분리가 발생할 경우, 내적고정이 필요할 수도 있을 것이다.

정강뼈 및 종아리뼈 골절

정강뼈(tibia) 및 종아리뼈(fibula) 골절은 모든 연령층에서 다 발생하는 흔한 골절로 직접적인 외력이나 간접적인 외력이 작용할 때 발생한다. 직접적인 외력 혹은 피부표면과 가까운 정강뼈의 골편이 피부를 뚫고 나와서 개방성 골절이 되는 경우가 종종 있다.

직접적인 외력에 의한 경우에는 교통사고가 가장 많으며, 골편의 전위를 동반한 사선골절(oblique fracture)이나 횡골절(transverse fracture)이 많다. 또한 복합골절(complicated)이나 분쇄골절(comminuted)이 많아서 연부조직 손상을 동반하는 경우도 많다. 스키를 탈 때와 같이 회전력에 의한 골절인 경우, 나선형 골절이 일어나며 두 뼈의 골절부 위치가 다르게 나타난다.

고정(fixation)은 연부조직의 손상 정도와 골절의 형태를 고려하여 시행한다. 경첩이 달린 기능성 부목을 사용하면 넓은 범위의 운동을 할 수 있어서 보행이 좋아진다. 연부조직의 손상이 심각해서 부종이 심할 경우에는 분리 석고붕대(split plaster)를 착용하고, 다리를 브라운(Braun) 틀에 올려놓는다. 부종이 소실되면 장하지 석고붕대로 바꾸어 준다.

그 외 방법에는 외부고정법이 있다. 종종 내부고정을 사용해야 되는 경우가 있는데, 이때는 골수내못 고정술(IM nail)이나 나사못과 금속판을 이용한다. 최근에는 수술 직후에 다리를 높게 올린 상태에서 능동적 운동을 시키고, 움직임이 충분해질 때까지 깁스의 적용은 미루는 것이 일반적이다.

합병증

정강뼈 또는 종아리뼈의 단독골절은 드물다. 정강뼈는 스포츠와 관련된 반복적 미세 외상으로 인해 피로골절(stress fracture)을 입을 수 있으며, 개방성 골절인 경우에는 감염의 위험이 높다. 다행히도 오늘날 강력한 항생제의 발달과 연부조직 및 상처 치료법이 개선되어 더 이상 이러한 감염의 문제가 심각하지는 않다.

혈관손상(vascular impairment)은 석고붕대가 너

무 타이트하여 혈류장애를 초래하여 발생할 수 있다. 이런 환자의 경우, 혈류 순환장애에 대하여 매우 주의 깊은 관찰이 필요하다.

지연유합과 불유합 만큼이나 구획증후군(compartment syndrome)도 흔하다. 종종 이들 골절에서는 유합이 매우 늦어지거나, 정강뼈 하 1/3 부위처럼 혈류 공급 불량으로 유합이 일어나지 않는 경우도 있다.

발목관절 주위 골절

그림 3.23은 바깥·가쪽돌림힘(외전·외회전력) 혹은 안쪽돌림힘(내전력)으로 인해 발생하는 골절을 보여주고 있다. 합병증에는 관절면의 장애 혹은 관절내 및 관절 주위의 유착으로 인해 발생하는 발과 발목관절의 가동제한이 있다. 관절면에 이상이 있을 경우, 차후 2차적 골관절염(osteoarthritis)이 발생할 수도 있다.

골절편의 전위 없이 골절만 있을 경우에는 3~6주간 무릎아래 보행석고붕대(below-knee walking plaster)를 해준다. 전위가 있을 경우, 외과의는 발목관절의 정상적인 해부학적 연결이 유지되도록 정확한 정복을 시도해야 한다. 만일, 도수정복과 석고붕대 고정이 불가능 할 경우에는 내적고정(ORIF)을 이용한 개방정복을 시도하는데 나사못으로 고정하거나,나사못으로 고정한 후에 무릎아래 석고붕대를 한다. 최근에는 수술 직후 능동적 운동을 시키고(통증이 없는 상태에서) 나서, 일단 움직임이 좋아지면(특히 발등굽힘; 족배굴곡) 캐스트(cast)를 적용한다.

삼중복사(tri-malleoli) 골절은 안쪽복사 및 가쪽복사 뿐만 아니라 정강뼈 뒤쪽복사(경골후방과; tibial posterior malleoli)까지 골절된 경우를 말한다. 삼중복사 골절은 대체로 불안정 하다.

발 골절

발꿈치뼈(종골) 골절(calcaneal fracture)은 대체로 높은 곳에서 발로 떨어졌을 때 발생하며, 한쪽 혹은 어떤 경우에는 양쪽 종골이 모두 골절되는 경우도 있다. 발꿈치뼈 골절이 발생하는 경우, 하부흉추 혹은 상위요추 중 하나가 동반 골절되는 경우가 많다(만약, 발꿈치뼈 골절을 입은 환자가 요통을 호소할 경우 주목한다). 발꿈치뼈 골절은 통증이 극심하고 불규칙한 면

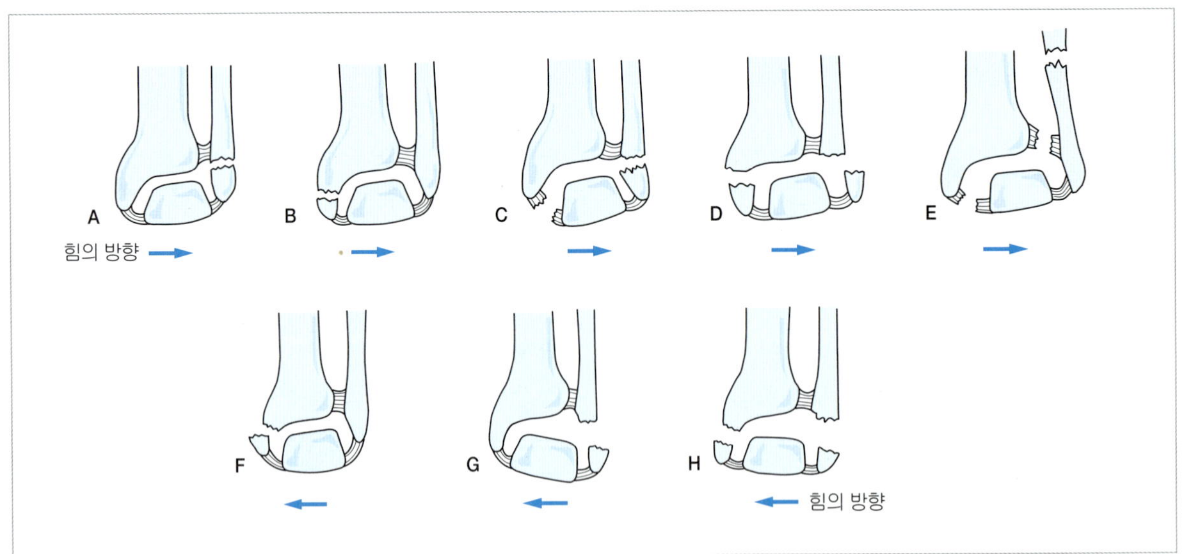

그림 3.23 **A~E는 벌림·가쪽돌림힘(외전·외회전력)으로 인해 발생한 골절을 보여주고 있다.** **A**: 가쪽복사(외과) 골절, **B**: 안쪽복사(내과) 견열골절, **C**: 가쪽복사(외과) 골절, 안쪽인대 파열 및 목말뼈(거골)의 바깥(외측) 전위, **D**: 안쪽-가쪽복사(내-외측과)의 골절 및 목말뼈(거골) 전위, **E**: 정강뼈·종아리뼈 분리-정강뼈·종아리뼈 및 안쪽인대의 파열, 정강뼈몸통(tibial shaft) 골절, 목말뼈(거골)의 바깥(외측) 전위 **F~H는 모음힘(내전력)에 의해서 발생한 골절을 보여주고 있다.** **F**: 안쪽복사(내과) 골절, **G**: 가쪽복사(외과)의 견열골절, **H**: 안쪽-가쪽복사(내·외측과) 골절 및 목말뼈(거골)의 안쪽(내측) 전위

에 적응하는 것과 같은 활동에 기본이 되는 안쪽번짐(내번; inversion)과 가쪽번짐(외번, eversion) 기능이 정상적으로 회복되지 않을 경우에 예후가 불량하다. 발꿈치뼈 골절의 처치는 보전적 기법이나 개방정복 그리고 내부고정이 있다.

물리치료에 있어 중요한 점은 부종(oedema)의 감소와 가동성(mobilisation) 회복이다. 일단 체중부하가 가능해지면 보행 재교육 뿐만 아니라, 근력강화 및 족부와 발목관절에서의 가동범위를 회복하는 것이 중요하다. 발허리뼈 관절(mid-tarsal joint)에서의 움직임을 회복하는 것이 어려우면 환자는 이에 적응하는 방법을 배워야한다. 발아치(foot arch)가 평편해질 경우, 이는 근력 약화 및 발의 변형 혹은 두 가지 요인 모두가 원인이 될 것이다. 전자가 원인일 경우에는 근력강화가 필요하며, 후자일 경우에는 아치(arch)가 재형성되기는 어렵다. 골절이 치유된 후에도 상당히 오랜 기간 동안 환자는 지속적인 통증과 압통을 호소하며, 이를 완화시키는 것은 어렵다.

일반적으로 다리를 높게 올린 상태에서 능동 운동을 시작하는 것이 바람직하다. 냉동요법(cryotherapy), 경피신경자극(TENS), 플로트론 장화(flowtron boot), 자가 조절 진통(patient-controlled analgesia, PCA)은 모두 성공사례가 있어 지금까지 사용되고 있다. 마지막 단계에서는 손상받은 관절에서의 부수적 유동술(accessory mobilisation)이 적절하다.

발가락뼈(phalanges)와 발허리뼈(metatarsal)는 무거운 물체가 발에 떨어졌을 때 가장 많이 골절되는 뼈이다. 골절로 인해 연부조직이 손상을 입고 결과적으로 부종이 심각해진다. 대체로 골절시 정복과 고정을 하지 않는다. 다만, 무릎아래 보행 석고붕대(below-knee walking plaster)를 발허리뼈 골절시에 통증을 감소시키고, 환자가 걸을 수 있도록 하기 위해서 사용할 수있다. 만일, 부종이 심하면 환자는 다리를 높게 하여 침상 안정을 취해야 할 필요가 있다.

발허리뼈(metatarsal)의 또 다른 골절 유형에는 흔히 '행진' 골절(March' fracture)로 알려진 피로골절(stress fracture)이 있다. 이 골절은 긴 거리를 걷는데 익숙하지 않은 사람이 바닥이 딱딱한 곳을 오랜 시간 동안 걸어서 경미한 외상이 계속 반복되는 경우에 발생한다. 이는 일반적으로 두 번째 혹은 세 번째 발허리뼈의 뼈목 부위 혹은 뼈몸통 부위에 금이 가는 골절이다. 고정은 필요 없으나, 통증이 심할 경우에 보행 석고붕대를 하는 경우도 있다.

합병증

합병증에는 특히, 목말밑(거골하) 관절면에 장애가 있을 경우에 경직(stiffness)이 발생한다. 2차적으로 관절장애로 인해서 추후에 골관절염(osteoarthritis)이 발생할 수도 있다.

척추골절

이 책에는 척추골절에 대한 내용이 수록되어 있지 않다.

냉동요법

냉동요법은 정형외과에서 꾸준히 이용되고 있다(chapter 13 참조).

사례 연구

넙다리뼈몸통 골절

이 장에서는 모든 넙다리뼈(대퇴골)골절에 관한 모든 치료기법을 설명하고 있지는 않다.

배경

Jones양은 교통사고를 당한 25세의 법대생이다. 그녀는 운전 중에 계기판에 머리를 부딪치면서 무릎이 후방으로 밀리는 부상을 당했다. 그녀는 좌측 넙다리뼈몸통 골절을 입었으며(그림 3.24A), 골수내못고정법 처치를 받았다(그림 3.24B). Jones양은 10일간 병원에 입원해 있다가 지금은 통원치료를 받고 있으며, 그 이외의 손상은 입지 않았다.

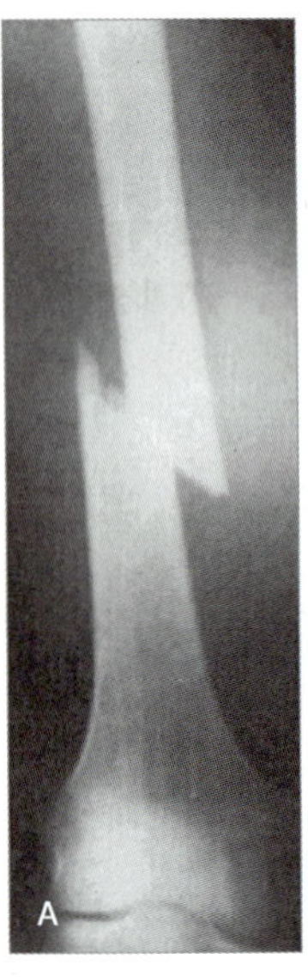

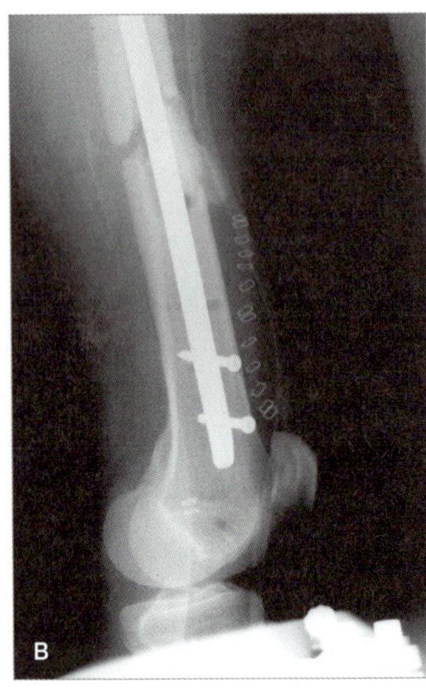

그림 3.24 A: 넙다리뼈(대퇴)골절. 넙다리네갈래근(대퇴사두근)에서 근 경련이 골 절편을 겹치게 하는 결과를 가져왔다는 것에 주목하라. B: x-ray 상에서 보이는 고정 나사못과 피부 스테이플(staples)에 주목하라.

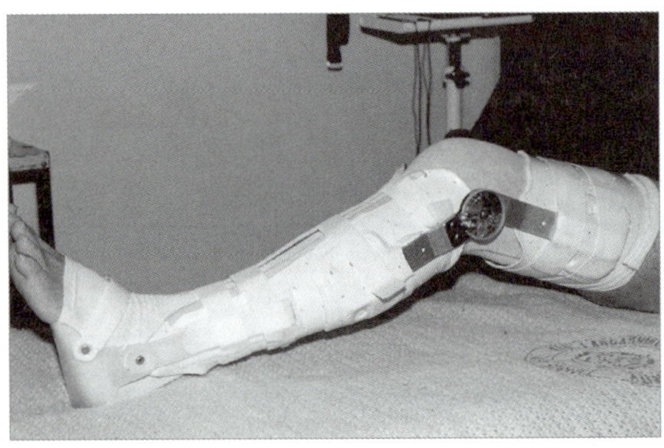

그림 3.25 기능 보조기(functional brace). 뒷꿈치 컵은 골절로부터 체중을 싣고-떼는 것을 교정하는데 필수적이다.
Courtesy of Mike Somervell and Julie Butler

검사

Jones양은 기능적 보조기(functional(cast) bace)를 착용한 채, 양쪽 팔꿉 목발에 의지하여 부분 체중지지를 하며 이동을 하고 있다. 그녀는 자신의 훈련 신발 및 양말을 벗을 때 도움이 필요하기는 하지만, 혼자서 이동할 수는 있다. 보조기는 작업치료사에게 주문 제작한 것이고(그림 3.25), 이는 0~90°까지 굽힘(굴곡)이 가능하다. 물리치료사는 매주 10° 정도 각도를 증가시킬 것이다. 환자는 보행 시 보조기를 착용해야 하나, 굴곡운동을 할 때나 씻을 때는 벗을 수 있다.

그녀는 자신이 해야 할 일이 얼마나 되는지에 대해 걱정하고 있으며, 무슨 일이 생길지에 관해서도 근심하고 있다. 그녀가 기억하고 있는 운동은 단지 뻗은 발올림(하지직거상, SLR) 뿐이지만, 그녀는 명석해서 적극적으로 조언을 구하고 이에 협조하고 있다. 최근 그녀는 뒤축딛기(heel strike)를 할 때 종아리에 통증이 유발되기 때문에 이를 할 수 없다고 호소하였다(심부정맥혈전 배제). 그럼에도 불구하고 그녀에게 보행을 지속해야 한다고 조언했고, 따라서 그녀는 매일 장거리를 걷고 있다. 또한, x-ray를 촬영했을 때 어떠한 이상도 나타나지 않았지만, 그녀는 취침 시 다리가 매우 아프기 때문에 골절이 '이동한' 것이 아닐지 걱정하고 있다.

객관적 검사

큰돌기(대전자) 근위부, 무릎관절 외측, 이렇게 두 가지 경우의 절개가 존재한다. 이들은 모두 치료되었다. 가쪽복사(외측과, lateral malloli) 위에 붉게 된 부위가 있는데, 이는 보조기와 피부 사이의 마찰 때문이다.

무릎관절

보조기를 벗은 무릎관절의 가동범위는 표 3.5를 참조한다.

표 3.5 환자 무릎관절의 특징(features of the patient's knee joint)

	좌측 무릎관절			우측 무릎관절		
	수동[a]	능동[b]	과압박[c]	수동	능동	과압박
굴곡(굽힘)	0~60	0~40	-	130	130	-
신전(폄)	완전 신전이 가능하나, 무릎 후방에 불편함이 있음			통증 없이 0° 완전 신전이 가능함		
외회전	완전			완전		
내회전	완전			완전		

[a] 두려움으로 인한 제한, [b] 골절된 부위에서의 통증과 넙다리네갈래근(대퇴사두근) 경련에 의한 제한,
[c] 환자의 골절 상태와 우려를 고려하여 검사 안함. 단위는 도(°)이다.

무릎-넙다리뼈 관절

좌측의 모든 부수적 운동(accessory movement)은 거의 50% 정도 감소했다.

발목관절

양쪽 발목관절의 능동 발바닥굽힘(저측굴곡; plantar flexion)은 완전범위가 가능하다. 좌측 무릎관절이 신전된 상태에서 발등굽힘(족배굴곡, dorsiflexion)을 끝까지 시행했을 때 종아리 근육이 '타이트(tight)' 해진다. 그렇지만 발바닥 및 발등굽힘(굴곡) 범위는 완전하다. 환측 발의 작은 관절들인 목말밑(거골하) 관절(subtalar joint) 및 발목뼈사이(족근간) 관절(intertarsal joint)에서 부수적 운동(accessory movement)이 일부 소실되었다. 또한, 발목관절 부종이 발생하고, 모세혈류공급이 불량하다.

표 3.6 환자 근력의 특징(Oxford 등급)

	좌(L)	우(R)
넙다리네갈래근(대퇴사두근)	4	5
뒤넙다리근(슬괵근)	4	5
앞정강근(전경골근)	4	5
장딴지근(비복근)	4	5

표 3.7 환자 팔다리 둘레

팔다리둘레치수	무릎뼈끝 위 10cm	무릎뼈끝 위 20cm
좌측 하지	48cm	44cm
우측 하지	56cm	52cm

근력

근력에 대한 내용은 Oxford 등급이 나와 있는 표 3.6을 참조한다.

통증

그림 3.26은 시각상사척도(VAS)를 이용하여 기록한 통증을 보여주고 있다.

팔다리둘레 치수

환자의 팔다리둘레 치수에 관한 내용은 표 3.7를 참고하라.

단기 문제점

불안감(apprehension) 및 혼란(confusion)의 영향을 가볍게 여기지 말라. 만일 한 사람이 예민하고 공포와 혼란을 느낄 때 그에게 무엇을 물어보거나 가르치거나 얘기를 하게 되면 역효과가 발생할 것이다. 단순히 골절에 대해서만 집착하지 말고, 신중하게 접근을 시도한다. 물리치료사는 기술자(technician)인 동시에 교육자(educator)이기도 한 것이다. 환자와 치료 목표를 함께 논의 하고 골절치유에 관한 교육기간을 함께 정하는 것은 매우 효과적이다. 이러한 일이 시간 낭비처럼 여겨질지도 모른다. 그렇지만, 환자의 물리치료사로서 당신의 역할과 치료목표를 고려해보면, 의사소통의 수준 및 지속적인 치료계획 논의 등은 결국 환자의 건강에 영향을 미치게 될 것임을 알 수 있다. 최근에 효과적인 전문가-환자간의 대화가 환

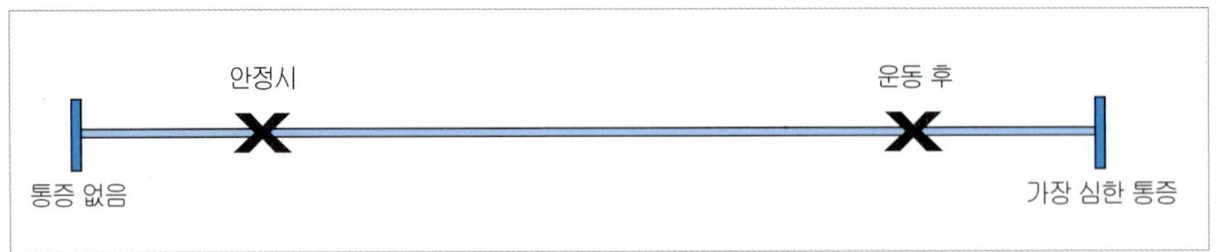

그림 3.26 환자의 통증 척도(pain scale)

자의 건강을 개선시킨다는 긍정적인 연구결과가 나와 있다(Lorig, 1982; Lorig, et al., 1984).

보조기로 인해 발생하는 상처(sore)는 매우 중요한 문제이다. 물리치료사는 작업치료사에게 보조기를 조정해주도록 요청할 필요가 있다. 만일 보조기로 인해 발생하는 상처가 환자가 참을 수 없을 정도가 되면, 환자치료에 대한 치료사의 능력에 악영향을 미치게 될 것이다.

날이 저물어 갈 무렵에 발생하는 통증(pain)과 쑤심(aching)은 정상이다. 이런 상황에서 치료사가 해야 할 것은 통증이 왜 발생하고 이런 것들은 골절이 치유되어 가는 신호임을 설명하는 것이다. 환자가 이런 신호를 자연스럽게 알게 될 것이라고 생각해서는 안된다. 어떤 환자들은 '통증 없이는 아무것도 이룰 수 없다' 고 생각하는데, 이런 태도는 긍정적 요소로 작용하지만 어떤 환자들은 통증을 두려워한다. 이런 환자에게는 경우 많이 걸으라고 조언하는 것이 좋을 듯 싶다; 조언을 적게 할수록 좋고 성취할 수 있는 목표를 정해 자꾸 걷도록 하는 것이 좋다. 예를 들어, 매시간 집 길이(length) 만큼의 거리를 걷게끔 할 수 있다. 무릎관절 굽힘(굴곡)시 통증이 있을 수 있는데, 이런 경우에 치료사의 역할은 통증이 특별한 원인이 있는지 확인해서 능동운동을 하기 전에 통증을 감소 혹은 최소화하는 것이다. 여기에는 운동 하기 한 시간 정도 전에 진통제를 섭취할 지, 경피신경자극(TENS) 혹은 수치료(hydrotherapy)를 적용할지 환자에게 물어보는 것 등이 포함된다.

현재의 운동법에는 문제가 있다. 뻗은발올림(SLR)을 반복한다고 해서 대퇴사두근이 강화되는 것도 아닐 뿐더러, 최악의 경우 요통이 유발될 수 있다. 이렇듯, 뻗은발올림(하지직거상)은 아마도 물리치료에서 가장 남용되는 운동 중에 하나 일 것이다. 뻗은발올림을 하면 엉덩관절(고관절) 굽힘근(굴곡근)은 강화될 것이나, 그 이외는 별다른 효과가 없다는 점에 주목해야 한다. 그녀에게는 골절 재활의 범위 안에서 엉덩관절모음근(내전근), 앞정강근(전경골근), 장딴지근(비복근), 뒤넙다리근, 넙다리네갈래근(대퇴사두근)의 내측범위 수축과 같이 기능적 운동이 필요하다. 가능하다면, 글로 써서 이들 근육의 작용원리를 환자에게 설명하여 환자가 이해할 수 있도록 해야 한다. 환자들은 자주 이들 근육의 운동에 관하여 혼란스러워 하기 때문에 이해하기 쉽게 간단한 설명을 해야 한다. 일반적으로 환자들이 이런 운동에 잘 참여하려 하지 않기 때문에(Campbell et al., 2001), 집에서의 운동을 간단하고 현실적으로 정할수록 교육 및 재활효과는 점점 커질 것이다.

가골(callus)로 인해 무릎관절 굽힘(굴곡)이 소실되면 연부조직의 가동이 감소한다. 통증과 두려움(fear) 혹은 근 경련(muscle spasm) 때문에 가동제한이 발생할 수 있으며, 능동가동범위보다는 수동가동범위가 더 크기 때문에 관절보다는 그 외의 요소들로 인해 움직임이 제한되고 있다. 치료사의 역할은 그 원인을 규명하여 이를 적절히 치료하는 것이다. 보조기(brace)때문에 무릎관절 굴곡은 90°까지 제한되나 그렇다고 해서 90° 이상의 가동범위를 목표로 잡지 말라는 것은 아니다.

근육의 펌프(muscle pump) 작용이 부실하면, 부종이 발생할 수 있다. 그녀는 뒤축뒤기를 할 수 없는데도 장거리를 걷는다; 이 두 가지 요소로 인해 부종은 더 심해 질수 있다. 티끌 모아 태산이라고, 쉬는 동안 하지를 거상하고 단계적으로 보행거리를 늘려나가는 것이 해결책이 될 수 있다. 부종을 감소시키려고 마사지(massage)를 하기도 하지만 시간낭비일 수도 있다.

이런 환자의 팔다리는 그 둘레길이가 감소할 수 있다. 이는 무용성 위축(disuse atrophy) 때문일 것이다. 팔다리둘레 치수가 감소하는 것이 근 기능 감소보다 중요하지는 않지만, 환자에게는 스트레스가 될 수 있으므로 환자에게 부피보다는 기능이 더 중요함을 일깨워 준다. 넙다리네갈래근(대퇴사두근)의 부피가 근력 및 둘레치수를 평가하는 기준이 될 수는 없더라도 환자에게 목표가 될 수는 있다.

부수적인 관절운동의 소실은 치료계획에서 다룰 필요가 있다(예: 발의 작은 관절(small joint) 및 발목뼈중간(중족근 관절, mid-tarsal joint)). 무릎넙다리뼈(슬대퇴)관절의 관절운동 소실 역시 다뤄야 한다; 이들 관절의 기능은 무릎관절 기능과 따로 분리시켜서도 안 되고, 시킬 수도 없다.

순간순간의 문제점은 상대적으로 규명하기 쉬우나, 이것만으로는 충분치 않으므로 치료사는 잠재적 혹은 장기적 합병증을 인지할 필요가 있다.

잠재적 · 장기적 문제점

- 만일 뒤꿈치 닿기가 안 되어 보행이 부정확해지면, 아킬레스건의 적응성 단축이 발생한다. 최근 검사결과에 의해, 그녀의 가동범위가 완전한 것으로 보여 연부조직의 구축은 없다.
- 정상적 보행(normal gait)으로 단거리를 걷도록 권장한다.
- 그녀가 뒤꿈치 닿기 할 때에 두려워하지 않도록 통증이 없는지 확인한다.
- 그녀가 자신의 재활 중 능동적 역할을 수행할 수 있도록 이에 관해서 설명한다.
- 잠재적인 문제가 단순히 하나가 아님을 주지시킨다.
- 무릎관절 완전폄(신전)의 중요성을 환자에게 설명하지 않는다면, 무릎관절 굽힘(굴곡)변형(flexion deformity)이 발생할 수도 있다.
- 부종이 발생할 경우, 섬유성 유착(fibrous adhesion)이 발생할 것이다.
- 후방 무릎뼈(슬개골) 유착(retro-patellar adhension)은 무릎관절의 윤활막이 고정되면서 발생하게 되고, 경직의 원인이 될 것이다. 이런 것들은 무릎관절의 윤활막을 수축시키는 무릎관절 근육 및 넙다리네갈래근(대퇴사두근)의 등척성 수축을 시키면 감소하게 된다(Ahmad, 1975).
- 관절가동이 제한되면, 초자연골의 퇴행이 발생할 수 있다. 환자에게 약하게 그리고 자주 운동 및 일반적 가동을 행하도록 고취시켜야 한다.
- 팔다리에 체중부하가 이루어지지 않으면, 일반적인 골감소증(osteopaenia) 및 골의 광물질 감소가 발생한다. 여기에서는 요소들 간의 균형을 맞추는 것이 중요하다(이 장의 초반부 참조).

치료계획

- 환자의 상황에 맞게 효과적인 치료를 선택해야 한다.
- 부분 체중지지를 한 채로 보행하도록 하고, 계획범위(protocol guidelines) 안에서 진행시키도록 한다.
- 정상보행에 관한 재교육을 실시한다(예: 뒤꿈치 닿기).
- 고정기간 중 정상관절의 가동을 유지한다.
- 운동과 기능을 정상적으로 회복한다. 이는 특별한 환자인 경우이고, 완전기능은 1년 혹은 2년 안에 못을 제거해야 비로소 얻을 수 있다.
- 필요에 따라 진행시키고 감독할 수 있는 가정운동 프로그램을 완전히 이해시키고 전반적으로 시각화시킨다.
- 너무 복잡하고 혼란스러운 10가지 운동을 가르치기 보다는 두 가지를 가르쳐 완전히 이해시키는 것이 더 좋다.
- 평가 자료에 근거하여 적절히 근력을 강화시킨다.
- 재활계획 범위 안에서 완전 체중부하를 시킨다; 어떤 원안(protocol) 및 특수 지침(specific guideline)을 참고한다.

전반적 진행 및 퇴원

그림 3.27에 간략하게 나와 있는 그래프를 참고한다.

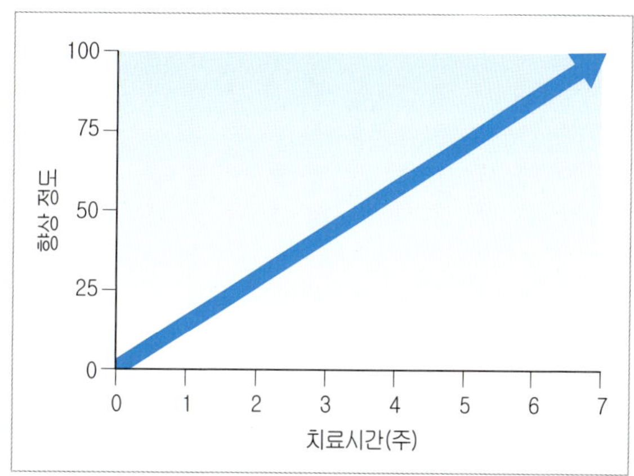

그림 3.27 가설 회복 차트(hypothetical improvement chart)

만일 '호전 대 시간 (improvement versus time)' 이라는 가설 그래프를 그릴 경우, 학생들은 이러한 그래프를 그릴 것이다('호전' 이라는 것은 사람에 따라 각기 다른 의미를 갖는다. 명확하게 하기 위해 이 그래프는 한 개 항목만 나타내고 있다). 학생들의 생각과 같은 경우가 있다면 늘상 회복을 예상할 수 있고, 모든 환자들은 똑같은 치료계획을 적용받으며, 평가 역시 한가지면 충분하고, 퇴원 날짜는 수주 정도 앞당겨지며, 학생들의 훈련은 1달 내에 종료 될 것이다. 유감스럽게도 현실은 이와 같지 않다.

그래프에는 정점(peaks), 저점(troughs) 그리고 회복세로 들어서는 기울기의 고평부(plateaus)가 나타날 것이다. 현실적인 회복 곡선의 전반적 형태는 회복을 나타내는 단계적 고평부로서 나타날 것이다.

이런 형태의 회복세가 일반적이다. 환자는 처음 3주 동안 한 주마다 무릎관절 굽힘(굴곡)이 10° 씩 증가하고 이후 5° 정도 추가적으로 증가할 때까지 3주간 느린 회복세를 보일 것이다. 물리치료사는 지속적으로 변화하는 상황을 맞게 되는데, 이런 변화로 인하여 치료사가 고무되기 마련이다. 또한 언제 환자를 퇴원시킬 것인가로 고민하기도 한다. 최종결정 시 치료사와 환자 사이에 합의된 내용을 따라야만 하고, 이때 기준이 되는 것은 이전에 동의한 목표이다. 골수내못 고정이 여전히 박혀있는 상황에서 최대로 가능한 '회복선' 이 95%인 경우가 한가지 예가 될 수 있다. 따라서, 펼 때나 쪼그려 앉았을 때 불편함이 있을 것이다. 경험 많은 물리치료사는 해부학(anatomy), 생리학(physiology), 생역학(biomechanics) 지식을 통합해서 95% 정도 회복된 지금이 퇴원할 시기란 점과 마지막 5%의 회복은 삽입물(implant)을 제거한 후 얻을 수 있다는 점을 환자에게 설명할 수 있어야한다. 충분한 사전평가 및 목표설정 없이는 적절한 환자 퇴원이 이루어지지 않을 뿐만 아니라 반복적이고 부적당한 치료 혹은 너무 이른 퇴원이 발생할 것이다. 적당한 고려와 적절한 초기 사정이 있을 경우에는 치료나 질환 진전에 변화가 없다면, 자율적으로 영업하는 물리치료사는 '8주간 매주 2번씩' 환자를 만나야 하는 상황을 피할 수 있다. 환자와 물리치료사는 치료 과정을 같이 하게 된다.

ACKNOWLEDGEMENTS

With thanks to Grit Soboll, Communications Manager, Orthofix SRL; Dania Sorio, Customer Service International, Orthofix SRL; Annie Karim, Association of Chartered Physiotherapists Executive Committee Officer.

FURTHER READING

Association of Orthopaedic Chartered Physiotherapists Guidelines of Good Practice in Orthopaedics: www.aocp.co.uk

Atkinson K, Coutts F, Hassenkamp AM 1999 Physiotherapy in Orthopaedics — A Problem-Solving Approach. Churchill Livingstone: Edinburgh

Barker KL, Lamb SE, Simpson AH 2004 Functional recovery in patients with nonunion treated with the Ilizarov technique. J Bone Joint Surg Br 86-B: 81–85

Barry S, Wallace L, Lamb S 2003 Cryotherapy after total knee replacement: a survey of current practice. Physiother Res Int 8(3): 111–120

Bruckner P, Bennell K 1997 Stress fractures in female athletes: diagnosis, management and rehabilitation. Sports Med 24(6): 419–429

Duckworth T 1995 Lecture Notes on Orthopaedics and Fractures. Blackwell Science: Oxford

McRae M 1999 Pocketbook of Orthopaedics and Fractures. Churchill Livingstone: Edinburgh

Scottish Intercollegiate Guidelines Network (SIGN) 1997 Management of Elderly People with Fractured Hip: A National Clinical Guideline (no. 15). SIGN: Edinburgh

Stewart MA 1995 Effective physician–patient communication and health outcomes: a review. CMAJ 152(9): 1423–1433

Tidswell M 1998 Orthopaedic Physiotherapy. Mosby: New York

참고문헌

Adams CI, Keating JF, Court-Brown CM 2001 Cigarette smoking and open tibial fractures. Injury 32(1): 61–65

Ahmad I 1975 Articular muscle of the knee — articularis genus. Bull Hosp Joint Dis 36(1): 58–60

Azuma Y, Ito M et al. 2001 Low-intensity pulsed ultrasound accelerates rat femoral fracture healing by acting on the various cellular reactions in the fracture callus. J Bone Miner Res 16(4): 671–680

Bandolier Evidence-Based Healthcare 2004 NSAIDs, Coxibs, Smoking and Bone. March:www.jr2.ox.ac.uk/bandolier/booth/painpag/wisdom/NSAIbone.html

Campbell R, Evans M, Tucker M et al. 2001 Why don't patients do their exercises? Understanding non-compliance with physiotherapy in patients with osteoarthritis of the knee. J Epidemiol Commun Health 55(2): 132–138

Cornell CN, Lane JM 1992 Newest factors in fracture healing. Clin Orthop 277: 293–311

Dandy DJ, Edwards DJ 1998 Essential Orthopaedics and Trauma, 3rd edn, p. 94. Churchill Livingstone: New York

Lorig K 1982 Arthritis self-management: a patient education program. Rehabil Nurs 7(4): 16–20

Lorig K, Laurin J, Gines GE 1984 Arthritis self-management. A five-year history of a patient education program. Nurs Clin North Am 19(4): 637–645

Hoppenfeld S, Urthy VL 1999 Treatment and Rehabilitation of Fractures. Lippincott Williams & Wilkins: Baltimore

Marsh DR, Li G 1999 The biology of fracture healing: optimising outcome. BMJ 55: 856–869

Palastanga N, Field D, Soames R 2002 Anatomy and Human Movement, 4th edn. Butterworth-Heinemann: Oxford

Reginster JY, Gillet P et al. 1999 Direct costs of hip fractures in patients over 60 years of age in Belgium. Pharmacoeconomics 15(5): 507–514

Roolker W, Maas M et al. 1999 Diagnosis and treatment of scaphoid fractures: can non-union be prevented? Arch Orthop Trauma Surg 119(7–8): 428–431

Salter RB 1993 Continuous Passive Motion (CPM) — A Biological Concept for the Healing and Regeneration of Articular Cartilage, Ligaments and Tendons. Williams & Wilkins: Baltimore

Schurch MA, Rizzoli R et al. 1996 A prospective study of socioeconomic aspects of fracture of the proximal femur. J Bone Miner Res 11(12): 1935–1942

Schwartsman V, Choi SH, Schwartsman R 1990 Tibial nonunions: treatment tactics with the Ilizarov method. Orthop Clin N Am 21(4): 639–653

Sheriff DD, Van Bibber R 1998 Flow-generating capability of the isolated skeletal muscle pump. Am J Physiol 274(5:2): H1502–H1508

Tschakovsky ME, Shoemaker JK et al. 1996 Vasodilation and muscle pump contribution to immediate exercise hyperemia. Am J Physiol 271(4:2): H1679–1701

Viel E, Ripart J et al. 1999 Management of reflex sympathetic dystrophy. Ann Med Interne (Paris) 150(3): 205–210

화상과 성형수술의 관리

Management of burns and plastic surgery

CHAPTER 4

김순희

CHAPTER CONTENTS

이 장에서는 화상과 성형수술에 대한 최근 연구와 물리치료 이용에 대하여 소개하고자 한다. 이장의 후반부에서는 화상환자의 사례연구와 화상환자 관리 시 필요한 내용들을 정리하였다.

개요

외부화상은 피부손상을 의미하며, 그것은 피부와 피부기능의 손상을 지닌 피부밑 조직의 손실이라고 할 수 있다. 화상의 결과는 손상의 원인과 손상 정도, 손상의 부위에 따라 다르다. 만약 화상이 심각하다면, 화상은 생존할 수 있는 가장 심한 외상이 될 것이다. 화상은 환자의 외모, 신체적 기능, 정신적인 것 등 삶의 모든 면을 바뀌게 한다.

이와 같은 손상의 결과들은 재건수술(reconstructive surgery), 고도의 재활 그리고 다른 치료 등을 이용하여 줄여 줄 수 있다. 이러한 환자들은 충분하고 적절한 치료를 받고 난 후, 다시 자신의 삶에서의 새로운 방법을 찾을 수 있을 것이다.

화상의 분류

홍반

피부는 온전한 상태로 홍반(erythema)이 며칠간 지속되며 일광 화상과 함께 발생할 수 있고 광범위하다. 홍반은 별문제가 없으면 의학적 도움을 받지 않아도 된다.

표재성 화상

조직 손상으로 표피층 사이에 액체가 삼출되어 물집이 생기고, 이 물집 주위에 검붉은 홍반이 존재한다. 화상부위의 움직임은 심한 통증을 일으킬 수 있다. 물집은 화상 후 24시간 동안 나타날 것이다.

부분층 화상

- 표재성(얕은 부분, superficial): 피부화상은 표피층을 파괴한다.
- 심부(깊은 부분, deep): 피부화상은 표피와 진피의 일부를 파괴한다.

물집, 하얗게 파괴된 조직의 반, 붉은 부위 등이 있다(그림 4.1). 감각은 피부손상의 깊이와 포함된 감각신경종말에 따라 다양하다.

전층 화상

표피와 진피 그리고 피부밑 조직들이 파괴된다. 표면은 검은색, 흰색 또는 노란색을 띠며 비탄력적이고 늘어나지 않는다(괴사딱지; eschar).

만약 화상이 말초(예: 아래팔 주위, 가슴, 손가락)에 발생하면 손상된 피부는 부종을 발생시킬 때 지혈대 효과를 형성할 수 있다(그림 4.2). 이런 경우, 괴사딱지를 통과해 전체 길이를 따라 세로로 절개함으로써 장력을 감소시켜야 한다. 이 과정은 처음 병원에 온 후, 한 시간 이내에 이루어져야 한다. 피부가 죽은 상태이기 때문에 마취는 필요하지 않다.

화상의 병인

손상의 일반적 원인은 화염(fire), 화학물질(chemicals), 열탕(scalding), 전기(electricity), 흡입제(inhalation) 등이다.

- 화염 화상(fire burns): 환자에게 화염에 의한 불이 붙었을 때 발생한다. 옷에 불이 붙게 되면 보통 부분층 또는 전층 화상을 입는다. 순간적인 불꽃은 부분층 화상을 유발한다.
- 화학적 화상(chemical burns): 부식성 물질들(예: 시멘트)은 깊은 부분 화상을 일으킬 수 있다. 손상된 조직의 깊이는 신속한 조치로 감소시킬 수 있다.
- 열탕 화상(scalding): 뜨거운 물은 열탕상의 가장 흔한 원인으로서, 뜨거운 음료나 냄비 또는 주전자의 끓는 물에 의해 발생할 수 있다. 열탕상은 일반적으로 중·장년층에서 온도가 상승하는 뜨거운 목욕탕에서 밖으로 나올 수 없을 때 종종 발생된다. 이러한 화상은 노출된 시간에 따라 깊이가 다르다.
- 전기적 화상(electrical burns): 노출된 전기선에 피부가 접촉했을 때 화상을 입을 수 있다. 화상은 전류가 들어가고 나오는 곳에서 발생한다. 화상의 깊이나 크기는 예측할 수 없다. 외형적으로는 작은 상처라해도 골격의 깊은 부분 조직에는 광범위한 손상이 있을 수 있다. 이러한 손상의 유형에서 종종 심장마비와 호흡정지가 동반된다.
- 흡입 화상(inhalation burns): 직접적 열의 손상은 불꽃, 뜨거운 가스나 증기의 흡입에 의해서 발생할 수 있다. 이 경우 주요 증상은 상기도에 나타나며 후두, 인두, 기관의 부종을 야기한다. 흡입손상의 초기 진단은 필수적이다. 부종이 기관 내에 관이 통과되는 것을 방해할 수 있기에 부종이 확산되기 전에 환자는 관을 삽입해야만 한다.

화상의 예방

화상의 예방에 관련된 많은 연구들이 있지만, 효과적인 예방에 관한 명확한 방법은 알려져 있지 않다(British Burns Association, 2001). 화상은 가정에서 일어나는 사고에 의해 가장 많이 발생하는데, 특히 어린아이들과 고령층은 화상을 당하기 쉬우므로 다음 사항들을 반드시 지켜야 한다.

- 주전자와 뜨거운 냄비 등은 어린이 손에 닿지 않게 한다.
- 전기소켓은 뚜껑을 씌우고, 전선은 절연체가 온전한지 확인한다.

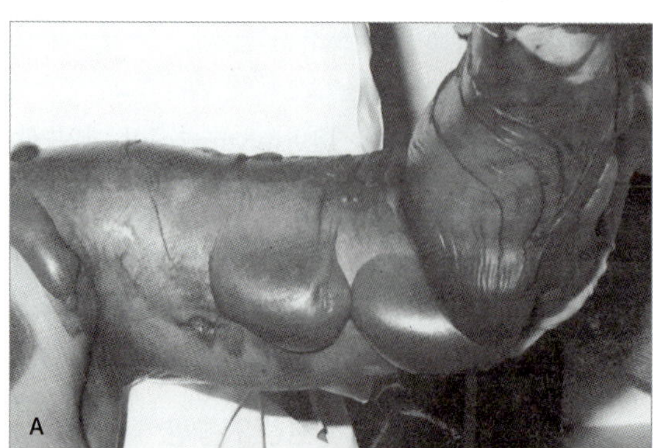

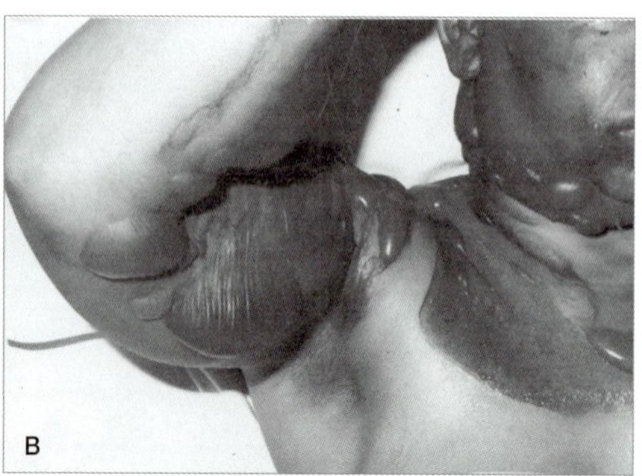

그림 4.1 광범위하게 수포가 형성된 상지와 경부의 부분층 화상

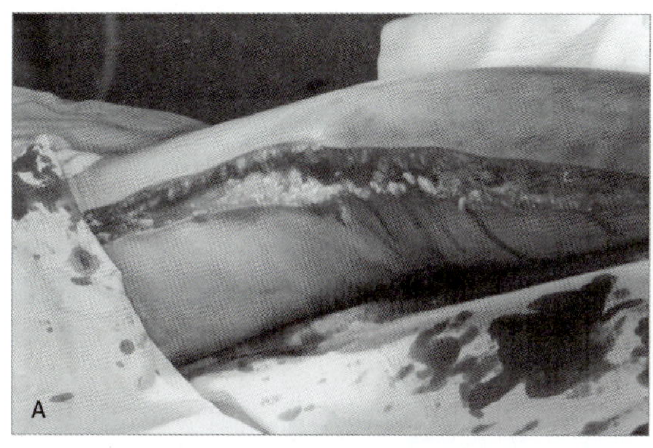

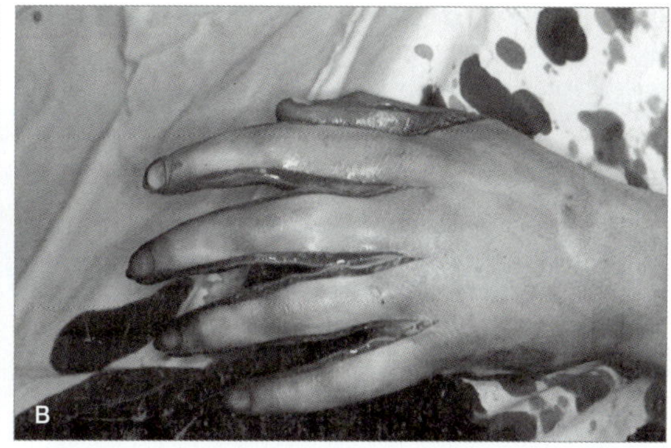

그림 4.2 전층 화상. 하지와 손가락에 가피절개술을 받은 탄력이 없는가죽 같은 피부

- 회로 차단기는 외부 전기 기구와 함께 사용한다.
- 성냥 및 라이터 등은 안전하게 보관한다.
- 자동온도조절 밸브를 욕실 수도꼭지에 장착한다.
- 연기 탐지기(smoke alarm)을 설치한다.
- 옷(특히 아동용) 내화성으로 된 것을 사용한다.

화상의 대부분은 사업장에서 화학물질, 전기사고, 용해된 금속, 마찰 화상 또는 폭발 등에 의해 발생한다. 1974년 실행된 The Health and Safety at Work Act 그리고 다른 입법들을 통해 작업장 안전기준을 높임으로써 그러한 사고를 막는 방법을 제시하고 있다.

화상에 따른 병리학적 변화

쇼크

정의: '산소와 영양물질 그리고 대사산물 제거에 대한 조직의 필요를 충족시킬 수 없는 순환계의 무능력' (Dietzman and Lillehel, 1968; cited by Settle, 1986).

쇼크는 2~3일 정도 지속되고 고령 환자의 경우는 더 길다. 화상을 당하고 수분 안에 모세혈관 투과성 증가로 인하여 손상 부위 아래에 부종이 생긴다. 혈액으로부터 단백질과 전해질이 소실된다. 주요 변화는 다음과 같다.

- 혈장량 감소 - 혈액량부족증(hypovolaemia)
- 혈관내 혈장에 적혈구의 비율 증가 - 혈액의 점성 증가와 순환이 느려진 결과
- 심박출량 감소
- 심박동수 증가

이 시기 동안 초래될 수 있는 주요 위험상황은 폐부종(pulmonary edema), 동맥폐쇄(occlusion of arteries), 심장기능상실(cardiac failure), 콩팥기능상실(renal failure), 간기능상실(liver failure) 그리고 영구적인 뇌와 장기의 손상 등이 있다.

흡입 손상

증기흡입이나 기도 내의 혼합 연료 또는 산소가스에 불을 붙일 때 생기는 불꽃 때문에 열폐손상을 입는다. 연소 물질로부터 방출된 부식성 및 독성 연기 흡입에 의해 폐포가 손상된다. 환자가 처음 병원에 왔을 때, 이러한 손상을 바로 진단내리기가 어렵기 때문에, 보다 세밀한 검사가 필요하다.

연기를 흡입한 환자의 경우, COHb(Carboxy-haemoglobin)의 농도가 증가하기 때문에 혈액의 COHb 농도가 진단에 사용될 수 있다. 화상 후 3시간 후에 COHb 농도가 15% 이상이 되면, 흡입손상을 의심할 수 있다.

저산소증은 기포의 손상, 환기의 부족, 순환의 장애, 산소 이동의 감소(COHb)에 의해 야기될 수 있다. 흡기산소 농도가 50%일 때 PaO_2가 10kPa 이하이면 흡입손상을 의미한다.

기도에는 기관지 내의 점막부종으로 인한 탄소성 가래, 출혈 가능성, 기관세지(bronchial tree)의 궤양이 발생할 수 있다. 이런 진단적 증거를 찾기 위해서는 기관지경 검사가 시행된다.

화상 초기에서는 위의 생리적 변화들이 폐의 x-ray

변화에는 나타나지 않기 때문에 x-ray는 흡입 손상의 초기 진단에는 의미가 없다.

화상의 합병증

화상의 합병증은 표 4.1을 참조한다.

화상환자의 예후

Clinical note

60세 이상 또는 5세 이하의 화상환자는 예후가 좋지 않다.

총 화상 범위

총 화상 범위(total burn surface area, TBSA)가 넓을수록 예후는 나쁘다. 다음 공식으로 결과를 예측할 수 있다. 생존 확률(%)={100-[나이+총 화상 범위(%)]}. 예를 들면, 60세의 환자가 전체 피부의 30%에 화상을 입었다면, 생존가능성은 [100-(60+30)]=10%이다. 20세의 환자가 똑같은 범위만큼 화상을 입었다면 생존가능성은 [100-(20+30)] = 50. 즉, 50%가 된다.

만약, 양쪽 다리에 화상을 입었을 경우에는 36%가 TBSA가 영향을 받는다. 따라서 50세의 환자가 이 정도의 화상을 입었을 경우의 생존가능성은 [100-(50+36)]=14%가 된다. 총 화상 범위를 예측하는 방법으로는 '9의 법칙(rule of nines)' 이 있다. 이 법칙은 신체 표면을 11개 부위로 나누는 것인데, 각 부위는 신체 전체의 9%씩이다(그림 4.3). 그리고 회음부는 1%로 계산한다. 이외에도 총 화상 범위 예측에는 여러 차트들이 이용된다(예: the Lund and Browder chart).

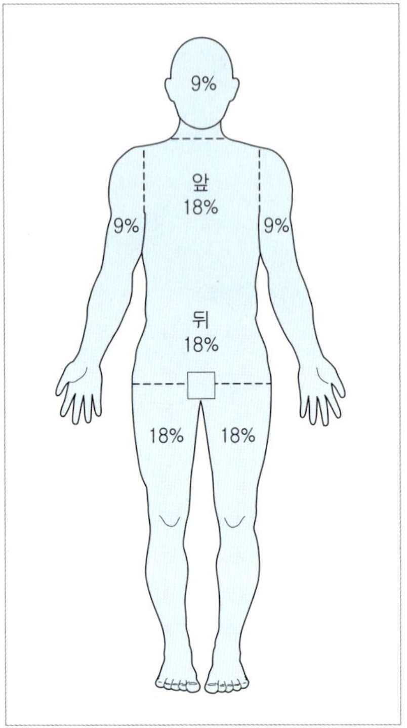

그림 4.3 9의 법칙

표 4.1 화상의 합병증
▪ 심장문제
▪ 흡입손상
▪ 폐렴
▪ 성인 호흡 스트레스 증후군
▪ 손상 부위의 감염
▪ 비뇨기계의 감염
▪ 패혈증
▪ 신부전과 간부전
▪ 관절내 삼출과 관절주위의 종창
▪ 관절주위 조직의 석회화
▪ 관절변형에 따른 반흔조직의 수축
▪ 환자의 정신적 장애

숙련된 의사는 화상 부위의 정확한 비율로 총 화상 범위 평가를 하고, 소생과정에 필요한 정확한 수액 보충량을 결정한다.

일반적으로 화상 크기의 정확성과 가변성 계산에는 Lund and Browder chart를 사용하고, 평가에는 9의 법칙표를 사용한다. 한 연구에서는 평가의 가변성을 보여 주는데, 처음에 화상의 크기는 증가하지만 넓은 부위의 화상에서는 안정되고 더 광범위한 화상에서는 약간 감소하였다. '9의 법칙' 방법은 화상의 크기를 과대평가하는 것 같지만, Lund and Browder 방법보다는 어느 정도 더 믿을만하다(Wachtel, 2000).

Key Point

예후가 나쁜 환자에게도 예후가 나쁘지 않는 다른 환자들과 동일한 치료와 관심이 필요하다.

흡입 화상

안면 화상을 입은 환자의 상당수에서 폐렴이 발생한다. 여기에 흡입 화상이 동반된 경우, 사망률은 매우 높다.

화상의 임상적 특징

화상의 증후나 증상은 현재 화상의 정도에 따라 달라진다.

화상을 입은 부위

- 적색 - 홍반
- 물집
- 혈장 삼출 - 담황색으로 변색
- 황색 또는 흰색 피부 - 천연가죽 빛
- 까맣게 변한, 부서지기 쉬운 조직 - 노출에 의해 검게 변한 구조

흡입 손상

- 입술과 코에 화상(burnt)을 입음
- 비공(nostrils)과 입이 그을림
- 코털과 얼굴 털이 그을림
- 목소리가 쉼
- 목이 아픔

쇼크 기간(화상 후 3일)

- 침착하지 못하고 혼미함
- 피부가 차갑고 창백함
- 혈관이 쇠약해지고 맥박이 빨라짐
- 발한(sweating)
- 갈증(thirst)
- 저혈압(hypotension)
- 빠른 맥(tachycardia)
- 숨이 빨라짐 - 나중에는 헐떡거리게 됨
- 청색증(cyanosis)

쇼크 단계 이후

- 화상 입은 피부가 분리됨(괴사딱지; eschar)
- 흉터조직의 형성
- 흉터조직의 수축으로 인하여 (a) 감각신경 종말의 당김에 의한 통증 (b) 관절운동의 제한 (c) 관절의 변형 (d) 기능의 손실

장기적 양상

기능장애와 형태변형의 정도는 화상의 부위와 정도에 따라 달라진다.

- 팔다리 절단의 가능성
- 무능하게 손상된 손
- 독립성 상실의 가능성
- 직업의 상실
- 환자의 재활 뿐만 아니라 가족이 겪은 상황 또한 매우 어렵게 만드는 얼굴 손상
- 사회적인 거부
- 환자와 친척들에 대한 감정적 손상

화상의 처치

일차적 처치

심각한 화재 사고에서 친구나 친척 또는 낯선 사람들이 희생자를 구조할 수 있다. 사고 현장에서의 판단과 치료는(특히 초기치료의 질) 이환율과 사망률에 큰 영향을 미친다(British Burns Association, 2001).

- 화염 화상(flame burns)은 담요나 카페트로 덮어서 꺼야 한다. 불이 꺼진 뒤에도 몇 분 동안은 깊은 조직으로 열이 전달되기 때문에 화상 부위에 찬물을 지속적으로 부어 통증을 제거하고 화상의 깊이도 줄인다.
- 화학적 화상(chemical burns)의 경우, 탄 옷은 반드시 제거하고 충분한 양의 흐르는 물을 화상 부위에 흘려보낸다. 이때는 확실하고도 적절하게 적용된 중화재가 필요하다.
- 열탕상(scalds)의 경우, 찬물을 지속적으로 부어 손상의 범위와 통증을 줄일 수 있다.
- 전기적 화상(electrical burns)의 경우, 화상에 대한 치료를 하기 전에 CPR이 요구될 수 있다. 열에 의한 화상과는 달리, 이들 손상은 퍼지지 않고, 깨끗한 찬물로 흠뻑 적신 깨끗한 천으로 화상 부위를 덮어주는 것만으로도 충분하다.

병원 치료

치료 지침

화상 병동에 입원할지 말지를 판단하는 기준이 과거에는 손상 부위였지만, 현재는 손상의 복합성에 근거한다. 화상 의뢰의 지침이 마련되어 있다(British Burns Association, 2001).

경한 화상

경한 화상은 어린아이에서 체표면의 10% 미만, 성인에서는 15% 미만으로 화상을 입은 경우이다. 손상이 복합적이지 않다면, 이런 손상들은 글로르헥시딘(chlorhexidine)으로 닦아 내고, 살균제가 묻어 있는 붕대로 덮어 준다. 환자는 집에서 쉴 수 있고, 주위 환경에 영향을 받는다. 붕대는 2~3일 마다 지역 간호사가 바꿔주거나 병원의 붕대 진료실에서 바꿔준다.

중한 화상

중한 화상은 어린 아이의 경우에 신체 표면의 10% 이상 화상을 입은 경우를 말하며, 성인의 경우에는 15% 이상 화상을 입는 경우를 말한다. 손상이 복합적이라면, 환자는 화상병동 또는 중환자실에 입원해야 한다.

의학적 처치

초기 병원 처치(쇼크 단계 포함)는 다음과 같다.

- 깨끗한 기도 유지
- 통증 제거
- 총 화상 범위 평가
- 체액의 균형 유지
- 환부에 달라붙은 옷을 제거하고, 무균처리 된 면거즈로 환부를 덮어줌
- 화학적 화상에 중화제 적용
- 환자를 안심시키고 자세히 설명해 줌
- 환자를 화상병동이나 중환자실로 옮김

환자는 화상부위를 절개하기 위해 무균실로 보내지는데 환부의 깊이, 환자의 나이, 환자가 수술에 적합한지에 따라 이식이 좌우된다.

회복

체액 보충은 36시간 이후에 한다(병원에 도착한 시간이 아닌 화상을 입은 시간으로부터).

화상환자에게 요구되어지는 혈장의 용량은 환자의 총 화상 범위와 손상의 크기와 관련이 있다(Evans, et al., 1952; cited by Settle, 1986). 회복을 위해 요구되어지는 수액의 양을 계산하기 위해서는 다음 공식이 사용된다(Muir and Barclay, 1962).

혈장량(mL) = 1/2 총 화상 범위 × 환자 나이

환부의 관리

모든 피부 손상은 드레싱이나 피부 대체물의 사용이 필요하다.

환부의 처치는 의료진의 경험과 이용 가능한 숙련도에 따라 다양하다. 두개의 주된 방법은 '개방' 과 '폐쇄' 이다.

개방적 방법

이 방법은 환부의 노출을 허용한다. 만약 삼출물이 어느 정도 없어지면 환부는 건조하게 된다. 세균의 성장이 억제되므로 이 방법은 얼굴 같이 치료하기 어려운 부위에 이용된다. 상피의 치료에서는 폐쇄적 방법보다 더 느리게 치유되는 경향이 있다.

폐쇄적 방법

드레싱의 첫 번째 층은 바셀린거즈(petroleum jelly gauze) 처럼 비접착성으로 한다. 그리고 나서 흡수력이 있는 면거즈나 감지(gamgee)로 층을 덮고 축면사(crepe) 붕대나 그물 붕대로 고정해 준다. 드레싱 부위를 견고하게 붕대로 감아준 환자는 물리치료사의 도움 아래 움직이기 시작할 수 있다.

드레싱은 자주 교체해주어야 한다. 그런데 교체 시 환자에게 많은 통증과 고통이 따를 수 있으므로, 이 점을 감안하여 일반적으로 전신 마취제와 진정제를 사용하여 드레싱을 교체한다.

수술적 중재(수술 치료)

피부가 심하게 손상되면 위의 방법들을 이용한 자연적 치유가 불가능하므로, 이 시기에는 피부이식(skin grafting)이 필요하다. 피부이식은 초기 손상 후에 가능한 빨리 실시해야 한다. 화상으로 인해 수술은 가장 먼저 접면 절제술(tangential excision)가 사용된다. 상처에 모든 괴사조직이 제거되고 건강한 조직만 남을 때까지 점진적으로 실시한다. 접면 절제술은 상처 조직의 출혈이 있을 때까지 점진적으로 적용하고, 이로 인해 건강한 조직이 생성된다.

치유와 재건

얇은 화상 후 피부는 치유되어 정상이 될 수 있다. 표

피가 손상된 화상에 따라 흉터조직이 된다. 몇 주 후 이 조직은 수축되어 함몰되거나 켈로이드 흉터처럼 과다한 성장을 할 수도 있다.

피부의 광범위한 손상이 있을 때에는 환자는 수 개월이 소요되는 피부이식과 재건수술이 필요하다. 어린이의 경우에 수 년이 걸린 수술 사례도 있다.

전층 화상의 외과적 처치

괴사딱지절제술(escharectomy)은 죽어서 가죽처럼 된 피부를 잘라 버리거나 또는 깎아내어 제거하는 것이다. 이것은 환자의 안정성에 따라 입원한 날 시행하기도 한다. 출혈이 있는 부위는 그대로 두고 피부이식을 해야 한다.

이식은 떼어낸 피부층을 가지고 노출된 조직을 덮어주는 것이다. 이것은 환자의 정상 부위를 이용(한몸내이식; an autograft)하거나 또는 다른 사람의 피부를 이용(동종이식; allograft)하기도 한다. 때때로 광범위한 부위를 덮어야 할 경우는 돼지 피부를 이용하기도 한다. 한몸내이식 이외의 이식은 지속적이지는 못하지만, 2~3주 정도는 보호를 해 준다.

피부를 떼어낸 부위는 10~14일에 걸쳐 치유되지만, 처음 며칠간은 매우 아플 수 있다. 화상의 부위가 너무 광범위하여 피부판 제공 부위가 모자랄 경우는 떼어낸 피부판이 매우 얇아야 한다. 왜냐하면 14일 정도가 지나면 떼어 내었던 부위를 다시 이용할 수 있기 때문이다. 그런데 불행히도 이렇게 얇게 떼어낸 피부판은 수축될 경향이 크다.

광범위한 화상은 1~2주마다 많은 부분의 절제와 이식을 해야 할 수도 있다. 이 경우, 환자는 반복적인 마취와 수술을 받을 수 있으므로 매우 지루하고 고통스러운 기간이 될 수도 있다.

이식 후에는 바셀린거즈와 붕대로 자세를 유지해야 하며, 부목으로 이식한 곳과 인접한 관절을 고정할 수 있다. 붕대는 이식 후 24시간 후에 혈종(haematoma) 또는 장액종(seroma)의 형성을 살펴보기 위해 풀어준다. 이 붕대교체는 매우 아플 수 있기 때문에 병실에서 일반적인 마취제 또는 엔토녹스(entonox)를 사용하여 시행하기도 한다.

영구적인 피부 대체물(질)

표피세포

표피세포(epidermal cells)는 작은 피부생검을 통해 배양할 수 있다. 표피판이 형성되는 과정에서 조기에 petroleum 거즈를 도포한다. 이는 화상치료에 많이 사용되어지고 있지만, 진피 구성물질의 결핍과 같은 많은 결함을 가지고 있다(Herndon, 2002).

진피 유사체

정상 피부(진피)는 신축성, 견고성, 유연성, 감각성과 체온을 조절하는 특성을 갖는다. Intergra™는 처음으로 진피를 대신 할 대체물로 개발되었고, 임상에서 광범위한 화상의 치료방법으로 널리 이용되고 있다. Intergra™의 안쪽층은 아교섬유(collagen fiber)와 글리코사미노글리칸 콘드로이틴-6-설페이트(glycosaminoglycan chondroitin-6-sulphate)로 이루어져 있다. 안쪽 층은 섬유혈관 내에서 증식한 후에 생물분해가 일어나도록 되어 있다. 막의 바깥층은 정상표피와 특성이 유사한 중합체로 구성되어 있다. 이 제품은 막 절제한 전층피부화상에 적용되도록 설계되었고 바깥 실리콘층은 2~3주 후에 아주 얇은 표피성 한몸내이식(autograft)으로 대체될 수 있다.

복합 대체물(질)

이상적인 피부 대체물은 진피와 표피층을 포함하는 것이다. 진피와 표피층을 가진 제품을 만들기 위한 연구는 수 년 동안 이루어지고 있으며, 일부 동물의 경우에 성공 사례가 있었고, 이 제품들은 현재 임상실험을 실시하고 있다.

손의 화상

손은 신체 면적의 단지 3%만 차지하지만, 화상치료에 있어서는 큰 부분을 차지한다. 손은 보통 단독적으로 화상을 입지만, 신체 면적의 60% 이상 화상을 입은 환자의 경우 대부분 손 역시 화상을 입는다. 손은 종종 얼굴을 보호하기 위해서 불을 끄기 위한 반사적인 조치를 취하는 경우에 화상을 입게 된다. 손바닥이 손등 보다 훨씬 더 두껍기 때문에 손바닥 화상보다는 손등 화상이 더 많다. 또한 손등의 화상은 손바닥 화상보다 덜 두껍기 때문에 전층 화상을 입는 경우가 많으며, 손의 화상을 입은 환자들은 종종 지역화상센터 전문가에게 의뢰된다.

대부분의 손 화상은 직장인인 남성에게 많이 발생하며 화재로 인한 화상, 전기, 화학적 화상이 많다. 가정에서 일어나는 화상은 대부분 뜨거운 물에 데거나 직접 불에 노출되는 경우에 발생하는 경우가 많다. 접촉 화상은 대부분 어린 아이들에게서 많이 발생한다.

손 화상의 치료

손에 화상을 입은 경우, 클로르헥사딘(chlorh exadine)을 함유한 폴리에틸렌 주머니를 손에 얹어 주고 아래 팔부위에 붕대를 감아 준다(그림 4.4).

환자는 전체 관절가동범위 안에서 손을 자유롭게 움직일 수 있다. 주머니는 매일 교환해 주어야 하는데 만약, 주머니 안에 많은 삼출물이 고이면 더 자주 교환해 준다. 주머니는 간호사의 재량에 따라 건조한 붕대로 교환해준다. 물리치료사는 주머니를 교환해 주는 것을 알고 있어야 하고, 운동 범위를 유지하기 위해 환자를 격려해 주어야 한다. 이는 환부가 건조해 지기 시작하면 더 어려워진다.

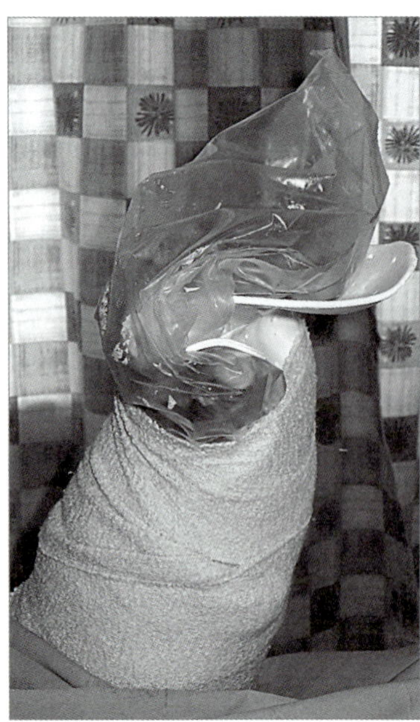

그림 4.4 부상 이틀 후에 mixed depth 화상, 안정보조기를 착용한 채 비닐봉지에 싸여있음

손의 운동

운동치료계획은 화상의 심각성과 손상 면적에 의해 결정된다.

표피 화상과 부분 화상은 각 관절의 독립적인 굽힘과 폄, 복합 운동을 포함한 전범위의 능동운동이 권장된다. 엄지의 벌림, 폄, 맞섬(opposition)이 주먹 쥐기, 손가락을 갈고리 모양으로 만들기, 벌레근 신장으로 권장된다.

폄근 구조물이 손상된 조직에 포함되면 깊은 진피와 피부 전층에 화상치료를 실시해야 한다. 손가락뼈사이 관절 운동치료 시에 폄근의 힘줄 파열이 일어나지 않도록 주의해야 한다. 과도한 신장을 예방하기 위해 손가락뼈사이 관절의 수동적 굽힘을 실시하면 안되고, 주먹 쥐기는 물리치료사의 감독 하에 실시한다.

부목은 항상 착용하고 드레싱과 물리치료를 실시할 때만 제거한다.

심한 화상(deeper burn)은 힘줄 파열, 관절이 들어나거나 관절 손상으로 인해서 몸쪽손가락뼈사이관절(PIP)의 구조가 손상되며, 이것에 의해서 단추구멍변형(boutonniere deformity)을 일으킬 수 있다[몸쪽손가락뼈사이관절(PIP)]. 굽힘과 먼쪽손가락뼈사이관절(DIP) 젖힘, 몸쪽손가락뼈사이관절은 정적 부목으로 편 상태로 고정되어 관리되어야 하고, 치료 실시 후 폄근의 이차적인 재구성이 추후에 나타날 수 있다.

손 화상의 합병증

부종은 화상 후에 매우 빠르게 진행되고, 손의 운동성과 기능에 심각한 손상을 일으킨다. 그러므로 올림(elevation)은 급성기에 매우 중요하고, flow pulse machine을 사용해야 한다.

손 화상은 손목 굽힘, 손허리관절 폄, 손가락뼈사이관절 굽힘과 엄지손가락 벌림을 동반한 나쁜 자세가 일어난다.

손의 화상에 관한 일반적인 문제는 엄지손가락 샅굴부위의 구축, 손가락과 손등 피부의 몸쪽손가락뼈사이관절(PIP)과 손등피부, 그리고 새끼손가락의 단추구멍변형 등을 가지게 된다.

급성 시기의 치료는 자주 교체되는 드레싱과 부종의 변화로 인한 부적절한 보조기에 의해, 부동 상태의 지속 및 능동적인 움직임의 시작 지연 등에 의해 손상받을 수 있다.

재활에 필요한 의상과 보조기(splint)의 착용이행에 불성실하고 퇴원 후에 치료를 받아야 함에도 불구하고 내원하지 않는 환자들로 인해 재활경과가 영향을 받을 수 있을 것이다.

손을 가능한 한 정상 기능에 가깝도록 되돌리기 위하여 이러한 질환을 가진 환자들에게는 포괄적인 치료 계획이 세워져야 한다.

물리치료사는 부종 조절, 환자 자세, 보조기 유지, 기능적인 과제의 개선 그리고 세밀한 잡기(집기; fine pinch)와 힘 있는 잡기(꽉잡기; power grip) 강화에 대해 치료계획을 세우고 치료를 실시해야 한다.

화상환자의 재활물리치료

치료는 조직 치유에 근거하고 그에 적합하게 맞춰져야 한다(Glassey, 2004).

재활치료는 입원한 날부터 시작된다. 화상 치료팀의 궁극적 목적은 환자가 변화되지 않은 외모와 능력과 잠재력을 갖춘 사람으로서 사회에 돌아가는 것이다. 이러한 목적의 달성은 화상의 특성상 거의 불가능하지만 목적을 변화시키지 않고 유지한다. 재활과정에는 치료 전문가들, 보조 그룹, 환자의 가족과 친구들이 참여한다. 화상 치료팀은 화상환자 치료를 전문으로 하는 여러 전문분야에 걸친 전문가들로 구성되고 또한 의사, 간호사와 치료진들, 영양사, 심리학자, 미용사와 성형외과 의족 제작자 등도 재활 과정에 포함시킬 수 있다.

화상환자가 어느 정도의 강도로 치료를 받아야 하는지 정확하게 말하는 것은 불가능하다. 이것은 손상의 복합성과 범위에 따라 좌우되기 때문이다. 더 복잡한 화상은 집중적인 물리치료와 경험이 많은 치료사가 그들의 요구를 평가하는 것이 필요하고, 향상된 치료 계획을 필요로 한다.

입원환자는 특수병동, 중환자실 또는 지역화상센터에서 치료를 받을 수 있다. 전문가의 처치를 받을 수 있어서 지역화상센터 이용이 가장 유리하지만, 친척들이 방문할 때, 먼 거리를 왕래해야 하는 불편함이 있다. 물리치료사와 다른 팀 요원들은 심한 화상이 가족들에게 미칠 수 있는 막대한 영향을 인식해야 한다. 환자와 가족에게 나타날 수 있는 죄의식, 우울, 분노, 당황스러움, 괴로움 등과 같은 감정 변화를 잘 인식하는 것이 중요하다. 이런 감정의 인내는 분명히 사고의 원인이 될 수 있다. 물리치료사는 치료의 목적을 달성하는 동안 적절한 반응(동정, 아부, 격려 또는 낙천주의)이 무엇인지 잘 판단해야 한다.

목적

물리치료의 목적은 다음과 같다.

- 기도를 깨끗하게 해서 호흡기 합병증 예방
- 관절가동범위를 유지, 구축하고 변형 예방
- 물렁조직(soft tissue)의 길이 유지
- 근력 유지
- 최대 기능 회복
- 흉터 최소화
- 환자가 독립성을 갖고 적극적인 생활습관을 회복하도록 도와줌

호흡기계 치료

호흡치료는 진동(vibraions), 타진(percussion), 체위배출법(postural drainage), 기침(coughing), 분비물을 깨끗하게 하기위한 흡인(suction)으로 구성되어 있다. 감염된 환자는 하루에 여러 번의 치료를 받아야 한다. 흉곽에 화상을 입은 환자에게 호흡기계 합병증이 나타나지 않는다면, 진동이나 타진은 가능한 최소화되어야 한다. 이미 화상을 입은 부위에 더해지는 외상이 표재성 화상을 심부성으로 바꿀 수 있기 때문이다.

얼굴에 부종이 있다면, 기울이지 않고 환자를 똑바로 또는 옆으로 눕혀야 한다. 인공호흡기를 이용하는 환자는 일반적으로 흡입법과 가습기가 필요하다. 보통 약간의 치료가 가장 효과적일 수 있다. 가습기는

인공호흡기를 이용하지 않는 환자에게 필요할 수도 있는데, 특히 연기나 증기를 흡입한 경우 그렇다. 또한 호흡(팽창) 운동은 전체 폐의 환기를 유지하는데 중요하다. 환자에게 호흡기계 문제가 있을 때, 이런 목적을 달성하기 위하여 물리치료사는 다소 거친 치료법을 시행하길 두려워해서는 안된다. 흉곽의 피부가 화상을 입은 경우 마찬가지이다.

집중적인 호흡기치료가 필요한 경우는 다음과 같다.

- 고령 환자
- 얼굴, 입과 호흡기계 통로에 화상을 입은 환자
- 움직일 수 없는 환자
- 과거에 만성 호흡기 질환이 있었던 환자
- 수술 전이거나 수술 후 환자
- 가슴에 괴사딱지가 생길 수 있는 전층 화상환자

관절가동범위

자세, 부목 그리고 운동은 관절가동범위를 증진시키고 유지시키는데 사용된다.

자세

환자에게 편안한 자세는 일반적으로 관절의 굽힘상태이다. 불행히도 이 자세는 흉터조직을 수축시키고 변형을 일으킨다. 따라서 치료하는 동안 관절을 올바른 자세로 유지하는 것은 중요하다. 올바른 자세는 아래에 나열된 자세를 유지하는 것이다.

머리와 목

목 뒤에 작은 수건을 말아서 어깨 밑에 베개를 대주는 것은 목뼈의 폄을 유지하도록 도와줄 것이다. 가슴과 다리에 화상을 입은 환자는 누운자세를 취하고, 얼굴에 화상을 입은 환자는 얼굴 부종을 야기하므로 반누운자세를 취한다.

팔

팔은 어깨를 벌려서, 약간 굽힌 상태에서 베개 위에 올리고 팔꿉관절과 손목은 폄, 손과 손허리손가락관절은 굽힘, 손가락뼈사이관절은 폄, 엄지는 손바닥쪽으로 벌림시킨다. 손의 관절들은 정적 보조기로 고정한다.

다리

다리는 엉덩관절 폄과 약간 벌림, 무릎관절 폄, 발목은 90° 발등굽힘(foot drop splint 착용)한 상태로 편하게 있는다. 올림은 침대 끝을 들어 올려 얻도록 하고, 다리 밑에 베개를 놓는 것은 엉덩관절이 굽힘이 되므로 피한다.

보조기

보조기에는 정적 또는 동적 보조기가 있다.

정적 보조기

정적 보조기는 관절이 움직임을 시작할 수 있을 때까지, 또는 운동을 하는 사이에 충분한 휴식자세를 유지하기 위하여 필수적으로 사용된다. 이는 열가소성 재질을 사용하여 각 개인의 요구에 맞게 설계하고 제작하며, 수동적 신장 후에 환자의 회복에 따라 수정한다. 보조기는 환자가 잠자는 동안 물렁조직의 단축을 예방하기 위해 밤에만 사용되기도 한다. 거의 모든 환자들은 손목안정 보조기와 발처짐 보조기를 착용할 것이다.

동적 보조기

동적 보조기는 여러 관절의 제한된 범위 안에서의 운동을 허용할 수 있다. 예를 들어, 손허리손가락관절 폄 보조기를 4개 손가락에 착용하면, 약간의 손가락 굽힘이 가능하게 되고 따라서 손상된 폄 힘줄이 제한된 범위 안에서 움직일 수 있다. 하지만 젖힘은 할 수 없다.

동적인 손허리손가락관절 굽힘 보조기와 엄지벌림 보조기를 착용하면(그림 4.5), 손목은 펴진 채로 유지되고 가죽끈은 각 손가락의 몸쪽손가락뼈에 위치하고 있어 탄력견인기에 의해 손바닥쪽으로 끌어당긴다. 첫 번째 손가락 사이 공간을 넓히기 위해서 엄지손가락을 당겨서 벌린다.

굽힘시켜 주는 장갑을 착용하면 손목 폄이 유지되고, 손가락으로부터 손바닥쪽으로 보조기의 스트랩이 지나가게 되어, 손가락의 수동적 굽힘이 이루어진다(그림 4.6).

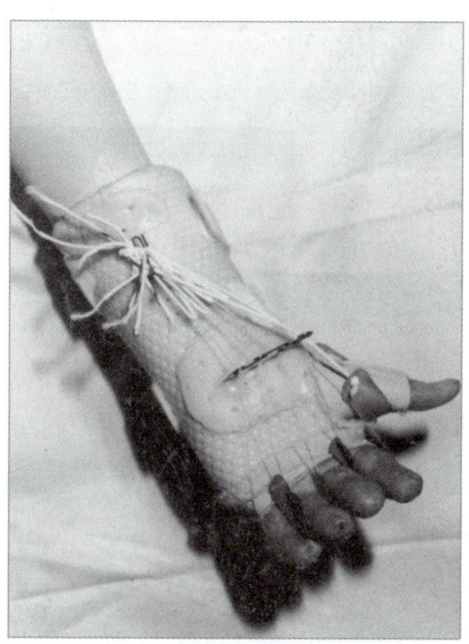

그림 4.5 역동적 중수지절간관절 굴곡 및 엄지손가락 외전 부목

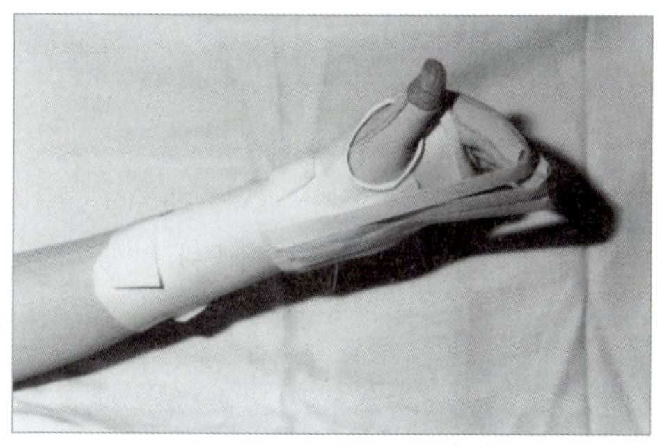

그림 4.6 굽힘 장갑

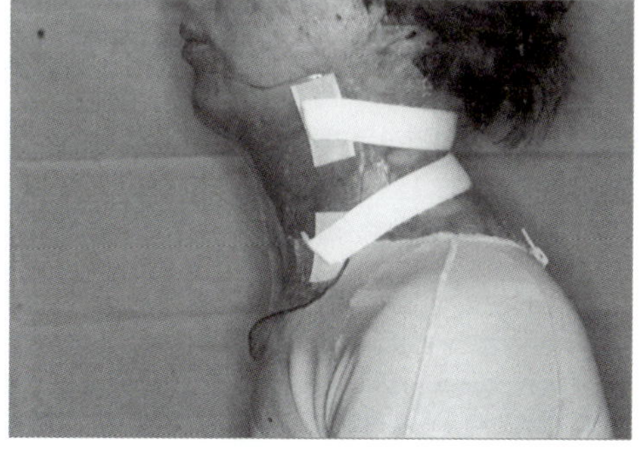

그림 4.7 경부와 흉부의 심부 피부 화상에 이은 연조직 길이를 유지하기 위한 단단한 칼라

칼라(collar)는 목의 자세를 유지하는데 필요하다. 목의 안쪽 피부가 쉽게 구축되어 아래턱을 가슴쪽 아래로 끌어내리기 때문에 낮에는 부드러운 것을 착용하고 밤에는 단단한 것을 착용한다(그림 4.7).

보조기 착용의 일반적 요점

- 자세는 효과적이어야 하고, 기능상의 자세는 필요하지 않다.
- 관절을 불필요하게 보조기에 의존시키면 안된다.
- 너무 단단하게 둘러싸는 것은 피하고, 보조기는 균일하게 붕대를 감아 주어야 한다.
- 피부이식과 피판은 보조기에 의해 압박되지 않도록 한다.
- 가능하면 뼈 돌출 부위는 피하고, 보조기에 적절하게 필요한 패드를 대준다.
- 신경이 압박되는 것을 피해야 한다.
- 변형의 교정과 예방이 필수이지만, 근육의 활동도 중요하므로 가능한 간헐적인 동적 보조기를 사용하도록 한다.

운동

가능한 한 모든 관절은 매일 전 관절가동범위로 움직여야 한다. 이것을 위해 능동적 운동프로그램이 구성되어야 한다. 손상된 팔다리에는 보조적 능동적 운동 또는 수동적 운동이 필요하고 손상 받지 않은 팔다리에는 자유능동운동이 필요하다. 만약 환자가 침상에 있거나 운동을 할 수 없는 경우에는 수동적 운동을 일정한 간격을 두고 시행해야 한다. 운동은 때때로 부종과 결과적으로 생길 수 있는 관절강직을 감소시킬 수 있다.

목욕할 때는 환자를 물 속에 잠기게 하고, 가능한 한 물리치료를 병행해야 한다. 모든 관절은 전 범위로 스스로 운동하고 능동적 또는 수동적으로 혼합하여 운동한다. 이 때 노출된 건이나 골절 같은 다른 관련 손상들을 주의해야 한다. 운동프로그램은 화상 입은 날부터 시작할 수 있으며, 매일 실시해야 한다.

운동은 매우 통증이 있을 수 있다. 가능하면 환자의 약물치료나 엔토녹스를 선택적으로 이용하거나 동시에 할 수 있도록 시간표를 짤 수 있다. 물리치료사는 환자가 수술대에서 마취되어 있는 동안 제한된 관절들을 움직여줄 수 있는 기회를 얻는 경우가 있을 수 있다. 이것은 이상적인 포럼(forum)인데, 외과의사는 만약 이것이 제한된 운동범위를 야기한다면 흉터조직의 해소를 위해 필요한 평가를 할 수 있기 때문이다. 운동의 범위는 치료하는 동안 구해지는데, 환자의 통증 내성도와 화상조직의 움직임 제한에 의해 조절될 수 있다.

물리치료사는 붕대나 손주머니로 인하여 수동적인 운동을 해야 한다. 만약 운동이 붕대의 부착에 의해서 제한된다면, 치료하는 동안 붕대를 풀고 할 수도 있다. 따라서 좋은 의사소통과 협동은 치료사와 간호하는 직원들에게 있어서 필수적이다.

적어도 환자에게 있어서 충분히 정신이 명료하거나, 정맥 내 주사를 맞거나, 이식부위가 최소라면 환자는 오래 앉아 있거나 일어나는 것을 시도할 수 있다. 경사침대는 환자를 수직자세로 이르게 하기 위해서 점차적으로 이용될 수 있다. 환자가 설 수 있다면 걷기를 권장하는데, 강단의 틀이나 체조선수의 걷기 틀 사용이 필요할 수 있다.

가능한 빨리 환자가 자가치료와 일상생활활동에서 독립적일 수 있도록 격려해야만 한다.

근육강화

관절들이 움직일 수 있을 때, 환자는 적어도 하루에 두 번씩 전 범위를 통해서 각각의 관절을 위해 근육들이 작용할 수 있도록 해야 한다. 관절에 걸쳐서 작용하는 근육들은 고정되기도 하고, 등척성으로 작용할 수도 있다. 가벼운 역기와 등급이 다른 고무운동밴드와 스프링의 사용은 근력을 향상시킬 수 있다. 운동 프로그램은 환자가 하루 동안 수행할 수 있도록 고안될 수 있다.

가능한 빨리 환자가 일어나야 하고, 운동 즉 활동 프로그램에 따를 수 있도록 해야 한다. 가능하면 운동범위는 물리치료실에서 시작될 수 있도록 한다.

최대 기능회복

기능은 집과 직장 그리고 여가에서의 일상활동을 수행할 수 있는 능력이다. 개인적인 범위는 자유운동이나 기구운동을 포함하여 성립된다. 목표를 정해야 하는데, 운동용 자전거를 오랫동안 타고, 주어진 시간 내(몇 주)에 팔짝팔짝 뛰기, 높이 뛰어오르기, 강하게 쥐기를 중도에 그만두지 않은 채 수 없이 반복하기 등이 그에 포함된다. 이러한 프로그램은 이식에 따른 변화와 함께 환자가 향상될 수 있도록 계속 진행된다. 환자가 다시 사회의 구성원으로 느껴질 수 있도록 하는 것에는 병원에 있는 가게를 돌아보고, 그런 후에는 주변에 있는 가게와 주점들을 돌아보는 것이 포함된다. 가정방문은 그 환자의 가동운동과 독립적인 수준을 평가하기 위해서 수행된다. 환자와 친척이 준비되는 대로 가정으로 퇴원한다.

외래환자의 물리치료

치료를 지속적으로 받아야 하는 몇몇의 환자들은 일단 병원에서 퇴원한 후, 화상 외래진료소에 나갈 수 있다. 물리치료사는 운동가동범위, 치유과정과 흉터 형성을 평가하기 위해서 참여해야 한다. 구축은 규칙적인 수동신장에 의해서 예방될 수 있고, 흉터조직의 가동성은 흉터관리의 기술들에 의해서 유지되어져야 한다. 환자는 치료실에서 운동을 계속하는 것을 포함하여 동시에 재활프로그램을 지속할 수 있다. 모든 상처가 충분히 치유되고 이식된 부위가 안정되면, 압박의상(pressure garment)을 평가하고 측정한다.

물리치료사는 재활팀의 일원으로 환자 가까이 혹은 환자의 집으로 방문할 수 있다. 화상간호팀이 순회하면서 병원이 아닌 다른 장소에서 화상환자를 치료하는 이런 개념은 새로운 것으로서 널리 안내되고 있고, 중요하게 여겨지고 있다. 재활팀은 지속적인 보호(치료)를 위해서 필수적이고, 다음과 같은 역할을 한다.

- 환자의 집 혹은 그 근처로 환자를 지지하여 옮기는 것
- 지역병원의 간호사 그리고 치료사 또는 재활의학팀 단체의 교육
- 지역 병원 그리고 건강전문가 단체 등 환자와 그 가족에게 접근하기 쉬운 전문적인 자원을 제공하는 것 (British Burns Association, 2006).

Clinical note

작은 화상은 외래환자의 경우 물리치료사에 의해 치료될 수 있다. 흉터조직의 유착이나 구축 야기를 방지하기 위해서 큰 화상부위 만큼 작은 화상부위도 능동적 운동이 중요하다.

능동적인 생활 복귀

시작부터 환자의 독립성은 장려되어져야 하고, 모든 여러 전문가 팀이 환자와 함께 일하며 격려하고 공감

하고 부추겨 주어야 한다. 물리치료사는 환자들에게 때때로 손, 겨드랑이 부분, 가슴, 발과 목 전면의 화상에서 구축의 가능성 혹은 기능상실의 가능성이 높은 곳을 강하고 특별하게 치료한다.

화상으로 손상을 입은 많은 환자들이 입원으로부터 지역사회로 복귀하는 일이 어렵다는 사실을 깨닫고, 회복과정에서 서로 다른 시간적인 문제들을 전 범위에 걸쳐서 표현한다. 때로 이러한 것은 환자가 심한 손상으로부터 회복되어 사람들을 만나는 것을 도와주고, 스스로 할 수 있는 그룹에게는 가치있는 장기 지원을 제공할 수 있도록 한다. 직장으로의 복귀는 일의 성격과 손상의 유형에 따라 명백히 좌우되지만, 만약 압박의상이 작업장에서 방해가 된다면, 진료예약을 하고 압박의상을 수선해야 한다. 가족, 친구, 고용주는 환자가 완전히 능동적인 생활로 복귀하는 일의 일부를 도와야 한다.

어린이

어린이들의 치료도 어른들과 같은 원칙에 따른다. 물리치료사는 운동이나 스트레칭에 관하여 가족을 교육해야 한다. 가족은 어린이가 최대한 독립적으로 행동할 수 있도록 격려해야 한다(예: 식사). 환자는 성장하여 어른이 될 때까지 수년 동안 규칙적이고 기본적인 것을 연습해야만 한다.

성형수술의 소개

'성형수술' 이라는 단어는 19세기 초에 소개되었다. 그것은 조직의 형상을 만드는 기술이라고 묘사된다. 그 작업은 크게 외상, 병든 조직의 절제, 선천적 기형의 교정을 재건하는 것이다. 화상은 보통 급성기와 그 후 변형의 결과로 생기는 교정에 있어서 성형외과 의사들에 의해 관리되어 진다(Morgan and Wright, 1986).

이 장에서 토론하는 것들은 피부이식, 피판 그리고 그들의 관리에 필요한 것이다.

> **정의:** 피부이식은 다른 신체의 일부로부터 떼어낸 피부의 얇은 조각을 화상 부위의 표면에 그대로 적용하는 것이다.

피부이식

피부이식(skin grafts)은 화상, 찢어진 상처들, 궤양, 욕창, 피부암 혹은 치유되어 수축된 흉터들에 의해 손상이 있는 곳이면 신체의 어느 부분이나 사용될 수 있다. 이식은 오직 피이식 부위에 혈관이 있을 때 이용된다(예: 물렁조직 손상). 피부이식의 유형은 분리피부이식 그리고 전층피부이식이 있다.

분리피부이식

분리피부이식술(split-skin grafts)은 표피층의 가장 얇은 층이나 혹은 가장 두꺼운 층인 표피층의 전층과 진피 일부로 이루어진다. 이러한 이식은 혈액의 공급 없이도 이용된다.

이식의 이런 유형은 신체의 여러 부위에서 얻어지게 되는데, 가장 흔한 곳은 넙다리의 앞면과 위팔의 안쪽면이다.

이식은 작은 조각이나 커다란 얇은 판으로 피이식자의 이식부위에 적용된다. 만약 피이식 부위가 크고 분리한 피부가 더 작다면, 그 피부는 적용 부위를 증가시키기 위해 그물처럼 할 수 있다. 편평한 그물망을 만들기 위해 피부를 일정한 간격으로 찢는 기구를 통해 이식한다(그림 4.8).

필요 이상으로 잘려진 피부는 4℃ 온도에서 저장될 수 있는데, 나중에 사용되기 위한 생존 가능성은 21일까지이다. 이식조직은 염수에 적셔진 가재로 덮고 멸균된 밀폐용기에 담아 냉장고에 넣어둔다(McGregor, 1989).

피이식 부위

분리피부이식은 생살의 표면이나 육아조직이 형성되고 있는 상처에 적용된다. 부위는 가능한 한 편평하고 지혈이 되어 있어야 한다. 이식은 크기를 재서 자르고 벗겨진 생살에 대고 그것이 놓여진 부위를 봉합하면 고정되고 밀착된다. 그리고 바셀린거즈를 대주고 축면사 붕대로 감아 준다.

오목하게 생긴 결손부위와 같은 피이식 부위에 접촉 되어진 이식에서는 고정이 필수적인데, 압력붕대나 끈으로 꽉 조여서 붕대를 해주는 것으로 마무리 한

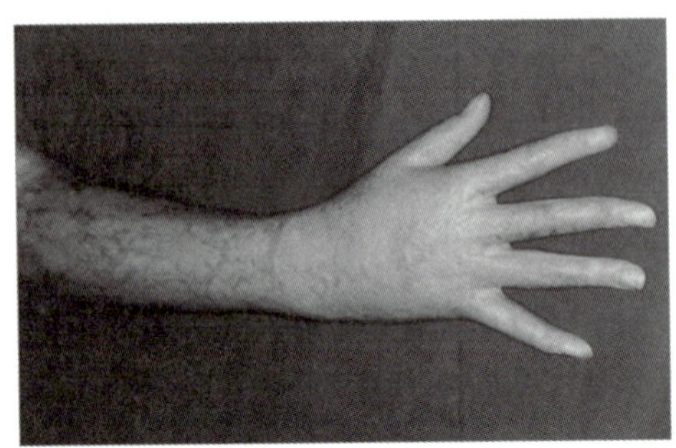

그림 4.8 조직이식 8주 후의 손등. 피부표면의 메쉬 패턴에 주목한다.

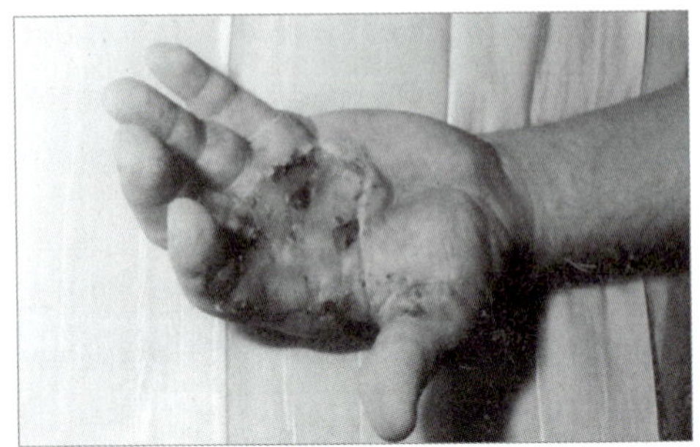

그림 4.9 조직이식 2주 후 손바닥에 근막절제술을 통한 전층 피부이식

다. 이식조직의 가장자리에 봉합은 면울(cotton wool)로 된 압박붕대의 윗부분을 꽉 조이기 위해서 충분한 기간 동안 적용하고, 이에 따라 이식부위는 밑면에 고정되어진다.

처음 48시간 동안의 영양은 피이식부의 유리된 조직액으로부터 얻어진다. 모세혈관들은 이식조직 안에 성장하고, 신생혈관은 일반적으로 48시간 후에 자리 잡게 된다. 이 시기가 핵심적인데, 이식조직의 움직임은 모세혈관의 발아를 파괴하고, 이식조직을 받아들일 수 없도록 하기 때문이다. 이식조직이 실패하는 이유는 아마도 이식조직 아래에 생기는 혈종이나 피이식부 아래가 떨어져서 가운데가 수축되어 들어올려지는 천막화(tenting)때문이다.

붕대는 24시간 후에 혈종 혹은 장액종(혈청으로 가득 찬 공간)의 형성을 살피기 위하여 제거된다. 종아리의 피부이식은 두 겹의 축면사 붕대와 Tubigrip으로 재정돈을 해준다. 이들 환자들은 그 때 물리치료와 가동성을 주는 운동을 시작할 수 있다.

제공부위

제공부위는 제거된 피부의 두께에 따라 좌우되며, 9~14일이면 치유된다. 전층화상 피부를 위해 사용된 제공부위는 분리피부이식이나 피부를 떼어내기 전 처음 상태에 따라 회복이 되어진다.

분리피부이식을 위한 제공부위는 바셀린거즈와 축면사 붕대로 감아 주고, 14일 동안 움직이지 않도록 그대로 놓아둔다. 만약 너무 일찍 붕대를 제거하기 위해 시도를 한다면, 그 부위는 출혈과 심한 고통이 있고 재생되어지는 새로운 상피는 떨어져 나간다.

일단 치유가 되면 제공부위는 보습크림이나 마사지, 그리고 필요하다면 햇볕을 차단하여 보호하는 것으로 관리한다.

전층피부이식

전층피부이식(full-thickness grafts)은 피부 아래까지 구성되지만 표재성 근막은 포함하지 않는다. 이러한 유형의 피부이식은 수축의 경향이 적고 정상 피부와 유사한 모양을 가지고 있다. 왜냐하면 이러한 피부이식은 흔히 얼굴 혹은 손에 사용되기 때문이다(그림 4.9).

제공부위는 자생적으로 치유되지 않고 봉합에 의해서 직접적으로 닫혀지는 것이 요구되고, 혹은 분리피부이식이 적용된다. 일반적인 제공부위들로는 안면을 위해서 생살이 잘 조화되는 귀의 뒤쪽이나 마감이 쉬운 상완이 있다.

전층피부이식의 관리는 분리피부이식과 같다. 흉터 관리는 비록 이식조직이 많이 수축되지 않아도 지속적으로 필요하다.

성형 수술 후 물리치료

일반적인 원칙

주변 관절들의 관절가동범위는 운동에 의해서 유지된다. 만약 환자가 침상 요양 상태에 있다면 침상 유지 운동요법으로 충분하다. 이식조직이 안정되면 환자는 이식조직에 의해 영향을 받은 관절들이 능동가동운동을 할 수 있도록 교육받아야 한다. 이것이 붕대를 제거하고 수행할 수 있는 최선의 방법이다.

이식조직의 순환은 이러한 활동에 의해서 장애를 받으면 안되고 치료사는 이식조직의 색깔을 관찰해야 한다. 이식된 부위가 꽉 조여지거나 손가락이 최대로 굽힘되어 손바닥 쪽이 접혀져 있다면 순환은 간헐적으로 폐쇄된다. 이식부위를 과도하게 신장하면 창백해지면서 이와 같은 현상이 나타난다. 순환이 조직 안에서 재형성되면서 이식조직은 각각의 운동 사이에 분홍색이 된다. 어떠한 신장이나 이식된 피부가 접혀져서 안정되지 못하는 부분은 이식부위가 안정될 수 없는데, 이것은 새로운 피부로 모세혈관의 흐름을 떨어지게 한다.

14일 후에 이식부위에 수축이 있고 조직 아래에 유착이 있으면 위험하다. 물리치료사는 이러한 것을 알고 있어야 하며 실제적인 흉터 관리기술로 관절가동범위와 물렁조직 길이를 유지해야 한다.

흉터관리

흉터형성으로부터 나타나는 합병증은 다음과 같다.

- 이식부 아래의 유착
- 수축되는 흉터 조직
- 감소된 운동의 범위
- 굳어서 움직이지 않는 조직들
- 적색으로 도드라진 부위
- 조이는 피부의 불편함

물리치료의 목적은 다음에 따른다.

- 물렁조직에 가동성 부여
- 운동범위의 증가 - 수동 및 능동
- 흉터의 구축이 심해지는 것을 예방
- 적색 감소와 도드라진 부위를 편평하게 하는 것
- 통증과 불편함 감소
- 물렁조직 늘여주기

치료기술

수동적인 신장

조여진 흉터조직에 의해 야기되는 제한된 운동의 범위는 물리치료사가 흉터가 신장될 수 있도록 가동범위의 끝까지 수동적인 운동으로 실시한다. 적용되는 힘의 양은 환자의 통증역치에 따라 조절될 수 있는데, 환부에서 조직이 당김(traction)되고 순환되기 전에 힘을 뺀다. 물리치료사는 주의 깊게 흉터의 색깔 변화를 관찰해야만 한다. 최대한의 당김은 환부를 창백하게 만들고 이것은 치료에서의 효과적인 지침으로 사용된다. 흉터조직이 반복되는 치료에 반응하지 못하거나, 수축이 증가되면 조직은 운동의 가동범위를 회복하기 위하여 외과적인 분리를 요구하게 된다.

마사지

이식조직이 안정되고 가장자리가 충분하게 치유되면 마사지를 시작할 수 있고, 마시지를 하는 동안에 보습크림을 사용할 수 있다. 마사지는 처음에는 작은 움직임과 표재성 압력으로 이식조직의 가장자리에 실시해야 한다. 이식부위가 성숙해지면 점차적으로 더 중심부로 가면서 마사지 한다. 피부 위에 압력이나 미끄러짐은 피하도록 해야 하는데, 이러한 것이 이식조직에 물집을 야기할 수 있기 때문이다. 마사지의 목적은 이식된 조직을 부드럽게 하고 유동성을 주어 움직임을 자유롭게 해주고, 영양공급을 향상시키고 그러므로써 기능을 회복해준다.

압박의상

압박의상들은 상처를 씻거나 마사지 할 때를 제외하고는 하루에 거의 24시간 동안 착용한다(그림 4.10). 압박의상은 아교가 과도하게 형성되어 두껍고 밧줄처럼 울퉁불퉁한 상처(기능을 제한할 뿐만 아니라 보기 흉함)가 생기는 것을 감소시키기 위함이다. 또한 상처 부위를 편평하게 해 주고 피부이식 부위가 붉어지는 것을 감소시켜 준다. 탄력이 있는 압박의상은 흉터가 생기는 것을 감소시키기 위해 2년 동안 거의

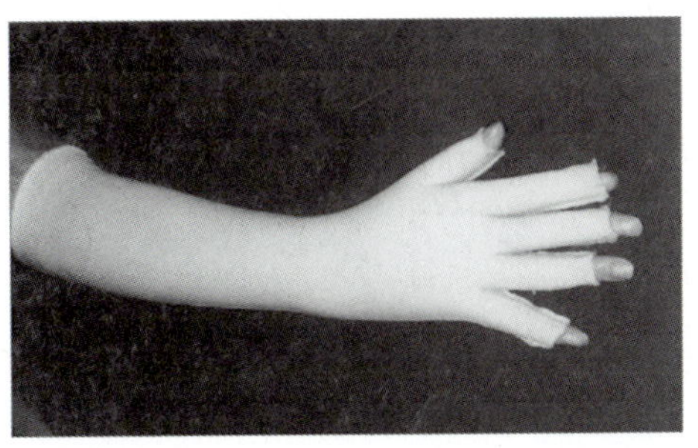

그림 4.10 그림 4.8과 같은 손에 압력조절복을 착용

지속적으로 입는다.

환자 개개인은 몸의 성장과 체중이 그대로 있는 것이 아니므로 의상 크기나 모양을 맞추기 위해서는 명확한 근거에 의한 재평가가 필요하다.

환자는 손상된 부위에 따라서 자켓, 스타킹, 조끼, 혹은 장갑을 제공받는다. 만약 의상이 손바닥 위에 장갑을 낀 것처럼 볼록한 부위에 꽉 끼면, 가해지는 압력에 의해 그 부위가 꽉 끼게 되어 실리콘처럼 될 수도 있다.

움푹 들어간 부분이나 지속적으로 부풀어 오르는 흉터에 특별하게 압박을 적용할 수 있는 다양한 용품이 있다.

여기에는 실리콘고무 탄성중합체, 실리콘고무 폼, Otoform 그리고 실리콘 겔 시트 또는 액체들이 포함된다. 어떤 것은 적용부위에 그것들을 유지하기 위해 압박의류가 필요하다.

실리콘은 흉터(조직)에 다음과 같은 변화를 일으킨다.

- 흉터는 더 부드러워지고 더 매끄러워진다.
- 흉터의 색깔은 빨강에서 분홍색으로 바뀐다.
- 흉터 두께는 감소한다.

실리콘 제품은 각질층에 수분을 공급하고, 흉터 속으로 약간의 실리콘 액을 방출하는 것으로 생각된다.

실리콘은 점진적으로 환자들에게 내성을 키우기 위해 착용시킨다. 따라서 실리콘은 처음에는 짧게 적용하고 착용시간을 점차 증가시킨다. 압박기구, 실리콘 소재 및 피부는 정기적으로 깨끗하게 씻고 말려야 하며, 이것을 환자와 보호자에게 세심하게 교육 시켜야 한다.

부목고정

열가소성 부목은 이식한 조직의 구축을 예방하고, 관절 변형의 발생을 막는데 사용된다. 부목은 환자가 자는 동안 밤에만 사용 될 수도 있고, 이식조직이 완전해지고 보다 부드러워지고 더욱 유연해져 구축의 위험이 줄어들 때까지 수 개월 동안 사용 될 수도 있다. 첫 번째 부목은 붕대를 댄 부위 위로 착용하고, 붕대가 줄어드는 것에 맞춰가며 변화시킨다.

부드러운 부목고정은 또한 이식조직 작용의 결과인 수축하려는 경향이 있는 부위에 사용될 수 있다. 예를 들어, 손가락(손바닥 면)의 이식조직은 반복적인 손가락 굽힘으로 수축하려 할 것이다. 부목은 원통형 압박의류 또는 소재의 등쪽이 이중층으로 된 네오프린(합성고무의 일종) 튜브이다. 소재의 장력은 손이 이완된 상태일 때 손가락 지절관절이 신전된 상태로 유지시킴으로써 물렁조직의 단축을 예방한다.

피판

정의: 피판은 동맥과 정맥의 순환작용에 기능이 있는 조직의 이동으로 구성된다.

피판(flaps)은 이식과정에서 혈액공급이 되는 동안 부착될 수 있다. 유리피판이라고 불리는 피판은 이식하기 위해 일시적으로 분리된다. 피판은 그것들 자신이 혈액을 공급하기 때문에 예를 들면 개방 관절들, 노출된 뼈, 연골 혹은 힘줄과 같은 조직의 결손을 보호하기 위해서 사용된다. 피판의 구성은 다음과 같다.

- 전층피부 - 피부 피판
- 피부와 근막 - 근막피부 피판
- 근육과 피부 - 근피부 피판
- 뼈, 근육과 피부 - 골근피부 피판

피판의 합병증은 경련 혹은 혈전증으로 인한 동맥의 불충분함 그리고 정맥혈전증이 있다. 만약에 혈관문합이 가능한 한 빨리 교정되지 않으면 피판에 괴사를 야기할 수 있다.

피판의 일반적 유형들

- **국소피판**(local flap). 이 피판은 인접한 결손부위로부터 이동된다. 사용되어진 피부는 유연하거나 느슨하고 이식부위의 직접적인 폐쇄를 가능하게 한다.
- **전위피판**(transposition flap). 피부의 반을 들어 올려서 회전하여 덮여지도록 요구되는 피부이식 조직에서 삼각형의 손상부는 남겨두고 인접한 손상부로 옮겨준다.
- **회전피판**(rotation flap). 피부의 반을 들어 올려서 회전하여 삼각형의 손상부를 덮어준다. 이식이 되면 이차적인 손상은 없다.
- **VY 진보피판**(VY advancement flap). 이것은 피부의 V형으로의 이동이다. Y 모양으로 폐쇄된 부위는 남겨두고 손상부

에 가깝게 옮겨준다. 주로 손가락의 손상을 덮어 주는데 사용된다.

- **원위피판**(distant flap). 이것은 피판에 인접하지 않은 곳을 덮어 주는데, 예를 들어 손에 있는 결함은 샅굴부위로부터 들어 올린 피판에 의해서 덮여진다. 이식부위는 분리피부이식 조직이고 직접 폐쇄에 의해 덮여진다. 손(동맥과 정맥이 지나는 곳을 통하여)은 페디클(pedicle)에 의해서 샅굴부위에 부착되어 남는다. 이것은 페디클이 나누어진 후에 3주 동안 고스란히 남겨진다.
- **근피부피판**(myocutaneous flap). 피부와 아래에 있는 근육은 피이식부를 덮어서 얻어진다. 넓은등근이 가슴의 재건에 쓰이는 것은 이러한 것의 한 예이다.
- **골근피부피판**(osteomyocutaneous flap). 이것은 아래팔으로부터 얻어질 수 있고 위턱뼈와 안면에 관한 재건을 위해 사용된다. 공여부위는 분리 피부이식 조직으로 덮여지고, 4~6주 동안 제공된 석고 붕대로 보호한다.

유리피판

유리피판(free flaps)을 가진 피부와 그 아래에 있는 조직들은 동맥과 정맥이 함께 들어 올려지고 인체로부터 떨어진다. 그러면 혈관들은 피이식 부위의 혈관들에 문합이 된다. 이러한 수술들은 현미경의 사용으로 수행되므로 '미세수술' 이라고 한다.

위에서 언급한 것처럼, 이러한 유리피판의 이식들은 피부 뿐만 아니라 뼈와 근육을 포함할 수 있다. 유리피판은 수술 후에 거상시켜야 하지만, 높은 거상은 아니고 피판에 인접한 혈관에 적용되는 어떠한 압력도 제거하여 보호해야만 한다.

피판 이식에 따른 물리치료

호흡기계

가쁘게 숨쉬거나 기침하기와 같은 호흡운동은 폐를 깨끗하게 하는데 필수적이다. 특히 미세수술은 마취 상태로 오랜 시간 동안 진행된다. 환자가 집중치료실로 잘 이송되기 위해서는 몇 가지 처치가 필요한데, 이들 환자에 대한 처치는 다른 외과적 수술환자의 처치와 거의 동일하다.

운동

환자가 진정된 상태라면, 물리치료사가 환자의 모든 관절에 수동운동을 시행한다. 치료는 피판을 포함하여 피판에 인접한 부위를 움직여서 얻어질 수 있다. 피판이 일정시간 동안 압박되지 않으면 무엇보다도 혈관이 비틀려지거나 신전될 것이다.

부목은 자세를 유지시켜주는 관절이나 고정하려는 부위에 요구되어지는데, 피판이나 피판의 몸쪽 혈관이 눌리지 않는 방법으로 구성되어져야 한다. 줄기피판(pedicle flap)이 사용되고 환자의 팔다리가 신체의 다른 부위에 부착되면 팔다리 관절이 뻣뻣해질 것이다. 물리치료사는 피판의 순환에 관하여 가능하면 최대한 손상된 관절을 움직일 수 있도록 환자를 도와주어야 한다.

흉터관리

피부이식에서와 같은 원리가 적용된다. 피판은 지방층 때문에 부풀어 커지고 융기될 수도 있는데, 이것은 압박치료로 나타나지 않을 것이다. 수술은 피판과 같이 부피가 감소한 몇 달 후에 수행한다. 근육조직을 포함하고 있는 피판은 시간이 지나면 근육섬유위축에 따라 크기가 감소하게 된다.

사례 연구

화상

22세인 남자가 집의 화재로 그의 얼굴, 등, 팔, 다리, 엉덩이, 손 그리고 발에 화상을 입었고 지방에 있는 화상병동에 입원하였다. 화상은 부분층 화상이었고 화상 부위의 전체 비율은 35%였다. 이 화상의 약 4%는 전층 화상이었다. 그 남자는 이전의 치료 경력은 없었다.

1차 수술

화상병동에 입원한 환자는 양 손 화상의 죽은조직제거와 괴사딱지절개를 위해 외과수술을 받았다(초기 평가를 위해서 표 4.2 참조).

표 4.2 사례 연구: 평가 1

문제점	적극적인 요구	치료계획
■ 화상으로 인한 손상관절에서 감소된 ROM을 위한 가능성	■ 완전히 치유될 때까지 모든 손상된 관절에서 증가된 ROM ■ 손상받지 않은 관절들의 완전 능동운동 유지	■ 수동운동을 하는 동안 환자가 진정되면 점진적인 능동운동 ■ 하루에 두번씩
■ 화상으로 인한 부종	■ 치료될 때까지 부종 방지	■ 특히 손과 발처럼 손상된 부분 평가
■ 통증	■ 운동으로 인한 통증역치 감소	■ 간호부원들과 연락을 취하여 통증 조절
■ 관절의 변형과 구축 가능성	■ 반흔조직이 형성되고 성장하는 동안 구축과 변형 방지	■ 손안정 부목과 발처짐 부목 ■ 매일 두 번씩 수동적이고 능동적인 운동
■ 연기흡입으로 인한 호흡문제의 가능성	■ 호흡문제를 예방하고 깨끗한 기도를 유지	■ 호흡운동과 매일 2~3번 기침하기 ■ 수분섭취 장려

2차 수술

일주일 후에 양 팔에 죽은조직제거와 이식을 위해 외과수술이 수행되었다. 환자에게 안면마스크를 통하여 60% 산소를 96%의 산소포화상태 수준으로 제공해야 하는 가슴 감염이 발생하였다(새로운 평가를 위해서 표 4.3 참조).

3차 수술

2주 후에 환자는 상지의 벗겨진 부위들에 피부이식을 적용하고 왼손의 몸쪽손가락뼈사이관절(PIP)을 편 상태로 K-강선을 감아 주기 위해 다시 수술을 실시하였다(새로운 평가를 위해서 표 4.4 참조).

합병증

화상사고가 일어난 후 4~8주가 지나면서 고통스러웠던 오른쪽 팔꿈치 관절에서 감소된 관절가동범위가 나타나게 되었다. 팔꿈치 관절의 이영양성 골화가 MRI 스캔으로 확인되었다. 통증범위 내에서의 능동운동을 위하여 팔꿈치 운동은 제한하였다. 밤에 대주는 부목은 팔꿈치의 앞면에 있는 물렁조직의 길이를 유지하기 위해서 펴진 팔꿈치를 고정시키기 위해 착용된다.

왼쪽 집게손가락의 끝에 노출된 뼈는 먼쪽손가락뼈사이관절 수준에서 집게손가락의 단말부에 의해 교정된다.

왼쪽 엄지의 그물망 공간에서는 엄지의 벌림이 제한되고, 그로 인해 왼손의 기능이 감소되어 수축이 시작되었다. 손바닥의 벌림에서 엄지의 수동적인 신장과 능동적인 벌림의 운동들은 원하는 운동 범위에 도달하기 위해서 물리치료사와 그 가족들에 의해서 수행되었다. 'C' 부목은 첫 번째 막양구조 공간에 적합했고, 환자는 치료와 밤 사이에 그것을 착용하도록 교육되었다.

진행

한 달 후, 환자는 두 명의 물리치료사들 사이에서 서기를 시작하였다. 이것은 매일 두 번씩 수행되었고, 환자가 서 있는 균형을 습득하였을 때 걷는 것으로 진행되었다. 걷는 거리는 환자가 할 수 있을 때까지 점차적으로 증가하였다. 평가는 환자가 생활하는 화상병동의 현장이나 가정으로 방문하여 수행되었고 검토되었다.

10주가 되면 환자는 화상 붕대 진료소에 추후 예약을 잡고 퇴원하게 된다. 추후 예약은 1주일에 3번씩이고, 재활치료실에서 한 시간의 물리치료를 포함한다.

표 4.3 사례 연구: 평가 2

문제점	적극적인 요구	치료계획
▪ 마취와 이전의 연기흡입으로 인한 호흡문제 ▪ 이식조직에서 가까운 관절의 무동성으로 인한 관절에서의 감소된 ROM을 위한 가능성	▪ 안면보호마스크로 35% 산소에 대하여 98% 산소포화상태 수준의 증진 ▪ 충분히 치유될 때까지 모든 손상관절에서 ROM 증가	▪ 호흡운동과 매일 2~3번 기침하기 ▪ 수분섭취 장려 ▪ 이식조직이 안정되면 능동과 수동 운동 ▪ 매일 두 번씩

표 4.4 사례 연구: 평가 3

문제점	적극적인 요구	치료계획
▪ 마취로 인한 호흡문제 가능성	▪ 호흡문제의 예방과 깨끗한 기도 유지	▪ 호흡운동과 매일 2~3번 기침하기 ▪ 수분섭취 장려
▪ 수술로 인한 통증 ▪ 이식조직에서 가까운 관절의 무동성으로 인한 관절에서의 감소된 ROM을 위한 가능성	▪ 통증 경감 ▪ 충분히 치유될 때까지 모든 손상관절에서 ROM 증가	▪ 간호부원들과 연락을 취해서 통증조절 ▪ 이식조직이 안정되면 능동과 수동운동 ▪ 매일 두 번씩
▪ 강선으로 감겨진 관절의 감소된 ROM	▪ 5주 후 강선을 제거했을 때 근위지절관절의 ROM 증가	▪ 각 관절의 수동 굴곡과 능동운동을 10시간마다 시행 ▪ 필요하다면 동적 보조기 적용

이식한 부위들이 치료되고 피부의 조건이 허락된다면, 환자는 압박의상의 공급을 위해서 평가를 받는다. 압박의상은 선임 치료보조사들에 의해 만들어지고 환자는 그것을 사용하는 방법을 교육 받는다. 왼쪽 장갑은 손가락의 수동굽힘으로 압박치료를 겸해주기 위하여 굽힘장갑으로 바꾸어 준다. 이 의상은 대략 30분의 간격으로 입는데 그 결과로 손가락의 능동굽힘과 폄운동이 일어난다. 환자가 착용하는 굽힘장갑에는 일반장갑과 동적 손허리손가락관절 굽힘부목이 있다. 점차적으로 왼손의 손허리손가락관절과 몸쪽손가락뼈사이관절에서 굽힘의 범위는 형상되었고 기능도 증가하였다.

몇 주일 후 환자는 기능을 회복하기 위한 집중적인 치료를 위해 재활실에 참석하였다. 균형작업을 포함하는 활동들에는 자전거 타기, 옷 입기, 글쓰기, 카드놀이 그리고 치료적 퍼티운동이 있다. 치료는 적절한 진행에 따라 이루어지고, 압력의상은 흉터조직이 성숙한 후에도 일정한 간격으로 재검토된다.

토론

광범위한 화상은 회복기간이 길기 때문에 끈기를 필요로 하며, 환자와 친척을 포함하여 각 전문분야의 협력팀 등 모든 인원들의 대단히 많은 협력과 참여가 요구된다. 가능하면 환자가 많은 기능을 회복하기 위하여 분명한 목표를 설정하고 시작해야 하며, 의사결정 과정에는 모든 구성원들이 포함되어야만 한다. 환자에게 퇴원 후에 전문가와 함께 집중적인 화상 간호를 계속해 나가는 일이 필수적이다. 또한, 환자가 치료계획을 받아들이고 치료를 실행해야 한다.

FURTHER READING

Glassey N 2004 Physiotherapy for Burns and Plastic Reconstruction of the Hand. Whurr: London

Leveridge A (ed.) 1991 Therapy for the Burns Patient. Chapman & Hall: London

Morgan B, Wright M 1986 Essentials of Plastic and Reconstructive Surgery. Faber & Faber: London

Settle ADJ 1986 Burns — the First Five Days. Smith & Nephew Pharmaceuticals: London

참고문헌

British Burns Association (BBA) 2001 National Burn Care Review. BBA: London

British Burns Association (BBA) 2006 National Burn Care Review. BBA: London

CSP (Chartered Society of Physiotherapy) Therapy Standards Working Group 2000 Standards for Burns. CSP: London

Glassey N 2004 Physiotherapy for Burns and Plastic Reconstruction of the Hand. Whurr: London

Herndon DN 2002 Total Burn Care, 2nd edn. WB Saunders: London

Leveridge A (ed.) 1991 Therapy for the Burns Patient. Chapman & Hall: London

McGregor IA 1989 Fundamental Techniques of Plastic Surgery. Churchill Livingstone: Edinburgh

Morgan B, Wright M 1986 Essentials of Plastic and Reconstructive Surgery. Faber & Faber: London

Muir IFK, Barclay TL 1962 Treatment of burn shock. In: Burns and their Treatment. Lloyd Luke: London

Settle JAD (ed.) 1996 Principles and Practice of Burns Management. Churchill Livingstone: Edinburgh

Wachtel TL, Berry CC, Wachtel EE, Frank HA 2000 The inter-rater reliability of estimating the size of burns from various burn area chart drawings. Burns 26(2): 156–170

여성건강 물리치료

CHAPTER 5

Physiotherapy in women's health

이완희

CHAPTER CONTENTS

개요

이번 장에서는 여성건강 물리치료사의 역할에 대한 총괄적 이해를 제공하고자 한다. 전문가들 중 일부는 CSP(공인물리치료사협회) 산하 임상단체인 ACPWH(공인여성건강물리치료협회)의 일원이다. 이는 원래 산과물리치료협회로 알려진 단체로 1948년에 창설된 가장 오래된 단체 중 하나이다.

ACPWH는 여성건강과 배설장애 분야에서 일하고 있는 전문 물리치료사들과 함께 행동하고 정보를 제공하는 대표적인 단체이다. 신뢰성 있는 전문가 교육과정과 워크샵을 통해 물리치료사들이 전문적인 운동치료 기술과 이에 대한 이해를 습득할 수 있는 기회를 제공하고 있다. 일년에 두 번 학술지를 발표하고 있으며, 연간 학술대회를 개최하고 있다. 학생물리치료사들 중 이 분야에 관심이 있는 전문가를 육성하기 위해 학술대회기간 중 투자를 받아 시상식을 실시하고 있다. 여성건강 물리치료에 관련된 여러 가지 중재 방법에 대한 과학적 근거가 부족하기 때문에 이에 대한 연구를 독려하고 지지하기 위해 소정의 장학금도 제공하고 있다. 또한 향후 연구에 대한 의제를 정하기 위해 CSP나 기타 신뢰성 있는 투자단체와 긴밀하게 협력하고 있는 정부 연구자들도 있다.

여성건강 물리치료사는 전문가집단의 핵심 일원으로서 산과학이나 부인과학과 관련된 건강관리팀의 일원들과 상호간의 이해를 필요로 한다. 이러한 협력관계는 지속적으로 다른 단체와의 새로운 협력을 도모하고 Association for Continence Advice와 Continence Foundation인 Midwives의 Royal 대학과 강한 유대관계를 지속하고 있다.

건강증진 또한 이러한 특수 분야에 있어서 중요한 측면이고, 이는 선구자적 역할을 함과 동시에 개인이나 부부에게 조언을 제공하고 문제를 가진 의뢰인집단에 대한 지지를 제공할 수 있다. ACPWH 강좌에는 이와 관련된 풍부한 건강교육자료가 있으며, 기타 지역 기관(예: 국립출산위탁기관 산하단체)들과의 연계도 잘 이루어져 있다.

1999년 이후로 ACPWH는 WCPT(세계물리치료연맹)의 공식 하위집단인 IOPTWH(여성건강물리치료국제기관)의 일원으로 활동해왔다. 이 기관의 역할은 일반 WCPT회원들에게 여성과 관련된 문제점들과 관심사들을 알리고, 이러한 관심을 고취시키는 것으로 2006년 현재 15개의 회원국으로 구성되어 있다.

물리치료사들의 활동영역은 계속해서 변화되고 있으며, 여성건강분야 역시 예외가 아니다. 예를 들어, 요실금의 평가와 치료에 대한 이해와 습득은 괄목한만한 성장을 나타냈으며 나아가 남성환자들까지 포함하고 있다. 이와 유사하게 최근에는 임신이나 출생, 부인과학 관련 모든 과정 전반에 걸쳐 파트너의 필요성이 중요하게 인식되고 있으며, 기타 보조장비나 치료 규정을 필요로 하고 있다. 문화적 차이나 성적·종교적 차이 또한 고려되어야 한다.

해부학과 생리학

물리치료사는 임신한 환자가 왔을 경우, 일반 환자와의 차이를 명확히 구별하기 위해서 여성의 해부학과 생리학에 대해 알아야 한다.

골반의 뼈와 관절

골반은 골반내 장기를 보호하고, 체간을 지지하며 보행시 하지에 체중을 전달하거나 앉은 자세에서 좌골결절(ischial tuberosity)에 체중을 전달하는 등 다양한 역할을 하고 있다. 골반의 관절(그림 5.1)은 몇 가지 강력한 인대에 의해 지지되고 있는데 임신시에는 에스트로겐, 프로게스테론, 릴랙신 등의 호르몬 증가에 따라 좀 더 유연해진다(Ostgaard, 1997). 임신 기간이나 육체노동을 했을 경우에 치골결합(pubic symphysis)은 1cm

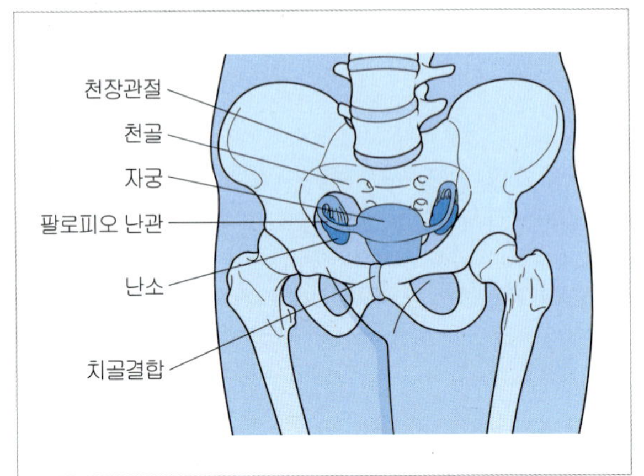

그림 5.1 진성 및 가성 골반: 여성생식 기관

이상 빈번하게 벌어진다(Jain and Sternberg, 2005).

골반 상단(brim) 또는 골반 입구(inlet)는 골반을 위쪽의 가성(false) 골반과 아래쪽의 진성(true) 골반으로 나눈다. 아래쪽의 골반 출구(outlet)는 치골궁(pubic arch), 좌골극(ischial spine), 천골결절인대(sacrotuberous ligament), 미골(coccyx) 등으로 구성되어 있다(Haslam, 2004a).

여성의 골반은 둥근 입구와 대칭적인 출구를 가진 이상적인 구조를 하고 있다. 잘못된 형태의 골반은 분만시 질의 문제를 일으킬 수 있다. 예를 들어, 좁은 상치골궁(suprapubic arch)은 지속적인 육체노동에 취약하고 산후에 변실금을 야기시킬 수 있다(Frudlinger, et al., 2002).

근육

복부근육 [복직근(rectus abdominis), 내·외복사근(internal and external abdominal oblique), 복횡근(transversus abdominis)]은 복부의 구조물들을 지지하는 근육성 '사방신장(four-way stretch)' 탄력성 구조를 형성하고 있다(그림 5.2). 복사근과 복횡근은 백선(linear alba) 중앙에 연결된 근막에 정지한다. 복직근은 검상돌기(xiphoid process)와 하부 늑골에서 치골까지 부착되어 있으며, 백선의 양쪽에 있는 근막에 의해 건초(sheath)를 형성하고 있다. 건초는 하부 후방으로는 취약하다.

임신 후반기로 갈수록 늘어난 자궁은 복근들을 신

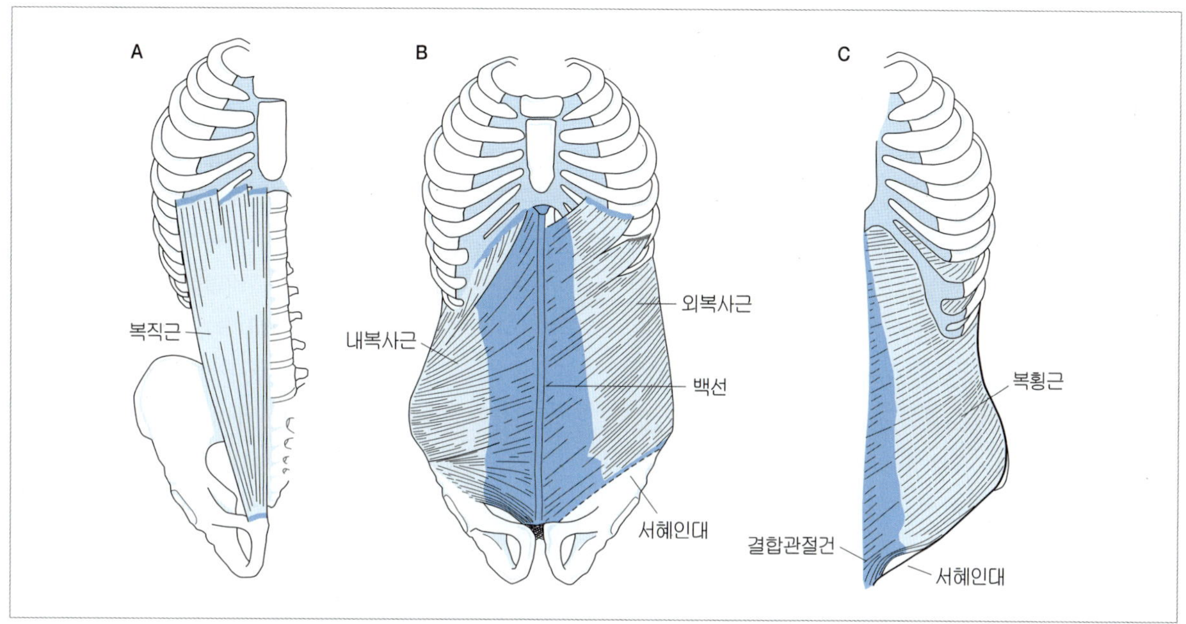

그림 5.2 A: 오른쪽 복직근, B: 오른쪽 내복사근과 왼쪽 외복사근, C: 왼쪽 복횡근

장시켜 복직근 중앙을 손가락 3~4개 정도의 틈새로 벌어지게 만들고, 백선을 형성하고 있는 결합조직 또한 느슨하게 만든다(Sapsford, et al., 1998). 이는 출산 이후에도 지속된다(Barton, 2004a).

복직근의 주요 기능은 요추를 굴곡시키는 것인데 반해(Sapasford, et al., 2001), 복사근은 복직근 심부에 대각선으로 꼬인 구조를 형성하여 척추의 측방굴곡과 회전을 만들어낸다. 가장 심부의 근육인 복횡근은 수평섬유로 이루어져 있고, 복부 내부 구조물들을 지지하며 골반저근육(pelvic floor muscle)과 함께 내부 복압을 유지한다(Cresswell, et al., 1992).

골반저근육(그림 5.3)은 골반 출구에 탄력성 슬링(sling)형태를 취하고 있어서 골반과 복부장기들을 지지하고 있으며, 4개의 층으로 이루어져 있다. 가장 심부의 층은 내장막 층(viscerofascial layer)으로 내장기관 지지와 근육 부착을 위해 중요하다. 다음 층은 근육층으로 지지구조의 일부를 이루고 방광과 내장에 대해 괄약근성 조절을 하고 있다. 이 층은 항문거근(levator ani muscle) [치골미골근(pubococcygeus), 치골내장근(pubovisceral muscle)으로도 알려져 있음, 장골미골근(ileococcygeus)]과 좌골미골근(ischio-

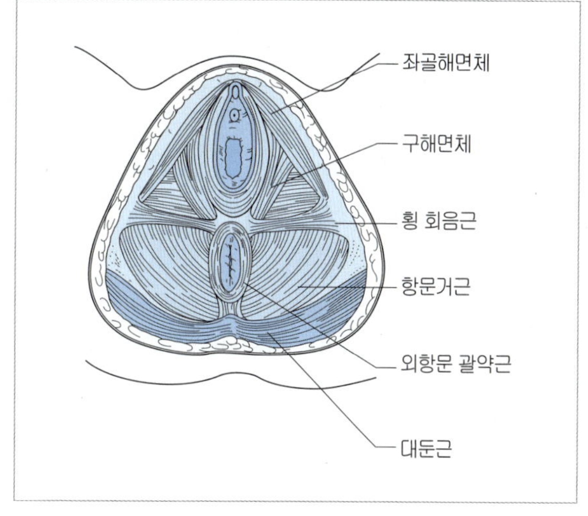

그림 5.3 골반저근육

coccygeus)으로 구성되어 있다. 그 다음 층은 회음막(perineal membrane)으로 알려진 전방의 치밀 삼중막이다. 이 층은 요도(urethra), 질(vagina), 회음부(perineal body)가 좌골치골가지(ischiopubic rami)에 잘 연결될수 있도록 하는데 중요한 역할을 한다(DeLancey, 2001). 가장 바깥층인 외생식근(external genital muscle) [좌골해면체근(ischiocavernosus), 구해면체근(bulbocavernosus), 횡회음근(transverse perineal muscle)]은 여성의 오르가즘을 돕는 성적 기능을 가지고 있다. 외항문괄약근(external anal sphin cter)은 항문 조절에 중요하고, 골반저의 후하방에 위치하고 있다. 골반저근육(pelvic floor muscle, PFM)의 수축은 상단하방 거상운동(cranioventral lift movement)을 일으키는데, 실시간 초음파를 통해 관찰할 수 있다(Dietz, et al., 1998). 이는 S2~4에서 기시하는 외음신경(pudendal nerve)에 의한 것으로 모든 골반저근육에 신경지배를 하고 있다. 그러나 Barber, et al.(2002)에 의하여 제안된 요도괄약근, 외부생식기 근육들, 항문거근을 지배하는 음부신경은 S3-5로부터 나오는 독특하게 구분된 신경이며, "항문거근으로 향하는 신경"이라고 명명되었다. 이 이론은 논의 중인 쟁점이기도 하다.

임신과 출산은 골반저근육의 기능장애를 유발하는 주요 기여인자이다(Freeman, 2002). 임신 중 여성은 요실금을 겪을 확률이 두 배이며, 이와 같은 요실금을 출산 후 15년 동안 겪을 수 있다(Dolan, et al., 2003). 질 분만은 향후 비뇨 및 배설 장애를 일으킬 가능성을 높인다. 그러나 제왕절개 수술도 이로부터 완벽히 보호 되는 것은 아니다(MacArthur, et al., 2006). 또한 유전적 콜라겐 요소의 가능성을 생각할 수 있다. 이 유전적 콜라겐 요소는 요실금을 겪고 있는 어머니 또는 언니에게서 찾을 수 있으며, 여성의 성장통을 겪는 동안 예측가능한 요소이다(Hannestad, et al., 2004).

골반저근육은 대략 2/3의 느린 산화계 섬유들과 1/3의 빠른 해당 섬유들로 이루어진다(Gilpin, et al., 1989).

생식 기관

자궁(속이 움푹 들어간 배 모양의 기관)은 기저부, 몸체, 협부, 목으로 이루어지며, 약 50g의 무게를 가진 것이 일반적인 형태이다. 소골반 안의 복막과 결합조직으로 연장되어진 난소들과 함께 존재한다. 자궁넓은인대(복막의 두줄주름)는 자궁 외벽에서부터 골반 측벽까지 뻗어있다. 골반강은 두 개의 부분으로 나뉘어져있다(앞쪽은 방광을 포함하며, 뒤쪽은 직장을 포함함). 자궁의 각 측면 위 자궁넓은인대 안에 난소들이 놓여있다. 바로 뒤, 약간 위쪽에 트럼펫 모양의 열린 끝 부위는 수축성 난관으로 되어 있다. 배란시기에 난소로부터 발진되었을때 촉수같은 섬모는 난자를 잡아준다. 난벽 섬모에 놓여지고 연동파에 의하여 자유 난자는 난관을 따라 자궁까지 나아간다. 수정에 있어서 난소는 자궁에 놓여진 자궁내막에 박혀있다. 만약 수정이 일어나지 않는다면, 내막에 질출혈이 일어난다(월경).

자궁은 임신기간동안 태아가 자랄 수 있는 팔목할 만한 공간을 가지고 있으며, 아기에게 충분한 공간을 제공할 수 있다(1L의 양수와 막주머니 안에서). 그리고 자궁벽에 붙어 있는 태반을 가지고 있다.

임신의 생리학

난소의 수정에 따르면, 임신의 첫 번째 징후는 무월경이다. 임신이 진행되면서 자궁은 성장하게 된다. 자궁의 근섬유들은 늘어지고 두꺼워진다. 그리고 이 시기에 무게는 50~1000g까지 증가한다. 12주까지 계속 크기가 증가하여 복부기관이 된다. 임신시기는 자궁의 레벨에 의해 결정되어지며, 자궁은 임신의 후반 주기까지 계속적으로 자라난다. 여성은 자궁의 조직적인 수축을 약 20주 동안 느끼게 될 것이다(Braxton Hi cks contractions). 이러한 수축은 태반부착 부위를 통하여 혈액공급을 도와준다. 그리고 자궁하분절의 성장에 도움을 준다. 자궁의 목 부위는 점진적으로 그 크기와 콜라겐 함량이 증가하며, 외측근섬유들이 과증대되고 혈관분포도 증대된다(McNabb, 1997). 그리고 경도도 약간 부드러워 진다. 점액물 결합체들이 감염으로부터의 방패역할을 한다.

디스크 모양의 태반은 임신기간동안 자라며, 또한 태반은 혈 가스 교환의 촉진, 영양과 배설, 이롭지 않은 물질에 대한 방어막 역할을 하며, 프로게스테론과 에스트로겐을 생산한다. 태아는 양막낭 안에서 자라고 성장하며, 탯줄을 통해 태반에 의해 양육된다. 약 10주 정도에 초음파 장비를 통하여 심장박동을 탐지할 수 있다. 태아의 움직임은 18~20주에서 초임부일 경우 느껴질 수 있으며, 출산의 경험이 있는 경우는 16~18주에 느낄 수 있다.

임신은 호르몬에 의해 지배되고 조절되어진다. 호르몬은 다양한 시스템에 영향을 끼친다. 이중에 몇몇은 물리치료사의 업무와 관련하여 의미가 있다.

- 프로게스테론은 부드러운 근육의 긴장도를 떨어뜨린다. 호흡중추에서는 CO_2 민감도를 느끼며, 산모의 체온을 높이는 요인이 되고, 가슴이 커지고 모유 생산을 위한 지방을 보관하며 저장되게 만든다.
- 에스트로겐은 자궁과 가슴의 성장과 발전에 영향을 준다. 이완인자에 대한 첫 접합 부위를 준비시키고 수분 축적이 증가하는 원인이 된다. 질내 당원의 축적과 질염에 취약하게 만드는 원치 않는 영향을 주기도 한다.
- 이완요소의 목표가 되는 지역은 뛰어난 유연성과 신장성을 가진 변형된 형태의 콜라겐으로 대체되어진다. 결합조직(골반저, 복근막)에 있어서의 이완 영향은 이러한 조직들에 있어서 신장성을 증가시킨다. 이는 또한 28주의 임신기간까지 장궁 속 근육의 활동을 제한한다.

임신은 마지막이 평균 40주이며, 약 3개월씩 세 기간으로 나누어지는데, 이 시간동안 많은 변화들이 생긴다. 태아의 성장으로 인한 몸무게 증가와 호르몬에 의한 변화들, 체중 증가 그리고 차후 자세변화들을 보여준다.

물리치료사들은 임신한 여성을 다루는데 있어서 이러한 변화들에 대해 알아야 하며, 평가와 치료하는 동안 또는 수업을 계획하거나 진행할 때에도 이러한 점들을 고려해야만 한다.

또한, 임신중에 발생될 수도 있는 전치태반 또는 고혈압 같은 문제들에 대하여 잘 이해하고 있어야 한다.

이 장의 적용범위

이 본문의 초점은 임신과 산후기간동안 여성을 다루게 될 물리치료사와 관련된 대부분의 변화들과 합병증에 맞춰져 있다. 관계된 것을 더 읽기를 권한다(이 장의 끝을 보라).

임신중 근골격계 변화

자세변화들

임신 진행에 따른 모든 척추의 균형과 골반은 변화된다. 그러나 자세적 적응에 관련된 여러 가지 것들이 정확히 자연적인 것인지에 대해 여전히 혼란스럽다. 예를 들어 몸무게의 증가와 혈액량의 증가 그리고 태아의 배쪽 성장, 무게중심이 더 이상 발 위에 떨어지지 않는것, 여성은 중심을 잡기 위해 허리쪽으로 몸을 기대는 것이 필요한 것 등이다(Abitol, 1997). 이러한 것들은 결론적으로 척추굴곡의 혼란을 야기한다. 또한 보고된 자세로는 요추전만의 감소를 포함한 자세(Moore, et al., 1990), 요추전만과 흉추후만의 증가(Bullock-Saxton, 1991), 흉요추 척추 굴곡의 평편화(Gilleard, et al., 2002) 등이 있다. 이렇게 다른 점들은 임신기간의 자세에 있어 평균적인 자세는 없으며 개인적인 다양성을 가진다는 것을 암시한다. 그리고 출산 전의 요천추 자세는 임신 전 일반적인 여성의 자세에 따라 두드러지게 된다. 그러나 흉추, 경추에 있어서의 보상적인 변화들이 보여지게 된다. 이는 가슴의 여분무게와 결합하여 어깨와 흉추가 뒤로 빠지게 되고, 경추전만의 증가를 만들게 된다. 자세적인 변화는 출산직후 12주까지 남아있게 된다.

관절 그리고 결합조직의 변화들

임신중 릴랙신, 에스트로겐 그리고 프로게스테론의 변화는 콜라겐 대사변화와 결합조직의 유연성 및 신장성의 증가라는 결과를 가져오게 된다. 그러므로 인대성 조직들은 이완되는 성질을 가지게 되어 수동적인 관절 안정성을 떨어뜨리게 한다. 치골결합과 천장골 관절은 아기가 잘 분만되기 위한 길을 만들어주기 위해 부분적인 영향을 받게 된다. 이러한 인대성 이완은 출산후 6개월까지 지속된다(Foti, et al., 2000).

척추와 골반 관절의 생역학적 변화는 천골에 있어서의 증가를 포함하며 요천추 각의 증가, 관골의 전방회전 움직임, 치골결합의 전하방 회전(Borg-Stein, et al., 2005)을 보여준다. 4~5mm의 평균적인 치골결합의 틈이 임신 중에는 3mm 증가하게 된다(Abramson, et al., 1934). 골반관절은 10주경 느슨해지기 시작하여 출산이 가까워지면 최대로 느슨해진다. 관절은 출산 후 4~12주에 정상적으로 돌아온다(Snow and Neubert, 1997). 천미관절 또한 느슨해진다. 마지막 3

개월까지 고관절 외전, 신전, 발목 저측굴곡근은 걸을 때 새로운 힘이 증가된다(Foti, et al., 2000) 그리고 조리대 앞에서 일 하거나 서 있을때 일반적인 평균의 2.8배의 하중이 고관절에 가해진다(Paul, et al., 1996).

복부에서 자궁의 발달에 따라 흉곽은 바깥측으로 힘을 받게 되며, 흉부의 직경이 10~15cm 늘어나게 된다(Barton, 2004b).

신경근의 변화들

복부와 골반근육은 수동적인 인대까지 뻗어 있는 능동적 장력과 근막 안정성 구조를 통해 척추 골반 안정성에 기인한다. 임신동안 비대해진 자궁은 복부근육의 신장과 백선의 분리를 야기시킨다(Boissonault and Blaschak, 1998). 수동적 관절 불안정성(임신 상태에서 보여지는 것과 같이)은 관절의 기계적 수용기로부터의 구심성신경의 신호 도입을 변하게 하고, 대부분 운동신경원에 영향을 준다. 근방추의 조절 변화로 인하여 근육의 단단함과 관절의 능동적 안정성을 줄이게 된다(Bullock-Saxton, 1998). 이는 골반대 근육에 있어 적용가능한 특성이라 할 수 있다. 이러한 변화들은 골반대 안정성에 책임을 가진 근육들(특히 대둔근과 중둔근)의 미약한 동원을 이끌며, 걷는 동안 근육들의 장력을 줄이게 만든다. 아마도 이러한 요인들로 인해 골반대 통증이 나타날 수 있다.

복직근

임신이 진행됨에 따라 복직근(rectus abdominis)은 늘어나게 되며, (Gilleard and Brown, 1996) 넓어지고 얇아진다(Coldron, 2006). 많은 여성들에게서 너비와 두께의 불균형이 출산 후 12개월까지 남아있다(Coldron, 2006). 잘 알 수 있는 이러한 결과를 통하여 총체적인 근육 굴곡의 힘이 출산 후 24주까지 보여진다(Potter, et al., 1997b). 태아가 앞쪽으로 성장함에 호르몬 중재에 의한 변화로 백선의 건막은 넓어지고 얇아진다.복직근의 두 개의 근배가 복벽 주변에 굴곡을 이룬다(Haslam, 2004b). 임신 마지막 3개월기간 동안, 백선은 일반적으로 2~4cm 넓이이며, 2~5cm 정도의 길이를 가지며 이 시기에 백선은 분할되고 분리된다. 즉, 다시 말하자면 직근 사이의 간격이 배꼽에서 27mm 이상 되었을 때이다(Rath, et al., 1996). 배꼽 높이에서 직근 사이의 간격은 소수의 여성에게서 분리된 상태로 유지되는 경우도 있긴 하지만, 일반적으로 안정기에 접어들 수 있는 출산 후 8주까지 약 20mm 정도로 해결된다(Coldron, 2006).

외복근

임신중 세 개의 외복근(복횡근, 외복사근, 내복사근)에 대한 정보는 매우 적다. 그러나 일반적인 실험 조사에 따르면, 복횡근은 체간의 안정화 요소로 밝혀졌다(Hodges, 1999). 임신 말기의 골반 안정성 약화가 발생하고, 이러한 불안정성을 출산 후 8주까지 지속된다(Gilleard and Brown, 1996).

골반저근육

임신동안 골반저근육은 골반저까지 늘어지게 되고, 분만시나 질분만시에 외상을 입게 되고 찢어지게 된다. 복횡근과 골반저근육의 기능과 동원은 서로 연관되어져 있고, 심부복근들의 자발적인 활동은 결론적으로 골반저근육의 활동을 증가시킨다(Sapsford and Hodges, 2001). 골반저근육의 기능부전과 임신과 관련된 요천추 부위 통증 사이에는 연관성이 있다.

분만, 출산과 산후기

정의: 분만은 임신기간 24주부터 임신 산물이 자궁에서 나오는 과정으로 정의한다.

관찰

자궁의 활동, 분만의 진행, 태아의 상태는 정기적으로 분만 내내 복부촉진, 질 검사, 태아심장박동의 청취를 통하여 관찰되어야 한다. 태아심장박동 청취는 간헐적으로 행할 수도 있고 또는 지속적인 전기적 관찰(집게전극을 태아가 위치한 부분에 붙이거나 복부를 통해 심박동 그래프 기계를 통하여)이 이루어진다.

정보는 진행차트에 기록되고, 정상적인 분만으로부터 어떠한 방향으로 가고 있는지 보여준다.

산모의 온도, 맥박, 호흡, 혈압, 수분 상태, 요도 충만도, 정신적 상태를 정기적으로 모니터한다.

분만의 시작

분만에 대한 호르몬의 방아쇠 역할은 알려져 있지 않지만, 프로게스테론의 하향과 에스트라디올, 프로스타글란딘, 옥시토신의 상승의 결과로 인한 생화학적 사건에 기인한다. 점액질 집합체의 출현, 막의 파열, 규칙적인 자궁 수축의 발생이 징후들이다.

분만의 단계

첫 번째 단계

분만 개시로부터 자궁목의 최대 확장까지 초임부의 경우, 평균적으로 12시간이 걸린다. 자궁근육 섬유의 수축과 이완은 자궁목의 확장과 소실을 달성한다. 강도, 시간, 주기에 있어서 수축의 증가가 있으며, 이는 자궁을 골반입구, 산도에 당겨 놓으며, 선진부 하향으로 인도한다.

밀어내기가 시작 되기 전에 자궁 목이 완전히 확장(10cm)되어야 한다. 전환(첫 단계 마지막 부분)은 기분의 변화들, 강력한 통증, 강도 높은 피로, 밀어내고 싶은 강한 욕구를 느끼게하므로 여성에게 매우 어려운 일이다.

두 번째 단계

이 단계는 최대확장으로부터 아기의 출생까지 해당하는 배출의 단계이다(초임부의 경우 평균 1~2시간이 걸린다). 태아의 머리가 골반의 다양한 부분에 적응되어야 한다. 머리는 횡 자세에서 끌어올리고 골반저 부위를 구부리고 회전시키며, 치골 궁 아래를 지나 회음부와 입구를 최대로 확장시키며 항문을 따라 얼굴이 옮겨닮는다. 탯줄의 위치를 체크한다. 전방어깨는 다시 머리 뒤로 돌리고 다른 어깨와 몸통에 의해 따라나온다. 탯줄은 쥐어주거나 자른다.

산모는 짧은 밀어냄과 함께 자궁의 배출과 수축을 돕는다. 그리고 중력을 이용한 편안한 자세의 이용은 출산을 도와준다(Russell 1982; Gardosi, et al., 1989; Caldeyro-Barcia, 1997). 산모는 아기가 분만되는 동안에 왕관 모양의 아기머리에 밴드를 요구할 수도 있다.

회음절개술

분만 동안 회음은 늘어지면서 다치거나 찢어질 수도 있다. 회음절개술후, 여성의 회음은 늘어지거나 혹은 원래대로 남을 수 있다. 그러나 회음절개술은 항문괄약근과 점막을 각각 3~4°를 찢을 것이며, 심각한 배변 실금이 나타날 것이다. 회음절개술은 과도한 외상 방지나 빠른 출산 혹은 출산을 준비하기 위해 필요하다. 안 밖의 절개는 항문 안에 손상이 없이 시행된다.

출산에 도움 되는 기계

두 번째 단계에서의 지연 또는 태아나 임산부의 스트레스로인해 진공집게와 같은 출산기구를 사용할 수 있다.

- 진공으로 끌어내는 기계와 흡인모자는 아이의 머리에 씌우고, 수축과 함께 잡아 당겨진다.
- 집게와 함께 금속 칼날로 태아의 머리의 각각 옆을 부드럽게 잡아준다. 잡아당기는 것은 수축동안에 지속적으로 시행한다. 집게는 밖으로 내거나 또는 돌리는 것을 선택한다.

세 번째 단계

이것은 분만의 가장 짧은 단계로서, 20분간 지속되고 출산 후에 시작한다. 자궁수축과 벽에 있는 태반을 베어내며, 질 쪽으로 밀어준다. 이 처리는 옥시토닌 주사로 도움을 받을 수도 있다. 태반과 막은 완벽한 출산을 위해 검사해야 하며 태반이나 막의 전체 또는 일부분이 남겨져 있는 경우에는 손으로 제거해야 한다.

제왕절개술

이 수술 절차는 긴급하지 않거나 또는 출산 동안이나 출산 전 긴급한 경우에 수행된다. 아이는 아래 자궁 부위에서 가로지르는 절개에 의해 복부벽으로 이동된다. 윗 쪽의 세로 절개는 필요할 수도 있지만 이는 사망률을 증가 시킬 수 있다. 경막 외의 마취법 또는 척수폐색은 일반적인 마취법 대신에 사용되는데 이는 산모의 폐로부터 오는 산성의 물질을 태아가 흡인할 위험을 감소시킨다(Mendelson' s syndrome).

제왕절개술을 위한 적응증은 태아나 태반이 잘 나오지 않고 아이나 산모가 출산이 지연되거나 되지않는 경우이다.

유도분만

임신이 지속될 때 산고는 발생되고 손상이 고려된다. 일반적인 적응증은 출산 기간이 지났거나, 자간(임신중독증의 일종), 당뇨, 태아기의 지연, 분만 전 출혈의 경우이다.

유도분만은 극도로 긴장에 의해 시행되거나, 또는 마지막 질 검사 동안에 의사의 시도에 의해 시행된다. 질의 후분비선의 삽입과 자궁경부의 부드럽게 늘리는 것, 막의 인위적인 찢김, 모든 것들 또는 몇 가지의 조화로 인해 나타난다.

통증 감소

Henderson과 Jones(1997)은 산고는 유일하고 독립적이라고 하였다. 통증과 통증 인지는 개인의 출산력과 개인에 따라 다양할 것이다.

첫 단계에서의 통증은 주로 복부와 허리에서 나타나며, 수축이 증가될수록 더 강하게 느껴질 것이다. 이것은 자궁경부의 팽창, 자궁근육의 수축과 팽창, 다른 곳에서의 자궁의 압력 때문이다.

두 번째 단계에서는 날카롭고, 타는 듯한 통증은 질과 회음부의 팽창 때문이다.

통증조절 기술 사용을 출산 전 수업에서 배운 여성은 산통에 의해 잘 대처할 수 있을 것이다. 그러나 많은 이들은 추가적인 무통증을 요구할 것이다.

약물

엔토녹스

질소산화물 50%와 산소 50%의 이 혼합물은 마스크나 마우스피스에 의해 흡입된다. 산모나 태아에게 주는 해로운 점은 밝혀지지 않았으며 이는 첫 단계의 마지막 부분이나 두 번째 단계 동안에 부분적으로 사용될 수있다. 무통각 효과는 지연되므로 수축의 시작으로부터 흡입되는 것이 요구된다.

페티딘과 디아모르핀

이 마취제들은 즉시 가능하며 쉽게 근육 주사를 통해 투여된다. 해로운 점은 오심과 구토 , 신생아 호흡장애를 일으키며, 날록손(마취성 진통 길항 물질)의 적용을 조정할 수도 있다.

경막외마취

경막외의 국소마취는 요추 경막외 안에 사용되며, 자궁수축 없이 통증을 감소 또는 제거할 수 있다. 비록 경막외마취는 침습적 시술이지만, 안정성 뿐만 아니라 낮은 합병증을 보인다. 산모들에게 잠재적인 부작용은 보이지 않으며, 출산의 높은 위험과 함께 두 번째 단계, 하지의 정맥주사 주입의 필요성이 있는 혈관확장, 자궁의 이상정체에 사용된다. 두통, 감염, 신경손상은 출산 중에 나타날 수 있으며, 여성의 경막외 결과로 요통이 일어날 수 있다. 경막외마취는 수술적 출산이 의심될 때 권장된다. 경막외마취는 고혈압의 여성에게 권고할 수 있으며, 혈압을 감소시킬 수 있다.

경피신경자극기계(TENS)

TENS(transcutaneous electrical nerve stimulation)는 출산 시 사용될 수 있다. 저빈도 고강도 2~10Hz의 전류는 엔케팔린과 엔돌핀을 생산한다. TENS는 출산에서 적용되며, 통증조절기전을 활성화하는 고빈도 저강도 100~200Hz의 전류는 더 강한 수축 동안에 사용된다. 두 경로의 배터리 작용 시간과 기계는 버튼으로 빈도를 조절할 수 있다. 전류는 4개의 전극이 자궁신경뿌리(T10-L2)에 부착시키고 골반바닥과 회음부(S2-4)에 부착시킨다. 두 개의 경로는 독립적으로 각각의 전극을 조절할 수 있다.

TENS는 적용하기 쉽고 비침습적이며, 산모와 아이 모두에게 부작용이 없는 것으로 알려져 있다. 이는 또한 여성 무통증의 조절을 여성이 할 수 있도록 해준다. TENS는 물에 사용할 수 없으며, 심전계 추적과 함께 방해 받을 때 사용할 수 없다. 몇 몇 연구에서는 산통 중 TENS가 무통증 효과를 가진다는 증거가 없다고 했으나, 결과에서 통증의 감소로 마취성 약물 사용이 감소 되었다.

통증조절을 위한 대체 요법

물(수중 치료), 최면요법, 침술, 아로마요법과 반사요법(손, 발바닥 등을 마사지 하는 건강요법)이 통증 조절을 위해 사용된다.

산욕기

산욕기(산후 4주간)는 아이가 태어난 지 첫 6주를 말한다. 산모의 시스템은 임신전의 상태로 돌아가며 다른 변화가 시작된다. 이 기간과 함께 자궁은 임신전의 크기와 위치로 돌아간다. 태반이 부착되었던 자궁벽은 아물었고, 자궁내막은 재생산 되었으며, 최근 8주 동안 초기의 혈액과 상태로 변화되었다.

이 기간 동안의 잠재적인 합병증에 대해 회음부와 자궁의 팽창, 근골격계의 문제, 요실금, 배변실금, 변비 등이 있다.

출산에 알맞은 물리치료

여성건강 물리치료사는 산부인과 의사, 일반의, 건강전문가, 작업치료사, 사회복지사, 기타 물리치료사를 포함하는 전문분야로 이루어진 팀에서 여성을 돌보아야 한다. 임산부와의 접촉은 공동체, 건강센터, 스포츠 센터 또는 물리치료부에서 이뤄질 것이다.

여성건강 물리치료사의 역할은 다음과 같다.

- 임산부에게 임신과 출산, 임산부 검진에 대한 부분을 교육한다(출산 전 각 섹션을 보여준다).
- 안정과 적절한 운동을 권장한다 (임신과 운동을 각 섹션으로 보여준다).
- 근골격계 문제에 대해 평가하고 치료한다.

골반의 기능 이상

비뇨생식기의 기능이상을 보인다. 임신동안의 물리치료사는 충고에 따라 그들의 치료를 제한하거나 중지시키는 것을 고려해야 할지도 모른다.

임신과 관련된 요추 골반 통증

요추골반통증은 임신동안에 50~70%의 유병율이 일반적으로 나타난다. 이러한 골반통증은 척추와 골반 주위에서 시작 할 것이다. 척추에서 시작된 통증은 일반적으로 요통(LBP)이라고 말한다. 임신과 관련된 PGP라는 용어는 광범위하며 골반의 기능장애, 치골의 골반탈구증후군과 천장관절의 통증을 포함한다. 요추골반통증은 종종 임신 중의 정상적인 것으로 간주 되지만, 적절한 치료 없이 적은 통증은 만성문제로 유발 될 수도 있다. 여성의 30%는 일상생활을 방해 받을 정도의 통증을 호소한다. 대부분의 요통은 분만 후 몇 주 동안 해결된다. 그러나 몇몇은 18개월 동안 지속될 수도 있거나 또는 분만 후의 첫 시기 동안에 유지된다. 몇몇 환자는 월경 주변이나 임신 직후로 돌아가는 경험을 할지도 모른다.

임신과 관련된 해부학적 기점에서 요추골반통증은 다양하고 진단을 내리기 어렵다. 일반적인 상태는 한쪽의 천장관절의 기능장애, 치골 기능장애의 결합, 작은 요추디스크탈구, 요추 척추관절돌기 관절문제, 흉추통증을 포함한다. 여성은 허리, 천골, 대퇴와 다리 후면, 대퇴 앞면, 서혜부와 엉덩이 부위의 통증을 말한다. 이것은 동시에 또는 독립하여 출생 전, 출산 동안 그리고 출산 후에 일어날 수 있다. 이들은 종종 경추, 흉추 또는 미골과 관련이 있다. 좌골통증은 일반적이고 요추에서 발생되거나 또는 천장관절의 앞쪽에서 L5와 S1 신경망 때문에 천장관절로부터 통증이 나타났다. 몇몇 연구에서는 임신과 관련된 요통과 천장관절의 통증 사이에는 차이를 가지고 있다고 했다. 그것은 요추와 골반의 증상의 원인을 검사하고 적절한 치료계획을 세우는데 중요하다. 요추골반통증의 원인은 다요인과 자세적응, 피로, 관절 가동성의 증가, 통증감각 구조에서의 압력으로 인한 콜라겐의 양 증가, 체중 증가, 태아의 성숙에 따른 압력이 포함될 수도 있다. 중요한 위험요인은 이전의 요추 골반 통증의 경험과 이전의 골반의 외상, 그리고 고강도가 주요 요인이다. 다른 위험 요인으로는 임신 전의 천장관절의 통증, 인간 공학 적으로 좋지 않은 작업 환경, 불편한 작업환경, 복부수직과 수평의 직경과 자연적인 큰 요추의 커브, 임신전의 운동량의 감소이다.

근골격계 요인으로는 임신과 관련된 천장관절 통증은 골반 관절의 비대칭적 움직임, 대칭적 이완과 인대 손상, 근육 약화가 있다. 천장관절의 통증은 아마도 척추, 복부, 골반, 엉덩이, 골반저 근육들은 비 정상적인 생체기전과 안정성을 만들면서 야기되어진 것이다. 그러나 소수의 여성은 생체역학적인 것이 아니라 골반에서의 호르몬에 의해 통증이 생긴다.

치골 기능장애 결합

치골 기능장애 결합(SPD)은 치골결합 관절의 통증과 연관 있으며, 치골 탈구 결합(DSP)은 치골결합의 사실적 분리이다. 최근의 진단은 방사선으로 한다. 치골 탈구 결합의 정의는 결합 틈이 10mm 보다 더하고, 수직면으로 5mm 보다 더 할 경우이다. 결합 틈의 양은 항상 증상과 관련되어있는 것이 아니며, 항상 증상이 있는 환자에게 차이가 커지는 것도 아니다. 치골 기능장애 결합 혹은 치골 탈구결합은 아마도 출생전의 , 출산 중의 혹은 출산 후에 나타날지도 모르며, 심한 사회적 어려움을 야기 시킬 것이다.

통증의 분포는 서혜부, 대퇴부의 앞과 가운데면, 회음부, 꼬리뼈와 천장관절에 있을지도 모른다. 경하거나 중한 것으로 부터 심하고 민감하고 다양하며, 매일매일 다를 것이다. 일반적인 신체적 사인은 대퇴의 외전에서의 통증, 질질 끌며 걷기나 오리처럼 어기적 어기적 걷는 보행, 심한 건의 결합, 한쪽으로 체중지지를 할 수 없고, 침대에서 돌 때 통증을 느끼거나, 가벼운 무게를 들어올리기나 의자나 계단에서 일어날 때 통증을 발생한다.

곡선에서 넘어지는 것과 같은 작은 외상은 심한 치골 결합 통증을 일으킬 수도 있다. 앞쪽 회전과 익명의 사선으로 미끄러지기는 대퇴의 내전근육에서의 과행동으로 부터 야기 되며 이것은 치골 기능 장애 결합으로 분배된다. 궁둥근의 나쁜 사용과 골반의 닫는 힘의 부족, 스스로 잠기는 기전의 중단이 골반에서 일어날 것이다.

근골격계 요인이 아닌 천장관절의 통증의 요인으로는 히알루산 분해 효소의 증가, 구강용 피임약, 유전적으로 감염되기 쉬운 것이 요인에 포함된다. 임신과 관련 되어 요추 골반 통증의 출산촉진호르몬(릴락신)의 기여는 천장관절의 통증과 출산촉진호르몬사이의 관련성이 있다고는 하나, 다른 증거에서는 관련성이 없다고 했다. 출산촉진호르몬의 정도는 출산동안에 가장 높아지나 출산 후 3일 동안 가장 많이 떨어진다.

분만 후의 새로 시작된 요통과 경막 외의 무통증 사이의 결정적인 관계는 설명되지 않았지만 통증을 덮는 효과에도 불구하고 산모에게 출산동안에 부적당한 자세를 이끌게 될지도 모른다(MacArthur et al., 1990).

요추골반 통증과 기능이상의 관계

임신관련 요추골반 통증과 기능이상에 대해 신속하고 적절한 치료와 평가의 인지에 대한 중요성이 인정되고 있다. 알려진대로 치료받지 못한다면 이 상태는 2년 이상 남게 된다(Albert, et al., 2001).

자세, 교육, 일반적 운동에 대한 권고

치료사에 의한 출산 전 자세 교육은 등(허리)과 골반의 통증을 줄여주고 출산 후 기간 동안에 여성에게 많은 도움이 된다(Noren, et al., 1997). 출산 전 조언은 침대나 의자, 자동차 등에서의 걷거나 서 있을 때의 자세, 오르내리거나 손의 조작 등에서 최고의 편안한 휴식자세를 적용할 수 있게 한다. 게다가 출산 후의 조언은 모유수유나 기저귀 갈기, 아기의 목욕이나 양육 등을 포함한다.

관절의 기능이상, 척추와 골반의 움직임 제한의 치료

임신 관련 요추골반 통증에 대한 수기치료에서 반응들의 몇몇 증거자료가 있으며(Daly, et al., 1991) 척추와 골반의 정확한 평가는 적절한 구조물에 대한 치료의 적용을 위해 반드시 해야 한다. 엄격하고 제대로 된 평가는 비산모집단에게 사용되었던 수기치료 기술을 요추와 골반의 통증이 있는 산모들에게도 적용할 수 있다. 많은 기술들이 옆으로 누운 자세에서 사용된다. 관리는 근육의 불균형이나 회복의 변형으로 인한 관절의 제한이나 비정상적 움직임으로 인해 의존된다(Lee and Vleeming, et al., 2000).

Lee는 제한된 관절의 치료로서 첫 번째 관절 가동기법이나 근막구조를 이용한 매트의 치료기법을 추천했다. 근막 기능이상의 다른 치료법으로는 압통점 마사지, 압박기법, 자세이완, 연부조직 도수기법, 테이핑 등으로 과도한 근육의 기능을 없앤다. 천장관절의 통증과 함께 과사용된 편측, 양측의 근육은 고관절 내전근, 요근, 척추기립근, 장방형근이다. 치미골근의 후방섬유에서 단단함이 촉지 될 수 있다.

치골 기능장애결합과 함께 하나의 무명골로 인한 과도한 골반 내전근, 불충분한 골반 내전근, 편측 전위(Röst, 1999), 약한 골반대, 척추 안정화 근육의 기능에 특별한 주의를 필요로 한다. 편측 체중지지 활동과 고관절 외전에 대해 고려해야 한다. 지팡이나 심한 경우 휠체어가 필요할 수 있다.

천장관절이나 치골결합의 불안정성을 위한 천장벨트는 임신 전, 후의 골반관절에 안정성을 줄 수 있고(Damen, et al., 2002), 내복사근의 대체를 할 수 있으나(Snijders, et al., 1998), 통증에 대한 결과는 불분명하다(Depledge, et al., 2005). 그러나 벨트는 능동 SLR테스트에서 도움이 되는 시도로 볼 수 있다.

복부를 위한 관모양의 큰 붕대나 분만 벨트는 지지를 추가할 수 있다. 조산사와의 연락은 필수적이다. 여성들은 노동이나 분만중의 고관절의 과도한 외전과 연관된 경막의 마취제나 척추마취에 대해 알고 있어야 한다. 가능하다면 그들은 노동 중 가장 편안한 자세(예: 지지를 받은 상태에서 왼쪽 옆으로 누운 자세나 무릎 꿇고 선 자세)를 취하여야 한다. 그들은 그들의 발이 엉덩이 사이에 놓이는 것을 막아야 한다. 결석제거술이 필요하다면 주의해야 한다(ACPWH, 2007a). 봉합선은 산모를 위해 가장 편안한 위치에 위치하여야 한다.

근 재교육

복부, 척추, 골반 근육의 회복은 불안정한 척추분절이나 골반관절의 안정을 위한 재교육이 필요하다. 특정한 척추와 골반의 안정성 프로그램은 출산 전(Elden, et al., 2005), 후(Stuge, et al., 2004)의 통증을 줄이는데 효과가 있다.

출산 전·후의 재활운동은 골반안정화 근육(중둔근, 대둔근), 골반안정화와 중요근육(복횡근, 요추부 다열근, 골반저근)의 정확한 회복을 위해 초기에 집중 훈련해야 한다. 고관절 내전근, 굴곡근의 회복의 실패와 힘의 감소가 임신관련 천장관절의 통증을 유발하여 환자의 천장관절 통증과 대둔근 회복의 변경을 나타낸다(Mens, et al., 2002). 임신관련 천장관절의 통증의 중둔근에 관한 연구는 없었으나 아마도 약한 중둔근의 조절로 인한 오리걸음은 환자들에게 공통적 징후로 나타난다. 그러므로 여성에서의 천장관절의 통증에서 목표가 되는 중요근육인 코어안정화 근육에 더해져 고관절 내전근 고관절 외전근, 고관절의 굴곡근, 신전근에 제안된다. 내전근과 외전근의 균형은 치골결합 사이의 안정성 제공 때문에 고려되어야 한다(Lee, 1999). 복사근, 척추기립근, 광배근, 장요근등의 대근육 안정성 운동은 산후에만 가능하다. 일단 중심안정성이 얻어지게 되면 특히 출산 후 힘, 유산소능력, 심혈관계 건강이 촉진되게 된다.

재활운동은 기능적으로 필요하며 치료사와 많은 여성들이 정기적으로 참여하지 못해 가족들의 도움이 필요하다.

통증관리

산전 요추골반 통증의 침술 효과에 대한 증거가 증가하고 있지만(Wedenberg, et al., 2000), 침점으로 인해 낙태를 유발시킬 수 있으므로 반드시 주의하고 피해야 한다.

TENS는 산후에는 쓰이지만 산전에 쓰이기에는 아직 논란이 많다. 최근의 선언(ACPWH, 2007b)에서는 태아에게 강한 약보다 위험이 약하긴 하지만 TENS는 조심해서 고려해 사용해야 한다고 말하고 있다.

분리된 복직근(DRA) 관리

분리된 복직근이 지속된 결과에 대해서는 알려지지 않았지만 두 복직근 부분의 절충부분, 근력강화의 영향, 요추골반 통증의 잠재적 결과에 대한 기계적 장점의 가능성이 있다. 출산 후 치료사는 IRD평가와 도수 측정시의 배꼽의 높이에 대한 차이의 검사를 하는 것이 바람직하다. 초기 분리된 복직근은 산후 8주 동안 거의 20mm를 해결했으며(Coldron, 2006) 이것은 거의 손가락 1~2개의 폭에 해당한다. 만약 분리된 복직근(>3개의 손가락 폭정도)이 지속되어 나타난다면 복부 심부 근육(복횡근)의 초기 운동은 포함시키되 복부출혈의 예방을 위한 강한 체간 운동은 피해야 한다(Sheppard, 1996).

늑골 플레어

하부늑골의 앞면을 따라 생기는 늑골 여백 부분의 통증(일반적으로 늑골 플레어라고 부르며 자궁의 상행 부분의 압박과 관련이 있을 것이다)이며 흉추와 외측 체간의 통증을 동반하기도 한다. 이것은 외측굴곡의 도수치료 기법을 이용해 통증을 없앨 수 있다.

신경압박증후군

3번째 기간에 유동액의 정체로 인해 다양한 신경압박 증후군이 나타날 수 있다. 이것은 수근관증후군(CTS), 상완신경총 압박, 대퇴부이상통증(서혜인대 아래로 지나가는 대퇴외측피신경의 압박으로 인해 대퇴 외측부분의 저린감이나 타는 듯한 통증), 후경골신경 압박을 포함한다. 신경근 압박 증후군은 정상적인 생활을 하기 힘들게 한다. 손목보조기와 얼음은 수근관 증후군에 유용하게 쓰인다. 자세조정은 상완신경총 압박에 유용하게 쓰인다. 얼음과 거상은 후경골신경 압박에 유용하게 쓰인다(Barton, 2004b).

운동과 임신

일반적 사안

생리학적, 감정적, 사회적, 심리학적 사안들은 임신에 있어 신체의 건강과 영향을 미친다. 치료사는 언어, 민족적 문화, 동등한 기회 등과 여성들이 특별히 필요로 하는 것을 반드시 민감하게 다루어야 하며 알고 있어야 한다. 치료사는 임신한 여성들에게 유연하면서 개별적이며 근거중심적으로 하여 전체론적으로 다가가야 한다.

많은 여성들은 임신 기간 동안 그들의 삶에 맞춘 지속적이고 규칙적인 활동을 원한다. 극소수의 여성들은 그들이 임신을 하였을 때 처음으로 운동을 시작하기도 한다. 연구에 따르면 경도-중등도의 운동이 임신한 여성에게 건강에 도움이 되며(Clapp, 2000) 태아에게 해롭지 않다는 것을 밝히고 있다(Riemann, et al., 2000). 쉽게 정의를 내리자면 분당 최고 140번 정도의 심박수 정도이다. 운동선택은 생리학적 변화에 따라 영향을 미치게 된다(Artal, et al., 2003). 예를 들어, 적혈구 전의 혈장 크기의 증가는 산소 필요 요구의 제공 능력 저하를 초래한다. 또한 호흡률 증가의 원인이 임신기간 중 심박출량의 수치 증가와 같은 활동(임신을 하지 않은 여성)과 심박 잔류량의 소실로 인해 산소가 필요하게된다. 격렬한 활동은 태아와 산모의 건강에 위험을 줄 수 있으니 자제해야 한다.

이점, 금지사항

운동의 잠재적 이점 포함

- 심혈관계 건강의 유지
- 정상체중 범위의 유지
- 신체의식, 자세, 협응, 균형에 대한 향상
- 혈액순환 향상
- 지구력, 체력 증가
- 운동과 사회적 상호작용의 공급은 사회적, 감정적 행복의 기분은 증가
- 업무와 출산동안 문제들의 감소 가능성
- 더 짧은 업무의 잠재력
- 임신기간 당뇨병의 예방 가능성
- 임신 중 작은 통증의 감소
- 출산 후의 더 빠른 회복

금기증

- 심혈관, 호흡, 신장, 갑상선등의 질병
- 당뇨(제 1형 조절의 약화)
- 유산병력, 조산, 태아성장 제한, 경추무능
- 고혈압, 질출혈, 태아 움직임의 감소, 빈혈, 골반위 분만(태아가 다리나 엉덩이부터 나옴), 전치태반(ACOG, 2002)

권고

규칙적이냐, 규칙적이지 않느냐에 따라 운동을 충고하는데 다를 수 있다.

규칙적 운동

- 운동을 시작하기 전에 의사 또는 조산사와 상담한다.
- 거의 매일 30분 또는 그 이상 중등도의 운동한다(ACOG, 2002; Hefferman 2000).
- 낙상의 위험이 높거나 복부 외상으로 이어지는 접촉 스포츠나 활동은 중단하고 스쿠버다이빙은 피해야한다(ACOG, 2002).
- 38℃ 이하로 중심온도가 유지되는 목표로 운동의 기간과 강도는 스스로 조절한다.
- 저영향(강도)을 목표로 한다.
- 근골격계 스트레스를 감소시키기 위한 적합한 지지를 위한 신발을 신는다.
- 덥고 습하고 열이 나는 운동은 피하고 탈수증을 예방하기 위해 적당한 수분을 섭취한다.
- 마지막 5분은 열을 올리고 추위를 낮춘다.
- 발달과 관련된 스트레칭은 피한다(이완효과의 원인).
- 특별한 운동은 전문가의 충고를 찾는다(예: 골반저근육 운동).
- 충격운동이나 쪼그리고 앉는 것, 교차스텝이나 빠르게 방향을 바꾸는 운동은 피한다.
- 임신 16주 후 바로 누운 자세에서의 운동은 대동맥류의 압박을 피하기 위해 하지 않는다.
- 칼로리 제한 없이 에피타이저를 먹는다.
- 피로가 오기 전에 운동을 멈추고 과운동은 피하며 교차훈련은 피한다.

불규칙적인 운동

추가로 다음의 이러한 규칙적인 운동은 하지 않는다.

- 임신 13주전에는 운동 프로그램을 시작하지 않는다.
- 수중운동같은 비체중지지 운동을 시작하는 것을 고려해본다.
- 간단하고 기본적 수준의 운동 진행으로 점차적으로 증가시키고 전문가의 감독 하에 실시한다.

멈춰야 할 때

언제 그만두어야 하는지 모든 여성은 그들이 이러한 경험을 했다면 운동을 즉시 멈추고 의사와 상의해야 한다.

- 복부통증
- 질출혈
- 숨가쁨, 어지러움, 현기증, 지속되는 심한 두통, 부정맥 촉진
- 천장관절의 통증으로 인한 보행 중 어려움

대부분의 여성들은 임신기간중 체중이 증가하거나 피로를 느끼거나 숨쉬기가 힘들면 자연스럽게 운동의 양을 줄여야 한다.

운동형태

일반적 분류

- 레져, 스포츠: 여성들은 금지규정에 따라 본인이 선택한 활동이 친근하고 안전하다면 레져나 스포츠를 지속적으로 추구할 수 있다. 여기에는 빠른 걸음, 수영, 조깅, 하이킹, 노 젓기, 춤추기 등을 포함한다.
- 낮은 강도의 유산소운동(동등한 수준): 건강수준 유지의 강조
- 필라테스나 요가: 이 경우 유산소적 요소는 제외로 유연성, 호흡, 이완의 조절
- 허리치료: 가끔씩 스위스 볼을 이용한 중심안정화 운동
- 체육관: 임신여성은 정적 자전거, 트레드밀 cross trainer(팔, 다리 운동을 동시에 할 수 있는 운동기구)를 사용한 유산소운동을 권장한다. 테크닉은 특히 강화운동을 할 때 중요하다. 여성들은 가벼운 무게를 이용해 최대하의 무게를 들어 상지와 하지의 다양한 근육 그룹의 운동을 이용한다. 무게, 구성 방식, 반복은 임신이 진행될수록 점점 감소되어야 한다(Avery, et al., 1999).

수중운동 교육

임신 여성의 수중에서의 운동과 이완은 즐겁고 이득이 있으며, 넓게는 체중이 감소되고 관절의 삐걱거림을 감소시킨다. 여성의 검상돌기까지 물에 잠기게 하는데, 이것은 단지 체중의 28%만 부하된다(Harrison and Bulstrode, 1987). 수중 강좌를 통해 여성은 쑤심과 통증의 경감을 느끼고, 강좌 후에 더 많은 에너지를 가지며, 더 잘 자게 된다. 다른 중요한 이점은 운동 후 근육의 아픔이 사라지고, 물에 잠긴 동안, 모든 근육 운동이 집중적으로 이루어지게 한다(Newhan, 1988). 다른 중요한 이점은 여성 스스로 느끼지 못하지만 발생한다. 수중운동은 호흡 근육의 긴장도에 도움이 된다.; 수영에서의 다리의 움직임과 수중운동은 정맥을 되돌리는데 도움이 된다; 20~40분 동안 체액을 유지하는데 어려운 임신여성에게 도움을 주는 수중에서의 이뇨 효과는 체액의 300~400몰의 손실을

보인다(Katz, et at., 1991).

여성은 금기증을 지키며 어떤 근골격계 문제가 있는지 인식할 수 있어야한다(ACPWH, 2004). 운동은 허리, 골반, 목과 다른 정형외과적 문제를 가진 사람을 치료한다. 천장관절 또는 치골결합이 불안한 임신 여성은 그들의 다리 움직임을 수정하고, 보도에서 넓은 걸음보다 좁은 보행을 유지한다. 모든 여성은 요추 전만의 증가를 피하기 위하여 짧게 뒤로의 보행을 해야 한다. 운동 시 과신장된 복근은 제외한다. 반대로 쪼그려 앉기는 지면에서 어렵고 위험하지만 물에서는 무릎관절에 체중이 거의 실리지 않아 안전하다.

강좌의 목적은 여성 건강 단계의 유지를 돕는 것이지 향상은 아니다. 운동은 안정해야 하고, 주의 깊게 선택 되어야 하며, 각각의 이유가 있어야 한다. 수중 운동은 그들 자신의 상황에 맞게 고려되어야 하고 지면운동과 동일하게 주어지지는 않는다(Evans, 2002). 유산소운동으로 시작하고 근력 운동전에 물에서 준비 운동이 필요하다. 부력은 움직임을 도와주는데 이용되고 운동을 보다 쉽게 하며, 움직임에 저항을 줄 수도 있고, 근력강화도 가능하게 한다. 골반저 근육운동은 강좌 전이나 강좌 기간 동안, 강좌 끝에 포함 되어야 한다. 좋은 자세에 대해 수업시작에 가르치고 부분마다 가르쳐 유지할 수 있도록 한다. 만약 물이 충분히 따뜻하다면 이완 수업을 끝에 실시하는 것도 좋은 방법이 된다.

출생 전 강좌

건강과 임상의 건강국제기구(NICE)의 지침은 모든 임신 여성은 분만에 대해 적절한 조언과 정보를 받아야 한다고 하였다.

높은 수준으로 준비할 수 있고, 접근하기 쉬운 출생 전 교육 및 조언은 모든 임신 여성에게 있어 골반저 기능의 비정상을 막는데 중요하다. 대부분의 요실금은, 삶의 질에 깊은 손상을 줄 수 있는 임상적 문제이다(Laycock, et al., 2001). 15~64세 여성의 10~30%가 영향을 받고 있으며, 임신 한 여성은 더 높은 발생을 보이며, 20~67%에 이른다(Hannestad, et al., 2000; Morkved, et al., 2003). 하부 요로증상은 정상인 보다 자주 임신초기에 발견된다(Cutner and cardozo, 1990). 노르웨이의 연구는 임신하는 동안 42%가 보인다고 보고하고 있으며 모든 여성의 38%가 8주에서 증상을 보인다고 하였다(Morkved and Bo, 1999).

보통 임신에서 요통과 골반통증이 임상적으로 문서화 및 인정되고 있으며, 50~70%에 이른다(Mantle, et al., 1977; Gutke, et al., 2006). 증가적으로, 요통과 골반 통증이 골반저근 실조증, 요실금과 함께 나타난다(Pool-Goudzwaard 2003; Lee and Lee, 2004).

여기에서 가장 중요한 부분은 생리기간에서 여성을 위한 예방과 치료 전략이다. 능동적인 출생 전 돌봄에 의해서, 여성건강 치료사는 임신과 분만의 육체적 스트레스를 완화하고 건강생활을 격려하는 조언과 가르침을 제공해야 한다.

조산사, 물리치료사, 건강방문자들은 전형적인 강좌와 그룹 활동의 형태로 출산 전 교육을 함께 제공하는 역할을 하며, 건강 방문자들은 더욱 출산 후 그룹을 포함하여야 한다. 많은 다른 체제의 회의와 다양한 기회와 시간을 각각의 환자 그룹에 맞게 제공한다. 높은 질의 조언과 편리한 정보는 접근하기 쉬워야 하고, 여성들과 그녀의 배우자들에게 필요하며, 가능 하다면, 적절한 체계를 갖추어야 한다.

가장 좋은 방법은 임신 동안에 안전한 운동에 대한 정보를 제공하고 임신 초기에 허리를 돌보고 골반저를 관리하는 것이다. 임신 16주 정도의 '일찍 일어나는 사람' 그룹에서 물리치료사의 역할은 임신의 변화에 대해 토의하고, 일하는 여성에게 어떠한 영향을 미치고, 변화에 어떻게 적응하는지에 대하여 토의하는 것이다. 가장 중요한 화제 중 하나는 규칙적인 안전 운동과 가장 간단한 운동인 걷기가 건강한 삶에 도움이 된다는 것이다. 또한 허리 돌보기를 언급하고, 허리통증을 완화하고 장기간의 문제를 예방해야 한다. 여성의 일하는 활동에 대해 토론되어야 하고 앉기, 들기 등에 대한 조언이 있어야 한다. 골반저근육의 구조와 기능, 오랜 시간 요실금 문제를 예방할 수 있는 골반저 운동의 중요성은 설명되어야 한다. 복횡근의 활동을 가르치고 허리의 안정성을 제공하는 복횡근의 역할을 설명하고, 매일 기능적 활동을 통해 그 근육의 활동을 가져오는 중요성에 대하여 토론 되야 한다.

대부분의 강좌는 임신 약 30주 전후에 이루어지고 있으며, 일반적으로 4~6주 과정으로 낮이나 저녁 동안 또는 주말코스로 열린다. 임신 여성은 혼자 또는 부부가 참여할 수 있다. 수업은 첫 임신 이거나 임신 경험이 있는 여성을 대상으로 할 수 있다. 일반적으로 양쪽을 포함한다. 어느 정도 큰 병원에서는 쌍둥이를 임신하고 선택적 제왕절개를 하는 여성을 위한 특별한 수업이 있을 수 있다. 이 그룹의 출석자들은 비슷한 상황에 놓인 다른 여성과 만남으로 부터 이득을 얻을 수 있다.

물리치료는 한번에 2시간 정도 실시하며, 특히 10대와 소수 민족을 위해 우선 실시한다. 병원에서 열리는 수업은 건강센터 또는 다른 모임에서 열릴 수도 있다. 분만 후의 물리치료 정보는 다음을 포함한다.

- 임신 동안 안전한 운동의 장점들
- 서기, 앉기, 누운 자세에 대한 조언
- 복횡근, 골반저근, 기능과 관련된 운동
- 허리 관리에 대한 조언과 장기간 문제에 대한 예방
- 근골격계 문제에 대해 물리치료를 어떻게 받는가에 대한 지침
- 순환을 위한 운동과 조언
- 근로에 대한 극복 전략, 휴식 시와 호흡에 대한 자세, 이완을 포함함
- 출산 직후 운동과 건강한 상태로 되돌리는 운동법

대부분의 조산사들은 노동, 식사, 아기 돌봄에 관하여 이야기 해준다. 자신의 선택으로 강좌에 모든 여성들이 동등한 기회를 갖는지에 대해 확인하고 그들의 기대에 맞는지 평가를 지속적으로 해야 한다.

출산 후 물리치료

물리치료사의 역할은 적절한 운동과 교육을 통하여 출산 전 건강한 상태로 어떻게 돌아 갈 것인지에 대한 조언을 포함하며 수 주 또는 몇 달 동안 그 역할을 담당한다. 또한 신체의 문제점에 대한 평가와 치료, 감정에 대한 지지와 건강교육을 포함한다. 새로운 엄마에 대한 교육은 출산 후 병동에서, 외래 물리치료, 또는 출산 후 그룹 치료에서 담당할 수도 있다.

비록 모든 여성을 대상으로 치료사가 출산 후 건강에 대해 충고하는 것이 이상적일 수 있지만, 증가 되어야 한다. 많은 여성이 물리치료사를 대면 하지는 않지만, 적절한 충고와 자료는 제공 되어져야 한다.

물리치료 개입은 부분 또는 모든 부분에서 제한 되어 있다.

제왕절개 수술

출생 전 임산부 건강 상담은 제왕절개를 준비하는 엄마들에게 도움이 될 수 있다. 출산 후에, 물리치료사는 제왕절개의 이유를 알아야 하고 감성을 지지해주고 요구되는 조언을 할 수 있어야 한다. 침대에서의 운동과 이동을 알려주는데, 일찍 걷도록 이끄는 것이 호흡문제, 요통, 심부정맥혈전등의 위험을 감소시킨다. 창상과 관련된 혈종은 초음파 또는 펄스성전자기에너지(PEME)가 도움이 된다. 복근과 골반저근 운동, 적절한 식사 자세에 대해 가르쳐야 한다.

통증이 있는 회음부

출산이 지연되거나 어려웠을 때, 회음절개술이나 늘어진 상처가 타박상과 같은 결과를 만든다. 물리치료의 개입은 얼음찜질, 펄스성전자기에너지, 초음파, 골반저근운동(혈액순환증진과 상처 치유에 도움을 줌), 배변에 대한 조언, 상처에 압력이 가해지는 것을 막기 위해서 앉았을 때 엉덩이 밑에 베개를 이용하는 것들을 포함한다. 반흔조직은 장기통증 또는 성심리 문제의 원인이 될 수 있다.

요실금

긴박뇨와 요실금은 분만, 부분적으로는 이차단계가 길어진 경우, 회음절개술, 도구분만, 큰아기분만 후에 발생할 수 있다. 출산 후 물리치료사에 의한 골반저 운동 훈련은 요실금의 발생 빈도 감소와 요실금의 심각도를 감소(chiarell and Cockburn, 2002), 그리고 분만후 1년 동안 지속되는 요실금의 스트레스에 대한 예방과 치료에 영향을 미친다고 하였다(Morkved and Bo, 2000). 지속되는 골반저의 기능이상은 항상 평가해야 하고 치료 되어야 한다(비뇨생식기의 기능이상 부분으로 봄).

대변의 실금은 항상, 분만동안에 일반적으로 3정도 찢어지거나(부분적이거나 완전히 항문괄약근이 파괴), 4도 찢어진(내·외 항문괄약근과 상피가 완전히 파괴)인 경우에 발생한다(Eason, et al., 2002). 항문 직장의 기능이상도 관찰해야 한다.

근골격계 문제

분만한 해에 근골격계 문제들에 대해서 조기에 발견해야 한다.

출산 후 그룹

많은 새로운 엄마들은 처음 몇 주 동안 아기를 돌보고 적응하는데 어려움을 겪는다. 과도한 피로가 나타날 수 있다. 물리치료사는 엄마들에게 동기를 부여하고, 출산 후 그룹에 용기를 주며, 지지를 주고, 이완과 운동 강좌를 제공한다. 건강전문팀으로 부터의 정보는 새로운 엄마에게 의미 있는 넓은 주제의 교육과 정보를 제공하는 것이다.

물리치료사의 유산소운동, 필라테스 운동, 베이비 맛사지 가르치기, 토론 등이 대상자들에 대해서 낮은 영향을 미칠 수도 있다. 스트레스에서 자유로운 육체적 활동은 출산 후 우울증의 발생을 감소시키는 것과 관련이 있다(Kolyyn and Schultes, 1997).

물리치료사는 적절한 건강전문가와 함께 관련된 환자를 발견하고 미리 밝혀지지 않은 증상들을 찾아낼 수도 있다.

비뇨생식기의 기능 이상

여성의 비뇨기와 생식기 경로와 관련된 문제들은 일반적이며 자주 복합적으로 나타난다. 점차, 물리치료사는 치료의 첫 번째 선에 있다. 대부분 자주 접하는 문제는 방광의 기능이상과 비뇨생식기 탈출증이다.

방광의 기능이상

요실금의 대부분은, 여성의 삶에서 어느 때고 나타날 수 있으나 나이에 따라 발생빈도가 증가한다. 여성 50~74세를 대상으로 한 연구에서 47%가 때때로 소변 누출을 경험한다고 보고되고 있고, 31%가 규칙적으로 발생한다고 하였다(Holtedahl and Hunskaar, 1998). 다른 연구자들 역시 비슷한 보고를 하고 있다. 스트레스(SUI, USI), 과활동성 방광(OB, OAB), 혼합, 넘침, 신경성 배뇨근의 과활동, 기능성 요실금이며 이러한 것들의 구별은 중요하다고 하였다.

스트레스성 요실금

정의: 국제적인 요실금협회(ICS, 2002)는 스트레스성 요실금은 노력이나 분투, 재채기나 기침에의해 무의식적 노출이 나타나는 불편이라고 하였다. 역동성 스트레스 요실금(USI)은 요즘 용어이며, 기원은 '진짜 스트레스 요실금' 이라고 하였다. USI는 방광 내압 측정 시 채우는 동안 알 수 있으며 배뇨근 수축이 부족해서 복근내 압력이 증가하는 동안 무의식적 누출이 되는 것으로 정의 한다.

요실금의 대부분은 방광의 과활동과 동시에 존재한다. 그것은 요도의 과활동과 관련되고, 괄약근(닫힘) 작용의 부전과 관련된다. 요도는 닫히고 밀폐된 상태로 있는데, 의식적으로 방광을 비우는 동안은 제외된다. 요도를 닫게 하는 압력에 의해, 배뇨근(방광근)압력보다 높은 상태를 유지하며, 휴식 시나 육체적 노력 동안에는 억제가 유지된다. 육체적 노력은 복강내 압력을 갑자기 올리는 원인이 되며, 방광으로 전달된다. 방광의 압력은 요도보다 올라가고, 무의식적으로 소변이 나오게 된다. 골반저 근육은 억제기전에 주요한 역할을 하고, 요도를 닫히게 하는 압력의 약1/3을 담당한다(Raz and Kaufman, 1977; Rud, et al., 1980).

과활동성 방광

정의: 과활동성 방광은 채우는 동안 무의식적 배뇨근의 수축에 의한 역동적 활동이 관찰되는데, 이것은, 자발적으로 일어나거나 유발된다. 요실금 증상은 무의식적 누출에 대한 불편함과 즉각적 긴박감에 앞서서 나타난다. 과활동성 방광은, 갑자기 오줌이 나오고 참는 것이 어렵다(ICS, 2002).

누출의 형태는 배뇨근이 방광에 차는 동안 부적절히 수축할 때 발생한다. 문헌에서는 배뇨근 억제가 말초신경 반사와 관련이 있으며, 골반저, 회음, 요도와 관련된다고 하였다. Laycook(1998)은 S2에서 S4의 피부절과 근절의 활동(예: 골반저 또는 발끝서기의 빠른 수축)에서 배뇨근의 억제와 관련이 있고 부적절한 배뇨근 활동을 억누르며, 긴박감을 감소시킨다고 하였다.

범람 요실금

> **범람 요실금**
>
> 이것은 원래 "충만과 함께 정체됨"이라는 용어에서 비롯되었으며 급성이거나 만성일 수 있다.

이완성 방광에서 압력이 상승하였을 때 방광 배뇨근의 수축이 발생하지 않는 것이 정상적인 반응이다. 소변의 정체는 폐쇄(남성의 경우 고환 관련 질환), 신경병증, 하위 척수손상, 다발성 경화증, 근치 골반수술 또는 약을 사용한 치료에 관련한 이차질환으로 나타날 수 있다. 요실금은 절대적이지는 않지만 폐쇄와 함께 나타나기도 한다.

신경성 배뇨근 과활동

> **정의:** 이 용어는 "과반사증"(ICS, 2002)으로 대체할 수 있으며 신경에 기원한 방광장애로 정의한다.

신경성 배뇨근 과활동은 피질 조절로부터 독립된 상위 척수 손상의 압력으로 발생한다(뇌졸중, 암, 척수손상, 다발성 경화증). 다발성 경화증의 초기증상 중 하나로 소변을 참지 못하는 증상이 있는데 물리치료사가 이를 환자에게 인식하도록 하는 사항은 중요하다.

Functional incontinence

> **정의:** 신경성 배뇨근 과활동은 피질 조절로부터 독립된 상위 척수 손상의 압력으로 발생한다(뇌졸중, 암, 척수손상, 다발성 경화증).

자궁탈출증

골반내기관의 탈출의 종류는

- 전·후 질벽 탈출
- 질 끝 탈출
- 자궁절제술 후 둥근천장(띠) 탈출

자궁 탈출증의 증상은 덩어리가 만져지고 요통, 경미한 압박감, 무거운 감이 느껴지며 요관이 반전되어 하위부 요관의 기능이상이나 은폐 요실금이 발생할 수 있다.

탈출증은 골반내장기를 지지하는 지지층이 약해질 때 발생한다. 어린이를 포함한 경산부의 50%에서 어느 정도의 자궁탈출이 있으며, 10~20%만이 증상이 발현한다. 자궁탈출은 나이가 많아짐에 따라 증가하며 Norton(1990)은 관절 과움직임과 탈출증에서 결합조직의 문제로 나타나는 양상과는 관련성이 있다고 하였다. 갑작스럽게 복압이 상승하게 되면 내장기관이 아래로 밀리면서 골반기저층이 약화되어 자궁이 탈출하는 요인이 된다. 기침과 같은 자발적인 수축은 자궁탈출을 예방하는 효과적인 방법이 될 수 있다.

비뇨생식기계 기능 이상의 요인

출산과 관련된 비뇨생식기계 문제는 광범위하다. 분만을 경험한 많은 여성들이 증상을 발현할 수 있는 중요한 요인을 갖는다.

Allen 등(1990)은 여성들은 첫 분만으로 근육, 근막과 신경조직에 손상을 입으며 이는 후의 분만에 악영향을 준다고 하였다. Chiarelli and Campbell(1997)은 겸자분만의 경우 그 가능성은 더욱 높다고 하였다. 또 다른 연구에서는 비뇨생식기계의 기능이상을 야기할 수 있는 요인으로 다음과 같은 사항을 열거하였다. 임신, 변기에서 힘주기, 무거운 물건 들기, 부적절한 운동, 만성기침, 비만, 골반수술, 나이와 호르몬 상태

골반저 근육 운동

요실금이 있는 여성에게 물리치료사의 도움이 필요하다.

골반저 근육은 요도 폐쇄압과 방광의 억제에 기여함으로 장기 지지 메카니즘에서 중요한 역할을 담당한다. 골반저 근육은 복강내압이 상승할 때 활발한 근수축으로 길항작용을 한다.

Key Point

건강보고부(1997)에 의하면 '실금이 있는 모든 여성들은 최소한 일대일 훈련, 올바른 근육 활동을 결정하기 위한 질 검사, 전문 물리치료사나 전문 지식을 가진 전문가가 가르치는 3개월의 운동을 받아야 한다' 고 한다.

Bump(1991)는 골반저 근육의 기능이상을 가진 여성들은 질끝 검사를 시행해 근육의 움직임을 확인해야 한다고 하였으며, 그의 연구에서 여성의 50% 만이 구두지시에 의해 골반저 근육을 움직일 수 있었다고 하였다. 또한 biofeedback을 사용한 골반저 근육의 움직임 교육도 한 가지 방법이 될 수 있다.

골반저 근육의 운동방법

골반저 근육을 훈련할 수 있는 다양한 방법들이 여러 연구에서 제시되고 있으나 현재까지 표준화된 방법은 제시되지 못하고 있다. 여기서는 일반적인 방법을 소개하지만 분명한 것은 운동의 원리를 이해하는 것은 골반저 근육 훈련을 성공할 수 있는 필수적 요건이다.

Clinical note

- 골반저 근육 운동은 소변을 보던 중간에 멈추는 것처럼 후면 부위를 잡아당긴다. 가능한 들어올리고 쥐어짜는 기분을 10초간 유지한 후 다시 풀어주는 것을 반복한다.
- 가능한 여러 번 반복하며(최대 수축으로 10회 반복) 이 동작은 골반저 근육을 강화하는데 효과적이다
- 이 훈련을 하며 다리를 꼬거나 숨을 참고 엉덩이에 힘을 주는 동작은 피하도록 한다. 아래 복부와 골반 윗 부분에 동시에 힘이 들어가는 것을 느껴야한다.
- 기침을 하며 반작용으로 근육이 빠르게 수축하는 것이 중요하다. 이완 후 빠르고 강하게 수축하는 연습이 중요하다.
- 이 운동은 어제 어디서나 장소에 상관없이 할 수 있지만 방광을 비우고 실시하는 것이 중요한다.

운동의 원리: 특이성, 과부하 유지

Gilpin 등(1989)은 비록 구성 비율이 대상자의 나이, 출산력, 호르몬 상태에 의존적이기는 하지만 골반저 근육은 65%가 1형, 35%가 2형 근섬유로 구성되었다고 하였다. 따라서 골반저 근육의 훈련 방법은 이 두 가지 근섬유를 모두 활성화할 수 있어야 할 것이다. 1형 근섬유는 천천히 잡아당기는 종류의 섬유근이고 2형 근섬유는 빨리 잡아당기는 종류의 근섬유이다. 빠르고 잦은 운동의 증가로 과부하가 발생함으로서 근기능이 향상을 유발할 수 있다. 기능향상을 유지하기 위해서는 일생을 거쳐 지속적인 운동을 해야 한다.

협동근 역할의 골반저 근육

전형적으로 골반저 근육의 훈련은 체간의 다른 근육들로부터 독립적으로 교육되어져 왔다. 하지만 골반저 근육이 복횡근과 다른 안정성을 위한 근육과 함께 척추의 안정성을 위한 기능적 요소로 사용되는 연구가 발표되고 있다. 복횡근을 단련하는 것은 골반저 근육의 활동을 재교육하는데 도움을 줄 수 있을 것이다.

그 밖의 훈련법

골반저 근육을 강화하기 위해 물리치료사는 치료를 근간으로 둔 다양한 훈련을 시도하고 있다. Bo(1995)는 5~6개월 간의 물리치료사에 의한 개별훈련에 추가적인 다른 훈련이 골반저 근육을 강화하는데 효과적이라고 하였다. 추가적인 훈련법으로는 생체 자기 제어, 신경근 전기자극, 행동수정이 있다.

생체 자기 제어

생체 자기 제어는 실시간 초음파나 압력 센스를 장착한 근전도를 매개로 한다. 여성은 골반저 근육의 활동을 시각적 정보로 해석하며 수정하고, 스스로의 노력을 증가시키게 된다. 이는 동기부여를 증가시키는 역할을 하게된다. 생체 자기 제어는 많은 변수가 생길 가능성이 있기 때문에 근력을 측정하는 도구로 많이 사용되지는 않지만 간단한 측정법은 최근 선호되고 있다.

전기 자극

신경근전기자극(NMES)은 자발적인 운동방법은 아니지만 약화된 골반저 근육을 강화시키거나 기능을 향상시키는데 효과적이라 알려져 있다. 배뇨억제는 음부신경의 구심성 감각섬유에 의해 발생하는데 이 때 5~10Hz의 빈도가 사용된다. 30~50Hz의 고빈도 자극은 피질의 각성상태와 2형 근섬유의 수축력을 향상시킬 수 있다.

행동수정

많은 여성들이 빈뇨를 경험한다. 비자발적인 요의 누수를 방지하기 위해 방광을 자주 비워주는 것이 효과적이다. 방광훈련의 목적은 배뇨사이 간격과 배뇨량을 점차적으로 증가시키는데 있다. 정상 방관의 용적은 350~500ml이며 이는 방광근이 완전할 때 유지될 수 있다. 정상부피가 차게 되면 이 탄력성은 유지될 것이다.

Clinical note

방광 장애는 여성에게만 제한되는 것이 아니다. LUTS는 50세 이상 최고 30%의 사람들에게 존재하며 이들은 수술을 경험하지 않았다(Chute, et al., 1993). 물리치료사의 남성문제를 위한 중재는 문헌에서 중요하게 취급되지 않지만 실금 관리 전문 물리치료사들로부터 도움을 받을 수 있다. Dorey(1998, 2000)은 몇몇 상세한 면에 대해 환자들에 관해 말하고 더 읽을수 있는 관련된 참고문헌들을 제공한다.

정의: 누출은 수동적(환자가 의식하지 않는)이거나 긴급성(배변의 필요를 느끼지만 조절하지 못하는)으로 묘사된다.

직장의 기능이상

물리치료사는 환자의 비뇨생식기계의 기능이상을 살피고 또한 변비나 설사와 같은 직장의 기능이상도 치료의 한 부분으로 염두해 두어야 할 것이다.

대변실금

문제점

대변실금은 성인여성의 1% 이상, 보호시설 노인의 10%가 경험한다. 대변실금은 삶의 질을 저하시키는 부정적 요인이다. 가장 논쟁의 여지가 되고 있는 부분은 의자의 경도이다. 만약 의자가 유동적이고 부드럽다면 분명하다고 말하기 어려울 것이다. 이상적인 것은 환자가 물리치료사를 만나기 전 의사가 이점을 환자에게 인지시켜 주는 것이다.

대변실금은 성인여성의 1% 이상, 보호시설 노인의 10%가 경험한다. 대변실금은 삶의 질을 저하시키는 부정적 요인이다. 가장 논쟁의 여지가 되고 있는 부분은 의자의 경도이다. 만약 의자가 유동적이고 부드럽다면 분명하다고 말하기 어려울 것이다.

항문 괄약근

안쪽 항문 괄약근은 평활근으로 구성되었으며, 안정압의 80~85%를 제공한다. 바깥 항문 괄약근은 자발적 조절하에 수축되고, 적당한 때가 되면 배설이 가능하도록 조절한다.

두덩골 창자

두덩골 창자는 항문 올림근의 한 부분으로 항문관의 꼭대기 각을 구성함으로 직장탈출을 예방하는 역할을 한다.

물리치료적 중재

비뇨생식기계 기능이상에서와 같이 근육을 재교육하는 운동으로 두덩골 창자의 기능을 향상시킬 수 있다. 전기적 자극 또한 사용되는데 Enck(1993)은 Biofeedback을 사용해 79%를 치료하거나 기능향상을 시킬 수 있었다고 하였다. Fynes 등(1999)은 전기적 자극은 운동이나 Biofeedback과 병행되었을 때 보다 효과적이라고 한 반면, Mahony 등(2004)은 추가적인 Biofeedback 훈련이 안쪽 항문근의 기능향상에 큰 영향을 주지 못했다고 하였다. Norton 등(2003)이 171명의 대변실금 환자를 대상으로 조사한 결과 표준화된 보호방법은 골반저 근육 훈련이나 Biofeedback이 아닌 조언이나 교육이었다.

변비

문제점

변비는 성인의 2~34%가 경험한다고 기록되었으며, 특히 분만 후 7%가 변비를 경험하게 된다.

정의: 변비는 일주일에 3회 이하로 배변하는 것 또는 배변시 과도한 힘이 요구되는 것으로 정의된다. 그것은 배변이 서서히 이루어지는 것과 폐쇄된 배변으로 나뉠 수 있다.

느린 배변

이는 특발성으로 정확한 원인을 알 수 없지만 개인적인 어떤 이유로 배변을 미루거나 피하는 습관에서 비롯된다. 특발성 변비 환자의 50% 이상이 어린 시절 부모님을 잃거나 정신적, 성적, 육체적 학대의 경험이 있는 것으로 조사되었다.

배변장애

이것은 배변 욕구를 가지고 있지만 완벽하게 배출하지 못하는 증상을 나타낸다. 이것은 직장 뒤 근육이완의 실패 혹은 배변 시 골반 바닥의 충분한 지지가 없음과 연관 있을 수 도 있다. 분만 시의 외상, 골분수술, 지속된 근육의 긴장 등 이유는 다양하다. 저자들은 느린 변화 추위에 대해 성의 남용과의 관계를 이유로 제시했다. 배변장애는 천천히 배변하는 것과 복합적으로 발생하는 것이 발견되기도 한다.

물리치료사에 의한 조정

물리치료사들은 보다 자주 배변장애 치료에 가담한다. 치료의 목적은 근육의 과도한 수축 없이 변기 위에서의 올바른 자세와, 직장 뒤 근육 이완 그리고 노력을 통한 복부 근육 활동의 최적화 등 효과적인 배변법을 가르치는 것에 있다. 생체자기제어 역시 이용될 수 있으며 Bassotti 등에 의해 집필된 literature(아마도 논문) review는 통제된 실험의 횟수가 적고 비판을 받기도 하지만 골반 하부의 밴드에 의한 배변장애 환자 중 2/3 정도는 생체자기 제어를 통해 이득을 볼 것이라 결론지었다.

만약 회음의 하강 또는 직장탈장의 증거가 있는 경우, 여성 환자는 창자 비우기를 촉진하기위해 회음부에 대한 메뉴얼 도움 혹은 뒤쪽 질 벽에 대한 디지털 도움을 권고 받는다. 식사 뒤에 따르는 장내부의 많은 유동량은 환자들이 그 시간대에 배변 시도할 것을 권장받기도 한다.

재생산 기관의 의학적 수술

수술

재생산기관(생식기)의 수술이 필요한 여러 가지 이유로, 양성 또는 악성 종양, 생식기관의 제거 그리고 불임이나 이소성 임신 관련 된 문제를 치료를 들 수 있다. 물리치료사들은 수술이 필요한 조짐과, 여성들과 그녀들의 가족의 사회적 그리고 정서적인 영향들에 대해서 인지하고 있어야 한다.

앞으로 진행될 절차는 실제 본 교재보다 훨씬 길지만, 치료사들에 의해서 보다 빈번하게 수행되는 것들만 포함되어 있다.

- 자궁절제술(자궁을 도려냄) 질을 통해서 혹은 복부를 통해서
- 긴장완화 질 테이프(예: TVT / TOT(transobturator 테이프)/ TVT - O(transvaginal 긴장이 없는 질 테이프 밀폐장치) (스트레스성 비뇨기 요실금을 위한))
- 스트레스성 비뇨기 요실금 치료
- 성기 탈축증에 대한 전방 혹은 후방부 치료
- 나팔관제거수술(빈번한 이소성 임신을 위한)
- 산문제거수술(산문의 제거에 의한 양성 또는 악성질병)

물리치료

부인과 병동에서 일하는 물리치료사들은 여성이 수술을 준비하는 것뿐만 아니라 미래 삶에 대한 건강교육을 할 수 있는 특수한 위치에 있다. 가정과 직장에 대한 인체 공학적 조언, 스포츠와 레저, 자세 치료, 복부 및 골반저 운동과 휴식이 병원에 입원하기 전에 주어지는 것이 이상적이다. 이것은 환자에게 집에서의 변화들을 계획할 수 있는 기회를 준다. 그룹설정은 상담의 시간을 잘 활용하고 지원 및 토론을 위한 포럼을 제공한다.

물리치료사들은 치료 목적에 따라 각 개인 여성들의 배경 인지해야 한다(예: 악성종양 진단). 환자와 가족에 대한 부인과 수술의 심리사회적 및 심리성적 영향에 대한 특별한 주의가 필요하다. 다른 직업적인 그룹에 대한 추천이 적절할 수 있다.

사전 평가는 물리치료사에게 비뇨생식기장애 및 근골격계 질환과 같은 문제에 대한 치료를 할 기회를 제공해 준다.

수술 전 관리

- 위험 요인 평가(예: 현재의 호흡상태 등)
- 비뇨생식기 혹은 비뇨 생식기 장애에 대한 인식

- 근골에 관련된 문제점에 대한 인식
- 수술후 움직임과 편안함을 증진시키기 위한 연습과 전략들
- 병원에서 퇴원하기 이전 이후의 수술후 회복을 위한 프로그램
- 휴식

수술 후 관리

정맥 주입, 오줌 카테터, 무통환자 질 팩의 존재를 주목해야한다. 물리치료사는 수술을 통해 발견한 것과 그들의 잠재적이며 육체적인 그리고 정신적인 영향을 알고 있어야 한다. 관계 또는 성적 활동을 다시 시작함에 대한 우려, 그리고 믿을만한 전문가에게 보내는 것이 적절한 것이냐에 대한 토론이 아직도 존재한다.

호흡 기능

특별히 탈출수술을 받은 여성 환자들은 그들이 기침을 할 때 적절한 호흡 기법과 상처부위를 지지하는 법을 교육받을 수 있다. 수술 후 호흡기 합병증의 요소를 가지고 있거나, 광범위한 외과수술을 받은 환자 그리고 이미 약화된 환자는 수술 후 생길 수 있는 흉부 문제의 위험도가 커진다(Webber and Pryor, 1998).

순환

심정맥혈전증이 발생할 우려가 있다고 여겨지는 환자들에겐 색전 방지 스타킹과 예방을 위한 항응고제 요법이 적당하다. 발목과 대퇴사두근 운동은 수술 후의 가동성에 도움을 주고 따라서 심정맥혈전증의 위험을 줄이는 데 도움이 된다.

이동성, 편안함과 자세

환자는 침대에서의 올바른 이동패턴, 침대에서 의자로의 이동패턴, 앉았다 일어날 때 그리고 의자와 침대에 위치할 때 편안한 자세들을 교육받아야 한다. 이것은 수술부위에 가해지는 부담을 줄일 수 있을 뿐더러 이동성을 용이하게 한다. 움직임 패턴을 교정해주며 환부에 해를 끼치지 않을 뿐더러 적절한 진통요법이 같이 진행될 경우 빠른 가동성에 기여할 수 있다.

배뇨와 배변

환자는 변기 위에 앉아있거나 혹은 발 지지대가 있는 변기 겸용 의자에 앉아있어야 한다. 수술 후 얼마 되지 않은 시점에서 배변을 볼 때에 접힌 수건 위에 손으로 환자의 상처부위를 지지해 준다면 환자는 좀 더 편안하고 자신감을 느낄 것이다(혹은 질 수술 후 회음 보호대).

복부운동

복횡근의 수축이 복부 벽의 근육을 유지하기 위해 교육되어야 한다. 골반 비틀기와 무릎의 돌리기는 요통과 고통스러운 복부가스를 완화시킬 수 있다. 시계방향으로 행해지는 마사지 또한 복부가스를 완화시킬 수 있다. 이런 운동들과 스스로 행할 수 있는 전략들은 환자 여성이 준비되었다고 생각하는 즉시 실행될 수 있다. 이른 가동성 또한 이러한 수술이후의 불편을 완화하는데 도움이 된다.

골반 하부의 근육 운동 및 조언

물리치료사는 상담과 골반 하부근육의 운동 시작에 관한 국부적 정책에 대해서 미리 확인해야 한다. 탈출증과 요실금에 대한 수술을 이미 받은 여성은 빈약한 연결조직을 가지고 있을 수도 있다. 수술을 받을 필요성이 있는 일상생활로 다시 돌아가게 되면 그들은 적절한 조언, 즉 들어 올리는 기술(lifting techniques), 장시간 서있는 자세를 피하기 골반 하부의 역할과 그것을 복횡근과 연계역할 등에 대한 조언을 받아야 한다. 외래환자의 후속적인 이런 운동들은 도움이 된다.

퇴원

여성은 일반적으로 일상적으로 활동성이 큰 생활로 돌아가는 것을 염려한다. 육체적 활동을 증진시키기 위한 해법을 찾을 때 수술이 고려되기도 한다. 수술 후 빠르면 3일 이내로 퇴원이 가능하지만 그 이상으로 길어질 수도 있다. 회복은 보통 점진적인 신체 활동의 증가와 함께 1~2개월이 걸리나 무거운 운동은 최소한 2개월 동안 피해야한다(Chamberlain, 1995).

골반통증

급성과 만성통증

여성의 골반통증은 여러 다양한 원인과, 진단과 결과

유병율

연간 골반 통증의 확산은 천명의 여성가운데 24.4 그리고 천명 가운데 28.3 정도로 추산된다(zondervan, et al., 1999).
또한 국가보건 서비스에 대한 경제적 부담이 158,000,000원이고 간접적 비용이 24,000,000원이라고 추산하고 있다.

를 가지고 있다. 또한 급성 또는 만성일 수 있다. 급성 통증은 보통 쉽게 식별되는 원인들을 가지고 있다. 예를 들어, 출산에 의한 반흔조직에 의해 생긴 성교불쾌증 적절한 치료가 완화시킬 수 있다.

통증이 6개월 이상 진행된다면 만성통증으로 구분된다. 비록 그것은 잘 정의된 원인들을 가지고 있지만, 그것은 생체기계형, 행동학적, 감정적 그리고 사회문화적 영향 간의 보다 복잡한 상호 작용과 연관될 수도 있는데 이 모든 요소들은 치료에 고려되어야 한다. 임상의들이 이 그룹의 여성 환자들을 치료하는데 있어 통합된 다방면적인 접근 방식을 선호하게끔 만들었다.

골반통증은 전통적으로 자궁 내막증, 골반감염에 의한 질병, 감염이나 수술에 의한 이차적인 유착이, 그리고 더 최근에는 정맥 울혈에 의한 것 이라고 추정되어 왔다. 가장 중요한 생식기가 아닌 원인으로는 과민성 대장염 증후군 이다. 다른 원인으로는 장골 - 서혜 신경 폐쇄, 거근증후군, 꼬리뼈 통증 증후군, 간질성 방광염, 외음부통증 및 근골격계 장애 등이 있다.

두 연구에 따르면 환자의 28~61%는 진단을 받은 적이 없다고 한다. 환자들은 종종 자신들의 통증이 입증되지 않고 또한 진단받을 때까지 심각하지 않는다고 생각하면, 임상에서의 효과를 보기 힘들다.

물리치료사들의 역할

만성 골반통증과 여성의 관리를 맡고 있는 물리치료사의 역할은 고통의 감소와 기능의 증대 그리고 기존의 근골격 문제들을 치료하는 것이다.

이어지는 골반 하부 근육의 평가를 포함한 자세한 근골격 검사, 여러가지 치료양상들은 표 5.1에 나열된 것으로 사용한다.

표 5.1 골반통 치료방법

- 골반통증에 대한 치료양상
- 근육의 불균형 작업
- 근육 에너지 테크닉
- 중심 안정성 운동
- 골반하부 재활운동
- 전기적 자극
- 연조직 가동성
- 관절 조작
- 호흡과 완화기법
- 냉·온 요법
- 수중치료
- 생체 자기제어 및 대체요법

치료양상의 결정은 환자의 필요와 임상 참여 경험에 따라 다르게 결정된다. 종합 팀 내 다른 회원들과 긴밀한 연락은 치료의 효율성을 극대화하기 위해 필수적이다.

폐경기

폐경은 월경의 중지와 여성의 생식 가능한 기간의 끝이다. 폐경기는 여성의 건강과 그들의 삶의 질에 큰 의미를 지니고 물리치료사에게 또한 큰 의미를 가진다.

여성의 삶의 맥락에서의 폐경기

평균 수명이 지난 150년 동안 엄청나게 상승했지만 폐경이 발생 연령은 여전히 53~54세이다. 영국 여성의 경우 폐경 후에 약 30년간의 삶을 즐길 수 있을 것으로 예상된다. 폐경 뒤에 따라오는 생화학적 변화와 신진대사의 변화는 삶의 질에 영향을 줄 수 있는 부정적인 증상들을 유발할 수 있다.

에스트로겐은 난소에 의해 생성되는 여성 호르몬 그룹이다. 에스트로겐 수용체는 여러 조직에 존재하며 정상적인 생리 기능이 바로 이 스테로이드의 존재에 따라 좌우 된다. 폐경전기는 난소 기능이 감소하는 시점을 설명해준다. 월경주기가 불규칙해지면 여성은 에스트로겐 고갈 증상에 대한 도움을 요청해야 한다.

혈관운동 신경 효과

예제는 얼굴의 홍조와 식은땀이다. 이 혈관운동 불안정의 원인은 복잡하고 불분명하며 심각성 정도는 개인에 따라 크게 다르다.

근골격과 관절 효과

골다공증은 뼈 질량이 낮은 것이 특징인데 에스트로겐의 결핍이 가장 임상적인 증상이다.

관절 변화는 인대와 관절 부드러운 조직의 콜라겐 함량 감소로 인해 발생할 수 있다. 근육의 변화는 근육 질량의 전반적인 감소와 근육 조직의 강도와 내구성 둘 다의 감소에 의해 발생 한다. 이러한 변화들은 넘어짐 부상 등의 물리치료가 필요한 것들이 발생할 위험성이 높아진다.

심혈관 질환

심혈관질환은 서구사회의 폐경기에 있는 여성들의 가장 큰 사망원인이다. 일반적으로 폐경기 이후의 에스트로겐 교체는 심혈관 질환으로부터 지켜주고 그 위험성을 크게 낮춘다고 믿어 왔다. 그러나 현재로선 에스트로겐이 혈관질환에 관한 위험성을 높일 수도 있다는 의문과 함께 이가정은 의문시 되고 있다. 지난 5년 동안 제기된 논쟁의 증거는 확고한 RCTs가 여성들이 적절한 조언을 받을 수 있도록 행해져야 함을 주장했다.

인지기능

에스트로겐의 부족은 뇌 속의 신경 전달 물질의 변경과 그에 따른 인지기능의 저하 그리고 치매에 걸릴 확률의 증가와 관련 있다고 믿어지고 있다. 이러한 변화들은 여성과 가족, 그녀의 치료에 연루된 건강 주치의들에게 어떤 암시가 될 수 있다.

생식기의 에스트로겐 결핍 증후군

에스트로겐 수용체가 생식기의 요로와 골반 하부에 나타나며 노화일 경우 여성 질 건조, 쓰림 감염과 성교 불쾌증을 경험할 수도 있다. 생식기 탈출증과 요실금 빈번함 급작스러움, 어려움을 포함한 비뇨기적 증상들은 흔하다. 물리치료사는 이러한 문제들을 보수적으로 치료하는 중요한 역할을 해왔다.

유방암

유방암은 영국에서 아홉 명 중 하나가 걸리는 가장 흔한 암이다약 41,000명의 새로운 유방암 환자가 매년 보고되며 이로 인해 12,000명이 해마다 목숨을 잃는다. 100,000명 당 99.4명 여자가 발병하는 북미가 유방암의 가장 높은 발병률을 가지고 있다. 중국은 100,000명 중 11.77명이 발병하는 가장 낮은 발병률을 가지고 있다. 이집트인들은 기원전 1650년에 처음으로 유방암에 관한 기록을 남겼고 1999년까지 유방암은 여성의 암중에서 가장 높은 사망률을 가지고 있었다. 유방암에 대한 위험요소는 표 5.2에 나와 있다. 초기 진단은 유방 조영 술과 초음파에 의해 이루어지고 있고, 호르몬 상태와 병의 진행상태 규모 등을 확인하기 위해 조직검사로 이루어진다. 유방암은 4단계로 이루어져있고 1~3단계는 치료될 수 있는 상태이다. 대부분의 환자들은 암을 제거하기 위해 수술을 하지만 치료법은 암의 진행상황에 따라서 각 단계마다 달라진다. 많은 여성들은 가슴의 넓은 지역을 적출하거나 가슴의 종양과 주변 조직들을 제거하는 종양 절제술등과 같은 유방 절개수술을 선택한다. 작은 흉터와 유방의 모양을 그대로 보존하는 것은 심리적으로 대단히 안정적이다. 그러나 종양이 크거나 혹은 유두 아래에 있으면 유방 절제술이 더 적합하다. 몇몇 환자에겐 유방 절제술을 함과 동시에 1차 유방 재생술을 받지만 그것은 보통 치료가 완료되고 난 뒤에 이루어진다. 수술 도중, 암이 유방 뒤쪽으로 퍼졌는지 확인하기 위해 겨드랑이 림프절이 적출될 수도 있다.

표 5.2 유방암의 위험요소

- 성별: 주로 여성 질환나이
- 나이가 들수록 위험증가호르몬 요소
- 중단되지 않는 생리주기, 이른 초경, 늦은 폐경생식의 경험
- 아이가 없거나 노산, 모유수유의 무경험외인성 호르몬
- 피임알약 혹은 호르몬 대체요법, 가족 혹은 개인의 유방암 경험 유무
- 다른 요소들: 폐경후의 비만, 신체활동 부족, 과도한 음주, 방사능 노출, 기름진 식단, 높은 사회적 경제적 지위

Clavel-Chapelon 2002; van den Brandt, et al., 2000; Dixon 2001

표 5.3 유방암 단계

■ 1단계	2cm까지의 종양 림프절이 영향을 받지 않음 유방 뒤쪽으로 퍼진 징후 없음
■ 2단계	종양의 크기가 2~5cm 사이 겨드랑이에 있는 림프절이 감염 겨드랑이 뒤쪽으로 퍼진 징후 없음
■ 3단계	종양이 5cm 이상 겨드랑이에 있는 림프절이 감염 겨드랑이 이상으로 퍼진 징후 없음
■ 4단계	여러 사이즈의 종양 겨드랑이에 있는 림프절이 감염 암이 몸의 다른 부분에 전이

역사적으로 모든 겨드랑이의 림프 절이 제거되었다. 그러나 림프절 샘플검사와 조직검사는 림프 부종 발병을 저하시키는 새로운 기술이 사용되고 있다.

도움이 되는 치료들

- 유방 수술 다음 특히 유방절재 수술 뒤에 방사선 치료가 자주 사용된다.이것의 주된 목적은 그 지역에 남아있을 수 있는 암 세포를 방사선으로 치료하는 것이다.
- 화학요법은 주로 폐경기 이전의 여성들에게 도움이 되는 요법이고 암이 겨드랑이의 림프절로 확산됐을 때 사용된다. 화학요법은 또한 종양의 축소를 위한 호르몬 치료법에도 쓰일 수 있는데 그렇게 함으로써 보존 외과 술을 용이하게 했다.에스트로겐에 민감한 종양을 가지고 있는 여성은 또한 암이 에스트로겐의 효과를 촉진 시키는 것을 막기 위해 타목시펜(유방암 치료제) 같은 호르몬 대체 치료법을 받을 수 있다. 폐경 전-후 여성을 위한 최상의 제도와 치료들을 설립하기 위한 진행 중인 시도들이 많이 있다(Wishart, et al., 2002).

물리치료사의 역할

유방함 환자들의 재활에 있어서 물리치료사는 중요한 역할을 한다. 환자의 견관절 복합체의 문제-해결 접근과 해부학 및 생리학적 지식은 물리치료사들이 환자들을 이상적인 건강 관리 전문가로 만든다. 재활을 통해서 물리치료사들은 정상 활동으로의 독립과 회복을 촉진하고 최종적으로 삶의 질을 향상시켜준다. 병동수준(ward level)에 있는 운동 그룹들은 동료 환자들과 서로 지지하면서 수술 후 일을 더 잘 할 수 있다.

수술 전 관리

수술 전 관리는 다음을 포함할 수 있다.

- 수술 후 결과에 영향을 끼칠 수 있는 어깨 혹은 목 문제들에 대한 모든 근골격 평가
- 모든 위험 요소들 확인
- 수술 후 일반적인 운동을 포함하는 정보와 충고
- 림프부종의 발생을 예방하기 위한 전략(유방암 환자의 4명중 1명이 림프부종으로 고통을 받을 수 있다) 이상적으로, 둘레 측정으로 얻을 수 있다.

수술 후 관리

수술 직후 환자들은 보통 적어도 하나의 배관이 제자리를 잡을 때까지 3~7일 정도 자세를 유지한다. 모든 형태의 암 진단은 고통스러우며 물리치료사는 유방 소실과 함께 발생할 수 있는 심리적 영향과 변화된 신체 이미지에 대해 인식해야 한다.

- *수술 후 운동.* 매일 일반적 상지 가동성 운동이 필요하다. 강직을 예방하기 위해 어깨 운동을 교육 받는다. 몇몇 병원들은 배관이 제거 될 때까지 어깨 가동 범위를 90° 로 제한한다. 물리치료사들의 어깨 가동성 운동이 유방암 수술 후 회복하는데 도움을 준다는 것에 대한 믿음을 지지하는 몇 가지 견해가 있다(Schultz, et al., 1997; Clodius 2001; Box, et al., 2002).
- *통증.* 환자들이 수술 후 통증을 겪는 것은 보통 있는 일이며 이는 약으로 경감될 수 있다. 그러나, 몇몇 환자들은 만성 통증으로 고통받을 수 있으며 이는 생체역학적, 행동학적, 감정적, 사회문화적 영향 때문에 훨씬 더 복잡해질 수 있다. TENS, 근불균형 작업, 연부조직과 관절 가동술과 같은 일반적 물리치료, 이완술과 대안 및 인지치료들 모두 도움이 될 수 있다.
- *림프부종의 예방.* 이것은 절제 부위 아래에서 발견할 수 있다. 그러나 환자들은 연화 크림을 사용하여 팔과 유방 주위를 매일 습하게 하고 환측의 정맥천자나 혈압 측정과 같은 침습적 의료 중재를 피하도록 권장한다.
- *액와 막 증후군.* 미숙한 구조들은 임파선염이나 림프성 혈전증의 결과로 여겨지는데 흉벽부터 액와까지 발생할 수 있으며 때론 팔 아래로 퍼진다. 이런 코드들은 움직임을 제한하고 상당한 통증을 일으킨다. 물리치료사들은 연부조직 마사지들과 함께 부드럽게 가동술을 할 필요가 있으며 흩어짐(dispersal)을 일으키기 위한 수동, 능동의 생리적 운동을 촉구해야 한다.
- *흉터형성.* 외과적 흉터는 예를 들어, 근막과 같은 구조 아래 유착될 있다. 액와와 흉벽 부위를 경직되고 불편하게 한다. 환자들은 치료에 앞서 조직의 유연성을 향상시키기 위해 마사지를 해야 한다.
- *자세에 대한 권고.* 유방 조직의 제거는 체중 불균형을 일으키고 환자의 어깨가 앞으로 돌출되는 결과를 가져온다. 만약 이것이 교정되지 않는다면 대흉근은 짧아지고 경직되며 근육 불균형과 통증을 가져올 것이다.
- *무감각.* 피부신경이 절개되는 액와 수술 동안 액와, 외측 흉벽과 상완 부위의 감각 소실을 가져온다. 감각이 회복되어감에 따라 환자들이 통증과 이상감각을 경험하는 것은 드문 일이다.

- *방사선요법 치료.* 방사선 치료에 앞서 환자들이 방사선 치료 자세를 촉진하기 위한 좋은 어깨 운동성을 가지는 것은 필수적이다. 방사선 치료 후 환자들은 치료가 강직 발생을 지연시킬 수 있기 때문에 어깨 가동성 운동을 계속하도록 권장된다.

림프부종

상태

정의: 림프부종은 림프계의 저출력 이상에 의해 만성적이고 점진적으로 붓는 것을 의미하며 조직 내 높은 단백질 부종의 발달로 초래된다(Földi, et al., 2003).

림프부종은 만성부종의 형태이다. 이는 조직내 액체의 과도한 축적으로 인한 지속적인 부종을 뜻한다(British lymphology Society, 2001). 또한 장기화된 정맥 불충분과 의존은 만성 부종을 가져올 수 있다. 의학적 중재에 대한 지시가 없다면 림프부종을 치료하는데 물리치료의 결합은 유익할 수 있다.

림프부종은 1차 혹은 2차적 원인으로 분류된다.

림프부종의 분류

- 1차적 림프부종 - 선천적 림프형상이상으로 인한 림프부종
- 2차적 림프부종 - 외적인 절차 때문에 림프계의 해부학적 소멸로 인한 림프부종(예: 수술 혹은 반복적인 감염) 혹은 기능적 결함으로 인한 림프부종(예: 마비) (ISL, 2003).

서부지역에서 암 혹은 암 치료는 림프부종의 공통 원인이다. 림프계 일부분의 외과적 제거 혹은 수술이나 방사선 치료 이후에 오는 섬유성 변화들은 손상 측과 그리고 관련된 몸통부위의 림프배액을 부분적으로 방해하고 림프부종을 발달시킨다. 발병 시기는 다양하며 몇몇의 경우 초기 암 치료 후 수년이 될 수도 있다(Stanton, et al., 1996).

최근 근거는 암과 관련 없는 림프부종을 지닌 영국의 많은 사람들이 암과 관련된 림프부종을 지닌 수보다 3:1의 비율로 훨씬 더 많다고 제시하고 있다(Moffat, et al., 2003). 림프부종의 유병률은 나이와 함께 증가한다(65세 이상은 1,000명당 5.4명).

암과 관련된 림프부종의 유병률과 발병률

최근 근거들이 만성 부종에 대한 자연 유병률이 1,000명당 1.3명이라고 제시하였다(Moffat, et al., 2003). 유방암과 관련된 림프부종을 지닌 사람들에 대한 발병률은 치료받는 인구의 약 25%로 추정된다(Pain and Purushotham, 2000). 림프부종의 위험이 유방암 환자들에게는 최소한 동등하다는 지표가 있음에도 불구하고 하지와 중심선 부종에 대한 발병률의 근거는 제한되어 있다.

림프부종의 발병은 종종 간헐적 부종과 감각이상으로 나타난다(Piller, 1999). 초기에, 부종은 부드럽고 움푹 들어가고 높이가 감소한다(Keeley, 2000). 시간 경과와 재발되는 피부 감염과 함께 피부와 피하조직 모두에서 섬유성 변화가 일어나고 점진적 부종과 모양의 변형이 생긴다. 피부와 조직들은 피부 주름 증가로 인해 두꺼워지고 비만이 증가하며 부종은 점점 더 비요흔성(non-pitting) 부종이 된다. 사지의 크기는 증가하고 때때로 모양이 변형된다. 움직임은 사지가 점점 무겁고 불편할 정도로 제한된다.

림프부종을 지닌 여성들은 급성 염증성 상태 (AIE)로 공격이 재발하는 경향이 있는데 흔히 봉화직염(cellulitis)이라 불린다(Browse, et al., 2003). 이런 명백한 피부감염은 급성통증, 부종, 식욕감퇴, 열, 구토, 경직을 포함하는 증상과 징후들로 알수 있다.

림프부종으로 인한 삶의 심리적 영향은 매우 뿌리 깊은데 당황스러움, 자긍심 상실, 근심과 우울감 증가와 같은 부정적인 감정들을 가져온다. 환자들은 또한 손상된 신체 운동성과 통증을 경험한다(Tobin, et al., 1993; Woods, et al., 1995; Williams, et al., 2004).

치유력 있는 치료가 유용하지 않음에도 불구하고 물리치료와의 병행은 림프부종과 관련된 합병증을 조절하고 줄일 수 있다. 환자교육은 치료 프로그램의 1차 목표이다. 평가와 치료는 특별히 훈련된 물리치료사와 간호사들에 의해서 이루어진다. 치료 계획은 필요에 대한 포괄적 평가에 따라 환자와 협의하여 이루어지며, 보통 경과를 감독하고 압박 의복을 제공하기 위해 요구된다.

물리치료사의 역할

치료는 4가지 주요 부위에 기반을 둔다(Földi, et al., 2003; Jenns, 2000).

- 피부관리
- 압박/지지
- 운동
- 림프 마사지

피부 관리

이는 매일 연화 크림 적용과 AIE의 위험을 최소하기 위한 피부 관리에 정보와 조언을 포함한다. 절단, 벌레물림, 화상으로부터 피부를 보호해야한다(예: 톱질, 정원 관리, 일광욕 할 때). 언제든 가능하다면, 정맥천자나 혈압 측정과 같은 의학적 중재는 잠재적 위험성을 최소화하기 위해 손상되지 않은 측에 시행해야 한다.

압박 의복

사지의 부종을 제한하고 조절하기 위해 사용된다. 유방암의 경우, 장갑, 소매 혹은 두 가지가 결합된 것을 사용하며 부종의 범위에 따라 달라진다. 의복은 보통 낮 동안 입고 있으며 특히 운동과 일하는 동안 착용한다. 몇 가지 경우 여러 겹의 림프부종 밴드(MLLB)와 같은 밴드 시스템이 쓰이는데 압박 옷 소개에 앞서, 심각한 부종이나 변형된 사지 모양과 같은 합병증을 막기 위해 림프마사지와 함께 결합하여 사용 한다(Badger, et al., 2000). 예를 들어, Flotron 같은 공기압 치료는 전통적인 치료 방법이지만 계속적인 사용은 중심선 부종의 위험을 증가시킬 수 있다(Boris and Lasinski 1989; Casley-Smith and Casley-Smith, 1997).

기능적 운동

이는 유익한데, 림프배관은 특히 압박 의복이 낡았을 때 근육 펌프의 효과에 의해 증대될 수 있다. 부드러운 신장 운동은 또한 움직임 범위를 유지하거나 향상시키는데 도움을 주고 좋은 자세를 촉진 시킨다(Harris, et al., 2001). 과도한 운동은 림프샘 부하를 증가시키고 더 많은 부종을 일으킬 수 있다. 그러므로 환자들은 모든 새로운 활동들을 주의 깊게 점차적으로 소개받도록 해야 한다.

림프마사지

도수 부종 배액은 기술의 압박과 순서가 특징적인데 림프 기능을 통해 배관을 자극하는 것으로 되어있다. 이것은 보통 중심선 부종을 치료하기 위한 유일한 방법이다(얼굴, 몸통 등). 간략한 방법은 자가 치료를 위해 환자에게 보여주는 것이다(Williams, et al., 2002).

심리 성적(psychosexual) 문제

성적 활동과 기쁨은 정신신체학적 활동에 필수적이다. 이는 산부인과적 문제와 감정들에 의해 영향을 받을 수 있다. 어떤 성관계든 해부학적 성적 부분에 애착을 갖는 이전의 경험과 감정을 지닌 모든 사람들을 포함하는 면에서 '성적 심리' 라는 용어의 사용은 중요하다.

물리치료사들은 보통 자신이 환자를 치료하기 위해 무엇인가를 꼭 해야 된다고 여긴다. 그러나 환자의 실제 문제를 듣지 않고 알지 않는 한 변화는 발생되지 않을 것이다. 물리치료사는 환자의 신뢰가 이 문제들을 나누기에 충분한 첫 번째 사람일지도 모른다. 여성 건강 물리치료사는 여성평가 항목 중 질 검사를 포함하는 소수의 전문가 중 하나이다. 이것은 매우 개인적인 절차이며 환자들에 대한 자기인식의 시간이다. 심리성적 상담은 '신뢰의 순간' 으로 언급되며 민감성과 함께 주의깊게 접근해야 한다. 이는 과거의 감정이 드러날 때 기회가 될지도 모른다(예: 이전의 성적 학대 같은).

출산은 여성의 삶에서 가장 큰 감정적 위기라 말하며 매우 큰 외상임을 발견할 수 있다. 몇몇 여성들은 임신과 출산에 의한 체형 변화와 경험과 타협하는데 시간이 걸리는데 이는 짧거나 길게 그들의 성생활에 영향을 줄 수 있다. 회음부는 회음절개나 찢은 후 잠시 통증을 느낄 수 있고 성교가 힘들거나 피할 수 있다. 이 통증과 신체 이미지에 대한 인식된 변화는 관계를 차단시키는데 영향을 줄 수 있다. 물리치료사와 다른 건강 전문가들은 여성들의 출산과 실망감 혹은 조절 상실, 특히 어떤 경험을 했는지 등의 감정들에 대해 대화를 통해 여성들을 격려해야한다.

배설과 요실금으로 고통 받는 여성들은 당황하고 종종 문제에 대해 누구에게도 말 할 수 없다. 이러한 여성들은 냄새나는 것에 대해 두려워하며 소변이 새는 것에 대해 더럽고 수치스럽게 느낀다. 그래서 이들은 파트너와 관계를 피하거나 접촉을 끊게 된다. 이는 관계에 있어 엄청난 타격을 입힌다.

신체 이미지 변화에 대한 걱정은 특히 악성 종양으로 인한 유방과 부인과적 수술 후 발생할 수 있다. 몇몇 여성들은 그들의 자궁 상실에 대해 몹시 슬퍼한다. 그들에게 있어 자궁은 여성이 지닌 내재적 부분이며 그것의 제거는 사별과 같은 느낌이다.

폐경기동안 신체적, 감정적으로 많은 변화들이 발생한다. 여성들은 성욕(성적 충동)의 상실로 고통 받으며 질 조직이 건조해질 수 있고 교제동안 통증을 일으킬 수 있다. 성교통증은 또한 분만뿐만 아니라 외과적 절차, 급성 혹은 만성 골반통증의 결과로 생길 수 있다.

감정은 심리성적 문제에 큰 부분을 차지하며 물리치료사들은 이런 감정을 나누기 위해 환자들에게 귀 기울이기 위한 준비를 해야 한다. 만약 환자가 더 많은 도움이 필요하다 여겨지면 물리치료사들은 어떤 선택이 의뢰를 위해 유용한지 알아야 한다. 경험적 지지가 때때로 이런 복잡한 문제들과 함께 요구될지도 모르기 때문에 치료사는 누가 질문조사를 위해 가야하는지 아는 것 또한 매우 중요하다.

읽기

여성 건강 물리치료

Association of Chartered Physiotherapists in Women's Health: www.acpwh.org.uk

Mantle J, Haslam J, Barton S (eds) 2004 Physiotherapy in Obstetrics and Gynaecology, 2nd edn. Butterworth–Heinemann: Oxford

Sapsford R, Bullock-Saxton J, Markwell S 1998 Women's Health: A Textbook for Physiotherapists. WB Saunders: London

임신과 분만

Fraser DM, Cooper MA (eds) 2003 Myles' Textbook for Midwives, 14th edn. Churchill Livingstone: Edinburgh

산모교실, 조언과 운동

Brayshaw E 2003 Exercises for Pregnancy and Childbirth: A Guide for Educators. Books for Midwives: Oxford

Brayshaw E, Wright P 1994 Teaching Physical Skills for the Childbearing Year. Books for Midwives: Hale

Nolan M 2000 Antenatal Education. A Dynamic Approach. Baillière Tindall: London

Schott J, Priest J 2002 Leading Antenatal Classes: A Practical Guide. Books for Midwives Press: Oxford

림프부종

Twycross R, Jenns K, Todd J (eds) 2000 Lymphoedema. Radcliffe Medical: Oxford

심리성적 문제

Skrine RL 1997 Blocks and Freedoms in Sexual Life. Radcliffe Medical: Oxford

Skrine RL, Montford H (eds) 2001 Psychosexual Medicine: An Introduction. Edward Arnold: London

참고문헌

Abitol MM 1997 Quadrupedalism, bipedalism, and human pregnancy. In: Vleeming A, Mooney V, Dorman T (eds) Movement, Stability and Low Back Pain. Churchill Livingstone: Edinburgh

Abramson D, Roberts SM, Wilson PD 1934 Relaxation of the pelvic joints in pregnancy. Surg Gynaecol Obstet 58: 595–613

ACOG (American College of Obstetricians and Gynecologists) 2002 Exercise during pregnancy and the postpartum period. Obstet Gynecol 99: 171–173

ACPWH (Association of Chartered Physiotherapists in Women's Health) 2004 Aquanatal guidelines. Available from ACPWH, Chartered Society of Physiotherapy, 14 Bedford Row, London WC1R 4ED or via www.acpwh.org.uk

ACPWH 2007a Pregnancy-related pelvic girdle pain. www.acpwh.org.uk

ACPWH 2007b ACPWH guidance on the safe use of transcutaneous electrical nerve stimulation (TENS) for musculoskeletal pain during pregnancy. www.acpwh.org.uk

Albert H, Godskesen M, Westergaard JG et al. 1997 Circulating levels of relaxin are normal in pregnant women with pelvic pain. Eur J Obstet Gynecol Reprod Biol 74: 19–22

Albert H, Godskesen M, Westergaard J 2001 Prognosis in four syndromes of pregnancy-related pelvic pain. Acta Obstet Gynecol Scand 80: 505–510

Allen RE, Hosker GL, Smith AR, Warrell DW 1990 Pelvic floor damage and childbirth: a neurophysiological study. Br J Obstet Gynaecol 97: 770–779

Arena B, Maffulli N 2002 Exercise in pregnancy: how safe is it? Sports Med Arthrosc 10(1): 15–22

Artal R, O'Toole M 2003 Guidelines of the American College of Obstetricians and Gynecologists for exercises during pregnancy and the postpartum period. Br J Sports Med 37: 6–12

Avery ND, Stocking KD, Tranmer JE et al. 1999 Foetal responses to maternal strength conditioning exercises in late gestation. Can J Appl Physiol 24(4): 362–376

Bachmann G 2001 Physiological aspects of natural and surgical menopause. J Reprod Med 46(3 Suppl): 307–315

Badger CMA, Peacock JL, Mortimer PS 2000 A randomized controlled parallel group clinical trial comparing multilayer bandaging followed by hosiery versus hosiery alone in the treatment of patients with lymphedema of the limb. Cancer 88(12): 2832–2837

Barber MD, Bremer RE, Thor KB et al. 2002 Innervation of the female levator ani muscles. Am J Obstet Gynecol 187: 64–71

Barton S 2004a The postnatal period. In: Mantle J, Haslam J, Barton S (eds) Physiotherapy in Obstetrics and Gynaecology, 2nd edn. Butterworth–Heinemann: London, pp 205–247

Barton S 2004b Relieving the discomforts of pregnancy. In: Mantle J, Haslam J, Barton S (eds) Physiotherapy in Obstetrics and Gynaecology, 2nd edn. Butterworth–Heinemann: London, pp 141–164

Bassotti G, Chistolini F, Sietchiping-Nzepa F et al. 2004 Biofeedback for pelvic floor dysfunction in constipation. BMJ 328(7436): 393–396

Bastiaanssen JM, de Bie RA, Bastiaenen CH et al. 2005 A historical perspective on pregnancy-related low back and/or pelvic girdle pain. Eur J Obstet Gynecol Reprod Biol 120: 3–14

Belsey J 1999 Evidence-based review of tibolone and oestrogen-based hormone replacement therapy. J Br Meno Soc 5(Suppl 1): 33–35

Berg G, Hammar M, Moller-Nielsen J 1988 Low back pain during pregnancy. Obstet Gynaecol 71: 71–75

Bjorklund K, Nordstrom ML, Bergstrom S 1999 Sonographic assessment of symphyseal joint distention during pregnancy and post partum with special reference to pelvic pain. Acta Obstet Gynecol Scand 78: 125–130

Bjorklund K, Bergstrom S, Nordstrom ML et al. 2000a Symphyseal distention in relation to serum relaxin levels and pelvic pain in pregnancy. Acta Obstet Gynecol Scand 79: 269–275

Bjorklund K, Nordstrom ML, Odlind V 2000b Combined oral contraceptives do not increase the risk of back and pelvic pain during pregnancy or after delivery. Acta Obstet Gynecol Scand 79: 979–983

Bø K 1995 Pelvic floor muscle exercise for the treatment of stress urinary incontinence: an exercise physiology perspective. Int Urogynecol J 6: 282–291

Boissonnault JS, Blaschak MJ 1988 Incidence of diastasis recti abdominis during the childbearing year. Phys Ther 86: 1082–1086

Borg-Stein J, Dugan SA, Gruber J 2005 Musculoskeletal aspects of pregnancy. Am J Phys Med Rehabil 84: 180–192

Boris M, Lasinski B 1989 The risk of genital oedema after external pump compression for lower limb lymphoedema. Lymphology 31: 15–20

Bortoluzzi G 1989 Transcutaneous electrical nerve stimulation in labour: practicability and effectiveness in a public hospital labour ward. Aust J Physiother 35: 81–87

Box RC, Reul-Hirche HM, Bullock-Saxton JE et al. 2002 Shoulder movement after breast cancer surgery: results of a randomised controlled study of post operative physiotherapy. Breast Cancer Res Treat 75: 35–50

Breen TW, Ransil BJ, Groves PA, Oriol NE 1994 Factors associated with back pain after childbirth. Anesthesiology 81(1): 29–34

British Lymphology Society 2001 Clinical Definitions. www.lymphoedema.org/bls

Browse N, Burnand K, Mortimer P 2003 Diseases of the Lymphatics. Edward Arnold: London

Bullock-Saxton JE 1991 Changes in posture associated with pregnancy and the early postnatal period measured in standing. Physiother Theory Pract 7: 103–109

Bullock-Saxton JE 1998 Musculoskeletal changes associated with the perinatal period. In: Sapsford R, Bullock-Saxton J, Markwell S (eds) Women's Health: A Textbook for Physiotherapists. WB Sanders: London, pp. 134–161

Bump R, Hurt WG, Fantl A, Wyman J 1991 Assessment of Kegel pelvic muscle exercise performance after brief verbal instruction. Am J Obstet Gynecol 165: 322–329

Burger H, Teede H 2001 Cardiovascular disease. Maturitas 40: 1–3

Caldeyro-Barcia R 1997 The influence of maternal position on time of spontaneous rupture of membranes, progress of labour, and foetal head compression. Birth Fam J 6: 7–15

Carroll D, Tramèr M, McQuay H et al. 1997 Transcutaneous electrical nerve stimulation in labour pain: a systematic review. BJOG 104(2): 169–175

Casley-Smith JR, Casley-Smith JR 1997 Modern Treatment for Lymphoedema, 5th edn. Terrance: Adelaide, pp. 288–301

Chamberkain G 1995 Gynaecology by Ten Teachers. Edward Arnold: London, p. 282

Chiarelli P, Campbell E 1997 Incontinence during pregnancy: prevalence and opportunities for continence promotion. Aust NZ J Obstet Gynaecol 37(1): 66–73

Chiarelli P, Cockburn J 2002 Promoting urinary continence in women after delivery: randomised controlled trial. BMJ 324(7348): 1241–1243

Chute CG, Panser LA, Girman CJ et al. 1993 The prevalence of prostatism: a population-based survey of urinary symptoms. J Urol 150: 85–89

Clapp JF 2000 Exercise during pregnancy: a clinical update. Clin Sports Med 19(2): 273–286

Clapp JF, Kim H, Burciu B, Lopez B 2000 Beginning regular exercise in early pregnancy: effect on foetoplacental growth. Am J Obstet Gynecol 183: 1484–1488

Clavel-Chapelon F 2002 Differential effects of reproductive factors on the risk of pre- and postmenopausal breast cancer. Results from a large cohort of French women. Br J Cancer 86(5): 723–727

Clodius L 2001 Minimizing Secondary Arm Lymphedema From Axillary Dissection: Lymphology 34: 106–110

Coldron Y 2005 Mind the gap — symphysis pubis dysfunction revisited. J Assoc Chart Physiother Wom Health 96: 3–15

Coldron Y 2006 Characteristics of recutus abdominis during the first postnatal year. In: Characteristics of Abdominal and paraspinal Muscles in Postnatal Women. St George's, University of London (unpublished PhD thesis), pp. 185–225

Cresswell AG, Grundstrom H, Thortensson A 1992 Observations on intra-abdominal pressure and patterns of abdominal intramuscular activity in man. Acta Physiol Scand 144: 409–418

Cutner A, Cardozo L 1990 Urinary incontinence: clinical findings. Practitioner 234: 1018–1024

Daly JM, Frame PS, Rapoza PA 1991 Sacroiliac subluxation: a common, treatable cause of low-back pain in pregnancy. Fam Pract Res J 11: 149–159

Damen L, Buyruk HM, Guler-Uysal F et al. 2001 Pelvic pain during pregnancy is associated with asymmetric laxity of the sacroiliac joints. Acta Obstet Gynecol Scand 80: 1019–1024

Damen L, Spoor CW, Snijders CJ et al. 2002 Does a pelvic belt influence sacroiliac joint laxity? Clin Biomech 17: 495–498

Davies L, Gangar KF, Drummond M et al. 1992 The economic burden of intractable gynaecological pain. J Obstet Gynaecol 12(Suppl 2): S54–56

De Lancey JLO 2001 Anatomy. In: Cardozo L, Staskin D (eds) Textbook of Female Urology and Urogynaecology. Isis Medical Media: London, pp. 112–124

Depledge J, McNair PJ, Keal-Smith C et al. 2005 Management of symphysis pubis dysfunction during pregnancy using exercise and pelvic support belts. Phys Ther 85: 1290–1300

D'Hoore A, Penninckx F 2003 Obstructed defecation. Colorectal Dis 5(4): 280–287

Diakow PR, Gadsby TA, Gadsby JB et al. 1991 Back pain during pregnancy and labor. J Manipulative Physiol Ther 14: 116–118

Dietz HP, Clarke B, Wilson PD 1998 A new method for quantifying levator activity and teaching pelvic floor muscle exercises. Neurourol Urodyn 17(4): 436–437

Dixon JM 2001 Hormone replacement therapy and the breast. BMJ 323(7326): 1381–1382

Dolan LM, Hosker GL, Mallett VT et al. 2003 Stress incontinence and pelvic floor neurophysiology 15 years after the first delivery. BJOG 110(12): 1107–1114

Dorey G 1998 Physiotherapy for male continence problems. Physiotherapy 85: 556–663

Dorey G 2000 Physiotherapy for the relief of male lower urinary tract symptoms. Physiotherapy 86: 413–426

Eason E, Labrecque M, Marcoux S, Mondor M 2002 Anal incontinence after childbirth. CMAJ 166(3): 326–330

Elden H, Ladfors L, Olsen MF et al. 2005 Effects of acupuncture and stabilising exercises as adjunct to standard treatment in pregnant women with pelvic girdle pain: randomised single blind controlled trial. BMJ 330: 761

Enck P 1993 Biofeedback training in disorded defecation: a critical review. Digest Dis Sci 38: 1953–1960

Evans GM 2002 Aquanatal exercise. In: Campion MR, Pattmann J (eds) Hydrotherapy: Principles and Practice, 2nd edn. Butterworth–Heinemann: Oxford

Fast A, Shapiro D, Ducommun EJ 1987 Low back pain in pregnancy. Spine 12: 368–371

Földi E, Földi M, Kubik S (eds) 2003 Textbook of Lymphology. Urban & Fischer: Munich

Foti T, Davids JR, Bagley A 2000 A biomechanical analysis of gait during pregnancy. J Bone Joint Surg Am 82: 625–632

Freeman RM 2002 The effect of pregnancy on the lower urinary tract and pelvic floor. In: MacLean AB, Cardozo L (eds) Incontinence in Women. RCOG: London, pp. 331–345

Frudlinger A, Halligan S, Spencer JAD et al. 2002 Influence of the suprapubic arch angle on anal sphincter trauma and anal incontinence following childbirth. BJOG 109: 1207–1212

Fry D 1999 Perinatal symphysis pubis dysfunction: a review of the literature. J Assoc Chart Physiother Wom Health 85: 11–18

Fynes MM, Marshall K, Cassidy M et al. 1999 A prospective, randomized study comparing the effect of augmented biofeedback with sensory biofeedback alone on fecal incontinence after obstetric trauma. Dis Colon Rectum 42: 753–761

Gardosi J, Sylvester SB, Lynch C 1989 Alternative positions in the second stage of labour: a randomised controlled trial. Br J Obstet Gynaecol 96B: 1290

Gattuso J, Kamm M 1993 The management of constipation in adults. Aliment Pharmacol Ther 7: 487–500

Genazzani AR, Bernadi F, Stomati M et al. 1998 Sex steroids and the brain. J Br Meno Soc 5(Suppl 1): 11–12

Gilleard WL, Brown JMM 1996 Structure and function of the abdominal muscles during pregnancy and the immediate post birth period. Phys Ther 7: 750–762

Gilleard WL, Crosbie J, Smith R 2002 Static trunk posture in sitting and standing during pregnancy and early postpartum. Arch Phys Med Rehabil 83: 1739–1744

Gilpin SA, Gosling JA, Smith ARB et al. 1989 The pathogenesis of genitourinary prolapse and stress incontinence of urine: a histological and histochemical study. Br J Obstet Gynaecol 96: 15–23

Grace VM 1995 Problems of communication, diagnosis, and treatment experienced by women using the New Zealand health services for chronic pelvic pain: a quantitative analysis. Health Care Women Int 16(6): 521–535

Guerreiro da Silva JB, Nakamura MU, Cordeiro JA et al. 2004 Acupuncture for low back pain in pregnancy — a prospective, quasi-randomised, controlled study. Acupunct Med 22: 60–67

Gutke A, Ostgaard HC, Oberg B 2006 Pelvic girdle pain and lumbar pain in pregnancy: a cohort study of the consequences in terms of health and functioning. Spine 31: E149–E155

Hagen R 1974 Pelvic girdle relaxation from an orthopaedic point of view. Acta Orthop Scand 45: 550–563

Hannestad YS, Rortveit G, Sandvik H et al. 2000 A community-based epidemiological survey of female urinary incontinence: the Norwegian EPINCONT study. Epidemiology of Incontinence in the County of Nord-Trondelag. J Clin Epidemiol 53: 1150–1157

Hannestad YS, Lie RT, Rortveit G, Hunskaar S 2004 Familial risk of urinary incontinence in women: population based cross sectional study. BMJ 329: 889–891

Hansen A, Jensen DV, Wormslev M et al. 1999 Symptom-giving pelvic girdle relaxation in pregnancy. II: Symptoms and clinical signs. Acta Obstet Gynecol Scand 78: 111–115

Harris SR, Hugi MR, Olivotto IA et al. 2001 Clinical practice guidelines for the care and treatment of breast cancer: 11. Lymphedema. CMAJ 164(2): 191–199

Harrison R, Bulstrode F 1987 Percentage weight bearing during partial immersion in a hydrotherapy pool. Physiother Pract 3: 60–63

Haslam J 2004a Anatomy. In: Mantle J, Haslam J, Barton S (eds) Physiotherapy in Obstetrics and Gynaecology, 2nd edn. Butterworth–Heinemann: London, pp. 1–25

Haslam J 2004b Physiology of pregnancy. In: Mantle J, Haslam J, Barton S (eds) Physiotherapy in Obstetrics and Gynaecology, 2nd edn. Butterworth–Heinemann: London, pp. 27–52

Hefferman AE 2000 Exercise and pregnancy in primary care. Nurse Pract 25(3): 42, 49, 53–56

Heiberg E, Aarseth SP 1997 Epidemiology of pelvic pain and low back pain in pregnant women. In: Vleeming A et al. (eds) Movement, Stability and Low Back Pain. Churchill Livingstone: Edinburgh, pp. 405–410

Henderson C, Jones K (eds) 1997 Essential Midwifery. Mosby: London

Hodges PW 1999 Is there a role for transversus abdominis in lumbo-pelvic stability? Manual Ther 4(2): 74–86
Holtedahl K, Hunskaar S 1998 Prevalence, 1-year incidence and factors associated with urinary incontinence: a population based study of women 50–74 years of age in primary care. Maturitas 28(3): 205–211
Howell CJ, Chalmers I 1992 A review of prospectively controlled comparisons of epidural with non-epidural forms of pain relief during labour. Int J Obstet Anesth 1: 93
Howell CJ, Dean T, Lucking L et al. 2002 Randomised study of long term outcome after epidural versus non-epidural analgesia during labour. BMJ 325: 357
Hutchinson R, Notghi A, Mostafa AB et al. 1993 Audit of transit abnormality in chronic idiopathic constipation. Gut 34(Supp 4): W49
ICS (International Continence Society) 2002 Standardisation of Terminology in Lower Urinary Tract Function. ICS: London
ISL (International Society of Lymphology) 2003 The diagnosis and treatment of peripheral lymphedema. Lymphology 36(2): 84–91
Jackson S, Avery N, Eckford S et al. 1995 Connective tissue analysis in genitourinary prolapse. Neurourol Urodynam 14: 412–414
Jain N, Sternberg LB 2005 Symphyseal separation. Obstet Gynecol 105: 1229–1232
Jarvis SK, Hallam TK, Lujic S et al. 2005 Peri-operative physiotherapy improves outcomes for women undergoing incontinence and or prolapse surgery: results of a randomised controlled trial. Aust NZ J Obstet Gynaecol 45(4): 300–303
Jenns K 2000 Management strategies. In: Twycross R, Jenns K, Todd J (eds) Lymphoedema. Radcliffe Medical: Oxford, pp. 98–117
Kamm MA 1994 Obstetric damage and fecal incontinence. Lancet 344: 730–733
Katz VL, McMurray RG, Cefalo RC 1991 Aquatic exercise during pregnancy. In: Mittelmark RA, Wiswell RA, Drinkwater BL (eds) Exercise in Pregnancy, 2nd edn. Williams & Wilkins: Baltimore, pp. 271–278
Keeley V 2000 Classification of lymphoedema. In: Twycross R, Jenns K, Todd J (eds) Lymphoedema. Radcliffe Medical: Oxford, pp. 22–44
Koltyn KF, Schultes SS 1997 Psychological effects of an aerobic exercise session and a rest session following pregnancy. J Sports Med Phys Fitness 37(4): 287–291
Kristiansson P, Svardsudd K, von Schoultz B 1996a Back pain during pregnancy: a prospective study. Spine 21: 702–709
Kristiansson P, Svardsudd K, von Schoultz B 1996b Serum relaxin, symphyseal pain, and back pain during pregnancy. Am J Obstet Gynecol 175: 1342–1347
Kvorning N, Holmberg C, Grennert L et al. 2004 Acupuncture relieves pelvic and low-back pain in late pregnancy. Acta Obstet Gynecol Scand 83: 246–250
Larsen EC, Wilken-Jensen C, Hansen A et al. 1999 Symptom-giving pelvic girdle relaxation in pregnancy. I: Prevalence and risk factors. Acta Obstet Gynecol Scand 78: 105–110
Laycock J 1998 An update on the management of female urinary incontinence. J Assoc Chart Physiother Wom Health 83: 3–5
Laycock J et al. 2001 Clinical Guidelines for the Physiotherapy Management of Females aged 16–65 with Stress Urinary Incontinence. London: CSP
Lee D 1999 Biomechanics of the lumbo-pelvic-hip complex. 5 In: The Pelvic Girdle, 2nd edn. Churchill Livingstone: Edinburgh, pp. 43–72
Lee D, Lee LJ 2004 Stress urinary incontinence, a consequence of failed load transfer through the pelvis? Presented 5th World Interdisciplinary Congress in Low Back Pain and Pelvic Pain: www.dianelee.ca
Lee D, Vleeming A 2000 Current concepts on pelvic impairment. In: Singer KP (ed.) Proceedings of the 7th Scientific Conference of the IFOMT in Conjunction with the MPAA International Federation of Orthopaedic Manipulative Therapists: Perth, pp. 465–491
Leroi AM, Bernier C, Watier A et al. 1996 Prevalence of sexual abuse among patients with functional disorders of the lower gastrointestinal tract. Int J Colorectal Dis 10(4): 200–206
Loughnan BA, Carli F, Romney M et al. 2002 Epidural analgesia and backache: a randomized controlled comparison with intramuscular meperidine for analgesia during labour. Br J Anaesth 89: 466–472
Lund I, Lundeberg T, Lonnberg L et al. 2006 Decrease of pregnant women's pelvic pain after acupuncture: a randomized controlled single-blind study. Acta Obstet Gynecol Scand 85: 12–19
MacArthur C, Lewis M, Knox BJ, Crawford JS 1990 Epidural anaesthesia and long-term backache after childbirth. BMJ 301: 9–12
MacArthur A, MacArthur C, Weeks S 1995 Epidural anaesthesia and low back pain after delivery: prospective cohort study. BMJ 311: 1336–1339
MacArthur AJ, MacArthur C, Weeks SK 1997 Is epidural anesthesia in labor associated with chronic low back pain? A prospective cohort study. Anesth Analg 85: 1066–1070
MacArthur C, Glazener CM, Wilson PD et al. 2006 Persistent urinary incontinence and delivery mode history: a six-year longitudinal study. BJOG 113(2): 218–224
MacLennan AH, Nicolson R, Green RC 1986a Serum relaxin in pregnancy. Lancet 2: 241–243
MacLennan AH, Nicolson R, Green RC et al. 1986b Serum relaxin and pelvic pain of pregnancy. Lancet 2: 243–245
MacLennan AH, MacLennan SC 1997 Symptom-giving pelvic girdle relaxation of pregnancy, postnatal pelvic joint syndrome and dysplasia of the hip. Acta Obstet Gynecol Scand 76: 760–764
Madoff R, Parker SC, Madhulika GV, Lowry AC 2004 Faecal incontinence in adults. Lancet 364: 621–632
Mahony RT, Malone PA, Nalty J et al. 2004 Randomized clinical trial of intra-anal electromyographic biofeedback physiotherapy with intra-anal electromyographic biofeedback augmented with electrical stimulation of the anal sphincter in the early treatment of postpartum fecal incontinence. Am J Obstet Gynecol 191(3): 885–890
Mantle J 2004 Urinary function and dysfunction. In: Mantle J, Haslam J, Barton S (eds) Physiotherapy in Obstetrics and Gynaecology, 2nd edn. Butterworth–Heinemann: Oxford, p. 348
Mantle MJ, Greenwood RM, Currey HLF 1977 Backache in pregnancy. Rheumatol Rehabil 16: 95–101
Markwell SJ, Sapsford RR 1995 Physiotherapy management of obstructed defaecation. Aust J Physiother 41: 279–283
Mathias SD, Kuppermann M, Liberman RF et al. 1996 Chronic pelvic pain: prevalence, health-related quality of life, and economic correlates. Obstet Gynecol 87: 321–327
McIntyre IN, Broadhurst NA 1996 Effective treatment of low back pain in pregnancy. Aust Fam Physician 25: S65–S67
McNabb M 1997 Maternal and foetal physiological responses to pregnancy. In: Sweet BR (ed.) Mayes Midwifery, 12th edn. Baillière Tindall: London, pp. 123–147

Melzack R, Wall P 1982 The Challenge of Pain. Penguin: Harmondsworth

Mendelsohn ME, Karas RH 1999 The protective effects of oestrogen on the cardiovascular system. N Engl J Med 340: 1801–1811

Mens JM, Vleeming A, Stoeckart R et al. 1996 Understanding peripartum pelvic pain. Spine 21: 1363–1370

Mens JM, Vleeming A, Snijders CJ et al. 2002 Reliability and validity of hip adduction strength to measure disease severity in posterior pelvic pain since pregnancy. Spine 27: 1674–1679

Mens JM, Damen L, Snijders CJ et al. 2006 The mechanical effect of a pelvic belt in patients with pregnancy-related pelvic pain. Clin Biomech 21: 122–127

Moffat CJ et al. 2003 Lymphoedema: an underestimated health problem. Q J Med 96: 731–738

Mogren IM, Pohjanen AI 2005 Low back pain and pelvic pain during pregnancy: prevalence and risk factors. Spine 30: 983–991

Moore K, Dumas GA, Reid JG 1990 Postural changes associated with pregnancy and their relationship with low-back pain. Clin Biomech 5: 169–174

Mørkved S, Bø K 1999 Prevalence of urinary incontinence during pregnancy and post partum. Int Urogynecol J Pelvic Floor Dysfunct 10(6): 394–398

Mørkved S, Bø K 2000 Effect of postpartum pelvic floor muscle training in prevention and treatment of urinary incontinence: a one year follow up. Br J Obstet Gynaecol 107: 1022–1028

Mørkved S, Bø K, Schei B et al. 2003 Pelvic floor muscle training during pregnancy to prevent urinary incontinence: a single-blind randomized controlled trial. Obstet Gynecol 101(2): 313–319

Nelson R, Norton N, Cautley E, Furner S 1995 Community-based prevalence of anal incontinence. JAMA 274: 559–561

Newham DJ 1988 The consequences of eccentric contraction and their relationship to delayed onset of muscle pain. Eur J Appl Physiol 57: 3353–3359

NICE (National Institute for Health and Clinical Excellence) 2003 Final Appraisal Determination: Tension-free Vaginal Tape (Gynecare TVT) for Stress Incontinence. Accessed 24 June 2006: www.nice.org.uk

NICE 2003 Antenatal care: Routine Care for the Healthy Pregnant Woman. NICE Clinical Guideline 6. NICE: London, www.nice.org.uk

NICE 2006 Urinary incontinence; the management of urinary incontinence in women. NICE: London, www.nice.org.uk

Nilsson-Wikmar L, Harms-Ringdahl K 1999 Back pain in women post-partum is not a unitary concept. Physiother Res Int 4(3): 201–213

Noren L, Ostgaard S, Nielson TF, Ostgaard HC 1997 Reduction of sick leave for lumbar back and posterior pain in pregnancy. Spine 22: 2157–2160

Noren L, Ostgaard S, Johansson G et al. 2002 Lumbar back and posterior pelvic pain during pregnancy: a 3-year follow-up. Eur Spine J 11: 267–271

Norton C, Chelvanayagam S, Wilson-Barnett J et al. 2003 Randomized controlled trial of biofeedback for fecal incontinence. Gastroenterology 125(5): 1320–1329

Norton P 1990 Genitourinary prolapse: relationship with joint mobility. Neurourol Urodynam 9: 321–322

Office for National Statistics 2004 Mortality Statistics: Cause. England and Wales. Stationery Office: London

Ostgaard HC 1997 Lumbar back and posterior pelvic pain in pregnancy. In: Vleeming A et al. (eds) Movement, Stability and Low Back Pain. Churchill Livingstone: Edinburgh, pp. 411–420

Ostgaard HC, Andersson GB 1991 Previous back pain and risk of developing back pain in a future pregnancy. Spine 16: 432–436

Ostgaard HC, Andersson GBJ 1992 Postpartum low back pain. Spine 17: 53–55

Ostgaard HC, Andersson GB, Karlsson K 1991 Prevalence of back pain in pregnancy. Spine 16: 549–552

Ostgaard HC, Andersson GBJ, Schuttz AB, Miller JA 1993 Influence of some biomechanical factors on low back pain in pregnancy. Spine 18: 61–65

Ostgaard HC, Zetherstrom G, Roos-Hansson E et al. 1994 Reduction of back and posterior pelvic pain in pregnancy. Spine 19: 894–900

Ostgaard HC, Roos-Hansson E, Zetherstrom G 1996 Regression of back and posterior pelvic pain after pregnancy. Spine 21: 2777–2780

Paech MJ, Godkin R, Webster S 1998 Complications of obstetric epidural analgesia and anaesthesia: a prospective analysis of 10,995 cases. Int J Obstet Anesth 7(4): 280–281

Pain SJ, Purushotham AD 2000 Lymphoedema following surgery for breast cancer. Br J Breast Surg 87: 1128–1141

Palastanga N, Field D, Soames R 2002 Anatomy and Human Movement, 4th edn. Butterworth–Heinemann: Oxford

Paul JA, Salle H, Frings-Dresen MH 1996 Effect of posture on hip joint moment during pregnancy, while performing a standing task. Clin Biomech 11: 111–115

Perry S, Shaw C, McGrother C et al. 2002 Prevalence of faecal incontinence in adults aged 40 years or more living in the community. Gut 50: 480–484

Piller NB 1999 Gaining an accurate assessment of the stages of lymphedema subsequent to cancer: the role of objective and subjective information in when to make measurements and their optimal use. Eur J Lymphol 7(25): 1–9

Pool-Goudzwaard A 2003 Biomechanics of the sacro iliac joints and pelvic floor. PhD thesis. Ch 8. Relation between low back and pelvic pain, pelvic floor activity and pelvic floor disorders

Pool-Goudzwaard AL, Vleeming A, Stoeckart R et al. 1998 Insufficient lumbopelvic stability: a clinical, anatomical and biomechanical approach to 'a-specific' low back pain. Man Ther 3: 12–20

Pool-Goudzwaard AL, Slieker ten Hove MC, Vierhout ME et al. 2005 Relations between pregnancy-related low back pain, pelvic floor activity and pelvic floor dysfunction. Int Urogynecol J Pelvic Floor Dysfunct 16: 468–474

Potter HM, Downey JL, Jones ST 1997a Effect of an intense training programme for the deep antero-lateral abdominal muscles on rectus abdominis diastasis: a single case study. In: Proceedings of the 10th Biennial Conference of the Manipulative Physiotherapists Association of Australia (MPAA) Manipulative Physiotherapists Association of Australia. Victoria, pp 153–155

Potter HM, Randall HF, Strauss GR 1997b Effect of pregnancy and motherhood on trunk muscle strength: an examination of isokinetic trunk strength at 24 weeks postpartum. In: Proceedings of the 10th Biennial Conference of the Manipulative Physiotherapists Association of Australia (MPAA) Manipulative Physiotherapists Association of Australia. Victoria, pp 151–152

Rath AM, Attali P, Dumas JL et al. 1996 The abdominal linea alba: an anatomo-radiologic and biomechanical study. Surg Radiol Anat 18: 281–288

Raz S, Kaufman JJ 1977 Carbon dioxide urethral pressure profile in female incontinence. J Urol 117: 765–769

Richardson C, Jull G, Hodges P, Hides J 1999 Therapeutic Exercise for Spinal Segmental Stabilization in Low Back Pain. Churchill Livingstone: Edinburgh, p. 95

Riemann MK, Kanstrup Hansen IL 2000 Effects on the foetus of exercise in pregnancy (review). Scand J Med Sci Sports 10(1): 12–19

Röst C 1999 Bekkenpijn Tijden En Na De Zwangerschap Een Programma ter Voorkoming van Chronische Bekkeninstabiliteit. Elsevier/De Tijdstroom: Maarssen

Rud T, Anderson KE, Asmusson M et al. 1980 Factors maintaining the intraurethral pressure in women. Invest Urol 17: 343–347

Russell JGB 1982 The rationale of primitive delivery positions. Br J Obstet Gynaecol 89: 712

Russell R, Dundas R, Reynolds F 1996 Long term backache after childbirth: prospective search for causative factors. BMJ 312: 1384–1388

Russell R, Reynolds F 1997 Back pain, pregnancy and childbirth. BMJ 314: 1062

Sacco Ezzell P 1999 Managing the effects of gynaecological cancer treatment on quality of life and sexuality. Soc Gynaecol Nurs Oncol 8(3): 23–26

Samsioe G 1998 Urogenital ageing: a forgotten problem. Meno Rev 3(1): 5–6

Sapsford RR, Hodges PW 2001 Contraction of the pelvic floor muscles during abdominal manoeuvres. Arch Phys Med Rehabil 82: 1081–1088

Sapsford RR, Hodges PW, Richardson CA 1997 Activation of the abdominal muscles is a normal response to contraction of the pelvic floor muscles. International Continence Society Conference, Japan (abstract)

Sapsford RR, Bullock-Saxton J, Markwell S 1998 Women's Health: A Textbook for Physiotherapists. WB Saunders: London

Sapsford RR, Hodges PW, Richardson CA et al. 2001 Co-activation of the abdominal muscles and pelvic floor muscles during voluntary exercises. Neurourol Urodynam 20: 31–42

Schultz I, Barholm M, Grondal S 1997 Delayed shoulder exercises in reducing seroma frequency after modified radical mastectomy. Ann Surg Oncol 4(4): 293–297

Schwartz Z, Katz Z, Lancet M 1985 Management of puerperal separation of the symphysis pubis. Int J Gynaecol Obstet 23: 125–128

Sheppard S 1996 The role of transversus abdominis in post partum correction of gross divarication recti. Man Ther 1: 214–216

Sihvonen T, Huttunen M, Makkonen M et al. 1998 Functional changes in back muscle activity correlate with pain intensity and prediction of low back pain during pregnancy. Arch Phys Med Rehabil 79: 1210–1212

Smith P, Heimer G, Norgren A et al. 1990 Steroid hormone receptors in pelvic muscles and ligaments in women. Gynecol Obstet Invest 30: 27–30

Snijders CJ, Ribbers MTLM, de Bakker HV et al. 1998 EMG recordings of abdominal and back muscles in various standing postures: validation of a biomechanical model on sacroiliac joint. J Electromyogr Kinesiol 8: 205–214

Snow RE, Neubert AG 1997 Peripartum pubic symphysis separation: a case series and review of the literature. CME Review 7: 438–443

Stanton AWB, Levick JR, Mortimer PS 1996 Current puzzles presented by post mastectomy oedema (breast cancer related lymphoedema). Vasc Med 1: 213–225

Steege JF, Metzger DA, Levy BS (eds) 1998 Chronic Pelvic Pain: An Integrated Approach. WB Saunders: Philadelphia

Stuge B, Hilde G, Vollestad N 2003 Physical therapy for pregnancy-related low back and pelvic pain: a systematic review. Acta Obstet Gynecol Scand 82: 983–990

Stuge B, Laerum E, Kirkesola G et al. 2004a The efficacy of a treatment program focusing on specific stabilizing exercises for pelvic girdle pain after pregnancy: a randomized controlled trial. Spine 29: 351–359

Stuge B, Veierod MB, Laerum E et al. 2004b The efficacy of a treatment program focusing on specific stabilizing exercises for pelvic girdle pain after pregnancy: a two-year follow-up of a randomized clinical trial. Spine 29: E197–E203

Stuge B, Holm I, Vollestad N 2006 To treat or not to treat postpartum pelvic girdle pain with stabilizing exercises? ManTher 11(4): 337–343: epub 9 Jan 2006

Sultan AH, Kamm MA, Hudson CM, Bartram CI 1994 Third degree obstetric and sphincter tears: risk factors and outcomes of primary repair. BMJ 308: 887

Sultan AH, Monga AK, Stanton SL 1996 The pelvic floor sequelae of childbirth. Br J Hosp Med 55: 575–579

Ternov NK, Grennert L, Aberg A et al. 2001 Acupuncture for lower back and pelvic pain in late pregnancy: a retrospective report on 167 consecutive cases. Pain Med 2: 204–207

Thorp JA, Breedlove G 1996 Epidural analgesia in labor: an evaluation of risks and benefits. Birth 23(2): 63–83

Tobin GW, Brocklehurst JC 1986 Faecal incontinence in residential homes for the elderly: prevalence, aetiology and management. Age Ageing 15(1): 41–46

Tobin MB, Lacey HJ, Meyer L, Mortimer P 1993 The psychological morbidity of breast cancer related arm swelling. Cancer 72: 3248–3252

Toozs-Hobson P 1998 Pelvic floor ultrasonography: the current state of ultrasound imaging of the pelvic floor in relation to urogynaecology and childbirth. J Assoc Chart Physiother Wom Health 84: 18–22

van den Brandt A, Spiegelman D et al. 2000 Pooled analysis of prospective cohort studies on height, weight, and breast cancer risk. Am J Epidemiol 152(6): 514–527

Vleeming A, Albert H, Ostgaard HC et al. 2004 European guidelines on the diagnosis and treatment of pelvic girdle pain. www.backpaineurope.org

Webber BA, Pryor JA 1998 Physiotherapy for Respiratory and Cardiac Problems. Churchill Livingstone: Edinburgh, pp. 295–305

Wedenberg K, Moen B, Norling A 2000 A prospective randomized study comparing acupuncture with physiotherapy for low-back and pelvic pain in pregnancy. Acta Obstet Gynecol Scand 79: 331–335

Whitehead M, Godfree V 1992 Consequences of oestrogen deficiency. In: Hormone Replacement Therapy: Your Questions Answered. Churchill Livingstone: Edinburgh, pp. 13–36

Williams AF, Vadgama A, Franks PJ, Mortimer PS 2002 A randomized controlled crossover study of manual lymphatic drainage therapy in women with breast cancer-related lymphoedema. Eur J Cancer Care 11: 254–261

Williams AF, Moffatt CJ, Franks PJ 2004 A phenomenal study of the lived experiences of people with lymphoedema. Int J Palliat Care 10(6): 279–296

Wilson PD, Herbison RM, Herbison GP 1996 Obstetric practice and the prevalence of urinary incontinence three months after delivery. Br J Obstet Gynaecol 103: 154–161

Wishart GC, Gaston M, Poultsidis AA, Purushotham AD 2002 Hormone receptor status in primary breast cancer — time for a consensus? Eur J Cancer 38(9): 1201–1203

Woods M, Tobin MB, Mortimer P 1995 The psychosocial morbidity of breast cancer patients with lymphoedema. Cancer Nursing 18(6): 467–471

Wreje U, Isacsson D, Aberg H 1997 Oral contraceptives and back pain in women in a Swedish community. Int J Epidemiol 26: 71–74

Wu WH, Meijer OG, Uegaki K et al. 2004 Pregnancy-related pelvic girdle pain (PPP), I: Terminology, clinical presentation, and prevalence. Eur Spine J 13(7): 575–589

Zondervan KT, Yudkin PL, Vessey MP et al. 1999 Prevalence and incidence of chronic pelvic pain in primary care: evidence from a national general practice database. Br J Obstet Gynaecol 106: 1149–1155

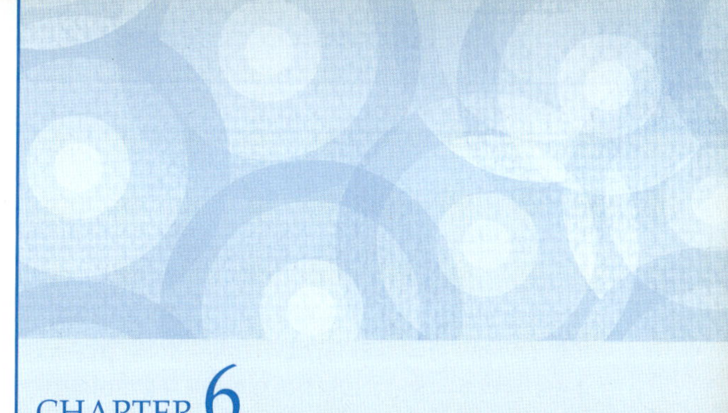

생역학

CHAPTER 6

Biomechanics

최재청

CHAPTER CONTENTS

개요

본장은 다음과 같은 세 부분의 내용을 소개하고 있다: ① 임상 보행분석, ② 보행시 나타나는 움직임과 힘의 패턴에 대한 상세한 설명과 정의, 그리고 ③ 힘과 일률을 계산할 때 필요한 수학적 배경. 만약 생역학에 대한 더 많은 정보가 필요하면, Biomechancis in Clinic and Research: An interactive teaching and learning course를 참고하기 바란다(Richards, 2008).

임상 보행분석

1953년 Saunders와 공동연구자들은 정상 보행의 주요 결정요소를 언급한 후, 그 결정요소들을 병적 보행을 평가하는데 응용했다. Inman(1966, 1967)과 Murray (1967)는 인간 보행 동안의 운동형상학(kinematics)에 대한 상세한 분석과 에너지 보존에 대한 내용을 언급했는데, 아직도 이 내용들이 자주 인용되고 있다. 그후 Inman 등(1981)은 인간의 이동에 대한 교재인 'Human Walking' 이라는 책을 출간하기도 했다.

Brand와 Crowninshield(1981)는 임상 문제들을 생역학적 기법으로 진단할 때와 평가할 때의 차이를 설명했다. 그들은 '진단할 때와는 달리, 평가할 때는 그 가치를 대상이 무엇이든간에 그 대상에다 초점을 맞춰야 한다' 라고 말했다. 많은 의학적 검사들은 이런 불일치성을 가지고 있고, 질병을 구별하는 것이 아니라, 질병의 심각성을 결정하거나 질병의 변수를 평가하는데 도움을 준다. 생역학적 검사들도 오늘날 이런 불일치성을 가지고 있다. Brand와 Crowninshield는 환자의 평가에 이용되는 도구들에 대해 다음과 같은 6가지의 기준을 제시했다.

1. 측정되는 변수는 환자의 기능 수행력과 밀접한 관계가 있어야 한다.
2. 측정되는 변수는 의사나 물리치료사가 직접적으로 관찰할 수 없는 것이어야 하고, 또한 절반만 정량화되어서도 안된다.
3. 측정되는 변수는 정상과 비정상이 명확하게 구분되어야 한다.
4. 측정 기술은 평가된 활동의 수행을 크게 변화시키면 안된다.
5. 측정은 정확해야 하고 반복 측정이 가능해야 한다.
6. 측정 결과는 동일함을 증명할 수 있는 양식(form)을 통해 의사소통이 가능해야 한다.

Brand와 Crowninshield는 '보행을 평가하는 대다수의 방법들이 위의 모든 기준들을 만족하지 못한다' 고 말했고, '또 이런 이유 때문에 보행 평가방법들이 폭넓게 사용되지 않는다' 라고 말했다.

지난 20년 동안 생역학적 평가는 상당히 많은 발전을 이루어 왔다. 즉 오늘날 정상 보행을 관절의 운동과 힘의 견지에서 설명하는 것은 너무나 상식화 되어 버렸다. 그리고 논문과 책을 통해 정상 보행 패턴과 정상 기능 사이의 상관관계가 잘 설명되고 있다(Bruckner, 1998; Rose and Gamble, 1994; Perry, 1992). 이것은 특정 병리를 가진 환자의 기능 변화와 관련시켜 보행 패턴의 편위(deviations)를 연구해야 한다는 것이다. 임상가나 의사가 주관적으로 보행을 연구할 수 있지만, 이런 주관적인 평가는 평가의 가치와 반복성에 있어 검사자간(inter-tesrter) 신뢰도와 검사간 신뢰도가 좋지 못하기 때문에 문제를 야기할 수 있다(Pomeroy, et al., 2001). 보행과 같은, 활동 동안에 일어나는 주요 관절의 운동패턴을 육안으로만 관찰하는 연구는 거의 불가능하다. 객관적인 운동분석을 통한 운동패턴의 연구가 정확성과 신뢰성을 동시에 갖는 정보를 얻을 수 있다. 객관적인 운동분석 방법을 통해 물리치료사와 의사는 운동패턴의 변화들을 명료하게 평가할 수 있다.

오늘날 대부분의 운동분석 시스템들은 환자의 관절 운동형상학을 나타내고 있고, 또한 정의된 표준과 환자의 운동 패턴을 직접 비교할 수 있도록 동일 그래프 위에다 표준의 평균에 대한 정보를 제공하고 있다.

Patrick(1991)은 운동분석연구실의 사용에 대한 논문을 통해 운동분석이 의사와 임상가의 결정에 얼마나 도움 주는지를 연구했다. Patrick은 보행분석이 광범위하게 이루어지지 않은 이유로 다음과 같은 결론을 내렸다.

- 분석하는데 소요되는 시간이 상당히 길다.
- 시스템을 설계하고 제공하는 의공학자들은 연구자이지 임상가가 아니기 때문이다.
- 의사나 물리치료사의 보행분석에 대한 이해가 부족하고, 보행분석이 치료 결과의 평가도구로써 부족하다고 느끼기 때문이다.

1991년 이후, 운동분석연구실들은 의사들에 의해 폭넓게 이용되어 왔고, 운동분석에 요구되는 시간도 줄어들고 있다. 이런 결과로 임상시설에서 새로운 형태의 운동분석연구실이 나타나기도 했다. 이런 예 중의 하나가 바로 Southen General Hospital에 있는 Glasgow Caledonian University's Clinical Research Centre이다(Bell, et al., 1996). Winter(1993)는 보행분석에 대한 기술을 재조명했고, 이것은 Brand와 Crowninshield가 제시한 6가지 기준에 대한 대답이었다. Winter는 임상 보행 평가가 정형외과적 수술을 계획하고, 재활을 계획하고, 또 보장구를 평가하는데 도움을 주는 진단적 정보로써 가치가 있다는 증거를 제시했다. Winter는 모든 병리에 대한 진단 대조표와 일반화된 전략의 사용법을 제시했고, 진단 대조표는 특정한 병리에 초점을 맞춘 것이 아니라, 많은 병리가 일반적으로 가질 수 있는 보행 문제에 초점을 맞춘 것이다. Winter는 다음과 같은 5가지 사례연구를 통해 진단 대조표의 이용을 제시했다: 슬관절 관절성형술 환자, 슬관절 아래쪽 절단자, 편마비형 뇌성마비아동, 슬관절 위쪽 절단자 및 슬개골 절제술 환자. 그 논문은 병적 보행의 평가가 쉬운 과제가 아니고, 전문요원, 소프트 웨어 및 장비에 대한 상당한 투자가 뒤따라야 한다고 결론내렸다. 그리고 Winter는 아동, 성인 및 노인에 대한 표준 자료의 데이터베이스가 필요하다고 강조했다.

운동분석에 대한 일반적인 문제는 가격이다. 운동분석장비의 가격과 임상 시설에서의 잠재적인 이용율을 연구했다(Bell, et al., 1996). 그러나 사실 많은 의문점들은 기술이 요구되는 임상 평가나 치료에 집중되었다. 이런 예 중의 하나는 운동분석장비에 대한 방사선 촬영장비의 상대적인 가격이다. Gage(1994)는 보행분석장비의 가격이 MRI나 CAT 스캔의 가격과 비교할 만큼 비싸다고 주장했다. Gage는 운동분석의 이용이 상세한 평가 양식으로써, 처음 현실화된 것 보다 가격의 이점과 임상 서비스가 향상 될 것이라고 언급했다.

Bell 등(1995)은 보행의 운동형상학적 변수와 운동역학적 변수 뿐만아니라, 근수행능력, 관절가동범위 등을 포함하고 있는 운동분석에 총괄 접근법(holistic approach)의 사용을 주장했다. 총괄 접근법은 병리의 상세한 평가와 치료의 후속적인 효과들을 제공하기 위해 많은 종류의 병리상태에 응용될 수 있다.

인간 보행에 대한 자료를 수집하고 분석하는 많은 기법들이 임상 문제에 응용되고 있는데, 이런 현상은 치료적 중재와 수술적 중재에 대한 상세한 임상 평가를 이끌어내고 있다. 이것은 증거에 기초한 실습(evidence-based practice)의 시대에 있어 더욱 중요해지고 있다.

장비의 발달

기기화 된 보행 매트 시스템

공간 매개 변수들은 다양한 단순한 방법으로 측정될 수 있다. 여기에는 피험자의 신발 바닥에 잉크패드를 넣고 종이 위를 걷도록 하는 방법(Rafferty and Bell, 1995), 신발에 부착된 마커 펜을 사용하는 방법(Gerny, 1983)이 포함된다. 가격이 매우 저렴하지만 이러한 시스템들은 분석하기 어렵고 시간이 많이 소비된다. 시간 매개변수들은 피험자들이 설정된 거리를 걷는데 시간이 얼마나 걸리느냐하는 타이밍에 의하여 측정될 수 있으며 그 거리를 걷는데 몇 걸음을 걸었는지 걸음수를 센다. 그러나 최선을 다하더라도 이러한 방법으로는 평균 속도와 보속을 측정할 뿐이며 이들 변수의 대칭성에 대한 가치는 없다. 이 기법은 인간의 실수를 가장 잘 유발한다.

20세기말 20년 동안, 컴퓨터 과학의 진보는 수많은 기기화 된 보행 매트 시스템의 발달을 가져왔다. 이로 인하여 시간적, 공간적인 보행 자료의 수집이 가능하게 되었다. 또한 컴퓨터의 사용은 분석을 좀 더 쉽게 하고 시간을 절약하도록 해주었다. 이러한 시스템에는 Durie and Farley(1980), Arenson 등(1983), Hirokawa and Matsumura(1987), Crouse 등(1983)과 Al-Majali 등(1993)이 포함된다.

이제 보행 매트 시스템은 신발에 대한 어떤 수정을 필요로 하지 않으면서 상업적인 이용이 가능해졌다. 이것들은 보행 주기에 대한 간섭이 일어나지 않도록 해준다. 그러한 시스템 중 하나가 GAITRite™인데 발의 위치를 결정하기 위한 압력 센서 세트를 이용한다(그림 6.1).

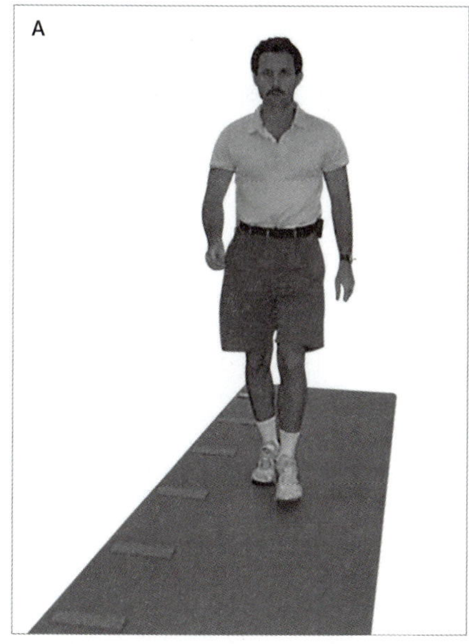

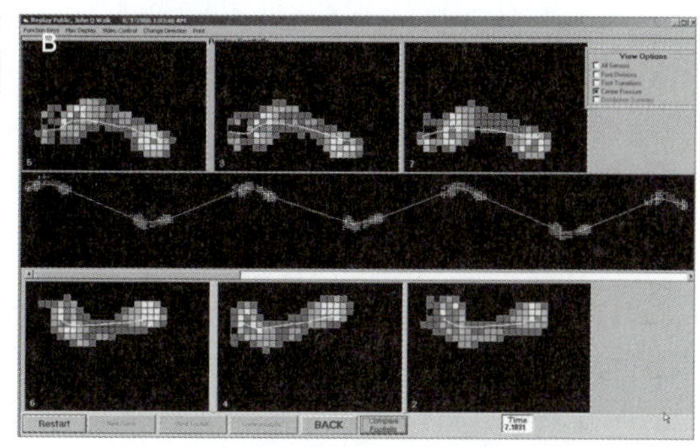

그림 6.1 GAITRite™시스템과 전형적인 출력물

동작 분석

19세기말 인간과 동물의 이동(보행) 양상들이 최초로 활동사진기에 의해 촬영되었다. 1877년 Muybridge는 사진기를 이용하여 말이 달릴 때, 말의 모든 다리가 지면에서 떨어지는 순간을 촬영하기도 했고, 그는 1887년 'Animal Locomotion' 이라는 책을 출간했다. 그리고 그후 Muybridge는 24대의 카메라를 이용해 사람의 달리기 운동양상을 연구했고, 이를 토대로 1901년에 'The Human Figure in Motion' 이라는 책을 출간했다. 프랑스 생리학자인, Marey는 1873년에 동물의 운동을 찍기 위해 사진촬영용 라이플을 사용했다. 그는 1882년과 1885년에 최초로 달리는 사람의 막대 그림(stick figure)을 만들기 위해 인간 보행의 변위(displacement)를 기록했다.

20세기 후반에, 자동 혹은 반자동으로 운동을 컴퓨터로 분석할 수 있는 많은 장치들이 개발되었으며, 그 중 Ariel Performance Analysis System이 상업적으로 시판된 최초의 시스템 중의 하나이며, 이 시스템은 각 프레임(frame)에 사용된 마커(maker)의 위치를 수동적으로 인식하는 시스템이다. 그 후로 컴퓨터 운동분석 시스템의 경우, 마커를 자동인식하는 문제들이 대두되었다. 1974년에 시판된 SELSPOT는 LED(light-emitting diode) 마커를 자동적으로 추적하는 시스템이었고, Watsmart와 Optotrak도 이와 비슷한 기술을 사용했다. TV-카메라 시스템인 VICON이 1982년에 시판된 이후로, 많은 시스템들이 TV-카메라 테크놀리지를 바탕으로 개발되었다: Elite 회사의 Motion Analysis Corporation System과 Qualisys회사의 ProReflex(그림 6.2).

힘 분석

압력판(force platform)은 발 아래의 지면반발력(ground reaction force)을 측정하는 장비로써, 보행분석에 있어 가장 기본적이지만 매우 중요한 도구이다. 최초로 측정된 지면반발력 데이터는 19세기말 Marey가 고무 지지대위에 나무판을 설치하여 얻어냈다. 그리고 Marey의 방법과 비슷한 방법으로 Elftman(1938)은 스프링 위에 압력판을 설치했다. 그러나 정확한 데이터의 산출은 컴퓨터와 전자 테크놀리지의 발전으로 비로소 이루어졌다. 1965년 Peterson과 공동연구자들은 최초로 스트레인-게이지(strain-gauge)형 압력판을 개발했다. 오늘날에는 임상 연구와 스포츠 분야에서 이들 장비들이 많이 활용되고 있다.

압력판은 1965년 이후, 3개의 국제 인정 제조사들에 의해 상당히 발전되었다(Kistler Instruments, AMTI and Bertec Corporations). 압력판은 이들 회사들에 의해 더욱 정확해지고(잡신호의 감소), 더욱 예민해지고(고유 주파수의 증가), 휴대할 수 있는 방향으로 발전되었다(그림 6.3).

운동현상학

보행주기

정상 보행은 발이 지면과 접촉하는 '입각기(보행주기의 약 60%)' 와 접촉하지 않는 '유각기(보행주기의 40%)' 로 뚜렷하게 구분된다.

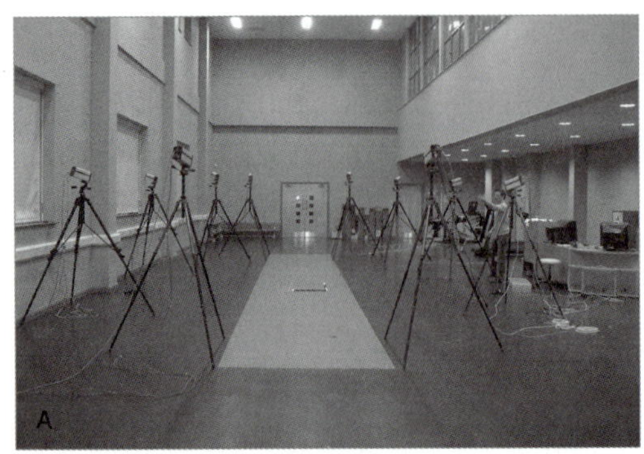

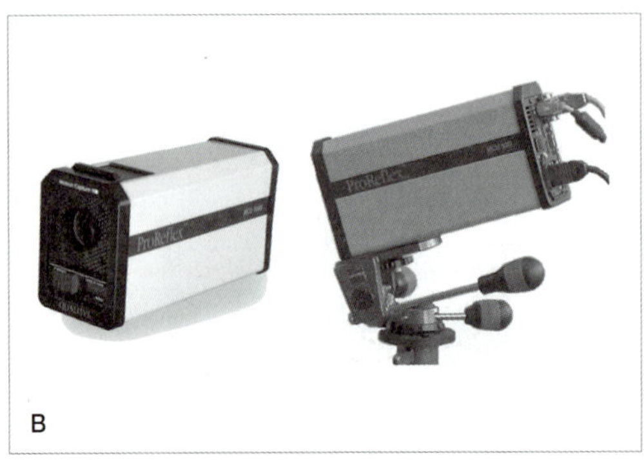

그림 6.2 A: 건강 학부의 UCLan's 동작 분석 실험실, B: Qualisys ProReflex CCD 카메라

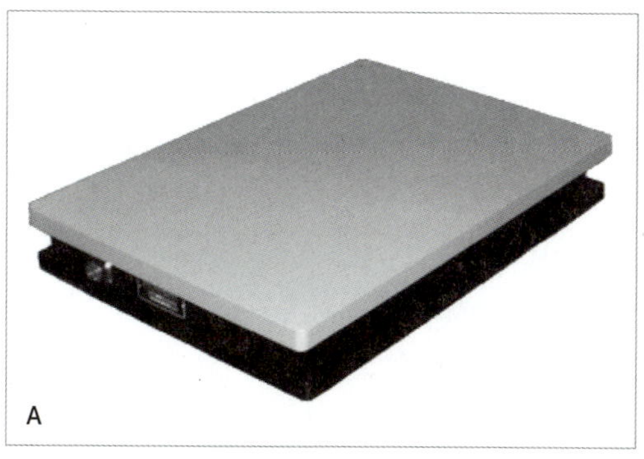
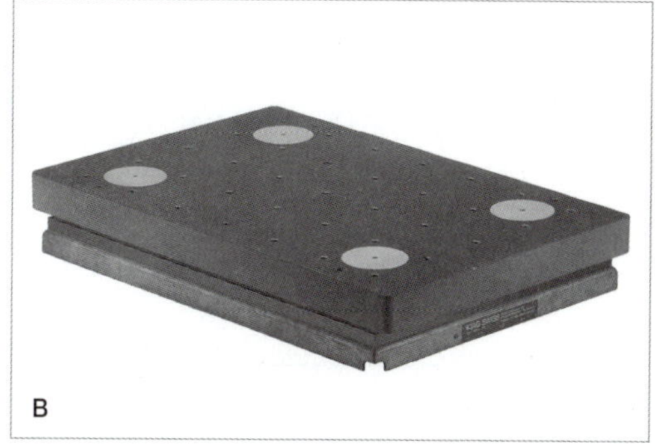

그림 6.3 A: AMTI 압력판, B: Kistler 압력판

정의: 입각기는 발꿈치 닿기, 발바닥 닿기, 중간 입각기, 발꿈치 들기와 발가락 들기로 나누어질 수 있다. 유각기는 초기 유각기, 중간 유각기와 후기 유각기로 나누어질 수 있다.

보행의 공간적 변수와 시간적 변수

보행 패턴을 관찰하는 가장 간단한 방법은 지면에 발이 접촉하고 있는 동안의 거리와 시간을 연구하는 것이다.

공간적 변수

보행중 입각기의 공간적 변수는 다음과 같다(그림 6.4).

- 걸음길이(step length) - 양 발의 발뒤꿈치 닿기 간의 거리
- 활보길이(stride length) - 같은 발의 발뒤꿈치 닿기 간의 거리
- 발각도 혹은 보행각도(foot angle or angle of gait) - 보행의 진행 방향선과 발 장축 사이의 각도
- 보간 혹은 보행폭(base width or base of gait) - 보행중 양쪽 발뒤꿈치 중심의 내-외 측 거리

시간적 변수

시간적 변수는 다음과 같다(그림 6.5).

- 걸음시간(step time) - 양 발이 연속적으로 발뒤꿈치 닿기 하는데 걸리는 기간
- 활보시간(stride time) - 같은 발이 연속적으로 다시 발뒤꿈치 닿기 하는데 걸리는 기간
- 단일지지기(single support) - 한 다리에 의해 인체가 지지되고 있는 기간
- 이중지지기(double support) - 양 다리에 의해 인체가 지지되고 있는 기간
- 유각기시간(swing time) - 반대 다리로 인체를 지지하는 동안 그 다리가 유각하는데 걸리는 시간

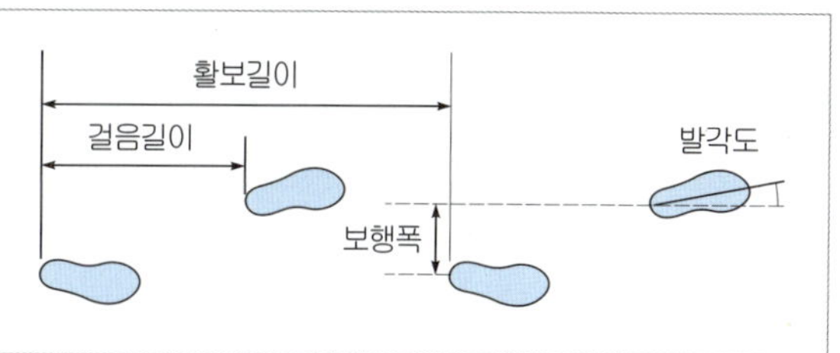

그림 6.4 공간적 변수

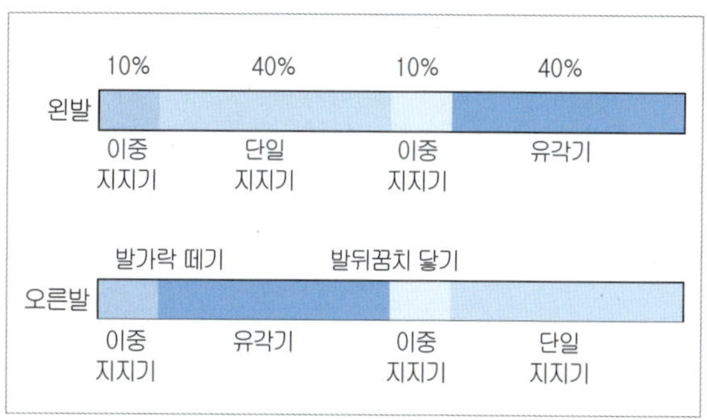

그림 6.5 시간적 변수

- 총지지기(total support) - 한 발을 기준으로 할 때, 그 발이 보행주기 동안, 지면과 접촉하는 총 시간

분당 걸음수(cadence)와 보행속도는 위의 시간적 변수를 통해 쉽게 얻을 수 있는 또다른 변수이다. 분당 걸음수는 주어진 시간, 즉 1분 동안에 이루어지는 걸음의 횟수이다. 보행속도는 아래의 공식을 통해 얻어질 수 있다.

분당 걸음수(걸음수/분) = 걸음의 횟수/시간(분)

보행속도(m/s) = 걸음길이(m) × 분당 걸음수(걸음수/분)/60(초)

대칭성은 왼발의 걸음길이를 오른발의 걸음길이로 나눔으로써 알 수 있다.

걸음길이의 대칭성 = 왼발의 걸음길이/오른발의 걸음길이

비록 간단하지만, 이들 변수들은 결과의 평가에 있어 매우 중요한 평가도구이지만, 몇 가지 복잡한 병적 보행 패턴의 경우에는 적절하지 못한 평가도구일 수도 있다(Wall, et al., 1987).

관절운동분석

분절각과 관절각의 계산

보행 중 정상 운동패턴

사람은 인체의 질량중심을 부드럽고 효율적으로 움직이면서 보행하는데(Inman, 1967), 이런 움직임이 형성되기 위해서는 하지의 여러 관절들이 매우 다양하게 움직여야 한다. 하지 관절들의 운동패턴이 정확하게 작용하게 되면 보행이 부드럽고 에너지 효율성이 좋아진다. 하지 관절들 사이의 움직임 상관관계는 매우 중요하다. 만약 보행패턴의 협응이 잘 이루어지지 않으면, 보행시 에너지 비용이 증가할 수 있고, 또 발뒤꿈치 닿기나 하지를 추진할 때 충격흡수가 비효율적으로 일어날 수 있다.

보행에서 일반적으로 기록되는 관절운동패턴에는 족관절의 저측굴곡/배측굴곡, 발의 회전, 슬관절의 굴곡/신전, 슬관절의 외반/내반, 슬관절 회전, 고관절의 굴곡/신전, 고관절의 외전/내전, 고관절 회전, 골반경사, 골반사경(측방경사) 및 골반회전 등이 포함된다. 이들 운동패턴들이 모두 유용하지만, 하지의 주요 운동패턴만 여기에서 다루고 있고, 그들은 다음과 같다.

- 족관절의 저측 굴곡과 배측굴곡
- 슬관절의 굴곡/신전
- 고관절의 굴곡/신전
- 관상면상에서 일어나는 골반운동
- 횡단면상에서 일어나는 골반운동

족관절의 운동

족관절 주위의 움직임은 발꿈치 닿기의 충격을 흡수

> **정의:** 분절각은 수직축으로부터 멀어지는 신체분절의 각으로 정의된다(그림 6.6). 분절각은 특정 평면상에서 신체 분절의 근위부와 원위부 끝의 좌표로 계산될 수 있다. 각은 삼각함수로 계산된다. $\mathrm{Tan}\theta = x_2 - x_1 / y_2 - y_1$

> **정의:** 관절각은 관절의 근위 분절과 원위분절의 선 사이의 각으로 정의된다. 그림 6.7에 보이는 예는 슬관절인데, 보통 완전 신전이 0°이며 굴곡의 증가를 양으로 표현한다. 이 각은 아래의 등식으로 계산될 수 있다.
>
> $\mathrm{Tan}\,\varnothing = x_2 - x_1 / y_2 - y_1$
>
> $\mathrm{Tan}\,\beta = x_2 - x_3 / y_3 - y_2$
>
> 관절각 $= \pm\beta \pm \varnothing$
>
> 그러나, 신체분절의 어느 사분면이 작용하느냐에 따라 공식이 변화하기 때문에 주의해야 한다. 이것은 진정한 관절각을 찾기 위하여 분절각의 가감을 필요로 하는 결과가 초래될 수 있다.

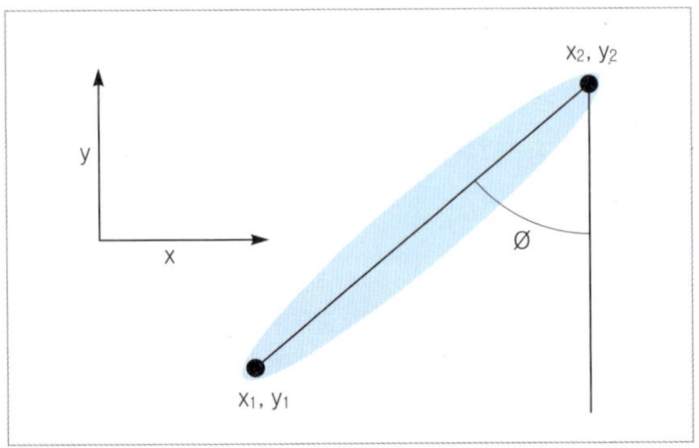

그림 6.6 분절 각도

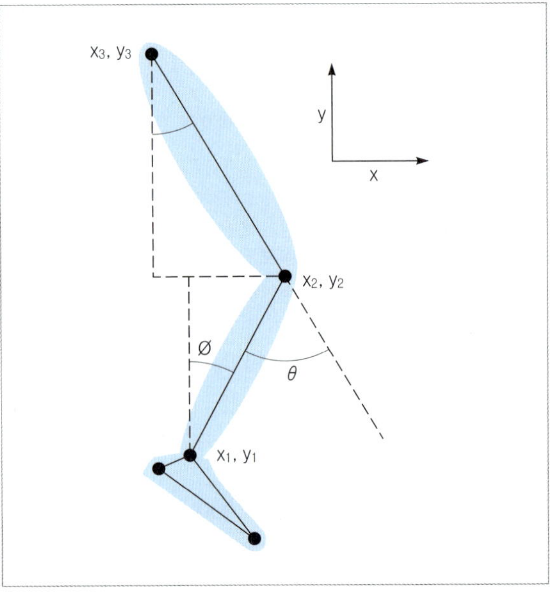

그림 6.7 관절각의 정의

하고, 입각기 동안 신체를 전방으로 진행하게 하고, 또한 추진 작용을 통해 발가락이 지면에서 떨어지게 만드는 중요한 역할을 한다. 그리고 족관절은 유각기 동안에 발이 지면에서 완전히 떨어지도록 하는데(foot clearance), 발처짐(foot drop)과 같은 몇몇 병적 보행인 경우에는 이러한 일이 일어나지 않는다.

보행시 일어나는 족관절의 가동범위는 개인에 따라 20~40° 까지 다양한 범위로 일어나지만, 평균적으로 30° 범위로 일어난다. 그러나, 이런 가동범위만으로는 보행시 족관절이 어떻게 움직이는지를 알 수 없다. 보행시 족관절은 4단계의 운동 단계를 가진다(그림 6.8).

- **단계 1:** 초기 접촉기(initial contact) 혹은 발뒤꿈치 닿기(heel strike) 이후, 족관절은 중립위에 위치하지만, 발바닥 닿기(foot flat)에 이를 때는 3~5° 의 저측 굴곡을 하는데(그림 6.9), 이것을 '첫 번째 흔들 운동(first rocker) 혹은 첫 번째 분절(first segment)' 이라 한다. 이것은 발뒤꿈치나 종골을 중심으로 발이 차축운동(pivoting)을 하게 된다. 이 기간 동안, 발과 족관절의 앞쪽에 있는 배측굴곡근은 원심성으로 수축하여 발의 저측 굴곡을 제어한다. 이런 운동은 충격 흡수의 효과를 가질 뿐만 아니라, 하지에 걸리는 체중을 부드럽게 수용하는데 도움을 준다.
- **단계 2:** 발바닥 닿기(foot flat) 위치에서 족관절은 다시 배측굴곡을 시작하는데, 이때 발이 고정분절로 작용하고, 경골이 가동분절로 작용하여, 배측굴곡이 최대 10° 까지 이른다(그림 6.10). 발바닥 닿기에서 발뒤꿈치 들기에 이르는 시기를 '두 번째 흔들 운동 혹은 두 번째 분절' 이라 하고, 이것은 지면에 견고히 부착된 발의 족관절에서 차축운동이 일어난다. 이 기간 동안에는 저측 굴곡근이 원심성으로 수축하여 경골이 전방으로 움직이는 것을 제어해 준다.
- **단계 3:** 발뒤꿈치는 이중지지기(double support)를 시작할 때 들리기 시작하여, 빠르게 족관절을 저측 굴곡시켜 발가락 떼기(toe off)인 입각기 말기에서는 평균 20° 의 저측 굴곡을 일으킨다(그림 6.11). 그리고 이때의 족관절 저측 굴곡은 250°/s의 각속도로 빠르게 운동하는데, 이것은 일률(power)의 생산과 관련된다. 이런 보행주기의 추진단계 동안에는, 발과 족관절의 후부에 있는 저측 굴곡근들이 구심성으로 수축하여, 발을 저측 굴곡하도록 밀고 신체를 전방으로 튀어나가게 만든다. 이런 시기를 '세 번째 흔들 운동 혹은 세 번째 분절' 이라 하는데, 운동이 일어나는 중심은 중족골두 아래쪽이다.
- **단계 4:** 유각기 동안, 족관절은 발이 지면으로부터 떨어질 수 있도록 빠르게 배측굴곡한다(150°/s)(그림 6.12). 이렇게 배측굴곡되는 족관절이 중간 유각기(mid swing) 시점에서 중립위(0°)가 된 후, 다음 발뒤꿈치 닿기에 이를 때까지 유각기의 나머지 동안에 그대로 중립위를 유지하는데, 이것을 '네 번째 분절' 이라 한다. 대개 유각기 동안 족관절은 3~5° 의 배측굴곡을 하는 것으로 보고되고 있다. 유각기 동안, 족관절 배측 굴곡근들은 구심성으로 수축하여, 풋클리어런스(foot clearance)를 제공하고, 또한 다음의 발뒤꿈치 닿기(foot strike)를 준비한다.

슬관절 운동

보행 동안 슬관절은 시상면, 횡단면 및 관상면에서 운동이 일어나지만 주된 슬관절 운동은 시상면에서 일어나고 이것을 슬관절의 굴곡/신전이라 한다. 슬관절의 굴곡/신전은 반복적으로 일어나고, 그 범위는 0~70° 까지 다양하지만, 최대 굴곡의 각도는 어느 정도 차이가 난다. 이런 차이는 하지 분절의 정렬을 위해 선택된 기준점, 보행 속도 및 개인의 차이와 관련되는 것 같다. 슬관절 운동은 5단계이다(그림 6.13).

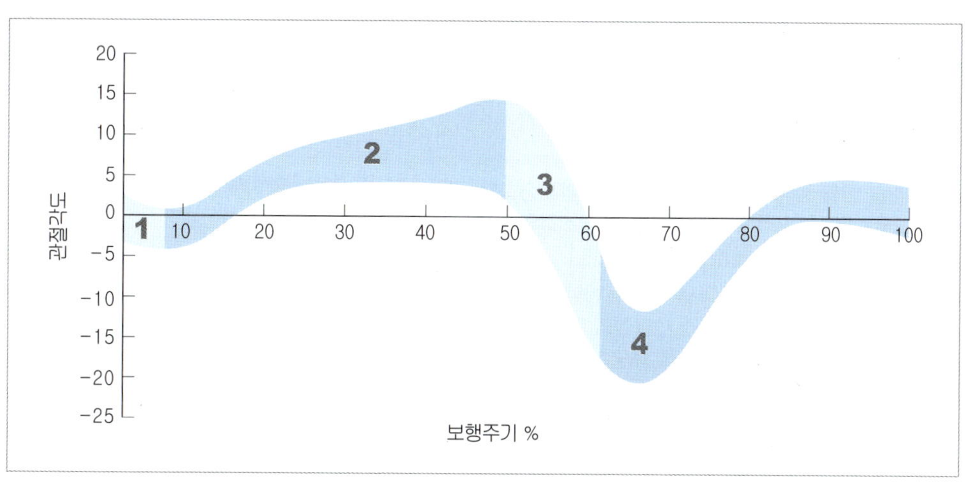

그림 6.8 족관절 저측굴곡/배측굴곡

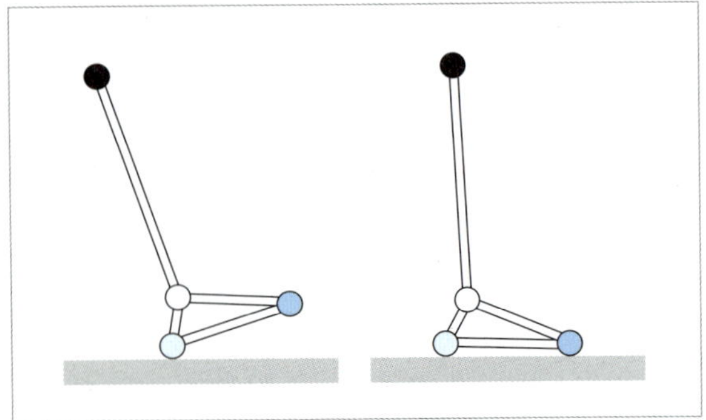
그림 6.9 족관절의 움직임 단계(1)

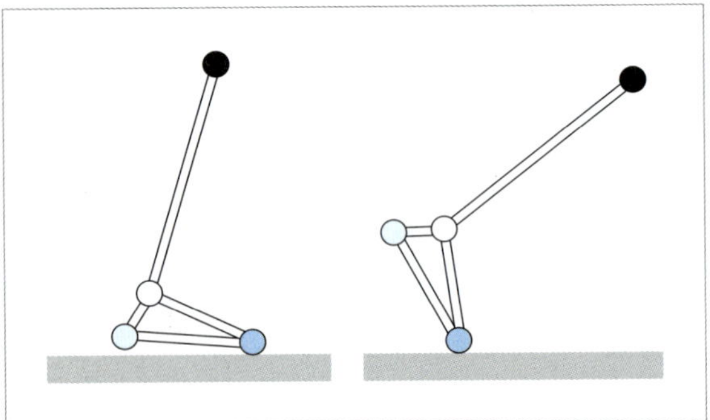
그림 6.11 족관절의 움직임 단계(3)

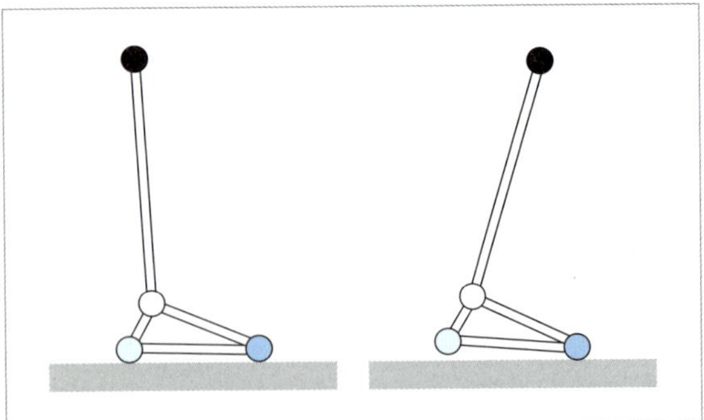
그림 6.10 족관절의 움직임 단계(2)

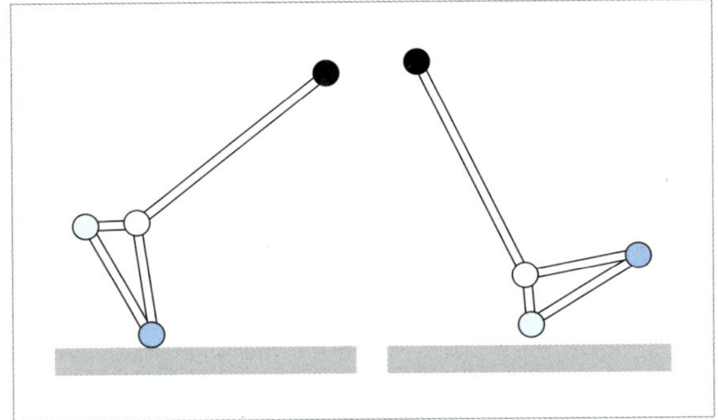
그림 6.12 족관절의 움직임 단계(4)

발꿈치 닿기

발뒤꿈치 닿기 혹은 초기 접촉기 이후, 슬관절은 굴곡되어야 하는데(그림 6.14), 이 시기의 슬관절은 개인에 따라 약간의 과신전(-2°)에서 10°의 굴곡 까지 다양하지만, 평균 5° 정도 굴곡을 한다.

- **단계 1:** 초기 접촉기(initial contact) 이후, 슬관절이 최대 체중부하 단계에 이르면 약 20°의 굴곡을 하게 된다(그림 6.15). 이 시기의 슬관절은 150~200°/s 각속도로 운동함으로써 체중 부하를 흡수한다. 그리고 이런 슬관절 운동과 동시에 족관절이 저측 굴곡하여 하지에 걸리는 충격을 흡수한다. 이 시기 동안 슬관절 신전근은 원심성으로 수축하게 된다.
- **단계 2:** 슬관절의 첫 번째 최대 굴곡 이후, 슬관절은 최대 신전을 하기 위해 80~100°/s의 각속도로 신전을 하는데(그림 6.16), 이것은 신체를 부드럽게 운동하는 것과 연관된다.
- **단계 3:** 슬관절은 발꿈치 들기(heel lift)와 동시에 두 번째 굴곡을 일으키기 시작한다(그림 6.17). 이러한 슬관절의 두 번째 굴곡 동안에, 하지는 보행주기의 추진단계에 해당한다. 슬관절은 유각기를 준비하기 위해 빠르게 굴곡해야 하는데, 이 시기를 전유각기(pre-swing)라 한다.
- **단계 4:** 발가락 떼기는 슬관절이 약 40° 굴곡할 때 일어나며, 이 시기때 슬관절은 300~350°/s의 각속도로 굴곡한다(그림 6.18). 이런 슬관절 굴곡은 족관절의 배측굴곡과 함께 일어나서, 지면에서 발가락을 떨어지게 만든다. 초기 유각기(initial swing)에서 중간 유각기(mid swing)에 이르기 까지, 슬관절은 최대 65~70° 굴곡되도록 계속 움직인다.
- **단계 5:** 후기 유각기 동안, 슬관절은 두 번째 발뒤꿈치 닿기를 준비하기 위해 350~400°/s의 각속도로 빠르게 신전해야 한다(그림 6.18).

시상면상의 고관절 운동

보행시 하지는 고관절을 전방으로 굴곡한 후 다시 신전하게 되는데, 이 운동은 초기 접촉기(initial contact) 때부터 발가락 떼기(toe off)에 이르기 까지 원호(arc)를 그린다.

그림 6.19에서 보듯이, 고관절의 운동패턴은 아주 단순한 형태로 일어난다. 최대 고관절 굴곡(3)은 종말유각기(terminal swing)에서 일어난다. 종말유각기 이후, 초기 접촉기(initial contact)가 일어나기 직전에 고관절이 약간 신전하게 된다(1)(그림 6.20). 초기 접촉기(1) 이후, 고관절은 다시 신전하게 되는데, 150°/s

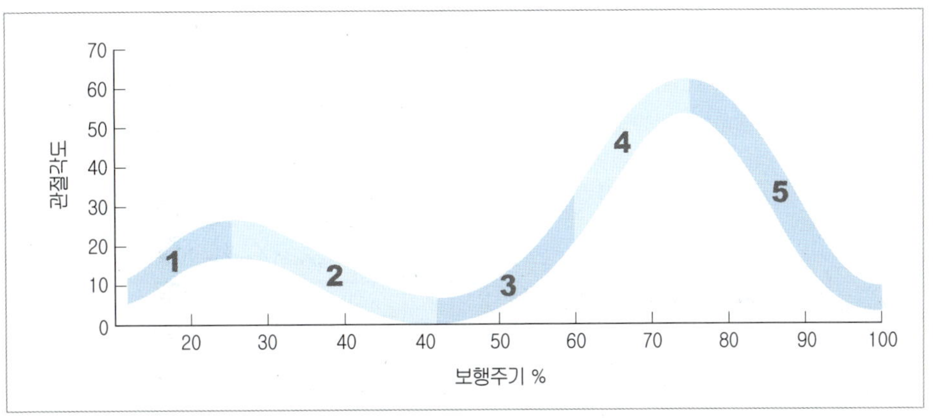

그림 6.13 슬관절 굴곡/신전

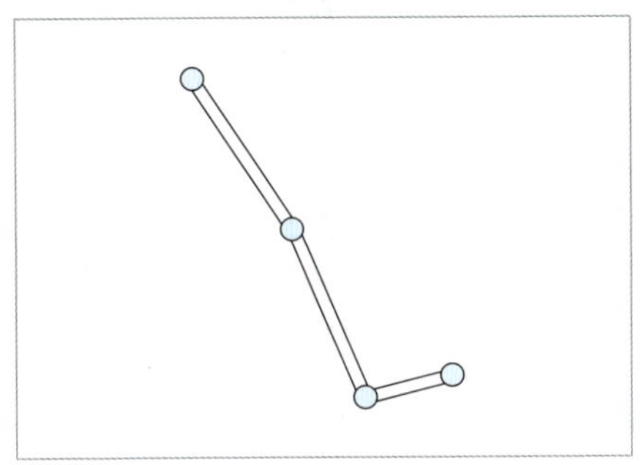

그림 6.14 슬관절의 운동-발꿈치 닿기

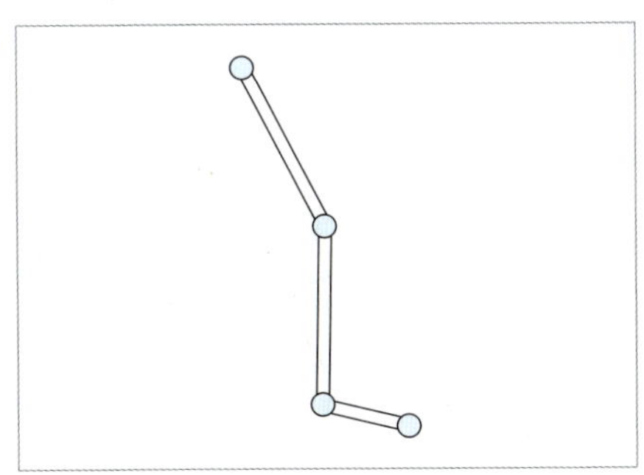

그림 6.15 슬관절의 운동-단계 1

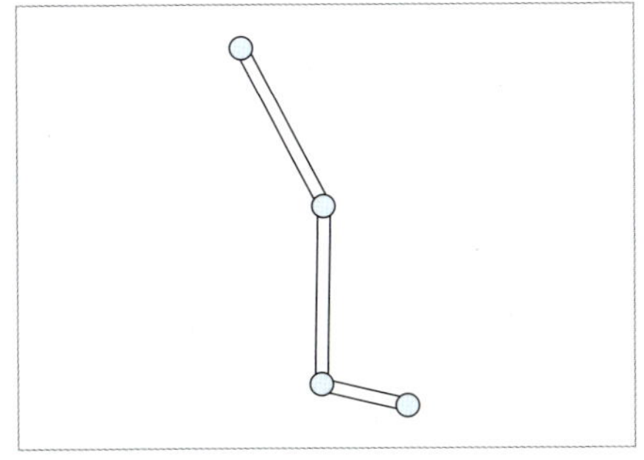

그림 6.16 슬관절의 운동-단계 2

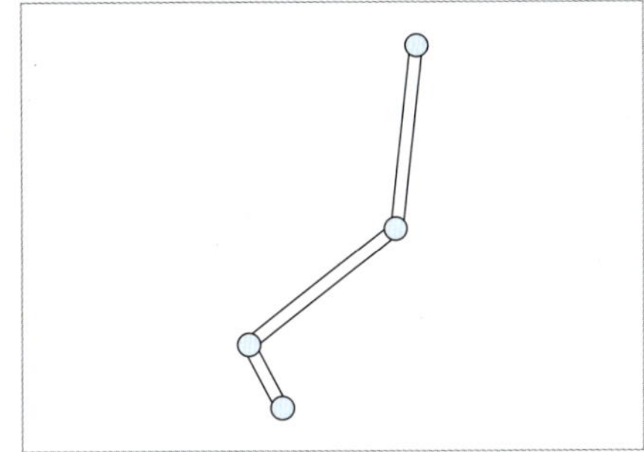

그림 6.17 슬관절의 운동-단계 3

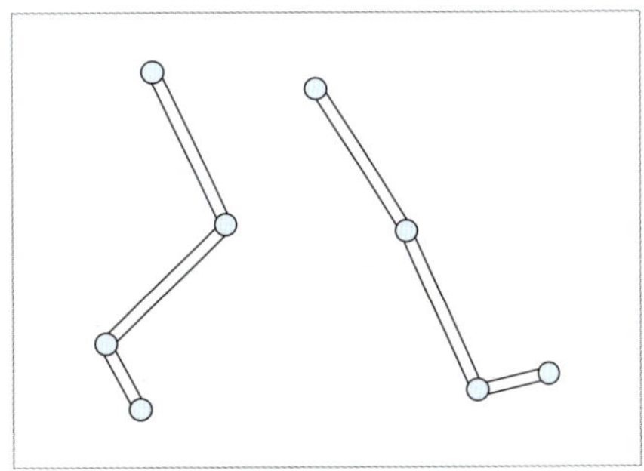

그림 6.18 슬관절의 운동-단계 4, 5

의 각속도로 하지를 움직인다. 최대 고관절 신전(2)은 반대발 발뒤꿈치 닿기 직후에 일어나고(그림 6.21), 이때 체중은 앞다리 쪽으로 이동하게 되고, 뒷다리의 고관절이 굴곡하기 시작하는데. 이때를 전유각기(pre-swing)라고 한다. 발가락은 보행주기 60% 지점에서 지면으로부터 떨어지는데 이때 고관절의 운동은 200°/s로 빠르게 일어난다. 이때의 고관절 운동은 하지를 전방으로 진행하고 다음 초기 접촉기(1)를 준

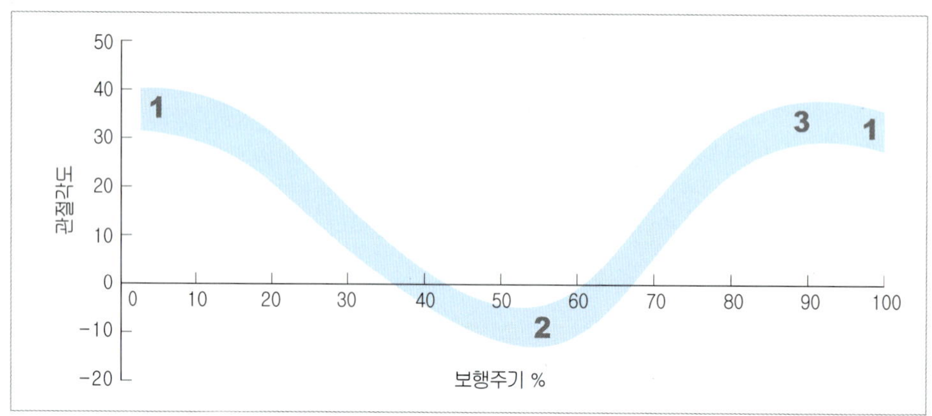

그림 6.19 고관절 굴곡/신전

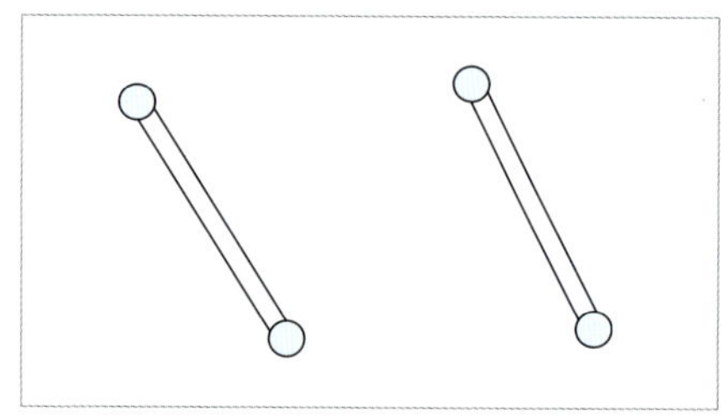

그림 6.20 3지점과 1지점에서의 고관절의 운동

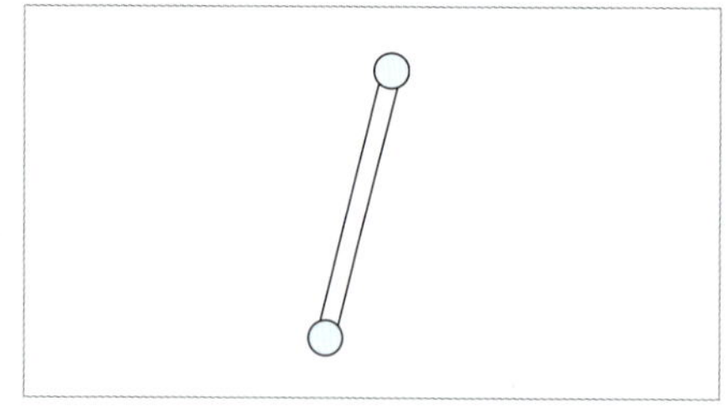

그림 6.21 2지점에서의 고관절의 운동

비하는 과정이다. 이런 현상은 시간축에 대한 각도의 기울기로부터 알 수 있다.

관상면상의 골반운동(골반 측방경사)

관상면에서 볼 때, 초기 입각기시 골반의 반대측이 아래쪽으로 내려가는 현상이 일어난다(그림 6.22). 발이 완전히 지면에서 떨어지기 위해서는 슬관절이 빠르게 굴곡해야 한다. 정상 보행에서, 최대 골반 측방경사는 반대발의 발가락 떼기 직후에 일어나는데, 이것은 체중부하 하지(weight-bearing limb)의 초기 입각기에 해당한다.

골반 측방경사는 3가지 목적을 가진다: ① 충격 흡수, ② 하지 길이 조절, ③ 신체의 수직 운동 감소(효율성 증가).

위의 3가지 목적을 설명하기 위해, 우리는 슬관절 위쪽 절단자의 보행을 생각할 수 있다. 슬관절 위쪽 절단자의 경우, 골반 측방경사가 반드시 정상 패턴을 따르는 것은 아니다. 그 이유는 정상적인 슬관절의 조절이 소실되었기 때문이다. 이런 절단자는 종종 골반의 반대측을 빠르게 들어 올림으로써 발을 지면에서 분리시키고, 이런 골반 측방경사는 하지 길이를 효율적으로 짧게 만들 수 있다. 그러나 이런 운동을 통해 신체의 수직 운동을 증가시키려면 에너지 비용이 매우 커질 수 있다.

횡단면상의 골반운동(골반회전)

평지의 정상 보행시, 골반은 수직축을 중심으로 좌우측으로 교대로 회전운동을 한다(그림 6.23). 골반회전은 대개 좌우측으로 각각 4도씩 회전하는데, 발꿈치 닿기에서 최대 내회전이 일어나고, 최대 외회전은 반대발의 발꿈치가 지면에 닿을 때 발생한다. 골반회전은 효율적으로 걸음길이를 증가시킬 뿐만 아니라, 효율적인 보행패턴을 만드는데 중요한 역할을 한다. 골반회전은 신체를 수직 방향으로 부드럽게 움직이고, 또 발꿈치 닿기의 충격을 감소시키는 효과를 갖는다.

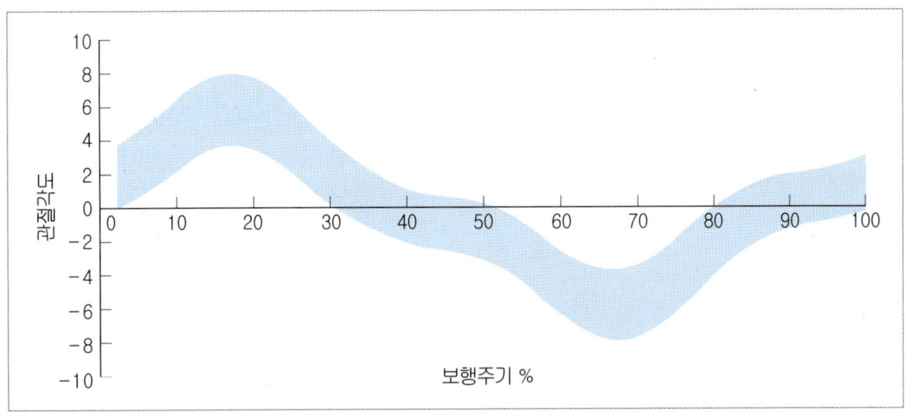

그림 6.22 골반경사(pelvic obliquity)

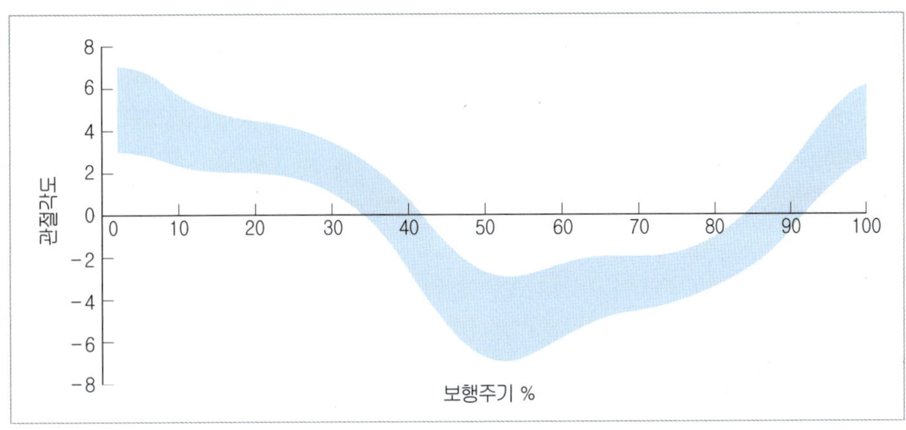

그림 6.23 골반회전

선 운동

용어의 정의

s=displacement(변위)
v=final velocity(종속)
u=initial velocity(초속)
a=acceleration(가속도)
t=time(시간)

정의

변위. 변위는 평균속도에다 시간을 곱한 것이다. 평균 속도는 최초 속도와 최종 속도를 더한 후, 2로 나눈 값이다.

평균속도 = 1/2(u + v)

속도. 속도는 변위의 변화율이다. 즉, 특정 시간 동안 이동한 거리를 말한다.

속도 = 변위 변화 / 시간

가속도. 가속도는 속도의 변화율이다. 즉, 주어진 시간 내에 이루어진 속도 변화이다.

가속도 = 속도 변화 / 시간

자가 검사

그림 6.24와 표 6.1에서 보여주는 변위 자료로부터 손의 선형 속도와 가속도를 찾을 수 있다. 자료는 초당 10프레임으로 수집되었다. 손의 속도와 가속도를 계산하고 그래프 용지에 변위, 속도 그리고 가속점을 찍어라.

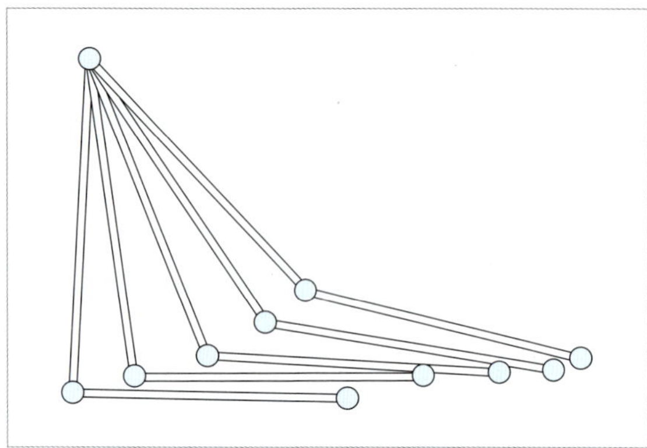

그림 6.24 상지 뻗기 동작

표 6.1 자가 검사 자료

시간	변위	속도	가속도
0	0.003973		
0.1	0.005293		
0.2	0.007077		
0.3	0.028080		
0.4	0.089244		
0.5	0.171660		
0.6	0.235259		
0.7	0.267247		
0.8	0.281803		
0.9	0.289150		
1.0	0.291820		

선형 변위 그래프

선형 변위 그래프는 시간의 경과에 따른 손(hand)의 선형 위치 변화를 통해 그려진다. 그림 6.25의 그래프는 손이 '0' 의 위치에서 시작해 어떻게 전방으로 움직여 팔 뻗기(reaching)를 하는지 보여 준다. 이런 곡선의 경사는 팔 뻗기의 전반에 걸쳐 일어나는 손의 움직임 속도를 의미한다.

선형 속도 그래프

선형 속도 그래프는 연속적인 시간 간격에 따른 선형 변위의 변화를 측정함으로써 얻어진다. 팔 뻗기(reaching)시 손의 선형 속도 그래프는 종(bell) 모양의 곡선을 그리고 있다(그림 6.26). 손의 초기 속도는 '0' 이지만, 팔 뻗기의 중간지점 쯤에서는 최대 속도로 가속화된다. 그리고 손이 목표점에 가까이 다가감

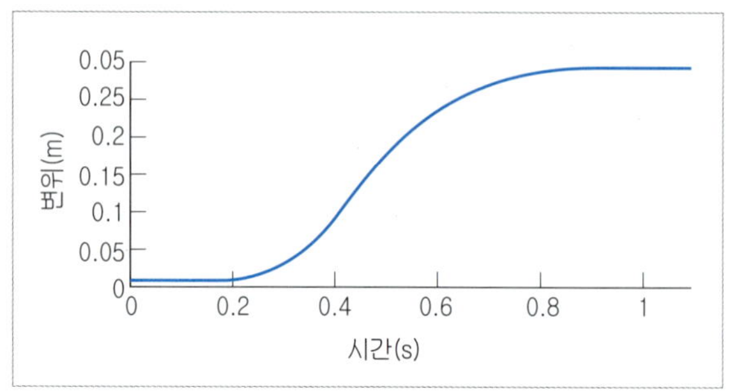

그림 6.25 손의 선형 변위

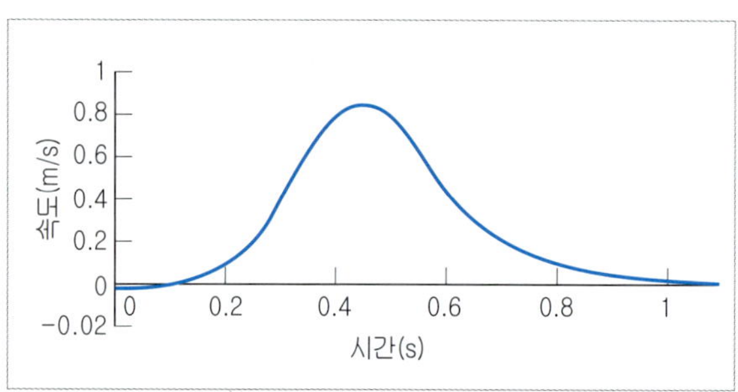

그림 6.26 손의 선형 속도

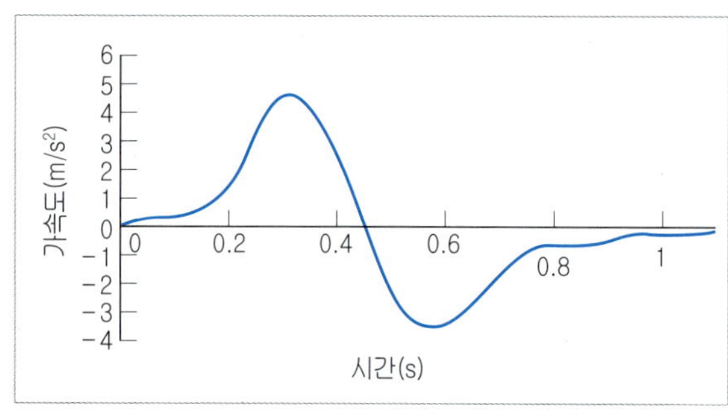

그림 6.27 손의 선형 가속도

에 따라 감속되는데, 이런 감속 단계는 손위치의 정확성을 확보하기 위해 가속단계 보다 약간 더 길어진다.

선형 가속도 그래프

가속도 그래프는 연속적인 시간 간격에 따른 선형 속도의 변화를 측정함으로써 얻어진다. 그림 6.27의 그래프는 팔뻗기 초기에서 초기 가속이 최대가 되는 것을 보여준다. 가속이 최대로 일어난 다음, 손이 최대 속도에 도달할 때는 가속이 '0' 으로 감소한다. 손이 목표점에 가까이 감에 따라 손의 운동은 감속단계로 접어든다. 최대 감속은 가속 단계보다 낮지만, 속도

그래프에서와 마찬가지로 더 많은 시간이 소요되는데, 이렇게 되는 이유는 목표점에 대한 손의 정확성을 확보하려 하기 때문이다.

변위, 속도 및 가속도 그래프 사이의 차이점

위에서 제시된 변위, 속도 및 가속도의 정보들은 동일한 원래의 숫자로부터 나왔지만, 이들 그래프의 각각이 우리에게 운동전략에 대한 다른 정보들을 제시해 주고 있다는 사실을 깨닫는 것이 중요하다. 속도는 변위에서, 가속도는 속도에서 변환되는데 이런 과정을 수학적으로 미분(differentiation)이라 한다.

각운동

정의

각변위(θ). 각변위는 두가지 방법, 즉 각도(°)와 호도(라디안, radian)로 표기될 수 있다. 완전한 원의 각도는 360° 이고, 호도(라디안)로는 2π 라디안이다. 파이(π)는 원주에 대한 직경의 비율로써, 그 값이 3.1416에 가깝다. 1 라디안은 약 57.3° 이다.

각속도(ω). 각속도는 시간의 경과에 따른 각도의 변화이다.

$$\omega = \theta\text{의 변화}/\text{시간}$$

각속도는 도/s이나 rad/s로 표현될 수 있다.

각가속도(α). 각가속도는 시간의 경과에 따른 각속도의 변화이다.

$$\alpha = \omega\text{의 변화}/\text{시간}$$

각가속도는 도/s^2이나 rad/s^2로 표현될 수 있다.

자가 검사

표 6.2의 자료로부터 슬관절 각속도와 각가속도를 계산하라. 그라프 용지에 각변위, 속도 그리고 가속도점을 찍어라.

슬관절의 각변위

시간에 대한 각의 변화 그래프는 정상 보행 운동 패턴으로부터 얻어지는데, 이런 그래프는 대퇴 분절과 경골 분절 사이의 각도가 시간 경과에 따라 어떻게 변화하는지를 알아냄으로써 그려진다(그림 6.28).

표 6.2 자가 검사 자료

시간	변위(각)	속도(각/초)	가속도(각/초의 제곱)
0	6		
0.1	18		
0.2	24		
0.3	20		
0.4	12		
0.5	25		
0.6	50		
0.7	65		
0.8	55		
0.9	27		
1.0	6		

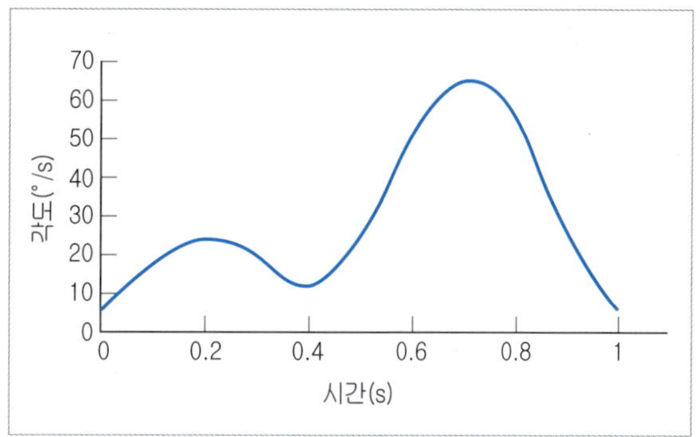

그림 6.28 슬관절 각변위

슬관절 각속도

속도 그래프는 연속적인 시간간격에 따른 각변위의 변화를 측정함으로써 얻어진다. 이 그래프(그림 6.29)는 보행 동안에 일어나는 굴곡이나 신전시의 운동 속도를 보여줄 뿐만아니라, 운동이 어떻게 달성되는지를 보다 잘 보여 주고 있다. 굴곡하는 각속도는 '+' 의 값을 갖고, 신전하는 각속도는 '-' 의 값을 갖는다. 이들 그래프들은 관절의 수행능력을 결정하는 수단으로 이용되어 왔고, 또한 다른 병리적 상태의 기능적 결점을 결정하는 수단으로도 이용되어 왔다(Richard, 2003).

슬관절 각가속도

슬관절의 각가속도 그래프는 연속적인 시간간격에 따른 각속도의 변화를 측정함으로써 얻어진다. 이 그

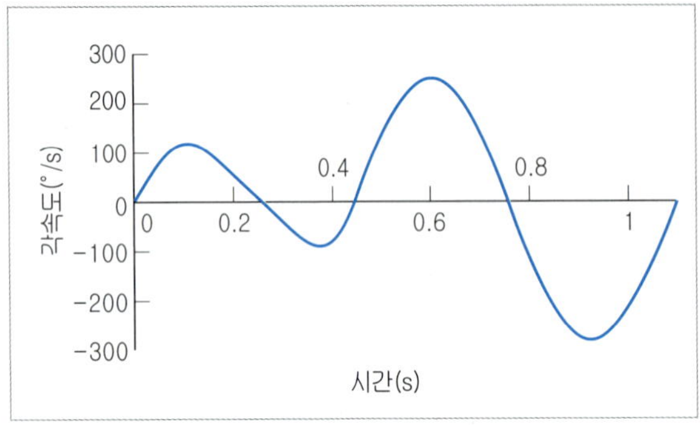

그림 6.29 슬관절 각속도

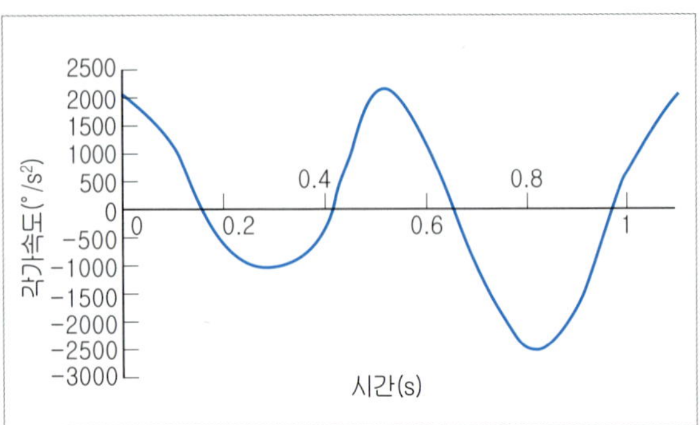

그림 6.30 슬관절 각가속도

래프(그림 6.30)는 운동의 부드러움을 보여 주고, 또 운동 조절에 대한 정보를 제공할 수 있다.

자가 검사 해답

해답은 표 6.3과 6.4에 있다.

기본 운동역학: 뉴턴의 운동법칙

힘

힘은 물체를 움직이게 하고, 움직이는 물체를 멈추기도 하고, 또 물체의 형태를 변형시키기도 한다. 힘은 물체를 밀거나 당길 수 있다. 힘은 '방향' 과 '크기' 를 모두 가지는 벡터량이기 때문에, 모든 힘은 '방향' 과 '크기' 라는 두가지 특성을 가지게 된다. 이렇듯, 힘을 완전하게 표현하기 위해서는 방향과 크기를 모두 언급해야 한다.

정역학(statics)에서, 물체의 분석을 위해 우리는 근본적인 역학 개념(힘과 모멘트)을 적용하는데, 뉴턴의 운동법칙이 적절한 법칙으로 간주되고 있다. 1687년 뉴턴은 역학의 기본 법칙으로 자리잡게 되는 3가지 운동법칙을 발표했다.

뉴턴의 제 1 운동법칙

만약 외부의 힘이 작용하지 않는 한, 정지해 있는 물체는 계속 정지해 있으려고 할 것이고, 또한 직선 방향으로 등속운동을 하는 물체는 계속 등속운동하게 될 것이다. 다른 말로 표현하면, 물체가 외부의 힘을 받지 않으면, 그 물체는 계속 움직이거나 전혀 움직이지 않게 될 것이다(그림 6.31).

표 6.3 자가 검사 해답 - 상지의 뻗기 동작

시간	변위	속도	가속도
0	0.003973	0	0
0.1	0.005293	0.0132	0.132
0.2	0.007077	0.01784	0.0464
0.3	0.028080	0.21003	1.9219
0.4	0.089244	0.61164	4.0161
0.5	0.171660	0.82416	2.1252
0.6	0.235259	0.63599	-1.8817
0.7	0.267247	0.31988	-3.1611
0.8	0.281803	0.14556	-1.7432
0.9	0.289150	0.07347	-0.7209
1.0	0.291820	0.02670	-0.4677

표 6.4 자가 검사 - 보행시 슬관절 운동

시간	변위(각)	속도(각/초)	가속도(각/초의 제곱)
0	6	0	2100
0.1	18	120	1200
0.2	24	60	-600
0.3	20	-40	-1000
0.4	12	-80	-400
0.5	25	130	2100
0.6	50	250	1200
0.7	65	150	-1000
0.8	55	-100	-2500
0.9	27	-280	-1800
1.0	6	-210	700

이 법칙은 관성(inertia)의 개념을 표현하고 있다. 물체의 관성은 움직이기 시작하는 것에 대한 저항, 혹은 움직이기 시작한 물체를 멈추려고 하는 힘에 대한 저항으로 표현될 수 있다.

왜 영속적인 운동이 아닌가?

평평한 도로에서 구르기(rolling)가 일어날 때 차는 왜 미끄러져 내려가는가? 답은 여기에는 바람의 저항, 바퀴와 축의 지지에 있어서 마찰력과 같은 고려해야 할 많은 종류의 외력이 있다는 것이다. 이것은 물체가 어떻게 움직이기 시작하는지를 알기 위하여 물체에 작용하는 모든 힘을 주의 깊게 고려해야 한다는 것을 의미한다.

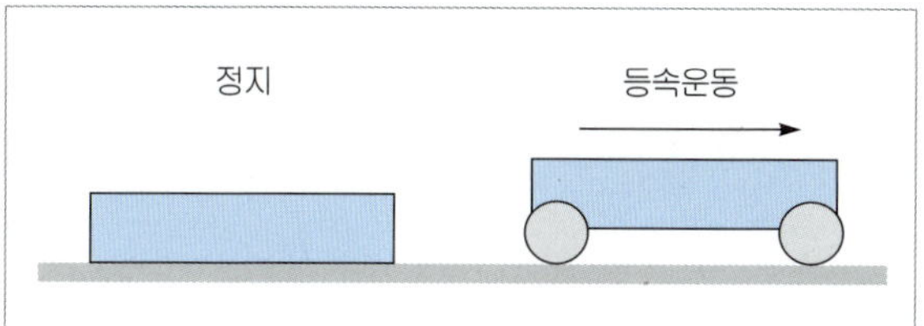

그림 6.31 뉴턴의 제 1 운동법칙

뉴턴의 제 2 운동법칙

속도 변화율은 물체에 작용하는 외부의 힘에 정비례하고, 그 힘의 방향과 같은 방향으로 움직인다(그림 6.32). 그러므로 힘은 물체의 가속(acceleration)이나 감속(deceleration)을 일으킬 수 있다. 가속은 대개 (+) 값을 갖고, 감속은 (-)값을 갖는다.

F는 적용된 힘(N)이고, m은 물체의 질량(kg)이고, a가 가속도(m/s^2)라면, F=ma이다. 그러므로, 1N이 1 kg의 질량에 작용할 때 $1m/s^2$의 가속도를 갖는다.

뉴턴의 제 3 운동법칙

그림 6.33의 상자는 테이블 위에서 특정 힘(작용력)

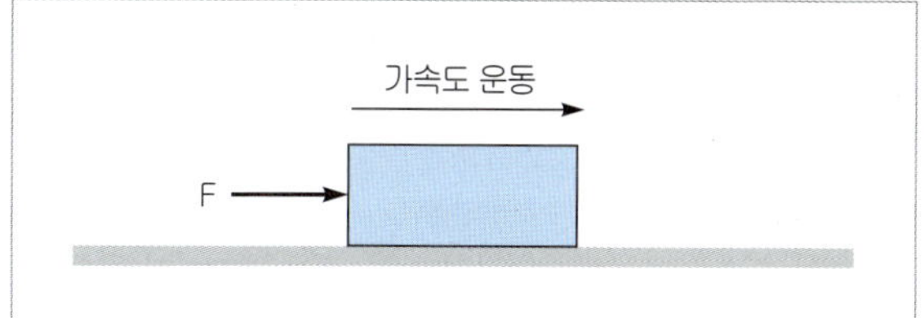

그림 6.32 지속적으로 힘이 가해진 물체의 가속도

Key Point

국제 단위(SI system; International System of Units; SI units)는 뉴턴(N)으로 측정된다.

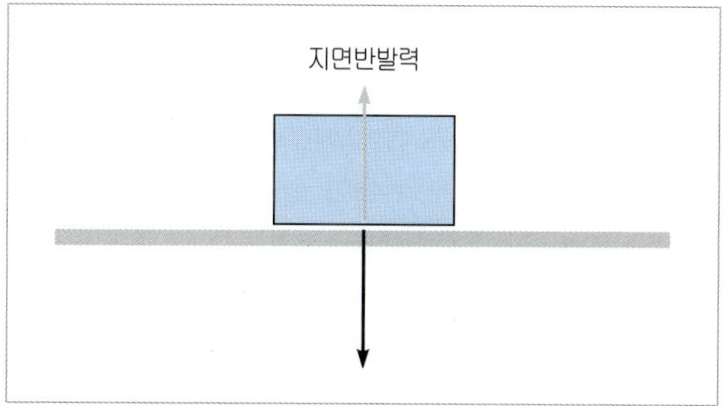

그림 6.33 뉴턴의 제 3 운동법칙

을 발휘하게 되고, 테이블은 상자의 무게와 똑같은 크기의 힘이지만 방향이 반대인 힘(반작용력)을 생산하게 된다. 이 힘들은 서로 다른 물체에 작용하기 때문에, 서로 상쇄되지 않는다.

지면에 가해지는 힘은 크기는 같고 방향이 반대인 반작용력을 갖는데, 이것을 지면반발력(ground reaction force, GRF)이라 부른다.

질량과 무게

질량

질량은 물체가 가지는 물질의 양이다. 질량은 물체가 어느 곳에 있든 간에 물체의 물리적 속성이 변하지 않는 한, 변하지 않는다.

무게

무게는 힘이기 때문에, 물체의 질량과 작용하는 가속도에 영향을 받는다. 종종 무게는 우리의 발 아래 작용하는 힘으로 간주되기도 한다(비록 무게가 뉴턴(N)이라는 정확한 단위를 사용하지 않지만 무게의 척도는 이런 힘을 표현한다).

무게를 느끼지 않는 좋은 방법은 엘리베이터 안에서 무거운 물체를 들고 있다가 내려가는 버턴을 누르면 된다. 이렇게 하면 들기가 아랫방향으로 가속함에 따라 우리는 들고 있는 물체의 무게를 의식하지 못하게 될 것이다(지면반발력이 줄어들게 될 것이다). 불행스럽게도, 우리가 아래로 내려가는 것을 멈추면, 들기(lift)가 아랫방향으로 감속됨에 따라 다시 무게를 느끼게 될 것이다.

우주비행사의 경우도 질량과 무게 사이의 차이점을

보여 주는 다른 좋은 예이다. 우주비행사가 우주비행선 안에 있을 때는 무게를 가지지 않는데, 이것은 그들이 놀라운 다이어트를 했기 때문이 아니라 단지 그들에게 가속도가 작용하지 않기 때문이다. 그러므로 무게 계측기를 실제로는 질량 계측기라고 불러야 한다.

중력에 의한 가속도

지구 위의 어느 지점에 있든지 간에, 우리는 지구에 의한 중력가속도를 받고 있다. 위치에 따라 중력가속도의 차이는 거의 없고, 중력가속도의 값은 일반적으로 약 9.81m/s^2 정도이다. 중력가속도에 대한 문제를 풀이할 때는, 중력가속도를 종종 10m/s^{2}으로 계산하기 때문에, 본 교재도 중력가속도를 10m/s^{2}으로 해서 생역학적 문제를 풀이하고 있다. 그러나 보다 정확하게 하려면 9.81m/s^{2}로 계산하는 것이 좋다.

정적 평형

정적 평형의 개념은 생역학에 있어 매우 중요하다. 왜냐하면, 우리가 알지 못하는 미지의 값을 계산할 때 반드시 필요한 개념이기 때문이다.

우리는 뉴턴의 제 1 운동법칙을 통해 물체가 정지하고 있다면(균형을 잡고 있다면), 그 물체에 작용하는 합성 힘이 존재하지 않는다는 사실을 알 수 있었다. 그러므로 방향에 상관없이 정지된 물체에 작용하는 모든 힘의 합은 '0' 이어야 한다. 우리가 수평힘과 수직힘으로 분해할 때, 합력도 '0' 이어야 한다.

자유물체도 분석

자유물체도 분석은 문제를 분석하고 간단화하는 기법이다. 아래의 예제는 어떤 사람이 지면에 놓여 있는 상자를 수평으로부터 특정 각도로 잡아 당기고 있는 경우이다(그림 6.34A). 이제 상자에 작용하는 힘들을 분석하고, 상자의 그림을 단순화시킨다. 작용하는 힘에는 줄에 걸리는 장력, 마찰력, 상자의 무게 및 지면반발력이 있다(그림 6.34B).

예제

그림 6.35를 참조하여 수평 가속도와 지면반발력을 찾아보자.

수평 힘

줄의 수평 힘은, 10 cos 30° = 8.66

그러므로, 8.66-2.66=질량×가속도

6=4×a

1.5m/s=a

수직 힘

줄의 수직 힘은, 10 sin 30° = 5

지면반발력 + 5-40=0

지면반발력은, 40-5=35N

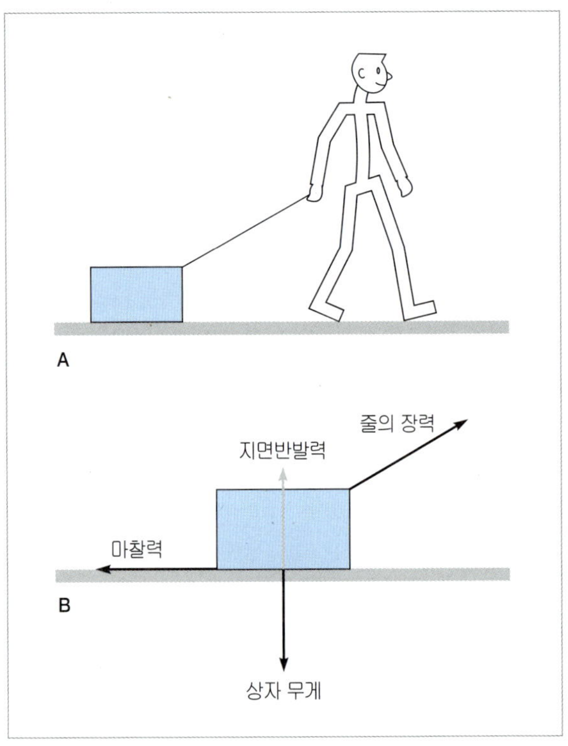

그림 6.34 자유물체도 분석

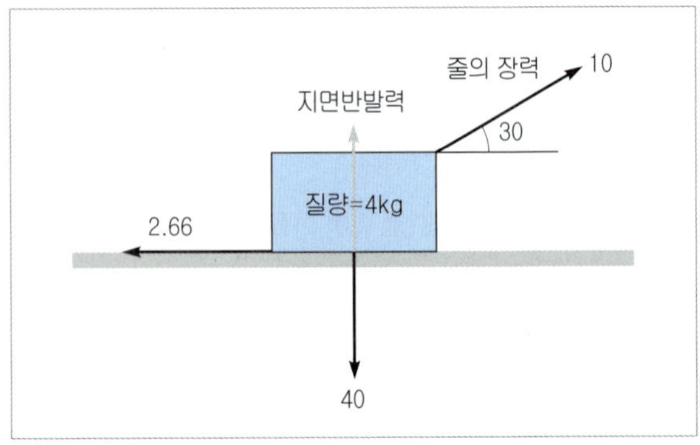

그림 6.35 뉴턴의 법칙 예제

운동역학: 인체운동

지면반발력

정의: 지면 반발력은 신체가 지면에 놓이거나 지면을 가격한 결과로서 신체에 작용하는 힘이다.

만약 사람이 움직이지 않고 서 있다면, 그 사람은 지면에 힘(체중)을 가하게 되지만, 반대로 지면은 반대방향의 같은 크기의 힘을 사람에게 되돌려 준다. 이것이 가장 간단한 지면반발력의 예이지만, 선 자세의 경우는 신체의 흔들림(body sway) 때문에, 균형 잡는 것만큼 쉽게 지면반발력을 얻을 수 있는 것은 아니다.

사람이 서 있을 때, 자연스럽게 전·후(그림 6.36) 그리고 좌·우(그림 6.37) 방향으로 흔들림이 일어난다. 사람이 흔들릴 때, 수직력 뿐 아니라 수평력도 발생한다(그림 6.38). 압력중심(center of pressure, CoP)은 힘이 발아래에 작용하는 지점으로 양 발 사이에서 전·후, 좌·우 방향으로 움직인다(그림 6.39).

압력판

압력판은 지면반발력과 압박중심의 작용점을 측정하고 기록하는 장치이다(그림 6.40). 지면반발력은 압력중심(COP)에서 수직과 전방, 후방, 측방의 3방향으로 작용하는 3개의 힘으로 구성된다. 압력판의 각 모서리에는 하중소자(load cell) 혹은 힘 변환장치(trans ducer)가 존재한다. 이 힘 변환장치들은 각 모서리에서 3방향의 힘을 측정한다. 예를 들어, 전-후 방향으로 작용하는 모든 힘을 측정하려면, 전·후 방향의 전체 힘을 제공하기 위해 힘 변환장치에 의해 측정된 모든 전·후 방향의 힘들을 더해야 한다.

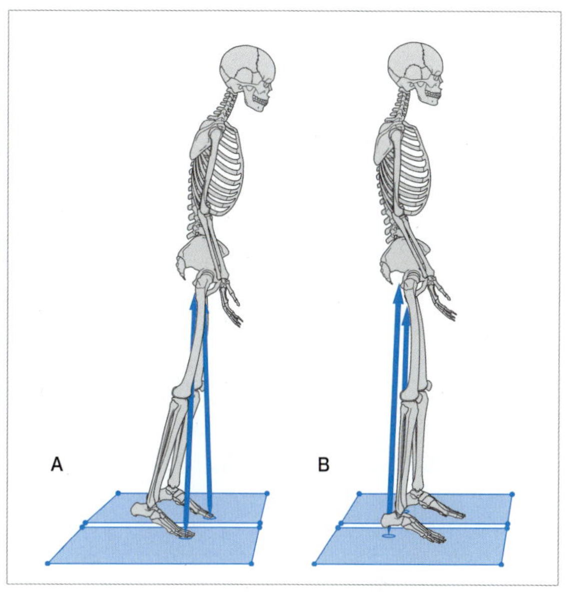

그림 6.36 전·후 방향 자세의 흔들림

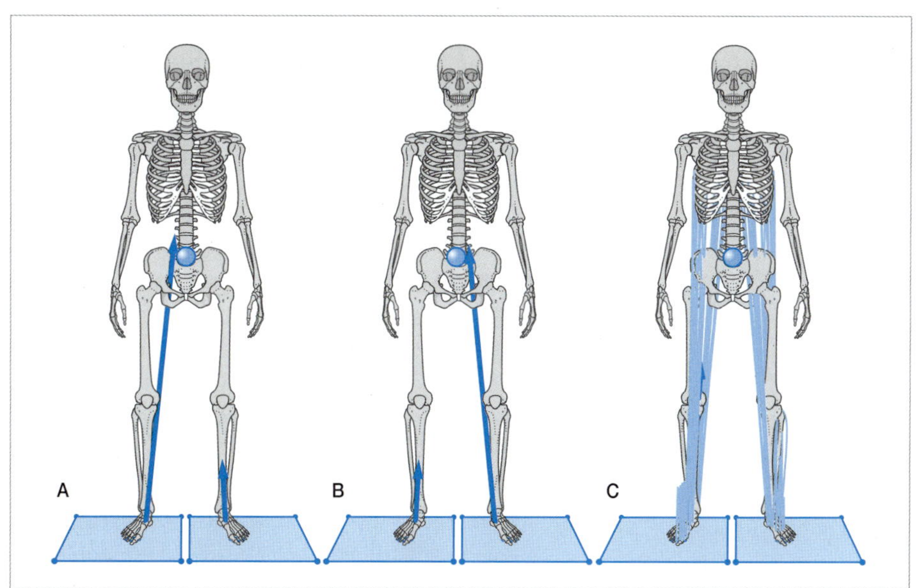

그림 6.37 내·외(좌·우) 방향 자세의 흔들림

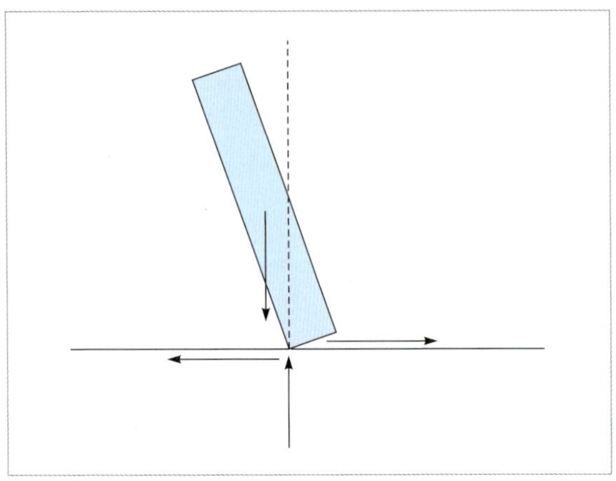

그림 6.38 균형 유지 활동 중 자세의 흔들림

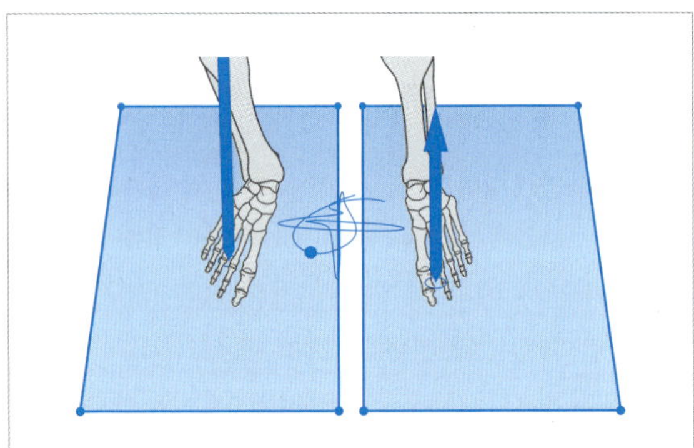

그림 6.39 자세가 흔들리는 동안 압력 중심의 움직임

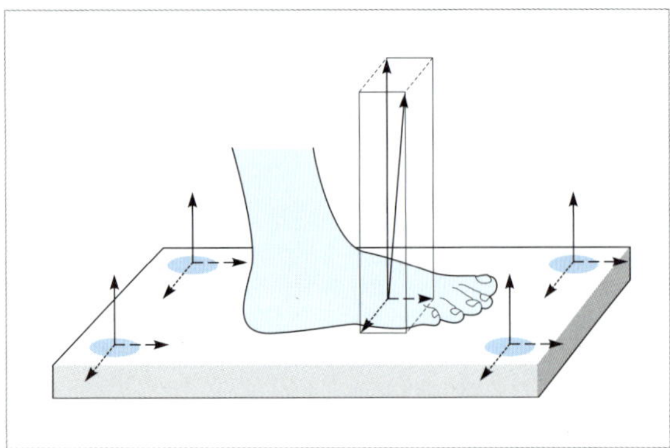

그림 6.40 압력판

보행주기 동안의 지면반발력

수직력 성분

지면반발력의 수직력 성분은 4부분으로 나뉘어 질 수 있다(그림 6.41).

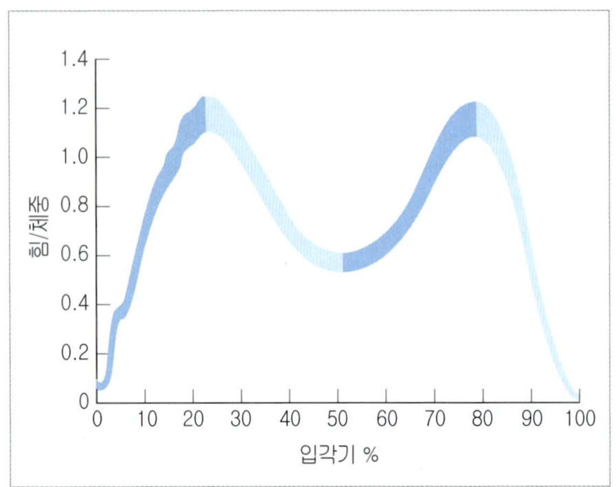

그림 6.41 정상 보행 중 수직력

- **발꿈치 닿기에서 첫 번째 최대 지점까지.** 이것은 발이 지면에 닿고 신체가 아랫방향으로 감속하는 시기이다. 부하는 이중 지지기의 초기 동안에 발의 후족부에서 전족부 쪽으로 이동한다. 첫 번째 최대값은 체중의 1.2배에 이른다.
- **첫 번째 최대 지점에서 고랑(trough)까지.** 슬관절이 신전하면서 신체는 위쪽으로 올라가며, 최고 높은 지점에 접근할수록, 위로 올라가는 운동속도가 감속한다. 이런 현상에 때문에 수직 지면반발력이 감소된다. 이것은 자동차로 곱사등 모양의 교량을 올라갈 때와 같은 효과를 갖는다. 교량의 최고 높은 지점에 도달할 때 몸이 가벼워지는 것을 느끼게 되는데, 그 이유는 여러분과 좌석 사이의 접촉력이 감소하기 때문이다. 고랑지점의 지면반발력 값은 체중의 0.7배에 이른다.
- **고랑에서 두 번째 최대 지점까지.** 질량중심은 발꿈치를 들 때 떨어진다. 발은 족관절 후부의 근육 수축에 의해 지면을 아래로 누르면서 박차게 된다. 아랫방향의 운동 감속과 발-족관절 복합체의 추진력에 의해 두 번째 최대지점이 발생한다. 두 번째 최대값도 체중의 1.2배에 이른다.
- **두 번째 최대 지점에서 발가락 떼기까지.** 부하가 그 발에 걸리지 않고 반대발쪽으로 전이된다.

전·후 힘 성분

전·후 힘 성분은 4부분으로 나누어질 수 있다(그림 6.42)

- **클로우백.** 클로우백(clawback)이 보행 초기의 전방 힘이지만, 보행할 때 반드시 일어나는 것은 아니다. 클로우백은 유각하는 하지가 감속하면서 지면을 후방으로 때릴 때 발생하기 때문에 전방의 지면반발력을 발생시킨다. 클로우백은 유각하는 하지가 지면과 후방으로 부딪히는 행진(marching) 보행에서 더 크게 나타난다.
- **발꿈치 닿기에서 후방 최대 지점까지.** 초기 클로우백 이후에, 발꿈치는 지면과 접촉하고, 신체는 감속하여 후방 전단력을 일으킨다. 여러분이 두꺼운 카페트 위를 걷다가 갑자기 아이스링크 위를 걷는다고 생각해 보자. 두꺼운 카페트에서는 전

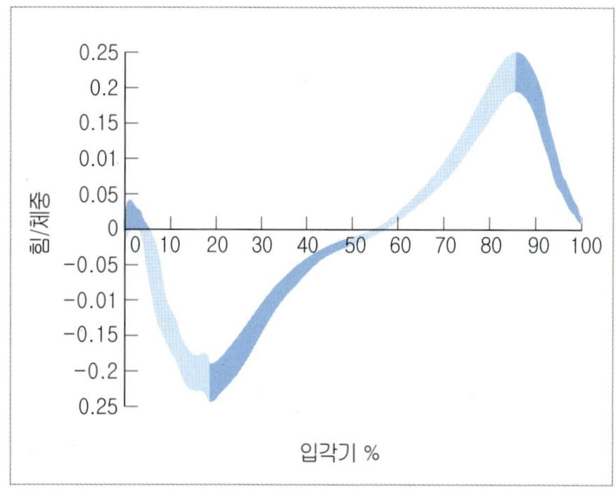

그림 6.42 정상 보행 중 전·후 방향의 힘

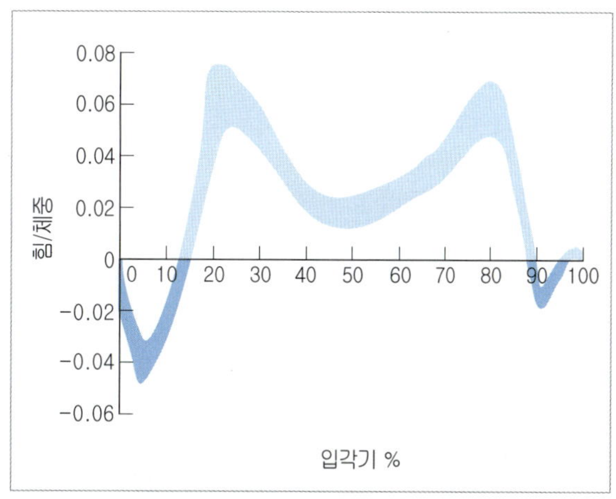

그림 6.43 정상 보행 중 내·외 방향의 힘

족부로 체중부하를 하지만, 아이스 링크에서는 하지가 전방으로 미끄러지게 된다. 이렇게 되는 이유는, 얼음과 발 사이의 마찰력이 매우 작기 때문이고, 또한 카페트가 여러분의 발이 전방으로 미끄러지는 것을 방지해 주는 큰 후방 지면반발력을 제공해 주기 때문이다. 후방 최대값은 체중의 0.2배에 이른다.

- **후방 최대 지점에서 교차(crossover) 지점까지.** 신체가 입각하는 하지 위로 움직이기 시작할 때 후방 성분이 감소하고, 이것으로 인해 지면반발력의 수평 성분이 감소된다.
- **교차(crossover) 지점에서 전방 최대 지점까지.** 족관절의 후부 근육들은 발꿈치를 들게 하고 발로 지면을 후하방으로 밀게 한다. 이것은 지면반발력의 전방 성분을 생산하는 효과를 가지게 되어, 신체를 전방으로 추진시킨다. 전방 최대값은 체중의 0.2배 이른다.
- **전방 최대 지점에서 발가락 떼기까지.** 이것은 힘이 전족부로 이동하는 이중지지기의 말기 부분에 해당되므로, 전방의 힘이 감소한다.

내·외측력 성분

내·외측 성분은 크게 2부분으로 나누어 질 수 있다(그림 6.43). 발꿈치 닿기의 초기 부하 동안에 외측 밀기(lateral thrust)가 일어난다. 이 시기 동안, 발은 이동식 적응기(mobile adaptor)로 작용한다. 초기 부하 이후에, 신체가 입각하는 하지 위로 움직일 때, 내측의 힘이 발생하지만, 밀기 단계(push-off)의 마지막 부분에서는 종종 작은 외측의 힘도 발생한다.

내·외측 힘들은 가장 가변적인 3가지 구성 성분으로 이루어지고, 발보조기와 신발에 의해 쉽게 영향을 받는다. 정상적인 최대 내측력은 체중의 0.05~0.1배 정도이고, 최대 외측력은 최대 내측력보다 작다.

이러한 그래프로부터 얻은 측정치들은 어떻게 연구할 것인가?

이들 각각의 측정치에 대해서 퍼센트 차이가 왼쪽과 오른쪽 사이에서, 피험자의 검사되고 병리학적이지 않은 자료 사이에서 연구될 수 있다. 이것은 보행 패턴에 어떤 차이가 존재하는지를 확인할 뿐 아니라 그 차이가 얼마나 큰지를 확인하게 해줄 것이다.

페도티 도형

앞에서 설명한, 수직 힘과 전·후 힘의 교차점을 페도티 도형에서 볼 수 있다. 페도티(pedotti) 도형은 지면반발력의 합력 크기를 보여 준다.

페도티 도형은 압력판의 정보에 의존한다. 페도티 도형을 그리기 위해서는, 수직 및 수평의 힘성분과 발 아래에 있는 힘들의 위치를 알아야 한다.

걸어갈 때, 입각기 동안의 힘들이 발꿈치에서 발가락 쪽으로 움직이기 때문에, 힘의 위치는 후방에서 전방으로 움직인다. 앞에서 설명한 것처럼, 지면반발력의 수직 및 수평 힘성분들은 입각기 동안 계속 변하기 때문에, 지면반발력의 합력 크기와 방향도 변한다(그림 6.44).

그림 6.45는 발꿈치 들기(heel off)시에 그려지는 지면반발력의 수직 성분, 수평성분 및 합력을 보여 주고 있다. 압력중심(COP)은 발꿈치에서 전족부쪽으로 움직였고, 새로운 지면반발력의 수직, 수평 및 합력이 새로운 위치에서 그려진다. 이런 과정은 입각기의 전

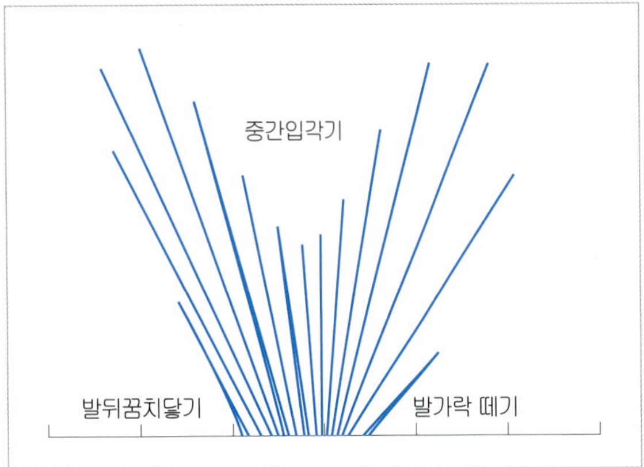

그림 6.44 정상 보행 중 페도티 도형

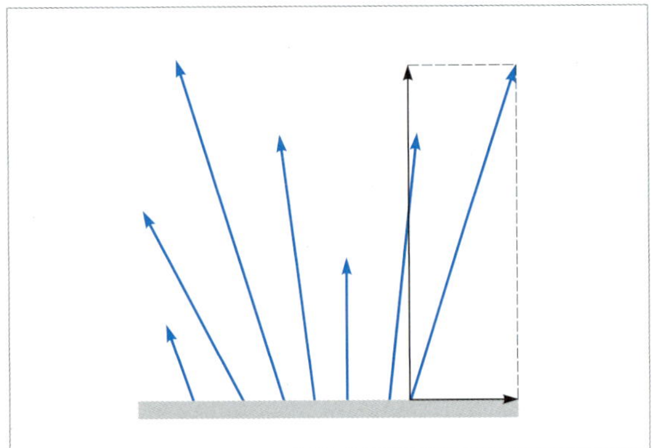

그림 6.45 발꿈치 들기에서 수직, 수평력과 지면반발력의 합력

반에 걸쳐 반복적으로 이루어져, 마치 나비모양의 도형을 그려낸다.

자가 검사

그림 6.46과 표 6.5의 자료를 이용하여 그라프 용지에 페도티 도형을 그리시오.

비디오 벡터 발생장치

비디오 벡터 발생장치는 압력판의 정보를 비디오 영상 장치에 연결하는 장치이다. 이 장치는 합력을 비디오 영상 위에 겹쳐 놓은 지면반발력의 작용 그림을 제공해 준다(그림 6.47). 이 장비는 페도티 도형의 정보와 동일한 정보를 이용하지만, 하지 관절에서 볼 수 있는 힘들의 작용도 나타낼 수 있다. 이런 정보는 생

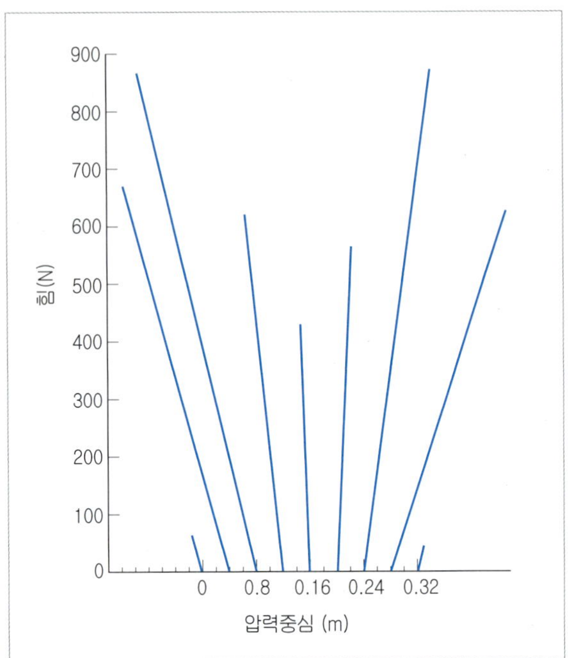

그림 6.46 자가 검사 자료

표 6.5 자가 검사 자료

위치(m)	전후력(N)	수직력(N)
0	-8	66
0.04	-155	678
0.08	-180	878
0.12	-54	622
0.16	-13	457
0.2	26	564
0.24	106	889
0.28	180	626
0.32	10	16

역학적 병리현상을 확인하고, 치료에 의한 육안적 변화를 모니터하기 위해 사용될 수 있다.

> **정의:** 모멘트(M)는 중심으로부터 힘이 작용하는 지점까지의 수직 거리 d와 가해진 힘(F)을 곱한 것이다. 즉 M = Fd(그림 6.48).

역동역학(Inverse Dynamics): 모멘트

힘이 회전축으로부터 일정 거리가 떨어진 물체의 지점에 작용하면, 회전효과가 발생한다. 문을 열고 닫

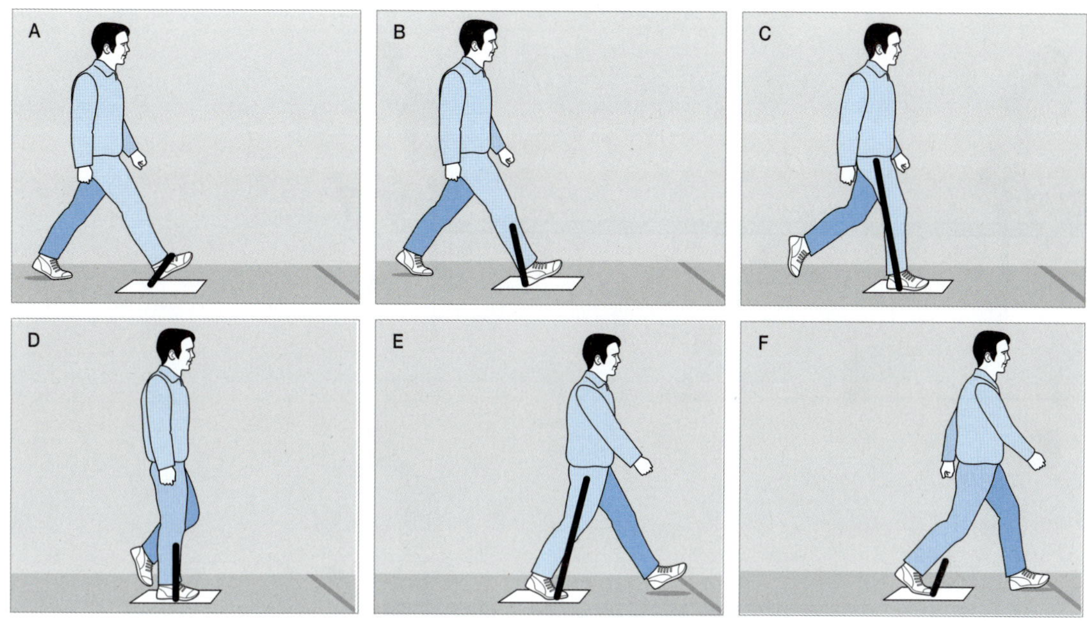

그림 6.47 비디오 벡터 발생장치의 출력물, 다음 각각의 시점에서의 지면 반발력을 보여준다.
A: 발꿈치 닿기 B: 발꿈치 닿기 직후 C: 발바닥 닿기 D: 중간 입각기 E: 발꿈치 들기 F: 발가락 떼기 직전

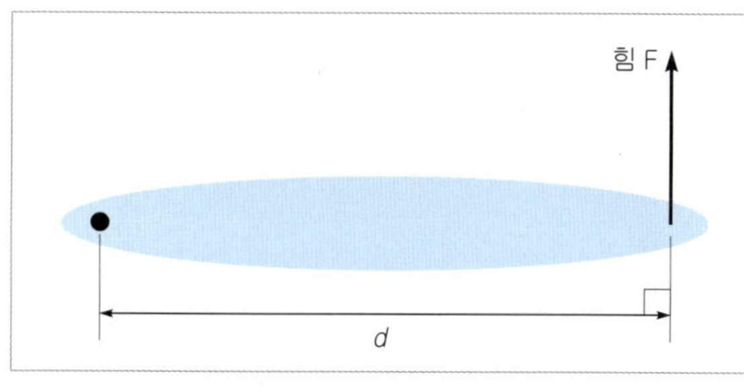

그림 6.48 힘의 모멘트

을 때를 생각해 보면, 문의 경첩에서 문을 회전할 만큼의 힘이 발생한다. 이런 작용에 요구되는 힘에다 경첩으로부터의 거리를 곱하면, 모멘트(토크)를 얻을 수 있다.

그림 6.49A의 지렛대를 생각하면, 그 지렛대는 균형을 잡지 못한다. 그러나 그림 6.49B 처럼 10kg의 질량이 회전축으로부터 거리가 절반만큼 더 줄어들면, 균형을 잡을 수 있다.

모멘트를 계산하기 위해서는 각 힘의 작용도 고려해야 한다. 즉, 힘이 물체를 시계방향으로 회전시키는지 혹은 반시계방향으로 회전시키는지를 고려해야 한다. 만약 물체가 시계방향으로 회전한다면, 그 방향으로 (+)라 하고, 반시계방향으로 회전하면 (-)라 한다.

그러므로 1,000N의 힘은 시소를 시계방향으로 돌릴 것이며 500n의 힘은 시소를 시계 반대 방향으로 돌릴 것이다. 만약 지렛대가 균형을 잡게 되면, 시계방향의 모멘트와 반시계방향의 모멘트를 더했을 때 '0' 이 된다. 만약 반시계방향의 모멘트를 (-)라 하고, 시계방향의 모멘트를 (+)라 하면,

$$\text{총 모멘트값} = -(1000\times1) + (50\times2)$$
$$\text{총 모멘트값} = -(1000) + (1000) = 0$$

즉, 지렛대의 총 모멘트 값은 '0' 이 되어, 그 지렛대는 평형을 이룬다.

지렛대를 수직으로 고려했을 때 비록 지렛대의 효과가 거의 없는 것처럼 보이지만, 지렛대의 양측 끝단에 총 147.15N(98.1N+49.05N)의 질량이 아랫방향으로 작용한다. 뉴턴의 제 3 운동법칙으로부터 우리는 147.15N과 동등한 크기의 반작용력이 지렛대의 축에서 발생하는 것을 알 수 있다.

관절모멘트의 계산

앞에서 언급한 지렛대의 모멘트 계산하는 방법과 같

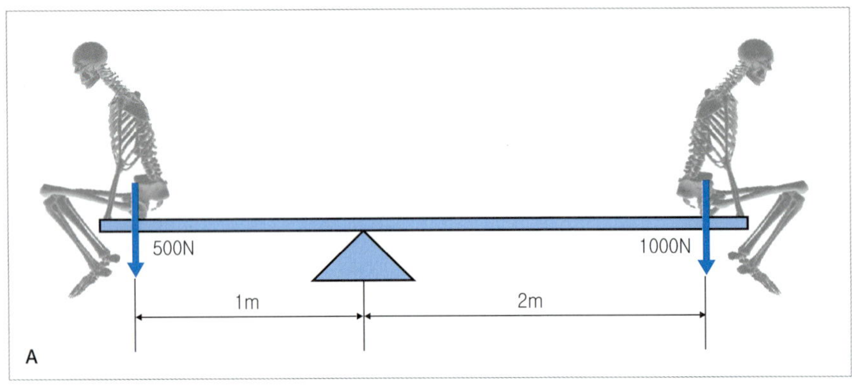

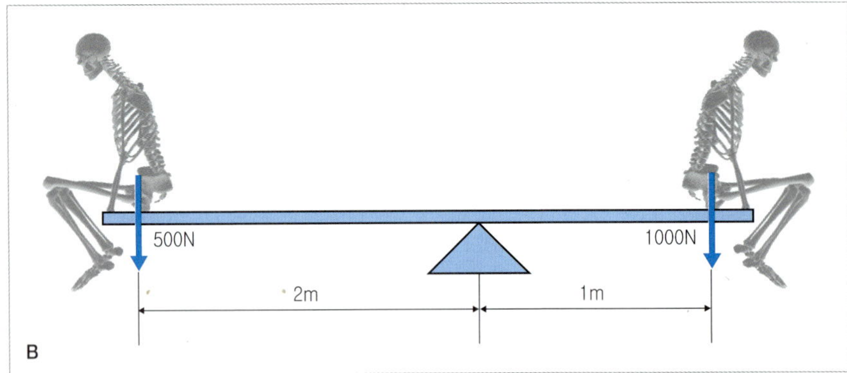

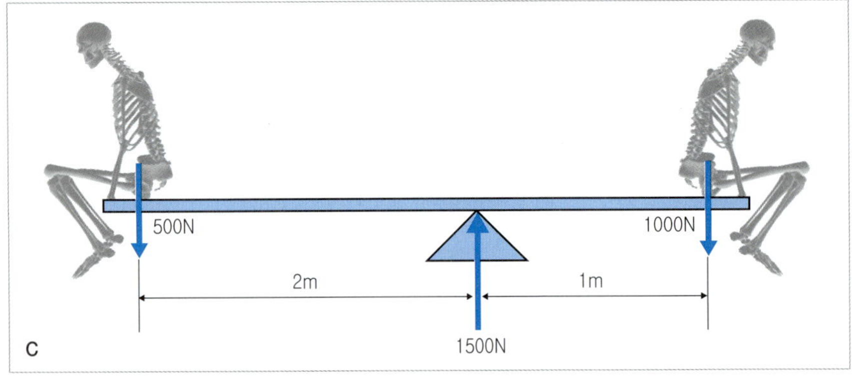

그림 6.49 A: 균형이 맞지 않은 시소, B: 균형 잡힌 시소, C: 축 반응력

은 방법으로 관절모멘트를 계산할 수 있다. 그러므로 우리는 관절에 작용하는 힘과 관절으로부터 떨어진 거리를 모두 알아야 한다.

그러나 지렛대의 경우와는 달리, 힘들이 신체분절과 90° 로작용하는 경우가 거의 드물기 때문에, 먼저 힘을 분해해야 한다. 많이 사용하는 2가지 힘 분해 방법은 다음과 같다.

- 방법 1 - 신체분절과 90° 되는 힘성분을 구한다.
- 방법 2 - 지면에 대해 수평력 성분과 수직력 성분을 구한다.

학생 노트

이 작가의 취지는 상지와 상체에 대해서는 분절에 직각인 힘의 요소를 사용하기 위함이며, 지면 반발력을 포함한 하지 문제에 대해서는 지면과 관련된 수평력 요소와 수직력 요소를 이용하기 위함이다.

방법 1을 이용한 상지의 모멘트 계산

그림 6.50은 전완의 무게가 수직방향으로 작용하는 것을 보여 준다. 이런 현상은 주관절에 걸리는 모멘트를 증가시킨다.

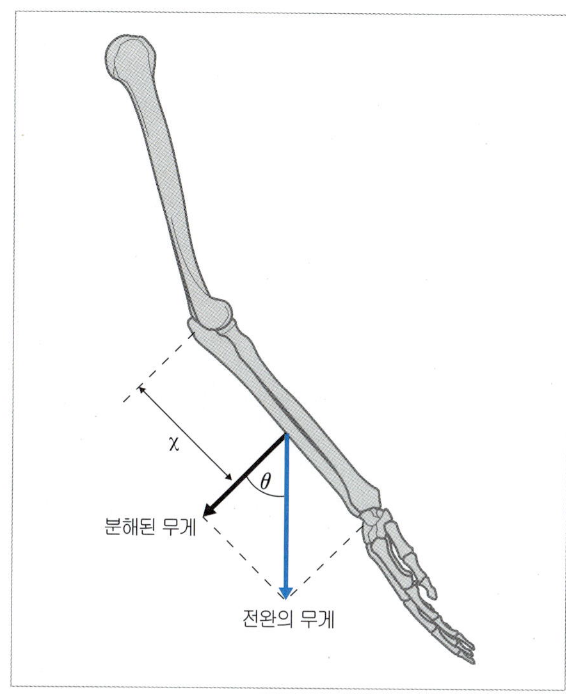

그림 6.50 방법 1를 이용한 하지의 모멘트

힘 분해하기

전완 무게가 전완과 직각으로 작용하지 않기 때문에, 모멘트를 계산할 때 전완 무게를 직접 이용할 수 없다. 그러나 전완에 직각으로 작용하는 무게를 구할 수 있으면, 모멘트를 계산할 수 있다.

전완에 직각으로 작용하는 힘성분 = 전완 무게 × $\cos\theta$

주관절 모멘트

무게의 힘성분이 주관절로부터 수직거리 x 만큼 떨어져 작용하고 있다.

그러므로, 주관절의 모멘트 = 전완 무게 × $\cos\theta \times \chi$

방법 2를 이용한 하지의 모멘트 계산

그림 6.51은 정상인이 발바닥 닿기 했을 때, 발생하는 지면반발력의 합력을 보여 준다. 합력(resultant force)은 두 가지 성분, 즉 수평력 성분과 수직력 성분으로 나뉘어질 수 있다.

만약 슬관절의 모멘트를 계산하고자 하면, 우리는 지면반발력의 수평력 성분과 수직력 성분을 찾아야 한다.

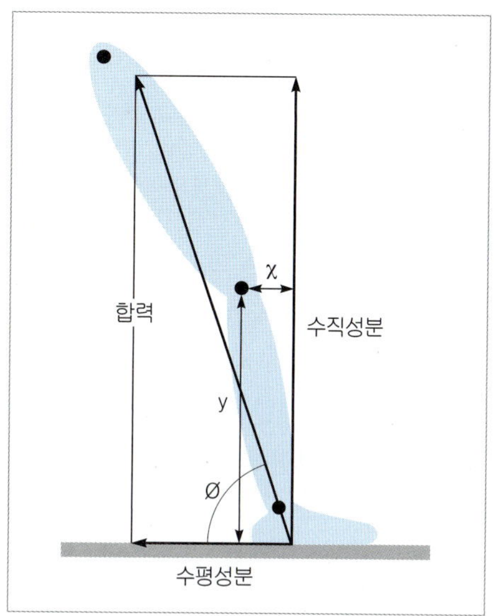

그림 6.51 방법 2를 이용한 하지의 모멘트

힘 분해하기

수직력 성분 = 합력 × $\sin\theta$

수평력 성분 = 합력 × $\cos\theta$

슬관절 모멘트

슬관절의 모멘트를 찾기 위해서는, 합력을 분해한 각 힘 성분들을 먼저 고려해야 한다.

- 수평력 성분(합력 × $\cos\theta$)은 슬관절 아래쪽으로 수직거리 y 지점을 지나간다. 이 힘 성분은 슬관절을 시계방향으로 회전시키는 힘이다.
- 수직력 성분(합력 × $\sin\theta$)은 슬관절 앞쪽으로 수직거리 χ 지점을 지나간다. 이 힘 성분은 슬관절을 반시계방향으로 회전시키는 힘이다.

만약 시계방향의 모든 모멘트를 (+)라 하고, 반시계방향의 모멘트를 (-)라 하면,

슬관절 모멘트 = 합력 × $\cos\theta \times y$ - 합력 × $\sin\theta \times \chi$

근육 힘과 관절력 계산하기

앞에서 다루었던 수학적 원리들을 그대로 사용하기 때문에, 수학적 배경이 약한 학생이라도 너무 두려워 할 필요는 없다.

근육 힘(muscle force)은 시소에 작용하는 균형력과 동일한 방법으로 생각할 수 있으며, 관절력(joint force)은 시소의 중간에 있는 축에 대한 힘과 동일한 방법으로 생각할 수 있다.

근육 힘

근육이 신체 분절에 기울어져 붙어 있기 때문에 근육에 의한 모멘트를 계산하는 방법은, 근육 힘을 2가지의 힘 성분으로 나누어 계산하는 것이다. 대개 이것은 그림 6.52에서처럼, 신체분절에 작용하는 근육의 힘을 생역학적으로 계산할 때 필요한 사항이다. 근육 힘은 전완의 장축에 나란한 힘 성분과 수직하는 힘 성분을 가진다.

- 회전 성분은 근위 관절을 중심으로 신체분절을 회전시키는 힘이고(주관절을 굴곡/신전시킨다), 신체분절에 작용하는 외부 모멘트와 균형을 이룬다.

  회전 성분 = 근육 힘 × sin A

- 안정 성분은 신체분절(전완)의 장축 방향으로 작용하는 힘으로써, 주관절을 압박하거나 당긴다.

  고정 성분 = 근육 힘 × cos A

고정 성분은 축을 통과하여 작용하기 때문에 모멘트는 '0' 이 된다. 회전 성분은 근위 관절에서 모멘트를 발생시킨다.

관절력

관절력을 계산하기 전에, 앞에서 설명한 지렛대의 경우를 먼저 생각해 보자. 즉, 아래방향으로 작용하는 두 힘의 합이 지렛대 축에 걸리는 힘과 동일했다라는 것을 생각해 보자. 우리는 여기에서도 지렛대와 똑같은 방법을 사용할 것이다(그림 6.53).

먼저, 수직방향으로 작용하는 모든 힘(근육 힘의 수직성분도 포함해서)들을 찾아 내자. 우리가 알지 못하는 유일한 수직력은 관절에 걸리는 수직력이다. 그리고 모든 수직력의 합은 '0' 이 되어야 한다.

그다음으로 찾아내야 할 것은 모든 수평력들이다. 우리가 모르는 수평력은 관절에 걸리는 수평력이다. 모든 수평력의 합은 '0' 이어야 한다.

예제 1: 상지의 근육힘과 관절력 계산하기

1파인트의 맥주를 들고 있을 때 주관절에 걸리는 회전 모멘트를 생각해 보자(그림 6.54). 1파인트(pint)의 맥주 무게가 7N이고, 전완과 손의 무게는 25N이라고 가정해 보자. 그리고 전완과 손의 질량중심은 주관절로부터 거리 d1(=0.15m) 만큼 떨어져 있고, 맥주의 질량중심은 주관절로부터 거리 d2(=0.4m) 만큼 떨어져 있다.

주관절 모멘트 구하기

모멘트 = 힘 × 수직거리

그러므로

주관절 모멘트 = (전완 무게 × d_1) + (맥주 무게 × d_2)
= (25 × 0.15) + (7 × 0.4)
= 3.75 + 2.28 = 6.55 Nm

근육 힘 계산하기

근육은 전완에 80° (각도 A)로 기울어져 부착되어 있고, 근육의 착지점은 주관절로부터 0.04m 떨어져 있

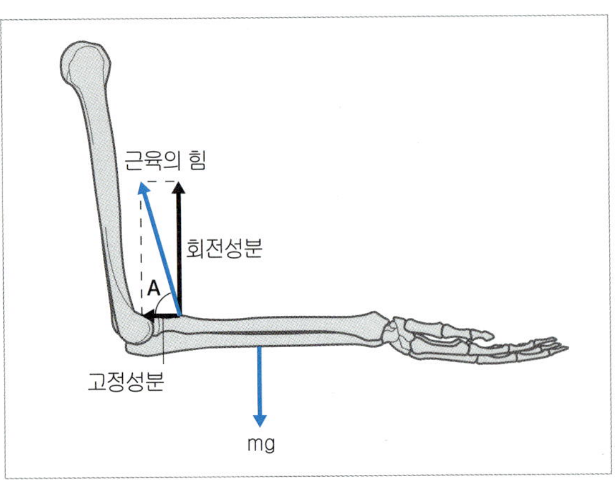

그림 6.52 근육 힘의 구성 요소

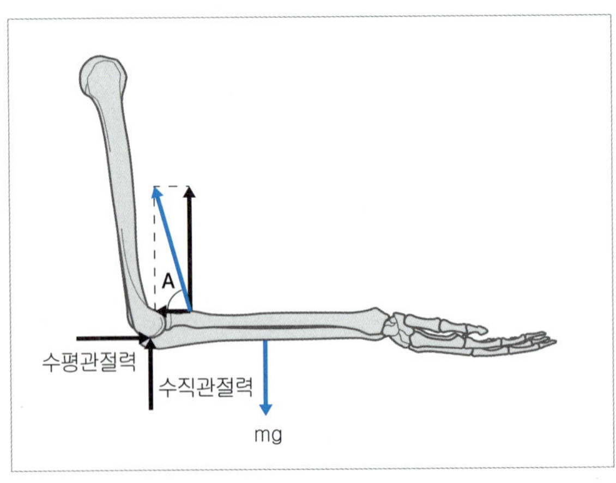

그림 6.53 관절력의 구성 요소

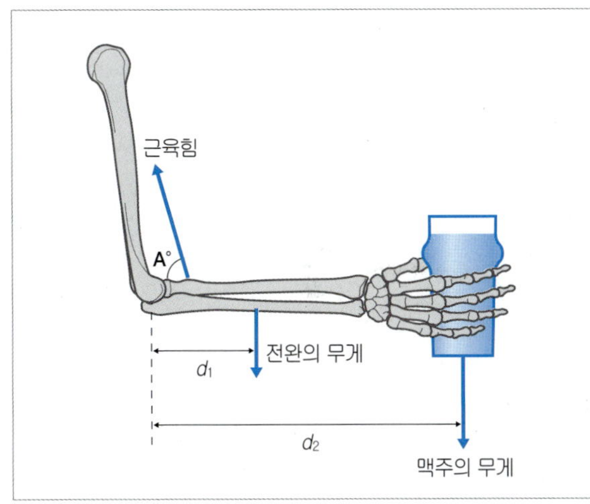

그림 6.54 예제 1의 도해

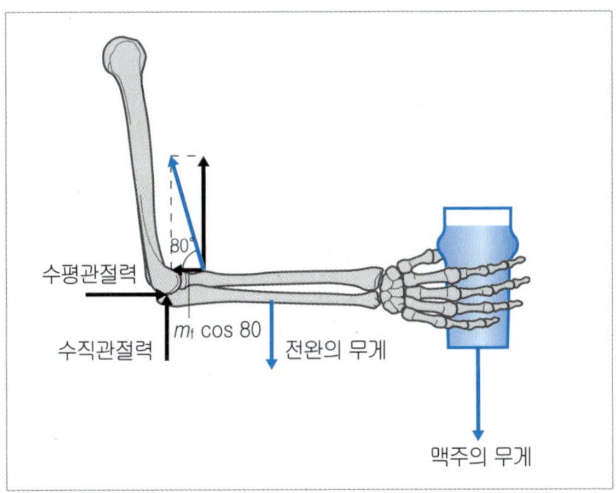

그림 6.55 수평력과 수직력의 분해

다(그림 6.55).

전완과 손의 무게와 맥주 무게를 지탱하기 위해서는, 근육은 크기는 같고 방향이 반대인 모멘트를 제공해야 한다. 그러나 근육이 전완에 경사져 부착되어 있기 때문에, 근육의 힘은 단순히 주관절로부터 떨어진 거리가 아니라 수직거리로 계산되어야 한다.

만약 근육 힘을 mf로 표기하면, 근육의 수직 힘성분(회전성분)은 $m_f \sin 80°$ 가 될 것이다.

근육이 같은 크기의 반대 방향의 모멘트를 생산할 때, 시계방향의 모멘트는 반시계방향의 모멘트와 동일해야 한다. 즉, 근육은 주관절 모멘트와 크기는 같고 방향이 반대인 모멘트를 생산해야 한다.

주관절 모멘트 = 6.55Nm 이므로,

$m_f \sin 80° \times 0.04 = 6.55\text{Nm}$

$m_f = 6.55/(\sin 80° \times 0.04) = 166.3\text{N}$

관절력 계산하기

수직 관절력 계산하기

위의 예제에서 볼 때 수직힘은 다음을 포함한다: $m_f \sin 80°$ (163.75N), 맥주무게(7N), 전완무게(25N)와 수직 관절력.

만약 수직 관절력이 위쪽으로 작용하면, (+)값을 주고, 아래쪽으로 작용하면 (-)값을 준다.

163.75 - 7 - 25 - 수직 관절력 = 0

수직 관절력 = 163.75 - 7- 25 = 131.75 N

수평 관절력 계산하기

위의 예제에서 수평 관절력은 수직 관절력보다 더 쉽게 계산할 수 있다. 왜냐하면, 수평 힘성분을 가지는 힘이 근육힘과 관절력 뿐이기 때문이다: $m_f \cos 80°$ (28.9N)과 수평 관절력

만약 수평 관절력이 오른쪽으로 작용하면, (+)값을 주고, 왼쪽으로 작용하면 (-)값을 준다.

수평 관절력 - 28.9 = 0

수평 관절력 = 28.9 N

관절력의 합력 계산하기

마지막 단계로 우리가 계산하려는 것은 그 관절에 작용하는 총 모멘트, 즉 관절의 합력이다. 합력은 피타고라스 정리에 의해 쉽게 계산될 수 있다.

$131.75^2 + 28.9^2 = R_2$

합력 R = 134.9

예제 2 : 하지 모멘트 계산하기

그림 6.56은 발꿈치 닿기의 지면반발력을 보여 주고 있는데, 이 그림을 통하여 지면반발력의 작용점과 족관절, 슬관절 및 고관절의 위치를 알 수 있다. 지면반발력에 의해 발생된 ① 족관절, ② 슬관절, ③ 고관절의 모멘트를 계산해 보자. 950N의 지면반발력은 수평 방향 82° 에서 작용한다.

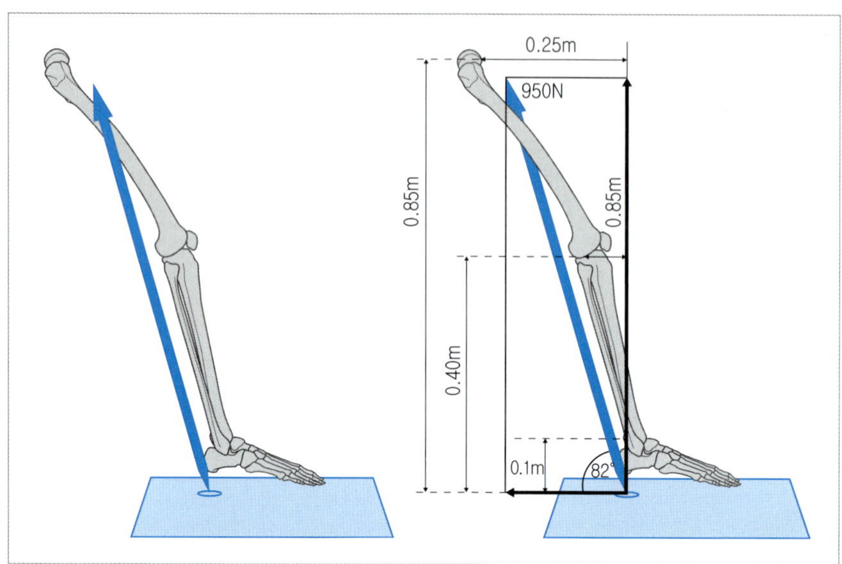

그림 6.56 보행 중 하지 관절의 모멘트

분해

수평력 = 950×cos 82 = 132.2N

수직력 = 950×sin 82 = 940.75N

수평력과 수직력이 확인되었기 때문에, 우리는 이제 각 관절의 각각의 요소를 분리하여 고려할 수 있다.

족관절 모멘트 구하기

지면 반발력의 수직 성분은 관절을 통하여 직선으로 작용하기 때문에 모멘트를 만들지 않는다. 수평 성분은 족관절과 직각으로 그리고 아래에서 작용한다(그림 6.57).

족관절 모멘트 = 940.75×0 + 132.2×0.1 = 13.2 Nm

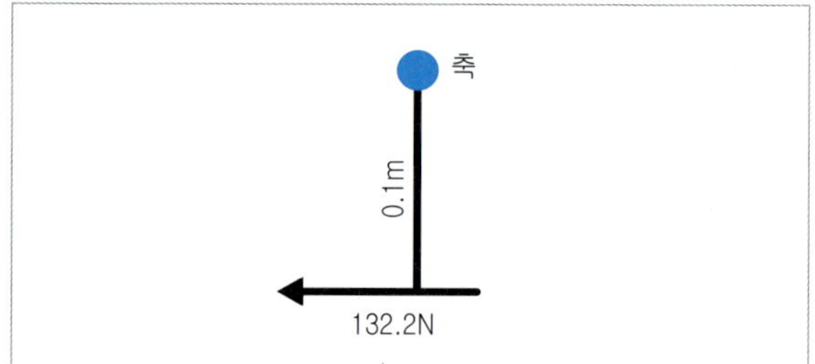

그림 6.57 족관절 모멘트

슬관절 모멘트 구하기(그림 6.58)

지면 반발력의 수직 성분은 슬관절의 앞에서 작용한다. 수평 성분은 슬관절과 직각으로 그리고 아래에서 작용한다.

슬관절 모멘트 = 940.75×0.08 + 132.2×0.4 = 22.38 Nm

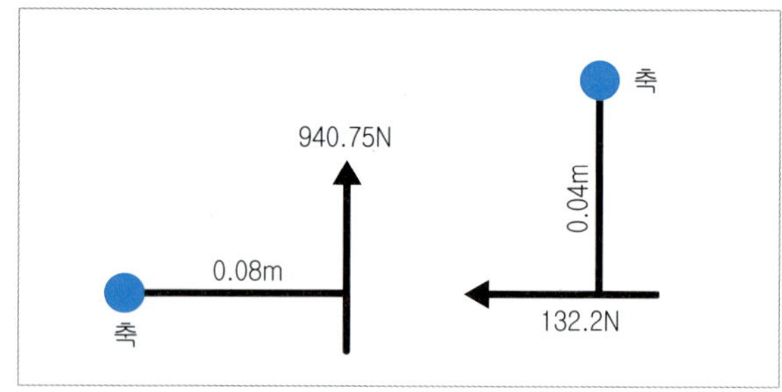

그림 6.58 슬관절 모멘트

고관절 모멘트 구하기(그림 6.59)

지면 반발력의 수직 성분은 고관절의 앞에서 작용한다. 수평 성분은 고관절과 직각으로 그리고 아래에서 작용한다.

고관절 모멘트 = -940.75×0.25 + 132.2×0.85 = -122.82 Nm

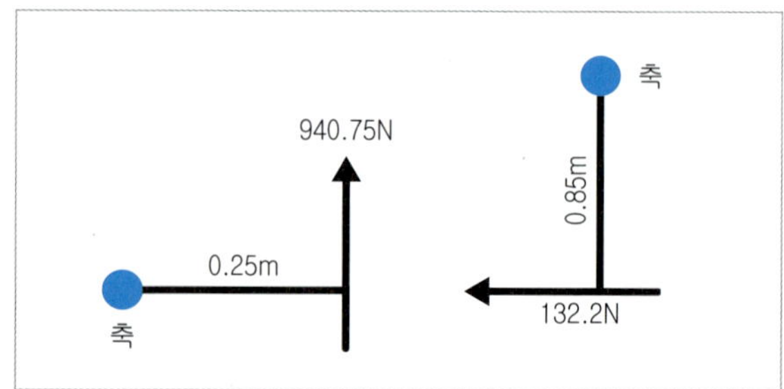

그림 6.59 고관절 모멘트

그렇다면 이러한 모멘트의 근육에 대한 영향은 무엇인가?

- 족관절 모멘트는 저측굴곡 모멘트이며, 족관절 앞쪽의 근육이 활성화된다(배측굴곡근).
- 슬관절 모멘트는 굴곡 모멘트이며, 슬관절 앞쪽의 근육이 활성화된다(슬관절 신전근).
- 고관절 모멘트는 굴곡 모멘트이며, 고관절 뒤쪽의 근육이 활성화된다(고관절 신전근).

예제 3: 척주의 기저에 작용하는 근육 힘과 관절력 계산

그림 6.60A는 어떤 사람이 600N의 무게를 들어 올리는 모습을 보여준다.

- 체간 질량 = 52.5kg
- 머리 질량 = 8.5kg
- 상완 질량 = 5.8kg
- 전완 질량 = 3.4kg

(i) 만약 체간, 상지 및 머리의 총 질량중심이 L5-S1로부터 수평으로 0.2m 떨어져 있고, 들고 있는 무게가 수평으로 0.42m 떨어져 있다면, L5-S1의 모멘트는 얼마인가?

(ii) 만약 이 모멘트가 L5-S1로부터 0.07m 떨어진 근육 E에 의해 지탱되었다면, 근육의 힘은 얼마인가?

(iii) 만약 힘 E가 수직에 대해 40°로 작용하고 있다면, L5-S1에서 발생하는 합력을 얼마인가?

풀이

(i) M = 600×0.42+702×0.2=392.4Nm

(ii) 392.4 Nm = E×0.07, 392.4/0.07 = E, E = 5606N

(iii) 힘 E는 40도의 각도에서 작용하는 힘이기 때문에, 우리는 수직력 성분과 수평력 성분을 찾아야 한다.

Ev = 5606×cos 40=4294N

Eh = 5606×sin 40=3603N

총 수직력 = 4294+600+702=5596N

총 수평력 = 3603N

합력 = 5596^2 + 3603^2 의 제곱근 = 6655N

정상 보행 중 족관절, 슬관절, 고관절 모멘트

우리는 이미 보행 주기 중 움직임과 지면 반발력에 대하여 고려하였다. 이제는 족관절, 슬관절 그리고 고관절과 관련된 지면 반발력의 위치의 영향에 대하여 생각해보자.

정상 보행 중 특징적인 족관절 모멘트

발꿈치 닿기에서 지면 반발력은 족관절의 중앙에 매우 가깝게 지나감으로서 아주 작은 모멘트를 만든다. 어떤 경우에는 이것은 족관절의 후방에 위치할 것이며 저측굴곡 모멘트를 생성할 수 있다. 발꿈치 닿기 이후 지면반발력은 족관절의 앞쪽으로 이동하고 배

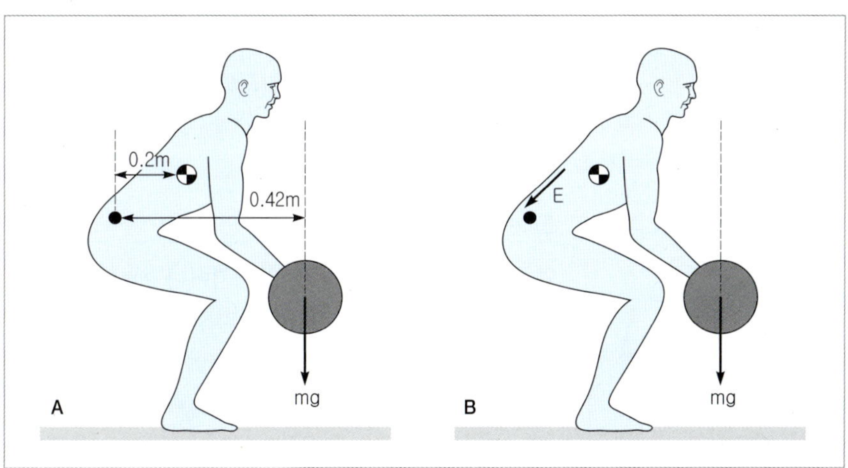

그림 6.60 척주에 대한 근육 힘과 관절력

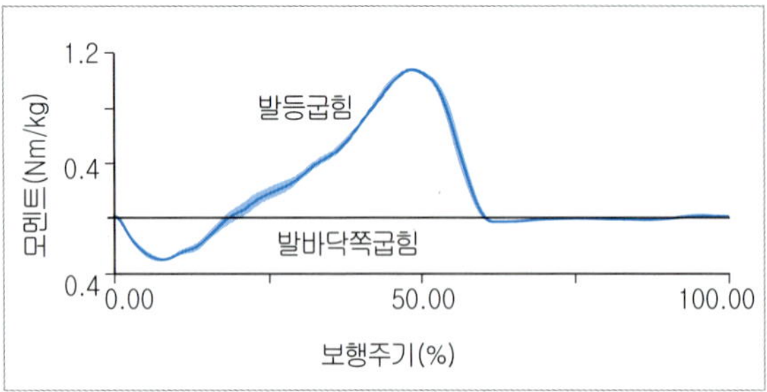

그림 6.61 정상 보행 중 특징적인 족관절 모멘트

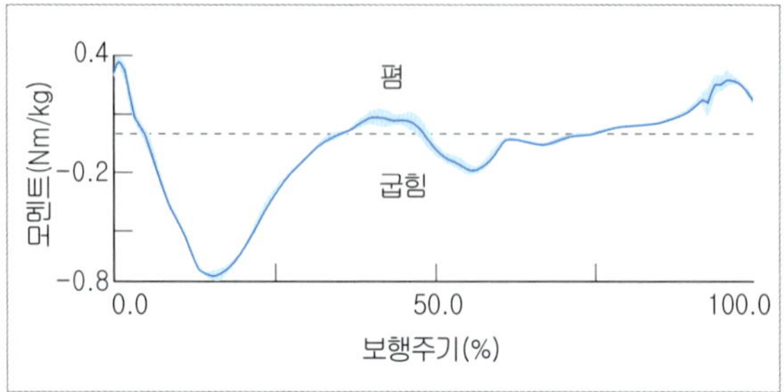

그림 6.62 정상 보행 중 특징적인 슬관절 모멘트

측굴곡 모멘트를 만든다. 이것은 힘이 중족골두 아래로 움직이기 때문에 증가하며 힘은 발끝 떼기 동안 증가한다(그림 6.61).

정상 보행 중 특징적인 슬관절 모멘트

발꿈치 닿기에서 지면 반발력은 초기에는 슬관절의 앞쪽을 지나 신전 모멘트를 생성한다. 다음 지면 반발력은 슬관절 후방을 빠르게 지나 굴곡 모멘트를 만든다, 중간 입각기 이후 힘은 발끝 떼기가 일어날 때까지 슬관절의 앞을 지난다. 또한 슬관절은 유각기에 발과 경골의 가속과 감속에 의한 중요한 모멘트를 가진다(그림 6.62).

정상 보행 중 특징적인 고관절 모멘트

발꿈치 닿기에서 지면 반발력은 고관절의 앞쪽으로 꽤 멀리 지나가기 때문에 최대의 굴곡 모멘트를 만든다. 발꿈치 닿기 이후 지면 반발력은 아직 고관절의 앞을 지나가지만 힘으로부터 고관절까지의 거리는 많이 감소된다. 중간 입각기 이후 힘은 고관절의 후방을 지나가며 신전 모멘트를 생성한다. 슬관절에서와 같이 유각기 동안 하지의 가속과 감속에 의한 중요한 모멘트가 있다(그림 6.63).

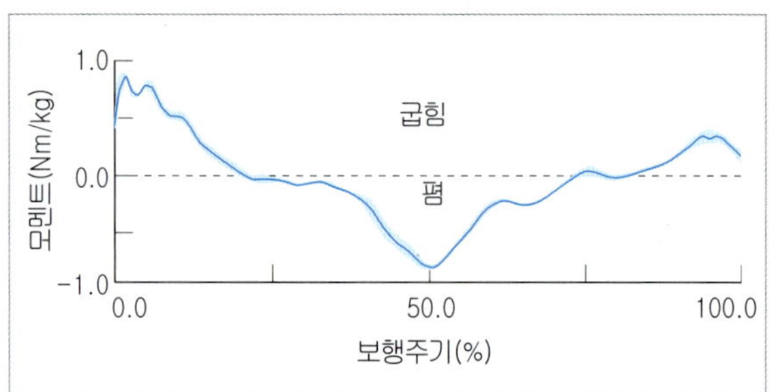

그림 6.63 정상 보행 중 특징적인 고관절 모멘트

선형 일, 선형 에너지 및 선형 일률

선형 일

> **정의:** 일은 물체에 가해진 힘과 힘이 가해진 방향으로의 물체의 변위를 곱한 것이다(그림 6.64).
> 일 = 힘 × 변위 ($W = Fs$)

선형 일은 근육에 의한 노력이나 정신적 노력을 의미하는 것은 아니다. 기본적으로 일이란 저항을 이겨내고 물체를 특정 거리만큼 이동시키는 힘을 의미한다. 예를 들어, 지면으로부터 물체를 들어 올려 테이블 위에 놓는 동작은 중력에 의한 저항을 이겨내고 행해졌기 때문에 일(work)이라고 할 수 있지만, 힘이 일정하게 작용했다 하더라도 물체의 이동이 없으면, 일을 수행했다고 말할 수 없다.

Key Point

- 팔을 자연스럽고 곧게 편 채 고정된 자세로 책을 들고 있을 때는 자해진 힘에 의한 움직임이 없기 때문에 요구되는 노력에 관계없이 어떠한 일도 하지 않는다.
- 일의 단위는 Nm 혹은 J(joule)이다.

선형 일률

일률은 수행할 수 있는 일의 능력이나 에너지 전이의 능력을 의미하기 때문에, 일률은 얼마나 빠르게 일을 수행할 수 있는가로 평가된다.

한 사람이 10초만에 방의 한쪽 끝에서 다른 쪽 끝으로 상자를 옮기고, 또다시 5초 만에 상지를 원래 위

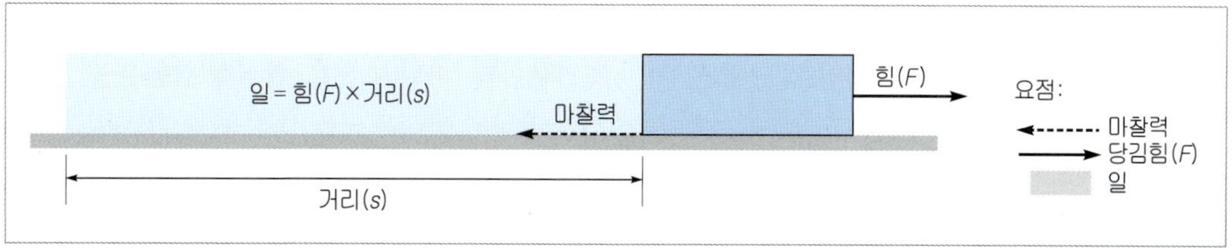

그림 6.64 선형 일

치로 옮겼다라고 가정해 보자. 위의 두 경우에, 적용된 힘과 이동한 상자의 거리가 동일하기 때문에, 각 경우에 행해진 일도 동일하다. 그러나 두 번째의 경우는 첫 번째의 경우보다 더 많은 일률(power)을 생산했다. 왜냐하면, 첫 번째는 똑같은 일을 10초만에 수행했고, 두 번째는 5초만에 수행했기 때문이다.

일률 = 행해진 일/걸린 시간

Key Point

일률의 단위는 1초 동안에 행해진 일로써, J/s 혹은 왓트(W)이다.

선형 에너지

물체에 일을 행하면, 에너지 전이가 그 물체에서 일어나기 때문에, 일을 '에너지 전이(energy in transit)' 라고 말할 수 있다.

Key Point

행해진 일이 에너지의 변화를 일으키기 때문에, 에너지는 일과 똑같은 단위(J)를 갖는다.

에너지는 물체에 작용하는 힘에 대하여 운동이나 위치의 결과로 일을 수행하려는 물질의 능력이다. 즉, 위치에 관련된 에너지를 '위치에너지' 라 하고, 운동에 관련된 에너지를 '운동에너지' 라 한다. 흔들리는 진자의 경우, 양쪽 끝 지점에서는 오직 최대의 위치에너지만 존재하지만, 중간지점에서는 운동에너지와 위치에너지를 모두 가지게 되는데, 진자의 위치에 따라 위치에너지와 운동에너지의 비율이 달라진다.

에너지 보존

에너지는 전환될 수 있지만, 생성되거나 소멸되지 않는다. 에너지 전환과정에서 운동에너지나 위치에너지가 소실되거나 얻어질 수 있지만, 두 에너지의 총합은 항상 동일하다.

위치에너지

위치에너지는 장치의 상대적인 위치 때문에, 그 장치가 가지는 저장된 에너지이다. 예를 들어, 지면 위에 공을 올려 놓으면, 공을 포함한 장치와 지구도 특정한 위치에너지를 갖는다. 그리고 공을 높이 들어 올리면, 그 장치의 위치에너지가 증가하게 되는데, 이것을 수학적으로 표현하면, PE=mgh이다.

공을 위로 들어올리려면 일이 필요하게 되며, 이 일은 장치에 위치에너지를 제공한다. 그리고 지면으로부터 공을 들어올리려면 노력이 필요하다. 장치의 위치에너지 크기는 그 장치에 행해진 일의 크기와 동일하다.

위치에너지는 다른 에너지 형태로 전환될 수 있다. 예를 들어 공을 지면위에 놓게 되면, 위치에너지가 운동에너지로 전환된다.

운동에너지

운동에너지는 물체의 운동으로부터 초래되는 물체의 힘이다. 운동에너지의 방정식(KE = $1/2mv^2$)으로부터 알 수 있듯이, 운동에너지의 크기는 질량(m)과 물체의 속도(v)에 좌우된다.

각 일과 일률

각 일

일(w) = 힘(F) × 이동 거리(s)

힘에 의한 이동 거리는 선형 일(linear work)에서처럼 직선이 아니라 원호이다. 각 일을 찾기 위해서는 원호의 길이를 먼저 알아야 한다.

원호의 길이는 원호의 직경과 움직인 각도에 영향을 받는다.

원호의 길이 = 직경(r)° ×각변위(θ) = $\gamma\theta$

주: 각 변위는 라디안(rads)으로 표기되어야 한다.
1 radian = 57.3°
일 = Fs, 각 일 = Frθ
그러나, F×r = 모멘트(M) 이기 때문에
일 = 모멘트(M)

각 일률

일률 = 행해진 일 / 걸린 시간 = (F×r) / t 혹은
일률 = 모멘트(M)×t / 걸린 시간 = (M×θ)/t
그러나 θ / t = ω(각속도)이기 때문에, 일률 = Mω이다.
여기에서 ω는 라디안 / s(rad/s)이다.

정상 보행의 관절 일률

이 절에 포함되는 결과는 관절 모멘트(M)과 관절 각속도(ω)의 곱으로 얻어진다. 양의 값은 파워의 발현을 보여주며; 음의 값은 파워의 흡수를 나타낸다. 또한 이 값은 근육의 활동이 구심성인지 원심성인지를 생각하는데 이점이 있다. 구심성 활동은 파워의 발달과 관련이 있으며, 원심성 활동은 파워의 흡수와 관계가 있다. 이 그래프들은 해석하기 어렵지만 여러분들이 모멘트가 굴곡모멘트인지 신전모멘트인지를 생각하고 각각의 시간대에 어떤 움직임이 일어나는지를 생각한다면 좀 더 쉬워질 것이다. 아래의 예에서는 보행 중 족관절, 슬관절, 고관절 파워의 생성과 흡수를 연구한다. 파워의 흡수, 원심성 활동은 음으로 나타나며 파워의 생성은 구심성 활동 즉, 양으로 표현된다.

족관절 파워

족관절이 배측굴곡 속도를 가지고 배측굴곡 모멘트가 있다면, 다리 후면의 근육들이 원심성 일을 하여야 하며 파워를 흡수한다. 족관절이 저측굴곡 속도를 가지고 배측굴곡 모멘트가 있다면, 다리 후면의 근육들이 구심성 일을 하여야 하며 따라서 파워를 생성한다.

발꿈치 닿기에서 저측굴곡 모멘트와 각 속도가 있으므로 배측굴곡근으로부터 원심성 파워의 흡수가 일어난다. 이것은 몸이 발을 지나 앞으로 움직일 때 저측굴곡근에 의한 원심성 파워 흡수에 의하여 일어난다. 발 끝 떼기(push off)에서는 배측굴곡 모멘트와 저측굴곡 속도가 있으므로 저측굴곡근의 구심성활동에 의하여 파워가 생성된다(그림 6.65).

슬관절 파워

발꿈치 닿기에서 슬관절은 파워를 생성하는데, 이것은 슬관절 잎에서 일어나는 지면 반발력에 의한 것이기 때문에 슬관절이 굴곡될 때 신전 모멘트를 만든다. 이러한 초기의 슬괵근의 파워 생성 또는 구심성 수축은 슬관절이 발꿈치 닿기 때 과신전 위치로 가는 것을 막고 굴곡하도록 한다. 이 시점 이후에 지면 반발력은 슬관절 후면으로 떨어져서 슬관절이 굴곡되는 동안 굴곡 모멘트를 만들며 따라서 대퇴사두근은

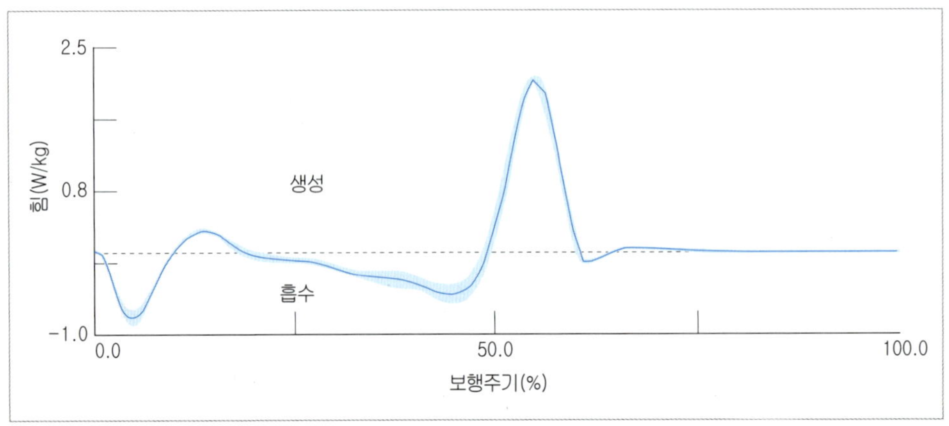

그림 6.65 정상 보행 중 족관절의 특징적인 파워

충격 흡수기로 작용하기 위하여 원심성 일을 하게 될 것이다. 다음 슬관절은 보행주기의 거의 20%에서 파워를 생성한다. 이 시점에서 지면 반발력은 슬관절 뒤에 있게 되며 이러한 일은 경골 위에서 대퇴골을 당기고 구심성으로 작용하는 대퇴사두근과 관계가 있다. 슬관절이 신전될 때 지면 반발력은 슬관절을 통과하며 모멘트를 만들지 않고 따라서 거의 또는 전혀 파워가 생성되거나 흡수되지 않는다. 보행주기의 50~60% 지점인 발 끝 밀기(push off)에서 슬관절이 포함되는 것에 주목하는 것은 흥미 있는 일이다. 이 시점에서 지면 반발력은 슬관절 뒤로 떨어지며 굴곡 모멘트를 만들지만 이 시점에서 슬관절은 굴곡되며 따라서 파워는 생성되지 않고 흡수된다. 그러므로 발 끝 밀기(push off)에서 파워는 거의 또는 전혀 생성되지 않는다(그림 6.66).

고관절 파워

발꿈치 닿기에서 고관절은 파워의 흡수를 보이는데 이것은 굴곡 모멘트와 짝을 이룬 잠깐 동안의 굴곡 속도에 의한 것이다. 그리고 나서 고관절은 아직은 모멘트가 고관절을 구부리려고 하는 동안 지지한 다리를 넘어 몸을 움직이기 시작하도록 신전시키는데 이것은 고관절 신전근에 의한 파워의 생성에 의하여 얻어진다. 보행주기의 거의 25%에서 모멘트는 고관절의 뒤를 지나며 굴곡 모멘트에서 신전 모멘트로 변화하지만 고관절은 아직 신전되고 있다. 이것은 몸이 지지한 다리 위로 지나갈 때 파워 흡수 또는 고관절 굴곡근의 원심성 조절과 관계가 있다. 보행주기의 50% 이후 고관절은 최대 신전 위치에 도달하며 이 지점 이후 발끝 떼기 동안 빠른 파워의 생성이 일어난다. 이 파워의 생성은 고관절이 굴곡 각속도로부터 신전 각속도로 변화하는 동안 신전 모멘트를 만들어 내는 지면 반발력에 의한 것이며 발끝 떼기 동안 파워 생산에 공헌한다(그림 6.67).

근력검사와 훈련

이 장까지 우리는 모멘트, 근육의 힘 그리고 관절력을

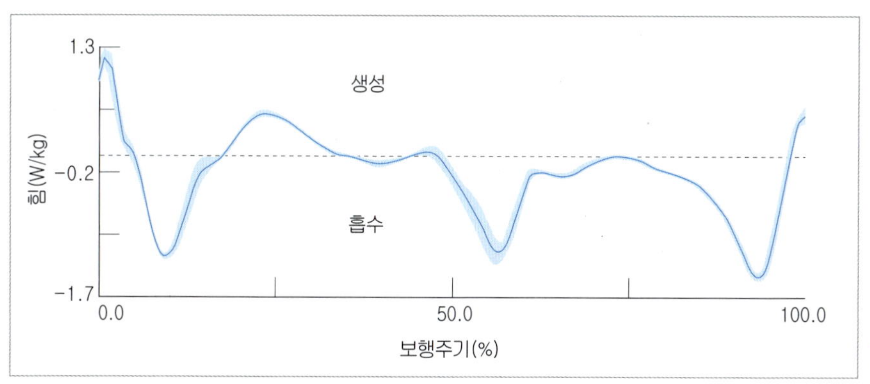

그림 6.66 정상 보행 중 슬관절의 특징적인 파워

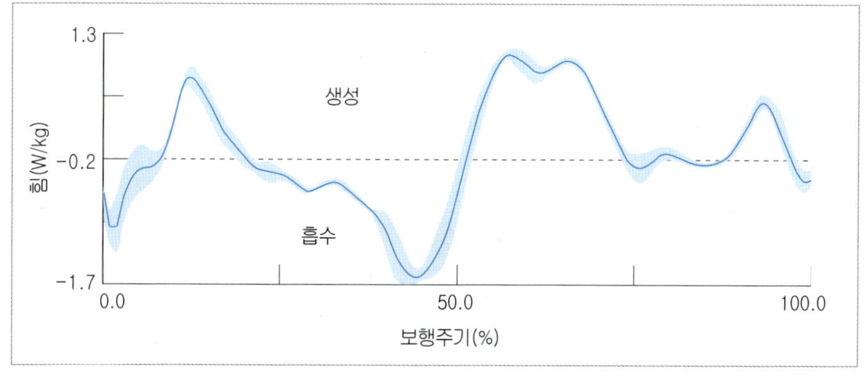

그림 6.67 정상 보행 중 고관절의 특징적인 파워

살펴보았다. 우리가 흔히 근육과 관절의 운동 수행능력이라고 말한 것이 근력이라고 할 수 있다. 그러나 정확하게 근력은 무엇인가? 사전에서는 힘을 쓰는 능력 또는 힘에 대항하는 지구력 또는 파워라고 하지만 근력에 관하여 서술하는 보다 나은 방법은 근력이란 특정 근육 또는 근육 집단이 발휘할 수 있는 힘의 양이다. 그러나, 근력을 측정할 때, 우리가 취하는 측정값은 근육이나 근육 집단의 실제 근력을 직접적으로 측정하지 못한다. 근육에 의하여 만들어지는 효과적인 모멘트는 무엇이며 일반적으로 기록되는 것은 어떠한 것인가. 이것은 근육의 힘은 동적 활동이 일어나는 동안 지속적으로 변화하는 근육의 위치, 신체 분절의 위치, 근육의 정지부 위치와 당기는 선 등에 관한 정보를 필요로 하는 어려운 일이기 때문이다.

임상 시설에서 사용되는 대부분의 측정방법은 실제 근력을 측정하는 것과 거리가 멀지만, 수많은 간접 평가 방법들이 존재한다. 근육에 의하여 만들어지는 힘의 간접적인 평가는 많은 요인에 의하여 영향을 받을 수 있다. 다음 절에서는 상지 근력을 생각할 때 이들 요인들의 서로 다른 치환을 고려할 것이다.

이들 요인들은 다음과 같다.

- 신체 분절의 기울어짐
- 적용된 부하의 위치와 크기
- 근육의 정지부 위치
- 근육의 당기는 각도
- 근 수축 유형
- 근 수축 속력

신체 분절의 기울어짐에 의하여 야기되는 효과적인 모멘트의 변화

신체 분절의 기울어짐은 관절의 모멘트에 대단한 영향을 끼칠 수 있다. 전완의 세 가지 자세에서 무게의 영향이 매우 다르다는 것을 보여준다(그림 6.68). 주관절의 최대 모멘트는 전완이 수평 위치에서이고, 전완이 그보다 위나 아래에 있을 때는 모멘트는 감소되며, 전완이 수직 위치에 있을 때는 분절의 모든 무게가 관절을 통하여 작용하기 때문에 주관절에는 모멘트가 전혀 없다. 전완을 따라서 작용하는 안정 성분의 방향에 주목하는 것 또한 중요하다. 전완이 아래로 내려갈 때 전완을 따라 작용하는 구성 요소는 전완이 상완으로부터 멀어지도록 당길 것이며, 전완이 위로 올라갈 때는 상완을 향하여 압박을 가할 것이다; 이것은 각각 주관절에서 관절력을 감소시키고 증가시키는 효과를 가진다.

적용된 부하의 위치와 크기

적용된 부하의 위치와 크기는 주관절 모멘트에 대한 중요한 효과를 가지며 이어서 근육의 힘과 관절력에 중요한 효과를 가진다. 근력을 사정할 때 이들 두 요인들은 측정되고 설명되어야 한다. 대상자가 지지할 수 있는지를 보기 위하여 무게를 팔 끝에 둔다면 모멘트는 부하의 크기와 대상자 팔의 길이에 좌우될 것이다(그림 6.69).

근육의 운동 수행능력이나 근력을 사정할 때 부하의 크기와 피험자 팔의 길이 모두 고려할 필요가 있

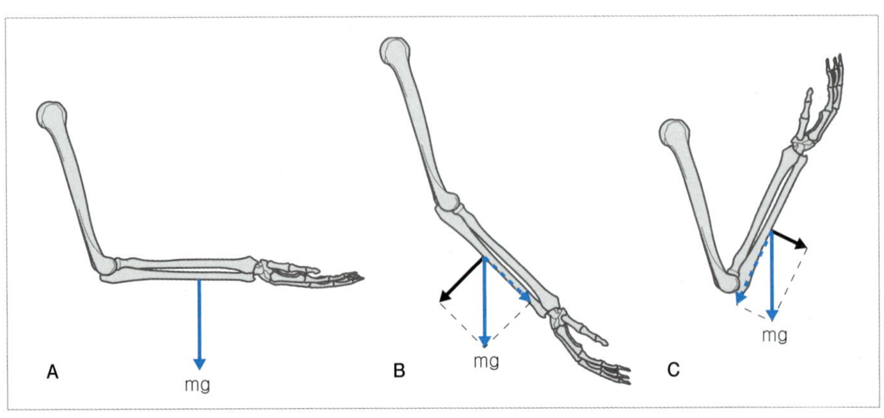

그림 6.68 A: 전와 수평, B: 전완 내리기, C: 전완 올리기

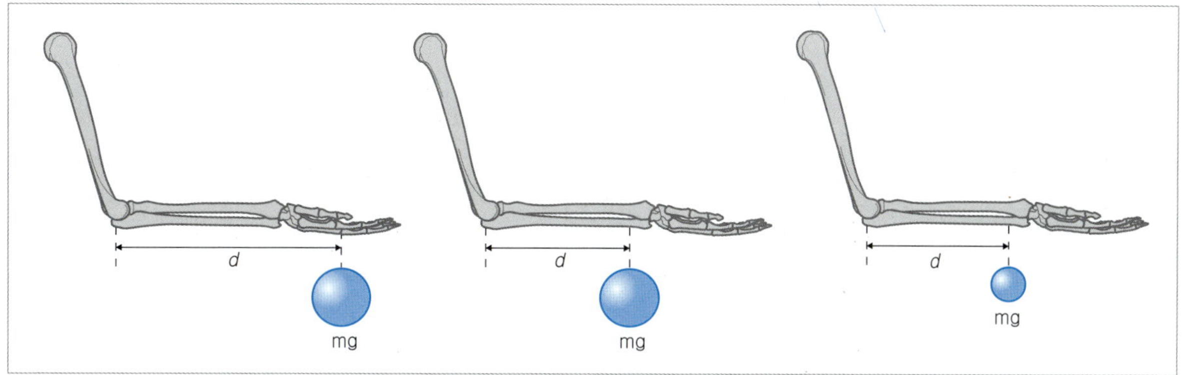

그림 6.69 적용된 부하의 위치와 크기

다. 예를 들어, 신장이 서로 달라서 경골의 길이가 서로 다른 사람이 있는데 동일한 부하를 가지고 발꿈치 들기라는 동일한 활동을 할 때 근육의 정지부 지점이 유의하게 다르지 않다면 더 짧은 경골을 가진 사람이 근육의 힘을 덜 사용할 것이다.

근육 정지부 지점

서로 다른 근육들은 다른 정지부를 가진다. 이러한 정지부의 위치는 주어진 전환 모멘트를 지지하기 위하여 요구되는 근력에 많은 영향을 끼친다. 그림 6.70에 두 가지 예를 보여준다. 그림 6.70A에서는 근육 정지부 지점이 주관절에 가깝게 있지만 그림 6.70B에서는 더 멀리 붙어있다.

특정 부하를 위해서는 정지부가 관절에 가깝게 붙어있다면 근육이 큰 힘을 발휘하여야 한다. 역으로, 근육 집단이 극복할 수 있는 최대 근력이 있다면 보다 무거운 부하가 관절로부터 보다 멀리 떨어진 정지부 지점으로 이동될 수 있을 것이다.

이것은 우리가 역도 선수를 볼 때 흥미로운 것을 생각하도록 해준다. 역도 선수는 자신이 보다 큰 근육 힘을 지지할 수 있기 때문에 보다 무거운 무게를 들어 올릴 수 있는 것인가 또는 이것은 근육 정지부 지점의 차이 때문인가? 후자가 사실이라면 우리는 과업에 따라 힘이 다른 것을 실질적으로 평가하고 있는가?

근육이 당기는 각도의 효과

신체 분절이 지면과 관계하여 움직일 때 근육의 각도는 신체 분절과 관계하여 움직인다. 신체 분절의 서로 다른 기울기를 생각하라 그러나 무게에 의한 모멘트에 관하여 생각하기 대신 전완과 관계된 힘의 작용선에 대하여 생각한다. 근육이 만들어낼 수 있는 최대의 모멘트는 주관절이 90°에 있는 때이며 이것은 근육과 신체 분절 사이의 각도가 거의 90°를 만들기 때문에 근육 힘으로부터 가장 큰 회전 성분을 만든다. 이 자세에서 굴곡되거나 신전되어 주관절이 점점 멀어질 때 근육이 만드는 모멘트는 전완에 90°로 작

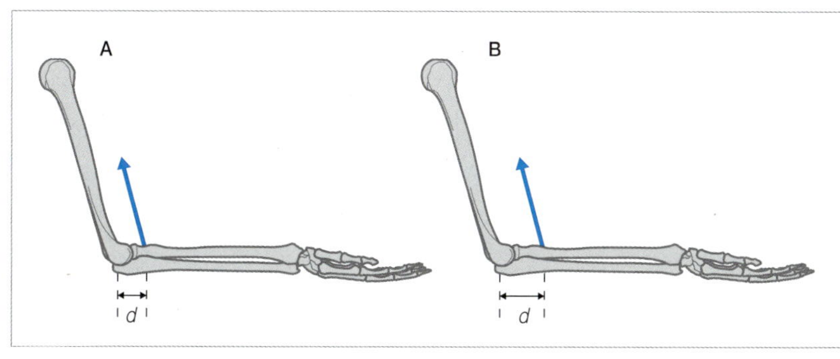

그림 6.70 A: 근육 정지부 지점 가까워짐, B: 근육 정지부 지점 멀어짐

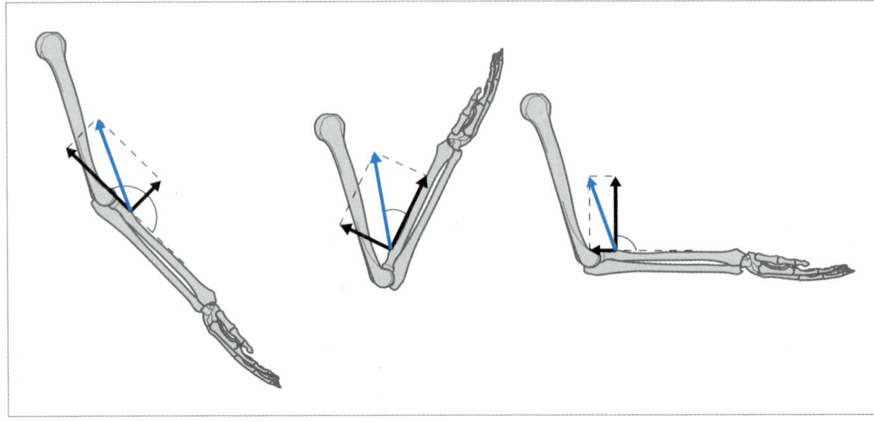

그림 6.71 근육의 당기는 각도의 효과

용하는 근육 힘의 회전 성분이 감소될 때 감소된다. 주관절이 완전히 신전되어 전완이 수직이 되면 이 지점에서 회전 성분이 최소가 되기 때문에 근육이 모멘트를 만들기 쉽지 않다. 또한 주관절이 굴곡될 때 근육 힘의 안정성분의 방향에 주목하는 것은 흥미 있는 일이다. 이것은 관절로부터 전완이 멀어지도록 당기는 것으로 나타나며 관절에 대한 압박 안정력을 제공하지는 않을 것이지만 이 위치에서 회전 성분은 관절에 대한 압박력을 제공할 것이다. 사실은 우리는 또한 주관절을 고정시키기 위한 신전근으로부터의 동시 수축을 하고 있다(그림 6.71).

근 수축 유형

근 수축 유형은 조절될 수 있는, 고정될 수 있는, 극복될 수 있는 저항에 영향을 끼친다. 세 가지 유형의 근수축은 등척성 수축, 구심성 수축, 원심성 수축이다. 등척성 수축은 근육의 길이가 실질적으로 일정할 때의 고정하는 수축이다. 구심성 수축은 활동 중 근육이 짧아지는 수축이다. 이러한 수축들은 일반적으로 가장 약한 근 수축이며 특정 부하에 대하여 등척성 수축과 원심성 수축에 비하여 더 많은 수의 운동 단위의 동원을 필요로 한다. 원심성 수축은 활동 중 근육이 늘어나는 수축이다. 이 수축은 일반적으로 가장 강한 근 수축이며 특정 부하에 대하여 등척성 수축과 구심성 수축에 비하여 더 적은 수의 운동 단위의 동원을 필요로 한다.

수축 속력의 효과

운동 중 속력을 분류하는데는 세 가지 방법이 있다.

- **등장성** 수축은 일정한 부하가 적용되지만 움직임의 각속도는 변화할 수 있는데 근 수축율의 상당한 변화를 허용한다. 이것은 일상의 근육과 관절의 기능에 가장 밀접한 것이지만 속력의 변화는 근육이 만들 수 있는 힘의 양에 지속적인 영향을 끼치며 정확한 근 기능을 평가하기 어렵게 만드는 요인이다.
- **등속성** 수축은 움직임의 속도 또는 각속도가 일정하게 유지되지만 부하는 변화될 수 있으며; 이러한 일하는 속력의 고정은 우리가 근육 운동 수행 능력을 평가하는데 도움이 되지만 관절의 속력 또는 속도는 언제나 단 하나의 설정된 속력으로 제한된다.
- **등척성** 수축은 힘의 다양함과 관계가 있지만 관절은 정적인 위치에 고정된다; 따라서 근육의 길이는 움직임이 일어나지 않을 때와 동일하게 유지된다. 이것은 정적인 모멘트가 지지된다는 것을 말하지만 동적으로 만들어질 수 있거나 지지될 수 있는 모멘트와 관련지을 필요는 없다.

객관적 사정 방법

임상에서 사용하는 힘을 측정하는 발전된 방법은 근력 측정기(myometer)라고 부르는 도구를 사용하며; 이것은 끈을 이용하여 신체 각 분절에 부착시킬 수 있다. 하나의 예가 Nottingham Mecmesin Myometer 인데 견관절 기능을 평가하기 위한 근력의 지속적 점수 구성을 사정하기 위하여 사용되어온 힘 측정기이다(그림 6.72). 그러나, 이 방법은 등척성 수축과 동적이지 않은 일에 대해서는 결점을 가지고 있으며 반복적이고 목적성 있는 측정을 위해서는 분절에 끈의 위치를 정할 때 주의를 기울여야 한다.

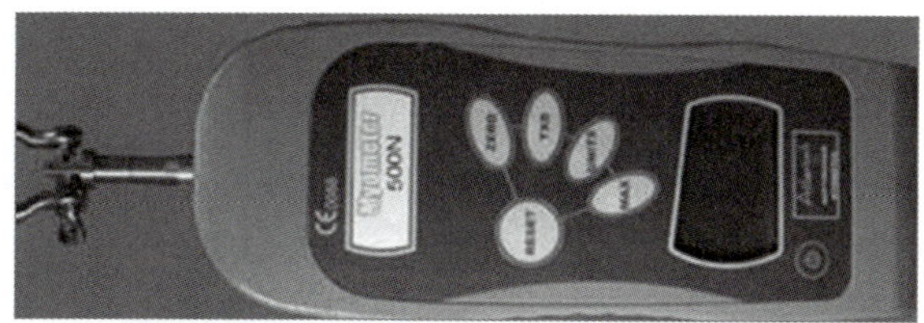

그림 6.72 Nottingham Mecmesin myometer

등속성 동력계(isokinetic dynamometer)를 사용하는 다른 방법이 있는데 각속도를 미리 설정하거나 조절하여 표준화된 사정을 할 수 있도록 하며 각 개인이 만들 수 있는 저항량을 측정한다. 각 속도를 조절하

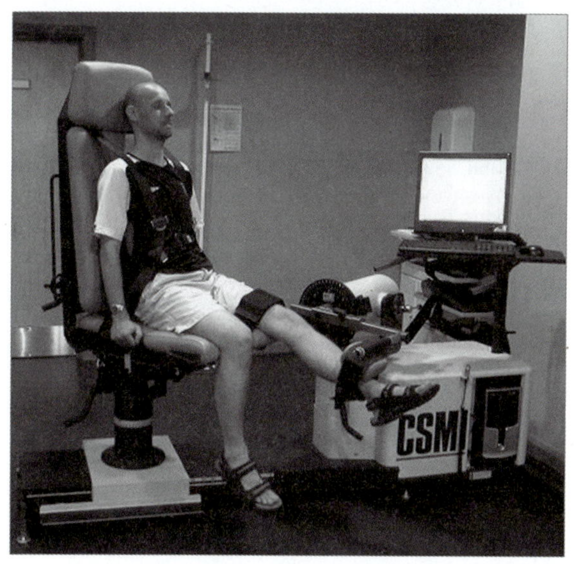

그림 6.73 Isokinetic machine

고 저항을 측정하는데 있어서 생성된 근 파워는 아주 찾기 쉬워진다. 등속성 수축은 또한 구심성, 원심성, 등척성 모멘트(등속성 수축에서는 토크로 설명된다)를 일어나도록 하며 구심성 파워와 원심성 파워가 각각 제공된다. 많은 등속성 기구들이 또한 등장성 사정, 지속적 부하에 대한 등장성 수축 또는 전체 운동범위를 통한 토크의 사정을 가능하게 한다. 등속성 기구가 검사하는 운동범위를 통한 분절의 무게를 용납하는 능력을 가졌지만 등장성 검사는 무게에 구속되지 않는 시뮬레이션이며 따라서 근육에 의하여 만들어지는 토크와 파워의 진정한 설명을 하는 것이다(그림 6.73).

결론

이 장은 움직임, 힘, 모멘트, 근력과 파워 사정의 분석과 해석을 위하여 필요한 배경 이론과 방법의 일부를 조명한다. 독자들이 통증이 없는, 병적 문제가 없는 사람들의 운동 패턴을 이해하고 임상 문헌에서 사용되는 어떤 기법과 친숙해지는데 도움이 될 것이다. 이러한 모든 기법들은 치료와 재활 프로그램을 통하여 회복 정도를 객관적으로 사정하고 추적 관찰을 가능하게 하는 어떤 움직임에 영향을 끼치는 병리학과 상태의 사정에 적용될 수 있다.

참고문헌

Al-Majali M, Solomonidis SE, Spence W et al. 1993 Design specification of a walk mat system for the measurement of temporal and distance parameters of gait. Gait Posture 1: 119–120

Arenson JS, Ishai G, Bar A 1983 A system for monitoring the position and time of feet contact during walking. J Med Eng Technol 7(6): 280–284

Bell F, Ghasemi M, Rafferty D et al. 1995 An holistic approach to gait analysis. Glasgow Caledonian University's CRC. Gait Posture 3: 185

Bell F, Shaw L, Rafferty D et al. 1996 Movement analysis technology in clinical practice. Phys Ther Rev 1: 13–22

Brand RA, Crowninshield RD 1981 Locomotion studies: caves to computers (abstract). J Biomech 14: 497

Bruckner J 1998 The Gait Workbook: a Practical Guide to Clinical Gait Analysis. SLACK: Thorofare, NJ

Crouse J, Wall JC, Marble AE 1987 Measurement of temporal and spatial parameters of gait using a microcomputer based system. J Biomed Eng 9(1): 64–68

Durie ND, Farley RL 1980 An apparatus for step length measurement. J Biomed Eng 2(1): 38–40

Elftman H 1938 Forces and energy changes in the leg during walking. Am J Physiol 125: 339–356

Gage JR 1994 The role of gait analysis in the treatment of cerebral palsy. J Pediatr Orthoped 4: 701–702

Gerny K 1983 A clinical method of quantitative gait analysis. Phys Ther 63: 1125–1126

Hirokawa S, Matsumura K 1987 Gait analysis using a measuring walkway for temporal and distance factors. Med Biol Eng Comput 25: 577–582

Inman VT 1966 Human locomotion. Can Med Assoc J 94: 1047–1054

Inman VT 1967 Conservation of energy in ambulation. Arch Phys Med Rehab 48: 484–488

Inman VT, Ralston HJ, Todd F 1981 Human Walking. Williams & Wilkins: Baltimore

Marey EJ 1873 Animal Mechanism: A Treatise on Terrestrial and Aerial Locomotion. Appleton: New York (republished as vol. XI of the International Scientific Series)

Murray MP 1967 Gait as a total pattern of movement. Am J Phys Med 40: 290–333

Muybridge E 1887 Animal locomotion. In: Brown LS (ed.) 1957 Animals in Motion. Dover: New York

Muybridge E 1901 The Human Figure in Motion. Chapman & Hall: London

Patrick J 1991 Gait laboratory investigations to assist decision making. Br J Hosp Med 45: 35–37

Perry J 1992 Gait Analysis: Normal and Pathological Function. SLACK: Thorofare, NJ

Peterson WA, Brookhart JM, Stone SA 1965 A strain-gage platform for force measurements. J Appl Physiol 20: 1095–1097

Pomeroy VM, Pramanik A, Sykes L et al. 2003 Agreement between physiotherapists on quality of movement rated via videotape. Clin Rehabil 17(3): 264–272

Rafferty D, Bell F 1995 Gait analysis — a semiautomated approach. Gait and Posture 3(3): 184

Richards J 2008 Biomechanics in Clinic and Research: An Interactive Teaching and Learning Course. Churchill Livingstone: Edinburgh

Richards JD, Pramanik A, Sykes L, Pomeroy VM 2003 A comparison of knee kinematic characteristics of stroke patients and age-matched healthy volunteers. Clin Rehabil 7(5): 565–571

Rose J, Gamble JG 1994 Human Walking. Williams & Wilkins: Baltimore

Saunders JBDM, Inman VT, Eberhart HS 1953 The major determinants in normal and pathological gait. J Bone Joint Surg 35A: 543–558

Wall JC, Charteris J, Turnbull G 1987 Two steps equals one stride equals what? Clin Biomech 2: 119–125

Winter DA 1993 Knowledge base for diagnostic gait assessments. Med Prog Technol 19(2): 61–81

골다공증

CHAPTER 7

Osteoporosis

홍완성

CHAPTER CONTENTS

개요

물리치료사는 골다공증의 광범위한 임상적 상황에 마주치게 된다. 이 장은 골다공증의 일반적인 상태를 효과적으로 관리하고 치료하는데 필요한 생리적, 병인적, 진단적 절차의 중요한 배경과 필수적인 정보를 제공하고 있다.

뼈는 스스로 재생하는 독특한 능력을 가진 살아있는 놀라운 조직이다. 뼈는 우리가 운동을 더 많이 하거나 적게 하였을 때, 근육과 건에 의해 스트레스를 받을 때, 식이요법과 건강상태의 변화에 따라 밀도와 내부 구조를 변화시킬 수 있다.

골다공증은 사람이 살아가는 자연적인 노화 과정과 매우 밀접한 관련이 있으나 최근까지도 실제적인 질환의 진행과정을 인식하고 치료방법을 발견하는 것은 매우 미미하게 이루어졌다. 영국의 한 지역에서의 중세 골격 검사는 그들과 현재 우리의 삶의 방식 사이의 현저한 차이에도 불구하고 대퇴에서 나이와 관련된 골소실의 매우 유사한 증거를 발견하였다(Mays, et al., 1998). 인구가 증가하면서 우리는 중세 조상과는 달리 풍요롭게 지내고 있다. 또한 더 나은 삶의 질을 기대하고 예전보다 더 많이 자립할 수 있기를 기대한다. 이것은 골다공증이 현대 사회에 커다란 문제가 될 것이며, 개인적인 고통과 골다공증의 치료를 위한 건강 서비스 비용의 관점 모두에서 막대한 영향을 끼친다는 것을 의미한다.

정의: 세계보건기구(WHO)의 합의도출회의(CDC, 1991)에서 골다공증은 '낮은 골량과 골조직의 미세 구조적 황폐화를 특징으로 하며 결과적으로 뼈의 무름과 골절의 민감도를 증가시키는 진행성 근골격 장애' 라고 정의되었다.

파쇄골

파쇄골(불완전골형성증, brittle bone disease)은 골다공증과 다른 것으로 유전질환이다. 만일 파쇄골에 대한 더 자세한 정보를 원한다면 우편을 보내거나 사이트를 방문하시오. Brittle Bone Society, 30 Guthrie Street, Dundee DD1 5BS(telephone 01382 204446), www.brittlebone.org. 무료상담전화 08000 282459 (안내만 가능)

아동기나 성인 초기에는 골격 성장에 많은 차이점이 있다. 뼈의 길이 성장이 멈추고 각 개인의 최대 골격 크기가 결국 일정 수준에 도달한다. 개인의 삶에서 30대 말에 골밀도 또한 최대를 나타낸다. 이러한 요인들은 능동적인 삶을 살 수 있도록 요구되는 골격의 크기와 유연성, 강도가 결합된다. 골격 성장은 완전히 정지되는 것은 아니다 - 뼈는 살아있는 조직이며 최적의 건강을 유지하기 위해 항상 스스로 재생될 필요가 있다. 그것은 골다공증의 중요한 요인인 재생이나 재형성의 과정이다. 골유전성 세포 특히, 파골세포나 골아세포의 활동은 잠재적인 유지나 골밀도 소실을 위해 중요하다.

국제골다공증학회(NOS)는 영국에 위치하고 있으며 골다공증 환자나 위험 인자를 가진 환자들이 골절을 예방하고 좀 더 나은 삶의 질을 영위하기 위해 적절한 충고와 치료를 받도록 보장하는 운동을 벌인다. NOS는 공공의 건강전문가를 위한 교육을 진행하고 정부와 건강기구에 압력을 가하며 골다공증을 예방하고 치료하는 서비스와 연구를 지지하기 위해 모금활동을 펼치는 등 골다공증 환자와 그들의 보호자를 위해 정보를 제공하고 후원하는 역할을 한다.

NOS는 아마추어와 건강전문가 모두를 위해 회원 프로그램을 제공하며 계간지를 통해 골다공증에 대한 최근의 정보와 연구를 제공한다. 또한 회원이든 아니든 간에 건강전문가와 아마추어들을 위해 골다공증 전문 간호사들이 관리하는 도우미 서비스를 제공한다.

NOS는 또한 영국 주위에 거대한 조직의 환자 후원 그룹을 가지고 있다. 이들은 자원봉사에 의해 운영되며 협력하여 골다공증 환자를 위한 기회를 제공하며 다른 사람들의 경험에 대해 배우고 다양한 주제에 대해 외부강의를 들을 수 있는 기회를 제공한다.

NOS는 어떤 주제에 대한 길잡이를 제공하는 건강전문가의 진술과 골다공증의 모든 측면에 대한 정보 책자에 이르기까지 광범위한 출판물을 만들어낸다. NOS는 어떠한 제약회사와도 독립적이며 모든 정보는 근거에 중심을 두고 있다.

골 재형성의 생리학

골격은 피질골과 골소주 또는 해면골의 두 가지 형태로 구성된다.

- 피질골은 주로 장골의 경부와 편평골의 표면에서 발견된다. 골격의 약 80~90%가 피질골로 이루어진다.
- 골소주 또는 해면골은 편평골의 내부를 형성하며 장골의 끝부분에서 발견된다.

이들 두 가지 형태의 뼈는 서로 다른 유형의 힘을 받는다. 골소주는 주로 압박에 대항하도록 고안된 반면 피질골은 비틀림과 압박 뿐 아니라 휘는 힘을 잘 견디는 데 필요하다. 골 재형성이나 전환은 무작위로 여러 부위의 골격을 따라 일어난다. 재형성의 과정은 이들 서로 다른 골 구조물의 단면에서 일어나는데, 이것은 골소주가 더 넓은 단면적을 가지고 있기 때문에 골소주에서의 재형성 비율이 피질골의 재형성 비율보다 훨씬 높다는 것을 의미한다.

파골세포는 뼈의 재흡수가 가능한 골세포이다. 그들은 오래된 뼈를 재형성하고 흡수하기 위해, 공동을 형성하기 위한 선택된 부위의 골표면에 위치를 정한다. 짧은 간격을 두고 뒤이어 골아세포가 새로 형성된 공동 안에서 스스로 위치를 정한다. 이들은 골형성 세포이며 주요기능은 뼈의 단백질 성분인 유골을 형성하고 무기질화한다. 또한 골아세포는 단백질에 기초한 골기질에서 발견되는 어떤 성장 인자의 근절에 책임이 있으며 그것은 골아세포가 일반적으로 골대사를 좌우하는 것으로 생각되는 세포라는 사실 때문이다.

인체내의 다른 많은 세포들처럼 파골세포와 골아세포는 모두 상당히 짧은 주기를 가진다. 항상 새로

Key Point

이들 세포의 진행에 대해 알려진 것이 많다 하더라도 파골세포가 재형성에 필요한 위치로 즉시 이동하고 골아세포가 뒤따른다는 주장은 여전히 불분명하다.

운 세포가 만들어지고 오래된 세포는 죽는데 이 과정을 세포자멸사(apoptsis)라 한다. 에스트로겐과 비스포스포네이트(골다공증을 예방하고 치료하는 데 사용하는 비호르몬성 약물그룹)는 파골세포에서 세포고사를 진행시킬 수 있으며 골아세포에서는 이 과정을 억제시킬 수 있다. 그러나 글루코코르티코이드는 반대작용을 일으킬 수 있다. 즉 파골세포에서 세포자멸사를 억제하고 골아세포의 사멸을 증진시킨다(Weinstein and Manolagas, 2000).

뼈의 재형성 과정은 느리게 진행되며 나이를 먹어감에 따라 더 느리게 진행된다(그림 7.1). 휴식기를 포함하여 한 번의 완전한 재형성 주기는 성인에서 3~6개월이 걸리며 전체 골격에 재위치하기 위해서는 7~10년 정도가 걸릴 수도 있다. 어린아이들은 이것이 2~3년 정도면 완전해질 수 있다. 이 주기 동안 뼈의 형태와 골량의 어떠한 변화는 간신히 알아챌 수 있다. 왜냐하면 골다공증 환자들은 이러한 과정이 매우 느려서 2년 이내로 세밀히 검사하여도 일반적으로 확인되지 않기 때문이다.

일반적인 뼈의 재형성 목표는 뼈가 없어지는 양 만큼 재위치하게 하는 것이다. 정확히 말하면 기능적으로 이것은 균형잡힌 주기를 이룬다(그림 7.2A). 그러나 문제가 생겨 이 주기가 불균형해질 때가 있다. 파골세포가 활동성을 증가시키거나 골아세포가 활동성을 감소시킬 때 뼈의 결손이 일어날 것이며 더 많은 뼈들이 만들어지기보다는 흡수되며 골밀도의 소실이 일어나고 어쩌면 골다공증을 일으킬 수도 있다(그림 7.2B). 골밀도가 감소할 때 뼈 구조는 그들의 강직성과 강도를 잃어버리기 시작한다(그림 7.3).

골밀도는 골강도의 단일요소가 아니다. 골의 질과 같은 다른 요인들이 똑같이 중요하지만 측정이 매우 어렵다. 골밀도와 골절 위험성 사이에는 강한 역상관관계가 있으므로 골밀도 감소의 표준편차에 따라 골절발생율이 2~3배 증가한다(골다공증의 진단부분 참조)(Marshall, et al., 1996). 골밀도는 측정가능하며 그것은 환자를 진단하고 확인하는 데 항상 사용되는 골무기질 밀도이다.

골밀도의 손실은 나이에 따라 크게 영향을 받는다. 삶의 주기 동안 골밀도 수준을 보고한 연구는 골량이

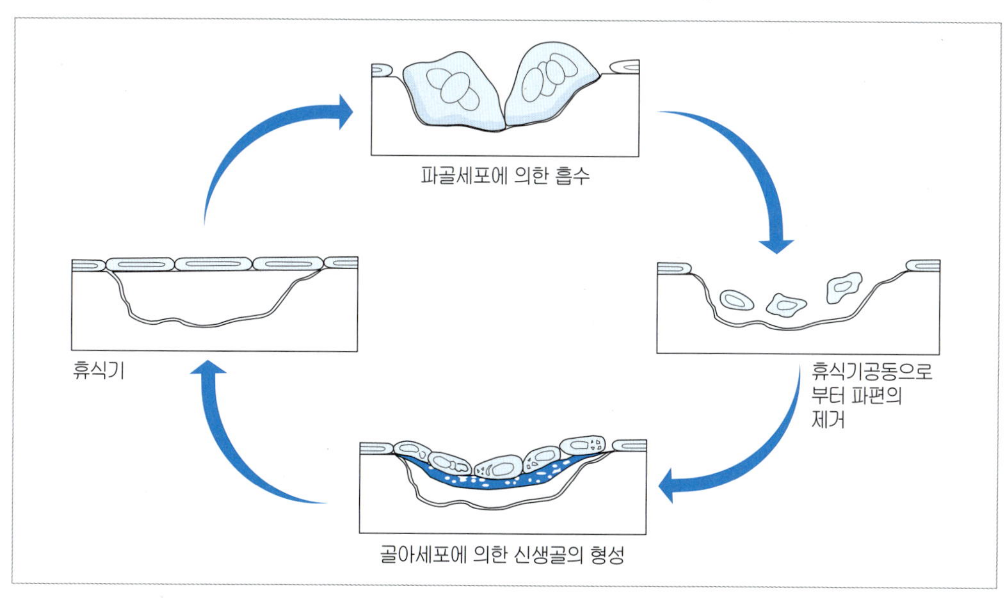

그림 7.1 뼈의 재형성 주기

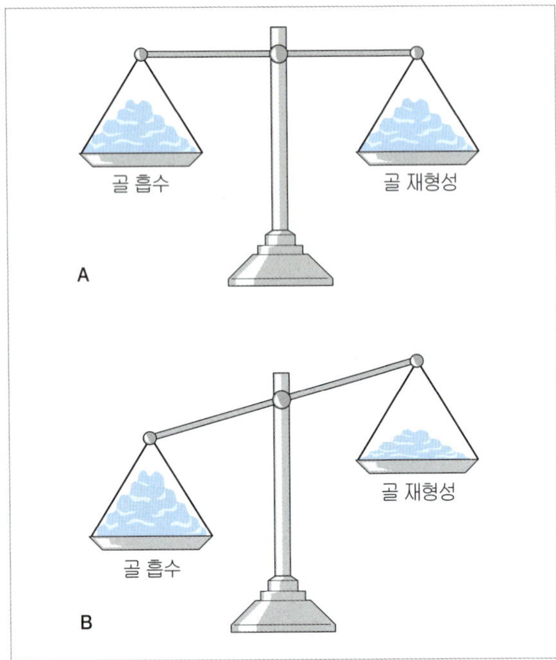

그림 7.2 골의 재형성. A: 정상 골아세포의 활동성은 파골세포의 활동성과 조화를 이룬다. B: 골다공증의 경우 파골세포의 활동성이 골아세포의 활동성을 넘어선다.

아동기부터 성인초기까지 끊임없이 증진되는 것을 보여준다(그림 7.4). 남자들은 일반적으로 여자보다 더 큰 골 구조를 가지기 때문에 더 큰 최대 골량을 나타낸다. 그러나 남, 녀 모두 최대치에 도달하고 나서 40대 중반 수준까지 유지된다. 그 순간이 지나면 자연스럽게 나이와 관련하여 골밀도가 감소하기 시작하고 이것은 파골세포와 골아세포가 더 이상 같은 비율로 일할 수 없기 때문이다. 에스트로겐 결핍 같은 다른 요인들 또한 골밀도의 감소에 영향을 미칠 것이다.

문제의 범위

골다공증은 개인적인 고통과 골다공증의 치료를 위한 건강 서비스 비용의 관점에서 밀접한 관련을 가진 커다란 문제이다. 영국에서 고관절 골절 환자를 위한 병원과 사회 보험의 통합비용은 연간 17억 3천만 파운드를 넘는다(Torgerson, et al., 2001). 폐경기 이후 여성의 골다공증성 골절을 위한 치료 비용은 2020년까지 21억파운드 이상 상승할 것으로 예측되었다(Burge, 2001). 골다공증은 종종 "무증상" 상태로 언급된다. 왜냐하면 골밀도가 낮아지는 것은 어떤 방법으로도 느낄 수 있는 장애가 아니기 때문이다. 많은 사람들은 골절이 일어날때까지 문제가 있다는 것을 알지 못한다. 이것은 골다공증의 인식부족이나 나이 든 사람에게서만 일어날 수 있다는 일반적인 가정과 합해져 예방은 큰 도전이며, 현재 우리는 빙산의 일각에 매달려 있다는 것을 의미한다.

Key Point

여성 2명당 1명과 남성 5명당 1명은 50세 이후 골절로 고통받게 될 것이다(Van Staa, et al., 2001)

Key Point

기대수명은 증가하고 있다. 영국은 2001년 인구조사에서 50세 이상 인구가 전체 인구의1/3(약 2천만)을 넘는 것으로 알려졌다. 이것은 2020년까지 2천5백만까지 증가할 것으로 예측된다(Shaw, 2004). 이는 나이와 관련된 질환 증가 비율로 건강 서비스에서 매우 커다란 의미가 될 것이다.

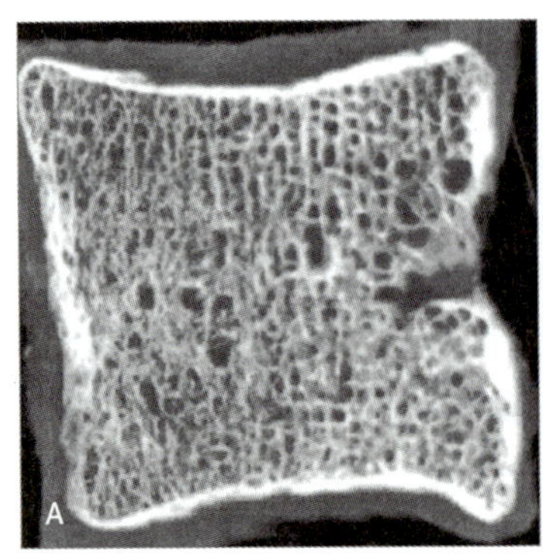

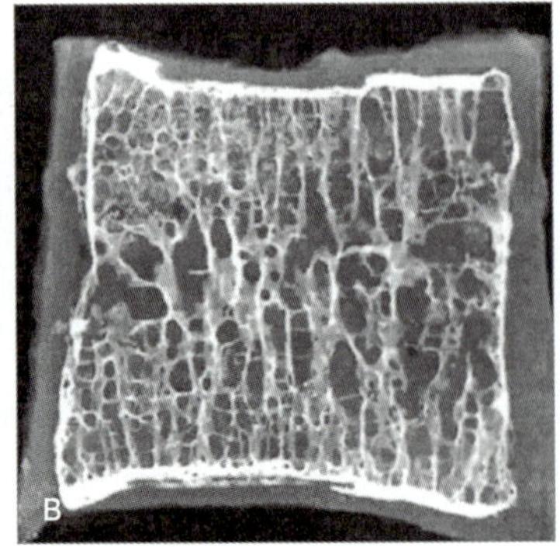

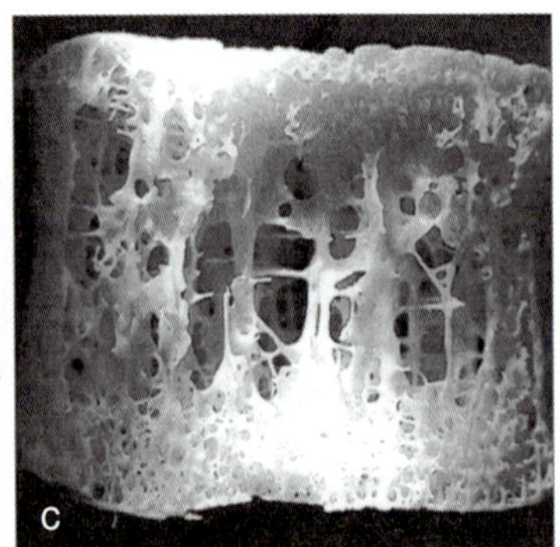

그림 7.3 A: 정상 골밀도를 보이는 척추의 단면, B: 골다공증을 보이는 척추의 단면, C: 골다공증을 보이는 척추의 외측면

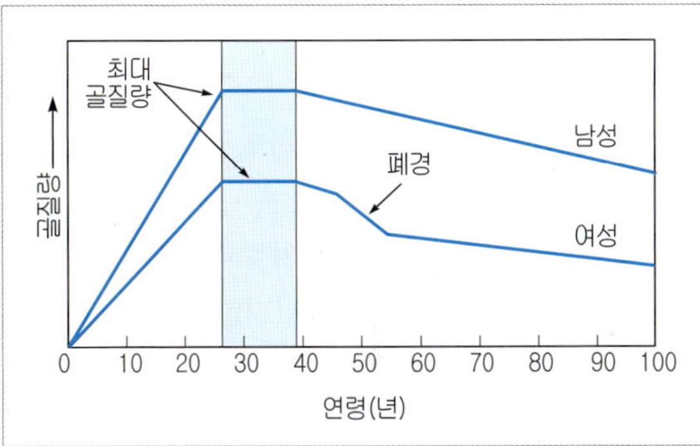

그림 7.4 나이에 따른 골질량

위험요인 분석

다음 표 7.1에 정리하였다.

나이

전세계적으로 많은 요인들이 골다공증의 증가에 기여하는 노화와 결합되며 골절과 관련이 있다. 직접적으로 많은 나이와 관련된 인자들은 감소된 운동성과 낙상의 위험성 증가와 같은 대부분 고관절 골절에 직접적인 영향을 미친다. 고관절 골절의 유병률 증가는 나이의 증가와 직접적으로 관련이 있으며 50세 여성들의 경우 남성에 비해 약 2배 정도의 위험도를 가진다.

표 7.1 여성과 남성의 주요 골다공증 위험 요인

여성의 위험 요인
- 조기 폐경(45세 이전)
- 조기 자궁절제술(45세 이전), 특히 난소절제술에 의해 양쪽 난소가 모두 제거되었을 때
- 과도한 운동이나 과도한 다이어트로 6개월 또는 그 이상 무월경 기간(임신을 제외하고)

남성의 위험 요인
- 테스토스테론의 낮은 수치(생식선부전증)

남성과 여성의 공통 위험 요인
- 과용량 코르티코스테로이드 정제의 장기간 사용(류마티스성 관절염이나 천식과 같은 상황에서)
- 골다공증의 가족력(모계 또는 부계)과 밀접한 관련이 있으며 특히 모계의 고관절 골절 과거력이 있을 때
- 쿠싱 증후군, 간이나 갑상선 장애와 같은 의학적 상태
- 흡수장애(복강 질환, 크론 병, 장질환 또는 위 수술)
- 장기간 부동
- 과도한 음주와 흡연
- 부실한 식사
- 키에 비해 적은 체중

생활양식

자동차의 발명과 같은 생활양식의 변화를 유도하는 새로운 과학기술은 사람들이 더 이상 많이 걷지 않아도 되며 신체 운동을 더 적게 하게되는 것을 의미한다. 편리한 음식이 강조된 서구화된 식습관은 골다공증의 유병률에 막대한 영향을 미쳤다. 이것은 사람들이 자주 건강한 뼈의 칼슘 권장량을 섭취하지 못하여 건강하지 않은 식습관을 가지도록 하며, 지방 소비와 같은 다른 문제들과 함께 더 많은 건강 문제들을 일으킨다. 자궁절제술로 에스트로겐의 자연적 수치가 감소된 시기에 난소절제술(난소제거)을 한 여성의 증가와 같은 진보된 기술의 다른 요소들은 낮은 골밀도 위험이 있는 폐경 후 여성의 수를 증가시킨다.

Key Point

지난 세기에 연구된 정보에 따르면 사람들이 점차 키가 커지고 있다는 것을 제안한 몇 가지 근거가 있다. 이것은 고관절 축의 길이가 증가되고 사람들의 고관절 골절 위험 요인 또한 증가하고 있음을 알 수 있다(Dennison and Cooper, 2001).

호르몬 변화

에스트로겐의 상실

여성들은 남성에 비해 더 높은 골다공증 위험에 노출된다. 최대 골밀도가 더 낮아질 뿐만 아니라 골 소실도 에스트로겐 수치의 감소에 따라 빠르게 나타난다. 여성이 폐경기에 이를 때 폐경 후 5~10년 내에 약 4%의 보다 더 극단적인 골무기질밀도의 소실을 경험한다. 이후 이것은 남성의 매년 약 1%와 유사하게 좀 더 점진적인 비율로 늦춰진다(Cummings, et al., 1985).

에스트로겐은 뼈에 대해 어떤 "보호적인" 효과를 가지고 있는 것으로 알려져있으나 사실은 그 역할이 명확하지 않다. 파골세포와 골아세포는 에스트로겐 수용기를 함유하고 있지만 그 농도는 매우 낮은 것으로 생각된다. 이것은 에스트로겐 수준의 변화가 뼈의

재형성 비율에 영향을 미친다는 것을 의미한다. 낮은 에스트로겐 수치는 파골세포 활동의 증가와 뼈의 재형성율의 증가를 통해서 골밀도의 소실을 가져오거나 최대 골량 획득에 해로운 효과를 미친다.

최근 영국에서 여성의 평균 수명은 80세이다. 이것은 많은 여성들이 30년 또는 그 이상 고갈된 에스트로겐 수치를 가진 폐경기 상태를 유지하게 되는 것을 의미한다. 평균 수명이 증가하고 있는 측면에서 보면 이러한 형태는 극적으로 증가하게 된다. 또한 나이와 관련된 손실이 함께 더 오랫동안 지속되면 눈에 띄게 골밀도에 부정적인 효과를 가져올 수도 있다.

자연적인 폐경보다 다른 이유로 인한 조기 난소 기능부전을 경험한 여성들의 숫자 또한 증가하고 있다. 난소절제 없이 자궁절제술을 받은 몇몇 여성들은 자발적인 난소 기능부전을 일으킬 수 있으며 암의 호전을 위한 화학치료와 방사선치료 같은 다른 의학적 상태로 치료를 받고 있을 때 여성은 조기에 난소 기능부전을 경험할 수 있다.

소녀들처럼 어린 여성들 또한 위험에 빠질 수 있다. 우리는 대중매체를 통해 매우 날씬한 전형적인 '완벽한' 여성들의 폭격을 받으며 많은 여성들과 어린 소녀들은 이러한 이상적인 이미지를 따라가려는 압박을 받고 있는 자신들을 발견하게 된다. 신경성 식욕부진과 식욕과항진증과 같은 섭식장애는 칼슘 등 무기질의 영양부족 뿐만 아니라 신체기능 저하와 월경정지의 원인이 되는 에스트로겐 같은 호르몬의 생산 감소를 일으킬 수도 있는 심각한 예이다. 과도한 운동 역시 이러한 영향을 일으킬 수 있다(Keay, et al., 1997).

이러한 저에너지 효율성은 시상하부, 뇌하수체, 갑상선과 많은 종류의 호르몬에 영향을 미치는 데 사용된 에너지와 비교하여 더 적은 식이 에너지 섭취에 의한 원인이라고 믿어진다. 6개월 또는 그 이상의 무월경(기간 결손)은 여성의 골밀도에 장기간의 관련을 가지며 특히 이것이 더 어린 나이에 일어나면 골밀도에 계속적인 영향을 미치게 된다.

남성 골다공증

남성의 경우 성선기능저하증이나 테스토스테론의 낮은 수치가 유일한 골다공증의 위험인자이다. 이것은 고환이나 뇌하수체의 장애와 같은 다양한 이유, 고환의 손상이나 고환의 제거, 화학치료와 방사선치료, 알콜 남용으로 인해 발생할 수도 있다(그림 7.5).

성선기능저하증이 왜 골 무기질 밀도 소실의 원인이 되는지는 명확하지 않다. 테스토스테론은 골아세포 내의 안드로겐 수용체에 활동하는 골밀도에 직접적인 영향을 미치고 따라서 뼈의 개조에 영향을 미친다고 믿어진다. 또한 에스트로겐도 여기에 영향을 미친다고 생각된다. 앞에서 미리 언급했듯이 파골세포와 골아세포는 에스트로겐을 받아들이는 것으로 알려져있다. 남성에서 소량의 테스토스테론은 에스트로겐으로 자연스럽게 전환된다. 따라서 에스트로겐 결핍은 남성 골다공증의 기여 인자가 될 수도 있다(Riggs, et al., 1998; Center, et al., 1999).

비록 골다공증이 남성보다는 여성에게 더 일반적이라 할지라도 남성 골다공증이 무시되어서는 안된다. 모든 고관절 골절의 약 30%가 남성에게서 일어난다(Pande and Francis, 2001). 최근 경향에 따르면 영국에서 고관절 골절은 1985년 약 46,000건에서 2016년 117,000건으로 증가하고 있으며(Dennison, et al., 2005) 이 문제는 점차 증가할 것으로 예상된다. 또한 노인 남성의 척추 기형은 더 심각한 정도의 기형을 가지고 있는 여성들만큼 일반적일 수 있다고 제안하였다(O'Neill, et al., 1993).

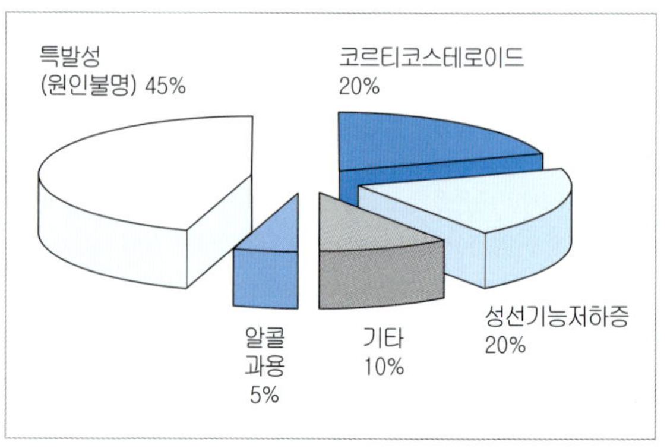

그림 7.5 남성 골다공증의 원인

Clinical note

이 장에서 검토한 모든 위험 요인은 남성과 여성 모두에 적용된다.

코르티코스테로이드 사용

사람의 골밀도에 대한 코르티코스테로이드 치료의 영향은 극적일 수 있다. 코르티코스테로이드는 골형성 세포의 자연적인 주기를 방해한다. 그들은 골아세포의 주기보다 짧고 골아세포의 주기보다 길어 개조과정은 채워지는 것보다 흡수되는 것이 더 많아 불균형을 이루게 된다. 즉, 골밀도 소실의 원인이 된다. 또한 코르티코스테로이드는 일반적으로 뼈의 개조율을 느리게 할 수 있다.

장기간 중등도에서 강한 강도의 경구용 코르티코스테로이드 섭취는 사람의 골밀도에 영향을 미칠 것이다. 또한 흡입용 마스크 같은 것으로 코르티코스테로이드를 투여하는 방법도 비록 이 강도가 치료 강도와 기간에 관련되어 있더라도 여전히 골밀도 감소의 원인이 될 수 있다고 명백히 알려지고 있다(Israel, et al., 2001). 다양한 코르티코스테로이드 투여 방법의 상대적인 효과는 흡입용 마스크를 사용하는 많은 사람들, 예를 들면 짧은 기간의 경구용 약물치료를 필요로 하는 매우 심각한 질환을 가진 사람들을 측정하는데 어려움이 있다. 분명히 대부분의 사람들이 생명을 위협하는 주요 질병이나 상태의 치료 방법을 처방받고 그것을 수행하지 않는 것을 선택의 자유라고 할 수는 없다. 그러나 약 40%의 환자가 고강도 또는 장기간의 코르티코스테로이드 치료를 받고 골절을 경험할 수도 있는 사실적 측면에서 이러한 사례들의 전문적인 관리를 알아야 하는 것은 매우 중요하다.

유전

골다공증은 유전적인 상태이다. 사람의 나이와 성별에 맞는 골밀도의 인구 편차 중 75%이상은 유전이나 물려받은 인자에 의한 것이라 생각되어지고 있다(Gueguen, et al., 1995). 골절의 가족력(특히, 50세 이후의 고관절 골절의 가족력)은 골절을 경험하는 위험성을 증가시킨다(Kanis, et al., 2004). 모계의 고관절 골절 가족력이 있는 여성은 자신도 약 2배 정도의 고관절 골절 위험을 가지고 있다(Cummings, et al., 1995).

많은 여성들은 폐경 시기에서 그들의 어머니와 같은 패턴을 따르고 있다. 이것은 골다공증 위험인자로 인한 조기 폐경은 아마도 혈통과 관련이 있을 수 있다. 또한 작은 신체 골격과 같은 다른 인자들은 그들의 부모로부터 물려받게 된다. 이것 역시 골다공증에 기여하는 위험인자로 알려져있다. 이러한 인자들은 변화하지 않으므로 골다공증의 인식은 그들의 생활양식을 변화시키는 것을 가능하게 할 것이다.

다른 의학적 상태들

결장 질환이나 크론병 같은 상태나 위수술이 필요한 상태는 음식물로부터 필수적인 무기질과 비타민을 흡수하는 사람의 능력에 매우 밀접한 관련을 가질 것이다. 우리 신체는 영양분 공급 없이는 적절한 수준의 기능을 유지하지 못한다. 일반적으로 좋은 건강 상태가 아니거나 마그네슘과 붕소 같은 다른 무기질과 함께 적절한 양의 칼슘과 비타민 D 없이 우리의 뼈는 더 이상 건강하게 유지될 수 없으며 안정된 상태로 골밀도를 유지할 수 없다.

갑상선 장애와 부갑상선 장애 또한 매우 일반적이며 낮은 골밀도를 유발할 수 있다. 목의 갑상선은 많은 신체 기능을 조절하는 능력을 가진 갑상선 호르몬(티록신)을 만들어낸다. 갑상선항진증은 갑상선이 과도한 활동을 할 때 발생하며 티록신의 과다는 뼈의 개조율과 골밀도 소실을 증가시키는 원인을 유발한다. 갑상선저하증(갑상선 활동저하)은 치환할 때 주어지는 티록신 약물치료가 너무 많이 투여되는 것을 방지하기 위해 감시하는 것 이외에는 골다공증의 위험 인자는 아니다.

부갑상선항진증은 뼈의 건강을 침해하는 또 다른 상태이다. 부갑상선은 목에 위치하며 갑상선의 바로 뒤에 있다. 부갑상선에서 만들어진 부갑상선 호르몬은 혈액의 칼슘 농도를 조절하는 데 중요한 역할을 한다. 만일 혈액의 칼슘 농도가 너무 많이 낮아지면 부갑상선은 부갑상선 호르몬의 수치를 증가시킨다. 이것은 뼈에서 칼슘을 방출하고 혈액의 칼슘 농도를 다시 증가시키도록 음식물로부터 더 많은 칼슘을 흡수하게 한다. 부갑상선항진증으로 고생하는 사람들은 부갑상선호르몬을 너무 많이 생산하며 따라서 계속해서 그들의 뼈에서 칼슘을 끌어낸다.

간의 질환이나 장애도 골밀도에 영향을 미친다. 간은 소화된 생성물과 중화된 독소, 담즙과 많은 다른 대사산물을 여과하고 저장하는 역할을 하고 있다. 만일 간에 어떤 질환이나 손상이 발생한다면 이들 기능은 적절하게 수행될 수 없게되고 차례로 골밀도에 부정적인 효과를 가져오게 된다. 또한 신체에 적절한 양의 영양과 대사작용이 없으면 이것이 크게 증가하게 된다.

부동성

이것은 물리치료사와 특히 관련이 있다. 사람들은 많은 이유로 가동성이 없어지게 되며 때로는 일시적으로 때로는 영구적으로 가동성이 없어지게 된다. 신체가 더 이상 운동하지 않으면 어쨌든 골밀도는 감소한다. 뼈의 건강은 뼈가 받도록 되어있는 규칙적인 스트레스와 하중부하에 의해 어느 정도 유지된다. 우주비행사에 관한 연구와 골밀도의 무중력 상태 효과는 중력 환경에서 몇 달 동안을 보냈을 때 골격의 약 1%가 소실됨을 보여준다(Holick, 1998). 급성 고정의 효과에 대한 연구는 6개월 이후에는 다시 안정된다 하더라도 한 달에 1~2%의 골 소실을 제안하였다(Shackelford, et al., 2004). 재가동은 골밀도가 다시 향상되는 원인이 될 수 있으나 몇몇 사람들은 영원히 가동성을 잃게 되고 특히 낙상의 경우 골절의 고위험 인자로 작용하게 된다.

흡연과 음주

흡연은 뼈 재흡수 증가에 의해 골 무기질 밀도를 감소시키는 원인으로 믿어져왔다. 이것은 아마도 에스트로겐 생산 감소와 분해의 가속화 때문일 것이다. 과도한 음주 역시 골밀도 감소의 원인이나 이것은 뼈 형성을 감소시키는 것으로 생각된다.

일반적으로 건강에 대해 명확히 해로운 효과를 별

Key Point

이 분야에 대한 연구가 제한적이기는 하지만 많은 연구에서 흡연과 과도한 음주는 모두 골절의 위험을 증가시킨다고 하였다(Kanis, et al., 2005; Kanis, et al., 2004).

개로 하더라도 흡연은 조기 폐경과 관련된다. Overton과 Davies(1999)는 흡연 여성은 정상 여성과 달리 약 2년 정도 빨리 폐경을 맞이하는 경향이 있다고 보고하였다. 이것은 여성 흡연자가 2년 이상 정지된 에스트로겐 정도를 경험하며 이것이 골밀도 감소와 관련됨을 의미한다.

흡연과 과도한 음주는 생활양식에도 영향을 미친다. 흡연은 식욕억제제로 알려져 있으며 알콜 남용은 부적절한 식이를 자주 일으킨다. 이것은 낮은 영양섭취와 관련이 있으며 건강저하에 기여하고 더 나아가 뼈건강 저하와 골밀도 소실에 기여한다.

세계보건기구의 위험요인 평가도구

세계보건기구(WHO)는 최근 골다공증 위험요인 평가도구를 개발해왔다. 그 목표는 모든 수준에서 건강전문가를 제공하는 것이지만 특히 1차 진료시 향후 10년간 개인의 골절 위험요인을 정확하게 평가하기 위한 방법이다.

최근 골다공증의 진단과 치료에 대한 결정은 보통 이중에너지 x-ray 흡수촬영기법(dual energy x-ray absorptiometry, DXA)을 통한 골밀도 측정에 기초하고 있다. 골밀도가 낮게 측정될 때 골절의 위험요인이 증가하는 것은 명백한 관련이 있다. 뼈의 양을 측정하는 이 방법은 뼈의 질을 고려하지 않지만 개인의 골절 위험에 영향을 미친다.

침습적인 방법을 사용하지 않고 뼈의 질을 측정하는 것이 어렵기 때문에 WHO는 골밀도 측정과는 별개로 개인의 골절 위험 요인에 영향을 미치는 다른 임상적 위험요인을 찾는 방법을 고려하고 있는 중이다. 나이, 이전의 취약성 골절, 흡연, 음주, 스테로이드 사용, 가족력, 이차적인 골다공증(다른 알려진 요인이나 상태가 원인인 골다공증)과 같은 요인들은 개인의 골절 위험 요인으로서 모두 독자적인 기여를 하는 임상적 위험 요인으로 보여진다. 더 많은 위험 요인을 가지고 있는 사람은 골절의 위험도 더 많아진다.

WHO는 앞으로 10년 동안 개인의 골절 위험을 산출하기 위해 각각의 임상적 위험 요인들 중에서 건강관리 전문가들이 사용할 수 있는 어떠한 종류의 점수를 제공하는 것을 목표로 하고 있다. 이것은 골밀도 스캔이 도움이 되는 사람들을 확인하는 것과 골절의 위험을 감소시키기 위해 치료를 필요로 하는 사람들을 확인하는 데 도움이 될 것이다. 이 위험요인 평가 도구에 대한 작업은 아직 진행 중이며 완성을 위한 목표일도 아직 정해져 있지 않다.

공중의 인식

이 장에서 논의된 위험요인에 대한 공중의 인식은 매우 중요한 논점이다. 만일 사람들이 낮은 골밀도가 의미하는 위험이나 나중에 골다공증으로 발전하는 위험에 대한 지식을 가지고 있다면 그들의 의사에게 진단과 치료에 대한 조언을 구할 수 있고 골밀도를 극대화시키는 뼈-건강 생활양식을 변화시킬 수 있다.

골다공증과 관련된 일반적인 골절 부위

골다공증 환자들의 가장 대표적인 골절 부위는 다음의 세 부분이다.

- 손목
- 척추
- 고관절

이들 부분은 주로 골소주로 채워져 있다. 영국에서 여성의 고관절, 척추, 손목 골절율은 각각 14%, 11%, 13%이며 남성은 3%, 2%, 2%이다(Dennison and Cooper, 1996). 이것은 매년 영국에서 60,000건의 고관절 골절, 50,000건의 손목 골절, 120,000건의 척추 골절로 나타난다(Van Staa, et al., 2001; Keene, et al., 1993).

손목 골절

전완 원위부 골절(콜레스 골절)은 거의 대부분 폐경기 전후 기간의 여성들에게 발생하는 경향이 있다. 백인 여성의 콜레스 골절 유병율은 40~65세 사이에 증가하고 그후 안정된다. 그러나 남성의 유병율은 20~80세 사이에서 항상 일정하다. 손목 골절은 항상 손이 과도한 신장 상태로 떨어지면서 발생한다.

손목 골절은 겨울철에 증가하는데 다른 어떤 이유보다도 얼음판에 넘어지면서 발생하는 것으로 보여진다. 손목 골절은 나이가 증가함에 따라 계속되지는 않는데 그것은 아마도 신경근 협응이 나이와 함께 감소하여 나이가 더 들어서 넘어질때는 손으로 받치며 넘어지는 것이 감소하고 대신 엉덩이가 먼저 땅에 닿게 된다.

척추 골절

척추 골절 환자 중 1/3만이 의학적 주의를 요하는 골다공증에 의해 발생하며(Cooper, et al., 1993), 일반적인 건강관리의 일환으로 흉부 x-ray 사진을 찍었을 때 중등도에서 중증의 흉부 척추 골절로 진단받은 사람의 약 13%정도만이 골다공증에 의해 발생한다(Gehlbach, et al., 2000). 따라서 이들 골절의 추정치는 실제 골절의 숫자보다 훨씬 낮다.

척추 골절은 자연스럽게 조용히(무증상) 일어날 수 있으며 발견될 때까지 그들의 존재가 알려지지 않은 채 남아있어 단계적으로 신장이 감소하거나 척추 후만증이 발생하기도 하고 그것이 원인으로 생각된다. 이것은 사람이 특별한 동작을 만들어내거나 떨어질 때의 둘 중에서 발생할 수 있으며 이러한 손상은 심한 통증을 일으킬 수도 있다.

가장 일반적으로 관련된 척추는 T8, T12, L1 부위로 가장 약한 경향이 있다. 장력의 소실은 스스로 분쇄하며 골 무기질 밀도를 감소시키는 원인이 된다. 계속 치유되는 중이라 하더라도 원래의 입방 형태로 개선되기는 어려우며 짧아지거나 척추가 단축되어 납작해진 형태를 유지하게 된다. 또한 불규칙하게 쐐기 모양으로 골절될 수도 있는데 이들 골절은 척추 후만의 원인이 된다. 이것은 자주 '분쇄' 골절 또는 '쐐기' 골절로 언급된다(그림 7.6).

손목 골절과는 다르게 척추 골절은 특히 여성에서 나이에 따라 증가하는 경향이 있다. 그러나 이들 골

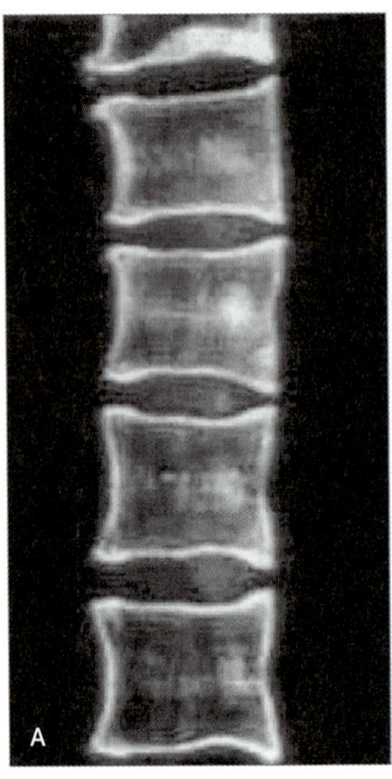
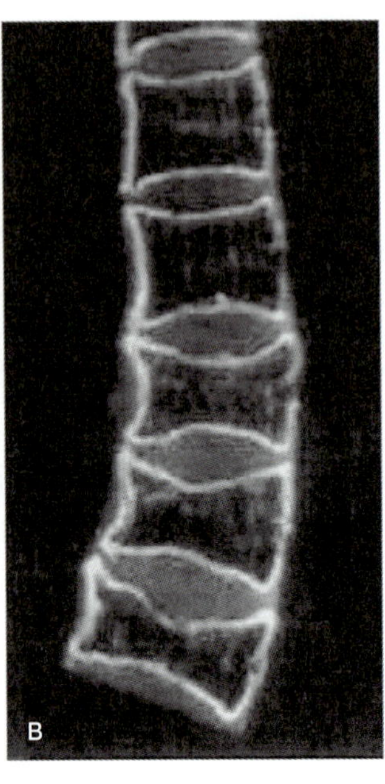

그림 7.6 A: X-ray 상의 정상 척추 모양, B: 양면이 오목한 형태와 압박 골절을 보이는 골다공증 척주

절이 실제로 보고된 경우가 매우 적어 실제적인 추세를 얻기는 매우 어렵다. 첫째로, 앞에서도 언급했듯이 무증상이며 알려진 것이 별로 없기 때문이다. 둘째로, 이들은 통증 감소 외에 다른 방법이 거의 없어 많은 척추 골절 환자들이 더 이상 골절로 인해 의학적 주의를 구하지 않는다. 척추 기형 같은 문제를 경험한 환자들은 다른 기형으로 고통받을 수 있는 위험이 7~10배 이상 높다고 보고되고 있다.

고관절 골절

Key Point

1990년 전세계의 고관절 골절은 166만으로 추정된다. 1993년 고관절 골절은 영국에서 정형외과 병상 점유율의 20%이상을 차지하는 것으로 알려졌다(Cryer, et al. 1996). 고관절 골절은 남자보다는 여자에게서 매우 유의하게 많이 나타나며 초고령과 특히 관련이 있다.

고관절 골절이 일생 중 손목이나 척추 골절보다 더 나중에 발생하는 경향이 있다하더라도 골다공증의 가장 심각한 결말을 불러온다. 이는 상당한 사망률과 질병율(질환/합병증에 수반하는)에 관련이 있다(Cooper, et al., 1993). 1996년 Baudoin과 동료들은 고관절 골절이 1년내 20%의 사망률과 관련되며 기능적인 손상과 기관화의 심각한 위험 인자임을 보고하였다. 고관절 골절은 수술이나 병원 입원을 필요로 할 수 있고 장기간 동안 회복과 재활을 모두 필요로 할 수 있다. 물리치료사는 대퇴골경 골절 환자의 재활에 중요한 역할을 담당한다.

고관절 골절은 선 채로 그대로 넘어지면서 가장 많이 발생한다. 또한 넘어지기 전에 뼈가 부러지는 소리를 들었다고 하는 사람들이나 낙상으로 인한 골절, 넘어지지 않고 골절되었다고 말하는 사람들은 거의 없다. 낙상의 위험 또한 나이에 따라 증가하는데 신경근 협응의 감소, 근긴장의 감소, 장력과 균형의 감소, 더 좁아진 시야, 일반적으로 증가하는 허약함이 모두 결합하여 낙상의 가능성을 증가시킨다.

골절의 다른 유형

이 절에서 다루어진 세 가지 유형의 골절은 가장 일반적이지만 골다공증 환자에게 일어날 수 있는 유일한 골절은 아니다. 이 질환은 어떤 뼈에도 영향을 미칠 수 있으며 다른 어떤 부위의 골절도 일어날 수 있다.

증상 및 임상 특징

무증상 발병

골다공증은 자주 그 존재를 알아차리지 못할 만큼 조

용한 상태이다. 사람들은 골밀도의 변화를 느낄 수 없으며 개인이 인식하는 첫 번째 위험 인자에 대한 지식이 없으면 골 무기질 밀도 소실이 두드러지게 일어난 지점에서 골절이 발생하게 된다. 이 상태의 초기 단계에서 통증으로 고통받지 않는다는 것은 매우 좋은 일이지만 어떠한 초기 경고 징후의 부족은 골다공증이 골절을 일으킬 때까지 골질환과 골건강을 간과하게 됨을 의미한다.

낮은 골밀도를 가졌을 때 그것으로 통증을 일으키지는 않는다. 통증이 골다공증의 매우 큰 특징이라 하더라도 일반적으로 골절이 발생하기 전까지는 아니다. 분명히 최근의 골절로 인한 통증은 사람들을 극단적으로 날카롭게 할 수 있으며 자주 일시적인 부동성의 원인이 되고 강한 진통제를 필요로 하게 될 수 있다. 몇몇 사람들은 골절이 치유되면서 이러한 통증이 가라앉고 더 이상 문제가 사라진다. 다른 몇몇은 영구적인 불편함(신경이나 근육의 침범으로 인한)이 점점 심해져 만성 통증으로 남을 수 있다. 이러한 통증의 조절은 골다공증 관리의 주요한 임상 특징이 되고 있다.

합병증

골다공증 환자가 정상적으로 치유되는 과정이 계속된다 하더라도 골절은 통증만큼이나 많이 관련된 문제들이 원인일 수 있다. 척추 골절은 자주 중요한 원인이 된다. 복합적인 척추 골절은 결국 척추후만증을 일으킬 수 있으며 척추의 가장 높은 만곡은 '노부인 후만(Dowager's hump)' 이라 불려진다. 또한 신장 감소를 일으킬 수 있는 원인이 된다. 이러한 두 가지 인자가 결합하여 거대한 문제의 원인이 될 수 있다. 몸에 맞는 옷을 찾을 수 없을 정도로 어려움을 가진 신체 이미지의 극단적인 변화는 커다란 정신적 충격을 일으키며 사회적 격리와 불안의 원인이 된다.

척추 만곡과 신장 감소는 특히 폐와 위, 장과 방광을 포함한 내장 기관의 공간을 감소시킨다. 사람들은 폐가 용량을 채울 수 있는 공간이 없어지고 적절하게 팽창하지 못해 점차 호흡이 짧아지는 것을 스스로 느낄 수 있다. 또한 작은 양의 음식물에도 쉽게 포화 상태를 느낄 수 있고 특히 노년에는 영양부족을 빨리 일으킬 수 있어 자주 식욕을 잃어버리는 것을 느낄 수 있다. 또한 소변을 자주 보게 되며 방광 등의 문제를 가진다. 많은 골다공증 환자들이 내장 공간의 부족으로 인해 이들 기관의 몸부림은 내부 압력으로 팽창된 복부를 발달시킨다. 골격은 내장기관을 보호하는 수직 장벽을 제공하며 이로 인해 만들어진 공간은 하복부에서 수평적인 팽창에 의해 발견된다.

조사와 진단

골다공증은 때로는 개인의 의학적 과거력이나 신체적 징후로 진단된다. 일반적인 x-ray 촬영은 골소실이 눈에 보이려면 30~40%이상 일어나야 하므로 골다공증의 진단에 효과적이지는 않다(Johnston and Epstein 1981). 눈에 띌 정도의 신장 감소와 척추후만증, 저외상 골절의 과거력과 다른 위험 인자의 존재는 의사로 하여금 환자에게 골다공증 진단을 내리기에 충분하다.

진보한 기술은 골다공증의 높은 위험 인자를 가진 사람들의 골밀도 측정을 가능하게 하는 정교한 주사 방법을 이끌어냈다. 다음은 세밀하게 골밀도를 검사하기 위해 영국에서 사용되고 있는 일반적인 세 가지 형태의 방법이다.

- 고관절과 척추의 이중에너지 x-ray 흡수 촬영기법(DXA)
- 디지털 DXA와 단일에너지 x-ray 흡수 촬영기법(SXA)
- 초음파(진단용, 치료용 아님)

세계보건기구의 점수 체계

세계보건기구는 DXA 스캔(아래에 언급된)의 점수 체계에 기초하여 골다공증의 정의를 발전시켰다. 이 체계는 현재 가장 정확하게 진단에 사용되고 있다.

이러한 점수는 정상범위에서 벗어난 '표준편차(SDs)' 로 표현된다(그림 7.7). 청소년들의 평균으로 각 개인의 골밀도를 비교하는 T-점수는 진단과 관찰, 치료결정을 위해 사용되는 점수이다. Z-점수는 나이에 맞는 평균으로 각 개인의 골밀도를 비교한다. 이것은 나이든 사람의 골밀도를 평가하는 데 유용하다.

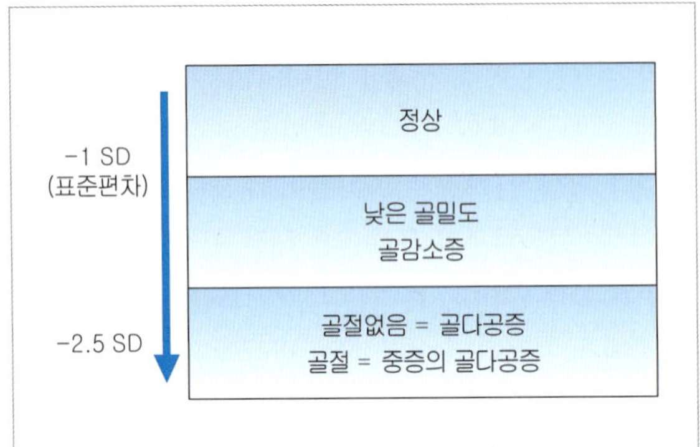

그림 7.7 T-점수의 세계보건기구 정의(WHO, 1994)

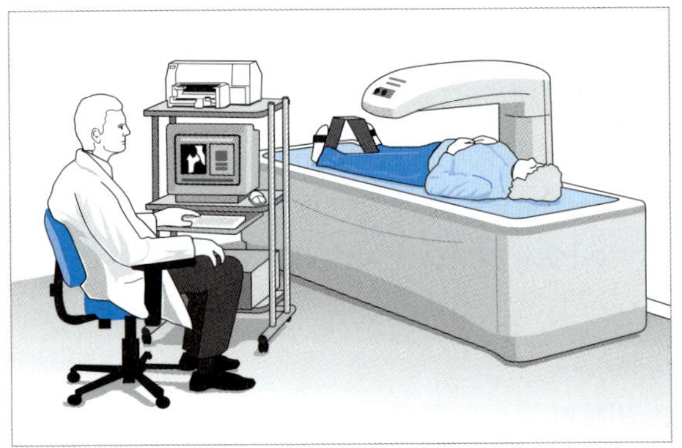

그림 7.8 골밀도 주사 과정

DXA(이중에너지 x-ray 촬영기법) 스캔

고관절과 척추 DXA 스캔

이것은 골다공증 스캔에 '황금 표준'으로 가장 많이 생각되고 있다. 환자들에게 가장 간단한 과정이며 장기간 비행하는 동안 노출될 수도 있는 것과 마찬가지의 방사선 양이 방출되어 위험성이 낮다. 또한 빠른 진행절차로 단 몇 분내에 적용된다.

환자는 금속 제품을 모두 제외하고 옷을 입은 채로 침대에 눕는다(그림 7.8). 스캐너의 관은 하부 척추와 정상측 고관절을 지나게 하고 앞에 있는 방사선 기록 화면에 스캔 이미지와 측정치를 보여준다. 스캔 결과는 해석을 위해 방사선 전문의에게로 보낸다.

말초 스캔

이것은 DXA나 SXA로, 가능하다. 이것은 전완 원위부나 종골 중 한 부위에 수행되는데 이들 부위에 각기 다른 자세로 포함되어 있는 골소주와 피질골의 다양한 양을 검사하는 방법으로 고관절이나 척추 DXA만큼 쉬운 골다공증 진단법은 아니다.

전완 스캔은 자세가 정확하다면 같은 점수 체계를 사용할 수 있으며 치료가 필요하거나(-2.5 SD의 T-점수) T-점수가 -1~-2.5 SD 사이라면 고관절 척추 DXA를 해 볼 필요가 있다. 전완 원위부는 치료와 시간에 따른 골밀도의 변화를 관찰할 수 있도록 민감하지는 않다(국제골다공증학회, 2001). 종골은 전완 원위부와는 달리 주로 골소주로 되어있어 변화를 관찰하는 데 사용될 수 있다. 그러나 -2.5 SD의 역치는 발뒤꿈치에 적용할 수 없으며 이들 점수의 판단은 따로 만들어질 필요가 있다. 이들 판단이 서로 다른 스캐너에도 적절한지는 아직 명백하지 않다.

초음파 스캔

이 방법은 종골에 사용한다. 여기에는 이온화 방사선이 포함되지 않으며 그 기계도 고관절과 척추 DXA와는 달리 휴대가 가능하다. 또한 다른 스캐너들보다 매우 저렴하다.

초음파는 골 무기질 함유량을 측정하거나 골밀도를 직접적으로 측정할 수 없어 골다공증을 진단할 수 없다. 그러나 낮은 수치의 초음파 스캔 결과는 미래에 골다공증성 고관절 골절의 중요한 위험 인자로 인식된다. 또한 초음파는 아직까지(모든 케이스에서) 골소실을 모니터하고 개별 환자에 대한 치료 반응을 관찰하는 데 사용될 수는 없다.

Key Point

이 스캐닝 방법은 폐경후 여성을 위해 고안되었으며 아이들에게 사용할 수 있으나 젊은 여성과 남성은 임상적 목적으로 추천되지 않는다.

초음파 스캔은 정확한 결과를 얻어내기 위해 올바른 상태에 적절하게 훈련된 사람들에 의해 작동될 필요가 있다.

골밀도 측정을 위한 다른 방법들

골다공증의 진단을 위해 직접적으로 또는 간접적으로 사용된 다른 주사 방법들을 기억하는 것은 매우 가치있는 일이다. 컴퓨터 단층촬영(CT)은 사용될 수도 있는데 일반적이지는 않다. 그러나 일반적인 x-ray 촬영은 매우 일반적으로 사용된다. 자주 환자들은 요통이나 전혀 관련되지 않은 문제들을 확인하기 위해 x-ray 촬영을 하고 골밀도 소실의 정도를 알 수 있다. 때로는 오해를 불러일으키는 낮은 골밀도의 특징을 보이는 x-ray 필름이 발전하면서 골밀도 감소 진단 방법은 거의 믿을 수 없게 되었다.

뼈 개조과정 중에 발생한 분해 산물(생화학적 표적)을 측정하는 소변 검사가 연구되기도 하였다. 이것은 현재 소수의 전문센터에서만 사용하고 있는데 수퍼마켓에서 장비(분석을 위해 우편으로 주문)를 이용할 수 있으며 모든 가능성에 도달한 과정은 아니다. 미래에 환자의 치료에 대한 반응을 관찰하는데 더 저렴하고 간단한 형태로 사용될 수 있다.

환자의 진행과정을 관찰하는 방법으로 몇 년간 반복해서 스캐닝하는 것은 요즘 들어 잘 사용하지 않는 방법이다. 많은 전문가들은 골절의 위험요인을 예측하려고 할 때 골밀도 측정이 제한된 정보만을 제공한다고 생각하며 환자가 추가 골절 없이 치료에 동의한다면 골밀도 측정은 꼭 필요하지 않다고 생각한다.

예방법

식이요법과 운동 같은 생활양식 인자는 대개 골밀도와 골건강에 영향을 미친다. 만일 대부분 전체 인구의 생활양식이 최대 골량을 증가시킬수 있게 변화한다면 이것은 골다공증의 유병율을 감소시키는 적절한 방법이 될 것이다.

식이요법

식이요법은 뼈의 건강에 중요한 역할을 담당한다. 뼈와 유골의 단백질 함량은 뼈에 단단함과 장력을 주기 위해 무기질화 되어야 한다. 이 과정에서 필요한 주요 무기질은 칼슘이다. 칼슘은 풍요로운 음식물에 근원을 두고 우리의 식사에 자유롭게 사용된다.

인체는 골격의 거의 대부분에 1kg 이상의 칼슘을 내포하고 있으며 잔존하는 1%가 혈류와 다른 체액의 근간을 이룬다. 유제품, 푸른잎 채소, 뼈있는 생선, 곡물류, 건조시킨 과일과 같은 칼슘이 풍부한 음식물의 계속적인 섭취는 식이요법에 꼭 필요하다. 그러나 어떤 사람들은 그들이 원하는 식사만 하고 칼슘보충제로 칼슘 농도를 높이려하는데 그것은 이루어질 수 없다. 국립골다공증학회는 골다공증 진단을 받고 치료를 하고 있는 사람들에게 하루 1200mg의 많은 칼슘 섭취를 권하고 있으며 많은 사람들은 음식물만으로 이 양을 섭취하는 것이 어렵다는 것을 발견하게 될 것이다.

그러나 칼슘은 뼈와 친밀한 식이요법의 한 부분일 뿐이다. 사람들은 적절한 기능을 유지하기 위해 건강함과 주요 음식물이 모두 포함되고 필수 비타민과 무기질이 제공되며 산과 알칼리가 조화를 이루는 균형 잡힌 식사를 필요로 한다. 균형 잡힌 식이요법은 우리가 필요로 하는 붕소, 구리, 아연, 마그네슘, 망간, 칼륨, 비타민 B6, 비타민 C, 비타민 K와 필수 지방산 같은 모든 영양분이 적절하게 포함되어야 한다.

물론 우리의 식이 구성에 뼈 건강의 잠재적인 악화의 원인이 될 수 있는 것도 있다. 몇가지 것들은 칼슘 재흡수 능력을 방해할 수도 있다. 이들은 카페인, 과도한 식염(소금), 과도한 단백질과 인산을 포함하고 있으며 탄산(소다) 음료에 사용되는 방부제를 포함한다. 산성 또는 알칼리성이 많이 함유된 식이로 인해 일어날 수 있는 유해한 효과들에 관한 과학적인 논의가 많이 있다. 이러한 모든 논제들의 해답은 절제된 균형 잡힌 식사일 것이다.

Key Point

식이요법은 성인만을 위한 단순한 문제가 아니다. 이것은 아동과 청소년의 건강하고 균형 잡힌 식사에도 필수적이다. 그것은 이 시기 동안 골밀도가 채워지며 골건강이 확립되기 때문이다. 모든 필수 영양이 포함된 적절한 식이는 개인의 최대 골량이 가능한 최대화 되는 것을 보장한다.

매우 약한 식물성 에스트로겐(phytoestrogen)은 사람의 에스트로겐의 한 형태와 유사하다. Isoflavone과 ligan은 콩제품, 곡물류, 아마씨 등에서 발견되는 식물성 에스트로겐의 형태이다. 이들은 과학자와 연구자들에게는 식물성 에스트로겐을 풍부하게 섭취하는 식이요법이 암과 골다공증 같은 질환의 발생을 더 많이 낮출 수 있어 매우 흥미있는 과제이다. 이러한 골밀도의 감소를 예방하기 위해 이러한 식이요법이나 보충제의 사용은 아직까지 증명되어 있지 않으며 더 나아가 많은 연구가 필요하다.

운동

운동은 골절의 예방에 두 가지 중요한 역할을 담당한다. 첫째는 골밀도에 도움이 되며 둘째는 근긴장도와 근장력에 도움이 되어 충분한 균형과 협응, 골격 지지를 보장한다.

뼈는 어떠한 스트레스와 부하에도 견딜 수 있도록 고안되어있으며 기능적으로 '사용' 될 때 가장 건강함을 나타낸다(Lanyon, 1996). 몇몇 연구들의 메타분석(전체적인 검토)을 보면 골양에 대한 운동의 효과는 1년에 약 1%정도 감소하는 골소실의 예방이나 반전을 보여준다(Wolff, et al., 1999). 그러나 운동의 효과를 나타낸 연구들은 상대적으로 단기간에 이루어져 장기간 효과는 아직 알지 못하는 상황이다. 만일 운동강도를 계속해서 증가시키지 않는다면 골밀도의 증가는 아마도 일정할 것이다. 그러나 이것은 실제로 그렇지 않으며 운동을 유지해야 골밀도의 유지를 도울 것이다.

체중 부하 운동은 골다공증 예방을 골려할 때 매우 중요하다. 조깅 같은 높은 강도의 운동은 고관절과 척추를 목표로 할 것이며 역도같은 저항운동은 손목처럼 특정한 부위를 목표로 할 것이다. 신체의 무게나 체중으로 인한 골격의 부하는 골형성 세포를 자극하고 골밀도를 유지하거나 증가시킨다. 더 큰 부하는 더 큰 자극을 제공한다. 체중은 고강도 운동(예: 발이 마루바닥에 항상 붙어서 걷는 것과 비교할 때 운동장에서 점프하고 나서 다시 땅에서 점프하는 것)으로 증가하고 이것은 조깅이나 에어로빅 같은 운동이 빠르게 걷기보다 더 효과적이라는 것을 알려준다.

운동은 분명히 적절하고 안전하게 실시할 필요가 있으며 고강도 운동이 누구에게나 적절한 것은 아니다. 많은 사람들은 규칙적인 운동을 하지 않는데 서서히 안전하게 시작하는 것이 꼭 필요하다. 걷기와 같은 것들은 골밀도에 효과적인 결과를 가져오지 못한다 하더라도 적절한 방법이며 전혀 운동을 하지 않는 대신에 걷기처럼 비위협적인 운동이 더 나은 건강 효과를 가져 올 수 있다. 또한 많은 사람들이 활동성이 제한된 관절염이나 근통증성 뇌병증(myalgic encephalopathy; ME)같은 것을 포함한 다른 의학적 상태를 나타낼 것이다.

골절과 함께 골다공증을 가지고 있는 사람들과 매우 낮은 골밀도를 가지고 있는 사람들은 치료와 함께 적절한 운동이 꼭 필요하다. 골 부하와 강한 운동 그리고 예를 들어 앞으로 끝까지 구부리기와 같은 신장은 나중에 골절의 원인이 될 수도 있어 그들에게 위험할 수 있다. 대신에 이러한 상태의 사람들은 서서히 근긴장도와 장력을 키워주는 운동을 해야한다.

Key Point

원한다면 그들이 갈 수 있는 안전한 운동 단체들도 여전히 존재한다. Extend run classes와 같은 단체는 60세 이상 또는 어떤 나이든 장애를 가진 사람들을 위해 음악에 맞춰 움직이는 운동을 운영하고 있다.

이들 생활양식 인자의 중요한 특징은 많은 비용을 포함하지 않으며 그들 자신의 집에서 조용히 할 수 있다는 것이다. 환자들이 운동 그룹이나 체육관에 가입하지 않는다면 이미 만들어진 개인의 생활규칙을 침범하지 않는다. 이것은 개인의 뼈 건강을 위해 작은 도움만을 제공해줄 뿐이며 일반적인 건강과 양호함에 이익을 가져올 것이다.

골다공증의 치료

약물과 건강보조제

다행히도 골다공증의 예방과 치료에 유용한 다양한 약물요법들이 있으며 더 나아가 연구도 계속되고 있고 골다공증 관리에 새로운 발전이 계속되어 약물적 방법도 계속 늘어나고 있다.

영국에서는 골다공증 예방과 치료를 위한 약물요

법으로 가장 많이 사용되는 세 가지 방법이 있다. 이들은 비스포스포네이트(bisphosphonates)와 라넬산 스트론튬(strontium ranelate), 랄록시펜(raloxifene; 선택적 에스트로겐 수용체 조절제 'SERM')이다. 치료를 요하는 대다수는 이들 약물 중 하나를 사용할 수 있을 것이다. 그러나 어떤 이들은 다양한 이유로 이 약물이 불가능할 것이다. 이런 경우 전문가의 소견으로 다른 종류의 치료가 유효할 것이다.

골다공증 치료를 위한 것 만큼 예방을 위해 허가된 많은 종류의 약물 치료가 있다 하더라도 예방을 위해 처방을 받는 일은 자주 이루어지지 않는다. 치료는 모두 개인의 골절 위험을 감소시키는 것에 궁극적인 목표를 두고 있어서 골절의 고위험 요인을 고려해 골다공증의 진단과 함께 매우 많은 목적을 가지게 된다. 그것은 골다공증의 어떤 위험 요인과 관련된 특정상황(코르티코이드 사용자 같은)에서만 예방요법으로 처방된다.

비스포스포네이트

이것은 골다공증 치료를 위한 특정한 비호르몬 약물 그룹이다. 이 그룹내의 가장 대표적인 약물은 알렌드로네이트(alendronate; Fosamax and alendronic acid), 리세드로네이트(risedronate; Actonel), 이반드로네이트(ibandronate; Bonviva), 에티드로네이트 주기요법(cyclical etidronate; Didronel PMO)이 있다.

이들 약물은 골 흡수억제제이며 파골세포를 직접적으로 억제하는 반면 골아세포는 계속해서 활동하도록 허락한다. 이것은 골밀도 소실을 늦추거나 정지시키고 가능하다면 약간 증진시킬 수도 있다. 이들 약물의 주요 목적은 개인의 골절 위험을 감소시키는 것이다. 또한 뼈의 구조와 그 결과로 장력에 영향을 미칠 것으로 생각된다.

비스포스포네이트(bisphosphonates)를 복용하는 사람들은 안전하고 효과적인 적용을 위해 매우 엄격한 사용법을 따라야만 한다. 그 약물들은 직립자세에서 공복에 섭취해야하며 맹물 한잔과 함께 복용해야 한다. 여러 브랜드에 따라 사용법이 약간씩 달라 매일, 매주, 매월 조제되는 것이 다르다. 이들 약물은 위의 염증 정도에 따라 조합될 수 있으며 그 경우 지시사항을 정확하게 따라야한다. 이반드로네이트 역시 지금은 경구투여가 불가능한 사람들을 위해 연 4회에 걸쳐 정맥주사할 수 있다.

비스포스포네이트는 폐경 후 여성의 골다공증 예방과 치료를 위해 승인되었다. Fosamax는 남성에게 사용가능하도록 허가되었다. 이들은 척추와 고관절, 척추 이외의 다른 부위의 골절을 감소시키는 데 효과적이라고 알려져 있다. 또한 코르티코스테로이드로 인한 골다공증의 예방을 위해서도 허가되었다. 전문가들은 때로 청소년이나 남자들에게도 이들 약물을 승인외로 사용하기도 한다. 어떤 약물들은 합법적으로 승인을 얻기 위해 안전성과 효능을 증명하기위한 재반을 받기도 한다. 골다공증 연구를 위해 가장 쉽고 가장 유용한 그룹은 폐경기 이후 여성이다. 그러나 이들 약물치료는 남성이나 폐경 이전 여성과같은 다른 그룹에 작용하지 않는다는 의미를 갖지는 않는다; 이들에 대한 큰 규모의 연구는 Fosamax를 제외하고는 아직 되어있지 않다.

파미드로네이트(pamidronate)라 불리는 또 다른 비스포스포네이트는 골다공증 치료를 위해 가끔 사용된다. 그것은 실제로 사용 승인을 받지 않는다; 원래 파제트병(Paget's disease)이라 불리는 다른 질환을 위해 개발되었으나 몇몇 전문가들은 골다공증 치료를 위해 이것을 선택하기도 한다. 이 약물은 병원에서 당일 정맥내방울주입의 형태로 간헐적 기준에 맞춰 적용된다.

마지막으로 비스포스포네이트의 장기간 사용에 대한 많이 알려진 것은 아직까지 없다. 최적의 치료기간이나 뼈 보호제를 얼마나 오래 계속 먹어야하는지, 치료 요법을 언제 중단할 것인지에 대해서도 알지 못한다. 더구나 더 새롭고 더 효능있는 비스포스포네이트가 시험되고 있다. 이것은 졸레드론산(zolendronic acid)이라 불리며 제약사들은 1년에 한번 주입으로 적절한 결과를 기대하고 있다.

라넬산 스트론튬

라넬산 스트론튬(strontium ranelate; protelos)은 골다

공증을 위한 새로운 약물 치료이다. 골다공증을 위한 다른 약물들은 뼈를 무너뜨리는 파골세포의 기능을 억제하거나 뼈를 쌓아올리는 골아세포의 기능을 자극하는 것이다. 라넬산 스트론튬은 이들 기능을 둘 다 수행하는 최초의 치료방법이다. 이것은 고관절 골절과 척추 골절의 위험성을 감소시키기 위해 폐경기 이후 여성들에게 사용하도록 승인되었다.

비스포스포네이트와 유사한 점은 라넬산 스트론튬은 공복에 복용하도록 하며 알약 형태로 복용하는 대신 물과 함께 마시는 가루약으로 제공된다. 비스포스포네이트와 다른 점은 위에 부담을 주지 않으며 자주 유용한 대안으로 사용된다. 그러나 정맥혈전색전증(VTE)의 위험요인을 약간 증가시킨다. 또 한편으로 우리는 이 치료방법의 장기간 관련성에 대해 아직 모르고 있다.

선택적 에스트로겐 수용체 조절제

SERM(selective oestrogen receptor modulators)은 다른 유형의 약물이다. 랄록시펜(raloxifene; evista)은 이 약물들 중 맨 처음 골다공증 치료제로 개발되었고 허가되었으나 다른 것들은 아직도 시험 중이다. 또한 이것은 폐경 후 여성들을 위해 허가되었으며 뼈에서는 에스트로겐 작용약으로 활동하고 유방과 자궁에서는 에스트로겐 길항약으로 작용한다.

Evista는 호르몬을 대체하지 않으므로 호르몬 대체요법(HRT)의 효과를 가지고 있지 않다. 또한 정맥혈전색전증(VTE)의 위험을 증가시킨다. Evista는 척추 골절 위험을 감소시킨다. 그러나 척추이외의 부위에 대해서는 지금까지 어떠한 효과도 알려져 있지 않다. Evista는 하루중 언제라도 매우 쉽고 간편하게 복용할 수 있으며 음식의 제한도 없다.

테리파라타이드

테리파라타이드(teriparatide; forteo)는 골다공증 치료약 중 매우 다른 유형이다. 항 흡수효과에 비해 뼈에서 동화작용 효과가 있으며 골아세포를 자극하고 골밀도를 증가시키는 원인이 된다. 테리파라타이드는 부갑상선 호르몬에 기초하며 폐경 후 여성들의 척추 골절 위험을 감소시키기 위해 허가되었다.

영국에서 테리파라타이트는 드물게 사용된다. 영국의 국립보건의료연구소(NICE)는 이미 골절된 골다공증 환자를 치료하는 의사들을 위해 가이드라인을 제공하였다. 이 가이드라인은 테리파라타이드의 처방에 대해 매우 엄격한 제한을 권고한다. 그들은 65세 이상 환자가 3회 또는 그 이상 골절되었을 때나 매우 낮은 T점수 또는 다른 위험 요인을 함께 가지고 있을 때 사용하도록 하고 있다. 다른 골다공증 치료약물과 비교하여 테리파라타이드는 매우 고가이며 이와 같은 이유들로 잘 사용되고 있지 않다.

테리파라타이드는 복용을 위해 환자를 교육하여 매일 주입의 형태로 18개월 과정으로 제공된다. 18개월 과정을 마치고 나면 환자는 테리파라타이드가 효과적으로 산출한 골밀도 증가를 유지하기 위해 다른 종류의 골다공증 치료제로 돌아가야 할 필요가 있을 것이다.

칼슘과 비타민 D

골다공증 치료에 사용된 모든 종류의 임상적 시험과 그들의 효능은 적당한 칼슘의 양 또한 사용되어져야 한다는 것을 보장하고 있다. 그러나 어떤 경우에는 칼슘과 비타민 D의 보충은 그것만으로도 치료로서 사용된다.

비타민 D는 칼슘 대사에 필요하며 우리는 정상적으로 태양으로부터 필요한 대부분의 양을 얻는다. 특히 노인들은 자주 밖에 나가지 못하므로 비타민 D의 결핍이 잘 일어날 수 있다. 무료 노인 요양원 환자들의 규칙적인 비타민 보충이 척추외 골절의 위험을 감소시킬 수 있음에도 불구하고 독립적인 일상생활동작이 가능한 노인들에게 규칙적인 보충이 골절위험을 감소시키지 못했다는 연구결과도 있다(Cameron and Kurrle, 2005).

칼슘과 비타민 D 보충은 칼슘과 같이 복용하였을 때 약간의 변비가 나타나는 것를 제외하고는 거의 부작용이 없으며 다른 치료를 견딜수 없는 사람들에게 자주 좋은 치료제로 선택될 수 있다.

호르몬대체요법

호르몬대체요법(HRT)은 비스포스포네이트 처럼 뼈

에서 항 흡수효과를 가지며 뼈세포안에서 에스트로겐 수용체를 자극하는 작용을 한다. HRT는 골다공증 예방과 치료를 위해 여성들에게 매우 일반적으로 사용되지만 장기간 사용에 관련한 잠재적인 건강 위험요인 때문에 폐경 후 여성들에게는 현재 드물게 사용되고 있다. 이들은 유방암과 심장질환, 뇌졸중과 정맥혈전색전증의 위험을 증가시킨다. HRT가 뼈에 효과적인 것으로 알려져 있지만 이들은 나이와 사용기간에 따라 위험성이 증가하는 것으로 알려져 있다.

HRT는 젊은 여성에게 뼈 보호를 위해 여전히 사용되고 있으며 자연적 폐경기(약 50세)까지 계속 사용된다. 이것은 조기 폐경된 여성이나 신경성 식욕부진이나 다른 질환으로 인해 매우 낮은 호르몬 수치를 가진 젊은 여성에게 사용된다.

엉덩이 보호대

엉덩이 보호대는 고관절 골절의 위험을 감소시킬 목적으로 넘어질 때 착용하는 외부 고관절 보호 시스템이다. 이것은 폴리프로필렌으로 만들어진 두 개의 엉덩이 보호 외피로 구성되며 신축성이 있고 솜을 넣은 바지와 한 쌍을 이룬다. 외피는 골반의 연부조직과 근육으로 전해지는 충격을 분산시킨다. 엉덩이 보호대의 만족도와 안전성을 연구한 많은 연구들은 아직도 계속 되고 있으며 아직까지는 그들의 효과성에 대한 결정적인 근거는 없는 상태이다. 엉덩이 보호대의 주요 문제점 중 하나는 넣고 빼기가 쉽지 않다는 것이다. 이것은 야간처럼 가장 취약할 때 보호대를 착용하지 않는 경향이 있는 사람들에게 입게 함으로써 효과적이라는 것을 의미한다. 엉덩이 보호대는 처방하지 않으며 구매하면 된다.

참고문헌

Baudoin C, Fardellone P et al. 1996 Clinical outcomes and mortality after hip fracture: a 2-year follow-up study. Bone 18(3 Suppl): 149S–157S

Burge RT 2001 The cost of osteoporotic fractures in the UK: Projections for 2000–2020. J Med Econ 4: 51–62

Cameron ID, Kurrle S 2005 Prevention of low-trauma fractures in older people: results of the RECORD calcium and vitamin D study. Lancet 366: 543

CDC (Consensus Development Conference) 1991 Prophylaxis and treatment of osteoporosis. Am J Med 90: 107–110

Census 2001: National Report for England and Wales. 2002. National Statistics

Center JR, Nguyen TV, Sambrook PN, Eisman JA 1999 Hormonal and biochemical parameters in the determination of osteoporosis in elderly men. J Clin Endocrinol Metab 84: 3626–3635

Cooper C, Atkinson EJ, Jacobsen SJ et al. 1993 Population based study of survival after osteoporotic fractures. Am J Epidemiol 137: 1001–1007

Cryer PC, Davidson L, Styles CP, Langley JD 1996 Descriptive epidemiology of injury in the south east: identifying priorities for action. Public Health 110(6): 331–338

Cummings SR, Kelsey JL, Nevitt MC et al. 1985 Epidemiology of osteoporosis and osteoporotic fractures. Epidemiol Rev 7: 178–208

Cummings SR, Nevitt MC, Browner WS et al. 1995 Risk factors for hip fracture in white women. N Engl J Med 332: 767–773

Dennison E, Cooper C 1996 The epidemiology of osteoporosis. Br J Clin Pract 50: 33–36

Dennison E, Cooper C 2001 Epidemiology of Osteoporotic Fractures: Effective Management of Osteoporosis. Aesculapius Medical: London

Dennison E, Cole Z, Cooper C 2005 Diagnosis and epidemiology of osteoporosis. Curr Opin Rheumatol 17: 456–461

Gehlbach SH, Bigelow C, Heimisdottir M et al. 2000 Recognition of vertebral fracture in a clinical setting. Osteoporos Int 11: 577–582

Gueguen R, Jouanny P, Guillemin F et al. 1995 Segregation analysis and variance components analysis of bone mineral density in healthy families. J Bone Min Res 12: 2017–2022

Holick MF 1998 Perspective on the impact of weightlessness on calcium and bone metabolism. Bone 22(Suppl 5): 105s–111s

Israel E, Banerjee T, Fitzmaurice G et al. 2001 Effects of inhaled glucocorticoids on bone density in premenopausal women. N Engl J Med 345: 941–947

Kanis JA, Johansson H, Oden A et al. 2004 A family history of fracture and fracture risk: a meta-analysis. Bone 35: 1029–1037

Kanis JA, Johnell O, Oden A et al. 2004 Smoking and fracture risk: a meta-analysis. Osteoporos Int 16: 155–162

Kanis JA, Johansson H, Johnell O et al. 2005 Alcohol intake as a risk factor for fracture. Osteoporos Int 16: 737–742

Keay N, Fogelman I et al. 1997 Bone mineral density in professional female dancers. Br J Sports Med 31(2): 143–147

Keene GS, Parker MJ, Pryor GA 1993 Mortality and morbidity after hip fractures. BMJ 307: 1248–1250

Lanyon LE 1996 Using functional loading to influence bone mass and architecture: objectives, mechanisms and relationship with estrogen of the mechanically adaptive process in bone. Bone 18: S37–S43

Marshall D, Johnell O, Wedel H 1996 Meta-analysis of how well measures of bone mineral density predict occurrence of osteoporotic fractures. BMJ 312: 1254–1259

Mays S, Less B, Stevenson JC 1998 Age-dependent bone loss in the femur in a medieval population. Int J Osteoarchaeol 8: 97–106

National Osteoporosis Society 2001 Position Statement on the Use of Peripheral X-ray Absorptiometry in the Management of Osteoporosis. NOS: Bath

O'Neill TW, Varlow J, Cooper C et al. 1993 Differences in vertebral deformity indices between three European populations. J Bone Min Res 8(Suppl 1): S149

Overton C, Davies M 1999 Factors which Determine the Age of the Menopause: Handbook of the British Menopause Society. BMS: London

Pande I, Francis RM 2001 Osteoporosis in men. Best Pract Res Clin Rheumatol 15: 415–427

Riggs BL, Khosla S et al. 1998 A unitary model for involutional osteoporosis: estrogen deficiency causes both type I and type II osteoporosis in postmenopausal women and contributes to bone loss in aging men. J Bone Miner Res 13: 763–773

Shackelford LC, LeBlanc AD, Driscoll TB et al. 2004 Resistance exercise as a countermeasure to disuse-induced bone loss. J Appl Physiol 97: 119–129

Shaw C 2004 Interim 2003-based national population projections for the United Kingdom and constituent countries. Government Actuary Department: London

Torgerson D, Iglesias C, Reid DM 2001 The economics of fracture prevention. In: Barlow DH, Francis RM, Miles A (eds) The Effective Management of Osteoporosis. Aesculapius Medical: London, pp. 111–121.

Van Staa TP, Dennison EM, Leufkens HG, Cooper C 2001 Epidemiology of fractures in England and Wales. Bone 29: 517–522

Weinstein RS, Manolagas SC 2000 Apoptosis and osteoporosis. Am J Med 108: 153–154

WHO (World Health Organization) 1994 Assessment of Fracture Risk and its Application to Screening for Postmenopausal Osteoporosis. WHO technical report series 843. WHO: Geneva

Wolff I, Van Croonenborg JJ, Kemper HCG et al. 1999 The effect of exercise training programs on bone mass: a meta-analysis of published controlled trials in pre- and post-menopausal women. Osteopor Int 9: 1–12

흉곽수술의 물리치료

CHAPTER 8

Physiotherapy in thoracic surgery

이동엽

CHAPTER CONTENTS

흉부해부도

흉부골격은 연골조직 구조로, 폐, 심장, 주요 혈관, 그리고 식도 등의 주요조직이 위치한다. 모양은 원뿔형인데, 정점부분은 좁고, 중간부분은 넓으며, 마지막부분이 길다. 뼈 구조는 12개의 가슴뼈와 12쌍의 늑골로 구성된다(그림 8.1).

흉곽의 근조직은 두 개의 층으로 나누어진다. 외층은 광배근과 승모근으로 이루어져있고, 내층은 능형근과 전거근으로 이루어져 있으며 흉벽의 윗부분은 대·소흉근으로 덮여 있다. 늑간근은 늑골 사이를 비스듬히 덮으며 흉강의 하단 경계선에는 횡격막이 위치한다. 돌출부의 윗부분에서 두 개의 둥근 지붕모양을 볼 수 있는데, 오른쪽이 왼쪽보다 약간 높다. 주변 근 섬유들과 힘줄을 중심적으로 이루어져 있다.

폐

두 개의 폐는 기본적으로 매우 유사하다(그림 8.2). 오른쪽 폐는 세 개의 폐엽으로, 왼쪽은 두 개의 폐엽으로 구성되어 있다. 왼쪽 폐의 설상부 체절은 오른쪽 폐의 중간 폐엽과 일치한다. 폐엽은 체절로 나누어진다.

흉부구조는 흉막을 따라 정렬한다. 이는 체벽부와 복강부로 구성되는데, 흉막공간을 덮는다. 체벽흉막은 외층으로 흉강을 따라 위치하고 복강흉막은 폐의 외부를 덮고, 열구를 채우며 내부엽을 감싼다. 흉막 공간에서 분비된 채액은 얇은 층을 이뤄, 체벽부와 복강부를 매끄럽게 연결시킨다. 건강한 흉막은 어떠한 구조물도 포함하지 않는다.

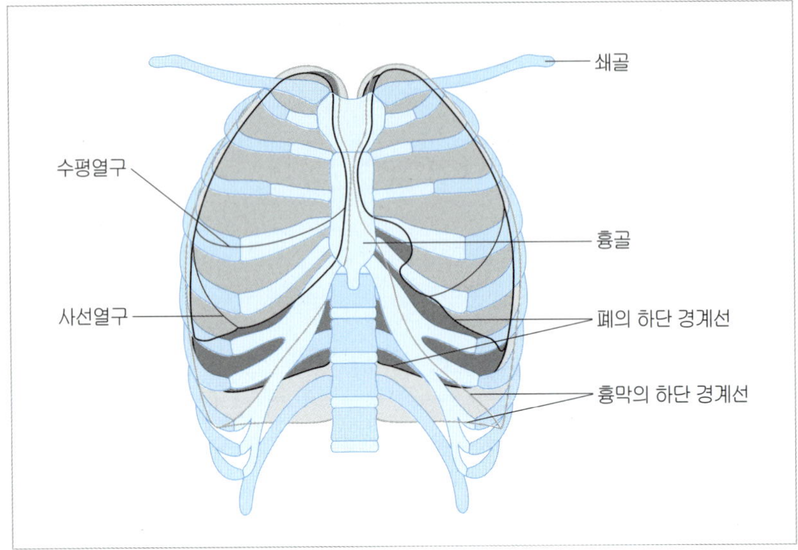

그림 8.1 흉곽 해부
Reproduced from Jacob 2001, with permission

식도

식도는 근육으로 되어 인두부에서 위까지 뻗어있으며 점막과 횡문근이 원형으로 구성되어 있다. 식도는 11번 흉추 높이에서 근처의 횡격막 아래에서 위와 연결된다.

흉부수술

수술의 적응증

종양

폐나 식도 절제의 거의 대부분 공통적인 이유는 악성 종양이다. 종양 중에서 작은 비율이 양성이 된다.

> **폐암과 식도암의 발생 정도**
>
> 폐암은 세계에서 가장 흔한 형태의 암이다. 그리고 영국에서 유방암 다음으로 흔한 암이다. 2003년에 영국에서의 인구 37%가 폐암 진단을 받았다. 이 보고는 인구 100,000명당 70명이 폐암 환자 라는 것을 나타낸다. 남성 대 여성의 비율은 3:2이다.
> 영국에서 식도암은 9번째로 흔한 암이다. 2003년에는 7,600명이 식도암 진단을 받았다(영국 암 조사).

폐암은 두 가지 조직적인 형태로 구분이 된다 (WTO).

- **비 소(小) 세포**
  비늘모양 - 세포 형(形): 45~60%
  선암: 11~28%
  대(大)세포형: 1% 이하
- **소(小) 세포**: 35%

비 소(小) 세포 종양은 병이 전이된 흔적이 없고 주변이 깨끗하며 안전하게 절개 되었다면 가능한 한 절제술에 의해 치료 된다. 소세포 암이 광범위하게 퍼져 있다는 진단이 나오면 수술은 대개 선택 사항이 아니다.

악성식도종양은 일반적인 선암으로, 특히 식도 하단부에서 많이 발생한다. 위 분문에서 자주 발생하고 근위로 퍼진다. 식도의 중단부와 상단부에서는 편평상피암이 주로 발생한다. 식도와 폐의 양성 종양은 드물다.

기흉

기흉(pneumothorax)은 흉강막에 공기가 집적된 상태로, 이러한 현상은 자발적으로 발생하기도 하며 건강한 폐가 아닌 흉막 장기의 파열 때문에도 발생한다. 여성보다 남성이, 특히 40대 후반의 남성에게서 많이 발생한다.

만성 폐쇄성폐질환(COPD) 환자는 수포의 파괴로 인해 결과적으로 기흉이 된다. 종양과 농양, 결핵(TB)은 드물게 원인이 될 수 있다. 외상성 기흉은 교통사

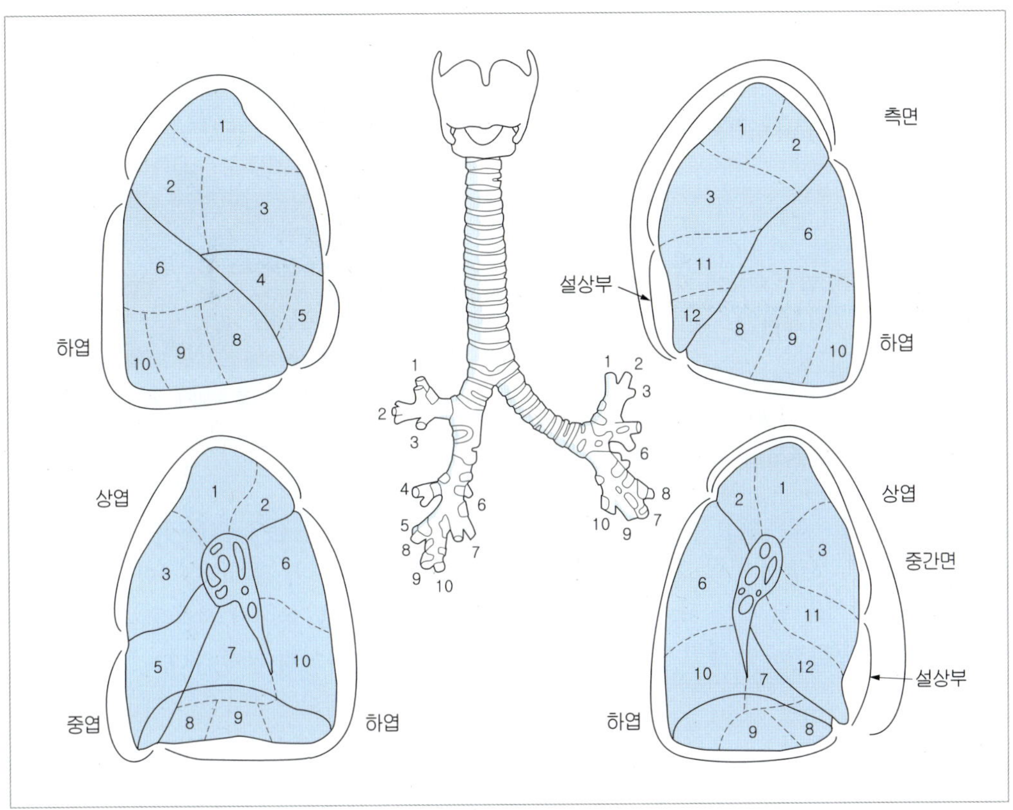

그림 8.1 허파 해부. 기관지허파 분절 1=꼭대기, 2= 뒤, 3= 앞, 4 = 가쪽, 5 = 안쪽, 6 = 근첨(기저) 7 = 안쪽꼭대기(첨) 8= 앞쪽꼭대기(첨) 9 = 가쪽꼭대기(첨) 10 = 뒤쪽꼭대기(첨) 11 = 위쪽, 12 = 아래쪽
(Reproduced from Palastanga et al. 2002, with permission.)

고, 심한 낙상의 경우 같은 둔기외상이나 자상관통 또는 총기 사고 같은 흉벽 관통상을 통해 일어난다. 의료진의 실수(의사들의 실수 같은)에 의한 기흉은 정맥부착, 심장박동이상을 일으키기도 하며, 경우에 따라 심한 호기말양압(PEEP)을 일으켜 산소호흡기가 필요할 수도 있다.

농흉

농흉(empyema)은 흉강에 고름이 집적된 상태를 의미한다. 폐렴, 폐 암종, 또는 농양, 기관지확장증, 일부의 경우 결핵이 주요원인이 된다. 농흉은 패혈증, 늑골과 척추의 골수염을 일으킬 수 있다. 농흉은 대부분 흉강에서 발생하지만, 경우에 따라 두엽에서 발생할 수 있다.

기관지확장증

기관지확장증은 폐쇄증과 감염에 따라 기관지가 비정상적으로 확장된 상태를 의미한다. 환자의 경우 고름이 지나치게 많이 분비되는 것을 볼 수 있는데, 이는 만성적으로 감염된 경우 자주 나타나는 현상이다. 물리치료요법, 항생제 같은 방법으로 치료하는데, 심한 경우에는 폐의 한부분이 좋지 않은 상태로 나타날 수 있으며, 엽절제술이 필요할 수 있다.

식도 손상

식도의 외상이나 손상(관통)은, 의치같은 이물질을 실수로 삼킬 때 발생하는 경우가 많다. 심한 구토나 특히 구토 작용을 억누르려 할 경우 식도는 파열 될 수 있다. 식도검사나 인두를 통한 수술 등을 통해서도 식도손상 같은 의료사고가 발생할 수도 있다.

수술 전 검사

수술 전 환자는 환부의 상태를 점검해, 수술의 여부를

결정한다. 다음 언급할 검사법이 주로 사용된다.

흉부 x-ray

거의 모든 환자 대부분에서 사용되는 검사로, 수술전 폐의 상태를 나타낸다.

CT 스캔

전 세계적으로 CT 스캔은 암환자에게 가장 많이 사용되는 방법 중 하나이다. 신체의 손상된 부분의 위치를 정확히 보여주고 주변 구조물들이 손상 되었는지 보여주며, 이것으로 수술을 결정한다. 다른 기관들에 전이가 있으면 수술은 금기증이다.

기관지 식도경 검사

손상부분을 표시하는데, 경우에 따라 생검이나 조직학에 기준한 기관지 세척을 할 수 있다. 부작용으로는 흥분한 상태라든가, 무감각증이 생길 수 있다.

폐기능 검사(PTFs)

호흡기능검사는 폐절제술을 해야 할지를 결정하는 기준이 된다. 폐기능 검사의 경우, 마취사가 동원되어 안정적인 검사를 위해 마취를 한다.

동맥혈 검사(ABGs)

동맥혈의 순환 검색은 일부 병원에서 사용된다. 그리고 경우에 따라 이미 예전부터 폐질환을 갖고 있던 위험한 환자에게도 쓰이는 방법이다.

흉부절제의 유형

후측흉강절제술

폐 수술을 하는 경우 이러한 절제술이 주로 사용된다(그림 8.3). 이런 절제선은 곡선을 이루며, 3번 흉추에서 시작해, 어깨뼈의 추골연까지 이어진다. 그리고 앞면 각에서 늑골 모서리까지 선을 이룬다. 폐절제술이나 엽절제술을 사용할 때는 5번이나 6번 늑골에서 절제술을 사용한다.

수술시 절제되는 근육으로는 늑간근과 승모근, 광배근, 능형근, 전거근 등이 있다. 늑골의 작은 조각은 1cm이며, 이를 제거하는 것이 수술시 보다 효과적이며 고통을 수반하는 골절을 피할 수 있다.

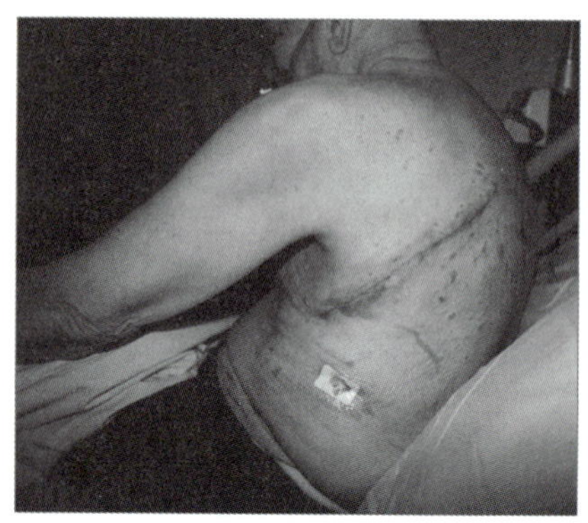

그림 8.3 후측방부 흉강 절제술

전측흉강절제술

이러한 절개는 심장수술 시 적용되는데, 흉막절제술에 한해 사용된다. 절제술은 5번 늑연골에서 시작한다. 이것은 흉골 끝에서 시작해 늑골, 가슴아래의 겨드랑이 선을 따라서 절재 한다.

수술시 절개되는 근육은 늑간근과 대흉근, 소흉근, 전거근 등이다(그림 8.4).

정중흉골절제술

이 절개는 폐용적 축소 수술과 양쪽 흉막 절제술 시 사용된다. 수직절제술로 흉골을 분리하는 경우가 이

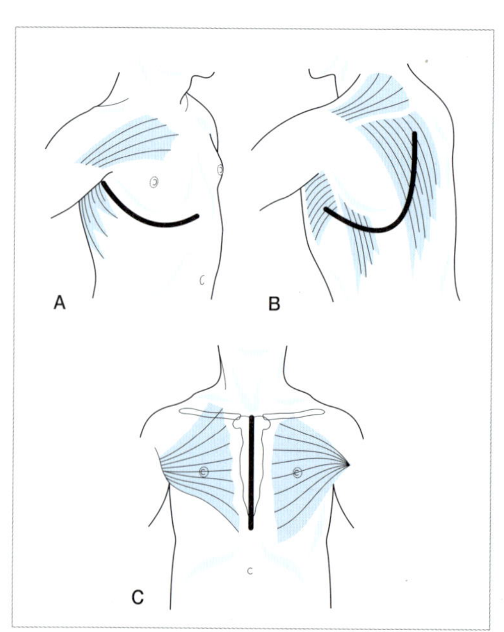

그림 8.4 흉골절개술(일반적 절제술). A: 전측방흉강절제술, B: 후측방흉강절제술, C: 정중흉골절제술

에 포함된다.

절제범위는 목아래쪽 패인 부분에서 흉골의 검상돌기까지의 아래 3cm까지 해당하는 지점이다. 대흉근의 건막 외에 절제되는 근육은 없다(그림 8.4c).

좌측개복흉술

이러한 절개는 식도의 밑 부분이나 위를 수술하는 경우 사용된다. 7번 늑골에서 시작해 늑골 모서리를 따라 배꼽까지 곡선을 이룬다. 절개에 포함되는 근육으로는 광배근과 전거근이며 이에 해당하는 늑간근과 복근이다.

비디오 보조적 흉강경 절개

비교적 새로운 이 기술은 흉강의 후측방의 절재술에 반대하여 몇몇의 작은 절개(1~2cm)를 통해 종전의 흉강경 작동을 하는 것을 목표로 한다. 수술의사가 직접적으로 환자의 몸내부를 보는 것 대신에 비디오 카메라가 부착된 내시경은 작은 절개를 통해 흉강을 보여준다. 수술의사는 극장(아방)에서 텔레비전에 의해 작동되는 이 이미지를 본다. 특별화된 기구는 다른 절개를 통해 삽입되고 작동이 가능하다. 이 기술의 이점은 통증을 경감시키고 수술하는 동안 호흡기법에 영향을 덜 미치며 매우 흉터가 작다.

식도의 3분의 2지점에 식도종양이 발생한 경우에는 오른쪽 개흉술이나 복부절제술이 효과적이다. 식도의 3분의 1지점에서 종양이 발생하는 경우에는 경도절제술이 효과적이다.

폐 수술

그림 8.5는 폐의 모서리부분 절제술을 보여준다.

허파절제술

기관지 중앙에서 종양이 발생해 이를 수술하는 경우 심장외막 허파절제술을 시술한다. 폐 전체를 제거할 경우, 단백질 체액과 섬유소가 1주일간 분비된다.

종격의 외측 이동, 횡격막의 상향이동, 늑간 교정을 할 경우 강(cavity)의 크기를 감소시킨다.

심장막내 허파절제술은 심장막 일부를 제거하는 것이 보다 효과적인 절차이다. 심장막에 종양이 발생하는 경우에 한해 이러한 시술을 한다.

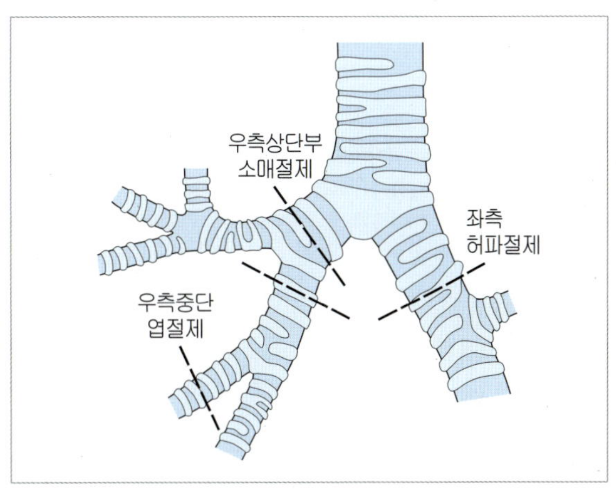

그림 8.5 모서리 부분의 폐 절제술

엽 절제술

엽 절제술은 엽기관지를 완전히 제거한다. 오른쪽 기관지나 두 엽(중상단부, 중하단부)을 모두 제거할 수 있다. 우측 상단 엽 제거는 경우에 따라 기관지 일부를 제거하기도 한다. 이것이 소매 절제이다.

분절제거

엽 일부를 제거하면서, 동맥과 기관지 일부를 제거한다.

쐐기제거

폐조직의 일부를 제거하는 것을 의미한다.

폐량-환원술

폐량-환원술(LVRS)은 폐기종으로 심각한 물집이 생긴 환자의 호흡기능을 향상시키려는 목적으로 고안되었다. 이 환자의 경우 폐가 과다 팽창되었거나, 횡격막이 팽창된 경우이다. 수포조직을 제거하고 남은 폐를 정형하면서, 건강한 폐를 확장시키고, 횡격막을 원상태로 복귀시킨다. 이는 호흡기관 기능이 증대되고, 호흡곤란증상이 이완된 결과이다. 환자는 수술 전 허파재활의 일환으로, 호흡기능을 최대화해야 한다.

폐 수술의 합병증

폐 수술 합병증은 표 8.1에 수록되어 있다.

흉막 수술

흉막 절제술

기흉이 재발하는 경우 외과수술이 필요하다. 젊은 환자의 경우 일반적으로 두 세 차례 재발할 수 있으며 양쪽 흉막 절제술이 필요할 수 있다. 노년층 환자의 경우는 만성 폐쇄성폐질환(COPD) 합병증이 있을 수 있어, 처음 재발할 경우 수술이 필요하다.

손상된 폐와 가까운 흉벽에서 흉막 일부를 제거한다. 원래 조직은 다시 폐에 부착되고, 허탈현상(붕괴되는 현상)은 다시 발생하지 않는다. 이때 폐 수포조직은 결출되거나 제거된다.

표 8.1 폐수술에서의 합병증

호흡기 관련
- 객담축적(감염에 의한)
- 무기폐/엽의 허탈증
- 지속적인 공기유출, 기흉
- 기관지흉막루(폐조직의 제거에 따른 기관지의 파괴, 허파절제술을 받은 환자의 경우 8~10일간 나타날 수 있다.
- 흉막 삼출
- 외과적 폐기종
- 호흡부전

순환기 관련
- 출혈
- 심부정맥: 심세동 현상은 폐절제 시술을 받은 환자 30%에서 발생한다.
- 심부정맥혈전증
- 폐색전
- 심근경색

상처
- 감염
- 만성통증
- 재활의 실패

신경계
- 발작
- 후두통증재발(RLN) 손상(RLN은 성대와도 관련이 있는데, 환자가 수술시 기침을 할 경우 통증이 생길 수 있음)
- 횡격막신경손상, 한쪽 횡격막 마비에 따른 현상

관절
- 수술에 따른 어깨손상
- 체위손상

피질제거

피질제거는 만성농흉의 경우 시술된다. 폐 외면의 허파쪽 가슴막에서, 비후된 섬유층을 제거한다. 이 결과 농흉을 제거해, 다시금 폐가 팽창하게 된다.

식도수술

식도절제

식도의 3분의 2지점에서 종양이 발생할 경우 좌측 개흉복술을 통해 식도 일부를 제거한다. 위의 3분의 1지점이나 종양이 발생할 경우, 위 일부와 종양 모서리에서 10cm정도 위쪽의 식도를 제거한다. 남은 위는 후늑막강 안에 횡격막의 틈으로 지나가고 식도 원위부와 위 관 끝 사이에서 순환계의 문합이 생긴다.

종양이 3분의 2지점에서 발생하는 경우는 우측 개흉술과 분리 개복술을 통해 보다 쉽게 수술할 수 있다. 이 방법은 아이버-루이스(Ivor-Lewis) 방법으로 알려져 있다. 위는 우측 늑막강을 안으로 지나가고, 대동맥궁 위치보다 위에서 문합되어 구성된다.

종양이 식도의 3분의 1지점에서 발생하는 경우에는 식도의 절제가 필요하고, 목에 구멍을 뚫어 위와 연결한다. 위의 경우는 앞에서 언급한 것과 같다.

식도천공의 치료

식도천공은 직접적인 수술요법을 통해 치료한다. 천공 면을 통해 수술의 상태를 결정하게 된다. 일부 천공의 경우, 수술 없이도 자연적으로 치료가 되는 경우도 있다.

식도수술에서의 합병증

폐 수술과정에서 생기는 합병증은 식도 수술 시에도 그대로 적용된다. 식도수술에서 생기는 다른 합병증으로는 유미흉증이 있다. 흉막유출은 흉막관을 단절하면서 생긴다. 액은 우유빛이 나며, 지방 덩어리이다. 경우에 따라서는 수술적인 치료가 필요할 수도 있으나, 대부분 늑간 배출관(아래 참조)이 흉막유출을 정지시킨다.

연결이 파괴된 경우는, 대부분이 위관괴사로 인한 것이다.

늑간 배액관

Key Point

흉막을 열고 개흉을 시행 했을 때 가슴에 배액관을 삽입하는 것이 필요하다. 이것은 보통 늑간 배액을 할 때와 연관이 있을 것이다.

환자의 대부분은 두 개의 늑간 배액관이 필요하다. 흉강의 정점에서 공기를 배출해 폐를 다시 확장하게 한다. 두 번째 배액관은 기저면 으로 부터 수술 후 출혈을 배출 한다. 허파절제술 환자의 경우는 한 개의 관이 필요하다.

배액관은 천자절제술을 통해 소개했었다. 늑골사이공간은 닫히기 전에는 개흉술이 진행되는 높이보다 낮다. 궤맨 자국을 보호하고, 배액관이 정상위치에 있거나 제거될 때에 오른쪽에 위치한다. 첨단부 배출은 주로 앞면에, 기저는 뒤에서 한다. 수술 기록에서 이를 점검하는 것은 바람직하다.

흉강 안쪽에서부터 통과한 배액관이 멸균수를 포함한 병으로 내려간다. 그리고 물 높이 아래로 관이 부착된다(그림 8.6). 물 높이 위에는 공기중에 열려 있는 두 번째 관이 있다. 이것은 기압을 유지한다. 이는 '수중 봉인 배출' 으로 알려져 있다. 이는 흉강에서, 공기와 혈액이 관을 통해 배출되는 한 가지 간단한 방법을 제공한다. 짧은 관에서 흡입을 하는 경우에는, 병속의 압력이 낮아져 결과적으로 기압이 낮아지게 된다. 그 결과 공기와 혈액을 배출하게 된다.

배관의 체액 레벨은 자유 배출에 의해 증감 한다. 흡기시 흉부의 음압으로 인해 튜브의 물을 위로 당기고 호기시 음압이 감소하여 물의 높이가 낮아진다. 이러한 현상이 중단된 경우는 폐가 더 이상 팽창할 수 없거나, 관이 막혔음을 의미한다. 배출이 흡입과 연결되었다면, 흔들림이 없을 것이다.

삽입의 높이가 배출하는 병보다 반드시 낮아야만

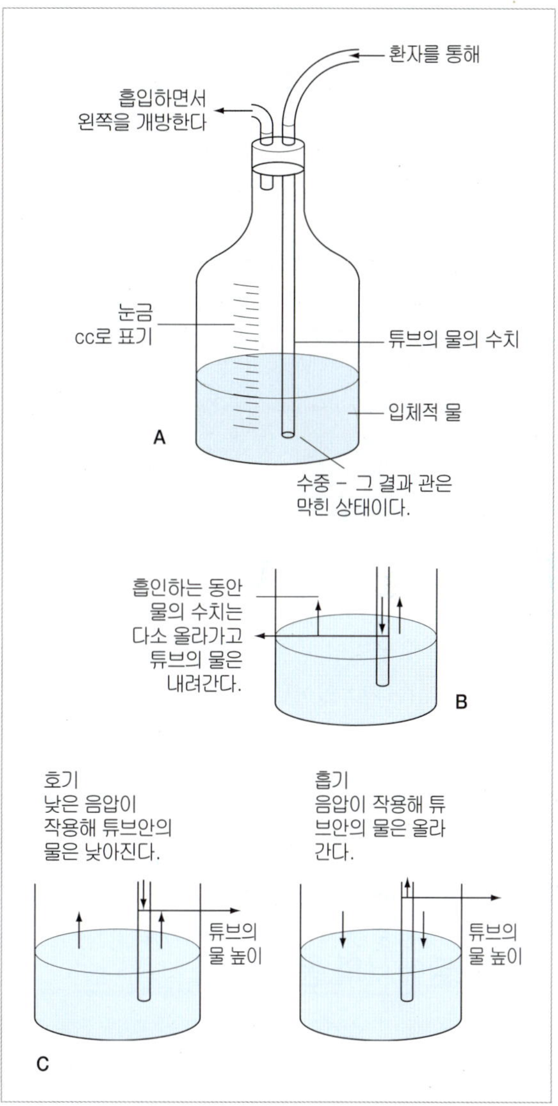

그림 8.6 **물 높이에 있어 압력의 효과.** **A**: 배액관, **B**: 물 높이에 있어 압력의 효과, **C**: 환자호흡의 효과

흉강으로 사이펀 액체가 돌아오는 것을 예방한다(그림 8.7).

배액의 양과 유형

배액양은 병 표면에 측정 된 눈금에 따라 알 수 있다. 처음에는 피가 섞여있지만, 진행이 될수록 장액이 나오고, 그리고 피는 더 이상 섞이지 않을 것이다. 공기의 유출이 있을 경우에는 물 속에 거품이 생기는 것을 볼 수 있는데, 특히 기침을 할 경우에는 이를 잘 확인할 수 있다. 계속되는 공기의 유출은 폐조직 안이나

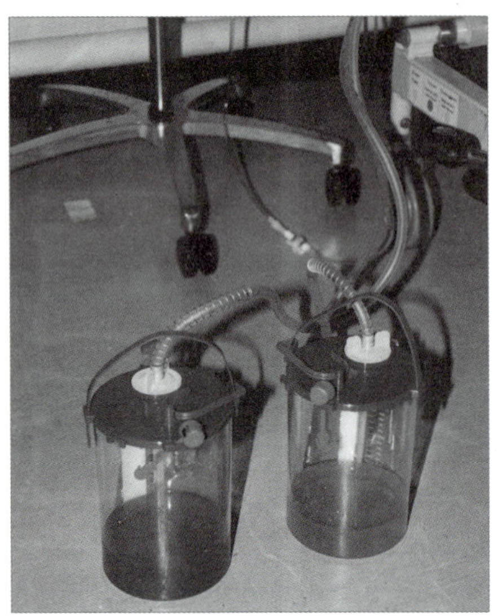
그림 8.7 수중 배액관의 사용

절제술 부위에 구멍이 생겨 나타나게 된다. 거품현상은 며칠간 계속해서 일어날 것이며, 거품현상이 멈출 때 까지는 꼭대기 관을 제거 할 수 없다. 기초적인 관은 수술 후 24~48시간 후에 드러내고, 꼭대기 관은 배출이 필요하지 않은 꼭대기 관은 배출이 계속되지 않는다면 48~72시간 후에 드러낸다.

흉부수술에서의 통증 조절

인용구

사람이 모든 행복을 얻는 것은 기쁨이 아니라 고통에서 벗어나는 것이다(John Dryden, 1631~1700).

수술 후 통증 완화는 불쾌감의 완화만은 아니다. 폐 기능 장애는 가슴 안쪽을 수술할 경우에 흔히 발생한다. 기능적 잔류용량(FRC)의 감소 같은 작은 변화도 무기폐를 일으킬 수 있다(Sabanathan, et al., 1990). 환자의 경우 기침을 제대로 할 수 없는 경우가 있으며, 그래서 엎드릴 경우 가래가 쌓이게 되어 감염과 저산소증을 일으킨다(Ali et al., 1974). 수술부위와 배출로 인한 통증은 3일까지 심할 수 있고(Kaplan, et al., 1975), 통증으로 인한 비정상적 호흡 패턴은 이 문제들을 더욱 악화 시킬 것이다.

효과적인 수술 후 통증 조절은 물리치료를 병행하는 것이다. 여러 가지 방법이 있는데, 경막외 마취, 척추주위 차단, 자가조절진통(PCA), 경피전기신경자극(TENS) 그리고 구강통증 등이 주로 쓰인다.

경막외 마취법(그림 8.8)

경질막 밖 작은 공간에 직접적으로 주입하는 방법으로, 경막 외에서 부피바카인(bupivicaine) 같은 국소진통제와, 펜타닐(fentanyl) 같은 아편유사제를 주입한다 - 국소 인자는 절제 부위 위에 피부 표면이 통증 완화를 가져다 주며 아편유사제는 더 효과적이다.

경막외 마취는 심각한 마취상태가 될 수 있으므로 전신 마취시 사용하는 경우에 아편유사제를 훨씬 더 작게 사용하여야 한다(Chaney, 1995). 이것은 아편유사제를 사용하였을 때 흔히 볼 수 있는 호흡이 떨어지는 것과 같은 부작용을 최소화 시킬 것이다. 1995년 Lui는 경막외 부피바카인(국부 마취요법)을 행하는 흉강절제술 환자의 경우, 물리치료를 가지고 진통의 진전을 설명하였다. 경막외 마취는 수술이 시작되기 전에 행한다.

척추주위 차단

경막외 삽입이 불가능하다면, 척추주위에 카테터를 이용해서 국부마취약물 투여가 행해진다. 이는 흉강경수술 후에 안정적이고 효과적으로 통증을 완화 시켜준다. 외과의사는 흉부를 닫기 전에 카테터를 이용해야 할 것이다.

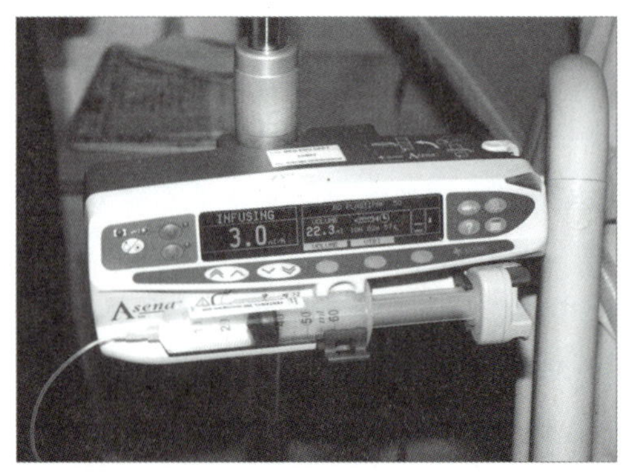

그림 8.8 수술후 통증을 완화하기 위해 경막의 마취를 시행한다.

자가조절진통(PCA)

환자에 의해 통제되는 진통에서는 환자의 요구 정도에 따라 소량의 정맥 마취주사를 시행한다. 환자는 깨어있어야 하고, 협조적이어야 하며 또 처방이전에 적절한 지침이 필요하다. 1회 투여량은 환자의 체중에 좌우된다. '투여가 차단되는' 간격은 마취제가 효력을 발하는 시간과 연관된다. 이는 또, 지나친 투여를 미연에 방지한다.

경피신경자극

경피신경자극(TENS)은 수술후에 나타나는 어깨 관련통증에 대해 행해지면, 유용하게 사용된다. 횡격막 신경은 횡격막을 지배하고, 수술중 만일 환자를 자극시킨다면, 동측의 어깨에 관련통증이 나타날 수 있다. TENS는 또한 경막외나 척추주위가 제거 되었을 때 계속적으로 나타나는 상처의 통증을 지닌 환자에게 이로 울 수 있다.

구강 진통

경막, 척추주위, 자가조절진통(PCA)은 평균적으로 72시간 동안 지속될 것이다. 그러나 마취는 여전히 많은 날동안 요구되어 질 것이다. 진통의 경험은 개개인에 따라 다르고, 구강 진통은 환자마다 다양하다. 파라세타몰(paracetamol; 해열진통제)이나 이부프로펜(ibuprofen; 비스테로이드성 진통 소염제)과 같은 단순 진통제는 적절하게 쓰이지만, 어떤 환자에게 있어서는 다이하이드로코데인(dihydrocodeine) 또는 디클로페낙(diclofenac; 진통제의 종류)과 같은 성능이 강한 약제가 필요하다. 구강의학은 보통 꼭 필요한 기본의학으로 생각된다.

대부분의 병원에서는 진통을 조절할 수 있는 전문적 간호사가 근무한다. 이러한 간호사는 보통의 진통제로 효과를 볼 수 없는 환자의 극심한 고통을 적절한 처치로 도움을 줄 수 있다.

물리치료사와 흉관 수술

Clinical note

흉부 물리치료는 수술 후 폐 문제들의 치료에 더하여 예방을 할 수 있다.

수술 전 처치

수술 전 흉부 물리치료는 일반적이진 않지만 고위험 환자의 경우 매우 이로운 것으로 보여져 왔다. 예를 들어, 1982년 나가사키 의학 자료에 의하면, 나이든 환자나 만성 폐쇄성폐질환(COPD) 환자의 경우 수술 전 물리치료는 수술 후에 폐질환을 일으키는 요소들을 줄이는 역할을 하였다는 내용이 있다.

만성 폐쇄성폐질환 환자의 경우 기관지 분비물이 증가되고 수술 전 흉부를 깨끗이 하는 것이 요구 되어 질 것이다. 물리치료는 기관지경 소견 후, 의료진이 행할 수 있는 방법이다.

수술 전 관리는 수술 후 기술에 대한 간단한 교육이나 흉부에 깨끗함이 다른 정도에 따라 다양하다.

Key Point

의사소통은 흉부 환자들의 성공적인 치료에 있어 중요하다. 물리치료사는 환자들의 진행 상태를 간호 파트와 의료진과의 소통을 가져야 한다. 매일 기본적으로 기록지와 흉부 x-ray를 모니터 해야 한다. 효과적인 의사소통 기술은 환자의 치료에 있어 더 효과적인 결과를 가져 올 것이다.

수술 후 처치

수술 후 합병증은 보통 호흡 감소, 폐활량(VC) 감소, 기능적 잔류량(FRC) 감소와 같이 제한된 패턴에 따라 주어진다(Craig 1981). 마취나 감소된 기침효과로 인하여 면역체계에 변화들이 나타나며 이러한 것은 분비물들의 이상 정체를 일으키게 된다(Scuderi and Olsen 1989).

Key Point

특히 주제에 대한 조사가 비록 적을 지라도 흉부 수술 후 제공되는 흉부 물리치료는 영국의 공정한 원칙이다.

수술 후 물리치료는 감염된 폐질환 합병증(무기

폐, 폐렴)을 막기 위한 목적으로 행해진다. 다음은 물리치료를 하는 주된 목적이다.

- 환자교육
- 폐활량을 증가시킴
- 가래 차단의 방지
- 가래 배출
- 어깨의 가동범위 유지
- 도수치료의 빠른 시행

환자 평가

초기의 환자상태에 대한 평가는 특정 증상의 확인을 통해 이루어진다. 환자상태에 대한 정확한 판단이 없다면, 그에 따른 처치는 이루어질 수 없다(Pryor, et al., 1998). 환자에 대한 재평가는 적절한 처치를 위해 필요하며, 또 새로운 증상이 발견되었을 때, 당초 계획했던 처치를 변경하려 할때 필요하다. 표 8.2는 초기에 환자의 상태를 판단할 때 고려해야 할 사항을 나타낸다. 환자를 통해 식별된 증상은 다음사항을 참고한다.

- 폐활량 감소
- 침분비의 차단
- 맥박수 증가
- 호흡조절/패턴의 불규칙성
- 상이한 기침
- 통증

표 8.2 초기 환자의 사정을 위한 숙지

자료: 의학적 숙지에서 얻어지는 것
- 수술 전 정보: PFTs/ABGs(폐기능 검사/동맥혈 가스)
- 수술흔적
- 현재 상태를 과거에 경험했는지의 여부
- 과거진료기록
- 사회경력
- 복용경력, 호흡과 관련된 의료기(예: 흡입기)에 대한 사항

주체: 환자가 당신에게 말하는 정보
- 개방형 질문을 한다: 기분이 어떠세요?
- 통증조절에 관한 질문을 한다: 기침할 수 있어요?

대상: 환자와 테스트를 토대로 한 정보
- 심장혈관 상태(CVS): 혈압, 심장박동수
- 산소운반 시스템과 F_iO_2
- 혈액가스 또는 산소 포화
- 호흡률
- CXR(흉부 x-ray)
- 통증을 통제하는 방법
- 배출의 양과 형태
- 청진
- 기침할 수 있는 정도
- 절개면에서 어깨 움직임의 범위

ABGs; 동맥혈 가스, CVS; 심혈관계 상태, CXR; 흉부 x-ray, F_iO_2; 흡입산소분율, PFTs; 폐기능 검사

물리치료의 방식

초기 평가와 문제들을 인식함으로써 치료계획을 세울 수 있다.

Clinical note

특정 처방술은 하나 이상의 증상에 이용될 수 있다. 예를 들어, 호흡양상의 순환동작(ACBT-아래참조)은 폐활량 감소와 체액분비 감소를 처치하는 데 중요하다.

흉부 물리치료는 환자마다 다르게 적용한다. 환자 개개인의 특징은 얼마나 자주 또 오랫동안 처방이 필요한지를 말해준다. 이는 의료자문기관이나 병원 내 연구계획서에서도 영향을 줄 수 있다(Stiller, et al., 1992).

숨쉬기 운동

호흡활성주기기법(ABCT)

앉은 자세에서의 ACBT에 사용은 효과적인 기도청정을 유지하기 위해 충분하다. ACBT는 호흡조절 순환과 흉부 확장운동으로 구성되는데, 강제호기기법(FET)을 따른다(그림 8.9). 흉부 확장 운동은 들숨으로 숨을 멈추는 현상과 결부되어 나타난다. 숨소리의 감소, 무기폐 감소 또는 체액분비 감소의 환자는 ACBT에 결부되어, 설명될 수 있다.

전체적으로 순환은 2~3회 반복되어야 하는데 환자가 회복될 때까지 시행된다. 수술직후의 환자들은 몸의 긴장감 때문에 이런 방법은 그만 두어야 한다. 흉

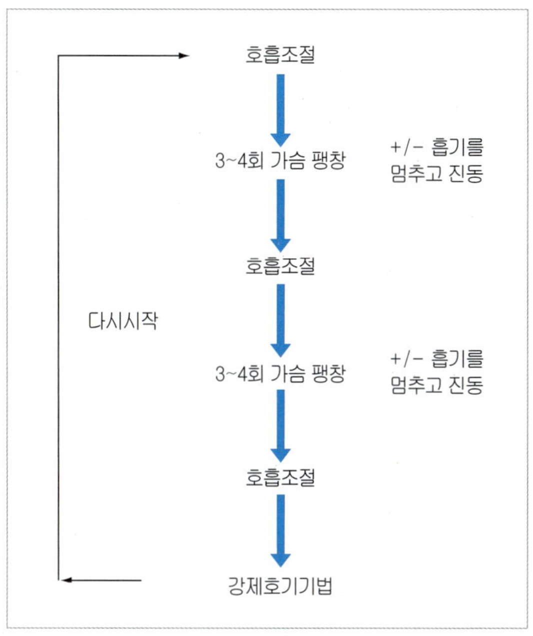

그림 8.9 호흡양상의 순환동작(ACBT)
Adapted from Pryor and Webber, et al., 1998

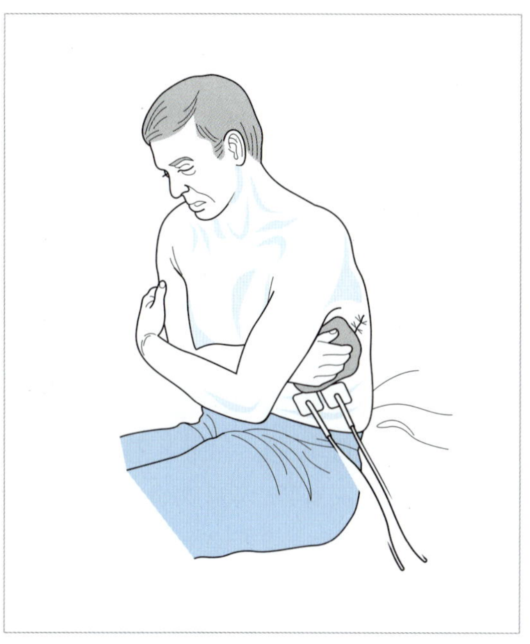

그림 8.10 기침: 환자의 상처 부위를 감싼다.

부 확장은 코로 깊게 천천히 숨을 들이마시고, 입을 통해서 나오게 한다. 맨 마지막 들숨을 멈추면, 기도의 흐름을 원활하게 할 수 있다. 숨을 멈추는 행위는 2~3초 동안 최대 호흡의 양을 많게 한다.

환자는 매 걷는 시간에 적어도 두 번 호흡을 완전히 순환하게 하는데, 이는 폐기능으로 얻어진 호흡을 유지하기 위해서이다.

강제호기(FET)

강제로 숨을 내쉬는 기술은 많은 양이 기관지 분비물을 깨끗하게 해주는 것을 도와주기 위해 사용된다.

강제 호기 기법

이 방법은 Pryor과 Webber(1979)에 의해 제시되었다. PET(강제호기기법)는 중간허파에서 아래쪽 허파의 용적으로부터 하나 또는 두 번의 강제적으로 호기시키는 방법이다(Partridge, et al., 1989).

효율적인 강제호기의 방법은 강제로 한숨을 쉬는 것과 같다. 이는 다음 사항에 의한다.

- 입은 연다
- 성대를 연다.
- 복벽을 수축시킨다.
- 흉벽을 수축시킨다.

이 때 분비물이 생기게 되면 탁탁하는 소리가 난다. 아래쪽 폐에서 시도하는 방법은 말단에 위치한 분비액을 감소시킨다. 위쪽 폐에서는 몸 중심에 가까운 기도의 분비액을 정화시킨다(Pryor and Webber, 1998).

기침 유지

기침은 닫힌 성대에 대해 강제 호기를 행할 때 나타난다. 이는 흉강내압이 상승하게 한다. 성대가 열려지면, 신속하게 바깥으로 나가는 공기의 흐름이 생기며, 기도 벽으로부터 나온 분비물과 섞이게 된다.

기침과 FET는 부상이 완화되어진후 행해진다(그림 8.10). 이러한 것은 환자 처치 중 물리치료사나 환자 스스로에 의해 시행될 수 있다. 수술 받지 않은 부분의 팔은 상처부위를 피해 가슴 앞에 가로질러 놓는다. 기침과 호기기술을 시행하는 동안 지나친 압박을 주의해야 한다. 타월을 세로로 길게 감싸서 환자 뒤로 두르고, 가슴 앞에 가로질러 잡아당김으로써 기침을 유도 할 수 있게 한다.

자세잡기

Key Point

수술 후 자세의 최대 기능은 FRC의 향상시키는 것이다. 이에 좋은 자세는 앉거나 또는 침대 밖으로 취한 자세가 적합하며, 누운 자세에서는 구부정한 자세의 반대가되게한다 (Jenkins, et al., 1998).

분절별 배출할 동안 자세들이 재인지 되는 것이 있는데(Thoracic Society, 1950), 이것들은 분절 또는 대엽상의 특정 부분에 문제점이 있다면, 유용하게 쓰일 수 있다. 그러나, 자세를 보정하는 경우가 흔한데, 이는 특히 해부학적으로 변화를 보이게 된다.

자세잡기는 또한 가스 교환을 원활하게 한다. 폐를 최대한 위로 가게 해주는 자세인 옆으로 눕는 자세를 통하여 산소공급을 증가 시킬 수 있다; 산소 흡입 증가의 결과로 환기/관류를 원활하게 한다(Winslow, et al., 1990).

허파절제술 환자는 수술 받지 않은 면에 대해 자세을 유지해서는 안 된다. 그 이유는 기관지의 잘린 끝으로 액이 유입되어 기관지 가슴막 샛길을 유도할 수 있기 때문이다. 심장막내 허파절제술을 받은 환자는 수술 진으로부터 적절한 지침을 받지 않았다면, 처음 4일 동안은 앉은 자세로 있게 해야 한다.

조기활동

활동은 기능적 잔류 용량이 서있는 상태에서 최대로 될 때만 안정적으로 시행될 수 있다(Jenkins, et al., 1988). 1983년 Dull 등은 합병증이 없는 환자에게 활동의 시도는 불필요한 호흡운동을 하게한다는 사실을 제안했다. 활동이 시도되기 전에는 환자가 심장혈관이 안정되어야 하고, 고밀도 산소를 요구하지 않아야 한다. 늑간 배출이 흡입과정에 있으면, 움직임은 서있는 상태에서 제한되고, 한 걸음 한걸음 진행만 허용된다.

어떤 진료기관에서는 경막이 제자리에 있을 때에만 움직임을 제한한다. 이는 움직이는 동안 심각한 혈압 강하 현상이 초래되는 것을 막기 위해서이다. 병원치료계획서 작성 시 숙지해야할 항목이다.

어깨 운동

수술부위 어깨의 움직이는 범위를 검사해야 한다. 환자는 하루에 세 번정도 어깨를 거상과 외전 운동을 해야 한다. 능동-보조 운동을 시작할 필요가 있다. 활동범위의 제한은 더욱 일반적으로 평가하고 치료되어야 한다.

물리치료 보조

물리치료는 '손으로 다루는' 연습이다. 이에 따르는 몇 가지 보조적인 행위가 있는데, 이는 기초 대사량을 높이는 데 이용된다.

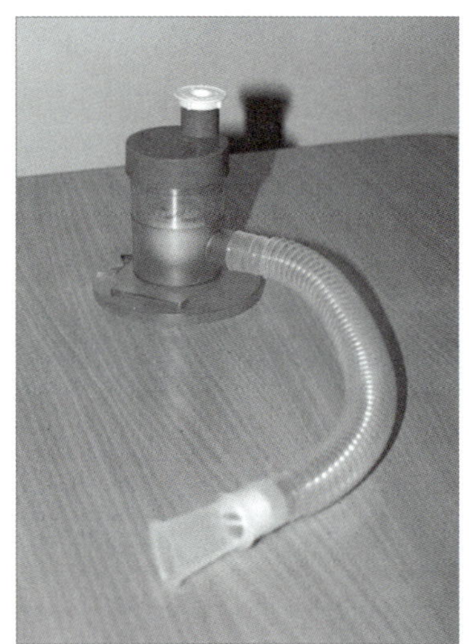

그림 8.11 강화 폐활량계

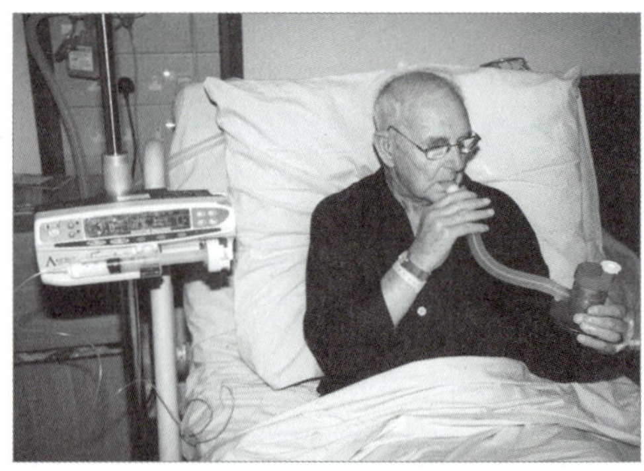

그림 8.12 강화 폐활량계의 사용

강화 폐활량계

강화 폐활량계는 피드백 시스템으로 무기폐를 열어 주기 위하여 최대의 흡기 상태를 만들어 깊은 숨을 유도한다(Su, et al., 1991). 이는 비용면에서 효과적이며 최소의 감독만이 필요하다(그림 8.11, 12).

1997년 Bastin 등은 강화 폐활량계의 사용은 폐가 약해지는 경고 시 이용될 수 있다.

최소의 기관절개술

거담의 잔류는 흉부 수술 후에 환자에게 종종 생기는 합병증이다(Busch, et al., 1994). 이는 담의 접착성 또는 약한 내부기침의 결과일 수 있다. 수술 후 매우 중요한 방법으로 물리치료와 함께 연접하여 분비물을 더욱더 제거할 수 있다.

1994년 Quidaciolu 등은 최소의 기관절개술은 폐수술 후 생길 수 있는 위험에 처해 있는 환자에게 호흡곤란으로 인한 사고를 안정적이고 또 효과적으로 줄이는 역할을 한다고 결론지었다.

열가습

폐 분비물은 수술에 따라 끈적끈적해 질 수 있는데 이것은 감각소실, 감염 또는 탈수 증상 때문이다(특히 식도이상 환자에게 생긴다). 흡기시 가습을 가함으로써 기도를 축축하게 하는 것은 점액을 정화시키는데 도움을 준다.

지속적 기도양압(CPAP)

빈약한 동맥혈 가스와 폐활량 감소를 나타내는 환자는 CPAP에 의해 명맥을 유지할 수 있다. 이는 지속적으로 또는 간헐적으로 이용된다. 지속적으로 이용할 때는 축축하게 된다.

CPAP는 기능성 잔류 용량을 좋게 하는데 효과적이다. 또한 호흡기질환을 갖고 있는 환자의 동맥혈에 산소를 공급할 수 있다. 이는 또 숨쉬는 작용을 줄일 수 있다. 흉부환자의 경우에 적절한 간호가 필요하고, 의학적 소견을 찾아볼 필요가 있다.

간헐적 양압호흡(IPPB)

IPPB의 이용을 지지하는 문헌은 적다. 그러나 교육이 잘되었고, 바른 환자에게는 효과적으로 이용될 수 있다. 이는 폐용량이 적은 환자에게 특별히 행해지기도 한다. 이는 폐용량을 향상시키고, 호흡시 소비되는 일을 감소시켜 준다.

폐 절제술 환자들에게 IPPB를 고려 할 때는 강도 높은 관리가 필요하다. 물리치료사는 환자의 상태를 의료진과 IPPB 이용에 대해 논의할 필요가 있다.

퇴원

환자는 회복정도에 따른 적절한 처방으로부터 퇴원 수속을 밟을 수 있을 것이다. 수술 후 합병증이 없는 저위험 환자는 3~4일의 물리치료만이 필요하다. 증상이 심한 고위험 환자나 폐에 합병증이 있는 환자는 더 많은 치료가 필요하다.

기능적 잔류 용량(FRC)과 폐활량(VC)은 폐절제 환자라도 다시 회복 될 수 있다. FRC의 완전 회복은 약 2주의 시간이 걸리고, VC는 3주 이상 걸리게 된다. 퇴원한 환자는 지속적으로 규칙적인 숨쉬기 운동에 대한 교육을 받아야 하고, 점차 그들은 보통 사람과 같은 운동을 할 수 있을 것이다.

ACKNOWLEDGEMENTS

The author and editor would like to thank Mr Richard Page (consultant thoracic surgeon), Mary Kilcoyne (physiotherapist) and all physiotherapy staff at the Cardiothoracic Centre, Liverpool, along with Jo Sharp (lecturer) at the University of Liverpool.

FURTHER READING

Hough A 2001 Physiotherapy in Respiratory Care, 3rd edn. Nelson Thornes: London

Pryor A, Webber J, Barbara A et al. 1998 Physiotherapy for Respiratory and Cardiac Problems. Churchill Livingstone: Edinburgh

참고문헌

Ali J, Weisel RD, Layug AB et al. 1974 Consequences of postoperative alterations in respiratory mechanics. Am J Surg 128: 376–382

Bastin R, Moraine J-J, Bardocsky G et al. 1997 Incentive spirometry performance: a reliable indicator of pulmonary function in the early postoperative period after lobectomy? Chest 111: 559–563

Busch E, Verazin G, Antkowiak VG et al. 1994 Pulmonary complications in patients undergoing thoracotomy for lung carcinoma. Chest 105: 760–766

Chaney MA 1995 Side-effects of intrathecal and epidural opioids. Can J Anaesth 42: 891–903

Craig D 1981 Postoperative recovery of pulmonary function. Anaesth Analg 60(1): 46–52

Dull JL, Dull WL 1983 Are maximal inspiratory breathing exercises or incentive spirometry better than early mobilisation after cardiopulmonary bypass? Phys Ther 63: 655–659

Hough A 2001 Physiotherapy in Respiratory Care, 3rd edn. Nelson Thornes: London

Inderbitzi R, Fleveckiger K, Ris HB 1992 Pain relief and respiratory mechanics during continuous intrapleural bupivicaine administration after thoracotomy. Thorac Cardiovasc Surg 40(2): 87–89

Jacob S 2001 Atlas of Human Anatomy. Churchill Livingstone: Edinburgh

Jenkins SC, Soutar SA, Moxham J 1988 The effects of posture on lung volumes in normal subjects and in pre- and post-coronary artery surgery. Physiotherapy 74: 492–496

Kaplan JA, Miller ED, Gallagher EG 1975 Postoperative analgesia for thoracotomy patients. Anaesth Analg 54: 773

Keilty SE, Bott J 1992 Continuous positive airways pressure. Physiotherapy 78(2): 90–92

Lui S, Angel JM, Owens BD et al. 1995 Effects of epidural bupivicaine after thoracotomy. Reg Anaesth 20: 303–310

Massard G, Wihlm JM 1998 Postoperative atelectasis. Chest Surg Clin N Am 8: 281–290

Nagasaki F, Flehinger BJ, Martini N 1982 Complications of surgery in the treatment of carcinoma of the lung. Chest 82(1): 25–29

Palastanga M, Field D, Soames R 2002 Anatomy and Human Movement, 4th edn. Butterworth–Heinemann: Oxford

Partridge C, Pryor J, Webber B 1989 Characteristics of the forced expiratory technique. Physiotherapy 75(3): 193–194

Pryor A, Webber J et al. 1998 Physiotherapy for Respiratory and Cardiac Problems. Churchill Livingstone: Edinburgh

Quidaciolu F, Gausone F, Pastorino G et al. 1994 Use of mini-tracheostomy in high risk pulmonary resection surgery: results of a comparative study. Minerva Chir 49: 315–318

Sabanathan S, Eng J, Mearns AJ 1990 Alterations in respiratory mechanics following thoracotomy. J R Coll Surg Edinb 35(3): 144–150

Scawn ND, Pennefather SH, Soorae A et al. 2001 Ipsilateral shoulder pain after thoracotomy with epidural and the influence of phrenic nerve infiltration with lidocaine. Anesth Analg 93: 260–264

Scuderi J, Olsen GN 1989 Respiratory therapy in the management of post operative complications. Respiratory Care 34: 281–290

Stiller KR, Munday RM 1992 Chest physiotherapy for the surgical patient. Br J Surg 79: 745–749

Su M, Chiang CD, Huang WL et al. 1991 A new device of incentive spirometry. Zhonghua Yi Xue Za Zhi (Taibei) 48(4): 274–277

Thoracic Society 1950 The nomenclature of broncho-pulmonary anatomy. Thorax 5: 222–228

Winslow EH, Clark AP, White KM et al. 1990 Effects of a lateral turn on mixed venous oxygen saturation and heart rate. Heart Lung 19: 551–561

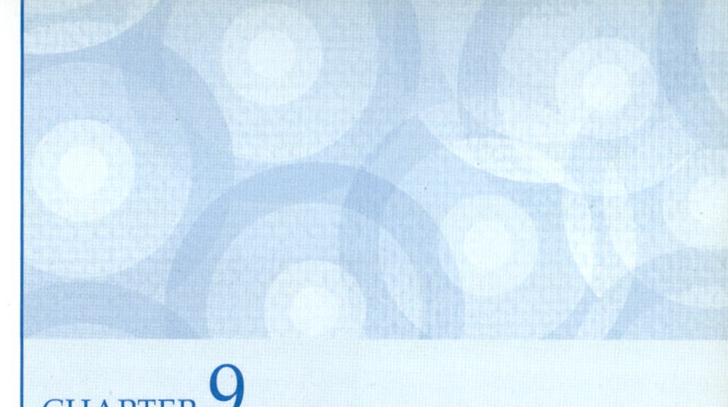

심장질환

CHAPTER 9

Cardiac disease

신헌석

CHAPTER CONTENTS

개요

다른 어떤 질환보다도 심장과 순환계의 질환(심혈관계 질환, cardiovascular disease or CVD)으로 인해 세계적으로 많은 환자들이 사망하고 있다. 1970년대 초기 이후 영국에서 심혈관계 질환으로 인한 사망률이 감소하고 있지만, 2004년에 영국에서 심혈관계 질환으로 216,000명 이상이 사망하였다. 이 숫자는 사망하는 세 명중 한명 이상(38%)이 심혈관 질환으로 사망하는 것을 의미한다. 9장은 심장과 순환계 질환에 대하여 설명하기 위해서 기술되었으며, 건강한 심장에 대한 개론적인 설명이 포함되어있다. 그러나 더 자세하게 학습하려면 후반부에 소개된 도서를 참조하기 바란다.

Key Point

임상적인 용어로서의 심혈관 질환은 심장을 손상시키는 질환과 순환계의 이상을 초래하는 질환으로 구분될 수 있다. 그러므로 각각 심장질환과 혈관 질환으로 불리기도 한다.

심장의 구조와 정상 기능

심장은 기본적으로 혈관을 통하여 혈액을 순환시키는 추진 압력을 제공하는 근육으로 형성된 펌프이다. 심장은 매일 약 100,000번 정도 수축하여 7,500L(5000갤런)의 혈류를 박출한다.

심장 해부학

심장은 두개의 폐사이의 종격동에 위치하며 흉골 후면, 횡격막 상부에 위치하는 기관이다(그림 9.1). 심장의 첨부는 신체의 중앙선에서 좌측으로 위치하며, 심장이 수축할 때마다 심장 박동을 느낄 수 있다. 혈류가 유입

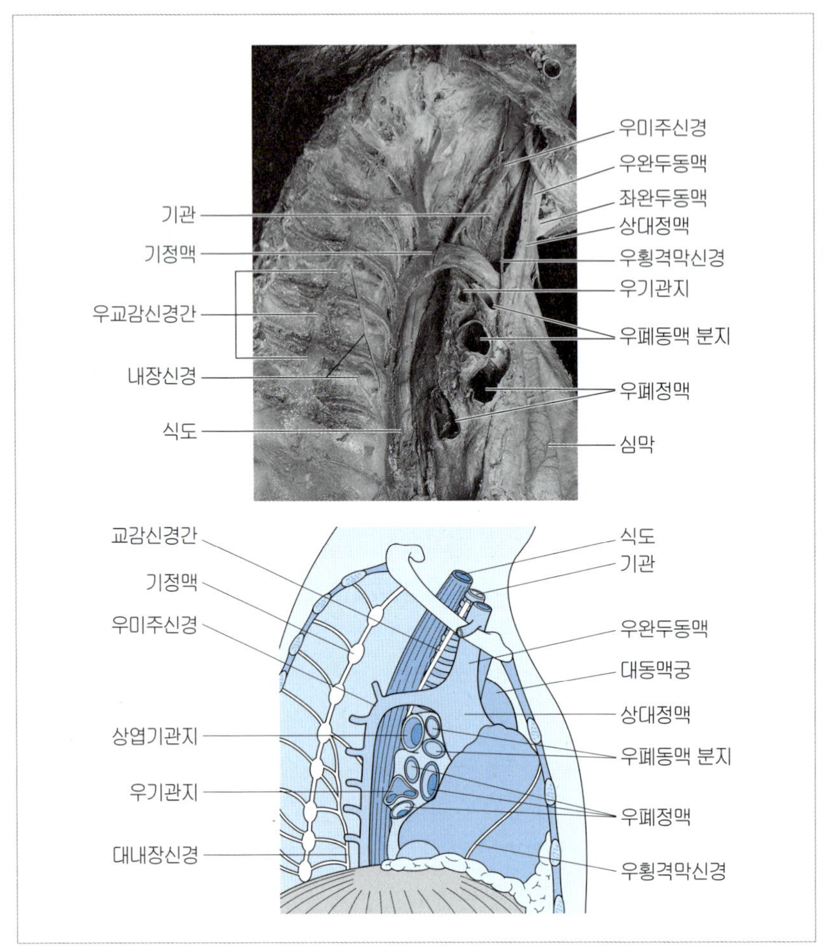

그림 9.1 심장의 위치와 종격에서의 연관된 구조물

되었을 때 심장의 무게는 200~425g 정도이며, 크기는 주먹보다 약간 크다. 심장의 해부학은 그림 9.2에 설명되어있다. 얇은 심장벽으로 구성된 두 개의 심방(atria)은 보다 두꺼운 심장벽으로 구성된 두 개의 심실(ventricles)의 후방과 상부에 위치한다. 심방은 유입되는 혈류를 수용하며, 심근이 더욱 발달한 심실은 심장으로부터 혈류를 박출한다. 두개의 심방과 두개의 심실은 서로 바로 옆에 위치하며, 각각 심방간 중격(interatrial septum)과 심실간 중격(interventricular septum)에 의해 분리되어있다.

심장은 비록 하나의 기관이지만 좌심장과 우심장으로 구분하여 각각의 기능을 설명할 수 있다. 좌심장과 우심장은 각각 심방과 심실로 구성되어 있다. 상대정맥과 하대정맥을 통해 탈산소화된 혈류가 우심장으로 유입되며, 혈압이 낮은 폐순환을 통해 이산화탄소를 배출하고 산소를 유입하게 된다. 가스 교환을 통해 산소화된 혈류는 폐정맥을 통해 좌심장으로 유입되며, 체순환을 통해 전신으로 순환하게 된다.

심장벽의 구조

심막은 심장을 주머니모양으로 감싸고 있다. 액체가 차있는 심막강에 의해서 심막은 두 부분으로 구성되어있다. 바깥쪽의 심막은 대혈관의 기시부위를 감싸며 인대에 의해서 척주와 횡격막에 부착되어 심장이 비교적 종격에 고정되어 위치하도록 한다. 바깥쪽의 심막을 벽측 심막이라고 하며 견고한 섬유성 결합조직으로 구성되어 있고, 적은 양의 액체를 심막강으로 분비하는 좀더 섬세한 장액성 막으로 내측이 형성 되어있다.

벽측 심막의 섬유성 결합조직은 혈액의 유입으로

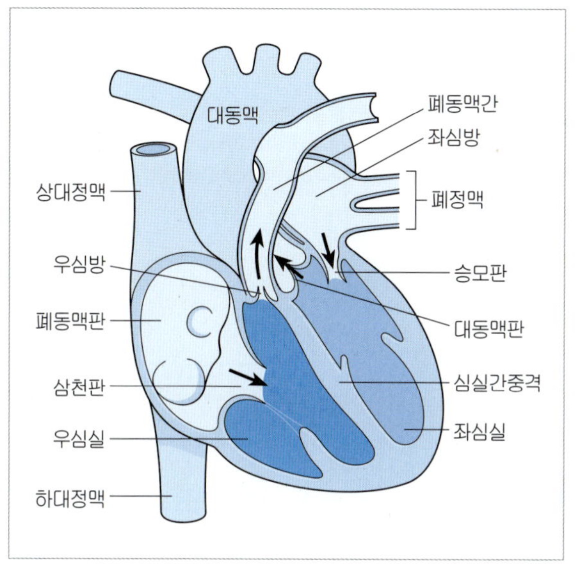

그림 9.2 심장의 구조

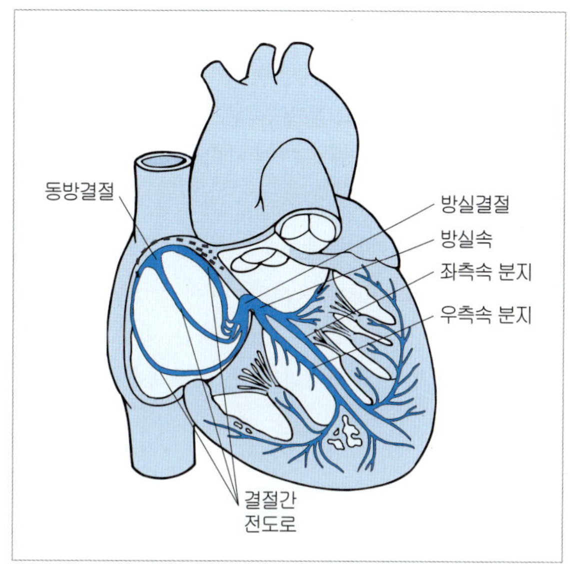

그림 9.3 심장의 동방결절과 푸르킨예(purkinje) 시스템

인한 과도한 확장으로부터 심장을 보호하고 심막액은 윤활제로 작용하여 심막내의 심장이 수축하고 이완하는 동안 마찰력이 발생하지 않도록 한다.

심막의 안쪽은 장측심막(visceral pericardium)이라고 하며 심장의 표면에 밀착되어있다. 심외막이라고도 하며 심벽을 구성하고 있는 3층중 가장 천층을 형성하고 있다. 심외막 바로 밑에는 가장 발달되어있는 심근층이다. 심근은 심장의 수축성 기능을 담당하며 특화된 횡문근 섬유로 구성된다. 가장 안쪽에는 심내막(endocardium)이 위치한다. 심내막은 혈액과 직접 접촉하는 부분이며 심장의 심방과 심실의 내측을 형성하고 있으며 심장 판막을 감싸고 있는 부분이다.

심장박동의 생성

심근의 교대적인 수축과 이완으로 '심장박동'이 발생하며 심장 펌프 기능을 수행한다. 골격근과 마찬가지로 심근은 전기적으로 흥분되거나 탈분극되었을 때 수축한다(즉, 근육길이가 짧아지고 두꺼워진다). 그러나 골격근과는 다르게 심근 탈분극은 심장근육 자체에서 시작된다(즉, 심근세포는 외부의 신경지배와는 독립적인 고유한 혹은 내재적인 리듬을 소유한다). 그러나 자율신경계가 심장에 흥분을 전도하며, 혈액내의 화학적 전달물질이 심근의 탈분극율에 영향을 미치기도 한다.

각각의 심근세포가 잠재적으로 수축을 시작할 수 있지만 심장은 수축을 조절하는 특화된 흥분성 그리고 전도계를 소유한다(그림 9.3).

심장활동전위는 특화된 세포집단인 동방결절(sinoatrial node, SA)에서 시작된다. 이러한 작은 부위의 세포들은 정맥을 통해 우심방으로 혈액이 유입되는 부분 근처에 위치하며 종종 '향도잡이 결절(pacemaker node)' 이라고 불린다. 이부분의 전기적인 탈분극과 재분극의 주기는 심장의 다른 부위보다 빠르다.

동방결절에서 발산된 전기적 충동은 우심방의 심근을 통해 전도되고, 좌심방으로 전도되어 심방 근육이 하나의 동일한 단위로 흥분되어 수축하게 한다.

심방은 전기적 충동을 전도하지 않는 결합성 조직의 띠에 의해 대부분 심실과 분리되어 있기 때문에 심방으로부터 심실로의 전도를 위해 심방중격의 기저부에 위치한 특화된 세포가 요구된다. 이러한 전도계의 두 번째 부분을 방실결절(atrioventricular node, AV)이라고 하며 전도가 비교적 느린 섬유속으로 구성되어 있다. 결과적으로 동방결절에서 시작된 충동은 방실결절에서 0.1초 정도 지연되어 심방이 수축한 후에 심실근육이 흥분하도록 한다.

방실결절에서 발산한 탈분극은 심실중격에 위치한 방실속(atrioventricular buncle), 또는 히스근속(bundle of His)이라고 불리는 심근섬유로 전도된다.

방실속은 좌우측 속으로 분지되어 심실의 첨부 방향으로 1m/s의 속도로 탈분극을 전도한다. 이후 전기적 충동은 광범위하게 네트워크를 형성하고 있는 푸르킨예 섬유(Purkinje fibers)를 통해 3~5m/s의 속도로 전도된다. 결과적으로 심실 수축은 첨부로부터 방사되어 시작되며, 심장내의 혈액을 동맥을 통해 박출하게 된다.

Key Point

심근의 활동전위는 골격근의 활동전위보다 100배 정도 길다. 심근의 불응기 또한 길어서 반복적인 자극의 가중을 방지하여 지속적인 심장 수축이 일어나지 않게 한다. 결국 심장 수축은 비교적 짧은 연축으로 구성된다.

심전도

심근의 단계적인 전기적 탈분극과 재분극으로 인하여 발생한 전기적 활동은 전기를 전도할 수 있는 전해질이 풍부한 체액에 의해 조직에 전파된다. 심장의 양측 피부에 부착된 두 표면전극의 약 1mV 정도의 전압 차이가 심전도로서 증폭되고 기록될 수 있다.

심전도 파의 모양은 심장의 전기적 활동과 연관되며 전극의 위치에 의해 달라진다. 표준화된 사지 도선, I, II, III, 또는 흉부 도선이 이런 목적으로 사용된다. 전형적인 심전도 기록은 그림 9.4에 나타나있다. P파는 심방 탈분극을, QRS파는 심실을 통한 충동 전도를, T파는 심실의 재분극을 의미한다.

심방 재분극은 심실탈분극동안 발생하며 QRS파에 의해 가려져있다. P-R 간격은 방실결절을 통한 전도의 지연 때문에 발생한다. 그러므로 심전도는 심실근육의 정상적인 또는 비정상적인 기능에 관한 정보를 제공한다.

심장리듬의 조절

동방결절에서 전기적 충동을 발산하는 율을 동성리듬 이라고 한다. 동방결절의 충동 발산 빈도는 심장에 분포하는 자율신경, 대사에 관계되는 요소, 호흡활동에 의해 영향을 받으며, 동성리듬은 이러한 요소들을 변화시키는 다양한 생리학적 조건에 의해 증가되거나 감소될 수 있다. 예를 들면 운동, 정서적인 흥분, 발열시에 동성리듬은 일시적으로 증가하고 심박수는 1분당 200회까지도 증가할 수 있다. 이러한 심박수의 증가를 동성빈맥(sinus tachycardia)이라고 하고 동방결절에 분포하는 교감신경계의 증가된 활동과 부신수질에서 분비되는 카테콜아민(catecholamines) 인 아드레날린과 노르아드레날린, 즉 에피네프린(epinephrine)과 노르에피네프린(norepinephrine)의 증가로 발생한다.

동성리듬의 감소를 동성서맥(sinus bradycardia)이라고 하며 미주신경을 통한 부교감신경의 자극으로 발생하며, 수면시나 스트레스를 적게 받는 상황에 해당된다. 편안하게 휴식하는 동안의 동성리듬은 일반적으로 1분당 60~70회 정도이다. 신체적으로 단련된 개인에게서는 동성리듬이 1분당 40~50회 정도로 낮을 수도 있다. 동성리듬은 다양한 병리학적 상황에 의해 영향을 받으며, 존재하는 심장질환의 증상으로 비정상적인 심장리듬이 발현하기도 한다. 동성리듬의 심전도는 9.5에 제시되어 있다.

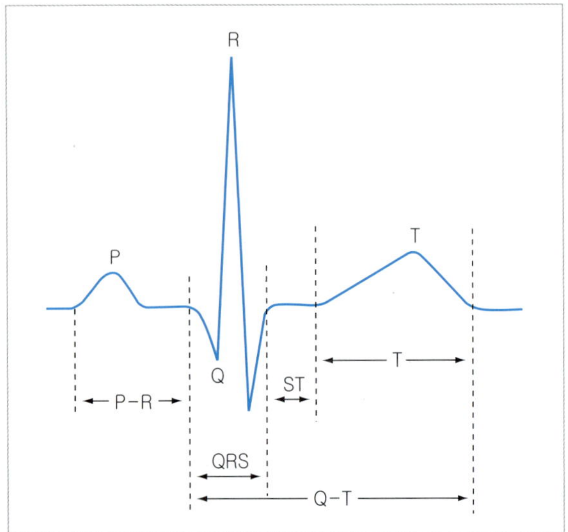

그림 9.4 전형적인 심전도의 모양. P파는 심방 탈분극을, QRS파는 심실 탈분극의 개시를, T파는 심실 재분극을 의미한다.
Reproduced from Berne and Levy, 2000, with permission

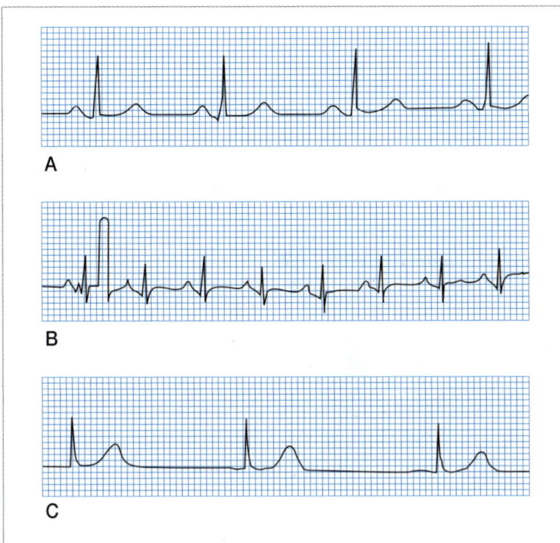

그림 9.5 동성리듬. A: 정상 동성리듬 B: 동성빈맥 C: 동성서맥
Reproduced from Berne and Levy, 2000, with permission

심장판막

2개의 방실판막과 2개의 반월판막이 심실의 입구와 출구를 형성한다(그림 9.6, 7). 각 판막은 황갈색의 결합성 막인 두개 또는 세개의 유연한 첨두(cusp)로 구성되어 있다.

방실판막-좌측의 이첨판(승모판)과 우측의 삼천판-은 심방과 심실사이에 위치하며 심실이 수축하는 동안 혈액이 심방으로 역류하지 않도록 하는 기능을 담당한다.

방실판막은 심방을 심실로부터 분리시키는 원형의 섬유성 조직내에 위치한다. 그림 9.8은 방실판막의 각 첨두의 말단부분을 심실의 유두근에 연결하는 건삭(chordae tendineae)이라고 불리는 건을 나타내며, 건삭은 수축기동안에 방실판막이 심방으로 밀리지 않도록 한다.

심실의 출구부분에는 첨두가 세 개인 반월판막-압력이 낮은 폐순환으로 향하는 폐동맥판과 압력이 높은 전신순환으로 향하는 대동맥판-이 심실이 이완하는 동안 혈액이 다시 심실로 역류하지 못하도록 한다. 방실판막과는 달리 반월판막은 건삭에 의해 지지되지 않는다.

Key Point

심방과 심실에서의 압력변화에 반응하는 심장 판막의 연속적인 개폐는 혈액의 역류를 방지하는 중요한 기능을 담당한다. 즉, 수축기동안에는 심실에서 심방으로의 역류를 방지하고, 이완기동안에는 대동맥이나 폐동맥에서 심실로의 역류를 방지한다. 결과적으로 심장이 박동하는 동안 심장을 통하여 한쪽 방향으로만 혈액이 정상적으로 흐르게 된다.

심장을 통한 순환

그림 9.9는 심장과 대혈관을 통한 혈액의 순환을 설명한다.

탈산소화된 정맥혈은 상대정맥과 하대정맥을 통하여 우심방으로 유입된다. 유입된 혈액은 삼천판을 통해 우심실로 유입되며, 우심실 수축에 의해 폐동맥판을 통하여 폐동맥간, 좌·우 폐동맥을 지나가게 된다. 폐순환동안에 혈액은 흡입된 공기와 접촉하여 산소를 받아들이고 이산화탄소를 내보낸다.

산소화된 혈액은 폐정맥을 통하여 좌심방으로 유입되며, 승모판을 통해 좌심실로, 대동판을 통해 대동맥으로 이동한다.

좌심실로부터의 대동맥을 통한 혈액의 박출은 상당한 수축력을 요구한다. 그러므로 혈액 박출을 위한 최대의 압력을 생성하기 때문에 좌심실벽이 가장 두껍게 형성되어 있다.

심장주기

심근의 교대적인 수축과 이완으로 인해 정맥에서 동맥으로 혈액을 박출하게 되며, 한번의 수축과 이완을 심장주기라고 한다. 안정을 취하고 있는 개인의 심장은 1분당 70회 박동하며 각 심장주기는 약 0.8초 동안 지속된다.

수축기(systole)는 0.3초 정도 지속되며, 혈류가 다시 유입되는 기간인 이완기(diastole)는 약 0.5초 정도 지속된다. 각 심장주기는 동방결절에서의 활동전압의 자발적 생성으로 시작된다. 그림 9.10은 심장주기 동안의 전기적 변화와 역학적 변화와의 관계를 나타내고 있다.

심방 수축은 심전도상에서의 P파와 일치하며 심실

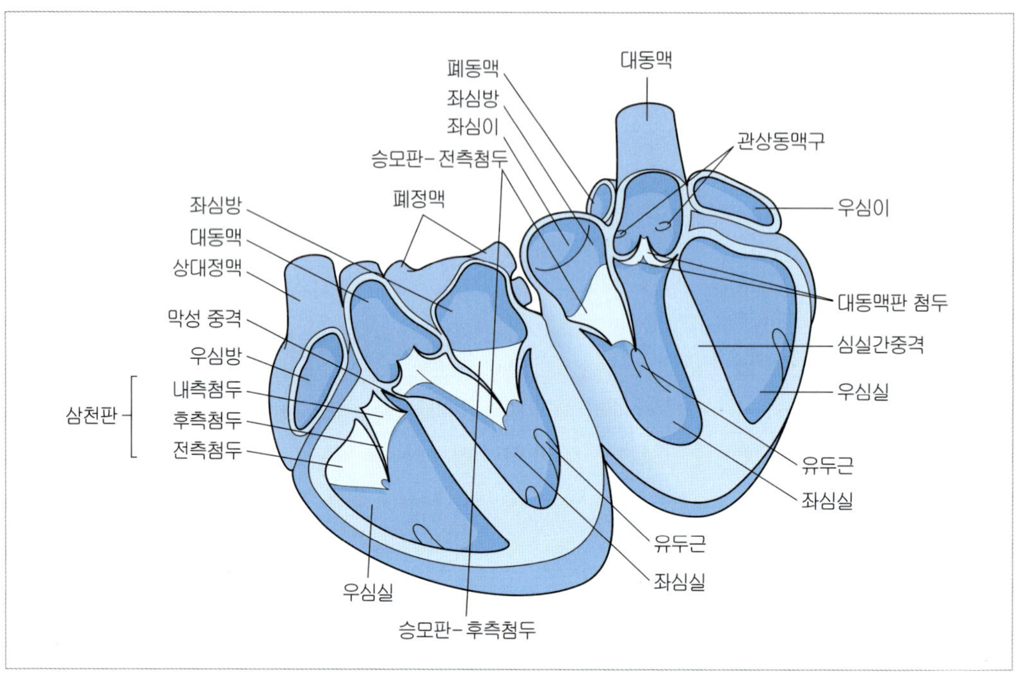

그림 9.6 심장판막의 해부학적 관계를 보여주는 심장의 단면
Reproduced from Berne and Levy, 2000, with permission

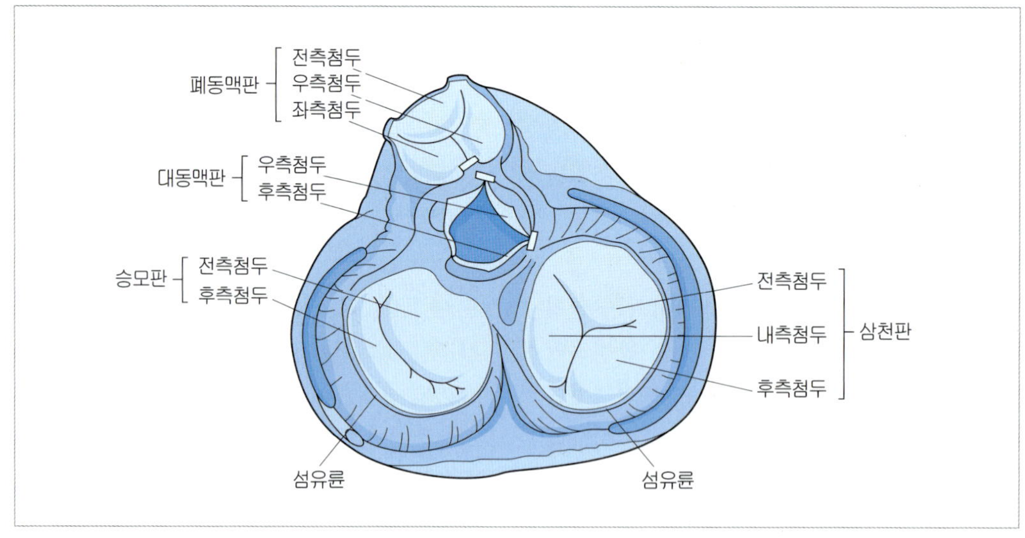

그림 9.7 심장기저부로부터 관찰되는 네 개의 심장 판막
Reproduced from Berne and Levy, 2000, with permission

수축보다 먼저 일어나서 혈액을 심방에서 이완상태의 심실로 흐르게 한다. 이완기말의 각 심실에 있는 혈액량(약 130mL)을 이완기말 심실용적(ventricular end-diastolic volume, EDV)이라고 한다.

심실 수축은 심전도상의 R파의 정점에서 시작되며 (그림 9.4), 혈액을 좌우 심실에서 대동맥과 폐동맥으로 각각 순환시킨다. 심실수축기말에 각 심실에 남아 있는 혈액량(50~60mL)을 수축기말 심실용적(ventricular end-systolic volume, ESV)이라고 한다.

심장이 한번 박동하는 동안 한 심실에서 박출되는

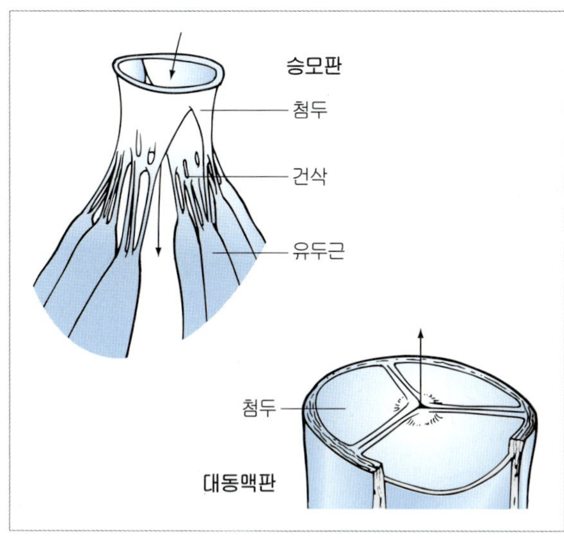

그림 9.8 승모판과 대동맥판
Reproduced from Guyton and Hall 2005, with permission

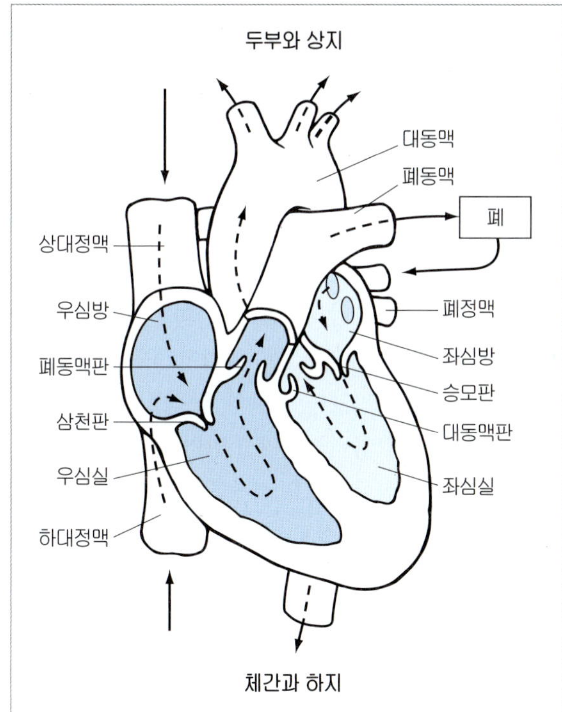

그림 9.9 심장을 통한 혈류 순환 방향
Reproduced from Guyton and Hall 2005, with permission

혈액량(EDV-ESV)을 일박출량(stroke volume)이라고 하고 안정시에 약 70mL 정도이다. 수축기동안 박출되는 혈액 즉 일박출량/이완기말 용적을 박출율이라고 하고 정상적으로 약 60%이다.

낮은 압력하에서 혈액이 유입되고 높은 압력의 폐순환과 체순환계로 혈액을 박출시키는 심실의 능력은 방실 판막과 반월판막의 정확한 작동에 의해 좌우된다. 심실이 이완될 때 심방압이 심실압보다 높기 때문에 방실판막이 열리고 심방에서 심실로 정맥혈이 유입되는데, 이 시기를 심장주기의 심실 충만기라고 한다. 동시에 폐동맥과 대동맥의 압력은 심실 압력보다 높기 때문에 대동맥판과 폐동맥판은 닫히게 되어 각 심실로부터 혈액의 유출이 일어나지 않게 된다.

심실내의 혈액량은 이러한 수동적인 심실 충만기에 증가하며 심실 압력은 증가하기 시작한다. 방실판막이 열려있는 동안, 즉 심방압이 심실압보다 높은 기간동안 심실 충만은 계속된다.

심방 압력은 심방 수축에 의해서 더욱 증가한다(그림 9.10의 심방 압력 곡선의 a). 이로 인하여 열려있는 판막을 통해서 심실로 더 많은 혈액이 유입된다. 심방 수축은 심실 이완기말의 심실 충만의 마지막 20% 정도의 혈액을 유입시킨다.

심실 수축과 함께 심실 압력은 심방 압력보다 높아지며 방실 판막은 닫히게 된다. 방실판막의 폐쇄로 인하여 심방과 심실간의 혈액은 양방향 모두 차단된다. 방실 판막이 닫힐 때 대동맥판과 폐동맥판도 아직 닫혀 있어서 각 심실은 밀봉된 용기에 저장된 것과 같은 상태이다. 심실내의 혈액이 박출되지 않고 심실이 수축하여도 심실내의 용적이 변화하기 않기 때문에, 이러한 심실 수축 단계를 등용적성 심실 수축(isovolumetric ventricular systole)이라고 한다.

심실내에 저장된 혈액의 압박으로 인해 심실 압력은 급격하게 증가한다. 동시에 방실 판막은 심방쪽으로 부풀어 오르게 되어 c-파(c-wave)라고 불리는 심방 압력의 증가를 가져온다. 심실 압력이 대동맥의 압력보다 높아지는 순간 반월 판막이 열리게 되어 혈액이 폐동맥과 체순환계로 흐르게 된다. 이 시기를 심실 수축 박출기(ejection phase of ventricular systole)라고 하며 급속 박출기와 그 후의 감속 박출기로 구성된다. 급속 박출로 인하여 혈액이 심실로부터 폐순환과 전신순환계로 유입되며, 심실과 동맥 압력의

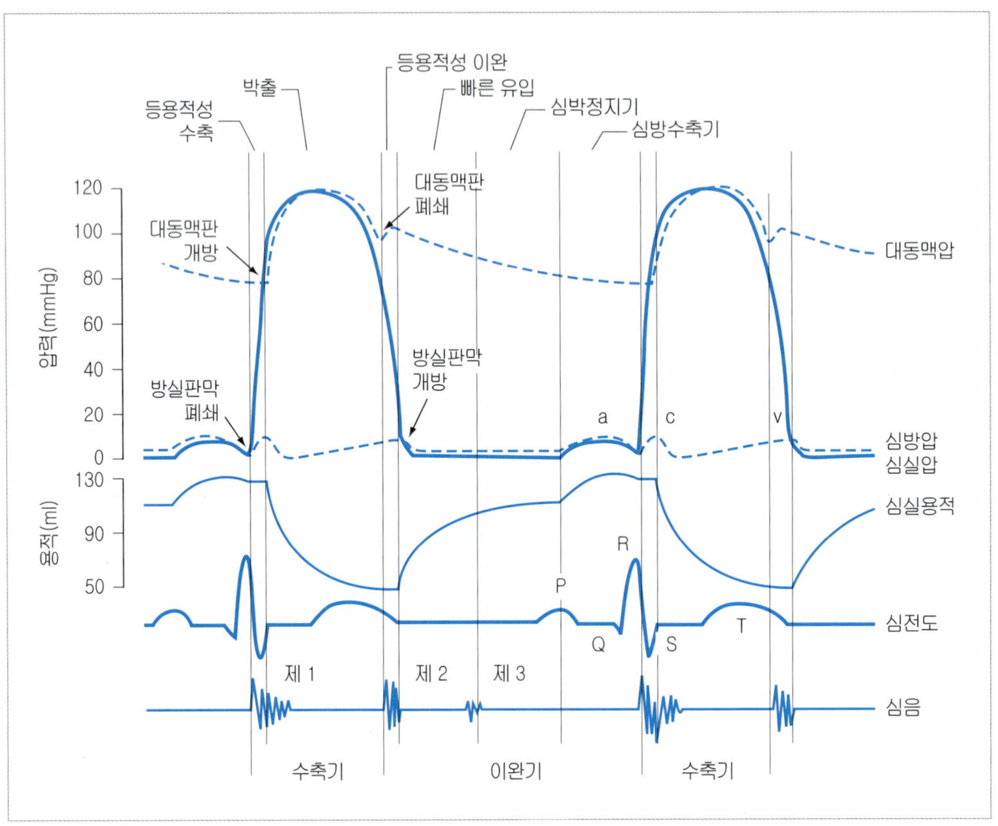

그림 9.10 좌심장의 심장주기로서 심방압, 심실압, 대동맥압, 심실용적, 심전도, 심음의 변화를 나타낸다.
Reproduced from Guyton and Hall 2005, with permission

증가를 특징으로 한다.

이 기간 동안에는 방실 판막은 닫혀져 있으므로 심실에서 혈액이 박출되는 동안 심방으로 유입되는 정맥혈이 심실에 유입되지 않는다. 심실 용적의 감소와 심실 이완의 개시로 인하여 심실압은 폐동맥과 대동맥 압력보다 낮아지게 되어 반월 판막이 닫히면서 이완기동안에 동맥계로부터 심실로 혈액이 역류되는 것을 방지한다. 대동맥판이 닫히기 직전에 짧은 기간 동안 역류가 발생하며, 일단 판막이 닫히게 되면 대동맥 압력이 단기적으로 증가 한다. 이러한 대동맥압의 변화는 직경이 큰 동맥에서 혈압의 변화를 관찰할 때 '절흔(notch)' 로 명백하게 나타난다.

반월 판막이 닫히게 되면 모든 심장 판막이 동시에 닫히게 되는 등용적성 이완기(isovolumetric relaxation phase)가 발생한다. 이 기간동안에는 심실로 혈액이 유입되거나 유출되지 않게 되며 심실 심근의 이완으로 인해 심실내 압력의 급격한 하강이 초래된다. 이러한 심실내의 압력하강은 심실이 수축하는 동안 정맥혈이 유입되고 있는 심방의 압력보다 낮아져서 그림 9.10의 심방 압력곡선의 v 압력 파로 관찰된다. 계속 낮아지는 심실내압으로 승모판과 삼천판이 열리고 심방으로부터 심실로 혈액이 유입된다.

이러한 심실 충만기 후에 심방수축이 이어지면서 완전한 심장 주기가 반복된다.

정상심음

각 심장주기 동안의 심장 판막의 율동적인 폐쇄는 청진기 또는 증폭기에 연결된 저주파 마이크(microphone)와 기록 장치를 이용하는 심음도검사(phonocardiography)에 의해 감지될 수 있다.

정상적으로 승모판과 삼천판의 폐쇄는 낮게 지속되는 '럽(lub)' 소리가 특징적이며 심실 수축의 개시를 의미한다. 이 심음을 제1심음이라고 한다. 제2심음은 높고 날카로운 '덥(dup)' 소리이며, 방실 판막의 폐쇄와 수축기의 종료를 의미한다. 제3심음은 부드럽고 낮으며, 정상 심장에서 청진이 가능하다. 초기 이완기와 일치하며 심실벽의 진동에 의해 생성된다.

Key Point

비정상적인 심음-심장 잡음(heart murmur)-은 심각한 심장 질환을 의미할 수 있다. 이러한 부드러운 펄럭이는 또는 윙윙 거리는 소리는 폐쇄부전성 판막을 통한 혈액의 누출(leaking)을 의미한다.

관상순환

신체의 다른 기관이나 조직처럼 심근도 생존을 위해 산소가 풍부한 혈액의 공급을 필요로 한다. 심근에 공급되는 혈액은 관상순환(coronary circulation)이라는 특화된 혈관체계에 의해 이루어진다.

그림 9.11은 대동맥으로부터 두개의 관상동맥이 분지하고 다시 작은 동맥으로 분지하여 산소가 풍부한 혈액을 심근 모세혈관 네트워크에 공급하는 것을 나타낸다. 우 관상동맥은 주로 심장의 우측에 혈액을 공급한다. 좌 관상동맥은 좌전하행관상동맥과 회선관상동맥으로 분지하며 심장의 좌측에 혈액을 공급한다.

정맥은 관상 순환의 모든 중요한 동맥 분지와 함께 분포한다. 대부분의 정맥은 심장 후면의 방실구(atrioventricular groove)에 위치한 관상정맥동(coronary sinus)으로 혈액을 이동시켜 우 심장으로 흐르게 된다.

관상동맥은 세층으로 구성되어 있다. 외막은 느슨한 섬유 조직의 막으로서 혈관을 심근에 고정시키는 역할을 한다. 두껍고 탄력성 있는 중간층은 중막이라고 하고 혈관의 역학적 힘을 제공하는 평활근으로 구성되어있다. 또한 중막의 수축과 이완을 통해서 관상동맥의 직경이 변화된다. 즉 혈관수축과 혈관확장을 가능하게 하며, 관상 혈류에 대한 혈관의 저항을 변화시킨다. 동맥의 안쪽은 내막라고 하며 내피세포로 구성된 부드러운 층과 이를 지지해주는 결합 조직의 얇은 막으로 구성되어있다.

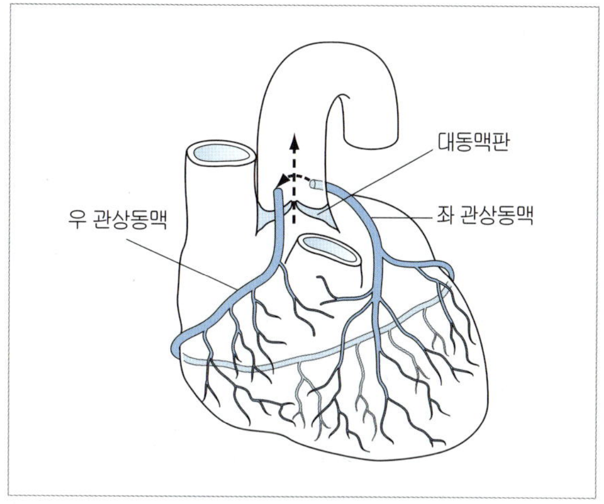

그림 9.11 관상동맥을 통한 순환
Reproduced from Guyton and Hall 2005, with permission

Key Point

안정시에는 1분당 약 225mL의 혈액이 관상 순환을 통해 흐르며, 좌심실을 통해 박출되는 혈액량의 약 4~5%에 해당된다.

관상 혈류의 중요한 특징은 순환이 간헐적이라는 것이다. 수축기동안에는 수축하는 심근에 의해 미치는 외력에 의해 관상혈관들이 압박 -'혈관외 압박' 으로 알려진-되어 관상 순환을 통한 혈액의 자유로운 흐름을 방해한다. 심근 수축기동안에 대동맥으로부터 관상 동맥으로 혈액을 순환시키려는 높은 압력이 존재함에도 불구하고 순환이 방해받는다. 결과적으로 관상 혈관에 미치는 역학적 압박이 최소화되는 초기 이완기에 심근으로의 혈류가 최대로 발생한다.

그림 9.12는 좌우 관상동맥에서의 관상 혈류의 상태를 나타낸다. 좌심실의 근육이 발달되어 있기 때문에 많은 혈액의 공급이 필요하며, 또한 좌심실벽에서의 심근 수축-관상 동맥 압박-이 크기 때문에 혈류에 차이가 발생한다.

각 심장 주기 동안의 관상 혈관의 압박에도 불구하고 심근 대사와 이에 요구되는 관상 관류는 서로 대응하는 관계를 유지하고 있다. 실제로 심장의 부하가 최대로 증가하게 되면 관상 혈류는 안정시의 1분당

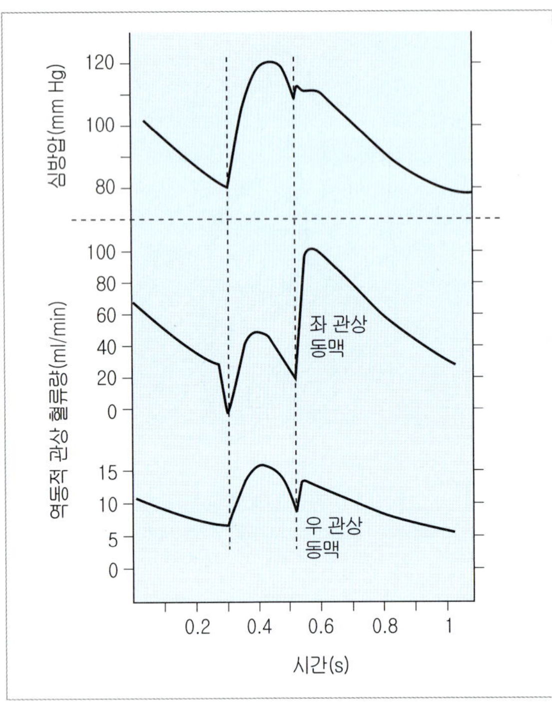

그림 9.12 좌우 관상동맥의 단계별 관상동맥 흐름의 비교
Reproduced from Guyton and Levy, 2000, with permission

75mL에서 1분에 심장 조직 100g 당 300~400mL까지 증가할 수 있다. 혈류의 증가를 '충혈(hyperaemia)'이라고 하며, 국소적인 대사성 혈관확장에 의해 주로 발생하며 심박수 증가시의 이완기 감소에도 불구하고 발생한다.

대사성 혈관확장의 정확한 특성은 대부분 알려지지 않았지만, 산소 요구도에 대한 산소 공급의 비율의 감소로 인하여 심근에서 간질액으로 혈관확장에 관여하는 화학적 물질을 분비하여 관상 혈관의 저항을 이완시킨다고 설명할 수 있다. 이산화탄소, 산소, 수소이온(심근 조직에 의해 생산된 젖산의 해리로 생성된), 칼륨 이온, 아데노신 등이 분비되는 화학적 물질이라고 여겨진다.

정상심장기능

심장의 중요한 생리학적인 기능은 중요한 기관과 조직의 대사적 요구를 충족시키기 위해서 혈액을 공급하는 것이다(즉, 산소와 영양분을 공급하고 대사산물을 제거하는 것이다). 심박출량은 1분 동안 심장에서 박출되는 혈액량으로 정의되며, 폐와 신체를 통해 순환되는 전체 혈액량의 측정치이며 일박출량과 심박수를 곱하여 산출된다.

심박출량은 신체의 기관과 조직에서 요구하는 혈류량의 증감에 대해 적절하게 대응한다. 안정된 상태에서는 좌우심장의 심박출량은 같다. 즉 폐순환과 전신순환으로 유입되는 혈액량이 동일하다. 성인의 휴식기에는 심박출량은 1분당 4~7L/m이다. 정상적으로 수면시에는 감소하고 과식이나 스트레스를 받는 상황에서는 증가한다. 지속적인 신체 활동기간 중에는 심박출량이 6배까지 증가할 수도 있다.

심박출량은 일박출량과 심박수의 곱으로 산출되기 때문에 한 변수 또는 두 변수 모두의 변화에 의해 변화할 수 있다. 동방결절의 향도잡이 세포를 통한 심박수에 대한 자율신경계와 액성 조절은 이미 간략하게 설명되었다. 일박출량도 자율신경계 조절과 액성 조절 요소에 의해 영향을 받으며 심근 수축력을 변화시킨다. 그러나 일박출량은 이완기말 용적에서 수축기말 용적을 뺀 값과 같기 때문에 이러한 요소에 영향을 미치는 요소가 일박출량을 변화시킨다.

심근 근육은 수축하기 전에 신장되면 더욱 강력한 수축력을 생성할 수 있다는 점에서 골격근과 유사하다. 이러한 현상은 이완기말의 심근 섬유의 장력이 클수록 심근 수축력이 증가한다는 Frank-Starling relationship으로 요약된다. 이완기말의 심근 섬유의 장력의 정도는 이완기말 용적인 전부하라는 현상으로 결정된다. 심장으로 돌아오는 혈액량인 정맥환류가 변화함에 따라서 전부하가 변화하게 된다. 자세변화 또는 비교적 비활동적 상태에서 중등도의 운동으로 변화되는 상황에서 정맥 환류가 변화된다. 예를 들어, 정맥 환류가 일시적으로 증가하게 되면, 이완기말 용적이 증가하게 되어 심근 수축력이 증가한다.

일박출량을 결정하는 다른 요소는 심실의 박출을 어렵게 하는 순환계의 저항력이다. 이러한 저항을 후부하라고 하며, 저항력의 증가는 일박출량의 일시적인 감소를 초래한다. 그러나 일박출량은 1~2회의 심장박동으로 정상적으로 회복될 수 있다. 즉 반사 기전에 의해서 정맥 환류가 일정해지고 증가된 수축기

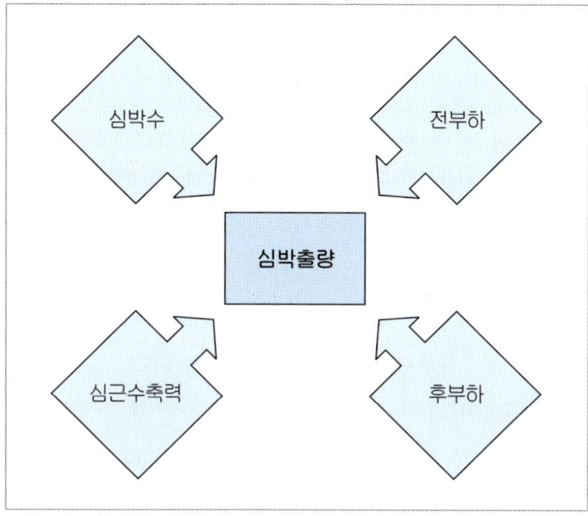

그림 9.13 심박출량을 결정하는 요소

말 용적으로 인해 심실이 팽창하여 전부하를 증가시킨다. 결과적으로 심근 수축력이 증가하고 일박출량은 정상화된다. 이러한 되먹임 기전을 심근 수축력의 내재성 조절이라고 한다.

교감신경계 활동과 카테콜아민과 같은 다양한 호르몬의 순환 혈액내 농도가 심근 수축력의 증가를 가져온다. 이러한 외재적 기전은 심실 충만에 필요한 시간이 감소되는 운동 수행으로 심박수가 증가되어 있을 때 특히 중요하다. 이러한 상황에서는 정맥 환류의 증가와 교감신경 활동의 증가로 인해 수축력이 증가하여 박출율이 증가한다. 그림 9.13은 심박출량을 결정하는 네 가지 요소를 타나낸다.

심부전

정의: 대부분의 모든 심장질환으로 인하여 심장의 펌프기능이 정상적으로 작동하지 않는다. 심부전은 신체의 요구를 충족시키지 못할 정도로 펌프의 기능이 저하된 심장 이상으로부터 기인하는 병리학적 상태라고 정의될 수 있다.

개요

많은 질환들이 심장, 판막, 그리고 심근으로의 혈액 공급에 영향을 미치기 때문에 심부전의 병인은 다양하다. 대부분의 경우에서 심한 심근의 손상으로 인하여 심장에 대한 부하가 증가하게 되는 공통적인 현상이 나타난다. Current British Heart Foundation의 통계에 의하면 영국에는 심부전으로 확진 받은 환자는 675,000명이며, 또한 235,000명이 심부전에 이환되어 있을 것이라고 한다.

혈액을 박출시키는 능력의 약화와 함께 박출율의 감소와 심장의 비대가 나타난다. 결과적으로 심박출량은 감소하게 되고 신경·액성 반사에 의해 혈압의 감소가 지각되어, 전신적인 혈관수축과 혈액량 증가를 포함한 보상반응을 초래하게 된다. 이러한 보상반응은 장기간의 혈류감소를 견뎌낼 수 없는 중요한 기관인 뇌와 심장으로의 관류를 유지하기 위해 나타난다.

보상반응은 생존을 위한 것이지만 시간이 경과하면서 심장의 펌프기능을 더욱 손상시킬 수 있다. 예를 들면 관류를 유지하기 위한 말초 혈관수축으로 인하여 심장이 혈액을 박출시킬 때의 저항이 증가하여 펌프기능이 더욱 악화되는 경우가 있을 수 있다.

Key Point

심부전은 급성 또는 만성으로 발생할 수 있다. 급성 심부전은 약물 과복용이나 급성 관상동맥폐쇄와 같은 특정 병리학적 변화로 인해 초래될 수 있다. 만성 심부전은 고혈압이나 허혈성 심장질환에서 발생할 수 있다.

심부전의 초기에는 x-ray 방사선 검사상 심장이 이완되어 확장되어 있더라도 명백한 순환장애가 관찰되지 않을 수도 있다. 심부전이 계속 진행되면 체액의 보유와 혈관충혈, 부종이 전신적으로 발생한다. 울혈은 증상 중에서 가장 경미할 수도 있고 폐내의 급성적인 액체의 축적같이 심각할 수도 있다. '울혈성 심부전' 은 심부전과 함께 말초 기관과 순환계에서의 보상반응으로 인한 임상적 증후군을 기술하기 위해 사용되는 용어이다.

심부전의 징후와 증상

초기 심부전과 치료되지 않은 심부전에서는 혈관 울혈을 초래하는 체액 보유가 임상증상으로 나타난다. 혈관 울혈의 중요한 원인은 소듐(sodium)과 물을 배출하는 능력의 변화이다. 비록 이러한 변화의 정확한 기전은 알려져 있지 않지만 신장으로의 혈액량의 감소와 어느 정도 연관되어 있다고 추정된다.

신혈액량이 감소되어 신장에서 분비되는 호르몬인 레닌(renin)은 안지오텐신(angiotensin)과 알도스테론(aldosterone)을 분비하여 소듐과 물을 보유하도록 한다. 세포외액에서 소듐과 물의 축적은 임상적으로 부종을 초래한다. 직립자세에서는 족관절과 족부주위에 체액이 축적되지만, 심한 경우에는 이러한 말초 부종이 하퇴, 대퇴, 서혜부까지 나타난다. 누워있는 자세에서는 허리와 복부에 축적되어 '복수(ascites)' 가 발생하기도 한다.

심장질환은 일반적으로 좌심실의 기능에 영향을 미친다. 좌심실이 혈액을 적절하게 동맥을 통해 순환시키지 못하면 좌심실의 이완기말 압력이 증가하여 좌심방 압력의 증가를 초래하고 폐정맥의 압력까지도 상승하게 된다. 이러한 폐정맥 압력의 증가로 인한 '후방압력' 은 폐순환의 울혈을 초래하고 폐내의 공기가 유입되는 공간을 감소시킨다. 폐 울혈은 폐탄성을 감소시키게 된다.

심한경우에는 폐 모세혈관압이 증가하여 혈관내로부터 폐 간질과 폐포로 액체가 여출(transudation)될 수도 있다. 폐포내에 액체가 축적되는 폐부종은 호흡곤란을 가져오며, 호흡곤란은 폐울혈의 가장 대표적인 증상으로 표현된다. 심하지 않은 폐울혈의 증상으로는 운동시 또는 휴식시의 호흡곤란, 수면시의 호흡곤란(발작성 야행성 호흡곤란)이 있다. 좌심실부전과 폐울혈을 좌심부전이라고도 한다.

좌심부전의 증가된 폐 정맥압은 또한 폐고혈압으로 알려진 폐동맥압을 증가시키며, 때로는 우심실부전을 일으키기도 한다.

폐동맥압이 증가된 상태에서는 우심실 확장기말 압력이 증가되어 우심방에 전달되고, 신체의 정맥에 후방압력을 발생시킨다. 우심부전 환자는 말초 부종, 간충혈, 정맥내의 높은 압력과 같은 임상 징후를 보인다.

Key Point

좌측 심부전과는 무관하게 폐고혈압을 초래하는 다른 원인으로는 삼천판 질환과 폐질환 때문에 2차적으로 발생하는 폐성심(cor pulmonale)이 있다.

심부전의 발견과 치료

발견

심부전의 여러 단계동안 적절한 조직 관류가 불충분하다는 증거는 쉽게 발견되지 않는다. 예외적으로 급성기와 심한 심부전시에 중요한 조직에 혈류가 적절하지 못하게 공급되어 쇼크가 발생한다.

심부전의 초기에는 스트레스를 받는 상황 하에서만 심장의 기능 저하가 명백하게 나타난다. 심박출량의 저하로 인하여 운동을 수행하는 동안 활동 중인 근육에 관류가 불충분하여 피로감과 근력약화와 같은 증상이 발생한다. 운동시 호흡곤란도 발생하지만 폐부종은 일반적으로 나타나지 않는다. 감소된 심장기능의 다른 양상으로는 동성 빈맥, 어지러움, 기절, 정신적 혼돈, 차가운 창백한 피부 등이 나타난다.

중등도의 울혈성 심부전에서는 신체적 활동이 심하게 제한받는다. 휴식기동안에도 징후와 증상이 명백하게 나타난다. 질환이 심해지면 좌우측 심부전의 임상 양상이 증가하며 환자는 더욱 장애를 느끼게 된다. 궁극적으로 심부전은 환자를 완전한 장애 상태로 만들며 심한 호흡 곤란이 발생하고 평편하게 눕거나 운동을 수행하지 못하게 한다. 이러한 상황이 장기화되면 환자의 건강상태는 저하되고 영양실조 혹은 설사와 같은 다양한 이차적인 질환이 발생한다.

급성 심근경색과 같은 급성의 심한 심장 손상 이후에는 경미한 상태에서부터 심한 상태의 심부전이 나타난다. 이때 치명적인 쇼크가 발생하며, 대부분의 경우에서 저혈압, 약하고 빠른 맥박, 차고 발한성의 피부와 같은 양상을 보인다. 이를 심인성 쇼크(cardiogenic shock)라고 하며, 쇼크 상태의 기간과 경중에 따라서 말초 부종과 폐울혈과 같은 심부전의 다른 증상과 함께 나타나기도 한다.

치료

일반적으로 심부전 환자의 치료목적은 다음과 같다.

- 심장의 펌프기능을 향상시킨다.
- 심장에서 박출되어야만 하는 혈액량을 감소시킨다.
- 체액 보유를 감소시킨다.
- 혈관 긴장도를 조절한다.

디지털리스 제제, 즉 심장배당체(cardiac glycosides)는 심박수를 증가시키지 않으면서 심근 수축력을 증가시키기 때문에 오랜 기간동안 심부전의 약물치료에 중요하게 사용되었다. 한 종류인 디곡신(digoxin)은 심부전을 초래하는 부정맥 환자에게 아직까지 유용하게 투여되고 있지만 정상리듬을 보이는 환자에게는 처방되고 있지 않다. 그러나 특정 환자에게는 심부전의 치료에서 효능을 보이고 있다.

배뇨를 통해 체액의 배출량을 증가시키는 이뇨제를 통하여 혈액량이 감소된다. 심장에 의해 박출되어야 하는 혈액량을 감소시키는 효과적인 방법이며 심부전에 의해 초래된 혈관충혈을 감소시킨다. 그러나 이뇨제치료로 인하여 때로는 배뇨를 통하여 칼륨이 과도하게 손실되기도 한다. 칼륨 감소는 특히 디지털리스를 복용하는 환자에게 비정상적인 심장 리듬을 초래한다. 이러한 불균형은 칼륨 보충제 혹은 칼륨보전 항이뇨제에 의해 교정될 수 있다.

심부전을 치료하는 다른 약물로는 좁아진 혈관의 내강을 증가시키는 혈관확장제가 있다. 혈관확장제는 혈관에서의 저항성 부하를 감소시켜서 혈액순환을 위한 심장 박출의 부담을 감소시킨다. 질산염, 안지오텐신 전환효소 억제제(angiotensin-converting enzyme, ACE inhibitors), 칼슘통로차단제, 교감신경차단제와 같은 혈관확장제가 처방된다.

심장질환의 진단

이미 기술된 심전도는 심근을 통한 심장 활동전위의 전도에 관한 정보를 제공하며 심장리듬 이상을 진단하기 위해 흔하게 이용된다. 심장질환의 초기 평가를 위한 다른 비침습적 진단 검사로는 심장 비대를 확인하기 위한 흉부 x-ray 방사선사진 촬영이 있다.

최근에는 심장과 판막의 영상을 초음파를 이용하여 관찰하는 초음파심장조영술(echocardiography)이 이용되어 심장비대를 확인한다. 심장주기 동안 심장의 부피를 결정하여 심근 기능 이상의 정도를 알 수 있다.

심도관술(cardiac catheterisation)은 다양한 검사를 수행할 수 있는 침습적 절차이다. 도관술은 상지의 정맥이나 하지의 대퇴동맥을 통해 미세한 튜브를 삽입하여 실시한다. 방사선을 통하여 튜브의 이동이 관찰되며 튜브는 심장에 도달된다. 일단 심장에 도달하면 여러 가지 방법으로 검사가 진행된다. 방사선비투과성 조영제가 도관을 통해 주사되어 방사선 촬영술에 의해 심장에서의 조영제 이동이 관찰된다. 이러한 방법을 심혈관조영술(angiocardiography)이라고 하며 심장벽의 움직임, 판막 결손, 관상동맥의 폐쇄부위와 폐쇄정도를 결정한다. 도관은 또한 심장주기 동안 심장내의 혈류의 속도와 혈압을 측정할 수 있다. 이러한 검사들의 결과로 심장 펌프기능이 얼마나 효과적으로 수행되는지와 기능 이상의 정도를 결정할 수 있다.

때로는 실험실에서의 검사를 위해서 심도관술을 이용하여 심근의 작은 조작이 채취될 수 있다. 이러한 심근 생검(biopsy)은 심장의 감염, 심장의 대사성 이상을 확인하기 위하여 유용하게 이용된다.

심장 리듬의 장애

Key Point

정상적인 심장박동은 동방결절에서 시작되며, 흥분이 전도되어 심장이 정기적인 리듬으로 박동하게 된다. 전도계에 이상이 발생하면 심장은 빈맥, 서맥 또는 불규칙적인 리듬으로 비정상적으로 박동한다.

부정맥

율동부정(dysrhythmia)이라는 용어가 사용되기도 하지만, 부정맥은 불규칙적인 심장박동을 의미하는 일반적인 용어이다. 건강한 심장에서도 심장 박동이 증가할 수 있고 감소할 수도 있는데 임상적으로 주목받지 않을 수 있다. 그러나 심장기형, 관상동맥심장질환, 심장질환중 발생 빈도가 낮은 심장 질환으로 인해 비정상적인 심장리듬이 발생할 수 있다. 갑상선기능항진증을 포함하는 여러 전신성 질환과 특정 약물, 카페인 등도 심장리듬을 변화시킬 수 있다.

일반적으로 심장리듬의 이상으로 인해 환자 스스로 매우 빠른 심장박동을 불편하게 인식할 수 있으며, 이를 심계항진이라고 한다. 그러나 운동과 불안 등도 심계항진을 초래할 수 있다.

장기화된 또는 만성의 부정맥은 심장펌프 기능을 심하게 손상시키고 심박출량의 감소시켜서, 혈압을 감소시키고 뇌와 심장과 같은 중요한 기관으로의 관류에 영향을 미친다. 결과적으로 부정맥은 호흡곤란, 어지러움, 피로감, 실신 또는 기절, 심한 경우에는 급사까지도 초래한다. 부정맥은 일반적으로 심방과 심실 전도계사이의 정상 소통의 결여를 의미한다.

심방조동과 심방세동

심방조동(atrial flutter)은 1분당 240~400회 정도로 빠르고 규칙적으로 수축하는 심방 수축을 의미하는 용어이며, 심실로 전도되는 홍분이 비정상화되어 두세 번 만에 한번정도밖에 심실을 홍분시키지 못하는 감지될 수 있는 맥박이다. 심전도상에서 정상적인 P파가 관찰되지 않으며 전체적으로 맥박은 1분에 150회 정도이다. 심방은 전도계를 제외하고는 전기적으로 심실로부터 격리되어 있기 때문에 심실에 영향을 미치지 않고 심방은 빈맥상태가 된다.

심방세동(atrial fibrillation, AF)은 심방이 혼돈스럽고 불규칙적인 양상으로 빠르면서도 불완전하게 박동하는 흔히 발생하는 부정맥이다. 심방세동은 일과적일수도 있고 지속적일수도 있으며 심장의 혈액 펌프기능을 비효율적으로 만드는데 기여한다. 그림 9.14는 심전도상에서 심방세동을 나타내고 있다.

심방세동의 합병증으로 심방벽내에서 혈전이 발생한다. 형성된 혈전의 작은 조각이 혈액순환을 따라 이동하게 되면 뇌졸중이나 폐색전증을 초래할 수 있다.

심실빈맥과 심실세동

심실빈맥(ventricular tachycardia, VT)은 심전도상에서 QRS파가 넓게 관찰되며 전형적으로 1분에 120회보다 빨리 박동하는 부정맥이다(그림 9.15). 빈맥이 30초보다 짧게 진행되면 비지속성 심실빈맥(unsustained VT), 그 이상이면 지속성 심실빈맥(sustained VT)라고 한다. 심실빈맥은 관상동맥심장질환과 일반적으로 연관되어 있으며 정상적인 심장으로의 혈액유입과 박출을 방해한다. 결과적으로 장기화된 심실빈맥은 울혈성 심부전을 초래하고 심한 급성의 심실빈맥은 쇼크 상태를 야기한다.

심실세동(ventricular fibrillation, VF)은 불규칙적이고 혼돈스러운 전기적 활동과 심실 수축을 보이며, 맥박이 감지되지 않는 부정맥이다(그림 9.16).

부정맥의 결과와 치료

심방세동과/혹은 심실세동으로 심장펌프 기능은 비교적 급격하게 저하된다. 특히 심실세동으로 인한 심박출량의 갑작스런 감소와 결과적인 조직 관류의 감소(저관류)로 인하여 전체적인 조직 허혈이 일어난다. 뇌와 심근의 세포들이 경색에 가장 쉽게 손상 받는다.

파쇄골

심장에 전기적 충격을 적용하여 정상리듬을 회복하게 하는 방법으로 적절한 시기에 치료하면 심방과 심실의 부정맥을 정상리듬으로 변환할 수 있다. 이 방법을 전기적 제세동(cardioversion) 또는 세동제거(defibrillation)라고 한다(그림 9.17).

부정맥을 위한 약물치료는 베타차단제, 칼슘통로차단제, 디지털리스 제제, 또는 퀴니딘 같은 항부정맥제제 등이 포함된다. 이러한 항부정맥 약품은 심근에서의 심장유발전위의 전도율을 변화시켜 효과를 나타낸다.

생명을 위협하는 부정맥이나 그러한 부정맥에 대한 위험요소를 가지고 있는 환자에게는 비정상적인 리듬이 발생할 경우에 적은 내부적인 쇼크를 전달하

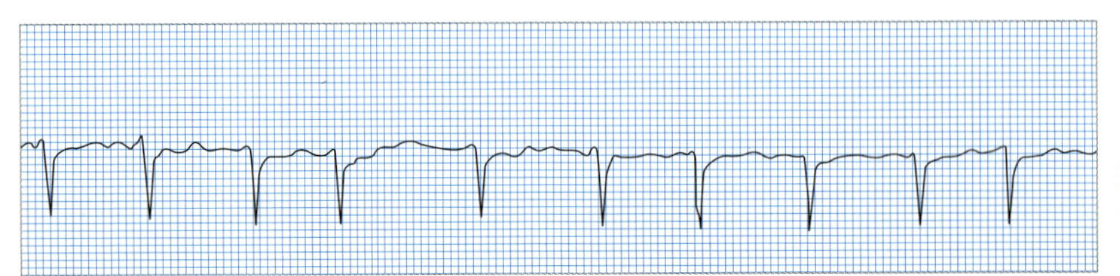

그림 9.14 심방조동
Reproduced from Berne and Levy, 2000, with permission

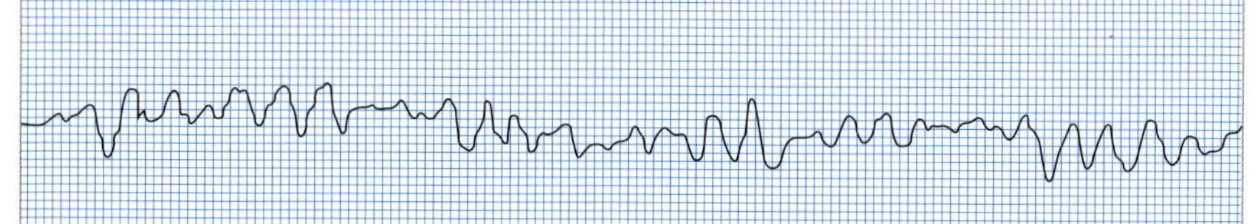

그림 9.15 심실빈맥
Reproduced from Berne and Levy, 2000, with permission

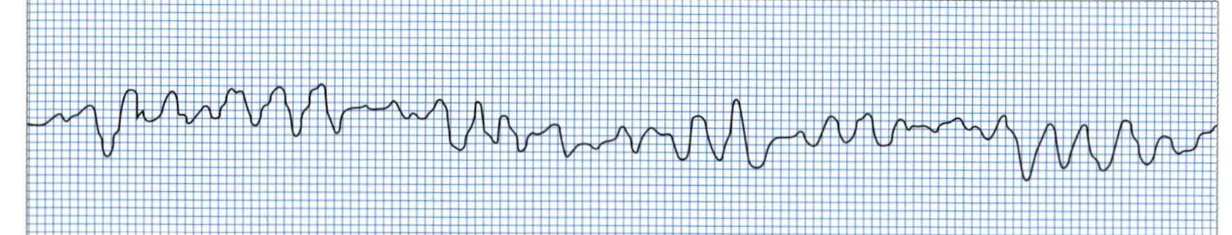

그림 9.16 심실세동
Reproduced from Berne and Levy, 2000, with permission

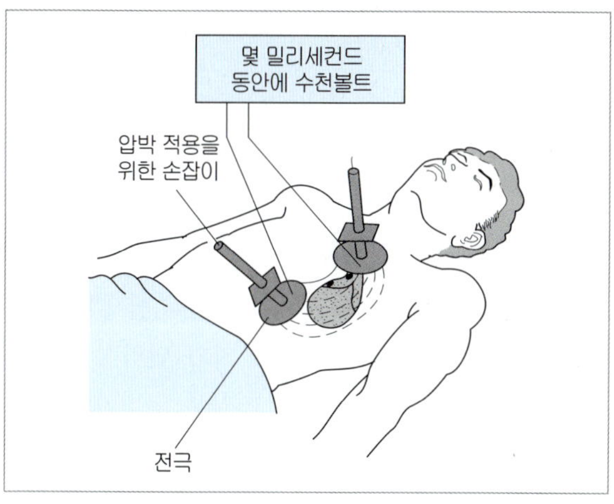

그림 9.17 심실세동을 정지시키기 위하여 전류를 적용
Reproduced from Berne and Levy, 2000, with permission

는 체내 전기적 제세동기/세동제거기(internal cardioverter/defibrillator, ICD)기구를 수술적으로 삽입한다. 이러한 시술로 인하여 심장이 정상 리듬으로 회복될 수 있다.

심차단

가끔 전도계의 기능이상으로 심장활동전위가 지연되거나 방해받는다. 결과로서 서맥 또는 심차단이 발생한다. 방실차단(atrioventricular block)은 심방과 심실 사이의 조화롭지 못한 수축을 특징으로 한다. 이러한 차단은 심전도를 이용하여 진단되고 손상의 경중에 의해 구분된다. 1도 심차단 은 심방에서 심실까지의 전도시간이 길어진 것이며 P파와 QRS 파사이의 구간이 정상(>0.2초)보다 길어진 것이 특징이다(그림 9.18A).

전기생리학적 연구에서 방실결절이나 방실속-푸르킨예 시스템 또는 양자의 전도 지연에 의해서 1도 심차단이 발생될 수 있음이 밝혀졌다. 1도 심차단은 일반적으로 임상적인 양상을 초래하지는 않는다. 디지털리스와 같이 다른 심장질환을 치료하기 위한 특정한 약물이 1도 심차단을 초래할 수도 있다.

2도 심차단에서는 동방결절에서 방실결절로 정상적으로 전도된 활동전위 일부가 심실 수축을 일으키지 못하여 심전도상에서 QRS파가 관찰되지 않는다(그림 9.18B). 결과적으로 심박수가 관찰되지 않거나 '감소하게' 된다. 방실결절 하부의 전도계인 방실속은 두개의 중요한 분지로 나누어지기 때문에 흥분 전도의 차단을 우측속 또는 좌측속 차단 이라고 표현한다.

3도(완전) 심차단은 심장활동전위가 심방으로부터 심실로 전도되지 않을 때 발생한다. 이 상황에서는 일반적으로 심방이 정상적으로 수축하거나 수축율이 정상보다 높다(그림 9.18C). 그리고 심실수축은 심방수축과 무관한 율로 일어난다. 결과적으로 심방과 심실수축간에 완전한 해리가 일어나며 P파와 QRS 파간의 비정상적인 관계가 특징적이다. 심실수축이 정상에 근접한 율로 발생한다면 순환에 영향을 미치지 않을 수도 있다. 그러나 심실수축이 정상보다 느리다면 어느 정도의 심부전이 발생하게 된다.

완전심차단은 심장질환이나 약물독성의 부작용과 연관되어 나타난다. 다른 원인으로는 선천성 전도계

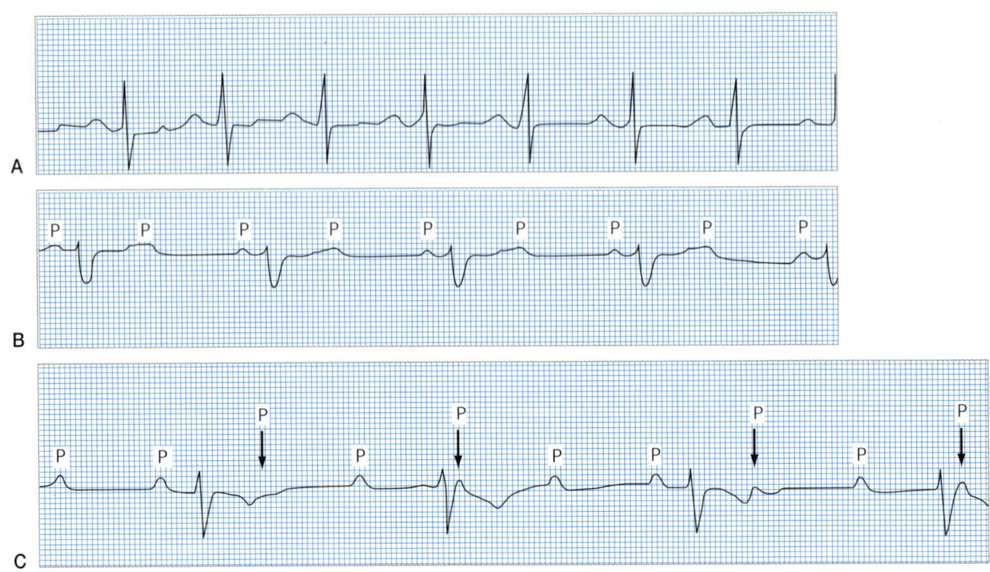

그림 9.18 심장차단. A: 제1단계 B: 제2단계 C: 제3단계
Reproduced from Berne and Levy, 2000, with permission

이상 혹은 심장수술로 인한 외상 등이 있다. 이러한 상황에서는 심장의 리듬을 관찰해야 하며, 리듬이 너무 느리다면 조절을 가능하게 하는 인공 심박조절장치가 요구되기도 한다.

심막질환

Clinical note

심막질환은 독립적으로 발생하기도 하고 신체의 다른 부위 질환의 임상양상으로 나타나기도 한다.

심막질환 중에서 가장 많이 발생하는 유형은 심막의 염증 - 심막염이며 장측 심막과 벽측 심막의 마찰에 의해 발생한다. 때로는 심막 내용물(액체, 혈액, 농양, 가스)의 유출-심막 삼출 또는 심막수종(hydropericardium)이 발생하기도 한다. 심막강에서의 비정상적인 과도한 액체의 축적은 흉부 x-ray 방사선사진 촬영이나 초음파심장조영술에 의해 확인된다. 많은 양의 액체의 축적은 심막강의 압력을 증가시키고 심실의 이완기 충만을 방해한다. 드문 경우에 치명적인 쇼크와 같은 상태를 초래하는 심부전의 한 형태인 심장압전(cardiac tamponade)이 초래되기도 한다.

심막염은 많은 요소에 의해 발생한다. 감염(박테리아성, 바이러스성, 진균성, 원충성) 혹은 화학적인 또는 대상성 이상에 의해 심막에 염증이 발생할 수 있다. 심막염은 또한 심근 경색과 자가 면역성 질환에서도 발생한다. 몇몇 경우에서는 특발성(병인이 알려지지 않았거나 비특이적)으로 발생한다. 그리고 암, 결합조직 질환, 심막 손상이 심막 질환을 초래하기도 한다. 협착성 심막염에서는 심막이 두꺼워지고 섬유화되어 심장의 이완성 팽창을 방해한다.

흉통이 발생하지 않기도 하지만, 심막염의 가장 흔한 증상은 흉통이다. 청진기를 사용하면 좌측 흉골 경계선에서 마찰음(friction rub)이라는 특징적인 심음이 청진된다. 통증은 앉은 자세처럼 특정 자세를 취함으로써 완화되기도 한다. 그리고 발열과 같이 심막염의 병인과 관계된 증상도 발생한다.

일반적으로 심막염을 치료하기 위해서 아스피린이나 비스테로이드성 소염제를 투여한다. 심장압전의 확진시에는 검상돌기 바로 하부에 바늘을 삽입하여 과도한 액체를 배수하는 '심막천자(pericardiocentesis)' 를 시술한다. 때로는 심장주위의 두꺼워진 심막을 제거하는 수술을 통하여 정상적인 충만과 심실의 팽창이 이루어지고 심박출량이 적정 수준으로 복구되기도 한다.

심근질환

Key Point

심근에 영향을 미치고 심장의 펌프기능을 감소시키는 병적 상태는 세계적으로 질병 발생과 사망률의 주요 원인으로 인식되고 있다.

임상적으로 다양한 질환으로 인해 심근 조직의 손상이 초래된다. 예를 들어, 특정 감염이 심근에 영향을 미쳐 심근염이 발생한다. 심근염을 야기하는 감염에는 콕사키바이러스 A형과 B형(coxsackie A and B virus), 인플루엔자 바이러스, 디프테리아 박테리아, 기생충 트리파노소마(parasite Trypanosomia), 류머티스성 열 등이 포함된다. 또한 류머티스성 질환, 말단거대증, 갑상선중독증, 점액수종과 같은 전신성 질환도 심근을 침범한다. 알코올리즘과 약물 독성도 심근염의 병인으로 작용할 수 있다.

심근염은 모든 연령대의 환자에서 발생하지만 젊은 성인에서 호발한다. 환자는 일반적으로 흉통을 경험하고 심부전에 의한 증상과 비정상적인 심전도를 보인다. 병인을 치료하기 위하여 휴식과 약물치료를 시행한다. 심근염 환자의 대부분은 심장에 영구적인 손상을 남기지 않고 몇 주 후에 회복한다.

영국에서는 약 120,000명이 심근병증에 이환되며, 25세 이하에서는 급사를 초래하는 가장 큰 원인이 된다. 다른 유형의 심장질환으로 구분되어 일반적인 임상 용어가 사용되기도 하지만, 심근병증은 종종 오진되거나 진단되지 않는다.

일반적으로 심근병증의 징후와 증상은 심부전의 징후와 증상과 유사하다. 심근병증의 유형에 따라 임상적인 그리고 병리학적인 특성은 명백하게 다르며, 확장성, 비후성, 그리고 제한성의 세 가지로 분류될 수 있다.

정의: 심장의 펌프 기능을 손상시키거나 변화시키는 심근의 비염증성 증후군을 기술하기 위하여 심근병증이라는 용어가 사용된다. 심장질환의 다른 유형(예: 관상동맥심장질환)이 진행되어 심근병증을 초래할 수도 있지만, 일반적으로 다른 유형의 심장질환과는 독립적으로 심근에 변화가 발생한 경우에 심근병증이라는 용어가 사용된다. 몇몇 임상가는 병인을 구분하기 위하여 '일차적인' 그리고 '이차적인' 이라는 용어를 사용한다.

확장성 심근병증

확장성 심근병증은 울혈성 심근병증이라고도 하며, 심장이 확장되고 수축 기능에 이상이 발생하는 것이 특징이다. 심장벽의 신장 혹은 이완때문에 심장벽이 얇아지고 늘어져서 심장이 약해지고 펌프기능이 약화된다. 결과적으로 박출율의 감소가 나타난다.

확장성 심근병증은 흔하게 발생하는 질병은 아니다. 100,000당 35명이 발생하며, 여성보다 남성에서 2배 정도 많이 발생한다. 대부분의 경우에서 특발성으로 발생하지만 심근염으로 인해서 즉, 초기 감염시에 심장에 손상이 발생하거나 또는 바이러스성 자가 면역성 질환에 의해 발생한다. 20~40%에서 가족력이 있지만 특정 유전자는 완전히 이해되고 있지 않다. 과도한 알코올 섭취와 독성 요소에 노출되어 발병하기도 한다.

드물지만 임신 중기에서 말기에 또는 분만 직후에 발병할 수도 있다. 이 경우에는 분만기주위 심근병증(peripartum cardiomyopathy)이라고 하며 약 10,000명의 임산부 중 1명꼴로 발생한다. 기술된 여러 가지 원인 중 한 가지에 의해서 발병하기도 하지만, 임신 중에 동시에 여러 가지 원인이 작용하는 경우에는 심장에 부담을 주는 이유 때문에 임신 기간동안에 명백하게 진단될 수 있다. 분만기주위 심근병증은 분만 6~8주내에 호전되지만 다음 임신에 다시 발생할 수 있다. 분만기주위 심근병증의 발생 혹은 재발 원인은 알려져 있지 않다. 완전히 회복되지 않은 여성은 다음 임신을 피하도록 권유한다.

확장성 심근병증의 경중과 결과는 다양하다. 발병 원인과 급성 심근병증 이후의 비가역적인 심근 손상의 경중에 따라서 환자의 약 1/3은 영구적으로 매우 약화된 심장 기능을 가지게 된다. 또한 1/3은 병세가 호전되지만 약간의 심장 이상이 잔존하며, 1/3은 완전히 회복한다. 환자가 어느 부류에 속하게 되는지를 예측하기는 어려우며 심장에 대한 추적조사를 자주 하는 것이 가장 중요하다. 비가역적인 손상과 영구적인 기능 이상을 보이는 환자는 심장 이식이 요구될 수도 있다. 최악의 경우 만성적인 기능이상을 보이는 심부전으로 환자가 급사하기도 한다.

비후성 심근병증

비후성 심근병증은 비후성 폐쇄성 심근병증(hypertrophic obstructive cardiomyopathey, HOCM)이라고 하며, 심근의 과도한 비대가 가장 중요한 징후이다. 이러한 심근의 비후로 인하여 혈액의 박출이 저해되며 심실의 이완 이상이 발생하여 심장에 혈액이 유입되는 것을 방해한다.

심실의 비후 양상은 다양하게 나타난다. 대부분의 경우에서 좌심실이 항상 비후되며, 일부에서는 우심실의 비후도 함께 발생한다. 전형적으로 중격이 좌심실 벽보다 두꺼워지고, 좌심실 용적이 감소되며 이완기 압력이 증가한다.

정상적인 개인에게서도 장기적인 체육 훈련의 결과로 심근이 비후될 수 있다는 점도 인지해야 한다. 이러한 경우에서는 비후된 근육은 건강하며 일반적으로 효과적인 심실 수축으로 대부분의 혈액을 심장으로부터 박출한다. 그러나 비후성 심근병증에서는 근육이 뻣뻣해지고 이완하기 어려워서 혈액이 유입되어 팽창하기 위해서 정상보다 높은 압력이 요구된다. 그러므로 이완기말 심실 용적이 감소되며 이어지는 수축시에 박출되는 혈액량이 제한된다.

전형적으로 호흡곤란과 부정맥이 나타나며, 때로는 증상이 나타나지 않은 상태에서 심근 이상으로 인해 비극적으로 급사하기도 한다. 급사의 발생율은 비교적 드물지만(1%이하), 젊은층에서의 비후성 심근병증과 스포츠 활동으로 악화된 환자에서 자주 발생한다. 급사의 위험 요소는 동성 빈맥, 기절, 급사의 가족력 등이 있다.

500명 중 1명에서 비후성 심근병증이 발생한다. 정확한 병인은 밝혀져 있지 않지만 대부분의 경우에서 가족력과 관계가 있다. 일부 경우에서는 유전적 요소의 증거가 없거나 유전에 대해 평가하기 위한 가족에 대한 충분한 정보가 부족하기도 하다.

제한성 심근병증

제한성 심근병증은 심실의 펌프기능은 정상이거나 정상에 가까운 반면 심근의 섬유화나 반흔으로 인하여 혈액 유입이 비정상적인 것이 특징이다. 뻣뻣하고 경직된 심실에 혈액이 유입되지 않기 때문에 하나 또는 양쪽의 방실 판막 뒤쪽에 혈액이 고이게 되고 심장은 팽창되고 확대된다. 심실의 크기는 정상이거나 정상에 가깝다.

제한성 심근병증으로 인해 호흡이 어려워지며, 때로는 감기, 기관지염, 폐렴과 같은 호흡성 질환과 연관되어있다. 다른 증상으로 체순환과 폐순환계의 울혈이 발생하는 좌우 심부전이 발생한다.

제한성 심근병증은 심근병증의 유형 중에서 가장 드물게 발생하고 심근병증 환자의 5% 정도에서 발생한다. 특발성이거나 다른 전신성 질환 때문에 이차적으로 발생한다. 심내막과 심근의 섬유화는 열대 아프리카에서 흔하게 발생한다. 영국에서 발생하는 제한성 심근병증의 원인은 심근과 심내막의 비정상적인 단백질 침착 때문이다. 이 질환은 아밀로이드증이라고 한다. 다른 원인으로는 피부경화증(scleroderma)과 사코이드증(sarcoidosis)이 있다.

제한성 심근병증의 예후는 선행하는 질환에 따라 다르지만 일반적으로 좋지 않다.

부정맥 유발성 우심실 심근병증

부정맥 유발성 우심실 심근병증(arrhythmogenic righ ventricular cardiomyopathy, ARVC)의 가장 큰 특징은 심장 근육이 섬유성과 지방 조직으로 대체되는 것이며, 비정상적인 전기적 활동과 리듬의 방해를 초래하여 일부에서는 심장 수축의 문제까지도 나타난다. 섬유성과 지방 조직의 분포 양상은 주로 우심실을 침범하여 초기에 심장벽의 비후를 보인다. 후기에는 심장 근육의 소실로 인하여 확장이 일어나고 심장벽은 얇아진다. 우심실만을 침범한다고 알려졌지만 질환이 진행되면 좌심장의 심방까지도 침범한다.

리듬의 장애가 부정맥 유발성 우심실 심근병증의 주요 징후이며 증상으로는 심계항진, 어지러움증, 피로, 실신 등이 있다. 전신적이거나 폐 울혈을 포함한 우심실 부전의 증상이 나타나기도 한다. 좌심실 부전의 양상은 질환의 후기에 발현할 수도 있다.

이 질환은 최근에 인식되었으며 이환된 환자의 수를 파악하기 어렵다. 현재 3,000명 내지 10,000명 중에 1명을 침범한다고 추측된다. 정확한 병인론은 알려지지 않고 있지만 비정상적인 유전자의 발현으로 심장 근육세포의 파괴와 손실이 발생한다는 것으로 추측되기도 한다. 파괴되거나 소실된 세포는 섬유와 지방 조직으로 대체되어 심근 구조의 변화로 인하여 비정상적인 전기적 활동을 가져온다.

심근병증의 발견과 치료

Key Point

심근병증 환자에게서도 울혈성 심부전의 징후와 증상-빠른 호흡, 비정상적인 심장 리듬, 비정상적인 폐와 심음, 간 비대-이 흔하게 발생한다. 그러나 이런 징후와 증상을 보이지 않는다고 할지라도 심근병증의 진단을 배제할 수는 없다.

심근병증은 다양한 원인에 의해서 발생하지만 이러한 원인 중에서 단지 일부만이 직접 치료가 가능하며, 대부분의 치료는 심장에 미치는 이차적인 영향을 치료하는데 목적을 두고 있다.

증상을 최소화하고 합병증의 예방과 질환의 진행을 방지하기 위하여 약물치료가 일반적으로 이용되며, 치료를 위한 약물이 조합적으로 처방될 수 있다. 투여되는 약물에는 안지오텐신 전환효소 억제제, 베타차단제, 디곡신, 이뇨제 등이 있다. 제한성 심근병증 환자는 심장, 특히 확장된 심방에서 혈전 생성의 위험이 높기 때문에 헤파린과 같은 항응고제의의 사용이 필요하다. 확장된 또는 비후된 심근으로부터 리듬의 이상이 발생할 수 있고, 리듬의 치료를 위한 약물 또는 인공 심박조절장치 또는 체내 전기제세동기/세동제거기의 삽입이 요구되기도 한다.

심근병증 환자의 일부는 약물치료에 반응하지 않고 삶의 질이 낮은 수준에 이르기까지 병세가 악화될 수 있다. 이러한 단계에서는 심장 이식이 적절한지 평가될 수 있는 의료기관으로 의뢰될 수도 있다.

판막 질환과 심내막염

질환에 이환된 또는 손상된 판막이 심장을 통한 혈류에 영향을 미치는 방법에는 두 가지가 있다. 첫째는 판막이 협착되거나 좁아져서 혈액의 전방 흐름이 빨라지면서 난류화되어 판막 협착증이 발생하는 경우이다. 두 번째는 판막의 변형으로 인해 판막의 열림과 닫힘이 불완전하여 심근 수축시에 역류가 발생하는 경우이다. 이러한 상황을 판막 폐쇄부전증이라고 한다.

협착증과 폐쇄부전증은 심장을 통한 정상 혈류의 흐름을 방해한다. 협착증의 경우에는 심장이 좀더 강하게 수축하여 좁아진 판막을 통해 혈류를 박출해야 한다. 폐쇄부전증의 경우에도 심장이 강하게 수축하여 혈액을 전방으로 이동하도록 해야 한다. 그러나 혈액이 역류하기 때문에 이용된 에너지의 일부는 소실된다.

Key Point

질환이 진행되면 협착증과 폐쇄부전증은 종종 동시에 일어난다. 정상보다 많아진 혈액량을 수용하기 위해서 심장은 확장된다.

선천성 기형 혹은 박테리아성 심내막염이나 류머티스성 열과 같은 후천적 질환에 의해서 판막질환이 발생한다. 박테리아성 심내막염에서는 심장의 내피 안쪽에 감염이 발생한다. 심내막염은 급성으로 심하게 발생하기도 하며, 만성적으로 발생하면 '아급성 심내막염' 이라고 한다. 내피에서 염증반응이 일어나고 주로 판막이 닫히는 부위에서 염증이 발생한다. 판막 구조를 침식하거나 궤양성 표면을 가진 결절을 형성하여, 결과적으로 섬유화와 판막과 건삭에 반흔이 발생하여 판막의 기능이상을 가져오는 판막의 기형이 초래된다.

류머티스성 열은 심내막염과 판막 기능이상을 초래하는 염증성 질환이다. 아동이나 청년기에 연쇄상구균으로 인한 기도 감염이 치료되지 않아서 발생하는 지연성 감각과민 반응을 의미한다. 향상된 사회환경과 신속하고 효과적인 치료, 연쇄상구균 감염의 예방으로 인해서 류머티스성 열 급성기의 병세와 발생율은 감소하고 있다. 그러나 류머티스성 열은 아직도 제3세계의 발달되지 않은 국가에서 다발하며, 심장질환으로 인해 사망하는 5~24세 환자의 중요한 원인이기도 하다. 아동기나 성인기에 손상된 판막을 복구하기 위해서 중년이나 노년의 환자가 수술을 받기도 한다. 판막결손은 강직성 척추염, 류머티스성 관절염, 전신성 홍반성 낭창과 같은 다른 질환과도 연관이 있다.

질환에 의해 야기되는 판막 결손중에서 승모판의 이상이 가장 많다. 승모판 협착증은 남성보다 여성에서 호발하며 류머티스성 내막염으로 가장 많이 초래된다. 판막 첨두의 반흔이나 융합으로 인해 판막이 열리는 모양이 깔대기 모양으로 바뀌며, 중년에 발생하는 승모판 협착증과 석회화로 인해 판막의 개방 부위가 더 좁아지게 되며 정상적으로 기능하지 않게 된다. 승모판 역류는 류머티스성 심장질환의 가장 일반적인 병변이다. 하나 또는 양측 첨두의 건삭과 유두근의 변화, 그리고 판막환의 확장으로 심장 수축기동안에도 판막의 닫히지 않게 된다. 불완전한 판막의 폐쇄로 인하여 심장수축기동안 좌심실에서 좌심방으로 혈액의 역류가 발생한다. 승모판 협착증과 폐쇄부전증은 자주 함께 발생하지만 둘 중 한 가지가 기능적으로 더욱 이상을 초래한다.

삼천판은 승모판이나 대동맥판보다 자주 손상되지 않는다. 삼천판 기형은 승모판이나 대동맥판 장애와 대부분 함께 존재하며 만성적인 류머티스성 심장질환환자의 약 10%에서 발생한다. 폐동맥판 기형은 류머티스성 심내막염의 합병증 중에서 가장 드물게 발생한다.

판막질환의 발견과 치료

판막심장질환의 증상은 이환된 판막의 종류와 기형의 경중에 따라 달라진다. 경미한 판막심장질환 환자의 증상은 심하지 않을 수 있지만 심장 잡음은 일반적으로 관찰된다. 심실 이완기동안의 심장 잡음은 심실로의 비정상적인 혈류가 발생함을 의미하며, 승모판 협착증의 경우에 전형적으로 발생한다. 그러나 심실 수축기동안의 심장 잡음은 좌심방으로의 비정상적인 혈액 재유입을 의미하며, 승모판 역류시에 전형적으로 발생한다. 대동맥판 협착증은 심한 좌심실 비후를 야기한다. 시간이 경과하면 울혈성 심부전의 전형적인 특징인 심방의 확장과 심실 비후가 나타나며, 심장부하의 과도한 증가로 인해 운동을 수행할 때 피로감과 호흡곤란이 나타난다. 협착이 심한 경우 울혈성 심부전은 비교적 빠르게 진행된다.

판막심장질환의 의학적 치료에는 심부전의 증상을 감소시키기 위한 약물치료가 이용되며 질환의 경중에 따라 결정된다. 협착 혹은 판막의 폐쇄부전이 심할 경우 약물치료만으로는 적절한 심장 기능을 유지할 수 없을 수 있다. 이런 경우에는 판막 결손을 수술적으로 복구하는 것이 유일한 선택방법이며, 수술을 통해 심근이 더욱 손상되는 것을 예방할 수 있다.

비교적 많이 시행되는 수술은 판막성형술이며, 심장도관법 동안에 시행된다. 끝 부분에 공기 팽창식 풍선이 부착된 도관이 서혜부의 정맥을 통해 삽입되고 손상된 판막의 입구를 통과하게 된다. 풍선이 천천히 팽창되어 부풀어 오르면 기형화된 판막이 신장되고 넓어지게 된다. 이 수술은 승모판 협착증을 치료하기 위해 많이 사용된다. 판막의 손상이 수술적으로 복구될 수 없다면 스테인리스스틸로 제작된 인공판막 혹은 사망한 신체나 동물(돼지)의 판막이 치환에 이용된다. 제공자의 판막은 인공판막보다 혈전 발생의 위험이 적다는 장점이 있다.

관상동맥심장질환

정의: 관상동맥심장질환(coronary heart disease, CHD)은 심근에 산소가 풍부한 혈류가 원활하게 공급되지 않아서 발생하는 상호 의존적인 여러 가지 증후군을 기술하기 위해 이용되는 일반적인 용어이다.

1970년대 초기부터 사망률이 감소하고 있지만, 관상동맥심장질환은 매년 영국에서 105,000명 이상의 사망을 초래하고 있으며, 남성 사망률의 약 21%와 여성 사망률의 15%을 차지하고 있다. 또한 노년층에서 관상동맥심장질환으로 인한 질병과 장애가 증가하고 있다. 영국에서는 약 1,300,000명이 심장마비를 경험하였고, 약 2,000,000명이 협심증으로 고통받고 있다. 그러므로 인체에 미치는 영향과 더불어 사회에 미치는 경제적인 영향 또한 크다. 영국에서 관상동맥심장질환으로 인한 의료비용과 근로 가능한 연령대의 사망과 질환으로 인한 생산성 손실의 비용은 매해 약 백억 파운드로 추정되고 있다.

병인론

관상동맥심장질환은 관상동맥 분지의 하나 또는 여러 분지의 부분적인 혹은 완전한 폐쇄로 발생한다. 관상동맥을 통한 혈류가 감소되며, 전형적으로 심근에 공급되는 산소와 영양분이 부족하게 된다. 심근으로의 에너지 공급이 부족하여 에너지 요구를 충족시키지 못하는 상태를 심근 허혈증이라고 한다. 결과적으로 관상동맥심장질환보다는 허혈성심장질환(ischemic heart disease, IHD)이 더 정확한 의학용어로 사용될 수 있다.

초기에는 허혈상태가 경미하거나 일과적일 수 있다. 신체적 또는 정서적 스트레스를 받는 상황, 즉 심근에 산소공급이 증가하게 되는 상태에서는 폐쇄된 동맥을 통하여 요구되는 산소를 공급하기가 어려워진다. 이러한 상태에서는 협심증의 증상인 흉통을 경험하게 된다. 반복되는 협심증, 심한 관상동맥 폐쇄, 또는 관상동맥을 통한 혈류공급의 갑작스런 감소로 인하여 심근 조직으로의 산소공급이 몇 분 동안 단절되면 심근은 비가역적으로 손상되며 괴사가 발생할 수도 있다. 심근세포의 괴사가 일어나면 경색이 발생했다고 한다. 이환된 심근의 수축능력은 심하게 손상되며 심장기능의 갑작스런 소실이나 심장정지를 초래하기도 한다. 영국에서는 매년 대략 275,000명이 심장정지를 일으키며 2백만 명 이상에서 협심증을 일으킨다.

관상동맥 죽상경화증

관상동맥심장질환의 명백한 전조 증상으로 관상동맥벽과 내막의 점진적인 변화가 발생한다. 이러한 변화를 관상동맥 죽상경화증 또는 관상동맥 질환(coronary artery disease, CAD)이라고 하며, 관상동맥 내막의 증식과 내피에 지방조직, 섬유성 세포 조직파편, 칼슘염의 과도한 침착 등이 나타난다. 죽상경화성 반 또는 병변이라고 하는 이러한 침착은 일반적으로 아동기에 형성되고, 중년이나 노년의 성인기에 임상적 양상들이 나타나게 된다.

내막이 두꺼워지게 되면 동맥벽의 탄력성이 감소하고, 반은 동맥의 내강을 잠식하게 된다. 좌 관상동맥이 우 관상동맥보다 많이 이환되며, '경화되고' '좁아진' 관상동맥은 좌심실, 첨부, 심실 중격, 심방으로의 혈액 공급을 저해하게 되고, 관상동맥심장질환의 만성적인 폐쇄성 증상이 나타난다.

그러나 관상동맥질환이 대부분의 관상동맥심장질환을 발생시키지만, 관상동맥질환을 가진 환자가 모두 관상동맥심장질환을 일으키는 것은 아니다. 또한 관상동맥질환을 촉발하는 모든 기전이 관상동맥심장질환을 일으키는 기전과 동일하지도 않다. 예를 들어 다른 관상동맥 분지에 의해서 산소화된 혈액이 심근에 적절하게 공급될 경우에는 좌 관상동맥에 병변을 보이더라도 관상동맥심장질환의 징후가 나타나지 않을 수 있다.

반 형성

관상동맥의 초기 병변인 지방층은 10세 정도의 어린이에게서도 발견될 수 있다. 그러나 황색으로 변색되는 이러한 부위는 모든 경우에서 죽상경화성 반으로 진행되는 것은 아니다. 더욱 진행된 병변에서는 섬유성 죽상경화성 반이 성인기 초기에 나타나며 연령증가와 함께 진전된다. 섬유성 반은 하얀색을 띠며 크기가 증가하여 동맥의 폐쇄를 가져오게 된다. 반의 형성과 함께 궤양, 출혈, 혈전증, 석회화 등이 나타날 수도 있다.

관상동맥질환의 병인론은 복잡하며 완전히 이해되고 있지 않다. 그러나 일반적으로 관상동맥 죽상경화성 병변의 진행과 연관되어 세 가지의 중요한 요소가 있다고 인식되고 있다. 즉 내피 손상, 지방 침윤, 혈소판-섬유소 침착이다. 섬세한 관상동맥 내부를 손상시키는 잠재적인 원인은 (a) 관상동맥압, (b) 심장 수축동안의 반복적인 압박에 의한 역학적인 외상이다. 내피 손상의 다른 가능한 원인은 콜레스테롤을 운반하는 지단백의 과다에 만성적으로 노출되는 고지혈증 또는 과콜레스테롤혈증 때문이라고 생각되고 있다. 인간과 동물에서 순환혈액내의 지단백의 과다와 관상동맥 죽상경화증 사이에 강한 연관성이 있다는 것이 이것을 뒷받침한다. 내피 손상의 다른 이유로 내피에 대한 면역학적인 손상과 특정 혈관작용성 화학물질에 대한 노출이 있다.

관상동맥 내강의 반 형성의 중요한 특징은 지방 침윤이다. 한 가설에 의하면 백혈구가 손상된 동맥 내피로 이동하여 지방을 축적하는 대색세포가 된다. 부가적으로 대식세포는 관상동맥벽의 평활근과 결합조직 층을 두껍게 하는 것을 촉진하는 여러 가지 성장요소를 합성하고 분비한다. 콜레스테롤이 풍부한 저밀도 지단백과 동맥벽의 저밀도 지단백 수용체의 불안정성이 반형성의 지방 침윤 단계에 기여한다고도 생각된다. 반이 지방을 축적시키면서 확대되어 점진적으로 동맥 내강을 폐쇄시킨다. 혈액 응고 체계의 활동도 관찰될 수 있는 다른 합병증이며, 반 형성의 제3단계와 마지막 단계에서는 반에 섬유성 세포 파편과 칼슘염이 침착된다.

진행된 반 형성과 연관된 여러 가지 요소가 관상동맥 죽상경화증에서 혈전 형성에 기여한다. 진행된 병변에서 나타나는 틈새와 균열은 혈소판 부착과 형성의 부위로 작용할 수 있다. 내피의 손상도 혈관내부에서 혈소판의 유착과 미세혈전의 형성을 초래할 수 있는 경한 정도의 염증을 초래할 수 있다. 병변에서의 혈류 속도의 감소도 혈액 응고를 활성화할 수 있다. 혈액 응고 체계의 활성화도 세포 파편과 칼슘염으로 구성된 미세혈전의 형성을 가져올 수 있다. 이들은 기존에 존재하는 진전된 죽상경화성 반에 합쳐질 수도 있으며 불안정한 혈전은 자주 분리되어 떨어진다. 또한 혈전은 관상동맥내에 달라붙어서 관상동맥 혈전증을 일으키고, 관상동맥 혈전증은 심한 폐쇄를 초래하여 급성 심근 경색증(acute myocardial infarction)을 야기한다.

반형성의 정확한 단계는 명확하지 않지만, 여러 단계의 상호의존적 과정이 포함되어 있다. 내피 손상은 다음과 같다.

- 내막에서의 대식세포 이동과 증식
- 세포와 주위 결합조직내에 지방이 주로 콜레스테롤의 형태로 축적
- 혈소판 섬유소원 혈전의 형성

혈소판에 의해 분비된 성장 요소, 대식세포와 다른 형성된 요소들은 동맥벽의 평활근 세포의 증식을 자극하고 교원질과 탄력성 섬유를 포함하는 결합조직을 대량으로 형성한다.

Key Point

반형성이 가역적인가에 대해서는 명확하지 않다. 동물과 인간의 대퇴동맥의 실험에서 병변이 가역적이라는 것이 나타났지만, 인간 관상동맥의 진행된 폐쇄적 병변을 감소시킬 수 있는가에 대한 가능성은 아직 완전히 이해되고 있지 않다.

과콜레스테롤혈증

높은 혈청 내 콜레스테롤(>5.2 mmol/L) 수치를 보이는 개인은 반을 형성할 위험이 정상보다 높다고 인지되고 있다. 그러나 관상동맥질환의 위험을 나타내는 최고의 지표는 혈청 내 전체 콜레스테롤이 아니고 고밀도 지단백(high-density lipoprotein, HDL) 콜레스테롤에 대한 저밀도 지단백(low-density liporpotein, LDL) 콜레스테롤의 비율이다.

저밀도 지단백 콜레스테롤은 20%의 단백질과 80%의 지방(대략 반 정도가 콜레스테롤)으로 구성되어 있으며 조직에 콜레스테롤을 운반하는 운반체 역할을 담당한다. 대부분의 경우에서는 저밀도 지단백 콜레스테롤이 반의 진행을 결정하게 되어 결국 저밀도 지단백 콜레스테롤이 '나쁜' 콜레스테롤로 간주된다. 반면에 조직에서 간으로 이동되는 고밀도 지단백 콜레스테롤은 '좋은' 콜레스테롤로 간주된다. 고밀도 지단백 콜레스테롤은 약 50%의 단백질과 50%의 지방(2/5 정도가 콜레스테롤)으로 구성되어 있다.

저밀도 지단백 수용체의 결손으로 인해 수용체에 의해 매개되는 세포내이입에 의한 세포로의 콜레스

테롤 흡수가 방해되어, 순환하는 콜레스테롤이 증가한다는 실험적인 증거가 밝혀지고 있다. 이러한 결손은 유전에 의한 것이라고 생각되고 있지만, 환경적인 요소에 의한 영향도 배제할 수는 없다. 예를 들면, 지방산 섭취가 혈액내의 저밀도 지단백 콜레스테롤과 고밀도 지단백 콜레스테롤의 비율에 영향을 미치고, 불포화 지방산이 고밀도 지단백의 비율을 증가시키고, 포화 지방산이 저밀도 지단백의 비율을 증가시킨다고 보고되고 있다. 흡연도 혈장의 고밀도 지단백의 감소와 연관이 있고, 운동은 고밀도 지단백을 증가시킨다고 인식되고 있다. 또한 에스트로젠이 고밀도 지단백을 증가시키며 전체 콜레스테롤과 저밀도 지단백을 감소시킨다. 폐경후의 여성에서보다 폐경전 여성에서 관상동맥심장질환의 발생율이 적은 이유가 에스트로젠의 작용으로 설명된다.

관상동맥심장질환의 증상

협심증은 흉골 후면의 심한 통증과 무거운 감 또는 조이는 듯한 느낌이 특징적이다. 상지, 경부, 턱, 허리, 위장 쪽으로 방사되는 통증도 흔하게 나타난다. 협심증은 신체적 활동, 특히 많은 양의 식사 후에 초래된다. 그러나 협심증은 다른 형태의 스트레스나 휴식하는 동안 또는 수면 중에도 발생할 수 있다. 증상은 대부분 10~15분 내에 사라지며, 협심증 발작은 일과성 허혈성 발작(transient ischaemic attack, TIA)이라고도 한다.

심근경색(myocardial infaction, MI)은 지속적인 과정이다. 심근에 공급되는 혈액의 단절로 인해 초기에 발생하며 흉부의 심한 무거운 듯한 통증이 중요한 임상양상으로 나타난다. 통증은 상지, 경부, 턱, 얼굴, 허리, 위장 쪽으로 방사될 수 있으며 때로는 소화불량으로 인식되기도 한다. 또한 발한, 오심, 구토, 호흡곤란이 나타나며, 환자는 곧 사망할 것 같은 느낌을 받기도 한다. 환자는 병세가 있어 보이며 창백하고, 손상 받은 심장이 적절한 양의 혈류를 순환시키지 못하기 때문에 실신할 수도 있다.

심근경색과 협심증의 중요한 차이는 심근경색에서 느껴지는 통증이 적어도 15~30분 정도 장기간 나타나며 때로는 몇 시간 혹은 하루 종일 나타나기도 한다는 것이다. 심근경색은 한 가지 또는 여러 가지의 부정맥의 출현으로 더욱 악화될 수 있다.

심근경색 증상의 경중은 다양하게 나타난다. 주로 심한 통증과 실신이 나타나지만 때로는 심근경색이 '무증상'이며 약간의 미미한 불편감만을 초래하기도 한다. 무증상의 심근경색의 징후는 정기적인 신체 검진이나 다른 증상을 위한 의학적 조사를 받기 전까지 발견되지 않을 수도 있다.

관상동맥심장질환의 진단

신체활동 동안에 협심증 증상이 나타나지만 휴식기의 심전도는 정상일수도 있다. 그러므로 환자는 자전거나 트레드밀을 이용한 스트레스 검사를 받아야한다. 그러나 운동을 수행할 때에도 단지 일과적인 변화만를 보일 수 있다.

운동을 이용한 검사를 수행하지 못하거나 여성의 경우와 같이 운동시의 심전도 측정으로 정확한 진단을 내리기 어려운 경우에는 방사성핵종 검사(radionucleide scan)가 이용된다. 칼륨의 방사성 동위원소인 탈륨이 혈류에 소량으로 주사된 후에 흉부에 근접한 카메라가 방사선동위원소가 발산하는 감마선을 측정한다. 혈류가 공급되지 않는 심근의 부위와 질환의 심각성을 측정하는데 도움이 된다. 협심증에 자주 이용되는 다른 검사로는 심장 혈관조영술이 있다.

또한 심근경색의 진단은 혈내의 심장 효소의 증가, 즉 손상된 심장근육세포로부터의 효소의 유출을 확인함으로써 확진될 수 있다. 대부분의 경우에서 확실한 이상을 나타내는 심전도가 진단에 이용된다.

관상동맥심장질환의 치료

약물치료

흡입된 아질산아밀 또는 설하에 투여된 삼질산글리세린(glyceryl trinitrate, GTN)은 관상동맥을 일시적으로 확장시키고 심장의 부하를 감소시키는 약제이다. 정기적으로 투여된 베타차단제는 심장의 부하를 감소시켜 심장의 산소, 혈류, 영양분에 대한 요구도를 감소시켜 협심증을 감소시킬 수 있다. 베타차단제는 천식이나 기관지염이 있는 환자에게는 일반적으로 처방하지 않고, 칼슘통로 차단제가 대안으로서 처방될 수 있다. 칼륨통로활성제는 협심증을 감소시키기 위한 새로운 유형의 약제이다. 질산염과 유사한 효과를 가지며 관상동맥 벽을 이완시켜 혈류의 흐름을 향상시킨다. 질산염과는 달리 계속적으로 투여해도 효과가 감소되지 않는다. 질산염과 베타차단제는 치료 초기부터 함께 투여될 수 있다. 약제가 협심증을 조절하지 못하는 경우에는 칼슘통로차단제가 함께 투여되기도 한다.

Clinical note

관상동맥심장질환에 투여되는 약제는 다양하며 증상과 경중에 의해 약제가 선택된다. 관상동맥을 통한 혈류 공급을 증가시키고 심근 부하를 감소시키기 위해 한 가지 또는 여러 가지의 약제가 투여될 수 있다.

수술

협심증의 증상이 약물치료만으로 안정되지 않으면 다양한 수술적 중재가 고려될 수 있다.

관상동맥 혈관성형술은 폐쇄된 병변이 비교적 독립적으로 존재하고 불완전하게 폐쇄되어있을 경우에 자주 이용된다. 팽창 가능한 작은 풍선이 부드럽게 팽창되어 혈관 내강을 좁게 하는 지방조직을 압박하여 동맥의 내강을 확보한다. 일반적으로 성공적이지만, 동맥을 폐쇄시킬 경우에는 즉각적인 수술이 요구된다. 때로는 시술 후 4~6개월 후에 동맥이 다시 좁아질 수 있다. 혈관성형술이 다시 요구된다면 재 시행될 수도 있다. 혈관성형술을 시술하는 의사들이 스텐트라는 짧은 스테인리스 스틸 그물망(stainless steel mesh)을 동맥 내에 삽입하는 경우가 증가하고 있다. 스텐트는 혈관의 내강을 확보하여 동맥이 다시 좁아지는 확률을 감소시킨다.

혈관성형술의 시술에도 불구하고 협심증이 계속 나타나면 레이저를 이용하여 심근에 작은 구멍을 뚫어 혈액이 근육에 공급되도록 하는 재혈관화기법이 이용된다. 관상동맥의 두 분지 또는 모든 세 주요 분지에 심한 폐쇄가 발생한 경우에는 관상동맥 우회 이식술(coronary artery bypass graft, CABG)과 같은 복잡한 수술적 중재가 필요할 수 있다(그림 9.21).

심근경색의 합병증과 후유증

심근경색의 합병증으로는 비정상적인 심장리듬, 심부전, 심인성 쇼크, 심막염이 있다. 심근경색 희생자의 20%는 의료기관에 도착하기 전에 사망하며, 심실세동이 주요한 원인이다. 그러므로 응급구조사 혹은 의사에 의한 심전도 검사가 빠를수록 생존의 기회는 증가한다. 또한 가능하다면 항응고작용을 하는 아스피린이 빨리 투여되어야 한다. 이상적으로는 스트렙토키나제 혹은 조직 플라스미노젠 활성제와 같은 혈소판용해제가 투여되어야 한다. 혈소판용해제는 동맥을 폐쇄하고 있는 혈전을 용해시키고 혈전이 형성되는 것을 방지한다. 치료 후기에도 투여될 수도 있지만 시간이 경과하면 효력이 감소한다.

항응고제, 베타차단제, 항부정맥 약품과 같은 다양한 약물이 심근경색을 예방하기 위하여 투여된다. 이뇨제 혹은 안지오텐신 전환효소 억제제도 심부전, 호흡곤란을 감소시키기 위해 투여될 수 있다. 협심증 증상이나 혈청 콜레스테롤을 감소시키기 위해서 약물이 처방될 수도 있다.

때로는 심근경색 이후의 심근 손상의 정도가 비교적 경미하다. 즉, 심장의 역할이 만족스럽게 수행할 수 있을 정도로 심근이 보전되어 있는 경우이다. 손상된 심근 부위는 재생되지 않기 때문에 경색은 수일에서 수주 사이에 섬유성 반흔조직으로 대치된다. 2~4개월 내에 심근경색 환자의 심장은 발병전의 수준에서 기능한다. 그러나 심근 경색의 재발 확률이 높다. 조직의 넓은 부위가 손상되면 심부전의 증상이 잔존하거나 심장 펌프기능의 저하를 보일 수 있다. 이 경우에는 심부전의 다양한 증상이 나타난다. 또한 관상동맥의 협착으로 인한 협심증 증상이 계속 발생한다.

관상동맥심장질환의 위험요소

관상동맥심장질환을 야기하는 많은 위험요소는 다음과 같다.

- 과콜레스테롤혈증
- 신체적 활동
- 혈압 >140/90mmHg(고혈압)
- 흡연
- 비만

관상동맥심장질환은 많은 독립적인 그리고 상호 연관 있는 요소들에 의해 발생하기 때문에 한 위험요소가 다른 위험요소보다 영향을 많이 미친다고 결정하기는 쉽지 않다. 그러나 두 가지 또는 두 가지 이상의 위험요소가 함께 존재할 경우 관상동맥심장질환이 발생할 확률은 크게 증가한다.

과콜레스케롤혈증과 고혈압은 유전된다는 증거가 있다. 결과적으로 이러한 유전적 요소는 생활습관의 수정으로 변화되기가 어렵다. 또한 관상동맥심장질환에 쉽게 이환되는 유전적 경향은 인지되고 있지만 완전히 이해되고 있지는 않다. 관상동맥심장질환에 기여하는 변이성 유전자를 확인하기 위한 연구가 계속 진행되고 있지만, 인간의 건강을 유전자수준에서 결정하려는 이러한 의도는 유전자가 발현되는 주위의 환경이 유전자의 발현에 지대한 영향을 미친다는 사실을 간과하게 한다.

또한 다양한 이차적인 요소-혈전증, 당뇨병과 같은 대사성 질환에 쉽게 이환되는 경향, 드물게 경구피임약-가 이환되기 쉬운 개인에서 관상동맥심장질환의 위험을 증가시킨다.

보건의료 전문가들은 관상동맥심장질환의 위험을 감소시키기 위하여 다양한 생활양식의 변화를 추천한다. 건강식품 섭취, 신체적 활동의 증가, 금연, 정상범위 내에서의 체중 유지 등이 그것이다. 이러한 방법들이 효과적이라는 것을 증명하는 여러 가지 연구결과들이 있지만, 상당수의 방법들이 특정 상황하에서만 효과적이었으며, 추천되는 모든 방법들이 기대되거나 예상된 것만큼 효과적이지는 않았다.

Key Point

금연후 수년 내에 심장질환에 대한 위험이 흡연하지 않은 경우의 위험과 거의 유사해질 수 있다고 보고되었다.

혈청 콜레스테롤을 감소시키는 것은 심장 질환, 특히 유전적 과콜레스테롤혈증을 가진 환자에게 큰 영향을 미친다. 포화 지방을 10% 적게 섭취하게 되면 관상동맥심장질환으로부터의 사망을 20~30% 감소시킬 수 있다고 추정되고 있다. 그러나 결정적인 증거는 아직 제시되고 있지 않다.

활발한 걷기, 수영, 자전거타기와 같은 운동을 매일 규칙적으로 수행하면 혈청 콜레스테롤을 감소시킬 수 있다. 신체적인 활동은 고밀도 지단백 콜레스테롤(방어적 역할의 콜레스테롤)을 증가시키지만 저밀도 지단백 콜레스테롤에는 영향을 미치지 않는다.

관상동맥심장질환의 위험이 높은 경우 혈액 콜레스테롤을 감소시키기 위한 스타틴 약물이 효과적이라고 보고되며, 스타틴은 협심증으로 인한 입원을 감소시키고 심근경색의 발생을 1/3정도로 감소시킨다고 보고되었다.

심장급사

정의: 심장급사증후군은 심장질환으로 진단되었거나 진단되지 않은 개인의 심장정지로 초래된다. 증상 발현후 짧은 시간 내에 즉시 급사한다.

심장이 갑자기 경고없이 정지하여 신체에 혈액을 공급하지 못할 때 심장정지가 발생한다. 알려진 모든 심장질환이 심장정지와 급사를 초래할 수 있지만, 심장정지로 급사하는 이유중 가장 흔한 원인은 관상동맥심장질환이다. 심장질환과 심근경색 이외에 다른 원인도 심장정지를 초래할 수 있으며, 호흡정지, 감전사, 익사, 질식, 외상 등이다.

심장정지는 명백한 원인 없이도 발생할 수 있다. 65세 이하의 심장급사 환자 20명 중 1명은 심장의 이상이 발견되지 않은 상태에서 원인이 밝혀지지 않은 채로 발생한다. 연구자들은 급사하는 많은 사람들이 유전에 의한 진단되지 않은 비정상적인 심장 리듬을 가지고 있으리라고 추측하고 있다.

원인이 밝혀지지 않은 심장급사의 병인을 조사하고 규명하기 위해서 간단한 임상적인 검사, 예를 들면, 안정기와 운동기간 동안의 심전도 검사, 24시간동안의 심전도 검사, 심장 자기공명영상(magnetic resonance image, MRI) 등이 심근병증을 배제하기 위하여 이용된다.

선천성 심장질환

기형의 유형

태아 심장의 발달은 복잡한 과정이기 때문에 때로는 이상이 발생하기 쉽다. 다양한 종류의 심장 기형이 존재하며 '선천성 기형' 또는 선천성 결손으로 불려진다. 심장의 특정 부위, 판막, 또는 인접하는 혈관이 형성되지 않거나 부적절하게 형성되기 때문에 발생한다. 그리고 비정상적인 심장 리듬이나 심장 펌프기능의 이상으로 발생한다.

대부분의 선천성 심장결손은 혈액의 산소화가 태반을 통해 일어나는 태아 순환시기, 즉, 출생 전까지는 큰 영향을 미치지 않는다. 그러나 출생 후에는 심장결손으로 인하여 심장, 폐, 대혈관을 통한 정상적인 혈액순환이 일어나지 않는다. 출생시 한 가지 독립된 결손을 가지고 태어나기도 하지만, 두 가지 혹은 두 가지 이상의 결손을 보이기도 한다.

선천성 심장질환의 반수 정도에서는 비교적 결손이 경미하여 치료 없이도 회복된다. 이러한 경우의 결손을 '무증상적 결손'이라고 한다. 나머지 반수는 심한 결손이 발생하였기 때문에 의학적인 혹은 수술적 중재가 필요하며, 다양한 성공률을 보이며 회복될 수 있다. 가장 심한 기형의 경우에는 유아가 사망하기도 한다.

선천성 심장결손은 청색증적 혹은 비청색증적 결손으로 분류된다.

- 청색증적 결손에서는 혈액이 폐를 부분적으로 또는 완전히 우회하여 충분히 산소화되지 않은 혈액이 체순환을 하게 된다. 결과적으로 피부, 손발톱 밑의 진피, 입술이 파란색을 띄게 된다.
- 비청색증적 결손에서는 산소화된 혈액이 좌측 심장에서 우측 심장으로 유입된다. 결과적으로 우측 심장이 수축하기 전의 압력이 증가하고 이미 산소화된 혈액이 다시 폐순환을 하게 된다.

심한 비청색증적 선천성 심장질환의 경우 유아는 울혈성 심부전, 호흡기계 감염 위험의 증가, 성장 저해를 경험할 수 있다.

태아순환

태아순환에서는 두개의 단락 즉, 좌우 심방간의 난원공, 폐동맥과 대동맥궁사이의 동맥관이 단축된 혈액 순환로를 형성하여 대부분의 혈액이 폐로 순환하지 않게 된다. 그러나 폐는 적당한 발달을 위한 충분한 혈액을 공급받는다. 출생 후에 정상적으로는 대기의 산소에 노출되면서 난원공과 동맥관이 수시간 내에 자발적으로 폐쇄된다. 그러나 폐쇄가 지연되거나 폐쇄되지 않을 경우에는 산소화된 혈액과 탈산소화된 혈액이 섞이게 된다.

동맥관 개존증

동맥관 개존증(patent or persistent ductus arteriosus, PDA)은 출생 후에도 동맥관이 폐쇄되지 않고 열려있는 것을 의미한다(그림 9.19). 조숙아에서 흔히 발생하지만 만기아에서도 발생할 수 있다. 작은 동맥관이 열려있다면 심장 잡음이 청진될 수 있지만 증상이 나타나지 않을 수도 있다.

조숙아와 유아의 동맥관 폐쇄는 인도메타신이라는 약물에 의해서 유도될 수 있고, 성장하는 유아와 아동에게는 대안적으로 수술적 중재가 요구될 수 있다. 다른 심장 이상과 함께 동맥관 개종증이 존재한다면 기형 교정을 위한 수술이나 심장 이식이 시해되기 전까지 프로스타글란딘을 투여하여 동맥관의 폐쇄를 지연시키기도 한다. 동맥관 개존증만 존재한다면 심각한 증상을 보이지 않을 수도 있고, 일부 심장기형의 경우에서는 생존을 위하여 동맥관이 필요하기도 하다.

선천성 판막 기형

자궁 내에서의 비정상적인 발달로 인하여 심장 판막이 정상적으로 형성되지 않은 상태로 출생할 수 있다. 가장 많이 발생하는 선천성 판막 이상은 폐동맥판 협착증이며, 판막 첨두가 두꺼워지고 입구가 좁아지는 특징을 보인다. 일부 경우에서는 판막이 완전히 막히는 폐쇄증이 발생한다.

경미한 협착증의 경우 정상적인 활동과 삶의 영위가 가능하다. 좀더 심한 협착증이나 완전한 폐쇄증은 출생전이나 출생 후에 다른 심장 이상과 종종 연관되어 있다.

선천성 판막 기형의 다른 예로서는 판막 폐쇄부전

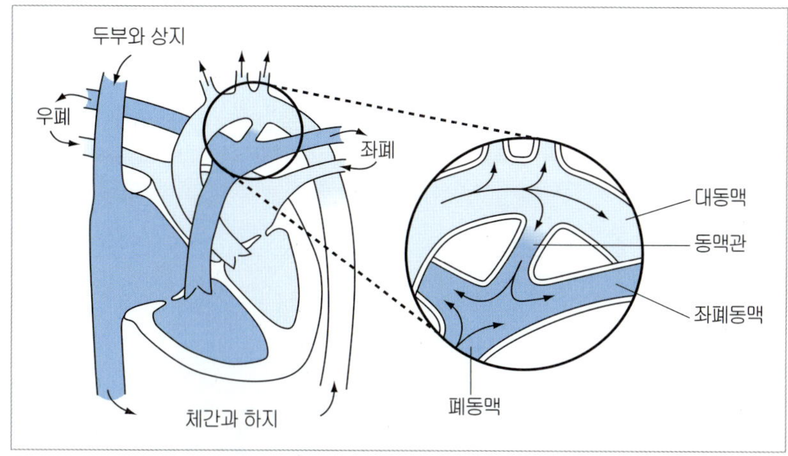

그림 9.19 동맥관 개존증
Reproduced from Guyton and Hall, 2005, with permission

증이 있다. 예를 들면, 2% 미만의 유아에서 대동맥판이 3개의 첨두가 아닌 2개로 유합되어 출생하여 기능을 수행하지 못하게 된다. 삼천판 폐쇄증은 다른 선천성 기형과 함께 존재하는 판막 질환이다. 즉, 폐동맥과 폐동맥판의 발달부전으로 정상 혈액량보다 적은 혈액이 우심실로부터 박출된다.

선천성 판막 이상의 치료는 결손의 경중과 증상의 유무에 의해 달라진다. 유아에게 수술이 요구되기도 하며, 정상적인 평균 수명을 가지기도 한다.

중격결손

중격결손은 비청색증 선천성 심장기형의 흔한 형태이다. 심방사이, 방실사이, 심실사이의 중격에 다양한 크기의 구멍이 존재하여 심장의 좌우측사이에서 혈액이 흐르게된다.

태아에서는 심방사이에 우좌단락(right-to-left shunt)이 존재하며, 심방중격 결손(atrial septal defect, ASD)은 출생 전에 난원공이 위치하였던 부위에 흔하게 발생한다. 난원공 위치보다 하부의 중격 부위인 제1중격이나, 난원공 위치보다 상부의 중격 부위인 제2중격에 결손이 발생할 수 있다. 제2중격 결손은 가장 흔하게 독립적으로 발생하지만, 다른 심장 병변(승모판, 폐동맥판, 삼천판, 대동맥판 폐쇄증)과 함께 발생할 수도 있다. 심한 경우에는 심방사이에 중격이 존재하지 않을 수도 있다.

심실중격결손(ventricular septal defect, VSD)은 모든 심장 이상의 30% 정도를 차지하며 독립적으로 발생하거나 또는 복잡한 다른 심장 기형의 일부로 발생할 수 있다. 비교적 결손이 작으며 출생후 1년 내에 자발적으로 폐쇄된다. 이 경우에는 심각한 장애와 연관되어있지 않다. 좀 더 심한 큰 결손은 좌측 심장에서 우측 심장으로 혈액이 흐르게 되며 유아는 출생후 2-8주 정도에 울혈성 심부전을 보인다. 많은 중격결손이 자발적으로 폐쇄되기 때문에 수술적 폐쇄가 시행되기 전에 관찰이 요구된다. 수술 후의 생존율은 90%가 넘으며 생존후 정상적인 평균수명과 정상적인 운동 수행능력을 가진다.

대혈관의 기형

선천성 심장질환의 복잡한 유형으로 대동맥과 폐동맥의 기시가 기형적으로 형성된다. 예를 들면 청색증을 보이는 대혈관 전위(transposition of the great arteries)는 심실에서 기시되는 혈관의 위치가 뒤바뀌어 정맥혈이 체순환계로 박출되고 산소화된 혈액이 폐로 순환하게 된다. 일부 경우에서는 대동맥과 폐동맥이 같은 심실로부터 기시할 수도 있으며 이러한 결손을 가진 유아의 생존은 산소화된 혈액이 대동맥으로 유입될 수 있는 동맥관 개존증 혹은 중격결손의 유무에 의해 좌우된다. 이러한 단락이 존재하지 않는다면 수술적으로 형성해 주기도 한다.

동맥간(truncus arteriosus)은 발생 초기에 대동맥과 폐동맥이 같은 '간(trunk)' 에서 기시하는데, 대동맥과 폐동맥으로 갈라지지 않게되면, 하나의 판막을 통하여 심장으로부터 박출될 때 양쪽 심실의 혈액이 혼합된다. 대동맥 교착증은 좌측 쇄골하동맥의 기시 바로 원위부에서 대동맥벽의 협착을 보이는 흔한 질환이다. 결과적으로 신체의 하부로 순환하는 혈액의 감소와 신체 상부의 혈압의 증가를 가져온다. 협착부위를 제거하고 양단을 봉합하는 수술을 시행하면 결손이 복구된다.

기형적 폐정맥 환류

한개 또는 그이상의 폐정맥이 직간접적으로 좌심장이 아닌 우심실에 연결될 수 있다. 이런 경우를 기형적 폐정맥 환류라고 하며 비청색증적 선천성 결손의 한 예이다. 한두 개만의 폐정맥이 비정상적으로 연결된 부분적 경우에는 혈관 울혈과 같은 몇몇 증상만을 보이지만 수술적 중재가 요구되기도 한다. 전 기형적 폐정맥 환류에서는 출생후 수주 혹은 수개월내에 심부전과 연관된 문제를 보이므로 심장수술이 필요하다.

심장 방실 기형

심장 방실 기형은 심각할 경우 잠재적으로 생명을 위협할 수도 있다. 신생아의 가장 복잡한 심장 결손은 하나 또는 하나 이상의 심방과 심실의 형성부전이다. 형성부전성 좌심증후군(hypoplastic left heart syndrome, HLHS) 유아는 좌심실과 좌심방의 크기가 감소되어 있고 승모판과 대동맥판이 매우 작거나 완전히 폐쇄되어 있다. 또한 대동맥의 기시부분의 직경이 몇 밀리미터 정도로 매우 작다. 비록 우심장이 전형적으로 정상적으로 발달함에도 불구하고, 결과적으로 좌심장은 신체 기관의 요구를 충족시키는 순환을 수행하지 못하게 된다. 이러한 상황에서 대동맥 개존증이 존재한다면 우심실이 혈액을 폐와 신체로 순환시키는 이중펌프 기능을 수행할 수 있다. 형성부전성 좌심증후군 아동은 출생후 2~3일 이상을 생존할 수 없으며 심장 이식이 고려될 수 있다.

팔로사징

이 질환은 청색증적 선천성 심장질환의 전형적인 예로서 최초로 이 질환을 기술하였던 프랑스 의사의 이

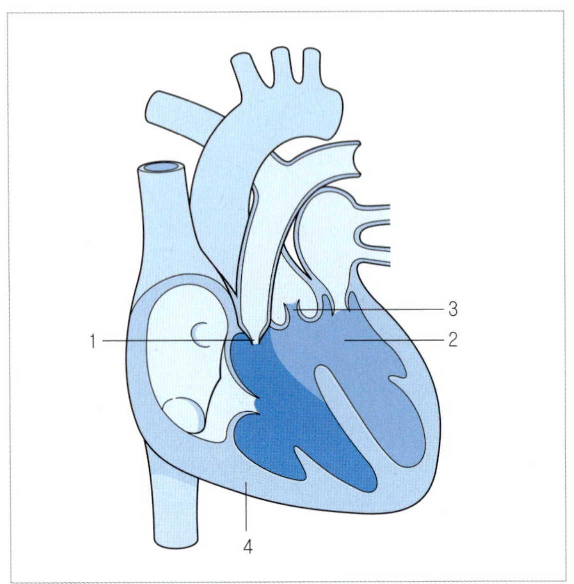

그림 9.20 팔로사징. (1) = 폐동맥 협착증 (2) = 심실 중격 결손 (3) = 대동맥의 우측 교차위치 (4) = 우심실 비후
Reproduced from Guyton and Hall, 2005, with permission

름으로 명명되었다. 비교적 흔하지 않은 기형으로 심실 중격결손, 폐동맥판 협착증, 우심실 비후, 그리고 대동맥이 좌측에서 우측으로 전위되어 있어서 심장의 양측으로부터 혈액을 받게 된다(그림 9.20). 이 결손을 보이는 아동은 유아기를 생존할 수 있지만 수술 없이는 성인기까지 생존하기 어렵다.

선천성 심장질환의 원인

대부분의 경우에서 선천성 심장결손의 정확한 원인은 알려져 있지 않다. 산모가 당뇨병과 전신성 홍반성 낭창과 같은 특정한 만성 질환에 이환되어 있을 경우에 선천성 심장결손을 가진 유아를 분만할 위험이 증가된다. 그러나 당뇨병 혹은 간질로 진단된 산모가 건강한 유아를 분만할 수 없다는 것을 의미하지는 않으며, 다만 산모들이 임신기간 중에 조심스럽게 관찰되어야 한다. 또한 임신중의 바이러스성 감염에 의한 풍진과 같은 급성 질환도 분만 이전에 태아의 기형을 초래할 수 있고 또한 출생후 유아의 심장 발달을 저해할 수 있다. 그리고 임신 중에 간질을 위해 처방된 약물 복용, 비합법적인 약물 남용, 알코올 섭취 등이 특정한 심장 결손을 초래한다고 알려져 있다. 흡연도

또한 기여 요소라고 생각된다.

일부 경우에서는 유전적 요소가 확인되었다. 돌연변이성 유전자만의 결과일수도 있고, 염색체 이상과 연관이 있을 수도 있다. 다운증후군은 선청성 심장 결손과 연관된 염색체 이상을 가져오는 가장 흔한 질환이다. 선천성 심장질환의 원인에 대한 연구가 계속되고 있지만, 대부분의 경우에서 일반적으로 다양한 요소들에 의해서 기인한다고 받아들여지고 있다. 일반적으로 환경적인 위험과 함께 발생할 때만 검사에 의해 유전적인 요소가 밝혀진다. 선천성 심장질환을 가진 아동의 형제에게서 유사한 질환을 보일 수 있는 위험은 2~4% 정도이다. 개별적인 선천성 심혈관계 결손에 따라 재발의 위험도가 다르다. 결손을 보이는 여성이 출산한 100명의 유아 중에서 2~5명이 유사한 이상을 가진다. 그리고 흔하지 않은 경우이지만 남편 또한 결손을 보이는 경우에서는 결손을 가진 유아를 출산할 위험이 크게 증가한다.

선천성 결손의 발견과 치료

결손의 일부는 자궁내에서 진단된다. 태아의 염색체에 선천성 심장질환과 연관된 이상이 있는지를 검사할 수 있는 방법으로 양수천자가 이용된다. 산모의 복부를 통해서 바늘이 자궁에 삽입되어 적은 양의 양수를 채취하여 태아에게서 떨어져 나온 세포를 검사한다. 태아에게도 약간의 위험이 있어서 양수천자 후에 100명의 태아 중 약 1명이 유산된다. 비침습적 초음파 검사인 태아 초음파심장조영술은 임신 16~20주 사이에 시행되어 심장결손을 발견하는데 효과적으로 이용되기 때문에 많이 시행되고 있다.

선천성 결손이 출생시에 항상 발견되는 것은 아니다. 일부는 심장 잡음이 청진되는 아동기에서 처음 발견된다. 또한 성인기 후기까지 결손이 명백해지지 않거나 증상을 보이지 않기도 한다. 예를 들면 대동맥판이 두개의 첨두로 형성된 기형이 발생한 경우 초기에는 거의 정상적으로 기능하지만 결국 석회화되고 협착되어 중년기에 판막 치환이 요구되기도 한다.

심방중격 결손, 작은 심실중격 결손, 대동맥 개존증과 같은 독립적인 결손은 심하지 않고 단락이 크지 않아서 환자가 정상적인 삶을 영위할 수 있다. 그러나 이러한 결손으로 인해 호흡성 감염과 심내막염이 자주 발생한다. 다른 복잡한 결손의 경우 태아가 생존하더라도 우 심부전이 결국 발생한다. 최근에는 현대적인 심장 수술이 발달하여 분만된 유아의 결손을 수술하는 것이 표준적인 치료방법으로 선택되고 있다. 형성부전성 좌심증후군과 같은 심각한 결손은 태아가 생존하기 어렵기 때문에 심장 이식이 고려될 수 있다.

심장 수술

심장 질환의 수술적 치료 시에는 심방이나 심실을 절개하는 '개방성 심장 수술'이 요구될 수 있다. 이러한 방법은 혈액 순환과 신체 밖에서 산소화를 유지하며 심장 박동을 일시적으로 정지시키는 심폐우회기구(cardiopulmonary bypass device)에 의해 가능하다. 즉, 외과의사는 혈액이 순환하지 않고 박동하지 않고 있는 심장을 수술하게 된다.

개방성 심장 수술은 판막질환의 복구, 선천성 심장 결손의 교정, 중증 관상동맥심장질환을 치료하기 위하여 많이 이용된다. 또한 심폐 우회술(cardiopulmonary bypass)은 심장으로 혈액을 유입하고 유출하는 대혈관의 손상을 복구하기 위하여 시술된다.

심장 수술은 심장을 개방하지 않고도 시술될 수 있다. 이러한 심장 수술은 개방성 심장 수술과 비교하여 심폐 우회술이 필요하지 않고, 덜 침습적이며, 심장에 큰 외상을 주지 않다는 장점이 있다.

판막질환의 복구

오랜 기간동안 선천성, 후천성 판막 질환을 교정하기 위한 판막 수술이 개방성 심장 수술을 통하여 시술되었다. 승모판의 경우 좌심방을 절개하여 손상된 판막을 수술한다. 승모판 수술보다 흔하지는 않지만 삼천판은 개방성 심장 수술에 의해 치환(replacement)될 수 있다. 일반적으로 폐동맥판의 결손은 심장을 개방하지 않은 상태에서 복구될 수 있다. 즉 폐동맥을 통하여 판막에 도달하여 세 개의 첨두를 형성할 수 있다. 성장한 아동과 성인에서는 폐동맥판 치환술이 다른 수술에 비하여 덜 침습적인 대안으로 이용된다. 기능부전성 대동맥판은 손상의 경중과 치환의 필요성에 의하여 우회술이 필요할 수도 있다.

선천성 심장결손의 복구

대부분의 선천성 기형은 수술적으로 복구되며 수술은 두 가지 분류로 구분된다. 첫 번째는 심장내 이상과 같이 심폐 우회술을 필요로 한다. 예를 들면 심장을 개방하여 작은 중격 결손 양쪽의 조직을 봉합하거나, 큰 중격 결손의 경우 폐쇄를 위하여 다른 물질을 이용하기도 하는 수술이다. 두 번째 부류는 심폐 우회술을 필요로 하지 않는 수술로서 동맥관 개존증을 결찰하거나 대동맥 교착증을 제거하는 수술이다.

관상동맥 우회 이식술(CABG)

수술의 목적은 관상동맥의 죽상경화증으로 인한 심한 폐쇄를 우회하여 심근에 적절한 혈액을 공급하는 것이다. 대부분의 경우에서 질환에 이환된 동맥을 대신하여 순환을 유지하기 위해서 심폐 우회술이 이용된다. 협착된 관상동맥 주요분지를 우회하여 대동맥과 협착 또는 폐쇄부분 원위부 사이에 혈관이 이식된다. 죽상성 병변이 여러 부위에 발생한 경우에는 각 부위에서 이식이 이루어질 수도 있다. 수년 동안 하지의 정맥이 이식을 위해 이용되었지만 두개의 내흉동맥(흉벽 배부를 하행하는 동맥)이 또한 이용된다. 이 동맥들은 이식된 정맥보다 시간이 경과해도 협착의 경향이 적다. 그러나 내흉동맥은 단지 두개만 존재하기 때문에 많은 환자들은 정맥과 내흉동맥을 함께 이식받는다.

관상동맥 우회 이식술은 다른 유형의 치료에 효과를 보이지 않는 협심증을 치료하거나 개인의 삶을 연장시키기 위해서 주로 시행된다(그림 9.21).

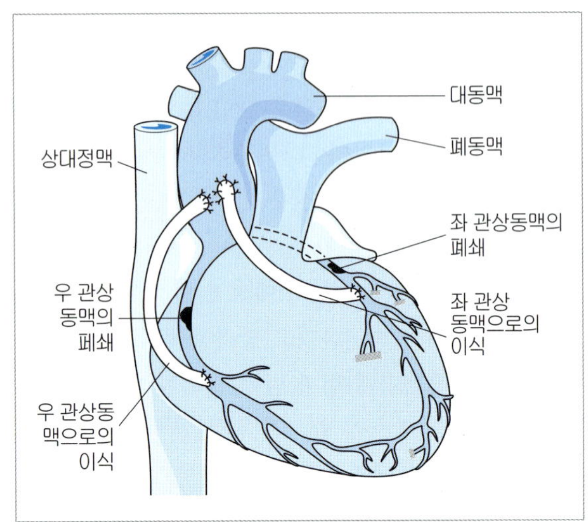

그림 9.21 관상동맥 우회술

심장 이식

의학적인 또는 수술적인 방법으로 치료가 불가능한 비가역적인 심장 손상(심장질환의 장기화 또는 바이러스성 감염)의 많은 경우에서 심장 이식이 유일한 방법으로 선택된다. 질환에 이환된 심장을 제거하고 건강한 인간의 심장을 이식하는 이 방법은 1967년 South Africa의 Cape Town에서 외과의사에 의해 최초로 시도되었다. 환자는 18일 동안 생존하였으나 이식된 심장에 대한 거부반응을 감소시키기 위하여 투여된 면역억제제로 인해 발생한 폐 감염으로 사망하였다. 그러나 그 이후로 환자의 생존율이 증가였고 매해 영국에서는 약 300건의 심장이식이 시술되고 있다. 또한 폐 질환환자나 심장질환 때문에 이차적으로 폐 질환이 야기된 경우 심폐 이식을 통해 심장과 폐를 동시에 이식하는 수술이 시도되기도 한다. 심장 이식은 이식될 제공자 심장의 수가 한정되어있기 때문에 제한된다. 실험적인 인공심장 이식이 시도되고 있지만, 외부적인 구동 장치가 요구되며, 수술 후의 생존율이 정확하게 보고되고 있지 않다.

심장 이식 이후에 환자의 생존에 영향을 미치는 중요한 요소는 거부반응의 문제이다. 인간은 신체에 존재하는 외부 물질을 인식하고 공격하는 복잡한 면역체계를 가지고 있다. 이러한 면역체계는 질환을 초래하는 병원체와 생명을 연장시키는 이식된 세포를 구분하지 못한다. 그러므로 이식이 시도되기 전에 수용자와 제공자의 조직유형의 적합성을 결정하기 위한 여러 가지 검사가 이루어져야한다. 이것이 '조직적합성' 이며 적혈구 유형을 판별하는 원리와 유사한 조직 유형 판단의 원리가 적용된다. 그러나 많은 중증 심장질환 환자의 경우 적합한 장기가 한정되어 있기 때문에 제공자의 심장을 이식받을 기회를 가지지 못하고 사망한다.

이식될 수 있는 적합한 심장이 이식되면 급성 이식거부반응을 감소시키기 위해 수술 후 몇 주 혹은 몇 달 동안 아자티오프린(azathioprine), 콜티손(cortisone), 프레드니솔론(prednisolone), 사이클로스포린(cyclosporine)과 같은 면역억제제가 투여되어야한다. 그러나 이러한 면역억제제의 투여로 인해 수술 후에 감염의 기회가 증가하고, 만성적인 면역억제로 인해 피부암과 림프선 종양과 같은 합병증이 발생한다. 그러므로 면역억제제 투여 방법은 주의 깊게 조절되어야하며, 몇 달 후에는 투여량이 감소되기도 한다.

비록 이식된 심장의 관상동맥이 계속 공격받기도 하고 관상심장 질환의 증상이 몇 년 후에 문제가 되기도 하지만, 심장의 급성 거부반응은 6개월 이후에는 드물게 발생한다.

심장 이식 수술 전에 환자가 다른 심장질환에 이환된 경우보다 더 약했을지라도, 거부반응의 위험이외에 심장 이식으로부터의 회복은 다른 유형의 심장 수술과 유사하다. 이식된 심장은 신경지배가 결여되어 있기 때문에 신체적 활동의 요구에 대해 서서히 반응한다. 그러나 심장을 이식받은 대부분의 환자들은 결국에는 정상적인 활동적인 생활을 영위할 수 있다.

심장을 이식받은 환자들의 예후는 양호하다. 85~90%의 환자들이 수술 후 적어도 1년 정도 생존하며, 75%가 5년 이후에도 생존하며, 50~60%가 다시 5년 이상을 생존한다.

FURTHER READING

Allender S, Peto V, Scarborough P et al. 2006 Coronary Heart Disease Statistics. British Heart Foundation: London

Berne RM, Levy MN 2001 Cardiovascular Physiology, 8th edn. Mosby: London

Guyton AC, Hall JE 2005 Textbook of Medical Physiology, 11th edn. WB Saunders: London

Jacob S 2001 Atlas of Human Anatomy. Churchill Livingstone: Edinburgh

Julian DG, Camm AJ, Fox KM et al. 1996 Disease of the Heart, 2nd edn. WB Saunders: London

Levick JR 2003 An Introduction to Cardiovascular Physiology, 3rd edn. Arnold: London

Rang HP, Dale MM, Ritter JM, Moore P 2003 Pharmacology, 5th edn. Churchill Livingstone: Edinburgh

Zipes DP, Libby P, Bono RO, Braunwald E 2005 Braunwald's Heart Disease: A Textbook of Cardiovascular Medicine, 7th edn. WB Saunders: London

CHAPTER 10

호흡질환의 관리

Management of respiratory diseases

김 경

CHAPTER CONTENTS

개요

학생들을 위한 메모

관련되어 있는 다른 정보들은, 호흡 기법(ACBT)의 활동 순환에 대한 것과 호흡을 하기 위한 해부학의 기초, 그리고 폐의 생리학들은 8장의 흉부외과의 물리치료 에서 찾아 볼 수 있다.

호흡계 질환들은 세계적인 질병의 주요한 원인이 되며 사망률과 질병 발생률의 원인으로 매우 중요한 질환이다(Rimington, et al., 2001). 영국의 경우 호흡계 질환들을 일반의사와 상담하고 있는데, 호흡계 질환으로 직장에서 결근하게 되는 일이 다른 형태의 질병보다 더 많다고 한다(Yelin, et al., 2006).

호흡질환들은 폐쇄성과 제한성 형태로 분류할 수 있다: 대부분의 환자들은 두 가지의 요소 모두를 가지고 있다.

1. 폐쇄성 질환들은 기관지 경축 또는 염증과 같은 가역 요인들을 통하거나, 폐포(허파꽈리)염과 기도손상으로 인한 탄성반도의 감소와 기도 섬유증과 같은 가역적인 요인들을 통하여 공기 흐름을 저항하는 상태가 된다.
2. 폐, 장막, 흉벽 또는 신경근 기전에 영향을 주는 질병에 원인이 되는 제한성 질환들은 폐 용량의 감소로 이어지는 폐 탄성의 감소가 특징이다. 이러한 질환들은 비록 혼합된 제한과 폐쇄성 상태들이 일어날 수도 있으나 혼합되지 않은 형태의 폐쇄성 질환과는 다른 양상을 보인다.

폐쇄성 질환들은 매우 흔한 질환이며 심장질환의 주요 원인들은 이차적인 것에 속한다. 따라서 그들의 병리 생리학적 치료는 초기에 상세히 논의될 것이다. 폐쇄성 질환들은 다음과 같다.

- 만성 기관지염
- 폐공기증

- 만성기관지염과 폐공기증의 혼합
- 천식
- 기관지 확장증
- 낭성섬유증

다음은, 후천성 면역 결핍증(AIDS)을 가진 환자에게 흔한 증상으로, 호흡 질환의 변형 패턴으로 면역체계가 약해졌을 때만 발생하는 기회적 폐렴(opportunistic pneumonias)이 결과적으로 나타나고, 제한성 질환들과 그것들의 관리는 고려되어야 한다. 제한성 질환들은 다음과 같다.

- 폐렴
- 늑막염
- 가슴막 삼출
- 기흉
- 급성 호흡 곤란 증후군
- 섬유성 폐포(허파꽈리)염

마지막으로, 폐쇄성과 제한성 질환들의 어느 범주에도 포함되지 않고 지역사회 또는 병원환경으로 인하여 포함될 필요가 있는 다른 폐 질환들은 다음과 같다.

- 폐 농양
- 폐결핵
- 기관지와 폐종양
- 호흡 부전증

만성 폐쇄성폐질환: 기본적 문제점

만성 폐쇄성폐질환(chronic obstructive pulmonary disease)은 자주 발생하는 만성 기관지염과 폐공기증의 혼합(천식을 포함하는)을 나타내는 환자에게 종종 적용되는 것은 잘못 정의된 것이다. 대부분의 경우에 있어서 만성기관지염은 폐쇄의 주요 원인이지만 어떤 경우에서는 폐공기증이 더 지배적인 원인이다. 몇 년 동안 심각하게 증가하고 있는 숨가쁨을 나타내는 많은 환자들이 있고, 검사를 해보았을 때 만성기침과 과잉 팽창된 흉부 그리고 빈약한 운동 내성을 가진다고 한다. 따라서, 임상적으로 어느 정도로 이러한 환자들이 만성 기관지염 또는 폐공기증 또는 둘의 혼합을 가지고 있는지를 임상적으로 평가하는 것은 매우 어렵다.

환자들은 천식의 구성 성분의 특징이나, 질병의 일시적인 형태가 나타나다. 그러므로, '만성 폐쇄성폐질환' 은 모든 병리학적 구성 성분들 또는 하나의 병리학적 구성 성분을 포함하는 편리한 용어이기도 하다.

Key Point

만성 기관지염과 폐공기증은 종종 만성 폐쇄성폐질환과 함께 동시에 존재한다. 질환은 진행성이고 급성 악화에 의한 특징을 가지고 있다. 보통은 되돌릴 수 없는 손상이 있을 때까지 진단되지 않는다.

만성 폐쇄성폐질환의 정확한 우세를 결정하기는 어렵다. 그러나, 대략적으로 남자가 11%, 여자가 8%의 폐활량계에 의해 검사되는(Joint Health Surveys Unit, 1996) 폐쇄된 기도의 증거를 가지고 있다 할지라도 일반적으로 수행된 모습들을 보면 남자 5% 그리고 여자는 2% 정도가 만성 폐쇄성폐질환으로부터 고통 받는 것으로 진단 된다. 만성 폐쇄성폐질환은 2010년까지 전 세계적으로 사망의 다섯 번째 주요 원인이 된다고 나타나고 있다(Office for National Statistics, 1997).

만성 폐쇄성폐질환 의 생존율은 5~30년 사이에서 다양하지만, 결과적으로는 심장과 환기부전이 발생할 수 있다. 아래에 리스트로 좋지 않은 요인들을 피함으로 예후를 향상시킬 수 있을 것이다.

- 금연
- 대기오염의 조절
- 모든 급성 감염들의 신속한 치료
- 좋은 건강의 유지

일반적으로 만성 폐쇄성폐질환은 폐쇄에 의해 특징되어지기 때문에, 폐쇄가 더 크면 클수록 생존 기회가 더 낮아 진다(Pearson and Calverley, 1995). 폐쇄의 흐름은 강제 호기량(Forced Expiratory Volume, FEV_1)은 생존에 대해 가장 중요한 결정인자이다(표 10.1).

표 10.1 나이, FEV_1, 생존과의 관계

나이	FEV1	3년간의 생존확률
< 60	> 50% of expected	90%
> 60	> 50% of expected	80%
> 60	40~50% of expected	75%
> 60	30~40% of expected	60%

만성 기관지염

정의: 만성 기관지염(chronic bronchitis)이 국소화된 기관지 폐질환으로 가래배출의 원인이 되기 때문에, 충분한 점액 분비량에 있어서 만성적이고 반복적인 증가가 있다. 이러한 질환의 정의는 만성/반복성에는 적어도 연속적으로 두 해 동안에 최소 3개월 동안 가래와 함께 매일 기침 그리고 몇 개월 동안에 현저하게 변화하지 않는 기도 폐쇄로 정의할 수 있다(West, 1995). 만성 기관지염은 임상적 진단에 의한 것이다(폐공기증의 정의와는 다르다).

만성 기관지염의 병인

만성 기관지염은 성인의 경우 여성보다 남성에게서 더 많이 발생하며, 노년기 보다 중년기에 더 많이 발생하게 되고(Clarke, 1991), 현재도 여성의 사망률이 늘어나고 있다고 한다(Dransfield, et al., 2006).

흡연이 주요 원인이며 영국의 경우 성인의 20%가 지속된 흡연을 하였어도(DOH, 1997), 단지 흡연 인구의 15~20%가 만성 폐쇄성폐질환이 발생한다. 이러한 이유는 흡연한 담배의 수가 만성 폐쇄성폐질환의 진행에 영향을 미친다고 하여도, 유전성의 원인도 가진다(Silverman, et al., 2000).

위험에 노출: 연간 담배의 팩 수

단순히 환자의 현재 흡연습관을 기록하는 것 보다는 오히려 폐 기능의 어떤 잠재적 악화에 대한 훨씬 낳은 제시는 연간 담배 값의 평가이며 매일 흡연하는 팩의 수(한 갑당 20개)를 흡연한 년 수로 곱하는 것이다. 예를 들면, 15세 이후부터 하루에 5개피를 펴온(팩의 0.25) 60세의 사람은 0.25×45 = 년간 11팩과 똑같은 생애노출(lifetime exposure)을 가지고 있다. 15세와 25세 사이에 하루에 30개피를 폈고(1.5팩) 40세에 끊었다가 그 이후에 하루에 한 갑씩 피는 같은 나이의 또 다른 사람은 년간 35팩(1.5×10)+(1×20) = 년간 35팩으로 생애노출을 가지고 있다.

만성기관지염의 병리

만성 기관지염의 특징은 작은 기도들에서 염증 변화의 증거와 큰 기관지에서 점액샘(mucous gland)의 증가와 비대(hypertrophy)이다(Thurlbeck, 1976). 어떤 자극성 물질은 점액 분비선들의 과 다 활동과 지나친 점액의 분비를 일으키는 기관지와 세 기관지에 있는 술잔 세포들(goblet cells)을 자극시킨다. 이러한 점액은 기도 벽을 덮으며 세 기관지에 달라 붙는 경향이 있으며 기능적으로 몹시 중요하다. 세포들은 크기에 있어 커지며 그들의 관들은 확장 되어 지고 벽 두께의 2/3만큼 많이 차지 할 수 있다(West, 1995). 기도는 좁아지고 염증변화를 나타내며 기도의 직경을 더 감소시키면서 점액부종을 일으킨다. 섬모의 작용은 또한 억제 된다. 결과적으로 기도폐쇄는 호기 시에 증가되며 폐포(허파꽈리)에서 공기가 막혀지게 된다. 질환이 진행될 때에 폐에서는 조금씩 탄력성을 잃는다. 그것들은 점차적으로 영구적으로 팽창 될 것이고, 실질적으로 광범위한 폐포벽 파괴의 원인이 될 것이다. 감염으로 인해 반복되어 악화 된 후 생존된 폐포의 과잉팽창을 보상하는 것과 마찬가지로 꼬임을 일으키고 섬유증과 같은 과잉팽창과 세기관지에 광범위한 손상이 있을 수 있다. 이러한 것은 폐공기증의 발달에 기여하게 되며 밀접하게 관련 된다(Hogg, 2004).

만성 기관지염의 임상적 특징

가장 중요한 임상특징은 기침, 가래, 쌕쌕거림과 호흡곤란이다.

기침

환자는 몇 년 동안 기침(chough)을 호소할 것이며, 초기에는 간헐적이었다가 점차 지속적으로 된다. 안개, 습기(damp) 또는 감염이 기침을 증가시킨다. 환자는 또한 가끔씩 아침이나 누워있을 때 간헐적으로 기침하는 것에 대해 불편해 할 것이다. 기침과 가래 생성은 사망률 또는 장애에 어떠한 쪽에도 관련되어 있지 않고, 흡연가들이 금연을 하게 될 경우 줄어들 수 있다. 기침은 염증세포에서부터 또는 증가된 점액 생성의 존재에서부터 화합물의 방출로 인한 기도 신경 수용체의 자극에 의해서 원인이 된다.

가래

가래(sputum)는 점액성이며 끈끈하고 일반적으로 감염이 악화될 때에 점액과 농을 모두 함유하게 된다.

쌕쌕거림

쌕쌕거림(wheeze)은 만성폐쇄성폐질환을 가진80% 정도의 환자에게서 나타나는 증상이다. 다른 급성과 만성 호흡질환에서 쌕쌕거림이 나타나기도 하지만, 만성폐쇄성폐질환의 제일 독특한 특징은 쌕쌕거림이다. 쌕쌕거림은 좁은 전도기도를 통해서 와류(turbulent airflow)에 의해 발생되는 소리의 원인이 되며 아침에 더 심해질 수 있고 날씨 변화에 따라 관련 될 수 있다.

호흡 곤란(또는 호흡의 짧아짐)

이것은 만성 폐쇄성폐질환을 가진 환자에게 발생하며 만성 감염과 염증의 에너지를 필요로 하는 과정들과 함께 증가된 호흡의 일로 이끈다(Donahoe, et al., 1989). 환자는 질병이 진행될수록 점진적으로 호흡이 더 짧아지게 된다.

다른 징후와 증상

운동 못견딤증

비정상적인 호흡으로 인하여 만성 폐쇄성폐질환을 가진 환자들은 정상적인 폐 기능을 가진 환자와 비교했을 때 모든 작업 레벨에서 지나치거나 비효율적으로 환기를 한다. 이러한 것은 운동 수행력을 제한시킨다. 운동내성의 제한은 폐 기능에 의해서뿐만 아니라 많은 다른 요인들에 의해서도 결정 되며 근육 질량과 영양상태를 포함시킨다(decramer, et al., 2005). 이러한 증상들은 환자들의 삶의 질, 일상생활동작과 여가활동에 영향을 주게 됨으로 매우 중요하다. 환자들은 이러한 증상들이 아래와 같은 요소에 의해 평가되어야 한다.

- 작업능력
- 심리적 건강
- 성적인 기능

변형

이런 환자들은 과잉 팽창과 호흡 보조근의 사용하여 통 가슴(barrel chest)을 종종 발달시킨다. 흉곽 움직임들은 점차적으로 줄어들고 늑간공에서 역행적 흡입(indrawing)이 발달한다.

청색증

청색증은 감소된 가스교환으로 인해 포화되지 않은 헤모글로빈의 존재에 의해 원인이 되는 피부의 파란색의 색깔화를 말한다. 청색증은 증가된 말초 산소 추출(peripheral oxygen extraction)을 이끄는 심실의 부전증으로 인해 불충분한 심박출량과 같은 합병증의 발달과 또한 관련 된다. 청색증은 만성 저산소증과 반응하여 적혈구 증가(다혈구증, polycythaemia)로 인해 생겨날 수 있다.

폐심장증

만성 폐쇄성폐질환 환자의 말기에 발생할 수 있으며, 환기와 관류의 파괴와 저산소성 폐혈관수축이 광범위해진 결과로 인해 만성 폐쇄성폐질환에서 가스 교환이 부전(impaired)된다. 이러한 것은 폐 고혈압이 되는 폐혈관저항 증가를 이끈다(Vender, 1994). 폐동맥 안에 있는 압력 증가는 저항을 만들 것이며 우심실은 저항을 이겨내야 한다. 이러한 것은 실질적으로 과비대와 팽창으로 이끌 것이며 폐심장증(cor pulmonale) 상태로 알려진다.

우심장 기능상실은 말초 부종의 발달을 나타내는 말초조직의 증가된 압력을 이끈다. 신장 저산소증과 적혈구증가증으로부터 혈액점성 증가의 혼합은 전신혈압을 증가시키며 실질적으로 좌심장 기능상실로 이끌게 된다. 폐부종의 발달로 만성 폐쇄성폐질환 환자의 저산소증과 낮은 심박출량을 악화시키며 그 질병의 말기상태를 이끈다. 이러한 순환의 기전은 그림 10.1에서 보여준다.

폐 기능

FEV_1의 감소가 있고 강제 폐활량(FVC)은 전체적으로 감소 된다. 잔기용적(RV)은 흉강의 용적을 감소시키는 호기근육의 무력과 공기 저류(air trapping) 때문에

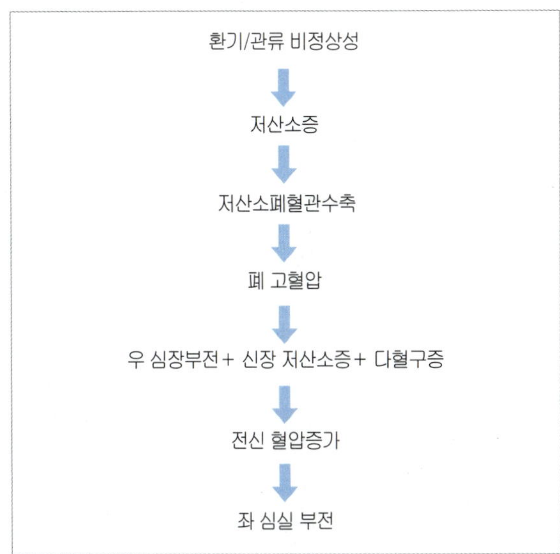

그림 10.1 폐심장증과 만성 폐쇄성폐질환의 울혈성 심장기능상실의 발달기전

폐활량(VC)을 사용하여 증가 되어 질것이다. 호기 유량 용적 곡선(expiratory flow-volume curve)은 전체적으로 심한 질병에서는 비정상적이고 중등도로 높은 유량으로 짧은 간격 후에 기도가 무너짐으로써 유량은 현저하게 감소 되고 동적 압축에 의한 유량제한이 발생한다. 움푹 파인 형상이 종종 보여 진다.

혈액 가스

환기/관류 부조화(mismatch)는 만성 폐쇄성폐질환에서 피하기 어렵고 이산화탄소의 보유 또는 보유가 없는 동맥혈산소분압(PaO_2)을 이끈다. 만성 폐쇄성폐질환이 심해짐에 따라 동맥혈탄산가스분압($PaCO_2$)은 상승하며 이산화탄소(CO_2)의 호흡중추의 민감도가 감소 된다는 일부 증거가 있으며 저산소증 드라이브에 의존하고 있는 호흡 자극이 남아있게 된다. 그렇지만 최근에 만성 폐쇄성폐질환 환자에서 높은 레벨의 산소(70%) 적용이 더 큰 사강(죽은 공간)을 만들어내면서 부분적인 폐 저산소증 혈관 수축의 반전 때문에 과 탄산증을 증가시킬 수 있다고 제안하고 있다(Crossley, et al., 1997).

청진 징후

부수적인 거친 마찰음(crepitation)과 함께 흡기와 호기 쌕쌕거림음이 존재하고 숨소리들은 연장된 호기와 함께 소포성(vesicular)이다.

X-ray 징후

어떤 특징적 비정상성은 이 질병의 초기상태에서는 보여지지 않는다. 만약 중요한 기도 폐쇄가 있다면 흉부 과잉 팽창(가로막의 편평성)의 징후들이 있고 비대해진 흉골후방 공간의 징후가 있을 수 있다.

폐공기증

폐공기증(emphysema)은 유럽의 나머지 국가와 비교할 때, 영국에서 가장 높게 나타나는 질병이고 특히 산업 주요 중심에서 나타나며 질병의 가족력이 종종 있다(Corda, et al., 2006).

> **정의:** 폐공기증은 원위세기관지에서 종말세기관지에 걸친 호흡기가 영구적으로 확장되어 기도의 점막이 손상된 상태를 말한다. 이것은 거의 만성기관지염이 동반되고 구별하기가 힘들다.

폐공기증의 원인들과 유형들

원인과 선행요인들

선천성 또는 일차적 폐공기증은 알파1-안티트립신(antitrypsin)결핍에 의해 원인이 될 수 있다. 이러한 것은 흔하지 않은 유전성 상태이고, 4,000명에 한 명꼴로 영향을 주며 폐에 있는 핵심 안티프로티아제 시스템들 중의 하나가 완전한 결핍으로 나타난다(Corda, et al., 2006). 특히 환자가 흡연가 라면 그 결과는 만성폐쇄성폐질환의 초기 발달을 일으킬 수 있다(Senn, et al., 2000). 또한, 알파1 안티트립신 결핍이 만성 폐쇄성폐질환 경우에 1% 보다 더 적게 관여한다 할지라도, 그것의 유전적 성질은 진단 할 만한 가치가 있다는 것을 의미한다. 따라서 그것은 젊은 만성 폐쇄성폐질환 환자에게 고려 되어야 한다. 폐공기증은 다음과 같은 다른 요인들에게 있어서도 이차적인 것이 될 수 있다.

- 폐쇄성 기도 질병 - 즉, 천식, 낭성섬유증, 만성 기관지염
- 직업성 폐질환 - 즉, 진폐증
- 폐의 절개된 한 부분의 수축에 대한 보상 - 즉, 잔존하는 폐가 공간을 채우기 위해 확장할 때 섬유붕괴 또는 제거

폐공기증의 유형

정의: 폐포(허파꽈리) 중심성기종(centriacinar emphysema)은 정상적으로 남아있는 폐포(허파꽈리)(허파꽈리)와 함께, 호흡세기관지에 영향을 미친다. 범소엽성 폐기종(Panlobular)은 호흡세기관지와 마찬가지로 대부분의 폐포의 광범위한 파괴의 결과이다.

폐포(허파꽈리) 중심성 기종은 폐의 상부부분들이 보통 영향을 받는다. 이러한 것은 폐포에서 상대적으로 잘 보존된 혈액공급이 있지만 모세혈관에 도달하는 사소의 양은 폐포 근위부 기도 손상으로 감소되므로 환기/관류 관계의 전체적 장애의 원인이 된다. 범 세엽성 폐공기증은 주로 하엽에 영향을 준다. 이러한 것은 손상부위에서 혈액공급이 감소된 환기에 비례하여 감소되기 때문에 환기/관류 관계에 대해 충분한 효과를 가지지 못한다.

폐공기증의 병리

흡연은 종말세기관지 주위에 폐의 폐포에 대식세포들(호흡기도의 주요 방어세포들)이 모이는 원인이 된다. 이러한 대식세포들은 흡연가에 있어서는 비정상이며 그러한 것들은 단백분해(proteolytic)효소들을 방출하며 폐 조직을 국소적으로 파괴시킨다. 폐 감염과 싸우는데 필요한 다형핵 백혈구들이 폐 조직을 파괴시키는 효소를 방출시킨다. 이러한 효소들의 원치 않는 활동에 대항하는 방어기전은 혈청 알파1 안티트립신에 있으며 정상적으로는 기도 내층 윤활제에 존재한다. 흡연과 백혈구들에 의해 방출되는 산화제는 알파1-안티트립신의 항단백 분해 효소 활동을 비 활성화시키며 중심 소엽성 폐공기증에서 보여 지는 폐 조직 파괴의 원인이 된다. 그 후 기도의 벽들은 반복되는 감염의 손상 때문에 약해지고 탄력이 감소된다. 기도벽들은 호기 시에 붕괴되는 벽과 함께 한쪽 밸브로 작용하는 경향이 있다. 이러한 것은 공기저류와 호기시 잇따라 일어나는 폐포 내압의 증가 원인이 된다. 폐포 중격이 무너지고 낭포(bullae)를 형성한다(그림 10.2).

호기시 낭포에 있는 저류 공기의 압력은 인접한 건강한 조직을 압박할 수 있으며 그 조직에서 폐쇄와 공기저류의 원인이 된다. 폐포벽 주위에 있는 모세혈관은 신장되며 내강이 감소되고 위축이 발생하는 원인이 된다. 이러한 것은 가스 교환에 대한 표면 부위의 손실과 폐 모세혈관 연결 망의 손상에서 오는 혈액공급 감소로 인해 환기/관류 관계의 변경 원인이 된다.

폐공기증의 임상 특징

진행성 호흡 곤란

호흡의 짧아짐은 초기 운동 시에 발생하나 질병이 진행됨에 따라 활동이 감소된 때나 마지막 휴식 시에 점

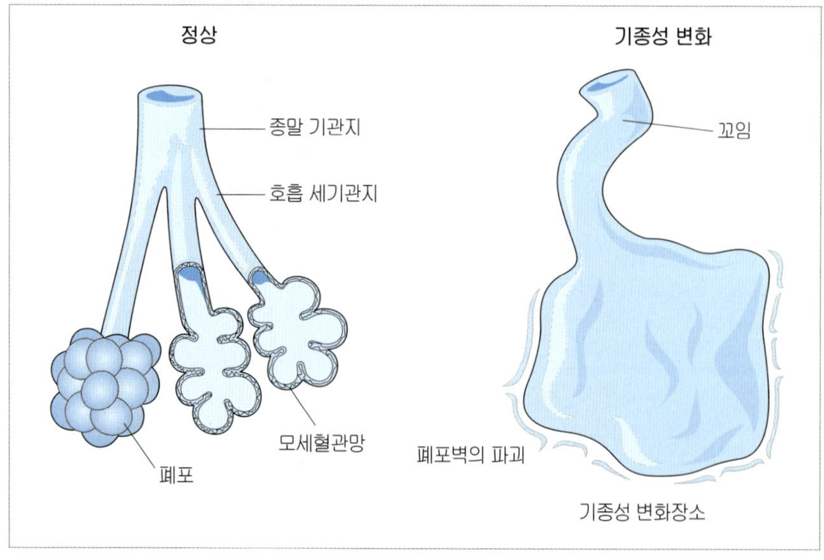

그림 10.2 폐의 기종성 변화

차적으로 발생할 것이다. 이러한 숨가쁨의 장애는 환자의 일상을 방해하는 것이며 환자를 심한 운동내성과 장애의 상태로 점차적으로 변환시킨다(Folgering and von Herwaarden, 1994).

호흡 양상

환자는 물고기처럼 흡기시 헐떡거림(gasp)을 가지고 있고 입술 오므리기에 대항하는 긴 강제호기(force expiration)의 뒤를 보통으로 이어지게 된다. 이러한 것은 호기시 기도폐쇄를 막으려고 하는 역압을 만든다. 증가된 흉강내압으로 경정맥들은 호기시에 채워진다. 공기의 바깥쪽 흐름이 기도폐쇄에 의해 갑작스럽게 체크 될 때 복근의 튀기기(bounce)는 호기에서 보여질 수 있다(그림 10.3).

가래

가래가 따르는 기침 그 질병이 만성기관지염과 함께 연관되거나 감염이 있다면 이러한 것은 존재할 것이다.

흉부 모양

흉부는 늑골간(intercostals space)의 넓어짐과 함께 흡기에서 고정되는 술통 모양을 하게 된다. 또한 흡기시에 하부 늑골간과 상쇄골 와(supraclavicular fossa)에 흡입이 될 수 있다. 이러한 것은 좁은 기도를 통해 환기되는 경직성 폐들의 어려움과 연관 된다. 늑골들은 호흡의 보조근에 의해 상승되며 흉곽 움직임에 대해서는 손실이 있다.

좋지 못한 자세

흉곽 후만 증과 상승되고 전인된 견갑대들이 있을 수 있다.

다혈구증

환기/관류 불균형으로 인한 동맥혈산소분압(PaO_2)의 지속적인 감소로 이러한 것이 발달할 수 있다.

폐심장

이 질환의 진전된 상태에서 발생한다.

폐 기능

FEV_1/FVC 비율은 보통 70% 아래이며 잔존용적(RV)은 증가되고 폐 용적은 예측되는 총 폐활량(TLC)을 초과 한다(Decramer, 1989).

검사

타진에서 주의해야 하는 것은, 정상이거나 공기 저류로 인하여 과다공명(hyperresonant)이 일어나는 것이다. 청진은 감소된 숨소리와 연장된 호기를 나타낼 것이다. 흉부 방사선은 낮은 편평한 가로막과 과다팽창(hyperinflation)을 보일 것이다.

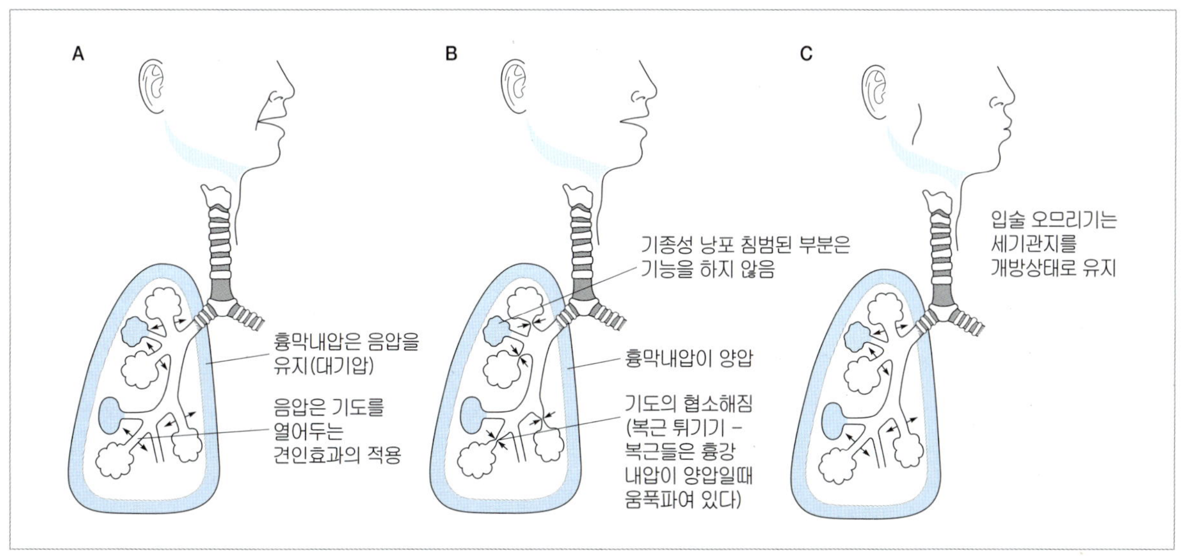

그림 10.3 호기말. A: 정상, B: 폐기종, C: 입술 오므리기 호흡

폐공기증의 예후

환자는 점차적으로 더 장애가 있게 되며 결국에는 호흡기능상실로 죽음에 까지 이를 수 있다. 이 질병의 합병증은 폐공기증으로 낭포의 파괴로 인한 기흉과, 울혈성심장기능상실증이 있다.

혼합된 만성 기관지염과 폐공기증

만성폐쇄성폐질환의 범위 안에서 임상적으로 나타나는 상반되는 것들은 A형과 B형이며 폐공기증과 만성 기관지염이다. 각각 상대적 양과 상관하는 A형은 분홍빛 숨찬사람(pink puffers)으로 분류되거나 B형은 푸른빛 부풀림(blue bloaters)으로 분류된다(그림 10.4). 이러한 정의가 너무 단순하므로 환자들이 극도로 다른 방향에서도 있을 수 있다는 것을 생각하는 것도 중요하다(Kesten and Chapman, 1993).

푸른빛 부풀림

이러한 증후군을 가진 환자들은 종종 다음의 증상을 보여준다.

- 비만
- 비교적 부드러운 호흡곤란
- 감염될 수 있는 많은 가래(copious sputum)
- 그들이 저환기되는 경향이 있기 때문에 낮은 동맥혈산소분압(PaO_2)와 높은 동맥혈탄산가스분압($PaCO_2$).
- 폐심장증과 함께 중심청색증
- 말초 부종
- 과다환기로 인해 증가된 총 폐용량

분홍빛 숨찬사람

이러한 증후근을 가진 환자들은 종종 다음의 증상을 보여 준다.

- 불안고민성 우울증(anxious expression)
- 야윔
- 심각한 숨가쁨
- 적거나 거의 없는 가래 생성
- 이 질환에서 초기 과 환기로 인해 상대적으로 정상인 동맥혈산소분압(PaO_2)와 동맥혈탄산가스분압($PaCO_2$)(동맥혈탄산가스분압<8kPa; 동맥혈탄산가스분압 정상/낮음)

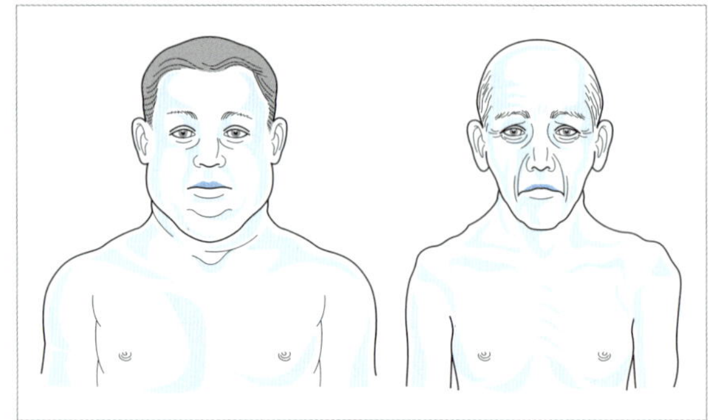

그림 10.4 푸른빛 부풀림과 분홍빛 야윔

- 중심 청색증과 질환의 말기 상태에서 폐심장증의 발달
- 환기로 인한 증가된 총 폐활량

만성 폐쇄성폐질환의 의학적 관리

치료의 원칙

1. 기관지 흥분을 최소로 감소시킨다. 환자에게 흡연하지 말라고 충고해야 하며 먼지, 연기, 습기 차거나 안개가 낀 공기를 피하여야 한다. 직업 또는 집 환경들이 바꿔질 필요가 있다.
2. 감염을 조절해야 한다. 모든 감염은 기도의 더 심한 손상으로 원인될 수 있기 때문에 즉시 치료되어야 한다. 환자는 가정에서 항생제를 준비해야 하고, 겨울에는 인플루엔자에 대항하는 백신을 맞아야 한다. 미생물에 주요하게 영향을 주는 것은 폐렴사슬알균이며 인플루엔자균이고 보통 에녹실린 또는 트리포림 이다.
3. 기관지연축을 조절해야 한다. 비록 기관지연축이 이 질병의 두드러진 특징이 아닐지라도 살부타몰(salbutamol)과 같은 약물들은 가능한 만큼 많이 기도폐쇄를 경감시키기 위해서 주어지게 될 수 있다.
4. 가래 양을 감소시키고 조절해야 한다. 만성 기관지염을 가진 환자들은 지나친 기관지 분비물들을 가지며 보통 이러한 것을 스스로 제거할 수 있다. 그러나 증상발현(episode) 시 분비물들을 제거하기 어려울 때 가습, 자세와 수 기법 들을 포함시키는 물리치료기법들은 가래배출을 보조하며 단기간의 기류폐쇄를 감소시킬 수 있다(Cochrane, et al., 1977).
5. 산소치료는 특히 정상의 ph가 만성적으로 보상되는 호흡성 산증(7.35~7.45안의 ph를 유지하는 중탄산 이온의 신장보존)을 나타낸다면 산소가 처방 되어야 하며 매우 조심스럽게 받아들여져야 한다. 이러한 예에서 동맥혈산소분압(PaO_2)가 낮고 동맥혈산소분압가 상승하면서 HCO_3는 24mmol/L 이상으로 증가된다. 조절된 산소는 혈액 가스레벨의 주의 깊은 모니터링으로 벤튜리 마스크(Ventimask)를 통해 주어질 수 있다.
6. 장기간 산소치료(LTOT)는 호흡기능이 악화될 때 혈액 안의 산소레벨은 폐의 저 산소 혈관수축의 증가와 심장기능의 악

화를 이끌면서 하강한다. 1981년에 의학 리서치 그룹은 만성폐쇄성폐질환의 하루 15시간 동안 보충성 저농도 산소(24%) 효과들을 검사했고 66%에서 45%까지 37.3kPa보다 덜한 동맥혈산소분압(동맥혈산소분압(PaO_2))와 1.5리터 보다 덜한 FEV1을 나타내는 환자들은 장기간 산소치료(LTOT)를 받아야 한다고 제안하였다. 이러한 치료는 7.3과 8.0kPa 사이의 PaO_2와 폐 고혈압의 증거, 말초부종 또는 야행성 저산소증(nocturnal hypoxia)을 가진 환자에게 고려되어야 한다.

약물치료

호흡질환의 치료에서 사용되는 약물들은 경감제들과 예방제들로 나눠진다.

- 경감제들은 기관지연축(bronchospasm)을 감소시키기 위해서 사용되며 베타2작용제(짧거나 길게 작용하는) ($beta_2$-agonist), 항콜린작용제와 산텐 유도제를 포함시킨다.
- 예방제들은 기관지 과 반응을 예방하고 기관지 점액 염증반응들을 감소시키기 위해서 사용될 수 있다(그러한 것들은 코르디코스테로이드를 포함).

베타2 작용제(β_2)

살부타몰[ventolin]과 터뷰탈린[bricanyl]같은 베타 작용제는 베타2 수용체를 자극하며 혈관확장으로 이끈다. 베타 수용체는 베타1 아형(subtype)으로 있어도, 심장을 포함한 다른 조직에서 또한 발견 된다. 최근 혈관확장제들이 베타2 선택제로 고안 되었어도 심박수의 증가와 미세 진전, 빈맥, 높은 용량 후 저칼슘혈증을 포함시키는 다른 부작용의 원인이 될 수 있다. 흡입 치료는 일반 순환으로 들어가는 약물의 양을 제한시키기 때문에 구강으로 선호 된다. 장시간 작용하는 베타작용제인 살메테롤(salmeterol)과 에포모테롤은 더 선호적인 용량을 제공하며 호흡 내과의들은 단시간 작용하는 베타 주동체와 함께 사용되는 항 콜린 작용제에 완전하게 반응하지 않는 환자들을 위해서 장시간 작용하는 베타 작용제를 첨부하고 있다.

항콜린작용제

항콜린 작용제인 혈관확장제들은 혈관수축을 방해하는 작용을 하며 부교감신경계에 의해 중재된다. 두개의 작용제들이 현재 이용가능하며 이프라트토피움 브로마이드와 옥시트로피움 브로마이드이다. 대부분의 연구들은 이러한 작용제들이 만성 폐쇄성폐질환에서 단독으로 사용 될 때 베타 작용제만큼의효력이 있다고 제안하고 있다(Tashkin, et al., 1986). 요구 되는대로 사용되는 단시간 작용하는 혈관확장제($beta_2$-agonist 또는 항콜린작용제)는 영국 흉부학회 지침서에서 초기 치료로서 추천 된다(BTS, 1997).

산텐 유도제

테오필린과 아미노필린과 같은 산텐 유도제들의 정확한 작용 유형은 그들이 중등도로 효과 있는 혈관확장제일지라도 다소 불확실한 것을 유지한다. 그러나 그러한 것들은 가로막의 수축능력을 증가시킴으로써 만성폐쇄성폐질환의 증상을 향상시키는 것으로 보여져 왔다(Murciano, et al., 1989).

코르디코스테로이드

만성 폐쇄성폐질환에 흡입 스테로이드(beclomethasone, budesonide)의 역할은 환자마다 다를 것이다. 스테로이드는 염증을 감소시키고 기관지의 반응을 감소시키는 작용을 한다. 그러한 시도들은 만성폐쇄성폐질환 환자들의 약 10~20%가 고용량 구강 스테로이드의 단기간 과정을 매우 향상시킬 것이라고 밝혀왔다(Gross, 1995). 구강 스테로이드 치료를 사용했을 경우, 가장 심한 제한은 장기간 사용했을 때에, 부작용을 일으킬 수 있다는 것과 골다공증, 부신 압박, 근 소모, 빈약한 면역반응과 손상된 치유를 일으킬 수 있다는 것이다. 그러나, 코르디코스테로이드의 양성 반응은 정규적 흡입 스테로이드의 적용을 정당화시킨다.

약물전달 체계

만성 폐쇄성폐질환에서 흡입치료의 목적을 의도적이지 않은 전신 흡수로부터 부작용을 최소화 하면서 작용부위에 도달하는 약물의 양을 최대화시키는 것이다. 대부분 정량식 흡입기(천식환자에게 있어 나중에 상세히 기술되어짐)는 0.5와 10마이크론의 입자들을 운반하기 위해 고안되어 있다. 불행하게도 빈약한 흡입기 기법은 상대적으로 약물의 작은 비율만이 실제적으로 작용부위에 도달한다고 의미하게 된다. 따라서 좋은 흡입기 기법이 적용되어야 하는 것은 절대적으로 필요하다(천식환자에게 기술되는 만큼). 급성 악화에서 전통적 흡입기들이 불충분하다고 입증되었을 때 네블라이져는 매우 짧은 시간, 보통 5~10분 안에 에어로졸로서 약물의 치료적 용량을 운반하기 위해서 사용될 수 있다(British Thoracic Society, 1997). 가정에서 사용을 위한 네블라이져의 유형은 압축기 또는 펌프, 실(chamber)과 마스크 또는 마우스피스로 구성된다. 압축기는 공기를 약하게 불며 약물용액을 통해서 나아가며 일련의 조절을 거치게 된다. 용액은 미세연기로 전환되며 마스크 또는 마우스피스를 통해 환자에게 흡입된다.

만성 폐쇄성폐질환의 물리치료 기법

치료의 일반적인 목표

치료의 일반적 목표들은다음과 같다.

- 분비물들의 제거를 촉진시키고 기관지연축을 감소시키기 위한 것이다.
- 호흡패턴, 호흡조절 그리고 호흡곤란의 조절을 향상시키기 위한 것이다.
- 국소이완을 가르치고 자세를 향상시키고 두려움과 근심을 가라앉히도록 하기 위한 것이다.
- 환자의 폐 상태와 증상조절에 대한 지식을 증가시키기 위한 것이다.
- 운동내성을 향상시키고 운동에 대해 장기간 몰두를 확실하게 하기 위한 것이다.
- 일상생활동작의 자가 관리에 대해 충고를 주기 위한 것이다.
- 치료는 환자의 일반 건강과 질병상태 따라 반드시 적절하게 주어져야 한다.

초기 상태의 치료

Key Point

가장 중요한 내용은 기도의 분비물들을 청결하게 하는 것이며 정확한 호흡패턴을 확립하고 운동역량을 향상시키거나 유지하면서 자가관리로 환자를 교육시키는 것이다.

분비물의 제거기법

능동순환호흡기법

이 기법은 호흡조절, 흉곽확장운동 그리고 강제호기기법의 순환이며 기관지 분비물의 제거(Prior, et al., 1979; Wilson, et al., 1986)에서 효과적이라고 보여져 왔으며 폐 기능을 향상시킨다고 보여져 왔다. 흉곽확대운동들은 흡기시 3초간의 유지와 결합될 수 있는 심호흡운동들(3회 또는 4회)이다(이러한 것을 견딜 수 없을 때 만약 환자가 매우 숨가쁘지 않는다면). 폐용적의 증가는 공기로 하여금 측부 채널들을 경유하여 흘러가게 하며 공기가 분비물들을 속속들이 간파할 수 있을 때 분비물들을 이동하는 것을 도와줄 수 있다. 사이클의 흡기 상태시에 폐용적의 증가는 심흡기의 끝에서 스니프 방법(sniff manoeuvre)을 수행하는 환자에 의해 더 도와줄 수 있다. 수기 치료로 예를 들자면, 흔들기, 진동 이나 가슴 두드림-분비물의 제거를 좀 더 효과적으로 할 수 있음

체위 배출법/체위 잡기

이러한 것은 또한 가래제거를 도와주며 ACBT기법과 함께 결합될 수 있다. 일부 환자들이 머리를 아래로 내리는 위치 또는 심지어 평편하게 하는 것을 참을 수 없기 때문이다. 능동순환호흡기법은 많은 환자들에게 앉은 자세에서 효과적일 수 있고(Cecins, et al., 1999), 선택적인 가스 교환이 이루어 지도록 자세를 변화시킬 수 있다. 옆으로 누운 자세는, 폐 하부가 반듯이 누웠을 때에 영향으로 부주의한 환기가 되는 것보다 더 나은 자세이다. 비록 좌폐와 비교하였을 때, 더 커진 크기 때문에 우폐로 편향되는 것이 여전히 남아 있을 것이다. 비록 하엽 분절을 위한 체위배출이 어렵게 될 수 있다 할지라도 효과를 위한 최적의 자세는 반드시 각각 개인에게 맞추어서 설정되어야 한다.

가습

분비물들이 매우 두껍고 끈끈하다면 환자에게 네블라이져를 통한 가습이 주어질 수 있다. 거의 끓는 물에 첨가되는 솔잎 기름(pine oil)과 함께 흡입은 지나친 기관지 분비물들을 제거하기 위해서 치료 전에 주어지게 될 수 있다.

호흡패턴의 향상

환자는 크룩 반와위(crook half-lying)와 같은 자세적으로 지지되는 교정자세에서 견갑대를 이완하는 방법을 배우게 된다. 호흡조절은 분비물들의 제거 이후

에 배우게 된다. 만약 환자가 숨이 가쁘다면 호흡조절은 환자의 호흡패턴이 향상하도록 단기 호흡상태와 함께 시작하며 호흡률을 느리게 하도록 하면서 얻어지게 된다.

운동내성의 유지 및 증가

환자는 입원환자 또는 외래환자로서 건강센터에서 또는 가정에서 지역 물리치료사에 의해 치료받을 수 있다. 환자를 정규적으로 보는 것이 중요하다. 충고는 매일 단거리 보행과 같은 것으로 정규적으로 운동하는 것이다. 가능하다면 환자는 폐 재활의 다 훈련 종합 프로그램의 참여를 제공받아야 한다. 폐 재활은 운동역량과 건강과 관련된 삶의 질 둘 다를 향상시킨다고 제안하는 확실한 증거가 있다(Lacasse, et al., 1996). 본질적으로 폐 재활 프로그램의 구성성분들은 유산소 운동훈련, 질병 배경에 대한 교육, 금연, 약물순응, 영양지지와 일상 생활동작을 위한 에너지 보존 전략들을 포함한다.

> **정의:** 미국 국립건강연구소(NIH)는 폐 재활을 지역사회의 기능과 개인 독립성의 최대 등급을 유지하고 이루기 위한 목표와 함께 보통 전문가의 둘 이상의 팀과 폐질환을 가진 사람들, 그들의 가족들을 지도하는 서비스의 다차원적인 영속성으로 정의한다(미국 흉부 학회, 1995).

흡기근 훈련(IMT)

환기근 피로에 대한 잠재성은 만성폐쇄성폐질환 환자의 환기제한에 대한 중요한 구성성분으로 지금 인식된다(Moxjam, 1990; Green and Moxham, 1993). 피로는 다음과 같은 것의 결합 때문에 기인할 수 있다.

- 호흡근의 증가된 역학적 부하
- 감소된 근력
- 호흡근에 감소된 에너지 공급
(Roussos and Zakynthinos, 1996).

근 피로의 성향이 될 수 있는 호흡근 쇠약이 만성폐쇄성폐질환자에게 존재한다고 확립되어 왔다(Clanton and Diaz, 1995; Polkey, et al., 1995). 특히, 호흡근들에 목표를 두는 훈련기법들은 근육량손실로 인해, 호흡근 쇠약을 발달시킬 수 있는 만성폐쇄성폐질환 환자에게 이로울 수 있다고 입증할 수 있다.

많은 연구들은 특히 만성 폐쇄성폐질환 환자에게 흡기근 훈련(IMT)의 이점을 검사하는 것을 수행해왔다(Smith, et al., 1992). 이러한 집중적 조사에도 불구하고 흡기근훈련(IMT)는 일상적 임상 실습의 부분이 되는 것은 어렵다. 부분적으로 이러한 것은 조절된 임상 시도들의 결핍 때문이지만 더 중요한 것은 채택된 훈련의 성질로 인한 것이다. 일반적으로 그 시도들은 훈련빈도, 기간 그리고 강도가 진짜의 훈련반응을 얻기 위해서 요구되는 것보다 덜 하다는 그들의 훈련 방법론의 성질에 의해 혼동되었다(Smith, et al., 1992). 따라서 흡기근훈련(IMT)시 적용되는 훈련방법론은 훈련 빈도, 기간 그리고 강도에 관해서는 다른 골격근들에 적용되는 같은 원칙들을 따라야 한다.

훈련방법들은 훈련이 일어나는 폐 용적에 대해 조절해야 하며 만약 그렇지 않다면 훈련이 저항부하에 더 쉽게 대처하기 위해서 수행되는 폐용적을 환자는 변경시킬 수 있다(Goldstein, et al,. 1993). 그러나 80%의 최대 흡기압력에서 훈련하는 동안 이러한 원칙을 통합시킨 최근 연구에서는 적절한 훈련방법이 적용되어졌다는 것을 나타내는 근 피로의 증거를 보여 왔다. 더구나 적절한 훈련방법을 사용함으로써 중등도로 훈련되고 고도로 훈련된 대상자들 둘 다와 낭성섬유증을 가진 성인 환자에게 있어서 운동역량의 증가가 이루어져 왔다(Chatham, et al., 1999; Enright et al., 2000).

말기상태의 치료

만성 폐쇄성폐질환 환자들은 병원 또는 지역사회 건강관리 팀으로부터 지지를 통해 가능한 한 만은 독립성과 최대 기능을 유지할 수 있는 것이 절대적으로 필요하다. 급성악화 시 능동 순환 호흡기법(ACBT)은 분비물의 제거를 도와주기 위해 지속될 수 있다. 호흡조절은 환자가 자신감을 갖고 걷거나 계단을 오를 수 있도록 강조 되어야 한다. 활동이 환자를 숨가쁘게 한 후에 호흡조절을 얻기 위해서 이완자세들은 배워져야 한다. 만약 환자가 매우 장애가 있다면 걷기

프레임은 팔이 고정되고 흡기의 보조근들이 이용되어지기 때문에 어느 정도의 독립성을 유지하게 도와줄 수 있다.

비침습양압환기

간헐적 양압환기(IPPV)를 제공하는 기관삽관과 기계적 환기는 중환자실 또는 고 의존도 실(high-dependency units)에서 악화된 호흡 기능상실을 가진 환자들을 관리하기 위해서 사용된다. 그러나 기관삽관은 기관지 손상과 감염을 포함시키는 합병증이 될 수 있다. 더군다나 일부 환자들은 집중관리에서 연장되어 머무르는 것으로 끝나므로 IPPV를 사용하는 것을 멈추기가 어렵다는 것을 안다. 비침습양압환기(NIPPV)는 간헐적 양압의 운반에 적용되고 침대 옆 환기 장치에 부착된 실리콘 마스크를 사용하여 코 또는 입을 통해 적용될 수 있다(Sinuff, et al., 2000). IPPV와 달리, 비침습양압환기는 호흡 기능상실의 환자를 위해 일반 병동에서 적용되어질 수 있다. 환기장치는 환자 자신의 호흡노력을 보충하기 위해서 프로그램 되며 요구된다면 산소치료는 비침습양압환기와 함께 주어질 수 있다. 비침습양압환기는 급성 악화시 사용될 수 있고 삶의 질과 동맥혈 가스압력을 향상시키기 위해 보여져 왔고 만성 폐쇄성폐질환 환자의 사망률을 감소시키기 위해 보여져 왔다(Brochard, et al., 1995). 물리치료는 짧은 시간 동안 요구될 것이고, 때때로 밤에 치료가 필요할 수도 있다. 만약 환자가 마우스피스를 사용하기에 너무 졸립다면 간헐적 양압호흡(IPPB)은 마스크를 사용할 수 있다. 체위배출을 견딜 만 하다면 환기장치의 호기상태 시 적용되는 격렬한 흔들기와 함께 체위배출법이 필요할 수 있다. 환자는 가스교환을 촉진하기 위해서 적절하게 위치되어야 한다. 만약 환자가 자발적으로 기침할 수 없다면 기도 또는 비강 흡기 통한 흡기는 분비물을 제거하기 위한 마지막 수단으로 이용될 수 있다. 만약 동맥혈탄산가스분압($PaCO_2$)이 높고 동맥혈산소분압(동맥혈산소분압(PaO_2))이 낮다면 환자에게 고농도의 산소를 주어서는 안 된다. 공기를 몰아내는 IPPB호흡기와 함께 네블라이져를 통한 2L의 산소는 일반적으로 적합한 25%의 산소 공기혼합을 나타낸다. 점액용해제(mucolytic agents) 또는 기관지 확장제와 같은 약물들은 환기장치에 부착된 네블라이져를 통해 제공될 수 있다. 탈수는 분비물들을 끈끈하게 만들기 때문에 환자에게 드링크를 조금씩 마시라고 권하게 된다.

환자가 회복할 때

치료는 정규적 운동의 일상유지 프로그램, 가래 제거 그리고 호흡운동의 특정한 강조와 함께 초기상태에서 주어지는 단기간이며 자주 할 필요가 있다. 비 침습적 비강 환기는 가정에서 사용될 필요가 있으며 흡입들은 분비물들을 느슨하게 하고 액화시키기 위해서 사용될 수 있다. 흡기는 필요하며 일반 내과의 들은 환자가 가정에서 관리된다면 약을 제공할 수 있다.

천식

정의: 천식(asthma)은 폐 조직 내에 기관의 좁아짐으로 인해 쌕쌕거림음과 숨가쁨을 증상으로 하는 임상적 증후군이다. 협소의 심각성은 짧은 기간 동안에 다양하며 자발성으로 혹은 치료의 결과로서 회복된다.

천식의 유형

천식을 외재적에게 있어서 분명하게 어떤 그룹으로 나눠지지 않는다.

외인성(아토피) 천식

외인성 천식은 젊은 연령층에서 발병하며 특별한 알러지와 같은 동일성의 발통점 요인들에 의해 원인이 된다. 환자들은 보통 다른 요인(꽃가루, 집 먼지, 깃털, 모피, 먼지, 공해 그리고 때때로 음식, 약물과 운동)에서 민감하며 유사 반응도에 대한 가족력을 가지고 있다. 아토피 대상자들은 미량의 항원 추출량을 통해 피부를 따끔하게 쑤심으로써 유발되는 즉각적 피부반응을 나타낸다. 악화요인의 노출은 점액 염증성 알러지 반응의 원인이 된다. 이러한 천식의 형태는 우연히 되는 경향이 있다. 집 먼지 진드기는 영국에서 가장 흔한 양성피부반응을 나타내며 심한 천식을 가진 80% 아동들에 있어서 양성이 되는 것을 나타낸다. 외인성천식은 젊은 사람들에게 흔하며 천식의 가족력과 연관되고 열과 습진(eczema)을 가지고 있다.

내인성 천식

내인성(아토피가 아닌) 천식은 만성상태로서 노인환자에게 발생하는 경향이 있다. 그러나 분명한 알레르기의 원인 또는 가족력을 가지고 있지는 않다. 이런 형태의 천식은 만성기관지염과 연관되거나 격렬한 운동, 스트레스 또는 근심에 의해 악화된다. 비록 이러한 것들의 대다수가 근원적으로 바이러스성이라 할지라도, 호흡감염들은 급성 발작들(attacks)을 악화시키는 흔한 요인이 되므로(Nicholson, et al., 1993) 치료시 항생제들은 부적절하다.

천식의 병인과 유병률

천식은 어떤 연령에서도 발병할 수 있으나 아동들에게서 가장 흔하며 특히 소년(대략 3:2의 비율)들에게서 그러하다. 영국에 있는 10세 이하의 대략 10%의 아이들은 기도의 협소와 관련되는 일시적인 기간의 기침과 쌕쌕거림을 가지고 있다. 학교를 결석한 날짜가 어린 시절 천식의 치료와 진단으로 인해 낮게 추정될 수 있다 할지라도 천식은 어떤 다른 만성질병보다도 더 많은 학교 결석을 요한다(Speight, 1983). 어린 시절 천식은 일반적으로 사춘기(puberty) 후 완화되지만 나중 생애에 다시 되돌아 올 수 있다. 중년에서 시작하는 천식은 남성들보다 여성들에게서 더 흔하며 이러한 나이 그룹에서 완화되기는 흔치 않다. 비록 그 질병의 경과가 예견될 수 없다 할지라도 천식 사례의 대다수는 경미하다. 사망률은 받아들이기 어려울 정도로 높고 1960년대 이후로 영국과 웨일즈에서 연간 2,000명 정도의 사망으로 느린 상승을 보여왔다. 치료중인 것과 환자에 의한 심한 천식의 불충분한 인식 그리고 의사들은 86%까지의 천식사망을 예방할 수 있는 중요한 요인이 된다(British Thoracic Asso ciation, 1982). 그러한 증상들을 낮게 추정하는 환자들이 가장 위험한 환자들이라고 할 수 있다. 천식환자들의 대략 15~20%는 기류폐쇄의 중등도 변화들을 인식하지 않으며 심한 천식이 갑작스럽게 나타날 때 빠르게 악화할 수 있다(Kikuchi, et al., 1994).

천식의 병리

천식의 모든 형태에 있어 근원적인 문제점은 기도들의 비정상적 반응에 있는 것처럼 보인다. 즉 기도는 정상 대상자들에게 영향을 미칠 수 없는 자극에 반응하여 지나치게 협소해진다(Bone, 1996). 천식 발작시 발생하는 주요 병리학적 변화들은 다음과 같다.

- 기관지와 세 기관지 벽에 있는 평활근의 연축(기관지수축)
- 기관지와 세 기관지의 점막부종
- 지나친 점액생성과 점액 전색(mucus plugging)

이러한 변화들은 기도폐쇄를 일으킨다. 기관지 벽은 호산구로 침투되며 상피 기저막의 비후가 있다. 발작의 끝에서 이러한 변화들이 거의 전적으로 바뀌질 수 있으나 발작들이 자주 발생한다면 오래 계속되는 변화들이 일어날 것이다. 그런 변화들은 다음과 같다.

- 평활 기관지근의 비대는 발작 시 기관지연축의 결과를 증가
- 술잔세포 수와 점액선의 증가와 점막의 영구적 비후
- 공기저류로 인한 폐포(허파꽈리)의 과잉팽창
- 협소해진 세기관지가 점액전에 의해 막혀지고, 이미 좁아진 폐포로 인한 무기폐

천식을 악화시키는 지배적 요인은 알러지 반응이며 항원을 중재시키는 기관지 수축이 있다. 이러한 것은 항원(알러전 또는 악화요인)이 기관지 내층에 존재하는 거대세포막에 있는 두 개의 분자들(면역글로블린항체)로 결합한다는 것을 의미한다. 이러한 융합은 평활근 세포들의 수용체부분에서 작용하는 매개체를 방출시키며 근육수축을 일으키는 세포 내 AMP(Adenosine Mono-Phosphate, AMP) 레벨들의 변화 원인이 된다. 매개체인 히스타민, 중성구 화학주성요인(NCF-A), 혈소판 작용요인(neutro philic chemotatic factors, PAF) 그리고 호산구 화학주성요인(eosinophil chemotactic factor, ECF-A)들은 수행되는 매개체로 비만세포 안의 과립으로 축적된다. 항원항체 반응은 신체면역반응의 부분이며 항원의 사전 노출은 훨씬 더 큰 기관지수축을 일으킨다.

천식의 임상 특징

외인성 천식

외인성 천식에서 발병은 자주 갑작스럽고 비이상적으로 종종 밤에 있게 된다. 발병은 흉부 긴장, 상부 호흡기도에서 건조 또는 흥분과 함께 시작한다. 발병은 일상생활중에 일어나는 경향이며 종종 일년에 몇 번씩 발생한다. 그 기간은 몇 초에서 몇 달까지 다양하며 심한 것은 경미한 쌕쌕거림에서 큰 호흡 곤란 증의 부분이 될 수 있다. 가장 주요한 특징들은 아래에 요약되어 있다.

쌕쌕거림과 호흡곤란

쌕쌕거림은 대부분 호기를 강하게 일으킬 수도 있고, 짧고 가쁜숨과 탈진이 의식적인 상태에서 일어날 수 있다. 쌕쌕거림은 항상 호기에서 나타나지만 심한 천식의 흡기에서도 나타날 수 있다.

기침

기침의 발병 초기상태에서 비생산적이고 자연적으로 '개기침(bariking)' 될 수 있다. 이것은 기관지연축과 호흡곤란의 증가 원인이 된다. 발작이 가라앉을 때 기침은 생산성이 되거나 가래 전(plugs of sputum)이 된다. 노란색의 점착성 점액과 박리된 상피세포 그리고 호산구로 구성되는 그런 플러그들은 급성 발명 시 종종 기침하여 뱉어지게 되며 증상의 현저한 감소를 생성할 수 있다. 특히 아동들에 있어서 기침은 천식의 유일한 현존 증상이 될 수 있다(Corraco, et al., 1979).

자세

환자는 호흡 보조근을 도와주기 위해서 테이블 또는 베드를 잡고 견갑대를 고정시킨 채로 똑바로 앉는 것을 선호할 것이다. 흉부는 과잉 팽창되어 있다.

맥박

맥박은 빠르며 심한 기도폐쇄 때문에 흉곽내압 진폭 과대로 인한 흡기 시 혈압의 증가된 하강(10mmHg)이 있을 수 있다(기이 맥, pulsus paradoxus). 그러나 기이 맥은 매우 심한 천식발작에서는 없을 수도 있다. 기이 맥이 존재할 때 측정은 혈압계로 쉽게 수행되며 치료반응과 진행과정을 제공한다(Pearson, et al., 1993).

심전도(ECG)

이것은 빈맥을 나타내며 우심실 염과 또는 큰 P파의 발달(폐성 P파, P pulmonale) 징후를 보여준다. 이러한 비정상성들은 발병이 가라앉을 때 정상으로 돌아갈 것이다.

청색증

청색증은 만약 충분한 산소치료와 병행되지 않는다면 악화되는 저산소증(저동맥혈산소분압(동맥혈산소분압(PaO_2)))으로 인한 질병 진행의 매우 말기 상태에 발생할 것이다.

혈액가스

혈액가스의 분석은 심한 천식의 관리를 도와주기 위해 중요한 정보를 제공한다. 보통 소견은 환기/관류 부조화로 인한 저 동맥혈 동맥혈산소분압(동맥혈산소분압(PaO_2))(저산소증)이며 과 환기의 결과로 인한 저 동맥혈탄산가스분압($PaCO_2$)(저탄산증)이다. 질병 과정의 말기에 막힌 세 기관지에서 원위부에 많은 환기중인 폐포(허파꽈리)가 있는 사실을 과 환기가 대상작용하지 못하기 때문에 동맥혈탄산가스분압($PaCO_2$)가 높게 발견 될 것이다 동맥혈탄산가스분압($PaCO_2$)가 증가하고 있는 것으로 발견되고 pH가 낮을 때 만약 즉각적인 향상이 수행될 수 없다면 환자가 지치게 되고 보조 환기를 필요로 할 수 있는 위험징후가 되게 된다(British Thoracic Society, 1997).

숨소리

숨소리들은 연장되는 호기와 높은 음조 쌕쌕거림의 증거를 가진 소포성이다. 악설음(crackle)은 가래가 있다면 들려질 수 있다. 심한 폐쇄와 함께 심한 발병 시 숨소리들은 줄어들 수 있으며 감소된 기류로 인해 잘 안 들릴 수 있다. 타진 노트 환자가 과잉 팽창되어 있다면 과-공명(hyper-resonant)일 것이다.

흉부 X-ray

방사선은 천식관리에 보통 도움이 되지는 않는다. 천

식이 의심된다면 기흉을 보여준다 할지라도 그것은 보통 과잉팽창만(overinflation)을 나타낸다.

폐 기능

강제 호기량(forced expiratory volume , FEV_1)과 강제폐활량(forced vital capacity, FVC)은 가역성 작은 징후와 함께 심한 발병이 일어나는 동안에 하강한다(그림 10.5). 그러나 FEV_1을 혈관확장제를 주기 전 그리고 준 후에 측정한다면 강제 호기량의 15% 증가가 있다. 이러한 것은 중요한 회복성에 달하게 되는 것이다. 강제 호기량은 강제폐활량의 30%보다 덜 할 수 있다. 총 폐활량, 기능잔기용량(functional residual capacity, FRC) 그리고 잔기량(residual volume, RV)는 폐의 과잉팽창으로 인해 증가 될 수 있다. 회복은 폐용적의 감소와 관련 된다. 가정에서 일주일 동안 최고호기유속(peak expiratory flow rate, PEFR)의 기록들로 천식진단을 종종 확신하게 할 것이다(Prior and Cochrane, 1980). PEFR은 회복기 시 아침에 특히 아래쪽으로 기운다(그림 10.6). 만약 그 하락이 심하다면(예견되는 33%보다 덜 하다) 호흡정지가 발생할 수 있다(British Thoracic Society, 1997). 심한 발병에서 PEFR은 분당 100L 아래로 떨어질 수 있다.

Clinical note

대개 이상을 발견할 수 없으나 소아의 경우에는 새가슴, 계속되는 약한 쌕쌕거림음과 가래, 기침 등이 심한 경우에 나타날 수 있다.

내인성(만성) 천식

외인성 천식보다 특징적으로 발작이 적으며, 만성기관지염과 관련이 된다. 임상 특징들은 위에 기술된

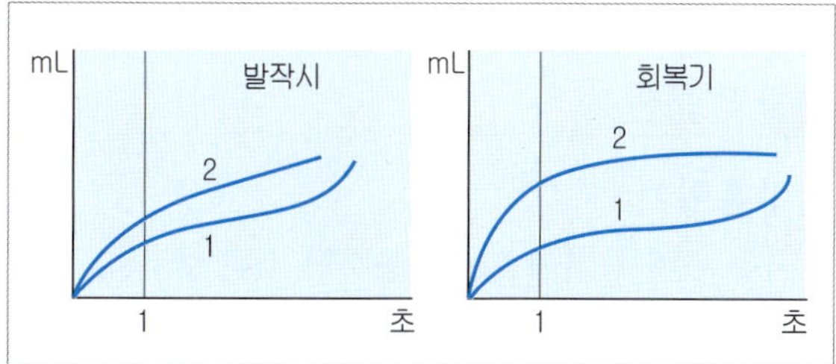

그림 10.5 천식: 발작시기와 회복기 동안의 FEV_1과 FVC의 변화. 1 = 기관지확장제 투여 전, 2 = 기관지확장제 투여 후

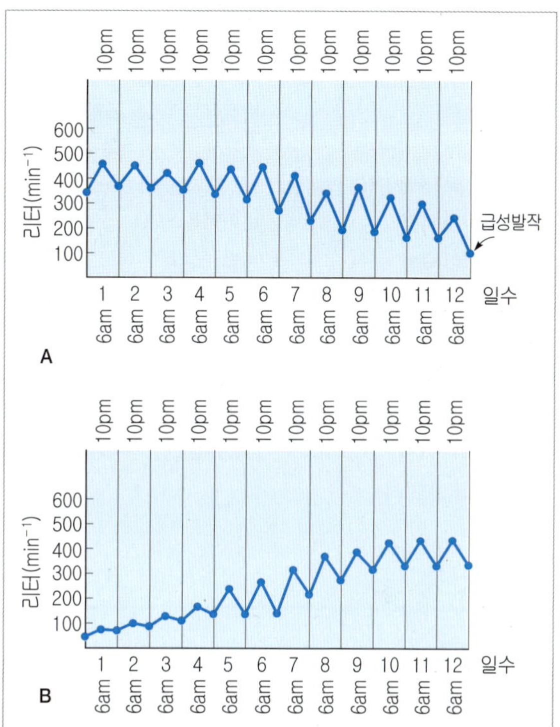

그림 10.6 천식 기록 차트. **A**: 집에서 최대 호흡속도의 기록으로 급성 천식 발작 시작 전에 악화를 나타낸다. 차트에서 보이는 이상이 있을 때 조치를 취하면 급성발작을 막을 수 있다. **B**: 회복기 동안 일교차에 따른 변화가 있다. 환자는 아직 위험하며 오랜 기간의 기록과 주의가 필요하다.

외인성천식들과 유사하지만 쌕쌕거림과 호흡곤란은 지속되고 아침에 더 심하며 기침은 점착성의 가래를 생성하며 호흡감염은 빈도가 증가하고 방사선은 폐공기증의 변화를 나타낼 수 있다. 급성 심한 천식 천식이 발작성 상태일 때는 혈관 확장제를 방해하는 급성 발작이 일어날 수 있다. 그러한 발작들은 잠재적으로 생명을 위협하므로 비교적 신속하고 효과적인 치료가 절대적으로 필요하다 일반적으로 임상적 기준이 가장 도움이 되고 천식 증상들이 악화되고 있는 사람의 인식이다. 표 10.2는 급성 심한 발작의 경고성 징후를 나타낸다.

심한 급성 천식

천식이 발작성 상태일 때는 혈관 확장제를 방해하는 급성 발작이 일어날 수 있다. 그러한 발작들은 잠재적으로 생명을 위협하므로 비교적 신속하고 효과적인 치료가 절대 필요하다. 일반적으로 임상적 기준이

표 10.2 급성 심한 천식의 발병에 대한 경고적인 징후들

초기 경고적인 징후들	증가된 심각한 징후들
▪ 증상의 증가	▪ 휴식시에 호흡 곤란
▪ 수면 방해	▪ 100L/min 이하의 최대 유량
▪ 기관지 확장제 사용의 증가	▪ 저하되는 혈액 가스들
▪ 최대 유량 하강	▪ 기이맥(pulsus paradixus)
▪ 운동 내성 감소	▪ 빈맥
▪ 천식의 의학적 치료 산소치료	

악화되는 천식 증상을 가진 사람에게 인식이 되고, 가장 도움이 된다. 표 10.2 는 급성 심한 발작의 경고성 징후를 나타낸다.

천식 치료

산소 치료

오래 계속되는 만성 폐쇄성폐질환 환자와는 달리, 천식 환자들은 저산소증을 치료하는 산소의 높은 레벨들을 견뎌낼 수 있다. 급성 발병 시 산소치료는 동맥혈탄산가스분압(동맥혈탄산가스분압($PaCO_2$))의 레벨에 따라 적정되는 것이 필수적이다. 그것은 임상검사에서 분명해질 수 있으나 천식환자는 또한 만성 폐쇄성폐질환의 증거를 가지고 있다. 이러한 상황에서 혈액가스의 검사는 환자가 조절된 산소의 사용이 요구될 수 있는 만성 대상성 호흡 산증을 가지고 있다는 것을 밝힐 것이다.

투약

적절한 약물들은 만성 폐쇄성폐질환 환자들 관리의 초기 부분에서 토론된다. 천식의 치료에 관해서는 그것들의 사용이 특히 여기서 토론된다.

베타2-작용제들(β_2)

살부타몰(ventolin)과 테라부탈린(bricanyl)의 부작용은 높은 복용 후 미세 떨림, 빈맥, 저칼륨증(저칼륨)을 포함시킨다.

코르디코스테로이드제

천식 환자들의 작은 비율에서는 장기간의 코르디코스테로이드제(베클로메타손과 부데소나이드)들이 필요할 것이다. 발병이 매우 빠르게 일어나는 환경에서는 구강 스테로이드제(프레드니솔론)의 짧은 적용이 요구된다. 이러한 접근이 안전하다고 충분히 강조될 수는 없지만 불충분하게 조절되는 천식 발작보다 훨씬 확실히 안전하다. 골다공증과 같은 장기간의 스테로이드와 관련된 역효과들은 천식에서는 덜 흔할 수 있으나 이러한 것이 사실이 아니라고 보여지는 제안들이 있어왔다(Adinoff and Hollester, 1983). 1972년에 흡입되는 코르디코스테로이드제의 도입으로 구강 스테로이드제의 부작용들이 예방되어졌기 때문에 파격적으로 천식의 관리를 바꾸었다. 류코트리엔 길항제들 류코트리엔 작용의 구강 억제제는 천식의 염증 구성 성분을 감소시키도록 도와줄 수 있다(Isreal, et al., 1993).

류코트리엔 길항제들

류코트리엔 작용의 구강 억제제는 천식의 염증 구성 성분을 감소시키도록 도와줄 수 있다(Israel, et al., 1993).

점액 용해제와 천식

점액 용해제들이 급성 또는 만성 천식치료에서 효과적 이라는 증거는 아직 없다(Rudolf, et al., 1978).

다른 작용제

사용되는 약물의 다른 형태들은 다음과 같은 것을 포함시킨다.

- 항콜린성작용제
- 오래 작용하는 베타$_2$-작용제
- 테오필린
- 살메테롤

약물의 운반

계량흡입기

천식을 위해 흡입치료를 사용하는 것은 좋은 실행이다. 이러한 것들은 용량을 감소시키고 부작용을 감소시킨다. 베타$_2$-작용제, 항콜린성 작용제와 콜티콜스테로이드들은 자주 계량흡입기(metered dose inhalers)에 처방된다. 계량흡입기(MDI)에서 빠져나온 입자들은 상당한 속도를 가지고 진행하며 심지어 흡입의 완벽한 기법으로 대략 10%의 용량이 호흡기관에 닿게 된다; 잔류(remainder)는 입에 배치되거나 삼켜진다(Davies, 1973). 계량흡입기(MDI)는 작고 운반성 있고 많은 천식환자들에게 유사한 이점을 가지고 있다. 계량흡입기(MDI)는 실질적으로 20~30%로 폐침착(lung deposition)을 증가시키는 구 인두 침착을 제거하는 스페이서와 함께 사용될 수 있다(O' Callahan, et al., 1997). 호흡을 활성화하는 장비들(그림 10.7)은 작용(actuation)전에 준비되어지며 계량흡입기(MDI)는 흡입기류에 의해 유발되어진다. 요구되는 기류는 낮고 장비의 유발은 흡기를 혼동시키지 않을 만큼 충분히 조용하다. 베타$_2$-작용제, 항 콜린성 작용제와 코르디코스테로이드제들은 흡입기의 이런 형태에서 처방될 수 있다. 다양한 건조분말 시스템들이 있다(그림 10.9).

- 디스크할러(diskhaler)는 한디스크안에 네 번 또는 여덟 번의 복용량을 함유한다. 각 용량은 습기의 문제점들을 예방하기 위해 봉해져 있다.
- 터보할러(turbohaler)는 분당 60L만의 흡기 기류를 요구하는 다 용량 건조 분말시스템이다. 환자들은 이러한 시스템이 사용하기 쉽다는 것을 알게 된다.
- 디스크/아큐할러는 살메테롤과 플루티캐존 프로파이오네이트의 운반을 위해 사용되는 건조분말 다용 량 시스템이다.
- 로토캡스(rotocaps)로서 투약의 각 용량은 사용하기에 앞서 흡입기 안에 장착되고 흡입기는 건조장소에 축적될 필요가 있다, 로토캡스는 습기를 흡수하고 입자들은 흡입하기에 너무 크게 된다.

네블라이져

천식 증상들이 심하게 된다면 흡기기류는 계량흡입기(MDI)의 함유량이 충분히 흡입 될 수 없는 정도에서 제한될 수 있다. 네블라이져로서 공기 또는 산소의 높은 속도 제트는 액체를 튜브까지 빨아들이며 폐에 흡입되고 침착 되는 작은 입자들로 깨지게 된다(Rees, et al., 1982). 비록 현재 천식과 만성 폐쇄성폐질환을 가진 환자들의 관리에서 다른 네블라이져에 대한 그들의 이점을 증명하는 불충분한 데이터가 있다 할 지라도 초음파 네블라이져들은 약물을 운반하기 위해 또한 사용될 수 있다(Brocklebank, et al., 2001).

약물치료를 위한 지침서

영국 흉부 학회(1997)는 천식 약물 관리의 지침서를 최근에 소개한적이 있다. 단계 1~3까지는 증상들을 조절하려는 시도에서 심하지 않은 천식의 치료에 적용한다. 증상들을 폐지하는 것이 가능할 수 없을 때 단계 4와 5는 더 심한 천식 치료에 적용한다. 이러한 치료 단계를 감소시키거나 증가시키는 것은 사람의 현재 필요성에서 치료를 매치하기 위해서 추천된다.

- **1단계:** 필요에 따라 요구 될 때 흡입되어 짧게 작용하는 베타$_2$-작용제들, 매일 한번 이상은 아니다 만약 매일 한 번 이상 필요로 된다면 단계 2로 이동시켜라. 예방은 없다(흡입된 콜티콜스테로이드제들과 같은 예방제들).
- **2단계:** 필요에 따라 요구된다면 흡입되어 짧게 작용하는 베타2 작용제들. 하루에 두 번 베클로메저 용량흡입 스테로이드들이 있다
- **3단계:** 필요에 따라 요구된다면 흡입되어 짧게 작용하는 베타2 주동 제들. 베클로메타손의 800~2000마이크로그램, 또

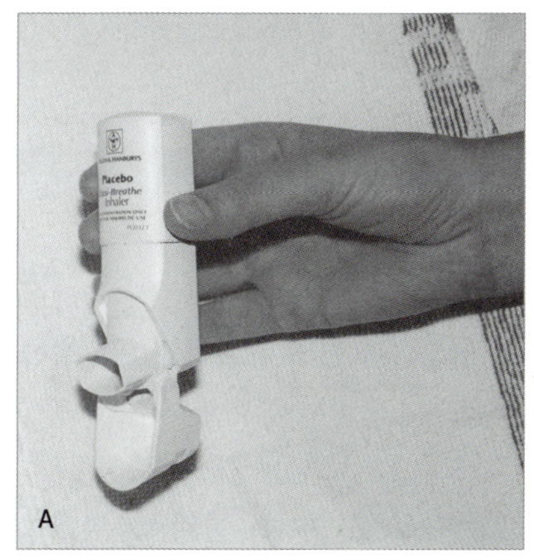

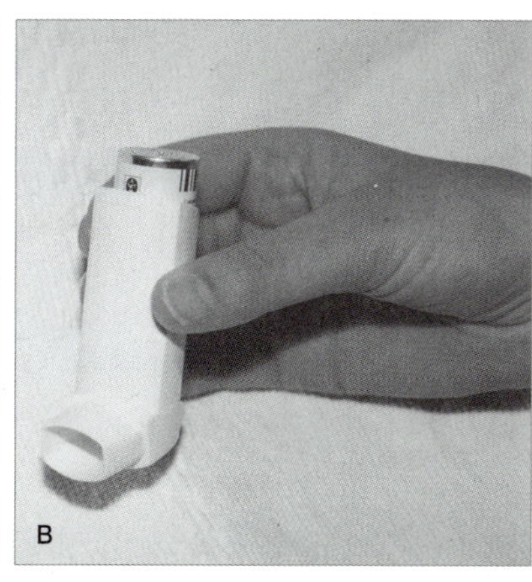

그림 10.7 호흡을 활성화시키는 정량식 흡입기

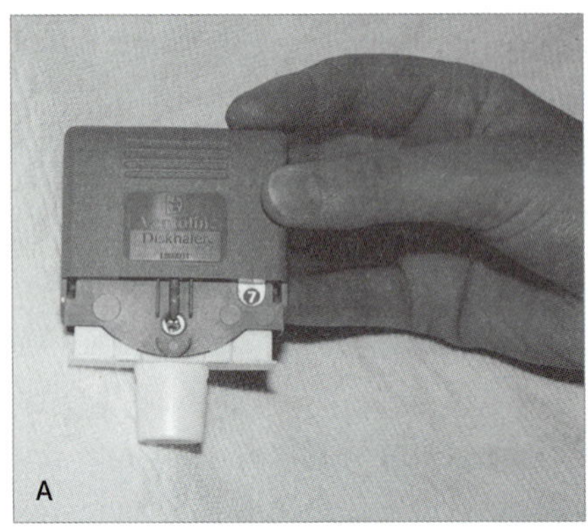

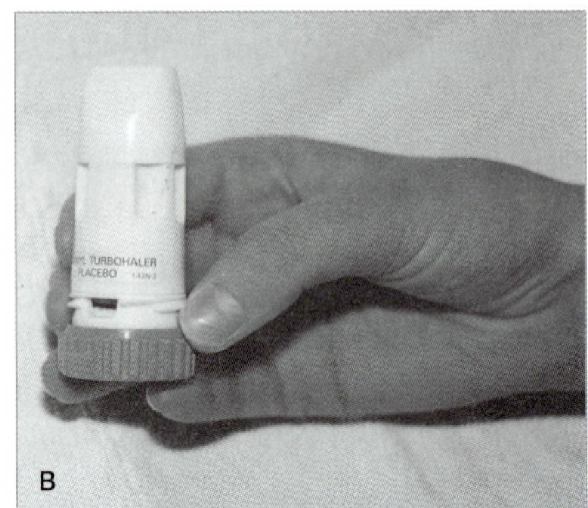

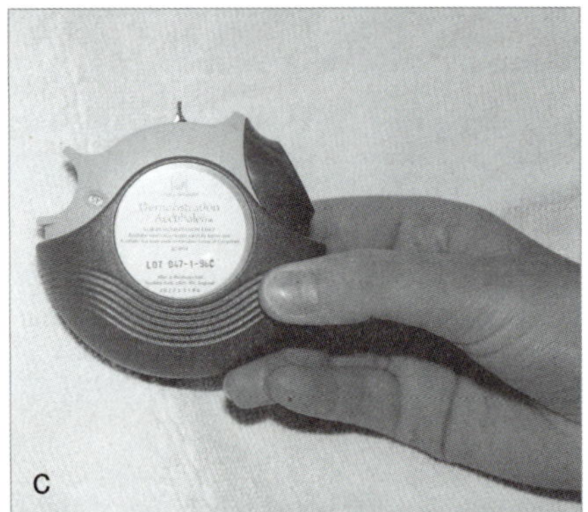

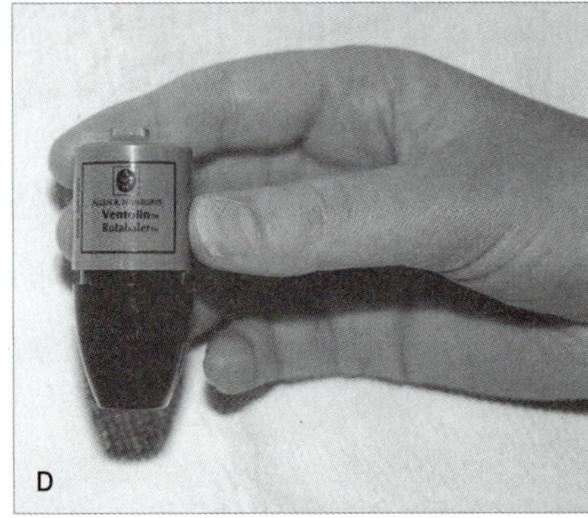

그림 10.8 건조분말시스템.
A: 디스크 할러, B: 터보할러,
C: 디스크/아큐할러, D: 로토캡스

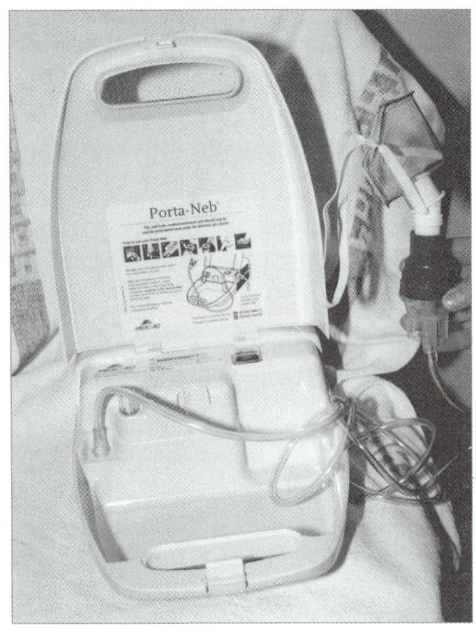

그림 10.9 운반가능용 네블라이저

는 큰 용 스페이서를 통과하는 매일의 부데소나이드와 같은 정기적 고용량 흡입 스테로이드들이 있다. 고 용량 흡입 스테로이드들의 부작용을 경험하는 매우 작은 환자의 수에서 오래 작용하는 흡입된 베타$_2$-작용제는 선택적으로 사용되거나 또는 지속적으로 방출하는 테오필린은 단계 2의 투약에 첨부 될 수 있다.

- **4단계:** 필요에 따라 요구된다면 흡입되어 짧게 작용하는 베타2 작용제들 베클로메타손의 800~2000마이크로그램, 또는 큰 용적 스페이서를 통과하는 일상의 부데소나이드와 같은 정기적 고용량 흡입 스테로이드들이 있다. 오래 작용하는 흡입된 베타$_2$-작용제 또는 지속적으로 방출하는 테오필린 또는 고 용량 흡입 혈관 확장제들을 첨가시킨다
- **5단계:** 필요에 따라 요구된다면 흡입되어 짧게 작용하는 베타2 작용제들 베클로메타손의 800~2000마이크로그램, 또는 큰 용적 스페이서를 통과하는 일상의 부데소나이드와 같은 정기적 고용량 흡입 스테로이드들이 있다. 단계 4에 정기적 구강 프리드니솔론을 매일 같은 용량으로 플러스시킬 때 하나 또는 더 많이 오래 작용할 수 있는 혈관확장제를 첨부시킨다.

발작들 사이의 관리

환경

환경은 그 원인을 제거하고 파악하는 것을 구성하며 예를 들어, 환자가 일부 음식들과 유독가스를 피해야 한다. 가정환경은 침구에 먼지를 자주 털어주고, 베개와 이불들은 깃털 대신에 사용되는 합성섬유들을 사용하고, 정기적으로 청소해 주어야 한다. 고어텍스

(Gor-tex) 매트리스를 사용하게되면 비싸지만 진드기와 찌꺼기 입자들로부터 조금은 보호된다. 비록 사랑스러운 가족 애완동물들을 몰아내는 것이 아이들에게 정서적 문제를 일으킬 수 있다 할지라도 천식을 더 악화시킬 수 있는 일부 가축 동물을 피하게 하는 것이 이로울 수가 있다. 탈 감각(desensitisation)은 경미한 용량의 알레르겐 주사에 의해 가능할 수 있으며 비록 전체적으로 이러한 알레르겐의 피함이 어렵다 할지라도 피부검사에 의해 확인될 수 있다.

최대 유량의 측정

최대 유량이 악화(환자 기대치의 60%, 40%, 또는 30%)되는 정도에 근거된다. 최대 유량적용계획의 예는 환자를 참조하게 될 것이며 영국 흉부 학회(1997) 지침서에 근거되며 표 10.3에서 보여진다.

흡입기법

약물들이 에어로졸/흡입기에 의해 적용될 때 환자가 장비를 정확하게 사용하는 방법을 배우게 되는 것이 중요하다. 다양한 흡입기 장비들의 사용은 일부 기술을 요구하며 사용의 정확한 방법을 가르치는 것은 치료 처방의 필수적인 부분이다. 정량식 흡입기를 마스터하지 못하는 것은 모든 연령의 많은 환자들에게서 발생한다. 약물이 추진체에서 멈추어 있는 정량식 흡입기의 기법은 다음과 같다.

1. 흡입기를 흔든다. 이러한 것은 약을 균일하게 추진체를 통해 퍼져나간다.
2. 흡입기를 입안에 직접 똑바로 유지한다. 만약 그것이 똑바로 유지되지 않는다면 측정실은 정확하게 채워지지 않을 것이다.
3. 흡기를 시작하고 활성화 기전을 누른다. 흡기시 호흡하게 된다면 약은 효과적일 것이다. 비록 약화가 일어나는 폐용적에 관해 일부 논란이 있다 할 지라도 흡기시작에서 사람에게 흡입기를 발사하라고 가르치는 것이 더 쉽다.
4. 입을 통해 느리게 호흡한다. 흡기유속은 느려야 한다(Newman, et al., 1982). 이러한 것은 흐름이 와류보다 층류 이므로 인두에 영향력을 감소시키고 기관지나무(bronchial tree)로 약을 더 깊이 침투하게끔 한다.
5. 5~10초 동안 최대흡기로 숨을 참는다. 이러한 것은 약의 입자들이 기도벽에 장착하는 것을 허용한다. 이상적으로 호흡은 10초 동안 유지 되어야 한다.
6. 쉬운 호기를 이완하고 허용한다. 환자들은 그들의 흡입기가 비워지게 될 때 인식할 필요가 있고 이러한 것을 측정하기 위해서 환자들은 그들의 흡입기를 흔들라고 지도되어야 한다. 또 하나의 방법은 흡입기를 물에 두는 것이다. 만약 그것이 대칭적으로 똑바로 뜬다면 비워짐에 가깝다. 충분한 휴식 없이 악화되게 되는 것을 피하게 하기 위해서 환자에게 두 개의 흡입기들을 가정에서 가지도록 지도하는 것이 좋은 충고이다.

천식의 물리치료 기법

치료의 일반적인 목적주요 목적

- 기관지 경련을 경감시키고 분비물 제거를 촉진 한다.
- 발작을 하는 동안 호흡과 호흡 곤란을 조절한다.
- 국소 이완을 가르치고 자세 향상 및 공포와 근심을 완화하는데 도움을 준다.
- 폐 상태에 대한 이해를 증가시키고 증상들을 조절 한다.
- 운동 내성을 증가시키고 장기간 동안 운동을 할 수 있게 한다.
- 자가관리에 대한 조언을 한다.

천식 환자들의 관리는 일반적인 건강유지를 하는

표 10.3 최고 호흡 활동

매일 투약	Seretied **1. 매일 아침과 저녁**
필요 할 때 투약	살부타몰 **2. 필요할 때 먹음**
잘될 때 최고의 유량 만약에 기침, 쌕쌕거림, 호흡곤란 혹은 가슴이 단단하거나 최대 유량이 분당 310L/min이거나 그 보다 더 작을 때 위와 같이 지속적으로 약 복용	390L/min 살부타몰(파란색) **4시간마다 4회복용** 파란색을 복용하기 전에 매 4시간 동안 최대 유량 기록
최대 유량이 230L/min 보다 떨어진다면	3일 동안 하루에 한번 경구 스테로이드를 8알을 먹어라 경구 스테로이드를 먹고 24시간 내에 의사에게 진찰을 받아라

만약에 아이가 4시간 동안 증상이 경감이 되지 않거나 최대 유량이 150L/min 떨어지지 않는다면 바로 응급실로 가야 한다.

것이며, 천식환자들을 교육하는 것이 중요하다.

환자 교육

모든 천식환자들과 그들의 가까운 친척들은 천식을 관리하는 방법을 인식해야 하며 물리치료사들은 이러한 교육과정을 통합 해야 한다. 감염의 예방은 중요하며, 환자는 신선한 공기를 많이 섭취하여야 하고 대기 오염을 피해야 한다. 환자는 기관지염과 인플루엔자와 같은 감염을 가진 환자로부터 멀리 떨어져 있어야 한다. 스트레스 혹은 공포는 발작을 일으킬 수 있으므로 최소화 시켜야 한다.

환자는 자신이 어떤 치료를 받는지 반드시 알아야 하고 치료 받는 방법과 어떠한 도움을 받을 수 있는지 알아야 한다. 이러한 모든 것은 천식이 보다 심해지거나 호전이 되었을 때 치료를 적게 하기 위하여 사전에 미리 계획 되어야 한다. 또한 문서로 된 활동 계획과 자가 관리 전략(Amado and Portnoy, 2006)을 통합 해야 한다(표 10.3).

급성 발병

급성악화가 진행 되는 동안, 만약 내성이 생긴다면 체위배출법과 함께 ACPT를 사용하여 기관지 분비물을 제거하는 것이 물리치료사에게 도움이 될 것이다. 타진과 흔들기는 기관지 경련을 증가시킬 수 있기 때문에 민감하게 적용해야 한다. 호흡 조절과 이완자세의 적용이 필요하다.

폐 재활

폐 재활(pulmonary rehabilitation)은 COPD 환자들에게 크게 제한 되어 왔으나 현재는 다른 환자그룹들에게도 장점이 될 수 있다고 인식 되고 있다. 치료 원칙들은 이전에 COPD 환자들에게 기술된 것과 같지만 일부의 부가적인 사항들이 있다.

천식을 가진 환자들은 어리며 보통 일반적으로 운동에 대한 두려움과 운동에 대한 제한적인 생각을 가지고 있다(Cochrane, et al., 1990). 그러나 향상된 심호흡 피트니스로부터 이점을 얻을 수 있다(Patessio, et al., 1993). 또한 COPD 환자와는 달리 천식을 가진 환자들 은 보통 기류폐쇄에 있어 더 큰 변이를 나타내며 운동에 유도되는 악화(EIEs)에 더 민감하다. 악화를 예방하기 위하여 다음과 같은 사항을 고려해야 하는데(운동하기 전에 베타 2-주동근의 자가 참여와 같은 것), 예를 들면, 수영과 같은 운동은 적어도 EIE의 원인이 될 수 있다. 전신 프로그램에 병행하는 흡기근 훈련은 운동 프로그램으로 통합될 수 있다(COPD 환자들에게 전에 기술 되어 있듯이).

분비물들의 제거

일부 환자들 중 특히 아이들은 지속적으로 과도한 분비물들을 가지고 있으며 분비물들 제거하기 위해서는 일상적인 기준으로 ACPT와 함께 체위 배출 법을 적용할 수 있다. 기관지 경련을 증가 시키지 않고 분비물을 제거하기 위해서는 강제호기기법을 가르치는 것이 필수 적이다.

이완

만약 환자가 이완을 실행 할 수 있다면 이완은 알레르겐에 노출되었을 때 그 것으로부터 막는 것이 가능하다. 발작의 시작은 흉부에서의 긴장 감각 또는 목구멍에서의 간지럼에 의해 종종 시작된다. 적합한 자세에서 이완(relaxation)과 호흡조절은 진행성 발작을 예방할 수 있다. 적절한 자세는 환자는 벽이나 혹은 의자 등받이에 기대고 있는지 와 같이 자세에 의해서 결정된다.

호흡 조절

좀 더 긴 호기상태를 유지하려는 것은 도움이 되지만 흡기 또는 호기가 강요 되어서는 안 된다. 가로막 배출을 유도하기 위해서는 숫자 세기(들이쉴 때 1-2, 내쉴 때 1-2-3)와 검상돌기 아래 부분의 수동적인 압력이 도움이 된다. 환자들은 적절한 비율과 리듬의 호흡을 알아야 한다. 아이들은 이러한 동요에 의해 호흡을 배우게 된다.

기관지 확장증

> **정의:** 기관지 확장증(bronchiectasis)은 보통 급성 혹은 만성 감염에 의하며, 기관지 벽이 탄성력이 파괴되고 근육의 구성과 관련하여 기관지가 영구적으로 확장이 되는 특성을 가진 질환이다(Rosen, 2006).

기관지 확장증의 가장 일반적인 원인은 감염 후 세기관지의 손상이다. 기관지 확장증은 기관지 폐쇄뿐만 아니라 다른 장애로 넓게 퍼져나간다(예: 낭성 섬유증) (Cole, 1995).

기관지 확장증의 유형과 유병율

이 상태는 가장 흔히 하엽, 설 그리고 중엽에 영향을 미친다. 비록 50%의 경우가 양측성 일지라 할 지라도 우 폐 보다는 좌 폐에 영향을 더 미치는 경향이 있다. 상엽은 중력의 보조역할에 의해 가장 효율적으로 상엽을 비울 수 있으며 힘이 가장 적게 든다. 질병은 넓게 두 가지의 유형이 있다.

선천성 기관지 확장증

이것은 흔하지 않은 질병이며 정상 섬모 움직임을 방해하는 섬모의 선천성 미세관 비정상성이 있을 때 선천성 Kartagener의 증후군(부동성 섬모 증후군)에서 발생 한다. 그것은 기관지 확장증, 부비동염, 우심증 그리고 완전 장측전위에 의한다. 또한 남성 불임증과도 관련이 있다.

후천성 기관지 확장증

기관지 폐쇄와 박테리아 감염은 이 질병에 주요한 원인들이다. 종양 또는 이물질로 인해 발생하는 기관지 폐쇄는 기관지에 의해 공급되는 폐 조직 붕괴가 원인이 된다. 기관지 확장 증은 감염 이후에 주로 발생하며 다수의 작은 기관지 폐쇄를 일으키는 끈적끈적한 가래 생성의 원인이 된다. 전통적으로, 기도가 작기 때문에 쉽게 가래전이 쌓이며 이러한 것은 '그르렁' 거리는 기침, 결핵, 홍역 그리고 어린 시절의 폐렴과 관련이 있다. 가끔씩 기관지 확장 증은 결핵 말기 합병증으로 발생할 수 있으며 분절이 붕괴는 우 중엽에 영향을 미친다. 또한 폐 농양은 폐렴 이후에 발생할 수 있고 저감마글로불린혈증을 가진 환자의 면역결핍과 관련이 있다. 자동면역 반응과 관련있는 알러지성 기관지폐 아스페르길루스증은 중간 크기 기관지의 기관지 확장증이 되면서 점액전 형성의 원인이 될 수 있다.

유병율

어린 시절 감염에 의한 기관지 확장증의 유병율(prevalence)은 항생제로 인하여 감소하고 있으나 만성 또는 재발에 의한 감염문제로 개인의 질환으로 발병할 수 있다. 이러한 것은 낭성 섬유증, 인체 면역 결핍에 의한 감염, 원발 섬모 운동 이상증 등이 있다(Rosen, 2006).

기관지 확장증의 병리

기관지 폐쇄는 (땅콩 또는 깨진 치아 또는 종양 또는 확대된 선으로 인한 폐쇄와 같은 흡입된 이물로 인해) 국소화 될 수 있거나 전반화 될 수 있다(폐렴은 그르렁거리는 기침 또는 홍역으로 인하여 천천히 해결된다).

기관지 폐쇄는 폐쇄의 원위 부분인 폐 조직으로부터 공기 흡수 원인이 되며 이 부분은 감소하고 붕괴된다. 이러한 것은 근위부의 기도에 작용하는 견인력이 원인이 되며 그것들을 비틀어지고 팽창된다. 만약 폐쇄가 제거된다면 폐는 다시 빠르게 재 확장되고 부풀어오를 것이다. 분비물들이 폐쇄에서 멀게 존재하고 빠르게 감소되지 않는다면 이것들은 쉽게 감염된다. 이러한 것은 탄력적인 근육조직의 파괴와 함께 기관지 벽에 염증의 원인이 된다. 이러한 감염들로 인해 기관지 벽이 약해지고 반복적으로 발생한다. 그것들은 실제로 음성 가슴막 내압으로 인하여 팽창할 것이다. 그 질병이 진행될 때 기관지는 전체적으로 팽창하고 농(pus)을 함유하는 주머니들이 형성된다. 탄력적인 근육조직은 파괴되고 점액내층(mucus lining)에 섬모손실을 가진 육아조직으로 대치된다. 따라서 점액섬모수송 기전은 파괴되고 폐로부터 점액 통로가 방해를 받는다(그림 10.10).

폐쇄의 몇몇의 유형은 병리학적으로 알려져 왔다: 관상, 방추상 또는 낭상. 기관지 벽안에 있는 동맥 혈관들은 폐 모세혈관과 문합 하고 이러한 것은 각혈의 흔한 특징이다.

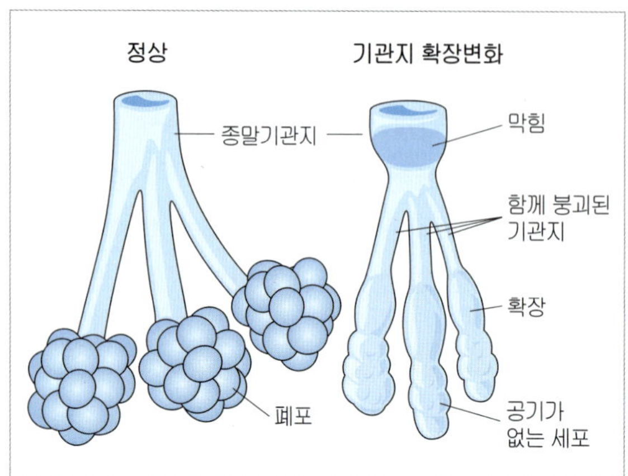

그림 10.10 기관지확장증의 변화

기관지 확장증의 임상적 특징

Key Point

증상들은 어린 시절부터 종종 시작 될 지라도 성인이 될 때까지 보통 진단을 받지 않는다.

기침과 가래

화농성 가래를 가진 환자들은 어린 시절 이후 지속적인 기침을 한다. 초기에는 감기 또는 인플루엔자 이후에 기침이 존재할 수 있으나, 질병이 심하게 진행되면 영향을 받은 분절들에서 지속적인 기침과 가래생성의 결과로 화농성 분비물들이 축적된다. 가래는 보통 녹색이고 종종 불결한 냄새가 나며 많은 용량이 존재한다. 호흡을 할 때는 악취가 진동하게 된다. 기침은 자세 변화와 아침에 처음으로 일어날 때 특히 문제가 발생한다.

초기에 가래배양은 헤모필루스인플루엔자(haemophilus influenza)와 포도상구균(staphylococcus)를 분리할 것이다. 질병의 말기에 녹농균(pseudomonas aeruginosa)과 폐렴 막대균(klebsiella)은 분리 할 것이다.

호흡 곤란

호흡의 짧아짐은 질환이 특히 심해지거나 확장 될 때 두드러지게 나타난다. 만약 기관지 확장증이 국소화 된다면 다른 것과 환기가 잘 되는 관류가 꽈리를 틀게 되고, 질병이 악화 되는 동안 기관지가 경련이 일어나는 특징이 나타날 수 있으며 안정수준으로 혈관의 가스를 유지하게 된다.

객혈

객혈(haemoptysis)은 아주 흔하게 발생하게 되며, 보통 급성 감염과 관련이 있다. 심각하다면 생명을 위협할 수 있고 손상 받은 폐 조직의 외과 절제술이 요구 된다.

재발성 폐렴

특징적으로 같은 부위에 영향을 미칠 것이며 이것들은 일반적인 특징이다.

만성 부비동염

만성 부비동염(chronic sinusitis)은 환자들의 약 70%에서 발생한다.

일반적인 질병과 건강

환자들은 발열, 도한, 식욕부진, 불안, 체중감소, 피로와 관절통으로 통증을 느낀다.

곤봉형

약 50% 환자들의 손가락들과 발가락들은 곤봉형(clubbing)이 된다. 곤봉지의 첫 번째 징후는 손톱과 바닥 사이의 각도가 손실된다. 이것은 손톱의 만곡을 이끌며 소위 북채 손가락들을 형성하는 손가락 끝들의 연부조직 증가를 형성한다.

흉곽 가동성

견갑대 가동성이 감소할 때 이것은 일반적으로 감소한다.

방사선

초기 x-ray는 정상이지만 환자는 점차적으로 기관지 혈관 음영 증가가 발생하고 때로 액체 층과 함께 다수의 낭포들이 나타난다(Armstrong, et al., 1995). 기관지 조영술은 침범 된 정확한 부분을 국소화 하기 위해 사용되며 팽창된 기관지를 밝혀 낼 것이다. CT 스캔은 기관지 벽이 두꺼워지는 것을 나타내며 기관지와 낭포들의 팽창을 보인다.

기관지 확장 증의 예후

여기에 있는 환자들의 대다수는 의학적인 관리가 충분하다면 거의 정상수명으로 생활을 유지할 수 있다. 그러나 합병증을 일으킬 수 있는 요인들이다.

- 재발성 각혈(recurrent haemoptysis)
- 폐렴(일반적)
- 가슴막염과 가슴고름집
- 고름집(폐/뇌) (드묾)
- 폐기종(드묾)
- 호흡부전증
- 우심실 부전증(넓게 퍼진 기관지확장 증이 있다면 폐 패혈증과 동맥혈 저산소증의 몇 년 후 흔히 발달한다)
- 전신아밀로이드증(systemic-amyloidosis) (드묾)

기관지 확장 증의 관리

치료의 원리

해부학적 그림은 질병 치료에 거의 차이점이 없다.

- 영구적 손상이 일어나기 전에 폐쇄를 경감시킨다(백일해 또는 홍역에 대한 적절한 치료 또는 국소화된 폐쇄의 인식).
- 감염조절. 항생제는 매우 경미한 경우들을 제외하고 모든 것에 있어서 예방된다. 항생제의 용량은 급성 감염이 발생한다면 변경 되어야 한다. 정맥내의 치료는 심한 감염에 적용된다(Currie, 1997). 흡입되거나(네블라이저에 의해 운반됨) 지속적 구강치료는 만성 패혈증과 저항하는 병원체(예: *Staph. Aureus* and *P. aeruginosa*)에 이용할 수 있다.
- 훌륭한 다이어트와 신선한 공기로 좋은 건강을 촉진시킨다.
- 기관지 확장증을 가진 일부 환자들이 피로와 호흡이 짧아짐으로 인하여 상태가 좋지 않을 때 운동내성을 향상시키고 유지해야 한다.
- 스트로이드제 흡입은 감염과 가래의 양을 낮추게 한다(Elborn, et al., 1992).
- 보존적 치료에 비교 되는 수술 효력에 관한 논란성의 증거가 있다 할지라도 손상 받은 폐 부분을 제거하는 수술은 국소화된 질병을 가진 젊은 환자들에게 적용 할 수 있다(Corless and Warburton, 2000).

물리치료

치료의 목적

기관지 확장 증에서 물리치료의 주요 목표는 다음과 같다.

- 분비물 들을 제거하고 폐 영역을 깨끗하게 한다.
- 적절한 가래 제거를 가르친다.
- 환자에게 질병상태의 관리와 병리학을 교육한다.
- 좋은 건강을 촉진시키고 운동내성을 향상시키거나 유지한다.
- 환자에게 자기의 생활 유형 안에서 가정 치료에 적합한 방법을 가르친다.

분비물의 제거

만약 지나친 분비물을 가진 환자들이 견딜 수 만 있다면 체위 배출 법이 적용될 것이다. 체위 배출법의 자세는 손상 받은 폐 부분에 대해 정확하게 인식 해야만 한다. 정확도는 가래 생성에 의해 그리고 흉부 방사선의 손상 받은 부분들의 파악에 의해 판단 된다. 이러한 것은 가장 적게 영향 받은 부분으로 넘쳐흐르는 분비물의 위험을 최소화하며 질병 또는 폐렴의 전파 원인이 될 수 있다. 능동 순환호흡기법(ACBT)과 함께 타진, 흔들기와 진동들이 또한 필요하며 폐의 손상 받은 부분에 정확하게 적용해야 한다.

환자는 강제호기기법을 배울 수 있게 되고 플루터(FET) 또는 호기 양압 밸브(PEP)는 분비물들이 기침에 의해 제거되는 곳에서 기관지 안으로 말초 점액전과 농의 움직임을 촉진시키기 위해서 이용할 수 있다. 환자는 매일 2~3번씩 반드시 이런 치료들의 혼합을 수행해야 한다. 환자는 폐기 처분할 수 있는 가래 용기와 폴리에틸렌 또는 재감염의 위험 또는 가족의 다른 구성원들이 위험에 빠지지 않게 감염된 가래를 폐기처분 할 수 있는 종이봉지를 가지고 있는 것이 중요하게 여겨진다. 환자가 감기 또는 독감에 걸렸다면 분비물들을 신속하게 제거 할 수 있도록 항생제를 물리치료와 함께 적용해야 한다.

운동내성의 유지

흉곽의 이동성, 좋은 자세와 좋은 일반적인 건강은 일상 운동프로그램을 수행하는 환자에 의해 얻어진다. 이러한 것은 일반 심호흡, 좋은 자세와 활기찬 걸음과 같은 일부 유산소 운동을 유지하려는 주의력을 포함시킨다. 환자는 또한 기관지 확장증이 있는 환자는 폐 재활 프로그램에 참여하면 운동 역량을 효과적이게 증가 시킬 수 있다(Bradley and Moran, 2006). 환자는 또한 조깅, 걷기, 싸이클링, 테니스 또는 수영과 같은 스포츠에 참여하도록 유도해야 한다.

낭성 섬유증

정의: 낭포성 섬유증은 외분비선의 유전적 질환이며 췌장기능부전으로 흡수불량과 땀에 높은 농도로 염분이 존재한다. 점액분비선의 수와 크기가 증가되어 기관지 점막에서 점액의 과량생산에 의하여 환자는 만성적 폐 기관지에 감염되게 된다.

낭성 섬유증은 가장 흔한 유전성 질환이며 영국에서 20분의 1정도 존재 할 것이며 열성 유전자에 의해 전달된다. 낭성 섬유증은 백인종에서 가장 흔하며 생명을 단축시키는 상염색체 열성 장애이다. 그것은 낭성 섬유증 막투과 조절 단백질(CFTR)을 암호화 하는 7번 염색체의 긴 팔에서 단일 유전자 변이에 의해 원인이 된다(Mansoura, 1998).

낭성 섬유증의 병리

CFTR 유전자의 변이는 결점이 있는 염화 수송을 일으키며 호흡, 간 담낭, 위장과 생식기관과 췌장 안에 있는 상피 세포의 소듐과 물의 감소된 수송에 의해 동반 된다(Quintion, 1990). 이러한 것은 탈수로 이끌며 내강 폐쇄와 다양한 외분비선 관의 상처와 연관되는 분비물의 점성 증가를 이끈다(Oppenheimer and Esterly, 1975). 호흡 시스템과는 다른 결과로 되는 임상적 증거들은 손상 받은 남자에게서 췌장결핍, 당뇨병, 무정자증(azospermia)을 포함시키고 아동들의 80%까지 생화학 간 비정상성의 증거들을 포함한다(Ling, et al., 1999).

CF를 가진 환자들의 질병율(morbidity)과 사망률(mortality)의 주요 원인들은 기관지확장 증과 폐쇄성 폐질환들이며 폐쇄성 폐질환은 90% 이상의 사망을 고려하게 된다. CF의 유아들은 기도를 손상시키고(Abman, et al., 1991), 국소 숙주 방어기전을 손상시키는 집중적 염증반응과 연관되는 끊임없는 기관지 내 박테리아 감염을 가지고 있다(Konstan and Berger, 1993).

두꺼워진 폐 분비물들과 연결되는 지속적인 염증은 기도폐쇄와 과잉 팽창으로 이끈다(Davis, et al., 1996). 과잉 팽창은 변경된 폐 기전으로 이끄는 장애의 두드러진 특징이 되며 흡기근, 특히 가로막이 수축하기 전 미리 짧아 지는 원인이 된다. 그러한 경우에는 심지어 호흡패턴의 작은변화(Bellemare and Grassino, 1982) 또는 운동에 의해 유도되는 환기 요구의 증가는 흡기근육의 피로를 유도하기에 충분하다(Levin and Guillen, 1987).

폐 변화

- **지나친 점액.** 지나친 점액은 작은 기관지와 세 기관지에서 발생한다. 호흡통로들은 출생 시에는 구조적으로 정상이지만 점액 전에 막힌다. CF의 폐 질환은 분비물들 의해 손상된 점액성모 제거로 발생한다.
- **점착성 점액.** 비정상적인 점액선은 감소된 물 함량과 함께 점액생성을 일으키며 분비물들이 기관지 벽에 매우 점착성이 있고 딱딱한 상태로 존재하게 된다.
- **감염.** 축적된 점액은 박테리아 성장을 위한 매개체를 제공하며 분비물들이 감염되고 화농성으로 된다. 이러한 것은 기관지 확장증으로 발생한다.
- **기관지확장증.** 염증은 기관지 벽을 약하게 하는 원인으로 기관지 확장증을 발생시킨다.
- **폐 조직의 발달 결핍.** 기도 폐색이 되는 점액과 염증은 정상 폐 조직의 발달을 억제한다.

다른 병리적 변화

췌장의 섬유증은 소화불량의 원인이 되며 당뇨로 발달 할 수 있다. 장 폐쇄는 담석 또는 숙변으로 발생한다. 신생아에서 "장 폐색이" 매우 빈번하게 발생한다. 소장을 막는 지나친 태변(신생아의 장에서 나오는 암록색의 변)은 응급수술이 필요하게 되며 태변성 장 폐색 증으로 알려져 있다. 우심실 비후는 폐 울혈 때문에 발생하며 폐 울혈은 섬유증으로 발달되고 폐동맥벽들의 비후가 일어난다.

낭포성 섬유증의 예후

조기의 진단과 좋은 환자관리와 함께 CF를 가진 환자들의 기대수명이 증가하였으며 생존은 40세 혹은 50세까지 증가하였다(Elborn, et al., 1991). 그러나 대다수는 폐 감염에 관련된 호흡부전으로 40세 이전에 사망한다. 첨가하자면 폐 질환의 진행과 함께 만성 감염의 급성 악화는 환자들의 영양상태에 영향을 준다. 질병 말기 상태의 CF를 가진 많은 환자들은 폐 기능 측정들의 악화와 체중감소의 증거와 함께 악순환이 반복된다(Elborn, et al., 1993). 이런 근거는 감염과 염증의 결과들이 CF를 가진 환자들의 체중손실에 부분적으로 관여한다고 확고하게 생각한다. 만성 감염은 증가된 점액생성과 사이토카인의 식욕을 감퇴시키는 결과들과 같은 물리적 요인들로 인한 식욕부진(anorexia)의 원인이 될 수 있다.

따라서 CF를 가진 많은 환자들에게서 소화 불량으로 인한 감소된 에너지 섭취, 감소된 영양흡수, 비정상 폐 기능과 패혈증으로 오는 에너지 소비증가가 발생 할 수 있다(Bell, et al., 1996).

낭포성 섬유증 임상특징

아동

아동의 출생 시에 유아는 정상이지만 기관 장애의 증상들은 출생 후 바로 보여진다. 다음과 같이 현존 하는 특징들은 넓고 다양하다.

- **태변성 장 폐색증(meconium ileus).** 대략 10%의 유아들에게 존재하며 회장말단이 폐쇄 되는 비정상적인 태변의 점착성 성질이 원인이 된다.
- **체중을 늘리는 것에 대한 실패.** 이것은 만성 영양결핍으로부터 발생한다.
- **매우 빈번하게 발생하는 화농성의 가래를 생성하는 기침.** 재발성 *Staph. aureus* 감염들이 흔하며 슈도모나스(*Pseudomonas*)와 *Burkholderia capacia*는 호흡기관을 침범한다.
- **호흡곤란.** 질병이 악화되는 동안 특히 분명하다.
- **천명.** 이것은 염증과 기관지경련에 의한 기도폐쇄로 인한 것이다.
- **땀에 있는 소금의 높은 농도.** 10세 이하의 아동들에게서 발한 나트륨과 염화 농도들이 상승한다(발한 나트륨 레벨의 소금. 10세 이하의 아동들에게서 발한 나트륨과 염화 농도들은 상승된다(발한 나트륨 >7mmol/L). 검사는 나이든 아이들과 성인들에게 신뢰성이 있고 신뢰성 있는 진단 징후이다.
- **자주, 불결한 냄새가 나는 대변(stools).** 이것은 외분비선 췌장의 이차적 기능장애로 인한 흡수장애와 지방변증 때문이다.

청년기와 성인들

- **진행성 숨가쁨(progressive breathlessness).** 이것은 감염 악화와 증가하는 질병의 심각성과 관련이 있다.
- **감소되는 FEV_1과 저하되는 혈액 가스들.** 폐 기능검사는 만성 기도폐쇄가 발달할 때 악화된다. 그 질병이 진행할 때 환기/관류 불균형은 저산소증과 폐 고혈압을 이끌며 발생한다.
- **지속적 천명과 삼출 성 기침(productive cough).** 이것은 Pseudomonas, Staphylococcus 또는 Burkholderia의 균주로 부터 배양될 수 있는 화농성 가래와 연관이 있다.
- **각혈(haemoptysis).** 이 것은 기관지 확장 증에서 이차적으로 발생한다.
- **흉부방사선.** 이것은 특히 상부부분과 기관지 확장 증에서 과잉팽창과 기관지 벽의 비후를 보인다.
- **곤봉지.** 이것은 기관지 확장 증과 관련이 있다.
- **지연된 생식시기(puberty delayed).** 남성과 여성 환자들 모두 영향을 미칠 수 있다. 만약에 폐 기능의 기대치가 60%보다 덜 하다면 대부분의 여성은 정상이거나 정상에 가까운 임신률을 나타낸다.
- **남성의 불임률(infertility in males).** 정자를 생성할 수 있다할 지라도 정관이 결핍되어 있거나 막혀있게 되면 정관 폐쇄로 인해 발생 할 수 있다.
- **폐 기능 검사(LETs).** FEV1/FVC 비율의 감소가 있고 FVC는 전체적으로 감소한다. 잔존용적(RV)은 공기저류와 흉강의 용적을 감소시킬 수 없는 호기근육들의 능력으로 인해 VC를 희생하며 증가할 것이다.
- **혈액가스들.** 환기/관류 부조화는 CF에서 피할 수 없는 것이며 CO_2 정체가 없거나 혹은 낮은 PaO_2를 일으킨다. 질병이 심해질 때 동맥혈 $PaCO_2$는 상승할 것이며 확산 비정상이 분명해질 것이다.
- **청진.** 부수적 거친 탄발음과 함께 흡기와 호기성 천명음이 존재한다.
- **X-ray.** 비정상적인 특징이 보이지 않는 것은 질병의 초기 단계이다. 만약 분명하게 기도폐쇄가 있다면 흉곽의 과다 팽창(가로막 편평성)과 확대된 흉골후방공간(resterosternal air-space) 증상이 나타날 것이다.

합병증

- **각혈(haemoptysis).** 이것은 보통 경미하지만 가끔씩 각혈이 일어날 수 있다.
- **자발성 공기가슴증(spontaneous pneumothorax).** 이것은 기종성 수포의 파괴로 인해 발생할 수 있다.
- **골다공증.** 골다공증의 원인은 낮은 뼈 미네랄 밀도에 의하여 높은 유병률이 발생한다는 것을 최근에 분명하게 했다(Haworth, et al., 1990).
- **간 질환.** 이것은 보통 담즙성 간경변(billiary cirrhosis)으로 나타나며 문맥 고혈압(portal hypertension)과 식도정맥류(oesophageal varices)와 연관될 수 있다.
- **당뇨병(diabetes mellitus).** 이것은 인슐린을 생성하는 외분비선을 손상시키는 진행성 섬유증으로 일어난다.
- **변형(deformity).** 환자들은 호흡 보조 근의 사용으로 인한 과팽대(hyperinflation)가 되면서 종종 술통형 가슴(barrel chest)

으로 발달한다. 그기에는 근 골격계 질환과 관련된 척추 후만과 전만을 포함하여 나쁜 자세의 근거가 된다.

- **폐 성심(cor pulmonale).** 이것은 질병의 말기에 발생할 것이다.

사회-심리학적 문제점

그 질환들은 어떤 불안한 사회 심리적 문제점들을 동반한다. 기침과 침 뱉기는 반 사회적이며 대부분의 사람들은 이러한 환자를 피하게 되는데 그것은 자신도 모르는 불친절한 모습이다. 부모들은 그들이 유전자를 운반할 때 죄책감을 느낄지도 모른다. 그들은 환자와 함께 많은 시간을 보내야 하며 환자는 형제에게 분노하게 된다. 사춘기에 다다른 환자는 치료와 완전한 사회 생활에 참여하기 어려운 정도로 분개할 수 있다. 분명하게 이것은 물리치료사가 인식해야 하는 전체적 그림의 간략한 언급에 해당된다.

말기의 특징

말기 환자들은 호흡 부전증, 청색증, 폐성심, 그리고 심한 영양결핍(야윈 체질량과 지방질량의 가속화된 손실)의 특징을 보인다.

낭포성 섬유 증의 관리

일반적 원칙

CF를 가진 소아와 성인환자들은 전문 CF센터에서 관리 받아야 한다. 낮은-지방, 고-칼로리 다이어트와 비타민의 보충이 추천된다. 영양상태를 유지하고 향상시키는데 더하여 CF 치료의 대부분이 폐 기능의 비 정상적인 관리를 향한다. 치료는 췌장 효소의 대치와 이차적 영양과 비타민 결핍들의 반전(Ramsey, et al., 1992)을 포함하면서 기관장애교정을 향해 나간다(Davis, 1996). 이것은 하부 기도 분비물들의 제거(Zach and Oberwaldner, 1989), 지속적 폐 감염들의 치료(Turpin and Knowles, 1993)와 특히 숨가쁨(breathlessness)인 폐 기능장애의 증상경감을 포함한다.

폐 기능의 비정상으로 인해 CF 환자들은 정상 폐 기능을 가진 대상자들과 비교될 때 모든 작업수준에서 지나치게 비효율적으로 환기한다(Cerny, et al., 1982). CF의 유산소 운동양의 심혈관과 폐 기전들에 의해 제한되기 때문에 이러한 것은 기능 상태는 손실 결과가 된다. 따라서 CF를 가진 환자들에게 있어 운동역량의 유지는 필수적이다.

투약

항생제

항생제는 반드시 필요하며 환자의 생명을 위한 한 형태 혹은 또 다른 형태가 될 것이다. CF를 가진 아동들에게 적극적인 정맥 내 항생 치료로 인하여 생존율이 크게 향상 된다는 근거들이 많이 있다(Turpin and Knowles, 1993). 최근 조사에 의하면, 예방 항생제의 사용은 비록 유아의 폐 기능에 관하여서는 어떠한 효과도 입증이 되지 않았지만 살아가면서 처음 2년 안에 구강 항생제 투여와 몇 일간간의 병원입원으로 진행되는 것이 감소 되는 것과 연관성이 있다(Smyth and Walters, 2000). 비 저균종(pseudomonas)에 감염되어 만성화 되어 있는 CF 노인환자들은 3년 이상의 기간에서 선택적인 치료를 받은 그룹과 증상에 맞는 항생제 치료를 받은 그룹 사이의 폐 기능과 사망률은 별다른 차이가 없었다(Elborn, et al., 2000).

기관확장제

기관확장제는 전환할 수 있는 기도폐쇄가 있을 때 유용하게 사용된다. 질환이 급성으로 악화되는 동안 네블라이져는 가정에서 사용될 수 있다.

산소치료

산소치료(oxygen therapy)는 지속적인 저산소증이 있는 말기 상태에서 적절하게 치료할 수 있다.

점액용해제

CF에 의한 폐질환의 원인은 점액 섬모청소의, 재발성 기관지 감염과 염증에 의하여 기능을 하지 못하는 것이고 방법은 기도에 파괴된 염증을 제거 하기 위하여 기관지 분비물 제거를 향상 시켜야 한다(Solomon, et al., 1996).

네블라이셔에 사용되는 고장성 식염수는 적용 후 즉시 점액성모제를 증가시키는 것이다. 비록 폐기능

검사, 삶의 질 그리고 악화빈도의 효과가 불분명 하다 할지라도 이것은 장기간의 이점 효과를 가지고 있다 (Wark and McDonal, 2000).

유전자 간의 재조합형 인간 디옥시라이보뉴클레에이스(rhDNase)는 폐 분비에서 단백질 분해를 촉진시키고 가래를 뱉는 것을 도와 줌으로서 CF환자들의 폐질환을 치료하기 위해 사용된다(Christopher, et al., 1999). 분무되는 식염수식과 비교할 때 최대 세 번의 4주간 평가기간에 검사했던 식염수 이후 단지 3%의 환자들과 비교되어질 때 37%의 환자들에게서 rhDNase가 FEV1을 200Ml 이상으로 향상시킬 수 있다고 근거를 제시 한다(Bollert, et al., 1999).

비록 지금까지 무작위로 조절된 시도들이 장기간의 결과에 대해 중요한 질문에 답하는데 불충분한 기간이 되어왔다 할지라도 (Kearney and wallance, 2000) 또한 다른 점액 용해제와 비교 되어질 때 짧은 기간(6개월)에 rhDNase는 호흡악화의 위험을 감소시키는 것이라고 보여 져 왔다(Christopher, et al., 1999). 이러한 것에 더하여 rhDNase 치료에 반응하는 큰 개인 간 변이성이 문서화 되었고 그 이점들은 대략 50%의 환자들에게 예측하지 못하는 것으로 발견되어 왔다(Cobos, et al., 2000).

물리치료

Clinical note

삶에서 일상적인 물리치료는 낭포성 섬유증이 있는 폐의 본질적으로 특징 있는 부분과 현재의 기도 청결은 진단을 하기 위하여 가능한 한 빨리 추천 된다. 그 치료적 접근은 그나 그녀의 성숙 한만큼 그리고 질병이 진행된 만큼 환자의 삶이 변화에 의하여 적용될 것이다.

물리치료의 목표는 다음과 같다.

- 기관지 경련을 감소시키며 폐 영역의 청결
- 육체적 건강 유지/운동내성의 증가를 위한 활동
- 자세 인식 및 이완을 훈련
- 자가관리에 의한 환자 교육

폐 영역의 청결

이러한 것은 CF 환자관리의 초석이 된다. 왜냐하면 유병률과 사망률의 주 원인들이 기관지 확장 증과 폐쇄성 폐질환이기 때문이며 후자는 대략 90%의 사망을 나타내게 된다. 부모들과 나머지 가족들이 어린 나이 아이의 치료에 연루 되어서 물리치료가 일반에게 인정되는 일상이 된다는 것은 중요한 것이다.

유아의 흉부 청결기도 법들은 체위 배출법, 타진과 흔들기의 사용을 포함시킨다. 이러한 기법들을 하기 전에 아이와 능동적 게임을 하는 것이 유용하며 아이를 웃게 하여 심호흡을 생성하게 하고 숨을 가쁘게 한다. 유아기에 염증과 감염이 존재하는 일부 증거가 있을 때 환자가 건강할 때에도 분명히 이것은 매일, 하루에 두 번씩 요구된다(Konstan, et al., 1994).

Key Point

악화 또는 아이가 상기도 통로의 감염이 되는 동안 이러한 치료는 하루에 여섯 차례 보다 더 많이 해야만 한다.

아기는 물리치료사 혹은 부모의 무릎 위에 베게를 올려놓고 자리 잡게 해야 한다. 물리치료사는 각 개인 환자에게 가장 효율적인 자세를 확인해주고 가정상황에 맞는 치료로 연계시켜야 한다. 아이가 성장하면서 만약에 객담이 낮은 지역에 분명히 있다면 쿠션을 사용한 체위 배출을 할 수 있는 자세가 필요한 상황이 올 것이다. 환자를 전적으로 지지하는 기울어진 구조(tipping frame)는 하엽의 전·외측, 그리고 중엽 또는 설을 배출 하는 데에 더 편안하다. 청년과 성인 환자들은 그들 자신의 침대가 기울어질 수 있도록 만들어진 발 받침이 있을 수 있다.

체위배출법과 도수 기법들에 호기양압(PEP) 마스크와 플루터 장비의 첨가한 사용은 호기기류를 증가시킴으로 분비물들의 제거를 촉진시키기 위해서 사용될 수 있다(Freitag, et al., 1989). 유아들은 자신의 분비물들을 삼키는 경향이 있고, 3세 이하의 아동들과 아기들에게 가래는 조직에 의해 제거 되어야 한다. 재감염을 피하는 것이 필수적이기 때문에 감염된 가래의 처리는 부모들, 친척들 또는 환자와 논의 되어야 한다.

가습의 일부 형태는 점액의 점성을 감소시키기 위

해서 유용하며 마우스피스와 네블라이져를 사용하면서 적용 될 수 있다. 초음파 네블라이져는 낭성 섬유증 환자들에게 의해 선호 되는 것이라고 보여져 왔다(Thomas, et al., 1991). 아기들과 유아들을 위해서 마스크가 필요 시 될 수 있다. 식염수 용액은 점액 용해제로 사용될 수 있다. 가정에서 사용하기 위해 환자들은 네블라이져와 함께 전기 압축기를 가질 수 있다.

환자의 나이가 충분해 지자 마자 치료에 포함되어지기를 격려해야 한다. 사람은 또한 분비물을 배출하라고 격려해야 하고 복부 증상의 악화원인이 될 수 있는 가래를 삼키지 말아야 한다고 알려 줘야 한다. 감염 악화시에 환자들은 집중 물리치료가 필수적인 병원에 입원될 수 있다.

지역사회 물리치료사는 일상적 간격으로 환자의 가정을 방문해야 하며 관련되는 가정에 대해 매우 잘 알게 될 것이다. 환자는 일반 수련의에 의해 관리되어야 할 뿐만 아니라 흉부전문의에 의해 보여 지게 되는 정기적 추후 클리닉에 참석해야 한다. 치료가 업데이트 되고 문제들이 논의 될 수 있도록 환자는 물리치료에 의해 정기적으로 보여 지는 것이 또한 필수이다.

육체적 피트니스의 유지/운동내성의 증가

유아와 CF를 가진 어린 아이들 둘 다를 가진 유산소 건강은 유산소 운동 훈련에 의하여 증가될 수 있다(Kaplan, et al., 1991). CF를 가진 환자들의 에어로빅 피트니스의 높은 레벨들은 매우 향상된 생존기간과 연관이 된다(Nixon, et al., 1992). 운동은 또한 숨가쁨을 감소시키고(O'nell, et al., 1987) 삶의 질을 향상시키는 것이라고 보여지고(de Jong, et al., 1997), 또한 가래 배출의 공헌에 대한 중요성을 만들었다(Sahl, et al., 1989).

CF를 가진 아이의 부모는 학교에서 신체적 활동과 주말에 사교 활동에 참여 시켜 가능한 한 정상적인 아이들과 같이 치료하도록 격려 할 것이다 부모들이 아이의 선생님을 만나서 아이가 학교생활에 있어 완전하게 참여하도록 도와 주는 것이 유익한 것이다.

성인 환자들은 정기적 수영 또는 조깅의 짧은 세션으로 이점을 얻을 수 있고 가능하다면 그들의 기저운동 역량을 측정하게 하여 임상적으로 안정적 일 때 병원 또는 클리닉에 참석 하라고 격려된다. 이러한 것은 물리치료사로 하여금 적절한 훈련 효과를 제공하는 운동레벨을 추천하게 하는 것이다. 운동프로그램의 목표를 세우는 것이 또한 중요하며 프로그램을 피트니스의 환자레벨과 질병심각성에 맞게 하는 것이 또한 중요하다.

말기상태

CF의 진행된 상태는 반복된 악화와 실제적 호흡 부전증에 의해 특징 지워진다. 환기부전 증의 결과로 혈액가스가 악화되고 $PaCO_2$가 상승하기 시작할 때 비침습적 양압환기(NIPPV)가 적용될 것이다. 환자가 매우 아프고 죽음이 절박하다고 인식할 때 이것은 환자, 가족 그리고 각 전문분야 협력 팀에게 곤란한 시간이다. 가족은 각 전문분야 협력 팀으로부터 많은 정서적 지지를 요구할 것이다.

주요한 주제는 환자를 가능한 한 편안하게 두는 것이며 보통 몰핀 또는 숨가쁨 감각을 경감시키고 근심을 감소시키기 위한 유도제들 중의 하나를 사용한다. 비록 능동적 치료가 더 이상 효과가 없다할 지라도 물리치료사와 접촉을 중단하는 것은 부적절한 것이다. 그 질병의 말기상태에서 목표는 가능한 한 사람을 편안하게 하고 분비물들이 환자에게 불편하게 하고 괴롭힌다면 상기도의 분비물 제거를 도와 주도록 하기 위하여 환자를 높게 옆으로 누운 자세로 두거나 앞으로 숙여 앉기 자세를 취하게 하는 것이다. 비 인두 썩션은 이 질병의 말기상태에 적용되지 않는다.

수술

움직임이 유지되는 것은 폐 이식을 기다리는 환자에게는 본질적으로 이러한 것을 지시하게 된다. 질환이 있는 마지막 단계에서는 비록 운동 내성이 있을 지라도 제한이 될 것이고 물리치료사는 근력과 심폐기능을 유지하게 될 것이다. 수술 후에, 재활은 최대 기능과 삶의 질이 좋아 질 것이다.

제한성 폐 질환

폐렴

정의: 폐렴은 폐포와 인접한 기도의 폐조직에 급성염증이다.

분류

폐렴은 여러 방식으로 분류할 수 있다.

- 해부학적 분포에 따르면(하나의 엽에 제한되는 엽성, 또는 더 넓게 퍼지며 고르지 못한 기관지 폐렴)
- 미생물학적 원인에 따라 임상적 용어에서 그것은 다음과 같이 정의할 수 있다.
- 감염이 얻어지는 장소에 따라(예: 지역사회 혹은 병원)
- 환자가 면역을 절충하는 지에 따라(예: AIDS)

모든 이러한 요인들은 질병의 결과, 원인성 요인들 그리고 질병의 임상적 특징으로 결정할 수 있다.

지역사회 요구되는 폐렴

감염은 특수한 미생물을 함유하고 있는 작은 물방울들이 흡입을 통해 발생되며 개인은 스스로의 자연스런 폐 방어기전을 통해 감염을 극복할 수 없다.

지역사회에서 요구된 폐렴은 흔한 폐 질환으로 영국에서는 일년에 백 만 명이 넘는 수준이다. 그러나 특별하게 미생물학적 원인은 다른 연령 그룹에 영향을 주는 경향이 있다.

- 폐렴연쇄구균(streptococcus pneumoniae)은 지역사회에서의 획득되는 가장 우세한 폐렴이며 모든 연령 그룹에 영향을 미친다.
- 폐렴미코플라스마(mycoplasma pneumoniae)는 보통 사춘기와 젊은 성인들에게서 발병한다.
- 수두 폐렴은 성인에게서 발병한다.
- 호흡 결합체 바이러스(RSV)는 2살 이하의 아동에게 유병율과 사망률의 중요한 원인이 된다.
- 레기오엘라 프네우모필라 감염(legionella pneumophilia infection)은 모든 연령 그룹에서 발병할 수 있으나 여성보다 남성에서 더 흔하다. 그것은 더운물에서 번성하며 불결하게 유지된 에어 컨디션 시스템을 오염시킨다.
- 헤모필루스 인플루엔자는 전에 존재하는 폐 질환(만성 기관지염)을 가진 사람들에게서 기관지 폐렴을 생성할 수 있다. 이 질환은 노인에게 더 흔하다.
- 화농성 포도상구균, 폐렴간균과 폐렴 마이코플라스마 감염은 건강한 개인들에게서는 흔치 발병하지 않으나 바이러스성 폐렴을 악화시킬 수 있다.

감염시키기 쉬운 요인

이러한 것들은 박테리아와 바이러스들이 쉽게 전도되며 되는 겨울 또는 봄 시간, 알코올 중독, 흡연(흡연과 알코올은 섬모기능과 식 작용을 감소시킨다), 대기오염, 하위 사회 경제 그룹과 전에 존재하는 호흡 질환 등이다. 그 질환은 또한 손상된 의식과 영양실조(malnutrition)가 이차적으로 발병할 수 있다.

병리학적인 변화

침입하는 유기체는 세 기관지와 폐포 염증의 원인이 된다. 삼출물은 박테리아의 빠른 전파로 이웃하는 폐포로 퍼진다. 폐포는 적혈구, 백혈구, 대식세포와 섬유소로 채워지며 엽을 통해서 울혈이 존재한다. 덮여 있는 가슴막이면은 염증이 있고 가슴막 삼출물이 발달할 수 있다. 백혈구가 박테리아를 삼켜버리고 대식세포가 식 작용에 의한 잔해를 청소할 때 분해가 발생한다(회색 간변).

소엽성 또는 기관지폐렴에서의 염증은 폐 안에서 불규칙하게 분산되며 대엽성 폐렴 염증은 전체적으로 퍼지나 하나의 전체 엽 안에 함유 된다.

치료 없이 분해는 경화의 액화에 의해 발생되며 기침에 의해 방출 된다.

임상적 특징

발병은 갑작스럽거나(대엽성 폐렴) 또는 점차적(기관지폐렴 또는 소엽성 폐렴)으로 발달할 수 있고 권태감, 발열(40° 이상), 경직, 구토, 저산소증으로 인한 혼란(특히 노인), 그리고 빈맥과 관련이 있다.

- **기침.** 이것은 먼저 마른기침이나 시작하여 며칠 후 화농성 가래가 생성된다.
- **숨가쁨.** 손상 받은 폐포막을 통과하는 혈액은 불충분하게 산화되어 PaO_2가 떨어지게 된다. 정상 폐 조직을 통과하는 혈액이 거의 포화되기 때문에 과 환기는 이러한 저산소증을 보충할 수 없다. 호흡노력이 증가되는 결과와 함께 발생하는 염증은 폐를 경직하게 하여 탄력성이 감소한다. 따라서 호흡은 빨라지고 얕아진다.
- **통증.** 만약 염증이 가슴막에 퍼진다면 깊게 들이마시거나 기침함으로써 악화되는 날카로운 통증이 발생한다.
- **방사선 사진.** 경화가 진행된 대엽성 폐렴은 특히 불투명(opacity)으로 보인다. 또한 이것들은 가슴막 삼출액의 증거가 된다.

- **청진.** 딱딱해진 폐 조직이 기관지에서 공기 움직임의 소리를 전도하기 때문에 기관지 호흡음은 달라질 수 있다(특히 대엽성 폐렴). 섭음흉성(whispering pectoriloquy)과 증가된 소리공명이 들려질 수 있다. 천명은 기관지 경련이 존재할 때 분명해 진다.

검사

- **혈액학.** 이것은 증가된 백혈구 수를 증명할 수 있다.
- **생화학.** 동맥혈 가스는 동맥혈저산소증의 정도를 밝히기 위해서 측정한다.
- **미생물학.** 가래는 원인성 미생물(폐렴연쇄상구균)을 확인 하고 어떤 항균성 물질들이 미생물에 민감한지를 확인하기 위해 Gram 염색을 한다.
- **배양을 위한 가슴막 흡입.** 폐렴일 때 가슴막 삼출이 악화된다면 이러한 것들을 고려 한다.

예후

결과는 감염에 걸리기 쉬운 요인들, 박테리아의 독성, 그리고 노인과 환자는 일반적 피트니스에 의존한다. 향상은 항생제를 처방한 환자의 3~4일 안에 시작하며 환자가 더 나아가기 시작하는 시간에 의해 10일안에 가래는 양적으로 줄어들고 점액이 사실상 줄어 든다. 그밖에 건강한 사람에게 있어서 방사선 사진은 6주안에 깨끗해진다.

일반적으로 대엽성 폐렴이 해결 되면 다음으로 환자가 회복하며 일반적으로 건강한 사람들인 20대와 50대의 연령 사이에서 그러하다. 기관지폐렴은 심각하며 다른 문제점들이 종종 이차적으로 발생하며 노인 환자에게 있어서 말기 질병이 될 수 있다. 그 질병은 분비물들이 좁고 발달되지 않은 기도를 미리 막기 때문에 매우 어린 사람들에게 치명적일 수 있다.

관리

- 항생제는 감염을 조절하기 위해 투약된다. 가래의 표본들은 항생제 치료를 바꾸거나 확실하게 하기 위해 가능한 빠른 배양과 민감도를 위해 보내져야 한다.
- 충분한 체액들이 체액 균형을 보장하기 위해 받아들여진다.
- 진통제는 가슴막염 통증을 경감시키기 위해 투약된다.
- 산소치료는 필요할 수 있으며 혈액가스들은 정규적으로 모니터 되어야 한다.
- 가정에서 침상안정은 충분할 수 있으나 급작스럽게 아픈 환자는 병원에 입원해야 한다.

합병증

폐렴의 가능성 있는 합병증은 다음과 같다.

- 다른 폐 부분으로 퍼짐
- 지연되는 회복 - 잘못된 항생제 처방, 투약으로 빈약한 탄력성, 또는 기관지 폐쇄(예: 암으로 인해)
- 가슴막 삼출액 또는 가슴고름집이 되는 가슴막질환 - 이것은 가슴고름집이 분명하다면 늑간 튜브와 배출(가능하다면 외과적 배출술)과 항생제가 요구된다.
- 폐 농양 - 이것은 발열을 일으키는 원인이 되며 항생제가 요구된다.
- 심장부전증
- 패혈증
- 폐렴구균 수막염(pneumococcal meningitis)
- 공기가슴증(pneumothorax) - 특히 황색포도상구균 폐렴과 연관 있고 늑간 튜브 배출(intercostals tube drainage)이 요구된다.
- 권태감으로 인한 상태가 저하된다.

폐렴의 물리치료

물리치료는 염증이 해결되기 시작될 때 적용된다. 치료의 목표는 다음과 같다.

- 기관지 경련을 감소시키며 폐 영역의 분비물들을 청결하게 한다.
- 폐의 완전히 재 확장을 하는데 있다.
- 운동내성과 피트니스를 획득하게 한다.

폐 영역의 청결

가습은 분비물들을 습하게 하기 위해서 필요로 될 수 있다. 그 방법은 질병의 심각성에 따라 다양하며 스팀 흡입, 네블라이저 또는 IPPB에 의해 될 수 있다. 타진, 흔들기 그리고 호흡 운동들은 손상 받은 폐 부분에 적합한 체위 배출 법 자세에 모두 필요로 될 수 있다. 때때로 흡인은 기침할 수 없거나 배출할 수 없는 매우 아픈 환자들에게 요구된다. 근본적인 기관지 경련이 있다면 기관지확장제가 주어질 수 있다.

폐의 재확장

자세는 손상 받은 부분에 환기를 증가시키기 위해 이용되어야 한다.

운동 내성과 피트니스

가능하다면 빨리 환자는 움직여야 하고 길이를 점차

늘려서 짧은 거리를 걷기 시작 해야 한다.

늑막염

정의: 늑막염은 서로 다른 직접적인 통증의 원인으로 인하여 내장기와 체 벽의 늑막에 염증이 발생하여 진행된다.

병인과 병리적 변화들

이 상태는 대기 내에 먼지와 잡티가 있는 도시 거주자들에게 흔히 나타난다. 결핵 또는 대엽성 폐렴에 이차적인 것이 될 수 있다. 늑막의 감염 또는 자극은 염증과 혈관울혈의 원인이 된다. 섬유질 삼출액은 늑막강 안에서 형성되며 늑막면들은 거칠어진다. 염증은 용해 될 수 있거나 늑막 삼출액으로 발전할 수 있다. 용해가 발생할 때 삼출액 안에 놓여지는 섬유소는 늑막의 두 층 사이에서 유착을 형성하는 경향이 있다. 늑막염의 원인들은 다음과 같다.

- 바이러스 감염, 가장 흔한 원인이다.
- 폐 경색
- 기관지 암
- 폐렴
- 자가면역성 류마티스 질환 (전신성홍반성낭창, 류마티스관절염)

임상적 특징

- **늑막염 통증.** 이것은 염증 있는 늑막의 신장으로 인한 것이다. 통증은 날카롭고(칼과 같은), 심하며 흉곽의 움직임(예: 심흡기 또는 기침)에 관련되어 있다. 그것은 보통 늑막 자극이 있는 흉부 아래 부위에서 잘 국소화 된다. 그러나 가로막 가슴막의 자극은 횡격신경을 통해서 통증 감각의 원인이 되며 종종 어깨의 끝에서 관련 된다.
- **늑막마찰음(pleural rub).** 흡기와 호기 모두에서 청진기를 통해 발생되는 삐걱거리는 소리(creaking)가 있다. 손상 받은 부위에서 국소화 되며 삼출액이 발달하면 사라지게 된다.
- **기침.** 기침하기는 호흡 감염이 원인이 될 때 존재할 수 있다.
- **방사선사진.** 가로막은 손상 받은 쪽으로 올라갈 수 있다.
- **다른 임상적 징후.** 빈맥과 발열(pyrexia)은 관련된 조건들에 따라 존재할 수 있다.

검사와 치료

현재 혈액학은 만약 감염되었다면 높은 백혈구수치를 보이게 된다. 근거가 되는 상태들의 확인과 치료는 필수적이다. 진통제는 통증을 경감시키기 위해 사용되며 가능하다면 진정제인 Linctus는 기침하는 것을 감소시킨다. 휴식은 염증을 진정시키는데 중요하며 통증을 최소화 한다.

늑막염에서의 물리치료

물리치료는 초기상태에서는 보통 부적절하다. 그러나 회복상태 동안 그 목표는 다음과 같다.

- 완전한 흉부 확장을 얻기 위해서
- 가슴막 층 사이의 유착형성을 최소화 하기 위해서
- 흉곽을 움직이게 하기 위해서

흉부 확장은 늑골 운동을 소개하고 통증을 감소시키기 위해 양쪽에 손상 받은 부분에 대해 도수저항과 환자에게 국소 확장운동을 가르침으로서 얻어진다. 옆으로 구부리는 체간으로 앉기 자세의 일반적인 심호흡운동과 가동성 운동은 흉곽과 흉추의 움직임을 발생시키는데 중요하다.

가슴막 삼출

정의: 가슴막 삼출은 흉강 내에서 액체의 과도한 정체가 나타나는 것이다.

병인

가슴막 삼출액은 다음과 같은 상태에서 종종 이차적이다.

- 폐 또는 기관지의 악성종양
- 폐렴
- 결핵
- 폐경색
- 기관지 확장증
- 폐농양
- 림프혈관의 폐쇄
- 혈관의 손상
- 좌심실 부전증

병리적 변화

액체는 가슴막강 안에 축적되며 구성성분은 원인에 따라 다양하다. 액체는 자연적으로 재 흡수되거나 외과적인 처리에 의해 제거된다. 가슴막층들이 만나게 되어 액체가 혈장단백질을 함유한다면 섬유소의 기질 하에 의해 유착될 수 있다.

액체는 여출액 또는 삼출액으로 가슴막강 안에 축적될 수 있다. 누출액(transudate)은 늑막을 가로질러 증가된 폐 모세혈관 압력(울혈성 심부전증에서처럼) 또는 감소된 삼투압(영양부족과 연관된 저 단백혈증에서)이 있을 때 생긴다. 삼출액은 림프관 재흡수의 이상과 더불어 모세관과 장측 가슴막의 투과성 증가에 따른 염증이 발생 할 때 생긴다(폐렴이나 악성종양).

삼출액은 단백질이 적은 맑은 누출액과는 달리 단백질이 많고 뿌옇다. 결과적으로 질병이 치료된다면 삼출액이 변경되는 경향이 있으나 재흡수될 수 있다.

임상적 특성

- **숨가쁨.** 액체의 압력은 폐 팽창을 감소시킨다.
- **청색증.** 큰 삼출에서 보여진다.
- **발열.** 감염과 보통 연관 된다.
- **기면상태.** 환자는 에너지 결핍을 호소한다.
- **통증.** 환자는 통증을 호소한다
- **흉곽.** 흉부확장은 손상 받은 쪽에 제한 된다.

검사와 치료

액체의 수준은 x-ray에서 확인 될 수 있다. 액체에 대해서는 타진의 돌 같은 둔감이 있다. 비록 기관지 호흡은 삼출액이 많아도 들린다. 그러나 호흡음은(> 액체의 500mL)삼출액이 있을 시에는 들리지 않는다. 작은 삼출액(220~500mL)은 흉부방사선에 의해 밝혀진다.

만약 액체가 자연적으로 재흡수 되지 않는다면 외과적으로 흡인해 주어야 한다. 산소치료가 필요할 수 있다.

가슴막 삼출의 물리치료

물리치료의 목적은 다음과 같다.

- 가슴막의 두 층 사이에 유착이 생기는 것을 예방하기 위한 것이다.
- 손상 받은 폐의 완전한 팽창을 얻기 위한 것이다.
- 폐의 환기를 증가시키기 위한 것이다.
- 고정 이후의 운동내성을 증가시키기 위한 것이다.

치료는 조건들을 이해하고 수정 되어야만 한다. 흡인 후에 호흡운동을 하게 되면 이 환부의 국소팽창이 발생하게 된다. 환자는 벨트를 이용하여 운동에 도움을 받을 수 있다. 만약 환자가 국소적인 팽창을 하기 힘든 경우에는 이환 부위를 늘리기 위해 이환 되지 않은 쪽을 단단한 베개 위에 올려 놓고 하는 것이 도움이 될 수 있다. 호흡운동은 하루에 몇 번씩 이 자세로 한다. 환자가 폐 팽창을 얻게 되었을 때 치료프로그램은 환자의 흉곽운동성을 포함시켜야 하며 운동내성을 증가시켜야 한다.

악성 가슴막 삼출 시 에는 가슴막 고정 술을 요구할 수 있으며 테트라사이클린과 같은 분말을 흉곽강 내에 넣을 수 있다.

가슴 고름집

정의: 가슴 고름집은 가슴막강 내의 고름이 모인 것을 말한다.

병인

이 질환은 박테리아 폐렴, 결핵, 폐 농양, 또는 기관지 확장증과 같은 폐질환이 선행될 때 발생하며 보통 이차적으로 생긴다. 가장 흔한 원인은 폐렴을 가진 환자에게서 연쇄상구균(*Strep. Pneumomiae*)으로 인한 감염이 늑막강내로 직접적으로 퍼짐으로 발생한다. 그것은 자상에 의한 상처 또는 흉부 수술의 합병증으로 발생할 수 있다.

병리적 변화

감염된 물질은 늑막강안으로 들어간다. 두 늑막층이 전부 섬유소가 섞인 진한 염증성 삼출액으로 덮인다. 이 섬유성 조직이 수축하면 폐 팽창의 물리적 장애물로 작용된다. 농의 섬유소성 조직의 압력에 의해 늑막과 폐가 파열될 수 있고 농은 기침으로 뱉어지게 된다. 또는 농을 형성할 수도 있다. 치유는 농이 외과적으로 제거되거나 감염이 항생제에 의해 보조되면서 환자의 자연항체에 의해 극복되면서 제거된다. 늑막의 층들이 서로 접촉되어 유착이 될 수 있으며 폐의 운동이 제한된다.

임상적 특징

다음과 같은 것들을 포함한다.

- 발열
- 피로와 체중 감소
- 빈맥
- 호흡곤란
- 늑막염성 동통이 처음에 심하나 점차 덜 심해진다.
- 흉곽운동의 감소 또는 다른 관련 질환이 있을 수 있다.

폐렴의 병력 또는 다른 관련 질환이 있을 수 있다.

검사와 치료

방사선 촬영에서 고름집은 D자형의 음영으로 보일 수 있다. D자는 폐의 표면에서 일직선상에서 보인다. 늑막 흡입 또는 탭은 샘플이 종종 두껍고 농에서 악취(foul-smelling)가 있을 때 진단을 확실히 할 수 있다. 늑막액 세포학(pleural fluid cytology)은 농 세포와 미생물의 삼출액을 보일 것이다.

항생제는 감염을 방지하기 위해서 적용된다. 늑막강 내에 주사를 넣어 충분히 농을 흡인할 수 있으나 지속적으로 수중 보합 배출이 필요하다. 삼출이 매우 두텁거나 국소화 된다면 늑골 절개술이 적용될 수 있다.

만약 이 질환이 폐 팽창을 심하게 제한시키는 늑막의 섬유증으로 끝난다면 늑골 절개술이 수행될 수 있으며 늑막은 폐에서 벗겨질 수 있다[피질박리(decotrication)].

예후는 원인에 의존하지만 치료되지 않는 감염은 혈류로 흡수되는 독소로부터 환자들 매우 심한 통증을 느낀다(독혈증).

가슴 고름집의 물리치료

목적은 다음과 같다.

- 늑막의 유착을 최소화하기 위하여
- 충분한 폐의 팽창을 위하여
- 폐를 청결하게 하기 위하여
- 좋은 자세와 흉곽운동성을 유지하게 하기 위하여
- 운동 내성을 향상시키기 위하여

만약 환자는 삽입된 흉부 배출관을 가지고 있다면 물리치료는 개흉술의 경우와 비슷하게 적용된다. 물리치료를 할 때에는 좋은 자세를 만들어야 한다. 환자는 이환 된 쪽으로 옆으로 구부림으로써 이환 된 쪽을 보호하려는 경향이 있다. 양쪽 둔부에 균등하게 체중을 싣고 어깨를 유지하고 뒤쪽으로 스트레칭 할 뿐만 아니라 이환 부위로부터 반대쪽으로 스트레칭 하는 것을 환자에게 가르쳐야 한다.

손상된 부위에서 폐를 팽창시키는 호흡운동은 매일 세 번 또는 네 번 수행해야 한다. 체위 배출법은 분비물들이 축적되어있다면 폐를 청결하게 하기 위해서 적용 할 수 있다.

환자가 회복됨에 따라 하지, 상지와 체간의 전신운동도 교육해야 한다. 가능한 한 빨리 호흡조절과 걷기를 시작하고 점점 거리를 늘려 점차 내려가는 것과 올라가는 것도 혼합하여 연습한다. 환자가 폐 팽창을 다시 얻을 때 치료 프로그램은 운동내성을 증가시키기 위하여 확장되어야 한다.

공기 가슴증

정의: 내장과 가슴막벽 사이에 공기가 모이는 것으로 가슴막 공간 안의 공기는 가슴 벽과 폐의 부분적인 압축으로 인하여 폐로 들어가게 된다.

자발성(기본질환에 이차적이 될 수 있는)과 외상성의 두 가지 형태의 공기가슴증이 있다.

자발성 공기 가슴증

이는 어떤 연령에서나 발생 가능하나(젊은 사람과 노인의 비율은 6:1) 젊고 건강한 남성에 가장 흔하다. 50세 이상에서는 폐기종이나 만성기관지염과 동발될 수 있거나 다른 기초 질환으로부터 오거나 기계적 환기와 관련될 수 있다. 이러한 자발적인 원인은 다음과 같은 것으로 요약될 수 있다.

- 천식 또는 수포성 폐기종으로 인한 기류제한
- 특히 호기말 양압(PEEP)의 사용과 함께 양압환기
- 감염들(포도구균성 폐렴, 결핵)
- 낭포성섬유증
- 마르팡증후군(Marfan's syndrome)

외상성 가슴증

외상성 가슴증은 다음과 같은 원인에 의해 발생한다.

- 관통성 흉부 손상(예: 좌상 또는 총상)
- 비관통성 흉벽손상(흉부에 관련하는 교통 사고에 의한 손상)
- 정맥내선삽입 동안(쇄골 하 부분)
- 흉벽의 수술 동안
- 가슴막 흡입 또는 부검 동안

흉벽이 정상인 상태를 폐쇄성 가슴 증 이라 하지만 흉벽이 개방된 경우에는 개방성 가슴 증이라고 하며 개방상처가 존재 할 때에는 응급치료로 커다란 붕대를 흉벽 위에 대준다.

병리적 변화

공기가 가슴막강 안으로 들어가고 대기하 압력(예: 덜한 음압)이 감소됨에 따라 폐가 붕괴된다. 가슴막 구멍이 막히고 공기가 흡수되면 폐는 점차적으로 재팽창된다. 때로는 가슴막의 구멍이 밸브의 역할을 대신하게 된다. 흡기시에 공기는 가슴막강으로 들어가나 호기시 나오지 못한다. 폐는 허탈된 채로 남아있게 되며 공기가 축적됨에 따라 심장이 밀리고 다른 폐와 대혈관들이 압박을 받게 된다. 이런 것은 긴장성 가슴종(tension pneumothorax)이라고 부르며 응급처치로써 주사 주입시 배출관을 막아 수중 봉합에 연결시킨다.

임상적 특징

종종 심한 흉통과 함께 갑작스럽게 일어나는 점진적인 숨가쁨이 발생한다. 편측성으로 발생하는 감소된 흉부 움직임이 있고 이환된 쪽의 폐첨부에서 자주 호흡음의 결여가 있다.

다른 임상 양상은 폐기종 등 기존의 병리학과 관련이 있다. 폐 질환을 가지고 있는 환자가 분명한 이유 없이 더 숨이 가쁘다면 가슴종을 고려해야 한다.

피하 폐기종은 가슴막 공기 누출시간에 발달하거나 공기가 피하 조직 안으로 들어갈 때 늑간 배출관 삽입 이후에 발달할 수 있다. 피하조직의 공기는 촉진에 대해 악설음 감각으로 끝나게 된다.

검사와 치료

흉부 x-ray는 폐 표식이 없고 허탈된 폐의 가장자리가 보여진다. 이러한 것이 진단을 확신할 것이다. 흡기와 호기의 방사선촬영은 작은 가슴증이 있는 장측 가슴막의 경계 짓는 것을 도와 줄 것이다.

작은 가슴증은 몇 일간 누워서 쉬는 것 이외의 치료를 요구하지 않는다. 큰 가슴증(가슴막강의 25%이상이 공기로 채워진다)은 주사주입하거나 가슴막강을 수중 봉합한 배출병으로 연결한 늑간 배출관에 의해 치료된다. 배출관은 배출병내에 더 이상거품이 생기지 않을 때, 즉 가슴막강에 공기가 없을 때에 제거해 준다.

수술은 재발성 가슴증에서 적용 된다. 가슴막 유착은 가슴막강 내에 분말을 넣어 일으킨다. 이 분말은 가슴막 표면에 자극을 주어 서로 유착되게 한다. 가슴막절제는 흉벽의 벽측 가슴막을 제거하여 남은 생 표면에 장측 가슴막이 유착되도록 하는 것이다. 장측가슴막의 구멍이 꿰메어 질 수 있다.

가슴증의 물리치료

수중 봉합 배출방법을 쓰고 있는 환자에게는 폐를 재팽창시키기 위하여 팽창 호흡운동이 필요하다. 또한 완전한 범위의 어깨운동은 어깨와 견갑대의 흉곽운동성을 유지하는데 필수적이다. 이 치료는 배출관이 제거될 때까지 하루 3~4회 하는 것이 보통이다. 가슴막유착이 된 후에도 팽창 호흡운동을 하는 것은(가슴막이 완전히 유착 되었을 때) 폐가 완전히 팽창된 것을 확실하게 하기 위해 필요하다.

환자에게 호흡운동을 교육시켜서 흉곽의 운동성을 유지시켜야 한다. 그렇게 하지 않은 경우 가슴막간 유착이 지나치게 수축되어 날카로운 가슴막성 동통을 느끼게 된다. 만약 폐가 36시간 내에 재 팽창되지 않으면 두 번째 수술이 필요하다. 가슴막 절제후의 물리치료는 개흉술(throacotomy) 이후의 원칙에 따르게 된다.

급성 호흡곤란 증후군

큰 재해적 질환은 직접적 또는 간접적으로 폐 상피 또는 폐포 모세혈관 막이 손상이 되는 원인이 될 수 있다. ARDS는 전신의 호흡질환이며 최초 유발 사건 후 12~48시간 이내에 발병한다.

정의: 급성호흡곤란 증후군은 충격이나, 폐혈증, 심각각 외상, 흡인, 유해 물질의 흡입과 같은 것에 의해 호흡을 하지 못하는 것이다(Bernard, et al., 1994).

유발할 수 있는 상황들의 예로는 폐 흡인, 흡입 손상이 없거나 있는 심한 화상, 파종성혈관내 응고(응고 비정상성으로 인한 응고 결핍), 심폐이식술, 심한 외상, 대량의 수혈, 익수(near-drowning), 전자간증(pre-eclampsia), 패혈증, 양수 색전증(격심한 분만 후에 임산부의 혈액계로 유입되는 많은 양의 양수), 췌장염, 그리고 장골의 골절로부터 오는 지방 색전증 등이 있다.

병리적 변화

활성화된 중성구들은 폐포막의 와전성을 손상시키는 혈관 작용의 중재물의 수를 방출시키는 것이라고 생각 된다. 폐포-모세혈관 막 안으로 증가된 상피 투과성의 결과로서 액체는 폐 모세혈관으로부터 폐의 가스 교환 부분으로 이동한다. 이러한 것은 폐포 부종과 염증세포들의 분출을 이끌게 된다. 폐 부종은 폐혈관(좌심실 부전증과는 달리)에서의 정상 정수압이 있기 때문에 비 심인성으로 발달한다. 이러한 급성상태가 진행할 때 모세혈관에서는 울혈증가가 있다. 폐포 기능성의 손실은 심한 저산소증과 호흡 부전증을 유발하게 된다.

임상적 특징

ARDS의 임상적 특징은 다음과 같다.

- 심한 불응성(치료에 저항하는) 저산소증
- 폐 혈관에서 정상 정수압을 가진 폐부종의 존재
- 흉부 x-ray에서 양측성 폐 침윤 확산의 출연
- 폐 탄성의 하강($<50mL/cmH_2O$)

증가하는 숨가쁨은 치료되지 않은 좌측에서 급성빈 호흡(>분당 20호흡)으로 이끌 수 있다는 것이 분명하다. 방사선에서 양측성 폐 침윤 확산 출현의 증거와 청진 시에 넓게 퍼지는 천명음과 악설음이 있다. 산소에도 불구하고 이 질환은 보통 심한 호흡 부전증 상태로 진행하며 기계적 환기의 지지를 요구한다. 폐들은 진행성으로 더 경직되고 충분한 산소와 환기가 더욱 어려워지게 된다.

검사와 치료

혈액가스분석에서 PaO_2는 중요한 수준에서 감소 된다. 만약 이것이 교정되지 않는다면 $PaCO_2$는 상승하기 시작할 것이다.

어떤 근원적 병리학적 원인이 치료 된다. 높게 흡입된 산소, 간헐적 양압 환기, 그리고 호기말 양압의 적용을 포함시킬 수 있는 충분한 환기지지는 저 환기되는 폐포의 동원을 허용하고 충분한 기능을 회복하기 위해서 필요하게 될 것이다. 이러한 것은 향상된 PaO_2로 이끌 것이며 산손의 높은 레벨은 위험성 있는 저산소증을 감소시키기 위해서 초기에 사용될 것이지만 산소가 높은 농도(폐포막에서 더 깊은 손상 원인이 되는)에서는 독성이 있으므로 충분한 PaO_2를 줄 수 있는 레벨에서 감소되어져야 한다. 이 상태에서 비록 PEEP의 적용이 지난 20년간 표준으로 실행되어 왔다 할지라도 폐 조직의 과잉팽창은 기흉과 피하 폐기종의 발달과 함께 기압과 부피외상의 결과가 될 것이다(Montogomery, et al., 1985).

합병증

병원 폐렴은 오랜 기계적 환기로 인해 ARDS를 가진 환자에게 흔한 합병증으로 발생하고 있으며 음성간균의 구인두 집단과 직접적인 관련이 있다. 이러한 미생물들이 저장 장소가 가능한 곳은 위가 된다(Driks, et al., 1987). 점액 보존과 청결 기전이 손실되는 것은 이차적 감염을 이끌며, 가스교환을 악화시킨다.

따라서 흉부 물리치료 기법에 의한 정체된 기관지 분비물들의 제거는 환자들의 통합적 관리 부분에 해당한다.

예후

ARDS를 가진 환자에게 있어 실질적으로 많은 연구들은 죽음의 일차적 원인으로 충분하게 동맥혈을 산화시킬 수 없는 능력이 아니라 빈약한 조직 산소 추출과 변경된 조직 혈류로 인한 다 기관증과 부전증의 발달 결과라 최근에 확신하고 있다(Montgomery, et al., 1985; Fowler, et al., 1990). 이러한 결과들은 높은 사망률과 연관되어 짐에도 불구하고, 급성손상 기전의 인식증가와 새로운 형태의 치료와 지지도입에도 불구하고 ARDS를 가진 환자들은 대략 30~60% 사망한다(Bernard, et al., 1994).

급성 호흡곤란 증후군의 물리치료

물리치료의 목표는 다음과 같다.

- 정체된 분비물들의 제거
- 수동/능동 운동

흉부물리치료는 네 개의 주요 가동법과 관련이 있다. 분비물들의 제거를 증가시키고 가스교환을 향상시키는 자세; 도수 과잉팽창; 기관지내 흡인; 그리고 도수 기법들(흔들기와 진동들을 포함시킨다)이다.

수동과 능동운동들은 그들 질병의 중요한 상태 동안 환자의 이동성이 제한 되므로 관절의 이동성과 연부조직(근육, 건과 인대들)의 신전성을 유지하기 위해 정기적으로 수행될 필요가 있다.

섬유성 폐포염

정의: 섬유성 폐포염(fibrosing alveolitis)은 폐포 벽이 두꺼워지고 Type II의 폐세포와 포식세포가 증가 한다. 질병이 진행되면서, 폐포벽은 섬유화 되고 섬유 증이 실질적으로 폐로 뻗어간다.

섬유성 폐포염의 병인은 일부의 경우에서 이전에 존재하는 특별한 질병의 증거가 있지만 대부분의 경우에는 병인이 알려져 있지 않다. 이러한 것들은 자가면역성(RA, 전신 경화증), 또는 위장계(만성 활동성 간염, 궤양 대장염)일 수도 있다.

임상적 특성

- 호흡곤란, 마른 비 생산성 기침 또는 적은 양의 가래를 동반하는 숨가쁨의 잠재적 발병이 있다.
- 청진. 전형적 특징은 본질적으로 금속성이라고 말해지는 중기에서 말기의 흡기성 악설음이다.
- 손톱 곤봉. 질병이 악화될 때 대부분의 환자는 전체적으로 손톱이 곤봉모양화 된다.
- 청색증. 손상된 가스교환으로 인한 것이다.

검사와 치료

혈액 가스들은 질병말기에 명확한 과 탄산증과 함께 진행성 저산소증을 나타낸다. 흉부 방사선은 먼저 하부 부분에서 주로 간 유리모양으로 음영이 보이며 질병이 진행될 때 이것은 분명해지고 결절이 된다. 경기관지(transbronchial) 또는 개방성 폐 생검은 간질과 폐포 섬유증을 나타낸다. 폐 기능검사는 감소된 가스전이 인자로서 제한된 결손을 나타낸다.

섬유성 폐포염의 만성형태들은 구강 콜티콜스테로이드제의 고용량으로 치료된다. 폐포염이 자기면역장애와 동반된다면 다른 면역 억제제들(싸이클로포스파마이드)이 때로 사용된다. 장기간 산소치료(LTOT)는 폐 고혈압과 폐 성심의 발달은 저산소증을 고치는 데에 고려된다. 심장-폐이식술은 젊은 환자에게서 고려할 수 있다.

일부의 환자들은 폐이식술으로 훨씬 오래 살 수 있다 할지라도 섬유 성 폐포염을 가진 환자들의 평균적인 생존기간은 5년 이하이다. 일반적으로 그 질병의 시작이 되면 빠를 수록 예후가 더 나빠지게 된다.

섬유성 폐포염의 물리치료

물리치료는 호흡조절을 가르치는 데에 방향을 두어야 하며 피로와 호흡 짧아짐으로 인해 환자가 상태가 좋지 않을 때 운동내성을 유지하는 것에 방향을 두어야 한다.

다른 폐 질환

폐 고름집

정의: 폐 고름집은 보통 섬유 낭 주변과 폐 조직 내의 고름으로 국소부위에 형성된다.

항생제와 향상된 마취제는 폐 고름의 발병을 감소시켜 왔으며 이 질환은 40살이 넘는 환자에게 있어서는 특히 기관지 암이 이차적으로 발생하는 경향이 있다.

병인

갖가지 박테리아는 다음의 경로들 중의 하나로 폐에 침입할 것이다.

- 기관지 폐렴 또는 이물질의 흡입 이후로 인한 공기 통로를 통해서 형성한다.

- 칼 자상 또는 총탄의 상처 이후에 개방된 흉벽을 통해 형성한다.
- 혈류(bloodstream)로 부터 형성한다.
- 기관지 암에서 - 고름은 분비물들이 종양에서 멀게 축적되는 곳에서 형성한다.

병리적 변화

침입하는 미생물들은 폐 조직의 염증이 원인이 될 수 있다. 그 부분의 중심에서 액화와 고름을 이 발생하게 되며 폐 조직에서 괴사가 있을 수 있다. 그 부분은 팽창이 되고 섬유 아 세포들은 완전한 피낭이 있을 때까지 섬유조직아래에 놓여진다. 불결한 냄새의 가래 생성을 초래하면서 그 낭은 수축하고 고름은 터진다. 때로 고름은 가슴막으로 흘러 들어 고름집의 원인이 되며 배출 물이 인접한 폐 조직으로 간다면 기관지 확장 증의 위험이 있게 된다. 고름의 독성은 혈루 안으로 흡수 될 수 있으며 폐혈 증의 위험성이 존재하게 된다. 치료는 섬유성 반흔의 형성과 함께 발생한다.

임상적 특성

권태감, 열, 기침과 호흡곤란이 존재한다. 기침은 먼저 자극적이며 비생산적이지만 입의 악취에 의해 동반되는 악취의 가래에 대해서는 생산적이다. 늑막에 염증이 있다면 기침하는 데에 통증이 있을 수 있다. 각혈과 입 냄새는 이 질환의 특징이 된다. 손톱 곤봉은 농양이 만성이 된다면 분명해 진다.

검사와 치료

혈액분석은 증가된 백혈구 수를 나타낸다. 가래의 배양 또는 폐 흡인에서 미생물이 발견 될 것이다. 흉부 방사선은 폐 조직 안에 공동 형성을 보일 것이며 공기 액체 수준을 함유할 것이다.

대부분의 폐 농양들은 미생물에 민감한 항생제로 큰 정맥 내 용량으로 반응할 것이다. 농양의 배액은 주사흡인 또는 개흉 술을 통해 필요할 수 있다. 만약 이물질에 의해 원인이 되는 기관지 내 폐쇄가 있다면 제거에 필수적이다.

폐 고름집의 물리치료

고름 부분을 방사선상으로 정확히 판단하여 환자를 매 4시간마다 10~15분씩 정확하게 자세를 취해야 한다. 흔들기는 흉벽에 적용되며 호흡운동들은 기침 후에 호흡을 조절할 수 있도록 시행된다. 음압이 커질 경우 농이 정상적인 폐 조직으로 번질 수 있기 때문에 깊이 숨을 들이마시는 것은 피해져야 한다.

환자의 자세를 가장 효과적인 배출이 가능한 자세가 되도록 하고 환자에게 상호 감염을 유발하는 어떠한 일도 피하도록 한다.

폐 결핵(TB)

정의: 폐 결핵은 결핵균이 점액 성으로 세 기관지 혹은 폐포로 방산되는 원인으로 염증성 변화로 발생한다.

1882년 로버트코흐(Robert Koch)가 결핵균을 분리했으며 여기에는 두 가지 유형이 있는데 하나는 사람이고 다른 하나는 소(동물)이다. 그 이후로 결행은 접종, 집단방사선촬영, 약물과 파스퇴르 처리한 우유 등으로 인해 억제 되었다.

Key Point

폐는 폐결핵에 의하여 오직 영향을 받지 않는다. 폐 외에 결핵의 유형, 급성 Miliary(혈액의 영향, 비장, 간, 신장, 수막 림프절의 질환의 확산) 수술적 결핵: 뼈와 관절; 심상성 낭창(피부에 영향); 결핵 선종(림프절에 영향)

병인과 유병율

마이코박테리움 결핵은 기침과 재채기시의 비말에 의해 전파되며 환자의 가래로부터 감염된다.

결핵은 세계적으로 흔하며 영국에서는 결핵의 발병 율이 최근에 증가 하고 있다. 결핵은 아프리카와 아시아의 나라들에서는 아직도 매우 흔하다. 유럽에서 가장 빈번히 이환 되는 연령은 중년이나 노인에게서 자주 발생한다. 영국에서는 주로 아일랜드, 아시아와 서인도로부터 이민 온 사람들에게서 발생한다.

발생을 일으키는 인자들은 환경, 위생불량, 밀집된 주거, 낮은 사회경제학적 집단, 영양불량, 흡연과 알코올중독증 등이 있다. 다른 요인들은 당뇨병, 선청성 심장질환, 백혈병, 호지킨병, 장기간의 콜티콜스테로이제 또는 면역억제제 등이 있다.

병리적 변화

간균은 백혈구에 의해 포식되어 대식세포에 의해 흡수된다. 더 많은 백혈구들이 이 세포집단 주위에 둘러싸서 장벽을 형성하여 "결핵소포(tuberculus follicle)"라는 완전한 하나의 덩어리를 이룬다. 이 부위의 중심에서는 기사가 일어나 부드러운 치즈같이 되는데 이를 "건락괴사(caseation)"라고 한다. 이 물질은 기관지로 이동되며 기침에 의해 제거되고 빈 공간만 남게 된다. 섬유아세포는 결절(tubercle) 주위에 피막을 만들고 그 내부에서는 석회염이 침착되면서 치유된다.

공동형성과 석회화는 잠재적 감염원을 가진 석회화 병소를 동반한 결핵을 만든다. 간균은 다시 활동성이 되어 일차 결핵이후의 결핵을 일으킬 수 있다. 그 경우 질환이 폐의 다른 부위나 가슴막으로 전파되거나 혈류를 타고 신체의 다른 부분으로 전파될 위험이 있다.

임상적 특징

이러한 것들은 다음과 같다.

- 불쾌감, 피로와 불안
- 식욕부진과 체중 감소
- 발열과 빈맥
- 밤에 발한
- 가래성 기침 - 간균은 가래로부터 배양
- 각혈
- 약간의 호흡곤란과 함께 감소된 호흡 움직임
- 가슴막 침범으로 인한 통증

검사

흉부 방사선은 공동형성과 석회화를 보여준다. 아동에게 있어서 이러한 임상특징은 약한 정도로 존재하여 그 질병이 간과 될 수 있다. 다른 검사들은 다음과 같다.

- **혈액학.** 총 혈구수는 빈혈을 보여줄 수 있다
- **면역학.** 망투반응검사는 보통 일차 폐결핵 이후 강하게 양성이나 속립성 결핵에서는 음성이다.
- **미생물학.** 가래배양은 일차 감염의 4~5주후 결핵 간균을 나타 낼 것이다. 간균은 속립성 결핵을 가진 환자들의 골수에서 배양 된다.
- **진단영상.** 일차 결핵 후 흉부 방사선은 가슴막 삼출 또는 폐렴을 나타낼 것이다. 부드럽게 퍼지는 폐 첨부의 음영은 결핵을 강하게 시사하며 속립성 결핵에서는 넓게 퍼지는 음영이 있다(2~3cm 직경의 작은 결절).

예방

BCG의 백신은(bacille Calmette-Guérin)은 그 질병의 병발을 크게 감소시키며 12~13세의 학령기 아동에게 주로 제공된다. 백신은 활동성 결핵을 가지고 있는 환자와 접촉한 사람들인 친척, 친구들, 교사, 의사, 간호사, 물리치료사들에게 또한 제공 된다. 우유의 파스퇴르 처리는 소로부터 사람에게 결핵 전파되며 예방될 수 있다.

치료

결핵의 치료법으로는 휴식과 함께 약물치료가 있다. 리팜피신, 아이소나이아지드, 에탐부톨, 파라 아미노살리실산(PAS) 등의 결핵 약은 매일, 18개월 이상 먹어야 한다. 항생제인 스트렙토마이신도 처방될 수 있다. 많은 약물치료들은 저항성의 스트레인 치료에 사용 된다. 합병증이 없는 폐결핵은 상대적으로 짧은 기간(6~9개월)에 치료된다. 다른 기관들이 침범된다면 오랜 치료기간이 해당될 것이다(뼈 질병에는 18개월).

수술은 매우 소수의 환자에게서 적절하다. 만약 환자가 잘 낫지 않는 결핵이라면 폐엽 절제술이 시행 될 것이나, 환자는 약물치료도 계속해서 해야 한다. 환자가 면역이 억제되지 않는다면 예후가 좋아질 것이다.

폐결핵의 물리치료(TB)

휴식 시 물리치료는 보통 적용되지 않는다. 환자가 걸을 수 있게 되면 운동은 점진적 프로그램으로 실행될 수 있다. 환자에게 호흡운동을 가르쳐야 한다면 물리치료사는 환자가 기침을 할 때 비말감염을 피하기 위해서 환자 뒤에서 서 있어야 한다. 가래는 아주 주의 깊게 처리하여 재 감염을 예방하도록 한다.

기관지와 폐 종양들

Key Point

종양들은 차후에 악성종양으로 발달할 수 있다. 또 많은 수의 종양들은 일차적 또는 이차적으로 악성종양으로 성장할 수 있다.

폐 안에서 자라나는 종양들은(기관지 상피성암) 보통 기관지 내에서 비롯되며 반면에 다른 부위로일 차적으로 퍼져나가며(예: 가슴, 가스 이동의 경로) 가슴막의 폐 조직 안에서 발달하는 경향이 있다.

영국에서는 해마다 기관지 상피성암으로 사망하는 사람들이 약 35,000명에 이른다. 남성은 여성보다 일반적으로 영향을 더 받으며 발생 정도는 여성에서 더 많이 증가한다. 발생 정도는 65세 노인에서 빈번하다.

병리학

담배를 피우는 사람들에게서 악성종양이 발생 할 위험성이 그러지 않은 사람들보다 더 많이 가지고 있다. 그러한 위험성은 담배를 피우는 기간과 흡연을 시작한 연령과 관련이 있다.

대부분의 질병은 시골의 거주자보다 도시의 거주자에게 더 흔하게 발생한다. 그 이유는 도시의 거주자들은 직장이나 여가 생활시에 발암물질에 대부분 노출되며, 발암물질들로 인해 질병이 발달 할 수 있기 때문이다. 방사선의 물질인 니켈, 우라늄, 크로메이트 또는 산업적인 석면에 노출되어 일하는 사람들은 기관지 상피성암이 발달하는 위험성이 증가하는 것과 관련이 있다.

병리학적인 변화들

큰 기관지 안에서 비롯되는 종양들의 많은 수는 가슴벽과 세로벽 구조, 폐로 직접적으로 침입하여 퍼져 나가게 된다. 종양은 광속의 속도로 가지를 치면서 자라나며 그런 다음 무기폐 먼 쪽으로 성장하며 발생하게 된다. 다음에 다양한 종류들이 있다(표 10.4).

임상적인 특징들

현재 17%의 환자들은 다음과 같은 증상을 가지고 있다. 시작은 느리며, 임상적으로 다음과 같은 특징들을 가지고 있다.

- **기침.** 이것은 매우 흔한 특징이며, 환자들은 종종 기침을 하는 것을 무시하게 되는데, 흡연자들과 연관이 있다. 처음에 하는 기침은 건조하고 불규칙적이나, 만약 감염이 발생된다면 분비물의 축적이 발생한다.
- **각혈.** 가래 안에 피의 작은 점들로 반복되며 발생한다.

표 10.4 기관지 종양의 조직학

조직학	기관지 암의 비례	특성
평편상피 세포	50%	국소적으로 급속히 퍼진다. 때때로 진공현상이 발생한다.
Oat/작은 세포	25%	주된 작은 폐, 빠르게 분열하며, 이른 무기폐가 된다.
큰 세포	12%	납작세포와 Oat/작은 세포 사이의 중재자이다.
선암	12%	느리게 성장하며, 무기폐 이후이고, 종종 말초적인 폐 종양들이 발생한다.
다른 종류의 것	1%	예를 들면, 치경음 귀리 세포 상피 성암이다.

- **호흡곤란.** 높은 변수로 폐 허탈 또는 늑막유출 일 때 심각하게 발생한다.
- **통증.** 둔하고, 깊은 고질적인 통증이 흔하나, 이것들은 늑골의 자연적인 늑막염이 되며, 주로 늑골의 질병을 가지고 있을 때 발생한다.
- **불만감과 체중의 손실.** 질병의 이후의 단계와 관련이 있다.
- **이차적인 수반되는 질병.** 폐렴 또는 폐농양은 종양의 결과로 발생한다.
- **쉰 목소리의 발생.** 이것은 재발하는 왼쪽후두신경의 결과로써 왼쪽 배꼽의 종양에 의해 발생한다.
- **천명(삐걱거리는 소리).** 주요한 기관지나 좁은 호흡관의 원인으로 일어난다.
- **얼굴의 부종.** 상경동맥에 의해 유발되며, 세로칸의 침입을 따르게 한다.
- **팔과 어깨의 통증.** 폐 꼭지에 종양의 결과로 발생되며 (췌장 종양) 팔신경얼기에 침입된다.

전이

전이(metastases)는 기관지 상피성암 환자들에게 흔하며, 다음과 같은 사항을 포함한다.

- **뇌 전이.** 뇌졸중을 유발시키는 원인이 되며, 두통과 간질을 동반한다.
- **뼈 전이.** 척수압박이나, 병리학적인 골절, 뼈 통증이 환자에게 발생한다.
- **간 전이.** 환자에게 간 비대와 황달이 발생한다 (간으로 확대 됨). 비 전이는 신경근과 내분비의 비정상, 곤봉상지를 포함한다.

조사

- **가슴 x-ray.** 진단을 위해 어떠한 환자에서도 필수적이며, 각혈과 폐종양의 90% 이상 입증할 수 있다.

- **CT scanning(정사).** 작은 질병들을 인식하기 위해 사용될 수 있다. 전이가 퍼져나가는 것을 입증하기 위해 사용되며, 수술을 위한 적당한 평가로 사용된다.
- **조직병리학.** 가래배양은 종양세포들의 증거가 있을 것이다. 세 가지 표본은 (이른 아침) 획득할 수 있다.
- **기관지경검사.** 조직 표본을 획득하는데 사용되며 수술치료가 가능한지를 평가하는데 사용한다.
- **피부를 통한 바늘생검.** 말초성 종양의 조직학적 측정을 위해 유용하게 사용한다.
- **늑막의 흡인과 생검.** 늑막삼출이 발생하는 환자를 위해 사용한다.

치료

가장 적절한 치료는 수술이며, 화학요법과 방사선학적 치료가 있다. 약물치료는 진통제, 항생제, 구토방지제를 포함하여 증상을 없애주는데 필수적이다.

- **수술.** 폐 또는 폐엽을 제거하는 것과 관련이 있다. 이것은 국소적으로 종양이 남아있을 때 사용 가능하다. 스텐트는 국소적인 질병을 위해 선택할 수 있다.
- **화학적용법.** 사이토톡신 약물은 규칙적으로 증가하는데 사용한다. 결과적으로는 혼합되지만 악성의 종양에서는 이러한 치료의 종류에 반응하는 경향이 있다.
- **방사선학적 치료.** 부분적으로 통증을 감소시켜 주거나 차단할 수 있으며 증상이 보일 때 사용한다.
- **레이저 치료.** 국소적인 질병이 끊임없이 지속되는 경우에 치료로 사용할 수 있다.

예후는 종양의 종류에 따라 따르며, 생존의 일반적인 기간은 1년 내외이다. 수술은 때로 환자들의 생명을 연장시킬 수 있다. 질병의 마지막 단계에서는 정신적인 상태와 환자의 일반적인 웰빙(well-being)에 관심을 기울여야 한다. 또한 환자들을 위하여 호스피스 관리나 충분한 아편진통제는 통증을 위해 필수적이다.

폐와 기관지 종양을 위한 물리치료

물리치료는 다음과 같은 질병의 관리의 측면에서 관계가 있다.

- Pre-(이전) 수술후의 물리치료는 폐절제술이나, 폐엽 절제술을 받은 환자들에게 필수적이다.
- 방사선학적 치료 후나 치료를 하는 동안 종양의 크기가 감소하기 시작하면 환자는 기침을 통해 가래를 뱉어 내기 시작할 것이다. 가래의 없애기 위해 ACBT와 자세는 반드시 사용되어야 한다. 타진과 격렬한 흔들기는 사용되지 않아야 하며, 척추나 갈비뼈의 병리학적 골절을 일으킬 수 있어 위험하고, 질병이 다른 곳으로 전이가 발달할 수 있기 때문이다. 각혈이 존재할 때에는 흔들기를 사용해서는 안된다.
- 질병의 마지막 단계에서 가래의 축적은 고통의 원인이 되며, 수정된 체위 배출과 진동과 함께 사용하는 호흡운동은 환자를 좀 더 편안하게 만드는데 도움을 줄 것이다. 만약 기침을 한다면 효율적이지 못하며, 흡입이 사용되어야 한다. 일상생활프로그램은 환자에게 적당하게 창안된 것이 요구되며, 물리치료사의 경우에는 건강관리 팀과 함께 공동작업을 수행하는 것이 필요하다.

호흡부전

정의: 호흡의 부전은 골격 또는 신경근의 위험성이나 폐질환의 원인으로 폐의 기능이 줄어드는 것이다. 이것은 또한 동맥혈 안에 가스의 긴장상태라고 정의된다(압박, 압력).

- 정상적인 동맥산소와 탄소가스 압력은(PaO_2와 $PaCO_2$) 13.0kPa(97mm Hg)이고, 6.1kPa(46mm Hg)이며 제 각각이다. 그것들은 호흡부전의 두 가지 종류로 존재한다.
- 유형 1:8.0kPa(60mm Hg) 보다 적은 A PaO_2는 $PaCO_2$와 관련이 있는데 그것은 정상일 뿐만 아니라 6.7kPa(50mm Hg) 보다 낮다.
- 유형 2:8.0kPa(60mm Hg) 보다 적은 A PaO_2는 $PaCO_2$ 증가와 관련이 있는데 6.7kPa(50mm Hg) 보다 높다.

호흡부전 유형 1의 원인

폐질환은 폐포의 저 환기의 결과이며, 관류부조화와 환기를 이끌게 된다. 혈액공급은 정상이나 거짓된 폐포로 부터 산소 흡수를 하게 된다. 질병과 관련된 종류들은 초기 만성 기관지염과 폐기종, 폐렴, 천식, 급성 폐수종, 폐색전증, 폐섬유와 ARDS 등이 있다.

호흡부전 유형 2의 원인

호흡 시스템의 골격과 신경근 구성요소의 부전의 원인은 전체적인 폐 환기를 위한 필수적인 펌프 기전을 잃는 것이 원인이다. 그러므로 폐 용적을 줄이는 것 또는 호흡비율을 감소시키며, PaO_2보다 떨어지거나 PaO_2보다 높게 이끌어야 한다. 이러한 종류와 관련이 있는 질병은 머리의 손상, 척수손상, 기존의 만성 기관지염을 가지고 있는 사람, 폐기종, 천식 지속상태의 사람, 압착가슴(Crushed chest), 근 위축증, 중증 근무력증, 후만증 등이다.

임상적인 특징들

- **저산소증으로 인한 유형1:** 호흡장애, 제대로 쉬지 못하는 것, 혼란, 청색증, 빈맥, 신장부전증, 폐 고혈압 등이 있다.
- **과탄산증으로 인한 유형2:** 손에서의 퍼덕 떨림(flapping tremor), 혼란, 두통, 주변부의 열감, 빈맥 등이 있다. 호흡장애는 처음에 발생하나 만약 PaO_2가 높게 된다면 혼수상태(coma)나, 졸린 상태(drowsy)가 될 수 있다.

치료

Clinical note

진단은 정확한 동맥혈의 가스측정에 의해서 될 수 있다. 치료는 원인의 직접적인 치료를 통해야 한다.

종류 1. 부전의 가장 주된 문제점은 저산소증이며, 이것은 산소치료에 의해 PaO_2를 올리는 것이 중요하며, 저산소증을 바르고 효율적인 양으로 유지 해야 한다.

종류2. 부전은 호흡이 감소하는 위험성을 가지고 있다. 이것은 경동맥과 대동맥에 있는 화학 수용기의 자극으로 산소결핍의 상태에 의존하게 된다. 이러한 위험성 이후에는 환자의 호흡이 느려지거나 멈추게 되고, PaO_2가 상승하며, 그 결과 혼란이나 의식불명 상태가 된다. 벤트 마스크는 24~28%로 흡기산소로 적용될 수 있다(COPD에 산소 치료와 관련된 흡기를 찾아보라).

호흡부전의 물리치료

유형 1 부전

분비물이 폐의 영역에서 명백하게 바이탈 상으로 존재 하며, 환자가 자연스럽게 호흡을 하거나, 스스로 위치변동과 ACBT가 가능하다면 느슨한 분비물 도수 기법이 사용될 수 있다. 만약 환자가 심하게 기침을 한다며 흡입이 사용될 수 있다. 기관지 경련은 기관지 확장제, 산소치료와 함께 혼합하여 쓸 수 있다(예: 살부타몰). IPPV는 적용될 수 있으며, 기관지 확장제는 인공호흡기를 통해서 공급할 수 있다. 또한 흔들기와 진동법은 도수 과팽창법과 함께 수행되어야 한다.

흡입은 기관지내관을 통해서 이루어 질 수 있다. 모든 치료는 규칙적인 혈액가스분석에 의해 모니터 된다.

유형 2. 부전

PaO_2의 상승이 다시 한 번 필요하고, 산소마스크를 통하여 24%의 산소운반을 통해 산소치료가 성취될 수 있다. 만약 PaO_2의 상승이 효율적이지 않다면, 산소마스크를 통한 산소운반 양이 변화할 수 있으며, 제공된 PaO_2는 이미 높은 단계에 도달되었기 때문에 상승되지 않는다. 만약 PaO_2가 상승되기 시작하면, 이것은 저 산소의 상태를 나타내며, 보통 원인이 되는 환자는 기진맥진하게 되고 이것은 NIPPV로 나타나게 된다. 산소보조는 필요하고, 환자는 보상작용으로 만성 호흡 산증이 발생할 수 있다. 물리치료사들은 종류 1의 부전을 유사한 원리로 허락해야 한다.

참고문헌

Abman SH, Ogle JW, Harbeck RJ et al. 1991 Early bacteriologic, immunologic, and clinical courses of young infants with cystic fibrosis identified by neonatal screening. J Paediatr 119: 211–217

Adinoff AD, Hollester JR 1983 Steroid-induced fractures and bone loss in patients with asthma. N Engl J Med 309: 265–268

Amado MC, Portnoy JM 2006 Recent advances in asthma management. Mo Med 103 (1): 60–64

American Thoracic Society 1995 Standards for the diagnosis and care of patients with chronic obstructive pulmonary disease. Am J Respir Care Med 152 (Suppl): S77–S121

Armstrong P, Wilson AG, Dee P, Hansell DM 1995 Imaging of Diseases of the Chest. Year Book Medical: Chicago

Bell SC, Saunders MJ, Elborn JS, Shale DJ 1996 Resting energy expenditure and oxygen cost of breathing in patients with cystic fibrosis. Thorax 51: 126–131

Bellemare F, Grassino A 1982 Effect of pressure and timing of contraction on human diaphragmatic fatigue. J Appl Physiol 53: 1190–1195

Bernard G, Artiglas A, Bringham K et al. 1994 Report on the American–European consensus conference on ARDS: definitions, mechanisms, relevant outcomes and clinical trial coordination. Inten Care Med 20: 225–232

Bollert FG, Paton JY, Marshall TG et al. 1999 Recombinant DNase in cystic fibrosis: a protocol for targeted introduction through *n*-of-1 trials. Scottish Cystic Fibrosis Group. Eur Respir J 13: 107–113

Bone RC 1996 Goals of asthma management: a step-care approach. Chest 4: 1056–1065

Bradley J, Moran F 2006 Pulmonary rehabilitation improves exercise tolerance in patients with bronchiectasis. Aust J Physiotherapy 52 (1): 65

British Thoracic Association 1982 Death from asthma in two regions of England. BMJ 285: 1251–1255

British Thoracic Society 1997 The BTS guidelines on asthma management. Thorax 52 (Suppl 1): S1–S21

Brochard L, Manceebo J, Wysocki M 1995 Non-invasive ventilation for acute exacerbations of chronic obstructive pulmonary disease. N Engl J Med 333: 817–822

Brocklebank D, Ram F, Wright J et al. 2001 Comparison of the effectiveness of inhaler devices in asthma and chronic obstructive airway disease: a systematic review of the literature. Health Techn Assess 5(26): 1–149

Burr ML, Wat D, Evans C et al. 2006 British Thoracic Society Research Committee: Asthma Prevalence in 1973, 1988 and 2003. Thorax 61(4): 296–299

Cecins NM, Jenkins SC, Pengelley J, Ryan G 1999 The active cycle of breathing technique — to tip or not to tip? Respir Med 93: 660–665

Cerny F, Pullano T, Gerd J, Cropp A 1982 Cardiorespiratory adaptations to exercise in cystic fibrosis. Am Rev Respir Dis 126: 217–220

Chang SC, Chang HI, Shiao GM, Perng RP 1993 Effect of body position on gas exchange in patients with unilateral central airways lesions. Down with the good lung? Chest 103: 787–791

Chatham K, Baldwin J, Griffiths H et al. 1999 Inspiratory muscle training improves shuttle run performance in healthy subjects. Physiotherapy 85: 676–683

Chatwin M, Hart N, Nickol AH et al. 2000 Low frequency fatigue induced by a single inspiratory muscle training session. Thorax 55 (Suppl 3): abstract

Christopher F, Chase D, Stein K, Milne R 1999 RhDNase therapy for the treatment of cystic fibrosis patients with mild to moderate lung disease. J Clin Pharm Ther 24: 415–426

Clanton TL, Diaz PT 1995 Focus on ventilatory muscle training: clinical assessment of the respiratory muscles. Phys Ther 75: 983–995

Clarke SW 1991 Chronic bronchitis in the 1990s. Respiration 58 (Suppl): 43–46

Cobos N, Danes I, Gartner S et al. 2000 DNase use in the daily care of cystic fibrosis: who benefits from it and to what extent? Results of a cohort study of 199 patients in 13 centres. DNase National Study Group. Eur J Paediatr 159(3): 176–181

Cochrane GM, Webber BA, Clark SW 1977 Effects of sputum on pulmonary function. BMJ 2: 1181–1183

Cochrane GM, Clark CJ 1990 Benefits and problems of a physical training programme for asthmatic patients. Thorax 1990: 345–351

Cole P 1995 Bronchiectasis. In: Brewis RAL, Corrin B, Geddes DM, Gibson GJ (eds) Respiratory Medicine, 2nd edn. WB Saunders: London

COPD Guidelines Group of the Standards of Care Committee of the BTS 1997. BTS guidelines for the management of chronic obstructive pulmonary disease. Thorax 52 (Suppl 5): S1–S32

Corda L, Bertella E, Pini L et al. 2006 Diagnostic flow chart for targeted detection of alpha$_1$-antitrypsin deficiency. Respir Med 100(3): 463–470

Corless JA, Warburton CJ 2000 Surgery vs non-surgical treatment for bronchiectasis. Cochrane Database Systematic Review CD002180

Corraco WM, Braman SS, Erwin RS 1979 Chronic cough as the sole presenting manifestation of bronchial asthma. N Engl J Med 300: 633–637

Crossley DJ, McGuire GP, Barrow PM, Houston PL 1997 Influence of inspired oxygen concentration on dead space, respiratory drive, and $PaCO_2$ in intubated patients with chronic obstructive pulmonary disease. Crit Care Med 25: 1522–1526

Currie DC 1997 Nebulisers for bronchiectasis. Thorax 521 (Suppl 2): S72–S74

Davies DS 1973 Pharmokinetics of inhaled substances. Postgrad Med J 51 (Supp 7): 69–75

Davis PB, Drumm M, Konstan MW 1996 Cystic fibrosis (state of the art). Am J Respir Crit Care Med 154: 1229–1256

Decramer M 1989 Effects of hyperinflation on the respiratory muscles. Eur Respir J 2: 299–302

Decramer M, De Benedetto F, Del Ponte A, Marinari S 2005 Systemic effects of COPD. Respir Med Suppl B: S3–S10

de Jong W, Kaptein AA, Van der Shands 1997 Quality of life in patients with cystic fibrosis. Paediatr Pulmonol 23: 95–100

Department of Health 1997 Health of the Nation Briefing Pack. leads: DOH

Donahoe M, Rogers RM, Wilson DO, Pennok BE 1989 Oxygen consumption of the respiratory muscles in normal and malnourished patients with chronic obstructive pulmonary disease. Am Rev Respir Dis 140: 385–391

Dransfield MT, Davis JJ, Gerald LB, Bailey WC 2006 Racial and gender differences in susceptibility to tobacco smoke among patients with chronic obstructive pulmonary disease. Respir Med (6): 1110–1116

Driks M, Craven D, Celli C 1987 Nosocomial pneumonia in intubated patients given sucralfale as compared with antacids or histamine type 2 blockers: the role of gastric colonisation. N Engl J Med 317: 1376–1382

Elborn JS, Shale DJ, Britton JR 1991 Cystic fibrosis: current survival and population estimates to the year 2000. Thorax 46: 881–885

Elborn JS, Johnston B, Allen F 1992 Inhaled steroids in patients with bronchiectasis. Respir Med 86: 121–124

Elborn JS, Cordon SM, Shale DJ 1993 Inflammatory responses prior to death in cystic fibrosis. Respir Med 87: 603–607

Elborn JS, Prescott RJ, Stack BH 2000 Elective versus symptomatic antibiotic treatment in cystic fibrosis patients with chronic *Pseudomonas* infection of the lungs. Thorax 55: 355–358

Enright S, Chatham K, Baldwin J, Griffiths H 2000 The effect of fixed load incremental inspiratory muscle training in the elite athlete. Phys Ther Sport 1: 1–5

Enright S, Chatham K, Ionescu AA et al. 2004 Inspiratory muscle training improves lung function and exercise capacity in adults with cystic fibrosis. Chest 126: 406–411

Enright SJ, Unnithan VB, Heward C et al. 2006 Effect of high-intensity inspiratory muscle training on lung volumes, diaphragm thickness, and exercise capacity in subjects who are healthy. Phys Ther 86(3): 345–354

Fleetham JA, Bradley CA, Kryger MH, Anthonisen NR 1980 The effect of low flow oxygen therapy on the chemical control of ventilation in patients with hypoxemic COPD. Am Rev Respir Dis 122: 833–840

Folgering H, von Herwaarden C 1994 Exercise limitations in patients with pulmonary diseases. Int J Sports Med 15 (3): 107–111

Fowler A, Goldman M 1990 Adult respiratory distress syndrome: prognosis after onset. Am Rev Respir Dis 132: 472–478

Freitag L, Bremme J, Schroer M 1989 High frequency oscillation for respiratory physiotherapy. Br J Anaesth 63: 44S–46S

Goldstein RS 1993 Ventilatory muscle training: pulmonary rehabilitation in chronic respiratory insufficiency. Thorax 48: 1025–1033

Green M, Moxham J 1993 Respiratory muscles in health and disease. In: Barnes P (ed.). Respiratory Medicine: Recent Advances. Butterworth–Heinemann Oxford, pp. 252—275

Gross NJ 1995 Airway inflammation in COPD: reality or myth? Chest 107 (Suppl 5): S1–S24

Guell R, Resqueti V, Sangenis M et al. 2006 Impact of pulmonary rehabilitation on psychosocial morbidity in patients with severe COPD. Chest 129(4): 899–904

Hargreave FE, Dolovich J, Newhouse MT (eds) 1990 The assessment and treatm,ent of asthma: a conference report J Allergy Clin Immunol 85: 1098–2011

Hasegawa M, Nasuhara Y, Onodera Y et al. 2006 Airflow limitation and airways dimensions in chronic obstructive pulmonary disease. Am J Respir Crit Care Med 173: 1309–1315

Haworth CS, Selby PL, Webb AK 1999 Low bone mineral density in adults with cystic fibrosis. Thorax 54: 961–967

Hogg JC 2004 Pathophysiology of airflow limitation in chronic obstructive pulmonary disease. Lancet 364: 709–721

Israel E, Rubin P, Kemp JP et al. 1993 The effect of inhibition of 5-lipoxygenase by Ziluteton in mild-to-moderate asthma. Ann Intern Med 119: 1059–1066

Joint Health Surveys Unit 1996 Health Survey for England (1995). HMSO: London

Kaplan TA, ZeBranek JD, McKey RM 1991 Use of exercise in the management of cystic fibrosis. Paediatr Pulmonol 10: 205–207

Kearney CE, Wallace CE 2000 Deoxyribonuclease for cystic fibrosis. Cochrane Database Systematic Review CD001127

Kesten S, Chapman KR 1993 Physician perceptions and management of COPD. Chest 104: 254–258

Kikuchi Y, Okabe S, Tamura G et al. 1994 Chemosensitivity and perceptions of dyspnoea in patients with a history of near-fatal asthma. N Engl J Med 330: 1329–1334

Konstan MW, Berger M 1993 Infection and inflammation of the lung in cystic fibrosis. In: Davis PB (ed.) Lung Biology in Health and Disease. Vol. 64: Cystic Fibrosis. Marcel Dekker: New York, pp. 219–276

Konstan MW, Hillard KA, Norvell TM 1994 Bronchoalveolar lavage findings in cystic fibrosis patients with stable, clinically mild lung disease suggest ongoing infection and inflammation. Am J Respir Crit Care Med 150: 448–454

Lacasse Y, Wong E, Guyatt GH et al. 1996 Meta-analysis of respiratory rehabilitation in chronic obstructive pulmonary disease. Lancet 348: 1115–1119

Levine S, Guillen M 1987 Diaphragmatic pressure waveform can predict EMG signs of diaphragmatic fatigue. J Appl Physiol 62: 1681–1689

Ling SC, Wilkinson JD, Hollman AS et al. 1999 The evolution of liver disease in cystic fibrosis. Arch Dis Child 81: 129–132

Mansoura MK, Smith SS, Choi AD et al. 1998 Cystic fibrosis transmembrane conductance regulator (CFTR) anion binding as a probe of the pore. Biophys J 74(3): 1320–1332

Meecham-Jones DJ, Paul EA, Jones PW, Wedzicha JA 1995 Nasal pressure support ventilation plus oxygen compared with oxygen therapy alone in hypercapnic COPD. Am J Respir Crit Care Med 152: 538–544

Montgomery A, Stager M, Carrico C, Hudson L 1985 Causes of mortality in patients with adult respiratory distress syndrome. Am Rev Respir Dis 132: 485–489

Moxham J 1990 Respiratory muscle fatigue: mechanisms, evaluation and therapy. Br J Anaesth 65: 43–53

Murciano D, Auclair MH, Pariente R, Aubier M 1989 A randomised controlled trial of theophylline in patients with severe chronic obstructive pulmonary disease. N Engl J Med 320: 1521–1525

Nebuliser Project Group of the British Thoracic Society Standards of Care Committee 1997 Current best practice for nebuliser treatment. Thorax 52 (Suppl 2): S1–S3

Newman SP, Pavia D, Clark SW 1981 How should a pressurised beta-adrenergic bronchodilator be inhaled? Eur J Respir Dis 62: 3–21

Newman SP, Pavia D, Garland N, Clarke SW 1982 Effects of various inhalation modes on the deposition of radioactive pressurized aerosols. Eur J Respir Dis 63 (Suppl): 57–65

Nicholson KG, Kent J, Ireland DC 1993 Respiratory viruses and exacerbations of asthma in adults. BMJ 307: 982–986

Nixon PA, Orenstein DM, Kelsey SF, Doershuk CF 1992 The prognostic value of exercise testing in patients with cystic fibrosis. N Engl J Med 327: 1785–1788

O'Callahan C, Barry P 1997 Spacer devices in the treatment of asthma. Br Med J 314: 1061–1062

O'Donnell DE 2006 Hyperinflation, dyspnea, and exercise intolerance in chronic obstructive pulmonary disease. Proc Am Thorac Soc 3(2): 180–184

Office for National Statistics 1997 Mortality Statistics for England and Wales (1996). HMSO: London

O'Neill PA, Dodd M, Phillips B 1987 Regular exercise and reduction of breathlessness in cystic fibrosis. Br J Dis Chest 81: 62–66

Oppenheimer EH, Esterly JR 1975 Pathology of cystic fibrosis: review of the literature and comparison with 146 autopsied cases. Persp Paediatr Pathol 2: 241–248

Patessio A, Iolo F, Donner CF 1993 Exercise prescription. In: Casaburi R, Petty TL (eds) The Principles and Practice of Pulmonary Rehabilitation. WB Saunders: Philadelphia

Pearson MG, Spence DPS, Ryland I, Harrison BD 1993 Value of pulsus paradoxus in assessing acute severe asthma. BMJ 307: 659

Pearson MG, Calverley PMA 1995 Clinical and laboratory assessment. In: Calverley PMA, Pride NB (eds) Chronic Obstructive Pulmonary Disease. Chapman & Hall: London

Peters SP, Ferguson G, Deniz Y, Reisner C 2006 Uncontrolled asthma: A review of the prevalence, disease burden and options for treatment. Respir Med 100(7): 1139–1151

Polkey MI, Green M, Moxham J 1995 Measurement of respiratory muscle strength. Thorax 50: 1131–1135

Porsbjerg C, von Linstow ML, Ulric CS et al. 2006 Risk factors for onset of asthma: a 12-year prospective follow up study. Chest 129(2): 309–316

Prescott E, Godtfredensen N, Vestbo J, Osler M 2003 Social position and mortality from respiratory diseases in male and females. Eur Respir J 21(5): 821–826

Prior JG, Cochrane GM 1980 Home monitoring of peak expiratory flow rate using a mini-Wright peak flow met in diagnosis of asthma. J R Soc Med 73: 1329–1334

Prior JG, Webber BA 1979 An evaluation of the forced expiration technique as an adjunct to postural drainage. Physiotherapy 65: 304–307

Quinton PM 1990 Cystic fibrosis: a disease of electrolyte transport. FASEB J 4: 2709–2717

Ramsey BW, Farrell PM, Pencharz P 1992 Nutritional assessment and management in cystic fibrosis: a consensus report. Am J Clin Nutr 55: 108–116

Rees PJ, Clark TJH, Moren F 1982 The importance of particle size in response to inhaled bronchodilators. Eur J Respir Dis 119 (Suppl): 73–78

Rimington LD, Davies DH, Low D, Pearson MG 2001 Relationship between anxiety, depression and morbidity in adult asthma patients. Thorax 56: 266–271

Rosen MJ 2006 Chronic cough due to bronchiectasis: ACCP evidence-based clinical practice guidelines. Chest 129(1): 122S–131S

Roussos C, Zakynthinos S 1996 Fatigue of the respiratory muscles. Inten Care Med 22: 134–155

Rubinfeld AR, Pain MCF 1976 The perceptions of asthma. Lancet i: 882–884

Rudolf M, Riorden JF, Grant BJB et al. 1978 Bromhexine in severe asthma. Br J Dis Chest 72: 307–312

Sahl W, Bilton D, Dodd M, Webb AK 1989 Effect of exercise and physiotherapy in aiding sputum expectoration in adults with cystic fibrosis. Thorax 44: 1006–1008

Senn O, Russi EW, Imboden M, Probst-Hensch NM 2005 Alpha$_1$-antitrypsin deficiency and lung disease risk modification by occupational and environmental inhalants. Eur Resp J Nov 5: 909–917

Silverman EK, Weiss ST, Drazen JM et al. 2000 Gender-related differences in severe, early-onset chronic obstructive pulmonary disease. Am J Crit Care Med 162(6): 2152–2158

Sinuff T, Cook D, Randall J, Allen C 2000 Noninvasive positive-pressure ventilation: a utilisation review of use in a teaching hospital. Can Med Assoc J 163: 969–973

Smith K, Cook D, Guyatt GH et al. 1992 Respiratory muscle training in chronic airflow limitation: a meta-analysis. Am Rev Respir Dis 145: 533–539

Smyth A, Walters S 2000 Prophylactic antibiotics for cystic fibrosis. Cochrane Database Systematic Review CD0011912

Solomon C, Christian D, Welch B, Balmes J 1996 Cellular pulmonary tract and pulmonary function responses to exercise and serial sputum inductions. Am J Respir Crit Care Med 153: A713

Speight AWP 1983 Is childhood asthma being underdiagnosed and undertreated? BMJ 286: 16–20

Stavngaard T, Shaker SB, Dirksen A 2006 Quantitative assessment of emphysema distribution in smokers and patients with alpha$_1$-antitrypsin deficiency. Respir Med 100(1): 94–100

Svanberg L 1957 Influence of posture on lung volumes, ventilation and circulation in normals. Scand J Clin Lab Invest 9: Supp 25

Tashkin DP, Ashutosh K, Bleeker ER 1986 Comparison of the anticholinergic bronchodilator ipratropium bromide with metaproterenol in chronic obstructive pulmonary disease: a 90-day multicenter study. Am J Med 81 (Suppl 5a): 81–90

Thomas SH, O'Doherty MJ, Graham A et al. 1991 Pulmonary deposition of nebulised amiloride in cystic fibrosis: comparison of two nebulisers. Thorax 46: 717–721

Thurlbeck WM 1976 Chronic Airflow Obstruction in Lung Disease. WB Saunders: Philadelphia

Turpin SV, Knowles MR 1993 Treatment of pulmonary disease in patients with cystic fibrosis. In: Davis PB (ed.) Lung Biology in Health and Disease, Vol. 64: Cystic Fibrosis. Marcel Dekker: New York, pp. 236–243

Vender RL 1994 Chronic hypoxic pulmonary hypertension. Chest 106: 236–243

Wark PA, McDonald V 2000 Nebulised hypertonic saline for cystic fibrosis. Cochrane Database Systematic Review CD001506

Webber BA, Hofmeyr JL, Morgan MDL, Hodson ME 1986 Effects of postural drainage, incorporating the forced expiration technique on pulmonary function in cystic fibrosis. Br J Dis Chest 80: 353–359

West JB 1995 Pulmonary Pathophysiology: the Essentials, 5th edn. Williams & Wilkins: Baltimore

Wilson GE, Baldwin AL, Walshaw MJ 1995 A comparison of traditional chest physiotherapy with the active cycle of breathing in patients with chronic suppurative lung disease. Eur Respir J 8: 1715

Yelin E, Katz P, Balmes J et al. 2006 Work life of persons with asthma, rhinitis, and COPD: A study using a national, population-based sample. J Occup Med Toxicol 2 1(1): 2

Zach MS, Oberwaldner B 1989 Chest physiotherapy: the mechanical approach to antiinfective therapy in cystic fibrosis. Infection 15: 381–384

성인에서 자발적 환기 및 전통적 기계 환기

Adult spontaneous and conventional mechanical ventilation

CHAPTER 11

김 경

CHAPTER CONTENTS

개요

이 장은 호흡부전에서의 환자의 호흡적인 측면에 대해 초점을 맞추었다. 성인에서 호흡 물리치료사의 필요성이 중요하게 여겨지며 모든 주요한 시스템의 기본적인 이해와 초기 평가가 필요하기 때문에 질병의 원인에 대한 근본적인 이해는 필수적이다. 치료중재의 목표는 분비물 잔류와 호흡의 감소, 호흡곤란, 통화 재팽창과 같은 호흡의 증상의 완화이며 이것들이 가능하다면 그 다음으로는 호흡을 올바르게 하는 것이다.

해부학에서 학부생의 훈련이 서술될 수 있으며, 환자와 같이 재활이 필요하고, 물리치료사들에 있어 훌륭한 호흡관리가 중요하다. 하지만 평가를 위한 접근방법을 적용하기 위해서는(문제 해결 방법을 포함) 적절한 중재법을 찾는 것이 필요하다. 이로써 응급상황시에 전화를 할 수 있는 시스템이 갖춰져야 하며, 지극히 개인적이고 자발 호흡에서의 호흡기전의 가본적인 이해가 필수적이다.

이 장의 전통적인 환기 기전에 대해 알기 위해서는 이 책의 앞쪽 장인 호흡장과 심폐장에 대해 읽어야 한다. 이 영역에서는 환기 부전의 원인에 대해 많은 조건들과 모든 시스템에 대해 자세하고 하나의 장의 범위를 넘어 샅샅이 살펴보아야 한다. 이 영역에서 비침습성 환기의 사용과 적용방법은 환기의 특별화된 영역이다. 좀 더 자세한 지식들은 교과서와 이 장의 끝에 제공되는 웹사이트를 추천하며 이것들에 의해 더 나아간 연구를 통해 더 많은 지식을 얻을 수 있다.

자발적 환기

자발적 환기의 기본적인 호흡기전은 기계적 환기의 지지 및 조절을 중단 하기 위해 적용되기 때문에 반드시 이해하여야 하고, 환기호흡용량을 직접적으로 조절해야 한다. 임상적인 질병의 사건 동안에 특별하게 정상적인 해석편차와 인식의 능력은 중요하며 효율적인 자발적 호흡기능으로 일차적으로 중요하다.

호흡에 작용하는 근육들

호흡근들은 두 가지의 분류로 구성한다.

- 주요근(대부분 횡격막과 늑간을 차지한다)
- 부속근(대부분 사각근들, 복부근육들 그리고 흉쇄유돌근들이 차지한다)

다음 사항들은 효율적인 산소의 상태 유지를 위해 기억해 두어야 하며 신진대사의 수용 증가와 함께 혈액의 pH의 균형을 맞춘다. 모음근들의 순환은 (예: 얼굴근육과 입술 오므리기 호흡법 그리고 어깨를 받쳐주고 있는 근육들 팔의 고정근들) 호흡의 부전이나 기능부전의 시간 동안에 획득되어야 한다.

주요근의 주된 역할은 환기이다. 부속근은 다른 기능들을 가져야 하나 그것들이 획득되었을 때 순환의 촉진이 될 수 있다. 정상적으로 호흡근들은 환기와 비환기 운동 기능의 양면성을 가지고 있다. 예를 들면, 횡경막 작용은 일차적 호흡근으로서, 일반적으로 일회 호흡량의 60~70%에 가까운 반면에 부절의 자세안정화를 위하여 복압을 상승시키는데 반응을 하게 된다.

치료사들에 의해 진가를 알아보는 것이 반드시 고려되어야 한다; 호흡근에서 환기기능과 운동기능 두 가지가 획득될 때, 환기를 보조하는 그들의 능력은 감소한다. 이것은 특별히 중요하다. 최근에 운동 활동에서 환기 지지가 감소를 보이거나 일조시간 동안에 그 힘을 얻게 된다. 즉, 회복은 재활단계 동안에 호흡기를 떼는 것이다. 팔의 근력강화 운동은 이러한 단계에서 일차적으로 목표가 될 것이며, 밤 사이의 환기 지원의 증가가 진가를 보일 것이다.

호흡근들은 다른 골격근들의 일반적인 특징을 공유하며, 섬유 종류에 따라 혼합되어 구성된다(Johnson, et al., 1973). 섬유 종류에 따라 그들의 대사가 구성되며(예: 모세혈관, 글리코신, 산소용적, 축소안에 회수되는 시간), 근육의 근력이나 적절한 지구력을 결정한다(Moffett, et al., 1993) (표 11.1).

- 유형 1섬유는 지구력에 있어 중요하다. 천천히 반응하며, 높은 산화 용적을 가지고 있으며, 처음에 모집되며, 근 피로에 대해 큰 저항력이 있다.
- 유형 2a 섬유는 높은 산화 용적을 가지고 있으며, 빠르게 반응하고, 힘의 중재적인 단계의 절차이며, 근 피로에 대한 저항력 관계가 있다.
- 유형 2b 섬유는 낮은 산화 용적을 가지고 있으며, 빠르게 반응하고, 큰 힘의 활동의 절차단계이며, 운동 효과를 위한 모집이 지속된다. 그리고 반복적으로 사용될 때 근 피로가 오기 쉽다.

근육 생리학에서는 깊은 지식이 필요하고, 호흡근들의 훈련에 초점이 맞추어 있다면, 훈련하지 않은 호흡근들 보다 훈련한 호흡근 들이 더 나아질 것이다. (환기 보조를 통해) 근육 훈련은 물리치료중재에 가깝게 될 수 있고, 장기간의 환기가 보조를 중단한다. 훈련하지 않는 근육에서의 근육 소모와 비사용 위축은 분명히 나타나며 좀 더 나은 연구에서 이러한 영역에 대한 것의 연구가 요구된다.

표 11.1 골격근섬유 종류에 따른 비교

특성들	유형 I	유형 IIa	유형 IIb
수축			
수축속도	느리다	빠르다	빠르다
마이오신	느리다	빠르다	빠르다
반응하는 기간	길다	짧다	짧다
칼슘 이온의 격리	느리다	빠르다	빠르다
물질대사			
모세혈관	풍부하다	중간이다	희박하다
해당용적	낮다	중간이다	높다
산화용적	높다	높다	낮다
글리코겐 포함	낮다	중간이다	높다
마이오글로빈 포함	높다	중간이다	낮다
섬유소 배율	작다	중간이다	크다
운동 단위 크기	작다	중간이다	크다
회복하는 능력	빠르다	중간이다	늦다

공기흐름과 호흡 기전

호흡근들의 수축은 흉벽의 넘어서 움직임에 영향을 준다. 예를 들면, 허리를 곧게 한 자세에서 공기의 흡기시에 횡경막은 아래쪽으로 수축이 일어나 이동하는 반면에 배 부분은 바깥으로 이동한다. 가슴과 배 부분이 함께 움직일 때 움직임이 동시에 발생되는데, 흡기 동안에는 반경이 증가하고, 호기 동안에는 반경이 감소한다. 바로누운자세에서 대부분의 움직임은 배부분에 의하며, 가슴의 작은 움직임과 함께 발생한다. 환기와 양쪽 호흡 기전에서 몸의 위치는 살포에 어울리는 하나의 호흡근의 기능부전으로서 중요하다. 예를 들면, 근 피로 또는 약함 - 저 환기, 탄산과잉, 호흡장애를 이끌 수 있으며, 몸의 조직의 산소첨가의 감소, 호흡부전, 대사장애, 산 과다증이 발생 할 수 있으며, 결국은 죽음에 이르게 한다.

정상적인 휴식 환기는 다음과 같은 활동적인 세 가지로 구성된다.

- 공기의 안쪽으로의 흐름은 흡기라고 부른다.
- 밖으로의 흐름은 호기라고 부른다.
- 휴식시 단계에서는 0의 상태가 지속된다.

흡기와 호기 동안에 공기용적의 순환은 폐의 밖으로 이동한다. 그것들의 변화는 기도의 열림(또는 입) 그리고 폐포 사이의 압력 기울기의 결과로서 발생할 수 있다. 흡기의 시작되는 기간은 기도의 열림에서 압력이 있을 때이고, 폐포에서는 동등하다. 그곳에는 압력 기울기가 없기 때문에 공기의 움직임도 없다. 이것은 호흡 순환의 휴식 기간으로 알려져 있으며, 공기는 폐에서 남거나 또는 그렇지 않다(그림 11.1).

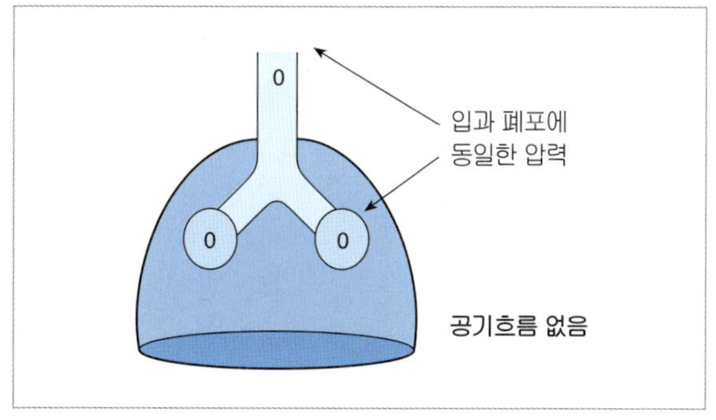

그림 11.1 **자발적 호흡.** 휴식시 단계

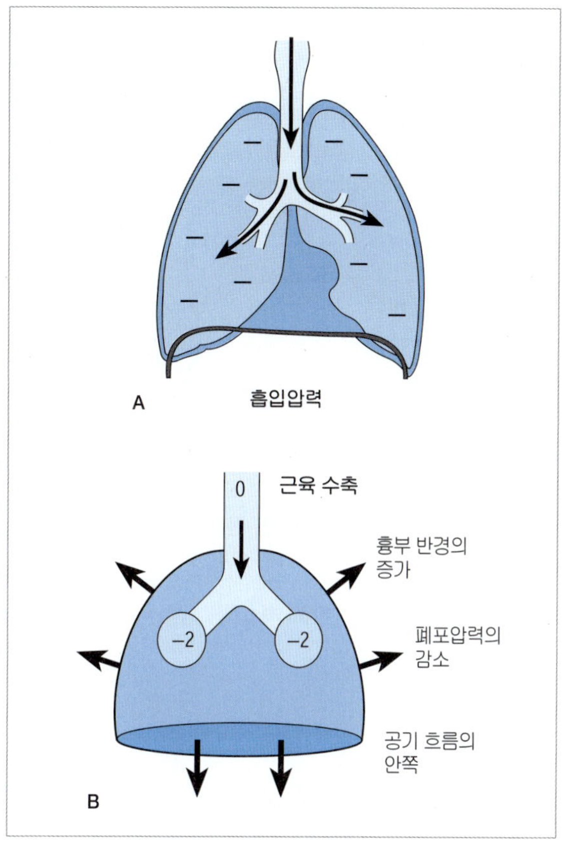

그림 11.2 **자발적 호흡.** 흡기 단계
(존스 홉킨스 웹사이트에서 제공함)

흡기가 시작되면, 호기 근육들은 수축하고, 흉벽의 바깥쪽과 안쪽으로의 움직임의 원인이 된다(버켓과 펌프핸들 효과). 그리고 횡경막은 내려간다(그림 11.2). 이것들은 호흡 순환의 활동적인 단계로써 알려져 있으며 수용한다(호흡의 용어와 관련이 있다).

가슴차원에서 이러한 변화는 폐포 압력의 감소를 발생한다. 폐포와 기도 열림 사이의 압력 기울기는 공기의 안쪽으로의 이동한다. 부피의 변화는 일 호흡량이라고 부르며 발생하고, 보통 500ml 정도 이다.

환기를 위한 대립되는 힘

폐와 흉벽이 저항하는 두 개의 힘으로부터 파생된 호흡의 일: 탄력적이고(그림 11.3) 마찰의 힘을 갖는다. 호흡 시스템 이내의 힘은 폐의 반대 팽창이고 환기는 두 가지로 분류된다.

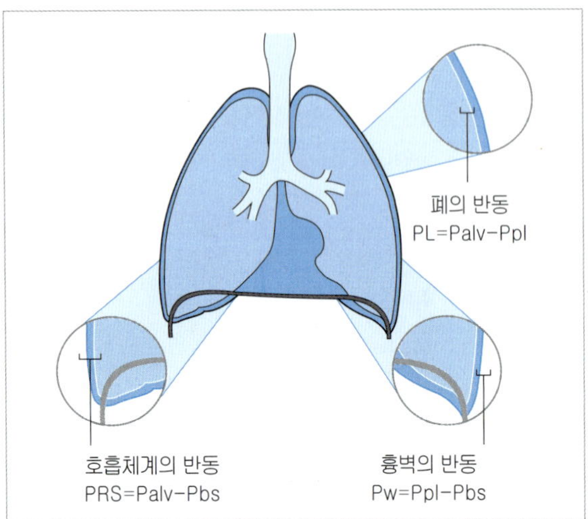

그림 11.3 흉벽과 폐의 강제적인 탄력성. 밸브, 폐포 압력(폐포내에서의 압력); Pbs, 몸의 표면에서의 압력, Pl, 교환된 폐 압력(폐를 가로지르는 다른 압력); Ppl, 복압 Prs, 호흡 시스템 안에서의 압력 Pw, 몸에서 표면에서 최소한의 압력(= 흉벽의 움찔하는 탄력성) (존스 홉킨스 웹사이트에서 제공함)

- 탄력 반대의 폐의 확장
- 마찰력의 반대 또는 공기 움직임의 저항력

압력의 변화는 일반적이며, 흡기에서는 힘과 같이 충분히 극복되어야 한다. 이러한 경우 노력이 요구되며, 부피 변화의 결과는 '호흡 일' 이라고 정의된다. 정상적으로 호흡 일은 최소의 일이다(건강한 폐). 2~5cm H_2O의 압력의 기울기는 전형적으로 평균적인 일 호흡량의 이동을 위해 필요하다.

탄력적 힘

탄력적인 힘은 폐와 흉벽이 '탄력성' 구조로 되는 결과로써 맞닥뜨려지게 된다; 즉, 그들은 모양의 변화하는 것에 대해 저항한다. 그들이 부풀려져 있거나 평평하게 있을 때 휴식시의 이전과 같이 되돌아오는 경향이 있다. 평형의 시작 자세는 일단 힘이 분산되거나 제거된다. 폐는 자연적으로 붕괴되고 흉벽은 자연스럽게 확장한다. 그러나 각각은 서로가 당기는 다른 쪽으로 가하게 된다. 다른 힘의 부재에서(근육으로써), 자세가 도달하게 되고 정반대의 힘은 균형을 이루게 된다.

이러한 정반대의 힘 때문에 (폐와 흉벽), 기관내 압력은 음성적으로 된다(대기중에 보다 낮은). 부풀려진 폐는 외부의 힘이 반드시 적용되어야 하고(근육에 의해서). 흉부내의 압력은 낮게 떨어져야 한다.

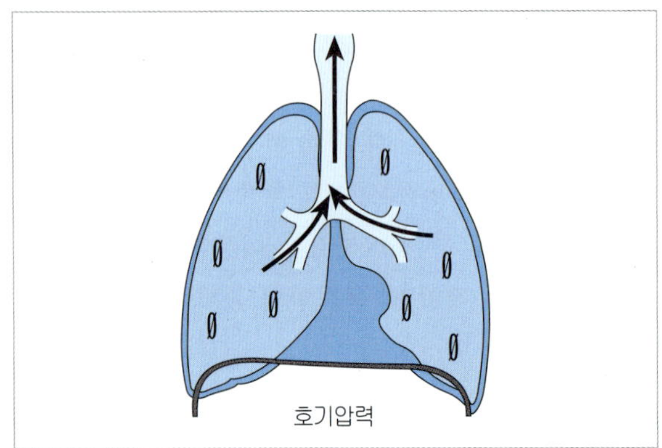

그림 11.4 호기의 압력. (존스 홉킨스 웹사이트에서 제공함)

균형화된 자세에서 폐와 흉벽의 탄력적 힘의 결과로써 호기는 거의 수동적이다(그림 11.4). 하지만 이것은 활동적으로 된다. 예를 들면, 강제적인 호흡과 기침이며 이는 강제적인 탄력성의 호기 근육들을 보조한다(흐름의 좀 더 빠른 호기비율이고 폐의 편평해짐이 빠르게 발생).

호기 근육들은 강제적인 탄력의 균형화로 준비로 의해 일의 기전이 수행된다. 호흡의 노력은 빠르게 강해지며 좀더 많은 탄력성을 요구한다. 압력의 확실한 양은 폐의 확실한 부피의 확장을 요구한다. 탄력성을 위한 정상적인 가치는 H_2O/L의 10cm 정도이다. 하지만 질병에 걸렸을 경우에는 폐는 딱딱하게 되고, 작은 부피변화의 결과는 아마 이것과 같은 압력의 변화를 일으킬 것이다. 즉, 폐의 탄력성은 높다. 폐렴, ARDS 그리고 폐수종은 탄력성에 영향을 주는 폐의 조건들로 일반적이다. 다른 섬유성 폐 질환을 포함하며, 늑막의 삼출, 후만 측만증 그리고 비만 등이 있다.

순응도

순응도(compliance)는(부피 곡선 압력에 의해 보여진다) 폐팽창성의 측도 또는 폐가 부풀어 오는 것을 용이하게 하는 것이다. 이것은 폐에서 압력 변화에 반응하는 부피의 변화로서 측정된다. 정상적인 폐와 흉벽의 순응도는 ~1L per kPa(100mL per cm H_2O)이

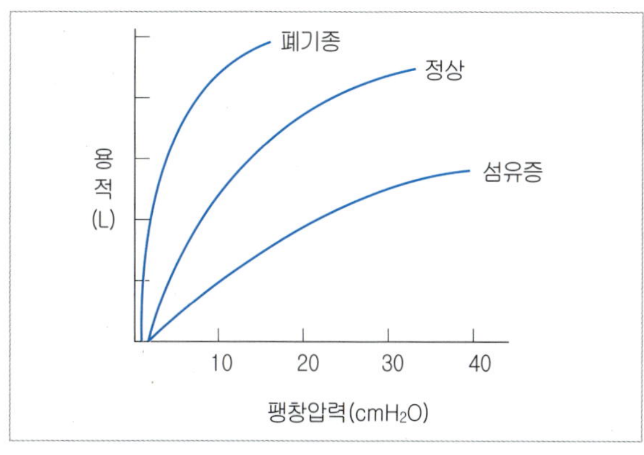

그림 11.5 폐 합병증 곡선

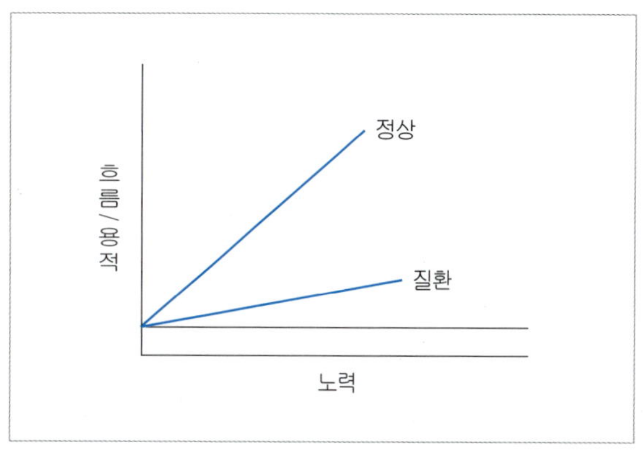

그림 11.6 흐름/용적과 환자의 노력 사이의 관계

다. 이것은 그림 11.5에서 볼 수 있으며, 폐 순응도는 높고 낮은 폐 용적에서 낮게 된다. 그러므로 앉은 상태에서 환자의 곡선이 가파른 경사를 보이는 것은 호의적이다(이것은 편평해지는 것을 쉽게 하고 폐를 부분적으로 열게 하고 그런 다음 폐를 허탈시킨다).

강제적인 마찰력

맞닥뜨리는 강제적인 반대의 그룹의 두 번째로 환기에서 강제적인 마찰력을 포함하고 있다. 기도를 통한 공기 흐름의 임피던스는 공기저항이라고 부른다. A는 작으나 주된 흐름이 일하는 양을 측정하지 않으면 안 된다. 강제적인 마찰력은 속도에 의존하며, 기도를 통하여 공기가 움직인다. 저항력은 공기의 움직임을 위한 압력 변화 반응의 비율로서 정의되며 흐름의 비율을 말한다. 저항력을 위한 정상적인 가치는 2.5cm H_2O/L/sec 정도이다. 기도 저항력에 영향을 주는 요소들은 기도의 크기를 포함하며, 이것은 모양과 이것의 역량을 말한다(그림 11.5). 재산과 같이 영향을 주는 다른 질병들이 있으나 그것은 기도저항이고; COPD는 가장 주기적으로 맞닥뜨린다.

폐 질환의 존재는 환기의 강제적인 반대의 힘과 같이 증가하게 된다. 폐 환기를 효율적으로 하기 위해서는 환자의 큰 노력이 필요하며 아마 요구되는 압력 변화가 일반적으로 필요하게 되고, 저항력이나 탄력성이 증가를 극복하게 된다(그림 11.6). 큰 호기를 유지하는 노력은 과도한 과부하를 이끌게 될 것이며 급작스러운 호흡의 피로와 부전을 이끌게 된다.

강제적이고 과도하게 호흡하는 일을 했을 때 현재의 저항 또는 탄력성을 증가시키기 때문에 호흡근의 발달로부터 약하게 된다.

근력은 환기의 정상적 보조 단계를 획득하고, 근육 펌프에 효과적인 것이 줄어들게 된다. 그 결과 $PaCO_2$의 증가와 환기를 획득하고 호흡산증으로 바뀌게 된다. 저 환기 또는 호흡근피로는 아마 심각한 저산소증을 이끈다. 이와 같은 조건들 아래 환기 보조는 호흡근에 부하를 주지 않고, 환기의 향상이 나타난다.

자세잡기는 약리학적 관리를 하며 산소 치료는 최대의 환기 기간과 보조기전의 착수 동안과 호흡의 강제적인 반대의 힘을 줄이는데 일차적으로 중요하다.

호흡 부전

부전은 신경 순환호흡의 용량의 관계에 환기의 필요 조건의 불균형이 일 때 발생하게 된다. 이것은 의학적 조건들에서 흔하고, 폐에 충분하게 동맥혈에 산소를 공급하는 것을 부전할 때 발생한다(유형 I 부전). 또는 근육 펌프 부전은 유지하는 CO_2의 지나친 것을 예방하는 것이다(유형 II 환기 부전). 반면에 동맥의 PaO_2을 위해 진단학적으로 모두 다 완전한 것은 아니라 라고 $PaCO_2$는 정의 되어왔다. 일반적인 전달의 가치는 PaO_2의 8.0KPa보다 적고, $PaCO_2$는 6.0k Pa보다 크다(West, 1977).

동맥혈 가스압은 호흡부전의 진단을 할 때 반드시 측정되어야 하기 때문에 많은 호흡장애, 청색증, 불안증과 같은 증상과 징후가 수반된다. 다른 부가적인 근육들의 사용은 조건들의 진단적으로 사용하지 않는다. 산소 농도계는 다른 손가락이나 귓불로부터 동맥산소포화도를 추정하는 것이고(SaO_2), 이것은 저산소증을 나타내기 위한 도구로서 사용한다(SaO_2 <90%). 심각성을 측정하고 환자의 컨디션을 모니터링 한다. 그런 이유로 모든 호흡은 산소혈증을 체크하기 위해서 환자에게 절충되어야 한다. 이것은 중요한 사항이나 산소 공급을 받는 환자에서 걱정을 없애주는 것이 아니다. 혼수상태에 있지 않는 환자는 신경학적 우울증의 결과 또는 원인으로 부전을 제외하고 동맥혈압이 분석해야 하는데 주로 처음에 측정해야 한다.

급성 저산소증(유형 I) 부전(ARF)

내재적 폐 질환에 의해 유발되며 이것은 폐에서 산소로 바뀌어 간섭한다. 저산소증의 결과로부터 오른쪽에서 왼쪽으로의 우회술이 증가하게 된다(예: 폐렴, 폐포의 붕괴, 부종, 경화). 또는 환기로부터 좀더 효율적이다/살포(V/Q) 부조화(폐 조직실질 질병으로서) 또는 두 개의 혼합으로부터 온다.

기능적 잔류 용적의 위치(FRC)는 줄어들게 되고, 기도의 폐쇄는 잔여의 교환이 용적 가까이 아래에서 발생하기 때문에 호흡 주기를 통하여 존재한다. 이러한 결과 폐 단위들의 환기 아래의 수가 증가하게 된다(적용되는 곡선아래의 환자의 아래에 위치하게 됨).

사강이 증가하게 되고(기도 안의 공기는 가스 교환에 직접적으로 공헌하지 않는다)그 결과 처음에 주요한 정상적인 $PaCO_2$로부터 전체 환기는 증가한다. 왜냐하면 V/Q의 영역에서 동등하기 않기 때문이며, 동맥의 PCO_2의 증가는 호흡 중심의 폐포 자극의 아래환기에서 CO_2의 분비의 감소되기 때문이다. 과환기와의 관계는 아마 정상적인 범위 아래의 $PaCO_2$로 떨어지는 결과와 함께 심각한 저산소증의 반응이 뒤따르게 된다(저산소혈의 정도는 폐포 아래 환기의 혈관의 혈액 공급의 수축에 의해 방해된다: 즉 저산소 폐 혈관수축).

표 11.2 유형 I 부전의 전형적인 임상적인 특징들

- 저산소증
- 저탄소증
- 빈호흡
- 적은 일회호흡량

폐의 적용의 줄어듦의 결과로부터 FRC의 감소의 기전적인 단점과 저항력의 증가는, 높은 대사 비용과 함께 호흡의 큰 힘이 필요하다. 임상적인 사진의 결과는 호흡을 얄팍하고 빠르게 하는 것이고, 이것은 분비를 위한 탄소용적과 산소 소모 두 가지를 나아가 증가하는 것으로 바뀐다(표 11.2).

환기(유형 II) 호흡부전

호흡 펌프의 부전에 의해서 유발된다(호흡근들로 구성되어 있고, 흉벽, 높은 중심 그리고 신경). CO_2의 분비되는 양은 신진대사에 의해 절차되는 것 보다 적다. 호흡 펌프의 부전과 함께 정상적인 폐의 병리학적인 것뿐만 아니라, 동맥의 $PaCO_2$는 증가되고, 폐포의 산소압이 떨어져 저산소증이 된다(폐포의 저 환기). 저 환기의 결과 호흡의 노력이 감소되고, 저항적인 환기의 힘을 극복할 수 있게 된다. 또는 여분의 죽어있는 공간이나 CO_2 생산량을 위해 보상작용이 가능하게 된다. 호흡 근육 심장 일 뿐만 아니라 바이탈이다. 같은 이유로서 큰 호흡의 비축은 존재하고 아마 환기 부전을 성취하는 것 없이 비교되는 표시가 될 것이다. 임상적인 사진의 결과는 표 11.3에 정리되어 있다.

부전의 혼합

이것은 이 지점에서 아무것도 가치가 없다. 부전의 두 종류의 혼합된 사진은 주기적으로 보여진다. 반면

표 11.3 절대적인 유형 II 환기 부전 의 전형적인 임상적인 특징들

- 과탄산증
- 저산소증
- 호흡률의 감소나 일회호흡량의 감소

에 급성 저 산소혈증 부전은 현재 시작될 것이며, 몇 개의 경우에서는 방출의 결과이다. 환자는 사강의 증가를 위하여 보상작용을 할 수 없으며 동맥의 탄소 압은 증가되고, 호흡부전은 혼합된다. 개인적으로는 기침과 한숨 쉬는 것은 효율적으로 될 수 없고, 폐포의 붕괴의 위험성, 분비물의 정체가 발생되고, 이차적인 감염은 나아가 증가된다. 다른 것들의 예 - 혼수 상태에 있지 않는 환자 또는 그들의 연수 마비는 - 아마 흡기의 위험성이 된다. 나아가 폐의 손상을 입게 할 수 있으며 더 나아가 환기 기능을 악화시킨다.

부전의 경로

호흡부전의 발생은 너무 다양하여 세분화하기 어렵지만 두 가지의 중요한 분류로 나누어진다.

- 신경근 능숙함의 줄어듦의 결과로 충분한 호흡근 힘을 발생시킬 수 있다(예: 배율 초점 조정, 척수손상, 외상, 근육질병)(그림 11.7).
- 호흡 작업 부하 증가는 환기 임피던스 증가에 유발한다(예: 제한적인 폐 결함과 방해).

호흡 근육들의 기능부전은 다양한 요인들의 결과로써 발생한다(표 11.4). 이것은 COPD의 고려에 의해 보여줄 수 있게 되고 이것은 호흡 근육의 기능부전은 환기 부하의 증가됨과 호흡의 일의 증가됨의 결과로서 매우 가장된다. 병리학적 변화로부터 호흡상승의 증가는 과도한 팽창과 기도 저항의 상승의 결과로써 발생한다. 움직이지 않는 환자의 작은 용적은 건강한 사람들보다 더 높다. 그 결과 산소 소비의 용어

표 11.4 질병에서 호흡 근육 부전의 원인

폐쇄성폐질환
- 상부 기류의 방해요소(기관/후두)
- 일반화되는 질병(천식/ 기관지염/폐기종/낭포성 섬유증)

흉부 제한성 질환
- 부하 (비만)
- 기형(가슴/후만 측만증)

신경근질환
- 척수(손상/종양)
- 앞쪽 뿔 세포(소아마비)
- 말초 신경병증(길랑-바레)
- 신경근 연접(중증 근 무력증)
- 근육 세포(영양실조/근육병증)

에서 호흡의 비용이 늘어나고 호흡의 부가적인 근육은 모집된다.

과도한 팽창은 또한 호흡근들의 부정적인 효과를 가지고 있다. COPD에서 폐 용적의 증가됨은 흉곽의 확장이나 횡경막의 낮은 것을 위한 것에 의해 보상작용 된다. 근육 기능에서의 이러한 변화의 결과 길이-긴장 곡선에서는 유리하지 않게 된다. 즉, 횡경막은 반구형의 자세에 있을 때 최대의 수축성의 힘이 최대의 길이를 위해 제공한다.

폐 용적이 증가하면서, 호흡 근육들은 짧아지고 그들의 능력은 음성적인 힘을 발생시키고, 흡기시에는 줄어든다. 이런 이유로 흡기의 노력은 같은 보조의 부피가 커지며 획득이 요구된다. 완전하게 편평한 횡

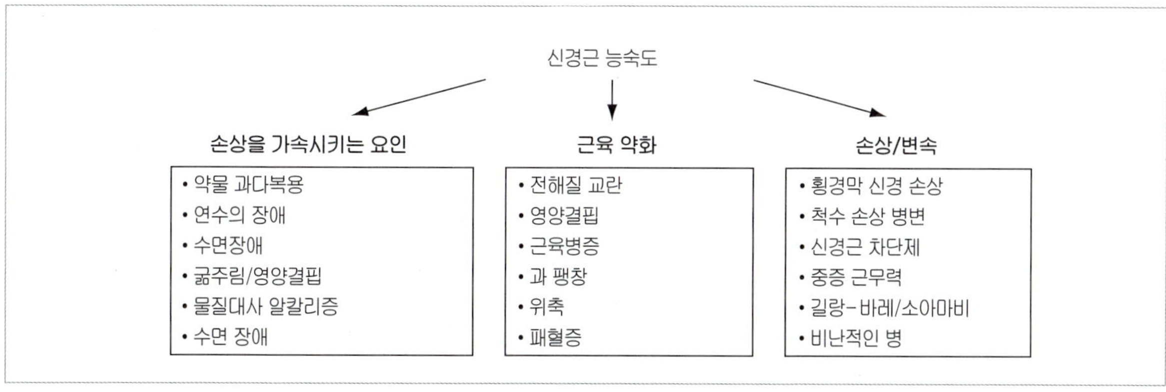

그림 11.7 신경근 능숙도

경막은 어떠한 유용한 압력을 발생시킬 수 없으며, 수축은 아래쪽 흉곽의 안쪽으로 움직임이 유발된다. (후버의 증상), 호기 근육으로서 효과적인 기능을 한다(최고종말호기압 참조).

호흡 근육의 피로는 부전의 중요한 선도적인 역할을 한다. 에너지 저장이나 영양소를 포함하여 호흡 근육의 지구력에 미치는 요인들에는 혈액 기질 집중, 동맥 산소 포함, 능률, 흡기 흐름의 수단, 극히 작은 환기, 흡기 충격계수, 최대의 흡기압이 있다.

호흡근들의 근 피로가 발생 하였을 때, 휴식은 운동보다 더 나타나게 된다. 하지만 두 개 사이의 빈약한 균형은 반드시 성취되어야 한다. 그것들에 대한 증거가 있으며, 전체 휴식을 적용한다(가득 찬 환기 기전의 적용을 통해). 비사용 근 위축이 발생되고, 호흡기를 떼는 문제가 유발한다.

탄력성과 저항 부하 양쪽의 증가는 이전에 서술되었던 것으로써 폐질환에서 여전하며, 호흡의 문제를 증가시키고, 호흡근의 피로와 약화를 이끈다. 근 피로가 뒤따르게 될 때, 저 환기는 근육의 약화가 되고, 주요한 충분한 환기의 호흡의 반대되는 힘을 극복할 수 없게 된다. 환기 보조가 있지 않는 것은 시스템은 부전의 결과로써 부하가 없는 것을 제공한다.

저산소로 이끄는 개념

부전에서 CO_2유지의 원인이 되는 한가지는 부적절한 단계에서의 산소 보충을 사용한다. 이것은 환자의 중요한 그룹이나 작은 그룹에서 관계가 있다. 이것은 주요한 환기로 이끌며 저산소증이라 한다. COPD를 가지고 있는 몇몇의 환자들에게서 심각한 저산소증이 발달되고, CO_2가 유지된다. 폐 안에서의 병리학적인 변화의 변성들 때문에 이것은 시간의 긴 기간을 넘어서 유지하게 된다. 그러나 이것은 호흡부전으로써 연관된 것은 아니다. 호흡 일의 증가됨은 보통 접하게 된다. 동맥의 pH는 보통 정상적인 범위의 끝에서 낮고, 신장의 보상작용으로 동맥의 CO_2의 증가가 발생한다. 중탄산염은 유지된다(호흡의 산증이 보상작용이 됨). 뇌척수액은 또한 정상적인 pH를 가지고 있기 때문에 중탄산염 단계가 상승되고 저산소증으로부터 지금 상승의 환기는 유지된다(상승된 동맥의 PCO_2 에도 불구하고 발생함).

차후에 높게 흡인된 산소 마찰의, 잠재적인 치명적 임상의 시나리오를 제기할 수 있다. 그 결과 동맥 $PaCO_2$ 등반과 호흡 저기압은 결과로, 동맥혈 중 pH는 극도의 단계로 떨어진다. 만약 눈에 띄지 않게 남게 되는 것은 임상적인 설정에서 잘못된 해석이다.

기계적 환기

환기 보조의 목적은 다음과 같다.

- 폐포 환기의 향상
- 호흡 일의 감소
- 가스 교환의 향상

스스로의 보조적 기계적 환기는 환기의 반대되는 힘을 교환하지 않을 것이다. 기계적 환기보조의 객관성은 비정상적인 문제를 해결할 때까지 그들의 힘의 충격을 줄이는 것이다.

간략한 역사

환기는 발달의 긴 역사를 가지고 있다. 그들은 1500년대 초기에 줄기 튜브 또는 갈대의 동물을 통한 몇몇의 인위적인 환기를 증거로 설명할 수 있다(Vesalius, 1543). 아마도 1700년대 후반에 첫 번째 환자에 대한 데이터가 보고 되었고, 물리치료사들이 그들 환자의 폐로 공기를 주입하여 사용하였다. 실질적인 환기는 1830년대 시작되었으며, 음성압장치는 주요한 환기 보조가 되었다(Woollam, 1976; parts 1, 2). 양성 압 환기의 변환은 1952년 주변까지 발생할 수 없었으며, 1950년대의 소아마비가 발생하는 동안에 기관절개환자와 인큐베이터 정도의 능력의 환자에게서 인정받게 되었다. 침습성의 환기 보조 사용의 양성 기도 압력은 곧 대세적인 치료가 되었고, 처음에 용량 주기의 환기장치가 사용되었다(그림 11.8).

환기 보조는 보통 환기장치 또는 기계적인 장치의 보조로 나누었다. 이것은 두 가지 방법 중 하나가 될 수 있다.

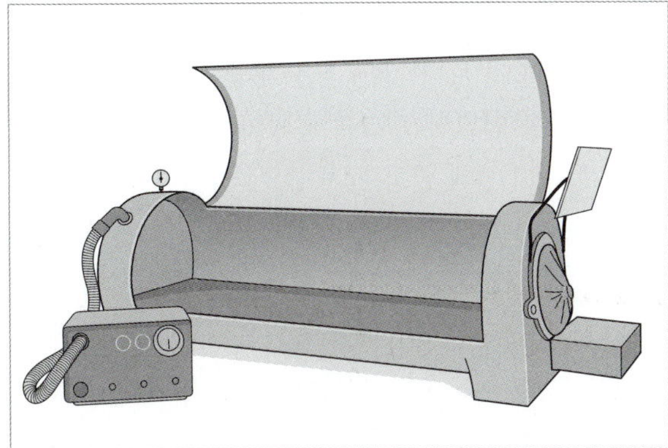

그림 11.8 폐 환기장치

- 침습성은, 상부 기도에 의한 기관절개 튜브 또는 기관내 튜브로 사용되어 우회되었다.
- 비침습성은, 환자에 의한 이것은 유사한 접속기 또는 마스크를 사용함으로써 상부의 기도를 통한 환기이다(이 장에서 특징적이지 않는다).

두 가지의 방법의 공기는 폐포 환기 보조에 따른 환자의 폐를 통하여 기계학적으로 사용된다.

침습성/전통적 환기

전통적(침습성) 환기 그리고 주기의 관련된 방법들은 발달의 다른 단계를 겪는 것을 가지고 있다. 처음에, 용량 환기는 표준이나 '이랑이 만들어진 폐' 문제와 맞닥뜨려진다. 환자를 따르지만 기계적이고 공시상적인 것은 아니다(하지만, 환자는 환기장치를 버티기 위하여 고군분투하게 된다). 주기에 사용되었던 두 일차적인 방법이 있다: 용량 조절 그리고 압력조절.

용량 조절된 환기

이것은 폐에서 전달되는 예정된 잔여 용량을 요구한다. 양성압은 기도에서 발생되며, 이것은 특별화된 용량이 증가할 때까지 지속되고, 성취된다. 1분 마다 숨쉬기의 숨을 포함한 환기 용량이 설정된 다른 조절은 환자가 받게 될 것이다. 그리고 용량에서 흐름의 비율은 폐에서부터 전달된다. 전달되는 기계는 흐름의 비율은 특별화된 시간을 위해 고정되어 있는데 특별화된 잔여 용량은 약속 될 것이다. 그러나 이것은 실질적으로 시간의 주기이다. 흐름의 측정장치는 Y접촉자에서 부분이 되고, 실질적인 용량 주기 기계는 접촉장치의 상류와 누출되기 위한 보상작용이 된다. 시간 주기는 그렇지 않다(Sykes and Young, 1996).

용량 환기는 환기 보조의 목표이다. 이것은 특별화된 환기의 양의 약속이다. 이것은 오늘날에 근접화되었다. 용량 조절된 환기의 단점의 결과로부터 '설정' (이런 이유로 집행하다) 정상적인 호흡의 다양성이다: 잔여 용량(Vt), 호흡 비율(RR)그리고 I : E 비율(즉, 흡기 대 호기에서 사용되는 시간의 양이다). 보통 I:E 비율은 1:2이고, 흡기는 능동적이며 반면에 호기는 매우 수동적이나 폐포 단위로부터 빈 공간에 공기를 위해 긴 시간이 필요하다. 만약 호기는 너무 짧다면, 공기의 타진과 내재적 종말 호기성 양압이 발생하게 될 것이다(그러나 과도한 압력 때문에 폐 외상의 위험성이 증가).

조절된 순환과 같이, 환자는 환자에게 적응하는 환기장치보다는 더 나은 환기장치에 적응해야 한다. 이것은 아마 환자와 기계 사이의 함께 움직이지 않는 것이 유발되는 원인이 되고, 때때로 나아가 환자의 호흡의 일이 증가하고, 진정 할 때까지 필요한 것을 나타낸다. 또는 감소된 약의 마비 없이 질병의 과정은 해결된다. 몇몇의 경우에, 환자는 아마 환기의 상호작용이 멈추게 될 것이다. 사용하지 않고 시간이 흐른 뒤에는 호흡근들은 위축되고, 근육약화를 통한 산소호흡기를 떼는 것의 문제에 맞닥뜨리게 될 것이고, 이미 타협된 환자에서 정상적인 휴식시 호흡의 요구는 참을 수 없다. 환기의 압은 높게 될 것이고, 폐 손상을 이끌게 될 것이며, 과도한 환기는 아마 만약 환기의 과도 평가되는 것이 발생한다.

압력조절된 환기

이것은 최대 팽창 압력의 약속에 주기적으로 사용되고, 기압장애의 위험성을 줄인다(아래의 문제를 보라). 이 방법은 흐름 생성기(flow generator) 또는 흡기 없이 압력이 상승하는 압력 생성을 전달할 때 사용할 수 있다. 미세한 환기[호흡 비율(RR) X 일회호흡량(Vt)]는 용량순환된 환기로서 보장되지 않는다. (Sykes and Young, 1996), 이는 호흡의 제한된 압력 때문에 전달되는 설정된 비율이기 때문이다. 발생되는 용량은 미리 조정된 압력에 의해 결정된다. 그러나 이것은 또한 흡기시에 시간이 사용되는 영향이 있으며, 폐와 흉벽 기도 저항에 순응 한다. 그러므로 저환기와 저산소증은 불충분한 설정의 결과이기도하다. 하지만 흐름의 감소와 (기도압 그리고 폐포 용량의 증가, 느린 흐름의 비율로서)시간을 넘어선 압력의 기도의 유지는 좀 더 평평한 것처럼 보이고, 좀 더 어렵게 순응하지 않는 폐처럼 보인다.

환기 방식

용량과 조절된 압력은 환기의 방식보다 순환적이다. 다음과 같이, 이러한 조절된 방식들은 상당히 자발 호흡주기와 차이가 있으며, 흡기 흐름과 비율은 그들의 개인적인 선택이다. 1970년대와 1980년대 보조 방식의 자발 호흡의 노력은 소개 되었으며, 보조 조절과 동시에 발생되는 간헐적인 의무적인 환기방법은 조절된 압력 기전과 양쪽 용량을 위해 발달되었다. 이것은 전환되었는데, 오늘날의 환기장치의 마이크로 프로세서 발달의 상호작용과 시초로 좀 더 세련된 것을 이끌었다. 환기장치는 완전한 상호작용의 결과이다. 환기장치는 현재 상호작용의 인공 호흡 장치가 되었다. 하지만, 감소된 환기장치의 관하여 영향을 주고, 손상은 1990년대를 통틀어서 일반적으로 되었다(Tobin, 2001). 그리고 최고종말호기압을 사용하여 폐포 순환의 보호와 낮은 잔여 용적에 주로 높은 것은 기도압과 안정기 기압의 제한적인 것을 의미한다(ARDS Network, 2000).

수많은 방법들은 (제한된 압력의 혼합을 할 수 있는 두 가지의 방법과 약속된 환기 용적을 포함하여) 좀더 세련된 밸브가 발달된 이후로 좀더 특별화된 특징을 가지고 있다. 두서너가지 예를들면, 시간의 증가(미리 맞추어진 속도/용량이 도달하는 속도), 자동적 튜브 보상 작용, 활동적 호기 밸브 등이 있다. 이들의 목표는 환자의 동시에 작용하는 것과 상호작용, 편안함을 향상시키는 것이고, 반면에 환기의 폐외상과 관련된 큰 위험성을 감소시킨다.

압력 보조된 환기

10년 이후에, 압력 보조된 환기(PSV)는 압력 조절된 환기의 정반대로서의 선택 방법이 되었다. 환자를 위해 공시적인 것 보다 나은 것을 제공하는 것으로써 그리고 흐름을 전달하는 것은 흉벽의 적용과 적당한 다른 폐에 좀더 쉽게 변화 할 수 있게 하였다. 이러한 방법은 미리 설정된 압력 방법이 제한적이며, 반면 환자는 보조되지만 모든 환기의 다변성의 조절에서 유지한다. 보조 압력은 호흡에서 흡기를 줄이기 위해서 제공되고 그 결과 순응도 곡선에서 환자의 증가에 의한 스스로의 자발적 호흡보다 큰 잔여 용적이 발생한다. FRC는 줄어들게 되고, 종말호기성양압/지속적 기도양압(CPAP)는 적용될 수 있다. 이것은 정상적인 용량의 FRC로 돌아가 휴식 시를 저장하는 것을 제공한다.

진보된 압력 방법

- 기도 압력 이완 환기(APRV)는 보통 ARDS로 제공하기 위해 사용한다(저산소증은 흡기될 때 높은 산소의 마찰에도 불구하고 주요한 문제이다). 그리고 기본 선에 압력에 제공하는 높은 단계와 함께 두 개의 다른 설정된 CPAP단계 사이의 환기 주기를 허락한다(높음 그리고 낮음). 압력은 그런 다음 CO_2를 제거할 수 있는 낮은 단계의 CPAP로 간헐적으로 방출된다.
- 2단식의 환기는 APRV와 같지만, CPAP단계에서 뿐만 아니라 자발 호흡을 허락한다. 자발 호흡은 다른 튜브 보상작용이나 보조 압력에 의해 보조된다. 이 방식은 잘 용인되고 진정제 투여는 보통 필요하지 않다. 이 하나의 방법은 호흡기의 떼는 것의 촉진을 통하여 완전한 보조에 제공하는 방법으로 사용할 수 있다.
- 비례하는 보조된 환기(PAV)는 환기의 새로운 형태이며, 이것은 기본적으로 다른 형태의 용량이고 압력 환기이다. 보조된 환기 방법에서 환기장치는 공기흐름의 유발하는 변화하는 압력이고 환자의 폐의 용량으로 이동한다. 전통적인 환기와 같기 않으며, 압력은 환자 스스로의 흡기의 노력의 비례하며 발생된다. 보조된 환기의 경로는 환자의 호흡 패턴/노력의 변화에 반응하고, 증가하는 환기에서 호흡과 호흡에 의해 근거가 된다. 자연스러운 노력은 간단하게 증폭된다. 압력은 탄력성의 변화에서 일치하여 전달되고 저항과 흐름을 수용한다.

환기 기전의 합병증

폐와 폐가 아닌 곳에서의 합병증은 아마 어느 시간에나 환기의 기전과 삽관의 직접적인 결과로서 발생한다. 환자들 중 몇몇은 삶을 위협한다. 삽관은 그 자체로 위쪽 기도에 외상을 입히게 되고, 치아를 잃게 상실하게 하며, 식도 또는 오른쪽 주요한 기관지의 우연한 삽관은 성대 또는 기도 그리고 인두에 외상을 입히게 된다. 긴 시간의 삽관은 아마 부비동염, 괴사/기관지의 협착, 성문 수종의 결과를 나타낼 수 있다. 폐 분비물의 보유는 환기된 환자에서 흔하며, 기침 반사는 손상되고, 점액섬모 수송은 감소되고 점액 생산은 증가된다(Plevak and Wand, 1997).

폐 합병증

일반적인 폐 합병증은 폐확장부전이고, 감염과 폐포 과도한 압력은 삶을 위협하는 저기압이나 기압장애, 폐외상등의 문제들의 원인이 된다. 이 단락은 또한 폐외상과 연관이 있다.

무기폐

이것은 개개인에서 일반적인 문제점이다. 분비물의 유지와 점액의 막음, 저환기, 호흡을 포함하는 요인들의 원인이 된다. 오른쪽 주요한 기관지의 삽관은 아마 오른쪽 폐의 과도한 압력을 유발할 수 있으며(높은 팽창 압력에 의해 반영될 수 있다), 반면에 왼쪽 폐는 무기폐가 된다. 폐 용량의 상실은 무기폐와 엽성의/전체 폐 붕괴를 발견할 수 있고, 손상 쪽으로 치우치는 횡경막 평가 또는 장막을 치는 것 그리고 불투명함의 증가함으로 흉부 x-ray 상으로 증거가 된다.

대기음(삽관을 할 때 당시에 특별한 위험성)은 바로누운자세에서 이것은 기관으로부터 기관지로서 오른쪽의 주요한 기관지의 구조이기 때문에 오른쪽 폐의 거의 영향을 준다(왼쪽 보다 좀더 수직이다). 바른 자세와 삽관내의 튜브의 명백함은 반드시 체크되어야 하고, 호흡의 소리의 청진법에 따르고, 규칙적으로 근거에 기초해야 한다. 올바른 위치의 튜브는 안정성에 가까워야 하고 보조된 순환의 무게는 기관지 내의 정렬을 잃는 것을 막는다(그리고 다음에 잘못된 위치/방출된 사고 또는 부식과 외상).

환기장치에 의한 폐 손상

이것은 아마 폐포 단위의 과도한 압력 때문에 기압장애와 폐장애로 나뉜다. 기압장애는 폐포의 파열이고, 종격(폐종격)이나 흉막에 공기 길의 결과(기흉)이다. 큰 장기 용량과 높은 피크 그리고 흉막의 압력을 포함하여 위험한 요인들의 성향을 만든다(주요한 것에서/제 각기의 작은 기도). 비록, 폐 병릭학적으로 하게 만드는 것은 위험성의 좀 더 표시하게 된다. 그들은 보통 가슴막의 압력과 피크 사이의 기울기이다. 하지만, 각각의 45mmHg 그리고 35mmHg의 낮은 환기 압력은 추천된다. I : E의 비율은 증가된 기도 저항의 퍼센트에서 증가된 종말호기성양압의 위험성의 발달 때문에 보조 환기에서 요구하는 COPD에서 어려움을 겪는 것을 중요하게 여긴다. I : E의 비율에 영향을 주는 변수의 조작은 환기 비율의 감소 또는 흡기 흐름의 비율의 증가를 요구한다.

폐포의 과도한 압력은 폐의 보호 전략의 발달을 이끌 수 있고, 오늘날에 좀더 일반적인 낮은 잔기 용량을 사용과 연관이 있다(6~8mL/kg). 양성 압력 환기가 전달되었을 때, 공기는 최소 저항의 공기가 사용된다. 그러나 정상 또는 정상 세포와 관련성은 붕괴보다 더 쉬운 것 또는 통합된 폐 단위로 환기된다. 그리고 과도한 기압을 위한 잠재성은 확실히 자리를 잡게 되었다(정상적인 영역에서 팽창 반응의 상호작용의 위험성이 증가된 결과로써). MacIntyre(2005)는 강조 하였는데 그것은 반복되는 열림과 관련된 힘이다. 그리고 잔여 가스 교환을 통한 폐포는 폭포 같은 염증이 악화된다. ARDS 또는 급성 폐 손상과 함께 그것들은 최고 종말 호기압의 보호적인 전략이 추천되며, 낮은 용량과 높은 가슴막 기도 압력은 힘과 같은 것들을 피하게 된다. 호흡 치료를 통하여 환기로부터 나오는 속도는 프로토콜을 제공한다(Ely, et al., 1998).

기계적으로 환기된 환자에서, 양압은(CPAP/최고 종말 호기압)는 폐포에 의존하여 순환하기 위하여(그림 11.9a)호기의 끝에서 적용할 수 있다. 게다가 환자의 움직임은 폐 순응도 곡선(압력/용적)에서 좀더 가파르게 보인다. 환기를 위한 유리한 자세의 기계적으로)이것은 기도의 부목 효과가 있으며 또한 더 긴 시간 동안 폐포-혈관 막을 가로질러 산소의 혼란을 줄 수 있다. 그러나 환자의 일반적 산소 상태가 증가한다.

종말 호기성 양압

종말 호기성 양압(그림 11.9b)는 아마 만성 폐질환의

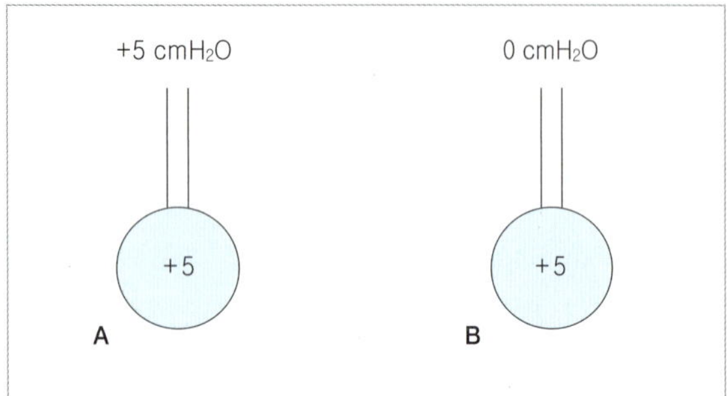

그림 11.9 횡경막의 최고종말호기압과 종말호기양압을 보여준다. **A:** 최고종말호기압의 적용, **B:** 종말호기양압

원인으로 기도안에서 자동적으로 발달할 수 있다. 환기 보조로 적용은 임상적 역동적인 과도한 팽창 단계 예로써 천식 상태처럼 부적절한 상태가 된다. 종말호기양압은 호기 단계일 때 발생하고, 다음의 호기 호흡의 완전한 기간의 비어있는 폐를 위한 것일 동안에 불충분하다. 그것들은 일부분으로서 일반적인 폐 용량은 유지되고, 만약 발견할 수 없는 결과가 된다면, 기압장애, 저 압력, 환자 기계, 부동 그리고 심지어 죽음에 이른다.

산소 유독성

산소 유독성(무산소의 근본적인 생산량 때문에)은 호기된 산소 마찰 FiO_2의 높게 유지되는 단계와 관계가 있으며, 사용이 지속된다. 이것의 결과 절대적인 폐 확장부전, 과탄산층, 기관기관지염과 같은 합병증이 발생하고, 비사용 폐포 손상이 된다. 요구되는 FiO_2의 낮은 단계가 추천되고, 반면에 불적절한 산소가 유지되며, 가능한 빨리 적정 수준으로 내려간다. 정확한 단계에서는 반응하는 것에 대해 아직 알려지지 않았으며, 비록 손상은 50%의 단계로 유지된다고 보고 되고 있다. 다시, 종말 호기성 양압의 적용은 아마 흡기 산소 마찰의 낮음은 개인적인 산소 상태에 도움을 줄 수 있고, 압력은 완전하게 된다.

환기장치와 관련된 폐렴(VAP)

이것은 생명을 위협하는 합병증으로(50%까지 사망률이 보고됨) 중요한 위험요소로 제기하고 있고 이것은 기계적 환기 환자의 13~35%에서 발생한다고 보고된다. 폐렴의 이른 발병은(삽관의 48~72시간 이내에)아마 삽관을 하는 당시의 흡입 때문이다. 대부분의 원인은 장기 의 항생제 민감성이나 상부 기도의 황색포도상구균, 인플루엔자균 그리고 폐렴연쇄구균과 같은 균무리에 의해 유발된다. 72시간 후의 감염은 아시네토박토 종과 녹농균(기관절제술된 환자의 일반적인 경피로써 Rello, et al., 2003에 의해 제시된다)로써 유발된다고 생각한다. 종종 VAP에서 선도는 호흡소화관 경로의 세균집단과 흡인 시에 낮은 기도에서의 분비물이 지속된다(Kollef, 2002; Byrd et al., 2006).

VAP는 만약에 열의 증거나, 방사선학적인 변화들 그리고 폐 분비물의 고름이 있다면 그것들을 예상 할 수 있어야 한다. 폐로부터의 획득된 배양된 것들은 기관에 세균이 서식하고 폐렴 사이의 차이는 폐 흡인에서 신뢰할 수 없다. 섬유성 기관지경을 통해 획득된 분비물은 아마 유용하게 사용되나, 환기된 환자에서 잔여 용량 종말호기성양압 발달의 위험성을 제기하는 기술이다(Lawson, et al., 2000). 준비된 교대적 환기는 이러한 기술의 절차 기간 동안에 요구된다; 예를 들면 ETT 내부 지름은 기관지경의 외부지름 보다 적어도 2mm커야 한다). 긴 시간 동안 환기된 환자에서, Baram 등(2005) 안정적인 경우 세균의 발견은 부하를 옮기는 폐렴의 임상적인 증상이 없으며 이것은 보통 VAP의 진단의 일반적으로 받아들일 수 있는 역치 보다 커야 한다(Georges, et al., 2000). 기관절제술이 요구되는 발열과 기관지의 균 군집화의 증거를 보여주는 사람들은 또한 추천되고, 이러한 절차는 이른 VAP가 요구하는 위험성을 막기 위하여 지연된다.

수술적인 절차를 포함하는 VAP의 획득을 위한 선행되는 위험요소(흉부와 상복부), 코위영양관의 사용, 바로누운자세, 재삽관, 이전의 항생제, 만성 폐 질환, 그리고 제산제와 대항제의 히스타민 두 개의 수용기를 사용한다(Celis, et al., 1988; Torres, et al., 1990). 그들은 낮은 기도의 오염을 유발 할 수 있는 상부 기도의 세균군집을 인식 할 수 있다. 그럼에도 불구하고 기관지 둘레를 사용하고(Feldman, et al., 1999) 그것들은 장시간 동안 환기된 환자의 기관지 절개된 부위에서 군집화된다(Lusardi, et al., 2003).

병원체의 감수성이 획득될 때까지 여러 종류의 항

생제를 최초에 투여할 것을 지지하는 문헌이 확인되었다. 그것들은 국소적 기관에 있어 보통 완전하게 되고 항균제 저항성이 된다. 성문아래 분비의 흐흡은 또한 위쪽경로의 군집화된 위험성을 줄이는 데 중요하다. 그리고 경계의 둘레에 관리에 그들의 명백한 분비물에 적응되어야 한다(Girou, et al., 2004). 위 팽창은 피해야 하고 흡기의 위험성을 줄이기 위해(Orozco-Levi, et al., 1995) 반 누워있는 자세를 사용한다(Girou, et al., 2004). 불필요한 항생제를 피하기 위해 관리하여야 하고 약의 회전은 아마 또한 전술을 막기 위해 유용하게 사용된다.

비폐합병증

다음을 포함한다.

- 정맥혈전색전증(외상의 위험요소를 갖게 하고, 부동성, 비만, 심부전 그리고 근본적인 악성종양과 함께)은 탄력성 스타킹이나 혈액응고 방지제로써 예방이 요구
- 다양한 위장의 문제들은 Mutlu 등(2001)에 의해 검토된다(화상을 포함한 미리 예방되는 요인과 응고병증 그리고 머리 손상). 스트레스성 궤양 때문에 위를 보호하는 전략들이 요구
- 압력적인 욕창은 아마 골수염 또는 염증으로 이끌게 됨
- 신경근 약화나 위축
- 다른 기관들의 부전

심장혈관 시스템은 또한 예상대로 기계적인 환기의 사용에 의한 몇 가지 방법에 영향을 준다. 양성 압력 환기의 합병증은 아마 심장의 출력과 뇌졸중의 용량의 사전설치에서 유발 할 것이고, 그런 다음 액체의 누적과 궁극적인 신장 기능의 신장살포를 줄이게 된다. 양성 흉부 압력의 유지는 또한 유발할 수 있는데 머리로부터 오는 혈액의 재순환을 줄임으로써 유발할 수 있다. 그 결과 머리 내의 압력이 상승되고, 망상과 불안, 심지어 좀더 어려운 미리 준비된 복잡한 다양한 요인에 대해 관리를 만든다.

호흡 물리치료사의 역할

집중치료에서 물리치료사의 역할은 급성 환자의 관리를 넘어서 통합된 부분이 되는 많은 것에 의해 고려되어야 한다. 비록 증거는 부족하나 다양화되며 많은 영역에서 요구되는 것이 조절되어야 한다.

물리치료사의 역할은 전체적인 연습, 국소적인 요구조건, 혼합된 기술, 지식, 훈련, 전문지식과 같은 많은 요인에 의존한다. 전반적으로 상담가로부터 다양한 종류를 소개하고, 폐 합병증에 상관없이 기본적인 병리학의 위험성을 최소하는 것에 예방하는 방법에 대해 기초부터 차근히 설명하는 것이다.

물리치료사의 좀 더 일반적인 중재는 신념의 일부분으로써, 수기의 다양한 기술없이 몸의 자세, 가동성, 수기의 과다팽창과 흡인을 포함한다. 예를 들면, 폐의 팽창을 향상시키기 위한 진동, 타진, 보조된 기침 그리고 신경근 촉진을 포함한다. 물리치료의 목표는 최대의 기능(운동, 환기 그리고 정신적인 것) 그리고 각각의 개인적인 환자를 위한 독립성을 성취하게 하는 것이다. 반드시 이것은 기억되어야 하며 이것은 이 장의 호흡관리에서 집중적으로 서술되었다.

폐 중재

중재는 평가, 발견에 근거해야 하고 적어도 환기 기구를 포함한 문제를 해결하는 몇 가지 기본적인 문제를 포함해야 한다.

- 환자 기구 비 동기화(인공 숨쉬기를 이용한 환자의 숨쉬기의 상태가 나쁠 때)와 가능한 바른 측정에 영향을 주는 요인. 마취의사는 수정과 적정량을 제한하는 것이 필요하다. 지지 시에 숨쉬기 하는 일의 경감을 목적으로 하는 측정은 성공적이지 못하면 진정시킬 필요가 있다.
- 인공 숨쉬기 경보와 그들의 중요성의 이해. 예를 들면, 일회호흡량이 감소되어 생긴 낮은 압력 경보는 순환 중 누출을 암시한다.
- 튜브 교환과 개방은 수동 환기 시키기가 어렵다.
- 더 뛰어난 임상의가 들을 수 있는 숨소리와 다음 숨쉴 때까지 연기된 날숨 마침과 기준 선 까지의 파형으로 돌아가는 것의 실패를 통해 종말 호기성 양압을 탐지하거나 의심을 할 수 있다.

이것을 위하여 호흡 기계에서 나는 소리에 대한 지식은 이 장을 시작하기 전에 반드시 알아야 한다.

만약에 어떤 이유에서 라도 인공호흡기를 제거해야 하면 물리치료사는 인공 호흡 도움을 안전하게 준비해야 하고 모든 기계적이고 물리적인 수치를 검사해야 한다. 이것은 동반 간호원의 책임이고 추측하면 안 된다. 숨쉬기 기구와 모니터를 관리하는 권한은

가장 처음 응급 전화를 받은 자에게 있다.

흡입

인공적인 숨길을 통해 폐 분비물의 분비를 위해 환자가 이것을 스스로 할 수 없을 때만 사용한다. 그것은 기관기관지 외상(Judson and Sahn, 1994), 혈중산소 감소, 혈류역학의 발생 같은 원하지 않는 효과와 이래로 천편일률적이거나 질병예방을 목적으로 사용되지 않는다(Paratz, 1992). 이러한 필요한 흡입 통과를 피하기 위해서 Guglielmi 등(2000)은 숨쉬기 환자의 유지된 분비물의 침대 옆 발견을 연구 하였다. 그들은 상어이빨 패턴이 인공호흡기의 유속 용적곡선과 기관 끝의 숨쉬기 소리가 숨쉬기 환자에게서 기관의 흡입이 필요한가를 알 수 있게 해주는 좋은 지시자라고 추천하였고, 따라서 '필요한 것 같은' 시기에 기술을 실행할 수 있게 한다.

자세

중환자실에서의 특정한 신체의 자세의 사용은 다음을 목적으로 한다.

- 환기/관류의 조화의 증가를 통해 산소 전달의 최적화 (예: 초기 급성 호흡 부전(ARDS) 시 엎드린 자세)
- 점액섬모 청소 시 장려
- 폐 용적의 증가를 통해 통기의 증가(예: 손상 받은 폐를 최우선적으로 옆으로 눕기)
- 호흡의 일 감소

이전에 언급한 것과 같이, 45°의 머리를 드는 것의 사용은 위 역류 와 차후의 흡입의 위험을 예방하는 데 도움이 되고, 따라서 VAP의 예방을 중대하게 제공한다.

맨손 과팽창(MHI)

> **정의:** 맨손팽창(Manual hyperinflation, MHI)은 일회 숨쉬기량을 700ml까지 기록하는 인공호흡기에 의해 전달되는 것보다 1.5배 더 큰 숨쉬기를 전달하는 맨손 백 서킷을 사용하는 기술이다(Clapham, et al., 1995; McCarren and Chow, 1998).

이 기술의 효과에 관련된 증거가 일관성이 없는 동안(다양한 연구에서 나온 대로), 재확장된 무기폐 영역의 폐에 특히 유용할 것이라고 생각 되었고, 따라서 폐 순응이 증가하고(Jones, et al., 1992; Clarke, et al., 1999) 더 효과적인 숨쉬기 패턴을 제공한다. 다른 기술과 같이 사용될 때 골치 아픈 폐 분비물의 제거를 촉진한다. MHI(이것은 기술이 사용되는 많은 변수 때문에 명백하게 설명하지 않는다)는 무기폐 부위를 재확장 시키기 위해 폐를 과 호흡하게 하는 것을 목적으로 환자가 인공호흡기를 사용하지 않게 하는 것과 맨손 메이플슨 C-형 서킷의 부착하는 것이 필요하다(나란한 인공호흡관을 통해). 이 양식에는 폐의 저숨쉬기와 과확장의 가능성이 존재하고 압력 손상의 위험을 최소화 하기 위해 단순한 압력 게이지를 사용하는 것이 추천된다(그림 11.10). 느리고 깊은 날숨은 압력이 40~50cm H_2O를 넘지 않게 형성한다(Denehy, 1999).

더군다나 이 중재의 이점은, 실제 일회호흡량 전달, 숨길 압력 많은 양의 PEEP 제공, 흐름의 비율과 FiO_2 등장이 매우 다양하게 나타나는 동안 두개내 압력의 증가와 혈압의 큰 저하가 기록된다는 것이다(Jones, et al., 1992; Denehy, 1999; McCarren and Chow, 1996, 1998; Glass, et al., 1993).

사용된 기술은 중재의 사건을 통해 기관 교환을 피하기 위해 튜브와 밸브의 무게가 지지되는 것을 보장하고, 이론적으로 두 손을 사용한 기술을 사용한다. (특히 만약에 손이 작으면, 시전자가 적당한 일회호흡량을 만들기 위해 노력해야 한다); 손은 환자의 작은 환기 기준과 일치하는 비율로 주머니를 반대로 돌려준다(Clapham, et al., 1995). 흉부를 관찰하고 치료사의 폐 확장 수치로 얻어진 흉벽 진동을 형성하는 것으로부터 얻어진 되먹임을 듣는다. 최고 확장용적은 2초 동안 안정기를 얻으면 진동이 시작된다. 급격한

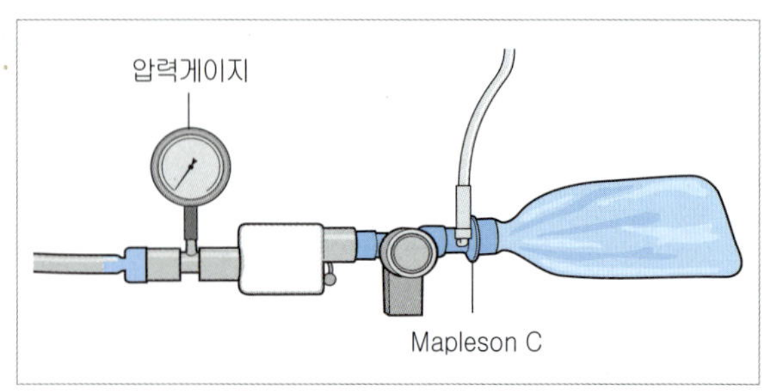

그림 11.10 서킷에서 간단한 압력계의 통합적인 모습의 도표

날숨을 하도록 주머니를 이완 시킨다. 숨쉬기통로가 FRC 밑으로 파괴되는 것을 피하기 위하여 날숨기에서 중도의 수동 진동을 멈춘다. 그러나 종말 호기성 양압의 발병을 막기 위해, 다음 수동과 팽창을 하기 전에 최대 호기가 일어나야 한다. 그 사이클을 반복하기 전에 수동과 팽창을 5~6번 반복하고 준 최대 일회호흡량을 6회째에 제공하라(의학적으로 나타나는 것처럼). 기준선 매개 변수들은 기록된 처리와 변화들 동안 내내 모니터 되어야 한다. 환자의 심장 혈관의 안정성에 돌연적인 사건 변경이 발생하면 과정을 중단해야 하고, 효과들은 문서화해야 한다. 회복 시간과 어떤 부작용들도 기록해야 한다.

중재가 완료 될 때(또는 생리적인 상태에 의해 지시된 바에 의하면), 환자를 호흡치료 중재 전으로 돌리고 심혈관계의 안정성을 관찰한다. 치료와 이후의 계획의 결과들을 반드시 기록해야 한다.

Key Point

이 과정의 성공을 위해서는 의식적이고 자발적으로 숨쉬는 환자와 치료사 둘 모두의 공조가(효과적인 대화 기술을 사용하는 것으로) 필수적이다.

구인두 부위의 분비물의 청소는 소매(cuff) 영역으로부터 정체되어 모여있는 분비물의 제거를 매일 기본적으로 해야 한다. 아래 숨쉬기 트랙의 세균 오염을 피하기 위해 소매의 공기를 빼자마자 아래 공기통로의 계속적인 수동 압박은 가장 효과적이다. 소매의 증가에서 사용된 소매 용량은 기관 압력 손상을 피하기 위해 이따금 소매압을 측정하고, 적당하게 소매를 봉하게 요구되는 공기의 양을 기록해야 한다.

맨손 기법

점액 청소를 용이하게 만드는 흔들기(shaking)와 진동(vibration) 같은 것들은 수동 기술에서 자주 동시에 사용된다(Denehy, 1999). 잘 설계된 몇몇의 연구에서 이 특정 영역이 형성되었고, 더 최근의 동물연구(Unoki, et al., 2005)에서 환기된 환자에서 외부의 흉부 압박의 사용에 관련된 추천들이 적절하지 않다고 한다. 그러나 치료는 흉벽의 압박이 숨길을 무너트리고 FRC를 줄이는 것을 피하기 위하여 호기 중간유량에서 멈추어야 한다. 진동은 환기되었던 환자에서는 필요가 없는 것처럼 나타났다. 심각하게 나쁜 개인적인 상황에서 불규칙맥박과 감소된 폐 순응 같은 나쁜 효과를 나타내고(Hammon, et al., 1992; Jones, et al., 1992 respectively), 무기폐 영역의 재흡수 촉진을 위한 집중 치료실에서 진동(vibration)을 사용할 때 방사선 촬영장치를 사용하지 않는다(Stiller, et al., 1996).

다른 고려할 점

물리치료 중재들의 어떤 방향과 조합들이 이용할 수 있는 증거를 고려하는 동안(그것은 환기되었던 환자에서 다소 제한된다), 2002년에 미국의 특별 위원회에 의해 추천되는 것처럼 다른 입력들을 떼어 놓는 것(호흡 일로부터 인공호흡기를 제거 한 것처럼)의 과정을 이끄는 것 같은 숨쉬기의 치료적 역할의 부분을 이룰지도 모른다. 이전에 언급한 것과 같이 빨리 제거하는 것이 더 숨쉬기치료를 이끄는 과정을 수행하게 하는 것을 기대할 지도 모른다(Ely, et al., 1998; Marelich, et al., 2000; MacIntyre, et al., 2001).

사지의 움직임들, 근육훈련과 환기되었던 환자의 동원의 배역의 증거는 불충분하다(만약에 조금이라도 존재한다면). 심각할 정도로 나쁜 환자의 폐가 혈행동태학적인 상태에 대한 여러 가지 중재들의 잠재적인 복잡성 같은 반대의 효과를 위한 성질 때문에, 임상의 발견들을 평가하고 받아들이는 치료사의 능력은 필수적이다. 치료 중재들은 각 방문에 임상의 발견들에 만들게 되어야 한다. 상담 치료사, 의사와 마취 자치의 보다 더 큰 수준의 자치를 가능하게 하는 전통적인 전문가의 범위와 과거의 발전의 변화하는 이 급격한 환경 변화에서 특히 이 영역에 대한 더 이상의 연구의 필요성은 명백하다.

FURTHER READING

American Association for Respiratory Care (AARC) Clinical Practice Guidelines (various): www.rcjournal.com/online_resources/cpgs/cpg_index.asp

Heffner JE 2005 Review series. Organization of care for people on long-term artificial ventilation: management of the chronically ventilated patient with a tracheostomy. Chron Respir Dis 2: 151–161: www.CRDjournal.com

Hinds CJ, Watson JD 1995 Intensive Care: A Concise Textbook, 2nd edn. WB Saunders: Philadelphia

MacIntyre NR, Epstein SK, Carson S et al. 2005 Consensus Statement: Management of Patients Requiring Prolonged Mechanical Ventilation. Report of an NAMDRC Consensus Conference. Chest 128(6): 3937–3954

Seaton A, Leitch AG, Seaton D 2000 Crofton and Douglas's Respiratory Diseases, 5th edn. Blackwell: Oxford

Task Force 2002 Evidence-based guidelines for weaning and discontinuing ventilatory support. Respir Care 47(1): 69–90

Tobin MJ 1988 Respiratory muscles in disease. Clin Chest Med 9(2): 263–286

Tobin MJ, Jubran A, Laghi F 2001 Patient–ventilator interaction. Am J Respir Crit Care Med 163(5): 1059–1063

Young D, Adams AP 1999 Respiratory Support in Intensive Care, 2nd edn. BMJ: London

참고문헌

ARDS Network 2000 Ventilation with lower tidal volumes as compared with traditional tidal volumes for lung injury and the acute respiratory distress syndrome. N Engl J Med 342: 1301–1308

Baram D, Hulse G, Palmer LB 2005 Stable patients receiving prolonged mechanical ventilation have a higher alveolar burden of bacteria. Chest 127(4): 1353–1357

Byrd RP Jnr, Eggleston KL, Takubo T, Roy TM 2006 Mechanical Ventilation: www.emedicine.com/med/topic3370.htm

Celis R, Torres A, Gatell J et al. 1988 Nosocomial pneumonia: A multivariate analysis of risk and prognosis. Chest 93: 318–324

Clapham L, Harrison J, Raybould T 1995 A multi-disciplinary audit of manual hyperinflation technique (sigh breath) in neurosurgical intensive care unit. Intensive and Crit Care Nursing 11(5): 265–271

Clarke RCN, Kelly BE et al. 1999 Ventilatory characteristics in mechanically ventilated patients during manual hyperinflation for chest physiotherapy. Anaesthesia 54: 936–940

Dean E 1994 Oxygen transport: A physiologically based conceptual framework for the practice of cardiopulmonary physiotherapy. Physiotherapy 80: 347–355

Dean E, Ross J 1992 Discordance between cardiopulmonary physiology and physical therapy: toward a rational basis for practice. Chest 101: 1694–1698

Denehy L 1999 The use of manual hyperinflation in airway clearance. Eur Resp J 14: 958–965

Ely EW, Baker AM, Dunagan DP et al. 1998 Effect on the duration of mechanical ventilation of identifying patients capable of breathing spontaneously. N Engl J Med 335 (25): 1864–1869

Feldman A, Kassel M, Cantrell J et al. 1999 The presence and sequence of endotracheal tube colonization in patients undergoing mechanical ventilation. Eur Resp J 13: 546–551

Georges H, Leroy O, Alfandari S, Beaucaire G 2000 Predisposing factors for nosocomial pneumonia in patients receiving mechanical ventilation and requiring tracheotomy. Chest 118(3): 767–774

Girou E, Buu-Hoi A, Stephan F et al. 2004 Airway colonisation in long-term mechanically ventilated patients: Effect of semi-recumbent position and continuous subglottic suctioning. Intensive Care Med 30: 225–233

Glass C, Grap MJ, Corely MC, Wallace Dd 1993 Nurses' ability to achieve hyperinflation with a manual resuscitation bag during endotracheal suctioning. Heart Lung 22: 158–165

Guglielminotti J, Alzieu M, Maury E et al. 2000 Bedside detection of retained tracheobronchial secretions in patients receiving mechanical ventilation. Chest 118(4): 1095–1099

Hammon WE, Connors AF, McCaffree DR 1992 Cardiac arrhythmias during postural drainage and chest percussion of critically ill patients. Chest 102: 1836–1841

Johnson MA, Polgar J, Weightman D 1973 Data on the distribution of fibre types in 31 human muscles: an autopsy study. J Neurol Sci 18: 111–129

Jones AYM, Hutchinson RC, Oh TE 1992 Effects of bagging and percussion on static lung compliance of the respiratory system. Physiotherapy 78: 661–666

Judson MA, Sahn MA 1994 Mobilisation of secretions in ICU patients. Resp Care 39: 213–226

Kollef M 2002 Respiratory Failure: Complications of Mechanical Ventilation. ACP Medicine. Online: www.medscape.com/viewarticle/534431_print

Lawson RW, Peters JI, Shelledy DC 2000 Effects of fibreoptic bronchoscopy during mechanical ventilation in a lung model. Chest 118: 824–831

Lusardi M, Capelli A, De Stephano A et al. 2003 Lower respiratory tract infections in chronic obstructive pulmonary disease outpatients with tracheostomy and persistent colonization by *P. aeruginosa*. Respir Med 97: 1205–1210

MacIntyre NR 2005 Current issues in mechanical ventilation for respiratory failure. Chest 128(5): 561S–567S

MacIntyre NR, Cook DJ, Ely Jr EW et al. 2001 Evidence-based guidelines for weaning and discontinuing ventilatory support: A collective taskforce facilitated by the American College of Chest Physicians, the American Association for Respiratory Care and the American College of Critical Care Medicine. Chest 120 (Suppl): 375S–395S

Marelich GP, Murin S, Battistella F et al. 2000 Protocol weaning off mechanical ventilation in medical and surgical patients by respiratory care practitioners and nurses: Effect on weaning time and incidence of ventilator-associated pneumonia. Chest 118: 459–467

McCarren B, Chow CM 1996 Manual hyperinflation: A description of the technique. Aust J Physiother 42: 203–208

McCarren B, Chow CM 1998 Description of manual hyperinflation in intubated patients with atelectasis. Physiother Theory Pract 14(4): 199–210

Moffett D, Moffett S, Schauf C (eds) 1993 Human Physiology, 2nd edn. Mosby: St Louis, MO

Mutlu G, Mutlu EA, Factor P 2001 GI complications in patients receiving mechanical ventilation. Chest 119(4): 1222–1241

Orozco-Levi M, Torres A, Ferrer M et al. 1995 Semirecumbent position protects from pulmonary aspiration but not completely from gastroesophageal reflux in mechanically ventilated patients. Am J Respir Crit Care med 152: 1387–1390

Paratz J 1992 Haemodynamic stability of the ventilated intensive care patient: a review. Aust J Physiother 38: 167–172

Plevak DJ, Ward JJ 1997 Airway management. In: Burton GG, Hodgkin JE, Ward JJ (eds) Respiratory Care: A Guide to Clinical Practice, 4th edn. Lipponcott: Philadelphia, PA, pp. 555—609

Rello J, Lorente C, Diaz E et al. 2003 Incidence etiology and outcome of nosocomial pneumonia in ICU patients requiring percutaneous tracheostomy for mechanical ventilation. Chest 124(6): 2239–2243

Rochester DR, Arora NS 1983 Respiratory muscle failure. Med Clin North Am 67(3): 573–597

Stiller K, Jenkins S et al. 1996 Acute lobar atelectasis: A comparison of five physiotherapy regimens. Physiother Theory and Pract 12: 197–209

Tobin MJ 2001 Advances in mechanical ventilation. N Engl J Med 344: 1986–1996

Tobin MJ, Jubran A, Laghi F 2001 Patient–ventilator interaction. Am J Respir Crit Care Med 163(5): 1059–1063

Torres A, Aznar R, Gatell JM et al. 1990 Incidence, risk and prognosis factors of nosocomial pneumonia in mechanically ventilated patients. Am Rev Resp Dis 142: 523–538

Unoki T, Kawasaki Y, Mizutami T et al. 2005 Effects of expiratory rib-cage compression on oxygenation, ventilation, and airway secretion removal in patients receiving mechanical ventilation. Resp Care 50(11): 1430–1437

Vesalius A 1543 De Humani Corporis Fabrica Libri Septem.

West JB 1977 Pulmonary Pathophysiology: The Essentials. Williams & Wilkins: Baltimore

Woollam CHM 1976 The development of apparatus for intermittent negative pressure respiration. Anaesthesia 31 (4): 537–547

심장과 폐 재활

Cardiac and pulmonary rehabilitation

CHAPTER 12

김 경

CHAPTER CONTENTS

심장 재활

물리치료사들은 여러 종류의 전문 심장 재활 팀의 중요한 회원들이다. 이 장은 심장회복의 4가지 단계들을 통합하여 연구 증거, 연습 규정과 계획에 관한 중요한 정보를 제공한다. ICDs의 사용과 심장이식 후의 사용으로 인한 심장 손상 같은 특별한 경우에 계획과 운동 재활을 제공 하는 것에 관한 심층적인 정보는, 독자에게 이 장의 끝에 기록되는 가이드라인들과 본문들에 대해 언급하도록 권하여진다.

배경

WHO(2007)에 따르면 1700만명의 사람이 매해 심혈관계질환(cardiovascular disease, CVD)으로 사망한다; 720만명의 사람들이 관상동맥심질환(coronary heart disease, CHD)으로 죽고 550만명이 뇌졸중으로 사망한다. CVD는 중 하위의 수입을 가진 국가에서 10% 정도 높은 수입을 가진 국가에서 10% 정도의 장애보정생존연수(disability-adjusted life-years, DALYs)의 책임을 지고 있다(DALYs는 질병으로 장애로 인해 질병이나 영아 사망으로 인한 잠재적인 수명 손실을 합하는 것으로 정의).

영국 심장 기관 통계 자료(British Heart Foundation statistical data) (2006)에 따르면 CHD는 영국에서 매년 105,000의 죽음의 원인이 된다. 그것은 또한 영국의 조숙한 죽음의 가장 보통의 원인이다: 남자들의 21%와 여성들의 12%. 거의 CHD에 의한 모든 죽음들은 심근경색(심장마비)에 의한 것이다. 영국의 약 230,000명의 사람들은 매년 심근 경색에 의해 습격 당한다. 영국의 거의 200만의 사람들은 가슴 조임증(CHD의 가장 보통의 형태)로 고생한다; 675,000명은 한정적 심장마비가 생기고 이 수치들은 커지고 있다.

나라 전체에 사망률에 큰 변화가 남아있다. CHD에 의한 죽음은 스코틀랜드와 영국의 북부지방에서 가장 많다. 심장병은 못사는 지역에서 더 일반적이다 그리고 기술이 없는 노동자는 기술을 가진 사람들보다 3배 정도 더 많다. 영국에 살고 있는 남 아시아 사람들(인도, 방글라데시, 파키스탄 그리고 스리랑카; Indians, Bangladeshis, Pakistanis and Sri Lankans)은 CHD로부터 평균보다 더 높은 조기 사망률을 가진다; 남녀 둘 다 50% 더 높다. 남 아시아 사람들과 나머지 사람들 사이의 사망률의 차이는 증가하고 있다.

정부는 CVD에 의한 죽음을 2010년까지는 적어도 40%정도로 줄이는 것에 전념을 다한다. 심장병으로 인한 질병의 사람들이 더 많이 생존하고 더 오래 살면서 CVD의 전체적인 부담은 더 커졌다. CHD를 위한 국가 서비스 기준(National Service Framework)의 소개 이후, 중요한 개량들이 영국을 가로질러 NHS의 처치에 있었다.

유전의 요인들이 역할을 하는 동안, 80~90%의 CHD로 죽고 있는 사람들은 하나 이상의 주요한 위험 요인들을 생활 양식에 의해 영향을 받는다. 물리적인 활동의 부족, 비만, 흡연과 당뇨병은 CHD를 위한 주요한 위험 요인들이다. 많은 사람들은 중요한 생활 양식 변화되게 하는 것은 어려울 수 있는 것을 안다; 예를 들면, 몇몇은 니코틴에 의존할지도 모른다. 만약에 환자가 최근에 CHD로 병원에서 허락 받고 그 뒤에 그들이 겪은 규칙적인 물리적인 활동양의 총량을 늘릴 필요가 있다; 그들이 잘 자극할 뿐만 아니라 그들과 그들의 가족이 그 운동이 안전하다고 확신하게 한다.

모든 주요 질환들과 같이, CHD는 환자들과 그들의 가족들의 주요한 물리적이고, 심리적이고 행동적인 영향을 가진다. 약간의 심리학적인 결과들은 지속적이고 환자를 무능하게 하며 차후의 심장 위험을 줄이기 위해 필요한 생활 양식의 변화들을 하는 것에 대한 장애를 구성할 수 있다. 예를 들어, CHD를 가진 사람들은 운동을 하거나 그들의 심장에 손상을 받는 두려움 때문에 하루 종일하는 활동에 참가하는 것에 두려움이 있다. 병원에 입원 후, 아마 뒤따르는 심근 경색이 계속 될 것인가 또는 관상동맥재건술을 위해 중요한 보호에서 충고와 치료의 예방이 반드시 충분하지 않을 수도 있다. 많은 사람들은 그들이 최고의 물리적이고 정신적이고 감정적인 건강을 즐길 수 있고 가능한 완전히 일반적인 삶으로 돌리기 위해서 필요한 생활 양식의 변화를 달성하고 그들의 신뢰를 회복하기 위해 그들의 병과 치료를 이해하는 더 집중적인 도움을 필요로 한다.

심장 재활은 무엇인가?

정의: 한 심장병 환자의 재활은 그들이 그들의 노력으로 인해 잃어 버렸을 때 지역 사회에서 가능한 것 같은 일반적인 장소로 보전하거나 재개하기 위한 최고의 가능한 물리적 정신적 그리고 사회적인 조건 같은 병의 근본적인 원인에 영향을 주는 필요한 활동의 합이다. 재활은 치료의 독립적인 형태로 간주되지 않지만, 하나의 면을 이루는 모든 치료의 합으로 통합 되어야 한다(WHO, 1993).

심장 재활은 건강 전문가들의 많은 전문에 걸치는 팀과 협력하여 심장병에 걸린 환자들이 최적의 물리적이고 심리 사회적 건강을 이루고 유지는 것을 격려하고 지지하는 과정이다(SIGN, 2002).

심장 재활은 CHD 환자와 가족에게 교육, 운동 그리고 정신 사회적 지지를 제공하는 이해력 있는 간섭이고 많은 특별한 건강 전문가에 의해 제공된다. 회복을 촉진할 수 있고 환자들에게 더 좋은 건강을 유지하고 달성하게 하고 심장병 있는 환자에게 죽음의 위험을 줄일 수 있다.

심장 재활을 위한 연구 증거

준비 상태가 좋을 때, 생활 개조 운동 훈련, 교육 및 심리 입력과 관련된 포괄적이며 맞춤 도움을 제공하여, 심장 재활을 20~25%까지 3년 이상의 사망률을 줄

표 12.1 Cochrane 연구 2004*

운동만 한 그룹	사망의 모든 원인에서 27% 감소 심장의 원인에서 31% 감소
포괄적인 재활 그룹	사망의 모든 원인에서 13% 감소 심장의 원인에서 26% 감소

* 8,440명의 환자를 메타분석(심근경색, 혈관 재생, 허혈성 심장질환)

임으로써 상당한 차이를 만들 수 있다.

Cochrane 연구(Jolliffe, et al., 2004) (표 12.1)에서는 운동에 기반을 둔 심장의 재활의 중요성을 확립하였다. 심장병 사망률은 운동 전용 심장 재활에 의해 31% 감소되었고 포괄적인 심장 재활 그룹에서 26% 감소되었다.

많은 연구가 아직도 대부분 위험이 낮은, 남성, 백인, 중년 심근경색(MI) 환자를 포함하고 그리고 등록 여성, 노인과 소수 민족은 거의 포함되지 않는다. 심장 수술을 하거나, 심장 부전, 심장 이식 등의 다른 심장 환자들은 연구결과에서 제외된다.

신체적 활동과 운동의 증거

영국에서의 운동활동 수준은 낮다. 영국 국내 건강 조사단(Health Survey for England, NHS, 1998)의 자료에 의하면 남성의 37%와 여성의 24%만이 국가가 정한 한 주에 5회나 그 이상, 30분의 중등도 운동을 하라는 안내를 따른다. WHO에서 선진국의 모든 질병 부담의 약 3%가 신체적 비활동으로 인해, CHD의 24%가 주당 중간 강도 활동 2.5시간 이하 신체 활동 수준 때문이라고 추정하였다. 남성 중 36%가 CHD로 죽고 여성의 38%가 운동 부족으로 인해 사망한다. 그러므로 치료의 중재에서 구성되었던 운동은 심장의 재활 프로그램에 있어서 꼭 필요하다.

교육과 심리 사회적 중재의 증거

심리적인 결과는 운동의 물리적이고 기능적인 효과에 비해 적게 연구되고 문서화 되었다. 심리적 이득의 대부분이 그룹 활동에 참여하거나 동료들의 지지 그리고 전문적 조언에 기인한다. 이러한 중재의 결과를 측정하는 것은 어렵다. 설문지는 삶의 질과 건강 정도를 측정하는데 널리 사용 되었다. 일반(예: 단기 양식 36, 또는 SF36)과 질병(예: 심근경색(MI), 또는 심근 경색 후의 삶의 질(QLMI)) 설문 조사가 둘 다 사용되었다. 특정 질병의 설문조사에서 단기적인 이득이 관찰되었다.

심장 재활 환자들의 모임

일반적으로 과거에는 급성심근경색(MI) 또는 관상동맥우회술(CABG)을 한 환자들을 대상으로 심장 재활이 언급 되었다. 국제서비스기준(National Service Framework)은 심장재활을 여러 가지 형태의 CHD를 가진 환자에게 권한다. 최근의 많은 그룹들은 포괄적인 것과 운동에 기초를 둔 재활 둘 다 포함한다.

혈관 재형성후

경피경혈관심장동맥확장술(percutaneous transluminous coronary angioplasty, PTCA)의 환자의 수가 늘어나고 있다. 생활양식 수정 교육과 운동훈련은 생리학적, 심리사회적 위험 인자를 다루는 데 유익하다고 증명 되었다.

안정형 협심증

심장의 재활은 증상의 관리를 증가시키고 운동 훈련은 그들이 협심증을 경험하기 전에 해서 협심증 역치를 증가시키는 것을 도와준다.

만성 심부전

CHD의 관리의 진보로, 만성인 심부전을 나타나고 있는 환자들의 수는 증가하고 있다. 운동에 기반을 둔 심장재활은 운동 용량을 개선하고 증상을 줄이고 삶의 질을 증가할 때 유익하고, 경증에서 중등도의 심부전은 가장 큰 진보를 보여준다.

주의가 필요한 그룹

대부분의 조사에서 중요한 결점은 여성과 노인 환자의 데이터의 부족이다; 소수인종의 배경 또한 드물게 보고된다. 이 충분하게 표시 되지 않는 그룹들은 특별한 주의를 필요로 한다.

여성

여성에서 CHD의 발생은 올라가고 있다. 영국 심장기관 통계(British Heart Foundation statistics, 2006))에 따르면 영국에서 매해 74세 이하의 2만 6천명의 여성이 심근경색(MI)을 가지고 있다. 현재 여성에서의 심장재활에 대한 이해는 낮다. 여성이 심장재활 프로그램에 참여할 때 결과는 남자에 비해 더 좋다. 일, 활동과 성적 행위로 돌아가고 또한 걱정과 우울의 높은 수준의 경험들의 연관 된 기능을 심각하게 잃는 것 같이 더 많은 필요성을 느낄 수도 있다. 더 많은 성별과 관련된 정보, 개별적인 프로그램과 유연성 그리고 적절한 환경이 그룹의 구체적인 요구를 해결하기 위해 필요하다.

노인

절반 이상의 심근경색(MI)은 70세 이상에서 일어나고 총인구에서 노인의 수가 증가하는 것처럼 이 숫자는 늘어난다. 특히 여성이고 그러한 심부전과 심장마비 같은 이러한 환자 인구가 매우 높다. 우울증의 존재는 나쁜 물리적 기능의 결정 요소이다. 심장의 재활은 안전하고 더 늙은 노인에서 날숨성의 용량과 근육의 강함을 향상시키기 위해 보여주게 되었다. 노인의 포괄적인 메뉴 기반인 심장의 재활 프로그램으로부터 유사한 이익들을 끌어 낼 수 있다. 접근, 수송, 타이밍들과 유연한 프로그램들의 문제들은 이 환자 인구의 요구에 대처하기 위해 언급될 필요가 있다.

인종 집단들

남아시아 같은 어떤 소수민족에서는 CHD의 발생률이 더 높다. 소수민족의 사람들은 언급되지 않고 심장의 재활 프로그램에 참여하지 않는다고 알려졌다. 인종 집단들을 위해 재활 전략들을 계획하는 동안 그들의 다른 부분, 문화적인 배경과 언어의 필요성들은 인정받아야 한다. 행동의 변화가 필요할 때, 메시지가 분명히 이해되는 것은 중대하다.

물리적인 활동과 식이치료 실행들에 대한 문화적인 영향들에 관한 전문직의 지식은 환자에 유익할 것이다. 마찬가지로 적절한 언어로 기존의 보건 교육 자료의 인식 서비스의 품질은 강화 할 수 있다. 또한 비슷한 문화적 배경에서 개발하고 순서대로 평가하도록 보건 전문가를 포함 하는 것도 도움이 된다.

목표로 하게 되었던 지역 사회들에 특유의 여러 가지 설정들은 사용될 수 있다. 예를 들면, 커뮤니티 센터들, 사원들, 회교 사원들, 교회들, 건강 중심들 그 외. 가족과 더 젊은 세대의 참가는 불가결하다.

기타 그룹

다음의 그룹은 개별적 평가와 위험도 층별화가 필수적이다.

심장이식

이 그룹은 비교적 작다. 환자의 경우 운동을 기반으로 하는 심장재활이 운동 지구력을 증가한다는 약간의 증거가 있다.

심장 판 수술

포괄적인 심장 재활에서 감독된 운동 훈련은 기능의 용량을 증가시키고 증상을 감소시키고 삶의 질을 향상시키는데 유익하다.

선천적인 심장병

이 그룹은 젊은 사람들과 아이들을 포함한다. 감독된 운동은 환자에서 운동용량과 심리학적 기능을 증가시킨다.

이식된 심장제세동기

심장재활 프로그램의 ICD를 가진 환자들의 수는 적을 수도 있지만 포괄적인 심장 재활은 안전하고 상당하게 운동 능력 및 심리적 안녕을 증진시킨다.

영국의 대비책과 그것의 비용대비 효과

영국의 심장 재활 프로그램의 조항의 전반적인 수준은 지난 20년 동안 급속하게 증가하고 있다. 영국 심장 재활 학술 협회의 최근 자료에서 보면 프로그램이 300개가 넘는다. CHD를 위한 국제 서비스 기준(National Service Framework, 2000)에는 환자들이 장기적인 후속 조치를 제공하기 위해 주요한 간호에서 질환 기록부들의 사용을 지지했고, 표준들과 표석들을 제2의 발병의 방지에 맞췄다. 프로그램 종류와 기한, 빈도 그리고 운동 훈련의 강도에서 거대한 변수가 있으며 대부분의 센터는 주치의와 메뉴 기반 프로그램의 종합 팀에서 제공하는 서비스를 제공하고 있다.

영국은 질적보정생존연수(quality-adjusted life-years, QALY) 당 6,900유로의 비용이 든다고 추정하였고 심장 재활로부터 3년째 삶의 햇수 당 비용은 15,700유로의 가치가 있다. 이것은 NHS에 의해 일반적으로 제공되는 많은 다른 처치들과 비교되는 좋은 가치를 제공한다.

심장재활의 구성요소들

- 위험인자 평가와 수정
- 교육
- 운동
- 심리사회적 지지

수술과 제공

환자가 입원하는 순간부터 정말로 퇴원하는 순간까지 심장재활은 치료의 연속이다; 심장 재활은 외래 치료 뿐 아니라 지역 사회에 장기적인 후속 조치로 확장된다. 그 중 심장 재활은 필수적인 부분을 형성하여 환자 관리는 심장 병리 팀과 공유된다. 심장 관리는 환자 평가와 위험층 형성을 포함한다(심장 사건과 질병 예후의 재발의 확률을 예측). 환자는 특히 진단 검사를 받은 환자는 약물 치료를 처방 받고 확장술이나 우회로 이식 등의 혈관 재생술의 형태가 필요할 지도 모른다.

전통적으로 심장 재활은 4단계로, 급성 병원 입원 단계부터 생활양식 변화의 장기적인 유지 관리까지 진행 되도록 나누어져 있다.

- 단계 I: 입원 시기
- 단계 II: 조기 퇴원 후 기간
- 단계 III: 구성된 운동을 포함한 관리된 외래 환자 프로그램
- 단계 IV: 주치의의 장기적인 후속조치

단계 I: 입원 기간

심장재활은 입원을 누군가에게 치료의 중요한 부분으로 그대로 계획된 실용적인 CHD와 병원에 제공된다. 다음을 포함한다:

- 이러한 식별 요구를 충족하기 위한 서면 비공식 계획의 신체적, 심리적 및 사회적 요구가 협상의 평가
- 생활의 초기 조언
- 예를 들면 금연, 신체 활동(성행위 등을 포함), 식이요법, 알코올 소비 및 이용
- 가동성
- 규정되었던 약물투여, 그 이점들과 가능한 부작용들에 대한 교육
- 관계 있는 비공식 간호인의 참가
- 심장의 재활에 관한 국지적으로 쓰여지는 정보의 준비
- 계획을 이행

단계 II: 조기 퇴원 후 기간

이 서비스는 지역에서 지역으로 다양성을 보여주고 그룹 수업 또는 개별 약속(그림 12.1)에 작은 전화부터 헬프 라인까지 범위를 나타낸다. 국제서비스기준(National Service Framework)은 이하를 추천한다.

- 심장재활과 초기 계획은 이러한 요구를 충족시키기의 검토를 위해 신체적, 심리적 및 사회적 요구 등 심장병 위험을 종합 평가

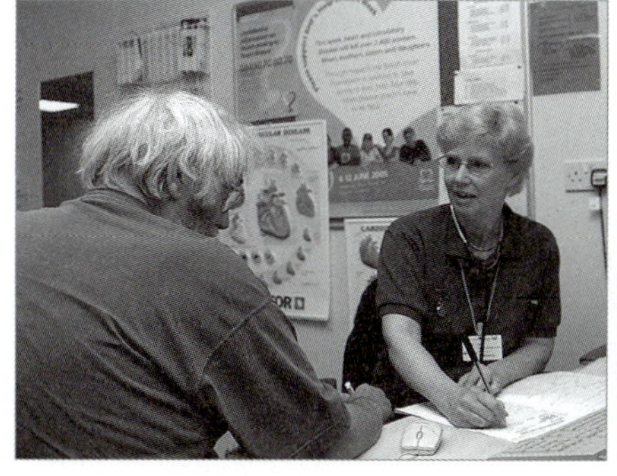

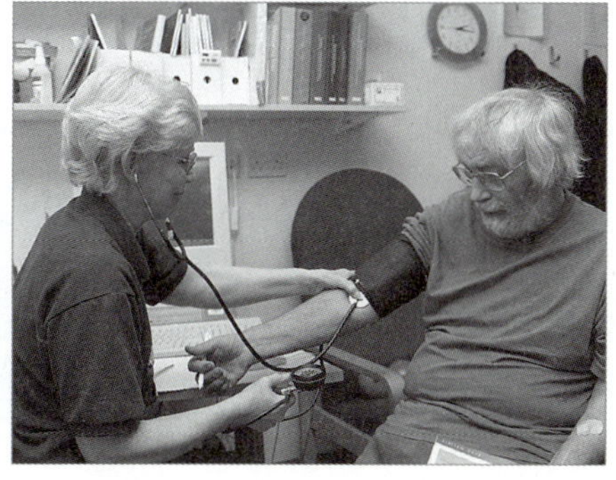

그림 12.1 심장 간호사와 평가

- 여러 전문 분야에 걸친 팀에 의해 동의 계획에 따라 생활 상담과 심리 개입 조항
- 관련 비공식 보호자의 참여를 지속적으로 한다.
- 가정방문, 적당하면

단계 III: 구성된 운동을 포함한 관리된 외래 환자 프로그램

이제 주치의가 더 많은 서비스를 담당하게 되어 있지만, 전통적으로 이 단계는 외래 환자의 병원 기반 프로그램의 형태로 설정되었다.

- 위험도층별화와 운동에 대한 높고~, 중간~ 그리고 낮은~ 위험 환자의 확인
- 개별적인 진보적 운동 처방과 4주에서 12주 다양한 영역에서 관리된 운동 세션
- CHD 및 건강 증진 상담과 교육을 위한 위험 요소 (그림 12.2)의 재평가
- 스트레스 관리, 상담과 직업지도 같은 심리 사회적 중재

단계 IV: 주치의의 장기적인 후속조치

이 단계는 이제는 많은 지역에서, 지역 사회 또는 레저 센터에서 운동 세션의 제공에 중점을 두고 구성되었다. 전문 교육은 지역 사회에서 CHD 환자를 행사할 영국 심장 재활 협회(BACR)에서 강사를 행사할 수 있다. 단계 IV는 다음을 포함한다.

- 개별 목표의 장기간 유지
- 임상적 상태의 전문적인 관찰과 일반적인 과정의 후속 조치
- 심리 사회적 지지와 지지 그룹의 진행

심장 재활 팀

심장 재활 패키지는 각각의 환자에 대해 개별적인 지식과 전문가의 종합 협력 팀(그림 12.3)의 기술을 필요로 한다. 이 팀은 심장 재활의 훈련을 받은 심장과 간호의 직원, 물리치료사, 영양사, 약사, 작업치료사 심리학자를 포함한다. 지역 사회에 관심의 연장은 1차 의료 팀: 즉, 지역적 심장병 환자 지원 단체에서 의사와 심장 관련의 간호사, 4단계 운동 전문가 및 관련된 사람을 포함한다.

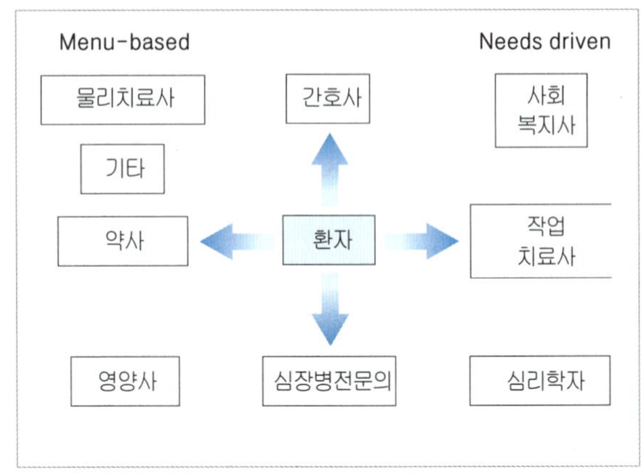

그림 12.3 심장 재활 팀

물리치료사의 역할

물리치료사는 대부분의 병리학 문제들로 환자들의 재활 관리를 떠 맡고 처치하기 위한 지식, 평가 기술 그리고 임상적 추론능력, 증거기반 접근과 결합능력 등을 가지고 있다. 물리 치료사는 또한 그룹 세션 및 클래스를 실행하도록 훈련하고 있다. 따라서 종합 팀 내에서 물리치료사의 역할은 운동 처방, 훈련 및 교육 단계에서 1~3단계에 집중해야 한다. 모든 운동의 수정은 처방전과 의료 간호 팀 멤버와 함께 논의해야 한다. 훈련은 CHD 환자에게 알고 있는 다른 팀 멤버와 함께 적절한 연락하는 전달되는 그룹 설정에서 팀워

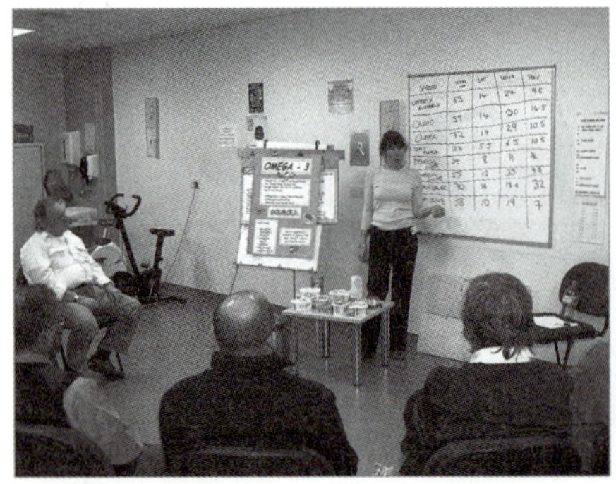

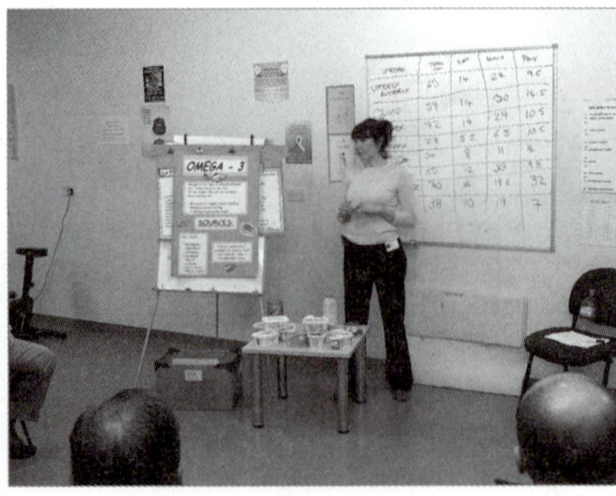

그림 12.2
심장재활 프로그램 단계 III에 참여한 환자들에게 연설 중인 영양사

전문적 발달

심장재활 공인 물리치료사 연합(the association of charterd physiotherapists in cardiac rehabilitation, ACPICR)은 이 분야 전공을 희망하는 물리치료사가 the Skills for Health: Coronary Heart Disease 문헌을 읽을 것을 권장하며 운동생리학 및 심혈관계 질환에서의 운동처방의 전문적 발달에 대한 책임을 고려할 것을 권장한다. 임상 및 심장에 관한 네트워크를 이용하여 정보를 공유하길 바란다- 예를 들어, Interactive CSP(www.csp.org.uk)가 권장된다.

크와 환자의 임상 및 심리 사회적 문제가 필수적이다.

운동 훈련의 장점

정의: '운동 훈련은' 반복 운동 가이드 또는 소정의 강도와 주파수에서 일정 기간 동안 맡은 일반적으로 몇 주 프로그램에 적용된다. 그것은 유산소 운동과 준최대 모두 최대한의 수준에서 물리적 성능을 향상시키기 위해 설계를 기반으로 한다. 그것은 낮고 중간 또는 높은 강도가 있을 수도 있다. 또한, 저항 훈련을 포함할 수 있다.

조사에서 운동 훈련은 신체적 수행(운동부하, 근력 및 근육증상), 심리적 기능(불안, 우울, 안녕감), 사회적 적응 및 기능을 확인하였다. 그것은 사망률, 이환율, 재발률과 병원 재입원율의 감소를 보여준다. 또한 환자의 신체 운동 능력에 긍정적인 영향을 미칠 것으로 판명된다. 따라서 치료적 중재로 운동 훈련이 심장 재활 프로그램의 핵심이다.

운동 훈련으로 생리학적 적응

건강한 개인에서 유산소 운동 훈련에 적응부위는 중앙 위치(심장)와 말초(골격 근육과 말초 혈관)이다.

유산소 운동의 최대 수준에서의 적응

유산소 운동의 최대한 수준에서의 적응들은 심장박동의 감소, 교감 활동이 감소되고 부교감 신경계 활동의 감소로 이어진다. 일회 박출량으로 인해 더 큰 심실 작성과 왼쪽 심실 질량 증가 왼쪽으로 증가한다.

심장 박동과 혈압을 휴식의 감소는 심근 산소 요구량을 감소 의미한다. 또한, 심장 확장의 기간, 관상 동맥 순환으로 흘러 더 많은 혈액이 증가한다.

심박 출력[CO $\frac{1}{4}$ HR(심박, heart rate)×SV(일회 박출량, stroke volume)]이 항상 신진 대사 수요와 일치해야 하지만 심장 박동이 감소되고 뇌졸중 볼륨을 증가됐다. 수축기 혈압이 감소하고 거기에 훈련 골격 근육과 다른 조직에 혈류의 재분배가 있다. 카테콜아민을 돌리는 것은 감소하고 동정맥의 산소 차이는 증가한다.

Key Point

유산소 훈련, 기능적 구족적 변화의 결과로 골격근, 심장 그리고 순환이 일어난다. 이러한 변화들은 산소를 수송하는 일하는 근육(중추 변화)의 순환 시스템의 용량과 산소를 사용하는 골격 근육(말초 변화)의 용량을 향상시킨다.

유산소 운동 훈련의 결과로 인한 중추 변화

- 일회박출량 증가
- 심실 크기의 증가
- 총 피의 양 증가
- 최대 운동 중 총 말초 저항 감소

유산소 운동 훈련의 결과로 인한 말초 변화

- 동정맥의 산소차이 향상
- 미토콘드리아의 크기와 양의 증가
- 산성 효소 활동의 증가
- 향상된 모세혈관 생성
- 마이오글로빈의 증가

최대의 VO_2의 증가

산소 소비(VO_2)는 분 또는 분당 kg 당 체중의 밀리리터에 상대 1로 절대적인 조건 중 하나에 표시된다. 최대 산소 소비량($VO_{2\ max}$)의 가장 높은 비율 최대한의 운동을 하는 동안 달성한다. 유산소 훈련이 VO_2 최대를 증가 시킨다. 상대적인 관점에서, 4mph의 개인 보행에서 17.5mL의 산소를 분당 킬로그램 몸무게를 사용한다.

Key Point

The significance of increased VO2 max is the reduction in physiological stress evoked by submaximal activity and not the ability to perform maximal bouts of exercise.

CHD의 환자에서 최대 VO_2의 증가는 주로 주위의 적응에 의한 것이다. 중심의 변경 사항은 강도 높은 훈련을 오랜 기간하는 것과 연관이 있다.

중심적 변화 사항은 일부 연구에 CHD 환자에서 높은 강도 훈련을 표시되어 있지만 이 방법은 기존의 재활 프로그램에 적합하지 않다. 물리적 성능 향상은 더 낮은 운동 내성 환자에서 볼 수 있다.

Key Point

중간 강도의 유산소 운동 훈련 CHD 환자 말초 적응을 통해 이득을 준다.

CHD 환자의 운동 훈련의 이점(위험 요인 수정)

CHD 환자의 운동 생리, 증상 및 심리 사회적 이점은 표 12.2에 요약되어있다.

운동 처방의 평가

평가는 심장병 환자에 대한 개별 및 안전한 운동 처방을 계획을 위해 필수적이다. 이는 다음과 같다.

- 현재의 상태의 자세한 환자력과 신체검사
- 활동과 운동의 이전 수준
- 물리적 제한과 장애
- 징후와 증상
- 위험 요인 평가 및 프로필
- 상대 금기에 대한 심사
- 위험도 층별화
- 기능적 능력 시험
- 심리사회적 평가: 목표, 신념, 지식, 관심, 민족
- 환자의 목표와 기대

운동 시 금기사항

운동 시 금기사항에 포함되는 경우는 다음과 같다.

- 불안정 협심증
- 휴식 시 수축기 혈압은 200mmHg이상 이거나 휴식 시 확장기 혈압이 110mmHg 이하
- 기립 혈압이 증상과 함께 20 mmHg 이상 떨어짐
- 중요한 대동맥 협착증
- 급성 조직의 질병이나 발열
- 통제되지 않는 심실 동맥 불규칙맥박
- 통제되지 않는 공동 심박 급속증
- 보상되지 않는 충혈성 심부전
- 제 3급의 심장 차단
- 활성 심막염 또는 심근염
- 최근의 색전증
- 혈전성 정맥염
- 2mm 이상의 안정시 ST분절 이탈
- 통제 되지 않는 당뇨병(휴식시 혈당이 400mg/dl 이상)

표 12.2 CHD 환자의 운동 훈련의 장점(위험 요인 수정)

생리적 이점

- 수축기 혈압과 확장기 혈압 감소
- 체지방량 감소, 체질량 증가
- 섬유소원 수준들과 혈소판 집합의 감소
- 고밀도의 지단백질 (HDL) (트리글리세라이드들의 감소) 의 증가
- 당 인슐린 움직임의 증가로 인슐린 민감성의 증가

증상적 이점

- 불규칙맥박의 위험 감소
- 협심증 역치의 증가
- 관상동맥의 개발
- ST 파도 변화들의 감소
- 협심증이나 짧은 숨쉬기의 감소
- 허혈성 역치의 증가

심리사회적 이점

- 걱정과 우울증의 감소
- 잠 패턴의 증가
- 웰빙의 감각 증가
- 자기 신뢰의 회복
- 병적 행위의 감소
- 사회적 대화의 개선
- 매일의 활동 및 취미의 복귀
- 성생활의 재개
- 작업과 직업의 복귀
- 기타 위험 요인들도 승낙

운동 처방: FITT 원칙

개인 운동 교육 프로그램을 개발하기 위해, FITT 원리로 알려진 요인을 고려하였다.

- 빈도(Frequency) F
- 강도(Itensity) I
- 시간(Time) T
- 운동 종류(type of exercise) T

주파수, 시간, 운동 양식 또는 종류는 뒤의 장에서 함께 심장 재활의 여러 단계에서 활동을 설명한다.

운동의 강도

불규칙맥박 발생의 위험 또는 급성 심근경색(MI) 같이 위험한 사건은 활발한 활동을 하는 심장병 환자에게서 증가한다. 보통의 운동 훈련을 낮은 강도로 하면 아마 CHD 환자의 생존을 향상시킬 수 있고 기능적 용량, 심장 기능, 관상 위험 요인과 심리사회적 웰빙에 유익한 변화를 생성할 수 있다. 낮은 기능의 용량을 가진 환자들을 위해, 낮 동안 빈번하고 짧은 지속 연습 자극은 타당할지도 모른다. 강도는 규정하게 되고, 몇 개의 방법들에 의해 모니터 된다. 그것은 서로와 협력하여 독립적으로 사용할 수 있다.

심장박동

각각의 환자는 철저한 평가 및 위험 수준을 기반으로 자신의 훈련 심장 박동수를 계산해야 한다. 대부분의 강도를 환자들을 위해 훈련하는 것은 대다수의 인구 모임을 위해 60~75%의 최대 심장 박동의 사이에서 변동한다. 더 복잡한 환자는 더 낮은 강도들(40~50 %)을 필요로 할 것이므로, 이 계산들에의 적절한 조정들은 필요할 것이다.

이상적인 상황에서, 훈련된 심장 박동을 최대 또는 증상 제한된 운동 ECG 검사(운동내성 시험 또는 ETT)로 얻은 것이다. 훈련된 심장박동이 최대한의 심장박동수의 60~75%로 설정해야 한다. 또는 심장박동 아래에 20박동은 어떤 증상이 나타나는지 운동세션을 통해 모니터링 해야 한다. 그러나, (exercise tolera nce test, ETT) 정보는 항상 심장 재활 팀과 자주 다른 방법을 훈련 강도를 사용하는 결정에 사용할 수 없다. 추가 나타내야 격리 운동 강도의 조치로 심장 박동을 사용하여 강도를 모니터링 따라서 다른 방법 제한을 가지고 있다. 이것은 힘을 내는 정도를 표시하기 위해 지각되었던 운동 자각도(RPE)와 직접의 임상의 관찰을 확인 받았던 평가의 사용을 포함한다. 이것은 유효한 운동자각도(rating of perceived exertion scale, RPE)의 사용과 직접의 임상 관찰 확인의 평가의 사용을 포함한다. 심장 박동이 적절한 강도 표시 때에도 환자는 베타차단제 등의 약물에 의한 영향이 남아 있다. 이 예에서 안정 시 심장박동과 최대한의 심장박동수는 1 분당 20~40회 감소하였고, 대상 심장 박동을 가지고 재계산 할 수 있다.

연령 조정으로 예측된 최대 심장박동

이 식은 분당 10회 정도 차이가 날 수 있지만, 나이를 이용하여 최대 심박수를 예상하는 식이다. 평가 소견을 기초로 이 예견된 최대치의 백분율은 선택되었다.

예제

- 환자A(위험도가 낮고 합병증을 수반하지 않음)는 70세이다.
- 최대나이기대심작박동수 = 220-70 = 150
  예상최대심장박동수 60~75%:
  0.60 × 150 = 90
  0.75 × 150 = 112
- 따라서, 훈련심장박동수 = 90 - 112분당 박동수

Karvonen formula(심박훈련, heart rate reserve, HRR)

이 수식은 진짜 관찰된 최대 심장박동에 접근할 수 있다고 가정된다. 이것은 예를 들어, ECG 허용 테스트에 의해 얻어질 수 있다. 이 수식은 개인적인 휴식시 심박을 재는 데 유리하다. 이것의 백분율은 평가 결과에 따라, 그 HRR의 50~70%가 최대 심박의 60~75%와 동등하다. HRR는 이와 같이 계산된다.

- HRR = 최대 심박수 - 휴식시 심박수
- 훈련강도는 선택되고 계산된다(예: 50~70 % HRR).
- 휴식시 심박수는 HRR%에 더해진다.

예제

- 환자B(위험도가 낮고 합병증을 수반하지 않음)는 ECG 검사 중에 휴식시 심박수는 65이고, 최대 심박수는 160이다. 이어지는 평가로 훈련의 강도는 HRR의 50~70%로 맞춰 놓는다.
- HRR의 계산 = 160-65 = 95
- HRR의 백분율을 선택: HRR의 50% = 0.50×95 = 47.5
  HRR의 70% = 0.70×95 = 66.5
- 휴식시 심박수를 더하라: 47.5+65 = 112.5
  66.5+65 = 131.5
- 따라서, 훈련 심박수 = 112-131 분당 박동

운동 자각도(RPE)

Clinical note

운동하는 동안 RPE와 환자의 관찰과 심장 박동수 모니터링의 효과적인 방법으로 운동강도를 모니터할 수 있다.

운동하는 사이 환자들은 그들의 힘을 내는지 지각하는 능력을 개발할 필요가 있다. 즉, 그들이 얼마나 힘든지, 그들이 그렇게 자신이 견딜 수 있는 그들의 안전 한계를 알고 최선을 다하고 있다는 것을 물리적인 감각으로 느껴야 한다. 재활의 초기 단계에서 물리치료사들은 심장박동 모니터링 방법을 사용하여 측정 작업 속도로 운동회로를 설정하고 환자의 응답을 지켜보기만 하는 것으로 돕는다. 15점의 Borg RPE 척도(표 12.3) 위에, 12.13[또는 심장의 재활-10의(CR-10) 척도(표 12.4)에서 3-4]의 평가는 60%의 최대의 60%의 VO_2 또는 HRR에 대응한다. 15(또는 CR-10 척도에서 6-7)의 평가는 VO_2 최대량 또는 HRR의 75%에 대응한다. 알맞은 최대한의 연습 안에서 근육의 감정들과 숨가쁨은 매우 밀접하게 운동자극에 관련이 있고, RPE 척도의 이용법은 심장의 재활에 조언을 받는다. CR-10 척도는 긴장이나 힘을 내기 또는 통증의 평가를 얻는 것에 더 초점에 두어 개발되었다. 이와 같이 만일 고통이나 숨가쁨 또는 국소화되었던 근육피로가 지배적인 감정이라면, CR-10 척도는 사용되어야 한다.

표 12.3 Borg RPE 척도 (Borg, 1998)

6	
7	매우, 매우 쉬움
8	
9	매우 쉬움
10	
11	상당히 쉬움
12	
13	조금 어려움
14	
15	어려움
16	
17	매우 어려움
18	
19	매우, 매우 어려움
20	

표 12.4 Borg 범주 비율(CR-10) 척도

0	없음
0.5	완전하게 약함(겨우 알아차릴 수 있음)
1	매우 약함
2	약함
3	보통
4	약간 강함
5	강함(매우)
6	
7	매우 강함
8	
9	완전히 강함(거의 최대)
10	최대

대사 활동량(METs)

대사등가(metabolic equivalent, METs)는 주어진 활동에 인체의 산소 흡수율과 관련되어 있고, 남은 VO_2의 배수로 표현된다. 평균적으로 개인은 매분 체중 1kg당 3.5ml의 산소를 활용한다. 따라서 1 MET는 3.5 mL. kg $^{-1}$.min $^{-1}$의 VO_2와 같다. MET 값은 활동에 대한 VO_2를 측정함으로써 활동에 지정된다. MET값은 ETT에 발표되었다. 이 정보는 심장재활물리치료사에게 강도의 처방과 환자의 기능적 수용력을 확인

표 12.5 레저 활동 중의 에너지 소모

활동	METs(min)	METs(max)
자전거 타기		
5mph	2	3
10mph	5	6
13mph	8	9
춤		
볼룸	4	5
에어로빅	6	9
뛰기		
>80/min	8	10
120~140/min	11	11
수영		
평형	8	9
자유형	9	10
테니스	4	9
걷기		
1mph	1	3
3mph	3	3.5
3.5mph	3.5	4
4mph	5	6

하는 수단으로써 유용하다. 개인의 운동은 그들의 MET 값에 따라 활동의 선택이 처방되거나 규제될 수 있다. 예를 들어, 7MET의 최고치를 가진 한 환자에게는 줄넘기(8-10METs)를 처방할 수 없다(기능적 수용력은 이 장 후반에 설명될 것이다). 만약, 한 사람이 3mph의 속도로 걸을 때 RPE에 12-13(12-13RPE는 VO_2 최대치의 60%에 상응한다)으로 측정되면, 운동처방에서 유사한 MET값의 활동들을 계획하는 것이 적절한 훈련 자극을 제공할 것이다. MET 값은 단지 추정치일 뿐이며 개인은 특정 임무에 대한 추정 MET 값의 근사치로 활동할 것이다. 변동 값은 해당 임무의 복잡성에 따른다. 표 12.5는 최소와 최대의 활동 값을 나타낸다. 걷기는 균형과 팔의 활용, 몸통의 움직임을 필요로 하는 복잡한 활동이므로 다양한 MET 값이 있다.

빈도

ACPICR(2006)은 3단계를 위해 주당 2, 3회의 운동훈련을 권장한다(예: 감독하의 훈련 2회와 자가훈련 1회). 주당 2, 3회의 운동을 최소 8주간 행하면 육체적·정신적 적응을 제공한다. 하지만 기억해야 할 것은 최적의 효능을 얻기 위해서는 환자들이 지속적으로 운동을 해야 한다는 것이다. 우리는 3단계를 이런 변화들의 시작으로 봐야 하며, 이 단계가 완료되면 환자들은 지속과 진행을 위해 4단계로 넘어가야 한다. 궁극적 목표는 개인의 일생에 운동습관이 지켜지도록 돕는 것이다.

시간

3단계 심장재활 프로그램에서 조정단계(유산소 운동훈련)는 20~30분 동안 지속되어야 한다. 여기에 워밍업과 이완운동이 추가되어야 한다.

종류

훈련 활동은 유산소 운동이어야 하며 여러 가지 방법이 가능하다. 통상적으로 CHD 환자들에게는 지구력 훈련이 바람직하다. 개인 처방에는 다양한 운동 형태를 포함하는 것이 말초신경 적응을 최적화 할 것이고, 남용의 부상 가능성을 감소시키고 동기와 협조성을 강화할 것이다.

위험도 층별화

운동기반의 심장재활은 관상동맥 사망률의 감소와 관계된다. 새로운 치유 접근의 결과로 현재 CHD 환자들에게 가용하며 심장환자들의 관리에 개선으로 심장재활 환자들의 형태와 숫자가 증가하고 있다. 운동 중 부작용으로 인한 위험은 적다. 감독하의 운동 프로그램에서 운동 관련 심장 사건의 위험성 역시 적다. 하지만 심장재활 팀은 운동 프로그램을 실행함에 있어 운동과 관련된 사고의 가능성을 인지해야 할 책임이 있으며 환자들에게 안전하고 효과적인 운동 처방을 시행함에 있어 모든 합리적이고 필요로 하는 단계들이 행해짐을 확실히 해야 한다. 격렬한 운동으로 인해 심근 부담의 증가는 불규칙맥박을 촉진시킬 수 있다. 운동에서 위험성은 광범위한 심장손상, 잔류 국소빈혈과 심실 불규칙맥박으로 증가된다. 모든 환자들은 심장재활의 운동 요소에 보충에 앞서 평가 받고 위험을 층별화해야 한다.

Clinical note

심장재활에서 운동에 대한 전문 용어는 '위험도 층별화'는 운동과 관련된 추가적인 심장사건의 위험에 노출된 정도를 평가하기 위한 환자의 철저한 평가를 의미한다. 이는 운동이 운동 처방, 모니터링 및 진행에 대해 적절하게 환자 관리를 돕는다는 것을 말한다.

평가를 위해 아래의 정보들이 요구된다.

- 경색/수술의 진단, 위치와 크기의 상세내용
- 현재 심장 상태
- 조사 결과(예: ETT, 초음파 심장 진단 보고서, 혈관 조영도)
- 현재 복용중인 약
- 퇴원 후 회복 및 활동 정도, 증상
- 근골격계, 호흡기계 및 신경계 문제를 포함한 과거 병력
- CHD 위험 요소
- 심리사회적 상태

분류

환자들은 각자의 현재 심장 상태에 따라 저·중·고위험군으로 분류된다. 이것은 심근 손상의 정도, 심근 경색(MI)전력, 합병증 및 관련 징후를 포함한다. 심장 재활 운동 프로그램에 참여하는 환자의 주된 위험은 심실세동이다. 광범위한 심근 손상, 잔류 국소빈혈, 중대한 ECG변화, ST 분절 혹은 불규칙맥박은 운동에서 예상되는 위험의 주된 요소들이다. 아래의 위험 분류는 미국 심폐 재활 협회의 가이드라인에 기초한다.

고위험

고위험군에 속한 환자는 아래의 위험 요소들이 존재한다.

- 좌심실 기능 저하(박출 계수 40% 미만)
- 운동 중 복합 불규칙맥박 정지, 나타남, 증가
- 운동 중 비정상적 혈류(특히 운동 중 수축 혈압의 감소)
- 심근경색(MI)이 충혈성 심부전, 심장성 쇼크와 복합 불규칙맥박으로 복잡해짐
- 심박 정지의 생존자
- 임상적으로 명확한 우울증

중위험

중위험군에 속한 환자들은 고위험군 혹은 저위험군의 기준에서 벗어난다.

- 좌심실 기능 중간 정도 손상(박출계수 40~49%)
- 중간레벨(5.6.9 METs)의 운동 혹은 회복 중에 협심증을 포함한 징후

저위험

저위험군의 환자들은 아래의 요건을 가진다.

- 좌심실 기능장애 없음(박출계수 50% 이상)
- 휴식 중 혹은 운동으로 인한 복합적 불규칙맥박 없음
- 복잡하지 않은 심근 경색(MI), CABG, PTCA
- 운동 중 정상 혈류
- 기능적 역량: 7MET
- 임상적 우울증 없음

기능적 역량

기능적 수용력은 강하고 독립적인 모든 원인과 심혈관계 사망률의 위험요소이며 훈련에 의해 개선될 수 있는 단 한가지 위험요소이다. 6MET 이하의 낮은 FC는 고 사망위험군을 나타낸다. 10MET이상의 FC는 폐색성 관상 동맥 질환이나 좌심실 기능에 관계없이 뛰어난 생존율을 나타낸다.

기능적 운동 검사

심폐 건강에 가장 널리 인지되는 방법은 유산소 기능 혹은 최대산소소비법이다. 그 변수는 최대 산소 전달률로 정의되며 이것은 최대한 격렬한 운동에서 도달할 수 있다. 그러므로 이것은 심혈관, 폐, 근골격계의 복합적인 기능적 건강의 표현이다. 이것은 재활 프로그램에서 적절한 훈련 강도를 처방하고 지구력의 개선도를 확인하는데 사용된다. 심폐운동 시험 중의 $VO_{2\,max}$ 측정은 심장병을 가진 환자의 기능적 수용력의 객관적이고 재현적인 평가를 제공한다. 임상에서 $VO_{2\,max}$는 트레드밀 속도와 퍼센티지 등급에서 예측 및 추정되고 MET로 표현한다. 따라서 ETT는 환자의 운동에 대한 반응을 평가하고 위험 계층화와 운동 처방을 이끌기 위한 추정 MET값을 제공할 수 있다. 이

것은 FC에 있어 운동 프로그램의 영향의 객관적 결과 측정의 역할을 할 수 있다. ETT는 3~6주 후를 강력히 추천한다. ETT는 다음과 같은 정보를 얻을 수 있다.

- 심장 속도와 최대 운동시 운동 수준
- 증상 및 / 또는 ECG 변경
- RPE
- 혈압의 운동 시 반응
- 심박 훈련에서 달성되는 MET 수준(예: 최대의 HR에 60~75%)

MET 값은 또한 FC를 평가하게 추천된 준 최대 프로토콜로 추정할 수 있다. 이것들은 스텝 시험, 셔틀 걷기 시험과 자전거 에르고미터 같이 밖에 천천히 걷게 되었던 야외 연습 시험들이다. 체스터 스텝 시험(CST)은 4 단계 높이들의 선택으로 10분 동안 계속되는 최대한의 다단식의 시험이다. 셔틀 걷기 시험(SWT)은 저렴한 비용, 간단한 적합한 운동 프로그램으로 재활 팀을 알리고 훈련 심장 박동에 적합한 대안 운동 테스트이고 심장 재활 동안 진행하여 평가할 수 있다. SWT의 한계는 높은 건강 수준을 가진 사람을 검사하기에는 적합하지 않다는 것이다. 이는 또한 변화에 민감하지 않고, 나이든 같은 심장병 환자에서 기능적 용량의 증가를 나타내지 못한다. 따라서 결과 측정이 다양한 심장 재활 인구에 필요할 수 있다(SWT 자세한 설명은 이 장의 뒷부분에 설명되어 있다).

정보는 위험 분류 기준에서 얻은 피트니스 수준, 운동 처방, 운동의 진행, 직원: 환자 비율, 운동 프로그램의 장소를 결정하는데 사용된다. - 또한 감독이 되든 안되든 그리고 병원 또는 공동체에 기초를 두고 있다.

운동 프로그래밍

환자들은 심장의 재활의 단계 III 운동 구성 요소를 떠맡는 것에 앞장서서 유도에 참가해야 한다. 만약 그들이 다음의 사항을 가졌다면 참여해서는 안된다:

- 열과 급성 조직 병
- 미해결된 불안정 협심증
- 휴식시 수축기 혈압 > 200mmHg, 확장기 혈압 > 110mm Hg
- 혈압의 의미심장한 예상외의 저하
- 심빈박>분당100회
- 심계항진이나, 현기증, 혼수 등의 호흡 곤란의 새로운 증상
- 운동 능력을 제한하는 심각한 호흡상태, 정형 외과적 상태 또는 신진 대사 상태

워밍업

워밍업(warm-up)이 없이 격렬한 운동을 하는 것은 건강한 사람에게 조차 허혈성 ST분절 변화 및 불규칙 맥박 등을 발생시킬 수 도 있다.

Key Point

워밍업은 건강한 인구보다 노인과 심장의 환자들에게 더 효과적이다.

워밍업은 운동의 세션의 예비 단계이다. 잘 계획되고 효과적인 워밍업은 운동 성능을 개선하고 안전성과 운동 세션의 효율성을 최적화 수행하게 한다. 심장병 환자에 대한 워밍업이 있어야 하는데 최소 15분의 기간이 필요하다. 이 시간은 운동 활동에 대한 심혈관계를 준비시킨다. 이것은 허혈과 불규칙맥박을 일으키는 위험을 줄여준다. 이는 또한 활동 전에 참가자의 주의를 활동에 집중시킴으로써 심적준비를 하게한다. 워밍업은 맥박을 올리는 운동들, 주요한 접합들과 스트레칭의 동원과 특정의 워밍업 움직임들으로 이루어져 있다.

심박수를 올리는 운동

이것은 서서히 심장 박동과 활성 근육에 혈액의 흐름을 증가시키는 하지의 율동적인 움직임(예: 앞으로 다시 도보, 가야할 스텝, 피하는 스텝 등)을 처음에 포함하고 있다.

주요 관절과 스트레칭 움직임

주요 관절은 운동의 정상적인 범위를 통해 움직인다(예: 어깨가 올라가고 내려가고 그리고 뒤로 그리고 앞으로 원을 그린다; 요추와 흉부 척추를 옆으로 하고 터닝 한다)(그림 12.4). 이것은 관절이 잘 굴러가고 피의 흐름이 구조의 주위에 잘 돌고 관절이 최대범위로 움직이는지 확실하게 한다. 큰 근육들을 잡아당기는 것은 가동성을 도울 것이다.

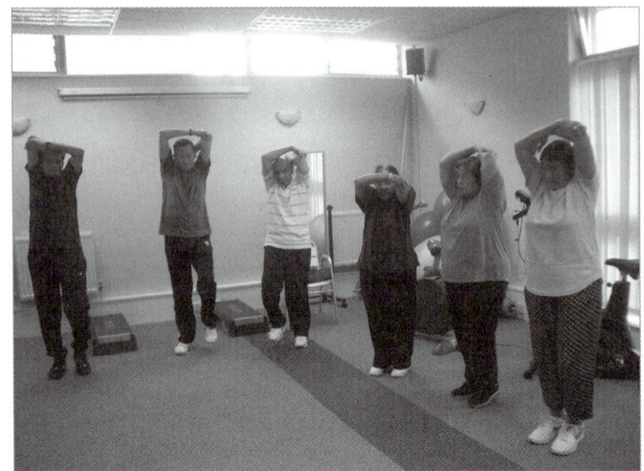

그림 12.4 3단계의 환자 그룹이 워밍업을 하고 있다.

적응력 단축 심장 수술이나 노화 과정의 결과로 인해 쉽게 무너지는 사람은 근육을 약 10초 정도 뻗어 있어야 한다. 폄을 유지하는 동안 맥박 상승을 유지하고 하지의 정맥울혈(venous pooling)을 피하기 위한 신체 움직임의 휴식을 가지는 것이 중요하다.

특별한 움직임

그 수준이 낮은 강도에서의 소정의 활동의 움직임을 모방하는 특정한 운동은 신경근육학 경로를 활성화하여 컨디션 조절을 위한 준비 단계에서 도움이 될 것이다(예: 옆으로 걷기 전에 다리가 쪽을 대체한다)(그림 12.5).

Key Point

환자가 훈련한 심박의 분당 20회나 10-11의 RPE 이내 내로 심장 박동을 달성하는 것이 추천된다.

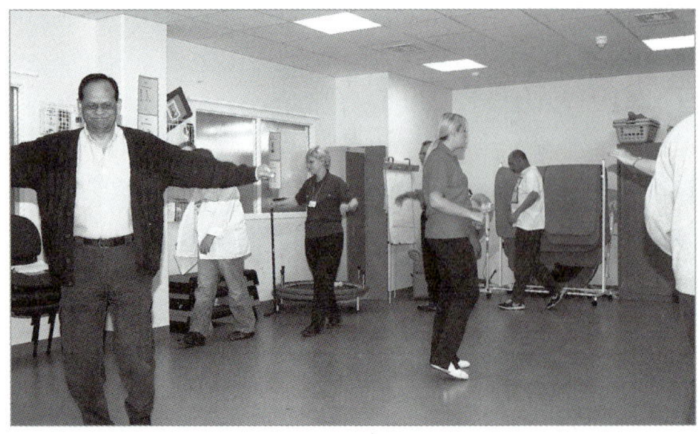

그림 12.5 워밍업은 특정 동작을 포함한다.

심혈관계운동

이 구성 요소 모두와 인구 심장 건강에 대한 유익한 생리적 효과를 생산 유산소 운동 훈련을 포함하고 있습니다. 평가에서 결정 나는 것처럼 심혈관계운동(cardiovascular conditioning, CV) 훈련은 환자의 FC와 활동 수준들에게 의존한다. FC는 낮은 일부 좌상 환자 수 있다.

운동 프로그램은 주파수, 기간, 강도와 종류/양식 변화를 통해 달성하는 교육 효과를 생산하도록 설계되어야 합니다. 주요 목표는 기간과 연습의 효율성을 개선하기 위해 다음 강도를 진행하는 것이다.

CV 조절하기가 지속 또는 간격 훈련 방식을 통해 실행될 수 있다.

- 지속적인 교육 과정은 날숨성 활동 규정하고 지속적인 모니터링을 하며 준 최고 강도에 수행된다: 예를 들어, 상쾌한 산책, 사이클링, 위, 아래로 벤치에서 또는 스텝기구에서 그리고 트레드밀 위에서 걷거나 뛰기(그림 12.6과 12.7).
- 간격 훈련은 유산소 운동의 복싱의 낮은 강도의 작업 기간과 산재 된 것으로 구성되어 있다. 심장병 환자 특히 노인이나 그 낮은 FC, 작은 양의 지속적인 훈련보다 간격 훈련 방식을 사용하여 달성된다. 그것은 적게 겁먹게 하고 지키게 되기를 장려한다. 간격 훈련은 낮은 강도의 운동은 '능동적 회복' 이라고 말하여 진다.

기간의 상태를 조절하고 있는 CV는 20~30분 동안 계속되어야 한다. 설비에 상관없이 서킷 훈련이 가장 인기 있고 디자인 될 수 있다. '능동적 회복' 은 특정 근육군의 지구력을 증가 시킨다(예: 승모근, 대흉근 그리고 삼두박근).

CV 구성 요소의 개별화는 변화에 의해 달성되었다.

- 각 CV 기간의 기간
- 강도
- 각 기간 사이의 휴식의 기간
- 조절의 전체적인 기간

Key Point

감독하에 운동 프로그램에서 간격 회로 훈련은 좀 더 잘 심장병 환자에, 적어도 초기 기간에 적합하다. 활동 기간은 강도를 높이기 이전에 먼저 늘인다.

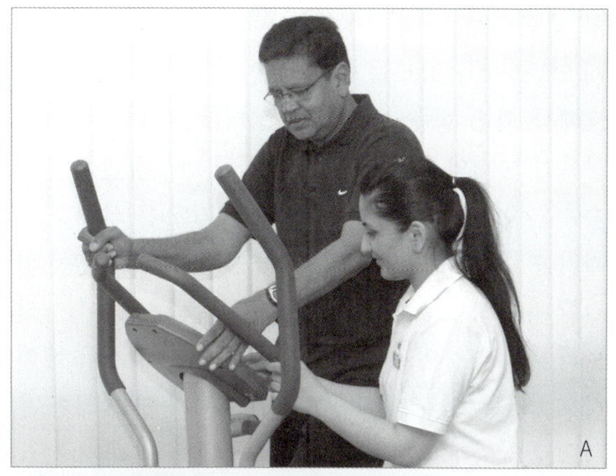

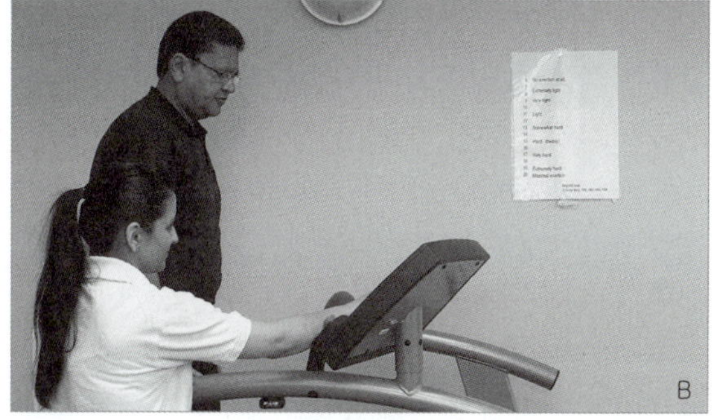

그림 12.6 물리치료사가 환자를 트레드밀과 십자 운동기에서 운동 강도를 조정하는 것으로 돕고 있다.

일부의 노인들이 일어 섰다 앉는 것에 불편을 느낄 수도 있어서 누운 위치에서 실행되는 연습들은 면의 상태를 조절하고 있는 CV동안 피해져야 한다. 활발한 활동의 직후에, 정맥의 눕는 것에 의해 복귀될 것이고, 이는 또한 심근경색 작업 부하를 올릴 것이다. 또한 기립 저혈압의 위험이 증가한다. 마루 일 중 다음의 상황(예: 이완 운동과 뻗는)을 할 때 쿨 다운 기간 이후로 심장혈관의 시스템이 회복했던 때 수행되어야 한다.

학급 관리

서킷 제어에 신중하게 (그림 12.8) 고려해야 한다. 5명의 환자에게 직원 1명의 회원의 비율을 권장한다.

회로 설계의 유형(표 12.6), 다음과 같은 요소에 표시된 것이 포함되어 있다

- 초보자. 1분의 CV 그리고 1분의 AR
- 중급자. 1분의 CV 그리고 30초 AR 30초 CV

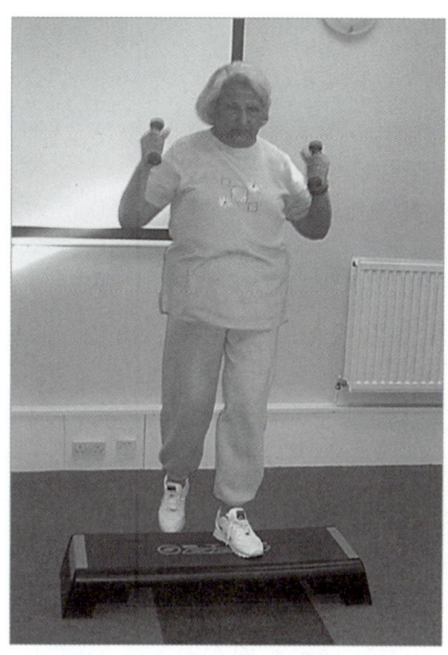

그림 12.7 환자가 심혈관계 운동을 하고 있다.

- 숙련자. 1분의 CV 그리고 1분의 CV 대신

환자는 운동회로를 두번 완료해야 한다. 강사는 30초 간격을 나타내는 방법을 알아 호출한다. 초보자가 작동 10분을 달성, 중급 수준의 환자는 CV 운동을 15분 달성하고, 고급 수준의 환자는 20분의 CV 운동을 달성한다(계속 교육).

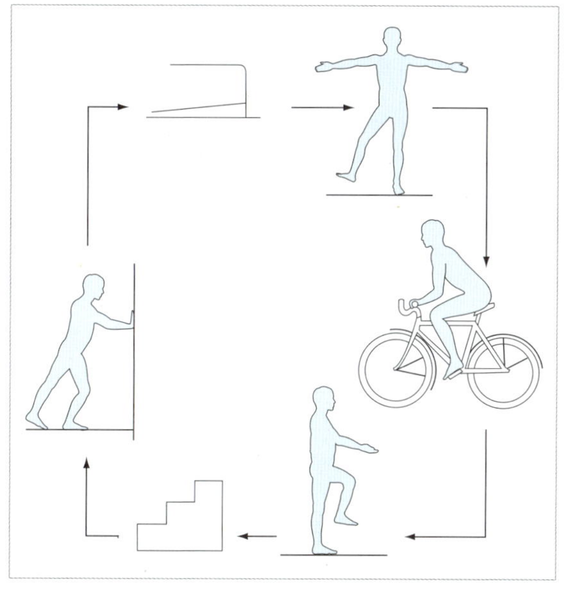

그림 12.8 단순한 회로의 예는 동 위상으로 초보자를 위해 III를 심장 혈관이고 활발한 회복 역으로 올라가고 있게 설정했다.

표 12.6 서킷 디자인의 예

고강도(CV)	활발히 회복(AR)	CV 대체
1. 무릎 올리기	2. 팔 접기	셔틀 걷기
3. 트레드밀	4. 바깥으로 팔 들기	
5. 스텝 업	6. 입식 행	
7. 대체 측면 치기	8. 세라 밴드로 앞으로 누르기	
9. 자전거	10. 벽 누르기	

쿨 다운

이것은 맥박을 낮추는 연습으로, 큰 근육 그룹의 스트레칭과 관절 동원 느린 속도의 움직임과 강도를 꾸준히 감소시키는 것으로 구성되어 있다. 그것의 목표는 가까운 운동 전수준으로 10~15분 이내에 심폐계를 반환하는 것이다. 그것은 본질적으로 워밍업의 반대이다. 최소 10분 기간 동안 냉각 CV을 한 후에 끝내기를 권장한다. 지속적인 유산소 운동 훈련에는 정맥울혈의 위험이 증가한다. 이것은 또한 약물 치료의 효과와 결합되어 저혈압을 일으킬 수 있다. 쿨 다운은 저혈압의 위험을 낮추어 주고 심박수와 불규칙맥박을 올려준다. 운동 이후, 관리 하에 15~30분 가량의 쿨 다운이 추천된다. 많은 프로그램에서 교육 또는 휴식 세션, 환자 감독에 대한 기회를 주는 운동을 따른다.

진행

이것은 훈련 자극을 유지하는 것 대신에 기간, 빈도 또는 훈련의 강도를 증가함으로써 달성할 수 있다. 이상적으로, 시리얼 운동 테스트는 처방전을 수정하는 데 사용된다.

만약에 심박과 관련된 작업 부하에서 인식 분발을 사용할 수 없는 경우 비교될 수 있고 정보는 어떤 세 변수 또는 이들의 조합을 높이기 위해 사용된다. 보다 지속적인 훈련 방식으로 오래 진행하는 것이 목표이다. 운동의 진행은 CHD를 지닌 개인에서 질병의 심각성, 환자의 동기 및 준수 여부, 공존하는 병리에 따라 매우 다양하다.

저항 운동

건강 관련 체력은 심장 혈관(유산소) 체력, 근력, 지구력 및 유연성, 신체 구성(지방 비율에 의지)이 포함되어 있다. 근육 강도는 근육의 운동 능력의 주어진 속도에서 최대 힘을 생성하는 것 이다. 근육 지구력은 근육의 능력의 준최대 저항에 대해 반복적인 근육의 수축을 수행하는 것이다. 저항 훈련(RT)은 상체 근육 질량을 증가하고 기초 신진 대사율을 날숨성 훈련과 결합 유지하므로 체중 관리에 도움을 준다. 이는 전도의 위험을 줄일 수 있는 근육의 강도와 균형을 개선함으로써, 뼈의 밀도에 긍정적인 효과가 있는 저항 훈련으로 알려져 있다.

쇼핑과 집안일 같은 일상생활동작의 많은 활동은 상지의 힘을 필요로 한다. 심장 재활 전문가들은 저항에 기초한 활동 수행을 두려워하는 환자들을 대상으로 이러한 활동들을 한다. 저항 훈련은 심근 부하를 증가시켜 동맥 혈압의 증가와 연결되어있다. 유산소 운동 훈련은 전통적으로 심장 재활 프로그램의 주요 포커스가 되었다. 그러나, 최근의 연구 결과, 심장병 환자는 감독 운동 프로그램의 일환으로 저항 훈련을 하는 것이 좋다는 것이 밝혀졌다. 혈행동태학적 및 저항에 심혈관 반응 훈련은 CHD 환자 및 일반 환자에게 비슷하다.

확장기 압력의 증가 때문에, 심근관류가 강화 될 수 있다. 일반적으로 낮은 중간 위험 심장병 환자는 4~6주 동안 유산소 운동 프로그램의 완료 후에 저항 운동을 시작 한다. 이 대근육군을 포함한 두 세트의 8~10회 운동이 일주일에 최소 두 번 구성 되어있다.

최근에 영국에서 RT는 고위험군의 환자의 경우 심장 재활 프로그램을 포함하지 않는다.

Key Point

주로 근육의 지구력을 구축하도록 계획된 저항 훈련은, 강도의 유지 관리와 관련되었으며 안전하게 환자가 수행할 수 있다.

저항훈련이 금기인 경우는 다음과 같다.

- 운동에 대한 비정상적인 혈행동태학적 반응
- 등급 운동 테스트 기간 동안 허혈성 변화
- 좌심실의 기능이 나쁠 때

- 통제가 안 되는 고혈압 또는 불규칙맥박
- 운동 용량이 6 METs. 미만일 때

수영과 물에서 하는 운동

걷거나 자전거를 타거나 춤추는 것에 비해 수영의 강도는 쉽게 줄어들지 않는다. 거기에는 오직 CHD 대상자의 물 기반 활동에 제한된 연구만 있다. 수영법에 따라 매우 많은 에너지 소모를 필요로 한다. 자유형의 강도가 더 조절하기 힘들어서 평형은 요구되는 훈련 강도를 달성 할 수 있다. 물에서는 땅에서와 같은 정도로 힘이 드는 것이 아니기 때문에 RPE가 믿을 만한 지표가 되지 않는다.

수영하는 사람에 의해 적용된 수평 위치는 심장으로 돌아가는 혈액을 늘려주고 따라서 중앙 혈류량이 늘어난다. 이 경우에 심적 발작 출력, 일회 박출량 그리고 심근 수요 증가를 일으킬 것이다. 수영에 의한 에너지 소모는 8~10 METs 사이의 범위이다. ETT나 FC 검사로부터 얻어진 METs의 정보는 물 기반 운동을 지시하고 평가하는 데 사용될 것이다.

특정사람들을 위한 운동처방

심부전

심부전은 대사작용을 하는 조직으로 충분한 피(적절한 산소를 공급하는)를 공급하는 심장의 불능으로 인해 구별 된다. 심부전 환자는 무호흡 증상과 휴식 시에 피로, 또 무릎에 부종을 나타내게 된다. 미국 심장협회는 심부전의 심각성에 따라서 단계별로 분류해 오고 있다(표 12.7). 심부전에 관한 진단은 취약하며, 환자 중 50%는 4년 내에 죽고 있으며, 나머지 50%는 1년 안에 죽는 심각한 심부전을 겪고 있다.

심부전 환자들은 AACVPR 계층화 기준에 의해서

Key Point

안정 심부전 환자의 운동에서 얻을 수 있는 이점은 심장재활 중재를 기초로 두고 있다. 기능적 역량, 증상(개선된 NYHA)과 삶의 질의 개선이 보고되고 있고, 주로 말단 적응에 기인한다.

표 12.7 뉴욕 심장 협회의 심부전의 기능별 분류

단계	환자의 증상
단계 1(경도)	육체적 활동에 제한이 없다. 평범한 육체적 활동이 심각한 피로, 두근거림이나 호흡곤란을 일으키지 않는다.
단계 2(경도)	아주 적은 육체적 활동의 제한. 휴식 시엔 편안하지만 평범한 육체 활동은 피로, 두근거림 이나 호흡곤란을 일으킨다.
단계 3(중등도)	육체활동의 제한이 나타남. 휴식 시엔 편안하지만 보통 활동보다 작은 활동 시에도 피로, 두근거림이나 호흡곤란을 일으킨다.
단계 4(중증)	불편함 없이 어떠한 육체활동을 수행하기 어려움. 휴식 시에 심부전증의 증상. 만약 어떠한 육체적 움직임을 시도하면 불편함은 증가한다.

높은 위험 그룹으로 분류된다. 이 그룹들을 위한 운동처방과 훈련은 철저한 평가와 관찰이 요구된다. 적절히 안정된 환경과 체계가 운동훈련에 포함되어야 한다. 환자들은 안정되어야 하고, 어떤 의학적 상태 변화들은 운동을 금지해야 한다는 것을 의미할 수도 있다. 위험계층에 입각해, 환자의 비율과 세심한 무호흡증상(Borg CR-10 Scale이 고려될 수 있다)의 관찰, 즉 심장박동과 운동 전/후의 혈압은 반드시 확인 해야 한다. 1~6분 간격 훈련(40~60% FC, 11~13RPE), 그 후 휴식이 필요하다.

운동시에 금기사항은 다음과 같다.

- 비대상성 심부전증
- 비조절적 부종
- 비조절적 부정맥
- 휴식 시나 활동 시에 작은 나타나는 증상들(5단계)
- 불안정한 협심증
- 휴식 시 동빈맥(분당 120박 이상)
- 저혈압(수축기 혈압이 90mm Hg 이하)
- 저칼륨혈증(혈청칼륨 3.0mEq/L 이하)

노인 환자들

심장재활과 관련된 많은 환자는 50세 이상이다. 나이와 관련된 변화들은 운동 처방 시에 고려될 필요가 있다. 25살 이후로 매년 1%의 $VO_{2\,max}$가 줄어든다. 따라서 기능적 역량은 줄어들 수 있고, 활동 수준에 달려

있게 된다. 나이에 따라 최대 심장 박동은 줄어들게 된다. 폐 가소성과 흉벽 확장은 나이에 따라 감소된다. 골 밀도는 65세의 여성에서는 20%의 감소를 보이고 70세의 남성에서는 10~15%의 감소를 보인다. 관절 유연성과 가동범위에 따른 근육기능은 65세에서 대략 25% 정도 감소한다. 제지방 체중은 줄어들고 체지방은 증가한다.

운동 기술

균형, 반응시간과 운동적응은 나이가 들어감에 따라 감소한다. 65세 이상의 1/3의 사람들이 일년에 적어도 한번 낙상을 경험한다. 게다가 청각 문제도 있을 수 있다. 이 모든 것들이 불안장애를 일으키거나 운동수행에 자신감을 감소시킬 수 있다. 환자는 편안함을 느낄 필요가 있다.

운동 처방

- 빈도: 일주일에 2~3회 치료
- 강도: 낮은 처방범위의 끝에서(60~75%최대 심박수); 점점 단계를 높임; RPE
- 유형: 긴 기간 동안의 지구력 훈련과 중등도의 강도; 저항운동은 1RM의 40~60%가 된 후에 적용, 8~10의 최대반복, 1~3회, 최소 2주일에 두 번
- 시간: 20~30분 정도 유지 되어야 함

(최대 1회 반복(RM)은 적절한 기술을 사용하고 연좌나 숨을 멈추지 않고 부드러운 움직임으로 한 회에 들 수 있는 최대 무게를 뜻한다(Daub, et al., 1996).)

연장된 준비와 움직임 사이의 느리고 통제된 이동이 필요하다. 극심한 날씨에 관한 주의가 필요하다.

고혈압

영국 고혈압 협회 지침(Williams, et al., 2004)은 다음에 오는 다른 한계점들의 항 고혈압성 치료를 보여준다.

- 특별하지 않은 고위험 만성심장질환/죽상 경화성 질환들은 고혈압으로 분류되고 혈압이 160/100으로 간주된다.
- 특이한 만성심장질환/다른 죽상 경화성 질환들은 고혈압으로 분류되고 140~149 / 90~99혈압으로 간주된다.
- 특이한 당뇨는 고혈압으로 분류되고 혈압이 ≥140 / ≥90으로 간주된다.

운동처방

- 빈도: 주 3~5번
- 강도: 최대 심박수의 50~57%로 줄인다.
- 유형: 적은 저항 / 많은 반복; 과도하게 장비를 쥐는 것을 피한다; 등척성 동작인 발살바법을 피한다.
- 시간: 중등도 강도의 기간을 늘인다.

수축기 혈압이 180mmHg 이상이거나 확장기 혈압이 100mmHg 이상일 때 운동을 금한다. 항고혈압성 약물은 저혈압을 일으킬 수 있다. 활동회복을 확장시키는 연속적인 발의 동작인 준비운동은 정맥환원을 가능하게 한다.

당뇨병

당뇨병은 인슐린 생산이나 작용, 아니면 두 가지 모두 이상이 생겨 나타나는 높은 혈당을 나타내는 질병 군의 하나이다.

당뇨병은 MI와 우회술 같은 치료로 반드시 조절되어야 한다. 당뇨병 환자들은 통증을 경험하지 않을 수도 있고 무증상 허혈을 발생 할 수도 있다. 치료 기간 동안 세심한 주의가 필요하다.

운동 처방

FITT원리를 적용한다. 기타 주의사항은 다음과 같다.

- 운동 전과 후에 혈당을 확인
- 운동하는 날엔 인슐린을 줄일 필요가 있다.
- 인슐린이 정점에 있을 땐 운동을 피해야 한다; 운동하는 사지에 주사를 놓는다면 인슐린이 증가할 것이다.
- 환자가 운동이 처음일 땐, 다른 환자들이 하는 것을 따라 하는 것이 유용하다.
- 자율신경계가 심박수와 혈당반응을 알려줄 것이다.
- 망막병증을 감시
- 무증상 허혈을 유의하고 과도한 운동을 조심한다.

말초혈관질환

말초혈관질환은 죽상 동맥 경화증으로 알려진 순환부족 이나 동맥의 경화이다. 이것은 간헐적 절뚝거림과 함께 나타난다: 운동시에 허혈성 통증이 나타나고 휴식 시에 줄어든다. 이것은 대부분 다리에 영향을 미친다(다리의 협심증). 심각한 증상의 경우에는 다

리의 냉과 통증을 포함한다.

환자들은 통증지점을 넘는 운동을 할 때 겪는 자신감의 부족에 대해 용기를 내야 할 필요가 있다.

운동처방

- 빈도: 빈도수를 늘린다; 짧은 기간의 운동이 지속적인 운동보다 더 수행하기 좋다.
- 강도: 강도보다 기간을 늘인다; 말초 혈관 질환의 불안 의 정도는 운동시에 환자를 관찰하는데 주로 사용된다(ACSM 2001).
- 유형: 걷기/체중 부하
- 시간: 매일 운동/지속시간을 단계별로 늘린다.

예를 들면, 자전거 타기 같은 비 체중부하 운동은 심장 혈관 복용 약 처방환자와 개선된 치료에 유용할 것이다.

비만

표준체중의 20% 이상을 보통 비만으로 간주해 오고 있다(그림 12.9). 이 표준 체중은 반드시 사람의 키, 나이, 성별과 체질을 포함해야 한다. 비만은 국제건강협회에서 체질량 지수 30 이상을 기준으로 정확히 정의해오고 있다.

체질량 지수는 신체의 키와 남/녀 각각 고려한 몸무게를 기반으로 신체의 측정 지수이다: 몸무게(kg)를 키(m^2)로 나눈 것이다. 체질량 지수는 키와 연관된 체중을 나타내기 때문에 신체내의 총 지방량과 연관이 있다.

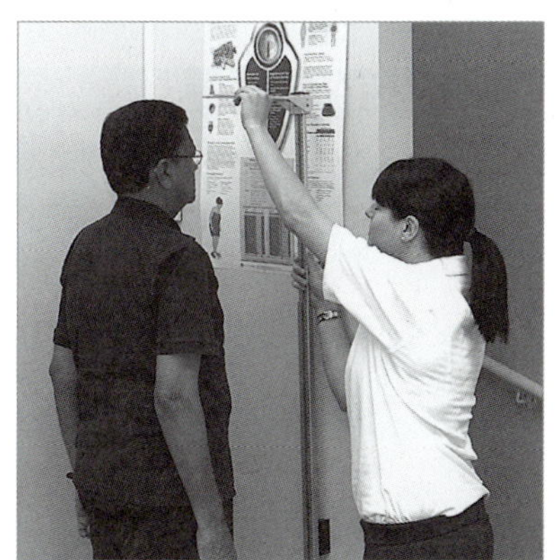

그림 12.9 환자의 체질량지수를 사정하기 위한 물리치료사의 신장을 측정

체질량 지수 분류는 다음과 같다.

- 저 체중 = <18.5
- 정상 체중 = 18.5-24.9
- 과 체중 = 25-29.9
- 비만 = ≥30.

비만은 또한 피부를 접었을 때의 두께로 측정 된다. 복부 비만은 허리: 골반 비율로 측정된다(남성> 0.95, 여성 > 0.85).

운동처방

- 빈도: 일주일에 3~5회
- 강도: 최대심박수 의 50~75%
- 유형: 심장 혈관 효과와 지방을 줄이고 제지방을 늘리기 위한 저항훈련의 조합; 관절에 무리를 주는 높은 강도의 운동은 피한다; 필요하다면 대안 책을 제공하고 숨쉬기에 제한을 받을 수 있는 바로 누운 자세는 피한다.
- 시간: 환자가 할 수 있는 만큼 기간과 빈도를 증가한다.

뼈관절염과 류마티스성 관절염

뼈관절염은 마모되고 찢어짐에 의해서 야기되는 퇴행성 관절염이다. 이것은 다른 관절에 영향을 미친다. 류마티스성 관절염은 감염에 의해 발생하는 몸 전체의 질병이고 다수의 관절에 영향을 끼칠 수 있다. 류마티스성 관절염은 악화와 완화 기간이 있을 수 있다. 진행된 관절염에서는 관절 변형이 있을 수 있다.

운동처방

- 빈도: 주 3~5회(그러나 류마티스성 관절염의 악화기간 동안에는 휴식)
- 강도: 최대 심박수의 60~75 / 80
- 유형: 가동범위와 관절 안정성을 위한 가동화 / 근력 운동; 관절내의 부하를 피하기 위한 낮은 강도의 운동; 만약 통증에 의해서 제한된다 면 불편을 최소화하는 심장혈관 처방을 이루기 위해 비체중 부하; 자세 정렬
- 시간: 20~30분

호흡 상태

이것들은 천식, 만성 기관지염과 폐공기증을 포함한다. 발현은 각 상태마다 다르지만 공통된 증상은 호흡곤란과 호흡의 일 증가, 과도한 가래 발생을 일으키

거나 그렇지 않은 것들이다.

운동처방

- 빈도: 주 3-5회
- 강도: RPE는 기본으로; SWT로 평가함
- 유형: 지구력 운동; 일상생활의 활동을 기본으로 한; 하지 활동
- 시간: 짧은 기간 동안에 구간 반복 훈련; 기간을 늘인다 / 빈도는 가능한 만큼

운동처방과 심장 재활의 네 단계의 전달

단계 I : 입원 기간

급성 심근경색이나 관상동맥 우회술 후의 환자들의 심장을 위한 활동은 초기 단계에서 2-3 MET를 초과하지 않는다. 일반적으로 이것들은 이동 운동과 서기, 걷기, 옷 입기와 개인위생 활동 같은 일상적인 생활 활동을 포함한다. 환자들은 퇴원하기 전에 신체활동 수준의 진행에 대해서 충고를 받는다. '하라' 와 '하지 마라' 라는 충고를 포함하는 첫 3-4주가 지난 후의 회복기 활동에 대한 지도를 제공해야 한다.

단계 II : 퇴원 후 중재 기간

이 기간은 보통 퇴원 후 2주에서 6주 사이이다. 추적 조사는 각 연구에 따라 다르게 나타난다. 이것은 병원에서의 지도와 치료가 끝나고 나서 고립 되었다고 느낄 수 있는 환자와 그의 가족들에겐 종종 무서운 시간이 된다.

진행과정이 각 환자마다 다르지만, 표 12.8에서 처방에 관한 기반을 나타내준다. 환자는 징후와 과운동의 증상, 흉 통증 관리, 운동의 시간조절(식사 40~50분 후), 극한 기온의 방지 등이 지도되어야 한다.

운동 기간 체계

- 직원: 환자의 비율에 따라
- 방 크기
- 기온 화씨 65~72°
- 습도 - 65%에 가깝게
- 직원 훈련
- 비상 대비 훈련

표 12.8 점진적인 보행 훈련

주	Borg CR-10 scale	기간(분)	거리(야드)	빈도(하루당)
1	2-3	5	200	1-2
2	2-3	10	400-500	2
3	2-3	15	500-750	2
4	3	20	750-1250	1-2
5	3	25-30	1250-1750	1-2
6	3	30-40	1750-3000	1-2

단계 III : 체계적 운동을 포함한 외래환자 지도

이 기간 동안의 체계적인 운동 훈련은 병원이나 사회 내에서 그대로 옮겨진다. 응급설비의 접근이 허용된다. 훈련은 6~12주 동안 지속된다. 이 훈련은 심장학, 운동처방과 응급 과정에 관한 전문적인 직원에 의해 진행된다. 전문가 : 환자의 비율이 고려되어야 한다(영국 지침서는 5명의 환자에 한 명의 전문가를 권고한다).

훈련을 시행하는 심장 재활 팀은 기본 생활보조에 관한 훈련을 받아야 하고 가급적이면 그 중 한 명은 진보 생활 보조에 관한 훈련을 받아야 한다. 자동 제세동기에 대한 허용이 가능해야 하고 또한 팀은 그것을 사용하도록 훈련 받아야 한다. 모든 직원들은 정기적인 훈련과 응급처치에 관한 정보 갱신을 해야 한다.

(표12.9)에 결과측정 평가가 있다.

단계 IV : 장기 추적조사/1차 진료 유지

환자들은 의학적으로 안정하고 심리적으로 적응이 되었을 때 4단계로 옮기게 된다. 그들은 자신들의 운동

표 12.9 결과 측정: 평가 지침

기능 역량	운동부하 검사(SWT, CST)
직업 복귀	작업 수정
금연	자가 보고
세심한 혈압관리	규칙적인 평균 혈압 기록
스트레스 관리	HAD 척도, 자가보고 등급
삶의 질	삶의 질에 관한 다영역 측정
지질	지질 계수
체중 조절	키, 몸무게, BMI, 허리: 엉덩이 비율

BMI = 체질량 지수; CST = chester step test; HAD = 원내 우울과 불안 척도; SWT = 왕복 걸음 검사

목표에 도달해야 하며 개인의 운동처방에 근거한 안정하게 운동할 수 있는 능력을 보여줘야 한다. 또 위험 징후와 증상을 어떻게 인지하지는 알아야 하고 적절한 동작을 취할 수 있어야 한다(이 동작은 운동 수준을 멈추거나 줄이는 것; glyceryltrinitrate, GTN섭취).

4단계의 제외 기준은 다음과 같다.

- 불안정한 협심증
- 수축기 혈압 검사>180, 이완기 혈압 검사>100
- 갑작스런 혈압 저하
- 조절되지 않는 심박급속증
- 불안정하거나 급성 심부전
- 열성 질병

퇴원 계획

심장 재활의 3단계의 완성에 따르면, 모든 환자들의 개인적 장기간 운동 계획은 협의되고 이 협의안들은 4단계로 옮겨지기 위해서 만들어진다. 환자들은 위험 요소들을 감독하기 위해서 일차 진료 기관으로 보내진다. 환자들의 평가도 행해질 것이다: 예를 들면, 경험 잔여 국소빈혈이 있다면. 이런 경우에 운동처방을 위한 적절한 심장학적 의뢰와 결과들은 환자들에게 공지되고 설명된다. 모든 환자들은 장기 전화상담 과 지방 심장 후원 조직의 정보를 받아야만 한다.

심장 재활의 경로는 그림 12.10에 나타난다.

결론

종합적인 심장 재활은 심장질병을 가진 환자들을 위한 비용 효율이 좋은 중재이다. 심장재활의 활용은 여전히 그것을 필요로 하는 여성, 노인들과 소수민족인 사람들에게 있어 부담이 된다. 이런 특수한 요구가 필요한 그룹을 위한, 일괄 형식의 메뉴에 따라 조작되는 구조를 가진 심장 재활로서의 유연함을 제공해 줄 수 있는 전국적인 체계가 적용돼야 한다. 심장재활을 기초로 한 운동은 기능적 역량의 개선과 이차적 예방을 포함하는 몇몇 가지 이익을 제공한다. 운동 상담은 필수적 중재이고 유용해야 하며 심장 재활의 모든 기간에서 적용되어야 한다. 운동 중재는 행동변화이고 재활 팀은 상담 기술을 활용해야 하고 운동과 육체적 활동의 장기가 고수를 촉진하기 위한 전략을 효율적으로 사용 해야 한다.

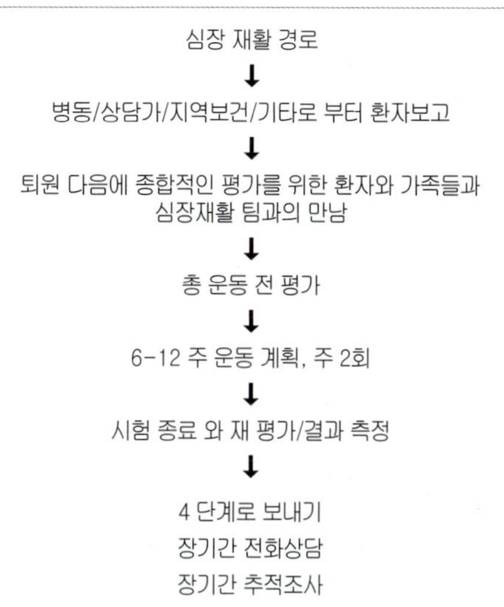

그림 12.10 심장재활 경로

폐 재활

이론적 배경

호흡계 질환(폐암을 포함하는 모든 호흡계 질환을 뜻함)은 영국에서 네 번째로 가장 큰 죽음의 원인 이다(영국 심장 재단, 2006). 1984년 이후로 호흡계 질환으로 인한 사망률이 심장질환과 같은 수준으로 유지될 때까지 선천성 심장 질환으로 인한 사망률은 꾸준히 줄어들고 있다. 예를 들면 2002년과 2004동안 선천성 심장 질환으로 인한 사망자는 10%가량 줄어든 반면에 폐암과 호흡계 질환으로 인한 사망자는 단지 1%만이 줄었다. 영국인구의 약 1/3의 사람들이 호흡 상태에 관련하여서 일년에 적어도 한번 그들의 지역 보건의사를 방문한다. 만성 폐쇄성 폐질환(COPD)은 호흡계 질환 사망자의 세 번째로 큰 이유가 된다(폐렴과 폐암이 첫 번째와 두 번째 이유가 된다). Global

Burden of Disease 연구에 따르면 만성 폐쇄성 폐질환은 선천성 심장 질환, 주 우울증, 교통사고 와 심혈관 질환을 넘어서 2020년에 세계적으로 장애보정생존연수의 소실에 다섯 번째 의 주요인으로 생각 된다. 만성 폐쇄성 폐질환의 경제적이고 사회적인 점은 충격적이다. 우리를 다급하게 하는 이런 자료들은 만성 폐쇄성 폐질환 환자의 건강 상태를 증진시키기 위해 필요하며 그래서 그들은 최적의 기능적 상태를 획득할 수 있고 가능한 만큼 사회구성원의 생산을 유지할 수 있다.

만성 호흡계 장애를 가진 환자들의 가장 많은 수가 만성 폐쇄성 폐질환을 겪고 있다. 만성 폐질환 환자에 대한 조사에서는 90%의 사람들이 만성적 기도흐름 제한에 기인한다고 나타내고 있다. 영국에는 대략 40세 이후에 자신들의 주치의에게 증상을 나타내는 600,000명의 만성 폐쇄성 폐질환 환자가 있다. 이 현상은 남녀에서 동일하게 나타나고, 2000에서는 65~76세의 남성에서 5%의 증가, 75세 이상에서는 10%의 증가를 보인다. 노인 환자들은 다양한 장애를 함께 보이는 것처럼 나타난다.

왜 재활 환자들은 만성 호흡 질환을 가지나?

호흡 질환의 두드러지는 증상은 호흡곤란이나 무호흡이다. 무호흡은 호흡 강도에 대한 하나의 인식이다. 건강한 사람은 운동시에 호흡의 일 증가로 인해 호흡곤란을 느낀다. 호흡곤란은 극한의 지각이고 불편한 무호흡이다. 다른 말로, 무호흡 정상적으로 받아들여지지 않는 수준의 활동이 일어나는 호흡의 어려움이다. 이것은 불안감과 공포를 느끼게 하고; 무호흡이 되는 두려움은 비 활동성을 유도하고 이것은 근육의 약화와 건강이상을 초래한다. 이 변화는 심장혈관의 기능이상을 발생시키고 더 나아가서 결국 무호흡을 더욱 증가 시킨다. 따라서 비 활동성의 소용돌이는 그림 12.11에 나타난다. 높은 수준의 장애를 겪는 만성 폐쇄성 폐질환 환자와 일반적인 집안일 동안 호흡곤란을 경험하는 많은 사람들은 일상생활 활동의 도움을 필요로 한다.

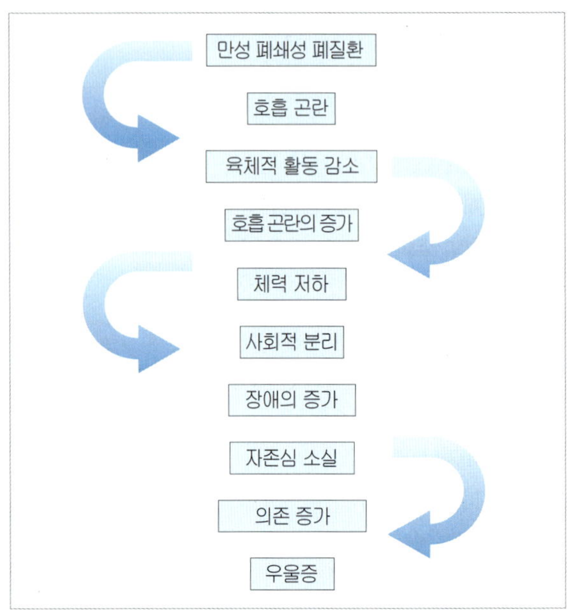

그림 12.11 만성 폐쇄성폐질환 환자의 나선형 비 활동

만성 호흡계 질환은 말초 근육 약화, 비정상적 신체 정렬과 자기 관리 전략 같은 질병의 다중 체계 효과로 정의된다. 만성 폐쇄성 폐질환 환자는 보행 제한 같은 증상들의 하지 피로를 나타낸다. 만성 폐쇄성폐질환 환자의 말초 근육 약화는 비 활동성과 저산소증의 다중 체계 효과, 과탄산혈증, 영양 부족과 코르티코스테로이드 치료의 손상 조합에 기인하는 것으로 생각 된다(10장 참조). 최근엔 만성 폐쇄성 폐질환은 체계 효과 질병으로 간주된다.

Key Point

활동 제한, 이차적 호흡곤란과 말초 근육 약화들은 질병의 증상이 안정적이더라도 꾸준히 나타나는 만성 호흡 질병의 형상이다.

폐 재활은 무엇인가?

1999년에, 미국흉부협회는 개인을 위해 잘 맞춰진 최상의 육체적, 사회적 수행과 자주성을 위해 디자인 된 만성 호흡 부재 환자를 위한 종합적인 치료 계획인 폐재활로 정의 된다.

미국흉부협회와 유럽호흡협회가 제안한 가장 최

근의 정의는 다음과 같다: 폐 재활은 증상을 띄고 종종 일상생활 활동의 감소를 보이는 호흡계 질환 환자를 위한 증거에 입각한 종합적이고 포괄적인 중재이다. 개인적인 환자치료로 통합되는 폐 재활은 최적의 기능 상태로 증상을 줄이고 참여를 늘이고, 안정화나 질병의 계통 징후 역전을 통한 건강관리 비용을 줄이기 위해서 고안 된다.

1994년 국제적 건강 기관에 의해 만들어진 다음의 정의들은 가족참여의 역할과 재활에 관한 학제간의 접근을 공인했다.

> **정의:** 폐 재활은 폐 질환 환자와 그 가족들과 직접적으로 연결되는, 보통 개인의 최고 수준의 독립과 사회적 기능을 달성하고 유지를 목표로 하는 여러 분야의 전문가들 팀에 의한 종합적인 연속체의 체제이다.(Cole and Fishman 1994)

폐 재활의 일반적인 원리

영국흉부협회(BTS) 지침서(2001) 상태는 다음과 같다.

- 재활의 목표는 증상과 장애를 줄이고 폐 질환 환자의 기능적 독립을 증진시키기 위함이다.
- 최적의 의학적 경영이 재활과정에 성취되거나 연결되어야 한다.
- 재활 과정은 신체적 훈련 과정, 교육과 영양, 심리학, 사회적, 행동학적 중재들을 포함한다.
- 재활은 환자의 가족과 개인적인 요구에 대한 관심을 포함하는 다학제간 팀에 의해서 제공된다.
- 개인과 계획에 대한 재활의 결과는 부재, 장애와 핸디캡에 대한 적절한 측정으로 계속적으로 관찰해야 한다.

폐 재활에 대한 연구 근거

폐 재활에 관한 근거는 아주 인정할만하고 광범위 하다. 많은 연구가들이 폐쇄성폐질환 환자에게 집중을 하고 있지만, 영국흉부협회 지침서는 폐 재활은 만성 호흡곤란으로 인한 제한이 있는 만성 호흡계 질환 환자에게 이용이 가능해야 한다고 권고하고 있다. 폐 재활의 이점은 기능적 역량의 개선, 호흡곤란이나 무호흡 상태의 감소, 건강상태와 삶의 질 개선, 건강 서비스 사용의 축소 를 포함한다.

폐 재활의 이점에 관한 BTS지침서와 CSP 보고는 폐 재활의 다양한 구성요소에 관한 자세한 근거의 가치를 준다. 다음은 이러한 다양한 양면들에 관한 근거 수준의 개요이다. NICE에 의해 설명되는 근거의 수준과 추천의 단계들은 표 12.10과 표 12.11에 나타난다.

폐 재활의 운동 구성요소

- 기능적 운동 역량의 개선(수준 Ia)
- 6~12달 사이 동안의 유지되는 기능적 운동 역량(수준 IIb)
- 호흡곤란 상태의 감소(수준 Ia)
- 말초 근육의 근력과 근량 증가(수준 Ib)
- 불안감과 우울감 감소(수준 Ib)
- 건강과 관련된 삶의 질 개선(수준 Ia)
- 반복적인 일상생활 수행 능력의 개선(수준 IIb)

폐 재활의 심리학적 구성요소

다음 연구는 물리적 훈련과 기분상태의 심리적 중재의 영향을 평가하는 것이 필요하다. 불안감과 우울의 감소가 많은 연구에서 보고되고 있다.

폐 재활의 교육학적 구성요소

임상과 전문가의 의견(수준 4의 근거)은 교육학적과

표 12.10 근거의 수준과 추천의 단계

수준	근거의 유형
I a	메타분석 임의 관리화 실험
I b	적어도 하나의 임의 관리화 실험
IIa	임의화 되지 않은 적어도 하나의 잘 설계된 관리화 연구
IIb	적어도 하나의 다른 유형의 잘 설계된 준 실험 연구
III	잘 설계된 비실험적 서술 연구
IV	전문가 위원회의 발표 의견이나 존경 받는 권위자들의 임상적 경험

표 12.11 근거의 등급

등급	수준	기준
A	I a, I b	적어도 하나의 임의화 관리 실험 요구
B	IIa, IIb, III	임의화 관리 실험이 아닌 관리가 잘된 임상연구
C	IV	전문가 위원회 발표나 의견: 직접적으로 해당하는 좋은 수준의 연구에 부재를 나타냄

행동학적 구성요소의 가치는 장기간 운동 행동을 강화하고 연장하는 것이라고 제안한다.

폐 재활의 부속물

비 침습적 양압 환기(NIPPV)

비 침습적 환기에 의해 지지 받는 환기근 들은 폐 재활에 관한 역할을 할 수 도 있다. 중증 COPD 환자의 재활 효과를 촉진시킬 수 있는 NIPPV의 야간 가정 투여에는 몇 가지 근거가 있다. 운동 훈련 동안의 NIPPV 투여는 운동 허용 능력의 증가와 무 호흡의 감소를 촉진시킨다. 폐 재활의 부가적 방법으로서의 NIPPV 사용은 보통 수준 Ib에 근거한다.

보충 산소

운동 중 산소 부족인 환자 들에겐 예비산소의 사용이 주는 이로움은 수준 Ib에 근거한다. 호흡곤란 상태의 감소가 보고되었다.

호흡근 훈련

몇몇의 COPD환자에 있어서 흡기근 근력이 줄어들 수도 있다. 호흡근 훈련은 근력과 지구력을 향상 시킬 수 있지만, 한정적 일수 있고 전체적 장애에 있어서 영향을 끼치지 않는다. 이 근거 수준은 대체로 수준 IIb이고 확정적이지 않다.

신경근 전기 자극

폐 재활 과정의 기본 바탕인 신경근 전기 자극(NMES)의 사용은 최근 기능적 운동 역량과 말초 근육 근력을 증진시키고 호흡곤란 상태를 감소시키기 위해서 발전되어 왔다. 이것은 유산소 훈련과정에 둔하게 반응하는 바깥에 나갈 수 없는 심각한 상태의 COPD 환자를 위한 특정한 가치를 가지는 것을 입증할 수도 있다. 초기 근거는 수준 Ib이다.

물리치료, 휴식과 에너지 보존

물리치료는 가래제거, 호흡 재훈련 기술을 조언하고 휴식하는 것은 유용하다고 생각된다. 에너지 보존 기술과 작업치료사에 의한 현실적인 계획은 또한 많은 부분의 폐 재활 계획의 한 영역을 형성한다. 영양 부족은 종종 진행된 폐 질환을 동반하고 몇몇의 환자는 비만이 될 수 있다. 영양학적 권고와 중재는 양쪽 환자 그룹 모두에게 유용할 수 있다. 그러나 다음 연구는 이런 모든 영역 안에서 획득된다.

건강 서비스 사용량의 감소

여기에는 악화(IIb)수준 와 폐 재활 과정으로의 병원 내에서(수준 Ib)의 시간의 축소가 있다.

수준 Ia에 폐 재활은 비용적으로 효과적인 치료(수준 Ia)라는 것을 설명하기 위한 강력한 증거가 있다.

폐 재활의 환자간 그룹

수년 동안 환자와 임상가들 모두에게 폐 재활에 관해 기대될 수 있는 이점들이 무엇인지 인식되어 왔지만 과거 10년 동안에 그 이점들이 점점 더 명백해져 왔다. 현재 이것은 말초 근육 약화와 기능이상은 증상과 폐 재활 계획이 기능 역량과 COPD환자의 건강상태를 증진시킨다는 사실에 대해 큰 기여를 하는 것으로 알려져 있다.

그러므로 폐 재활은 만성 호흡곤란과 피로, 또한 이런 것들과 함께 있는 만성 천식, 기관지확장증과 폐섬유종에 의해 생활에 부정적 영향을 미치는 모든 환자들에게 이로울 수가 있다. 앞으로 연구는 폐 재활의 효과를 조사하고 미래에는 계획과 서비스 전달이 수정되기 위해 어떻게 필요한지에 대한 설립을 위해 요구된다.

영국의 공급과 그에 대한 비용 효율

영국 폐 재단과 BTS는 종합적인 현재의 서비스 공급의 목록을 만들고 어떻게 이 서비스들이 퍼져 있는지 확실히 하기 위한 조사를 시행하였다. 결과는 다음과 같다.

- 160개 병원/흉부 외과들은 폐 재활에 관한 몇몇의 형식을 제공한다.
- 이 프로그램의 10%는 NHS기금을 못 받지만 57% 가량은 안정한 기금을 받는다.

- 오직 프로그램의 15%만이 일년에 100명이나 그 이상의 환자 수용을 제공한다.
- 설립된 프로그램의 1/3들이 물리적 훈련 기간의 적절한 숫자를 제공할 수 있다.
- 이 프로그램의 36%가 환자들의 폐 재활을 완전히 회복하게 하는 추후에 치료를 제공한다.
- 이 프로그램의 44%가 병원에 나올 수 있거나 가까운 지역으로 참석을 할 수 있는 두 그룹인 BLF Breathe Easy group을 가진다.

폐 재활의 의학적 효과는 인정받고 있지만 경제적 효율은 그 설정에 달려 있다. 입원환자 프로그램들은 치료비용이 전체적으로 증가하는 경향이 있다. 폐 재활에 의해 생성되는 건강 이득은 상담의 수, 병원 입회와 병원에서 머무는 기간을 줄이는 것으로 비용-효과적이다. 이 근거는 폐 재활 서비스의 광범위한 투자를 완전하게 확인 시켜준다. 서비스의 필요는 분명하고 요구는 상당하지만 아직 서비스를 제공할 수 있는 용량은 숙제로 남아있다(BTS, 2002). COPD를 위한 National Service Framework의 제안된 발전은 새로운 질의 필요와 좋은 실천의 표시로 나타날 것이다.

폐 재활의 구성요소

운동 훈련

이것은 호흡곤란 평가 같은 상세한 운동 평가, 근력 훈련과 지구력 훈련을 포함한다.

교육

보통 다음을 포함한다.

- 해부학, 물리학, 병리학과 의학(산소치료를 포함)
- 호흡곤란 / 증상 관리, 흉부 청소 기법
- 에너지 보존 / 보측
- 영양 조언
- 경영 여행
- 불안감 조절
- 목표 설정과 보상
- 휴식
- 운동과 행동에 관련된 건강에 관한 믿음들의 확인과 변화
- 인간 관계 / 성 생활 즐기기
- 분노의 관리
- 물리 치료의 이점

사회심리학과 행동학적 중재

심리학과 행동학적 중재는 교육의 전달, 소그룹 토의와 이완 치료를 통한 재활프로그램의 정황 안에서 설정된다. 불안감과 우울은 재활에 의해 개선될 수 있다. 심리학적 평가는 동기 부여 평가의 이점을 입증시기 때문에 준비성의 확인을 변화시키는 것은 신체 훈련과 금연의 준수를 개선시킬 수 있다.

수술과 분만

설정이나 위치

폐 재활은 병원 내 입원환자 부서, 외래환자 부서, 사회와 가정을 포함하는 모든 설정 내에서 효과적이다. BLF 조사는 영국의 프로그램 80%는 병원을 기반으로 하고 9%는 사회를 기반으로 한다고 말한다. 가정 프로그램은 순응과 장기간 이익을 증진시킨다. 그들은 또한 심각한 COPD 환자에 유익하고 연계 되며 진정한 일상 생활에 더욱 이목이 맞추어져 있다. 불편한 점들은 운동의 강도조절과 관련된 특수한 감독의 필요, 동료 집단 지지의 부족과 중등도 COPD 환자를 위한 낮은 비용-효율이다. 심장 재활과 함께 그 위치는 환자들의 필요에 의해서 결정 되어야 한다.

프로그램 기간과 빈도

BTS 지침서는 최소 6주의 신체 운동, 질병 교육, 외래환자 프로그램을 위한 심리학과 사회학 중재를 추천한다. 프로그램들은 6~12주까지 다양하다. BLF 조사에서 89%의 프로그램들은 6~8주로 운영된다고 알려지고 있다. 운동 허용 능력의 개선이 12달째에 약해지지만, 건강 개선은 지속적인 삶의 질과 연관되고 임상적으로 여전히 재활 후 12달이 적절하다.

여기에는 또한 초기의 폐 재활을 시작하는 몇 가지 근거가 있다.

기능적 역량의 개선과 3달째의 삶의 질 향상을 보이는 급성 악화 COPD를 위한 입원 후에 병원이 퇴원을 시키는 회복 기간인, 초기의 폐 재활을 위한 몇 가지 근거가 있다.

안전 사안

정확한 운동처방과 산소공급을 위해선 필드보행 검사(산소 측정압과 심장박동을 감시) 전에 운동프로그램에 먼저 등록하는 것이 필요하다. 환자는 다음에 오는 기준들의 배제하기 위해서 평가 받아야 한다.

- 불안정한 협심증
- 급성 왼쪽심실 기능이상
- 조절되지 않는 고혈압
- 조절되지 않는 심장 부정맥
- 운동 능력에 심각한 제한을 줄 수 있는 의학적 문제 (예: 뇌졸중, 관절염 등)

소생 장비와 가용성 산소를 갖춘 병원의 시설과 장비 사용 방법을 아는 훈련된 직원이 필요하다.

병원의 예비 심장 정지 팀이 불필요 할지라도, BTS 지침서는 간단한 응급처치 약(산소, 분무식 기관지 확장제와 GTN)이 유용하다고 권고한다. 운동 프로그램을 관리하는 모든 직원들은 기본 소생술을 훈련 받아야 한다. 최소 직원: 환자의 비율이 1:8은 되어야 한다. 설정과 위급시의 유용한 도움에 관한 고려, 직원들 훈련의 수준, 비상 장비의 유용성과 환자의 건강들인 전체직원의 수준을 결정할 때 위험 요소들은 반드시 모든 그룹에서 평가되어야 한다.

운동 훈련 동안의 예비 산소

BTS 지침서에 따르면, 장기간 산소치료를 하는 환자들은 운동시에 예비산소가 있어야 한다. 임상적으로 중요한 불포화 반응(SpI2<90%)이 예비 검사의 부하 운동시에 발견될 때, 보조 산소는 운동시에 제공 되어야 한다. 명백하게, 훈련 중에 보행용 산소가 필요하고, Royal College of Physicians(1999)의 현재 지침서에 따라 이것은 가정에서의 활동처럼 연계 되어야 한다.

폐 재활 팀

전체론적인 폐 재활은 여러 학문 분야, 전문직업 사이 간의 접근이 필요하다. 팀의 구성원은 물리치료사와 작업치료사, 호흡계 간호사와 의사, 영양사와 의학 심리학자로 구성된다(그림 12.12). 사회 직업가와 공동체 팀의 다른 구성원들 간의 강한 연계는 프로그램 전달의 자연스러움을 위해 필수적이다. BTS는 호흡계 질환에 관련하여 임명된 임상의 들은 이 프로그램에 책임을 가져야 한다고 제안한다. 이 임상의 들은 일반적으로 환자가 프로그램에 참여하기 전에 의학적 평가에 대한 책임을 가져야 한다. 프로그램은 목적에 맞는 책임가를 두어야 한다. 조정자 들은 의학이나 간호학의 전문적 연합자에서 나와야 한다. 팀 구성원은 프로그램 전달의 모든 측면에서 포함되어야 한다. 전문가 역할의 몇몇 부족한 점이 폐와 심장 재활 같은 치료 제공시에 예상된다. 재활, 협동작업과 훌륭한 의사소통의 다른 측면에서의 적절한 훈련은 자연스러운 서비스와 환자에게 최상의 이익을 보장한다.

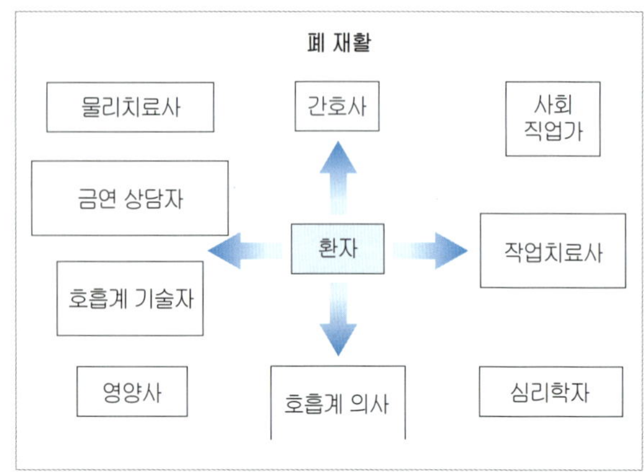

그림 12.12 폐 재활 팀

물리치료사의 역할

물리치료사를 위한 연습의 기회 안에 운동훈련은 폐 재활의 필수적인 구성요소로서 인식된다. 따라서 이상적으로 말하면 물리치료사들은 폐 재활의 제공에 있어 하나의 중요한 부분의 역할로 자리하게 된다.

Key Point

호흡계 물리치료사들은 호흡계질환을 가진 급성 이나 장기간 환자와 함께 일한다. 만성 장애관리에 관한 중점은 건강 상태의 제한과 호흡곤란에 관한 신체적 건강상태에 맞춰진다. 급성 병리에서, 신체 전부의 생리적 고려는 폐에서 조직으로의 산소 수송을 최대화하는데 사용된다(Association of Chartered Physiotherapists in Respiratory Care, ACPRC).

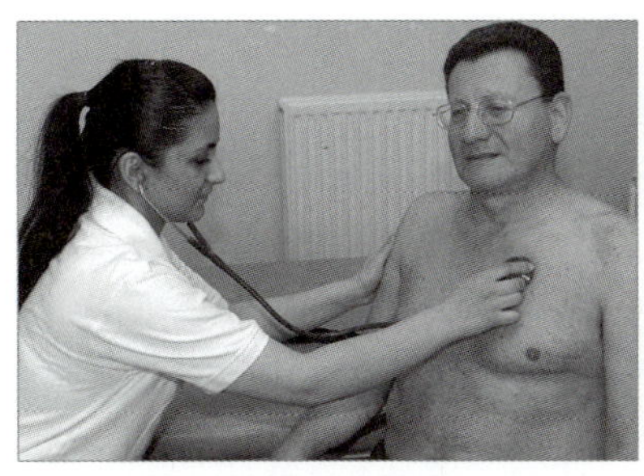
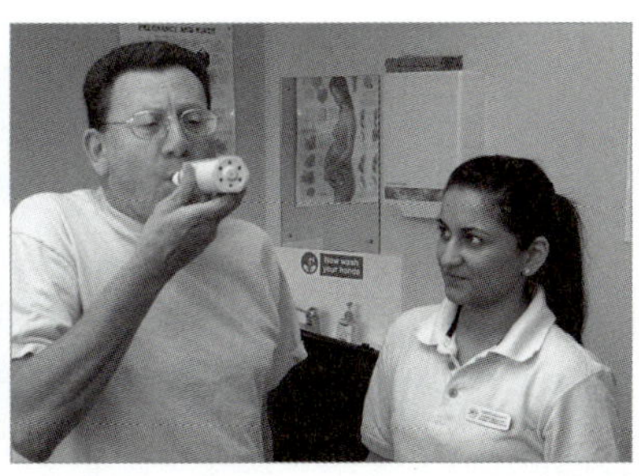

그림 12.13 폐 재활을 위한 물리치료사의 호흡계 환자 평가

운동 훈련의 생리적 적응

심혈관계 적응

일찍이 앞쪽 단원의 심장 재활과의 연관에 대한 설명처럼, 건강한 개인에게서 보여지는 최대하 수준의 운동에서 생리학적 적응 또한 COPD 환자에게 적용될 수 있다, 제공되는 훈련 강도는 최대하 부하이다(최대 심장 박동률 65~85%). 말초와 중심부 적응은 고강도 훈련을 이룰 수 있다. 그러나 심각한 기도 흐름 제한이 있는 환자들은 높은 강도의 운동을 할 수가 없다.

기능적 역량의 개선

운동에 의해 동반되는 많은 이점들은 더 나은 보폭 과 보행 협응력을 포함하는 기계적 효율을 증가시키는 데 기인하는 것으로 보인다. 작은 강도 훈련 프로그램으로 생리학적 효과를 얻기 위해선 긴 기간의 시간(일년까지의 가정 프로그램)이 필요할 것이다.

운동 처방을 위한 평가

심장 재활을 보면, 현재의 상태와 임상적 제시의 자세한 병력, 이전의 활동과 운동의 수준, 신체적 제한과 장애, 징후와 증상은 평가의 필수적인 부분을 형성한다. 맥박, 산소해리, 혈압, 체온, 폐활량 측정과 체중 같은 기본 측정들은 기록되어야 한다(그림 12.13).

기능적 역량의 평가

환자의 평가에 있어서 훈련강도를 알아보고, 개인적 맞춤 운동 프로그램을 계획하고, 훈련 기간 동안 환자의 동기를 계속 유지해 나가기 위해, 환자의 기능적 운동 역량은 반드시 평가 해야 한다. 이것은 또한 운동 프로그램의 이점을 되새기는데 도움을 준다.

필드 운동 검사

Clinical note

필드 운동 검사(field exercise tests, FETs)는 관리하기 쉽고 매일 사용 될 수 있는 적절한 강도의 운동으로, 간단한 최대하 부하 검사이다. 최대하 운동 검사는 $VO_{2\ max}$를 예측하고 진단을 내리는데 사용될 수 있고 기능적 한계를 평가하고 운동프로그램 같은 중재의 결과를 관찰 할 수 있다.

필드 운동 검사에는 주요한 두 가지 분류가 있다: 자기가 조절할 수 있는 적절한 속도의 활동. 이 검사들은 호흡계 처방과 가장 최근의 심장 학의 다양한 형태들의 중재에 관한 평가를 위해 점점 더 사용되어 왔다. 호흡계와 심장 환자 단위의 검사들의 재현성, 타당성, 빠른 응답들은 조사되어 왔다('재현성' 은 중요하지 않은 변화가 신체에서 일어날 때, 검사의 안정성에 주목하게 한다. 즉각적인 응답은 건강에 있어서 의학적으로 적절한 변화에 대한 감수성 있는 측정이다. 타당성은 측정을 의도하는 것이 어느 정도까지 인지를 나타내 준다. 검사는 특별한 생리학적 변수를 위한 금본위제도로 통계학적인 연관성을 보여줄 때 입증된다).

자가 조절 필드 운동검사

6분과 12분 도보검사(6MWT or 12MWT)에서 기능적 운동 역량은 환자가 걸은 길이로 표현 된다. 그들은 일반적으로 구간 길이로 알려진 통로 에서 수행된다. 환자들은 지정된 시간 안에 가능한 많이 걸을 수 있게 지시 받는다. 휴식시간이 필요하다면 제공된다. 그리

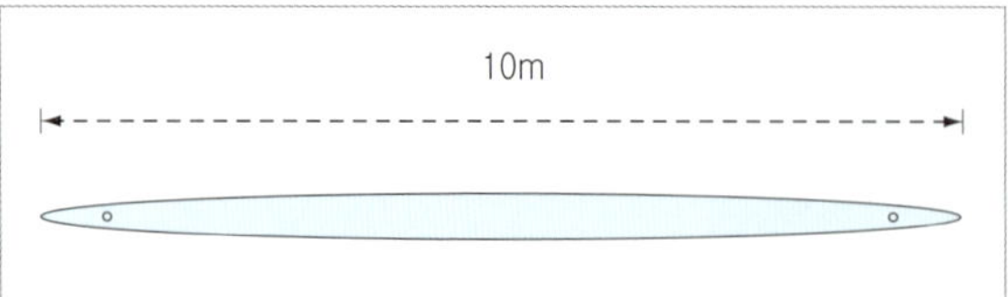

그림 12.14 구간반복 보행 검사(SWT)

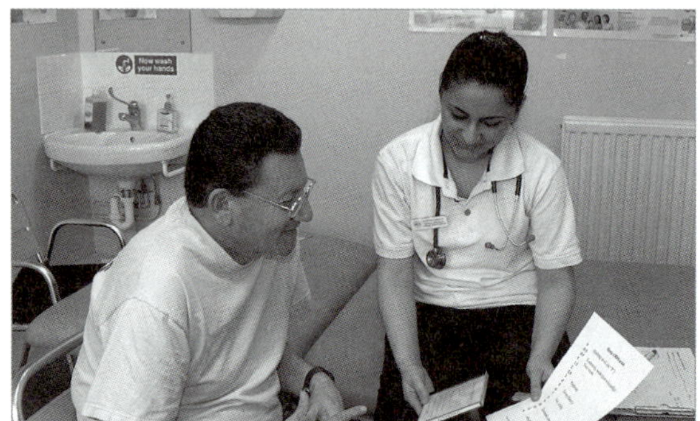

그림 12.15 환자에게 SWT를 설명

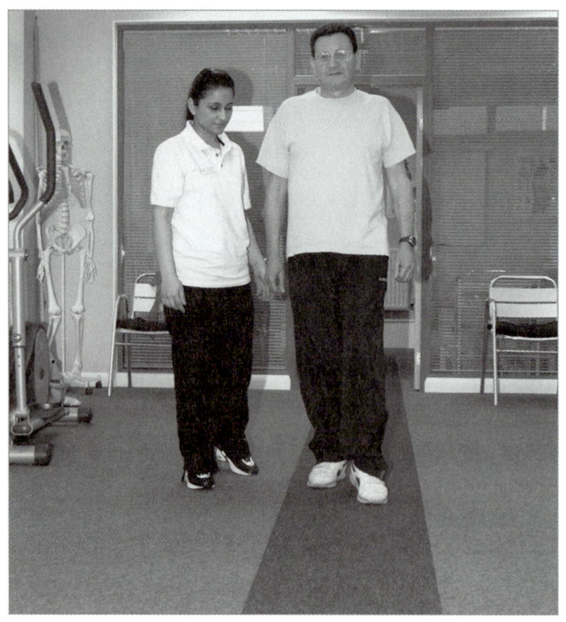

그림 12.16 10m 구간의 환자 보행

고 나선 환자들은 새롭게 시작하고 보행속도를 변화시키는 것을 지시 받는다. 보행거리, 심박률, 산호 포화도와 borg 점수는 이 검사를 통해서 포함될 수 있다. 검사는 한번의 보행 연습을 필요로 한다. 이것은 또한 환자가 동기부여가 되는지에 달려 있으며 표준

표 12.12 12 MWT와 SWT 비교

12 MWT	SWT
자기주도	외부통제
3 연습보행 필요	1 연습보행 필요
준최대검사	증상에 따라 제한되는 최대검사
$VO_{2\,max}$와 상관관계 미약	$VO_{2\,max}$와 상관관계
환자 동기에 따라 다양	표준화됨
기구 필요없음	테이프와 카세트 필요
측정결과 변화에 임상적 역치 확인됨	임상적 역치 확인되지 않음

화가 부족하다. 54미터의 변화가 6MWT에 대한 적절한 임상적 유의성으로서 필요한 최소한이라고 제안된다: 이것은 개선이나 기능적 운동 역량의 저하 둘 다이다.

외부적인 필드 운동검사

이 형태의 필드 운동검사는 동기와 격려의 효과를 줄이는 환자의 보행속도를 도입한다.

구간반복 보행 검사(SWT, 그림 12.14와 그림 12.15)는 환자의 최대 증상적 제한을 강조하는 증가된 외부 필드 운동 검사다. 환자는 두 개의 표시로 지정된 10m의 거리의 구간을 돈다(그림 12.16). 보행의 속도는 카세트의 삐-소리가 나는 기계로 측정이 되고 환자가 호흡곤란이나 피로를 느낄 때까지 가능한 계속 매분 마다 증가 하게 된다. 보행거리는 $VO_{2\,max}$와 연관이 있다. 심박률의 측정과 호흡곤란의 borg 점수는 검사 동안에 포함된다. 증가된 SWT임상적 한계 가치는 아직 확실해지지 않았지만, 30~55% 영역의 변화는 재활에 따라서 보고되고 있다. 12MWT와 SWT가 표 12.12에서 비교된다.

운동처방

유산소 훈련

심장 인구들처럼 폐 재활 환자를 위한 운동 훈련은 같은 FITT원리를 따른다: 빈도, 강도, 운동의 시간과 형태.

훈련 강도는 개인적이며 SWT나 12MWT의 결과를 기초로 한다. 최소 60%에서 최대 85%까지 운동 역량

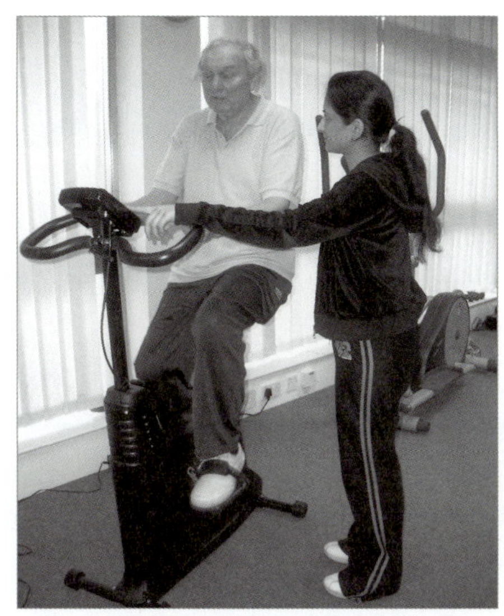

그림 12.17 자전거 운동의 강도 조절을 위한 물리치료사의 도움

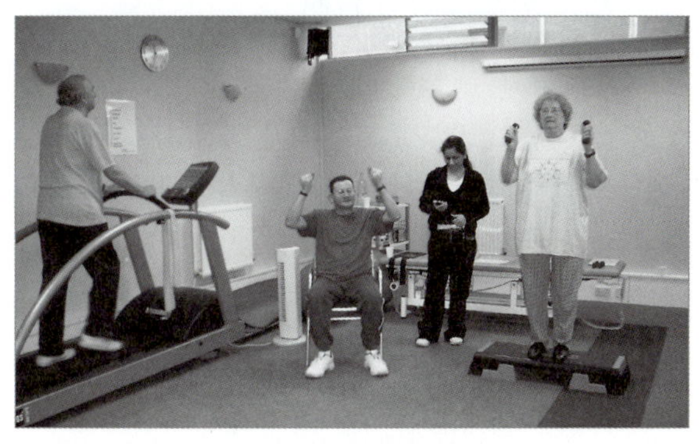

그림 12.18 폐 재활 그룹

보행을 사용한다.

높은 강도 운동은 중등도 장애 환자에게 처방될 수 있다. 호흡곤란은 기간보단 강도의 증가로 인해 더 영향을 더 받는다. 심각한 COPD 환자들은 낮은 강도 운동을 지도 받는다. 강도는 무호흡의 BORG 지수, 심박률, 환자 징후와 증상에 의해 관리되고 있다. 유산소 운동의 시간은 20분 이상 지속한다. 준비 운동은 반드시 필요하다.

점진적 진행은 운동 기간을 늘이는 것에 의해 최고로 성취된다. 일주일에 2~3회가 추천된다. 가정 운동 계획과 일지는 순응을 높이기 위해 필요하다. 유산소 훈련으로 인한 효과적인 변화를 얻기 위해 추천되는 프로그램 기간은 6~12주 사이에서 다양하다.

COPD 환자들은 상지 이용 과제에서 어려움을 느낀다고 보고된다. 연구들은 양 상지의 훈련이 수행되어야 하고 부가적인 상지 훈련이 무 호흡을 줄이는 데 도움이 될 것이라는 것을 보여준다. 예를 들면, 무게를 이용한 지지 없는 상태의 상지 운동은 유용한 부가적 훈련이다.

폐 재활의 필수적 부분을 형성하는 기능적 운동으로서의 획득된 장비는 간단하고 국소적인 기준에 의해 좌우된다. 지구력 훈련, 손 저항, 매트 운동, 세라밴드, 자전거와 트레드밀 같은 장비들이 유용할 것이다(그림 12.17과 12.18).

근력 훈련

골격근의 약화가 보여주는 현상은 경도의 COPD에서도 나타나고 이것은 훈련에 의해 개선될 수 있다. 적은 강도의 말단 근육 훈련은 유용하고 훈련은 부상 없이 이루어진다. 반복된 짐 내리기는 심각한 장애를 가진 환자에게 훈련의 시작을 가능하게 한다. 유산소 운동에 근력 훈련 추가는 근육의 부피와 근력을 개선시키지만 신체 전체의 운동 수행력 개선이나 유산소 운동 만으로 이루어지는 건강 상태를 넘어서지는 못한다.

특정 근육 군의 근력 훈련의 원리는, 물리치료사에 의해서 측정되는 일회 수축검사에서 최대무게의 보통 60~80%의 무게로 고정된 저항에 대항하는 등척성 수축의 반복이다. 총 열 번의 반복이 하나의 순으로 각 순마다 휴식시간이 주어지며 총 세 번의 순으로 이루어진다. 기능적인 근력 훈련 - 예를 들면, 자신의 체중을 저항으로 사용 - 은 많은 프로그램에서 시행된다. 근육, 인대와 건의 부상을 막기 위해 신장운동이 앞서 시행되어야 한다.

호흡근 훈련

흡기근 근력은 몇몇의 COPD 환자들에게서 약화될 수 있다. 호흡근 훈련은 근력과 지구력을 개선 시킬 수 있지만 이런 특수 과제 형상을 띄는 것과 효과들은 장애나 불능의 전체에 대해선 영향을 주지 못한다. 현재로서는 BTS 지침서는 재활의 필수 구성요소로서는 흡기근 훈련을 추천하지 않는다. 비침습성 환기에 의한 호흡근 지지는 재활의 역할을 가질 수 있다. 대부분의 환자들을 위한 홀로 운동은 기능적 발전을 충분히 이룰 수 있지만, 더 심각한 장애 환자나 폐 이식 수술을 기다리는 사람들을 위한 NPPV의 추가는 이점을 주장할 수 있다.

호흡곤란의 평가

운동 훈련의 요소를 포함하는 재활의 반복적인 시행은 입증된 측정 사용에서 호흡곤란의 개선을 보여주었다. COPD 환자의 호흡곤란에 대한 유익한 효과를 가지는 운동 구성을 포함하는 폐 재활 프로그램을 설명할 수 있는 강력한 수준 Ia의 근거가 있다. 말초 근육 훈련을 동반한 유산소 훈련은 충분한 호흡곤란의 경감을 제공하고 삶의 질과 관련된 건강의 개선과 연관되어 있다.

호흡곤란은 Medical Research Council(MRC) 호흡곤란 점수 같은 등급화된 도구의 사용으로 측정될 수 있다. 이것은 보행 동안에 적용되는 자기관리 지수이다. 환자를 다섯 등급으로 나누고, 5단계는 환자를 호흡곤란으로 인한 바깥 출입의 불능으로 간주한다. 호흡곤란의 인지에 관한 Borg 척도와 시각통증등급(VAS)은 폐 재활에 사용 되는 일반적인 다른 도구들이다.

호흡곤란의 관리

폐 재활은 호흡곤란의 지각을 다양한 전략들을 통해서 줄이는 것을 목표로 한다: 훈련 결과로서의 증가된 근육의 역학적 효과, 개선된 호흡 기술과 생리학적 중재. 치료사들은 복식호흡이나 입술 오므리기 호흡, 같은 호흡 재훈련 기술들을 COPD 환자의 심각성 정도에 따라 적용시킨다.

호흡곤란은 장애의 악화를 넘어선 불안감과 두려움과 연관된다. 이완 기술은 아마도 환자들이 자신들의 일상 생활에 이런 기술들을 적용할 수 있는 만큼 불안감을 줄이는 데 유용할 것이다. 심리학자와의 다직업적 접근, 호흡 간호, 작업치료사와 물리치료사는 이 폐 재활 측면의 성공적인 성취를 향한 열쇠가 될 것이다. 호흡곤란을 줄이기 위한 자세잡기는 프로그램 동안 교육되고 기능적 활동 안에서 의미있는 변화가 있어야 한다.

신경근 전기 자극은 심각한 COPD 환자를 위한 새로운 개발 영역이다.

일상 생활의 평가

현재 다음에 오는 도구들 중 하나가 사용된다.

- 영국 흉부 일상 생활 활동 등급
- 맨체스터 호흡 활동의 일상생활 설문
- 폐 기능 상태와 호흡 곤란 설문

일상 생활 활동에서의 훈련

폐 재활의 일차적 목표 중 하나는 환자들의 일상생활 동작을 관리 할 수 있게 훈련 시키는 것이다. 작업 치료사는 효율적인 움직임을 개선시키는 것을 목표로 하고 보측 교육, 대처기술, 일 효율과 시간관리에 관해 노력한다. 환자의 자세에 관한 교육, 그들의 작업 환경의 재조직과 간단한 도움 - 예를 들면, 등받이 없는 의자와 욕실 보조 - 들에 의해 치료사들은 적은 노력으로 환자들의 일상생활패턴을 성취 하도록 환자를 도울 수 있다.

삶의 질과 연관된 건강의 평가(HRQOL)

만성 호흡 장애의 습성과 징후들은 다면적이다. 연구들은 건강 상태와 폐 기능은 큰 연관성이 없다고 나타낸다. 다른 말로, 경미한 폐 기능의 제한을 가진 환자는 급성 호흡 곤란으로 인한 제한의 결과로 여전히 낮은 삶의 질을 가질 수도 있다. 따라서 COPD와 연관된 문제들에 대처하기 위한 많은 도구들이 적용되고 있다.

HRQOL 도구는 건강과 관련된 문제의 수를 측정하는 Short Form36(SF36)같은 전체적인 설문과는 다르지만 하나의 문제에 대한 정도는 평가하지 않는다. 이 형식은 환자들의 그룹간 비교를 허용한다. 질병 특이성 설문들은 하나의 특수한 문제나 연관성 있는 문제들의 집단을 평가하기 위해 고안 되었다. 이것들은 중재에 따라서 얻는 건강 획득의 수량파악에 사용된다.

HRQOL 설문은 폐 재활에 다음과 같이 사용된다.

- St George' s 임상호흡 설문(SGRQ)
- 만성 호흡질환 설문(CRDQ)
- 호흡문제 설문(BPQ)

결과 측정

기능적 운동 역량을 위한 6MMT나 SWT, 호흡곤란에 관한 무호흡 점수, 일상생활 평가 설문과 앞에 설명한 HRQOL 설문 같은 평가 도구들은 결과 측정에도 역시 사용된다.

결과 측정은 간단할 것이며 일부 자원의 유용함에 달려있다. BTS 지침서는 부재, 장애, 핸디캡과 가정내 활동과 연관 있는 평가에 의해서 재활의 목표가 반영되어야 한다고 권고한다.

폐 재활의 장기간 효과

운동 저항력의 개선이 12개월에 나빠진다는 사실에 개의치 않고, HRQOL의 개선은 재활 후 12~24 개월 동안 지속적으로 나타나는 것으로 보인다. 효과의 유지는 환자의 동기, 질병 저하, 삶의 방식 변화 와 악화의 빈도 가능성 같은 다수의 인자에 달려있다. 포기한 숫자를 포함하는 폐 재활 프로그램의 회계 감사는 이익 유지의 명백한 청사진을 주기 위해 획득되고, 이로써 오직 동기 부여되고 적은 질병을 가진 환자들이 추적조사에 참여한다는 것이 사실이 될 수 있다. 폐 재활의 기준은 ACPRC와 최소 필수기준은 환자의 대표적 표본의 연례 회계감사인 BTS기준에 의해 보증된다.

결론

폐 재활은 비용-효율적이고, 종합적인 중재이다. 운동 훈련은 필수 구성요소이고 운동허용능력의 개선, 호흡 곤란의 현상 감소와 HRQOL 개선 같은 이득을 준다. 물리치료사는 폐 재활 공급에 있어 필수적인 역할을 가지고 이것은 외래 환자 설정이나 사회에 관련되어야 한다. 장기간 행동학적 변화의 기회를 최대화 시키는 것을 목표로 하는 하나의 교육적 프로그램은 포함되어야 한다. 근거는 만성 호흡계질환을 가진 환자를 위한 폐 재활 서비스의 긴급한 투자에 대한 옮음을 나타내 준다.

FURTHER READING

심장 재활

American College of Sports Medicine 2006 ACSM's Guidelines for Exercise Testing and Prescription, 7th edn. Lippincott, Williams & Wilkins: Baltimore

Austin J, Williams R, Ross L et al. 2005 Randomized control trial of cardiac rehabilitation in elderly patients with heart failure. Eur J Heart Fail 7(3): 411–417

Bethell HJ, Turner SC, Evans JA, Rose L 2001 Cardiac rehabilitation in the United Kingdom. How complete is the provision? J Cardiopulm Rehabil 21(2): 111–115

Bjarnason-Wehrens B, Mayer-Berger W, Meister ER et al. 2004 Recommendations for resistance exercise in cardiac rehabilitation. Recommendations of the German Federation for Cardiovascular Prevention and Rehabilitation. Eur J Cardiovasc Prev Rehabil 11(4): 352–361

Dalal HM, Evans PH 2003 Achieving national service framework standards for cardiac rehabilitation and secondary prevention. BMJ 326: 481–484

De Bono DP 1998 Models of cardiac rehabilitation: Multidisciplinary rehabilitation is worthwhile, but how is it best delivered? BMJ 316(7141): 1329–1330

DuBach P, Myers J, Dziekan G et al. 1997 Effect of exercise training on myocardial remodelling in patients with reduced left ventricular function after myocardial infarction. Circulation 95: 2060–2067

European Heart Failure Training Group 1998 Experience from controlled trials of physical training in chronic heart failure. Protocol and patient factors in effectiveness in the improvement in exercise tolerance. Eur Heart J 19: 466–475

European Society of Cardiology 2001 Working Group Report: Recommendations for exercise testing in chronic heart failure patients. Eur Heart J 22(1): 37–45

ExTraMATCH Collaborative 2004 Exercise training meta-analysis of trials in patients with chronic heart failure. BMJ 328: 189

Fitchet A, Doherty PJ, Bundy C et al. 2003 Comprehensive cardiac rehabilitation programme for implantable cardioverter-defibrillator patients: a randomised controlled trial. Heart 89(2): 155–160

Franklin BA, Gordon S, Timmins GC 1992 Amount of exercise necessary for the patient with coronary artery disease. Am J Cardiol 69: 1426–1432

Goble AJ, Worcester MUC 1999 Best Practice Guidelines for Cardiac Rehabilitation and Secondary Prevention: A Synopsis. Heart Research Centre: Melbourne on behalf of Department of Human Services, Victoria

Haskell WL 1994 The efficacy and safety of exercise programs in Cardiac Rehabilitation. Med Sci Sports Exerc 26: 815–823

Hunt SA et al. 2005 ACC/AHA guideline update for the diagnosis and management of chronic heart failure in the adult: a report of the American College of Cardiology/American Heart Association Task Force on Practical Guidelines (Writing Committee to Update the 2001 Guidelines for the Evaluation and Management of Heart Failure). J Am Coll Cardiol 46(9): e1–e82

Kobashigawa JA, Leaf DA, Lee N et al. 1999 A controlled trial of exercise rehabilitation after heart transplantation. New Engl J Med 340(4): 272–277

McArdle WD, Katch FI, Katch VL 2001 Exercise Physiology: Energy, Nutrition and Human Performance, 5th edn. Lippincott, Williams & Wilkins: Baltimore, MA

Nieuwland W, Berkhuysen MA, Van Veldhuisen DJ et al. 2000 Differential effects of high-frequency versus low-frequency exercise training in rehabilitation of patients with coronary artery disease. J Am Coll Cardiol 36: 202–207

Oldridge NB 1998 Comprehensive cardiac rehabilitation: is it cost-effective? Eur Heart J 19(suppl O): 42–50

Pollock ML, Gaesser GA, Butcher JD et al. 1998 American College of Sports Medicine Position Stand. The recommended quantity and quality of exercise for developing and maintaining cardiorespiratory and muscular fitness, and flexibility in health adults. Med Sci Sport Exerc 30(6): 975–991

Rees K, Taylor RS, Singh S et al. 2004 Exercise based rehabilitation for heart failure. Cochrane Database Systematic Review (3): CD003331

Singh SJ, Morgan MCDL, Scott S et al. 1992 Development of a shuttle walking test of disability in patients with chronic airways obstruction. Thorax 47: 1019–1024

Smart N, Marwick TH 2004 Exercise training for patients with heart failure: a systematic review of factors that improve mortality and morbidity. Am J Med 116(10): 693–706

Stewart KJ, Badenhop D, Brubaker PH et al. 2003 Cardiac Rehabilitation following percutaneous revascularization, heart transplant, heart valve surgery, and for chronic heart failure. Chest 123: 2104–2111

Sykes K, Roberts A 2004 The Chester step test — a simple yet effective tool for the prediction of aerobic capacity. Physiotherapy 90: 183–188

Thow M 2006 Exercise Leadership in Cardiac Rehabilitation: An Evidence-Based Approach. John Wiley: Glasgow

Weiner DA, Ryan TJ, McCabe CH 1987 Value of exercise testing in determining the risk classification and the response to coronary artery bypass grafting in three-vessel coronary artery disease: a report from the Coronary Artery Surgery Study (CASS) registry. Am J Cardiol 60: 262–266

Williams MA 1994 Exercise Testing and Training in the Elderly Cardiac Patient. Current Issues in Cardiac Rehabilitation Series. Human Kinetics: Champaign, IL

Wood D, Durrington PN, Poulter N et al. 1998 Joint British Guidelines on prevention of coronary heart disease in clinical practice. Heart 80(suppl 2): 1–29

Zigmond AS, Snaith RP 1983 The Hospital Anxiety and Depression Scale. Acta Psychiatr Scand 67: 361–370

폐 재활

Ambrosino N 1999 Field tests in pulmonary disease. Thorax 54: 191–193

American Association of Cardiovascular and Pulmonary Rehabilitation ACCP/AACVPR 1997 Pulmonary Rehabilitation Guidelines panel. Pulmonary rehabilitation. Joint ACCP/AACVPR Evidence-Based Guidelines. Chest 112: 1363–1396

Belman MJ, Botnick WC, Nathan SD et al. 1994 Ventilatory load characteristics during ventilatory muscle training. Am J Respir Crit Care Med 149(4): 925–929

Berry M, Norman A, Sevensky S et al. 1996 Inspiratory muscle training and whole body reconditioning in COPD. Am J Respir Crit Care Med 153: 1812–1816

Bestall JC, Paul EA, Garrod R et al. 1999 Usefulness of the Medical Research Council (MRC) dyspnoea scale as a measure of disability in patients with COPD. Thorax 54: 581–586

Cambach W, Chadwick-Straver RVM, Wagenaar RC et al. 1997 The effects of a community based pulmonary rehabilitation programme on exercise tolerance and quality of life: a randomised controlled trial. Eur Respir J 10: 104–113

Casaburi R, Patessio A, Ioli F et al. 1991 Reductions in exercise lactic acidosis and ventilation as a result of exercise training in patients with obstructive lung disease. Am Rev Respir Dis 143: 9–18

Chartered Society of Physiotherapy 2003 The Effectiveness of Pulmonary Rehabilitation: Evidence and Implications for Physiotherapists. CSP: London

Devito AJ 1990 Dyspnoea during hospitalisations for acute phase of illness as recalled by patients with COPD. Heart and Lung 19: 186–191

Gallefossis F, Bakke PS, Rsgaard PK 1999 Quality of life assessment after patient education in a randomized controlled study on asthma and chronic obstructive pulmonary disease. Am J Respir Crit Care Med 159: 812–817

Garrod R 1998 Pulmonary rehabilitation: the pros and cons of rehabilitation at home. Physiotherapy 84(12): 603–607

Garrod R 2004 Pulmonary Rehabilitation: An Interdisciplinary Approach. Whurr: London

Garrod R, Bestall JC, Paul EA et al. 2000 Development and validation of a standardized measure of activity of living in patients with severe COPD: the London Chest Activity of Daily Living Scale (LCADL). Respir Med 94(6): 589–596

Garrod R, Mikelsons C, Paul EA, Wedzicha JA 2000 Randomised controlled trial of domiciliary non-invasive positive pressure ventilation and physical training in severe chronic obstructive pulmonary disease. Am J Respir Crit Care Med 162(41): 1335–1341

Garrod R, Paul EA, Wedzicha JA 2000 Supplemental oxygen during pulmonary rehabilitation in patients with COPD and exercise hypoxaemia. Thorax 55: 539–543

Griffiths TL, Burr ML, Campbell IA et al. 2000 Results at 1 year of outpatient multidisciplinary pulmonary rehabilitation: a randomised control trial. Lancet 355: 362–368

Guyatt GH, Pugsley S, Sullivan MJ et al. 1984 Effect of encouragement on walking text performance. Thorax 39: 818–822

Guyatt GH, Townsend M, Berman L et al. 1987 A measure of quality of life for clinical trials in chronic lung disease. Thorax 42: 773–778

Kawane H 1997 Smoking cessation in comprehensive pulmonary rehabilitation. Lancet 349: 285

Keilty S, Ponte J, Fleming T et al. 1994 Effect of inspiratory pressure support on exercise tolerance and breathlessness in patients with severe stable COPD. Thorax 49: 990–994

Killian KJ, Leblanc P, Martin DH et al. 1992 Exercise capacity and ventilatory, circulatory and symptom limitation in patients with chronic airflow limitation. Am Rev Respir Dis 146: 935–940

Lacasse YL, Brosseau S, Milne S et al. 2005 Pulmonary rehabilitation for chronic obstructive pulmonary disease (Cochrane review). Cochrane Library Issue 1. John Wiley: Chichester

Lacasse YL, Guyatt GH, Goldstein RS 1997 The components of a respiratory rehabilitation programme. Chest 111: 1077–1088

Larson JL, Covey MK, Wirtz SE et al. 1999 Cycle ergometer and inspiratory muscle training in chronic obstructive pulmonary disease. Am J Respir Crit Care Med 160: 500–507

Man WDC, Polkey MI, Donaldson N et al. 2004 Community pulmonary rehabilitation after hospitalisation for acute exacerbations of chronic obstructive pulmonary disease: randomised controlled study. BMJ 324: 1209–1211

Marcus BH, Owen N 1992 Motivational readiness, self-efficacy and decision-making for exercise. Journal of Community & Applied Social Psychology 22: 3–16

McGavin CR, Artvinili M, Naoe H et al. 1978 Dyspnoea, disability and distance walked — comparison of estimates of exercise performance in respiratory disease. BMJ 2: 241–243

Neder JA, Sword D, Ward SA et al. 2002 Home based neuromuscular electrical stimulation as a new rehabilitative strategy for severely disabled patients with chronic obstructive pulmonary disease (COPD). Thorax 57: 333–337

Nici L 2005 Pulmonary Rehabilitation in the Treatment of Chronic Respiratory Disease. Business briefing: US Respiratory Care. Available from: www.touchbriefings.com/pdf/1132/Nici.pdf. Cited 10 February 07

O'Donnell DE 1994 Breathlessness in patients with chronic airflow limitation. Chest 106: 905–912

Polkey MI, Hawkins P, Kyroussis D et al. 2000 Inspiratory pressure support prolongs exercise induced lactataemia in severe COPD. Thorax 55: 547–549

Redelmeir D, Bayoumi A, Goldstein R et al. 1997 Interpreting small differences in functional status: the six minute walk test in chronic lung disease patients. Am J Respir Crit Care Med 155(4): 1278–1282

Revill SM, Morgan MDL, Singh SJ et al. 1999 The endurance shuttle walk: a new field test for the assessment of endurance capacity in chronic obstructive pulmonary disease. Thorax 54: 213–220

Ries AL, Kaplan RM, Limberg TM et al. 1995 Effects of pulmonary rehabilitation on physiologic and psychosocial outcomes in COPD. Ann Intern Med 122 (11): 823–831

Roomi J, Johnson MM, Waters K et al. 1996 Respiratory rehabilitation, exercise capacity and quality of life in chronic airways disease in old age. Age Ageing 25: 12–16

Salam GF, Mosier MC, Beasley BW et al. 2003 Rehabilitation for patients with chronic obstructive pulmonary disease: meta-analysis of randomised controlled trials. J Gen Intern Med 18: 213–221

Sinclair DJM, Ingram CG 1980 Controlled trial of supervised exercise training in chronic bronchitis. BMJ 280: 519–521

Singh SJ, Morgan MDL, Hardman AE et al. 1994 Comparison of oxygen uptake during a conventional treadmill test and shuttle walk test in chronic airflow limitation. Eur Respir J 7: 2016–2020

Singh SJ, Morgan MDL, Scott S et al. 1992 Development of a shuttle walking test of disability in patients with chronic airways obstruction. Thorax 47: 1019–1024

Van Ede L, Yzermans CJ, Brouwer HJ 1999 Prevalence of depression in patients with chronic obstructive pulmonary disease: a systematic review. Thorax 54: 688–692

Vogiatzis I, Williamson AF, Miles J et al. 1999 Physiologic responses to moderate exercise workloads in a pulmonary rehabilitation program in patients with varying degrees of airflow obstruction. Chest 116(5): 1200–1207

Wedzicha JA, Bestall JC, Garrod R et al. 1998 Randomised controlled trial of pulmonary rehabilitation in severe chronic obstructive pulmonary disease patients, stratified with the MRC scale. Eur Respir J 12: 363–369

Wijkstra PJ, Mark TW, Kraan J et al. 1996 Long term effects of home rehabilitation on quality of life and exercise tolerance in patients with chronic obstructive pulmonary disease. Thorax 50: 824–828

Wijkstra PJ, Mark TW, Kraan J et al. 1996 Long term effects of obstructive pulmonary disease. Am J Respir Crit Care Med 153: 1234–1241

Withers NJ, Rudkin ST, White RJ 1999 Anxiety and depression in severe chronic obstructive pulmonary disease: the effects of pulmonary rehabilitation. J Cardiopulm Rehabil 19: 362–365

참고문헌

심장 재활

American Association of Cardiovascular and Pulmonary Rehabilitation 2006 Guidelines for Cardiac Rehabilitation and Secondary Prevention Programs, 5th edn. Human Kinetics: Champaign, IL

American College of Sports Medicine (ACSM) 2001 Resource Manual for Guidelines for Exercise Testing and Prescription, 4th edn. Williams & Wilkins: London

Borg GAV 1998 Borg's Perceived Exertion and Pain Scales. Human Kinetics: Champaign, IL

British Heart Foundation 2006 Health Professionals Research and Funding: Coronary Heart Disease Statistics: www.bhf.org.uk/professionals/index. Accessed 5 February 2007

Daub W, Knapik G, Black W 1996 Strength training early after myocardial infarction. J Cardiopulm Rehabil 16(2): 108–110

Jolliffe JA, Rees K, Taylor RS et al. 2004 Exercise-based rehabilitation for coronary heart disease. Cochrane Database for Systematic Reviews 1 (online): www.cochrane.org. Accessed 21 October 2006

National Service Framework 2000 Coronary Heart Disease: Modern Standards and Service models: www.doh.gov.uk/nsf/coronary.htm

NHS Centre for Reviews and Dissemination 1998 Effective Health Care Bulletin: Cardiac Rehabilitation. York: University of York

Scottish Intercollegiate Guidelines Network (SIGN) 2002 Cardiac rehabilitation, no. 57. SIGN: Edinburgh

Standards for the Exercise Component of Phase III Cardiac Rehabilitation 2006 ACPICR (www.csp.org.uk/director/groupandnetworks/ciogs/medicalrehabilitationgroups.cfm)

Williams B, Poulter NR, Brown MJ et al. 2004 British Hypertension Society guidelines for hypertension management (BHS-IV): summary. BMJ 328(7440): 634

World Health Organization 1993 Needs and Action Priorities in Cardiac Rehabilitation and Secondary Prevention in Patients with Coronary Heart Disease. WHO Regional Office for Europe: Geneva

World Health Organization (WHO) 2007 The Atlas of Heart Disease and Stroke. www.who.int/cardiovascular_diseases/resources/atlas/en/. Accessed 10 January 2007

폐 재활

American Thoracic Society 1999 Pulmonary rehabilitation: an official statement. Am J Respir Crit Care Med 159: 1666–1682

American Thoracic Society and European Respiratory Society 1999 Skeletal muscle dysfunction in chronic obstructive pulmonary disease. Am J Respir Crit Care Med 159(4): S1–S40

Borg GA 1982 Psychophysical basis of perceived exertion. Med Sci Sports Exerc 14: 377–381

British Heart Foundation 2006 Health Professionals Research and Funding: Coronary Heart Disease Statistics: www.bhf.org.uk/professionals/index. Accessed 5 February 2007

British Lung Foundation 2002: www.lunguk.org/downloads/BLF_pul_rehab_survey.pdf

British Thoracic Society (BTS) 2001 British Thoracic Society Standards of Care Subcommittee on Pulmonary Rehabilitation. BTS Statement: Pulmonary Rehabilitation. Thorax 56: 827–834

British Thoracic Society 2002 Pulmonary Rehabilitation Survey (online): www.lunguk.org/downloads/BLF_pul_rehab_survey.pdf. Cited 13 February 2007

Chartered Society of Physiotherapy 2003 The effectiveness of pulmonary rehabilitation: evidence and implications for physiotherapists (online). Chartered Society of Physiotherapy: London: www.csp.org.uk/uploads/documents/evidencebrief_pulmonary_EB05.pdf. Cited 13 February 2007

Cole TM, Fishman AP 1994 Workshop on pulmonary rehabilitation research: a commentary. Am J Phys Med Rehabil 73(2): 132–133

National Institute of Health 1994 Pulmonary rehabilitation research. National Institute of Health workshop summary. Am Rev Respir Dis 48: 825–893

Royal College of Physicians 1999 Domiciliary oxygen therapy services: clinical guidelines and advice for prescribers. Report of a working party. London: Royal College of Physicians

부록: 영국 흉부 ADL 점수

영국 흉부 일상 생활 활동 척도

이름 ....

생일 ....

동거 여부 예 □ 아니요 □

최근 며칠 동안에 다음에 오는 활동을 하는 도중 어떻게 호흡했는가를 말하라.

자기 관리						
드라이	0	1	2	3	4	5
상의 착용	0	1	2	3	4	5
신발 / 양말 신기	0	1	2	3	4	5
머리 감기	0	1	2	3	4	5
가정 내						
침구 정리	0	1	2	3	4	5
침대보 갈기	0	1	2	3	4	5
유리창/커튼 청소	0	1	2	3	4	5
청소/먼지 털기	0	1	2	3	4	5
설거지	0	1	2	3	4	5
진공 청소기	0	1	2	3	4	5
육체적 활동						
계단 오르기	0	1	2	3	4	5
허리 굽히기	0	1	2	3	4	5
여가 생활						
집안에서 걷기	0	1	2	3	4	5
외출	0	1	2	3	4	5
대화	0	1	2	3	4	5

당신의 일상 생활 동작에서 호흡이 얼마나 영향을 미치는가?

많이 □ 조금 □ 전혀 □

영국 흉부 일상생활 활동 점수(득점 기입 표)

주의 깊게 읽고 각 활동에 해당하는 적절한 숫자를 기입해라.

이 설문은 당신이 호흡곤란으로 인해서 당신이 더 이상 할 수 없는 행동들과 당신이 행동하는 것이 어떻게 호흡곤란을 일으키는지를 찾기 위해 고안되었다. 모든 질문은 비밀이다.

만약 어떤 일이 적절하지 않다면, 당신은 그것을 하지 않던가 절대 하지 않는다. 질문에 답하시오.
0 - 어쨌든 하지 않는다

만약 어떤 행동이 당신에게 쉽다, 질문에 답하시오.
1 - 숨이 가쁘지 않다.

어떤 행동이 당신을 조금 숨가쁘게 한다면, 질문에 답하시오
2 - 중등도의 숨가쁨

어떤 행동이 당신을 매우 숨가쁘게 한다면, 질문에 답하시오.
3 - 매우 숨가쁨

만약 당신의 호흡 곤란과 당신을 도울 누구도 없어서 행동을 멈추었다면, 질문에 답하시오.
4 - 더 이상 할 수 없다.

당신이 너무 숨이 가빠서 누군가가 대신하거나 당신을 돕는다면, 예를 들어 당신 가족이 장보기를 돕는다면, 질문에 답하시오
5- 실천 시에 누군가의 도움이 필요하다.

조직염증과 재생

CHAPTER 13

Tissue inflammation and repair

권혜정

CHAPTER CONTENTS

개요

물리치료사는 염증이 생기는지를 매일 관찰하며, 염증 상태에 따라 질병과 회복의 정도를 파악한다. 염증(inflammation)이 없다면 염좌된 족관절을 결코 고칠 수 없고 부상은 치유할 수 없다. 그러나, 염증반응이 오랫동안 지속되거나 일차적 상해와 질병의 균형이 깨지면 문제가 제기될 수 있다. 예를 들면, 물리치료사가 익숙하게 관찰하는 심한 반흔조직, 유착, 지속된 통증과 기능감소를 초래하기도 한다.

Key Point

염증은 근골격계 물리치료의 영역에만 나타나는 것은 아니다. 지속된 두부손상이나 만성 기관지염 또는 심장이식을 실시한 환자에게도 염증과정을 경험한다.

염증의 임상적 소견과 과정에 대한 지식은 물리치료사가 질병의 단계와 정도를 효과적으로 평가할 수 있도록 하는 데 필요하다. 치료계획은 상해의 정도, 본질과 상처의 감응성(2장 참조)을 고려해야한다. 물리치료사가 환자에게 정상적인 염증의 치유과정을 경험할 수 있도록 하는 것은 바람직한 일이다(예: 모든 외과적 반흔은 염증의 징후로 나타남).

염증의 용어는 수천년으로 거슬러 올라간다. 고대 그리스로마시대에서 염증에 관하여 거론되었다. 그 후 서기 1세기경, 로마 의사인 Cornelius Celsius는 염증의 네가지 증후를 언급하였다. 이 증후는 '발열(calor)' 은 발열(reat)을 의미한다. (피부의 1차적인 염증반응); '발적(hubor)' , 발적(redness); '통증(dolor)' , 통증(pain); '종창(tumor)' , 종창(swelling) (그림 13.1)이다.

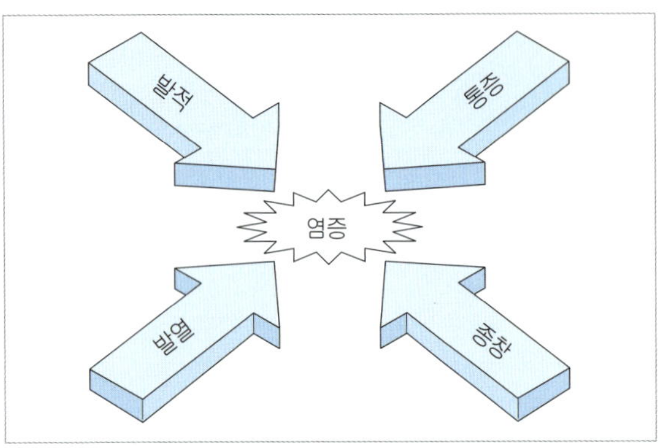

그림 13.1 염증의 증후

염증은 백혈구침윤과 혈장침윤을 의미한다. Virchow의 5번째 증후는 '기능 상실(functio laesa)', 기능의 상실(loss of function)을 추가하였다.

인간은 신체의 지속적인 내적환경을 유지하여야 생존할 수 있는데 이를, 항상성(homeostasis)이라고 한다. 환경, 많은 잠재적 위험, 생물학적, 화학적 그리고 물리적 요소는 섬세한 균형을 파괴할 만하다. 진화의 과정에서 잠재적 상해에 대한 복잡한 방어기전이 있다면 활성화되고 효과적일 수 있다. 이 주요 반응을 일명 '염증' 이라고 한다.

염증은 조직손상에 대한 면역체계의 반응이다. 이 과정은 뼈골절과 같은 내인성 부전이나 화상 또는 절개와 같은 외인성 원인에 의해서 나타날 수 있다. 염증의 주요 목적은 조직을 재생(repair)시켜 원래 정상 상태로 돌아가는 것이다.

상처가 무엇이든 간에 조직손상에 대한 반응으로 나타나는 염증을 '감염(infection)' 으로 동일시하게 판단하는 것은 잘못된 것이다. 감염이 없는 외상 또는 스트레스에 의한 실례를 살펴보더라도 여전히 염증이라고 일컫는다. 유사하게 감염된 수많은 상황에서 염증은 나타나지 않을 수도 있다. 예를 들면, 크로이츠펠트-야콥병(Creutzfeldt-Jacob disease, CJD)이다.

염증은 국소적인 외상에 대한 혈관화된 생체조직에서 나타나는 판에 박힌 복합적 반응이라고 서술한다. 각막과 같은 혈액공급을 받지 못하는 인체의 부위에서 염증반응이 나타나지 않는다. 그렇지만 때로는 염증이 나타날 수도 있다.

이 장에서는 염증반응에 대한 과정과 인체에 나타나는 반응정도를 서술할 것이다. 단기간 염증반응은 인체의 연속적인 반응에 대해 혜택이 있다. 염증은 항원을 제거하려고 하고 조직을 손상시킨다. 대부분 반응에 대한 자각증상이 없이 나타난다. 그러나 인체 부위에 수많은 항원이 나타나거나 항원을 소화시키는 것이 어렵거나 서투른 국소부위에 자리잡았다면 또는 염증과정이 끝나지 않았다면 임상적 염증반응은 관찰될 수 있다.

예를 들면 손가락 부위가 방금 손상되었다면 쉽게 눈으로 볼 수 있다. 그러나 손상부위가 다소 모호할 때에는 환자가 직접 염증부위를 지적하여 의사가 수많은 특징적인 증상을 관찰할 수 있도록 한다. 열과 전신적인 피로감과 함께 맥박이 증가하고 다소 통증감각이 있다면 손상된 부위가 국소적일 수 있다. 예를 들면, 충수돌기염인경우 오른쪽 장골와부위에서 통증을 경험할 것이다. 좀더 검사해보면, 혈액검사에서 급성기단백질(acute-phase proteins)(마지막장에서 논의)의 농축으로 인해 호중구세포가 증가할 것이다.

염증의 형태

Key Point

염증은 2가지 형태인 급성과 만성으로 분류한다. 염증반응의 본태와 염증의 지속기간에 의해서 나누어진다.

급성염증은 몇 시간에서 며칠 동안 지속한다. 나중에는 세포외공간에 체액이 축적되고 단백질이 퇴화함에 따라 림프계가 점점 더 유출되고, 식세포는 삼출물, 노폐물과 섬유소를 제거하고 염증세포 자체는 세포사 또는 '세포자멸사(apoptosis)' 를 경험한다. 마침내, 조직은 정상으로 회복한다. 급성염증이 심하면 외과적 절개를 실시한다.

만성염증은 10~14일 이상 염증이 지속되고 대부분 섬유소(합성된 콜라겐이 조직 내에 축적)로 남는 것이 특징이다. 급성염증과정이 용해되지 못할 경우이거나 원인이 되는 요인을 제거하지 못할 때에 만성 염증이 나타날 수 있다; 그러므로 염증은 오랫동안 지속된다. 또는 급성염증단계 없이 저급한(low-grade) 염증과정으로 만성염증이 초래될 수 있다. 만성염증의 대표적인 예는 류마티스성 관절염이다.

급성염증: 기전

급성염증의 단계

급성염증시 3가지 과정에 따른 증상은 아래와 같다.

첫째, 혈관확장으로 인한 혈류량의 변화로 혈액 구성성분이 변화되고 손상된 부위에 혈액구성의 양이 도달한다. 1927년 Lewis에 의해 혈관구성성분에 대해 설명되었으면 이를 루이스 삼중 반응(Lewis triple response)이라고 한다. 피부(전완부위)를 둔기로 맞았다면 홍조(flush), 발적(flare) 및 팽진(wheal)효과가 나타나고 상처의 종류와 관계없이 아래와 같은 현상을 관찰할 수 있다.

1. 순간적으로 '상처'로 인해 백선(white line)이 나타난다. 상처로 인한 직접 반응으로서 세동맥에 대한 혈관 수축(vasocontriction)이고 일시적으로 나타난다. 혈관 수축은 염증반응의 전과정에서 나타나지 않는다.
2. 재빠르게 모세혈관 확장에 따른 탁한 붉은선(dull red line), 즉 홍조(flush)가 나타난다. 충혈된 눈, 혈관확장은 손상된 조직의 혈관에서 나타난다. 확장은 염증과정의 마지막 단계까지 지속될 수 있다.
3. 불규칙한 적색 띠를 일명, 발적이라고 한다. 신경성 및 화학적 매개체에 의한 영향으로 세동맥 주변위에 나타나는 반응이다.
4. '팽진(wheal)' (피부의 부푼 부위)은 혈관에서 빠져나온 체액과 세포외공간으로 들어간 체액인데, 부종(oedema)을 초래한다.

둘째, (위와 같은 과정과 같은 기간에 나타나지만) 혈관내벽에 형성된 내피세포는 혈관의 연속적인 선을 따라 형성되지 않아 움추러든다. 결과적으로 혈관은 체액이 빠져나가는 '새는 상태(leaky)' 즉, 혈장내에 물, 약간의 염류 및 작은 입자의 단백질(이중의 하나는 섬유소) 손상된 부위의 세포외공간에 직접적으로 빠져나온 상태이다.

셋째, 삼출(fluid exudate)은 백혈구 침윤(celluar exudate)상태로 변화한다. 이는 혈관 외부로 호중구(neutrophlis)가 빠져나와 순환하고 조직손상부위의 세포외공간으로 들어간 상태이다. 첫 6~24시간의 염증 반응은 호중구가 우세하고, 24~48시간 후에는 유사한 방법으로 단핵구(monocytes)와 림프구가 활동한다.

급성염증의 세부적인 현상

초기적인 반응

초기적인 반응조직은 물리적으로 손상되고, 그 결과 미생물에 노출된다. 다양한 매개체는 염증반응에 작용하는데, 그 작용은 복잡하게 얽혀 있으며 다양한 작용을 한다.

조직손상부위에는 3개의 사이토카인(cytokines) 즉, (IL)-1α, (TNF)α, 및 IL-6가 작용한다. 이는 시상하부에서 작용하여 체온을 높여주어 가끔 염증으로 발생시키는 액체 매개체 E_2(PGE_2)인자 때문이다. 체온상승은 병원균의 성장을 억제하고 병원균의 면역반응을 강화시킨다.

다른 화학적 매개체사이에 다양한 혈청단백질(serum proteins) 일명, 급성기단백질(acute-phase proteins)이 조직손상반응에서 나타난다. 조직손상으로 감염됐을 때 단백질의 농도는 50%에서 정상수준 이상까지 증가할 수 있다. 급성기단백질은 넓은 범위에 작용한다; 염증세포를 중화할 수 있고 국부적인 조직의 손상정도를 최소화할 수 있고 조직을 회복하고 재생할 수 있다.

간에 의해서 생성되는 급성기단백질은 C-반응성 단백질(reactive protein)이다. C-반응성단백질은 다양한 세균과 곰팡이에서 발견되는 C-다당류 세포벽 성분과 결합한다. 이 결합은 보체체계(complement system: 혈액내에서 정상적으로 불활성 상태인 일종의 단백질)를 활성화 시킨다. 이는 병원균의 제거작용을 증가시키게 한다. 다른 급성기 단백질에는 보체 활성(complement cascade) 성분이 포함되고, 금속결합 단백질을 포함한 섬유소원은 감염과 상처를 입을 때 철분감소를 예방하고 뿐만 아니라 세균이 뺏어서 이용하는 헴 철분의 양을 최소화 시킨다.

손상된 부위에 나타나는 반응

세동맥의 초기 반응은 혈관 수축(vasocontriction)이다. 그러나 일시적인 것이고 혈관의 주요 반응은 혈관확장(vasodilatation)이다. 혈관확장은 보체의 활성화를 유도 할 뿐만 아니라 아나필락시스 독소(anaphylatoxins) C3a와 C5a를 생산한다(그림 13.2).

초기일수록 손상된 조직으로부터 IL-1α, TNFα, 와

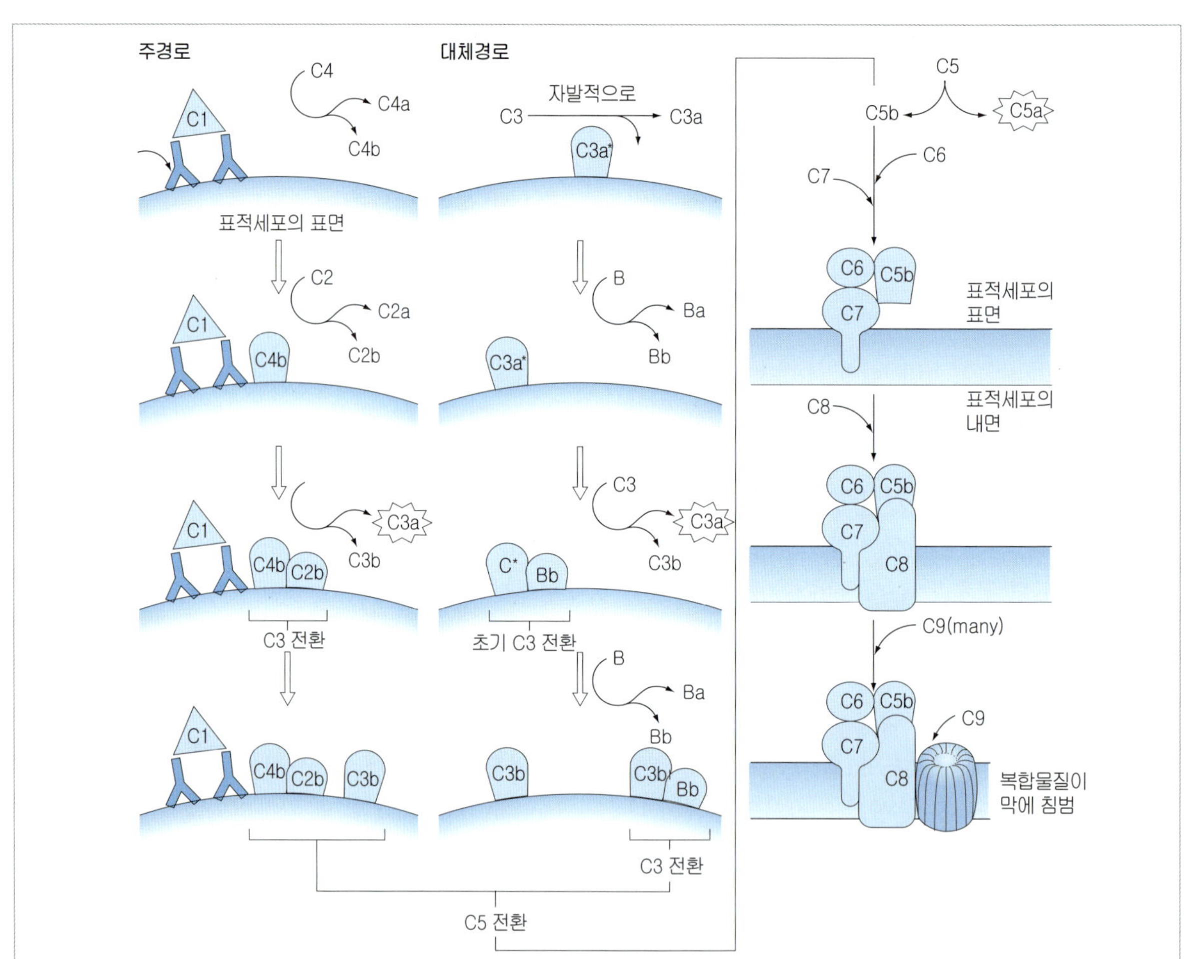

그림 13.2 보체 활성화(activation of complement). 주경로(classical pathway)의 활성화에 의해 이루어진다. (그림의 왼쪽에 나타난것처럼 Ab에는 1개의 면역글로불린(Ig)M이 경계에 있든지, 2개의 Ig G 분자가 서로 아주 근접하여 경계에 있다. 활성화된 보체 factor 1 complex (C1)의 생산을 이끌어 낸다. 대체경로 (alternative pathway) (표적세포와 연결된 C*-aC3b와 같은 분자가 특수한 부위에 없다면 연결할 수 없으나 C3의 자발적인 붕괴에서 시작된다)는 오른쪽에 나타나 있다. 어느 쪽의 경로에서 이루어지든 사건의 계단조(cascade)는 하나의 보체 단백질의 활성화는 다음의 활성화를 이끌어 계속 연결한다. 일단 C5전환복합이 형성되면, attack complex(구멍은 표적세포를 통해 삽입되는 곳이다)의 생성은 같은 경로를 통해 발생한다. 이는 초기에 나타나는 경로이다. 작은분자, 아나필락시스 독소인 C3a와 C5a는 부위로부터 멀리 확산한다. 아나필락시스 독소은 호산구, 비만세포와 호염기구(basophils)의 과립감소(degramulation)와 호중구와 단핵구의 추화성은 침윤, 혈소판의 응집을 일으킬 수 있는 능력이 있다. 차례대로 히스타인을 포함한 많은 매개체를 방출할 수 있다. 방출된 히스타민은 평활근의 수축과 혈관 침투력을 증가시킨다. 위와 같은 물질은 염증과정의 중요한 결과이다.

IL-6이 생성된다. 이에 히스타민(histamine)과 다른 매개체가 생성하여, 혈관확장이 되고 모세혈관의 투과성이 증가된다.

혈관확장

상처로부터 나타난 혈관확장(vasodilation)은 손상정도에 따라 달려 있고 15분에서 몇 시간까지 지속된다. 혈관확장은 혈류량이 손상된 부위로 10배 정도 증가하므로, 특유한 세포와 화학물질이 손상부위에 염증반응을 일으킬 수 있다.

모세혈관투과성 증가

모세혈관의 세동맥 말단부위에 높은 정수압때문에 체액은 정상적으로 미세여과작용을 통해 작은 혈관에서 빠져나간다. 큰 분자와 세포가 감소되지 않지만, 체액은 감소되기 때문에 모세혈관내의 콜로이드 삼투압은 증가한다. 위와 연결하여 모세혈관의 정맥말단부분의 정수압의 감소로 인해 혈관외공간(extravascular space)으로부터 모세혈관의 정맥말단부분으로 체액이 다시 돌아간다(그림 13.3).

염증반응에서는 체액이 혈관구조로부터 상실되지 않는다. 내피세포의 수축력은 큰 분자가 세포내 틈새로 혈관외 공간으로 빠져나갈 수 있도록 한다. 보체

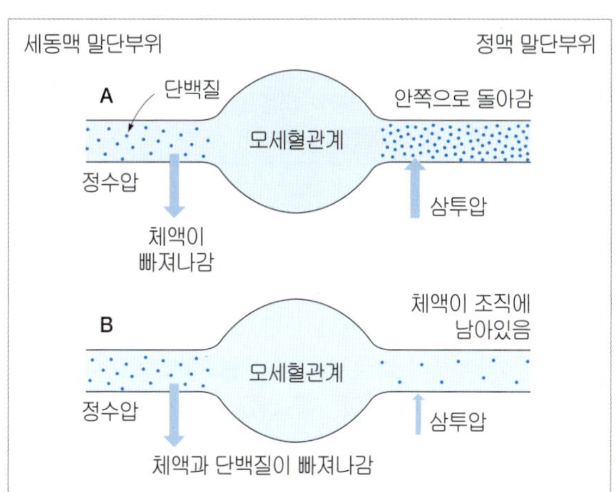

그림 13.3 염증조직부위의 부종발생. **A**: 정상적인 상황에서는 모세혈관의 세동맥 말단부위에 있는 혈관외 공간으로 체액의 배출은 세정맥의 혈관으로 돌아오는것에 의해서 균형이 맞는다. **B**: 염증인 상황에서는 혈관의 세동맥말단부위에서 체액 뿐만 아니라 단백질의 배출은 체액의 돌아오는 힘이 발생되지 않기 때문에 체액은 조직에 남아있다.

인자나 면역글로블린같은 단백질의 손실은 침범한 미생물의 파괴 뿐만 아니라 콜로이드 삼투압의 상태는 정상보다도 증가하지 않는다. 결과적으로, 혈관구조로 체액의 재돌입, '움직이는 힘(driving force)' 은 없다. 그러므로 체액은 염증부위로 흘러들어 부종(종창)으로 남게 되는 것이다.

생성된 삼출액은 염증부위에 남아있지 않는다. 이는 임파 경로를 통해서 흘러가고 다시 새로운 삼출액으로 대치한다. 그러므로 부종은 계속 지속된다.

세포 이동(cell migration)

정상에서 혈관이 모세혈관보다 더욱 커지는 경우에, 혈액세포(백혈구포함)는 혈관벽으로부터 혈관의 중앙부위로 돌면서 나간다. 혈관벽의 주변 부위는 주로 혈장(plasma)과 접촉되어 있다. 혈관확장(모세혈관투과성이 증가)으로 혈류량이 감소되면 혈액세포가 내피세포로 가까이 다가가기 시작한다. 이 결과, 과립백혈구(예: 호중구)는 내피세포로 접촉하기 시작한다. 매개체(예: 백혈구와 내피세포가 활성화된 세포질과 보상 파편)의 생성을 이끈 초기반응은 과립백혈구(특히 식세포)와 내피세포에 의해 생산된 특수한 보상분자가 원인인데, 그래서 이들이 달라붙는다. 하나 또는 두개의 세포형태로 달라붙어 활성화된 결과, 초기에는 내피세포에 따라 과립백혈구가 돌아가면서 일시적으로 달라붙는다(그림 13.4). 이를 일명 변연추향(margination)이라고 한다. 보다 더 큰 분자로 생산된 과립백혈구는 내피세포의 유착된 분자에 확실히 달라붙고(sticking), '부착된(fixed)' 위치에서 과립백혈구는 내피세포벽을(내피세포사이의 연접) 따라 지나갈 수 있도록 위족(pseudopodia)을 생산한다. 이 경과하는 과정을 일명, 백혈구 유주(emigration)라고 한다. 이윽고 세포는 손상된 조직에 다가가서 증가되고 '침략자(invaders)' 는 조직부위에 가득 차지하게 된다.

식작용

정의: 식작용(phagocytosis)은 세포 또는 미립자가 어떤 세포(식세포)에 의해 파괴되고 흡수되는 과정이다.

주화성(chemotaxis)은 식세포가 물질을 끌어들인 후에, 농도 기울기에 의해 저농도에서 고농도로 이동하는 과정이다.

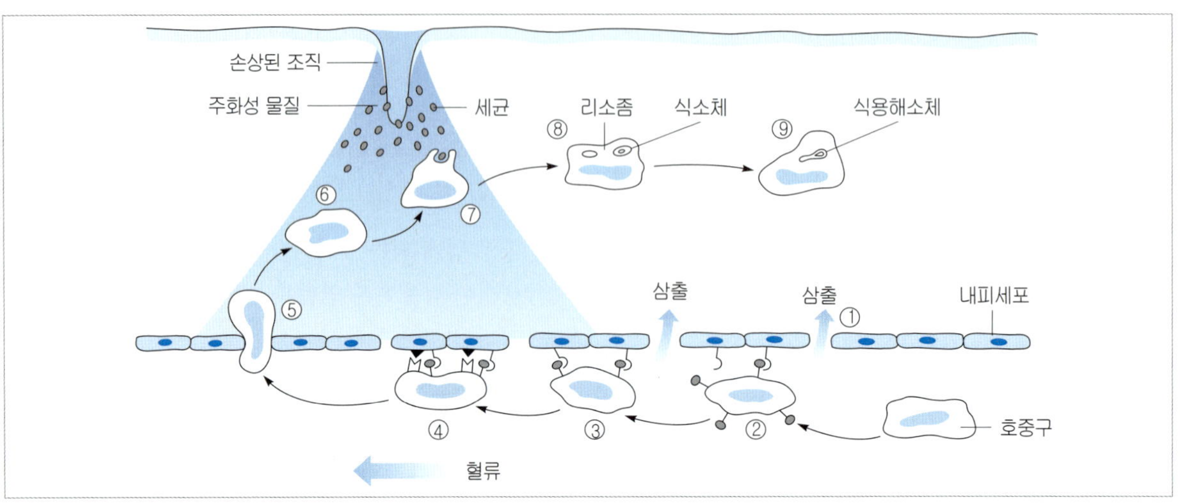

그림 13.4 염증반응에 관련된 호중구의 변연추향(margination), 백혈구 유주(emigration), 주화성 친화력(chemotactic attraction) 및 식작용(phagocytosis) 도해. ① 증가된 혈액 침투력은 혈액에서 체액이 빠져나가는 원인이 된다. ② 호중구는 내피세포쪽으로 순환하면서 가까이 접근한다. TNF a의 방출은 합성된 p- 와 E-selectins(유착분자)의 생산에 원인이 되고 내피세포의 표면에 자리를 잡는다. 동시에 보체유착분자는 호중구에 의해 생산된다. ③ 유착분자의 보조로 호중구는 내피세포를 따라 돌기 시작한다. ④ 한층 더 유착분자, 호중구의 IL-8 수용기, 내피세포의 ICAM-1와 함께 호중구는 확실히 부착한다. ⑤ 삼출(diapedesis)은 호중구를 혈관에서 빠져나가게 한다. ⑥ 주화성 물질의 농축 기울기에 따라, 호중구는 조직손상부위에 접근한다. ⑦ 물질(예: 세균) 을 삼키자 마자, 호중구는 물질을 둘러싸기위한 위족을 생산한다. ⑧ 액포는 세균를 포함한 대식세포를 형성한다. ⑨ 리소좀은 삼켜진 물질을 파괴할 수 있도록, 식소체와 함께 용해한다.

식세포는 혈관벽을 따라 이동하고 주화성 신호(chemotactic signals)는 요구되는 활성 부위로 세포의 이동을 이끈다.

백혈구 주화성을 자극하는 화학적 인자로 여러가지가 알려져 있다; 예를 들면, 아나필락시스 독소 C5a(그림 13.2), 혈소판-활성화 인자(PAF)와 류코트리엔 B_4 (leukotriene B_4; LTB_4)등이다. 이 요인들은 목적한 부위에 수용기결합한 G-단백질(G-protein coupled receptors)을 활성화시키고 식세포의 이동을 야기시킨다.

활성화된 부위에는 과립백혈구(특히 호중구)가 있다. 예를 들면, 손상된 조직이나 세균은 제거되어야 할 것이다. 이는 식작용에 의한 것이다. 크기가 크거나 삼키기 어려운 물질은 세포외로 파괴를 이끄는 식세포에서 용해된다. 식작용은 식세포에 의해 세포질막이 외부물질을 둘러싸는 아메바성 운동을 이용하여 일어난다(그림 13.4). 이는 2겹의 막으로 된 식세포 공포(phagocytic vacuole) [일명, 식소체(phagosome)]를 형성하여 이루어 낸다. 식소체는 식용해소체(phagolysosome)형태의 세포내에서 리소좀에 의해 융해된다. 다양한 반응 산소와 결합된 강력한 효소를 포함한 리소좀은 원치않는 물질을 접촉하여 끌어들이고 이를 파괴시킨다. 생성된 쓸모 있는 구성인자는 재순환된다. 식작용을 지지하기 위해서 미립자 옵소닌작용(opsonisation)이 발생되어 일어나는 것이 일반적이다.

정의: 옵소닌작용은 미립자가 다른 물질로 뒤덮혀 있는 과정이며, 이로 인해 식작용을 촉진한다.

예를 들면, 옵소닌은 대체 보체경로(altermative com-plement pathway)로 활성화 시키는 세포안에 지방 다당류(lipopolysaccharides)의 존재로 형성된다. 활성화된 결과로서 C3b가 산출되고 있는 세균 표면과 결합한다(그림 13.2). 식세포는 C3b와 결합한 물질에 대한 수용체를 가지고 있다; 이는 식세포와 미립자가 다른 부위로 유착하는 원인이 되고 잡아먹는 작용을 지지한다.

두 번째 예를 들면, 옵소닌은 이물질에 의해 생성된 항체(면역글로불린 G, IgG)와 결합하고 있다. IgG는 세균에 존재하는 특수한 구조를 인식하게 하는 다양한 부위가 있기 때문에 결합한다(일명, 항원결정인자, antigenic determinants). IgG의 가변부위(Fab)에 의해서 결합하면, 사실상 세균으로 인식되므로 따라서 노출된 항체의 불변부(Fc)는 식세포의 보체수용기에 결합하여, 식세포와 세균이 서로 부착하여 잡아먹는 과정을 돕는다. 이 두가지 체계는 일제히 작용하는데, 서로 아주 근접한 두개의 IgG분자는 기존의 보체경로를 활성화하고, 그 다음에 세포에 결합한 C3b(그림 13.2) 발생의 원인이 되며, 또한 옵소닌 작용을 돕는다.

소화시키기에는 너무 커서 부적당한 물질인 경우에는 식세포는 그 물질을 제거하기 위해 세포외 파괴를 사용한다. 이 상황에서 리소좀의 구성성분이 원하지 않는 이물질 주위에 방출된다. 불필요한 세균을 파괴시키는 효과적인 방법이 진행되는 동안 주위환경은 식용해소체만큼 조절할 수 없고 따라서 건강한 조직 주위에 이 용해된 요소를 활동시킬 수 있다.

이를 설명하기 위해 탄력소용해효소(elastase)와 콜라겐, 용해효소(collagenase)를 방출하는 두 효소를 고려해 볼 수 있는데 이것은 세균을 죽을 수 있도록 세균 세포벽안의 단백질을 가수분해하는 것이다. 탄력소 용해효소는 혈관, 인대와 연골의 탄력소(elastin) 요인을 가진 기질인 단백질탄수화물(proteoglycans)과 교차 연결된 콜라겐으로 사용한다. 콜라겐 용해효소는 적게 분포된 골, 관절과 전에 구성된 제3형 콜라겐과 제1형 콜라겐으로 나누어져 활성화한다. 그러므로 인체가 식세포로부터 유리된 인자의 손상 으로부터 자신을 효과에 보호받을 수 있도록 도움을 주는 어떤 방어기전을 가졌다 하더라도 건강한 조직의 손상을 이끌 수 있는 것을 조절할 수 있다.

염증반응의 장점과 단점

장점

초기에 손상된 주변조직으로 삼출액의 이동은 손상된 부위에 좀 더 많은 양의 산소와 영양물질을 운반하게 한다. 이 추가적인 에너지의 생존에 연관된 모든 인체의 면역세포를 위해 가장 중요할 것이다. 삼출액은 세균에 의해 생산된 독소를 희석시키는 작용을 하고 림프계를 통해 처리할 수도 있다. 삼출은 잠재적으로 해로운 병원균과 독소를 중화하고 결합할 수 있는 특수한 면역글로불린을 포함할 수 있다.

삼출에 포함한 섬유소원은 섬유소형성 초기에 나타난다. 이는 미생물의 활동을 차단하도록 도울 것이고, 면역세포가 도달하여 식작용하도록 유기체의 가능성을 촉진하도록 돕는다.

단점

세포 삼출(백혈구 침윤, cellulas exudate)은 주로 호중구로 구성된다. 이 세포 형태는 상대적으로 짧은 기간동안 생존하고 오직 2주 동안 지속한다. 그래서 계속적으로 재생산해야만 한다. 호중구는 침입한 미생물 세포파편을 식작용하기 때문에 수많은 리소좀 효소(앞에서 서술)과 포함되어 있다. 염증반응에서 유도된 방출과정이 일어나든지(앞에서 서술), 호중구가 죽든지 이 세포는 리소좀 효소를 방출한다. 이 결과 염증성 삼출물의 흡수에 도움은 준다. 그러나 이 방출은 여러 종류의 효소에 의해 정상적인 조직을 흡수할 수 있고 '부차적인(collateral)' 조직의 손상을 일으킬 수도 있어 해롭다.

다른 반응에서는 조직의 종창(swelling)이 있어 활동하는데 심각한 제한을 일으킬 수 있다. 예를 들면, 인플루엔자 호혈균(Haemophilus influenzae)감염이다. 특히 아동인 경우에 세균은 후두개염(후두개의 종창)을 일으킬 수 있고, 이에 따라 기도의 폐쇄를 초래한다.

염증성 종창은 두개골과 같은 제한된 부위인 경우에는 매우 심각하다. 이런 이유로 급성 수막염(인플루엔자 호혈균에 의한)은 두개강의 내압이 증가하고 뇌혈류량의 손상과 뇌의 허혈성 손상이 증가한다.

급성염증의 분류

앞에서 설명한대로 '염증'이라는 단어가 사용되지만, 급성염증의 임상현상은 조직의 형태에 따라 다양하다. 결과적으로 염증의 각기 다른 형태에 따라 용어를 사용한다.

장액성 염증

장액성 염증(serous inflammation)은 화상 또는 신발의 마찰로 인한 물집에 의해서 관찰된다. 전형적으로 많은 삼출물을 생산하는 것이 특징인데, 분석한 결과 세포가 상대적으로 부족하지만 상당히 높은 단백질 농도를 가지고 있다.

체액의 주성분은 혈장(위에서 예를 들어 설명)이나 복막강, 늑막강, 심막강과 활액조직내의 중피세포(mesothelial cells)이다. 예를 들면, 활액막 관절의 손상으로 인한 급성 활액막염 또는 복막염에서 나타난다. 결막염과 같은 반응은 바이러스성 또는 알러지성에 의해 나타나고, 전형적인 염증성 혈관 확장은 '충혈된 (blood shot)' 안구형태로 나타난다.

카타르성 염증

다량의 점막분비물(점액)을 초래하는 점막의 급성염증인데, 이를 '카타르성(catarrhal)' 이라고 분류한다. 예를 들면, 비인두, 폐, 위장 또는 점막 분비선등에 영향을 미친다. 조직내에서 백혈구를 포함한 다량의 형태가 갖추어지지 않은 실 뭉치와 같은 물질로 보일 수 있으며, 점막은 분비선의 팽창으로 보인다. 이 염증의 적당한 예는 감기이다.

섬유성 염증

앞에서 설명한대로 혈장단백질이 풍부한 액체 삼출물의 형태로 일반적인 염증이다. 섬유성 염증(fibrinous inflammation)의 주성분은 현저한 단백질의 존재인 섬유소원이다. 섬유소원은 큰 분자이기 때문에 혈관계를 통과할 시에 심한 염증을 초래한다.

응고 과정이 나타나면, 섬유소원은 끈적끈적하고 단단한 섬유소로 중합시키는(polymerise) 능력이 있다. 고무 같은 섬유소는 노랗고 하얀 꼬인 실 형태 또는 두꺼운 종이처럼 보인다. 불규칙적인(보풀이 많은; shaggy-like) 표면과 같이 손상된 부위표면이 돌출되어 보인다. 섬유성 염증은 주로 점막과 장액성 막으로 구성되어 있으며 특히 늑막과 심막이 관련되어 있다.

염증의 형태는 류마티스성 열로 인해 심막염이 나타날 수 있다. 이는 심장의 영향을 받으며, 벽측(외측, parietal)심막과 장측(내측, visceral)심막이 '빵과 버터' 와 같이 특징적인 현상이 나타난다. 또 다른 상황인 염증의 형태는 폐렴구균성폐렴이다.

출혈성 염증

혈장에 응고인자가 결핍되거나 혈관계 손상이 매우 심한 경우에 적혈구는 손상된 부위의 통로를 통과하거나 수동적으로 유출과정이 나타난다. 이를 출혈성 염증(haemorrhagic inflammation)이라고 한다. 예를 들면, 수막구균성 패혈증과 급성 췌장염에서 관찰된다.

이 형태의 염증은 주로 화농성 염증 또는 섬유성 염증 또는 두 가지 염증이 복합적으로 나타난다.

화농성 염증

화농성 염증(suppurative inflammation)은 '화농(purulent)' 염증이라고 말하며, 농(pus)의 양(또는 화농삼출액)이 많이 배출될 때 일컬어진다. 농은 노란-하얀색에서 회색으로 변하고, 액체에서 점질성의 농도로 변한다. 고름은 대부분 손상된 조직에 존재하더라도 침범된 부위에 염증성 삼출액과 함께 죽은 중성구는 단백질분해 효소의 작용에 의해서 액화된다. 이 염증은 포도상구균(Staphylococcus), 폐렴균(Pneumococcus) 또는 대장균(Escherichia coli)과 같은 화농성 유기체에 의해 감염을 초래한다.

농의 국소적인 고임은 기관 또는 조직의 섬유조직막에 농양(abscess)으로 형성한다. 터펜틴(turpentine)과 같은 화학물질과 포도상구균과 같은 미생물은 농양을 일으키기 쉽다. 농에서 농양으로 굳어짐으로써 경계형성이 나타난다. 즉, '지점(point)' 형태를 갖는다(보통 인체의 표면에 자국(tracking)이 남는다). 그 '지점' 은 파열될(burst) 것이고 강(cavity)은 비어지고 치유과정에 반흔(scar)이 남을 것이다. 어떤 경우에는 외과적 중재가 필요하다-농양(또는 종기)은 절제하고 농은 빼주어야 한다.

농양이 심부층에 있는 경우, 농은 충수돌기 또는 담낭에서 나타난 것처럼 움푹 들어간 내장(hollow viscus)에 형성된다. 폐감염은 퍼질 수 있고 농의 축척으로 흉강내에 퍼진다. 이 상태를 일명, 농흉(empyema)이라고 하고 이는 뇌의 지주막 하강에 발생하여 신경학적인 이환율(morbidity)과 사망률(mortality)의 중요한 원인이 된다.

때로는 농양의 지점이 인체의 표면에 자국이 나타나지 않는다. 이는 소위, '농루통로(sinus tracts)' 라고 한다. 피부하구조 또는 정맥을 통해 퍼져나가 형성된다. 골과 골막사이에 형성된 경우에도 농양의 '그 지점' 은 확실히 숨겨져 있는데, 경계조직에 직접적인 압박이 되거나 혈액공급이 중단되기 때문에 나타난다. 농양을 싸고 있는 종기 딱지(sloughing)가 있고, 농은 결국 농루통로를 통해 다른 부위의 농양동(cavity)으로 통한다. 예를 들면, 임균(Neisseria gonorrhoeae)인데, 자궁내막강에 농양이 유발되고, 복막강에 분비물이 생긴다.

때로는 농양은 심부층에 있는 줄무늬있는 근육(골격근)에 형성된다. 이를 화농성 근염(pyromyositis)이라고 한다. 근육부위에 농을 만드는 세균(pus-producing bacteria)가 감염되었는데, 가까운 부위인 골(bone)이나 인체의 먼 부위조직까지 혈청을 통해 퍼져나간다. 화농성 근염은 대부분 열대지방에 사는 원주민에게 나타난다. 그러나, 때로는 면역성이 부족한(immunocompromised) 사람에게도 나타날 수 있다. 특히 에이즈 감염(AIDS)이다. 대부분 양쪽의 대퇴부위, 둔부, 상완부, 어깨근육에 나타난다. 증상은 감염된 근육부위를 움직일 때, 종창을 동반한 절룩거리는 통증, 미열과 불안감이 증가하게 된다.

위막성 염증

주로 섬유소, 염증세포와 괴사파편이 점막 표면에 덮혀져 있어서, 손상된 부위의 윗부분에 막이 형성된 것처럼 나타난다. 이를 위막성 염증(pseudomem branous inflammation)이라고 한다. 소화기관 뿐만 아니라 호흡기 통로, 후두, 인두와 같은 점막성 표면에 발생한다. 예를 들면, *Clostridium difficile*에 의해 집락화 형성(colonisation)이 되는데 방광이 손상될 수 있으므로 강한 항생제치료를 한다. 이를 위막성 대장염(pseudomembraneous colitis)이라고 한다.

괴저성 또는 괴사성 염증

괴저성 또는 괴사성 염증(gangrenous or necrotising inflammation)에서 삼출액은 세포 삼출 또는 액체가 없이 조직괴사가 유도되거나 축척된 경우이다. 괴사성 염증은 동맥혈전증으로 유도되어 다른 질병으로 또는 위장기관부위에 독소적인 상처부위로 관찰된다. 혈관의 폐쇄로 인해 주변조직에 압력이 증가되어 부종이 생긴다. 혈액공급의 결핍(결과적으로 영양공급이 부족)으로 조직의 괴사는 더욱 퍼져나간다. 이는 세균 침입으로 괴저와 같은 물질인 조직부패(tissue putrefaction)를 초래한다. 괴사성 염증은 상피표면에 침범하지만; 상피에서 기저막(basement membrane)까지도 침범한다.

Key Point

상피세포결함(epithelial defects)이 기저막 아래 부위까지 침범될 경우에 궤양(ulcers)이라고 하고, 주변부위의 염증성 반응을 궤양성(ulcerative)이라고 한다. 궤양은 기관 또는 조직의 표면에 염증성 괴사조직의 종기딱지가 국소적으로 형성된 결손상태이다.

만성염증

급성염증은 삼출액(체액과 세포질)이 생산하고 맥관구조에 의해서 변화되는 반면에, 만성염증(chronic inflammation)은 삼출액이 다소 적은 편이다. 만성염증은 결합조직 증식과 세포변화가 좀 더 특징적이다.

만성염증의 형태

Key Point

만성염증은 2개의 형태로 나누어지는데, 미만성 간질성(diffuse interstial)과 육아종성(granulomatous)이다.

미만성 간질 염증

미만성 간질 염증(diffuse interstitial inflammation)은 조직반응의 특징적인 형태를 가지고 있지 않는다. 침범된 세포는 단핵구, 림프구, 혈장세포와 섬유아세포(결합조직세포)이다.

육아종 염증

육아종 염증(granulomatous inflammation)은 손상된 부위가 벽으로 둘러싸이고(wall-off) 고립된 형태이다. 이 세포는 세망내피조직세포와 유도체(derivatives) (대식세포, macrophages)에 침범한다.

육아종(granulomas)은 비교적 덜 나타나는 질환이다. 예를 들면, 결핵, 매독, 류마티스성열, 류마티스성 관절염(피부하결절과 같은)과 이물질 염증이다. 육아종은 림프구, 때때로 혈장세포, 거대세포, 결합조직에 둘러싸인 활성화된 대식세포(유상피조직, epithelioid histiocytes)의 축적으로 구성된 육아종 염증의 병소부위이다. 거대세포(giant cell)는 활성화된 단핵구/대식세포가 여러개(10~20)로 융합된 형태이다; 그러므로 이 세포는 많은 핵을 포함한다. 거대세포의 핵이 세포의 가장사리부위에 생기는데, 이를 랑그한스 세포(Langhans cell)이라고 한다.

만성염증의 원인

만성 염증은 질병의 많은 이종집단들과 관련이 있다. 그리고 만성 염증은 급성 염증으로 발전하거나 급성 단계가 없이 저급한 염증 과정으로서 몇 주에서 몇 달 또는 그 이상동안 지속된다. 네가지 원인은 아래와 같다.

미생물을 동반한 염증지속

만성 염증의 원인이 되는 미생물의 형태는 곰팡이, 원충류, 후생동물의 기생충(metazoal parasites)을 동반한 매독이나 결핵으로 본질적으로 병독력이 약하다.

자가면역

자가면역(autoimmunity)에서 유발된 급성 염증은 류머티스성 관절염 또는 전신성 홍반성 낭창(SLE)에서 관찰되어지는 대식세포, 림프구, 혈장세포에 의해 특징지어진다. 이 경우, '정상적인' 조직 부분을 면역체계는 이물질로서 인식한다; 그러므로 자기 조직을 제거하려는 시도에서 염증이 발생한다.

외인성 또는 내인성 독소의 오래된 노출

자극성의 무생물성 물질이 상처에 사고로(굵은 모래 또는 나무로 된 부목, 금속 또는 플라스틱) 또는 의도적으로(봉합, 외과적 의족) 이식되었을 때, 만성 염증은 시작될 지도 모른다. 죽은 골 파편(부골편, sequestrum)이 괴사되는 중에 건강한 골에서 분리되어 골수염과 같은 질병을 일으키는 경우도 있을지 모른다.

환경 독소에 오래된 노출로 나타나는 만성 염증의 구조는 관련된 독소와 관련있다. 예를 들면, 들이 마시는 규소(silica)로 인해 만성 폐섬유증이 발생한다. 높은 혈장치는 죽상 경화증(artherosclerosis)을 유발할 지도 모른다.

급성 염증의 지속

급성 염증에서 만성 염증으로 진행되는 경우의 예로는 알콜성 경화증과 위궤양이 있다. 흔히 보여지는 세포 형태는 대식세포, 림프구, 섬유소의 증식(fibrosis)과 같은 급성 염증시 나타나는 형태 보다는 만성 염증의 염증세포의 형태이다. 이 유형의 만성 염증은 감염된 유기체가 숙주의 방어기전으로부터 보호받고 손상된 부위가 지속될 때에 나타난다. 그러므로 세균이 농(고름)에서 계속 자랄 수 있어 다른 부위로 배출되지 않는 농양강을 초래한다.

염증의 체계적 효과

앞 절에서 서술한 국소적인 염증증상과 더불어 다음은 염증의 체계적인 효과에 대해서 살펴보고자 한다.

체질적 증상

환자가 경험하는 전반적인 느낌(feeling)을 의미한다. 모든 사람은 종종 오심(메스꺼움)을 동반한 피곤함과 불안정(권태)을 느낀다. 결론적으로, 장기간의 만성 염증이 경과하는 경우, 심각한 체중 감소가 흔하게 나타난다. 19세기에는 결핵이 보편적으로 나타났는데 위와 같은 증상은 결핵과 밀접히 연관된 것으로 인지되었고 '소비성(consumption)'이라는 일반 용어로 일컬었다.

혈액학적 변화

백혈구 증다증(leucocysis)(백혈구수의 비정상적인 증가)과 림프낭종(lymphocytosis)(정상 림프구의 높은 수치)은 백일해와 같은 만성염증에서 일어난다. 호중성구증가증(neutrophilia)(호중구 수의 증가)은 화농성 감염에서 일어난다. 호산구증가증(eosinophilia)(호산구 수의 증가)는 기생충에 의한 전염과 알레르기에서 발생한다. 단핵구증가증 (monocytosis)(순환하는 혈액에서 단핵구 수의 비정상적 증가)은 종종 세균 감염에 의해서 나타난다.

빈혈은 삼출액의 형성시에 혈액의 감소로 나타난다. 특히, 궤양성 대장염인 경우에는 위험하다. 그러나 빈혈은 만성염증의 결과로 골수기능이 감소되어 초래되는 경우도 있다.

발열

염증성 반응이 일으키는 동안 식작용이 활성화될 때 대식세포인 백혈구는 뇌의 시상하부에서 통제하는 체온조절기전에 영향을 주는 일명, '내인성 발열물질(endogenous pyogens)' 을 생산할 수 있다. 결과적으로 체온은 증가한다.

세망내피 조직계의 활동성 과형성

림프절이 확장되고 염증반응시에 적합한 면역반응의 출현으로 조직부위에 빠른 세포분열을 초래한다. 혈액으로 침범한 항원인 말라리아 감염은 비장에서 관찰하는데, 일명 비장거대증(splenomegaly)이다. 유사한 영향이 비장 거대증으로 알려진 상태인 비장에서 관찰되어질 지도 모른다.

아밀로이드증

류머티스성 관절염, 나병, 결핵, 전신성홍반성낭창에서 관찰된 장기간의 만성 염증반응에서 급성-기단백질 혈청 아밀로이드 A(acute-phase protein serum amyloid A, SAA) 수치가 증가함은 종종 인체의 다양한 조직에서 세포 밖에 저장된 당단백질 아밀로이드를 초래한다. 순차적으로 비장, 간, 신장을 포함한 조직의 불용성 미세섬유에 치명적으로 축적되어 두 번째(반응적인) 아밀로이드증(amyloidosis)을 유발한다.

치료에 영향을 주는 요인

많은 요인이 개인에 따라 치료에 영향을 초래하지만 냉찜질, 초음파치료 또는 약물치료와 같은 중재를 통해 인체의 호르몬상태를 조절한다.

Key Point

호르몬이 면역체계의 기능에 광범위한 영향을 끼친다고 하지만, 행동에 끼치는 영향은 아직은 불확실하다. 결론적으로 연구를 살펴보면 상반된 작용으로 나타났는데, 몇몇 연구는 면역체계의 증가된 활동을 보여주지만 다른 연구는 감소된 반응성을 증명한다.

극심한 스트레스의 상태에서 세균으로 생긴 염증이 회복되려면 시간이 오래 걸린다고 알려져 왔다. 이는 백혈구가 필요한 기관부위를 향해 백혈구교환(leucocyte trafficking)에 의해 변경된다. 예를 들면, 피부에 대한 백혈구교환의 증가는 피부 면역의 상당한 강화를 초래한다. 이 결과 면역 반응은 더 효과적이고 잠재적으로 더 적게 나타난다; 그러므로 회복 시간은 줄어든다.

극심한 스트레스의 잠재적 장점과는 반대로 만성 스트레스는 코르티솔(내인성 부신피질호르몬; endogenous corticosteroid)을 만든 부신과 관련되어있다. 코르티솔은 혈당(blood glucose)과 지방질 수치를 조절하고 혈압에 영향을 주는(고혈압에 관련된 결과) 광범위한 행동을 한다. 이와 더불어 코르티솔은 면역체계의 억제제로서 활동한다. 이 면역억제가 발생하는 기전은 합성 코르티스테로이드에 의해 시작되며 후에 약물치료에서 설명하기로 한다.

성호르몬은 염증에 영향을 주는 것으로 알려져 있다. 유아기에 교정(corrective) 심장 수술하는 동안 혈액의 외부 관류로부터 유발되는 체계적 염증의 예방을 관찰한 연구를 살펴보면 염증을 발달시킬 확률이 소녀가 소년보다 적다고 한다. 이는, 소녀가 가지고 있는 프로게스테론의 수치가 높기 때문이다. 이는 순차적으로 소녀의 프로게스테론을 IL-10(항염증성의 세포질)의 수치로 높이기 때문이다.

치료초기에 에스트로겐, 프로게스테론의 부족 때

문에 폐경기 후 여성인 경우에, 재생과정이 오래 걸리고 효과도 감소된다고 한다. 호르몬수치, 염증과 재생의 단계에 연결된 관계는 다양한 연구에서 밝혔듯이 상반되는 소견으로 인해 아직은 불분명하다.

염증의 약물처방

비스테로이드성 항염증성 약물

NSAIDs(non-steroidal anti-inflammatory drug)는 가장 일반적으로 사용되는 약으로 항염증성, 항화농성, 무통성 물질의 효과로 주로 처방된다. 이 유형의 약재의 전형적인 예를 들면, 강력한 전염증성 지방질 매개체(pro-inflammatory lipid mediators)인 프로스타글라딘(prostaglandins)과 트롬복세인의 생산을 막는 데 사용되는 아스피린(아세틸살리실산, acetylsalcylic acid)이다. 그러나 같은 방식으로 작용하는 다수의 다른 약제가 있다: 예를 들면, ibuprofen, naproxen, mefenamic acid, flufenamic acid, piroxicam 등이 있다.

NSAIDs는 비가역적으로 아세틸화된 시클로 산화효소(cyclo-oxy-genase)에 의해 작동한다. 그것에 의해 아라키돈 산(arachidonic acid)이 프로스타노이드(prostanoids)로 변하는 것을 차단한다(그림 13.5). 이 매개체는 염증성 반응을 강호시켜 염증을 감소한다.

NSAIDs의 부작용은 위장점막의 내인성 독성에 의해 일으켜진다. 소화불량(만성적 소화장애)에서부터 삶에 위협이 되기도 하는 합병증으로 위궤양과 같은 합병증을 일으킨다. 비록 합병증의 위험이 상당히 더 적지만, 이 약물(예: ibuprofen)은 다른 약물보다(예: azapropazone) 사용을 제한한다.

최근 COX-1, COX-2로 알려진 시클로 산화효소와 같은 다른 iso-형태가 있다는 것이 발견되었다. COX-1은 효소의 본질적인 형태이다. 비록 호르몬이나 성장인자를 자극할 때 약간 증가 할 수 있지만, 농도(concentration)는 상대적으로 안정적이다. 그러나 COX-2는 사실상 휴지기세포(resting dell)에서는 발견되지 않는다. 세포질, 내독소, 성장인자 또는 종양 증식체에 의한 자극에서 COX-2는 생성되어 예를 들면 대식세포, 섬유 아세포, 혈관 내피세포와 평활근에서 발견된다. 결론적으로 염증에서 효소의 두 가지 이소형태 중 중요한 것은 COX-2와 연관된 프로스타글란딘 생산이다. 이는 염증치료에 있어서 COX-2 억제제를 선택하는데 중요한 암시를 주는데 원칙적으로 약의 사용은 위장의 부작용(prostanoids는 COX-1에 의해 합성된 것이다)을 매우 감소시킬 수 있다. 이에 속하는 약품은 colecoxib과 rofecoxib이 있다.

코르티코스테로이드

물리치료사는 국소적 부위와 전신적 부위(예: 주사기와 흡입기 중에 하나 또는 두개를 사용)에 있어서 스테로이드를 투여한다. 합성 글루코코르티코이드(synthetic glucocorticoids)는 가장 효과적으로 사용하는 항염증성 약물중 하나이다; 예를 들면, prednisolone, dexamethasone, methylcortisone과 methylprednisolone이 있다. 이는 강력한 항염증성 약물로 면역 체계에 영향을 준다.

코리티코스테로이드(corticosteroids)는 세포가 단백질 lipocortin-1을 합성하게 한다. 이 lipocortin은 효소 포스폴리파제 A_2(PLA_2)를 억제한다. 이 억제의 결과, PLA_2 활성화에 따라 만들어지는 매개체는 생산되지 않는다(그림 13.5). prostanoids, leukotrienes, PAF의 형성을 방해함으로써 매개체는 더 이상 염증성 반응에 관여하지 않는다; 그러므로 염증은 감소한다.

코르티코스테로이드는 항염증성 효과에 기여할 다른 많은 작용을 가지고 있다. 이 작용은 충분히 설명되지 않지만 아래와 같은 것을 포함할 수 있다.

- 유착 분자의 생산 감소(세포가 순환에서 나와 목표한 부위로 들어가는 것을 막는다)
- 활성화 대식세포 억제
- 막 고정(항원을 나타내는 세포의 능력을 감소시킨다)
- 세포분열 지연(림프구 웅덩이(pool)만한 전체크기에 영향을 끼친다)
- T 림프구 분포 변경(신체 주변에 순환하는 수치는 상당히 감소하게 된다)

이 작용은 항체의 생산과 이물질로 인지된 물질들을 림프구가 중개하여 파괴 하는 것을 막을 수 있어서 결론적으로 면역 반응의 효과적인 합착(mounting)을 막을 수 있다.

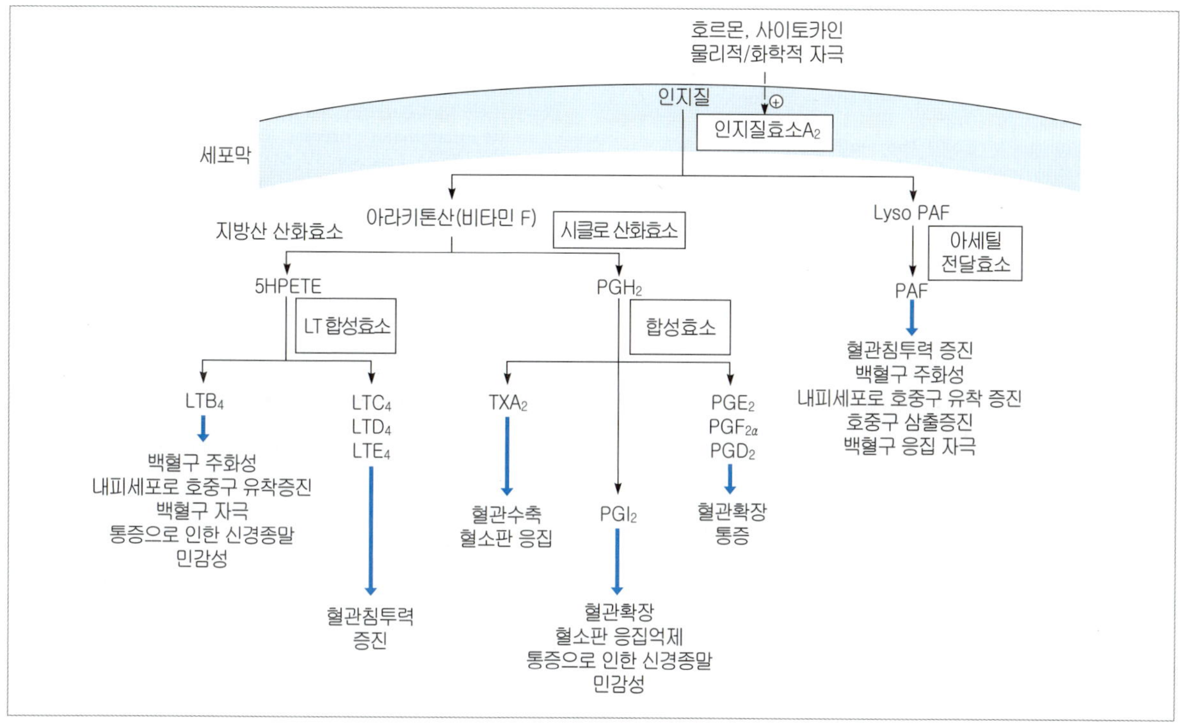

그림 13.5 Eicosanoid와 혈소판-활성화물질(PAF)의 생산. eicosanoids와 PAF의 autocoids(국소 호르몬)는 막인지질(membrane phospholipids)로 부터 방출한다. eicosanoids는 다발성 불포화 지방산(주로, 아라키돈산)과 prostaglandine(PG), thromboxane A2(TXA2)과 leukotrienes(LT)으로 부터 형성된 복합적인 그룹이다. PAF는 변화된 인지질인데, 이는 막으로부터 lyso-PAF의 방출이 자유아라키톤산 또는 방출된 아라키톤산과 종종 함께 연결된다.

항히스타민

Key Point

히스타민이 활동할 수 있는 많은 종류의 수용체의 형태가 있다. 그러므로 비록 '항히스타민(anti-histamines)' 으로 일반적으로 사용되지만, 약품을 언급할 때는 '히스타민 H, 수용체 길항제(histamine H, receptor antagonist)' 라고 사용하는 것이 정확하다.

이 범주에 속한 약품을 예를 들면, diphenhydramine, tripelenamine, promethazine이 있다. 이는 1세대 H_1 길항제(first-generation H_1 antagonists)로 알려져 있고, 부작용은 느린 반응 시간, 졸림이 나타나고 민첩성이 감소한다. terfenadine, astemizole, loratadine와 같은 2세대 H_1길항제는 혈액뇌관문(blood brain barrier)을 통과하지 못하여 진정되지 못할 때 사용하는 장점이 있다.

약품을 사용하는데 숨겨진 원칙은 비록 이 약들이 염증성 반응에 있어서 히스타민의 방출을 막지는 못하지만, 히스타민이 작용하는 것을 막을 수 있다. 이를 성취하기위해 히스타민 H_1 수용체 길항제는 H_1 수용체와 혼합한다.

금 치료(gold)

auranofin(경구투여), aurothiomalate, aurothiogluose(근육내 주사)와 같은 금을 기초로 한 치료는 증상을 줄이고 또한 골/관절, 연골 파괴를 감소시킴과 동시에 류마티스성 관절염의 진행을 느리게 하는 것으로 금에 기초를 둔 치료는 오랫동안 실시되어 왔다.

작용 기전은 불분명하다. 금은 대식세포의 리소좀에 축적되고 리소좀 효소의 활동을 줄인다. 금 혼합물은 다형핵 백혈구에 의해 식균작용을 억제하고 비만세포로부터 히스타민의 방출을 줄인다.

FURTHER READING

Belanger A-Y 2002 Evidence-based Guide to Therapeutic Physical Agents. Lippincott, Williams & Wilkins: Philadelphia

Burg ND, Pillinger MH 2001 The neutrophil: function and regulation in innate and humoral immunity. Clin Immunol 99(1): 7–17

Calvin M 2000 Oestrogens and wound healing. Maturitas 34: 195–210

Cook SD, Salkeld SL, Patron LP et al. 2001 Low-intensity ultrasound improves spinal fusion. Spine J 1: 246–254

Da Cunha A, Parizotto NA, Vidal B de C 2001 The effect of therapeutic ultrasound on repair of the Achilles tendon (tendo calcaneus) of the rat. Ultras Med Biol 27: 1691–1696

Dyson M 1995 Role of ultrasound in wound healing. In: McCulloch JM, Kloth LC, Feeder JA (eds) Wound Healing: Alternatives in Management, 2nd edn. FA Davies: Philadelphia, pp. 318–345

Gardner TN, Stoll T, Marks L et al. 2000 The influence of mechanical stimulus on the pattern of tissue differentiation in a long bone fracture: an FEM study. J Biomech 33: 415–425

Ley K 1996 Molecular mechanisms of leukocyte recruitment in the inflammatory process. Cardiovasc Res 32: 733–742

Lundeberg TCM, Eriksson SV, Malm M 1992 Electrical nerve stimulation improves healing of diabetic ulcers. Ann Plast Surg 29: 328–331

Reger SI, Hyodo A, Negami S et al. 1999 Experimental wound healing with electrical stimulation. Artificial Org 23: 460–462

Sluka KA, Christy MR, Peterson WL et al. 1999 Reduction of pain-related behaviors with either cold or heat treatment in an animal model of acute arthritis. Arch Phys Med Rehabil 80(3): 313–317

Speed CA 2001 Therapeutic ultrasound in soft tissue lesions. Rheumatology 40: 1331–1336

Williams AR 1983 Ultrasound: Biological Effects and Potential Hazards. Academic Press: London

염증, 조직치유와 복구에 있어서 물리치료적 관리

The physiotherapy management of inflammation, tissue healing and repair

CHAPTER 14

김경윤

CHAPTER CONTENTS

개요

이 장에서는 염증, 조직 치유와 복구를 포함한 과정 및 이 과정을 쉽게 하기 위해 사용되는 물리치료적 중재를 독자에게 소개한다. 손상된 조직에서 일어날 수 있는 치유와 복구 과정은 간략히 4가지 연속 단계는 출혈(bleeding), 염증(inflammation), 증식(proliferation) 그리고 재형성(remodeling)으로 구성된다.

이들 단계들은 서로 단독적이지 않고 부상의 종류와 개개인에 따라 상당히 많은 부분이 겹친다. 그러나 이 장에서의 목적은 4가지 단계를 정상적 항상성과 정상 기능으로 되돌리는 기본 연쇄과정으로 고려해보려고 한다.

Clinical note

염증과 조직 복구 과정은 물리치료사에 의해 다뤄지는 많은 병리적 및 손상에 대한 기본적인 과정들이다. 염증 자체의 치료는 물리치료 양식(modality)에 의해 직접적인 영향을 받을 수 있으며 약물(drug)이나 의학적 중재를 통한 일차적 관리가 필요할 수 있다. 예를 들어, 천식(asthma)의 급성 악화로 인한 세기관지(bronchioles)의 염증은 스테로이드(steroids)를 사용한 의학적 관리가 필요할 수 있다.

염증과 조직 복구 과정이 근골격계(musculos-keletal system)에 국한된 과정은 아니지만, 물리치료사의 업무상 이러한 과정은 매우 많은 영향을 준다. 따라서 이 장에서는 연부 조직 손상에 따른 일련의 현상과 그에 해당하는 물리치료적 관리에 대해 알아보고자 한다. 이 장의 목표는 다음과 같다.

- 물리치료의 목표를 확인하고 연속되는 조직 치유와 복구 과정에서 어떠한 변화가 일어나는지 검사한다.
- 염증 및 복구 관리에 대한 분명한 물리치료적 예들을 제공한다.

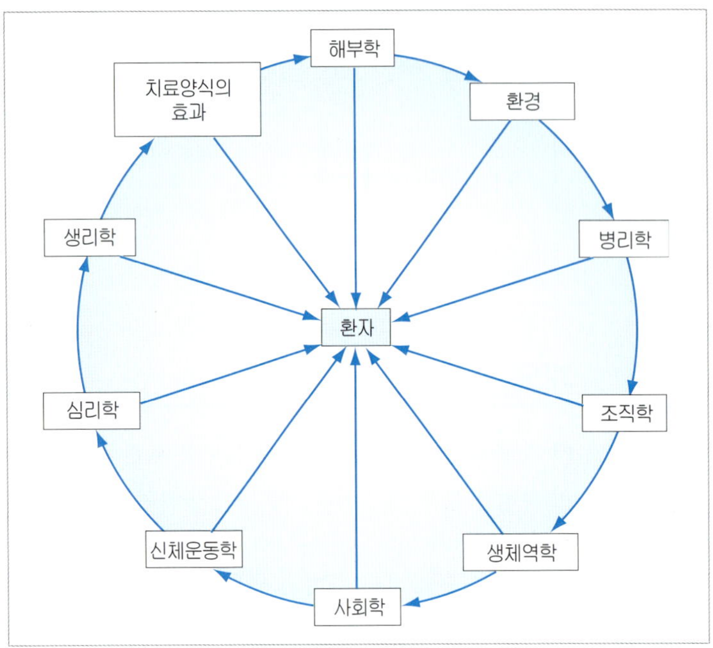

그림 14.1 조직 치유 및 복구의 임상적 추론 과정에 영향을 미치는 요인

- 조직 치유와 복구 관리에 있어서 핵심적인 물리치료 양식들(modalities)의 사용에 관한 임상적 추론(clinical reasoning) 능력을 발달시킨다.
- 치료(practice)에 기본이 되는 연구 근거(evidence)를 어디서 확인하는지 알게 한다.

환자 개개인의 문제를 치료하기 위한 적절한 물리치료적 접근의 임상적 추론을 위해서는 그림 14.1과 같이 많은 요소들이 고려되어야 한다. 물리치료사는 염증, 조직 치유, 그리고 복구의 정상 과정 뿐만 아니라 서로 다른 조직들을 구성하고 있는 해부학적, 조직학적 특징들의 이해가 필요하다. 물리치료사는 조직과 관련된 병리적 과정을 정확하게 이해하기 위해서 뛰어난 평가(assessment)와 임상적 추론 능력을 갖는 것이 매우 중요하다. 물리치료사는 임상적 추론 과정에서 개개인의 회복과 재활에 영향을 줄 수 있는 심리적, 사회적 요소들을 고려하는 것이 필요하다. 이러한 요소들은 임상의의 접근 방식을 현저히 바꿀 수도 있으며, 심지어 정상적으로 고려되는 특정 치료 양식이 제외될 수도 있다. 이러한 개별화되고, 총체적이며 근거에 입각한(evidence-based) 접근방식은 물리치료사를 질병이나 손상으로부터 환자가 최상의 상태로 회복되게 하는 매우 중요한 기여자로 만든다.

이 장의 마지막에 나오는 두 가지 사례는 치유와 복구 과정에 관계되는 물리치료적 중재들의 적용에 관한 제안들을 삽입하였다.

조직 치유와 복구의 연속

연부조직이 외상(trauma), 손상(injury), 과사용(over use) 또는 수술(surgery)로 손상을 받게 되면, 손상된 조직은 복구를 하기 위해서 그리고 항상성(homeostasis)과 정상 기능으로 회복되기 위해 일련의 자연적 과정들이 뒤따르게 된다.

작은 혈관과 모세혈관들의 파열(disruption) 때문에 이 과정은 조직 출혈의 짧은 기간과 함께 시작한다. 이 출혈 기간 다음에 즉각적으로 복잡한 생화학적 일련 현상들이 진행되고 염증반응이 시작된다. 염증과정이 시작되면 새로운 조직 세포들의 증식이 일어나고, 결국 정상 조직 기능으로 회복되는 것이 목표인 재형성(remodel) 과정이 일어난다. 이러한 일련의 현상들을 그림 14.2에 나타냈다.

이러한 일련의 현상들은 정확한 기간을 따르지 않고, 각각의 치유 단계들은 다음 단계와 많이 겹치는데 이러한 연속과정들은 매우 유용하게 생각된다; 이것

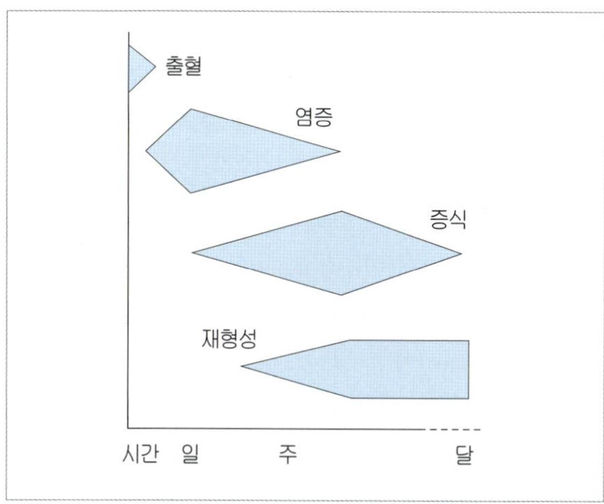

그림 14.3 조직복구의 단계 및 기간

은 손상의 심각성(severity) 및 특성, 환자의 나이, 조직의 유형(type) 그리고 움직임, 활동의 면에서 개인이 했거나 하지 않았던 활동들 그리고 중재(intervention)와 같은 많은 요소들에 달려있다. 이러한 치유 과정들의 많은 경우들은 아무런 문제없이 일어난다; 그러나 몇몇 요소들은 이러한 과정들을 지연시키거나 악화시키고, 최적의 조직 구조보다 작게 만들며, 통증을 유발하여 결국 기능을 감소시킨다.

수년 동안 물리치료사들은 치유와 복구를 촉진시키는 광범위한 치료 양식들과 중재들을 이용해 왔다. 물리치료 양식이나 중재를 사용하는 주된 목적은 조직의 정상적 치유와 복구 연속과정을 진행시키거나 촉진시켜 더 일찍 회복하도록 하고 최상의 기능으로 되돌아오도록 하는 것이다.

연부조직 손상

연부조직에 손상을 줄 정도로 큰 힘이 발생하여 손상이나 외상이 일어나면, 그 해당 조직의 세포 수준에서 어떠한 일이 일어나는지 고려하는 것은 매우 중요하다. Merrick(2002)에 의해 기술된 2차 손상 모델은 다음과 같은 조직손상 2단계를 고려하고 있다: 즉 1차(primary) 그리고 2차(secondary) 손상 반응.

- 1차 손상(primary injury)은 압좌(crush), 타박상(contusion) 또는 좌상(strain)과 같은 직접 손상 기전에 의해 세포가 손상되는 것을 말한다. 이러한 기계적인 힘에 의해 손상된 세포는 항상성(homeostasis)을 잃게 되어 세포사(cell death)의 원인이 되는 세포막이 파괴된다. 관련된 여러 가지 형태의 조직에는 인대(ligament), 건(tendon), 근육(muscle), 신경(nerve) 그리고 결합조직들(connective tissues)이 포함된다.
- 2차 손상(secondary injury)은 처음 1차 손상의 생리학적 반응 결과로 손상된 조직의 주변 세포에서 발생된다. 이 손상은 2가지 방법에 의해 발생하는 것으로 가정된다: 저산소성(허혈로 묘사되는 것이 더 나을 수 있음) 그리고 효소성 기전(enzymatic mechanisms).

허혈성 기전

손상된 조직에 허혈(혈액량 감소에 따른)이 일어나는 여러 가지 이유들을 제시할 수 있는데, 여기에는 혈관으로부터 출혈(haemorrhage), 염증반응에(inflammatory response) 의해 2차적으로 증가된 혈액 점성(viscosity), 그리고 부종(oedema)에 의해 2차적으로 증가된 혈관외압(extravascular pressure)이 포함된다. 1차 손상에서 살아남은 세포는 혈액공급(blood supply)이 감소하거나 없어지게 되면 생명유지에 필요한 산소를 빼앗기게 되고, 무산소성(anaerobic) 에너지 시스템에 의존하게 되는 원인이 되는데, 이는 아주 짧은 기간(아마 6시간 정도)이다. 만일 허혈이 지속된다면 나중에는 더 많은 세포들이 사멸하게 된다.

효소성 기전

손상 1단계에서 파괴되거나 손상을 입은 세포들의 리소좀(lysosomes)은 이웃 세포들을 손상하거나 파괴시킬 수 있는 효소들을 만들어낸다. 이것은 세포막 손상의 결과로 발생하며 세포에 종창(swell)을 일으키고 결국 사멸된다.

조직 치유와 복구의 1기 및 2기

1기: 출혈(0~10시간)

이 단계는 초기 손상 형태(type), 조직의 손상 그리고 손상의 심각성에 따른 상대적으로 아주 짧은 단계이다. 만일 연부 조직이 손상되면 어느 정도의 출혈이 일어난다. 모세혈관들과 작은 혈관들에 1차 손상이 지속되면, 주위에 있는 조직으로 혈액이 이탈하게 되고 위치에 따라 중력으로 인해 점차 말단쪽으로 이동한다. 관련된 조직의 형태 그리고 손상의 형태는 출혈의 정도 즉, 양(amount)과 기간(duration)을 결정한다. 만일 근육과 같이 혈관이 많은 조직이 손상을 받는다면 인대와 건과 같이 혈관이 적은 조직과 비교 시 훨씬 더 많은 양의 출혈이 일어날 것이다. 출혈 단계는 단지 몇 분 또는 몇 시간 정도이지만, 큰 근육에서 타박상 손상이 일어난다면 24시간 동안 작은 정도의 출혈이 계속되게 된다(Waston, 2004).

Clinical note

출혈의 정도를 평가할 때 손상의 위치를 중요하게 고려하는데, 이것은 혈액이 어느 부위로 공급되는지 영향을 주기 때문이다. 예를 들면, 앞십자인대(anterior cruciate ligament)가 손상되면 출혈은 무릎 내부에 있는 관절주머니 속에서 일어난다; 따라서 변색(discoloration)과 함께 분명한 출혈과 타박상으로 나타나지 않고 긴장된 종창(swelling)의 형태를 취하게 되며 이것은 혈액이 혈관절증(haemarthrosis)의 원인임을 확인시켜 준다.

2기: 염증(72시간)

염증(Inflammation)은 복잡한 생화학적 및 세포 과정을 거치는데, 아직까지도 완전히 밝혀지지 않고 있다. 이것은 감염이나 병리학적 상태와 같은 손상 외에 다른 많은 요소들에 의해 유발될 수 있기 때문이다.

손상 또는 병리적 과정들 다음으로 즉시 염증반응이 일어난다. 이것은 수일 동안 또는 수주 동안 지속되는 것으로 보고되지만, 손상 후 2~3일 정도가 가장 최고조인 것으로 알려져 있다. 염증반응 단계 동안 여러 가지 임상적 소견(clinical feature)이 매우 분명해진다. 이러한 특징으로는 발적(redness), 종창(swelling), 통증(pain) 그리고 기능 상실(loss of function)이 있다.

염증이 일어나는 동안 1차적으로 혈관 반응과 세포 반응이 일어난다. 혈관 반응(vascular response)은 화학적 염증 매개물질들의 작용 결과로 발생하며, 세동맥(arterioles)에서 신경 작용을 매개로 하여 발생한다. 여기에는 몇 초간의 초기 혈관수축(vasoconstriction)이 발생하고, 그 후 장기적인 혈관확장(vasodilatation) 반응이 뒤따른다. 또한 모세혈관 벽(capillary wall)에 투과성(permeability)이 증가하게 되고, 간질 공간(interstitial space) 안으로 더 많은 혈장(plasma) 단백질의 이주(migration)가 뒤따른다. 조직 내에서의 이러한 삼투압(osmotic pressure)의 변화와 삼출물(exudate)이 간질 공간으로 모이게 되어 종창의 원인이 된다. 세포들의 혈관벽 안으로 가로질러 간질액(interstitial fluid)이 이주함으로써 세포 삼출이 일어나게 된다. 초기에 이러한 삼출물의 대부분은 중성구(neutrophils)를 포함하고 있으며, 그 후에 림프구(lymphocytes)와 단핵구(monocyte)가 염증 과정을 진행한다(Mutsaers, et al., 1997).

변화된 세포 활성화의 결과로 세포반응은 화학적 매개체(chemical mediator)에 의해 중재되며 유지된다. 결국, 이러한 과정들은 일부 미생물들(microorganisms)과 손상된 조직 파편(debris) 제거에 도움이 된다. 통증(pain)은 손상 받은 신경 말단에서 화학적 매개체로부터의 자극과 삼출물 증가로 인한 통각수용기(nociceptor)의 압력에 의해 발생한다.

임상적으로, 이러한 염증 단계가 복구 과정(repair process)에 있어서 장애(hindrance)로 보일 수 있으며, 항염증(anti-inflammation) 작용과 같은 치료중재 방법이 이러한 과정을 정지시키거나 느려지게 할 목적으로 사용되기도 한다. 그러나 사실, 염증은 손상에 대한 정상 반응이며, 치유와 복구라는 연속된 과정을 통해 치유를 촉진시키는 과정임을 알아야 한다.

Clinical note

조직 치유 단계를 느려지게 하여 전체 회복을 느려지게 하기 때문에, 비스테로이드성 약물(non-steroidal anti-inflammatory drug, NSAID) 치료가 연부조직 손상에 사용되어야 하는지에 대한 일부 논쟁이 있다.

반대로, 만일 염증 반응을 조절하고 악화되거나 지연이 되는 것을 막고 싶다면 앞서 방법을 사용하여 치유되는 연속과정을 촉진시킬 수도 있다.

때때로, 정상 시간 내에 치료가 실패하여 염증 반응이 지연되거나 악화될 수도 있다. 만성 염증으로 진행되고 난 후의 기전은 아직 충분하게 밝혀지지 않았으며 이 장의 범위에서도 벗어난다.

물리치료 중재 1기 및 2기 (손상 후 0~72시간)

조직 손상 시 초기 단계에 우리가 할 수 있는 물리치료적 접근방법을 고려할 때, 일어날 수 있는 생리적 과정들(physiological processes), 목표 그리고 치료에 대한 생리적 반응들(physiological responses)을 반드시 고려해야 한다.

급성 손상 시(예: 인대 염좌, 근육 타박상) 환자를 치료할 때 치료 계획을 적절하게 세우기 위해서는 치료 목표를 환자 개개인에 맞게 설정해야 한다.

초기 단계 관리 시 일반적 물리치료 목표 [1기 및 2기]

목표는 다음과 같다.

- 통증 완화
- 염증성 삼출물의 제한과 감소
- 조직의 대사 요구량 감소
- 손상된 조직을 더 이상의 손상으로부터 보호
- 새롭게 형성된 조직을 파열로부터 보호
- 새로운 조직 성장과 섬유 재정렬을 증진
- 심혈관계(cardiovascular)와 근골격계의 적응성 / 활동성의 일반적 수준으로의 유지

PRICE 원리

PRICE는 조직 손상 즉시, 초기 단계에 일반적으로 사용되는 치료 중재 원리를 기억을 하기 쉽게 만든 용어이다. RPICE는 다음과 같다.

- **P**rotection(보호)
- **R**est(휴식)
- **I**ce(냉적용)
- **C**ompression(압박)
- **E**levation(거상)

이러한 중재방법들은 조직 손상 초기단계의 7가지 목표와 치료 관리의 원칙에 입각하여 함께 적용된다. 각각에 대해서는 아래에서 다루기로 하겠다. 연부조직 손상에 대한 즉각적인 관리에 있어서 PRICE 원리가 사용됨을 공인 물리치료사 협회(the Chartered Society of Physiotherapy) 가이드라인에 기록되어 있다(Kerr, et al., 1999).

보호

연부 조직에 손상이 일어나면, 화학적 및 기계적 손상과 같은 더 이상의 손상들(2차 손상)로부터 조직들을 보호하는 것과 손상 이후에 새롭게 형성되는 콜라겐 섬유들을 보호하는 것이 매우 중요하다. 더 많은 기계적 손상으로부터 조직들을 보호하기 위한 방법들로는 일반적인 보호 양식들(protective modalities)과 스트래핑(strapping), 클러치(crutches), 슬링(sling)과 보조기(brace)의 사용 그리고 운동과 움직임의 교정(modification)과 같은 치료들이 포함된다.

물리치료사들에게 보호 장치(protective device)로 사용할 것을 결정하는 데 있어서 가장 중요하게 영향을 미치는 요소들에는 환자의 요구도(needs), 조직 손상의 범위와 특성, 그리고 손상 위치이다. 슬링과 같은 장치들은 보호의 역할뿐 아니라 지절(limb)을 올리는 목적으로 제공된다.

Clinical note

뒤프트랑구축(Dupuytren' s contracture)의 이완을 위해 근막절제술을 시행할 경우 새롭게 절단된 조직에 스트레스를 주어서 새로 형성된 조직이 다시 조여지는 것을 막기 위해서는 수술 후 즉시 부목이 필요하다.

스트래핑

다른 활동들이나 운동을 하는 동안 발생할 수 있는 많은 손상들로부터 손상된 부위를 보호하기 위해 초기 단계에 적용할 수 있는 다양한 스트래핑(strapping) 기법들이 있다. 스트래핑 기법의 사용을 결정하는데 있어서 손상된 구조와 손상된 부위에 스트레스(stress)를 줄지 모르는 움직임들에 대해 고려하는 것이 중요하다. 스트래핑은 더 많은 손상의 원인이 될 수 있는 움직임들로부터 보호를 하는 동시에 움직임

이 원활하도록 해준다. 손상된 조직을 다루고 치료하고자 할 때, 이러한 면은 물리치료사가 왜 해부학(anatomy)과 사람의 움직임에 대한 정확한 지식이 필수적인지 강조되어야 할 부분이다.

초기 단계에 스트래핑을 적용 시 순환계(circulatory system)의 문제를 예방하기 위하여 종창(swelling)으로 인한 크기나 둘레 변화에 적응이 될 수 있도록 적용하는 것이 매우 중요함을 기억해야 한다. 종종 압박 붕대(compression bandaging)는 움직임을 제한시키며 원하지 않는 움직임으로부터 보호해주는 면이 부족하다. 특정 움직임 패턴들(specific movement patterns)을 강화하거나 예방하기 위하여 부가적인 특수 스트래핑(specific strapp-ing)이 적용되기도 한다.

Clinical note

만일 발목(ankle)에 있는 앞목말종아리인대(anterior talofibular ligament)가 손상이 되면 가쪽번짐(eversion)과 발등굽힘(dorsiflexion) 움직임은 가능한 반면, 안쪽번짐(inversion)과 발바닥굽힘(plantar flexion)가 원인이 되어 생기는 스트레스로부터 이 구조물을 보호하기 위하여 초기 단계에 스트래핑이 필수적이다. 이것은 정확한 스트래핑을 통해서 성취될 수 있다.

스트래핑은 정기적으로 재적용이 필요하며, 안정성(safety)과 효과성(effectiveness)을 자주 모니터링해야 한다. 물리치료사는 환자가 스스로 스트래핑을 재적용할 수 있는지 없는지 고려해야 할 필요가 있다; 만일 환자가 물리치료사와 접촉하기 어렵다면, 이 점이 스트래핑을 사용하는 데 영향을 줄 수 있다.

환자는 스트래핑의 제한점을 반드시 이해하고 있어야 한다. 일부 환자들은 스트래핑을 하고 있는 동안 모든 활동들을 할 수 있는 것으로 생각하지만, 손상된 조직과 주변 조직에 따라 달라질 수 있다.

보행 보조기

만일 보행을 바꾸고자 한다면 보행 보조기(walking aids)의 공급이 필요하다. 또한 체중-지지(weight-bearing) 동안 과도한 스트레스가 영향을 주기 때문에 손상된 조직을 보호하기 위하여 초기에 부분(partial) 체중-지지가 필요하다. 보행 보조를 처방하는 주요 목표는 제한된 체중-지지 내에 정상 보행 패턴(normal gait pattern)을 촉진하고자 함을 기억해야 한다. 이것은 인접한 관절과 신체 분절의 정상 움직임 패턴을 허락하며, 앞으로의 어떠한 2차 문제를 최소화하기 위해 필수적이다.

휴식

여기서의 휴식이란 조직에 대사 요구(metabolic demands) 및 2차 화학적 손상을 감소시키기 위한 일반적인 움직임이나 활동과 관련된 상대적 휴식(relative rest)의 형태를 말한다. 특정 활동들로부터의 휴식(상대적 휴식)은 손상된 조직과 새롭게 형성된 조직을 보호하기 위해 필요하다.

물리치료사는 정확하게 무엇이 상대적 휴식이며 어떠한 활동이 회복을 촉진시키는 데 도움이 되고, 다른 문제들을 예방할 수 있는지 판단하는 것은 임상적 의사결정(clinical decision)을 하는데 있어서 필수적이다. 아주 초기 단계(0~48시간)에 조직들이 여전히 출혈과 염증과정이 진행 중인 것처럼 보인다면, 출혈과 염증반응이 증가되는 것을 예방하기 위하여 손상된 부위가 휴식이 되도록 환자에게 권고해야 한다. 따라서 물리치료사는 이러한 목표에 맞게 인접 관절들과 구조들의 정상적인 기능 유지를 위하여 움직임 촉진과 함께 보호와 휴식의 균형유지가 필요하다.

초기 마지막(48시간쯤)단계에서의 매우 부드러운 움직임(gentle movement)은 순환(circulation) 및 노폐물(waste product)을 제거하는데 도움이 되며, 새롭게 형성된 조직 섬유의 올바른 정렬과 적응에 필요한 스트레스를 제공하는데 필요하다. 휴식과 활동 사이의 이러한 트레이드-오프(trade-off, 이율배반)는 환자와 물리치료사에게 무엇을 우선순위(priorities)로 할 것인지 종종 충돌이 되는데, 이익을 최대화하기 위해서는 움직임 및 활동과 관련된 충고를 환자에게 분명히 이해시키는 것이 중요하다.

이 단계에서 기억해야 할 것으로 치료 영역에서 가장 좋은 치료가 무엇일지 고려한다면 환자의 신체적, 사회적 및 심리적 요구도, 조직의 손상 그리고 치유의 단계가 어디쯤인지 정확한 임상적 추론을 바탕으로 가장 효과적인 물리치료를 고려하는 것이다.

Clinical note

운동선수와 레크레이션 선수에게 심혈관계(cardiovascular)와 근골격계 건강 유지를 위해서 충고와 관리는 필수적이다. 손상된 부위가 연관되지 않도록 물속에서의 운동, 격렬한 활동의 감소와 같이 비체중부하 프로그램(non-weight-bearing programme)들이 필요하다. 운동선수들은 활동들을 더 빨리 다시 시작하려고 하며, 물리치료사는 환자에게 손상/문제 때문에 생길 수 있는 영향들을 확실하게 이해시키는 것이 필요함을 기억해야 한다.

냉치료

냉치료(ice therapy)는 치료적 이득을 위해 한랭(cold)과 냉각제(cooling agent)의 사용으로 정의된다. 이것은 조직 손상 초기 관리에 있어서 중요한 부분으로 고려되어 왔다. 여기에는 조각난 얼음(crushed ice), 얼음 / 젤 팩, 냉압장치(cold compression device) 그리고 얼음침수(ice submersion)의 적용을 포함하는 조직을 냉각시키는 여러 가지 방법들이 있다. 이들 중 비교적 효과가 좋은 방법은 아직 완전히 밝혀지지 않았고, 적용 방법은 여전히 손상의 특성, 장비의 유용성 그리고 치료사의 선호도에 따라 주로 결정된다. 냉치료 사용은 과학적 연구가 부족하며, 물리치료의 분야에서 냉치료 사용은 과학적 근거를 바탕으로 하고 있다.

초기 손상 즉시 관리의 면에서 얼음을 적용하는 주요 이유는 손상된 조직을 냉각을 시켜 주위 조직의 대사 요구를 감소시키기 위해서이다. 이것은 허혈 단계(ischaemic phase)에서 더 많은 세포를 살리기 위함이며, 2차 조직 손상을 최소화하기 위함이다. 냉치료의 치료적 효과를 극대화시키기 위해 적절한 조직의 온도는 10~15° 정도의 감소가 필요하다(MacAuley, 2001). 만일 냉치료 적용이 손상된 세포의 수를 감소시킨다면 치유 및 복구 과정은 더 빨라질 것이며, 기능(function)으로의 회복을 빠르게 할 것이다.

Knight(1989)에 의해 기술된 것처럼, 전통적으로 냉치료의 적용들은 작은 혈관들의 혈관수축(vasoconstriction)을 유발하여 해당부위에 혈액 공급을 감소시키고 조직의 허혈을 증가시켜 2차 손상을 예방한다. Merrick(2002)은 2차 손상 모델을 통해 냉치료의 효과를 더욱 잘 기술하였다.

치료적 효과를 극대화시키기 위한 냉각의 기간, 적용 그리고 빈도는 아직 과학적으로 규명되지 않은 상태이지만, 이러한 요소들이 조직을 냉각시키는데 가장 많은 영향을 준다. 급성 손상 관리에 있어서 얼음을 적용하는데 임상적 가이드라인(clinical guidelines)으로는 매 2시간마다 20~30분씩 젖은 수건에 조각난 얼음을 싸서 적용하는 것이 적절한 방법이다(Kerr, et al., 1999). 그러나 피하 지방의 2cm 보다 더 깊은 조직의 경우에는 손상된 조직의 온도를 충분히 낮춰주기 위해 30분 이상 냉각을 시켜주는 것이 필요하다. 냉을 적용하는데 있어서 다른 중요한 점으로는 손상된 조직의 전체 부위를 감싸야 하고, 젖은 수건을 피부와 조직이 손상되지 않도록 냉각제와 피부 사이에 두어야 한다.

냉치료는 치료를 하는데 매우 일반적으로 사용되며 안전하며, 사용하기 쉬운 치료 양식으로 받아들여지고 있다. 그러나 직접 얼음을 적용할 때는 '얼음 화상(ice burn)' 의 원인이 될 수 있음을 기억해야 한다. 이것은 얕은 동상(superficial frostbite)으로 표현되며 증상은 열적 화상과 비슷하다: 통증, 발적, 종창 그리고 수포(blistering). 최근에서야 강조되고, 일반화되고 있으나 얼음 화상에 대한 보고는 아직 부족한 실정이다.

Key Point

냉 치료를 적용했을 때 운동 시 조심해야할 것을 상기시키고 환자를 규칙적으로 재평가해야한다.

만일 환자의 감각이 줄었거나 신경 손상이 의심된다면, 사용하는 것을 극도로 조심해야 하며, 완전히 평가가 될 때까지 냉치료를 피하는 것이 바람직하다.

Clinical note

냉치료 적용시 용량 결정은 다음을 항상 고려해야 한다.

- 손상 크기
- 손상된 조직과 피하지방의 깊이

얼음 화상으로 인해 항상 감각을 체크하고, 규칙적으로 피부를 모니터링한다. 얼음 팩과 피부 사이에 젖은 수건을 두어 손상을 예방하고, 반드시 냉압장치를 사용한다.

압박

손상된 조직과 인접 부위의 압박은 삼출물의 감소, 조직 보호 그리고 통증 감소를 위해 초기 단계에 사용될 수 있다. 압박 적용에 대한 배경 이론(behind theory)은 간질액(interstitial fluid)의 정수압(hydrostatic pressure)이 상승하게 되고, 림프관(lymph vessel)과 모세혈관들 내로 액이 다시 유입되며, 주위 조직들로 배출되어 액의 양이 감소하게 된다(Rucinski, et al., 1991). 탄성 랩(eleastic wrap)의 적용을 통한 외부 압박은 출혈을 멈추게 하고, 조직 공간 밑으로의 삼출을 억제해주고, 과도한 체액을 분산시키는 데 도움이 된다(Thorsson, et al., 1997).

압박은 접착 또는 비접착식 관모양 붕대(tubular bandage)나 탄성 스트래핑 붕대의 형태를 적용할 수 있다.

Key Point

어떠한 제품을 사용하는 데 있어서 순환에 문제가 되지 않도록 신체의 크기나 둘레 변화에 잘 적응할 수 있도록 탄성이 있는 것을 사용하는 것이 매우 중요하다.

압박(compression)은 조직을 냉각과 압박을 동시에 할 수 있는 cryocuff 같은 냉압장치(ice com-pression device)의 형태인 냉치료(cryotherapy)와 함께 결합시켜 직접적으로 사용할 수 있다. 만일 이 방법이 사용되지 않는다면, 일반적으로 냉치료나 압박이라는 용어를 사용하여 트레이드-오프(trade-off) 한다. 압박 붕대를 통해서는 조직을 충분히 냉각시키기 어렵다; 따라서 간헐적으로 냉각 방법을 압박 사이에 적용하는 것이 좋다.

급성 연부 조직에 압박을 단독으로 적용했을 때의 효과와 동시에 치료를 적용했을 때의 과학적 실험근거와 공통근거를 바탕으로 한 연구는 매우 부족한 상태이다(Kerr, et al., 1999).

Clinical note

압박을 적용할 때, 다음과 같은 점들의 고려가 필요하다(Kerr, et al., 1999).

1. 손상 후 바로 압박을 적용한다.
2. 항상 원위에서 근위로 압박을 적용한다.
3. 가능한 환부의 15cm 위, 아래에 최저 압박을 적용한다.
4. 가능한 항상 제조회사의 지시를 따르도록 한다.
5. 완전히 늘인 상태에서 압박력이 있는 재료를 적용하지 않는다.
6. 압박력이 있는 재료를 일관성 있게 겹치게 적용한다(2/3에서 2/1).
7. 원주식(circumferential) 패턴이 아니라 나선형으로 돌려서 적용한다.
8. 거즈(gauze), 언더랩(underwrap), 거품(foam) 등과 같은 보호 패딩을 표면에 있는 건(tendon)이나 뼈 융기(bony prominence)와 같은 상처입기 쉬운 부분에 사용한다.
9. 누워 있는 자세나 올림(elevation)과 관련된 자세에서 탄성 레깅스(eleaticated leggings)를 적용해서는 안 된다.
10. 만일 압박이 일정하지 않게 나타나거나 환자가 불편함을 호소한다면 제거하거나 재적용한다; 만일 그렇게 하지 않는다면, 24시간 내에 재적용해야 한다.
11. 환자가 눕지 못하는 초기 48시간 동안 압박을 지속한다.
12. 순환의 감소를 검사하기 위하여 항상 원위부까지 압박 정도를 검사한다: 즉, 색깔의 변화나 차가운 정도

거상

급성으로 손상된 연부조직에 출혈, 종창 그리고 통증을 감소시키는 것을 목표로 하는 또 다른 치료 방법이 거상(elevation)이다. 일부 연구들에서는 손상된 지절을 심장 높이보다 높이 올림으로서 동맥사이압(inter-arterial pressure)을 감소시키고, 손상 부위로부터 혈관외액(extravascular fluid)을 멀리 내보내는 것을 촉진시키는 것으로 보고하였다; 그러나, 이것을 지지할 만한 과학적 근거는 매우 부족하다.

종창을 최소화하고 간질액의 수집을 위하여 거상과 함께 냉치료와 압박을 같이 사용하는 것이 일반적이다(Kerr, et al., 1999). 그러나 만일 압박과 같이 사

용한다면, 신체 일부에 혈액 공급은 가능할 수도 있지만, 심장 높이로 지절을 계속 올리고 있는 것은 비현실적이다(특히, 하지의 경우). 이때는 가능하면 환자에게 손상된 지절을 간헐적으로 거상시키며, 압박을 제거하도록 충고하는 것이 더욱 적절할 수 있다.

초기 단계에 만일 하지에 손상(특히, 원위 부위)을 입은 환자가 종속 위치에 손상된 부분으로 오랫동안 서 있거나 걷는다면 많은 양의 종창이 그 증거가 된다. 만일 환자들에게 서 있거나 걷는 양을 최소화하고 가장 빠른 시점에 지절을 거상하도록 충고한다면 액의 축적을 감소시키게 되고, 이로 인해 단백질의 함유량이 높아져 아주 빠르게 비후되고 섬유화된다. 환자가 서있거나 주위를 걸을 때 주위조직으로 삼출의 축적이 최소화되도록 압박을 사용하여 계속 느낄 수 있도록 해 준다.

거상에 대해 실질적인 관점에서 조언한다면, 베개나 슬링을 사용하여 거상을 하는 동안 지절을 적절하게 지지해야 한다는 점이다(Kerr, et al., 1999).

일차 관리

현대적인 물리치료 방법이 증가함에 따라 물리치료사는 의학적인 평가(medical assessment), 관리(management) 그리고 조언(advice)으로 일차 구성한다. 예를 들면 모험적인 환경, 개인 영업장(private practice) 또는 직접 접근하는 서비스 등에서 행해진다. 이것은 물리치료사에게 뛰어난 평가 기술들과 경험, 감별 진단(differential diagnoses) 그리고 앞으로 나타날 수 있는 예후에 대한 이해도를 요구한다. 몇 가지 가이드라인이 임상의에게 손상들에 대한 관리와 진단 그리고 방사선과학(radiology)과 같은 조사 도구의 사용에 있어서 도움이 되기 위해 배치되어 있다. 물리치료사들은 최고의 치료를 하기 위해 이러한 가이드라인들과 적절한 도구들을 잘 알고 있어야 한다. 예를 들면, 이러한 환경에서 일하는 물리치료사들은 발목 손상에 대한 Ottawa 가이드라인에 친숙해져 있어야 하며(Bachmann, et al., 2003), 발목 골절 감별진단을 위해 x-ray 촬영 시 임상의를 가이드할 수 있어야 한다.

치료 시 PRICE 원칙 적용

PRICE 원칙의 요소들에 대해 논의를 해보면, 모든 5가지 원칙들이 동시에 수용되기 위해서는 종종 상반되는 요구들인지, 불가능한 것인지 또는 정말 적절한 것인가에 대해 분명하게 볼 수 있어야 한다. 이전에 논의했듯이 이러한 치료중재들을 기초로 하는 연구 근거들은 불충분하며, 거의 매일 하는 치료는 역사적 접근과 의견의 일치를 기반으로 한다(Kerr, et al., 1999). 따라서 환자 개별을 위해 합리적인 치료 계획을 세울 때 조직 내에서 일어나는 생리학적 과정들(physiological processes)과 함께 이러한 설명을 감안하는 것이 중요하다. 또한 모든 생물사회심리적(biopsychosocial) 요소들을 고려하여 현실적이면서 사리에 맞는 치료를 결정하는 것이 중요하다. 이것은 이 장의 끝에 있는 사례연구에서 살펴볼 수 있다.

손상의 심각성과 연속되는 치유 과정을 통한 진행

지속된 연부 조직 손상을 가진 사람의 회복 및 진행 속도는 상당히 많은 요소들에 따라 다양해진다. 이것들에는 손상의 유형, 심각성(severity) 그리고 손상의 위치, 개개인의 조직 유형, 손상에 대한 반응 그리고 손상 즉시 적합한 치료와 장비에 노출이 되었는지의 여부 그리고 다른 정신사회적(psychosocial) 요소들과 같은 많은 외적 요소들이 포함된다. 예를 들면, 인대 손상 최소 I 단계, 초기 단계에 가장 효과적으로 관리되는 것은 몇 주 이내에 복구와 재형성을 위해 조직 손상의 연속과정을 통해 매우 빠르게 진행되는 것이며, 반면 외상이나 수술로 유발된 주요 조직 손상은 더욱 긴 과정이 필요하다. 초기 단계에 치료와 장비를 구하지 못한 사람은 만성 종창과 손상된 부위 및 인접 구조에 움직임 가동성과 기능을 잃게 되고, 심지어 새로운 조직이 적절하게 만들어지는 것이 위협받는 것과 같은 심각한 문제들이 일어날 수 있다.

이러한 관점에서 볼 때, 환자들은 훈련된 전문가로부터 초기 장비를 추천받고, 장비와 치료 접근 방법에 대해 확실히 이해를 하는 것이 매우 중요하다. 지금까지 논의되었던 수많은 치료 양식은 집에서 환자 스스로 사용하였고, 이들 장비의 빈도와 정확성은 회복(recovery) 및 진행(progress)이 되는데 상당히 큰 영향을 주었다. 따라서 물리치료 중재는 특히, 물리치료를 받는데 제한이 있는 경우나 집에서 이뤄지는 장비 및 치료 접근에 대해 환자가 완전히 이해할 수 있도록 확립하는 데 중점을 두는 것이 중요하다. 만일 집에서 하는 자신들의 활동들과 관련된 장비 및 지시들에 대해 완전히 이해하지 못하고 있다면, 치료기간에 물리치료 세션(session)으로부터 얻어지는 얼마간의 이익도 환자의 행동으로 인해 감소될 수 있다.

이러한 원칙들을 어떻게 오랫동안 계속 적용할지 결정할 때, 손상 부위의 심각성과 크기의 고려가 필요하다. 사용하는데 있어서 근육과 인대 손상의 등급을 종합적으로 자세하게 묘사한다 할지라도, 초음파 영상(ultrasound imaging)과 같은 방사선 검사 없이 정확하게 심각성을 결정짓는다는 것은 불가능하다. 이 부분이 증가하고 있는 연구 영역이다; 그러나, 근육 손상 관리에 있어서 임상적 상관성(clinical relevance)은 여전히 논의 중이다. 어느 때 재활의 단계로 진행시켜야 하는지에 대한 지표(indicator)로서, 신뢰도가 높고 근거가 확실한 화상진찰의 도움 없이 환자의 통증 수준을 알아보고, 손상의 크기를 평가하는데 있어서 부드러운 촉진(palpation)이 가능하도록 해준다.

초기에 논의하였듯이, 손상된 부분의 초기 움직임은 초기 통증이 감소됨에 따라 손상 후 72시간쯤에 시작해야 하고, 환자 개인의 요구도와 능력에 따라 정상 근력, 힘, 타이밍(timing) 그리고 고유감각 조절(proprioceptive control)을 증가시키는 훈련으로 넘어가기 전에 손상된 조직에 완전가동범위 움직임이 점진적으로 이뤄지도록 진행시켜야 한다. 초기 단계에서 급성 통증은 종종 더 많은 조직 손상과 출혈의 징후를 나타내며, 따라서 손상된 부위의 활동과 움직임은 단념시켜야 한다. 그러나, 연속과정(continuum progresses)이 진행되면서 통증으로 인해 관절 경직(joint stiffness), 근력 및 조절 능력의 부족과 같은 2차 문제들이 발생할 수 있고, 계속 진행되는 재활에 있어서 장애물로 보이지는 않지만 주의 깊은 고려가 필요하다. 이것에 대해서는 다음 부분(section)에서 자세히 논의될 것이다.

조직 치유와 복구 3기 및 4기

이 부분(section)은 치유와 복구 과정의 후반부(later stage)에서 환자의 관리방법에 대해 구체적으로 다루게 된다: 즉, 초기 출혈과 염증 단계(손상 후 첫 1~3일)를 지나서. Watson(2004)은 이 단계를 증식(pro-life-ration)과 재형성(remodelling)의 단계로 언급했다. 이 단계는 치유와 복구 과정으로 환자의 물리치료적 관리는 보완(complement), 지지(support), 정상 과정들로 독려(encourage) 그리고 복구 증진 및 촉진과 같은 물리치료적 수단들을 활용하여 추진된다. 이 단계에서 치유는 물리치료를 토대로 하는 추론(reasoning)으로 인체 조직의 가변적 특성들과 관련 있다.

인체조직의 가소성

정의: 가소성이란 모양(shaped)이나 형태(formed)를 바꾸거나(plastic), 순응이 되는 것과 관련이 있는 특성을 말한다(Oxford English Dictionary, 2007).

가소성이란 용어가 대부분 신경학(neurology) 분야에서 자주 사용되는 경향이 있지만, 모든 인체 조직의 특성에 맞게 사용됨을 인식하는 것이 중요하다. 인체 조직은 자신에게 작용하는 외부 힘과 특성에 맞게 적응하는 능력을 가지고 있다. 예를 들어 무거운 물건을 드는 것을 생각해 보자. 점진적으로 무게가 증가하는 프로그램을 거쳐 시간이 지나면서 더 큰 무게를 들어 올릴 수 있게 된다. 무게를 들어 올리는 부하에 노출된 골격근과 건은 시간이 지나면서 더 많은 무게를 들어 올리는데 적응하게 된다. 이러한 적응성은 근건(musculotendinous) 단위의 모든 구성요소들에서 작용한다. 근육은 수축성 요소(contractile component)로서 더 커지고 더 강해지며(Kraemer and

Ratamess, 2004), 증가하는 힘을 만들어내는 능력이 있다. 이러한 과정과 함께, 비수축성 요소(non-contractile component)는 별도의 부하에 상응하도록 적응하기 위해 더 강해지고 더 두꺼워진다(Benjamin, 2002). 또한, 증가하는 힘에 버티기 위해 뼈의 돌출부(bony prominence)가 발달해야하는데, 이때 적응성이 건과 뼈 사이의 경계에서 일어난다.

갑자기 무거운 물건을 들거나 근건 단위에서 근육, 건 또는 뼈가 견딜 수 있는 범위가 초과되어 힘을 만들어내야 하는 활동에 사용된 경우를 고려해야 한다. 이러한 경우, 조직은 가해진 힘에 버티질 못하고 손상이 일어나게 된다. 예를 들면, 넙다리네갈래근(quadriceps muscle)에 과도한 부하가 걸리면 근육, 무릎 힘줄(patellar tendon)에 손상을 입거나 정강뼈 결절(tibial tubercle)에 찢김 골절(avulsion fracture)이 일어날 수 있다.

빈번한 외상으로 고정이나 활동 감소의 기간을 겪게 되면 인체 조직은 이러한 적응의 역행성을 경험하게 된다. 이러한 상황들에서 고정의 효과가 위에서 말했던 과정들의 역행성 원인이 된다. 이것은 손상된 조직이 부하를 견디는 능력이 감소되었기 때문이다. 이러한 환자들의 물리치료적 관리는 손상된 조직이 일정 부하에 정상적으로 견딜 수 있는 능력을 회복시키도록 노력하는데 초점을 두어야 한다. 이러한 연부조직의 적응 과정은 손상되었거나 손상되지 않은 조직 모두에서 발생함을 기억하는 것이 중요하다.

Clinical note

발목에 있는 가쪽 인대 복합체(lateral ligament complex)에 심한 2도 손상이 있는 환자와 체중 지지를 하지 못하는 환자는 외상에 의해 직접적으로 조직이 손상된 것이 아니라 체중 지지를 하지 못하는 다리의 연부조직에서 변성을 경험하게 된다.

따라서 물리치료적 접근은 치료가 정상 치유 및 복구 과정과 나란히 그리고 촉진시킬 수 있도록 인체 조직의 이러한 가소성 특징을 잘 이용하는 것이 기본적인 목표이다.

증식과 재형성 단계에서 치유 속도에 영향을 주는 요인들

조직이 증식과 재형성 과정을 거치는데 있어서 중요하게 고려해야 할 것 중 한 가지는 장시간에 걸쳐 이뤄진다는 것이다(Watson, 2004). 이러한 병태생리학적(pathophysiological) 과정의 완성을 위해서는 오랜 시간이 걸리며 다음과 같은 많은 요소들에 의해 달려 있다:

- 초기 외상의 심각성(severity of initial trauma): 예를 들어, 발목에 있는 가쪽 인대 복합체에 심한 2도 인대 염좌(sprain)가 발생하면, 같은 구조물에 1도 인대 염좌보다 더욱 오랜 기간의 증식과 재형성 기간을 거쳐야 한다.
- 초기 관리(early management): 관리를 위하여 어디로 접근을 취할지 결정하는 것은 증식과 복구를 위하여 필수적인 기초사항이다: 예를 들어, 적합한 접근은 외상을 입은 조직에 쉬게 하거나 보호를 취할 수 있다(이 장의 앞부분 참조). 어디에서 손상의 자극을 계속 진행시켜 출혈과 염증의 단계가 계속되게 하는지 안다면, 만성 염증의 발생을 감소시킬 수 있다.
- 조직 혈관분포상태(tissue vascularity): 예를 들어, 혈관 분포가 높은 골격근은 상대적으로 무혈관 상태인 건보다 복구력이 더 좋은 잠재성을 가진다.
- 나이(age): 예를 들어, 비슷한 손상 등급은 젊은 사람 보다 나이가 많은 사람에서 복구 과정이 더 오래 걸린다(Myer, 2000).
- 영양(nutrition): 적절한 영양은 치유가 일어나는 곳에 필요한 혈류(blood flow)와 관련된다.
- 약물(medication): 예를 들어, NSAIDs와 스테로이드 약물은 증식과 재형성 과정을 느리게 한다.
- 온도(temperature)
- 생화학 요소(biochemical factors)
- 재활과정 동안 치유 조직의 적절한 부하(appropriate loading)

물리치료사에게는 증식과 재형성과 관계되는 병태생리학적 과정의 깊이 있는 이해 뿐만 아니라, 적합한 전문가적 의사결정을 하는데 필요한 임상적 추론 기술(clinical reasoning skill)을 갖는 것이 매우 중요하다. 또한 효과적인 치료를 위해서 물리치료사들은 심리적(psychological) 및 사회적(sociological) 이론에 대한 이해 뿐만 아니라 수많은 물리치료적 치료 양식에 대한 임상적 효과에 대한 지식을 적용할 수 있는 능력이 필요하다. 이 장의 짧은 사례 연구들이 요점을 보여주고 있다.

Evans(1980)는 이러한 과정을 '시간의 그래프(graphs of hours)', '날짜의 그래프(graphs of days)' 그리고 '달의 그래프(graph of months)'로 단순화시켰다. 비록 과거에 것이지만, 물리치료적 접근 시 판단을 하는데 유용한 스케줄(timeline)으로 제공된다. 이러한 연속과정과 관련된 시간의 틀(time frame)을 이해함으로써 물리치료사는 정상 치유 과정에 대하여 치료와 이용 면에 대한 접근이 비슷해지고 물리치료 중재는 더 많은 외상을 유발하여 치유와 복구가 지연되지 않도록 확실하게 한다.

3기: 조직 증식(섬유 복구) (손상 후 1~10+일)

병태생리학

이 단계 동안 세포 과정들(cellular processes)은 다음과 같다.

- 식작용(phagocytosis)의 진행
- 혈관형성(angiogenesis)(새로운 혈관의 형성)
- 섬유모세포(fibroblasts)의 증식
- 콜라겐 섬유의 생성(초기에 정돈되지 않고 제멋대로 생성됨)
- 염증 삼출물의 흡수

염증의 초기 과정이 적게 시작됨으로써 염증 삼출물이 흡수되기 시작한다. 이것은 종창을 감소시키고 그 결과 통증이 감소된다. 이 단계 동안에 종창이 증가되는 것은 더 심한 손상을 입었음을 나타내는 것이며, 부적절한 초기 관리 때문일 수도 있다. 예를 들어, 보행 시 발목관절에 가쪽 인대 복합체의 심한 2도 염좌가 있는 환자에 경우 손상된 조직이 걷는데 요구되는 힘에 견딜 수 있는 능력점까지 힘이 증가되기 전에 완전히 체중을 지지하는 활동으로 회복되어야 한다.

조직 증식은 외상 후 이미 24시간 내에 시작된다. 이러한 증식은 섬유 복구 단계에서 시작하며, 이것은 흉터(scar)물질 생성(콜라겐)과 관련 있다. 증식 단계에서 생성된 조직의 성질(nature)은 조직의 어떤 구성요소가 초기에 손상을 받았는지에 따라 달라진다. 만일 세포의 기본틀(위성세포)이 손상 받지 않았다면, 이들 세포의 재생(regeneration)이 가능할 수도 있다. 만일 세포의 기본틀이 파괴되어 버렸다면, 조직은 흉터 조직으로 대체된다. 또한 만일 손상된 세포가 영구세포(permanent cell)(예: 신경세포체 또는 심장근육)라면 재생 능력을 가지고 있지 않고 흉터 형성이 일어난다. 흉터 조직은 섬유 조직과 별다른 차이가 없는 형태이며, 원래 조직의 일부 특성이 발달하기는 하였지만 정상 조직처럼 같은 방식으로 작용하지는 않는다.

대부분의 흉터 조직은 손상 후 2~3주까지 배치된다. 이 기간이 지나고 나면 증식률이 감소되지만 손상 후 여러 달 동안 계속된다. 이 부분이 시작할 때 촉진시키는 요소들에 따라 시간의 틀이 다양해지기 때문에, 이것이 일어날 때는 딱딱해지며 빨라지는 정확한 규칙이 없다; 예를 들면, 혈관 조직에서는 더 빨리 일어난다.

외상 후 3~4일 즈음에는 세포사(cell death)의 과정이 끝나게 되며, 이것은 물리치료사가 손상에 대하여 좀 더 객관적으로 평가가 가능함을 의미한다. 이 단계는 악화되거나 외상이 증가하는 위험을 감소시키거나 환자의 통증이 진짜 증상을 가리고 있기 때문에 거짓 양성들(false positive)을 확인하는 단계이다. 물리치료사는 더 많은 조직 손상이나 출혈을 유발할지 모른다는 두려움 없이 순환과 조직 온도 증가를 촉진시키기 위하여 치료적 기법을 사용하기 시작할 수 있다.

물리치료 중재의 3기(손상 후 1~10+일)

조직 증식 단계에서 일반적 물리치료의 목표(3기)

복구과정에 있는 이 단계의 물리치료 목표는 다음을 포함한다.

1. 통증 감소
2. 종창(swelling) 감소
3. 국소 부위 온도 감소
4. 더 있을 수 있는 외상 예방
5. 새로운 조직 보호
6. 움직임의 범위 증가
7. 근육의 힘/타이밍(timing) 그리고 조절에 유지/증가

8. 손상 받지 않은 조직들에 연부조직이 적응하는 것을 예방
9. 기능 개선

손상에 초점을 맞추거나 생물의학(biomedical)에 관련된 치료에 접근하기 위해 위와 같이 나타내었다. 이러한 일반적 접근방법은 환자 각각의 개인적 차이와 개성 그리고 특별한 심리사회적 요구를 반영하기 위하여 수정하는 것이 필수적이다. 예를 들어, 하나의 기능(특별한 환자 중심 목표)에 목표 6과 9가 합쳐지면, 환자는 자신의 구두끈을 직접 묶을 수 있게 된다.

이 단계에서의 물리치료적 치료 접근은 치유와 복구의 단계와 관련이 있는 병태생리학적 과정(pathophysiological process)에 영향을 줌으로써 위에서 나타낸 목적을 달성하는 것이 목표이다. 치유와 복구 연속체에서 출혈 및 염증 단계의 관리를 고려할 때 목표 1~4를 달성하고자 물리치료 장비로 접근하게 되는데, 이는 여전히 가치가 있음을 보여준다. 통증을 감소시키기 위하여 통증이 없는 범위로 움직임을 제한하는 것과 같이 손상부위에 지속적인 보호가 필요하다. 그러나 보호의 정도는 이 단계 전체에서 천천히 감소시킨다.

냉치료

만일 손상된 부위에서 온도 상승이 계속된다면 냉치료(cryotherapy)가 매우 유용하다. 그러나 이 단계에서 냉치료는 아주 심각한 손상일 때 필요로 한다. 종종 물리치료사가 치료 세션의 결정에 냉치료 적용을 선택하기도 한다. 이 단계 동안에는 새롭게 발생하고 있는 조직이 연약하고 상처받기 쉬운 특성 때문에 치료를 최고수준으로 해서 출혈과 염증을 보다 적게 함을 기본으로 하는 임상적 추론을 내야한다. 치료의 마지막에 적용되는 냉치료는 이것을 최소화시킬 가능성이 있다.

증식단계에서의 활동과 운동 처방

이 증식 단계 동안 물리치료사로서 주요 역할은 단계적인 운동과 활동으로 되돌아가도록 독려하는 것이다. 이것은 각 환자의 요구도에 따라 구성된 특정 운동 프로그램을 처방하여 성취될 수 있다. 환자와 관계된 능동성을 통합시킨 이러한 접근 유형은 환자에게 권한을 주어 촉진시키고, 수동적인 치료 접근 방식으로부터 환자를 막을 수 있다.

움직임의 범위 증가, 근력/타이밍/조절력 증가, 비손상된 조직에 연부조직의 적응 예방 그리고 기능 개선의 목표는 단계적인 운동과 활동의 적용을 통해 모두 성취될 수 있다. 필수적인 기능은 범위 증가, 근력 증가 그리고 연부 조직 적응 예방을 위해 활동함으로써 얼마간의 개선을 보인다. 그러나, 특정 개인을 대상으로 짜여진 개인 치료 프로그램을 가능한 빨리 적용하는 것이 적절한 기능적 활동들을 얻는 데 중요하다. 예를 들면, 발목 관절 가동범위의 증가를 위하여 보행 개선을 목표로 하는 특별 재활 활동 없이는 보행수행(walking performance)에 직접적인 개선을 만들어 내지 못할 것이다.

Key Point

이 증식 단계에서의 주요 강조점은 활동과 운동이 관절 가동 범위를 증가시킨다는 것이다.

활동의 단계적인 수준

증식 단계 초기에 환자가 어떠한 활동을 하게 되면 손상 당시 연부조직에 초기 외상으로 새롭게 발생하고 있는 조직을 보호하고 더 많은 2차 손상을 막기 위한 메카니즘 때문에 통증이 없는 범위 내에서 수행하기가 어렵다. 활동과 운동이 적절한지 그 수준의 지표자로서, 활동을 하는 동안 환자의 통증 보고서를 사용하는데 치유와 복구 증식 단계 전체에서 사용하는 것이 현명하다. 일반적으로, 증식단계에 어떠한 활동이나 운동을 처방하는 것은 통증을 유발시켜 높은 SIN[통증 심각성(pain **s**everity), 과민성(**i**rritability) 그리고 특성(**n**ature)] 요소를 피할 수 있도록 분류하는 것이다.

손상 후 둘째 날 즈음부터 섬유모세포(fibroblast)가 외상 부위 주위로 널리 증가한다. 이것은 치유 과정이 가능한 새로운 섬유 조직을 형성시키기 위한 전구물질(precursor)이다. 증식 단계에서 외상에 의해

손상된 부분이 직접적으로 관련되고, 새롭게 생성하고 있는 조직에 더 많은 손상을 줄 수 있는 활동이나 운동을 수행하는 것은 부적절하다. 부드럽고, 능동적인 움직임, 환자에 의해 조절되며, 통증이 없는 범위 내에서 사용하는 것이 적합하며, 이것은 섬유모세포 활성을 자극해 주며, 콜라겐 조직의 생성을 촉진시킨다. 이것에 대해서는 이 장 앞부분 가소성을 예로 설명하였다.

Key Point

수행된 움직임으로 관련 연부조직 내에서 석회화(calcification)가 촉진되지 않도록 증식 단계에서는 일부 손상에 대해 주의가 요구된다: 예를 들면, 넙다리네갈래근(quadriceps) 타박상 때문에 소위 dead leg(다리근육이 찢어짐)(넙다리에 혈종)이 생기는 경우. 넙다리네갈래근에서 dead leg는 넙다리뼈(femur)에 직접 타격으로 압좌손상이 일어난 것이다. 이 손상은 넙다리뼈의 뼈막(periosteum)에 일반적으로 생기는 손상으로 연부조직(넙다리네갈래근) 위로 뼈모세포(osteo blast)가 이동하게 된다. 초기 움직임의 과도한 악화는 근육 내에 뼈모세포의 활성을 증가시키며, 이것은 골화근육염(myositis ossificans)으로 진전될 수 있다. 손상 후 즉시 손상받지 않은 무릎과 손상 받은 무릎 사이의 관절 범위의 차이가 크게 관찰되고, 역할을 하는 것이 어려워지는 두 가지 모두는 합병증처럼 발전하여 골화근육염의 초기 지표 핵심이 된다(Alonson, et al., 2000).

손상 후 4일째를 넘어서면, 새롭게 발달된 콜라겐 조직의 증식에 빨라지기 시작하고 손상된 조직의 치유가 향상되며 그 결과, 더 큰 범위의 통증 없는 움직임이 증가하는 것을 기대할 수 있게 된다. 물리치료사는 환자에게 이러한 움직임들을 하루 종일 연습하도록 하는 독려가 필요하다. 환자 자신이 통증이 없는 한계로 움직임을 수행하게 되면, 새로 발달하는 조직에 점진적인 부하가 시작될 것이며 활성 고유의 진행을 촉진시킬 것이다. 이는 통증이 없는 것처럼 움직임의 범위가 점진적으로 더 커지는 것이 달성되기 때문이다. 이것은 콜라겐을 더 많이 생성하게 하고 정렬하도록 촉진하고 복구를 자극하여 기능적 흉터로 발달하도록 한다(Watson, 2004). 그러나 이 단계 동안 어떠한 과도한 부하가 걸려 새롭게 만들어진 조직에 손상을 주어 더 많은 손상을 유발하고 복구 과정이 지연될 수 있으므로 관리(care)는 계속 이루어져야 한다.

운동의 가동범위는 근력 유지와 조직 부하를 증가시켜주는데 도움이 되지만, 이 단계 동안에는 완전 비체중지지, 통증이 없고, 움직임의 능동 및 수동 범위가 달성될 때까지 강화/타이밍/조절성 운동을 환자에게 추천한다. 구조물들과 관련하여 등척성 수축(isometric contraction)의 사용은 과정 초기에 시작되는 손상에 의하여 직접적인 영향을 미치지 않는다.

Clinical note

발목의 가쪽 복합체에 심각한 2도 염좌가 있는 환자는 증식 단계 동안 무릎과 넙다리(thigh) 부위에 대한 안전한 운동이 가능하다. 넙다리 근육들이 부하를 받는 정도는 체중지지를 하기 위한 환자의 능력에 영향을 받는다.

이 단계에서 적합한 또 다른 유용한 물리치료적 기법은 상반억제(reciprocal inhibition) 기법이다. 이것은 움직임의 범위와 조직 길이를 증가시켜 주는데 유용하다(Waddington, 1976). 상반억제는 골격근(작용근)이 수축하고 반대근(길항근)이 이완될 때 일어나는 생리학적 현상이다. 이 기법은 근건 기관(musculotendinous apparatus)의 연장(elongation)을 독려하는데 유용할 수 있다. 이 기법은 근육의 긴장(tension)이나 연축(spasm) 때문에 가동범위 제한이 주된 문제일 때 주로 사용된다.

이 단계에서는 침범된 조직에 아주 부드러운 수동 정적 스트레칭을 시작할 수 있으며, 주의사항(precaution) 때문에라도 너무 지나치지 않게 하는 것이 좋다. 환자의 통증 보고서(pain report)는 신장(stretch)의 적용 정도가 안전한지 알 수 있는 주요 지표이다. 폭발적 신장(ballistic stretching)은 새롭게 형성된 조직을 과신장(overstretch)시킬 수 있고, 재손상될 위험이 높기 때문에 이 단계에서는 사용하지 않는 것이 좋다.

Clinical note

6일 전 2도 등급의 뒤넙다리근(hamstring) 손상을 입은 사람에게 뒤넙다리근의 길이 증가를 독려하기 위하여 이 단계에서 더 많은 증식과 복구를 촉진시키도록 새롭게 형성된 콜라겐 조직에 적절한 부하를 주었다. 임상치료 시 이러한 것은 손상된 뒤넙다리근 그룹에 근 연축(muscle spasm)을 보호하려고 하기 때문에 가끔 어렵다.

넙다리네갈래근 그룹의 능동 수축(active contraction)/단축(shortening)을 하는 상반 억제(reciprocal inhibition)는 뒤넙다리근에 이완과 길이를 연장시키는 데 사용된다. 이것은 뒤넙다리근에 가벼운 신장(stretch)이 느껴지고 넙다리네갈래근에는 등척성 저항이 제공될 때까지 침범되지 않은 쪽에 환자를 위치시키고, 40° 굽힘을 하여 침범된 다리의 엉덩관절을 고정(즉, 엉덩관절 위로 뒤넙다리에 최소 신전이 확보됨)하고, 무릎을 펌 상태로 움직이면서 성취될 수 있다. 넙다리네갈래근에 이러한 저항을 적용함으로서 반대 근육 그룹(뒤넙다리근)은 상호 이완하게 되고, 더 많이 길어지도록 한다. 이것은 새롭게 형성된 섬유성 조직에 부하를 제공하여 복구를 촉진시킨다. 이 기법과 관련된 기술로 뒤넙다리근을 천천히 조절하여 길이를 연장시킨다. 이 기법에 의해 뒤넙다리근 그룹에 지나친 통증이 유발되어서는 안 된다.

조직들에서 증식이 계속됨으로써 더 많은 섬유성 조직이 자리를 잡게 되고, 치유 조직들은 더욱 강해지기 시작한다. 이 기간 동안 조직들에 적용되는 힘에 상응하여 증가하는데, 이것은 적용되는 신장력 증가, 움직임을 만들어 내는 범위의 확장 그리고 어떠한 활동의 반복되는 수의 증가에 의해 만들어질 수 있다.

새롭게 형성된 섬유성 조직에 점점 더 많은 부하가 적용됨에 따라 조직은 증가하는 힘에 맞게 반응하여 재형성(remodel)을 시작한다. 또한, 초기 치유 과정에서 콜라겐의 무질서한 정렬은 부하가 적용된 만큼 더욱 체계화된 패턴을 띄기 시작한다. 콜라겐 섬유들은 스트레스 선에 따라 스스로 정렬을 하기 시작한다. 새롭게 형성되는 조직에 적용되는 스트레스들은 조직에서 필요로 하는 정상적인 스트레스의 기능적 선을 따라 유도된다. 이러한 것을 미뤄 때, 물리치료사들은 효과적인 방법 면에서 해부학적 지식을 잘 갖추고 적용하는 것이 필요하다.

손상 후 6일째, 증가하는 섬유성 조직은 축적이 되며 증가하는 활동 수준에 맞게 촉진된다. 조직들은 점진적으로 스트레스를 받아야 한다. 활동에 앞서 손상된 조직을 따뜻하게 하는 것은 안전과 이득 두 가지 모든 면에서 고려해 보아야 하며, 이것은 조직 스트레스에 요구되는 부하의 양을 감소시키는 효과를 갖는다(차가운 조직과 비교시); 따라서 조직은 더욱 안전하게 스트레스를 주어야 한다.

조직 치유와 복구에 있어서의 전기치료

치유와 복구 과정에서 전기치료의 사용은 오랫동안 논의되어 왔었고, 여기에는 이러한 치유과정을 촉진시키는데 있어서 초음파(ultrasound), 맥동성 전자기 에너지(pulsed electromagnetic energy) 그리고 레이저(laser) 치료와 같은 치료양식(modality)의 사용을 지지하거나 반대하는 다양한 근거들이 있어 왔다. 토픽(topic)으로서 전기치료는 매우 광범위하며 이 장에서는 모든 논문들에 대해 다루기에는 어려움이 있고, 이러한 양식들에 대한 생리학적 근거들도 매우 많다. 이러한 토픽에 대하여 더 많은 정보와 논의들을 원하는 독자는 18장과 다른 교과서를 참조하기 바란다.

조직 복구 과정에 직접적으로 작용할 수 있는 가능성을 보이는 가장 일반적인 전기치료 양식들로는 초음파(US), 맥동성단파열치료기(pulsed shortwave diathermy, PSWD) 그리고 레이저치료기들이다. 이것이 이들 양식들 모두가 조직 복구 특히, 염증 초기 단계에서 정상적인 생리학적 과정에 영향을 줄 수 있는 능력이 있다는 개념을 지지하는 실질적인 근거들이다; 그러나, 임상적 현실에서 이들에 대한 효과를 증명하고 있는 임상 시험(clinical trial)은 아직 부족하다.

Watson(2006)은 전기치료의 대략적인 모델을 기술하였다(그림 14.3). 이 모델은 기계에서 발생하는 에너지를 어떻게 하나의 형태 또는 다른 형태로 조직에 전달시킬지에 대해 요약한 것이다. 이 에너지는

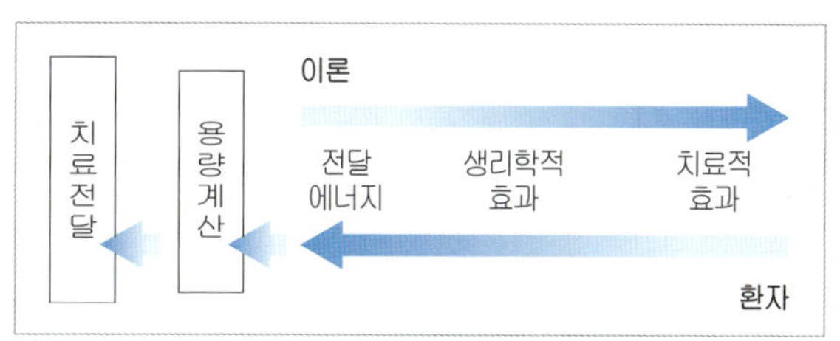

그림 14.3 전기치료의 대략적인 모델

조직에서 흡수되는데(다양한 정도, 유형에 따라서), 이것은 하나 또는 그 이상의 생리학적 변화들을 만들어낸다. 조직에서 에너지가 흡수되는 과정과 생리학적인 이동의 결과를 치료적 효과로 언급된다.

전기치료의 사용 시기와 방법의 선택

수기 치료(manual therapy)나 운동 또는 약물 치료와 같은 어떠한 양식이든 그것을 적용하는 최적의 시간(time)과 적절한 용량(dosage) 및 강도(intensity)가 있게 마련이다.

Watson(2006)은 전기치료 사용 시 그 뒷면의 임상적 추론 과정을 그림 14.3에 나타낸 모델을 통해 나타내었다. 환자의 물리치료 문제와 치유 및 복구의 단계를 알고서 환자와 함께 시작하면, 어떠한 생리학적 효과가 필요하고 어떠한 조직의 유형인지를 알 수 있다. 이것을 알고 나면, 적합한 치료양식을 가장 유용한 근거를 바탕으로 선택할 수 있게 된다. 만일 원하는 결과를 이루기 위해 적합한 전기치료 양식이 없다면 관리하는데 있어서 배치시켜서는 안 됨을 기억해야 한다(Watson, 2006).

연구자료는 이러한 생리학적 이동을 하는데 가장 크게 영향을 주는 것으로 적용 용량 및 특정한 조직 유형을 제안한다. 다양한 양식들은 각각의 서로 다른 용량들로 적용되는데, 이들은 매우 다른 생리학적 효과를 보인다. 현재까지 특정 조직 유형에 적용된 양식들의 적절한 용량이 아직까지도 규명되지 않아 용량을 선택하는데 어려운 실정이다.

증식단계에서 전기치료적 양식들을 계속 적용하는 것이 적절할 수 있는데, 이것은 선택된 양식에 존재하는 치료의 창(therapeutic window)이 언제 적절하게 사용되느냐가 중요하다. 이 단계 동안 포식작용(phagocytosis), 섬유모세포(fibroblast), 근육섬유모세포(myofibroblast) 증식 그리고 단백질 합성(protein synthesis) 과정들이 많이 일어난다. 이러한 과정들은 초음파, 레이저 또는 맥동성단파열치료를 사용하여 치료적으로 촉진시킬 수 있다. 만일 이러한 양식들 모두가 적절한 선택(즉, 특이 조직 흡수성과 관련하여), 적절한 시간의 적용 그리고 적절한 용량이 주어진다면 전증식 효과(pro-proliferative effect)의 활성 및 콜라겐 합성을 촉진시킬 수 있다. 이것은 증식단계를 빠르게 촉진시킬 수 있으며, 따라서 재활의 과정을 촉진시킬 수 있다.

4기: 조직 재형성(손상 후 10일+)

병태생리학

조직의 재형성 단계에 속하는 주요 과정들은 다음과 같다:

- 섬유모세포 활성과 콜라겐 생성의 진행 (대개 손상 후 2~3주째가 최고조)
- 오래된 섬유 조직의 흡수
- 새로운 섬유 조직의 침전(deposition)
- 흉터 조직의 수축
- 유형 I에 의한 유형 III 콜라겐 섬유의 대체

치유와 복구 과정의 단계가 다른 것은 완벽한 연속 과정이 일어나지 않는다는 것을 기억해야 한다. 조직 재형성의 단계와 연부 조직의 수축은 증식단계 초기에 현저하게 중복된다(그림 14.2). 섬유 조직 복구의 최고조는 손상 후 2~3주째에 일어나며, 전체 치유 과정은 오래된 섬유 조직이 제거되고 새로운 흉터 조직이 배치되는 것과 같이 역동적인 단계이다. 조직 성장을 위해 계속되는 물리적 스트레스의 적용은 복구 과정의 단계에 가장 많은 영향을 주는 요소 중 하나이다. 새롭게 배치된 섬유 조직들은 덜 무분별하게 정렬되고, 스트레스 선에 따라 스스로 정렬을 하기 시작하여 더욱 '체계화(organised)' 되고, 더욱 정상적인 기능을 할 수 있게 된다. 이것은 재형성 단계의 시작이며, 해와 달이 가도록 계속된다. 분명한 것은 이 과정은 환자가 능동적인 재활 과정 내에서 물리치료사와 직접적으로 접촉을 하는 동안에 눈에 띄는 치유 과정과 시간을 지나 명확해진 후에도 오랫동안 지속된다. 이것은 대개 활동과 운동의 형태를 띄는 치료는 물리치료사의 지속적인 관리로부터 벗어난 후에도 오랫동안 계속적으로 필요함을 의미한다. 일부 근거들에서는 이 단계가 재형성을 계속 진행하며, 조직은 자신의 기능적인 능력으로 완벽하게 복귀되지 못함을 보고하였다. 원숭이의 앞십자인대(anterior cruciate ligament) 복구에 관한 연구에서 인대는 손상 후 6주, 12주, 24주에 각각 정상 신장강도(tensile strength)의 56%, 76%, 96%로 회복하였다. 이러한 재형성의 범위가 일부 인구에서 받아들여지더라도 이것이 다른 인구에서는 받아들여지지 않을 수도 있다.

재형성 단계의 주요 양상은 연부 조직의 수축이며, 새롭게 형성된 조직이 물리적으로 짧아지기 시작하는 과정단계이다. 치유되고 있는 조직을 위하여 손상된 조직에 움직임 범위와 가동성을 제한하기 시작한다. 연부조직 수축의 이러한 과정은 손상 후 3주째쯤에 시작되기 시작하고, 재형성 단계까지 오랫동안 지속된다. 이 과정은 환자가 물리치료사로부터 정상적으로 퇴원한 후에도 계속 지속되는데, 이것은 퇴원 후에도 환자에게 주어지는 계속되는 활동과 운동 처방이 영향을 주는 열쇠(key)이다.

Key Point

연부 조직의 수축 과정 동안 조직이 재손상 될 가능성이 있다. 재손상을 피하기 위해 활동과 운동 전략 계획을 세우고 이것을 다루는데 실패를 하게 되면 재손상 패턴에 영향을 주는 열쇠이다.

재형성 과정의 이 단계는 증식기 이후에 일어나고, 일부 교과서에서는 만성 단계로서 언급되기도 한다. 이 장에서 이 단계는 증식 및 재형성의 단순한 과정으로 증식기 다음에 오는 자연스러운 진행으로 보여진다.

4기에서의 물리치료 중재

재형성 단계에서 일반적 물리치료의 목표(4기)

재형성 단계에서의 물리치료 목표는 다음 내용을 일부 또는 모두 포함한다.

- 콜라겐 성장과 섬유/조직 재정렬을 촉진
- 움직임 범위 증가
- 능동(active)
- 수동(passive)
- 보조(accessory)
- 근육 힘/조절/타이밍 증가
- 손상된 조직 및 비손상된 조직에 연부 조직이 적응하는 것을 예방
- 기능 최대화

이러한 목표는 관련된 병태생리학적 과정들의 진행과 연관된다. 섬유모세포의 활성이 증가되고, 새로운 콜라겐 섬유들이 계속 배치된다. 이러한 과정들은 손상 후 2~3주쯤이 최대가 되며 4~6주에 걸쳐 계속되는데, 아주 심한 손상의 경우에는 시간의 틀을 넘기기도 한다. 손상 후 7일째에 시작하듯이 진행성 활동들을 위하여 지속적인 관심이 요구된다. 물리치료적인 치료의 목적은 손상된 구조들/조직들의 움직임과 가동성을 증가시키는 것이다.

조직 수축 및 유착 형성 예방

손상 후 약 3주 지난 후 흉터 조직의 치유는 연부 조직 수축 과정을 거치면서 시작된다. 즉 조직의 물리적 길이가 짧아지기 시작한다. 위에서 말한 대로, 뒤넙다리근(hamstring) 손상의 경우 이러한 점을 고려해야 한다. 뒤넙다리근을 길게 하기 위해 환자와 함께 치료적 작업을 하는 것과 동시에 재형성 조직은 짧아진 흉터 조직을 치유하기 시작한다. 이러한 과정은 손상 후 상당한 시간동안 계속된다. 이 단계에서 마지막 범위까지 스트레칭을 하는 동안 일부 불편함을 경험하는 환자들이 있을 수 있다.

Clinical note

치료 시 마지막 범위까지의 스트레칭이란 손상 후 3주째에 시작해야하며, 흉터 조직이 수축과정을 완전히 할 때까지 계속해야 함을 의미한다. 실제 이것은 매우 오랜 기간 동안의 과정이며, 재형성 과정만큼 오랜 기간이 필요하다; 지금까지 본 것처럼, 이 과정은 1년이 넘을 수도 있다.

구축(contracture)은 때때로 영구적일 수 있다. 이 경우에는 흉터 조직에서 신장이 불가능할 수도 있다. 이것은 고정형 구축(fixed contracture)으로 알려져 있다. 고정형 구축은 정상 결합 조직(탄성 조직)이 섬유성 조직(비탄성 조직)으로 대체될 때 발달된다. 이것

은 조직에서 신장이 일어나지 않아 결국 정상 움직임이 되지 않음을 의미한다. 고정형 구축의 진행을 예방할 수 있는 핵심(key)은 계속적인 치료적 운동과 활동인데, 이는 흉터 조직의 형성, 구조의 기능적 가동성 유지 등을 목표로 한다. 손상된 조직의 재형성 단계 마지막 부분에는 흉터 조직에 의해서 대체가 된다. 마지막 원하는 결과는 이러한 최종 흉터가 처음 손상 입은 기능적 상태로 대체될 수 있도록 제공되는 것이다.

재형성 단계 동안에 또 다른 문제점으로는 연부 조직의 유착(adhesion) 형성이다. 이것은 조직의 인접층 사이에서 새롭게 형성된 섬유성 조직이 형성이 될 때, 이러한 층들이 함께 결합이 되어버리는 경우이다. 이러한 유착이 형성되면 움직임 및 연부 조직 기능에 심한 제한이 오게 된다. 정상 움직임이 가능하기 위해서는 조직의 인접 층에서 독립적인 움직임이 가능해야 한다; 예를 들면, 뼈/지지대가 가만히 있는 동안 건(tendon)이 뼈 표면 위쪽이나 지지대와 같은 근막띠(fascial band)의 아래쪽에서 움직임이 일어나야 한다. 증식 단계 동안 섬유성 조직 형성이 무작위로 완성되고 나면, 유착 발달 가능성이 실제 나타날 수 있다. 새롭게 형성된 조직에서 이러한 유착이 만들어지지 않도록 하는 확실한 방법은 치유와 복구의 초기 단계에서 활발한 움직임이다. 치유되는 일부 과정에서 환자의 오랜 기간 고정으로 인한 유착 형성은 피할 수 없는 현상이다. 연부 조직 유착은 보통 쉽게 촉지(palpable)되며, 촉지와 가동(mobilisation) 시 비후(thickened)와 부동(immobile)으로 느껴진다.

Clinical note

골절(fracture)에 따른 연부 조직 복구 과정에서 어떠한 일들이 일어나는지 알아보는 것은 고려할 가치가 있다. 원위 노뼈(radius) 골절로 인해 6~8시간 이내에 석고붕대(plaster cast)로 고정을 하여 최소 4주간 유지시켰다. 이 기간 동안 연부 조직은 출혈, 염증, 증식 그리고 재형성의 복구 단계가 일어나는데, 그 동안 팔은 움직일 수 없게 한다. 이 기간 동안에 조직은 이 장에서 기술하였던 유익한 부하(beneficial loading)를 적용할 대상이 아니다. 석고를 제거했을 때 조직에서 움직임의 가동성과 범위를 개선시키기 위해서는 많은 시간을 보내야 한다.

수동 및 종속 가동성 기법

조직에 완전한 작업/기능적 길이 회복을 목표로 하는 기법들에 수동 및 종속 움직임 기법이 포함된다. 이러한 기법의 적용에 있어서 깊이 있는 인체 해부학적 지식이 요구된다. 즉, 물리치료사는 특정 구조에 영향을 줄 수 있는 적절한 기법을 선택할 수 있어야 함을 의미한다.

활동 및 운동은 물리치료적 관리에 있어서 중요한 역할을 계속 해 왔다. 근육의 힘/타이밍/조절력을 개선하는데 더 큰 중점을 둔 활동 및 운동 프로그램의 적용은 이 단계에서 흔히 볼 수 있다. 정상적인 기능 활동을 하는 동안 조직에 부하(load)가 되는 모든 방법들을 고려하는 것이 중요하다. 물리치료 프로그램은 환자의 요구에 맞게 적절하게 계획되어질 수 있다.

근육 조직은 다양한 범위의 각도에서 능동 및 수동의 힘, 구심성(concentric), 원심성(eccentric), 등척성(isometric) 수축의 부하를 잘 견디는 능력이 필요하다. 또한 열린 사슬 또는 닫힌 사슬 환경에서 작업이 가능해야 한다. 그리고 작용근(agonist), 대항근(antagonist), 협동근(synergist) 또는 고정근(fixator)으로 작용할 수 있어야 한다. 힘(strength), 파워(power), 또는 지구력을 만들어 낼 수도 있어야 한다. 이러한 요소들 모두는 재형성 단계에서 환자 특이적 운동 및 활동성 프로그램을 계획할 때 고려되어야 한다. 이들 모든 것들이 운동 및 활동 프로그램에 효과적으로 고려되고 결합되어야만 자신의 완전한 최대 기능적 능력으로 되돌아 갈 수 있는 개인 재활이 될 수 있다.

프로축구 1부 리그에서 90분 경기를 치루든지 차에서 타고 내리든지 간에 개인의 정상적인 기능 활동이 효과적인 물리치료 기법으로 탁월하다. 여기에서 물리치료사가 이용하는 핵심 기술이 움직임 분석(movement analysis)이다. 개인이 하고자 하는 활동들의 분석으로 물리치료사는 각 환자의 능력을 최대화시키고자 하는 목표에 가깝게 재활 계획을 세울 수 있다. 저자의 견해상, 너무 자주 기능적 능력이 누구나 이해할 수 있는 것으로 받아들여진다; 이것이 일반적인 것으로 되어져 버리면 물리치료적 중재는 자신의 완전한 가능성을 달성하는데 실패하게 된다.

Clinical note

뒤넙다리근의 2도 염좌로 인해 완전한 로드-런닝(road-running) 기능으로 회복되기 위해서는 허리뼈(lumbar spine), 엉덩이 및 무릎 관절의 완전 가동범위, 다리 근육의 적절한 근 조절(구심성, 원심성 그리고 등척성 수축의 조합) 그리고 다른 속도, 다른 표면(경사도 포함), 다양한 거리에서 달리는 능력이 요구된다. 만일 환자의 최대 능력치에 도달하고자 한다면, 이러한 모든 면이 최종 재활 프로그램 안에 있어야 한다.

Clinical note

어깨가 탈구된 환자가 럭비(rugby) 경기에 복귀하고 싶다면 스포츠 그 자체의 요구들뿐만 아니라 경기장에서 선수로서 취해야 할 특정 위치까지의 분석이 요구된다. 럭비 선수는 달리는 동안 볼을 던지고 잡고 볼과 함께 달리고 태클(tackle)을 하고 태클을 받을 수 있는 능력이 필요하다. 또한 손상된 팔쪽으로 직접 넘어져도 견딜 수 있는 능력이 필요하다.

Clinical note

발목의 가쪽 인대 복합체의 2도 염좌 손상을 입은 후 창문을 닦는 일상작업으로 되돌아가려면 발목 복합체 및 발 관절에 완전 가동범위와 하지 다리 근육의 적절한 조절이 요구되며(구심성, 원심성 그리고 등척성 수축의 조합) 다른 속도, 다른 표면 그리고 다양한 거리에서 걸을 수 있는 능력이 요구된다. 창문을 청소하는 상당히 긴 시간 동안 다양한 높이에 제한된 지지면에서 균형을 잡을 수 있어야 한다. 결국, 높은 곳에서 점프를 할 때 다리에는 안전하게 착지할 수 있는 능력이 필요하다. 만일 환자가 최대의 가능성에 도달하고자 한다면 이러한 모든 면들이 최종 재활 프로그램에 포함되어 있어야 한다.

Clinical note

아주 심각하고 광범위한 연부조직의 외상으로 손상된 조직에 영구적 기능 손실을 피할 수 없는 경우, 물리치료가 치유와 복구의 과정에 영향을 줄 수 있다는 것을 이 장에서 입증되었음이 인정되어야 한다. 조직 내에 이러한 기능 소실은 장기간의 장애(disability)를 가져올 수 있다.

조직의 재형성은 장기간의 과정이며, 이것은 특히 같은 시간에 재형성과 성장을 하는 어린 환자들과 관련이 있다. 이러한 임상 그룹의 재형성 기간은 성인의 정상적인 기간보다 더 많은 장시간이 소요된다.

사례연구

다음에 나오는 사례연구들(case studies)은 하지에서의 두 가지 일반적 연부조직 손상에 대하여 이 장에서 기술한 원칙을 적용하였다. 선택된 사례연구들은 손상된 다른 조직들의 연부조직에 외상을 입은 환자들 관리에 있어서 비슷한 점들과 다른 점들에 대해 증명하려고 한다 . 표 14.1과 14.2를 함께 읽다 보면, 조직의 치유와 복구 단계가 이들과 관련이 있음을 알게 된다.

사례연구 - 뒤넙다리근 손상

Joe는 25세 대학생으로 주말마다 축구를 한다. 그는 어제 축구를 하는 동안 오른쪽 뒤넙다리근에 손상을 입었다. 달리는 동안 뒤쪽 넙다리(thigh)에서 갑자기 심한 통증이 발생하였다. 그는 축구를 할 수 없었고 운동장을 절름발이로 다녔다. 처음에는 유용한 충고가 전혀 없다가 친구 한명이 물리치료사에게 가보라고 권유하였다. 조는 이부프로펜(ibuprofen)과 파라세타몰(paracetamol)을 스스로 자신에게 처방을 내렸다. 그는 다른 것은 잘 했고, 그 이전 손상들은 가지고 있지 않았다.

조는 다음날 물리치료 클리닉을 찾았고, 손상된 하지 발가락으로 절뚝거리며 체중을 지지하고 클리닉에 들어섰다.

사례연구 - 발목 손상

Margaret은 55세의 호텔 접수원(hotel receptionist)이며, 오늘 아침에 계단을 내려오다가 미끄러져 왼쪽 발목에 안쪽번짐(inversion) 손상을 입었다. 그녀는 체중지지를 할 수 없으며, 발과 발목에 심한 통증이 있었다; 따라서 지역 병원의 응급 부서(emergency department)에 갔다. X-ray 결과에는 뼈의 손상이 나타나지 않았다. 클러치(crutch)를 주고 체중지지를 하지 않는 방법을 가르쳤다. 그녀는 오후 A&E에서 물리치료사를 보기위해 내원하기로 하였다.

표 14.1 사례연구: 뒤넙다리근 손상

치료 목표	치료 중재
더 있을 손상으로부터 새로 손상된 조직을 보호하기 위해	냉치료: 부상 부위에 얼음 팩(ice pack)이나 얼음 압박 장비를 적용(하루에 규칙적으로 최소 20분간 적용)
조직의 대사 요구량 감소를 위해	탄력성 있는 스트래핑의 압박 적용(위에서 기술한 것처럼)
종창의 예방 및 감소를 위해	손상된 지절을 간헐적으로 거상. 지속적으로 광범위하게 압박을 조합한다.
통증 감소를 위해	손상 부위를 보호하고 통증 때문에 체중지지를 독려하기 위해 처음에 클러치를 사용
파열(disruption)로부터 새롭게 형성된 조직을 보호하기 위해	
비손상된 조직에 연부 조직이 적응하는 것을 막기 위해	초기 단계에서 통증은 더 있을 손상으로부터 예방 및 보호를 하기 위해 보호 메카니즘으로 보인다. 통증으로 인해 엉덩이와 무릎에 움직임 독려가 제한적이다. 최소 수준 이하의 통증을 유발하는 어떠한 것도 처음에는 낙담한다.
콜라겐 성장 및 섬유 재정렬을 촉진시키기 위해	
정상 관절 가동범위의 회복 및 증가를 위해 (수동, 능동 그리고 종속)	엉덩이와 무릎의 수동 및 능동 움직임의 증가와 두 관절의 복합 움직임은 조직에 신장과 부하를 증가시켜준다.
근육의 힘, 타이밍, 조절력 증가 및 유지를 위해	전체 하지와 골반을 주시하면서 능동 및 동적 활동을 진행
손상된 하지의 고유수용성 감각 증가를 위해	고유수용성, 타이밍 그리고 신경근 조절을 위하여 활성/축구-특이성 과제를 증가시킴
새로운 콜라겐 조직의 신장강도 증가를 위해	
환자의 요구와 관련하여 적절한 기능의 회복 및 독려를 위해	

표 14.2 사례연구: 발목 손상

치료 목표	치료 중재
더 있을 손상으로부터 새로 손상된 조직을 보호하기 위해 조직의 대사 요구량 감소를 위해 종창의 예방 및 감소를 위해	냉치료: 발목/발에 얼음 팩(ice pack)이나 얼음 압박 장비를 적용(하루에 규칙적으로 최소 15분간 적용) 반응을 모니터하고, 조직은 표피에 있으며 여기에는 피하지방이 적음을 기억하라. 압박: 탄력성 있는 스트래핑을 적용하는데, 특히 환자를 가동하거나 원위 지절이 거상되지 않을 때(위에서 기술한 것처럼) 간헐적으로 손상된 지절을 거상시킨다. 지속적으로 광범위하게 압박을 조합한다. 종창의 축적 감소를 위해 처음 5일에는 걷거나 서있는 것을 최소화한다.
통증 감소를 위해	손상 부위를 보호하고 통증 때문에 체중지지를 독려하기 위해 처음에 클러치를 사용
파열(disruption)로부터 새롭게 형성된 조직을 보호하기 위해	
비손상된 조직에 연부 조직이 적응하는 것을 막기 위해	초기 단계에서 통증은 더 있을 손상으로부터 예방 및 보호를 하기 위해 보호 메카니즘으로 보인다. 통증으로 인해 엉덩이와 무릎에 움직임 독려가 제한적이다. 최소 수준 이하의 통증을 유발하는 어떠한 것도 처음에는 낙담한다.
콜라겐 성장 및 섬유 재정렬을 촉진시키기 위해	통증 때문에 클러치 사용 없이 급성 단계 마지막에 정상 보행 패턴을 독려
정상 관절 가동범위의 회복 및 증가를 위해 (수동, 능동, 종속)	무릎, 발목, 발의 수동 및 능동 움직임의 증가와 조직에 신장과 부하를 증가시켜준다. 원위 정강종아리(tibiofibular)관절, 발목(talocrural)관절, 목말밑(subtalar)관절 그리고 발목뼈중간(midtarsal)관절에 움직임 범위 유지/증가를 위해 종속 관절 가동의 사용을 고려
근육의 힘, 타이밍, 조절력 증가 및 유지를 위해 손상된 하지의 고유수용성 감각 증가를 위해	전체 하지와 골반을 주시하면서 능동 및 동적 활동을 진행. 하지 특히, 발과 발목 둘레에 고유수용성, 타이밍 그리고 신경근 조절을 위하여 활성/특이성 과제를 증가시킴
새로운 콜라겐 조직의 신장강도 증가를 위해 환자의 요구와 관련하여 적절한 기능의 회복 및 독려를 위해	직업으로의 복귀를 고려. 직업에 일찍 복귀하여 적응되거나 적절하게 일시적으로 중단할 수 있는 직업인가? 스포츠나 일상생활의 모든 면에서 환자들의 요구를 고려해야한다.

참고문헌

Alonson A, Hekeik P, Adams R 2000 Predicting recovery time from the initial assessment of a quadriceps contusion injury. Aust J Physiother 46(3): 167–177

Bachmann LM, Kolb E, Koller MT et al. 2003 Accuracy of Ottawa ankle rules to exclude fractures of the ankle and mid-foot: systematic review. BMJ 326: 417–425

Benjamin M 2002 Tendons are dynamic structures that respond to changes in exercise levels. Scand J Med Sci Sports 12(2): 63–64

Evans P 1980 The healing process at cellular level. Physiotherapy 66(8): 256–259

Kerr KM, Daily L, Booth L 1999 Guidelines for the Management of Soft Tissue (Musculoskeletal) Injury with Protection, Rest, Ice, Compression and Elevation (PRICE) the first 64 hours. Chartered Society of Physiotherapy: London

Knight KL 1989 Cryotherapy in sports injury management. Int Perspect Physiother 4: 163–185

Kraemer WJ, Ratamess NA 2004 Fundamentals of resistance training: progression and exercise prescription. Med Sci Sport Exerc 36(4): 674–688

MacAuley D 2001 Ice therapy: how good is the evidence? Int J Sports Med 22: 379–384

Merrick M 2002 Secondary injury after musculoskeletal trauma: a review and update. J Athl Train 37(2): 209–217

Mutsaers SE, Bishop J, McGrouther G et al. 1997 Mechanisms of tissue repair: from wound healing to fibrosis. Int J Biochem 29(1): 5–17

Myer AH 2000 The effects of aging on wound healing (wound care and seating). Topics Geriatric Rehabil 16(2): 1–10

Oxford English Dictionary 2007: http://dictionary.oed.com

Rucinski TJ, Hooker DN, Prentice WE et al. 1991 The effects of intermittent compression on oedema in post-acute ankle sprains. J Orthop Sports Phys Ther 14(2): 65–69

Thorsson O, Lilja B, Nilsson O et al. 1997 Immediate external compression in the management of an acute muscle injury. Scand J Med Sci Sports 7: 182–190

Waddington PJ 1976 PNF Techniques. In: Hollis M, Fletcher-Cook P (eds) 1999 Practical Exercise Therapy. Blackwell Science: Oxford

Watson T 2004 Soft Tissue Wound Healing Review. www.electrotherapy.org

Watson T 2006 Electrotherapy and tissue repair. Sportex Med 29: 7–13

신경물리치료

CHAPTER 15

Neurlogical physiotherapy

황성수

CHAPTER CONTENTS

개요

신경계 질환 환자를 치료하는 물리치료사들이 마주치는 일들은 무척이나 많고 다양하다. 사람의 신경계가 복잡하고, 임상에서 접하는 신경학적 이상이 다양하다 보니 물리치료사들에게 요구되는 것들이 많다. 질병이나 외상으로 인해 생기는 신경학적 이상은 환자뿐만 아니라 가족들의 삶도 황폐하게 한다. 치료에 어떻게 접근하든 환자뿐만 아니라 그 주위 가족들의 요구를 포용하는 것이 필수적이다. 신경학적 이상의 대부분이 시간이 지남에 따라 진행하고 증상은 오래 지속되어 결국 장애를 남긴다. 진단 후 퇴원하기까지 재활 과정에는 극복해야 할 많은 어려움들이 있다. 신경학적 이상의 오래된 특성은 전문가들이 치료와 재활에 여러해 동안 참여했다는 것을 의미한다.

과거에는 재활분야에 대한, 특히 물리치료사들의 역할에 대한 연구가 미비하였다. 지금은 신경학적인 장애가 있는 환자들에게 재활을 시행하는 다양한 접근 방법들을 지지해주는 많은 근거가 제시되고 있다. 신경학적 이상이 있는 성인 환자의 재활을 위해 여러 분야의 전문가들이 하나의 팀을 구성하여 치료에 임하는 팀 접근(team approach)에서 물리치료사의 역할과 기능이 중요하다. 환자의 재활에 다양한 분야의 전문가들이 협력하는 것이 중요하다는 것은 이미 여러 문헌에서 언급되었다(Edwards 2002; Plum과 Morissey 2002; Fawcus 2000; Strokes 1998). 신경학적 기능장애는 신체적, 정신적, 인지적, 그리고 사회적 기능에 손상을 입힐 수 있다. 따라서 재활은 많은 전문가들의 협력이 필요하다. 어떤 전문집단이 환자의 기능 회복을 최대화하기 위해 필요한 모든 전문지식을 섭렵할 수는 없다.

임상적 추론과 문제해결을 중심으로 해서 환자의 치료와 그 가족들의 관리에 보다 포괄적으로 접근해야 한다.

이 장에서는 신경학적 기능장애의 주요한 원인들을 먼저 나열하고, 그 다음에 흔히 일어나는 임상증상에 대해 설명한다. 임상적 특징은 평가과정의 참조를 돕기 위해 몇가지 카테고리로 분류되었다. 물리치료의 평가와 치료의 일반적인 원칙들은 실제 임상에서 일어나는 것과 연관하여 검토된다. 재활 방법은 다양하여 신경학쪽에서 일하는 물리치료사들에게 일하는 데 있어서 복잡성과 어려움을 더한다. 물리치료의 일반적 원칙에 관한 부분은 독자에게 재활에 대하여 보다 폭넓은 접근을 가능하도록 하는 것을 목표로 하며, 특정한 한가지 방법을 장려하려는 의도는 없음을 밝힌다.

결과 측정은 신경과 질환을 앓고 있는 환자의 재활에 중요하다. 이 장에서는 2001년 WHO가 제정한 국제적 기능 분류 ICF(International Classification of Function)에 의거해 결과 측정과 목표 설정에 관해서도 다룬다. 가장 흔하게 사용되는 측정은 심리측정학적 성질과 관련해서 평가되었다.

이 장의 마지막 부분에서는 뇌졸중, 파킨슨병, 다발성 경화증, 운동신경질환, 외상성 뇌손상 등의 잘 알려진 신경학적 이상에 관해 간략히 설명하였다. 각각의 질병에 대해 자세하게 설명하지는 않으며 이 장의 끝에 독자들에게 추천도서목록을 기재하였다.

배경 지식

독자들은 중추신경계통(CNS)의 구조를 기능과 관련해서 세부적인 정보를 원하면 적절한 도서를 참고하도록 권고된다(그림 15.1). 중추신경계통(CNS)의 구조와 기능에 대한 전적인 이해와 움직임에 대한 신경 통제는 복잡한 신경학적 장애를 가지고 있는 환자를 관리하기 위해서 필요할 것이다.

어휘

이 장에 마지막 부분에 신경학에서 다루는 몇몇 어휘에 대한 해설이 있다.

신경학적 기능장애: 기본적 문제들

신경학적 기능장애의 중요한 원인들

신경학적 기능장애의 가장 흔한 원인들은 순환계통의 기능장애의 결과로써 나오는 것들이다. 예를 들어서 뇌졸중이 있다(뒤에서 세부적으로 다룰 것이다). 다른 원인들로는 머리손상이나 척추손상 같은 외상이 있으며 이것은 직접적으로 일어나든 간접적으로 일어나든, 일시적이거나 (신경조직에 파괴가 있으면) 영구적인 손상을 남긴다. 질병은 신경계에 영향을 미칠 수 있으며 어떤 질병은 특정한 부분에 더 영향을 미치는 것으로 보인다. 신경계에 영향을 미칠 수 있는 질병으로는 수막염(meningitis), 매독(syphilis), 드물게는 결핵(tuberculosis), 소아마비(poliomyelitis)

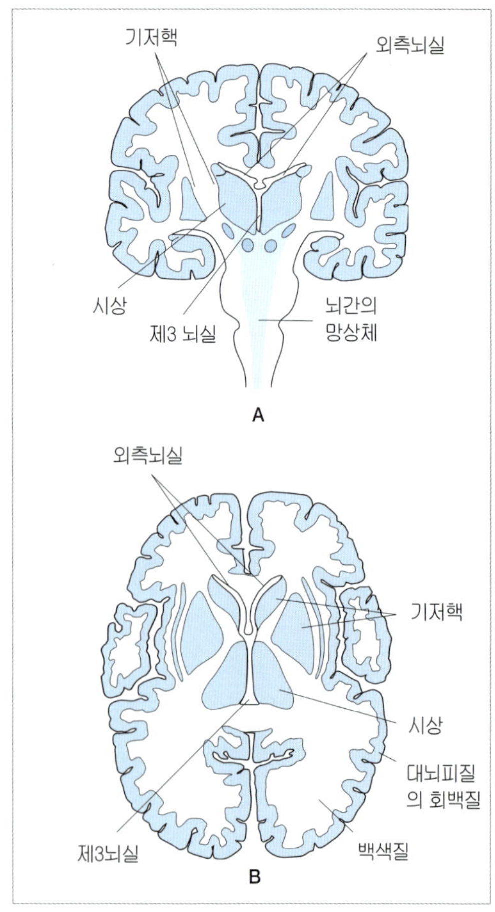

그림 15.1 뇌와 뇌간의 내부구조(Palastanga 등이 2002년에 간행한 자료의 일부, 허가를 받음)

등이 있다. 중추신경계에 영향을 미치는 원인이 알려지지 않은 질병으로는 다발성 경화증(multiple sclerosis; MS), 운동신경질환(motor neuron disease; MND), 길랑-바레증후군(Guillain-Barre syndrome; GBS) 등이 있다. 다발성 경화증과 운동신경질환에 대해서는 뒤에 설명하기로 한다.

이 외에 이분척추(spina bifida) 같은 선천성결함, 헌팅톤무도병같은 유전질환, 비타민 B 결핍증, 종양성 질환과 납, 비소, 수은 같은 독성물질 등도 신경계에 해를 끼칠 수 있다.

중추신경계 손상의 임상 증상

중추신경계 손상의 임상적 증상은 손상의 부위와 정도에 따라 판별된다. 그러나 중추신경계는 특성상 통합적이기 때문에 한 부분의 손상이 다른 부분의 기능에 이상을 가져온다. 손상부위 자체만으로는 환자에게 나타날 증상을 예측하기 어렵다. 신경계는 사람에 따라서 모두 다르고 손상된 부위에 따른 환자의 반응 또한 다를 것이다. 환자마다 증상이 같지 않은데, 그 중에 공통적인 증상들이 있다. 밑에서 그러한 주요 증상에 대해서 다룰 것이다.

신체적 기능이상

감각 신경과 운동 신경의 모든 경로가 온전해야지만 몸의 동작이 자연스럽고 의도한 바대로 효과적으로 움직일 수 있다. 이 경로에 어디에라도 손상이 생기면 운동장애가 생긴다.

운동의 비협응

근육의 약화나 마비는 움직임에 불균형을 가져오고 운동의 비협응을 일으킨다.

운동실조

환자는 몸의 움직임이 경련 같은 모습을 하게 되고, 단계적인 움직임이나 미세한 조절을 하지 못한다. 때로는 자세유지를 못하거나, 근육이 동시수축을 하지 못해서 나타나기도 한다. 운동실조의 종류는 영향을 받는 체계에 따라서 결정한다. 다양한 형태의 운동실조가 표15.1에 나와 있다.

표 15.1 운동실조의 종류와 연관된 운동장애

감각성 실조	발을 높이 디디는 보행 패턴 다리와 발의 위치에 대해 시각적 또는 청각적 정보에 더욱 의존
전정성 운동실조	서거나 걸을 때 균형 흐트러짐 평형반응의 상실 넓은 범위의 절뚝거림보행
소뇌실조	움직임의 속도, 규칙, 힘 감소 움직임 협응의 상실 목표물 지나치기 (측정이상) 움직임의 분해 (협동장애) 교대 움직임의 속도와 리듬의 상실 (상반운동반복장애) 작용근과 대항근의 협동장애와 근수축 지속성의 상실(떨림, 예: 활동떨림)

(허가를 받고 1998년 Strokes에서 재생산됨)

불수의운동(운동기능부전)

근긴장이상(예전에는 무정위운동이라 알려짐)

의도적으로 움직이려고 할 때 몸을 뒤틀며 몸부림치는 동작이 있고, 그리고 나서도 동작은 느린 양상으로 움직이는 병적인 상태다. 팔과 다리가 큰 움직임을 보일 수도 있다. 국소적인 근긴장 이상은 주로 눈, 목, 또는 상지에 생긴다.

근긴장 이상은 기저핵의 손상으로 인해 생긴다고 알려져 있다. 물론 얼굴과 혀의 움직임에도 이상이 있을 수도 있다. 이것은 상반억제 능력에 장애가 생겨서 일어나는 것으로 알려져 있다.

무도병

무도병 환자들에게서 경련성 움직임도 볼수 있지만 이 움직임들은 몸 전체에서 무작위로 나타나곤 한다. 무도병은 이상한 자세가 지속되지는 않는다는 것이 근긴장이상증과의 차이점이다.

발리무스

움직임이 크고 갑작스럽게 나타나고 몸의 한쪽 측면에만 영향을 줄 수도 있다(반도리깨질증).

떨림

이것은 환자의 의도와는 상관 없이 빠르게 진동하는 움직임이다. 떨림은 대체로 증상이 나타나는 상황에 따라서 분류하는데, 그 중 하나인 활동떨림(intention tremor)은 상지 또는 하지를 의도적으로 움직이려 할 때 떨림이 심하게 나타나는 경우로 움직임의 마지막 부분에 심해진다. 정확한 기전은 아직 연구되고 있다. 떨림은 종종 파킨슨병을 나타내기도 한다.

근긴장 이상

긴장은 '준비상태' 라고 정의할 수 있다. 각각의 사람은 자기만의 특별한 준비 상태가 있고, 이것은 상황에 따라 바뀐다. 근육 긴장에는 신경학적 요소와 비신경학적 요소로 이루어져 있으며, 긴장 반사 움직임과 점도탄력적인 요소 모두 중요하게 생각된다. 임상에서는 환자들의 근육 긴장도가 비정상적으로 증가(근육긴장항진) 또는 감소(근육긴장저하) 되거나 둘 다 될 수도 있다.

감각이상

피부 감각의 이상은 구심성 정보의 파괴로 인해 생긴다. 이것은 구심성 정보가 감소되거나 없어졌을 때 감각이상증(paraesthesia) 또는 무감각증(anesthesia)으로 분류할 수 있다. 피부 민감성이 증가하는 것은 지각과민증으로 불리는데 역시 문제가 되는 양상이다. 증상은 병변 위치와 정도에 따라서 달라진다.

통증은 신경학적 상태의 한 특징이다. 통증의 원인은 신경 말단 또는 경로의 파괴나, 관절의 배열이상에 의한 이차적 합병증 등 다양하다. 통증의 원인을 파악하기 위해 포괄적인 평가를 하는 것이 중요하다. 환자들의 통증을 효과적으로 관리하는 것이 중요한데 환자들이 여러 증상들 중에 통증에 대해 가장 많이 걱정하기 때문이다.

인지적/정서적 변화들

종종 환자들은 인지기능 변화를 보인다. 많은 환자들에게 이 종류의 손상은 신체적인 손상보다 환자들을 무력하게 만든다. 심하지 않은 인지적 변화일지라도 사람들을 독립적인 삶을 살수 없을 정도로 만들기까지 한다. 이 종류의 변화에 대한 재활도 입증되지 않았다. 전두엽의 손상이 이런 변화를 주로 야기한다. 실례로 각성수준의 변화, 주의집중기간의 감소, 기억력 장애가 있다. 행동의 변화로는 병적인 흥분상태, 탈억제, 의욕감소 등이 있다. 감정적 변화로는 불안감, 우울, 또는 이상행복감 등이 있다.

> *Key Point*
>
> **병리의 직접적인 결과로 나타나는 감정변화나 새로 획득하거나 진찰된 상태에 대한 개인의 반응을 구별해내기 위해 간호를 해야 한다.**

지각이상

지각이란 감각 정보를 받아들이는 경로를 일컫는 비특이적인 용어이다. 지각은 시각적, 공간적 요소의 상호작용으로 이루어져있다. 지각이상의 종류로는 물체와 배경의 분화, 공간인식, 부주의 또는 무시, 구성능력의 이상, 등의 여러 가지 형태가 있다. 이 분야는 평가하거나 다루기 복잡할 수 있으므로 독자들은 이 종류의 문제에 대한 글을 참고하면 도움이 될 것이다.

시각이상

많은 신경학적 이상은 시각경로에 영향을 미친다. 예로 반맹증이 있는데 이것은 양쪽 눈의 시야에서 좌우 중 한쪽 또는 양쪽의 반만 보이는 것이다. 복시(겹보임), 안진(안구 운동의 부조화), 시신경염(시신경의 손상) 등이 있다.

청각이상

신경학적 이상이 있는 환자에게서 신경학적 이상 그 자체로 인해 직접 난청이 생기는 경우는 드물다. 난청이 생겼다면 대개는 외상으로 인해 청각계에 구조적인 손상을 받았을 때 생긴다.

의사소통장애

여러 장애 중에 특별히 환자를 좌절케 하고, 짜증나게 하는 증상이다. 특히나 자신의 병에 대한 인식이 있는 환자들에게 더욱 그렇다. 의사소통은 받아들이고 표현하는 두 가지 요소 모두에 연관되어 있고, 예로는 구음장애(운동장애), 실어증(수용성, 표현성 언어장애), 통합운동장애 등이 있다.

자율신경장애

자율신경이나 그 경로에 손상을 입어서 생기는 장애

이다. 척수손상에 의해 생길 수 있으며, 어떤 환자들은 반사기능장애를 보인다. 이것은 교감신경의 이상을 유발하여, 고혈압, 서맥, 발한, 피부혈관수축, 두통, 입모, 모세혈관 확장 등을 일으킨다. 이런 반응은 종종 손상된 방광, 장의 기능 또는 다른 유해자극에 의해 야기될 수 있다.

물리치료 접근 방법

재활과 팀접근 방법

환자의 주요 목표는 주로, 가능한 최대로 독립적으로 활동할 수 있고, 삶의 질을 유지하는 것이다. 이것은 여러 요소에 의해 좌우된다.

- 중추신경계 손상의 정도
- 목표를 향한 환자의 의지
- 가능한 재활프로그램
- 환자가 기능할 환경

물리치료사들은 신경학적 손상을 가진 환자들의 재활에 문제해결적 접근을 취할 필요가 있다. 많은 다양한 치료 요법이 개발되고 있으며, 절충적인 접근이 점점 받아들여지고 있다. 다양한 신경학적 재활은:

- 강제 유도 운동요법
- 로봇 - 보조 치료
- 가상현실 치료
- 자동화된 체중지지를 통한 이동훈련
- 기능적 전기 자극 (FES)

Key Point

신경계 질환의 재활 분야에서 수많은 연구가 거듭되면서 신경가소성의 기전이 인정되면서 현대의 물리치료가 널리 알려지고 있다. 물리치료사들도 자신의 치료 실무의 근간이 새롭게 개발되고 출현하는 과학적 근거에 관심을 가져야 한다.

물리치료사들은 환자의 신경학적 손상과 남은 기능에 대해 포괄적 평가를 할 수 있어야 적절한 재활 프로그램을 만들 수 있다. 이것은 인간의 움직임의 조절과 신경계의 손상과 연관하여 일어날 수 있는 것들, 가능한 치료 방법과 적절한 시기에 대해 온전히 이해를 해야 가능하다. 다양한 종류의 중재에 대한 장점과 단점에 대해서도 고려해야 한다.

신경계와 근골격계는 서로 조화롭게 협동하며 분리될 수 없다는 것이 널리 받아들여지고 있다. 그래서 각자의 분야에서 독자적적으로 쓰이던 개념들이 이제는 공통으로 쓰이고 있다.

물리치료사들은 환자치료에 핵심적 역할을 해야 한다. 환자치료에 적절한 프로그램 선정, 환자가 적절한 기능수준을 유지하도록 프로그램을 재검토 하고, 진행하는 신경학적 이상이 있는 경우 그 악화를 지연시키는 것 등이 있다. 현실적인 목표는 시간과, 전인적인 사람으로서의 환자와 그의 가족/간병인의 요구를 반영하여 세워져야 한다.

치료프로그램은 환자에게 가장 적절한 환경에서 이루어져야 하며 재활과정의 어느 시점인지, 가능한 기관과, 목표에 관한 것도 고려해서 이루어져야 한다. 재활은 병원 또는 지역사회에서 이루어질 수 있다. 프로그램 수행을 지역사회로 이동시키는 것은 물리치료사가 환자에게 가장 적절한 장소를 선택할 수 있도록 하는데, 그곳이 환자의 집이 될 수도 있고, 체육관, 또는 슈퍼마켓이 될 수도 있다.

Key Point

최근에는 재활의 분야에서 팀 접근을 이용하는 것이 보편화되었다. 그러나 팀의 구성 방식이나 팀의 활동 모델은 다양하게 선택할 수 있다.

신경계 환자의 평가

재활을 위한 접근방법의 많은 변화들이 생겨도 변하지 않는 것은 환자와 그가 활동할 환경에 대해 포괄적인 평가를 해야 한다는 것이다. 이를 위해 환자의 건강관리 팀에 속한 여러 구성원이 함께 관리를 하게 된다. 가능한 곳에서는 협동 평가, 정보의 공유, 때때로 임상 기록 공유도 이루어진다.

평가는 계속 이루어져야 하는 과정이며 실제로 치

료의 절대적 구성요소이다. 신경학적 이상 환자의 평가는 복잡하고 다중적이며 상호 연관된 구성요소를 가지고 있다. 종종 평가는 많은 부분을 거쳐 이루어지는데 이것은 한번에 총 평가를 하는 것이 환자에게 무척 피곤할 수 있기 때문이다. 긴 시간을 통해 얻은 정보를 모으는 것이 환자의 힘과 어려움에 대한 정확한 정보를 주기도 한다.

임상 면담(주관적 병력)

모든 평가에서처럼, 주관적 병력을 통하여 정보를 얻어내는 것이 중요하다. 이것은 의무기록, 간호기록, 환자, 보호자나 간병인을 통해서 가능하다. 첫 면담이 매우 중요할 수 있는데 이것은 단순히 정보획득뿐 아니라 환자의 치료진과의 유대(rapport)가 형성되는 때이기 때문이다.

물리치료사들은 환자와 그의 가족들을 편안 하게 하기 위해 의사소통 기술을 최대로 활용해야 한다. 점차 그 수가 늘고 있는 추세로, 여러 상황이 적합한 경우에는 첫 면담이 환자의 집에서 이루어지기도 한다. 이것은 환자를 편안하게 한다는 장점도 있고, 환자가 활동하는 환경에 대한 평가도 가능하게 한다. 후에 가정프로그램이 만들어지면서 환자의 집에 대한 정보가 중요해질 수도 있다.

의사소통 장애를 가진 환자를 평가할 때 쓸 수 있는 대안적이고 추가적인 의사소통 방법을 찾아내는 것이 중요하다. 그런 때에는 언어치료사와 협조하는 것이 아주 중요할 수 있다.

환자를 평가하는 동안 의사소통, 지각, 감정, 청력, 시각, 주의력 등에 대한 중요한 단서들을 관찰할 수 있다. 환자가 얼마나 자세를 바꾸는지, 자세를 취하는지에 대한 기록도 중요하다. 따라서 평가는 환자와의 짧은 접촉만으로도 시작된다.

평가는 배경 병력과 물리치료의 구체적인 요소들도 포함해야 한다. 배경 병력은 인구학적 세부정보, 과거 의학적 치료의 개인력, 진단, 현재 상태와 과거력, 약물, 사회적 요인(집, 가족, 생활습관, 돌봄 환경) 그리고 다른 건강관리 전문인들의 참여를 포함해야 한다.

임상 검사(객관적 병력)

임상검사의 주 목적은 환자의 운동장애와 기능 수행능력의 수준에(Freeman, 2002) 대한 정보를 얻는 것이다. 먼저, 환자를 관찰하고, 그가 도움 없이 할 수 있는 것이 무엇인지 알고 나서 그가 이렇게 무엇을 성취할 수 있는지 확인하기 위해 도움을 주어 볼 수 있다. 물리치료사의 '위험 평가'를 하는 역할은 환자들의 안전을 위해 어떤 것을 독립적으로 수행해도 되고 어떤 도움을 필요로 하는지 알려준다. 한번 환자들이 도움 없이 그들이 할 수 있는 것을 보여줬다면 그들이 도움이 있을 때 무엇을 할 수 있는지 도움을 보조를 받을 수 있다. 이것이 평가와 치료가 합쳐지기 시작하는 부분이다. 이런 식으로 평가를 수행하면 시간을 짧게 하면서 환자가 조절에 어떻게 반응하는지 지켜볼 수 있다. 물리치료사들의 눈이 하나를 얘기하면서 손은 전혀 다른 것을 수행하는 것이 드문 일은 아니다.

환자와 처음 만났을 때 자연스럽게 평가를 시작하는 것이 현명하다. 예를 들어, 환자에게 걸어보라고 하고 지켜보는 것보다는 그가 방으로 들어가는 것을 보고 걸음을 평가하는 것이 더욱 정확할 수 있다는 것이다.

가능한 곳에서는, 관찰이 임상적 또는 다른 형태의 평가에 의해 보완되어야 한다. 이런 식으로 기본 중재와 효과의 평가에 대한 기본 정보가 더욱 신뢰성을 가지게 된다.

평가 형식 개요

간결함을 위해서 이 평가는 휠체어에 앉아있는 환자와의 첫 만남을 기반으로 한다. 평가는 힘들지 않고 학생들에게 가이드가 될 것이다. 다른 평가 형식도 존재한다. 당신에게 가장 적합한 것을 사용해야 한다.

자료집적

- 개인 정보: 이름, 주소, 생일, 상담자, 전과
- 의학적 진단
- 실행된 검사 : 컴퓨터단층촬영(CT), 자기공명영상(MRI), 혈액검사 등
- 약물 : 치료 효과에 영향을 줄 수 있다(예: 항연축제).

- 의학적 치료의 개인력: 수술, 질병, 상태

임상적 면담(환자와 보호자의 적절한 곳에서의 주관적 과거력)

- 문제에 대한 환자와 보호자의 인지: 무엇이 힘든지, 이유를 포함해서
  왜 - 일상생활의 개인적 활동, 병 전의 건강, 피로의 단계 등
- 현재 상태의 과거력: 상태의 발병과 어떻게 진행되었는지; 이전의 물리치료 치료법과 환자가 어떻게 반응했는지 포함할 수도 있음
- 사회력/가정환경: 직업/생활습관, 가족/배우자의 지지, 배우자의 건강, 지지 대리점으로부터의 투입, 거주지 종류, 화장실 - 위층/아래층, 침실 - 위층/아래층, 손잡이 - 어느 쪽, 수송 등
- 도구/쓰임: 계단 승강기, 작은 도구, 휠체어, 보행 보조기구 등
- 시력: 안경, 반맹, 겹보임, 안진 등
- 대화: 조음장애, 언어장애, 발성장애, 행동곤란
- 삼키기와 영양 수준
- 보청기
- 인지, 지각, 행동, 감정적 상태 : 집중력 혹은 기억력 상실, 정보 처리 속도, 무시, 공간지각, 감정적 불안정성 등
- 자제: 방광, 창자 기능
- 통증: 언제, 어디서, 악화 요인, 완화의 방법, 과민성 등
- 중재의 기대치: 치료를 받음으로써 환자/보호자가 기대하는 것

임상적 검사(도움 받는 앉기의 객관적 과거력)

- 자세 : 신체 부위의 정렬(예: 머리, 팔이음뼈, 골반, 척추 굴곡, 몸통의 주름, 체중부하 측면), 대칭 vs 비대칭, 표면 지지에 순응, 도움을 받고 움직일 능력, 굴곡/신전/굴곡과 신전을 혼합한 것 등
- 몸통과 사지의 근육긴장도(관찰한 후 다뤄라): 근육긴장항진, 긴장저하, 긴장의 조화, 연관된 반응(예: 움직임을 준비하거나 하고 있을 때-그들을 촉진하거나 지속적으로 생기는 것에 주목하라)
- 적극적인 움직임: 모든 곳을 관찰하라 예: 몸통, 팔, 머리, 다리, 도움 없이 될 수 있는 곳
- 수동적인 움직임: 가능한 관절 범위는 무엇인가? 제한되었다면, 근육 수축, 관절경직, 통증 등에 의해서 무엇이 제한되었는가? 결정을 보조하기 위해서 관절 '종말감' 을 사용하여라

평가의 이 부분에서 더 개인은 의자에서 나와서 주각에 앉는 것이 더 옳은 것으로 간주되면 그렇게 하도록 요구받을 수도 있다. 이쯤이면 이동을 안전하게 끝내기 위해서 얼마만큼의 도움이 필요한지 평가 하는데 필요한 정보가 수집되었어야 한다. 도움이 필요하다면 어떤 도움이 필요하고 얼마만큼 필요한지 평가할 기회가 주어질 것이다. 이동 중에는 환자가 얼마나 앉아있는 상태에서 잘 일어나는지 체중을 이동시키고 걷는 능력과 함께 평가될 수도 있다. 마지막으로 환자가 어떻게 앉는지에 대한 분석도 이루어져야 한다.

의자에서 침대로 이동하기

- 앉았다 일어나기 순서: 움직임의 어떤 구성 요소를 환자들이 스스로 했고 어떤 도움이 필요 했는가? 도움이 필요했다면 어떤 도움이 필요했고 왜 필요했는가? 연관된 반응의 단계/종류
- 서있을 때 한번(평가를 여기서 하거나 나중에 하여라) 균형 반응, 자세, 정중선에 대한 인식, 신체 부분의 정렬, 근육긴장도 등
- 의자에서 침대로 이동하는 동안 환자들이 효과적으로 체중, 정중선에 대한 인식, 체중부하 하지 않는 다리의 배치에 대한 통제, 체중부하 하는 다리의 안정성에 대한 통제를 효과적으로 이동시키는가? 환자들은 독립적이었는가? 도움이 필요했는가? 안전했는가?
- 서있는 상태에서 앉기: 환자가 움직임 순서의 모든 측면을 통제할 수 있는가? 환자가 모든 움직임의 순서를 정확히 하는가? 환자가 보상을 하는가? 그렇다면 어떻게, 왜 하는가?
- 도움 없이 앉기 환자의 자세를 재검사 하여라. 자세가 바뀌었는가? 그렇다면 왜 그런가? 환자가 도움의 근거를 재빨리 받아들였는가? 혼자서 앉을 수 있는가? 팔의 도움, 근육긴장도, 등등 앉는 것의 균형의 모든 측면을 평가하여라.
- 도움이 없는 동안의 기능(적절하다면): 예를 들어, 옷을 벗는다. 근육긴장도, 균형 반응, 체중 전이, 보상, 일을 완성하기 위해 사용된 전략, 일의 순서 정하기, 여러 가지 일 수행하기 등

앉아있는 상태에서 눕기와 앙와위로 눕기

- 앉아있는 상태에서 눕기: 환자가 혼자서 누울 수 있는가? 아니면 도움이 필요한가? 어떻게 성공했는가? 환자가 보상을 하였는가? 그렇다면 왜 그랬는가? 환자가 긴장 수준에 영향을 줬는가?
- 누울 때: 자세, 새로운 도움의 기전에 대한 순응, 움직임의 수동적, 능동적 범위의 시험, 감각 시험 등
- 누워서 움직이기: 환자가 다른 쪽으로 구를 수 있는가? 움직임의 분석을 정상적인 움직임 순서와 비교해보아라. 환자가 보상을 하는가? 노력을 하는가? 긴장 수준에 변화가 있는가? 기능적인가?
- 누워있는 상태에서 앉기: 환자가 침대 측면에 도움 없이 앉을 수 있는가? 아니면 도움이 필요한가? 요구되는 도움들과 그 이유를 밝히시오. 움직임 순서에 대한 분석과 정상과의 비교. 기능적인가? 환자가 다른 측면으로 움직일 수 있는가?

앉은 상태에서 일어서기와 일어선 상태에서 앉기

- 앉은 상태에서 일어서기 : 환자가 움직임의 어떤 요소를 도움 없이 할 수 있었는가? 그리고 어떤 요소는 도움이 필요 했는가? 종류와 이유는?
  환자가 몸의 양쪽을 동등하게 사용했는가?
  정상적인 움직임과의 움직임 비교. 연관된 반응을 관찰하였는가? 그렇다면 어디서 왜? 기능적이고 안전한가?
- 일어선 상태에서 앉기 : 환자가 움직임의 어떤 요소를 도움 없이 할 수 있었는가? 그리고 어떤 요소는 도움이 필요 했는가? 종류와 이유는?
  환자가 몸의 양쪽을 동등하게 사용 했는가?
  정상적인 움직임과의 움직임 비교. 연관된 반응을 관찰하였는가? 그렇다면 어디서 왜? 기능적이고 안전한가?

일어서기와 일어서서 움직이기

- 일어설 때 : 환자가 도움 없이 할 수 있는 것은 무엇인가?
  환자는 몸의 좌우가 균형이 잡혔는가? 일어설 때의 사지의 전체적인 자세와 배열, 근육긴장도
  환자는 새로운 도움의 기전에 순응 하는가? 보상을 하는가? 그렇다면 어떻게 하는가?
- 일어서기의 균형 : 어떤 균형 기전이 사용되었는가?
  이것들이 어떻게 정상적인 균형 전략과 비교하는가?
  환자가 왜 그러한 특정한 전략을 사용하는가?
  보상을 한다면 어떻게, 왜 하는가?
  일어설 때 기능적인 일?
- 일어서 있는 상태에서 움직이기 : 환자가 체중을 한쪽 다리에서 나머지 다리로 옮길 수 있는가?
  체중을 앞뒤로 움직일 수 있는가?
  몸통, 고관절, 무릎 신전을 유지할 수 있는가?
  보상을 하는가?
- 일어서 있는 상태에서 움직이기 : 두 다리로 앞이나 뒤로 또는 정중선을 통과해서 움직일 수 있는가?
  일을 하는 동안의 근육긴장도는?
  체중부하를 하는 다리의 안정성을 유지할 수 있는가?

걷기

- 기능적으로 걷는가?
- 보행 패턴의 질을 분석하여라
- 보행 보조도구를 사용하는가? 그렇다면 알맞게 사용되고 있는가?
- 다양한 방향, 지면, 환경에서 방해물이 있어도 걸을 수 있는가?
- 에너지를 소비하며 노력해서 걷는가?
- 연관된 반응이 있는가? 그렇다면 언제, 어디서, 왜, 그런가?
- 보행 패턴(각 다리의 디딤기) : 디디는 발의 안전성, 고관절 신전과 외전의 유지, 고관절과 무릎의 안전성
  디딤기의 모든 단계(발꿈치딛기부터 발가락 떼기까지)가 동등하게 적절한가?
  근육긴장도는?
  보상 전략은?
- 보행 패턴(각 다리의 흔듦기-발가락 떼기부터 발꿈치디딛기까지) : 디딤기로부터 긴장도를 바꿀 수 있는가?
  움직임 순서를 정상적 순서와 비교하여 분석하여라
  바닥을 닦을 수 있는가? 안된다면 이유는?
  적절한 근육 무리의 보충은? 보충의 시기는?

평가를 하는 동안 신경학적인 손상에 따라 환자들이 어떤 방법으로든 보상을 해야 한다는 것을 명심하는 것이 중요하다. 보상이 적절하고 환자의 회복을 방해하지 않을 때, 이것은 수용될 수 있고 필수적인 절충안이기도 하다. 분명히, 대부분 환자들의 목표는 기능적인 자립을 획득 하는 것이다.

문제와 목표 리스트

이제 평가가 완성되었고, 문제와 목표 리스트가 공식화되어야 한다. 물리치료사로써 환자/보호자의 인지된 문제를 검증하는 것이 중요하다. 문제와 목표는 환자와 가족들의 동의를 받아야 한다. 하루를 마치며 목표가 물리치료사 것이 아니라 환자 것이라는 것을 기억해야 한다.

- 문제 리스트(날짜가 우선순위에 맞춰서 짜여진)
- 문제의 원인
- 합의된 목표(우선순위에 따라)
- Review date
- 치료 계획
- 목표가 이루어진 날짜, 서명 그리고 일의 제목. 이루어지지 않았으면 이유를 적어라

물리치료 중재

물리치료사들은 재활에 대해서 특정 치료 모델을 사용하기 보단 절충적인 접근을 사용한다. 역사적으로 많은 치료 접근에 대한 연구는 드물었고 치료 접근이 다른 치료 접근보다 결과에 대해서 우세하다고 글로 표현하기 어렵다. 신경 손상이나 질병을 겪고 있는 육체적으로 완전히 성숙한 성인들의 치료는 기능을 회복하거나 활동의 상실을 보상하도록 환자를 치료

표 15.2 재활의 전형적인 과정

시기	정의	관리 내용
급성기	사건 발생 직후	계통별 기초적 평가 호흡 계통 물리치료 중재 환자와 보호자들과의 면담을 통한 상태의 특성 분석 환자의 자연 및 사회적 환경 평가
중간기	의식이 회복되고, 의학적으로는 안정상태가 되어 재활를 본격적으로 시작할 단계	재활의 목표에 대한 규칙적인 확인과 평가 물리치료 중재 프로그램에 적극적인 참여 자가치료 계획의 수립과 참여진작
퇴원 및 이동	정규 재활프로그램을 마치고 퇴원하기 직전의 단계	치료후 지속되는 장애의 평가 환자와 합의된 퇴원 목표에 도달하기 위한 물리치료 중재 환자의 생활 환경의 개선 환경 변화에 따르는 생활 방식 개선 자가치료 계획의 검토와 감시 및 관리 환자가 집으로 돌아오거나 지역의 물리치료가 중단되었을 때 재활의 패턴 결정하기
장기		정기적인 환자상태의 재검토 과제 - 특수 치료기간 자가치료 전략의 검토와 수정

Stokes저, 신경과 질환의 물리치료 1998년 모스비 출판사, 뉴욕

하는 것을 목표로 한다. 물리치료 관리는 문제 해결 접근을 따르고 기능을 최대화시키고 이차적인 합병증을 예방하며 움직임의 재활/재교육을 이끌어낸다; 사회적/심리학적 요인도 고려해야 한다. 독자들은 구체적인 치료 접근에 대한 세부정보를 원하면 Edwards(2002), Carr and Shepherd(1998), Partridge (2002), Bobath(1990)를 참고하시오.

운동과 감각 기능 장애로부터 유발되는 문제를 다루는 물리치료사뿐만 아니라 신경학적인 이상을 겪는 환자들도 재활의 급성단계에서 집중적인 간호가 필요하다. 그러한 환자들의 주요 목표는

- 호흡 분비물의 생성을 방지하고 뇌의 산소공급을 증가시키기 위해서. 삽관을 한 환자들을 위해서 이것은 자루에 넣기, 흡인, 자세잡기를 포함할 수 있다
- 적응성 근육 단축이나 연축을 예방하기 위해 신경근육 체계의 통합성을 보존하려고. 이것은 수동적 움직임, 올바른 자세잡기, 체위 관리, 적절한 수법과 예방적인 부목고정과 경직을 위한 적절한 약물 관리를 포함한다
- 감각 자극 요법을 다루고 사용함으로써 필요한 만큼 적절한 단계의 자극을 제공하기 위해서
- 환자의 간호, 진행을 논의할 시간을 제공하는 것과 중재의 잠재적 결과, 지지집단에 대한 조언과 정보 자료의 측면에서 조기 가족 교육을 제공하기 위해서

덜 집중적인 환경에서 관리된 환자들과 재활의 후기 단계에 있는 환자들을 위한 물리치료의 목표는

- 활동적인 움직임의 회복을 촉진하고 움직임을 기능적인 활동에 통합시키기 위해서
- 심장혈관과 호흡 기능, 근력, 움직임의 범위를 최대화시키기 위해서
- 연조직의 적응을 포함한 이차적인 합병증을 예방하기 위해서
- 불필요한 보상적인 움직임 전략을 방지하기 위해서
- 사회적 직업적 재통합을 장려하기 위해서
- 환자, 가족, 보호자, 팀의 다른 구성원들에게 지속적인 관리의 측면에서 조언을 하기 위해

재활의 전형적인 과정은 표 15.2에 나와 있다.

결과 측정 및 목표 설정

평가가 종료되면 임상의학의 관점에서 추론과정을 거쳐 가장 중요한 문제점이 무엇인지를 결정한다. 환자와 가족과 함께 적절한 시간 계획을 함께 고려하여 치료의 목표를 수립한다. 목표는 재활팀 구성원들을 포함하여 관련된 모든 사람들과 협의를 거쳐서 모두가 각각의 과정에 대해 명확히 이해할 수 있도록 설정되어야 한다. 이러한 과정이 제대로 이루어지지 않은

상태로 지속적으로 치료를 시행한다면 환자와 가족들에게 잘못된 이해와 좌절을 초래할 수 있다.

용어

국제보건기구(WHO)의 질병개념은 질병으로 인한 결과와 재활의 효과를 평가하고 기술할 수 있는 유용한 구조적 틀과 일반적인 용어를 제공한다(Edwards 2002).

1980년부터 사용된 기존의 WHO의 국제장애분류(International Classification of Impairments, Disabilities and Handicap)는 이제는 국제기능(-장애-건강)분류(International Classification of Functioning; ICF)로 대체되었다. 이는 기존의 분류가 장애, 불구 등의 부정적인 용어를 강조한 반면에 새로운 분류는 활동과 참여 등의 보다 긍정적인 용어를 강조하고 있다는 점이 다르다. 표 15.3에 구용어와 신용어를 비교해 놓았다.

- '신체기능' 은 신체 구조나 생리학적 또는 심리학적 기능의 손실이나 이상을 중요시한다.
- '활동' 은 개인의 기능의 특성이나 범위를 뜻한다. 그것은 특성, 기간 또는 질로 제한될 수도 있다. 그것은 개인이 업무를 수행할 수 있는지 그리고 얼마나 잘하는지를 중요시한다.
- '참여' 는 장애, 활동, 건강 상태, 환경적 요인과 관련된 개인의 여러 가지 상황의 특성과 범위를 뜻한다. 활동상의 한계는 활동 수행의 어려움으로 표현될 수 있다. 참여 제한은 생활 속의 상황에서 경험하는 곤란으로 표현할 수 있다.

이러한 분류가 치료적 개입을 결정하고 그 결과를 평가하는 배경지식이 된다.

결과 측정 원칙

의료계의 전문가들은 치료의 효과에 대해 증거를 제시할 수 있어야 한다. 영국의 의료제도(국가의료서비스제도-National Health Service, NHS)하에서 의료에 대한 정부의 지배구조가 형성되고, 책임과 임상 치료 효과 사이에 밀접한 관계로 인해 치료 결과의 평가에 대해 관심이 증폭되었다.

표 15.3 WHO용어의 신구 비교

2002년 전 용어	2002년 후 용어
손상(impairment)	신체기능(body functin)
무능(disability)	활동(activity)
핸디캡(handicap)	참여(participation)

측정이라는 말에는 상대적이거나 절대적이거나 그 값을 정량화하여 수치화한다는 의미를 내포한다. 치료 개입의 효과 여부를 치료 결과를 측정하여 분석하는 것은 증거중심 의료(evidence-based healthcare)의 근간이 된다(Edwards 2002). 결과 측정 과정은 평가에서 어림짐작이나 주관성을 배제할 수 있게 하므로 물리치료사가 임상적 효능을 증명하는 것에 도움이 된다.

결과 측정은 또한 의사소통의 수단을 제공한다. 임상의사들 사이에서 널리 통용되는 언어의 중요성은 아무리 강조해도 지나친 것이 아니다. 팀을 이룬 다방면의 전문가들이 함께 이용하고 이해할 수 있는 평가척도를 위해서는 여러 분야의 치료에 초점을 맞추고 전통적인 전문 분야에 대한 영역을 허무는 것이 반드시 필요하다.

결과 측정방법은 매우 다양하므로 사용하는 시기와 측정 방법의 선택에 주의를 기울여야 한다. 측정방법을 개발하거나 이용하려 할 때 따라야 할 일반적인 원칙은 다음과 같다.

- 평가 대상이 되는 결과의 선별
- 적절한 결과 평가의 선별
- 원하는 것을 측정할 수 있는지 확립(신뢰성, 유효성, 감수성)
- 매일매일 사용하기 편리한지 확립(임상적 효용)

결과측정 방법은 시간에 따른 변화를 파악할 수 있을 정도로 민감해야한다. 물리치료 영역에서 적절한 결과 측정 도구의 이용은 치료와 관리에서 필수적인 요소이며 신경과 영역에서도 예외는 아니다.

전후관계를 고려한 결과 측정

물리치료의 결과 측정은 재활의 넓은 전후 관계 안에서 고려되어야 한다. 재활이란 질병으로 인해 생긴 장애를 줄이고 기능을 강화하기 위한 문제해결의 과정이며 교육의 과정이라 정의할 수 있다(Wade 1992). 재활의 원칙은 기능을 새로이 익히고 환경에 적응하는 과정을 통해 몸의 활동 기술을 다시 정비하고 수행능력을 정립하여 활동력을 강화하는 것에 기초한다.

표 15.4 임상에서 자주 사용되는 결과측정 도구

구분	결과측정 도구	참고문헌
기능손상		
근력	악력측정기	Bohannon 등 (1995)
	MRC 등급 (Medical Research Council)	Medical Research Council (1976)
운동범위	관절 각도기(Goniometry)	Norkin과 White (1975)
근긴장	애쉬워드 경직 척도(Modified Aschworth scale)	Bohannon과 Smith (1987)
감각	입체인지감각(Stereognosis)	Lincoln과 Edmans (1989)
피로	피로수준 척도 (Fatigue severity scale)	Petejan 등 (1996)
장애		
전신장애		
일반척도	바델 지수	Mahoney 와 Barthel (1965)
	기능별 독립성 평가(FIM)	Granger 등 (1993)
특수 - 질환	뇌졸중 운동기능 평가 척도(MAS)	Carr 등 (1985)
국소적장애		
보행	10미터 보행검사	Wade (1992)
	하우저 보행지수 (Hauser Ambulatory Index)	Hauser 등 (1983)
운동	리버미드 운동평가 척도	Lincoln과 Leadbitter (1979)
균형	팔뻗기 검사(Functional reach test)	Duncan 등 (1990)
	일어서서 걷기 검사(Timed get-up-and-go test)	Podsialo 와 Richardson (1991)
상지기능	9개의 구멍에 핀 꽂기 검사	Mathiowetz 등 (1985)
	팔뻗기 운동 검사(Action Research Arm Test)	Crow 등 (1989)
	프렌차이 상지 검사(FRenchay Arm Test)	Sunderland 등(1989)
신체장애	런던 신체장애 척도(London Handicap scale)	Harwood와 Ebrahim(1995)
	환경상태 척도(Environmental status scale)	Mellerup 등 (1981)
삶의 질		
일반척도	36질문지의 단편형 건강조사	Ware 등 (1993)
	노팅험 건강 설문지	Hunt 등 (1981)
특수 - 질환	39질문지 파킨슨병 설문지	Peto 등 (1995)
	다발성경화증 기능평가	Cella 등 (1996)

(Edward S 편저 2002년도 판)

재활을 통해 개인의 독립적인 직무수행능력을 증진시키고, 개인의 육체적, 정신적, 사회적, 직업적 능력을 최대화 한다. 재활은 기능 회복과 개선과 함께 장애의 예방과 사회적 역할 유지를 목표로 한다.

어떠한 재활의 시도가 이루어지더라도 신체 기능을 정량화 할 수 있는 능력이 성공적인 치료의 초석이 된다. 이 과정은 환자의 초기 평가와 치료계획 수립, 목표설정과 치료 후 결과 평가와 관련이 있다. WHO의 국제기능분류와 재활 과정 이 모두가 물리치료에서 이용되는 결과 측정에 대해 전후 과정이 된다.

표 15.4는 신경과에서 이용되는 결과 측정의 요약이다. 요약이긴 하나 이해하기 쉽지 않기 때문에 독자들은 이 단원의 마지막 부분에 있는 추천도서목록을 참고하기 바란다.

평가항목의 유형에는 기능적, 기술적 측정방법과 삶의 질 측정 방법이 있다.

- 기능평가는 장애의 수준과 타인에 대한 의존도를 고려한 것이다. 환자가 필요로 하는 도움의 정도 변화와 환자의 기능의 변화가 바로 신경과질환 환자의 재활의 목표가 된다(Stokes 1998). 아직까지 표준 측정법은 없다. 현재 통용되는 측정방법에는 바르텔 지수, 기능적 자립도 평가법(Functional Independence Measure; FIM), 대근육기능평가 (Gross Motor Function Measurement; GMFM), 운동평가척도(Motor Assessment Scale; MAS)등이 있다.
- 기술측정은(Technical measures) 손상과 장애의 정도를 고려한 것으로 근육 긴장도 측정, 관절운동범위 측정, 근육 활용 능력 평가 등이 있다.
- 삶의 질 평가는 영구적으로 남은 신체 장애의 정도와 환자의

지역사회에서의 역할과 사회적 활동 대한 능력을 고려한 것으로 노팅험 건강설문지와 단편형 36 설문지(Short Form 36) 등이 있다(Stokes 1998).

목표 설정

정의: 여기에서 목표 설정이란 환자와 치료사 및 치료와 연관된 구성원들이 일정기간 동안 함께 해나갈 팀작업의 공동 목표를 정하고 합의하는 것을 뜻한다(Wade 1999a,b).

치료 목표의 계획은 재활에 쏟는 노력이 최대한 효과적이고 효율적인 것이 되도록 하기 위해 필요하다(Elsworth 등 1999). 환자의 상태에 따라 서로 다른 도전해 볼만한 목표가 수립된다면 그 결과가 더 좋게 마련이다.

목표 설정의 영향에 대해 아직 증거는 불충분하지만, 일반적으로 재활 과정에 목표 설정 단계가 포함되는 추세이다(Wade 1999c). 환자중심의 치료와 의사결정 과정에의 환자 참여가 강조되면서 이러한 정규화된 목표 설정 과정이 치료에 연관된 모든 사람들의 협조와 협동에 도움을 준다. 공동의 목표 설정은 재활 과정이 보다 환자 중심적인 것이 되게하였고, 장기간의 재활 치료기간과 치료기간 이후에 이르기까지 환자에게 동기를 부여하는데 도움이 된다.

훌륭한 재활은 구체적이고, 평가가능하며, 성취가능하며, 실질적이고, 시간적으로 잘 짜여있어야한다. 이러한 영어단어의 첫글자를 따서 SMART(specific, measurable, achievable, realistic, time-framed)한 목표라하며 내용은 다음과 같다.

1. 의미있고 도전할만한 목표를 세우되 성취가능한 범위안에서 한다.
2. 환자와 보호자 모두를 포함시킨다.
3. 단기와 장기 목표를 설정한다.
4. 치료 구성원 전체의 팀 목표와 전문가 개인별 목표를 설정한다.

목표는 장기, 중기, 단기 각각의 기간별 목표를 설정하는 것이 보통이다. 일반적으로 문헌에서 사용되는 용어를 정리하면 다음과 같다.

- 장기 목표 - 최종목표 (aims)
- 중기 목표 - 목적 (objectives)

Key Point

목표 설정단계에 환자가 참여할 수도 있고 그러지 못할 수도 있지만, 환자의 희망사항이 반영되어야 한다는 것이 중요하다. 실제 해당 모임에 직접 참여하는 것이 환자에게는 상당히 스트레스 받는 일일 수 있다.

- 단기 목표 - 근시일에 도달할수 있는 목표 (targets)

1999년 웨이드(Wade)는 위의 용어를 정의했는데 그 내용은 표 15.5에 나와있다.

요약하면, 치료 목표 설정이 환자와 전문가들의 목표를 일치하게 한다. 목표 설정으로 재활 팀이 환자 개인의 요구에 집중할 수 있게 하고, 환자에게는 동기를 부여할 수 있다. 이러한 목표가 치료 효과를 높이고, 적극적 치료 개입의 효과를 측정할 수 있는 방법을 제공한다(Edwards 2002; McGrath와 Adams 1999).

뇌졸중

개요

매년 잉글랜드와 웨일스에서 11만명이 처음으로 뇌졸중을 경험하고, 3만명은 뇌졸중이 더욱 진행한다(2002년 영국 보건부 보고). 뇌졸중(stroke-cerebroascular accident; CVA, 뇌혈관질환)은 영국에서 심각한 장애를 유발하는 가장 큰 원인이며 사망 원인중에서

표 15.5 최종목표, 목적과 단기목표

최종목표(Aim)	상태 서술
	환자와 가족이 원하는 것
	사회적 역할이나 기능 또는 웰빙이라는 측면에서 결정
목적	중기간에 이룰 수 있도록 설정
	특정상태로 십취와 같은 변화의 방향을 제시
	환자의 행동과 환경의 측면에서 결정
단기목표	단기간에 이룰 수 있도록 설정될 것
	치료에 연관된 전문가 한사람에게 해당되는 특정 목표
	재활 과정의 어느단계에서나 가능하도록 설정

웨이드가(1999)

3번째로 많은 비중을 차지한다. 2002년도 영국 보건부의 발표에 따르면 뇌졸중의 초기 치료와 지속적인 치료 및 관리에 소요되는 재원이 전체 의료 및 사회복지 재원에서 큰 부분을 차지하고 있고, 전체 병원 수입의 약 5%가량이 뇌졸중의 치료와 관련된 것이라는 보고가 있다(Fawcus, 2000). 뇌졸중은 선진국의 경우 대개 사망자의 10-12%에서 그 원인이 되며, 특히 65세 이상의 노인 사망의 88%가량이 뇌졸중에 의한 것이라는 보고가 있다(Bonita, 1992).

뇌졸중은 한 사람의 생활에 지대한 영향을 미친다. 장기간의 장애를 초래하며 이로인해 장기간의 치료 및 보살핌이 필요하다. 뇌졸중으로 병원을 찾는 환자들은 다양하고 복잡한 신체적, 정서적, 사회적 문제를 가지고 있다. 갑작스럽게 모든 활동 능력이 없어지는 상황은 환자 본인 뿐만 아니라 가족에게 엄청난 스트레스를 준다. 뇌졸중의 결과로 나타나는 신경학적 결손 증상들은 환자와 가족들을 망연자실하게 한다.

뇌졸중의 증상은 손상된 병변 부위의 위치와 크기에 따라 달라진다.

대부분 뇌졸중이 발생하면 몸의 한쪽면의 상하지가 모두 마비되는 편측 마비가 생기는데, 이러한 마비는 마비측 사지의 반대편 뇌의 병변이 있음을 뜻한다.

가장 흔한 증상은 운동장애이며, 다른 신경학적 장애에는 다음과 같은 것이 있다.

- 시각장애
- 인지장애
- 감각장애
- 의사소통 곤란
- 연하곤란

위의 증상들은 환자에 따라서 각각 독립적으로 나타나기도 하며 동시에 여러가지가 종합적으로 나타나기도 한다. 자세와 균형을 유지하지 못하는 증상은 매우 흔하다(Fawcus, 2000).

이러한 신경학적 결손들은 일시적인 기능장애로 완전히 회복되는 경우도 있지만, 이후 사망에 이를 때까지 지속적으로 증상이 남아 장애를 유발하는 경우도 있다. 발병 초기에 증상이 심하였다가, 치료 이후 시간이 지날수록 호전되거나 더 이상 나빠지지 않는 경우 비진행성 병변(non-progressive lesion)이라 한다.

정의: 뇌졸중은 뇌로 가는 혈액 흐름(혈관에서)의 중절로 정의될 수 있다. 결과적으로는 24시간 이상 지속되는 국소적인 신경 결핍을 유발한다(Lundy-Ekman 1998). WHO는 뇌졸중을 뇌 기능의 국소적 손실의 임상적 증상이 생기는 상태로 본다. 원인은 혈관문제 외에는 밝혀진 것이 없고 증상은 24시간 이상 지속되거나 사망으로 이끌기도 한다(Fawcus, 2000).

Key Point

뇌졸중의 84%가 허혈이 원인이고 16%는 출혈이 원인이다. 1000명당 2명꼴로 발생한다. 환자들의 40%는 잔류 신경 결핍을 가지고 있고 30%는 사망할 수 있고 나머지 30%는 완전히 회복할 수 있다.

적절한 치료 제공을 위해서 뇌졸중의 빠른 진단은 필수적이다. 뇌졸중 연합회에 의해 개발되어진 Face Arm Speech Test(FAST)는 단순하고 빠른 진단을 가능하게 한다. FAST는 뇌졸중의 3가지 특징적인 증상의 평가가 필요하다.

- 안면 쇠약 - 미소를 지을 수 있는가? 입이나 눈이 수그러들었는가?
- 팔 쇠약 - 두 팔을 다 들어올릴 수 있는가?
- 언어 문제 - 명백하게 말하고 당신의 말을 이해할 수 있는가?

일과성 뇌허혈발작

뇌신경 기능의 감소나 소실이 있은 뒤 24시간 이내에 완전히 회복되는 경우가 있다. 이런 경우를 일과성 뇌허혈발작 이라한다. 때로는 중증의 뇌졸중으로 이어지기도 하며, 일종의 경고성 증상으로 간주되기도 한다. 일과성 뇌허혈발작을 경험한 사람들 중 5~10%에 이르는 사람들에게 뇌졸중이 발생한다. 일부에서는 일과성 뇌허혈발작 이후 수일에서 수주간 경한 장애가 지속되기도 한다. 이런 경우는 경증 뇌졸중(minor stroke) 또는 가역성 허혈성 신경학적 결손(RIND: reversible ischemic neurologic deficit; Hume-

Adams and Graham 1998) 이라고 한다. The Primary Care Concise Guidelines for stroke(RCP 2004)는 일과성허혈발작(transient ischaemic attack, TIA)을 겪는 사람들이 문제가 해결되었다면 하루 300mg의 아스피린 복용을 시작하는게 중요하다고 한다. 이것은 추후 일과성허혈발작나 뇌졸중의 위험을 줄여준다.

Clinical note

> 뇌졸중은 어느 나이에서든 일어날 수 있지만 노인에게서 가장 흔하다. 뇌혈관질환과 연관된 위험 요소는 표 15.6에 나열되어있다.

병리

뇌졸중은 허혈, 또는 출혈에 의해 유발되며 대개는 비진행성 질환이다. 일부에서는 선천성 뇌혈관 이상으로 인한 출혈이 원인이 되어 뇌졸중을 유발하기도 한다. 이러한 혈관 이상을 동정맥기형(arteriovenous malformations, AVMs)이라 하며, 혈관벽이 약해 자연 출혈의 가능성이 높아서 수술적 교정이 필수적이다(Stokes, 1998; Fawcus, 2000).

허혈성 뇌졸중

허혈성 뇌졸중(ischaemic stroke)은 혈액을 따라 이동하는 색전(embolus, a migrating clot)이나 혈관벽에 부착되어있는 혈전(thrombus, fixed clot)이 혈관을 막아 막힌 부위 아래로 혈액 공급이 차단되는 경우에 발생한다. 급격하게 혈류가 차단되면 그 부위의 세포들이 죽고, 신경학적 결손이 나타난다. 혈전은 대개 죽상동맥경화증(atherosclerosis)에 의해 생성되며, 고혈압, 당뇨, 심장의 관상동맥이나 말초혈관 질환과 연관이 있다. 허혈로 인한 증상은 수 분 내에 나타난다.

병변부위는 동맥의 분포와 다른 뇌동맥과의 문합(anastomosis)의 정도에 따라 결정된다. 초기 허혈부위에 부종(oedema, 미국식용어는 edema)이 생기면 신경학적 증상이 더 악화될 수도 있다. 부종이 해소되면 최종적으로 남은 증상이 분명해진다. 대개의 환자들은 몸의 한쪽면을 사용하지 못하는 반신불수의 상태가 되고, 두통을 호소하며, 말이 어눌해지기도 한다. 반신불수는 대개 증세의 초기에는 저긴장성(hypotonic)으로 시작되나 뇌졸중 발생 후 수일 경과 후에 근육이 모두 경직된 과긴장성(hypertonicity) 편마비로 발달 될 수도 있다.

표 15.6 뇌졸중의 위험요인

주요 위험요인	기타 위험요인
고혈압	경구피임약복용경험
고콜레스테롤혈증	과도한 음주
죽상동맥경화증	신체활동의 결여
당뇨	비만
심장병	
흡연	

출혈성 뇌졸중

출혈성 뇌졸중(haemorrhagic stroke)은 뇌혈관의 파열로 인해 발생한다. 고혈압이 지속되면 뇌의 말초세동맥에 지방초자체변성(lipohyalinosis)이 진행하여 작은 동맥류(aneurysm)를 형성하며, 동맥류가 파열되어 출혈로 이어진다. 병증의 발생은 급격히 진행하여 극적인 경과를 보이는데, 대게 심한 두통과 구토로 시작되어 의식을 잃게된다.

뇌지주막하출혈

뇌 기저부에 있는 윌리스 대뇌동맥고리(circle of Willis)의 분지에 혈관벽의 이상으로 꽈리처럼 부풀어져있는 동맥류가 파열되어 뇌를 감싸고 있는 막중에 하나인 뇌지주막의 내부로 출혈이 되는 경우를 뇌지주막하출혈(subarachonid haemorrhage)이라고 한다. 출혈이 생기면 환자는 급작스런 심한 두통을 호소하며 구토나 목의 경직을 호소하기도 한다. 의식을 잃기도 하는데 환자의 10% 가량은 출혈후 수시간 이내에 사망하며, 40%는 2주이내에 사망하는 것으로 알려져있다(Stokes, 1998). 수술만이 유일한 치료법이며, 이후 집중재활이 필요하다.

뇌 조영(RCP, 2004)은 뇌졸중 종류의 빠른 감지를 위해 발병 24시간 내에 행해져야 한다. 이것은 가장 적절한 의학 중재를 가능하게 할 것이다.

임상증상

뇌동맥폐색에 따른 임상증상들은 표 15.7에 나와있다.

증상은 병변 부위의 크기와 정도에 따라 달라진다. 대개는 표 15.7에 있는 증상들이 혼재 되어 나타나는데, 운동기능, 감각, 고유수용성감각(proprioceptive), 인지기능 등에 장애를 유발한다. 목록에 발생 가능한 모든 증상을 다 기재하지는 않았다. 이 책의 취지상 모든 증상을 다 다룰 수는 없다. 다만, 뇌졸중 환자들은 비슷해 보이긴 해도 증상이 똑 같은 환자는 없다는 점이 중요하다.

환자관리

환자관리는 의학적 관리, 재활, 그리고 예방의 3단계로 진행된다(Fawcus, 2000). 만성질환의 증가추세를 고려하면 건강증진계획이 더욱 중요해졌다.

의학적 관리

뇌졸중이 허혈성인지 출혈성인지, 뇌지주막출혈성인지 그 원인에 따라 약물치료가 달라지기 때문에 정확한 원인을 찾는 것이 가장 중요하다. 영국 왕립의사협회(Royal College of Physician)에서 펴낸 뇌졸중치료지침에 표준 치료지침을 소개하였다.

뇌졸중은 내원 당시의 초기 증상에 기초해서 진단한다. 약물치료는 우선적으로는 뇌졸중을 유발한 원인이 되는 기저 요인(예: 고혈압)을 초절하고, 2차적인 합병증을 예방하는 것으로 구성된다.

영국에서는 뇌졸중환자에게 제공될 치료법에 따른 지침이 마련되어있다. 연구에 따르면 다양한 분야별 전문가가 뇌졸중 전담반을 구성하여 특화된 뇌졸중 치료부서에서 치료받는 것이 보다 효과가 좋다고 한다(Fawcus 2000; Edwards 2002). 이러한 치료는 발병 후 6개월 이내에 가장 효과가 좋으며 그 이후에는 병원이나 가정에서나 큰 차이가 없다.

물리치료 관리

뇌졸중(RCP/CSP, 2004)의 물리치료 지침은 실제 임상에서 규정 그 자체로 이용되는 것 보다는 의사결정의 토대로 이용되는 것이 바람직하겠다. 아울러 환자의 가족 또는 보호자들도 퇴원계획과 장기간의 치료계획 치료 시설 평가등에 대해 이 임상지침을 참고하는게 좋다.

다음은 뇌졸중 이후 신체회복에서 중요한 특징으로 1997년 Ashburn이 정리한 것들이다.

1. 첫 수개월은 회복 속도가 빠르고, 대부분의 환자에게서 비슷한 순서로 운동이 회복된다.
2. 혼자 앉아서 균형을 유지하는 것과 그 시기가 환자의 독자적인 생활 가능성을 평가하는 지표가 된다.
3. 초기 운동 장애의 정도와 마비상태에서 움직임이 가능해지는 때까지의 시간이 운동기능의 회복에 중요한 지표이다.

표 15.7 뇌혈류폐색과 관련된 동맥

중뇌동맥(Middle cerebral artery) (대뇌반구의 볼록한부분의 대부분에 혈액을 공급)	병변의 반대편 편마비 양쪽 눈에서 병변의 반대쪽 시야에 시력상실(부분반맹) 대뇌피질성 감각소실 좌뇌에 병변이 있을경우 언어장애와 반대편(오른쪽)을 인식하지 못함 우뇌에 병변이 있을경우 두정엽손상이 발생하면 시각과 공간감각에 장애가 생기고 왼쪽을 인식하지 못함
후뇌동맥(Posterior cerebral artery)	시각장애 병변부의 반대측 시야장애 기억력감퇴, 반대측 감각소실
전뇌동맥(Anterior cerebral artery)	반대측의 단마비 대뇌피질성 감각소실 때때로 전두엽손상과 연관된 행동장애

초기에는 근육긴장 저하가 나타나며, 시간이 지나면서 근육긴장항진증이 나타난다
Stokes저, 신경과 질환의 물리치료 1998년 모스비 출판사, 뉴욕

4. 연구에 의하면 편측무시 증상이 더 좋지 않은 기능 장애와 연관이 있음이 알려져있다.
5. 어떤 환자는 운동기능이 정상으로 돌아오고, 어떤 환자들은 전혀 돌아오지 않는지, 마비와 정상기능의 운동기능의 양극단 간에 관계에 대해서는 알려진 바가 많지 않다.
6. 특정 능동운동의 회복에 대해서는 현재까지 무시되어왔다.
7. 장기간 경과후 운동능력 회복의 양상에 대해서는 아직 알려진 바가 많지 않다.

Key Point

물리치료 관리는 자립심 증진, 기능 향상, 활동 최대화, 증상의 개선 그리고 질병 예방을 겨냥한 총체적인 문제해결을 하는 여러전문분야적접근에 초점을 둔다.

파킨슨병, 파킨슨증

개요

파킨슨병(parkinson's disease, PD)은 1817년 제임스 파킨슨이 처음 기술한 진행성, 특발성 신경퇴행성질환이다. 한때는 진전마비(shaking palsy)라는 이름으로 불리던 파킨슨병 또는 파킨슨증(parkinsonism)은 일련의 운동계의 장애를 통칭한다. 파킨슨증은 파킨슨병(가장 흔한형태)을 포함하여 뇌의 퇴행성 질환의 몇가지 상태를 종합적으로 지칭하는 말이다. 파킨슨증의 주요 증상과 징후는 파킨슨병의 4가지 주요증상을 포함하고 있다. 특발성인 신경학적 결손의 결과와 함께 파킨슨증의 원인으로로는 권투와 같은 외상도 포함된다(Stokes, 1998). 4가지의 특징적인 주요증상은 다음과 같다.

- 휴식 시 진전
- 강직
- 운동완만(움직임의 둔화)
- 운동감소증(움직임의 결핍)

병의 발생원인에 대해서는 아직 명확하게 알려져 있지 않다. 다만 다양한 학설들이 계속되고 있다. 아래의 이론들은 여러 학설들 중의 일부로, 확실히 밝혀진 것들은 아니며, 이론적인 내용들임을 밝혀둔다.

- 활성산소(free radical)가 주변의 산화를 유발하여 세포사를 초래한다?
- 체외 또는 체내의 독소가 선택적으로 도파민 관련 신경의 손상을 유발한다(예: 살충제에의 노출)?
- 유전적으로 발병이 쉬운 요인이 있다?
- 도파민을 생산하는 세포의 노화 속도가 빨라진다(노화가속설)?
- 활성산소와 환경요인, 유전소인, 노화 가속등의 영향이 복합적이다?

파킨슨병의 발병에는 성별에 따른 차이가 없고, 사회, 경제적 또는 지역적인 차이에 따른 발병의 차이도 없는 것으로 알려져있다. 대개 50대 말경, 초로의 나이에 발병하며, 평균 발병연령은 60세이다. 그러나 환자들의 7분의 1에서는 50세 이전에 진단된다(Caird, 1991).

다른 질환에서도 유사한 징후와 증상이 나타나므로 진단이 어렵다. 이 질환의 초기 증상은 쉽게 알아차리기 어렵고, 진행이 느리다. 대부분 환자는 진전(떨림)이 생겨 생활에 영향을 받을 때쯤에 병원을 찾는 것이 전형적이다. 본인보다는 환자의 친구나 가족들이 먼저 알아차릴 수 있는 미묘한 변화에는 다음의 것들이 있다.

- 피로와 전신병감
- 진전
- 부드러운 목소리
- 글씨체의 변화
- 건망증
- 심기불편/우울증

병리

파킨슨병은 중추신경계의 퇴행성질환으로 그 진행이 느리다. 특별히 뇌의 흑질(substantia nigra)과 선조체(corpus striatum;줄무늬체, 미상핵(caudate nucleus;꼬리핵), 피각핵(putamen; 조가비핵)으로 이루어져 있음)에 영향을 미친다. 흑질은 중뇌에서 어두운 두 영역으로 보이는 도파민생성 신경핵이다. 파킨슨병은 기저핵(basal ganglia)에 발생하는 질환중에 가장 흔한것으로 꼽힌다. 흑질과 선조체에서 80%의 도파민 생성하는 세포의 감소는 임상적 증상이 나타나기 훨씬 이전부터 시작된다. 이로인해 도파민 생성의 감소가 유발된다.

Key Point

도파민은 흑질과 선조체 사이에서 신호를 전달하는 억제성 화학적 신경전달물질이다. 도파민은 아세틸콜린과 같은 흥분성 신경전달 물질의 반대 작용을 한다.

신경전달물질은 연접(synapse)을 지나 하나의 신경세포에서 다른 신경세포로 전기적 신호를 전달한다. 도파민의 고갈되면 콜린성 신경을 억제하지 못하여 지속적으로 흥분상태를 유발하며. 흥분성, 억제성 신경전달물질의 정상적인 균형이 깨진다. 정상적이라면 기저핵을 통해 운동 영역의 대뇌 피질에 흥분성 신경과, 억제성 신경이 균형을 이루어서 근육을 의도대로, 부드럽게 움직일 수 있게 한다. 도파민의 감소는 기저핵 내에 아세틸콜린(acetylcholine)의 증가로 이어진다. 그 결과 흑질에 있는 어두운 색의 신경세포들이 손상되면서 운동 조절 기능이 떨어진다. 환자들은 사지의 움직임을 마음대로 조절할 수 없게된다. 도파민 생산 연관 세포의 약 80%가 소실되어야 임상 증상이 나타나게 된다.

망상척수로(reticulospinal; 그물척수로)와 전정척수로(vestibulospinal)로 전달되는 억제성 신경 신호가 없어지면 골격근의 과도한 수축이 일어난다. 다음의 전형적인 임상 증상들은 흥분과 억제의 조절 기능의 상실에 기인한 것들이다.

임상증상

이 질환의 발병 초기에는 대부분 진행 속도가 느린편이나 환자에 따라서 진행 속도의 변화가 다르다. 일부 환자는 심한 증상을 보이는 한편, 일부에서는 아주 경미한 증세만을 나타내기도 한다. 파킨슨병 치료의 발전으로 대부분 환자들은 이 질환으로 인해 예상 수명이 줄어들지 않는다. 파킨슨병의 진단을 위한 검사 방법은 아직 없다. 대개는 진전, 경축, 서동, 자세불안정 등의 특징적 증상을 토대로 진단된다.

진전

파킨슨병에서는 움직이지 않고 휴식을 취하고 있을 때 심해지고 운동시에는 감소되거나 사라지는 양상의 진전이 나타나는데 이것이 안정시 진전(resting tremor)이다. 파킨슨병에서 가장 특징적으로 보이는 안정시 진전의 형태는 마치 손으로 알약을 빚거나 동전을 세는 듯 엄지 손가락과 둘째 손가락을 규칙적으로 비비는 동작(pill-rolling tremor)을 특징적으로 보인다. 한쪽에서만 나타나는 경우가 많고, 주로 손에서만 관찰되나 때로는 팔이나 다리에도 유사한 진전이 나타나기도 한다. 환자들이 긴장하고 있을 때에 잘 나타난다.

영상과 전산의 발달은 파킨슨병을 위한 기능적 입체적 수술의 소생을 불러일으켰다. 뇌(시상밑핵, 시상, 창백핵)의 핵심 부위의 자극은 진전을 가지고 있는 환자를 크게 개선시킬 수 있다.

경직

Wichmann과 DeLong의 1993년 정의에 따르면, 강직은 신장에 대해 저항이 증가되며, 완전한 근육이완을 하지 못하는 것으로 정의하였다. 정상적으로 있어야 할 억제 신경이 두절되어 발생한다. 환자의 사지를 다른 사람의 의지대로 움직일 수 없으며, 또한 자발적인 움직임도 어렵다.

파킨슨병에서는 두 가지 형태의 강직이 나타난다.

- 납파이프형 강직(lead pipe rigidity)은 근육에 저항이 증가되어 근육을 수동적으로 움직일 때 시작에서 끝까지 한결같이 저항감이 일정하다.
- 톱니바퀴형 강직(cogwheel rigidity)은 경직상태의 저항감이 운동의 범위에 따라 일정한 패턴으로 늘었다가 줄었다가 하는 양상으로 경련성 운동을 유발한다.
  강직은 근육의 긴장도가 증가하여 생기는 현상이다. 환자들에게 통증을 유발하기도 하고, 파킨슨병 환자는 이로 인해 거동에 불편을 겪기도 한다.

운동완만

운동완만이란 어떤 동작의 시작이 느려지는 것을 뜻한다. 자발적 움직임이 줄어들고, 속도도 느려딘다. 자세와 균형 유지에 영향을 끼쳐, 일상생활을 수행하기 어렵게 한다. 몸의 동작이 느려지는 서동 증상은 예기치 못한 경우가 많아서 환자들을 매우 당황스럽게 하고 좌절하게 하는 요인이다.

운동완만증은 정상적인 기저핵(basal ganglia)의 기능이 소실되어 생기는 증상이다. 모든 움직임이 느려지고, 동작의 속도와 함께 동작의 폭도 줄어든다. 보폭이 좁아지고, 발음은 느려지고 소리도 작아진다. 글씨체도 바뀌어서 글씨의 크기가 작아지고, 흐트러진다. 반복적인 동작은 하기 어려워진다(Stokes 1998; Hume-Adams, 1998; Wiener and Goetz, 1994). 불수의적인 동작도 영향을 받아 눈깜빡임과 표정등도 그 횟수나 정도가 감소하여 특징적인 가면같이 표정의 변화가 없는 얼굴이 된다. 음식을 삼키는 것도 영향을 받아 환자들은 음식을 잘 흘리는 경향이 있다.

운동감소증

앞서 기술된 임상증상들은 주로 파킨슨병 환자들의 움직임과 균형유지, 걸음걸이에 영향을 미치는 것들이다. 환자들은 재빠른 보상 동작을 할 수 없어서 넘어지는 경향이 있다. 환자들은 독특한 걸음걸이가 생기고 중력을 이길 수 없어서 발을 작게 질질 끌면서 걷는다. 자세는 주로 구부러져 있는데 주로 엉덩이나 무릎, 목이 굽어져있고 어깨는 둥글게 되어있고 '원숭이' 로 묘사된다. 환자는 가끔 목뼈의 위쪽을 과도하게 늘리면서 머리 자세를 맞추려고 한다. 이것은 'pokin chin' 을 유발한다. 환자들은 걷거나 서있을 때 마치 중력의 중심을 따라가듯 몸을 앞으로 과도하게 기울이는 경우도 생기는데 이 증상은 '가속보행' 이라고 불린다. 파킨슨의 보행이 '가속하는 보행' 이라고 불리기도 한다.

보행 주기동안 'freezing' 과 특징적인 어려움이 있을 수 있는데 특히 장애물, 출입구를 넘거나 길의 표면에 변화가 있을 때가 그렇다. 게다가 파킨슨병을 다루는데 사용되는 약물의 효과가 과다해져서 '켜짐/꺼짐' 상태를 유발할 수도 있다.

비운동 문제

파킨슨병은 운동이상과 관련되지 않은 증상을 나타내기도 한다. 예로는 우울증, 치매, 감정의 기복, 실금, 수면장애가 있다. 통증과 자율신경장애는 다른 큰 문제들로 이어지기도 한다.

관리

파킨슨병, 파킨슨증의 치료와 관리는 여러 전문분야에 걸쳐 다양하게 이루어져야 한다. 조화로운 관리를 위해서는 적시에 전문가에 의한 치료나 관리가 있어야 한다. 다음은 일반적인 관리 목표다.

- 신체 기능의 향상
- 안전성의 증진
- 독립적 생활의 유지기간 연장

우선 환자의 근본적인 장애와 신체기능상의 한계를 평가하여 여러 가지를 고려한 치료 목표의 설정하는 것이 성공적인 치료에 필수요소가 된다. 적극적 치료 계획은 보상적이고 예방적인 전략을 고려해야 하며, 구체적인 관리요소로는 근골격계, 심폐와 신경계의 치료 및 관리가 포함된다.

약물치료

파킨슨병의 약물치료는 체내에서 감소한 도파민을 보충할 약물을 복용하거나 도파민 감소로 인해 발생하는 증상을 줄이는 방법이 이용된다.

질병의 양상이 환자에 따라서 다르기 때문에 약물치료시 적절한 약물 요법을 선정하기 까지 시간이 걸린다. 주요 약물은 도파민의 전구체인 레보도파(levodopa)가 사용되나 질병의 초기 단계에는 보다 약한 약물이 이용되기도 한다.

레보도파는 파킨슨병 치료에 금과옥조로, 실제 투여시에는 레보도파가 도파민으로 전환되는 시기를 늦춰서 발생가능한 부작용을 줄이기 위해 카리도파(caridopa; 대부분의 인터넷 문서에는 carbidopa라고 되어있음; 카르비도파; 철자를 확인바랍니다, 아마 성분명과 실제 상표명의 차이정도로 생각됩니다-역주)를 병용하여 투여한다. Cutson 등에 의하면 레보도파는 자발적인 움직임을 제한하는 서동증상에 효과적이라고 한다(Cutson, et al., 1995)

파킨슨병의 다른 약물요법제는 다음과 같다.

- 도파민과 유사한 기능을 하는 브로모크립틴(bromocriptine)
- 도파민의 파괴를 지연시키고, 레보도파의 효과를 연장 및 증진시키는 셀레질린(selegiline)

- 아세틸콜린의 효과를 억제하여 진전과 경축을 조절하는 항콜린성약물(anticholinergics)
- 운동이상증을 감소시키기 위해서 후기 단계에서 사용하는 아만타딘(amantadine)

파킨슨병의 후기 단계에 약물치료는 점점 어려워질 수 있다. 환자는 운동이상이나 '꺼진 시간을 더 많이 경험하게 되고 약물 복용 시간에 의존하게 된다. 이 단계에 심각한 운동 합병증이 일어날 때 '꺼진' 시간을 줄이기 위해 아포모르핀을 주입할 수도 있다.

약물주입의 정확한 시간 맞추기는 인생스타일 관리와 치료회기를 최대화 하는 것의 관점에서 과소평과 될 수 없다.

물리치료 관리

파킨슨병환자의 물리치료의 일반적인 모델은 개별치료와 집단치료가 융합이 된 것이다. 치료는 질병의 단계를 목표로 삼을 수 있고, 초기단계에서 조언과 운동을 하고 보상 전략의 교육을 하면 후기 단계의 문제를 극복할 수도 있다. 환자가 파킨슨병에 심하게 영향을 받는다면 치료는 호흡상태, 기능 보조, 적응, 신호와 증상의 완화를 다루어야 한다(Turnbull, 1992; Banks and Caird, 1982; Kamsma, 1995)

물리치료의 주 목표(National Collaborating centre for chronic Conditions, 2006)는 다음과 같다.

- 보행 재교육, 균형과 유연성을 향상시키는 것
- 산소용량 증가시키는 것
- 움직임 개시를 촉진하는 것
- 기능적 자립 증가시키는 것
- 가정의 안전을 확립시키는 것

평가

환자의 평가에는 환자의 기본 정보와 물리치료 관점에서 중요한 것들이 포함되어야 한다. 기본 정보는 환자의 인종, 과거 병력, 파킨슨병의 진단 시기, 현존하는 증상과 복용하는 약물, 사회요인(주택, 가족, 생활습관, 보호자)과 지금까지 받아온 의료서비스에 관한 자세한 정보 등이 있다. 물리치료의 관점에서 평가에 중요한 요소는 환자의 운동능력과 기능이다. 이상적으로는 환자의 일상 생활 속에서 평가가 이루어져야 한다. 진전, 완만증, 운동 범위의 감소, 무운동, 경축, 자세불안정 등의 운동기능 장애는 환자의 기능을 함께 고려하여 평가되어야 한다. 물리치료사는 환자의 보행, 방향전환, 앉고 서기, 계단 오르내리기와 팔운동등의 다양한 활동 능력을 고려하여 평가하도록 한다. 동통과, 운동가능범위, 호흡기능과 자세에 대한 평가도 적절히 포함되어야 한다(표 15.8).

치료접근

물리치료사는 파킨슨병 환자의 치료를 함에 있어서 다양한 접근 방법을 사용 할 수 있어야한다. 예를 들어 운동 학습이론, 신경생리학적, 생체역학적 이론들을 이용해야한다. 가장 잘 알려진 개념으로는 2000년에 Plant 등이 주창한 METERS(movement enablement through exercise regimes and strategies; 운동치료법을 이용한 운동능력 회복)가 있다.

치료방법에는 일반적인 운동요법과 특별한 운동 프로그램들이 포함되어있다(표 15.9). 일반적인 운동들은 전신의 근력을 강화하고 운동기능을 유지시켜 환자 자신의 생활 능력을 증진시키는데 도움을 주고, 특별 운동 프로그램은 환자 개개인의 문제가 되고 있는 부분을 개선시키고, 유연성을 회복시켜 유연성 부족으로 인해 생길 수 있는 이차적 문제를 미리 예방하는 것에 의의가 있다(Partridge, 2002). 또한 이런 특정

표 15.8 파킨슨병의 평가 지침

환자에 대한 기본정보	인종, 과거병력, 파킨슨병의 증상이 나타난 시기, 진단된 시기, 현재의 증상 및 문제점
운동기능 장애	진전, 완서, 무운동증(akinesia; dnsehdqnfsmdwmd), 이상운동증(dyskinesia), 경직(rigidity)
운동 기능의 상태	걷기, 앉았다가 일어나기, 회전하기, 방향바꾸기, 침대에서 움직이기, 계단오르기, 차에 타고 내리기, 팔 동작(손뻗기, 잡기, 글쓰기, 기계 조작하기), 자세의 불안정성, 활동에 도움이 되는 도구 이용하기
특수 검사	근육이완검사, 관절 운동 범위, 자세, 통증, 호흡상태 평가

표 15.9 파킨슨병의 운동지침

일반적인 운동	특수 운동
상체와 팔, 다리 그리고 얼굴 운동	특정 기능 회복을 위해 고안된 집에서 시행 가능한 개인별 운동 프로그램
언어와 호흡운동	자세의 안정성을 높이기 위한 체간 근력 강화 유산소 운동
보행 재교육	전반적인 신체 기능의 향상을 위한 개별적인 증진 운동 프로그램
균형 유지 훈련 및 교육	낙상 방지를 위한 하지근력 강화와 균형감각 훈련
교통 수단 이용 훈련	근이완 훈련
이완요법	

훈련 프로그램이 환자에게 정서적 안정감을 증진시켜준다는 보고가 있다(Palmer, et al., 1986).

기저핵의 퇴화로 인해 복잡한 여러단계의 동작을 할 수 없게되고, 숙련된 동작도 할 수 없다. 따라서 치료를 위해서는 이에 상응하는 계획이 필요하다. 즉, 복잡 다단한 동작은 간단한 몇가지의 동작으로 나누어서 단계별 동작을 의식적으로 순서대로 시행해보는 것이다.

Key Point

파킨슨병 환자들은 몸동작을 하면서 다른 생각을 동시에 하지 않아야 한다.

물리치료사는 보다 효과적으로 환자의 기능을 회복시키기 위해 환자와 치료 과정에 대한 정신적 예행연습을 시도하고, 환자를 보다 적극적인 치료로 유도할 수 있는 자극을 제시할 수 있어야 한다. 이러한 자극으로는 시각적이거나, 청각적, 고유수용성감각, 인지적인 것들을 이용할 수 있다(표15.10). 내 외의 자극은 몸 동작을 촉진하고, 억제하는 대뇌 피질의 작용을 활성화 한다(Morris 2000).

환자가 통증을 호소하거나 심폐기능에 문제를 호소할 경우 적절한 다른 치료가 필요하다. 일반적인 물리치료로 이러한 증상을 덜어줄 수 있다. 전신 마사지와 전기자극치료, 가동성 기술(mobilization techniques) 등이 도움이 된다.

파킨슨병 환자에게 보다 포괄적인 치료를 제공하기 위해서는 다원적인 접근법이 필수적이다. 이러한 서비스를 제공하기 위해서는 1차, 2차 의료서비스와 병원과 가정의 중간적 의료서비스 그리고 사회적 보장체계 등이 총괄적으로 필요하다.

표 15.10 파킨슨병의 치료를 위한 자극전략

자극의종류	예제
시각	바닥에 카드를 붙여서 보폭 조절을 돕고, 운동 시작에 어려움을 덜어준다. 특정 동작을 시작할 수 있는 핵심단어를 기록한 카드를 비치한다.
청각	보행에 도움이 되도록 음악이나 음성을 이용한다.
고유수용성감각	몸을 이리저리 흔들고, 걷기에 앞서 발걸음을 한 걸음 뒤로 빼는 등의 동작이 몸이 굳는 것을 막아준다.
인지감각	여러 동작을 부분별로 기억하고, 마음속으로 미리 해보는 것이 도움이 된다.

표 15.11 파킨슨병의 치료결과 평가항목

평가항목	치료결과 측정
신체기능	파킨슨 활동 척도 리버미드 운동 지수(Rivermead Mobility Index) 서서 걷고 돌아오기 검사 (Timed up-and-go test; 업앤고 테스트)
균형	버그 균형 검사(Berg balance test) 기능 도달 검사(Functional reach test)
보행	임상 보행 평가 10m 걷기 검사

이렇게 다양한 서비스를 제공하기 위해서는 다양한 분야의 의료인들이 필요하다. 환자에 대해 여러가지를 고려한 치료 목표 설정이 필요하고, 치료결과에 대해 적절한 평가가 반드시 있어야한다. 표 15.11에는 파킨슨병 환자의 치료결과 평가의 실례가 나와있다.

다발성경화증

개요

다발성경화증(multiple sclerosis)은 중추신경계의 원인

Key Point

영국에서는 약 8만명의 사람들이 다발성 경화증을 진단받았고, 이는 젊은이들에게 발생하는 신경학적 장애의 주요 원인 중에 두 번째로 높은 것에 해당한다. 전 인구 기준으로 800에서 1000명당 1명의 사람에게서 발병하며, 발병 당시의 평균 연령은 30대이다(Sadovnik and Ebers, 1993). 발병 시기는 상당히 광범위 하여 10세에서 59세의 나이까지 분포한다.

을 알 수 없는 신경계에 염증과 탈수초화(demyelination)가 특징인 퇴행성 질환이다. 환자에게서 볼 수 있는 증상은 다양하여 인지, 정서, 신체적 문제가 복합적으로 나타난다. 증상이 너무나도 다양하고, 상태 변화를 예상하기 어렵기 때문에, 환자에게 가장 효과적인 치료법을 시행하려는 치료사들에게는 어려운 일이다.

다발성경화증은 전세계적으로 분포하는 질환이나, 적도 부근에 사는 사람들에게서는 발생율이 가장 적고, 온대기후에 속한 지역에서 발병이 가장 많은 것으로 알려져 있다. 15세 이전에 이주한 경우 이후에 살아간 지역의 질병 발생율과 같은 빈도를 보였다(Dean and Kurtze, 1971). 이러한 사실은 이 질병의 발생이 15세 이전에는 유전적 소인이나 면역계의 취약성으로 인해 발생할 수 있으나 15세 이후의 성인에게는 환경적 요인이 발병의 원인이 될 수 있음을 시사한다.

대략 15%의 환자들은 친척들 중에도 같은 질환의 환자가 있었다. 일반인과 비교하면 환자의 자식일 경우 50배, 환자의 형제 자매일 경우 20배에 해당하는 발병위험이 있다(Sadovnick, et al., 1988).

또 다른 발병 인자로는 성별을 꼽을 수 있다. 약 2:1의 비율로 여성에게서 발병이 더 많다. 인종적 차이도 있어보이는데, 흑인과 아시아 인종에게서는 그 발생이 적은 편이다. 또 다른 요인으로는 식이와 사회경제적 수준의 차이가 있어, 생활 수준이 높을수록 발병이 많아지는 편이다.

병리

급성기

이 시기는 뇌혈관 장벽(blood-brain barrier)이 손상되는 것으로부터 시작된다. 뇌혈관벽에 T림프구가 부착되어 사이토카인(cytokine)을 분비하면 이로인해 대식세포(macrophage)를 포함한 염증 세포들이 모여들게된다. 림프구는 혈관벽의 내피에 손상을 초래하고, 여기를 통해 중추신경계로 들어간다. 이렇게 혈관밖으로 유출되어 신경계로 들어간 림프구는 혈관 주변에 염증을 유발하고 주변의 조직 손상을 일으키는데 특히 신경세포를 둘러싸고 있는 수초(myelin)가 크게 영향을 받는다.

이러한 초기의 염증기는 그 기간이 수일에서 한달에 이르기 까지 다양하고, 염증의 정도와 기간은 전체 손상의 정도를 결정한다. 또한 이시기에는 혈관성 부종이 생겼다가 수주간에 걸쳐 뇌혈관 장벽의 재생이 되면서 부종이 호전된다. 이렇게 재생된 수초에는 섬유성 반흔(fibrous scar)이 남게되는데 이를 판(plaque, 플라크)이나 경화(sclerosis)라 한다.

만성기

이 질병의 초기에는 탈수초화(demyelination)가 증상을 유발하는 원인은 아니고, 염증 자체가 증상을 유발한다. 그러나 병이 진행되어 탈수초화가 반복되어 영구적인 손상을 남기게 된다. 이러한 손상에 대해 중추 신경계는 보상 기전을 통해 극복하려 하지만, 결국에는 구조적 손상을 극복하지 못하고 결손이 생긴다. 여러 차례 염증과 손상이 반복되면서 영구적인 신경결손이 생긴다.

다발성경화증의 종류와 진단

- 환자의 45%가량이 증상의 호전과 악화가 반복되는 재발-관해형 다발성경화증(relapse-remitting form multiple sclerosis; RRMS)으로 고통받는다. 수일에서 수주간 지속되는 급성 악화기 이후 증상이 사라지는 관해기가 있다. 관해와 재발의 시기는 각각 다양하여, 때로는 급성재발기 이후 관해기가 수주에서 수개월 이상인 경우도 있다.
- 초기 증상이 재발-관해형 다발성경화증으로 나타났던 환자들의 40% 가량은 병이 진행하여 증상 재발이 중첩되기도 하는 이차 진행성 다발성경화증(secondary progressive MS; SPMS)으로 알려진 단계로 진행한다. 이러한 환자들은 점차 증상이 악화되는 양상을 보이는데, 특별히 이를 설명할 수 있을 급성기를 발견하기 어렵다.
- 그 다음으로 흔한 형태는 일차 진행성 다발성경화증(primary

progressive MS; PPMS)로 알려진 것으로, 발병 이후 점진적인 증상 악화가 있으며 그 사이에 재발과 관해기가 뚜렷하지 않은 것이 특징이다. 일부 환자에서는 진행이 빠르기도 하다. 전체 다발성경화증의 10~15%가 여기에 해당한다.

- 또 다른 두가지 형태로 구분할 수 있다. 발병후 10년이 지나도록 심한 장애를 유발하지 않는 양성의 다발성 경화증이 있고 전체의 10~20%에 해당한다. 그리고 그 반대로 마르부르크병 같은 악성이 있다.

자기공명영상(MRI)의 성능 향상이 거듭되었지만, 다발성 경화증의 진단에는 임상 진단이 주류를 이룬다. 드물게 이용되지만, 다른 검사 방법에는 전위유발 검사나 요추천자로 뇌척수액 검사를 하기도 한다. 가장 널리 이용되는 진단 기준은 1983년에 Poser 등이 기술한 것이 이용된다(표 15.12).

임상증상

중추신경계의 어느 부분이라도 병변이 될 수 있고, 따라서 손상된 부위에 따라 증상 또한 무척 다양하다. 여기에서는 가장 흔한 증상만을 기술하지만, 독자들은 다른 문헌들을 참고하여 더 자세한 정보를 얻을 필요가 있다(인터넷 웹사이트 www.msif.org 참조).

시각

시신경과 경수(cervical cord), 뇌간, 소뇌다리(cerebellar peduncle; 소뇌각)가 호발 병변부위다. 초기 발병단계에 흔히 나타나는 시신경염은 그 정도가 다양하다. 손상된 눈의 뒷부분에서 통증이 느껴지고 시각 요소의 일부에 장애가 생긴다. 약 58%에서 통증없이 시력이 저하되었다. 그러나 90% 이상에서 시력이 회복되었다. 그러나 후기에 나타나는 증상으로는 눈의 움직임에 장애가 발생하여 거리 측정 곤란(dysmetria; 측정이상), 안진(nystagmus), 눈이 내측으로 움직이는 속도가 느려지는 핵간 안구운동마비(internuclear ophthalmoplegia; 안근마비), 안구 조동(ocular flutter)등이 있다. 이 때 복시를 호소하기도 한다.

감각

감각이상은 다발성경화증의 초기부터 흔히 나타나는 증상이다. 사지에 감각이 소실되거나 바늘로 찌르는듯한 통증, 또는 조이는듯한 감각 등이 흔하며, 드물게는 팔다리를 따라 물이 흘러내리는듯한 느낌을 경험하기도 한다. 병세가 진행되면 각 관절의 고유수용성감각도 영향을 받게된다.

운동기능

운동기능의 저하는 감각이상보다 더 흔하고, 장기적으로는 환자에게 장애를 유발하는 요인이 된다. 근육 긴장도의 변화, 근력 약화, 진전, 운동 조절기능의 약화, 운동 실조 등으로 인해 환자는 거동에 불편을 느끼게 된다. 병변 부위가 백색질일 경우 근긴장도가 증가되어 경직된다. 다리 근육의 경직이 흔하며 근력

표 15.12 다발성 경화증의 진단기준

	최소 회수			
분류	재발	결손	이상 증거	올리고 클론띠
임상적으로 확신	2	2		
	2 그리고	1		
임상적으로 가능성 있음	2	1		
	1	2		
	1	1 그리고	1*	+
진단검사결과 확신	2	1 또는		+
진단검사결과 가능성 있음	1	1 그리고	1	+
	2		+	

* 시간이 지나면서 MRI상의 이상이 진행되는 소견은 진단검사결과 확실한 진단 분류에 증세원적 증거에 포함됨.

(1983년도 Poser CM, Paty DW, Scheinberg LC 등이 Annuals Neurology 13호 227-231쪽에 개재하였던 다발성경화증의 새로운 진단 기준: 연구 계획의 지침 이라는 제목의 논문)

약화를 동반하기도 한다. 소뇌성 운동실조를 제외하면 근육 경직이 다발성 경화증 환자의 장애를 유발하는 가장 흔한 원인이다. 환자들은 밤에 근경련을 호소하기도 하는데, 대개 동통이 심하다. 소뇌성 운동실조는 움직이려 할 때 비정상적인 진전(intention tremor)을 일으켜 정상적인 팔운동을 불가능하게 하고, 걸음걸이에 영향을 끼치며, 발음에도 장애를 유발한다.

연하

다발성경화증을 오랫동안 앓던 환자들은 대개 연하곤란을 경험한다. 연하곤란을 대수롭지 않게 여기다가는 기관지 폐렴을 일으킬 수 있고, 이로인해 사망하기도 한다. 무언가 삼킨다는 것은 매우 복잡한 운동기능으로, 언어치료나, 영양사, 방사선사 등의 각 분야의 전문가들의 제대로 된 평가가 필요하다. 연하곤란의 평가에 바륨을 삼키면서 시행하는 비디오투시검사가 꼭 필요하다. 물론, 음식을 삼킬 때 환자의 자세도 간과되어서는 안될 요소다. 심한 연하곤란이 지속되면 종국에는 위루술(gastrostomy)을 고려해볼 필요가 있다.

방광과 대장

다발성경화증환자에게 방광 문제는 흔히 나타나는 것으로, 배뇨근의 과반사증의 형태로 또는 배뇨-괄약근 실조의 형태로 나타나기도 한다. 급박뇨, 빈뇨, 야뇨 등의 증상과 급박성 요실금 등이 실제 다양하게 나타나는 증상들이다. 환자들은 어디를 다닐 때 그 근방에 가장 가까운 화장실이 어디인지 알고 다녀야 한다고 말할 정도다. 배뇨근의 과반사증의 경우에 다리근육의 경직 증상이 없이 나타나는 경우는 매우 드물다. 배뇨-괄약근의 근실조(공동운동장애)는 배뇨 지연, 또는 배뇨 곤란을 유발하기도 하고, 빈뇨와 급박뇨의 증상으로 나타나기도 한다. 또한 배뇨시 방광을 완전히 비우기 어려워 진다. 이로 인해 뇨폐(또는 뇨정체)가 생기고, 요로감염의 가능성을 높인다.

근육이완제, 항콜린성약물 등의 약물 치료가 효과적이며, 자가도뇨(self-catheterization)도 효과적이다.

대장질환으로는 변비가 가장 주요한 증상이지만, 대체로 변비 자체에 대한 치료만으로 효과가 있다.

통증과 피로

다발성경화증 환자는 삼차신경통이나 척수병증과 같은 통증증후군과 근골격계의 통증을 경험할 확률이 일반인에 비해 더 노다. 근골격계의 통증은 자세가 좋지 않거나 관절의 조절상태가 좋지 않을 때 그 관절 주위의 연조직에 변화가 발생하여 생기는 통증이다.

Key Point

가장 흔하면서, 환자를 무력하게 만드는 증상은 피로감이다. 다발성 경화증 환자에게 진정한 의미의 피로는 계속적인 노력에도 운동 기능이 저하되는 것을 의미한다.

시간이 지날수록, 육체적으로 힘든 일들은 점점 더 수행하기 어렵게 된다. 물리치료시의 계획단계에서 이러한 점을 고려해야한다.

인지기능

기억력 감퇴, 정보처리 속도의 저하와 지적기능의 장애 등과 같은 인지기능 장애도 다발성 경화증 환자에게서 생각보다 흔히 볼 수 있다. 인지기능의 저해는 다른 운동기능의 저해에도 심대한 영향을 끼친다. 다발성경화증을 오래 앓아온 환자에게서 더 흔히 나타나지만, 육체적 증상은 그리 많거나 심하지 않은데 인지기능상의 장애가 나타나는 경우도 있다(Van den Burg, et al., 1987).

관리

약물치료

Clinical note

약물치료는 환자의 상태에 직접 영향을 미치는 요인에 직접 개입하는 것과 증상 호전을 돕는 방법으로 나누어진다.

급성재발기에는 휴식과 스테로이드 요법이 주요한 치료방법이다. 영국에서는 다발성 경화증의 치료에 스테로이드가 널리 이용되고 있지만 아직 용량이나 투여경로에 대해서는 합의된 바가 없는 실정이다. 현재 이용되는 스테로이드 요법은 1g의 메틸프레드니솔론(methylprednisolone)을 경정맥 투여하는 방식으로 3-5일간 투여하며 때에따라 용량을 감량해나가기도 한다. 경구 투여 요법으로는 매일 60mg의 프레드니솔론(prednisolone)을 복용하며 1-3주간에 걸쳐 서서히 용량을 줄여가며 투약을 중단한다. 일반적으로는 저용량의 경구 스테로이드 요법이 실제 환자들에게 적용하기 쉽고 편리하나 효능이 약하다는 약점이 있다.

스테로이드는 재발했을 때 회복에 이르는 시간을 줄여주지만, 장기적인 병의 진행에는 큰 영향을 주지 못하는 것으로 밝혀졌다. 여러 문헌의 보고에 따르면 장기적인 치료에서 스테로이드 이용은 스테로이드의 부작용보다 잠재적인 효능이 더 클 것이라는 주장은 인정받지 못하고 있다.

일부의 재발-관해형 다발성경화증 환자에게서 인터페론 베타(interferone b)가 재발의 횟수를 줄여서 병의 진행을 지연시킨다는 것이 명백하게 밝혀졌다.

항경련제를 이용하여 근육 경직을 줄이고자 하는 등 다발성경화증의 진행을 조절하기 위해 다른 치료 방법들이 이용되고 있으며, 환자의 증상에 따라 추가적인 조사가 필요하다. 예를들어 완전히 비워지지 않는 방광을 확인하기 위해 초음파 검사가 필요한 경우가 있다.

물리치료 관리

효과적인 물리치료가 이루어지기 위해서는 환자의 불편과 요구 사항에 대한 포괄적이고 지속적인 평가가 필수적이다. 환자의 상태를 효과적으로 관리하고 치료하기 위해서는 각 분야별로 환자에 접근하는 것이 중요하다(Ko Ko, 1999). 재활 프로그램은 종국에 치료 목표 수립에 중심이 되는 환자와 보호자의 요구를 충족시킬 수 있도록 계획되어야 한다.

다발성경화증 환자는 종종 그들이 필요로 하는 때에 직접적으로 제공될 수 있는 치료나 도움을 최선의 것으로 느낀다. 또한 몇차례 단발적인 도움보다는 지속적으로 제공될 수 있는 치료와 도움이 큰 이익이 된다고 생각한다(Robinson, et al., 1996).

환자를 가능한한 기능적으로 개인의 생활이 가능하도록 유지하는 것이 물리치료의 핵심목표가 되어야 한다. 이를 위해서는 물리치료사는 환자의 장애가 하나 둘 늘어가는 상황에서 환자의 육체적인 면과 함께 정서적인 부분에 대해서도 고려하여야 한다. 물리치료의 시기가 중요하므로 다발성경화증 환자는 지속적인 관찰이 필요하다.

이외에 추가적인 물리치료의 목표에는 근육긴장도의 이상을 최소화 하고, 이차적인 문제를 예방하여 근골격계의 본래 기능을 보전토록 하는 것 등이 있다(Thompson, 1998). 이 밖에도 환자의 자세를 개선하고, 능률적인 활동 양식의 이용을 촉진하고, 걸음걸이를 교정하며 환자 자신의 상태를 이해할 수 있도록 교육하여 자기관리에 도움을 줄 수 있어야 한다.

결과 측정

다발성경화증 환자의 치료경과를 측정하기 위해 흔히 이용되는 방법에는 다음의 것들이 있다.

- 기능적 독립지수(Functional Independence Measure, FIM)
- 바델 지수(Barthel Index, BI)
- 리버미드 운동 평가 척도 (Rivermead Motor Assessment Scale)
- SF-36
- 건강관련 삶의질 척도 (Health Related Quality of Life, HRQoL scale)
- 다발성경화증 삶의 질 척도 (Multiple Sclerosis Quality of Life, MSQoL scale)
- 쿠르츠케 확장 상태 척도(Kurtzke Expanded Status Scale) (Kurtzke 1981, 1983)

운동신경질환

개요

운동신경질환(motor neurone disease, MND)은 운동신경의 퇴행성 질환으로 다음의 특징이 있다.

- 척수의 전각세포에 손상이 있을 경우 하위운동신경질환(LMN)이 된다.
- 피질척수로의 세포가 퇴화되면 상위운동신경질환(UMN)이 된다.

- 뇌간의 운동 신경 세포핵의 퇴화시, 상하위운동신경질환이 초래된다.

Key Point

운동신경질환이라는 용어는 대체로 영국과 호주에서만 이용되는 용어로 다른 나라에서는 근위축성축삭경화증을 이용한다.

운동신경질환이 기본적으로는 운동 신경에 생기는 병변이지만, 다른 중추신경계에도 병변이 생길 수 있다. 자율신경계와 감각 신경, 하부 천수 신경과 눈의 움직임에 관여하는 세가지 뇌신경 등은 대체로 영향을 받지 않는다.

약 5%의 환자는 가족력이 발견되기도 하지만 이 병의 원인은 잘 알려져 있지 않다(Figlewicz and Rouleau, 1994). 이 병은 주로 삶의 후기인 50~70세 정도에 시작하고 남성에게서 발병률이 높다.

Key Point

발병율과 유병율에 관한 정확한 자료는 아직 알려진 바가 없다. 다만 발병율은 매년 10만명당 2명이고, 유병율은 10만명당 7명가량인 것으로 추정된다. 2000년도 운동신경질환자 연합의 보고에 따르면 영국에는 운동신경질환자가 5000명가량 있는 것으로 추산된다(MND 연합 2000).

임상증상과 진단

운동신경질환은 그 발병이 잘 드러나지 않으며, 나타나는 증상은 침범된 중추신경의 부위에 따라서 달라진다. 하위운동신경질환은 침범부위 이하로 근육의 약화, 근육 소모와 신경의 손상이 진행되는 도중에 근육의 작은 국소적 수축이 피부를 통해 외관상 관찰되는 섬유속성연축 등을 특징으로 한다. 상부 운동신경이 퇴화되면 근육 경직과 함께 근력 약화와 근육 소모가 뒤따른다.

운동신경질환의 유형

다음은 운동신경질환을 구분하는 다양한 분류법이나, 실제로는 어느 한 유형에 속하기 보다는 중첩되어 나타나는 경우가 많다.

근위축성 측삭 경화증(ALS)

운동신경질환의 65%를 차지하는 가장 대표적인 질환이다. 남자에게 호발하고 상위와 하위 운동신경원 모두를 침범하는 경향이 있다. 근육 경련과 근력 약화, 과도한 반사와 구음장애등의 증상이 특징적이며, 연하곤란, 감정 불안정 등의 연수마비의 증상이 동반되기도 한다. 초기에는 손에 증상이 생겨서 손놀림이 둔해지고, 엄지손가락이 붙어있는 부위의 융기부인 엄지두덩(thenar eminence)의 근육이 손실된다. 초기에 어깨부위에 증상이 나타나기도 한다. 연수가 침범되면 발음과 연하 동작 등이 영향을 받고, 혀의 움직임도 영향을 받게 된다. 평균 생존기간은 2-5년 가량이다.

진행성연수마비

운동신경질환의 25%에서 볼 수 있는 것으로 노인과 여성에게서 다소 호발하는 경향이 있다. 상위와 하위 운동 신경 모두를 침범한다. 연하곤란, 구음장애가 특징적이며, 하위 운동신경의 손상시 비음, 비토(코로 음식물을 토함), 혀의 위축, 인두부의 약화와 떨림등의 증상이 나타난다. 발병후 평균 수명은 6개월에서 3년 정도다.

진행성근위축증

운동신경질환의 7.5% 를 차지하며 하위운동신경을 침범하는 경우가 우세하다. 5:1의 비율로 남성에게 많이 발생한다. 체중감소와 근섬유속 연축으로 근육은 위축되고 약해지는 것이 이 질환의 특징이다. 5% 미만의 소수 환자에게서는 치매가 병발하기도 한다 (Tandan, 1994). 발병후 기대 수명은 5년 이상이다.

원발성측삭경화증

상위운동신경만 침범하며 희귀한 질환이다. 근연축성 사지마비, 가성연수마비 증상과 경련성 구음장애, 과반사증 등이 특징적이다. 대개 발병 후 20년 이상의 생존기간이 기대된다.

진단

다른 진행성 질환과 마찬가지로 운동신경질환을 진

단할 수 있는 특정 검사법은 없다. 자기공명 영상법 등의 영상진단과 근전도, 척수조영술, 혈액검사와 임상적 진찰을 통해 유사한 증상을 일으킬 수 있는 척수공동증(syringomyelia), 경부척추증 등을 감별하여 진단한다(Swash and Schwartz, 1995).

치료 및 관리

약물치료

이 질환의 원인이 복잡하고 진행이 빨라서 환자의 치료와 관리에 의사를 비롯하여 의료인들의 역할이 중요하다. 이러한 환자의 치료에 필요한 전문가가 여럿이므로, 치료가 조화롭게 진행 될 수 있도록 하는 것이 중요하다. 여러 전문가들이 치료에 개입하다보니 보다 조화롭게 치료가 진행되지 못하는 점이 운동신경질환 환자와 보호자들이 실망하는 부분이다.

가족들의 장기간의 바람이 고려되어야만 하겠다. 특히 운동신경질환 환자가 그들의 생활의 조절능력을 가능한한 오랜기간동안 유지할 수 있도록 하는 것이 가장 중요하다. 적절한 때의 치료와 빠른 대응, 조언과 지지, 지속적인 평가와 도구와 서비스 이용 가능성등이 이러한 환자들이 바라는 것들이다.

Rilutek

1996년에 Rilutek이라는 약물이 MND 환자들의 첫 약물로서 자격을 가졌다. 치료제는 아니지만 삶을 몇 개월 연장시켜주는 것으로 보고되었다(National Institute for Clinical Excellence, 2001).

물리치료 관리

치료 시작에 앞서 지속적으로 환자의 요구를 반영하는 것이 필수적이다. 또한 이 질환군의 환자들의 치료에는 여러 전문가들로 구성된 팀이 환자를 평가하고 치료에 접근하는 것이 필요하다.

초기와 중기

초기에는 운동신경질환에 대한 정보와 지지단체, 적절한 운동 프로그램등을 환자 본인과 가족들에게 제공해야 한다. 아울러 보다 본격적인 치료를 시작해야 하는 시점을 알려주는 것이 이시기의 물리치료의 핵심이다.

질병이 진행하면, 환자에 따라서 다양해지는데, 물리치료는 운동 프로그램에 대한 지도와 매일의 일상생활속에 운동프로그램을 어떻게 집어 넣을 것인지에 대해 조언하는 형태가 되어야 한다. 이러한 방법으로 환자는 가능한한 자신의 활동을 유지할 수 있다. 능동보조운동(active assisted exercise)이 필요할 수 있다. 이 시기의 치료에서 가장 중요한 목표는 환자의 독자적 활동을 가능한한 많이, 그리고 가능한한 오랜 기간동안 유지할 수 있도록 하는 것이다. 이 시기가 지나고 나면, 보조적 도구가 필요하게 되고, 담당 물리치료사는 직업치료사나 보조기 전문가에게 자문을 구하거나, 주변 환경의 조절을 용이하게 하기 위해 재활 공학자와 협력해야 한다.

근력이 약해지고 경련이 생겨, 거동이 갈수록 근력들어지면, 근골격계의 이차적 손상을 예방하기 위해 수동운동이 필요해진다. 이제는 보호자의 역할이 중요해지는데 그들이 원한다면 환자의 수동운동 과정에 참여할 수 있다. 물리치료사는 환자의 보호자들과 치료팀의 구성원들을 지도하고 조언해주는 역할을 해야한다. 물리치료사가 해주어야할 조언에는 환자를 어떻게 옮기고 어떤 자세를 취하게 하는 것이 가장 좋은 것인가도 있다. 이 시기에 접어들면 환자는 다른 형태의 이동용 도구의 필요성이 커지므로, 전동휠체어 같은 이동용 기구에 대해서도 조언이 필요하다.

연하곤란을 호소하는 환자들은 언어치료사와 간호사와 긴밀하게 협조하여 안전하게 음식을 삼킬 수 있는 최적의자세를 취할 수 있게 해야한다. 호흡기계의 기능을 주시하는 것도 중요한 일이다.

말기

이 질환의 말기에는 가정이나 말기 환자를 위한 특별한 기관(호스피스)에서 지내는게 좋다. 이미 진행된 증상을 조절해주고, 환자를 가능한 한 편안하게 해주는 것이 중요한 목표다. 가족과 주변의 보호자들에게 실제적이고 정서적인 지지를 주는 것이 중요하다. 증상 악화는 종종 급속히 진행되기도 하고, 호흡기 감염

표 15.13 뇌손상의 분류

분류	글라스고우 혼수척도 (GCS) 점수	혼수기간	외상후 기억상실기간
경증	13-15	20분 이내	1시간 이내
중등도	9-12	6시간 이내	1-24시간
중증	3-8	6시간 이상	24시간 이상

증에 의한 호흡부전으로 인한 사망이 가장 많다.

외상성 뇌손상

개요

획득된 뇌손상(ABI)는 다음과 같은 원인에 의한 급성 뇌손상을 뜻한다.

- 외상
- 혈관사고
- 뇌무산소증(예: 심장정지)
- 독성 또는 대사 상태(예: 저혈당증)
- 감염(예: 수막염)

뇌손상은 뇌에 물리적으로 손상을 입히는 직접적인 것과 뇌 관류 압력이 critical low에 도달하고 규제적 기질이 국소 빈혈적 손상을 남긴 채 없어지는 간접적인 것이 있다(Mendlow et al. 1983). 두개내 원인은 급성 외상혈종이나 두개내압항진 상승, 감염 등의 손상의 결과이기도 하다.

외상성뇌손상 (Traumatic brain injury; TBI)은 광범한 상태를 서술하는 용어로 과거에 '두뇌손상' 이라 하였던 용어를 대체하는 말이다. 외상성이라는 말이 붙어서 이 군에 속한 환자들을 뇌혈관에 손상을 입은 환자들과 구분할 수 있다.

외상성뇌손상은 골절과 같은 다른 종류의 손상과 동반된다. 두개골절은 단순골절, 복합골절 및 함몰골절등으로 나누어진다. 뇌손상은 초기에 수상시기에 생기는 일차성 손상이 있고 일차적인 외상에 따른 합병증 등의 이차성 손상이 있다.

뇌손상은 글라스고우 혼수척도(Glasgow Coma Scale; GCS)에 따라 분류할 수 있고, 외상후 기억상실(Post-traumatic amnesia; PTA의 기간에 따라 분류할 수도 있다. 또는 컴퓨터단층촬영(CT) 결과에 따라 분류할 수도 있다(표 15.13; Jennet and Teasdale, 1981). 외상후 기억상실은 외상을 입은 뒤 매일 매일의 기억이 연속적으로 돌아오기 까지의 시간을 일컫는다(Russell and Smith, 1981)

Key Point

잉글랜드와 웨일즈에서 TBI 환자들의 매년 사고 응급 부서 참여율은 10만명당 1778명이다. 잉글랜드와 웨일즈 그리고 스코트랜드는 10만명당 270~310명의 가입률을 보인다 (Jennett and MacMillan, 1981). 가장 많이 가입한 집단은 어린이와 유아들이다. 15~24세의 남성들은 가장 심각한 두개골 손상을 가지고 있고 전체 사망자의 30%가 이 집단에 속한다 ; 도로 교통사고, 운동 부상은 또다른 TBI의 가장 흔한 원인이다. 하지만 알코올 섭취와 마약 사용은 그것에 기여하는 원인이다.

병리

두뇌로 직접적인 충격이 전달되거나 감속 및 회전 관성이 전달되면서 뇌 손상이 발생한다. 대측충격, 또는 반대쪽 충격이라 불리는 병변(contrecoup lesion)은 낙상이나 직접적인 가격으로 인해 머리에 충격이 가해졌을 때 실제 충격이 가해진 부분의 반대편에도 찰과상이 생기면서 반대편에 생긴 뇌손상이다.

눈위의 튀어나온 부분과 가장 밀접한 부위인 전두엽이 손상되는 경우가 많다. 혈관 손상은 뇌지주막하출혈, 뇌내출혈, 경막하출혈등의 형태로 나타나며 대개 손상 직후에 발생한다.

외상성 뇌손상 이후의 잠재적 문제요소들

외상 후 간질발작

뇌손상의 정도에 따라 다르지만 약 40%의 환자에게

서 나타난다. 첫 7일 동안에는 경련이 빨리 생기는 것을 방지하기 위해서 anticonvulsants가 처방될 수도 있다(RCP and BSRM 2003, p. 33). 약물치료에는 카바마제핀, 발프로익산 등의 처방이 페노바비탈이나 페니토인보다 부작용을 줄일 수 있는 것으로 알려져 있다. 수많은 항경련제가 중대한 부작용을 유발할 수 있다.

외상 후 수두증

뇌실이 확장되는 것으로 대부분 폐쇄에 의한 것은 아닌 교통성 수두증이다. 수두증이 진단되면 뇌실 단락 장치 시술이 보편적인 치료방법이다.

뇌신경 호르몬과 자율신경계의 이상

고혈압, 시상하부-뇌하수체 질환, 고체온증 등이 여기에 속한다. 고혈압이 새로 생겨나는 경우는 10-15%가량이며 대개는 일시적이고, 베타차단제로 잘 조절된다.

뇌신경병증

외상성뇌손상 후 흔히 발생하는 것으로 1번 뇌신경과 3번 뇌신경에 잘 나타난다. 4번과 6번, 8번 뇌신경의 병변은 흔하지 않다.

위장관 문제와 영양 요구량

외상성 뇌손상의 급성기에는 영양 요구량이 약 25% 가량 증가하는 것으로 알려져있다. 장기간의 결과에서 환자들의 영양 요구량이 증가함을 잘 설명해주고 있다(Young, et al., 1987). 충분한 양의 음식물을 공급하기 위해 초기부터 다른 방법이 필요할 수도 있다. 연하곤란을 호소하는 경우가 25% 정도 발생하며, 다른 방법의 식이 방법을 선택해야 한다.

정형외과적 그리고 근골격계 합병증

외상성 뇌손상시 골절이 흔하며, 특히 잠복골절이 가장 큰 문제가 된다. 말초신경손상은 흔히 초기 진단 당시 간과되는 경우가 많으며, 환자들의 76% 정도에서 이소성 골형성증이 병발한다.

요실금

외상성뇌손상 이후 요실금은 흔한데, 여러가지 원인이 가능하나 탈억제(disinhibition) 기능의 상실이 가장 큰 원인이다.

성기능장애

가장 흔하게 보이는 증상은 희발월경증이다. 이 밖에도 발기부전, 성욕의 변화등의 합병증이 나타난다.

운동기능

중추신경계의 손상으로 인해 근육의 고긴장상태, 근연축, 운동기능장애 등이 유발될 수 있다. 근육의 고긴장상태는 근육의 연축을 유발하며, 적절한 시기에 효과적인 관리가 있어야 수술적 치료를 피할 수 있다.

운동장애로는 근육경직, 진전, 운동실조, 정좌불능, 무도병을 비롯한 근긴장이상증이 발생할 수 있다.

감각

감각기능의 장애는 피부감각의 감소나 소실(이상감각증/무감각증)의 형태로 나타나거나 특정 감각을 전혀 느끼지 못하는 감각무시같은 다양한 인식불능증(agnosia; 실인증, 인지불능증)으로 나타날 수 있다. 특정 감각 장애는 재활과정에서 고려 대상이 되기도 하지만, 오래 지속된 감각 장애는 잘 치유되지 않고 남아있는 경향이 있다.

인지기능

앞서서 언급했던 것과 같이 환자의 재활과 장기적인 사회 기능의 회복의 과정에서 환자의 병전과는 달라진 행동이 문제가 되기도 한다. 각성 수준의 장애, 정보 처리 속도, 기억, 추상적 사고능력, 유연성, 자기존재의식 등의 장애와, 집중력장애, 주의산만 등이 흔히 보이는 인지기능 장애다. 외상성 뇌손상 이후 행동상의 결손과 정신사회적 순응에는 우울증, 사회적 인식능력의 저해, 불안감, 적대적 행동양식, 운동시작 장애 등이 있다(Prigatano, 1992; Wood, 1990).

관리

초기 약물치료

외상 직후의 치료에는 기본적인 소생 처치술이 이용된다. 이 때 글라스고우 혼수 척도(GCS)등을 이용하여 의식 수준을 평가하여 기록해야 한다. 아울러 응급 환자의 치료가 가능한 병원으로 후송하고 두개골 방사선 사진이나 컴퓨터 단층촬영 또는 자기공명 영상등의 추가적인 검사가 필요하다. 드물게는 더이상의 뇌손상과 증상악화를 막기 위해 두개내압을 측정하고 및 감시하는 것이 필요하다. 어떤 경우에는 신경외과적인 수술적 치료가 필요하기도 하나 여기에서 모두다 다루기에는 어려움이 있으므로 더 자세한 내용에 대해서는 NICE Clinical Guideline 4(2003), Black과 Rossitch(1995), Bullock과, Teasdale(1990)의 저서 등을 참고한다. 급성기의 치료 목표를 요약하면 다음과 같다.

- 환자 상태 안정
- 외상후 기억상실 회복
- 행동과 신체 기능상의 의존성 축소

환자의 상태가 고도의 의료 서비스를 필요로 하는 것이 아닐 경우에는 한단계 낮은 의료 서비스만으로도 충분할 수 있다.

후기의 약물치료

환자의 상태 특히 신경학적 상태가 매우 복잡하기 때문에 경험이 풍부한 다양한 분야의 전문가들로 구성된 팀이 환자중심의 치료와 관리를 전담하는 것이 가장 좋다. 이 시기에는 환자는 집중 재활을 받을 수 있는 곳으로 이송되어야 한다. 복잡한 장애를 지닌 환자일 수록 환자에게 제공될 의료 서비스의 연속성을 유지하기 위해서 환자 치료를 전담 관리하는 책임자가 있어야 한다.

환자는 손상 부위에 따라서 복잡한 장애를 보일 수 있다. 초기에 아주 심한 장애가 있었다 해도 재활 후 크게 호전되는 경우가 종종 있다. 그러나 잘 치료되지 않고 끝까지 남는 장애에는 기본적인 기능 수행이 어려워 지는 인지기능장애 등이 있다. 장애의 종류와 그 결과 초래되는 정신사회적 연관성이 환자의 사회적 상호작용에 지대한 제한을 초래하며 환자가 독자적인 생활로 돌아가기 어렵게 하는 요인이 되기도 한다(Lezak, 1986; Brook and McKinlay, 1983; Oddy and Humphrey, 1980; Oddy, et al., 1978).

재활의 효과는 아직 재고되고 있는 상황이지만, 재활이 환자의 독립성을 향상시키는데에 효과가 있음을 시사하는 몇몇 증거들이 제시되고 있다(Malec and Basford, 1996; Cope, 1995; Hall and Cope, 1995).

물리치료 관리

급성기

이 시기에는 의학적으로 안정한 상태가 되는 것이 가장 우선이다. 그러나 이런 초기에 예상되는 이차적 합병증에 대해 미리 조치를 취하는 것이 궁극적으로는 환자의 치료 결과를 향상시킬 수 있다는 사실을 염두해 두어야 한다. 이차적 뇌손상을 막기 위해 호흡기능을 최적 상태로 유지해주어야한다. 이 시기에는 두개내압을 상승 시킬 위험이 있는 치료는 주의해야 한다(Ada, et al., 1990).

후기 - 수개월에서 수년이 지난 뒤

외상성 뇌손상 환자의 인지기능과 행동은 환자의 기능 수준에 큰 영향을 미친다. 따라서 치료 목표를 수립할 때 인지기능과 행동에 대해 반드시 고려해야한다. 과거에 물리치료는 이러한 요인에 대해 충분히 고려하지 못했고, 그 결과 물리치료의 효과가 예상보다 적었을지 모른다. 이러한 요인에 대해서 보다 효과적인 대처 방법을 조언 해줄 수 있는 신경정신과 의사와 협의하여 치료 목표를 수립하는 것이 최상의 방법이다.

결과 측정

외상성뇌손상 환자들의 치료후 결과 감시에 이용되는 측정도구로는 다음의 것들이있다.

- 글라스고우 결과 척도 (Glasgow Outcome Scale, Jennet and Bone, 1975)
- 장애등급척도 (Disability Rating Scale, Rappaport, et al., 1982)
- 기능적 독립지수(Functional Independence Measure, FIM)와 기능적 평가 측정(Functional Assessment Measure, FAM)
- 글라스고우 혼수척도(Glasgow Coma Scale, Teasdale and Jennett, 1974)

용어 풀이

다음 용어풀이는 이 장에서 나오는 단어들의 간략한 설명을 한 것이다.

인식불능증 지식의 손실이나 물체 인식 능력의 결핍

무감각증 감각의 상실

실조 기능적 움직임에 영향을 주는 협동의 상실

바빈스키징후 발바닥반사의 비정상적인 반응 (검사 중 엄지발가락이 위를 향함)

운동완만증 움직임의 둔화

클로누스 지속적인 스트레칭으로 인한 간헐적 근육이완과 수축의 반복

겹보임 이중 시야

조음장애 발성의 부조화

삼킴곤란 삼키는 것이 어려움

언어장애 표현적(생산적)이거나 이해할 수 있는 말투의 결핍

행동곤란 수의적 운동을 실행할 능력의 결핍

근긴장이상증 몸을 비틀고 반복적인 움직임이 특징인 불수의적 운동

이완 근긴장도의 결핍

반맹 한쪽 눈의 반의 시력 상실

반마비 신체의 한쪽의 마비

근육긴장항진 근긴장도 증가

긴장저하 근긴장도 감소

안진 한쪽이나 양쪽 눈의 불수의적인 규칙적 진동

지각착오 비정상적 감각을 유발하는 감각의 붕괴

안검하수 눈꺼풀의 처짐

경축 신경학적 원인의 경직과 범위 내 신장에 대한 저항

긴장 근육이 신장되는 것에 대한 적극적 저항

떨림 불수의적 움직임의 한 종류 (신경학적 이상에서 볼 수 있음)

FURTHER READING

It is outside the scope of this chapter to provide the reader with details of each different general approach to neurological rehabilitation, or to advocate the use of or extol the strengths of any specific approach. Readers are directed to Edwards (2002), Partridge (2002) and Stokes (1998) for more comprehensive information on the different approaches.

Readers are referred to Edwards (2002) for a detailed account of abnormal muscle tone.

General

Brincat CA 1999 Managed care and rehabilitation: adopting a true team approach. Top Stroke Rehabil 6(2): 62–65

Carr JH, Shepherd RB 1998 Neurological Rehabilitation: Optimizing Motor Performance. Butterworth–Heinemann: London

Edwards S 2002 Neurological Physiotherapy: A Problem-Solving Approach, 2nd edn. Churchill Livingstone: London

Greenwood R, Barnes MP, Mcmillan TM, Ward CD (eds) 1993 Neurological Rehabilitation. Churchill Livingstone: Edinburgh

Partridge C (ed.) 2002 Neurological Physiotherapy: Bases of Evidence for Practice. Whurr: London

Reinkensmeyer D, Lum PS, Winters J et al. 2002 Emerging technologies for improving access to movement therapy following neurological injury. Emerging and Accessible Telecommunications, Information and Healthcare Technologies. IEEE: New York

Stokes M 1998 Neurological Physiotherapy. New York: Mosby International

Stroke

Alexander H, Bugge C, Hagen S 2001 What is the association between the different components of stroke rehabilitation and health outcomes? Clin Rehabil 15: 207–215

Ashburn A 1997 Physical recovery following stroke. Physiotherapy 83: 480–490

Bosworth H, Horner R, Edwards L, Matchar D 2000 Depression and other determinants of values placed on current health state by stroke patients: evidence from VAS Acute Stroke (VAS+) study. Stroke 31: 2603–2609

Royal College of Physicians/Clinical Effectiveness and Evaluation Unit 2004 National Clinical Guidelines for Stroke, 2nd edn. RCP: London

Parkinson's disease

Deane KHO, Jones D, Ellis C et al. 2001 Physiotherapy for patients with Parkinson's disease (Cochrane review). Cochrane Library: Oxford

Morris M 2000 Movement disorders in people with Parkinson's disease: a model for physical therapy. Phys Ther 80: 578–597

Plant R et al. 2000 Physiotherapy for People with Parkinson's Disease: UK Best Practice. Institute of Rehabilitation: Newcastle upon Tyne

Schenkman M, Cutson TM, Kuchibhatla M et al. 1997 Reliability of impairment and physical performance measures for persons with Parkinson's disease. Phys Ther 77: 19–27

Suteeraiva Hananon M, Protas EJ 2000 Reliability of outcome measures in individuals with Parkinson's disease. Physiother Theory Pract 16: 211–218

Multiple sclerosis

Barnes D 2000 Multiple Sclerosis: Questions and Answers. Merit: Hampshire

Motor neurone disease

Motor Neurone Disease Association 2000 A Patient and Carer Centred Approach for Health and Social Professionals: Motor Neurone Disease Resource File. MND Association: Northampton

Traumatic brain injury

Campbell M 2000 Rehabilitation for Traumatic Brain Injury: Physical Therapy Practice in Context. Churchill Livingstone: London

참고문헌

Ada L, Canning C, Paratz J 1990 Care of the unconscious head-injured patient. In: Ada L, Canning C (eds) Key Issues in Neurological Physiotherapy. Butterworth–Heinemann: Oxford, p. 249

Ashburn A 1997 Physical recovery following stroke. Physiotherapy 83: 480–490

Banks MA, Caird FI 1982 Physiotherapy benefits patients with Parkinson's disease. Clin Rehabil 3: 11–16

Barnes D 2000 Multiple Sclerosis: Questions and Answers. Merit: Hampshire

Black P, Rossitch E 1995 Neurosurgery: an Introductory Text. Oxford University Press: Oxford

Bobath B 1990 Adult hemiplegia: evaluation and treatment. 3rd edn. Butterworth–Heinemann: Oxford

Bohannon RW, Smith MB 1987 Interrater reliability of a modified Ashworth scale of muscle spasticity. Phys Ther 67: 206–207

Bohannon RW, Cassidy D, Walsh S 1995 Trunk muscle strength is impaired multidirectionally after stroke. Clin Rehabil 9: 47–51

Bonita R 1992 Epidemiology of stroke. Lancet 339: 342–343

Brooks DN, McKinlay WW 1983 Personality and behavioural change after severe blunt head injury: a relative's view. J Neurol Neurosurg Psychiat 46: 336–344

Caird FI (ed.) 1991 Rehabilitation in Parkinson's Disease. Chapman & Hall: London

Carr JH, Shepherd RB 1998 Neurological Rehabilitation: Optimizing Motor Performance. Butterworth–Heinemann: London

Carr JH, Shepherd RB, Nordholm L, Lynne D 1985 Investigation of a new motor assessment scale for stroke patients. Phys Ther 65: 175–180

Cella DF, Dineen K, Arnason B et al. 1996 Validation of the functioning assessment of multiple sclerosis quality of life instrument. Neurology 47: 129–139

Cope DN 1995 The effectiveness of traumatic brain injury rehabilitation: a review. Brain Inj 9: 649–670

Crow JL, Lincoln NB, Nouri FM, De Weerdt W 1989 The effectiveness of EMG feedback in the treatment of arm function after stroke. Int Disabil Studies 11: 155–160

Cutson TM, Laub KC, Schenkman M 1995 Pharmacological and non-pharmacological interventions in the treatment of Parkinson's disease. Phys Ther 75: 363–373

Dean G, Kurtzke JF 1971 On the risk of multiple sclerosis according to the age at immigration to South Africa. BMJ 3: 725–729

Department of Health (DoH) 2001 National Service Framework for Older People. DoH: London

Duncan PW, Weiner DK, Chandler J, Studenski S 1990 Functional reach: a new clinical measure of balance. J Gerontol 45: 192–197

Edwards S (ed.) 2002 Neurological Physiotherapy: a Problem-Solving Approach, 2nd edn. Churchill Livingstone: London

Elsworth JD, Marks JA, McGrath JR, Wade DT 1999 An audit of goal planning in rehabilitation. Top Stroke Rehabil 6(2): 51–61

Fawcus R (ed.) 2000 Stroke Rehabilitation: a Collaborative Approach. Blackwell Scientific: Oxford

Figlewicz DA, Rouleau GA 1994 Familial disease. In: Williams AC (ed.) Motor Neurone Disease. Chapman & Hall: London, pp. 427–450

Freeman JA 2002 Assessment, outcome measurement and goal setting in physiotherapy practice. In: Edwards S (ed.) Neurological Physiotherapy, 2nd edn. Churchill Livingstone: London, pp. 21–34

Granger CV, Cotter AC, Hamilton BB, Fiedler RC 1993 Functional assessment scales: a study of persons after stroke. Arch Phys Med Rehabil 74: 133–138

Hall KM, Cope DN 1995 The benefit of rehabilitation in traumatic brain injury: a literature review. J Head Trauma Rehabil 10(5): 1–13

Harwood R, Ebrahim S 1995 Manual of the London Handicap Scale. Department of Health Care of the Elderly: University of Nottingham

Hauser SL, Dawson DM, Lehrich JR et al. 1983 Intensive immunosuppression in progressive multiple sclerosis: a randomised three-arm study of high-dose intravenous cyclophosphamide, plasma exchange and ACTH. N Engl J Med 308: 173–180

Hume-Adams J, Graham DI 1998 An Introduction to Neuropathology, 2nd edn. Churchill Livingstone: Edinburgh

Hunt SM, McKenna SP, Williams J 1981 Reliability of a population survey tool for measuring perceived health problems: a study of patients with osteoarthritis. J Epidemiol Commun Health 35: 297–300

Jennett B, Bond M 1975 Assessment of outcome after severe brain injury: a practical scale. Lancet 2: 81

Jennett B, MacMillan R 1981 Epidemiology of head injury. BMJ 282: 101–104

Jennett B, Teasdale G 1981 Management of Head Injuries. FA Davis: Philadelphia

Kamsma YPT, Brouwer WH, Lakke JPW 1995 Training of compensational strategies for impaired gross motor skills in Parkinson's disease. Physiother Theory Pract 11: 209–229

Ko Ko C 1999 Effectiveness of rehabilitation for multiple sclerosis. Clin Rehabil 13 (suppl 1): 33–41

Kurtzke JF 1981 A proposal for a uniform minimal record of disability in multiple sclerosis. Acta Neurol Scand 64 (suppl 87): 110–129

Kurtzke JF 1983 Rating neurologic impairment in multiple sclerosis: an expanded disability status scale (EDSS). Neurology 33: 1444–1452

Lezak MD 1986 Psychological implications of traumatic brain damage for the patient's family. Rehabil Psychol 31: 241–250

Lincoln NB, Edmans JA 1989 A shortened version of the Rivermead Perceptual Assessment Battery. Clin Rehabil 3: 199–204

Lincoln NB, Leadbitter D 1979 Assessment of motor function in stroke patients. Physiotherapy 65: 48–51

Lundy-Ekman L 1998 Neuroscience: Fundamentals for Rehabilitation. WB Saunders: London

Mahoney FI, Barthel DW 1965 Functional evaluation: the Barthel Index. Maryland State Med J 14: 61–65

Malec JF, Basford JS 1996 Postacute brain injury rehabilitation. Arch Phys Med Rehabil 77: 198–207

Mathiowetz V, Weber K, Kashman N et al. 1985 Adult norms for the 9-hole peg test of finger dexterity. Occup Ther J Res 5: 24–37

McGrath JR, Adams L 1999 Patient-centered goal planning: a systematic psychological therapy? Top Stroke Rehabil 6(2): 43–50

Medical Research Council 1976 Aids to the Examination of the Peripheral Nervous System. HMSO: London

Mellerup E, Fog T, Raun N et al. 1981 The socio-economic scale. Acta Neurolog Scand 64: 130–138

Mendlow AD, Teasdale GM, Teasdale E et al. 1983 Cerebral blood flow and intracranial pressure in head injured patients. In: Ishii S, Nagai H, Brock M (eds) Intracranial Pressure. Springer: Berlin, pp. 495–500

Morris M 2000 Movement disorders in people with Parkinson's disease: a model for physical therapy. Phys Ther 80: 578–597

Motor Neurone Disease Association 2000 A Patient and Carer Centred Approach for Health and Social Professionals: Motor Neurone Disease Resource File. MND Association: Northampton

National Collaborating Centre for Chronic Conditions 2006 Parkinson's Disease: National Clinical Guidelines for Diagnosis and Management in Primary and Secondary care. Royal College of Physicians: London

National Institute for Clinical Excellence 2001 Technology Appraisal: Guidance on the Use of Riluzole for the Treatment of Motor Neurone Disease. Appraisal no. 20. National Institute for Clinical Excellence: London

National Institute for Clinical Excellence 2003 Head Injury: Triage, Assessment, Investigation and Early Management of Head Injury in Infants, Children and Adults. National Institute for Clinical Excellence: London

Norkin CC, White DJ 1975 Measurement of Joint Motion: a Guide to Goniometry. FA Davies: Philadelphia

Oddy M, Humphrey M 1980 Social recovery during the year following severe head injury. J Neurol Neurosurg Psychiat 43: 798–802

Oddy M, Humphrey M, Uttley D 1978 Subjective impairment and social recovery after closed head injury. J Neurol Neurosurg Psychiat 41: 611–616

Palastanga N, Field D, Soames R 2002 Anatomy and Human Movement, 4th edn. Butterworth–Heinemann: Oxford

Palmer SS, Mortimer JA, Webster DD et al. 1986 Exercise therapy for Parkinson's disease. Arch Phys Med Rehabil 67: 741–745

Partridge C (ed.) 2002 Neurological Physiotherapy: Bases of Evidence for Practice. Whurr: London

Petajan JH, Gappmaier E, White AT et al. 1996 Impact of aerobic training on fitness and quality of life in multiple sclerosis. Ann Neurol 39: 432–441

Peto V, Jenkinson C, Fitzpatrick R, Greenhall R 1995 The development and validation of a short measure of functioning and wellbeing for individuals with Parkinson's disease. Qual Life Res 4: 241–248

Plant R, Joneo D, Ashburn A et al. 2000 Physiotherapy for People with Parkinson's Disease: UK Best Practice. Institute of Rehabilitation: Newcastle upon Tyne

Plum H, Morissey D 2002 Cross-speciality collaboration. Physiotherapy 88: 530–533

Podsialo D, Richardson S 1991 The timed 'up and go': a test of basic functional mobility for frail elderly persons. J Am Geriatr Soc 39: 142–148

Poser CM, Paty DW, Scheinberg LC et al. 1983 New diagnostic criteria for multiple sclerosis: guidelines for research protocols. Ann Neurol 13: 227–231

Prigatano GP 1992 Personality disturbances associated with traumatic brain injury. J Consult Clin Psychol 60: 360–368

Rappaport M, Hall KM, Hopkins K et al. 1982 Disability rating scale for severe head trauma: coma to community. Arch Phys Med Rehabil 63: 118–123

Robinson I, Hunter M, Neilson S et al. 1996 A Dispatch from the Front Line. The Views of People with Multiple Sclerosis about their Needs: a Qualitative Approach. Brunel MS Research Unit: London

Royal College of Physicians/British Society of Rehabilitation Medicine (Turner-Stokes L, ed.) 2003 Rehabilitation following acquired brain injury: national clinical guidelines RCP/BSRM: London

Royal College of Physicians/Clinical Effectiveness and Evaluation Unit 2004 National Clinical Guidelines for Stroke, 2nd edn. RCP: London

Russell WR, Smith A 1981 Post-traumatic amnesia in closed head injury. Arch Neurol 5: 16–29

Sadovnick AD, Baird PA, Ward RH 1988 Multiple sclerosis: updated risks for relatives. Am J Med Genet 29: 533–41

Sadovnick AD, Ebers GC 1993 Epidemiology of multiple sclerosis: a critical review. Can J Neurol Sci 20: 17–29

Stokes M 1998 Neurological Physiotherapy. Mosby: New York

Sunderland A, Tinson D, Bradley L, Langton Hewer R 1989 Arm function after stroke: an evaluation of grip strength as a measure of recovery and a prognostic indicator. J Neurol Neurosurg Psychiatr 52: 1267–1272

Swash M, Schwartz MS 1995 Motor neurone disease: the clinical syndrome. In: Leigh PN, Swash M (eds) Motor

Neurone Disease: Biology and Management. Springer: London, pp. 1–17
Tandan R 1994 Clinical features and differential diagnosis of classical motor neurone disease. In: Williams AC (ed.) Motor Neurone Disease. Chapman & Hall: London, pp. 3–27
Teasdale G, Jennett B 1974 Assessment of coma and impaired consciousness: a practical scale. Lancet ii: 81–83
Teasdale GM et al. 1990 Risks of acute traumatic intracranial haematoma in children and adults: implications for managing head injuries. BMJ 300: 363–367
Temkin NR, Kikmen SS, Wilensky AJ et al. 1990 A randomized double-blind study of phenytoin for the prevention of post-traumatic seizures. N Engl J Med 323: 497–502
Thompson A 1998 Symptomatic treatment in multiple sclerosis. Curr Opin Neurol 11: 305–309
Turnbull GI (ed.) 1992 Physical Management of Parkinson's Disease. Churchill Livingstone: New York
Van den Burg W, Van Zomeren AH, Minderhoud JM et al. 1987 Cognitive impairment in patients with multiple sclerosis and mild physical disability. Arch Neurol 44: 494–501
Wade DT 1992 Measurement in Neurological Rehabilitation. Oxford University Press: Oxford
Wade DT 1999a Goal planning in stroke rehabilitation: how? Top Stroke Rehabil 6(2): 16–36
Wade DT 1999b Goal planning in stroke rehabilitation: what? Top Stroke Rehabil 6(2): 8–15
Wade DT 1999c Goal planning in stroke rehabilitation: evidence. Top Stroke Rehabil 6(2): 37–42
Ware JE, Snow KK, Kosinski M et al. 1993 SF-36 Health Survey: Manual and Interpretation Guide. Health Institute, New England Medical Center: Boston, MA
Weiner WJ, Goetz CG 1994 Neurology for the Non-neurologist. 3rd edn. Lippincott: Philadelphia
Wichmann T, DeLong MR 1993 Pathophysiology of parkinsonian motor abnormalities. Adv Neurol 60: 53–61
Wood RLI 1990 Neurobehavioural paradigm for brain injury rehabilitation. In: Wood RL (ed.) Neurobehavioural Sequelae of Traumatic Brain Injury. Taylor & Francis: New York, pp. 3–17
Young B, Ott L, Twyman D et al. 1987 The effect of nutritional support on outcome from severe head injury. J Neurosurg 67: 668–676

마사지

Massage

CHAPTER 16

김재현

CHAPTER CONTENTS

개요

마사지는 물리치료 분야의 시작점이라고 할 수 있다. Swedish 마사지의 스트로크와 원리는 물리치료사협회에서 신입회원들에게 기본적으로 교육한다. 마사지는 고대 문명에서부터 사용되어 왔다. 마사지라는 단어는 아라비아어의 '누르다' 라는 뜻인 mass에서 유래되거나 또는 그리스어로 '주무르다' 라는 뜻인 massien에서 유래되었다.

정의: 마사지는 스트레칭과 누르는 것을 리듬에 맞추어 조직에 실시하는 자극의 과정이다(Watt, 1999). Holey와 Cook(2003)은 치료적 마사지를 숙련된 치료사에 의해 실시하는 연부조직의 수기치료 전체적 치료중재의 한 요소라고 정의하였다.

준비 ◎

치료실, 침상, 치료사의 자세, 환자, 윤활제

치료실

치료실은 환자가 오한이 일어나지 않도록 편안한 온도로 맞추어 놓는다. 치료용 침상, 작은 테이블과 의자도 있어야 한다.

치료용 침상 ◎

치료용 침상(couch)의 높이는 치료사가 치료하기 편한 정도의 높이로 맞춘다. 마사지를 하기 좋은 높이는 치료사가 침대 옆에서 똑바로 섰을 때, 치료사 손가락의 손허리손가락관절(중수지절관절, MCP)이 구부러지고 팔꿈치는 완전히 펴지지 않은 정도이다. 적절한 치료

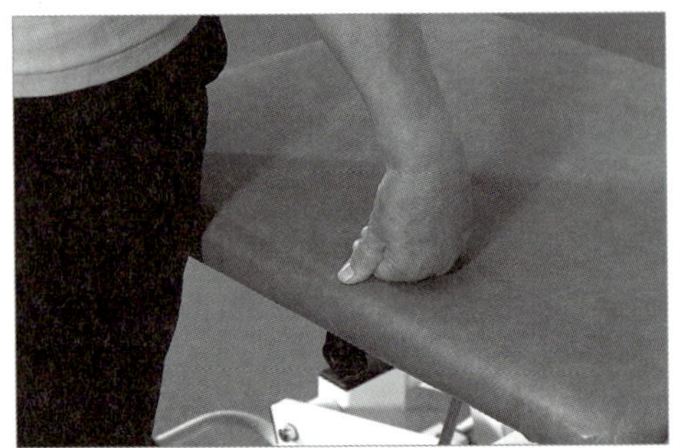

그림 16.1 올바른 치료용 침상의 높이를 조절한다.

용 침상의 높이는 치료사의 손이 편하게 놓일 정도로 조절한다. 계속 반복하면서 적절한 높이를 찾는다(그림 16.1).

치료용 침상에는 깨끗한 천을 깔도록 한다. 베개와 엎드렸을 때 얼굴이 눌리지 않도록 하는 구멍이 있어야 하며, 얼굴을 받쳐주는 베개와 환자를 덮을 수 있는 담요나 큰 타올을 준비한다.

자가준비

발위치

치료사의 발위치(stance)는 자세를 바꾸지 않은 상태로 마사지하는 부분이 모두 닿을 수 있도록하여야 한다. 찌르기(lunge) 자세는 경찰법(effleurage)와 스트로킹(stroking)과 같은 긴 스트로크를 할 수 있는 자세이다(그림 16.2). 비슷한 자세로 치료테이블을 앞으로 두고 환자를 가로질러 치료할 수 있는 팔을 뻗는 자세가 있다(그림 16.3). 한 자세를 오래 유지하지 않도록 하며 몸전체로 스트로크를 하고 항상 치료사의 골반이 고정되고 무릎을 구부려서 허리를 보호하도록 한다. 어깨는 이완시키고 편안한 자세를 취하며 구부정한 자세를 취하지 않는다.

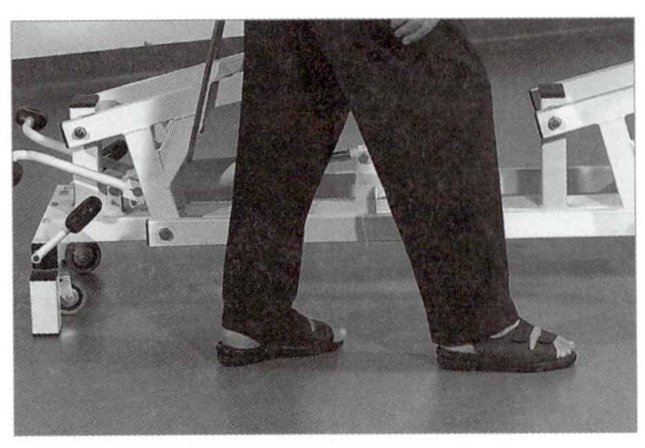

그림 16.2 찌르기 자세

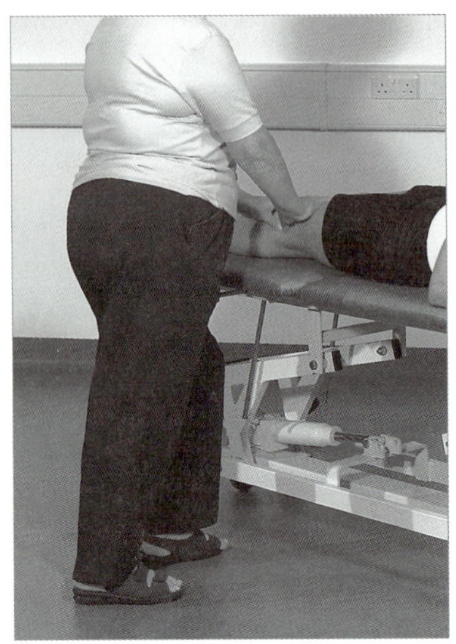

그림 16.3 팔을 뻗는 자세

복장

복장은 움직임에 제한이 없는 편안한 복장을 하도록 하지만 치료사에 알맞은 단정한 복장을 하도록 한다. 머리는 치료시에 환자에게 닿지 않도록 한다. 만일 머리가 옷깃에 닿을 정도로 길다면 뒤로 단정히 묶는다.

손

손은 마사지를 위한 가장 중요한 도구이다. 깨끗하고 부드러워야하며, 피부는 핸드크림을 규칙적으로 사용하여 영양이 잘 공급되어 있어야 한다. 손톱은 매니큐어를 칠하지 않도록 하며 짧게 다듬는다. 아주 얇은 결혼 반지는 환자가 어떠한 불편함이 없다면 끼고 있어도 좋다. 그외 다른 반지나 팔찌, 시계등은 착용하지 않는다.

손의 움직임을 증진시키기 위한 준비운동은 매우 중요하다. Hollis(1998)는 넓게 벌려 쥘 수 있도록 엄지손가락의 완전한 벌림과 폄, 손목의 완전한 굽힘과 폄, 또는 80° 정도의 운동과 완전한 요척관절(노자관절, radioulnar joint)의 엎침과 뒤침 운동을 제안하였다.

운동

1. 주먹을 쥐었다가 가능한 넓게 엄지손가락과 나머지 손가락을 벌린 후 5~10초 정도 유지한다.
2. 한손의 손가락 끝을 다른 손가락 끝과 만나게 하여 서로 밀어 엄지와 새끼손가락이 가능한 넓게 벌려지도록 한다.
3. 두 번째, 세 번째, 네 번째 손가락을 다른 손 손가락으로 밀어준다. 양손을 번갈아가면서 한다.
4. 손바닥을 맞닿게 하여 합장 한 후, 팔꿈치를 가슴높이까지 구부려준다. 천천히 손을 땅바닥쪽으로 돌린 후 시작자세로 돌아온다.
5. 손 등을 마주 본 상태로 팔을 뻗은 상태에서, 팔꿈치를 구부려 손목이 뺨에 오도록 구부린다.
6. 손목을 엇갈리게 하여 깍지를 낀 후에, 팔꿈치를 편다(그림 16.4a). 팔꿈치를 구부려서 손을 위로 한 채로 턱으로 가져간다(그림 16.4b), 그다음 다시 팔꿈치를 쭉 편다(그림 16.4c). 운동하는 동안 깍지를 낀 채로 유지하도록 한다.

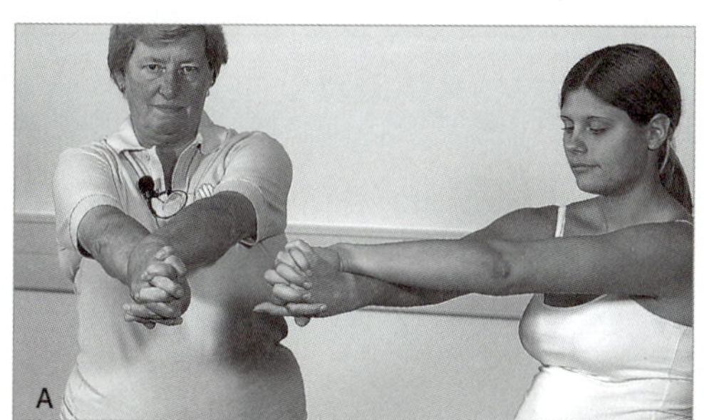

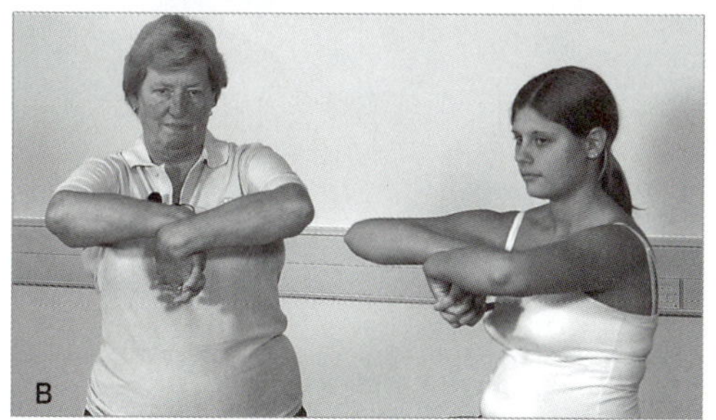

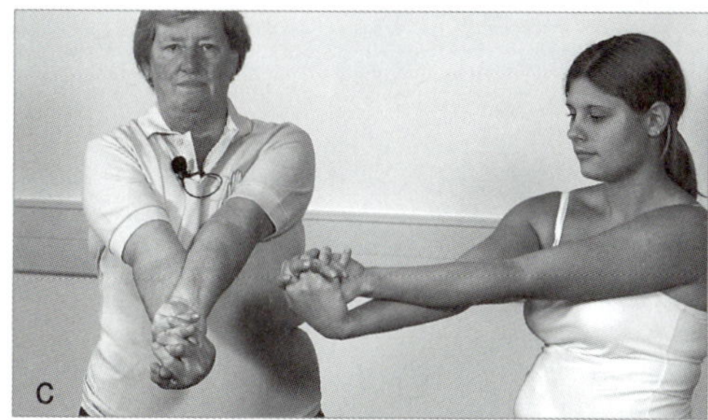

그림 16.4 마사지전 준비운동

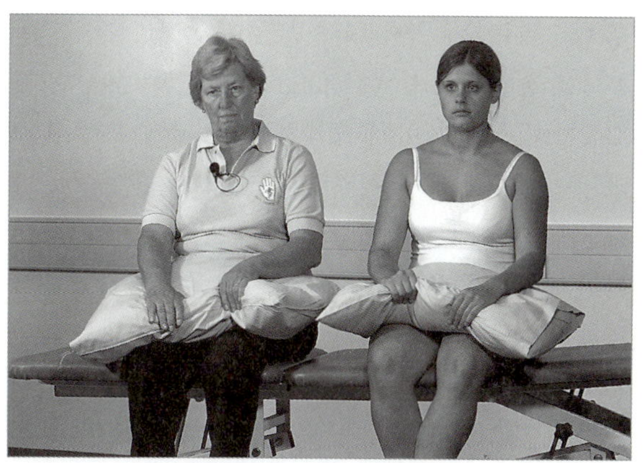

그림 16.5 리듬감 연습

리듬감 연습

앉아서 베개를 무릎에 놓은 후, 손을 편하게 올려 놓는다. 가능한 리듬감있게 쥐는 연습을 한다. 손을 교대로 번갈아가면서 자뼈 모서리쪽으로 펴고 다시 주먹쥐는 것을 연습한다(그림 16.5).

스트로크 연습

앉아서 베개를 무릎에 놓는다. 베개 가장자리를 가볍게 쥔다음 교대로 밀고 당기는 것을 연습한다(그림 16.6)

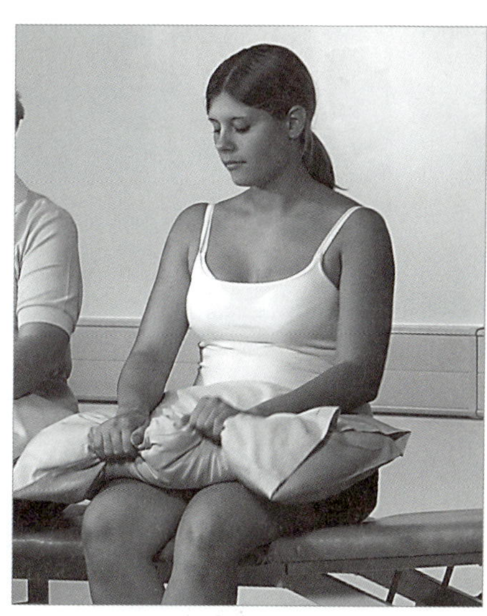

그림 16.6 스트로크 연습

촉지

촉각과 촉진 기술은 마사지를 하는 사람은 매우 발달되어있어야 한다. 손에 익숙해지도록 연습하여 촉각과 촉진기술을 증진 시킨다. 여러 가지 유형의 질감을 갖는 물체의 감촉을 느끼는 것으로 시작한다. 앉아서 베개를 무릎에 놓은 다음 베개피의 느낌을 손가락과 엄지손가락을 이용하여 느낀다. 그런 다음 수건도 같은 방법으로 실시한다(그림 16.7). 확신이 선다면 쉽게 질감이 다르다는 것을 느낄 수 있으며, 눈을 감고 반복해 본다.

치료사 자신의 몸으로 해부학적 주요부분을 구별하고 서로 다른 조직의 느낌을 길들어질때 까지 느낀다. 처음에 엄지손가락 끝부분으로 팔꿈치부분을 느껴본 다음 다른 손가락으로 번갈아가면서 같이 손바닥을 이용해서 느껴본다. 다른 손도 반복해서 느껴본다. 눈을 감고 직접 마사지 받는 느낌을 느껴본다. 같은 방법으로 종아리, 정강이, 넙다리 앞쪽 부분, 목, 어깨와 아래팔, 배부위를 시도한다.

촉각은 여러 가지 다른 방법으로 증진시킬 수 있다. 다양한 크기와 질감의 둥근 물체를 가방안에 넣고 고른 다음 촉각만으로 구별하도록 한다. 이 방법이 쉬워지면 보다 작은 물건으로 보다 비슷한 질감을 가진 것을 구별하도로 하며 올바르게 구별하는 시간을 측정한다.

접촉의 깊이를 아는 것은 매우 중요하다. 너무 살짝 압박을 하면 편안하지 않은 느낌과 간지럼을 유발하게 되어 피부를 광내는듯한 느낌만 주게 된다. 너무 세게 압박을 하거나 딱딱한 느낌이 나면 외상이나 조직의 손상을 가져올 수 있게 된다. 다시 치료사 자신의 피부로 깊이를 느껴보도록 한다. 치료사의 팔로 본인의 다리를 가능한 가볍게 접촉하여 움직여 본 다음 통증이 느껴지도록 센 압력으로 깊이를 증가시킨다. 친구나 동료에게 적용하여 가벼운 느낌은 1점, 센 압력은 5점으로 점수를 매겨 보도록 한다. 깊이와 점수를 잘 숙지한 다음 친구나 동료에게 적용하여 그 점수를 물어본다. 항상 압력을 바꿔가면서 그들이 말하는 점수에 대하여 숙지하도록 한다.

환자 준비

환자에 대한 완전한 정보를 알고 있어야 확실한 마사지를 적용시킬 수 있다는 것은 매우 중요하다. 환자의 동의는 법적인 중요한 단계이며 항상 어떠한 마사지의 시작 전에 시행하여야 한다.

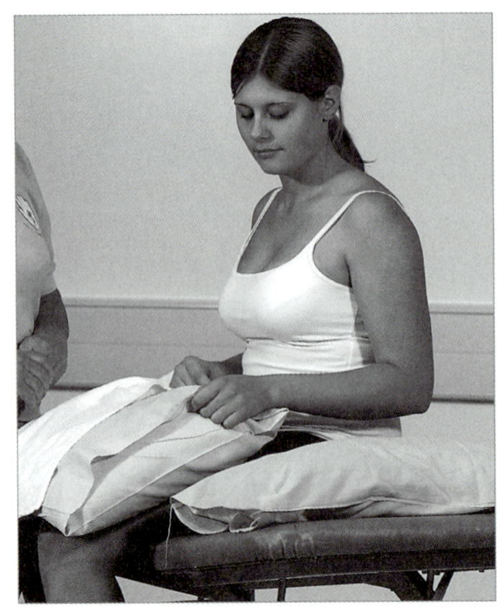
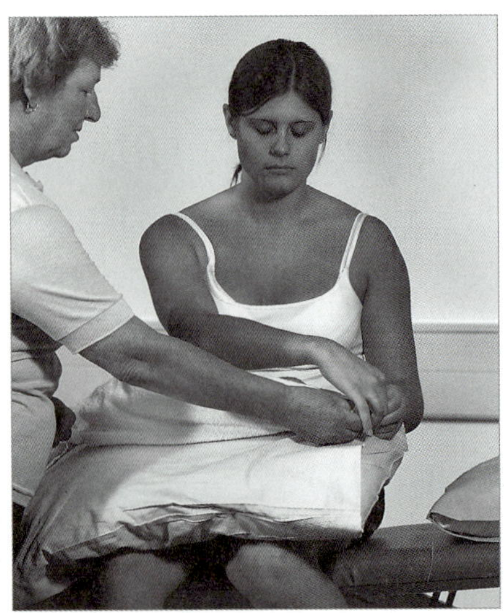

그림 16.7 질감 느끼기

Key Point

환자에게 치료를 위해 옷을 벗어달라고 하는 것은 필수이다. 항상 그다음 그 이유를 설명해 준다. 환자의 품위는 항상 지켜줄 수 있도록 한다. 절대로 환자에게 묻지도 않고 옷을 벗기거나 환자의 물품을 치워서는 안된다. 한 겹정도의 옷이나 타올을 덮고 마사지를 적용할 수 있다는 것을 숙지한다

마사지를 하면서 물리치료사도 환자도 불안하거나, 위협적이거나, 당황스러운 느낌이 들어서는 안된다. 항상 환자에게 무엇을 왜 하는지에 대하여 말해준다. 환자에게 스트로크를 림프의 흐름을 위해 하는지를 설명하며 환자가 편안해 지도록 한다.

환자를 덮을 것을 준비한다. 짧고 다양한 수건을 이용하거나 수건으로 된 가운을 사용한다(그림 16.8). 환자의 옷 또한 유용하게 쓰일 수 있다.

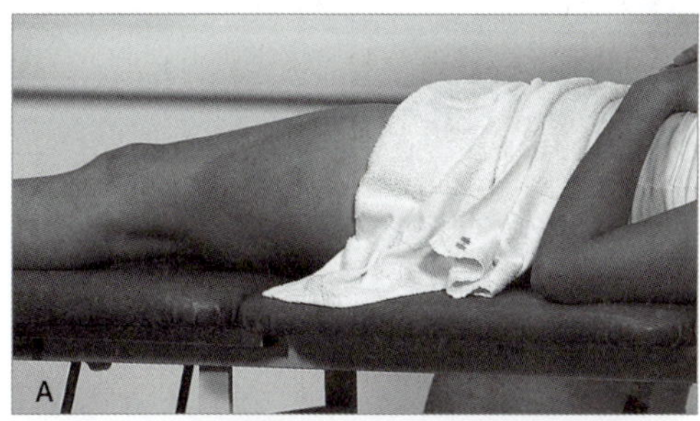

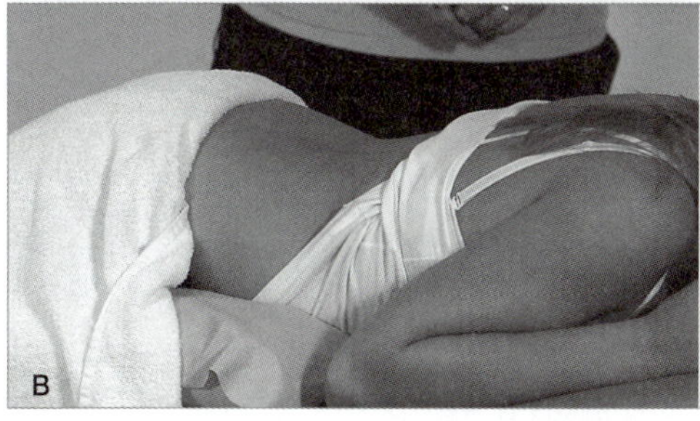

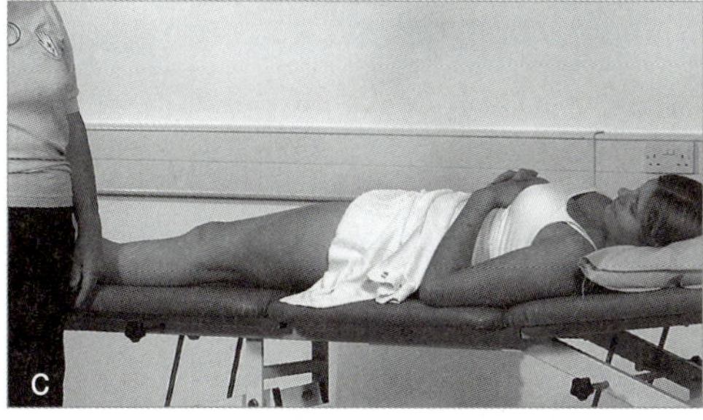

그림 16.8 환자에게 덮는 수건

다시한번 환자에게 수건으로 몸을 감싸는 이유를 설명하고 환자가 이를 스스로 수행하도록 한다.

마사지를 위한 매개물 ◎

마사지를 위한 많은 매개물질들이 있다. 마사지 기름, 크림, 젤, 파우더, 아로마치료 등이 주로 이용된다.

처음 가장 중요한 부분은 윤활제의 선택이며 금기증이 아닌 것을 선택하여야 한다. 선택한 윤활제의 모든 정보에 대하여 숙지하도록 해야 하며, 특히 알레르기에 주의하여야 한다. 많은 마사지 기름이나 크림은 견과류 기름을 이용하므로 견과류 알레르기가 있는 사람에게 절대 적용해서는 안된다. 털이 많은 피부는 파우더를 사용하면 마사지 동안 손상이 가중되거나 윤활효과가 적어지게 된다. 파우더는 더운 땀이 나는 부분에 적용하면 땀구멍을 막아 표면을 딱딱한 덩어리를 만들 수 있으므로 적용해서는 안된다.

얼음마사지는 극단적으로 적용할 수 있지만 얼음의 효과에 의해서 손상을 받지 않도록 해야 한다. 항상 얼음은 피부색과 반응을 잘 살펴야 한다. 환자가 불안함을 느끼거나 너무 빠르게 냉각되는 것 같으면 얼음마사지를 멈추도록 한다.

기름을 손에 직접 적용하지 말고 많은 용량을 사용하지 않도록 한다. 항상 시작 전에 몸을 청결히 하고 치료 후에도 청결하게 해야 한다

물을 단독으로 사용하거나 비누와 함께 사용하는 것은 윤활작용에 좋은 효과를 가져온다. 여기에 약간의 기름을 적용하면 건조하거나 딱딱한 피부에 효과적이다.

절대로 어떠한 열이 나게 하는 크림 등을 치료하는 부위에 적용해서는 안된다. 뜨거운 크림은 피부표면의 온도를 더욱 증가시켜 보다 큰 손상을 가져올 수 있다.

법적인 부분 ◎

마사지 전, 마사지 동안, 마사지 후에 대한 관련된 부

분은 법률로 정해져 있다.

치료사는 마사지를 적용하기 위한 이유를 설명해야하며 확실한 경계를 알려주어야 한다. 동의서를 받는 것은 매우 중요한 부분이다.

Key Point

동의서 없이 마사지를 적용하는 것은 폭행을 하는 것으로 오인될 수 있다. 모든 법에 따르는 절차를 밟아야 한다.

환자와 치료사는 치료를 통하여 편한함을 느끼도록 해야한다. 환자가 치료후에 기분 좋은 느낌을 받았는지를 물어보도록 한다.

정확하게, 읽을 수 있게, 날짜와 서명이된 치료 노트를 가지고 있어야 한다. 단지 마사지라고 적지 말고 치료 방법에 대한 짧은 서술을 기록하며 결과에 대한 기록을 해놓도록 한다.

금기증

마사지는 상태를 악화시키거나 위험할 수도 있다. 항상 진단명에 대하여 숙지하여 적절한 환자의 평가와 치료의 목적에 대하여 잘 알고 있어야 한다.

1. 바이러스, 곰팡이균, 세균에 의한 피부 감염은 마사지의 금기증이다. 어떠한 형태의 피부감염 상태에도 마사지를 적용하거나 치료사의 손이 닿아서는 안된다.
2. 개방형 상처는 마사지를 해서는 안된다. 아프지 않다고 하더라도 마사지는 치유되고 있는 조직에 손상을 주며 다시 출혈을 일으키게 하며, 감염의 원인이 될 수 있다.
3. 순환장애가 있는 경우에도 마사지에 의해 혈액순환의 갑작스러운 증가와 혈관이 움직여져서 역효과를 가져올 수 있다. 혈우병과 같은 출혈성 질환, 동맥경화증, 출혈, 색전, 인공 혈관의 경우 모두 마사지의 금기증이다. 심부 정맥 혈전증(deep vein thrombosis, DVT)은 모든 마사지의 금기증임을 기억해야 한다.
4. 마사지를 너무 빨리 최근 치유되고 있는 조직에 적용할 경우, 더 심한 손상을 가져올 수 있다. 이 상태에서는 치유되고 있는 조직이 쉽게 외상을 받을 수 있으며 회복이 늦어지게 되며 이차적인 출혈과 과도한 흉터조직이 남게 된다. 마사지는 손상 후 48시간 이내에는 해서는 안된다. 항상 완전하게 출혈이 멈춰야 실시할 수 있으며 시작시에는 아주 약한 강도에서부터 실시하여야 한다.
5. 종양에 마사지는 기계적인 자극을 줄 수 있어서 대사작용을 빠르게 하여 종양을 더 퍼지게 할 수 있다. 종양에 직접 또는 종양부위를 마사지해서는 안된다. 마사지가 아무리 효과적이라고 해서 암환자에게 유용하게 쓰인다고 할지라도 임시방편일 뿐이다.
6. 급성감염에 마사지는 금기이다. 감염 과정이 더 악화될 수 있다.
7. 골화근염(뼈되기근육염, myositis ossificans)에 마사지를 직접 해서는 안된다. 이것은 뼈세포의 형성을 증가시키고 주위의 연부조직에 더 큰 손상을 주게된다. 과도한 깊은 마사지는 골화부분에서 작은 뼈조직을 분리시키는 것으로 알려져 있다.
8. 당뇨가 완전히 마사지의 금기증은 아니더라도 많은 조심을 해야 한다. 당뇨환자의 말초 혈액순환에 영향을 주어 혈관이나 피부가 쉽게 손상을 받을 수 있다.
9. 피부 감각이 변화된 곳은 마사지의 금기이다. 마사지는 순환에 좋은 효과가 있지만, 치료사는 환자의 정확한 진단명을 알아서 감각이 변화된 이유를 아는 것이 중요하다. 감각의 소실, 과도한 감각, 저림, 신경학적 피부 변화는 모두 마사지의 금기증이다.

인증된 기술들

마사지 도수치료는 다양한 주제로 묶인다. 아래의 세 부분이 기본적인 마사지의 주요 요소이다.

1. 스트로킹(미끄러지기) 방법(stroking manipulations)
2. 압박 방법(pressure manipulations) 또는 유날법(petrissage)
3. 두드리는 방법(percussive manipulations) 또는 경타법(tapotement)

스트로킹 방법

스트로킹 방법에는 두가지 방법이 있는데 스트로킹(stroking)과 경찰법(effleurage)이다

스트로킹

스트로킹 운동은 먼쪽에서 몸쪽으로 림프의 순환 방향으로 적용한다(그림 16.9a). 이 방법은 반대 방향이나 교대 방법을 사용할 수도 있다. 손가락의 바닥부위, 엄지손가락 또는 두손을 교대로 사용할 수 있다(그림 16.9b).

스트로킹의 특별한 유형중 하나는 '천개의 손(thousand hands)'으로서 Hollis에 의해 명명되었다. 이것은 한 손으로 짧은 스트로크를 적용하고 다른 손으로 같은 움직임을 겹쳐서 적용하는 방법이다. 이것

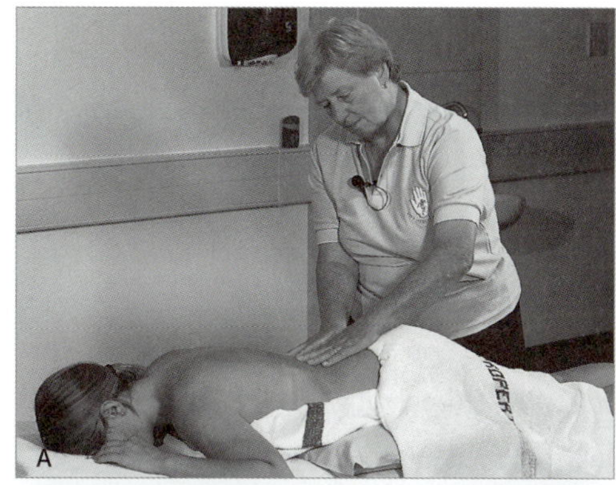

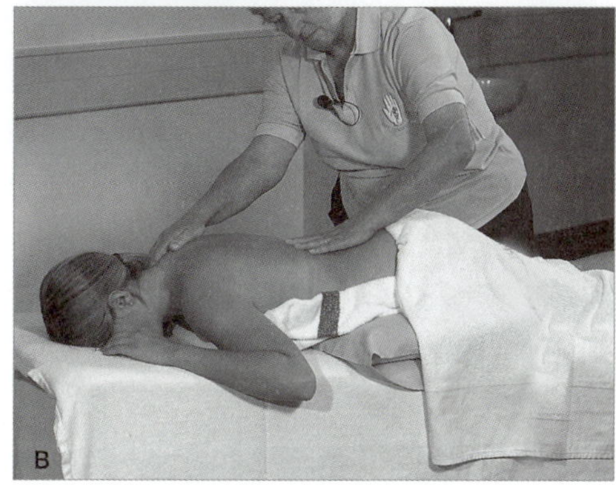

그림 16.9 스트로킹

은 아주 약한 정도로 하지만 너무 약해서 불쾌하거나 간지럽힐 정도가 되어서는 안되며 빠르거나 느리게 적용할 수 있다.

스트로킹의 효과

- 치료사의 접촉에 환자가 익숙하게 한다.
- 피부의 상태를 확인하고 치료된 조직을 확인할 수 있다.
- 감각 무진통(sensory analgesia)이 개선된다.
- 느린 스트로킹은 이완효과와 차분해지게 되며 근육 긴장도가 감소된다.
- 빠른 스트로크(미끄러짐)는 피부표면 혈류를 자극하고, 림프의 흐름을 가속시킨다.

따라서 스크로킹은 마사지의 한 부분의 시작과 끝에 이용된다.

경찰법

이 단어의 의미는 스트로킹(미끄러지기)이다. 마사지에서 스트로킹보다 깊은 형태의 적용을 의미한다(그림 16.10a). 경찰법(effleurage)은 스트로킹을 할 때 강화할 경우에 한손을 겹쳐서 사용하거나 가볍게 쥔 주먹(그림 16.10b), 또는 아래팔로 적용할 수 있다. 이 방법은 깊이를 조절하기 때문에 다음과 같은 단계로 구별된다.

- 1단계는 피부표면 혈관의 흐름에 충분한 영향을 주는 정도이다.
- 2단계는 깊은 혈관에 영향을 준다.
- 3단계는 경찰법을 보강하여 적용하며, 두손을 겹쳐서 사용한다.

경찰법은 림프샘의 방향이나 반대방향으로 적용할 수 있으며, 7자, 8자 그리기, 원이나 T자의 형태로 적용할 수 있다.

경찰법의 효과

- 림프와 정맥의 흐름을 돕는다.
- 조직액의 교환을 돕는다.
- 노폐물과 화학적 부산물의 제거를 돕는다.
- 근육 섬유를 수동적으로 신장시킨다.
- 조직 연결부위의 운동성을 회복시킨다.

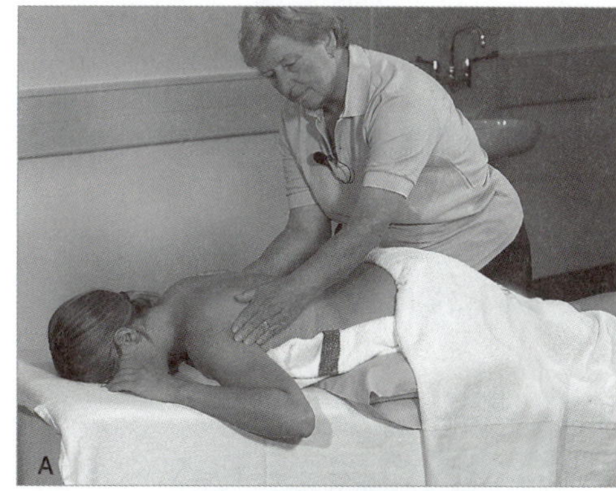

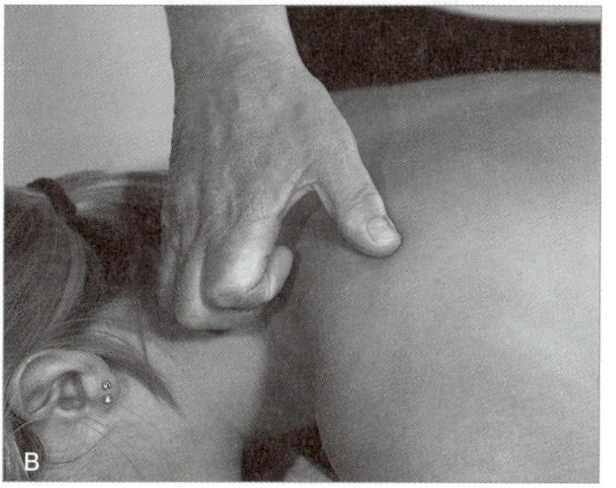

그림 16.10 경찰법

- 가벼운 스트로크는 근육 긴장도를 감소시킨다.
- 깊은 스트로크는 근육 긴장도를 증가시킨다.

경찰법은 마사지의 시작과 끝에 사용되며, 다른 도수 마사지의 중간에 사용하기도 한다.

Clinical note

스트로킹과 경찰법에서 주의해야할 사항은 앞에서 언급된 일반적인 금기증이며, 간지러움을 느끼지 않을 정도의 압력과 접촉을 사용하며 피부에 적절한 윤활제를 적용하여 모든 깊이에서 부드러운 움직임을 유발할 수 있도록 한다.

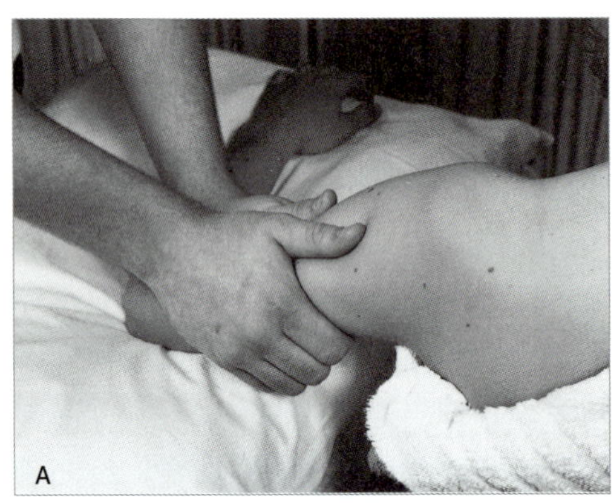

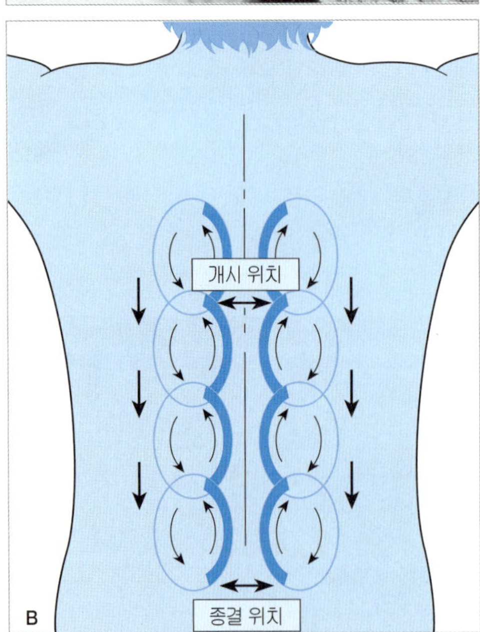

그림 16.11 주무르기

압박 방법 또는 유날법

유날법(petrissage)은 다음의 다섯가지로 분류된다; 주무르기(kneading), 집기(picking up), 비틀기(wringing), 말기(rolling), 흔들기(shaking).

주무르기

이 방법동안 조직은 구조의 반대되는 압축력을 받게 된다. 주무르기(kneading) 동작은 원을 그리는 동작, 몸쪽에서 먼쪽 또는 먼쪽에서 몸쪽으로 실시한다(그림 16.11). 모든 손(한손이나 양손 또는 교대로), 손가락과 엄지손가락 끝, 또는 손가락과 엄지손가락의 바닥으로 주무르기를 할 수 있다. 스트로크는 한 손이나 다른 손을 겹쳐서 적용할 수 있다.

원그리기 방법을 수행할 경우 원의 25% 정도에서만 위방향으로 압력을 가한다. 접촉은 원을 그릴 동안 계속 되어야 하며 다음 원을 그릴 경우에만 살짝 들어준다.

주무르기는 다음과 같이 3단계로 나누어진다.

- 1단계는 피부표면 혈관에 충분한 영향을 주는 정도이며 구조물의 표면 조직을 압박한다.
- 2단계는 깊은 조직 흐름에 영향을 주며 놓여진 구조물의 깊은 조직을 압박하게 된다.
- 3단계는 스트로크를 겹치거나 강화시키도록 적용한다. 강도는 조직이 손상되지 않는 한도내에서 환자가 참을만한 정도로 한다.

주무르기의 효과

- 정맥과 림프의 흐름을 자극한다.
- 섬유 조직의 운동성을 증가시킨다.
- 조직액의 교환을 돕는다.
- 운동을 위한 연부조직의 준비를 돕는다.
- 노폐물의 제거를 돕는다.
- 결합조직의 길이와 장력을 증가시킨다.
- 몸내장 반사 효과를 유발시킨다
- 조직 연결부위의 운동성을 회복시킨다

Clinical note

앞에서 언급한 마사지의 일반적인 금기증이 주무르기에서도 적용된다. 너무 심하게 압박하거나 심하게 비틀어서 조직이 꼬집혀지지 않도록 주의한다.

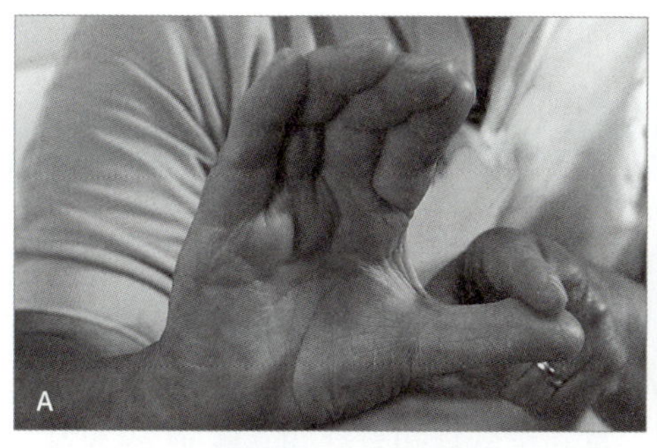
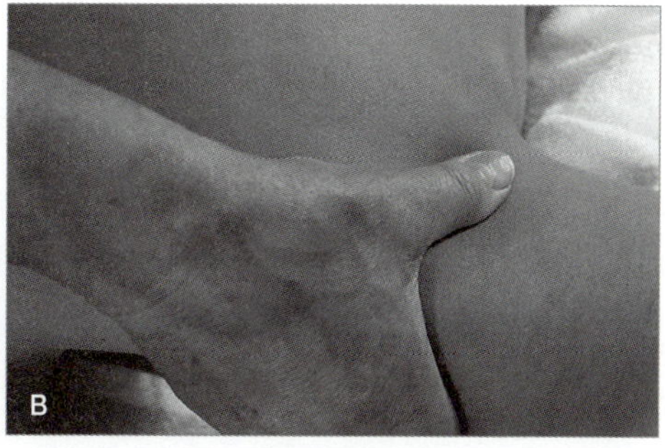

그림 16.12 들어올리기: 한손 C자 집기 A: 손의 자세, B: 환자에게 적용

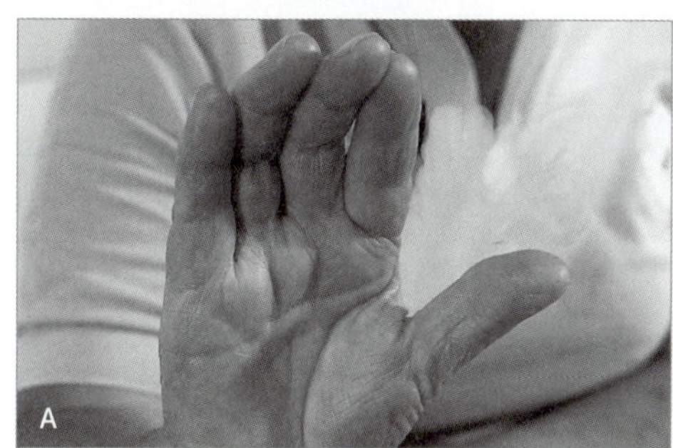
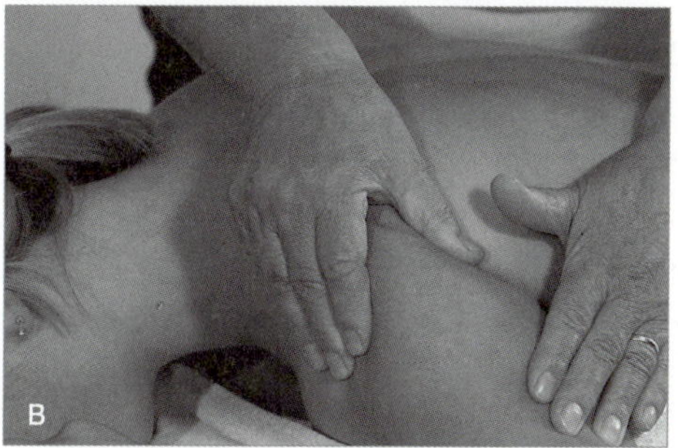

그림 16.13 들어올리기: 한손 V자 집기 A: 손의 자세, B: 환자에게 적용

집기

조직을 압박한 다음 집고, 들어올리고, 쥐어짜고(squeezed) 놓는 방법이다. 이 방법은 한 손으로 'C자'를 만들거나(그림 16.12) 양손으로 번갈아서 C자 집기나 V자 집기(그림 16.13) 또는 양손을 이용하여 V자 집기를 할 수 있다. C자 집기에서 엄지는 손바닥에서 멀리 떨어진 상태를 유지하여 갈퀴(web)가 C자를 만들도록 한다. V자 집기에서는 갈퀴모양이 V자가 되도록 한다.

집기(picking up)의 단계는 주무르기와 같다. 3단계에서는 양손을 이용해야하며 정확히 근육 부분에 참을 정도로 적용하도록 한다.

집기의 효과

주무르기(kneading)의 효과와 같다. 집기는 연부조직의 움직임 향상에 특히 좋으며, 경찰법과 주무르기 이후에 사용한다.

Clinical note

집기(picking up)의 금기증은 앞에서 설명한 일반적인 금기증과 같다. 또한 최근에 연부조직의 외상이 없어야 한다. 집기 방법 동안 피부 접촉이 떨어질 수 있다는 것을 인식해야 한다.

비틀기

비틀기(wringing)는 조직을 압박하여, 한 손으로 미는 동안 한 손으로는 치료사쪽으로 잡아당기는 동작을 취한다.

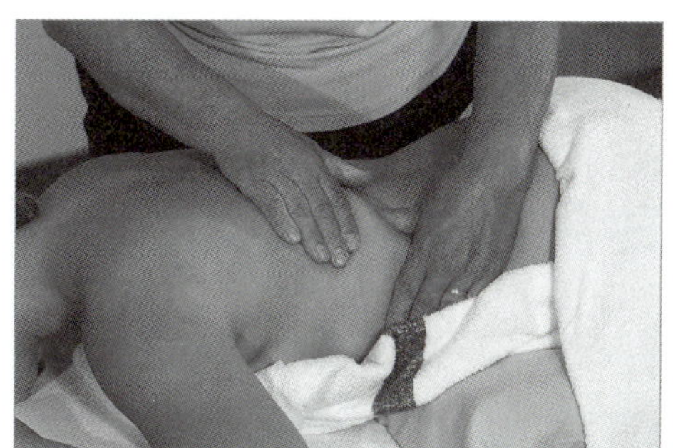

그림 16.14 비틀기

손가락과 엄지손가락으로 비틀기를 하는 동안 조직들은 압박을 받게 된다. 조직은 들려지고 한 손은 치료사쪽으로 당겨지고 다른 쪽은 멀리 밀게 된다. 미는 손은 또한 스트로크를 적용하게 된다(그림 16.14).

비틀기는 두단계로 나누어 진다.

- 1단계는 손가락으로 스트로크를 적용한다.
- 2단계는 모든 손을 사용한다.

3단계는 통증을 유발할 만큼 아프기 때문에 분류하지 않는다.

비틀기의 효과

주무르기(kneading)의 효과와 같다. 비트는 것은 특히 표면과 깊은 부위의 유착 조직의 분리에 효과적이다.

Clinical note

일반적인 금기증을 적용한다. 조직손상의 위험이 있으므로 최근 손상된 조직에는 적용하지 않는다. 너무 심하게 비틀어 꼬집히지 않도록 주의한다.

말기

이 방법은 두 손을 이용한다. 양쪽 손바닥은 피부에 접촉한다. 엄지손가락은 다른 손가락과 멀리 떨어지도록 하고, 엄지손가락 끝은 서로 닿도록 한다(그림 16.15). 손가락은 조직을 엄지쪽으로 당기고 엄지는 조직을 비틀고 들어올린 후 먼쪽으로 밀어준다.

말기(rolling)는 피부 말기와 근육 말기의 두가지 형태로 나뉜다. 근육 말기에서 말기 동작은 특별하지 않으며 동작은 손가락으로 밀어주고 엄지손가락으로 다시 당겨주는 동작이다.

- 피부 말기는 1단계에 속한다.
- 근육 말기는 2단계에 속한다.

3단계는 통증을 수반하므로 적용하지 않는다.

말기의 효과

주무르기의 효과와 같다. 말기는 또한 흉터조직을 가동시켜준다. 천천히 적용할 때, 조직의 신장 효과를 가져온다.

Clinical note

금기증은 앞에서 설명한 바와 같다. 말기 동작에서 조직이 찝히지 않도록 주의한다. 최근 흉터조직에 적용할 경우 심한 강도로 해서는 안된다.

흔들기

흔들기(shaking) 방법은 근육이나 특정 조직을 옆쪽으로 흔들어 주는 방법이다. 작은 부위에 적용할 때는 엄지의 끝부분과 하나 혹은 그 이상의 손가락 끝(finger tip)부분을 이용하여 적용한다. 큰 부위에는 엄지손가락와 모든 손가락 모두를 사용한다(그림 16.16). 엉덩이나 넙다리 같은 매우 넓은 부위의 적용은 완전히 손바닥을 편 상태로 약하게 압력을 가한 후 흔들어 준다. 흔들기의 마지막 유형은 모든 팔다리 흔들기로서 팔 또는 다리를 들고 살짝 지지한 다음 흔들어 준다.

- 1단계 흔들기는 엄지손가락과 나머지 손가락 끝으로 흔드는 동작이다.
- 2단계는 엄지손가락과 나머지 손가락 또는 손바닥을 사용한다.

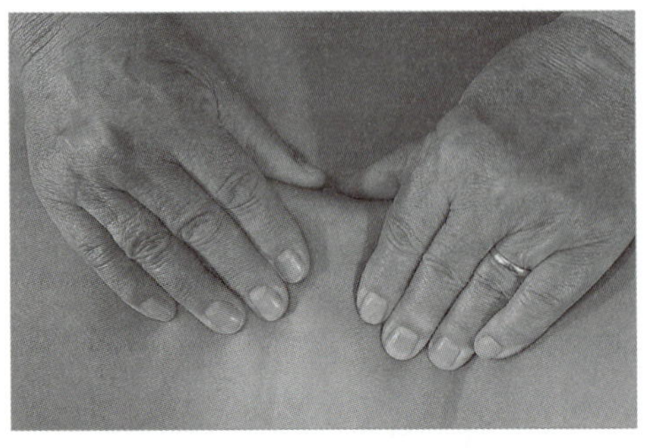

그림 16.15 찌르기 자세

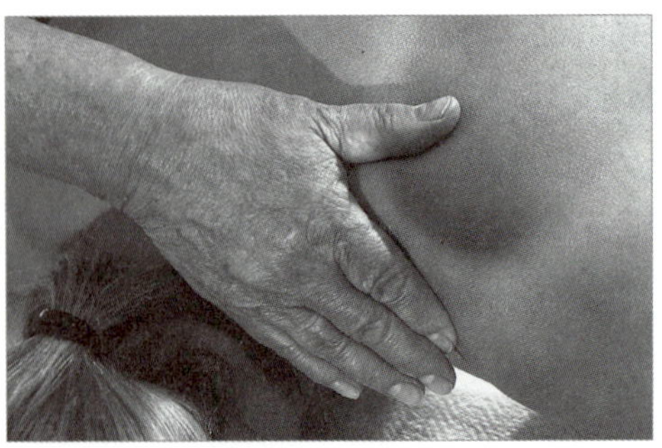

그림 16.16 흔들기

- 3단계는 모든 팔다리를 흔들어준다.

흔들기의 효과

- 활성화(invigoration)와 자극과 같은 느낌을 생성한다.
- 조직의 가동성을 증가시킨다.
- 조직의 유착을 깨는 데 도움을 준다.
- 림프와 정맥의 흐름에 자극을 준다.
- 신장이나 운동을 위한 연부조직의 준비를 도와준다.

Clinical note

금기증은 앞에서 설명한 부분과 더불어 엄지손가락과 나머지 손가락으로 조직이 꼬집혀지지 않도록 한다. 모든 팔다리 흔들기는 환자를 이완시키는데 중요하다. 이완되어 있는 관절에 어떠한 염좌도 생기지 않도록 주의한다.

두드리는 방법 또는 경타법

경타법(tapotement)은 다섯가지 스트로크로 분류된다: 자르기(hacking), 컵모양 두드림(clapping), 노크하기(beating), 주먹으로 두들기기(pounding), 진동(vibration). 몇몇 경우에서 마지막으로 언급된 스트로크는 유날법(petrissage)을 적용할수 있다고 하였으나 이는 일반적인 부분이 아닌 스포츠와 관계된 특별한 마사지의 경우에 해당한다.

자르기

자르기(hacking) 방법은 팔꿈치를 구부리고 팔을 벌린 상태에서 적용한다. 마사지 부위를 손과 손가락의 안쪽모서리(medial border)를 이용하여 쳐주는 동작이다(그림 16.17). 동작은 노자관절의 엎침과 뒤침에 의해 생성된다. 치료사의 어깨와 손은 어떠한 긴장도 유지하지 않은 상태로 이완한다. 모든 두드리는 스트로크의 리듬은 일관되도록 해야한다.

- 1단계는 손가락의 안쪽모서리만을 사용한다.
- 2단계는 손과 손가락의 안쪽모서리를 사용한다.
- 3단계에서는 손과 손가락의 안쪽모서리를 사용하여 좀더 깊고 느리게 적용한다.

자르기의 효과

- 국소 순환을 자극한다.
- 근육 긴장도를 자극한다.

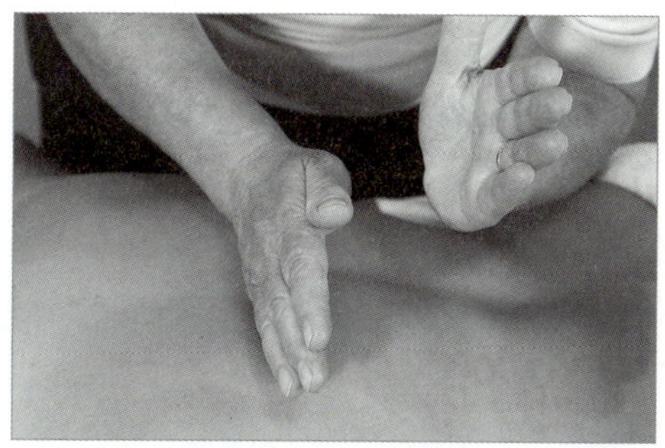

그림 16.17 자르기

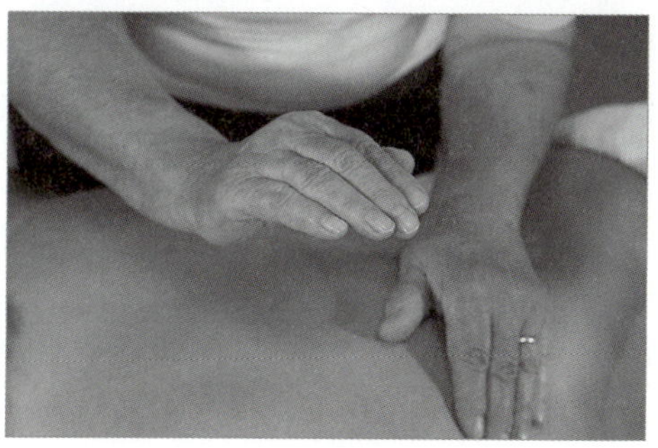

그림 16.18 컵모양 두드림

- 자극의 일반적인 느낌을 제공한다.
- 근육과 힘줄 반사를 유발한다.
- 가벼운 스트로크는 얕은 조직에 영향을 미친다.
- 깊은 스트로크는 허파의 객담배출을 돕는다.

Clinical note

마사지의 모든 금기증을 적용한다. 깊은 기술을 사용할 때는 환자의 피부가 자극되지 않도록 얇은 천을 덮고 하는 것이 좋다.

컵모양 두드림

컵모양 두드림(clapping) 방법은 손을 가볍게 컵 모양으로 하여 손이나 손가락의 바닥면으로 스트로크 하는 방법이다(그림 16.18). 동작은 엎침 상태에서 손목을 교대로 굽힘과 폄을 실시한다.

- 1단계 컵모양 두드림은 매우 얇게 적용하며 피부 두드림이라고도 한다. 이것은 최소한의 접촉으로 빠르게 적용한다.
- 2단계 두드림은 깊고 느리고 단단하게 적용한다.
- 3단계 두드림은 매우 단단하게 적용하며 손목이나 팔꿈치 동작까지 함께 적용한다.

컵모양 두드림의 효과

근육과 힘줄 반사를 일으킨다는 것을 제외한 자르기(hacking) 효과와 같다.

Clinical note

금기증은 모든 마사지와 동일하다. 손은 항상 이완되어 있어야 하며 환자는 통증이 일어나는 정도를 느끼게 된다. 3단계는 얇은 천을 덮고 적용한다.

노크하기

이 경타법은 가볍게 쥔 주먹으로 두들기는 방법이다. 손목의 굽힘과 폄을 사용하여 손가락과 바닥을 이용하여 치료 부분을 접촉한다(그림 16.19).

- 1단계 노크하기(beating)는 가벼운 접촉을 빠르게 실시한다.
- 2단계는 단단한 접촉을 느리게 실시한다.
- 3단계는 여러 가지 다양하게 요구되는 속도로 매우 깊게 실시한다.

노크하기의 효과

컵모양 두들기기(clapping)와 동일하다.

Clinical note

모든 마사지의 금기증을 적용한다. 스트로크 동안 손은 이완되어 있어야 한다. 3단계 노크하기(beating)는 항상 가벼운 천을 덮고 실시한다.

주먹으로 두들기기

주먹으로 두들기기(pounding)는 가볍게 주먹을 쥐고 엄지를 손가락에 붙인 상태로 적용한다. 동작은 노자관절의 엎침과 뒤침과 함께 손의 자뼈모서리(ulnar border)를 이용하여 환자에게 적용한다(그림 16.20).

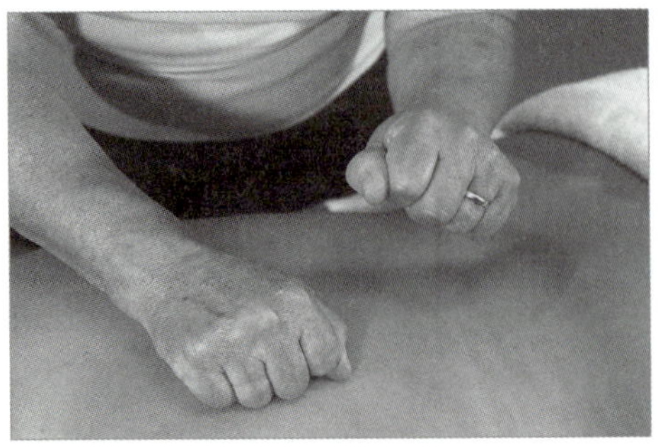

그림 16.19 노크하기

- 1단계 주먹으로 두들기기는 가벼운 접촉으로 빠르게 두들긴다.
- 2단계는 단단하게 접촉하고 느리게 두들긴다.
- 3단계는 다양한 속도로 깊게 두들긴다.

주먹으로 두들기기의 효과

컵모양 두들기기(clapping)와 동일하다.

Clinical note

컵모양 두들기기와 주의점이 동일하다.

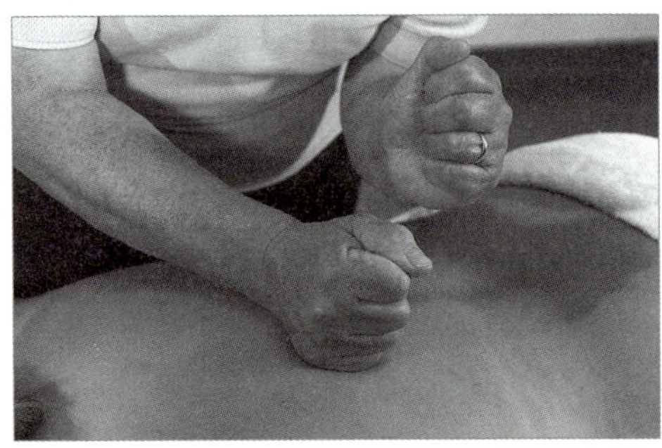

그림 16.20 주먹으로 두들기기

진동법

진동법(vibrations)은 조직을 위 아래, 치료사에 가까운 쪽과 먼쪽으로 로 누르거나 움직여준 다음 이완시키는 방법이다. 그러는 동안 약간의 떨림을 팔에 주어 진동 효과를 주게 된다. 한손이나 양손을 이용하며 손은 가볍게 구부린 상태로 유지하여야 한다(그림 16.21).

- 1단계는 가볍고 빠르게 움직인다.
- 2단계는 단단하고 느리게 적용하며, 보다 많은 조직의 움직임을 유발한다.
- 3단계는 참을 만한 강도로 단단한 압력으로 매우 느린 움직임으로 실시한다.

진동법의 효과

- 근육 긴장도를 자극한다.
- 국소 순환을 자극한다.
- 좋은 느낌을 제공한다.
- 장의 꿈틀운동(peristalsis)을 돕는다.

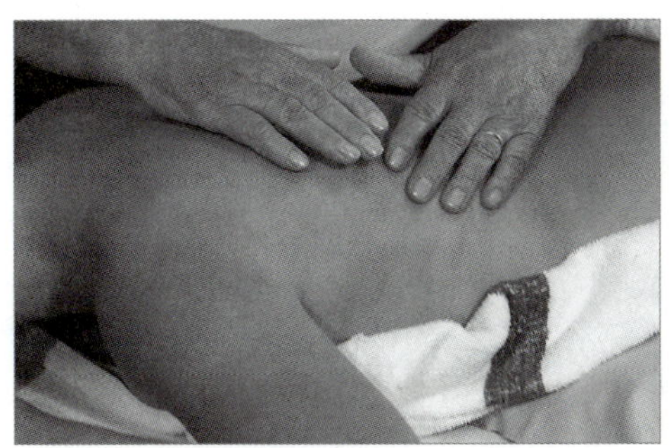
그림 16.21 진동법

Clinical note

금기증은 일반 마사지와 동일하다. 손은 간지럼을 느끼지 않도록 충분히 단단한 상태로 적용한다.

새로운 기술

마사지는 아직도 발달하고 있으며 새로운 형태의 방법들이 연구되고 있다. 양질의 과학적 연구가 늘어나고 있다. 근막 이완(myofacial release), 마찰법(frictions), 발통점 찾기(trigger pointing)와 발통점 지압(acupressure) 등을 적용하고 있으며, 마사지를 잘 사용하는 한 마사지 기술과 평가기술은 계속 발전되어질 것이며 새로운 기술들이 생겨날 것이다.

근막 이완기법 ◎

근막 이완기법(myofascial release)은 얕은 부위와 깊은 부위의 근막의 변화를 일으키는 기법이다. 근막은 신체의 전체가 이어져 있으며 아교질(collagen) 섬유들로 이루어져 있다. 얕은 부위의 근막은 피부의 바닥을 이루고 있으며 깊은 막을 감싸고 있고, 골격 근육을 분리시켜주며 보호해 준다. 근막의 형태를 잡아주고, 지지를 해주며, 경계를 지어주고, 안내, 틀(mould), 구분 및 조절 기능을 가진다.

다음과 같은 근막과 연관된 문제는 근막 마사지 방법을 적용한다.

- 유착 형성
- 운동의 제한
- 안쪽 근육 구조 변화
- 섬유조직염(fibrositis)
- 조직 구축과 흉터형성(scarring)

근막 이완술 기법에는 근막 펼침(myofascial spread), 근막 들기(fascial lift)와 말기(roll), 근막 가동기법(myofascial mobilisation)이 있다.

근막 펼침

이 기법은 기본적인 신장 기법이다. 손가락 끝이나 손을 평행하게 또는 엇갈리게 사용할 수 있다. 손이나 손가락을 조직에 놓은 후 작은 저항이 느껴질 때까지 누른다. 그 다음 조직이 더 이상 늘어나지 않을 때까지 손을 멀리 고르게 펼쳐준다. 이 자세는 저항이 주어지고 손이 미끌어져 멀어질 때까지 유지한다(그림 16.22). 움직임은 느리고 안정되게 지속된다.

- 1단계는 얕은 근막이 이완되도록 적용한다.
- 2단계는 깊은 근막을 조절한다.

근막 펼침의 효과

- 많은 근막액을 만든다.
- 아교결합이 느슨해 진다.
- 근막 층이 늘어난다.
- 운동성을 회복한다.
- 유착과 흉터(scar)를 감소시키는 효과가 있다.

Clinical note

금기증은 일반적인 마사지와 동일하다. 이완성 마비, 불안전한 관절은 주의를 요한다. 몇몇의 진행된 관절염을 근막 펼침으로 유지시켜 줄 수 있다.

근막 들기와 말기

이 기술은 피부와 근육 말기 기법과 비슷하지만 근막에 목적을 둔다. 양손을 치료할 부위에 놓고 조직을

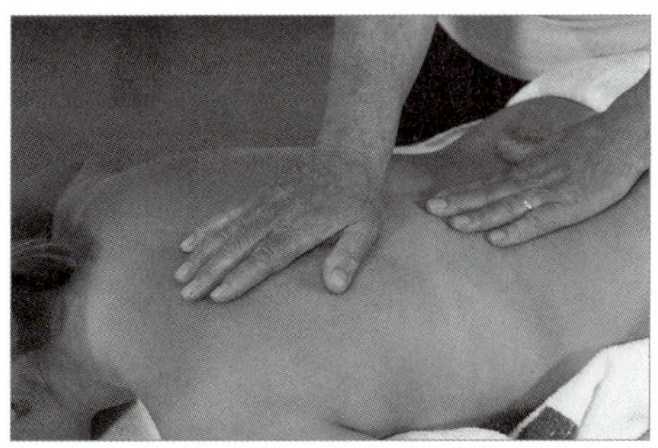
그림 16.22 근막 펼침

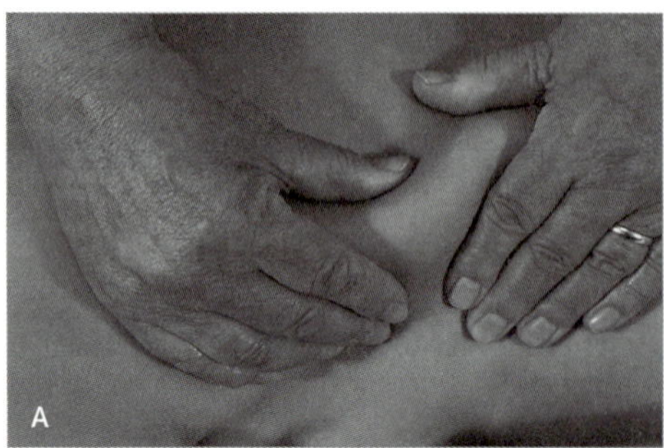
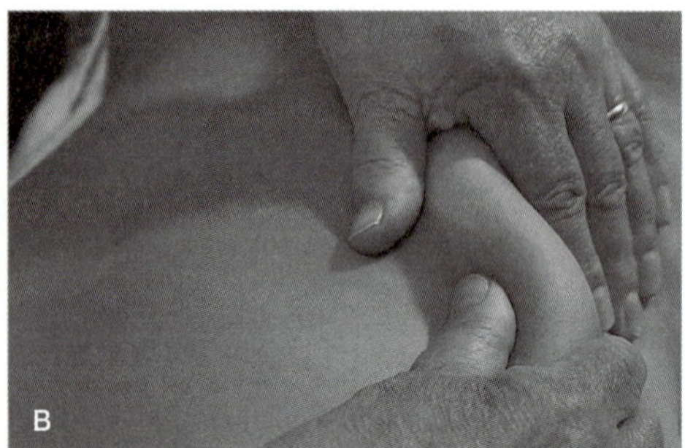

그림 16.23 근막들기와 말기

약간의 저항이 느껴질 정도로 피부를 들어올린다. 그 다음 엄지를 다른 손가락쪽으로 밀면서 서서히 들어 올린다(그림 16.23).

- 1단계는 얕은 근막에 적용하며 1단계만 적용한다.

근막들기와 말기의 효과

- 얕은 근막의 유착부위를 이완시켜준다.

Clinical note

근막 펼침기술과 주의점은 동일하다. 조직에 절대로 힘을 가해서는 안된다.

근막 가동기법

이 기술은 손가락, 손가락 관절, 손바닥, 아래팔의 면을 사용하는 기법이다. 압력은 구조물의 근막이 움직여지도록 적용한다. 움직임은 앞, 뒤 또는 원을 그리는 방법으로 적용한다(그림 16.24).

- 1단계는 약하게 얕은 근막에 적용한다.
- 2단계는 깊은 강도로 깊은 근막을 움직여 준다.

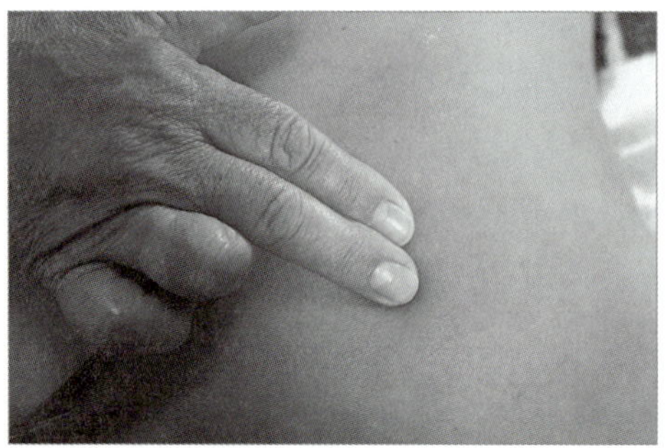

그림 16.24 근막 가동기법

근막 가동기법의 효과

- 근막의 유착을 감소시켜 준다.
- 조직들이 서로 재구성 되도록 해준다.

Clinical note

주의점은 근막 펼침과 동일하다. 근막가동기법은 통증이 유발되지 않도록 한다.

마찰법

이 마사지 기법은 연부조직 병변을 치료하기 위해 Dr James Cyriax에 의해 발전되었다(Cyriax 1993). 손상된 국소부위에 도수치료를 적용하여 섬유를 가로질러 늘려주고 분리시켜줌으로써 움직임이 회복된다.

이 기술은 손가락 끝이나 엄지손가락을 사용하며, 인접한 손가락을 겹쳐서 사용한다. 조직을 가로지르는 방향으로 마찰을 하거나 원을 그리는 동작으로 마찰을 실시한다(그림 16.25).

- 1단계는 이 기술은 깊은 부위에 적용하는 것으로 실시하지 않는다.
- 2단계는 깊은 조직에 충분한 압박을 준다.
- 3단계는 강하게 가로지르는 마찰을 적용하므로 감각이 무뎌지기 전에 통증을 느낄 수 있다.

마찰법(frictions)의 효과

- 조직의 가동성을 회복시킨다.
- 국소 순환을 자극한다.
- 염증의 회복을 돕는다.
- 반자극 효과로 통증을 감소시킨다.
- 섬유성 조직을 신장시킨다.

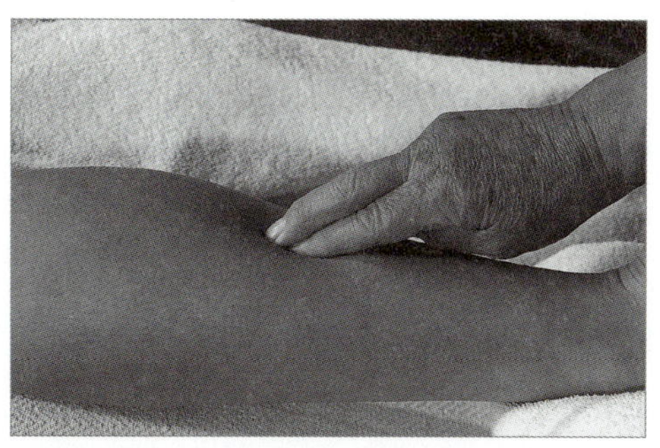

그림 16.25 장딴지 근육힘줄 접합부위에 깊게 가로지르는 마찰법을 실시하고 있다.

Clinical note

마사지의 금기증은 동일하다. 마찰법은 손상 부위에 바로 적용을 해야한다. 피부는 손가락 끝으로 움직여 주어야 한다. 윤활제는 조금 또는 바르지 않는다. 환자에게 아프지만 2분정도 지나면 통증이 무뎌진다고 이야기 해준다. 항상 환자가 참을 수 있는 범위 내에서 실시하여야 한다.

발통점 누르기

근막의 발통점은 Travell과 Simons(1992)가 처음 언급하였다. 이 발통점은 가끔 과도한 근육의 떨림(spasm)과 긴장도의 증가로 근육에 허혈성 섬유띠를 형성하는 것이다. 원인은 자세나 기계적인 부분과 대사성, 영양성 또는 다른 요인에 의해 생긴다.

발통점은 촉진을 통해 쉽게 구별된다. 압력은 통증을 유발하며 Travell과 Simons가 설명한 대로 특별히 연관된 형태로 나타난다.

발통점 누르기는 손가락 끝을 이용하여 깊게 스트로킹을 해주는 기술이다. 엄지손가락, 다른 손가락 끝, 팔꿈치를 사용하여 직접 압력을 적용한다(그림 16.26). 8~12초간 유지하여 연관통증이 있는 부분을 치료하며 항상 치료 후에는 신장(stretching)을 실시한다. 가동범위가 회복되었을 때 발통점은 더 이상 일어나지 않는다.

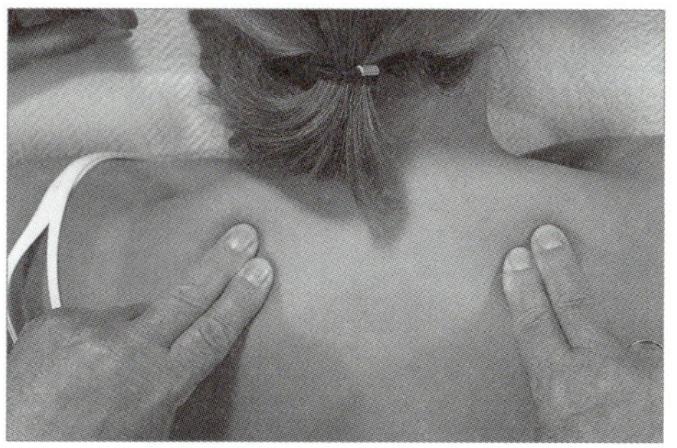

그림 16.26 발통점 누르기

- 1단계는 적용하지 않는다.
- 2단계는 스트로킹 기술을 적용한다.
- 3단계는 환자가 참을 정도의 센 압력을 적용한다.

발통점(trigger point)의 종류

다양한 형태의 발통점을 알고 치료에 적용하는 것은 매우 중요하다

- 활동형(active) - 쉴때도 통증이 지속된다.
- 잠복형(latent) - 촉진할때만 통증이 나타난다.
- 원발성(primary) - 외상이나 급만성으로 하중이 가해지는 경우에 나타난다
- 열쇠(key)형 - 주로 통증이 느껴지는 곳에 활성화되거나 위성형으로 중화된다.
- 위성형(satellite) - 열쇠형에 의해 활성화되며 관련된 부위나 대항근(antagonist), 협력근(synergist)에 나타난다.
- 일반형(general) - 근육 섬유의 중심에 가까운 경우
- 부착형(attachment) - 힘줄이나 널힘줄(건막, aponeurosis) 부위

발통점 누르기의 효과

- 통증이 감소된다.
- 근연축(muscle spasm)이 감소된다.
- 정상 근 긴장도 회복에 도움을 준다.
- 조직의 완전한 신장을 허용한다.

Clinical note

마사지의 일반적 금기증은 동일하다. 발통점 누르기는 환자가 참을 수 있는 범위 내에서 실시하여야 한다.

지압법

이 기술은 직접 압력을 적용하는 점에서 발통점 누르기와 매우 흡사하다. 지압법(acupressure)은 압력을 지압선을 따라 누르는 것으로 바늘을 사용하지 않고 조직에 효과를 주는 것이다.

지압법의 효과

- 엔돌핀이 분비되어 통증을 감소시킨다.

- 국소순환을 자극한다.
- 림프의 흐름을 자극한다.

Clinical note

금기증은 앞에서 설명한 바와 같다. 지압법은 심장실환이나 내장질환이 있는 환자에게 적용해서는 안된다. 치료사는 지압선에 대하여 숙지하고 있어야 하며 동양 철학의 기혈점에 대한 이해가 필요하다.

특정 마사지의 적용

긴장성 두통 ◎

긴장성 두통(tension headache)은 마사지 기법으로 잘 좋은 반응을 얻는다.

경찰법으로 시작하여 특별한 긴장이 있는 부위를 찾고 환자는 치료사의 손에 익숙해지도록 한다. 가운데 어깨뼈, 등세모근과 어깨올림근 주위의 발통점을 찾는다(그림 16.27a). 그다음 머리뼈의 아래부위를 잡고 엄지손가락과 나머지 손가락을 이용하여 주무르기(kneading)를 적용하여 치료한다(그림 16.27b). 시간은 이완이 될 때 까지 실시하며 4~5분에서 10분까지 적용할 수 있다.

긴장이 이완되면 어깨 위쪽 뒷부분을 경찰법으로 돌아와서 환자를 바로 눕힌다. 이 자세에서 눈썹 안쪽위의 두 점을 지압하기 시작한다(그림 16.27c); 발통점은 20초정도 누르고 20초 정도 쉬도록 한다. 4번 정도가 적당하다. 그 다음 관자놀이의 두 점으로 옮겨서(그림 16.27d) 같은 방법으로 반복한다. 마지막으로 각각 손의 갈퀴(web) 뒤쪽(그림 16.27e)를 20초씩 4회 반복하여 누른다.

이 방법은 환자에게 스스로 발통점을 누르도록 가

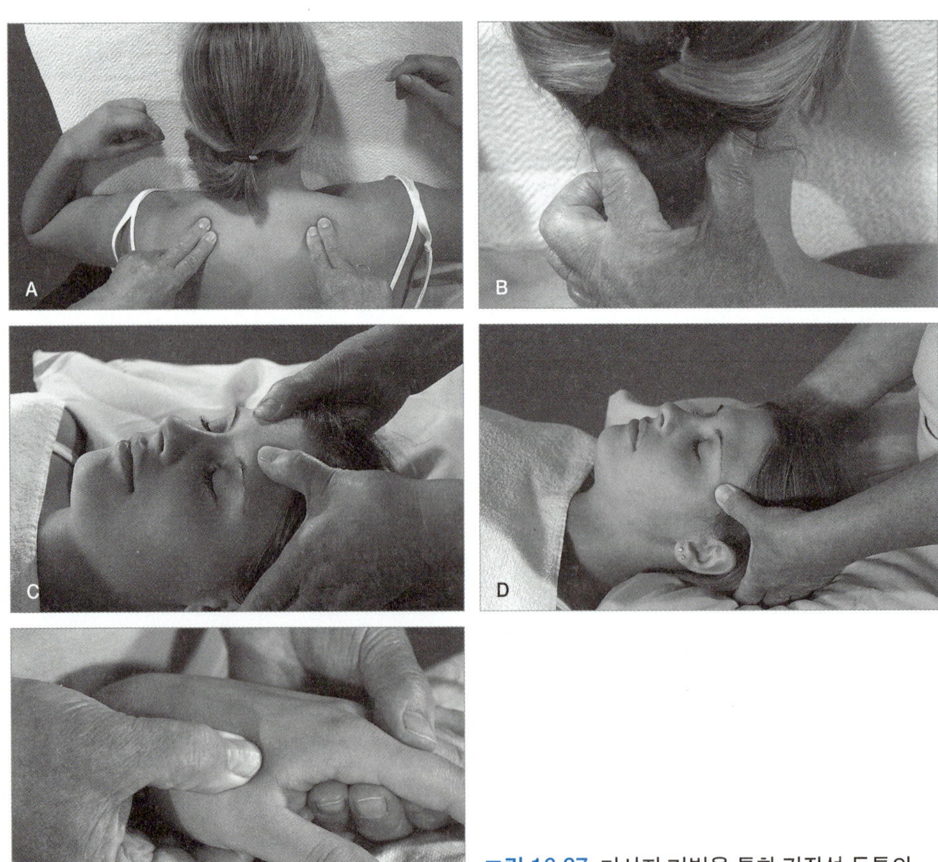

그림 16.27 마사지 기법을 통한 긴장성 두통의 치료

르쳐 줄 수 있다.

테니스팔꿉증(tennis elbow)의 특수한 마찰법

환자에게 손목을 펴보라고 하면서 반대 저항을 주어 통증의 중심이 어디에 있는지를 찾는다. 위치를 설정하고 원을 그리는 마찰법으로 시작하여 환자를 익숙하게 한 후에 점점 깊게 마찰한다(그림 16.28a). 그 다음 가로지르는 마찰법으로 전환한다(그림 16.28b). 환자가 참을 수 있는 범위가 어디인지 숙지한 다음 그 범위 내에서 실시한다. 2분정도 최대한 실시한 후에, 치료점은 둔한 감각을 느끼게 되며 환자는 통증이 사라졌다고 이야기 할 수 도 있다. 가정에서 할 수 있는 스트레칭(신장) 방법을 가르쳐 준다. 얼음 마사지도 유용하다는 것을 설명해 준다. 치료는 환자가 참을 수 있을 정도에서 계속 반복하여 실시하지만 깊은 가로지르는 마찰법은 3~4일 정도가 적당하다.

아킬레스 힘줄에 대한 마찰법

아킬레스 힘줄염의 치료방법으로 마찰법은 매우 유용하게 사용된다. 수건을 말아 환자의 발 아래에 놓는 자세로 시작한다(그림 16.29a). 엄지손가락과 다른 손가락으로 원을 그리면서 힘줄을 분리시키고 윤활주머니를 밀어놓는다. 환자가 참을 수 있을 정도까지 깊이를 증가시킨다(그림 16.29b). 완전한 범위로 수동 신장이되면 신장 보조 운동을 실시하고 마지막으로 능동적인 신장과 늘임수축(eccentric) 운동을 실시한다.

림프부종을 위한 마사지 ◎

유방절제술후 림프부종은 조심스러운 마사지에 의해 감소될 수 있다. 환자는 팔을 들어올린 상태로 앉는다(그림 16.30a). 먼쪽 부위를 짧고 가벼운 경찰법으로 시작한다(그림 16.30b). 겨드랑이 부위를 치료할 때에는 환자가 긴장하게 되는데, 이 부위는 팔다리 중에 가장 연하고 민감한 부위이다. 환자에게 위팔의

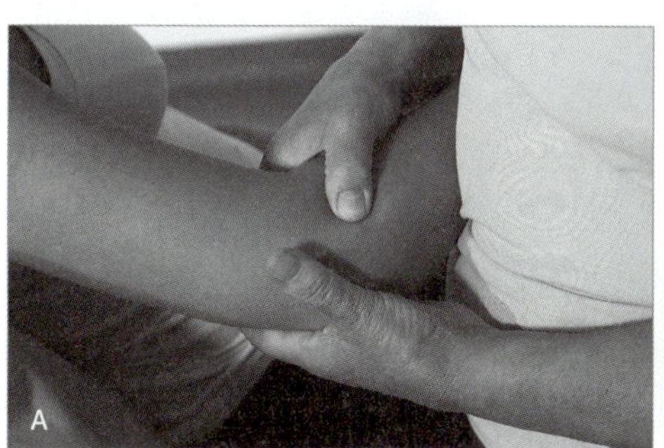

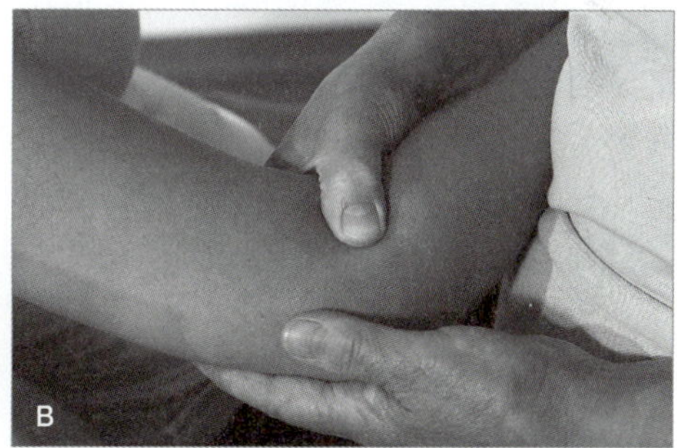

그림 16.28 가쪽 위관절융기염(테니스팔꿉증)에 대한 마찰법

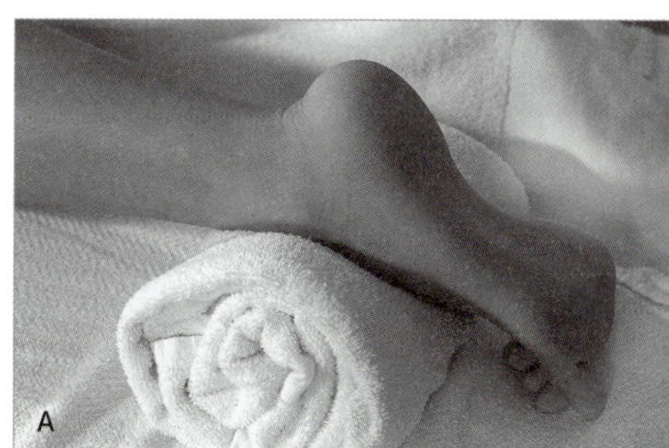

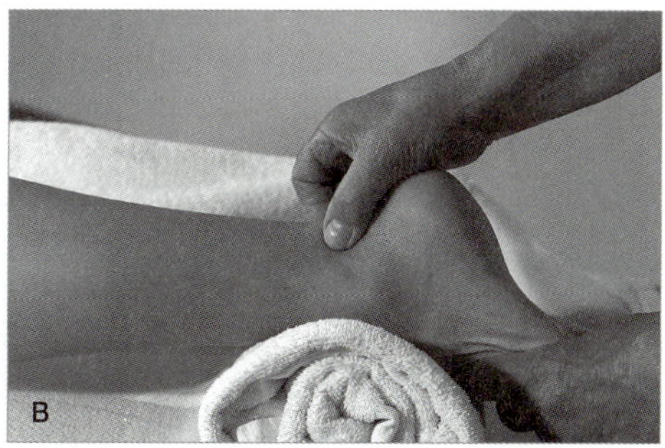

그림 16.29 아킬레스 힘줄염에 대한 마찰법

뒤쪽면에서부터 시작하여 무엇을 하려는지를 설명하고, 다시 1단계보다 높지 않게 짧은 경찰법을 실시한다(그림 16.30c). 천천히 가쪽으로 옮겨서 앞으로 간 후에 마지막으로 안쪽을 실시한다. 팔의 전체적인 경찰법이 끝나면 먼쪽부터 다시 더 깊게, 편하게 림프액이 배출되도록 한다(그림 16.30d).

결론

- 우리는 아직 접촉의 완전한 효과에 대하여 과학적으로 완전하게 이해하는 것은 아니다. 치료사는 연부조직의 이완과 유연성의 회복이 정신적인 안정을 가져올 수도 있다는 것을 인식해야 한다. 치료후에 환자가 울음을 터뜨리거나 매우 졸리움을 느끼는 것은 드물지 않게 나타나는 일이다.
- 항상 접촉에 대한 승인과 서명이 된 동의서를 만들어야 한다. 잘못될 경우 폭행이나 구타로 이해할 수 있기 때문이다.
- 확실하게 어디를 왜 접촉하는지에 대하여 설명하여야 한다.
- 치료사나 환자 모두가 마사지에 실시에 대한 불안함이나 어색함이 있다면 계속 해서는 안된다.
- 환자의 사생활 침해와 노출이 최소화 되도록 한다. 어떠한 마사지 기술을 실시하더라도 손으로 가릴 수는 없기 때문에 수건 등으로 덮어준다.
- 환자의 옷을 탈의할 때는 동의를 구하도록 한다.
- 환자에게 수건으로 잘 덮어주거나 다른 것으로 씌워주도록 한다.
- 아동 보호나 보호자 등에 관한 법률을 숙지하도록 한다.
- 환자에게 마사지를 받으면서 편안하고 기분이 좋은지를 규칙적으로 물어보도록 한다.
- 치료사의 허리와 손은 항상 보호하도록 한다.

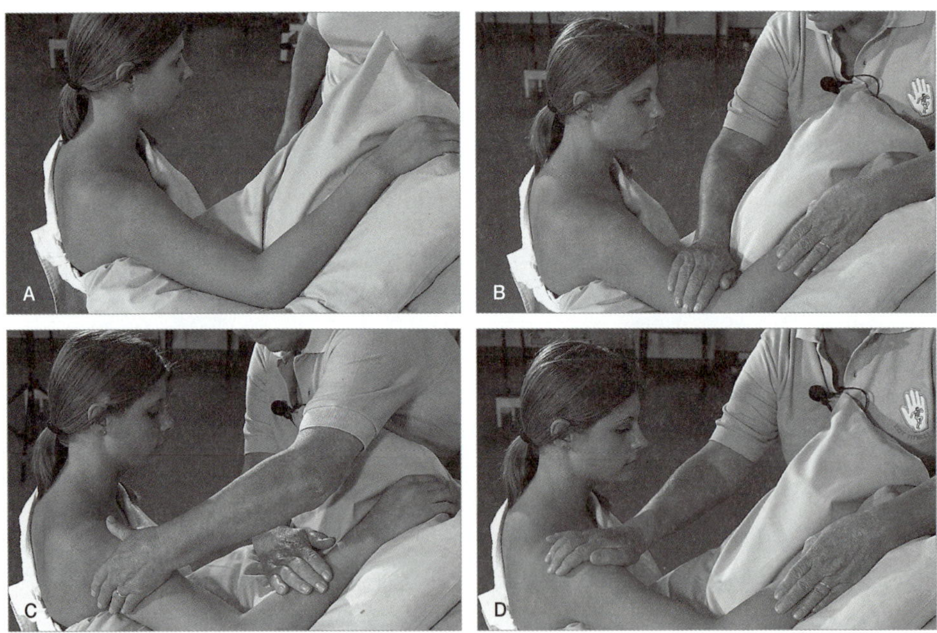

그림 16.30 림프부종에 대한 마사지

FURTHER READING

Andrade C-K, Clifford P 2000 Outcome-Based Massage. Lippincott Williams & Wilkins: Philadelphia

Benjamin B, Sohnen-Moe C 2004 The Ethics of Touch. Sohnen-Moe Associates: Tucson AZ

Jarmey C, Tindall J 2006 Acupressure for Common Ailments. Gaia: London

Neil-Asher S 2005 The Concise Book of Trigger Points. Lotus: Chichester

참고문헌

Cyriax J 1993 Textbook of Orthopaedic Medicine, vol. 2. Baillière Tindall: London

Holey E, Cook E 2003 Evidence-Based Therapeutic Massage. Churchill Livingstone: Edinburgh

Hollis M 1998 Massage for Therapists, 2nd edn. Blackwell Science: Oxford

Travell J, Simons D 1992 Myofascial Pain and Dysfunction, 2 vols. Lippincott, Williams & Wilkins: Philadelphia

Watt J 1999 Massage for Sport. Crowood: Ramsbury

재활에서의 운동

CHAPTER 17

Exercise in rehabilitation

송주영

CHAPTER CONTENTS

개요

운동은 광범위한 의학적 상태들을 관리하기 위해 많은 건강전문가들에 의해 널리 이용되는 재활의 토대들 중에 하나이다. 재활은 '이러한 시스템들을 회복하기 위해 고위 중추들, 심혈관, 폐와 신경-근골격 요소들이 통합됨으로써 만들어지는 수의적인 근활동을 이용하는 것' 으로 정의될 수 있다. 운동의 목적과 효과 역시 다양하다. 이 장에서 우리는 보다 일반적으로 직면하게 되는 운동의 유형 중 일부에 대해 근거에 입각한 관점과 추론에 대해 살펴볼 것이다.

운동은 움직임을 조절하는 시스템(주로 근골격계, 중추신경계)의 모든 요소들의 회복을 촉진하기 위해, 운동범위와 근력을 증가시키기 위해, 고위 수준의 고유수용성 되먹임을 발달시키기 위해, 그리고 전반적인 감각운동조절의 향상을 위해 흔히 이용된다. 그러나 운동의 이점들에 대한 나열이 여기서 끝이 아니다. 운동은 근육의 수축에 수반되는 생리학적인 과정에 필요한 원료를 제공하기 위해 요구되는 심혈관계와 폐의 재활에 이용된다(Rees, et al., 2004). 또한 운동은 일부 정신질환의 영향을 감소시키는 고위 중추에 이로운 효과를 가지는 것으로 보여진다(Galper, et al., 2006). 이것은 정신질환 분야에서 운동을 유용하게 사용할 수 있음을 의미한다.

운동은 다양한 방법으로 수행될 수 있다: 임상에서 또는 가정 운동프로그램을 지도함으로써; 개별적으로 또는 그룹으로; 지면에서 또는 물에서. 각각의 환자들의 개별적인 요구에 가장 적합한 방법을 선택하기 위해서는 모든 방법들이 고려되어야 한다. 최상의 성공을 위해서는 운동을 가르치고 전달하는 방법 역시 중요하다; 이것에 대해서 이장에서 논의하게 될 것이다.

요약하자면, 운동은 적절하게 선택되고 적용될 때 많은 의학적 상태를 관리하는데 효과가 있는 것으로 보이는 널리 이용되는 치료이다.

용어 풀이

다음 용어 풀이는 이 장에서 발견되는 일부 용어에 관한 간단한 설명을 제공하기 위한 것이다.

지연성 근육통(delayed onset muscle soreness, DOMS) 익숙하지 않은 근육의 사용 이후 나타나는 둔하거나 종종 심하게 쑤시는 감각. 흔히 운동경기 활동(athletic activity)과 관련된다. 편심성 운동활동(eccentric exercise activity)에 의해 야기되는 미세외상으로 인해 보다 서서히 증상이 유발되는 것으로 이야기된다. 운동 이후 일반적으로 24~48시간 경에 통증이 최대이다(Cheung, et al., 2003).

운동성 사슬운동(kinetic chain exercise) (a) 닫힘성 운동사슬: 팔다리의 먼쪽 분절이 고정된 상태에서 수행되는 운동(예, 발을 바닥에 고정한 채 무릎 굽히기). (b) 열림성 운동사슬: 팔다리의 먼쪽 분절이 공간에서 자유롭게 움직일 수 있는 운동(예: 무게를 가하지 않은 상태에서 팔굽 굽히기)

근육 구축(muscle contracture) 관절을 가로지르는 근육이나 다른 연부조직의 적응성 단축으로 관절가동범위가 제한된 것(Kisner & Colby, 1996)

근경축(muscle spasm) 수의적으로 이완할 수 없는 근육의 지속적인 수축

근경직(muscle spasticity) 운동단위에 대한 알파 운동신경원의 억제성 영향이 소실되어 신장반사와 건신장 수용기들의 활동이 과도해진 상태(Mense, et al., 2001)

근장력(muscle tension)(때때로 근육의 뻣뻣함(Muscle stiffness)으로 언급됨)관절의 수동적 움직임에 대해 저항이 증가한 것

근긴장(muscle tone) 근육의 휴식시 활동수준 또는 장력(tension)으로, 임상적으로 수동적 움직임이나 변형에 대한 저항으로 결정함

근육통(myalgia) 근육에 느껴지는 통증

고유감각(proprioception) 관절의 움직임(운동감각, pkinaesthesia)과 관절의 위치(joint position sense)에 관한 감각을 포함하는 특수화된 변이(Lephart, et al., 1997)

신장(stretching) 병리적으로 짧아진 연부조직의 길이를 늘임으로써 관절가동범위를 증가시키기 위해 고안된 치료적 방법(Kisner & Colby, 1996)

근력강화운동

개요

근력강화운동(strengthening exercises)은 특수한 근육이나 근육집단의 회전력 발생 능력(torque-producing capacity)이나 지구력을 증가시키기 위한 목적으로 한다.

신변처리를 하든지 작업 또는 여가와 관련된 일을 수행하든지, 일상생활의 수많은 동작들을 수행하기 위해서는 적절한 근력이 요구된다. 외상의 결과로 운동조절 기전에 직접적으로 문제가 발생한 경우든지 또는 간접적으로 - 예를 들면, 통증억제나 불사용위축에 의한 경우든지, 많은 질병에 의해 근력이 소실될 수 있다.

근력평가는 일반적으로 객관적인 검사 부분으로 수행된다. 치료사는 이를 통해 진단을 내리고 근력강화를 시작해야할 적절한 지점을 합리적으로 찾을 수 있어야 한다.

근력강화 운동프로그램이 적용되었다면, 근육에서는 회전력과 지속적인 근수축을 일으킬 수 있는 능력이 증가하는 생리학적인 변화가 일어난다. 이로 인해 운동은 더 과중한 부하로 진행되며 근력이 증가하게 된다.

치료사들은 일반적으로 다음과 같은 몇 가지 유형의 근력강화 운동을 이용한다.

- 자유 능동운동
- 등척성, 동심성(concentric), 편심성(eccentric)
- 열린/닫힌 운동사슬
- 저항운동

여기에 대해서는 뒤에서 자세히 논의할 것이며, 개인의 근력 상태에 따라 이용될 것이다.

반복 횟수, 얼마나 자주 수행하는가(세트의 수), 하루에 수행하는 빈도, 그리고 적용되는 부하와 같은 다른 요인들 역시 목표 결과(intended outcomes)를 결정하는데 중요한 요인들이다.

근력 측정

Key Point

물리치료사가 환자를 평가할 때 객관적으로 근력을 평가하는 것은 기초선 수준을 파악함으로써 앞으로의 호전된 정도(또는 부족한 정도)를 측정하기 위해 중요하다. 이를 통해 치료사는 개별적인 운동 계획을 고안하고 처방된 운동의 효능을 평가할 수 있다.

근력은 많은 방법으로 평가될 수 있다: 손으로, 기능적으로, 기계적으로.

옥스포드 척도

옥스포드 척도(oxford scale)는 근력을 손으로 평가할 수 있도록 고안되어졌으며, 물리치료사들에 의해 널리 이용되고 있다. 옥스포드 척도는 근력을 0~5등급으로 구분한다. 표 17.1은 이 등급을 요약한 것이다.

옥스포드 척도의 유용성에는 다음과 같은 제한점이 있다.

- 기능적 관련성 부족
- 비-직선적(3등급과 4등급 사이의 차이가 4등급와 5등급 사이의 차이와 반드시 동일하지는 않다)
- 시간에 따른 환자의 변화(좀처럼 고정된 범주로 있지 않다)
- 평가자 간의 주관성 정도
- 단지 동심성 근육 작용만 평가
- 임상에서 모든 사례에 척도를 적용하기 어려움(많은 경우에 물리치료사들은 처음에 전체 가동범위를 다루지 않기 때문에 전체 가동범위에 걸쳐 근력을 평가하지는 않는다)

이러한 결점 때문에, 임상에서는 보편적으로 옥스퍼드 척도의 수정된 버전을 사용한다.

기능적 도구들

근력을 평가하기 위해 기능적 도구(functional tool)나 척도 들이 이용될 수 있으며, 이는 특수한 동작 또는 그 요소들 중 하나와 관련될 수 있다. 이러한 도구들은 경기에 복귀하는 운동선수들의 재활에 있어 일반적으로 이용된다. 물리치료사들은 특정 스포츠에서 요구되는 것과 그것의 훈련, 그리고 경기에 필요한 요소들에 관한 지식을 가지고 있으므로써 스포츠-특수 동작들을 관찰할 수 있다.

표 17.1 옥스포드 척도

등급	근수축
0	수축하지 않음
1	수축하는 기미가 보임
2	중력을 제거한 상태에서 완전범위 능동 운동
3	중력에 대항하여 완전범위 능동 운동
4	가벼운 저항에 대항하여 완전범위 능동 운동
5	강한 저항에 대항하여 정상적인 기능/완전범위 운동

등속성 사정

등속성 사정(isokinetic assessment)은 1970년대 그것이 개시된 이후로 사용 빈도가 증가하고 있다. 등속성 기구를 사용하여 정해진 각속도에서 운동할 때 움직임에 관한 컴퓨터화된 평가를 할 수 있다(그림 17.1). 이것은 대상자가 기계를 원하는 만큼 어렵게 또는 쉽게 밀수 있으며 기계는 정해진 속도로만 움직일 수 있다는 것을 의미한다. 따라서 기계에 의해 제공되는 저항이 변한다.

등속성 기구는 운동범위에 걸쳐 편심성 동작과 동심성 동작을 모두 평가할 수 있기 때문에 기능과 관련성이 있다.

Key Point

등속성 기구는 사정뿐만 아니라 치료를 위해서도 이용된다. 객관적이고 재현할 수 있는 양적인 자료를 얻을 수 있기 때문에 근력을 평가하는 다른 방법들보다 뚜렷한 이점이 있다.

단점

등속성 기구의 단점은 그것의 기능가 관련되는데, 인간의 자연스러운 움직임이 좀체로 고정된 속도로 발생하지 않기 때문이다. 또한 기계는 움직임의 고정된

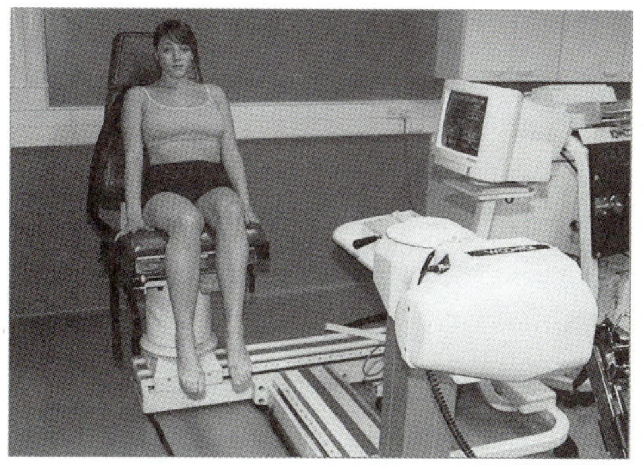

그림 17.1 전형적인 등속성 기기

축에 대해 작동하는데, 이 축은 대부분의 정상 관절에서 발견되는 움직임의 순간 축을 대표하지 못한다. 또한 기계를 설정하는데 시간이 소비될 수 있으며 모든 물리치료사가 그것을 수용할 수는 없다.

그 외에도 Lieber(1992)에 의해 부수적인 제한점들이 제시되어져 왔다. 근섬유를 동원하는데 요구되는 시간(50~200ms)이 포함되어 있어서 이 시기 동안 획득된 자료가 불안정할 수 있다. 일부 등속성 기구의 경우 움직임의 마지막 범위에서 팔다리가 평가용 막대를 치는 것에 대한 제동장치가 있다하더라도 이러한 자극은 단점이 된다.

Key Point

등속성 기구를 통해 물리치료사는 근골격계의 근원적인 결손에 관한 개념을 이해할 수 있지만, 이것이 근력을 전반적으로 기능적이고 양적으로 평가하기 위한 유일한 도구는 아니다.

근력강화 훈련

이점

근력강화 훈련에는 자유 능동운동(free active exercise)이나 저항훈련이 있는데, 신체는 움직임을 만들기 위해서 저항을 극복해야 한다. 간단하게는 체중이나 무게를 이용할 수 있으며, 체육관(multi-gym)에 있는 운동기계와 같은 다른 도구들을 이용할 수 있다. 저항훈련은 최대하(sunmaximal) 작업과 지구력(endurance) 작업으로 언급될 수도 있다. 저항훈련의 모든 측면이 다양한 재활 프로그램에 포함될 수 있다. 저항훈련과 관련해서 보고된 생리적 이점은 다음과 같다:

- 근육의 가로단면 증가
- 근육 섬유의 크기 증가
- 골밀도의 증가 또는 유지
- 건과 인대의 장력(tensile strength) 증가
- 심장박동수(heart rate) 감소

개별 근육 또는 근군의 충분한 근력을 획득하기 위해서는 점진적으로 부하를 증가시켜야 한다; 그렇지 않으면 근력 증진이 제한 될 수 있다. 개별적인 재활에서 이러한 요인이 종종 무시될 수 있는데, 운동을 진행하는데 있어서의 오류로 인해 호전이 제대로 안 될 수 있다.

개관적으로 측정했을 때 근력의 초기 증진은 신체적 특징의 주목할만한 변화 없이 빠르게 일어날 수 있다. 이것은 풍부한 신경근 협응과 많은 운동단위의 사용으로 인한 것이다. 해당 근육에 운동단위가 많이 동원될수록 더 강한 수축이 유발된다. 이러한 신경적응(neural adaptation)은 저항훈련에 의한 신체적 생리적 변화에 앞서서 발생한다. 따라서 근력강화 운동을 적용할 때 우리가 사용하는 두 가지 기전은 다음과 같다; 첫 번째, 근육에서 발생하는 생리적 적응(physiological adaptation)으로 6~8주가 소요된다. 두 번째, 근육 내 운동단위의 증가를 촉진하는 신경 적응으로 곧바로 발생한다.

자유 능동운동

이러한 근력강화 운동은 극복할 수 있는 외부 저항이 신체 일부의 무게에 의해 제공될 때에만 수행된다. 이 운동은 목표가 되는 근군의 근력이 옥스퍼드 척도에서 2내지 3등급 또는 그 이하일 때 이용된다. 이러한 수준의 장애가 있는 환자들을 다룰 때에는 특정 전략이 사용된다. 근육의 활동을 촉진하기 위한 범위로 근육의 중간범위가 가장 효과적이며, 다음으로 안쪽 범위(inner range), 그리고 바깥 범위(outer range) 순이다. 근육을 당기는 각도가 90° 일 때 회전력의 발생이 보다 효과적이므로 활동을 촉진하기 위해서는 관절을 중간 범위의 자세로 둘 것이다. 또한 과다작용(overflow) 역시 근육의 활동을 촉진시킬 수 있다: 목표가 되는 근육에 의해 기능상 정상적으로 작용하는 그 부위의 다른 근육에 힘을 적용하거나 신체 반대편의 해당 근육을 사용함으로써. 중추신경계로 들어가는 들심성 입력, 해당 피부분절의 접촉(피부 부위는 동일한 신경뿌리 지배를 받는다), 언어적 촉진, 시각적 되먹임, 그리고 근전도와 같은 되먹임 단위 사용에 의해 풍부해진다; 이 모든 것이 수많은 운동단위의 활동을 촉진시키는데 이용된다. 근수축의 유형에 따라서도 운동의 효능이 달라질 수 있다.

근육 수축

근육은 세가지 다른 방법으로 수축할 수 있다: 동심성(concentric), 편심성(eccentric), 등장성(isometric). 각각의 수축 유형에 관한 특징을 표 17.2에 요약하였다.

표 17.2 근수축의 유형

수축의 유형	특징
등장성	근육은 수축하는 내내 동일한 길이를 유지한다.
동심성	근육이 비교적 늘어난 자세에서 더 짧아진 자세로 수축한다. 중력에 대항하거나 부하/저항에 대항해서 수행된다 바깥범위에서 안쪽범위로
편심성	근육이 비교적 짧아진 자세에서 더 늘어난 자세로 수축한다. 중력에 의해 혹은 부하/저항의 조절된 이완에 의해 수행된다. 안쪽범위에서 바깥범위로

Key Point

때때로 등장성 단축과 등장성 신장이라는 용어는 동심성 수축과 편심성 수축으로 대체될 수 있는 것으로 보여진다. 이 용어들은 생리학적으로 그들의 특징이 크게 다른 반면에, 하나의 수축이 다른 것에 대조적인 뜻을 의미할 때에는 잘 사용되지 않는다.

각각의 근육들은 동시에 한 가지 이상의 수축 유형을 발휘할 수 있다. 그림 17.2에서 넙다리뒤근에서 발생하는 근육의 일을 생각해보라. 근육의 가까운 쪽(근위부)은 길이가 길어지며(엉덩관절 굽힘 조절), 먼쪽은 정강뼈의 움직임을 조절하기 위해 짧아지고 있다.

동심성 수축과 비교했을 때, 편심성 수축은 역학적

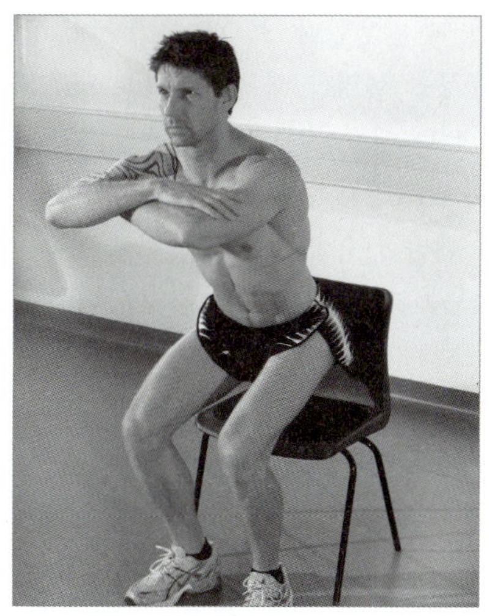

그림 17.2 쪼그려 앉는 동안 동시 이중 수축
(concurrent dual contraction)

표 17.3 편심성 근육 작업의 기능

기능	예
팔다리의 감속	축구공을 찰 때; 넙다리뒤근이 엉덩관절 굽힘과 무릎관절 폄을 감속하기 위해 작용한다.
힘 흡수	점프하고 나서 착지할 때; 넙다리네갈래근이 수축하여 일부 지면반발력을 흡수함으로써 관절반응력이 감소한다.
항중력적 운동 조절	의자에 앉을 때; 큰볼기근과 넙다리뒤근의 윗부분이 엉덩관절의 굽힘을 조절한다.

으로 그리고 대사적으로 보다 효율적이다; 그러나 보다 부정적인 측면에서 보면, 피로에 대한 저항이 낮아서 지연발생근육통(delayed onset muscle soreness, DOMS)이 나타날 수 있으며, 근섬유마디(sarcomeres, 근절) 사이에서 미세외상에 의한 염증이 발생할 수 있다. 편심성 활동에 관한 더 많은 예들에 관해서는 표 17.3을 참고하라.

DOMS는 평소에 잘 수행하지 않던 근육을 사용함으로써 나타나는 둔하게 쑤시는 느낌(dull aching sensation)을 말한다. 편심성 근활동 이후에 발생하는 것이 주된 특징이며, 젖산 형성과 같은 대사적 요인에 의해 운동하는 동안이나 운동 후 바로 나타나는 다른 유형의 근통증과는 구별해야 한다.

DOMS는 전형적으로 편심성 운동을 완수하고 난 후 48시간 경에 가장 급성적으로 느껴진다(Leger& Milner, 2001; Howell, et al., 1993; Rodenberg, et al., 1993). 이것은 편심성 요소를 주로 포함하고 있는 자주 사용하지 않는 특정 동작들을 취하는 특정 근육들에서 일반적으로 발생한다. 예를 들면, 언덕을 걷는다거나(언덕을 내려오는 경우 넙다리네갈래근) 혹은 스쿼시를 치는 것(낮은 볼을 칠 때 큰볼기근)이 있다.

DOMS는 근육 내 국소 미세 외상의 발현으로 인한다. 염증의 핵심 부위는 인접 근섬유마디들 사이 혹은 Z밴드들 사이가 된다. 염증반응에 관한 증거로 운동 후 혈액 내 크레아틴 키나제(creatine kinase, CK)가 증가되어있음을 발견할 수 있다. 이 효소는 근육 손상에 의해 혈액으로 유리된다. 경우에 따라서 편심성 운동 이후에 발견되는 많은 양의 크레아틴 키나제가 임상적 진단을 내리는데 있어 혼동을 초래할 수도 있다(Gralton, et al., 1998). Saxton 등(1995)은 높은 수준의 편심성 운동에 의해 고유수용성 기능이 감소된다고 보고하였다.

DOMS로부터 회복을 촉진하는데 있어 식이, 약물, 운동이 많이 제안되고 있음에도 불구하고 어떤 것이 가장 효과적인지 명확하지 않다(Racette, et al., 2005; Rahnma, et al., 2005; Close, et al., 2005; Bennett, et al., 2005).

편심성 운동에 의한 치료

편심성 운동은 아킬레스건과 같은 건 손상을 치료할 때 중요한 치료 기술로 알려져 왔다. Stanish 등(1985)은 부하와 속도를 변화시키는 편심성 운동에 의한 치료 프로토콜을 고안하였다.

건 손상에 대한 편심성 운동 프로그램의 이점은 다음과 같다.

- 건의 장력(tensile strength)이 증가된다.
- 아교섬유의 축적에 영향을 미치는 기능적 방법으로 치유되고 있는 조직에 스트레스를 가한다.
- 아교섬유의 조직화에 영향을 미친다.

근력강화 운동을 계획할 때에는 편심성이든, 동심성이든, 혹은 등척성이든지 간에 수축유형에 관한 지식이 필요하다. 편심성 수축은 동심성 수축보다 더 강한 등척성 수축보다 더 큰 회전력을 발생시킬 수 있다. 등척성 운동은 특히 고정되었던 부위에 유용하다-예를 들어, plaster of paris로 관절이 고정되어 있을 때-제공되는 수축은 연부조직이나 불완전한 골절 부위에 더 이상의 손상을 초래하지 않는다. 재활을 하는 동안 기능적인 정황에서 편심성 및 동심성 운동

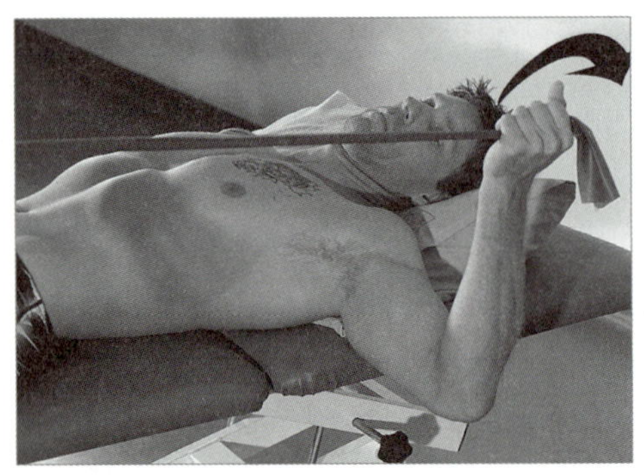

그림 17.3 던지는 동작을 위한 가쪽 회전근의 편심성 훈련

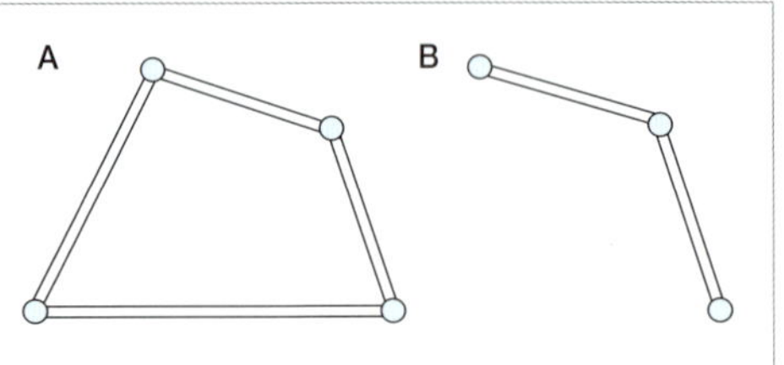

그림 17.4 닫힌운동사슬, 열린운동사슬

을 적용하는 것이 유용하다. 편심성 운동의 기능은 팔다리를 감속하는 것이다-예를 들면, 축구공을 찰 때 넙다리뒤근은 무릎 폄을 방해한다; 힘의 흡수-예를 들면, 점프해서 바닥으로부터 이륙할 때; 그리고 저항이나 중력의 반동에 의한 움직임을 조절한다-예를 들면, 앉은 자세에서 일어서는 동안(그림 17.3)

열린 사슬운동과 닫힌 사슬운동을 통한 근력강화

운동사슬(kinematic chain)은 관절에 의해 결합되는 연결시스템을 설명하기 위해 이용되는 공학적 용어이다(그림 17.4). 열린-사슬운동은 분절의 먼쪽 끝(distal end)이 억제나 저항에 대항하지 않는 운동으로 정의된다. 닫힌-사슬운동의 경우, 마지막 분절이 억제된다(그림 17.5). 의자에 앉은 자세에서 하는 다리 굽히기(leg curl)가 열린-사슬운동의 한 예이다(그림 17.6).

앞십자인대(ACL)의 재활 프로토콜이 개시된 이후로 닫힌 사슬운동이 더 강조되어져 왔다. 닫힌 사슬운동은 팔다리의 먼쪽 부위가 견고한 면에 단단히 접촉해 있을 때 발생한다. 쪼그려 앉기(squatting)는 닫힌 사슬운동을 설명할 때 일반적으로 인용되는 동작이다. 또한 한 예로 금속 발판에 발을 접촉한 상태로 하는 다리 밀기 운동(leg press exercise) 역시 닫힌 사슬운동에 해당한다. 현재 ACL 재건술 이후의 관리에 열린사슬운동과 닫힌사슬운동을 복합해서 적용한다; 이것은 무릎과 다리 전체에 열린사슬운동과 닫힌사슬운동을 복합하는 것을 반영한다.

다리에서 닫힌 사슬운동에 의한 이점으로는 다음과 같은 것이 있다.

- 무릎관절에서 작용하는 전단력은 열린 사슬 폄의 마지막 30도와 비교했을 때 닫힌 사슬 폄시 감소한다(Wilk, et al., 1996).
- 보다 기능적인 운동패턴을 촉진한다.

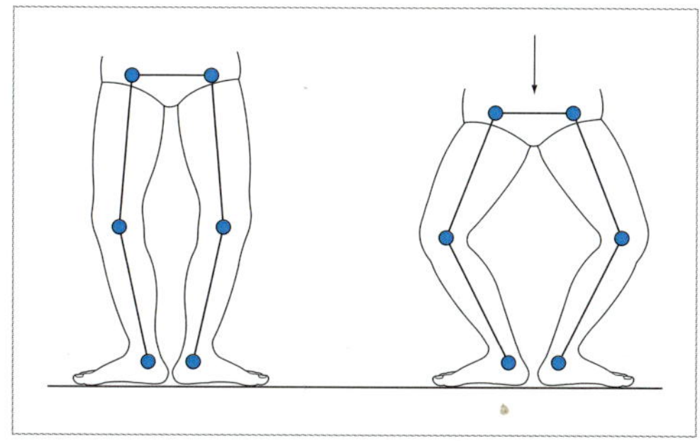

그림 17.5 쪼그려 앉기

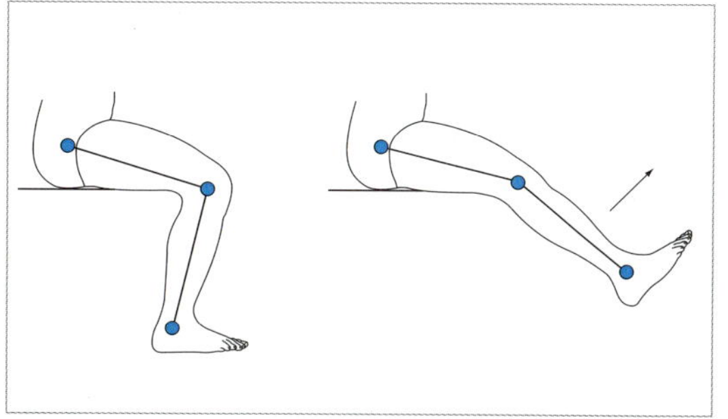

그림 17.6 다리 굽히기

- 넙다리뒤근의 동시 수축을 자극하여 정강뼈의 앞쪽 전이를 감소시키는데 도움이 된다(앞십자인대 재활에서 중요).
- 주의 근육들의 동시 수축을 자극함으로써 팔에서 어깨 안정성이 증가한다.

닫힌 사슬운동은 단지 다리의 재활에서만 가치있는 것은 아니다; 팔, 특히 어깨이음뼈(scapular)나 어깨관절의 안정성이 문제가 될 때 팔에서 좋은 효과를 내기 위해 광범위하게 이용된다.

저항운동

저항운동(resisted exercise)은 보다 점진적인 형태의 근력강화운동으로, 옥스퍼드 척도에서 5등급을 달성하기 위한 보다 진보된 단계의 재활에서 이용된다. 수행을 증진시키고 손상이 발생하는 것을 예방할 목적으로 운동선수들의 훈련에 있어 필수적인 요소이다. 이름이 의미하는 바와 같이, 외적 저항을 극복해야 하는 동작이다. 치료하는 동안 외적 저항은 치료사에 의해서 제공될 수 있으나, 보다 보편적으로 도구에 의해 저항이 제공된다. 전통적인 의미로 자유 무게나 체육관에서 볼 수 있는 무게 훈련용 도구들을 이용해서 하는 무게 훈련이다. 그러나 의료용 공, 탄력 튜브, 혹은 손목과 발목에 착용하는 무게와 같은 다른 도구들을 선택해서 잘 사용한다면 동등한 효과를 낼 수 있다. 적용되는 무게가 더 클수록 환자가 점진적으로 호전되고 있다고 판단할 수 있는데, 운동을 하는 동안, 특히 부하가 점진적일 때 가까이에서 감독해야 한다. 이러한 유형의 훈련은 근육의 힘(power)이나 지구력(endurance)을 증진시키기 위해 이용될 수 있다; 여기에 대해서는 다음 부문에서 보다 자세히 논의할 것이다.

근섬유의 유형

근섬유의 유형은 일반적으로 유형 I, IIa, IIb 세가지로 구분된다. 보다 최근에는 Ic, IIc, IIab와 같은 보다 새로운 세분화가 이루어지고 있다(Scott, et al., 2001). 개별 근육들은 각각의 섬유 유형을 다른 비율로 가지고 있다. 근섬유들의 생리적 구성에 있어서의 일부 차이점에 관해서는 표 17.4에서 제시하였다.

표 17.4 근섬유 유형에 따른 특징

	Type I	Type IIa	Type IIb
건강요소	심호흡 건강	근지구력	근력/파워
이용되는 에너지체계	유산소	무산소	무산소
수축속도	느림	빠름	빠름
미토콘드리아 수	많음	중간정도	낮음
피로에 대한 저항	높음	중간정도	낮음

근섬유 유형의 비율 차이는 근육들 간에 그리고 개인들 간에 일정하지 않다. 이러한 특징들은 일반적으로 유전적으로 결정되는 것으로 생각되며, 개인이 다른 스포츠에서 뛰어나거나 혹은 하나의 스포츠 팀에서 다른 포지션으로 경기를 하는 것과 관련하여 자연적인 선택에 대한 이유가 된다(Scott, et al., 2001). 그러나 몇몇 일반적인 점을 제의할 수 있다.

- 가자미근(soleus)과 같은 자세성 근육들은 동적인 동작 보다는 자세를 유지하는데 관여하기 때문에 유형 I 섬유가 더 많다.
- 장딴지근(gastrocnemius)과 같은 보다 동적인 동작에 관여하는 근육들은 비율상 빠른 연축성 섬유인 유형 IIa와 IIb 섬유를 더 많이 함유하고 있을 것이다.
- 나이가 증가함에 따라서 유형 II 섬유들의 수와 크기가 감소하여(Rogers & Evans, 1993) 빠른 돌발적인 근력을 요구하는 과제 수행이 보다 어려워진다. 노인 환자를 치료할 때 이 점을 고려하는 것이 중요하다.
- 근섬유들이 하나의 유형에서 또 다른 유형으로 전환될 수 있다는 것이 입증되었다. 이것은 특히 유형 IIa 섬유와 IIb 섬유

사이에서 발생하는데(Scott, et al., 2001) 가소성(plasticity)으로 알려져있다.

반복 횟수

특정한 운동을 수행하는데 있어 반복 횟수는 근육이 하는 일의 유형을 결정한다. 저항훈련에는 지구력 작업뿐만 아니라 순수한 근력강화 작업도 포함된다. 따라서 반복횟수는 요구되는 결과를 바탕으로 결정될 것이다.

반복 횟수가 얼마나 이용되어야 하는지에 대한 분명한 증거는 거의 없지만, 이용할 수 있거나 적응할 수 있는 프로토콜은 많이 있다. 일반적으로 수행하게 되는 운동의 3내지 4세트(set)로써 반복되는 군을 세트라고 한다. 이것은 근육의 생리적 회복을 유도하며 피로의 영향을 지연시키도록 해준다.

환자에게 10회 반복하라고 지시하는 것은 특정한 무게와 운동을 설명하기에 가장 적절한 수일 수 있다. 그러나 이러한 반복을 위해 요구되는 무게를 결정하는 방법이 있어야만 한다. 저항훈련, 특히 근력강화 훈련의 목적을 상실하지 않는 것이 중요하다 - 근력을 증가시키고 기능을 증진시키기 위해서는 점진적으로 부하를 증가시켜간다. 너무 가벼우 무게를 반복해서는 점진적인 과부하가 발생하지 않을 것이며, 이로 인해 회복이 더 느려지게 될 수 있다.

근육강화를 위한 대부분의 프로토콜은 '1회 반복 최대' (1RM)와 '10회 반복 최대' (10RM)로 알려져 있는 것을 바탕으로 한다. 1RM에서는 오직 한 번의 운동반복만이 가능하며 더 이상의 수행 노력은 피로에 의해 방지된다(Cahill, et al., 1997). 따라서 1RM의 결정은 임상적 환경에서 의구심을 예방하며 때때로 주어진 반복의 모호한 성향을 설명할 수 있을 것이다. 10RM도 유사한 방식으로 계산한다: 10회 들어올릴 수 있는 무게. 일단 1RM과 10RM이 정해지면, 백분율을 이용해서 무게 - 훈련 프로토콜을 계산할 수 있다.

처방되는 반복 횟수는 운동의 목적에 따라 결정된다. 만약 힘(power)을 증가시키는 것이 목적이라면, 높은 부하를 적용하고, 비교적 작은 반복을 하며, 세트 간에 휴식시간을 길게 하는 방법이 적용된다. 이러한 운동에는 IIa과 IIb 근섬유 유형을 더 많이 함유하고 있는 근육이 반응할 것이다. 만약 지구력을 증가시키는 것이 목표라면, 낮은 부하지만 더 길게 유지하고 더 많은 빈도로 운동할 필요가 있다. 이 운동은 안정성이나 자세 기능과 관련되며, 유형 I 근섬유의 함량이 상대적으로 더 높다.

Clinical note

운동처방에 있어 일반적으로 10회 반복으로 구성된 세트를 설정한다. 그러나 이것은 종종 모호한 수에 불과할 수 있다. 납득할만한 이유없이 '10회 반복 세트(sets of 10)' 라고 하지 않도록 한다. 운동을 처방하고 가르칠 때, 한 세트 내에 반복해야할 수를 결정하기 이전에 피로 및 치환(substitution)의 징후를 관찰하는 것이 더 좋다; 만약에 이러한 징후가 10회 반복에서 발생한다면, 그것이 좋으며, 그 보다 더 많이 반복하는 것은 바람직하지 않다.

추후 연구

정확한 프로토콜에 대한 보다 상세한 사항은 무게 - 훈련과 관련된 서적을 참고하기 바란다.

대상자에 따른 저항 훈련

노인(elderly) 및 신체 기력(physical strength)은 노화에 의해 감소한다. 관련된 원인은 다음과 같다:

- 실제 근섬유의 수 감소
- 근섬유의 위축
- 흥분-수축 결합의 손상
- 유형 II 운동 단위를 동원하는 능력의 불안정 혹은 감소 (Rogers와 Evans 1993).

노인을 대상으로 하는 재활 프로그램을 고려할 때 이러한 장기간의 감소를 올바로 이해하는 것이 중요하다. 점진적인 과부하와 관련하여 위에서 제시한 사항이 중요하지만 잊혀질 수 있다. 기본 근력의 증가는 기능적 과제 수행을 증진시키는 수단이 될 수 있다.

아동과 청소년(children and adolescents). 아동을 대상으로 저항훈련을 하는 것이 위험하며 잘 감독하여야 한다는 주장에 대해서는 현재 증명된 것이 없다. 대부분의 부정적인 사건들은 잘못된 기술과 혹은 제대로 감독이 이루어지지 않았던 것과 관련되었다.

연구에 의하면 청년기 근력 훈련 프로그램과 관련된 성장판 골절에 관한 보고는 없었다.

미국소아과학회(American Academemt of Pediatrics, AAP)에서는 이들의 저항훈련과 관련하여 8~15회 사이의 반복 횟수와 감독을 가하는 일련의 권고사항을 만들었다. 부하를 가하지 않고 연습하는 기술이 핵심이다.

임상적 관점으로부터 아동과 청소년을 치료할 때 점진적 과부하의 동일한 원리를 적용하는 적절한 저항 프로그램을 고려하는 것이 중요하다.

가동성 운동

개요

이 운동은 치료적 효과를 얻기 위해 목표로 한 해부학적 구조를 움직이는 것을 목표로 한다.

연부조직의 탄력성(extensibility)은 정상적인 기능을 위한 선제 조건이 된다. 불행하게도 이러한 탄력성은 손상, 염증, 장기적인 비정상적 자세, 그리고 운동병력, 나이, 성별과 같은 다른 요인 요인들에 의해 소실될 수 있다.

물리치료사는 정기적으로 운동 제한이 있는 사람들을 만나게 되는데 이러한 현상을 인식할 수 있어야 하며 손상 받은 연부조직의 길이를 회복할 수 있는 적절한 행위를 해야만 한다. 또한 근육과 연부조직이 짧아져서 운동성이 소실되어 있다는 것을 확인할 수 있는 것도 중요하다. 이 장의 도입 부분은 물리치료에서 가동성 운동을 사용하는데 있어서의 핵심 개념에 대해 논의한다.

가동성 운동은 정상적인 조직 치유를 풍부하게 하고 점차적으로 연부조직에 부하를 가하기 때문에 재활과정의 기본적 요소이다; 결국 흉터조직(scar tissue)이 더 강해지며(Melis, et al., 2002), 정상적인 기능적 사용을 하는 동안 직면하게 되는 스트레스와 긴장에 연부조직이 보다 효과적으로 대응할 수 있도록 해준다(Hunter, 1998).

가동성 운동은 여러 가지 원인에 의해 이것이 제한되었을 때 운동 범위를 유지하거나 증가시키기 위해 이용될 수 있다. 운동의 범위에 영향을 미치는 원인에는 다음과 같은 것이 있다.

- 관절낭의 구축
- 연부조직 내 유착
- 근경축 혹은 긴장(tightness)
- 통증으로 인한 신경과민 혹은 억제

물리치료사는 환자가 보이는 징후에 따라 흔히 수동운동, 열, 전기치료, 연부조직 기술과 같은 다른 치료와 함께 가동성 운동을 사용한다.

이 장의 목적을 위해서 운동을 아래와 같이 세분한다.

1. 수동
2. 능동보조
3. 자동보조
4. 능동
5. 신장(유지/이완 포함)

가동성 운동의 분류

수동운동

수동운동(passive exercises)은 환자가 수의적인 근활동을 하지 않는 상태에서 전적으로 외부 힘에 의해 유발되는 움직임이다. 이러한 외력은 물리치료사에 의해서(수동운동의 경우와 같은) 혹은 기계에 의해서 제공될 수 있다. 예를 들면, 전체 무릎 관절성형술(arthroplasty)이나 그 외 무릎에 수술적 처치를 한 이후나 혹은 뇌졸중 재활(Lynch, et al., 2005)을 하는 동안 어깨의 회복을 촉진하기 위해 지속형 수동운동(continuous passive motion, CPM) 기구를 이용할 수 있다.

수동운동은 전형적으로 외상이 발생한 이후 재활의 초기 단계에서 적용되며, 손상된 구조가 더 이상의 손상에 취약하지 않도록 움직임을 지속하기에 충분히 안정되도록 해주며, 과도하게 아프지 않도록 운동한다. 또한 관절이 활동하지 않는 기간 동안 운동 범위를 유지하기 위해서도 이용되며 운동 범위를 증가시키기 위해서 신장운동과 함께 이용되기도 한다.

능동보조운동

이 운동은 운동이 부분적으로 외력에 의해 유발되지

만 수의적인 근수축을 이용해서 완수된다. 이 운동은 약화된 근육을 강화하는데 매우 중요하지만, 환자로 하여금 조절을 유지하게 한 상태에서 외력에 의해 주어지는 보조에 따라 운동범위를 증가시킬 수 있다.

Clinical note

능동보조운동을 촉진하기 위해서 모든 방식의 도구가 이용된다. 일반적으로 사용되는 것으로는 수많은 외적 부가물뿐만 아니라 활차, 현수장치, 어깨관절에 대한 막대 운동, 무릎관절과 팔굽관절에 대한 재교육용 판(boards) 등이 있다. 물리치료사는 필요한 만큼 선택할 수 있다.

고려되어야 하는 또 다른 중요한 요인으로는 *중력*이 있다. 만약 운동이 중력으로부터의 보조를 받으며 수행된다면 목표한 구조를 움직이는데 있어 그것의 효과를 증가시킬 수 있다(그림 17.7).

자동보조운동

이것은 위에서 설명되었던 수동운동이나 능동보조운동이 될 수 있는데, 외력이 물리치료사에 의해 적용되는 것보다는 오히려 환자에 의해 적용될 때 발생한다. 운동 도구의 이용을 생각해 볼 수 있는데: 예를 들면, 자동-보조 활차를 이용한 어깨 가동술.

능동운동

자유능동운동(free active exercises)으로 알려진 이것은 움직임이 개인의 수의적인 근작용에 의해서만 유발될 때의 동작이다. 이것은 옥스포드 척도에서 2단계 이상의 근력강화를 위해 혹은 동적 신장 운동을 적용할 수 있는 사례인 경우 구조들을 움직여주기 위해서 이용될 수 있다.

임상적으로 능동운동은 그것이 도구를 사용하지 않은 상태에서 수행될 수 있어서 어디서든지 연습될 수 있으며 가정 운동 프로그램의 기초를 쉽게 형성할 수 있다는 점에서 유용하다.

Key Point

어떤 운동에서든 시작 자세의 정확한 선택이 중요하다. 예를 들면 운동범위를 증가시키는 것이 목적인 가동성 운동을 위해서는 중력이 균형을 이룰 수 있도록 해야 할 것이다. 만약 운동이 중력에 대항해서 수행된다면 그것은 근력강화를 더 강조하게 될 것이다.

신장운동

만약 신장운동(stretching exercises)이 적절하게만 수행된다면 간단하면서도 치료에 매우 효과적인 형식이 될 것이다. 예를 들면, 노인의 경우 보행하는 동안 엉덩관절의 폄이 감소되어 있다는 것은 기능적으로 중요한 엉덩관절 굽힘근이 긴장(tightness)되어 있다는 것을 의미하며(Kerrigan, et al., 2001), 낙상과 그로 인한 넙다리머리뼈 골절이 유발되기 쉽다는 것을 의미한다. 따라서 노인의 보행 수행을 증진하고 낙상을 예방하기 위한 간단한 중재로써 특수한 신장운동을 적용하여 엉덩관절의 긴장을 회복하는 것이 바람직하다(Kerrigan, et al., 2003).

신장운동은 일반적으로 운동선수들에게 적용된다. 관절의 이용 가능한 가동범위를 증가시킴으로써 기능과 수행을 증가시키는데 도움이 된다. 규칙적인 신장이 비록 달리기의 경제성을 증진시킨다는 증거는 없지만, 힘, 점프 높이, 속도를 증진시킨다고 한다(Shrier, 2004). 비록 이 연구에서 신장이 손상의 위험성을 감소시키거나 DOMS의 영향을 감소시킨다고 주장되지는 않지만 신장이 손상을 예방하는데 기여한다고 주장되어져 왔다(Herbert&Gabriel, 2002).

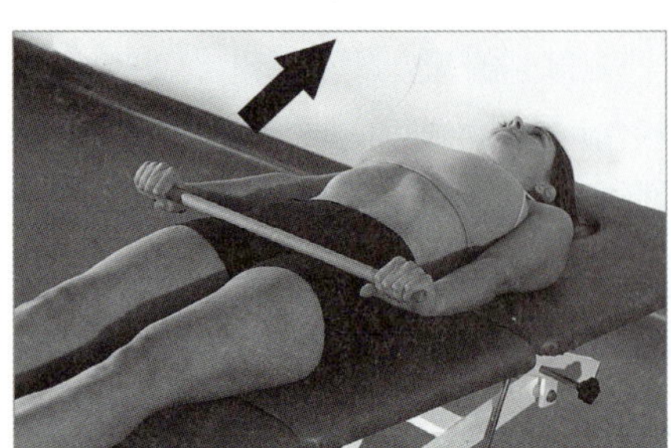
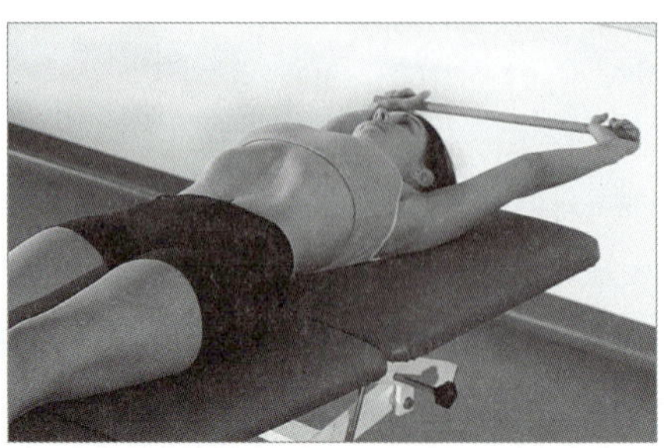

그림 17.7 어깨 거상의 능동 보조운동. 가동범위를 획득하기 위해 중력과 다른 팔(막대를 통해)을 이용

Key Point

신장운동은 신경과 근육 조직을 허용 가능한 범위까지 움직이기 위해서 이용된다. 일반적으로 복합해서 이용되는 신장운동과 기술에는 여러 유형이 있다; 따라서 그 효과를 출판물에서 확인하기가 어렵다.

신장운동은 목표 구조의 길이가 늘어나도록 움직임으로써 수행된다. 신장운동은 구조의 길이를 더 늘이기 위한 방향으로 더 많이 움직이는 동작이다. 신장력에 의해서 교원섬유(collaagen fibers)는 빠르게 재편성되고 신장력이 주어지는 방향으로 정렬된다(그래서 더 강해진다)(Melis 등 2002). 경험되는 통증의 정도와 같이 보다 큰 운동을 제한하는 요인들이 가능한 운동범위의 정도를 결정하게 될 것이다. 신장은 연부조직내의 제한(예: 흉터조직)을 움직여줌으로써 가동범위를 증가시키기 위해 일반적으로 이용되며, 긴장된 근육의 길이를 늘이기 위해서 특수하게 이용된다.

손상 이후 언제 신장을 적용할 것인가에 대한 시점은 주의를 요한다. 연부조직이 손상된 이후 고정기간은 손상의 단계에 따라 결정되며, 반흔이 재파열되지 않으면서 당기는 힘을 견딜 수 있을 만큼의 가장 적절한 기간이어야만 한다. 신장에 의한 연부조직의 가동성은 결합조직성 흉터의 재흡수와 손상된 부위의 재-모세혈관화(recapillarisation)를 도울 것이다(Kujala, et al., 1997).

또한 신장은 예방용 측정으로써 이용될 수 있다: 예를 들면, 관절 구축을 멈추기 위해. 그러나 규칙적으로 연부조직을 신장하는 것이 치료를 위한 일차적인 중재이며 구축에 대한 예방이기는 하지만, 지속적인 연부조직 손상이 있는 환자를 대상으로 한, 잘 고안된 임상적 시도에 의해 신장의 효율성이 입증되지는 않았다(Shrier&Gossal, 2000). 넙다리뒤근이 손상된 운동선수를 대상으로 신장의 빈도에 대해 연구한 것에 따르면(Malliaropolous, et al., 2004), 신장 프로토콜을 하루에 3번 적용한 경우가 하루에 한번 적용한 경우와 비교했을 때 회복율에서 유의한 차이에 있었다고 한다. 그러나 대조군이 부족하여 이것의 효능을 신뢰하는데 제한이 있으며, 장기간의 감시가 부족하여 재손상율에 대한 영향을 알기가 어렵다.

신장은 다음 두가지 방법 중 한 방법으로 적용될 수 있다: 동적으로 혹은 정적으로(표 17.5).

동적 신장

이것은 능동운동에 의해 가동범위를 획득하는 것으로 매우 빠른 속도로 수행되는 반복적, 반동적, 동적, 율동적 운동인 탄도적 신장(ballistic stretching)(아래에 설명)과 혼동되어서는 안된다. 동적 신장은 가동범위의 끝 지점에 도달할 때까지 연속되는 움직임을 통해 점진적으로 범위를 증가시켜간다.

동적 신장(dynamie stretching)은 특히 보다 진보된 스포츠-관련 재활 프로그램에 있어 유용하다. 운동은 반복과 연습(practice)을 통해 동적 기능과 신경근 조절을 풍부하게 하고, 그로인해 운동 패터닝(motor patterning)을 훈련하고 운동에 대한 기억(movement memory)이 풍부해진다. 만약 동적 신장을 적용하기에 적합한 환자라면, 이러한 형태의 신장은 연부조직을 움직이고 운동조절을 풍부하게 하는데 상당히 효과적일 수 있다.

탄도적 신장에 대한 주의. 탄도적 신장은 가동범위를 획득하기 위해 반복적인 움직임과 *모멘툼(momentum)*을 이용한다. 병원에서 만나게 되는 대부분의 환자들에게 이러한 유형의 운동을 이용하는

표 17.5 신장운동: 요약

	동적 신장	정적 신장
신장기술의 특성	보다 빠르게, 율동적, 더 빠른 속도, 운동조절, 기능적	느리게, 조절된, 자세 지각 강조, 신체 정렬
신장 기간	반복, 점진적	30초 유지
적용 단계	재활의 마지막 단계, 운동패턴닝 훈련시	재활의 초기와 마지막 단계
환자 유형	운동선수, 활동적인 사람	모든 유형

데 있어 결점은 환자들이 효과적으로 혹은 *더 이상의 손상을 지속하지 않으면서* 효과적으로 탄도적 신장을 이용할 수 있는 상태가 아니라는 점이다.

탄도적 신장을 하는 동안 근길이의 변화에 저항하고 손상으로부터 근육을 보호하기 위해 신장반사(stretch reflex)가 개시된다. 이것은 척수레벨로 근육의 길이에 대한 구심성 정보를 보내는 근방추의 비수축성 요소들의 자극에 의해 발생한다. 다시 말해서 이것은 알파 운동신경원을 통해 방추바깥근섬유를 자극하게 되고 근수축을 유발한다(그림 17.17).

이러한 근수축은 다음에 오는 탄도적 움직임과 부합되어 근육은 스트레스에 적절히 대처하지 못하는 상태가 되어 손상을 받게 된다. 결과적으로, 환자에게 신장하는 동안 '반동(bounce)'을 일으키지 않도록 지도해야 한다.

정적 신장

용어에서 제시하는 바와 같이 이것은 원하는 효과를 얻기 위해 일정한 기간 동안 자세를 유지하는 것을 의미한다(그림 17.8). 정적 신장을 유지하는 효과적인 시간은 최소한 30초라고 널리 인정되고 있다(Bandy, et al., 1997). 이것은 근방추가 새로운 길이에 적응하는데 요구되는 시간이며, 일시적임에도 불구하고 근육과 같은 점탄성 구조의 기능적 길이가 늘어나게 된다(Magnusson, 1998).

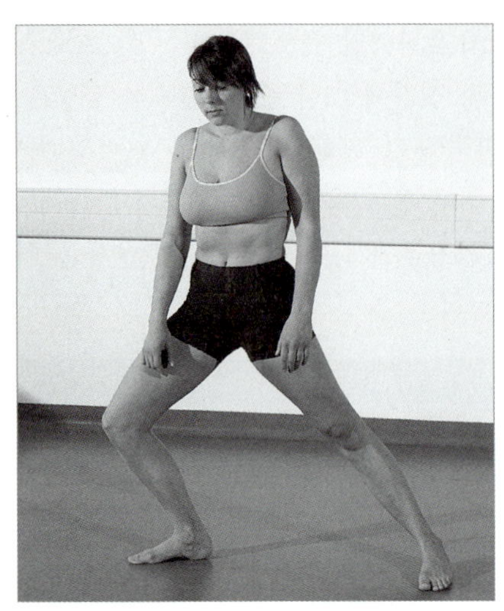

그림 17.8 오른쪽 엉덩관절 모음근의 정적 신장

정적 신장(Static stretching)은 바른 신체 정렬을 강조하는 조절된 느린 움직임이다. 정적 신장 프로토콜은 일반적으로 이용되며, 근육의 유연성을 증진시키는데 효과적인 것으로 보여진다(Chan, et al., 2001). 정적 신장운동을 하는 동안 정교한 운동 조절의 요소와 자세 인식(postural awareness)이 중요하다. 거울을 이용하거나 물리치료사가 되먹임과 교정을 제공함으로서 이것을 풍부하게 할 수 있다. 필라테스(Pilates), 타이치(Tai Chi), 그리고 요가와 같은 운동형태는 이러한 원리의 많은 것을 사용하고 있으므로 환자의 운동 프로그램에 효과적으로 이용될 수 있다.

Key Point

목표 조직을 효과적으로 신장하기 위해서는 이러한 운동 유형에 관한 정확성이 요구된다.

치료적 신장운동이나 근력강화 운동은 특히 조직이 신체의 한 분절 이상을 교차하는 경우 목표 근육이 적절하게 분리되어있을 때에만 성공적이다(Gluck& Liebenson, 1997). 두개 관절을 교차하는 근육을 신장할 때 흔히 문제에 직면하게 된다. 예를 들면, 넙다리뒤근을 신장할 때, 효과적으로 신장하기 위해서 엉덩관절 굽힘과 무릎관절 폄 요소들을 고려해야 할뿐만 아니라 골반의 정렬이 조절되어야만 한다.

첨가되는 요소들의 순서 역시 목표가 되는 근육의 구조 부위에 따라 효과에 영향을 미칠수 있다. 넙다리곧은근의 먼 쪽 부분을 늘리고자 한다면, 엉덩관절을 펴고 무릎관절을 굽혀서서 신장할 수 있는 반면에 가까운 쪽에 위치한 요소들을 교대로 첨가할 수도 있다(그림 17.9).

또한 목표가 되는 부위의 기능적 해부학을 고려하는 것이 중요한데, 특히 신장운동에 돌림 요소(rotational components)를 추가할 때 그러하다. 넙다리뒤근을 예를 들면, 안쪽 넙다리뒤근(semimem-branosus 반막양근과 반건양근semitendinosus)을 효과적으로 신장하기 위해서는 바깥 돌림 요소가 요구된다. 넙다리곧은근을 효과적으로 신장하기 위해서는 그것이 무릎관절의 바깥 돌림근이기 때문에 안쪽 돌림 요소

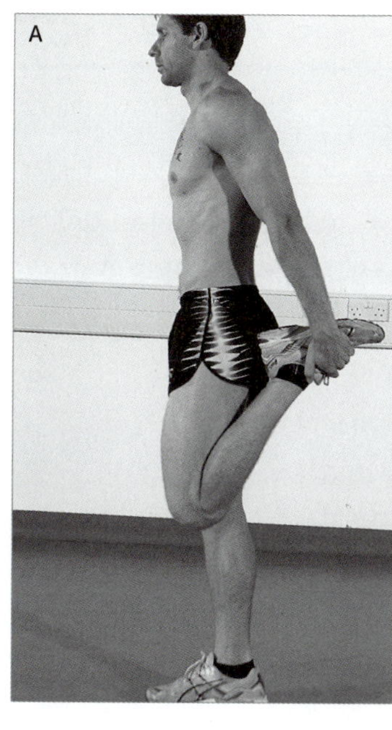

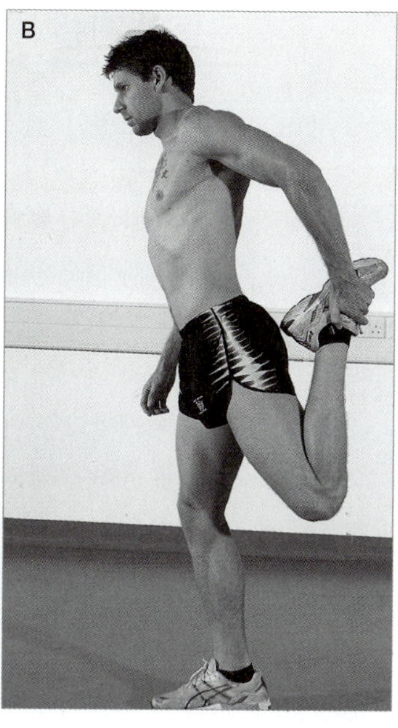

그림 17.9 넙다리곧은근을 신장하기 위한 순서효과. A: 무릎을 먼저 굽히고 엉덩관절을 편다. B: 엉덩관절을 먼저 펴고 나서 무릎을 굽힌다. 허리척추는 전반적인 과정에서 중립자세로 유지되어야 한다.

가 요구된다.

척추의 자세

많은 팔다리 근육들이 축성 골격에서 기시하기 때문에 척추의 자세는 팔다리의 자세에 영향을 미칠 수 있다. 결과적으로 많은 신장운동에 있어서 허리뼈-골반 혹은 척추의 움직임이 운동 전반에 걸쳐서 잘 조절되도록 고려하는 것이 중요하다. 가능한 한 척추의 움직임이 일어나지 않도록 하며, 최상의 정렬과 안정성이 확보되는 '중립(neutral)' 자세를 유지한다(Richardson, et al., 2004). 예를 들면, 허리척추의 경우 허리척주앞굽음(lumbar lordosis)에 해당한다. 목척추의 경우는 아래턱과 목 앞쪽 사이에 직각을 이루는 목척주앞굽음되어 있다. 따라서 신장하는 동안 척주를 이 자세로 유지하는 것이 원하지 않는 척주의 움직임과 치료 효능의 잠재적인 한계를 예방한다.

신장 운동: 실기 지침

신장하기 이전

- 신장 프로그램을 개시하기 전에 당신의 평가가 신장에 대한 어떠한 금기사항에도 해당되지 않음을 확인한다.
- 당신의 신장 프로그램은 논리적이고 합리적인 기초가 있다는 것을 확인한다. 예를 들어, 움직이려고 할 때 골극에 의해 골성 차단이 일어난다면 신장이 적절하지 못하다(2장의 끝느낌 참고).
- 어떻게 당신이 그 혹은 그녀의 가정에서의 자가 신장 프로그램을 보조할 것인지를 고려한다.
- 당신이 최대한의 순응과 최소한의 저항을 확보하기 위해서 어떻게, 왜 신장을 수행하고 있는지를 설명한다.
- 신장하기 이전에 어떻게 하면 보다 편안할까를 고려한다(예: 온찜질이나 수치료를 사용)

신장하는 동안

- 척주를 중립자세로 유지한다.
- 두 개 혹은 그 이상의 관절을 가로지르는 근육을 동시에 신장하도록 한다.
- 신장은 천천히 지속적으로 실시한다 - 반동을 이용하지 않는다.
- 환자는 통증이 아닌, 당기는 느낌을 경험해야 한다.
- 30초 동안 자세를 유지한다.
- 만약 긴장이 이완된다면, 움직임을 약간 더 증가시켜간다.
- 천천히 이완한다.

신장하고 난 이후

- 환자에게 신장 이후에 기대되는 느낌들을 알린다.
- 일단 운동이 재획득되어 왔다면 장기간 신장을 유지하는 일부 형태뿐만 아니라 재획득된 범위 전체에 걸쳐서 능동적인 근육 조절이 요구될 것이라는 점을 상기시킨다.

신장에 대한 금기증

다음은 신장에 대한 금기증의 일부이다:

- 문제의 관절을 움직일 때의 골성 차단(bony block) 혹은 끝느낌
- 최근 골절 혹은 불안정성 골절

- 감염 혹은 조직내 혈종이 있는 부위
- 피부 이식 및 힘줄 회복술과 같은 일부 수술적 처치 이후
- 환자가 거부할 때

Key Point

비록 정적 신장이 근육의 기능적 길이를 증가시키는 것으로 널리 생각되고 있지만 최근의 조사는 그렇지 않다고 주장하고 있다. Magnusson 등(1998)에 의하면 근육의 점탄성 성질은 신장에 의해 변화되지 않으며 오히려 신장에 대한 근육의 내성(tolerance)이 증가된다고 한다. 추후 전개에 따른 그러한 설명은 신장운동을 처방할 때 고려되어야만 한다.

유지 / 이완 기술

일반적으로 고유수용성신경근촉진법(PNF)의 유지(hold) / 이완(relax) 그리고 수축(contract) / 이완은 근육을 움직이려고 시도할 때 효과적일 수 있다. PNF 신장 기술은 수동신장, 탄도적 신장, 혹은 정적 신장 방법에 비해서 가동범위를 더 많이 증가시킬 수 있다(Spernoga, et al., 2001). PNF는 그것의 효과성을 풍부하게 하기 위해서 수많은 생리학적 원리들을 이용하여 특수한 패턴으로 움직이도록 고안된 치료의 한 형태이다.

PNF의 핵심 원리는 근육은 최대로 수축한 이후에 최대로 이완된다는 것이다. 이러한 원리는 짧아진 채로 있는 근육을 움직이려고 운동을 할 때 이용될 수 있다. 환자에게 단축된 근육을 강하게 수축하게 하고 약 10초 동안 등척성으로 수축을 유지하게 한 다음 이완하도록 한다. 2~3초의 짧은 시간 이후 물리치료사는 그 근육을 신장시켜 20~30초 동안 유지한다. 회복 시간을 가진 이후 다시 반복한다.

PNF에서 이용되는 또 다른 유용한 원리는 하나의 근육(주동근)이 최대로 수축할 때 그것의 반대쪽에 있는 근육(길항근)은 최대로 이완된다는 상반억제(reciprocal inhibition) 원리이다. 환자로 하여금 주동근을 최대한 수축하도록 한 다음 신장시킨다.

상반억제 원리는 유용성을 입증할 수 있으며, 정적 신장운동을 하는 동안 길항근의 수축이 주동근의 이완과 신연을 초래할 수 있다는 측면에서 가치 있는 것으로 고려되고 있다.

운동의 진행

계획된 진행이 없는 운동프로그램은 빠르게 비효과적이게 될 것이다. 운동 프로그램이 환자의 상태에 맞는 것인지 규칙적으로 재고하고 수정하는 것이 필수적이다. 다음은 운동을 진행하는 다양한 방법들을 제시한 것이다:

1. 시작 자세를 바꾼다.
2. 지레팔의 길이를 바꾼다.
3. 운동이 수행되는 속도를 바꾼다.
4. 움직임이 수행되는 것을 통해 범위를 변경한다.
5. 저항을 가한다.

시작 자세

시작 자세를 바꾸는 것은 지지 기저면을 바꾸어 운동 난이도에 영향을 미칠 것이다. 지지 기저면의 감소는 신경근 조절 측면에서 정상적으로 운동의 난이도를 어렵게 할 것이며, 지지 기저면을 넓게 하면 운동의 난이도가 감소하게 될 것이다. 예를 들어, 한 발로 서있는 상태에서 운동을 수행하는 것은 두 발로 서있을 때 보다 엉덩관절 벌림근의 조절을 더 많이 요구할 것이다.

시작 자세의 변화는 또한 신체 분절과 중력과의 관계를 바꿀 수 있어서 운동의 성향을 다르게 할 수 있다. 중력에 대항해서 수행되는 운동은 동심성 근 작용을 요구할 것이며 다시 시작자세로 돌아가는 동작

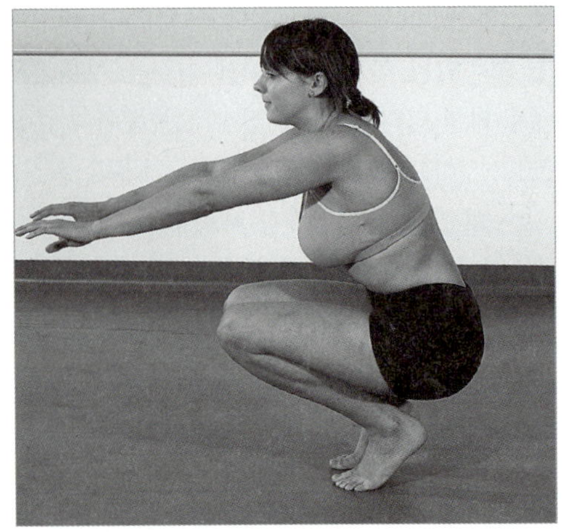

그림 17.10 무릎 굽힘을 위해 선자세에서 중력을 이용해서 쪼그려 앉기

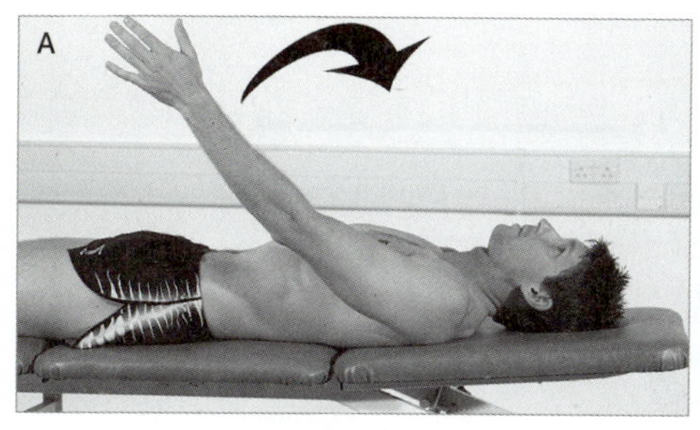

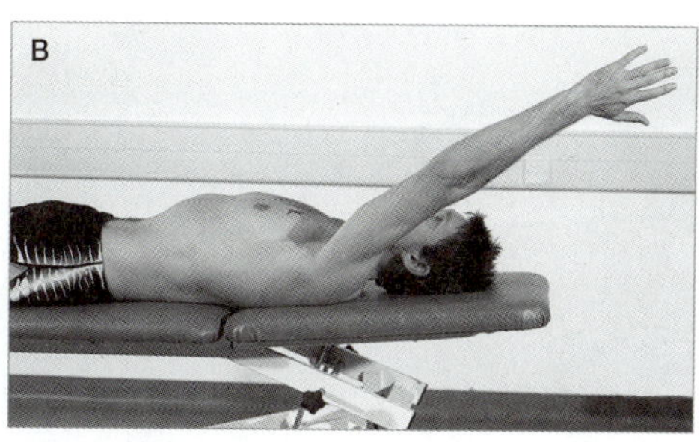

그림 17.11 누운 자세에서 어깨 굽힘

에서는 편심성 근 작용을 요구할 것이다; 따라서 근력 강화 운동이 될 수 있다.

보다 전반적으로 약화된 근육의 경우(옥스포드 척도 2 이하), 중력을 상쇄하는 자세로 수행되는 운동이 보다 효과적일 수 있다. 이 자세에서 수행되는 운동은 구조를 움직이기에도 보다 효과적일 것이다.

만약 운동이 중력의 보조에 의해 수행된다면, 움직임의 마지막 허용범위에 도달하는데 대한 강한 가동성 효과를 가지게 된다. 이것의 예로 선자세에서 쪼그려 앉는 자세로의 동작을 들 수 있다. 무릎관절의 굽힘을 증가시키기 위해 중력과 체중의 영향을 이용하는 것이다(그림 17.10). 또 다른 예로 눕거나 선 자세에서 어깨 관절을 굽히는 것을 들 수 있다(그림 17.11과 17.12).

지레팔의 길이

지레팔의 길이 변화는 운동하는 동안 신체에 적용되는 힘에 영향을 미친다(그림 17.13).

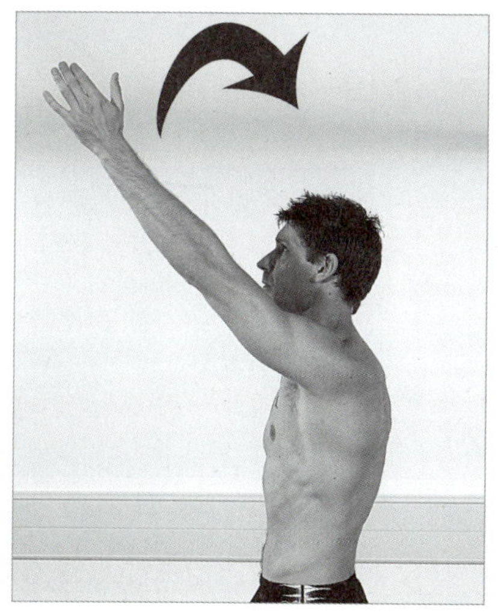

그림 17.12 선 자세에서 어깨 굽힘. 움직임이 그림 17.11과 같지만 선자세에서 가동범위 전반에 걸쳐 중력이 저항으로 작용한다.

길어진 지레팔은 움직임의 받침점에서 발휘되는 힘을 보다 크게 함으로써 움직임을 유발하거나 조절하기위해 더 많은 근육 작용을 요구하게 된다. 또한 이것은 가동성 운동을 하는 동안 구조에 적용되는 더 큰 힘을 초래한다.

지레팔은 관절을 굽히거나 폄으로써 짧아지거나 늘어날 수 있는데, 팔꿉관절이나 무릎관절에서 가장 일반적이다. 또한 팔을 펴서 팔 길이로 무게를 유지하고 있을 때와 같이 팔다리의 끝부분으로 사물을 잡고 있거나 접촉할 때 늘어날 수도 있다.

지레팔에 저항을 적용하는 위치 역시 요구되는 근 작용에 영향을 미친다. 저항이 먼 쪽에 적용될수록 더 많은 노력이 요구되며, 동일한 저항이 보다 가까운 쪽에 적용될 때에는 노력이 감소될 것이다.

움직임의 속도

움직임이 수행되는 속도의 변화로 운동의 성향이 바뀐다. 속도를 변경할 때 물리치료사는 원하는 효과를 분명히 해야만 한다. 느리게 수행되는 운동은 정확성과 자세 조절을 더 많이 요구한다. 빠른 속도로 수행되는 운동일수록 가동범위의 끝에서 가동성 효과가 더 크게 유발되지만 환자는 더 이상의 손상에 대한 위험성이 없이 이것을 수행하기 위해서는 적절한 신경근 조절이 이루어져야 할 것이다.

움직임의 범위

수행되는 운동의 가동 범위를 변화시키면 그것의 난이도가 바뀐다. 근육은 중간 범위에서 가장 강하며, 외부(outer) 범위(더 늘어난 자세)에서 가장 약하다. 여기에 대해서는 근력강화운동 부분에서 보다 심도 깊게 다루기로 한다.

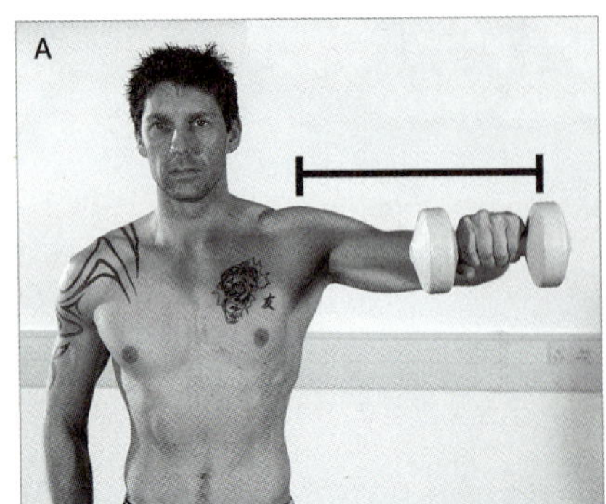

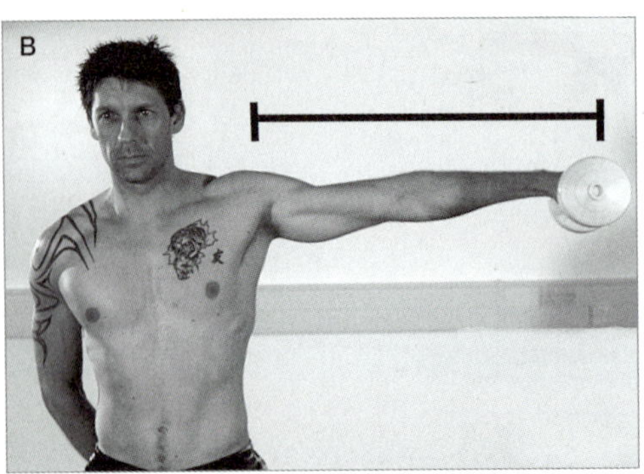

그림 17.13 A: 짧은 지레팔로 어깨 벌림, B: 긴 지레팔로 어깨 벌림. 어깨 벌림근의 작용은 지레의 길이가 증가함에 따라 더 커지게 된다.

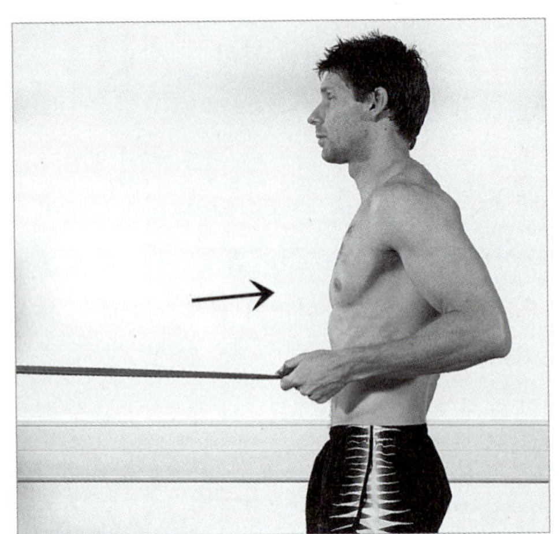

그림 17.14 어깨 폄근을 강화하기 위한 저항운동

저항 운동

운동 진행의 마지막 방법은 근육을 강화시키기 위해 저항을 적용하는 것이다(그림 17.14). 기대하는 효과가 근일률(power)의 변화인지 지구력의 변화인지와 관련하여 수많은 방법으로 다양하게 저항을 적용할 수 있다.

움직임 기능장애 다루기

움직임 기능장애(dealing with movement dysfunction)를 다룰 때 우리는 운동사슬(kinetic chain), 일련의 연속적인 관절들 혹은 분절들, 그리고 각 분절들의 움직임과 움직이는 방향(orientation)이 나머지 것들에 미치는 영향에 관심을 가진다. 움직임 기능장애는 급성근육긴장(acute muscle strain)(Emery, 1999)과 비정상적인 움직임 패터닝에 의해 야기되는 비정상적인 스트레스로 인한 과사용 손상에 의해 발생할 수 있다. 움직임 기능장애에 의한 증상을 가진 환자라면 재활을 위해 운동이 이용된다. Sahrman(2002)은 근골격에서 기원하는 통증을 관리하기 위해서는 각 분절의 정확한 조절을 유지하거나 회복해야 한다고 한다.

근육불균형에 관한 몇몇 분류는 근육의 구조, 기능, 그리고 손상에 대한 반응과 관련해서 제안되어져 왔다. 움직임 기능장애는 한 분절 혹은 국소(local) 혹은 단일 관절 수준과, 많은 분절들이 포함되는 *전반적인(global)* 수준으로 말할 수 있다(Bergmark, 1989).

근육을 구조와 기능에 따라 안정자(stabilisers)와 운동자(mobilisers)로 분류할 수 있다(표 17.6). 모든 근육들이 이 그룹에 속하기는 하지만 항상 명확하지는 않으며, 이중적인 특성을 가진 일부 근육들은 분류하기가 어렵다.

Key Point

안정자 근육들은 특징적으로 심부에 있으며, 넓은 건막 부착부를 가지고, 일차적 기능이 자세와 동적 조절을 조절하는 것이다. 이 근육들은 유형 I 근섬유의 비율이 더 많다.

운동자 근육들은 힘을 생산하고 특수한 움직임을 발생시키는 역할을 한다. 이들은 보다 표층에 위치하며 길이가 길고 근복이 원통형인 경향이 있다. 유형 IIa와 IIb 근섬유의 비율이 더 많다.

통증, 병리, 장애 혹은 기능장애가 있는 경우, 이들 두 가지 부류의 근육이 그들의 상대적인 동원패턴을 변화시키고 전형적으로 기능 변화를 초래할 수 있다.

표 17.6 근불균형에 의해 일반적으로 영향을 받는 근육 집단

긴장되기 쉬운 근육(운동자)

- 목빗근(sternocleidomastoid)
- 목갈비근(scalene muscles)
- 어깨올림근(levator scapular)
- 작은가슴근(pectoralis minor)
- 마름근(rhomboids)
- 척주세움근(erector spinae)
- 배곧은근(rectus abdominis)
- 넙다리뒤근(hamstrings)
- 가쪽넓은근(vastus lateralis)
- 넙다리근막긴장근(tensor fascia latae)
- 넙다리곧은근(rectus femoris)
- 궁둥구멍근(piriformis)
- 장딴지근(gastrocnemius)

약해지기 쉬운 근육(안정자)

- 심부 목 굽힘근(deep cervical flexors)
- 앞톱니근(serratus anterior)
- 등세모근 아래 섬유(lower fibres of trapezius)
- 어깨밑근(subscapularis)
- 배가로근과 배속빗근 (transversus abdominis and internal obliques)
- 중간볼기근과 작은볼기근(gluteus medius and minimus)
- 안쪽넓은근(vastus medialis)
- 큰허리근(psoas major)
- 뭇갈래근(multifidus)

이것은 국소수준에서 발생할 수 있는데, 동원이 지연되거나 결손되어 분절의 조절이 소실된다(Hodges& Richardson, 1996). 또한 전반적인 수준에서도 발생할 수 있다; 안정자는 억제되고 약화되어 기능적 길이가 증가하는 반면에 운동자는 촉진되고 과활동되며 기능적 길이가 짧아진다. 이것을 때때로 '근불균형'이라고 한다.

근기능의 이러한 변화로 기능변화와 같은 근불균형의 문제가 야기되고 움직임 패턴의 변화로 연부조직과 손상이 발생한다. 짧아진 근육은 자극 역치가 낮고 움직임에 먼저 동원됨으로 운동프로그램이 변화된다(Norris, 1995).

움직임 기능장애로 확인될 때, 움직임 패턴의 변화는 '약해짐(give)' 이나 '제한(restriction)' 을 유발하는 구조들에 의해 영향을 받는다(Comerfold& Mottram, 2001).

약해짐은 과도하거나 조절되지 않은 움직임인 반면에 제한은 감소된 움직임이다. 이것은 국소 수준-단일 분절- 혹은 전반적 수준-부위(몇몇 분절)에서 발생할 수 있다. 이들 구조들은 단지 근육만을 의미하는 것이 아니며; 관절면이나 뼈곁돌기(osteophytes)와 같은 골성구조나 관절(articular)일 수 있으며, 인대나 관절낭의 이완성(laxity)과 긴장(tightness)이 변한다. 움직임에 영향을 미치는 요인들에는 신경이 손상된 경우와 같이 신경학적인 것도 있을 수 있다. 이러한 문제들을 사정하고 지속적으로 관리하는 데 있어서 근막, 관절 그리고 신경 요소들을 고려할 필요가 있다. 일반적으로 통증 때문에 처음에 치료를 받고자 했던 환자들의 경우, 통증은 흔히 임상적으로 움직임 기능장애와 연관된다.

치료

이러한 유형의 문제에 관한 치료는 환자가 손상된 관절의 자세를 조절할 수 있도록 감각운동 조절과 안정성 기능을 재교육하고, 분절의 '약해짐' 을 조절할 수 있도록 재교육하는 것을 수반한다. 어깨가슴 불안정(scapulothoracic instability)이 있는 경우를 예로 들면, 어깨뼈를 정확한 정렬로 두고 다양한 선 자세로 진행한다. 어떤 자세로 시작해야하는지에 대한 엄격한 규칙은 없다; 환자의 움직임 양상과 기능적 결손에 따라 다를 수 있다.

치료의 다음 단계는 움직임에 의해 점차적으로 안정성을 어렵게 만드는 것이다. 이것은 제한된 쪽으로 움직이는 것으로 감각운동 조절이 다시 중요해진다. 위의 예를 이용하면, 중립자세로 어깨뼈를 'setting' 한 다음(이 자세를 유지하면서) 오목위팔관절을 제한된 범위로 움직인다.

안정성이 보다 서서히 동원될 때, 운동은 안정자의 범위 제어를 통해 획득하는 것으로 진행하고, 처음에는 안쪽 범위에서 그 다음 바깥 범위로, 동심성 작업에서 편심성 작업으로 진행한다. 안정자의 기능이 운동을 통해서 향상될 때, 정상적인 기능적 활동을 하는 동안 이들 근육들은 보다 서서히 동원되며 정상적인 동원패턴으로 회복된다.

마지막 치료는 운동자의 길이를 늘이는 것이다. 이것은 흔히 안정성이 증가되고 보다 '정상적인' 움직임 패턴일 때 발생할 것이다.

움직임 기능장애가 상당히 긴 시간에 걸쳐 형성된 것으로 보이기 때문에 이러한 접근법을 이용한 재활은 오래 걸린다.

추후 연구

움직임 기능장애와 관련된 주제는 여기서 간단히 살펴보았다. 여기서 제안되는 방법들을 치료에 적용하기 이전에 더 많은 자료를 읽어보아야 한다.

감각운동조절의 재활

운동은 움직임 조절을 발달시키고 증진시키기 위해 감각운동조절 고리(그림 17.15)에 접근하는 것을 목표로 한다.

개요

정상적인 고유감각(proprioception)은 탁자 위에 놓인 컵을 간단하게 잡든지 축구장을 달리든지 매일의 기능적인 동작을 위해서 필수적이다. 고유감각에 대한 정의는 문헌에서 고유감각이란 단지 감각운동 조절과정의 한 부분으로써 언급되는데 있어 일부 논쟁거리가 되어왔다. 따라서 일부 연구자들은 그들의 정의에 초기 감각입력뿐만 아니라 운동반응을 포함하고 있다.

정의: 고유감각은 '촉각에 관한 감각양식의 특수화된 변화이며, 관절움직임(kinaesthesia)과 관절위치(joint position)에 관한 감각을 포함한다' (Lephart와 Henry 1995).

위의 정의를 보면, 고유감각은 매우 많은 *들심적*(감각) 반응이라는 것을 의미한다. 그러나 고유감각에 관한 다른 정의에서는 운동반응 역시 포함하고 있으며(Jerosch와 Prymka 1996), 고유감각을 CNS로 들어가는 들심성 입력의 하나로 본다.

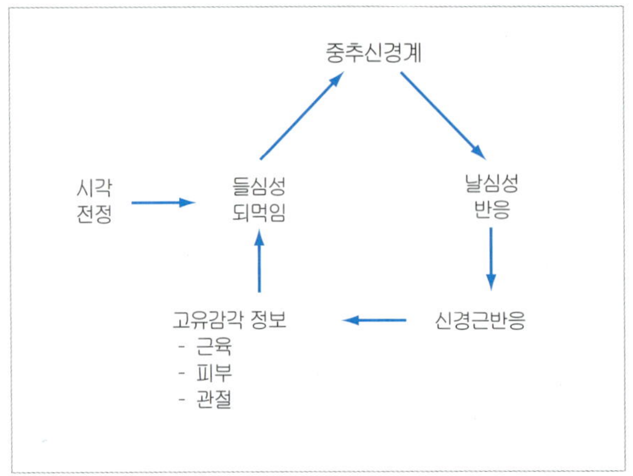

그림 17.15 감각운동조절 기전에 관한 도식적 표현

물리치료사는 들심성 반응의 정상적인 기능을 고려하게 되는데, 재활의 관점에서 물리치료사에 의해 제공되는 감각입력에 대한 날심성(운동성) 반응이 보다 중요하다.

고유감각의 소실은 보편적으로 직면하게 되는 문제이며, 정확한 들심성 정보의 지속적인 되먹임을 방해한다; 따라서 운동조절에 대해 의도하지 않은 영향을 미친다. 연구를 통해 밝혀진 고유감각이 결손되는 핵심영역을 표 17.7에 제시하였다. 표의 첫 번째 열은 고유감각 소실의 잠재적이 범위에 관해서 인식되는 중요성과 많은 환자들에게 있어서 적절한 감각운동 재활이 얼마나 중요한지를 보여준다.

근방추는 일차적으로 움직이는 동안 들심성 고유감각 되먹임을 제공하는데 있어 중요한 역할을 한다(Proske, 2005). 관절수용기들은 그들이 포함된 구조들이 신장될 때인 바깥 범위에 있을 때 더 많은 정보를 제공한다(Jerosch&Thorwesten, 1998). 또한 고유감각 결손이 사실상 퇴행성 관절 변화에 선행한다고 가정되어져왔다(Barrett, et al., 1991).

Key Point

고유수용성은 병리적 상태의 증상을 감소시킬뿐만 아니라 손상을 예방하는 기본적 역할을 할 수 있다. Caraffa 등(1996)은 300명의 프로전 단계와 아마추어 단계의 축구선수를 실험군으로 하여 대조군과 비교하였을 때, 실험군이 대조군에 비해 앞십자인대 손상이 7배나 낮았던 것으로 보고하였다.

표 17.7 고유감각이 감소되는 일반적 상태

고유감각 결손이 밝혀진 상태	임상적 예
골관절염	특히 다리의 관절 퇴행, 무릎관절이 가장 흔하다.
노화	모든 노인 환자
고정	병이나 외상에 의해 침상생활을 하는 환자
외상	앞십자인대 손상, 오목위팔관절 전위와 불안정성, 발목관절의 바깥 인대 손상

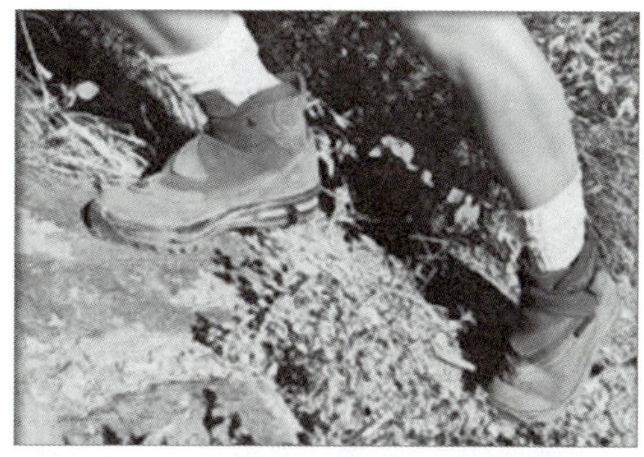

그림 17.16 불규칙한 지면 위를 걸을 때 발목을 조절하기 위한 무의식적인 근육 작용

고유감각 기전

관절, 근육, 피부에는 지속적으로 중추신경계로 정보를 보내는 많은 수용기들이 있다. 이러한 정보를 사용함으로써 우리는 지속적으로 우리가 어떻게 움직이는지 무의식적 및 의식적 수정을 하게 되며 정상적인 동작들을 수행할 수 있게 된다. 각각의 수용기는 다른 유형의 정보를 제공한다 - 예를 들면 관절 압박, 관절 가속/감속, 그리고 관절 속도. 움직임이나 다른 힘에 의해 수용기가 자극되면 수용기는 전달자로서의 역할을 수행하며 이러한 기계적 손상을 전기적 감각입력으로 전환한다(Barrack, et al., 1994). 그리고 나서 감각 흥분은 중추신경계로 가서 적절한 운동반응을 개시한다.

여기에 관한 실례를 그림 17.16에서 보여준다. 불규칙적인 지면 위를 걸을 때 발과 발목의 근육들은 신체 정위를 유지하고 낙상을 예방하기 위해 지속적으로 조정된다. 예를 들면, 종아리근(peronei)과 앞정강근이 발과 발목의 운동을 지속적으로 조절할 것이며, 자세 변화를 잘하기 위한 반응을 할 것이다. 이 예는 중추신경계의 다른 레벨에서 동시에 발생하는 지속적인 과정으로써 고유감각의 성향을 보여준다.

배낭을 옮기거나, 보행 막대를 이용하거나, 개를 운동시키는 것과 같이 걷는 동안 당신이 책임져야 하는 것은 잠재적 과제라는 것을 고려하여라. 모든 이러한 과제들은 모든 종류의 들심성 정보에 의해 중추신경계를 포격하게 될 것이다. 만약 이 정보에 대한 반응이 의식적 수준에서 모두 이루어진다면 우리는 천천히 걷게 될 것이다. 이것은 고유감각 결손이 있는 환자를 치료할 때 이해해야 하는 핵심이다 - 많은 동작들은 무의식적 수준의 기능을 요구한다.

수용기들은 다른 기능을 할뿐만 아니라 다른 특성을 가진다. 예를 들면 그들은 다른 속도에 반응할 수 있어서 빠르게 혹은 느리게 적응할 수 있다(Barrack, et al., 1994; Borsa, et al., 1994). 빠르게 적응하는 수용기로 부터의 흥분은 빠르게 소실되는 반면에 느리게 적응하는 수용기로 부터의 흥분은 보다 장기간 지속한다. 표 17.8에 몇 몇 예가 제시되어 있다.

또한 중요한 것으로, 많은 관절수용기들은 단지 시작할 때와 마지막 범위에서만 작용한다. 따라서 운동범위를 통해 관절이 움직일 때 다른 수용기에 의지한다. 중추신경계가 관절의 움직임을 감지하도록 이러

표 17.8 수용기들과 기능의 예

수용기	유형	기능
Ruffini 말단 기관	느리게 적응	공간에서 팔다리의 위치를 감지
Pacinian 소체	느리게 적응	가속과 감속 혹은 갑작스러운 기계적 수용기의 변형을 감지
근방추	빠르게 적응	근길이의 변화
골지건기관	느리게 적응	근장력의 변화

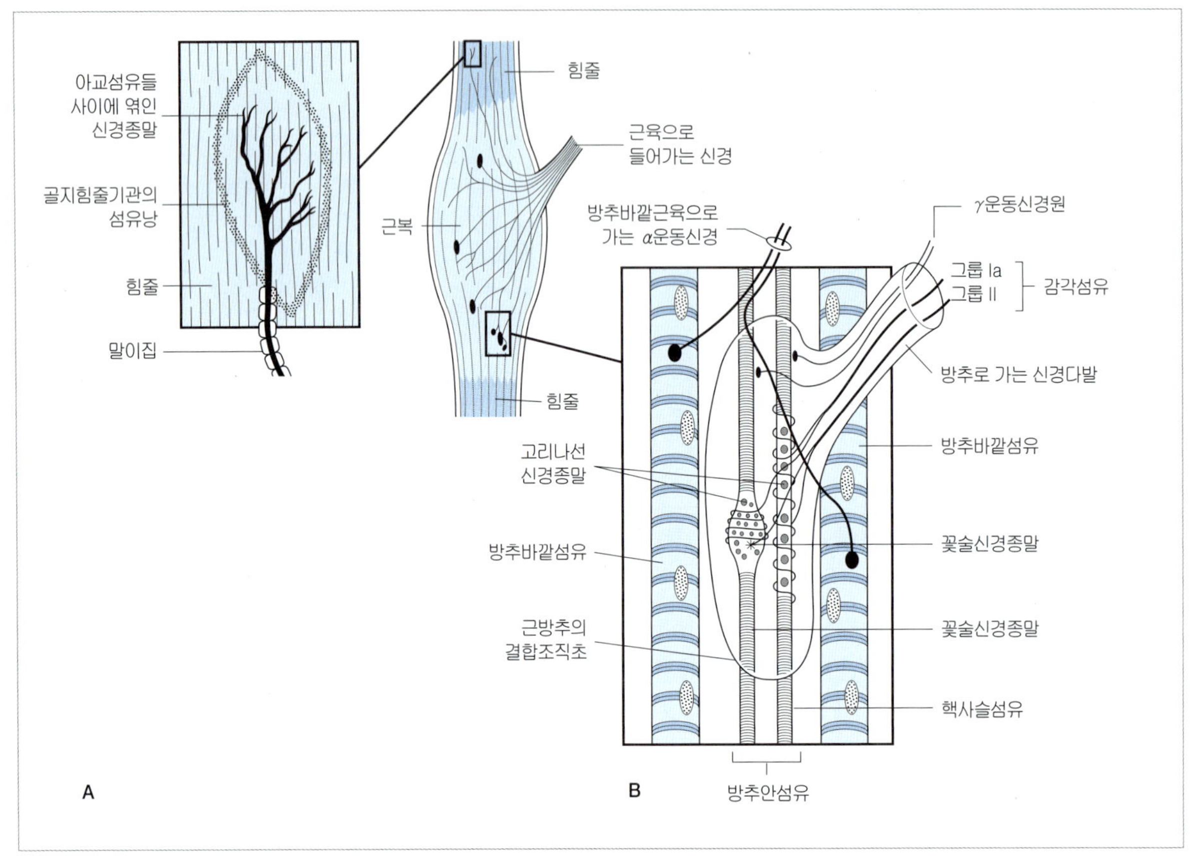

그림 17.17 A: 골지힘줄기관, B: 근방추

한 기능을 유지하는데 특히 중요한 것이 근방추이다(그림 17.17).

중추신경계로 들어가는 고유수용성 정보의 상당 부분은 세가지 다른 수준에서 이용된다.

- 척수수준. 이 수준에서 발생하는 반사적 수축은 관절에서 반사적 안정성에 기여하며 관절에 가해지는 갑작스러운 힘으로부터의 손상 위험을 감소시킨다.
- 뇌줄기(brain stem). 이 부분은 눈과 귀에 있는 안뜰중추(vestibular centres)로부터 입력을 받아들이며 균형 조절을 보조하는 뇌의 부분이다.
- 운동겉질, 쇠뇌, 바닥핵. 복잡한 운동패턴을 조절하는 부분이다.

불안정성

'불안정성(instability)' 은 고유감각이 감소된 환자를 치료할 때 흔히 사용되는 용어이다. 불안정성을 두가지 유형으로 효과적으로 구분할 수 있다:

- 기계적(진성 true) 불안정성(mechanical instability). 관절의 수동적 조절체계(관절과 인대)의붕괴로 불안정성이 유발한다. 이것은 도수 검사를 통해 감지할 수 있는 불안정성의 유형에 해당한다 - 예를 들면 바깥굽은(valgus) 스트레스 검사를 통해 무릎관절의 안쪽곁인대(medial collateral ligament)를 검사하며, 어깨불안정을 검사하기 위해 앞쪽으로 당긴다.
- 기능적 불안정성(functional instability). 수도수검사상 이완성이 감지되지 않으며, 수동적 조절체계가 온전하다. 그러나 환자는 '무너짐(giving way)' (다리)이나 ' 통증 ' 및 ' 무거운 느낌 '(팔)과 같은 증상을 호소할 것이다. 불량한 신경근 조절이 문제이며, 발목의 안쪽번짐(inversion) 손상과 관련하여 Freeman 등(1965)에 의해 처음으로 기술되었다.

위의 정의에 따르면 관절 안정성은 다요인적이며 수동적 조절뿐만 아니라 동적 조절에 상당히 의존적이다(Waddington&Shepherd, 1996). 이것이 재활과정에 있어 핵심이며 주된 의미를 가진다. 그러나 기능적 불안정성은 물리치료사가 가장 일반적으로 직면하게 되는 불안정성의 유형이다. 발목 손상에 대한 최근 연구는 대부분의 환자들이 단지 기능적 불안정성으로 고통 받는 것을 보여주었다(Richie, 2001). 기능적 불안정성의 잠재적 과정이 표 17.9에 나타나있다.

기능적 불안정성을 교정하는 것은 기능적 재활을 하는 동안 일차적 목표이며(Lephart 등 1997), 수많은 스포츠와 수많은 직업에서 보이는 갑작스러운 감속과 같이 빠른 동적 동작들을 취하기 전에 특히 중요하다.

적절한 신경근 훈련을 통해 기계적 불안정성의 증상을 감소하거나 완화시키는 것이 가능하다. 다른 경우, 결손을 교정하기 위해서 수술로 의뢰할 필요가 있을 것이다. 만약 기능적 불안정성이 주소가 아니라면 만성 손상 증후가 전개될 수 있다.

Key Point

기계적 불안정성으로 고통 받는 사람들은 기능적 불안정성을 가지고 있는 것으로 생각된다 - 감각운동조절 고리의 붕괴로 관절 주위 근육 조절이 부족해진다.

고유감각 사정

고유감각 사정은 복잡한 도구에 의존하는 몇 가지 형태로 이루어진다. 현재 임상적 상황에서 쉽게 이용할 수 있는 타당한 검사가 부족하다. 연구적 정황에서 흔히 인용되는 중요 측정도구로는 아래에 제시한 것들이 있다.

수동적 움직임의 감지 역치(TTDPM)

일반적으로 등장성 동력계를 이용하여 고유감각의 이러한 요소를 평가한다. 발목관절을 예로 들면, 눈을 가린 연구 대상자를 기계 위에 앉히고 동력계를 이용하여 발목관절을 수동적으로 움직인다. 그리고 나서 연구대상자는 동력계에 의해 움직임이 감지된 지점을 지적한다(누름 단추를 눌러서). 이 결과를 비마비측과 비교한다.

자세 재연

수동적 자세 재연(RPP)

이 경우 관절을 수동적으로 움직여 한 자세를 취하고 원래 자세로 움직인다(일반적으로 등장성 동력계나 유사한 장치를 이용한다). 그리고 나서 관절을 다시 움직여 그 자세가 되었다고 느껴지는 지점에서 환자는 버튼을 눌러 기계를 멈춘다.

능동적 자세 재연(RAP)

자주 사용하는 방법은 아니다. 피험자가 능동적으로 관절을 주어진 자세로 움직인다.

반사 잠복기(reflex latency)의 측정

근육의 전기적 활동을 기록하기 위해서 운동점 위에 전극을 배치하고 근전도(EMG)를 이용한다. 그 분절 주위 근육들의 동원 패턴인 동요(perturbation)나 계획된 움직임에 대한 반응으로 수축이 시작되는 시간이 기록된다. Beard 등(1994)은 앞십자인대가 손상된 무릎관절을 평가하였는데, 갑작스러운 움직임에 대한 반응으로 넙다리뒤근의 잠복기 혹은 느린 근수축을 사정방법으로 이용할 수 있다고 제안하였다. 기능적 중요성이라는 용어에서 이것은 매우 유용한 검사이지만 양적 자료를 구하기 위해 근전도 장비가 요구된다.

표 17.9 관절 내 기능성 불안정성의 잠재적 원인

원인	이유	참고
관절의 들길차단(deafferentation)	관절의 기계적 수용기가 손상되어 중추신경계로 들어가는 들심성 입력이 감소하고 그로인해 운동반응이 감소한다.	Freeman 등(1965)
분화(differentiation)	외상은 운동 공급을 직접 손상시킬 수가 있어서 동요에 대한 근육의 반응이 감소된다.	Wilkerson과 Nitz(1994)
신경원성 염증 (neurogenic inflammation)	관절의 염증과 염증 중계 물질이 직접적으로 운동종말판에 영향을 미쳐서 운동반응이 영향을 받는다.	Wilkerson과 Nitz(1994)
관절낭성 팽창 (capsular distension)	외상 이후 관절 삼출(effusion)이 근육 억제를 야기하여 불안정성을 초래할 수 있다.	Wilkerson과 Nitz(1994)

손상측과 비손상측 팔다리의 기능적 움직임을 비교해보면 수축 잠복기의 식별이 관찰될 수 있다. 손상측 팔다리는 보다 정상적인 비손상측과 비교했을 때 종종 진전(tremer)이 나타나거나 움직임의 부드러운 패턴이 부족할 것이다.

팔다리 감각운동 조절을 위한 재활

논제

감각운동 조절 재활의 주된 목적은 다음과 같다.

- 관절에 초기 들심성 입력을 제공한다. 이것은 앞으로의 손상을 제한하고 비활동에 의한 더 큰 소실을 감소시킨다.
- 반사 안정성을 회복한다. 이것은 움직이라고 요구받았을 때 한 분절 주위의 안정성에 관여하는 모든 근육들의 협응된 동시수축을 의미한다.
- 정상적인 신경근 협응을 회복한다. 이것은 정상적인 움직임을 수행하기 위해 필요한 근활성의 정확한 순서를 의미한다.
- 신경근 반응을 증진 한다. 이것은 감각운동조절 고리를 통해 조절을 촉진하기 위한 것이다.

재활과정에서 고유감각의 초기 개시가 때때로 무시될 수 있다. 이것은 다리의 경우 최소한의 부분체중부하가 고유감각 훈련의 선제조건으로 보여질 때 특히 무시될 수 있다. 앉은 자세에서의 흔들림 판 운동은 초기에 그리고 진전해서 적용될 수 있는 운동이다(그림 17.18).

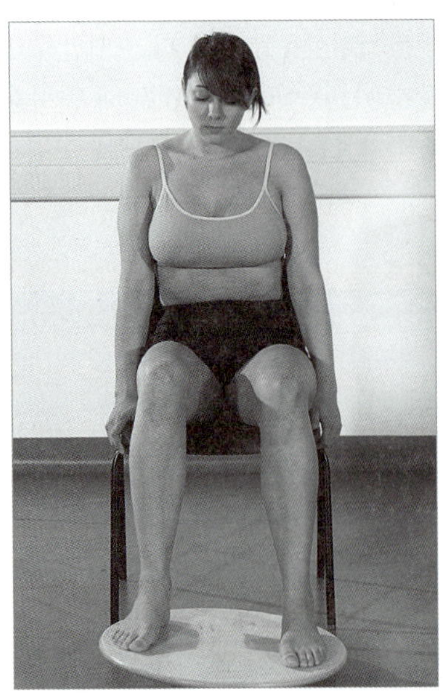

그림 17.18 앉은 자세에서 흔들판(wobble board)

감각운동조절 운동은 기능적일 필요가 있으며, 일반적으로 열린사슬운동과 닫힌사슬운동이 복합된 것이다. 닫힌사슬운동은 안정자 근육의 동시 수축과 분절의 조절을 획득하는데 있어 유용하며, 고정된 먼쪽 분절이 중추신경계가 작업할 수 있도록 기준점을 제공하기 때문에 질적으로 높은 고유감각 되먹임을 제공하는데 유용하다.

감각운동 시스템의 재활을 촉진하기 위해서 다양한 도구들을 이용할 수 있다. 단순히 한 방향으로만 움직이는 흔들림 판에서부터 공기쿠션(air cushions)까지 다양한 유형의 균형판이 있다. 흔들림 판은 초기 재활 단계에서 들심성 입력을 많이 가할 수 있는 좋은 방법이지만, 기능적인 도구는 아니므로 필요한 경우 이러한 유형의 기구로 진행하는 것이 중요하다. 동적 기능적 안정성을 증진시키기 위해서는 마찰이 적은 지면과 같은 다른 도구들이 유용하다. 이러한 도구들은 다리에서처럼 팔에서도 효과적으로 이용될 수 있다는 것을 고려해야 한다. 고유감각 운동을 고안하는데 있어서의 제한은 단지 당신의 상상일 수 있다.

물리치료사가 고유감각 운동을 발전시키는 알려진 몇 가지 방법은 다음과 같다.

- 시각적 자극을 제거한다.
- 지지 기저를 변화시킨다.
- 체중부하를 증가시킨다.
- 동작의 속도를 증가시킨다.
- 운동을 보다 복잡하게 한다.

시각적 입력은 중추신경계로 부수적인 들심성 입력을 제공한다. 시각적 입력을 제거하면 앉은 자세에서 흔들림 판 동작을 하는 것과 같이 주어진 운동을 수행하기가 더 어려워진다.

지지 기저의 변화는 그림 17.19~17.21에서 예제로 보여주고 있다. 이러한 동작은 주어진 자세를 유지하기 위해 점진적으로 신경근 조절과 근력을 더 많이 요구한다.

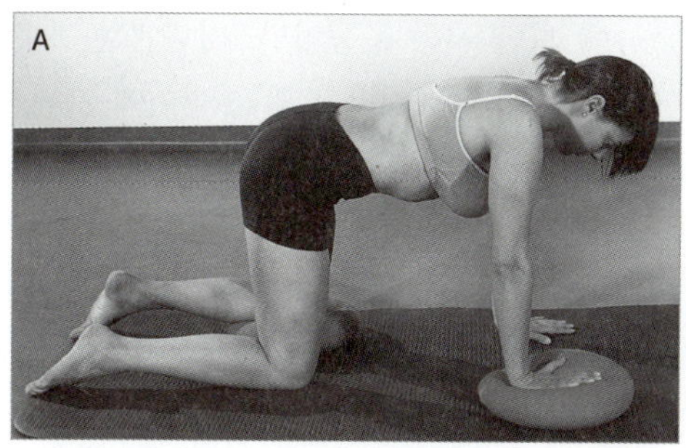
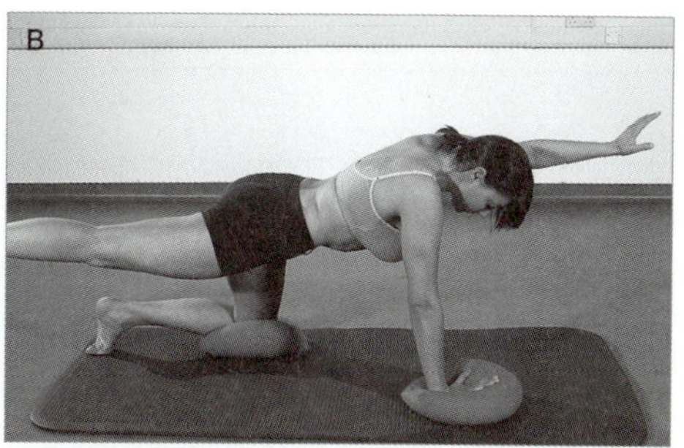

그림 17.19 지지면을 변화시킨 운동조절 운동

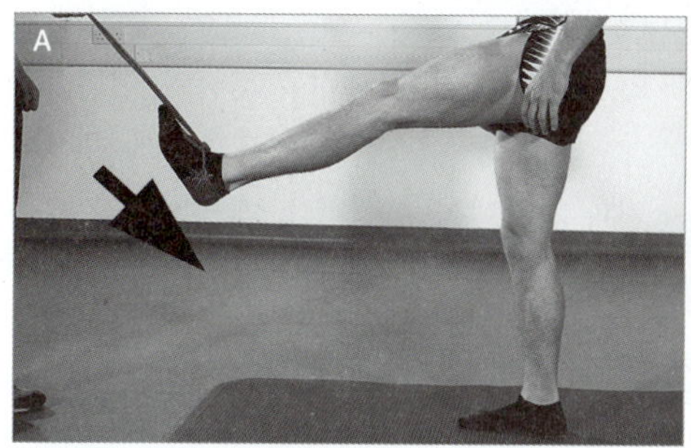
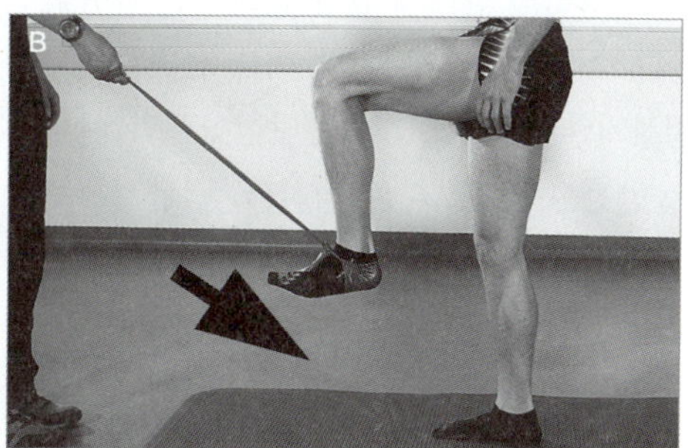

그림 17.20 고무튜브를 이용한 엉덩관절 폄기의 편심성 조절. 운동의 목적에 맞게 그리고 특이성(specificity)을 증가하기 위해 운동 속도 및 튜브의 저항을 다르게 할 수 있다.

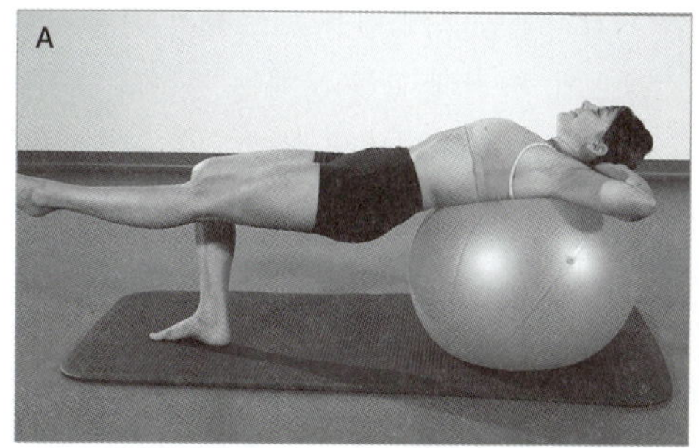
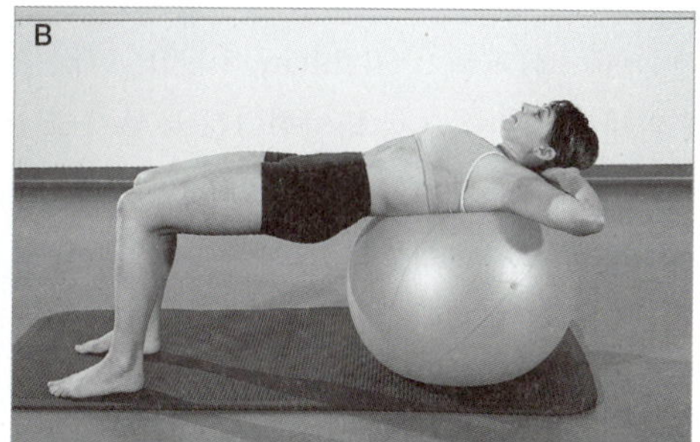

그림 17.21 다리의 운동조절 운동의 예

Key Point

재활과정에서 각 개인의 기능적 요구에서 필요로 하는 반사 안정성을 촉진하는 상태로 관절을 두는 것이 중요하다. 따라서 안정성 치료는 취약하지만 기능적인 위치로 관절을 가져가는 것으로 발전하여야 한다.

다리

재활의 초기 단계에서 다리의 고유감각 운동은 완전 체중부하로 진행해간다. 후기 단계에서는 발목과 무릎 주위의 가속, 감속, 그리고 강한 반사 안정성에 의해 편심성 조절이 요구되는 보다 동적인 정지-시작 동작들을 첨가할 수 있다. 위에서 자세히 언급한바와 같이 몇 가지 방법으로 전개할 수 있다(운동 전개 부분 참조).

그림 17.2는 다리의 전형적인 운동을 보여주고 있다. 이것은 특히 팔다리가 정적으로 있을 때 기능적인 운동이 아니며, 재활의 마지막 단계에서 수행된다는 것을 기억하는 것이 중요하다. 위에서 제시된 보다 동적인 동작들은 취약한 위치에서 관절에 스트레스를 가하며, 요구되는 반사적 동작들을 촉진할 때 고유감각으로 설명될 수 있다.

팔

Key Point

고유감각 재활의 목표는 '자세 및 운동과 관련된 관절의 올바른 인식을 증가시키며, 구조적 제한이 없는 상태에서 관절의 근육 안정성을 증가시키는 것' 이다(Borsa, et al., 1994).

위의 인용을 불안정한 어깨의 재활에 응용한다면 팔과 다리 간의 병리적 상태에 관한 잠재적인 차이를 고려해야 한다. 어깨는 다리 관절에 비해 선천적으로 보다 불안정하기 때문에 기능적 불안정성뿐만 아니라 기계적 불안정성에도 보다 취약하다. 결과적으로 이러한 유형의 손상을 치료할 때에는 보다 많은 주의와 포괄적인 평가가 이루어져야 한다.

불안정성의 이러한 잠재적 수준으로 인해 닫힌사슬운동이 유용한 출발점이 된다. 그것은 닫힌사슬운동이 축성 압박에 의해 주위의 근육을 동시 수축시키고 이를 통해 관절의 안정성을 촉진하는데 도움이 되기 때문이다(Davies&Dickoff-Hoffman, 1993). 이것을 성취하기 위해서 일반적으로 다양한 4점 무릎자세(four-point kneeling)가 이용된다(그림 17.19). 또한 이러한 자세는 어깨 불안정성으로 인해 손상 받은(혹은 원인이 되는) 어깨이음뼈의 안정성을 치료하는데 유용하다.

노인 환자나 신체적 상태가 불량한 환자를 치료할 때에는 4점 무릎자세가 적절하지 못하므로 다른 닫힌사슬운동을 이용할 수 있다. 체중부하의 정도를 조절하고 어깨를 움직이기 위해 앉은 자세에서 흔들림 판위에 손을 올려두거나, 벽이나 탁자를 손으로 밀게 할 수 있다.

반사 안정성을 이용할 수 있으며, 적절한 속도와 가장 기능적인 자세에서 정확한 운동반응이 발휘되는 것을 목표로 한다. 특정한 관절 가동범위에서 지속적인 등척성 수축을 하는 것이 포함된다. 이러한 특정 운동과 그러한 운동의 변화는 럭비 선수들이 태클을 할 때와 같이 취약한 자세에서 어깨 안정성이 요구되는 운동선수들에게 이용될 수 있다.

무게-받이 운동(weighted-pan exercise) 역시 기능에 기반을 둔 운동이다. 처음에 환자로 하여금 그 혹은 그녀가 유지하고 있는 받이에 가해지는 무게를 관찰하도록 한다. 팔을 점차 보다 취약한 자세로 두고 팔을 떨어뜨리지 않도록 지시한다. 그리고나서 환자는 눈을 감고 운동을 반복한다. 이러한 운동은 팔의 반사적 안정성을 회복하는데 도움이 된다.

일단 조절의 정도가 회복되면 보다 기능적인 운동을 가르칠 수 있다. 이것은 환자가 그들의 삶 속에서 마주하게 되는 스트레스를 견딜 수 있게 하기 위해 직업 혹은 스포츠와 관련된 것일 수 있다.

감각운동 시스템을 치료하는데 있어서 적절한 근력과 지구력이 요구된다. 제시된 많은 운동들 역시 근력강화 운동으로 고려될 수 있다; 그리고 비록 앞에서 논의하였던 많은 것들이 별도로 감각운동 재활을 강조하였지만 근력 및 지구력 프로그램에 대한 요구가 가장 중요하다. 실제로 근육의 피로가 고유감각 결손을 유도하는 것으로 보여진다(Voight, et al., 1996).

감각운동 시스템을 치료하기 위한 정해진 방법은 없으며, 진전에 관한 문제는 기능적 요구, 통증, 부종, 그리고 적절한 근력에 달려있다.

척주의 감각운동 조절 재활

척주는 효과적인 신경근 조절 시스템을 요구하며, 감각운동 조절 재활이 득이 된다. '중심 안정성(core stability)' 이라는 용어는 등(back) 재활에서 이용되는 용어이다 - '중심' 은 모든 움직임의 중심 조절 지점(central control point)으로써 몸통에 관한 것이다. 척주를 안정화시키는 근육들이 기능적 움직임을 하는 동안 촉진되지 못하고 잘못 사용될 수 있으며(Hides, et al., 1996), 늦게 동원된다는(Hodges&Richaedson, 1996) 연구가 있다. 중심 조절의 소실로 중심 안정성 기전이 소실되어 분절 안정성이 소실되는 것으로 가정된다. 이러한 기전은 배안(intra-abdominal) 압력의 증가(Cresswell, et al., 1992)와 가슴허리 근막(thoracolumbar fascia)의 긴장으로 인한 안정성 효과(Hodges&Richardson, 1997)를 포함한다.

만약 중심 안정성이 손상되면, 그것은 운동사슬을 따라 다른 많은 해부학적인 구조들에게 해로운 영향을 있다. 가까운 쪽으로는 골반과 어깨이음구조, 먼 쪽으로는 팔다리일 수 있다. 동적 자세조절은 중심 안정성을 조절하는 몸통 근육의 반사 안정성을 요구한다. 배가로근(transversus abdominis)과 뭇갈래근(multifidus)의 재교육이 특별히 요구되며, 동적움직임과 기능적 동작으로 진행한다. 운동하는 동안 척주의 중립자세를 유지하도록 강조함으로써(Panjabi 1992) 척주 분절 주위의 전단력을 감소시키고 안정자의 작용을 촉진시킨다. 스위스 공 운동(swiss ball exercises)은 동적 조절을 회복시키기 위해 일반적으로 이용된다(그림 17.22).

Key Point

Panjabi(1992)는 척주에서 수동적 동적 안정자의 효능이 감소한 것을 언급할 때 '임상적 불안정성' 이라는 명사구를 사용한다.

안정자 압력 되먹임 장치(stabilizer pressure biofeedback device)와 같은 도구를 이용하여 척주 자세 및 관련된 근육 작용에 관한 의식적인 인식을 보조하여왔다(Chattanooga, 호주). 이것은 공기로 채워져 있는 구조와 압력 변화를 감지하는 다이얼로 구성된 간단한 장치이다. 환자는 다이얼에 표시되는 일정한 압력을 유지하면서 혹은 운동을 통해 압력을 변화시키면서 운동을 수행하게 된다(그림 17.23).

이러한 환자들에게 있어서 통증이 주된 관심사인데, 신경근 훈련 프로그램을 통해 통증을 감소시키거나 완화시킬 것이다. 그러나 척주 통증에 관한 기전은 다양하며 잘 이해되고 있지 못하다.

중심 안정성을 중심 근력(core strength)과 혼동해서는 안된다. 중심 안정성은 기능적으로 몸통의 안정된 감각운동조절을 유발하는 몸통 안정자 근육의 낮은-역치 활동 수준으로 언급된다. 중심 근력은 몸통 근육들의 효과적인 회전력 생산으로 언급되며, 좋은 감각운동 조절 수준으로 언급되지 않는다. 고무 튜닝에 의해 적용된 저항을 극복하는 동안 환자가 몸통 돌

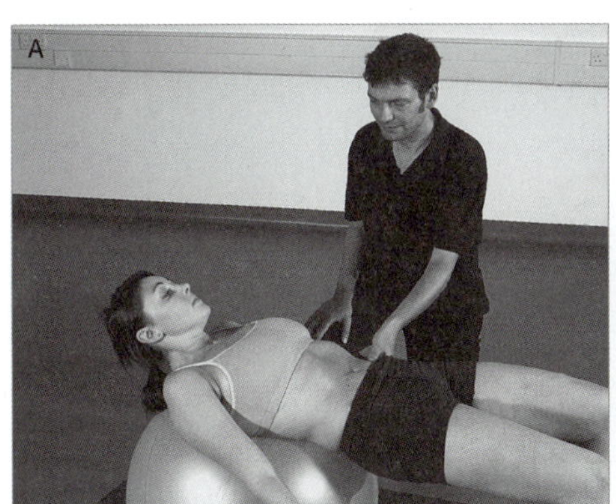

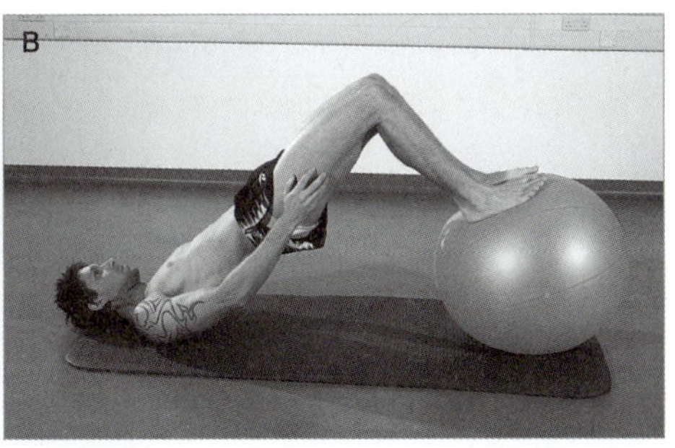

그림 17.22 스위스볼 운동. A: 몸통 주위 신경근 조절을 위한 운동, B: 몸통과 엉덩관절 조절을 통합하기 위한 운동

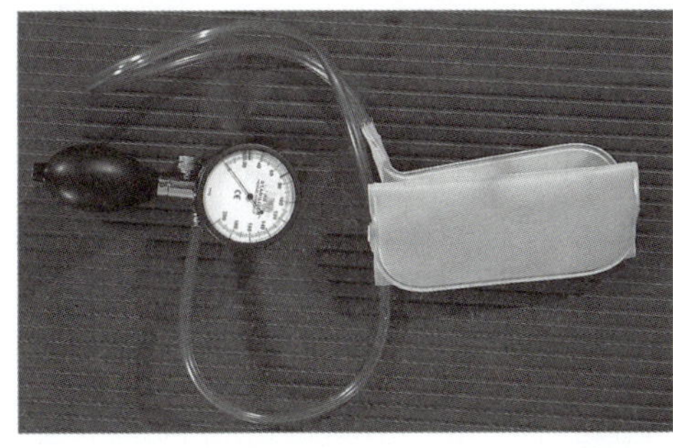

그림 17.23 압력 되먹임을 통해 심부 배근육의 정확한 수축 정도를 유지한다

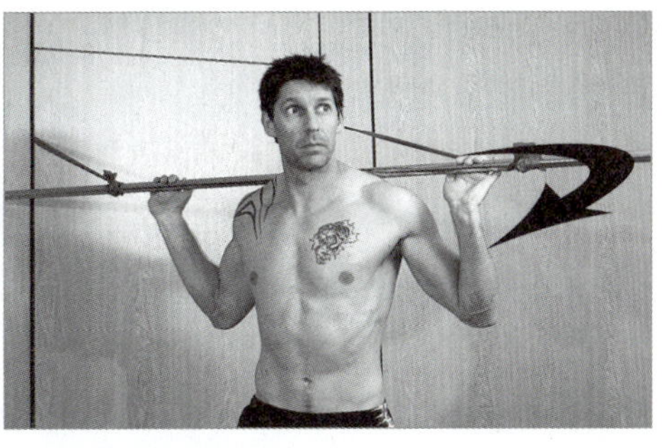

그림 17.24 몸통조절을 증가시키기 위해 고무튜브의 저항을 이용한 막대 회전운동

림을 조절하고 있는, 보다 진전된 중심 안정성 운동의 예제를 그림 17.24에서 볼 수 있다.

플라이오메트릭 운동

플라이오메트릭 운동은 정상적으로 재활프로그램의 후기 단계에 해당하며, 정상적인 기능적 동작들의 일부로써 동적 신경근 조절이 보다 많이 요구되는 사람들을 대상으로 한다(예: 운동선수). 플라이오메트릭 운동은 수행을 향상시키는 것으로 밝혀졌기 때문에 운동선수들의 훈련 프로그램의 일부로 이용된다(Sinnett, et al., 2001; Swanik, et al., 2002).

플라이오메트릭 운동은 들심성 수축을 증진시키기 위해서 신장 단축 주기(stretch shortening cycle)를 이용한다. 플라이오메트릭 동작은 빠른 편심성 수축 이후에 즉각적인 들심성 수축으로 구성된다. 전형적으로 이 운동은 다리에서 수행되며 다양한 점프-유형의 동작들을 수반한다. 성공적인 수행은 편심성 수축으로부터 들심성 수축으로의 빠른 변화에 의한다. 편심성 수축과 들심성 수축 사이의 시간을 *소강 단계(amortisation phase)*라고 한다; 이 단계가 빠르면 빠를수록 근육의 들구심성 수축력이 더 강해진다.

그림 17.25에 있는 점프 동작을 생각해 보자. 발이 바닥을 찰 때 무릎관절은 굽어지고 신장되는데 이것은 일련의 탄성 요인으로 알려져 있다. 일련의 탄성 요인은 다음 세가지 구조로 구성된다.

- Z선
- 마이오신 경첩
- 샤피섬유(Sharpey' s fiber) (힘줄이 뼈에 붙는 자리에 위치함)

이 구조들은 서로 함께 작용함으로써 일련의 탄성 요인이 탄성 밴드같이 작용하여 빠르게 늘어난다; 갑자기 방출될 수 있는 에너지를 저장한다. 이 에너지는 점프시 지면에서 떨어질 때 넙다리네갈래근에서 발생하는 신장반사에 추가되며, 보다 강력한 수축을 제공하기 위해 다음에 일어날 들심성 수축과 복합된다.

플라이오메트릭 운동은 팔에서도 적용되는데 반드시 기능적 적용을 한다. 팔 운동으로 의료용-공을 이용한 훈련이 흔히 수행된다. 의료용 공을 이용한 운동은 던지기 동작이나 트램폴린을 이용할 수 있다(그림 17.26).

플라이오메트릭 운동의 이점은 다음과 같다.

- 근수축력 증가

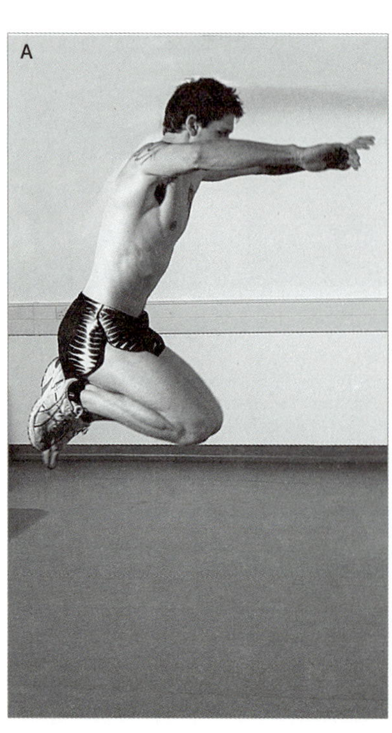
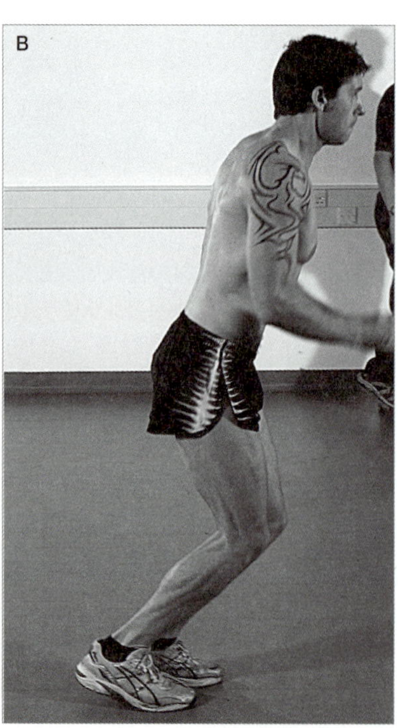

그림 17.25 다리의 플라이오메트릭 연습

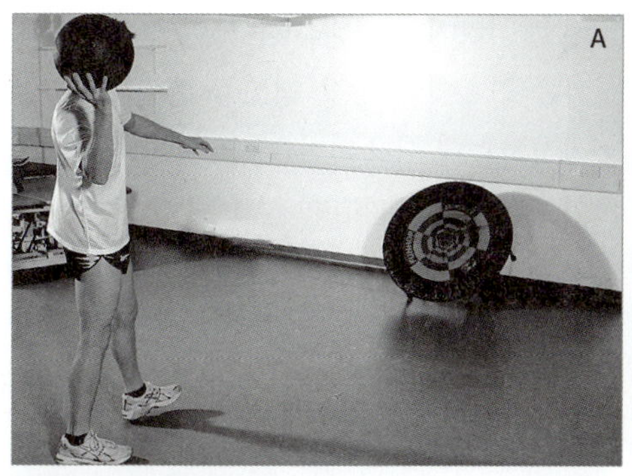

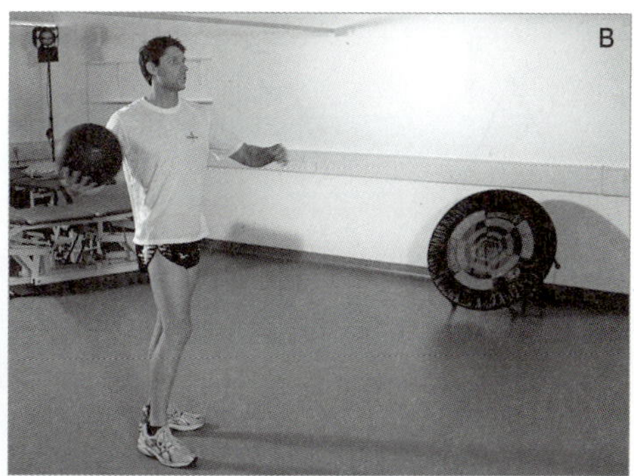

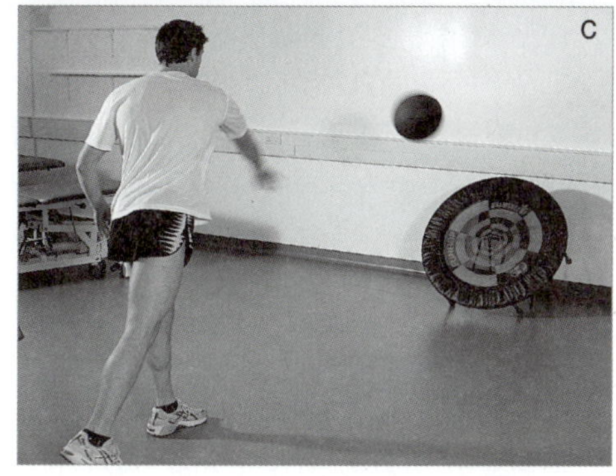

그림 17.26 트램폴린을 이용한 플라이오메트릭 연습

■ 신경근 협응 증가

임상적 상황에서 플라이오메트릭 운동을 이용할 것인지 결정하기 이전에 고려해야만 하는 몇 가지 점검해야할 항목이 있다.

1. 통증이 없는가?
2. 재발성 부종이 없는가?
3. 충분한 수준의 안정성을 보이는가?

진전된 재활훈련으로서의 플라이오메트릭 운동이 강조됨에도 불구하고 손상 이후 신경근 반응을 증진시키기 위해서도 이용할 수 있다.

족관절의 안쪽번짐(inversion) 손상 이후 종아리근에서 수축 잠복기가 보편적으로 나타난다. 신경근 반응을 증진시키는 동시에 종아리근을 강화하는 작업에서 고무튜브를 이용해서 플라이오메트릭 원리를 이용할 수 있다. 환자는 발을 가쪽번짐 자세로 유지하면서 고무튜브를 잡아당긴다. 그리고나서 힘을 빼서 고무튜브의 장력을 이완한 다음 다시 곧바로 발을 가쪽으로 번지게 한다. 이러한 유형의 운동을 시작하기 이전, 그리고 체중부하 운동을 위해 포함되는 기준으로써 발목관절의 상태를 주의 깊게 평가해야만 한다. 어깨 안쪽 돌림근을 치료하기 위해서 유사한 동작들을 이용할 수 있다(Swanik, et al., 2002).

플라이오메트릭 운동으로 완수해야 하는 반복 횟수에 대한 정보는 거의 없다. 다리 운동에서 처음 운동을 시작하는 경우 75~100회 발을 접촉하다가 점차 200~250회로 저강도에서 중등도의 강도로 진행해가는 식으로, 발 접촉은 동작의 강도를 측정하기 위한 효과적인 방법으로써 제시되어져 왔다(Tipper& Voight, 1995). 그러나 팔에 대해서 언급된 것은 없다. 동작의 강도는 일반적으로 수행을 모니터하고, 수행의 질적 감소를 관찰하고, 명백한 피로, 그리고 소강단계의 증가 등을 참고로 한다.

플라이오메트릭 운동은 한 주에 2~3회 이상 수행되어서는 안된다. 운동의 편심성 요소가 DOMS를 야기할 수 있고, 근육이 회복되기 위해서는 적절한 시간이 필요하기 때문이다.

기능적 검사와 재활

모든 재활은 정상적인 기능적 동작으로의 회복을 유

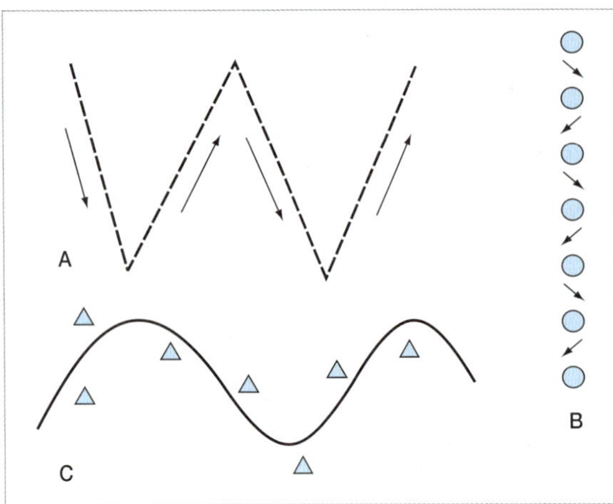

그림 17.27 타임드써킷의 예

도해야만 한다. 재활의 후기 단계로 갈수록 기능적 측면이 가장 중요한 것이 된다.

재활은 근력과 운동 범위의 양측 대칭성 혹은 손상 받은 다리로 흔들림 판 위에서 정해진 시간 동안 균형을 유지할 수 있는 능력과 같은 결과로 측정되어서는 안된다. 물리치료사는 한 개인이 정확한 수준으로 재활이 되었다고 확신할 수 있도록 그 개인의 특수한 작업적 요구와 기능적 요구에 대해 명확한 통찰력을 가지고 있어야 한다. 그러한 요구에는 무거운 무게를 옮기는 것, 건축 현장에서 일하는 것, 혹은 전문적인 스포츠를 하는 것 등이 포함될 수 있다.

기능적 검사는 기능적 재활의 연장이며, 손상 이전의 상태로 회복하기 위한 개인의 능력을 결정하는데 중요한 역할을 한다. 이것은 개인의 직업이나 스포츠의 가장 어려운 측면의 몇몇을 포함하는 특별한 훈련 형식을 취할 수 있다. 예를 들어, 축구선수는 빠르게 달리고, 가속과 감속을 하고, 방향을 전환하며 점프할 수 있어야 한다. 그림 17.27에서 제시된 것과 유사하게 몇 가지의 기술들을 평가하기 위해 순환 방법이 설정된다. 이러한 순환은 호전을 결정하기 위해 세션의 수로 종료될 수 있거나, 전체 훈련으로 돌아가는 것을 결정하기 위해 단순히 1회 검사(one-off test)로 사용될 수 있을 것이다.

기능적 검사는 진전을 측정하는 것으로 이용될 수 있으며, 신체적으로 힘든 직업에 복귀하거나 스포츠에 참여하기 위한 필요조건으로 이용된다. 기능적 검사는 앞으로의 향상 정도를 측정하기 위한 기초선을 설정하는데 이용되며, 손상 받거나 재손상에 처할 위험 요인들을 밝히며, 성과를 측정할 수 있기 때문에 환자에게 동기를 부여할 수 있다. 검사는 일련의 과제들, 최대의 노력을 수반하는 수행으로 구성된다.

기능적 검사에 관한 사정에서, 기능적 요구에 반응하고 그것을 견딜 수 있는 개인의 능력이 관찰된다. 신체 일부가 몸의 전반적인 움직임과 감각운동 수행에 기여하는 방법 역시 사정된다.

타당하며 광범위하게 이용되는 몇 가지 기능적 수행도구들이 있지만 기능적 검사를 설계할 필요가 있을 수 있다. 만약 이런 경우라면, 주의 깊은 계획이 요구된다. 첫 번째 고려사항은 그것이 근력, 운동조절 혹은 스포츠에 특이한 것인지 적절한 과제를 정하는 것이다. 그리고 나서 어떤 환경에서 과제가 수행되어야 하는지 결정할 필요가 있을 것이다; 일단 과제가 설정되고 나면, 어떻게 그것을 측정하고 이를 위해 어떤 도구가 요구될 것인지 계획한다(예: 비디오, 표면 EMG, 시계).

일단 계획이 세워졌다면, 남은 것은 검사를 수행하고, 자료를 수집, 분석, 해석한다. 분석은 전체 과제의 모든 단계와 관련된 수행을 고려해야 한다. 예를 들어, 비디오 분석은 시작자세 관찰, 준비자세, 접근(approach), 과제실행, 동작 종료(착륙과 같은)를 포함해야 한다. 일단 과제가 분석되었다면, 어떻게 향상되어 있는지, 그리고 이것이 시합이나 작업에 복귀할 만큼 충분한지를 해석하고 분석할 수 있다.

Key Point

기능적 검사를 고안할 때 SMART 원리를 적용하는 것이 유용하다: 특수한 것 , 측정할 수 있는 것, 성취할 수 있는 것, 실제적인 것, 소요 시간. 이러한 방법을 사용하여 기능적 검사는 하나의 가치 있는 객관적 측정으로 전개될 수 있다. 그런 검사법들의 개발은 광범위 하지만 일단 검사법들이 고안되면 그것은 신뢰할 수 있고 타당한 것으로 보여진다는 것이 중요한다.

그림 17.28은 소방관이 복장을 갖추어 입은 상태로 실제 작업 환경과 유사한 상태에서 특수한 기능적

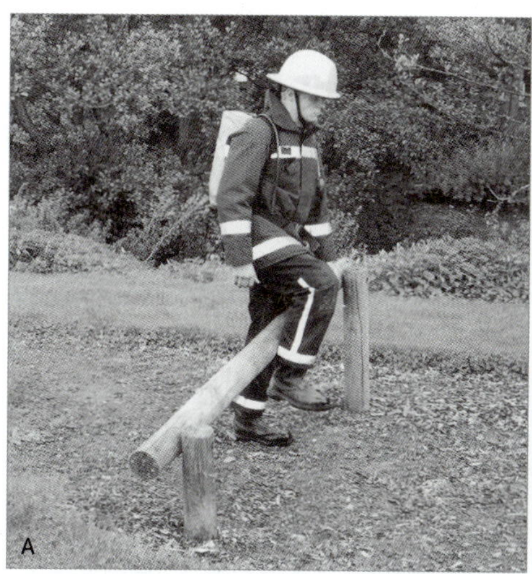

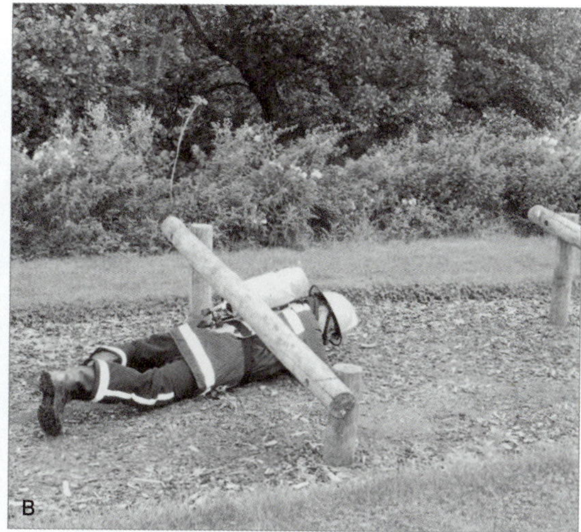

그림 17.28 소방관의 특수한 기능적 재활

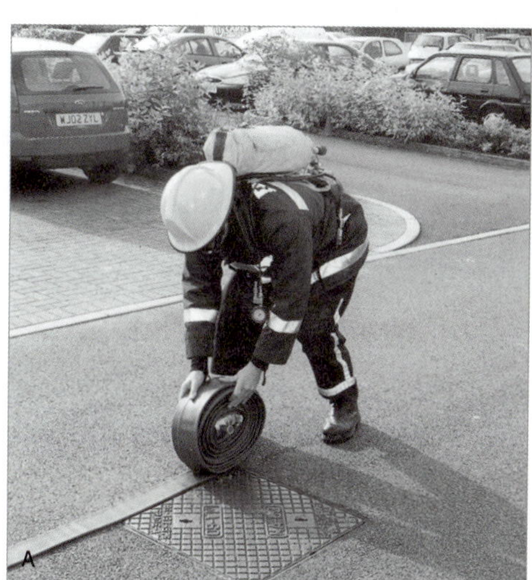

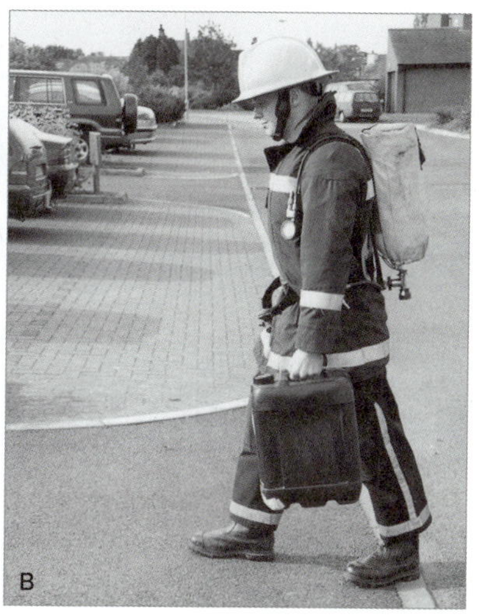

그림 17.29 정해진 시간동안 기능적 작업과제 수행

재활을 하는 장면이다.

기능적 재활은 작업에 복귀하기위한 체력을 보다 객관적으로 측정할 수 있게 해준다. 그러나 전문가 센터에서 일하지 않는 한, 매번 가능한 것은 아닐지라도 위에서 기술한 것과 같은 특수한 작업 환경을 완벽하게 따라 할 수는 없다. 이러한 상황에서 물리치료사는 이용할 수 있는 도구나 장비들을 이용하여 가능한 한 작업 환경에 가깝게 하여 과제를 만들어내고 재현하여야 한다. 벤치, 벽 난간, 번지 끈, 배낭 그리고 테니스 라켓과 같은 스포츠 관련 도구 등을 이용할 수 있다. 더 많은 직업 평가에 대해서는 그림 17.29에서 제시하였다. 이러한 상황에서 소방관은 set 기준을 기초로 하여 정해진 시간에 기능적 검사를 수행하여야 한다.

기능적 검사가 항상 완전한 기능으로의 회복을 결정하기 위한 측정으로서 이용되어야만 할 필요는 없다; 기능적 능력의 기초선을 측정하기 위해 이용될 수도 있다. 이것의 예로 앞십자인대 결손을 평가하기 위해 시간과 거리를 다양하게 하여 한발로 뛰는 검사를 할 수 있다. Tippet과 Voight(1995)는 스포츠 환경에서 기능적 검사가 이루어지는 시기를 다음과 같이 제시하고 있다.

- 스포츠 시즌 전 훈련

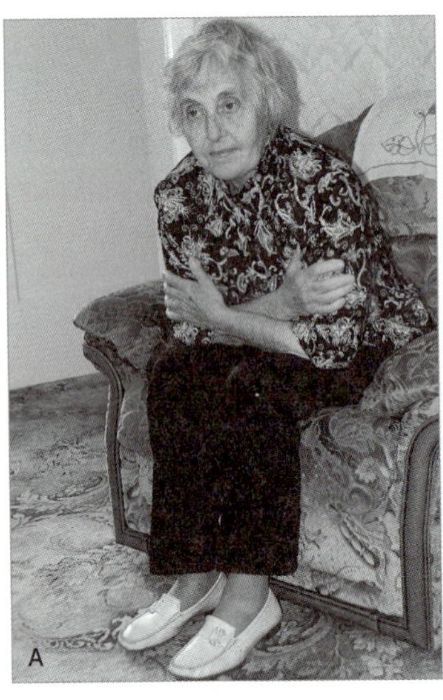
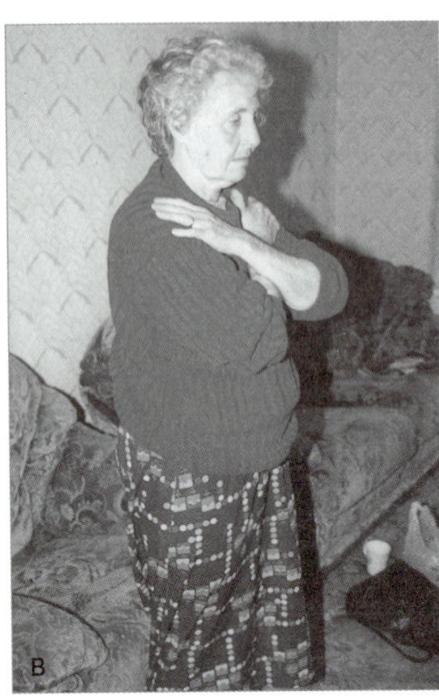

그림 17.30 앉았다 일어나는 기능적 과제. 도구가 필요 없는 간편한 기능적 검사의 예

- 재활 기간 동안
- 손상 직후

비록 위의 중요한 예들이 전적으로 동적인 동작들을 수반하고 있다 할지라도 기능적 검사와 재활은 모든 대상자들에게 적용될 수 있다. 노인을 대상으로 한 기능적 검사의 예로는 앉은 자세에서 일어서기 검사(그림 17.30)나 일정한 거리를 걷는 것이 있다. 이것은 소요 시간이 될 수 있으며 반복횟수로 판단될 수 있다.

기능적 검사는 신뢰 수준을 향상시키고 진전을 확신하는데 있어서 신체적 이점뿐만 아니라 심리적 이점을 제공한다. '실제 생활(live)' 상태를 대신하는 것은 없으며 기능적 검사는 단지 개인이 완전한 기능을 위해 단지 지금까지 준비해갈 수 있는 것임을 기억해야 한다.

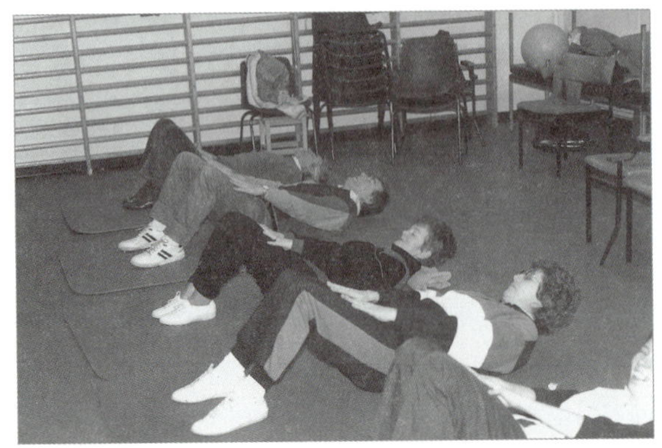

그림 17.31 만성 등통증을 위한 집단 운동

집단 운동

집단 운동은 널리 이용되고 있는데, 특히 최근에 물리치료사들은 그들의 교육적 역할과 조언자로서의 역할의 일부분으로서 일차적 관리에서 집단운동을 적용하려고 한다(Crook, et al., 1998). 체육관이나 수중치료 풀, 혹은 교육 프로그램의 일부로써 환자에게 운동을 시키는 것뿐만 아니라 그들의 상태에 관한 정보를 제공할 때 집단으로 작업할 수 있다(그림 17.31).

교육 프로그램은 일반적으로 장기간 지속된 병리에 적용되며, 환자가 자신의 상태를 지속적으로 관리하는데 책임을 가질 수 있도록 독려한다(요통 교육 프로그램 혹은 무릎 골관절염 교실). 집단 작업에는 이점과 단점이 있다(표 17.10).

이점과 단점

집단의 구성원을 주의 깊게 선택한다면 환자를 치료하는데 몇 가지 이점이 있다. 유사한 문제를 가지고 있는 환자들이 집단으로 운동함으로써 동료지지, 용기, 심리적 안도감, 그리고 동지애를 경험할 수 있다. 또한 물리치료사가 한 번에 여러 명의 사람들을 감독할 수 있기 때문에 보다 경제적이다.

집단 작업의 단점은 특정 개인이 집단 환경에 반응하지 않을 수도 있다는 것이다. 특히 그들은 상호작용을 하는데 있어 당황해하거나 그것을 싫어할 수도

표 17.10 집단 운동의 이점과 단점

이점	단점
▪ 개인의 수행을 증가시키기 위해 경쟁적인 요소를 이용할 수 있다.	▪ 집단의 모든 구성원에게 적합한 수준으로 운동을 끌어올리기가 어렵다.
▪ 다양한 운동이 가능하다.	▪ 과중한 업무를 경감하고 시간적 여유를 위해 집단 내에 부적절한 사람이 포함될 우려가 있다.
▪ 적절하게 구성된다면 집단 운동이 재미있을 수 있다.	▪ 매시간 모든 사람들을 모니터하기가 어렵다.
▪ 유사한 문제를 가지고 있는 사람들을 만남으로써 고립되어 있다는 느낌을 덜 받게 된다.	▪ 집단의 모든 구성원들을 적절하게 호전시키기가 어렵다.
▪ 물리치료사가 해당 집단을 교육하고 정보를 제공할 수 있는 좋은 기회가 된다.	▪ 경쟁적인 요소가 비생산적이거나 위험할 수 있다.
▪ 강직성 척수염이나 심장재활 그룹과 같은 전문가 집단이 사회적 지지를 제공한다.	▪ 일부 사람들은 집단 상황에서 잘 반응하지 않는다.

있다. 많은 환자들은, 특히 재활의 초기 단계에 있는 사람들은 그들의 물리치료사가 개인적으로 치료할 때 더 잘 반응하나 집단 작업에서는 그렇지 못할 수 있다.

만약 집단이 다양한 병리를 가진 많은 수의 환자들을 치료하는 방법으로써 이용된다면 그것은 효과적이지 않다. 치료세션의 조직화가 불량하면 동기를 상실하게 된다. 정의된 이러한 요인이 탈동기화를 초래할 수 있다. 치료 시간이 잘못 조직되면 동기를 상실하게 된다. 정의된 기준을 가지고 각 집단(class)을 위한 목적과 목표가 분명해야 한다.

마지막으로 집단에 참여하는 사람들이 너무 심하게 경쟁하지 않도록 해야 한다. 경쟁으로 인해 운동의 효과가 감소하고 더 큰 손상을 초래할 수 있다.

집단 작업의 계획

집단 작업이 효과적이기 위해서는 계획을 잘 세워야 한다. 집단 세션의 목표가 명확하게 계획되고 제시되어야 참여자들에 대한 선별 기준을 정할 수 있다. 이것은 세션이 안전하고 효과적임을 보장할 것이다. 연령, 성별, 심리적 상태, 재활단계, 과거 의료 병력, 그리고 일반적인 건강과 같은 요인들을 고려해야만 한다. 이용할 수 있는 시설과 도구가 계획된 동작들을 위해 적절해야만 한다. 적절한 환경을 제공하기 위해서 뿐만 아니라 운동을 하기 위한 안전한 장소를 제공하기 위해서, 이용 가능한 공간과 실내 혹은 체육관의 설계와 온도를 중요하게 고려한다.

집단 세션의 형식

다음과 같이 구성된다.

1. 집단 운동에 대한 환자의 적합성 평가 (개인적 측면에서)
2. 준비기(warm-up session)
3. 주운동기(main exercise session)
4. 마무리 기간(cool-down period)

준비기는 일반적으로 순환을 증진하고 신체 조직의 온도를 증가시킴으로써 정신적으로 뿐만 아니라 신체적으로 운동 참여를 준비하는 세션의 시작을 위해 이용된다. 준비 운동은 강한 운동을 하는 동안 대사산물의 형성과 그로 인한 산성화를 예방할 수 있다(Kato, et al., 2000). 또한 준비운동을 하고 난 이후 고유감각이 상당히 더 민감해졌다는 것이 흥미롭다(Bartlett&Warren, 2002).

준비운동을 하고 난 이후 주운동을 실시하며 그 이후에 마무리 운동을 하는데 특히 격렬한 운동 이후에 하는 마무리 운동은 젖산을 제거하고 대사과정의 부산물을 폐기하기 위한 시간을 허용한다는 측면에서 중요하다.

순환 훈련

순환 훈련(circuit training)은 집단 치료에 흔히 이용된다. 순환 훈련은 반복 횟수를 미리 정해놓거나 혹은 한 세트 기간 동안 연속적인 장소에서 수행되는 운동들로 프로그램이 구성된다. 각 운동을 수행한 다음 휴식을 취하고 다음 장소로 이동한다.

순환을 형성하는 운동은 앞에서 진술한 모든 운동 유형으로 구성될 수 있다. 순환의 일부로써 포함되는 운동들은 각각 환자의 전반적인 재활 목표의 일부를 형성해야만 한다. 순환훈련에는 일반적으로 심혈관계 요소가 포함될 것이며, 그것은 심장 및 폐 재활 프로그램에 부합된다.

Key Point

집단치료를 하는 동안 물리치료사는 모든 참가자들이 치료 세션에서 모두 이득을 보았다고 확신할 수 있도록 되먹임과 동기를 제공하여 세션을 촉진한다. 참가자들이 가정운동프로그램에 따라 집에서도 계속해서 운동을 진행할 수 있도록 하는 것이 중요하다.

안정성 측면을 고려하여 순환에 포함되는 운동의 순서를 계획함으로써 집단 구성원들이 위험에 빠지지 않도록 해야만 한다. 또한 최상의 효과를 달성할 수 있도록 운동 순서를 정해야만 한다. 예를 들면 유사한 효과를 달성할 수 있는 두 가지 운동은 그것이 수반되는 근군의 과도한 피로를 유발할 수 있기 때문에 인접하여 배치하지 않아야 한다.

수치료

수치료는 물에서 하는 운동이다. 이 장에서 논의하였던 지면에서 하는 운동의 원리가 물에서 운동할 때에도 일반적으로 적용된다. 집단 설정의 단점없이 집단 활동의 이점을 획득하기 위해, 감독 하에서 개인별로 고안된 운동을 수행하도록 하는 것이 보다 적절할 수 있다. 그러나 이것은 여전히 주의 깊은 계획을 요구한다.

수치료는 심혈관의 건강을 증진시키고, 가동성을 위해, 근력 강화를 위해, 운동 협응을 위해, 그리고 신경-근골격계의 기능을 회복하기 위해 광범위한 상태의 치료에 이용된다. 많은 병원들이 목적을 가지고 만든 가열되는 수치료용 풀을 가지고 있다. 따뜻한 환경은 온도를 상승시키고 근경직을 이완시키기 때문에, 근육이 보다 효과적으로 작용할 수 있게 된다. 일반적으로 수치료에서 관리되는 상태는 류마티스 관절염 및 강직성 척추염과 같은 류마티스성 질환에서부터 외상과 신경학적 상태에 이르기까지 광범위하다.

운동 프로그램을 고려할 때 금기증과 주의사항이 중요한데 수치료의 경우는 더 중요하다. 수치료는 따뜻한 환경에서 운동이 일어나고 미끄러지거나 익사할 위험성이 있기 때문이다. 최근에 발생했거나 혹은 중증 신경학적 상태(비조절성 발작 포함), 심혈관계 문제, 신장 질환과 같은 특정 의학적 상태는 금기이다. 그 외에도 쇠약해지는 질환과 악화되거나 다른 환자에게 감염의 우려가 있는 경우도 금기이다.

풀에서 운동을 하기 위해 이용되는 대부분의 효과적인 자세는 지면에서 일반적으로 이용되는 자세와는 다르다. 일반적으로 풀에서는 서거나 앉은 자세에서 운동을 하거나 걷거나 수영을 하는 것과 같이 보다 동적인 운동을 수행한다. 그러나 물에 떠 있는 상태로 바로 누워서 치료를 받을 수도 있다. 목과 허리 주위에 부유기를 부착하여 자유롭게 운동하도록 할 수 있으며 부유기를 팔다리 주위에 착용할 수도 있다.

선자세 이외에 운동의 성향을 변화시키는 요소로 부력(buoyancy), 교반(turbulence), 유선형(streamlining)을 고려해야만 한다.

부력

부력(buoyancy)은 신체 혹은 신체 일부의 상대적인 밀도와 물의 비중에 의해 발생한다. 부력은 물에 놓여진 사물의 무게를 명백하게 감소시키기 때문에 보조운동이나 저항운동으로 이용할 수 있다. 부력은 특히 부하를 지지하는 관절에 대해 신체에 대한 중력의 영향을 감소시키는 이점이 있을 것이다. 부력은 가능한 기능 혹은 운동범위를 증가시킬 수 있다: 예를 들어, 선자세에서 엉덩관절과 무릎관절. 가동성 운동을 할 때 운동범위를 증가시키기 위해 이용할 수 있는데 물에 뜨거나 부풀릴 수 있는 손목 밴드나 발목 밴드를 이용하여 그 효과를 증대시킬 수 있다. 예를 들어, 앉은 자세에서 손목에 부유기를 착용하고 어깨를 굽힌다.

부력은 근력 강화 운동으로도 이용될 수 있다. *부력-저항* 운동은 부력에 대항하여 미는 것을 의미한다. 부유기를 첨가함으로써 그 효과를 증가시킬 수 있다: 예를 들어, 발목에 부유기를 착용한 상태로 바로 누운 자세에서 엉덩관절을 편다.

Key Point

부력이 크면 클수록 운동의 가동성 효과가 더 커진다. 이런 유형의 운동을 부력 - 보조운동으로 분류한다.

운동이 진전됨에 따라 부풀릴 수 있는 밴드를 더 팽창시키거나 아니면 지레팔에 대한 부유 자세를 바꿀 수 있기 때문에 팔다리에 대한 부력의 효과를 변화시킬 수 있다; 먼 쪽에 부유기를 착용하면 그 효과가 증가될 것이다. 만약 부력이 균형을 이루게 된다면 환자는 풀의 표면을 따라 운동할 수 있을 것이다.

교반

팔다리가 물을 가로질러 움직일 때 저항이 발생한다; 즉 물의 흐름이 만들어 지면서 생기는 교반(turbulence)이 형성된다. 교반은 움직이는 신체나 신체 일부의 뒷부분에 압력이 낮은 영역이 발생한다. 빠르게 움직일수록 교반이 더 많이 발생한다. 이러한 흐름이 운동을 보다 어렵게 만들 것이므로 운동을 진전시켜갈 때, 만약 운동이 빠르게 수행된다면 이러한 원리가 가치있다. 치료사에 의한 발생된 교반 역시 움직임 재교육에 이용될 수 있는데, 특히 다리의 체중부하에 관여하는 근육에 이용될 수 있다. 대상자가 서있는 동안 교반이 주어지고 대상자는 이 자세를 유지해야만 한다.

유선형

이것은 물을 가로질러 움직일 때 물에 노출되는 신체 일부의 표면영역과 관련된다. 가장 간단한 예로 운동을 하는 동안 팔의 놓인 상태(orientation)를 들 수 있다. 만약 손바닥을 아래로 해서 움직이면 물의 저항에 부딪혀서 팔을 돌려 자뼈측을 아래로 해서 물을 미는 것 보다 더 많은 노력이 요구된다. 점진적으로 어렵게 진행하기 위해 유선형(streamlining)으로부터 비유선형 자세로 움직이게 할 수 있다. 이러한 원리는 손으로 잡는 방망이를 사용하거나 혹은 오리발(flippers)을 사용하는 것으로 더 진전될 수 있다.

추후 연구

배드라가즈(Bad Ragaz) 및 할리윅(Halliwick)과 같은 특수화된 치료 기술에 대한 정보를 더 읽거나 연구할 필요가 있다.

운동처방과 이행

이 장에서 우리는 다양한 대상자들과 상태에 대한 많은 유형의 운동을 살펴보았다. 치료 양식으로 효과적인 운동처방을 위해서, 운동을 어떻게 전달할지와 마찬가지로 적절한 프로그램을 선택해야 한다. 운동을 지도하는 방법은 이행과 정확한 수행을 촉진함으로써 그 효능을 증가시킬 것이다.

치료적 중재로 운동을 가르칠 때 좋은 방법은 고지에 입각한 동의를 구하는 것이다. 이것은 법적인 요구사항을 따를뿐만 아니라 치료방법을 선택한 이유를 준비함으로써 환자에게 그들의 상태를 교육할 수 있다. 교육을 통해 운동을 더 잘 이행할 수 있도록 할 수 있으며(Lee&Yoo, 2004), 능동적인 격려를 할 수 있다(Prasad&Cerrny, 2002). 운동을 교육할 때, 수행에 대한 자세한 설명과 되먹임을 제공하기 이전에 환자에게 의도된 운동을 실연해주는 것이 도움이 될 것이다. 운동을 부정확하게 수행하도록 허용하는 것은 의도된 목표를 효과적으로 성취할 수 없기 때문에 아무 소용이 없다. 일반적인 용어를 사용해서 명확하게 문서화된 자료로 환자에게 그들의 운동을 제공하는 것이 도움이 될 것이다. 그러나 이것은 개인별 운동 프로그램이어야 한다; 흔히 모든 환자에게 개인별 요구사항을 거의 고려하지 않은 인쇄물을 제공한다. 문서로 작성된 설명서에는 운동을 어떻게 수행하는지에 대한 정보가 포함되어야 한다(예:속도, 반복횟수, 세트, 회복기간).

대체(substitution)나 피로 징후를 감지하기 위해서 치료사는 환자의 운동수행을 면밀히 관찰하는 것이 중요하다. 대체 전략은 움직임 기능장애에 의해 나타날 수 있으며, 비정상적인 동원패턴을 교정하기 위해 과도하게 활동하는 근육을 억제할 필요가 있다. 피로 역시 수행에 영향을 미치므로 일단 피로의 조기 징후가 나타나면 다음 세트를 수행하기 이전에 근육을 쉬도록 하고 회복하도록 하는 것이 최선이다. 되먹임이 필요하지만 치료의 효능을 감소시켜 탈동기화를 유발하지 않는 방법으로 되먹임을 제공해야 한다. 좋은 수행을 강화하기 위해서 적극적으로 되먹임을 제공해야 한다.

긍정적인 태도, 높은 질적 교육, 그리고 구조화된 되먹임이 동기를 향상시키기 위해 제공될 것이다; 다시 말해서 의욕적인 환자가 운동프로그램을 더 잘 따를 것이다.

마지막으로, 좋은 치료는 환자에게 가정운동프로그램을 제공하고, 각각의 상담을 통해 그것을 검토하고, 환자가 호전되는 방향으로 그것을 진행하는 것이다. 환자가 능동적으로 정기적으로 그들의 상태가 회복되고 유지되는데 참여할 수 있기 때문에 재활률(rehabilitation rates)이 좋아질 것이다.

Key Point

운동이 성공적이기 위해서는

- **명확한 설명서를 제공한다.**
- **수행에 대한 정기적인 구조화된 되먹임과 격려를 제공한다.**
- **운동의 이유에 대해서 환자를 교육한다.**

ACKNOWLEDGEMENTS

With thanks to Sean Kilmurray, Lecturer at the University of Central Lancashire, for his contribution to the original chapter in the 13th edition of this book.

FURTHER READING

Crook P, Stott R, Rose M et al. 1998 Adherence to group exercise: physiotherapist-led experimental programmes. Physiotherapy 84: 366–372

Jerosch J, Prymka M 1996 Proprioception and joint stability. Knee Surg Sports Traum Arthrosc 4: 171–179

Kato Y, Ikata T et al. 2000 Effects of specific warm-up at various intensities on energy metabolism during subsequent exercise. J Sports Med Phys Fitness 40(2): 126–130

Kisner C, Colby LA 1996 Therapeutic Exercise: Foundations and Techniques, 3rd edn. FA Davies: Philadelphia

Lieber 1992 Skeletal Muscle Structure and Function: Implications for Rehabilitation and Sports Medicine. Williams & Wilkins: Baltimore

Mense S, Simons DG, Russell J (eds) 2001 Muscle Pain: Understanding its Nature, Diagnosis and Treatment. Lippincott, Williams & Wilkins: Philadelphia

Richardson C, Hodges PW, Hides J 2004 Therapeutic Exercise for Lumbopelvic Stabilization: A Motor Control Approach for the Treatment and Prevention of Low Back Pain, 2nd edn. Churchill Livingstone: London

Richie DH 2001 Functional instability of the ankle and the role of neuromuscular control: a comprehensive review. J Foot Ankle Surg 40: 240–251

Tippet SR, Voight ML 1995 Functional Testing in Functional Progressions for Sport Rehabilitation. Human Kinetics: Champaign, IL

참고문헌

Bandy WD, Irion JM, Briggler M 1997 The effect of time and frequency of static stretching on flexibility of the hamstring muscles. Phys Ther 77: 1090–1096

Barrack RL, Lund PJ, Skinner HB 1994 Knee joint proprioception revisited. J Sport Rehabil 3: 18–42

Barrett DS, Cobb AG, Bentley G 1991 Joint proprioception in normal, osteoarthritic and replaced knees. J Bone Joint Surg 73B(1): 53

Bartlett MJ, Warren PJ 2002 Effect of warming up on knee proprioception before sporting activity. Br J Sports Med 36(2): 132–134

Beard DJ, Kyberd PJ, O'Connor JJ et al. 1994 Reflex hamstring contraction latency in anterior cruciate ligament deficiency. J Orthopaed Res 12: 219–228

Bennett M, Best TM, Babul S et al. 2005 Hyperbaric oxygen therapy for delayed onset muscle soreness and closed soft tissue injury. Cochrane Database of Systematic Reviews 4

Bergmark A 1989 Stability of the lumbar spine: a study in mechanical engineering. Acta Orthopaed Scand Suppl 230: 1–54

Borsa PA, Lephart SM, Kocher MS, Lephart SP 1994 Functional assessment and rehabilitation of shoulder proprioception for glenohumeral instability. J Sport Rehabil 3: 84–104

Cahill BR, Misner JE, Boileau RA 1997 The clinical importance of the anaerobic energy system and its importance in human performance. Am J Sports Med 25: 863–872

Caraffa A, Cerulli G, Projetti M et al. 1996 Prevention of anterior cruciate ligament injuries in soccer: a prospective controlled study of proprioceptive training. Knee Surg Sports Traum Arthrosc 4: 19–21

Chan SP, Hong Y, Robinson PD 2001 Flexibility and passive resistance of the hamstrings of young adults using two different static stretching protocols. Scand J Med Sci Sports 11(2): 81–86

Cheung K, Hume P, Maxwell L 2003 Delayed onset muscle soreness: treatment strategies and performance factors. Sports Med 33(2): 145–164

Close GL, Ashton T, Cable T et al. 2005 Effects of dietary carbohydrate on delayed onset muscle soreness and reactive oxygen species after contraction induced muscle damage. Br J Sports Med 39(12): 948–953

Comerford MJ, Mottram SL 2001 Masterclass. Functional stability re-training: principles and strategies for managing mechanical dysfunction. Manual Ther 6(1): 3–14

Cresswell AG, Grundstrom H, Thorstensson A 1992 Observations on intra-abdominal pressure and patterns of abdominal intra-muscular activity in man. Acta Physiol Scand 144(4): 409–418

Crook P, Stott R, Rose M et al. 1998 Adherence to group exercise: physiotherapist-led experimental programmes. Physiotherapy 84: 366–372

Davies GJ, Dickoff-Hoffman S 1993 Neuromuscular testing and rehabilitation of the shoulder complex. J Orthopaed Sports Phys Ther 18: 449–558

Emery CA 1999 Does decreased muscle strength cause acute muscle strain injury in sport? A systematic review of the evidence. Phys Ther Rev 4(3): 141–151

Freeman MAR, Dean MRE, Hanhan IWF 1965 The aetiology and prevention of functional instability of the foot. J Bone Joint Surg 47B: 678–685

Galper DI, Trivedi MH, Barlow CE et al. 2006 Inverse association between physical inactivity and mental health in men and women. Med Sci Sports Exerc 38(1): 173–178

Gluck NI, Liebenson CS 1997 Clinical implications of paradoxical muscle function in muscle stretching or strengthening. J Bodywork Mov Ther 1: 219–222

Gralton E, Wildgoose J, Donovan WM, Wilkie J 1998 Eccentric exercise and neuroleptic malignment syndrome. Lancet 352: 1114

Herbert RD, Gabriel M 2002 Effects of pre- and post-exercise stretching on muscle soreness, risk of injury and athletic performance: a systematic review. BMJ 325(7362): 468–472

Hides JA, Richardson CA, Jull GA 1996 Multifidus recovery is not automatic following resolution of acute first episode low back pain. Spine 21: 2763–2769

Hodges PW, Richardson CA 1996 Inefficient muscular stabilization of the lumbar spine associated with low back pain: a motor control evaluation of transversus abdominis. Spine 21: 2640–2650

Hodges PW, Richardson CA 1997 Feedforward contraction of transversus abdominis is not influenced by the direction of arm movement. Exp Brain Res 114(2): 362–370

Howell JN, Chlebourn G, Conaster R 1993 Muscle stiffness, strength loss, swelling and soreness following eccentric induced exercise in humans. J Physiol 464: 183–196

Hunter G 1998 Specific soft tissue mobilization in the management of soft tissue dysfunction. Manual Ther 3(1): 2–11

Jerosch J, Prymka M 1996 Proprioception and joint stability. Knee Surg Sports Traum Arthrosc 4: 171–179

Jerosch J, Thorwesten L 1998 Proprioceptive abilities of patients with post-traumatic instability of the glenohumeral joint. Zeitschrift für Orthopädie und Ihre Grenzgebiete 136(3): 230–237

Jull GA, Janda V 1987 Muscles and motor control in low back pain. In: Twomey LT, Taylor JR (eds) Physical Therapy of the Low Back. Churchill Livingstone: Edinburgh, pp. 253–278

Kato Y, Ikata T et al. 2000 Effects of specific warm-up at various intensities on energy metabolism during subsequent exercise. J Sports Med Phys Fitness 40(2): 126–130

Kerrigan DC, Lee LW, Collins JJ et al. 2001 Reduced hip extension during walking: healthy elderly and fallers versus young adults. Arch Phys Med Rehabil 82: 26–30

Kerrigan DC, Xenopoulos-Oddsson A, Sullivan MJ et al. 2003 Effect of a hip flexor-stretching program on gait in the elderly. Arch Phys Med Rehabil 84(1): 1–6

Kisner C, Colby LA 1996 Therapeutic Exercise: Foundations and Techniques, 3rd edn. FA Davies: Philadelphia

Kujala UM, Orava S et al. 1997 Hamstring injuries: current trends in treatment and prevention. Sports Med 23: 397–404

Lee SJ, Yoo JS 2004 The effects of a physical activity reinforcement program on exercise compliance, depression, and anxiety in continuous ambulatory peritoneal dialysis patients. Daehan Ganho Haghoeji 34 (3): 440–448

Leger AB, Milner TE 2001 Muscle function at the wrist after eccentric exercise. Med Sci Sports Exerc 33: 612–620

Lephart SM, Henry TJ 1995 Functional rehabilitation for the upper and lower extremity. Orthoped Clin N Am 26: 579–592

Lephart SM, Pincivero DM et al. 1997 The role of proprioception in the management and rehabilitation of athletic injuries. Am J Sports Med 25: 130–137

Lieber 1992 Skeletal Muscle Structure and Function: Implications for Rehabilitation and Sports Medicine. Williams & Wilkins: Baltimore

Lynch D, Ferraro M, Krol J et al. 2005 Continuous passive motion improves shoulder joint integrity following stroke. Clin Rehabil 19(6): 594–599

Magnusson SP 1998 Passive properties of human skeletal muscle during stretch manoeuvres. Scand J Med Sci Sports 8(2): 65–77

Malliaropoulos N, Papalexandris S, Papalada A, Papacostas E 2004 The role of stretching in rehabilitation of hamstring injuries: 80 athletes follow-up. Med Sci Sports Exerc 36(5): 756–759

Melis P, Noorlander ML, van der Horst CM et al. 2002 Rapid alignment of collagen fibres in the dermis of undermined and not undermined skin stretched with a skin-stretching device. Plast Reconstr Surg 109: 674–680

Mense S, Simons DG, Russell J (eds) 2001 Muscle Pain: Understanding its Nature, Diagnosis and Treatment. Lippincott, Williams & Wilkins: Philadelphia

Norris CM 1995 Spinal stabilisation. 4: Muscle imbalance and the low back. Physiotherapy 81(3): 127–138

Panjabi MM 1992 The stabilising system of the spine. Part II: Neutral zone and stability hypothesis. J Spinal Dis 5: 390–397

Prasad SA, Cerny FJ 2002 Factors that influence adherence to exercise and their effectiveness: application to cystic fibrosis. Pediatr Pulmonol 34(1): 66–72

Proske U 2005 What is the role of muscle receptors in proprioception? Muscle & Nerve 31(6): 780–787

Racette R, Peronnet F, Massicotte D, Lavoie C 2005 Metabolic response to prolonged cycling with (13)C-glucose ingestion following downhill running. Eur J Appl Physiol 93(5–6): 598–605

Rahnama N, Rahmani-Nia F, Ebrahim K 2005 The isolated and combined effects of selected physical activity and ibuprofen on delayed-onset muscle soreness. Randomized Controlled Trial. J Sports Sci 23(8): 843–850

Rees K, Taylor RS, Singh S et al. 2004 Exercise based rehabilitation for heart failure. Cochrane Database of Systematic Reviews 3

Richardson C, Hodges PW, Hides J 2004 Therapeutic Exercise for Lumbopelvic Stabilization: A Motor Control Approach for the Treatment and Prevention of Low Back Pain, 2nd edn. Churchill Livingstone: London

Richie DH 2001 Functional instability of the ankle and the role of neuromuscular control: a comprehensive review. J Foot Ankle Surg 40: 240–251

Rodenberg JB, Bär PR, De Boer RW 1993 Relations between muscle soreness and biochemical and functional outcomes of eccentric exercise. J Appl Physiol 74: 2976–2983

Rogers MA, Evans WJ 1993 Changes in skeletal muscle with aging: effects of exercise training. Exer Sports Sci Rev 21: 65–102

Sahrman S 2002 Diagnosis and Treatment of Movement Impairment Syndromes. Mosby: St Louis, MO

Saxton JM, Clarkson PM, James R et al. 1995 Neuromuscular dysfunction following eccentric exercise. Med Sci Sports Exerc 27: 1185–1193

Scott W, Stevens J, Binder-Macleod SA 2001 Human skeletal muscle fibre type classifications. Phys Ther 81(11): 1810–1816

Shrier I 2004 Does stretching improve performance? A systematic and critical review of the literature. Clin J Sport Med 14(5): 267–273

Shrier I, Gossal K 2000 Myths and truths of stretching. Physician Sports Med 28(8):

Sinnett AM, Berg K, Latin RW, Noble JM 2001 The relationship between field tests of anaerobic power and 10-km run performance. J Strength Cond Res 15(4): 405–412

Spernoga SG, Uhl TL, Arnold BL, Gansneder BM 2001 Duration of maintained hamstring flexibility after a one-time, modified hold–relax stretching protocol. J Athlet Train 36(1): 44–48

Stanish WD, Curwin S, Rubinovich M 1985 Tendinitis: the analysis and treatment for running. Clin Sports Med 4(44): 593–609

Swanik KA, Lephart SM, Swanik CB et al. 2002 The effects of shoulder plyometric training on proprioception and selected muscle performance characteristics. J Shoulder Elbow Surg 11(6): 579–586

Tippet SR, Voight ML 1995 Functional Testing in Functional Progressions for Sport Rehabilitation. Human Kinetics: Champaign, IL

Voight ML, Hardin JA, Blackburn TA et al. 1996 The effects of muscle fatigue on and the relationship of arm dominance to shoulder proprioception. J Orthop Sports Phys Ther 23: 348–352

Waddington GS, Shepherd RB 1996 Ankle injury in sports: role of motor control systems and implications for prevention and rehabilitation. Phys Ther Rev 1: 79–87

Wilk KE, Escamilla RF, Fleisig GS et al. 1996 A comparison of tibiofemoral joint forces and electromyographic activity during open and closed kinetic chain exercises. Am J Sports Med 24(4): 518–527

Wilkerson GB, Nitz AJ 1994 Dynamic ankle instability: mechanical and neuromuscular interrelationships. J Sport Rehabil 3: 43–57

전기치료

Electrotherapy

CHAPTER 18

서병도

CHAPTER CONTENTS

개요

전기치료는 물리치료 영역 초창기부터 물리치료 실무에 중요한 요소였다. 최근에 전기치료를 적용할 때는 근거를 기반으로 사용해야 하며 전기치료 모달리티를 선택하는데 있어서도 적절한 판단이 필요하다. 전기치료 모달리티를 올바로 사용만 한다면 상당한 이익을 얻을 수 있지만 잘못 사용하면 전혀 도움이 되지 않을뿐더러 오히려 증상을 악화시킬 수도 있다. 각각의 모달리티를 사용하는 기술 말고도 언제, 어떤 모달리티를 적용시킬 것인지에 대해서 임상결정을 내리는 것도 중요한 기술이다.

각각의 모달리티로 인체에 유효한 효과를 나타내는 메커니즘과 관련해서 고려해야 할 것은 전기치료 모달리티 그 자체가 치료적 이익을 제공해 주는 것이 아니라는 것을 인식하는 것이다. 다시 말해서 인체에 가해진 에너지는 생리적인 반응을 자극하거나 유도하며 그 결과로 나타난 생리적인 반응이 치료 효과를 나타내는 것이다. 전기치료의 적용에 있어 중요한 것은 이러한 개념들 사이의 관계를 이해하는 것이다. 치료사는 전기치료 모달리티를 치료에 적용시켜 원하는 효과를 얻기 위해 생리학적 변화를 이용하거나 조절할 수 있다. 이는 다소 논란의 소지가 있지만 매우 중요한 점이기도 하다. 치료의 결과는 생리학적인 조작을 통해 얻어지며 이것은 모든 전기치료 모달리티에 적용되는 사항이다.

또 한 가지 매우 중요한 개념은 전기치료 중재는 모든 물리치료적 치료에 있어서 단지 일부분에 지나지 않는다 라는 것이다. 환자가 전기치료만을 따로 받는 것이 적절한 경우는 드물다. 전기치료는 대개 다양한 도수치료, 운동, 환자들에 대한 충고와 교육 등과 함께 이루어진다. 치료 패케이지(치료방법을 구성하는 것을 말함) 구성요소는 상호보완적인 성격이 필요하다. 치료 프로그램을 신중하게 구성하면 가장 효과적인 결과를 얻을 수 있을 것이다. 전기치료 구성요소는 초반에 몇 번 치료에만 이용되거나 일련의 치료 과정에서 후반에 몇 회 치료에만 이용될 수도 있다. 전기치료는 모든 환자에게 있어서 필수적인 요소가 아니라 때와 장소에 따라 적합한 경우에만 사용해야 한다.

전기치료의 적용을 뒷받침하기 위한 근거는 임상 결정을 내리는 과정(decision-making process)에 있어서 중요한 부분이다. 이는 각각의 전기치료 모달리티로 어떻게 효과를 나타내는지에 대해 자세히 설명하는 것은 불가능한 일이기 때문이다(이는 모든 치료에 있어서 마찬가지이다). 하지만 분명한 것은 검증된 연구논문의 근거있는 결과를 참고하는 것은 임상 결정을 용이하게 해준다라는 것이다.

범위

이 장의 목적은 흔히 이용되는 전기치료 모달리티들을 예로 들어 독자들이 전기치료의 핵심 이슈가 무엇인지 알 수 있도록 돕는데 있다. 모든 모달리티에 대해 근거를 전부 조사하거나 설명한다는 뜻은 아니며 이 장에서 다루지 않는 전기치료 방식도 많이 있다. 그렇다고 해서 여기에서 다루지 않는 전기치료 방식들이 중요하지 않다거나 가치가 없다는 의미는 아니다. 그 보다는 현대 전기치료 실무자체가 복잡하다는 점과 한 장에서 다룰 수 있는 내용에 한계가 있다는 점을 반영하는 것이라고 볼 수 있다. 임상실무 측면에서 볼 때 영국에서 가장 많이 이용되고 있는 방식은 초음파, 간섭전류치료(interferential therapy), 경피신경전기자극(transcu taneous electrical nerve stimulation, TENS), 그리고 맥동단파(pulsed shortwave)이며 다음으로 많이 이용되는 방식은 레이저이다. 관심 있는 독자는 관련 리뷰 자료를 참조하기 바란다.

전기치료 모델

전기치료 모달리티는 그림 18.1에 제시된 것과 같은 매우 간단한 모델을 따르고 있다. 이 모델은 치료적 중재의 시작으로서 기계나 장치로부터 에너지가 전달되는 것에 대해 보여주고 있다. 조직으로 에너지가 전달되면 한 가지 이상의 생리적 상태에 변화가 생긴다. 어떤 변화는 매우 특이적이지만 어떤 변화는 다양한 모습을 나타낼 때가 있다. 에너지가 생리적 특성에 영향을 미치는 능력이 그림 18.1에 제시된 과정의 핵심적인 요소이다. 임상실무에서는 에너지 전달에 의해 생긴 생리적인 변화를 이용하여 소위 말하는 치료적 효과를 낸다.

이 모델의 임상적용은 이 과정의 역순으로 나타나는 것에 의해 잘 완성되어 진다. 임상 평가를 통해 확인된 환자의 문제로부터 시작하여 치료의 우선순위를 정하고 치료의 근거를 확인할 수 있다. 치료 목표를 정하고 나면 이 모델에서 한 단계 뒤로 가서 필요한 결과를 얻기 위해 어떤 생리적 현상이나 과정을 활성화시키거나 자극해야 하는지 확인해야 한다. 필요한 생리적 변화가 무엇인지 확인하고 난 다음 한 단계 더 뒤로 가면 모달리티를 결정할 수 있게 된다. 이런 과정은 어떤 모달리티가 어떤 생리적 효과를 자극하는지에 관한 기존의 근거들을 기반으로 한 것이다. 원하는 효과를 얻을 수 있는 전기치료 모달리티가 없는 경우 이러한 특별한 환자의 치료에 있어 전기치료를 이용할 근거가 없다. 전기치료의 효과는 모달리티 - 의존적(modality-dependent)으로 나타난다. 각 모달리티에는 다른 모달리티와는 근본적으로 다른 효과들이 있다는 점에서 위와 같은 결정은 매우 중요하다. 어떤 모달리티가 다른 모달리티 보다 보편적으로 더 우수한 경우는 없다. 하지만 어떤 모달리티가 어떤 특정한 치료적 효과를 달성하는데 있어

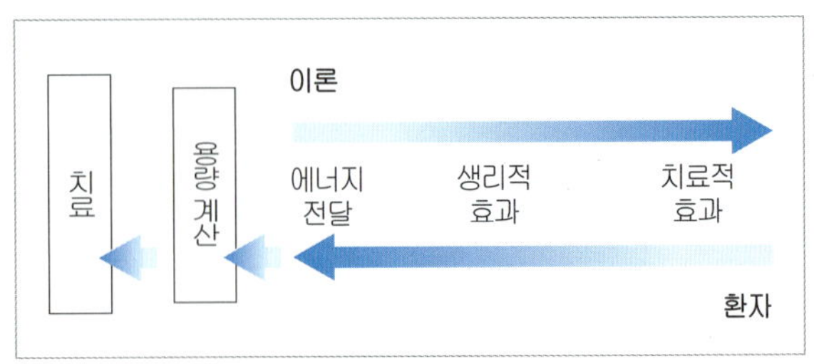

그림 18.1 전기치료의 간단한 일반적인 모델

서 다른 모달리티 보다 더 효과적일 수는 있다.

필요한 효과를 가장 잘 달성할 수 있는 모달리티가 무엇인지 확인하고 나면 그 다음 단계는 치료용량(dose)을 선택하는 일이다. 적당한 모달리티를 적용하는 것만 중요한 것이 아니라 얻으려는 이익을 극대화하기 위해서는 반드시 적절한 '치료용량'이 적용되어져야 한다. 동일한 모달리티로 서로 다른 치료용량으로 적용시켰을 때, 다른 결과가 나타난다는 근거는 상당히 많이 보고되고 있다. 그 예로 초음파 에너지 이용을 들 수 있다. 초음파를 낮은 "치료적" 용량으로 적용하면 조직 복구 및 치료에 이용될 수 있고 이 보다 훨씬 더 높은 치료용량(집속초음파치료 high intensity focused ultrasound, HIFU)은 종양조직을 제거하는데 이용된다. 에너지의 형태가 같아도 치료사가 적용하는 '치료용량'을 바꾸면 결과가 크게 달라진다.

이런 경우는 극단적인 예라고 할 수도 있고 실제로 어떤 면에서는 극단적인 경우도 있다. 하지만 치료효과는 모달리티와 치료용량 모두에 따라 달라진다는 점이 중요하다. 다른 모든 치료적 중재와 마찬가지로 전기치료에도 '치료에 적합한 시기(therapeutic windows)'가 있다. 최상의 결과를 얻기 위해서는 가능한 한 이 시기에 가장 가까이 다가가는 것이 매우 중요하다.

전기치료를 설명하기 위해 사용되고 있는 기초적인 모델은 대부분의 치료적 중재(예: 약물치료, 도수치료 또는 운동치료)에도 적용할 수 있다. 이런 중재들 모두 생리적 변화를 얻기 위해 중재술을 이용한다. 이런 변화가 바로 치료도구 이다. 치료는 단지 생리적 변화를 자극하기 위한 도구일 뿐이다. 따라서 전기치료는 도수치료나 기타 다른 치료적중재와는 다소 다른 점이 있다. 전기치료는 적시에 적합한 치료용량으로 타당한 이유로 적용되었을 때 치료적 효과를 나타낼 수 있으며 반대로 부적절하게 적용을 할 경우 아무런 결과도 얻지 못하거나 상황을 더 악화시킬 수도 있다. 숙련된 치료사는 최상의 결정을 내리기 위해 찾을 수 있는 모든 근거와 경험을 함께 이용하고 문제의 심리사회적 요소와 의학에서 나타날 수 있는 모든 요소를 고려한다. 이런 과정은 단순한 환원주의적(reductionist) 해결 방법, 즉 전체를 부분적으로 분해해서 해결하려는 방법과는 차이가 있다.

치료의 적정범위

치료의 적정범위(therapeutic windows)는 의료행위 영역에서 초미의 관심사였으며 전혀 새로운 현상은 아니다. 치료의 '양'이 치료에 있어서 중요한 변수라는 점은 오래 전부터 인식되어 왔으며 전기치료에 있어서도 예외는 아니다. 같은 치료 모달리티를 다른 치료용량으로 적용했을 때 다른 결과가 나온다는 연구 보고서는 이미 많이 보고되었다.

연구결과에서 나온 근거들을 감안할 때 이 문제에는 몇 가지 측면이 있는 것으로 사료된다. 아주 간단한 모델을 이용해 보면 중요한 근거가 있음을 알 수 있다. 예를 들면, 치료에는 '진폭(amplitude)'이나 '강도(strength)'의 적정범위가 있다. 특정한 진폭으로 전달된 에너지는 긍정적인 효과를 나타내지만 같은 에너지라도 낮은 진폭으로 전달하면 분명한 효과를 내지 못할 수도 있다. 레이저 치료가 좋은 예이다. 즉, 어느 정도의 치료용량 레벨에서는 뚜렷한 세포반응을 나타낼 수 있지만 이 보다 더 높은 치료용량에서는 조직을 파괴시키는 결과를 가져올 수 있다. Karu(1987)는 레이저 에너지와 관련하여 이런 원리들을 입증하였으며 그 이후의 연구는 이런 개념을 더 확실하게 확인시켜 주었다(Vinck, et al., 2003). 진폭의 적정범위(amplitude windows)에 관한 또 다른 예를 Hill 등(2002), Reher 등(2002), Cleary(1987)의 연구에서도 찾아볼 수 있다. 진폭과 비슷한 맥락에서 '빈도의 적정범위(frequency windows)' 역시 명확하게 드러난다. 어떤 모달리티에 있어서 특정한 빈도나 맥동 특성을 적용했을 때는 가시적으로 긍정적인 효과를 가져 올 수 있어도 동일한 모달리티로 다른 맥동 특성을 적용했을 때는 동일한 결과를 나타내지 못할 수도 있다. 그 예는 Young과 Dyson(1990a, b) 및 Sontag

(2000)의 연구 등, 많은 논문에서도 찾을 수 있다.

전기자극빈도의 적정범위(electrical stimulation frequency windows)가 제시되어 있으며 임상실무에서도 빈도에 따라 반응이 다르다는 점을 뒷받침하는 임상이나 실험적 근거도 나와 있다. 동일한 환자 모집단에서 TENS를 X빈도로 적용한 결과는 TENS를 Y빈도로 적용한 결과와 다를 수 있는 것으로 보고되기도 하였다. Sluka 등(2006), Han 등(1991), Palmer 등(1999)은 바로 이런 점에 대해 설명을 하고 있다.

실재 물리치료실에 적용할 수 있는 모델(real-world model)에는 두 가지 이상의 파라메터가 있을 수 있다고 가정할 때 좀 더 복잡한 연구가 필요하다. 에너지를 기반으로 한 적정범위나 시간을 기반으로 한 적정범위(Hill, et al., 2002), 치료 빈도를 기반으로 한 서로 다른 요소(주당 치료 횟수[session] 또는 치료 간격)가 분명히 있다. 임상 실례들에 있어서 각 치료 모달리티에 대한 몇 가지 변수를 확인하기 위해 연구가 진행 중에 있다.

전기치료 모달리티 분류

여러 가지 전기치료 모달리티들을 어떻게 분류하던지 논란의 여지는 있을 수 있다. 그림 18.2의 분류방법은 전기치료 관점에서 바라보는 한 가지 예일 뿐 '올바른' 모델로서 제시한 것은 아니다. 이 장에서는 3가지 주요 하위그룹(전기자극, 열 모달리티, 비열모달리티)으로 구분하려고 한다.

전기자극 모달리티는 일차적인 효과가 신경조직(어떤 경우에는 근육에)에 영향을 미친다 라는 공통된 활동모드를 가지고 있다. 흔히 이용되는 전기자극 형태는 경피신경전기자극(TENS), 간섭전류(IFT), 다양한 형태의 근육자극(예: 신경근전기자극 - NMES, 기능적전기자극 - FES)이 있으며 비록 이 장에서는 자세히 다루지 않았지만 각기 다른 전기자극 형태가 있다. 미세전류치료의 주된 작용형태는 신경을 자극하는 것이기 보다는 조직복구에 영향을 주는 것이다. 따라서 분류범주에서 중복되어 표시되었다.

열 모달리티(thermal modalities) 그룹에는 수년 동안 치료에 이용되어온 다양한 형태의 가열방식이 포함된다. 여기에는 적외선치료, 전도열, 왁스치료, 핫팩 그리고 '심부' 열 모달리티(단파투열(SWD), 극초단파 투열(MWD)) 등이 포함되어 있다. 최근에는 임상에서 가열방식을 이용하는 것이 줄어들고 있다. 열을 이용한 치료에 대한 근거들이 부족함에도 불구하고 열 모달리티를 임상에서 계속 이용해야 할 이유는 충분히 있다. 뿐만 아니라 열을 기반으로 한 치료가 명백한 치료적 근거를 기반으로 한 치료적 중재로 재부상 할 가능성이 있는 분야도 있다. 현대적인 열 치료법을 적용한 예는 Michlovitz 등(2004)과 Usuba 등(2006)의 연구에서 찾아볼 수 있다.

비열모달리티(non-thermal modalities)는 충분히 높은 수준으로 전달했을 때 조직 내에 상당히 파괴력 있는 가열효과를 줄 수 있다는 점에서 또 다른 전기치료 모달리티 한 형태로 분류할 수 있다. 비열모달리티를 충분히 낮은 치료용량으로 적용하면 비열 모달리티의 주된 효과 측면에서 "비열"적인 것으로 볼 수 있다. 이런 점은 에너지가 조직에 전달되어 결국에는 흡수되고 가열 효과를 낼 것이라는 점에서 오해를 살 수도 있다. 비열이란 명칭은 열적 변화가 크지 않고 환자가 열 효과를 느낄 수 없다는 데서 나온 것이다. 보다 더 정확히 부르자면 미세열(microthermal)이나 경도열(subthermal) 모달리티라고 해야 할 것이다. 초음파(ultrasound, US), 맥동단파치료(PSWT), 레이저치료가 확실히 이 그룹에 속한다. 또한 문헌에서 근거를 확보하고 있는 여러 가지 형태의 자기치료(magnetic therapy)도 이 그룹에 가장 적합하다. 현재 이런 모달리티는 임상에서 치료나 조직복구 과정을 촉진하는데 주로 이용되고 있다. 일부 치료사들은 초음파를 조직을 가열시킬 목적으로 이용하고 있는데 관련 근거에 따르면 초음파를 열적 용도보다는 비열적 용도로 이용하는 것이 타당하다.

전기자극모달리티 (electrical stimulation modalities)	열모달리티 (thermal modalities)	비열모달리티 (non-thermal modalities)
경피신경전기자극 (transcutaneous electrical nerve stimulation, TENS)	적외선 (infra red radiation, IRR)	치료용 초음파 (therapeutic ultrasound, US)
간섭전류치료 (interferential therapy, IFT)	(연속)단파 투열 ((continuous) shortwave diathermy, SWD)	레이저치료 (laser therapy)
신경근전기자극 (neuro muscular electrical stimulation, NMES)	맥동단파치료 (pulsed shortwave therapy, PSWT)	맥동단파치료 (pulsed shortwave therapy, PSWT)
기능적 전기자극 (functional electrical stimulation, FES)	극초단파 투열치료 (microwave diathermy, MWD)	자기치료 (magnetic therapy)
러시안 자극 (russian stimulation)	Hydrocollator(열)찜질	
역동전류치료 (diadynamic therapy)	왁스치료 (wax therapy)	미세전류치료 (microcurrent therapy)
기타: H파 치료, Rebox치료, 미세전류치료	[치료용 초음파] ([therapeutic ultrasound])	

그림 18.2 전기치료 모달리티의 분류

전기자극 모달리티

전기자극의 일반적인 원칙

일반적으로 사용되는 전기치료 모달리티의 범주에서 전기자극(electrical stimulation, ES)의 일반적인 원리는 신경에 활동전위를 일으키기 위해 전류(대개 discrete pulse의 형태로 이용)를 이용하는데 중점을 두고 있다는 것이다. 이는 TENS나 다양한 형태의 NMES 및 간섭전류치료(간섭전류치료는 discrete pulse를 이용하지 않는다)에서도 마찬가지다. 이 밖에도 다른 메커니즘을 이용하는 치료 중재 형태도 있으며 여기에는 이온도입법(화학물질이나 약물이 피부를 통해 전달되는 것을 촉진시키기 위해 "직류전류" 또는 "맥동직류 전류"를 이용함)와 미세전류형태의 치료(신경 활동전위를 자극하기에는 부족한 수준으로 전달되지만 상처나 손상된 조직복구 반응에 효과를 내는 것으로 사료된다)가 포함된다.

신경 활동전위

대부분의 전기자극 모달리티들이 신경활성을 통해 작용한다고 가정할 때 이런 작용이 어떻게 이루어지는지 간단히 알아보는 것이 도움이 될 수 있다. 안정상태의 신경은 "분극화(polarized)" 되었다고 부른다. 활동전위가 신경을 따라 전달되면 활동전위가 있는 지점의 막은 정상상태(재분극, repolarisation)로 되돌아가기 전에 순간적으로 "탈분극(depolarize)" 된다. 기본적으로 치료에 전류나 맥동을 이용하는 것은 신경을 따라 활동전위를 유발시키기 위한 것이다. 이러한 외인성 신호에 의해 활동전위가 유발되면 이 활동전위는 정상적인 방식으로 신경(감각신경 또는 운동신경)을 따라 전달된다(전기자극은 단순히 활성을 일으키는 수단이다). 신경이 1초에 10번 자극을 받으면, 1초에 10개의 활동전위가 유발된다. 마찬가지로 1초에 100번 자극을 받으면, 100번 활동전위가 유발된다. 불응기와 역치전위를 기준으로 이런 관계에도 제한이 있다(이 장에서는 불응기와 역치전위에 대해서는 다루지 않을 것임). 하지만 대부분의 전기치료 교과서에서는 이런 요소들을 잘 다루고 있다(Robertson, et al., 2006; Kitchen, 2002a).

자극을 받은 신경은 서로 다른 종류의 전기자극을 구분할 수 없다. 신경은 단순히 외부(외인성)의 자극에 반응을 하고 그에 따라 흥분될 뿐이다. 80Hz의 TENS와 80Hz의 간섭전류치료와 80Hz의 신경근자극이 서로 다른 결과를 낼 것이라고 생각할 수 있는 근거는 현재로서는 보고된바 없다. 만약에 이들 모두가 동일한 빈도와 동일한 크기(강도)로 적용된다면 동일한 결과가를 나타낼 것이다. 따라서 서로 다른 형태의 전기자극을 이용하는 것은 서로 다른 종류의 신경들이 각각 선호하는 자극 변수들이 따로 있다는 점을 보여주는 근거다. 이런 이유 때문에 원하는 결과를 가장 잘 얻기 위해 각기 다른 종류의 전기치료기기를 사용하는 것이다.

이런 원리를 염두에 두고 흔히 이용되는 전기자극 모달리티에 대해 간략히 검토해 보고 각 모달리티의 주된 임상 응용의 예에 대해 설명할 것이다. 이런 전기치료 모달리티는 종류도 많고 널리 이용되고 있으며 관련된 근거도 많지만, 이 부분은 이 장의 주제범위를 벗어난 내용이므로 이 부분에 관심이 있는 독자들은 참고 문헌을 참조하기 바란다.

경피신경전기자극

경피신경전기자극(TENS)은 전기자극(electrical stimulation) 중 하나의 방법으로서 특별히 감각신경을 자극함으로써 통증관문기전과 opioid계(opioid system)를 자극하여 통증을 완화(징후)시키는 것을 주된 목적으로 한다(Sluka&Walsh 2003; Walsh, 1997). 엄밀히 말해 표면전극을 이용한 전기자극(electrical stimulation)을 TENS로 부를 수 있지만 임상실무에서는 위에서 설명한 맥락에서 이 용어를 흔히 사용하고 있다.

TENS를 적용하는 방법들은 이런 서로 다른 생리적 메카니즘과 관련이 있다. TENS가 항상 효과가 있는 것만은 아니며 통증이 완화되는 환자의 비율도 제각각 이다. 하지만 급성 통증의 경우 65% 이상, 만성 통증의 경우 50%이상의 환자가 통증 완화를 경험한다. 이 두 가지 효과 모두 위약효과(placebo effect) 보다는 우수하다.

이 기술(technique)은 비침습적이고 약물요법에 비해 부작용도 적다. 부작용으로 알레르기 반응을 경험하는 환자가 일부 있는데 거의 대부분 전극의 소재나 전도용 겔 또는 전극을 고정시키기 위해 사용하는 테이프가 원인이다. 대부분의 TENS는 자기-접착형(self-adhesive electrodes)으로서 미리 겔이 발라져 있는(pre-gelled) 전극을 이용하고 있다(그림 18.3). 이런 전극 방식은 몇 가지 장점이 있는데, 예를 들어 알레르기 발생률이 낮고, 교차 감염의 위험도 적으며, 사용이 쉽고 전체적인 비용도 낮다.

장비 파라미터

TENS의 주요 변수(또는 settings)는 감각신경자극과 관련이 있으며 이것은 이 모달리티의 일차적인 목표이다. TENS에 이를 조절하는 제어장치의 위치가 그림 18.4에 나타나있다.

전류강도(그림 A)의 범위는 보통 0~80mA이다(일부 장비는 출력이 더 큰 것도 있다). 이 정도 전류는 작지만 인체에 적용하기에는 충분한 크기이다. 이는 이 치료의 일차적인 목표가 감각신경 자극이기 때문이다. 조직 내를 통과하는 전류가 이런 신경들을 탈분극 시키기에 충분하면 그 모달리티는 효과적인 것이라고 볼 수 있다.

TENS는 전기적 '맥동'을 전달하며, 이 맥동의 전달 속도를 바꿀 수도 있다. 맥동 속도(B)의 범위는 일반적으로 약 초당 1 또는 2pps에서 최대 200pps이상까지 가능하다. 임상적으로 효과를 내기 위해서는 TENS는 주파수 범위는 2~150Hz까지 가능해야 한다.

자극 속도와 마찬가지로 각 맥동의 지속시간(또는 맥동 폭)(C)도 40에서부터 250s까지 조정할 수 있다. 최근에 근거있는 보고에 의하면 맥동의 지속시간이 강도나 주파수보다 덜 중요할 수 있는 것으로 보고되었다. 감각신경은 역치가 비교적 낮고, 짧은 시간에 대해서도 잘 반응을 하고 빠르게 변하는 맥동에도 반응을 하기 때문에 지속시간이 짧은 맥동이 효과적이다. 일반적으로 신경을 탈분극시키기 위해 지연된 맥동을 사용할 필요는 없으며 밀리세컨드(millisecond)

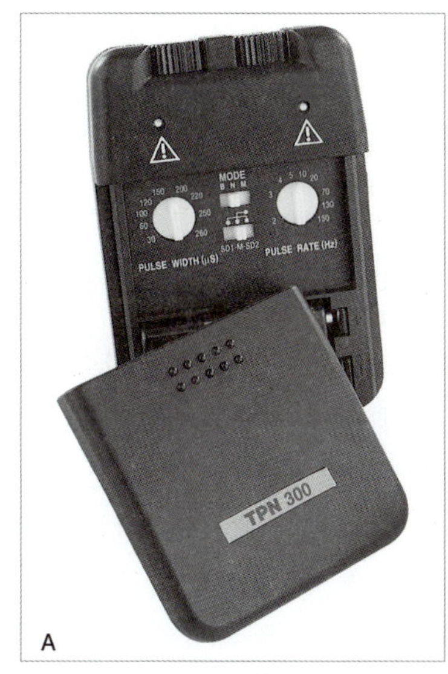

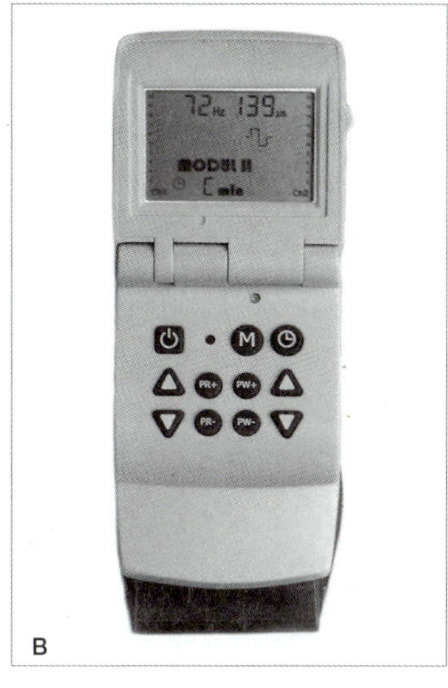

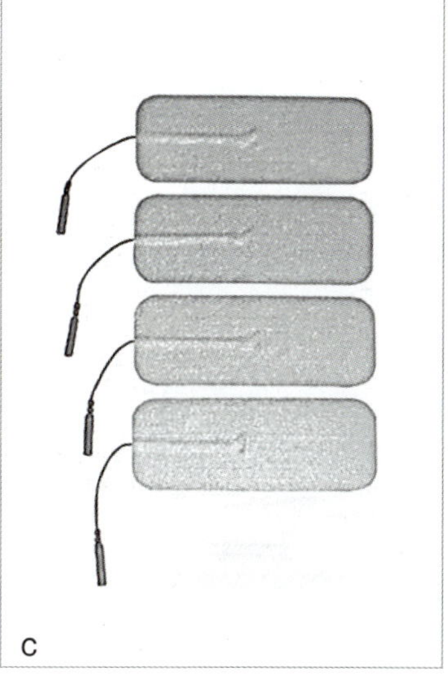

그림 18.3 TENS장치와 전극.
A: 아날로그 방식 TENS(PhysioMed), B: 디지털 방식 TENS(Nature' s Gate), C: 자기부착형 전극(self-adhesive electrodes)

미만으로 자극하는 것만으로도 충분하다.

대부분의 현대적인 장비들에는 '돌발' 모드(D)가 있는데 이 모드에서는 맥동이 돌발이나 맥동열(burst and trains)의 형태로 전달되며 대개 초당 2~3 돌발의 속도로 전달된다. 마지막으로 조절 모드(E)가 있는 것도 있다. 조절 모드에는 맥동 출력을 비교적 덜 주기적으로 만들어서 적응 효과를 최소화하게 된다(적응 효과는 이런 자극 방식에서 흔히 볼 수 있는 현상이다).

장비는 보통 2채널 출력이 가능하다. 즉, 두 쌍의 전극을 동시에 자극할 수 있다. 어떤 경우에는 이런 점이 확실히 이점이 될 때도 있지만 대부분의 환자나 치료사들은 채널이 1개인 방식을 사용하는 경향이 있다.

TENS 자극기에 의해 전달되는 맥동은 제조업체마다 다르지만 비대칭 이상형 사각형파 맥동(asymmetrical biphasic modified square wave pulse)인 경향이 있다. 맥동이 이상(biphasic)이라는 것은 전체 직류전류(net direct current) 가 '0' 이기 때문에 전극 밑의 전해질 축적으로 인한 피부반응이 최소화된다는 의미이다.

작용 메커니즘

TENS로부터 전달되는 자극의 목적은 감각신경을 흥분(자극)시켜서 특수한 자연적 통증완화기전을 활성화시키는 것이다. 통증완화 기전에 두 가지 유형이 있는데 통증관문기전과 내인성 opioid계를 들 수 있다. 이 두 통증완화 기전을 활성화시키는데 이용되는 자극 파라미터의 다양성에 대해 간단히 다루어 볼 것이다(19장 참조).

통증관문기전에 의한 통증완화는 주로 A-β감각신경섬유를 활성화시켜 척수를 지나 고위중추를 경유하는 'C' 섬유로부터 나온 유해한 자극의 전달을 감소시킨다. A-β섬유는 비교적 빠른 속도에서 자극받을 때 더 잘 반응하는 것으로 보인다(80 또는 90~130Hz). 모든 환자에서 최고의 효과를 낼 수 있는 한 가지 주파수를 찾는 것은 어렵지만 이 범위의 주파수는 대부분의 환자들에게 적용될 수 있다(Walsh, 1997). 이 TENS모드는 고주파(전통적 방식 또는 일반적인 방식)TENS에서 가능하다.

다른 방법으로 A-δ섬유를 자극하는 방법이 있다. A-δ섬유는 훨씬 더 느린 자극에 잘 반응한다(약 2~5Hz). 이런 반응은 opioid 기전을 활성화시키게 되고 척수에서 내생성 아편물질(encephalin)을 방출하게 하여 유해한 감각 경로가 활성화되는 것을 줄여서 통증을 완화시킨다(Walsh, 1997; Han, et al., 1991; Sluka, et al., 2006). 이 TENS모드는 저주파(침 또는

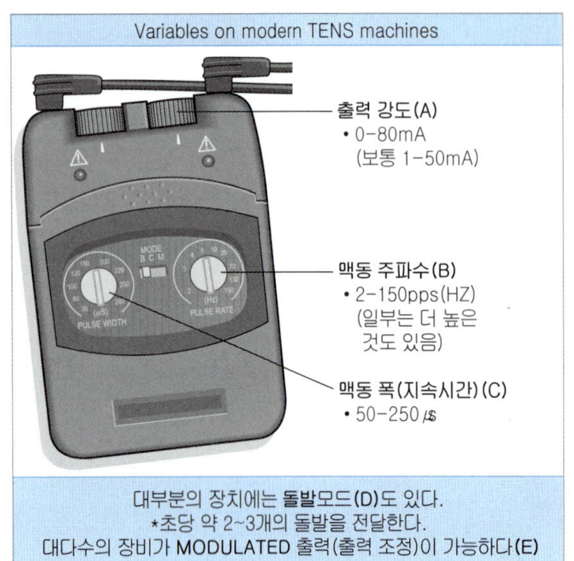

그림 18.4 대표적인 아날로그 방식 TENS와 치료 세팅

AcuTENS) TENS에서 가능하다.

세 번째로, 돌발모드(burst mode) 자극을 이용하여 두 가지 신경유형을 동시에 자극하는 방법도 있다. 이 경우에는 초당 2~3 돌발의 속도에서 고주파 자극 출력(일반적으로 약 100Hz)이 중단(또는 돌발)된다. 장비가 켜지면 100Hz속도로 맥동이 전달되어 A-β 섬유와 통증관문기전을 활성화시키게 된다. 하지만 돌발의 속도 때문에 각각의 돌발은 A-δ섬유의 흥분을 유발하여 opioid 기전을 자극하게 된다. 일부 환자의 경우 이 방법이 통증을 완화하는데 가장 효과적이지만 많은 환자들이 이 방식 보다는 다른 TENS 방식을 더 선호한다.

전통적인 TENS (고빈도 TENS, 일반적인 TENS)

보통 이 방식에서는 비교적 고주파(90~130Hz)의 자극을 이용하며 비교적 좁은 폭의 맥동(약 100s이지만, 위에서 설명했듯이, 지금까지 나와있는 문헌들을 보면 맥동을 조절하는 것을 뒷받침하는 증거는 없는 편이며, 약 200s의 고정된 맥동 지속시간을 이용하는 것이 가장 효과가 좋을 수 있다)를 이용한다. 자극은 "일반적인" 강도로 전달된다(아래 참조). 최소 효과 시간은 30분이지만 필요하면 더 길게 전달할 수도 있다. 자극 경감은 주로 자극이 진행되는 동안에 일어나며 잔류(carry-over)효과도 약간 있다. 즉, 장치를 끄고 난 다음에도 통증 경감 효과가 조금 나타난다 (Chesterton, et al., 2002).

침(acupuncture) TENS (저빈도 TENS, AcuTENS)

TENS는 더 낮은 자극주파수(2~5Hz)와 지속시간이 긴 맥동(200~500 s)에서 이용한다. 일반적으로 강도는 전통적인 TENS에서 보다 커야 한다(한정적인 강한 느낌을 주지만 아플 정도는 아님. 아래 참조). 최소 유용 자극 시간인 30분 동안은 자극을 전달해야 한다. 이 종류의 TENS로 opioid 수치를 누적 시키려면 다소 시간이 필요하기 때문에 전통적 방식보다 통증경감이 더 느리게 시작될 수 있다. 일단 opioid 양이 충분히 방출되면 자극이 멈춘 다음에도 계속해서 작용을 하게 된다. 많은 환자들은 이런 저주파 자극을 하루 동안 여러 번 나누어 받는 것이 효과가 있다고 본다. 임상에서 잔류(carry-over) 효과는 몇 시간 동안 지속될 수 있지만 Chesterton 등(2002)의 연구에서는 잔류 효과가 이 보다 더 짧을 수도 있는 것으로 보고되기도 하였다.

짧고 강한 TENS

이 방식은 빠른 통증 경감효과를 얻고자 할 때 이용할 수 있는 TENS 방식이다. 하지만 일부 환자들은 자극의 강도가 너무 세다고 느껴서 치료의 효과를 볼 수 있을 만큼 충분 한 시간 동안 자극을 참을 수 없는 경우도 있다. 맥동은 고주파로 적용하며(90~130Hz) 맥동 폭도 크다(200s이상). 전류는 환자가 감내할 수 있을 정도이다(더 높아지는 것을 원치 않을 정도의 수준임). 이런 식으로 다른 방식에 비해 환자에게 비교적 높은 에너지가 전달된다. 이 정도의 자극 수준으로는 최대 15~30분 동안 자극을 전달하는 것이 바람직할 것이다. 통증경감 효과는 빨리 나타나고 뚜렷하게 나타난다(Walsh 1997; Sluka와 Walsh 2003).

돌발 모드 TENS

위에서 설명한 바와 같이 이 장치는 전통적인 TENS를 전달하도록 설정되어 있지만 돌발모드가 켜지고 자극 출력이 초당 2~3돌발속도로 중단된다. 자극의 강도는 비교적 강해야 하지만, 짧고 강한 TENS의 경우보다는 높지 않아야 한다(침 TENS의 강도에 더 가까움).

주파수 선택

위에서 여러 방식들에 대해 설명을 했지만 특정한 효과를 얻는데 필요한 특정한 주파수를 찾는 것은 적절치 않을 수도 있다. 모든 사람에게 효과를 발휘하는 한 가지 주파수가 있다면 좋겠지만 연구 결과들을 보면 그럴 가능성은 없는 것으로 보인다. 환자(또는 치료사)는 각자에게 효과적인 주파수를 찾아야 하고 이를 위해 가장 좋은 방법은 자극 주파수 다이얼이나 버튼을 조정해 보는 것이다. 환자에게 다이얼을 그대로 두라고 하는 경우는 최적의 효과를 얻을 가능성이 적다. 이상적인 주파수가 속한 주파수 범위는 위에서 설명한 방법을 이용하여 찾을 수 있다.

자극 강도

암페어(또는 밀리암페어)를 얼마나 적용해야 하는가의 측면에 있어서, 치료 전류의 강도에 대해 설명하는 것은 불가능하다. 강도 관리에 있어서 가장 효과적인 방법은 자극이 가해지는 동안 환자가 느끼는 것과 관련이 있다고 볼 수 있다. 환자가 느끼는 느낌은 치료 때 마다 다를 수 있지만 개별 환자에게 있어서는 상당히 일관되게 적용되는 경향이 있다. 일반적으로 일반적인(높은)TENS에 있어서는, '통증을 유발하지 않으면서 치료적 효과' 를 낼 수 있는 수준을 찾는 것이 효과적일 것이다. 또한 침(낮은)방식(Sluka와 Walsh 2003)의 경우에는 '강하지만 통증은 유발하지 않는' 수준이 효과적일 것이다(그림 18.5).

전극 부착

이 방식에서 최대한의 이익을 얻기 위해서는 적합한 척수 수준(통증에 적합한)에서 자극을 가해야 한다. 이를 위해 가장 많이 이용되는 방법이 전극을 병소의 양 측면 중 한 곳이나 통증 부위에 놓는 방법이다. 전극 부착(electrode placement)과 관련하여 지금까지 여러 가지 방법이 효과가 있는 것으로 밝혔으며 대부분은 적합한 신경근 수준이나 척수 분절을 기준으로 하고 있다.

- 적절한 신경근 자극
- 말초신경(통증에서 먼 곳) 자극
- 운동점(motor point)
  (적절한 신경근 수준에 의해 신경이 분포한 곳) 자극
- 트리거포인트(trigger point)나 침점(acupuncture point) 자극
- 적절한 피절이나 근절, 뼈분절 자극

이 장에서는 특수한 임상 문제에 대한 구체적인 전극 조합방식에 대해 자세히 설명하지는 않을 것이다. TENS에 대한 문헌에서는 전극 설치에 관해 비교적 자세히 다루고 있으며 관심 있는 독자는 참조하기 바란다(Walsh, 1997; Johnson, 2002).

통증의 원인이 불명확하거나 확산성(diffuse)이거나 또는 집중적(intensive)일 경우 두 채널을 동시에 이용할 수 있다. 국소(또는 직접[local]) 통증과 연관 통증을 함께 관리할 때도, 각각의 요소(국소 통증과 연관 통증)에 각각 한 채널씩을 사용하여, 2채널을 적용하는 것이 효과적일 수 있다. 대부분의 표준적인 장비들은 각 채널별로 자극 파라미터를 다르게 설정할 수 없게 되어있지만 일부 장비는 가능한 경우도 있다(예: A채널은 저주파 opioid로 설정, B채널을 고주파 통증관문으로 설정).

간섭전류치료기

간섭전류치료기(interferential therapy, IFT)의 기본

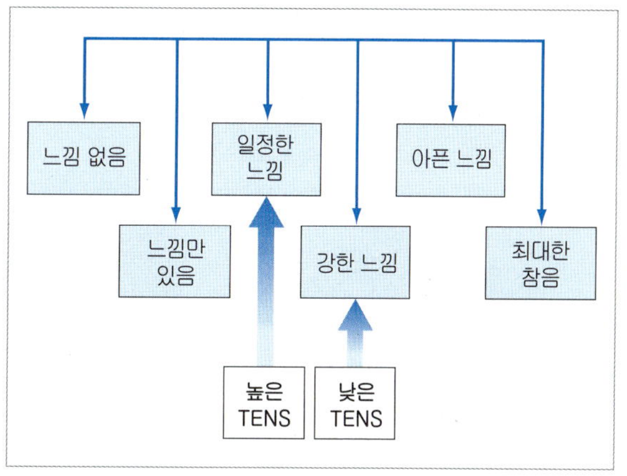

그림 18.5 TENS임상 적용을 위한 자극 강도

원리는 저주파(≤250pps) 전기자극의 강력한 생리적인 효과를 이용하는 것으로서 저주파 자극에서 나타나는 관련 통증이 없다(Palmer&Martin, 2002; Watson, 2000).

간섭전류치료기는 전용의 main-powered(콘센트를 통해 전력을 공급 받는) 간섭장치(그림 18.6)나 휴대용 건전지 구동식 장치, 또는 멀티 모드 장치(여러 가지 치료 모드 중에 간섭전류치료기도 포함하는 장치)를 이용하여 작동된다(그림 18.7)(그림 18.8).

충분한 강도의 저주파 효과를 낼 때는 환자가 상피조직(즉, 피부)에 상당한 불쾌감을 느낄 수도 있다. 이는 자극의 주파수에 역비례하는 피부의 복합 임피던스 때문에 나타나는 현상이다. 자극의 주파수가 낮으면 낮을수록 전류 흐름에 대한 저항은 더 강해지고 이에 따라 불편함을 더 느끼게 된다. 50Hz에서 피부 임피던스는 약 3,200Ω 4,000Hz에서는 약 40Ω으로 줄어든다. 이런 고주파를 적용하면 피부를 더 쉽게 통과하게 되어 더 작은 에너지로도 피부 깊은 곳까지 도달할 수 있게 되어 불쾌감도 줄어들게 된다.

이런 중주파전류를 이용한 조직 자극의 효과(전기의학적 차원에서 중간 정도의 주파수는 1KHz~100KHz이다)는 완전히 밝혀지지 않았다. 효과가 있을 가능성은 있지만 현재까지 자세한 사항은 거의 알려진 바가 없다. 하지만 중주파전류는 신경을 직접적으로 자극하지 않는 것으로 생각된다.

간섭전류치료기는 조직을 동시에 통과하는 이 중주파전류 중 두 가지를 이용한다(이 전류들의 경로가 교차하여 서로 간섭하도록 설정한다). 이런 간섭현상은 저주파 자극의 특징을 나타내는 간섭현상(맥놀이 [beat] 주파수)을 유발한다. 사실상 이런 간섭현상은 저주파 자극을 그대로 흉내내는 것이다.

이런 결과로 인해 나타난 간섭(또는 맥놀이 주파수)의 정확한 주파수는 입력 주파수로 조절할 수 있다. 예를 들어 한 가지 전류가 4,000Hz이고 그 전류에 동반한 다른 전류는 3,900Hz라면 그 결과로 인해 유발된 맥놀이 주파수는 100Hz가 되고 중주파전류 3,950Hz 진폭변조전류(amplitude modulated current)가 반송된다(그림 18.9).

입력전류를 조심스럽게 조절하면 임상적으로 필요한 맥놀이 주파수를 얻을 수 있다. 일반적으로 최신식 장치는 1~150Hz의 맥놀이 주파수를 낼 수 있다(일부는 최대 250Hz까지도 낼 수 있다). 장치에 따라서는 "반송" 주파수를 낼 수도 있다(즉, 4,000Hz 이외의 주파수). 지금까지 나온 근거에 따르면 반송주파수가 클수록 환자는 불편한 느낌을 덜 느끼는 것으로 알려져 있다. 따라서 가능하면 높은 반송 주파수를 선택해야 한다.

전류를 전자적으로 조작하면 2극 간섭전류치료기 자극을 이용할 수 있다. 간섭현상은 조직 내가 아니라 장치 내에서 발생한다. 2전극 방식과 4전극 방식으로 생성된 간섭전류치료기의 효과 사이에는 생리학적 차이가 없는 것으로 알려져 있다. 4극 방식을 이용할 때 가장 중요한 차이는 조직 내에서 간섭현상이 발생한다는 것이고 2극 방식에서는 전류가 미리 변조된다는 점이다. 즉, 간섭현상이 기계장치 내에서 발생한다.

어떤 방식으로 발생되든 치료효과는 저주파 자극(주로 말초신경이 관여한다)에서 유발된다. 저주파 신경자극은 생리학적으로 효과가 있고(TENS및

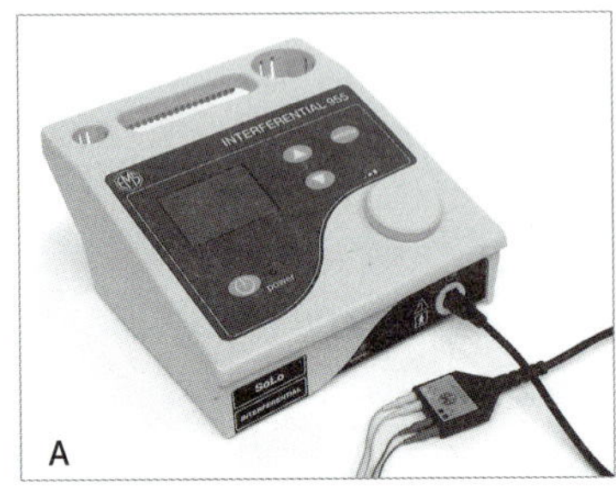

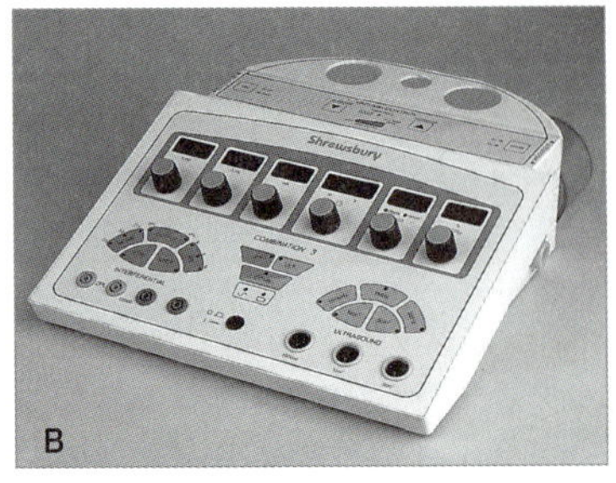

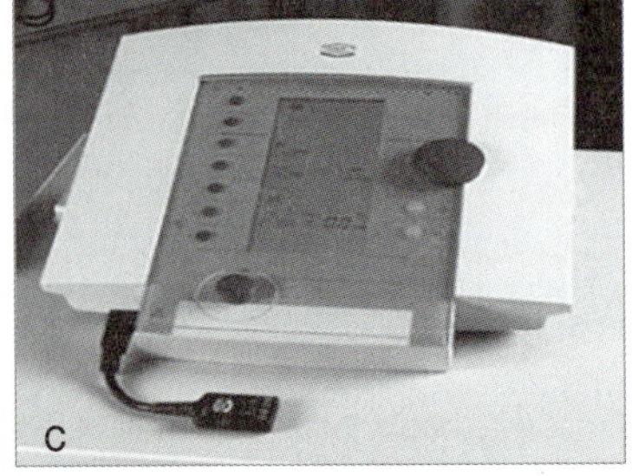

그림 18.6 메인-파워(main-powered) 전용 간섭장치. A: EMS IFT장치, B: shrewbury IFT장치(CME), C: Enraf IFT장치(Mobilis)

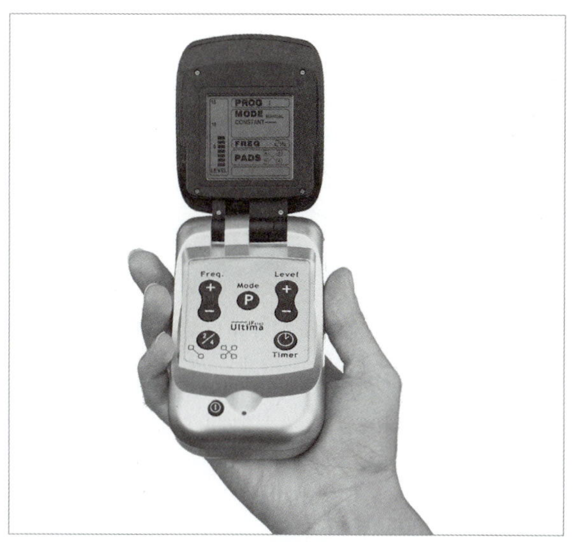

그림 18.7 휴대형(건전지 작동식)IFT장치: 이동식 IFT(Tenscare)

NMES에서와 마찬가지로) 이 점이 간섭전류치료기 중재에 있어서 중요한 개념이다.

주파수 sweep

신경은 지속적인 신호에 적응을 하게 되는데 이런 문제를 극복하기 위해 sweep(또는 점진적으로 변하는 주파수)이 많이 이용된다. Sweep 이용의 원리는 장치에 미리 세팅을 하거나 사용자가 일정 범위의 sweep를 세팅함으로써 효과적인 자극 주파수로 자동적으로 바뀌도록 설정을 하는 것이다. Sweep 범위는 원하는 생리학적 효과에 적합해야 한다(아래 참조). 임상환경에서는 sweep의 범위가 넓으면 효과가 없는 것으로 보고 되고 있다. Sweep 치료의 임상적인 이점은(적응효과 이외의 다른 이익을 말함) 치료 주파수의 범위를 자동적으로 적용할 수 있다는 점이다(Watson, 2000).

Sweep의 패턴은 환자가 받는 자극에 큰 차이를 가져온다. 대부분의 장치는 몇 가지 sweep 패턴이 있지만 이렇게 여러 가지 sweep 패턴을 사용하는 것을 뒷

Key Point

장치에 sweep를 설정할 때는 주의를 요한다. 즉, 일부 장치의 경우 사용자가 실제 최저 및 최고 주파수(예: 90Hz, 130Hz)를 설정하지만 일부 장치의 경우에는 사용자가 최저 주파수는 설정한 다음 sweep을 위해 추가할 주파수 크기를 설정한다(예: 90Hz, 40Hz).

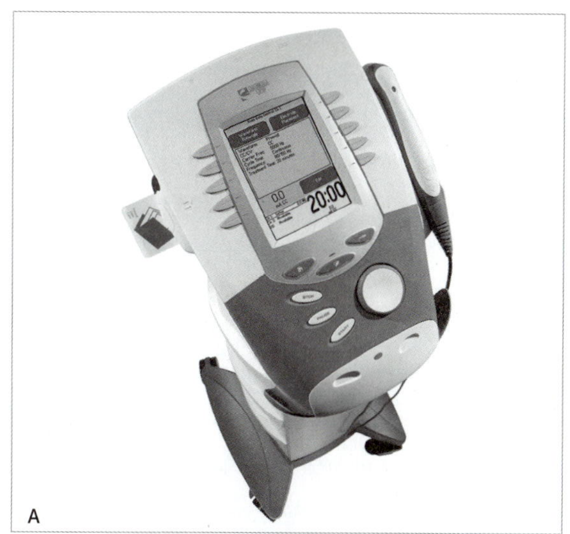

A

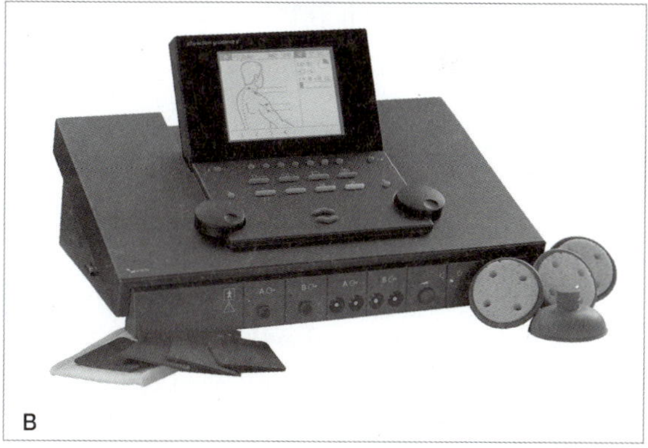

B

그림 18.8 간섭전류치료기를 포함한 multi-mode(다중 모드) 장치. A: Chatanooga Intelect System (SKF), B: Uniphy Guidance(CME)

받침할 만한 증거는 부족한 편이다. 전통적인 '삼각형' sweep 패턴에서는 보통 6초 동안에 걸쳐서 최저 주파수로부터 최고 주파수까지 주파수가 점진적으로 변한다(하지만 일부 장치는 1초 또는 3초도 가능하다). 그림 18.10에서와 같이, 삼각형 sweep 패턴을 이용하여, 90Hz부터 130Hz까지 주파수를 탐색하도록 장치를 설정한다. 최저 주파수와 최고 주파수 사이의 모든 주파수는 동일한 비율로 전달된다.

많은 장치들에서 이와는 다른 sweep 패턴을 생성할 수 있다(예: 장방형(또는 계단형)sweep). 이 방식은 최저 주파수와 최고 주파수를 설정하기는 하지만 장치가 한 가지 주파수로부터 다른 주파수까지 점진적으로 주파수를 바꾸는 대신에 한 가지 주파수에서 다른 주파수로 전환을 한다는 점에서 완전히 다른 자

극 패턴을 나타낸다. 그림 18.11은 90~130Hz의 장방형 sweep를 설정한 효과를 보여 주고 있다.

비록 "수적으로는(numbers)" 동일하게 설정을 했지만 이런 예들 사이에는 뚜렷한 차이점이 있다. 한 가지 방식은 설정된 주파수 범위 전체에서 자극 주파수를 전달 할 수 있고, 다른 방식은 한 주파수에서 다른 주파수로 전환을 하는 것이다. 이런 면에 있어서는 이 두 가지 말고도 다른 것이 많이 있다. 사다리꼴 sweep(그림 18.12)은 이 두 가지 방식을 효과적으로 조합한 형식이다.

현재까지 나온 방식들 중에 유일하게 관련 증거가 있는 sweep 패턴은 삼각형 sweep이다. 다른 패턴도 사용상 안전하기는 하나 임상적으로 효과가 있는지 여부는 증명된 바가 없다.

생리학적 효과와 임상 적용

간섭전류치료기가 일반적인 자극이 아닌 간섭에 의해 자극을 한다는 점에서 특별한 방식으로 작용한다는 주장이 제기된 바 있다. 이런 특별한 효과에 관한 증거는 없지만 말초 신경을 자극할 수 있는 또 다른 수단일 가능성이 높다. 많은 환자들은 간섭전류치료기가 다른 전기자극방식보다 피부에 불편한 느낌을 덜 주기 때문에 간섭전류치료기를 더 선호하는 편이다.

간섭전류치료기를 임상에 적용하는 것은 말초신경자극(주파수)데이터를 근거로 하고 있지만 그런 정보들은 대부분이 다른 전기모달리티 방식에 관한 연구에서 나온 것들이며 그런 데이터를 간섭전류치료기에 적용하는 것은 증명 보다는 가정에 기반을 둔 것이다. TENS나 NMES와 같은 다른 전기모달리티 방식에 비해 간섭전류치료기만을 대상으로 한 연구는 부족한 편이다.

간섭전류치료기를 이용할 수 있는 임상분야는 크게 네 가지가 있다.

- 통증 완화
- 근육 자극
- 국소 혈류 증진
- 부종 감소

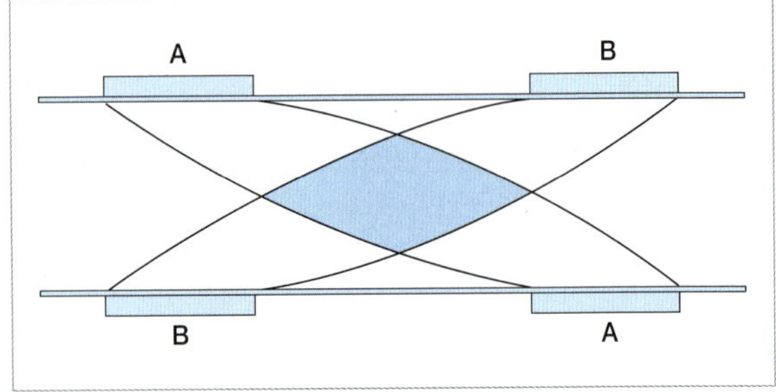

그림 18.9 간섭전류치료기를 포함한 다중모드(multi-mode) 장치. A전류는 4,000Hz이고, B전류는 3,900Hz이다. 간섭전류(맥놀이 주파수)는 입력 전류들 사이의 차이에 있는 중앙 지대에서 생성된다(100Hz임).

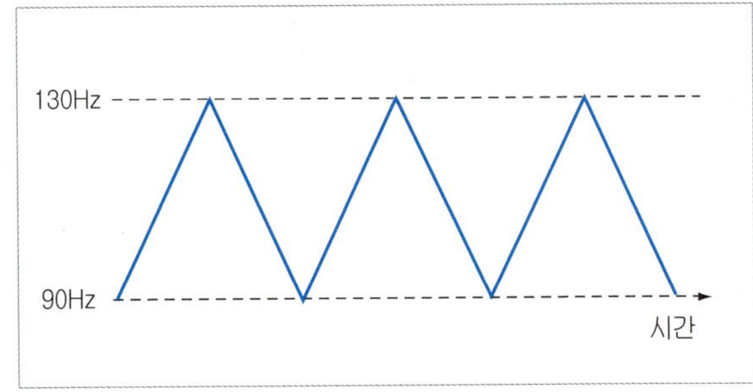

그림 18.10 IFT에서 90~130Hz의 삼각형 주파수 sweep 패턴

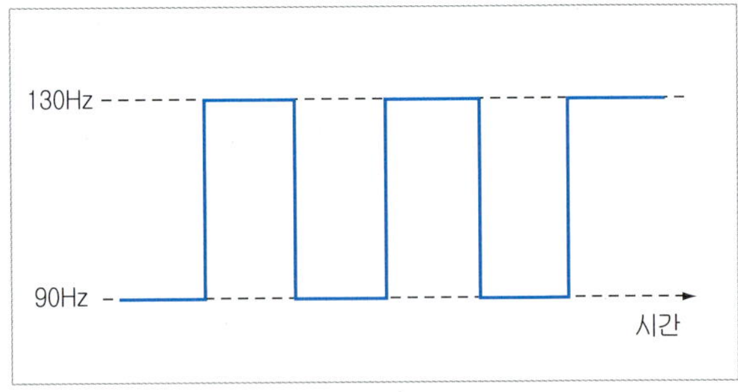

그림 18.11 IFT에서 90~130Hz의 장방형 주파수 sweep패턴

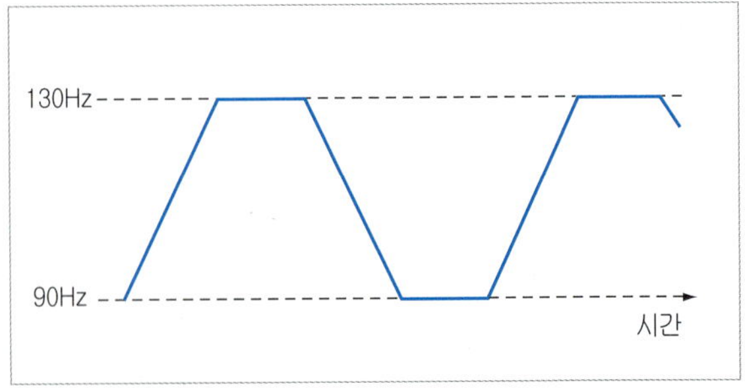

그림 18.12 IFT에서 90~130Hz의 사다리꼴 주파수 sweep패턴

이 밖에도 치유나 복구를 자극하는 역할이 있다는 주장도 있지만 그런 부분은 이 섹션(section)에서는 다루지 않겠다. 간섭전류치료기는 주로 신경에 작용하기 때문에 간섭전류치료기의 가장 강력한 효과는 그런 자극의 직접적인 결과일 가능성이 있다(즉, 통증완화와 근육자극). 다른 효과는 이런 결과에 부수적인 것을 가능성이 있다.

통증 완화

통증 완화의 목적으로 전기적인 자극이 널리 이용되고 있다. 하지만 이런 목적으로 간섭전류치료기를 이용하는 것에 관한 직접적인 연구 결과는 제한적이다. 논리적으로 본다면 통증관문메커니즘을 자극하기 위해 고주파(90~130Hz)를 이용해서 통증을 제거할 수 있을 것이다. 또는 다른 방법으로 저주파(2~5Hz)로 자극을 하여 opioid 메커니즘을 활성화시켜 통증을 어느 정도 경감시킬 수도 있다. 이 두 가지 다른 작용 방식은 생리학적으로 설명할 수 있는데 잠복기가 서로 다르며 효과 지속 시간도 서로 다르다(TENS의 경우). 10~25Hz 주파수로 망상체(reticular formation)를 자극하거나 50Hz로 "C" 섬유 전송을 차단하여 통증을 경감 할 수도 있을 것이다. 후자의 두 가지 메커니즘 모두 간섭전류치료기에 사용할 수 있는 것으로 제안된 바 있지만 어느 범주에 속하는지 증명 된 것은 없다(Palmer와 Martin 2002).

최근에 실시된 여러 건의 연구들(예: Hurley, et al., 2004; Johnson&Tabasam, 2003; Walker, et al., 2006; McManus, et al., 2006; Jorge, et al., 2006)에서는 간섭전류치료기의 통증 경감에 관한 객관적인 근거들이 보고되고 있다.

근육 자극

광범위한 주파수로 운동신경을 자극할 수 있다. 저주파(예: 1Hz)로 자극을 하면 일련의 경련을 유발하지만 50Hz로 자극을 하면 강직성 연축을 유발하게 된다. 현재는, 간섭전류치료기의 "강화(strengthening)" 효과에 관한 증거가 부족하지만 일부 다른 형태의 전기자극에 있어서는 이런 증거가 있으며 Bircan 등(2002)은 연구를 통해 간섭전류치료기에서도 이런 효과가 나타날 가능성에 대하여 시사하고 있다. 현재까지 나와있는 증거들을 근거로 할 때 간섭전류치료기에 의한 수축(contraction)은 능동적인 운동에 의해 유발되는 수축보다 못하지만 외부적인 도움에 의한 수축도 이익이 되는 임상적 상황이 있다. 예를 들면 환자가 필요한 근육 활동에 대해 아는 것을 돕기 위해 간섭전류치료기에 의한 수축이 필요할 수도 있다(과거에 이용되던 surged[급증] Faradism과 비슷하지만, 훨씬 덜 불편하다). 능동적인 운동을 하기가 어려운 환자에서처럼 유용한 수준의 '자발적인 연축' 을 할 수 없는 환자의 경우에도 간섭전류치료기가 도움이 될 수도 있다. 능동적인 운동보다 간섭전류치료기가 더 도움이 된다는 증거는 없다. 치료 파라미터 선택은 원하는 효과에 달려있다. 간섭전류치료기에서 가장 효과적인 운동신경자극 범위는 약 10에서 20Hz인 것으로 사료된다(혹은 25Hz까지).

임상적 수준의 근육수축을 유도하기 위한 방법으로서 간섭전류치료기를 이용할 경우 주의를 기울여야 한다(충분한 전류 강도가 적용되었다고 가정할 때, 자극 기간 동안에 근육이 지속적으로 운동을 하기 때문이다). 피로 점 이상으로 근육을 지속적으로 자극할 수 있으며 적절한 휴식 시간과 함께 자극 시간을 짧게 하는 것이 좋을 수 있다. 일부 간섭전류치료기 장비는 'surged' 자극 모드 기능이 있는데 이 기능은 피로를 최소화 한다는 점에서 이점이 될 수 있다. 이런 surged 중재는 Faradism과 비슷하지만 Faradism보다 더 편하다.

혈류

간섭전류치료기가 국소 혈류의 변화에 미치는 직접적인 효과를 입증해 주는 증거는 많지 않다. 대부분의 연구는 동물이나 증상이 없는 피험자를 대상으로 한 실험을 기반으로 한 것으로서 대부분의 혈류 측정이 실질적이지 못하다(즉, 피부 혈류를 측정했다). 간섭전류치료기가 피부 깊은 곳에서 혈류에 변화를 유발할 수 있는지는 확실치 않다. Noble 등(2000)은 실험을 통해 10~20Hz에서 혈관에 변화가 생긴다는 점을 입증했지만 이런 변화 기전을 명확히 밝히지는 못했다. 자극이 흡입(suction)전극을 통해 전달되었기 때문에 자극의 결과가 전기 자극에 의한 것이라기 보다 흡입에 의한 결과일 수도 있다. 하지만 다른 주파수를 흡입 전극을 통해 전달했을 때 혈류에 큰 변화가 없었다는 점은 이런 생각이 틀렸을 수도 있음을 시사한다. 가장 가능성이 높은 기전은 근육자극효과에 의한 것이다(간섭전류치료기가 근육의 수축을 유발하고 근육 수축은 국소적인 대사적 변화와 그에 따른 혈관 변화를 초래한다). 간섭전류치료기가 교감활동을 억제하는 인자역할을 한다는 이론은 확증된 기전이라기 보다 이론적인 가능성에 가깝다.

현재 보고되어 있는 증거들을 근거로 할 때 간섭전류치료기를 국소혈류를 증가시키기 위한 수단으로 이용하기 위한 가장 좋은 방법은 근육자극모드를 통해 이용하는 것이다. 따라서 10~20Hz 또는 10~25Hz 주파수 sweep 방식이 바람직할 것으로 사료된다.

부종

간섭전류치료기가 조직 내에서 부종 재흡수를 촉진하는데 효과가 있다는 주장이 제기된 바 있다. 하지만 이 역시 증거는 부족하며 간섭전류치료기의 직접적인 효과에 의해 일어날 수 있는 부종 재흡수의 생리적 기전은 아직까지 확실히 증명된 바가 없다. 현재까지 나와 있는 증거의 측면에서 볼 때 임상적으로 바람직한 방법은 간섭전류치료기를 이용하여 국소 근육 수축을 유발시키는 것이다. 이 방법을 국소 혈관 변화와 병행하면 조직액 재흡수를 촉진하는데 효과적일 수 있다. 흡입 전극을 이용하는 것도 도움이 될 수 있지만 이 역시 이런 측면과 관련하여 증명된 바가 없다.

Jarit 등(2003)의 연구에서는 간섭전류치료기군에서 무릎 수술 후에 부종에 변화가 생긴 것으로 증명이 되었지만 Christie와 Willoughby(1990)의 연구에서 골절과 수술 이후에 발목 부종에 큰 도움이 되는지 입증하지 못했다. 현재 구할 수 있는 정보들을 고려할 때 이용한 치료 파라미터가 효용성이 없을 가능성이 있다. 간섭전류치료기가 부종에 영향을 줄 수 있다면 현재까지 나와있는 증거와 생리학적 지식에서는 통증완화(거동을 더 많이 할 수 있게 하는 것)와 근육자극, 국소혈류증가가 모두 함께 할 때 가장 효과가 좋을 것임을 시사하고 있다.

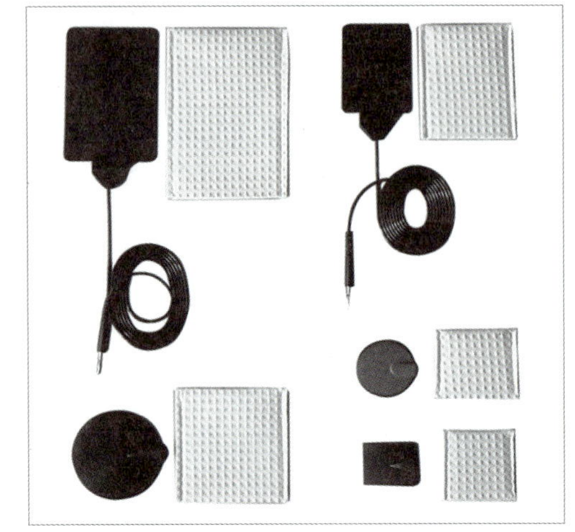

그림 18.13 간섭전류치료기 고무와 스폰지 패드 전극 방식(SKF)

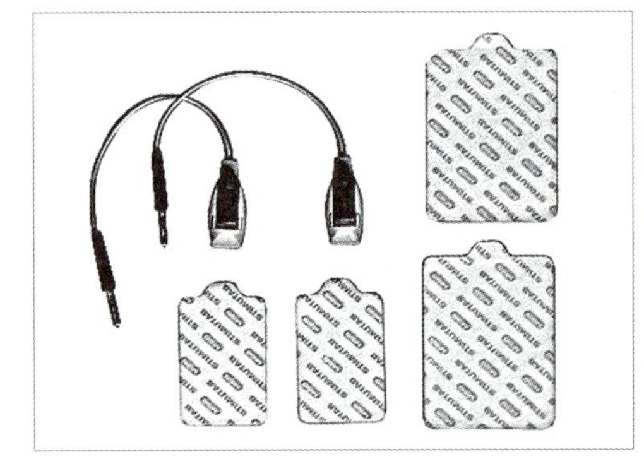

그림 18.14 자기부착식(self-adhesive), 겔처리(pre-gelled) IFT전극(SKF)

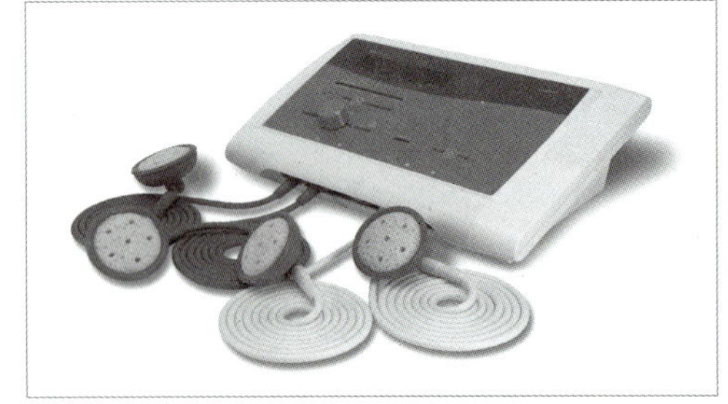

그림 18.15 간섭전류치료기 진공 전극 방식(PhysioMed)

치료 파라미터

몇 가지 서로 다른 전극 방식을 이용하여 자극을 전달할 수 있다(그림 18.13~18.15). 패드형 전극과 스폰지 덮개가 흔히 이용되지만 전기전도성 겔이 효과적인 방법이다.

스폰지는 전류를 골고루 분산시키기 위해 완전히 젖어있어야 한다. 자기-부착형 패드 전극을 이용할 수도 있는데(새로 나온 TENS 전극과 비슷함), 이런 전극을 이용하면 간섭전류치료기를 사용하기가 더 쉽다. 지난 몇 년간 흡입 전극이 이용되어 왔는데 이 전극방식은 특히 견갑대나 몸통 부분, 둔부, 무릎과 같이 신체 중 넓은 면적 부위에 특히 유용하지만, 패드형 전극보다 치료 면에 있어서 더 장점이 많은 것 같지는 않다. 전극자체와 전극커버의 유지관리 및 관련 감염 위험성에 대해 세심한 주의를 기울여야 한다(Lambert, et al., 2000).

전극을 부착할 때는 자극에 필요한 면적을 충분히 포함할 수 있도록 주의를 해야 한다. 경우에 따라서는 특정 조직 면적이 아닌 부위가 긴 치료부위(longitudinal zone)를 자극해야 한다면 2극성 방법이 좋을 수도 있다. 대상 면적에서 교차 효과를 얻을 수 있도록 전극을 부착해야 한다(4극 방식을 이용할 때).

치료 시간은 급성이나 만성 증상의 임상적 파라미터와 목표로 하는 생리학적 효과에 따라 크게 달라진다. 급성 증상에서는 10분 정도로 짧은 치료 시간으로도 효과를 볼 수 있다. 다른 경우에는 20~30분 동안 조직을 자극해야 할 수도 있다. 일차적으로는 치료 시간을 짧게 하는 것이 바람직하다(특히 급성의 경우)(증상이 악화될 수도 있기 때문임). 그 다음 원하는 효과를 얻지 못했거나 부작용이 나타나지 않는다면 시간을 더 늘리면 된다. 치료 효과를 늘리거나 유지하기 위해 치료 용량을 지속적으로 늘려야 한다는 연구 결과는 없다.

근육 자극 방식

역사적으로 볼 때 근육을 수축시키기 위해 하위운동신경자극이 흔히 이용되어 왔다(주로 Faradism의 형식으로 이용되어 왔음). 최근에 와서는 이런 중재를 선호하지 않고 있다. 아직도 이런 방식이 크게 도움이 될 만한 상황은 있지만 그런 목적에서 본다면 임상에서는 간섭전류치료기(특히 surged 모드로 이용하는 것)가 더 효과가 좋을 것이다.

휴대형 또는 메인-파워(main-powered, 콘센트에 연결하여 전원을 공급받음) 근육 자극기 이용이 크게 늘었는데 이런 방식은 Faradism을 대체한 현대적인 방식이라고 볼 수 있다. 그림 18.16은 건전지 작동식 전용 장치와 다중모드(multimodal) 메인-파워 장치의 예를 보여 주고 있다.

운동신경을 자극해서 근육 활동이나 수축을 유발하기 위한 목적의 여러종류의 chronic(단기간이 아님을 의미함) 전기자극 장치가 나오고 있다. 이런 방식의 치료형태는 여러 가지 이름으로 불리지만 신경근전기자극(NMES), chronic NMES, 신경근자극(NMS)이 가장 많이 이용되고 있다. NMES라는 이름이 일반적으로 더 많이 쓰이고 있는 것 같다.

이런 유형의 방식들로 자극을 하면 강도나 지구력, 기능을 향상시킬 수 있다는 증거가 많이 나오고 있다. 대부분의 초창기 연구들은 실험실에서 이루어지거나 운동선수들을 대상으로 이루어졌다(일반적인 환자군을 대상으로 하지 않았음). 하지만 최근에 나온 논문들에 따르면 환자군에서도 상당한 도움이 되는 것으로 입증이 되었다. 예를 들어 말초근육 조직을 강화(Callaghan&Oldham, 2004; Lyons, et al., 2005; Stevens, et al., 2004; Talbot, et al., 2003)시킨다거나 뇌졸중 환자에서 어깨 문제를 다룬다거나(Ada&Foongcho mcheay, 2002; Chantraine, et al., 1999), COPD/심장 환자(Neder, et al., 202; Vivodtzev, et al., 2006; Zanotti, et al., 2003), 기타 다양한 형태의 요실금에서(Amaro, er al., 2003; Barroso, et al., 2004; Indrekvam, et al., 2001) 도움이 되는 것으로 입증이 되었다. 이런 중재 분야에 관한 참조할 만한 리뷰가 McDonough(2002), Robertson 등(2006), Lake(1992)의 연구 논문에 있다.

소위 기능적 전기자극(FES)이라는 방식은 신경근육을 기반으로 하는 자극을 세분화한 것이라고 볼 수 있다. 이 전기치료 방식에서는 자극의 목적이 환자의 기능적 활동성 측면을 강화하기 위한 근육 활동 제어에 있다. 이 방식의 적용 범위는 빠르게 확대되고 있

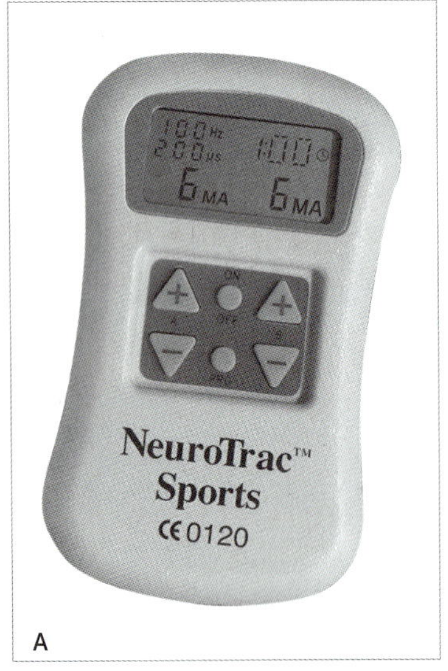

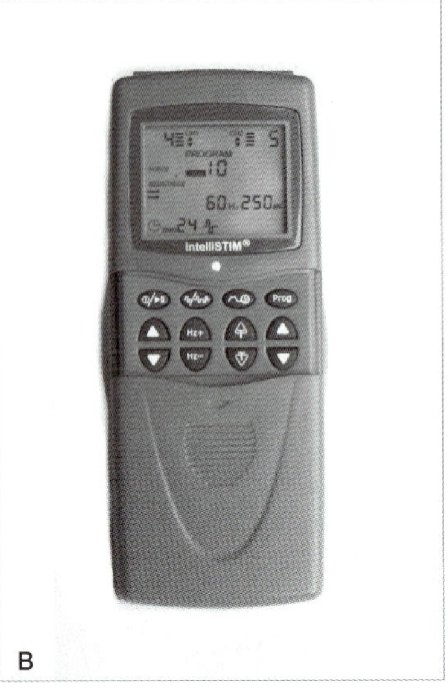

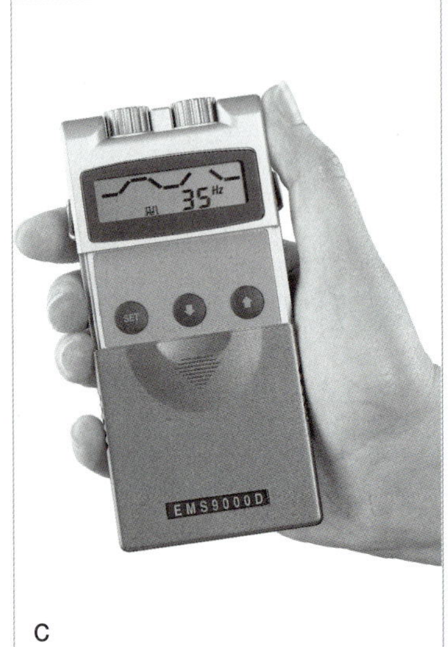

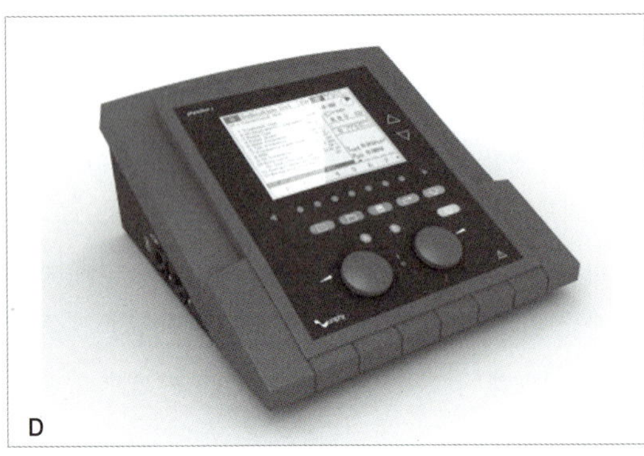

그림 18.16 A부터 C까지는 건전지 방식(휴대형) 근육 자극기 D의 경우 멀티모드 메인-파워 장치로서 근육 자극 전류를 전달한다. A: NeuroTrac Sports(SKF), **B**: IntelliSTIM(Nature Gate), **C**: DigiStim(PhysioMed), D: Phyaction Multimodal system(CME).

는데 특히 최근에는 컴퓨터로 자극을 제어하는 기술이 나옴에 따라 그 적용 범위가 빠르게 늘고 있다. 그 중에서도 가장 빨리 성공적으로 적용된 분야는 Dropped foot 자극기(Taylor, et al., 1999; Sheffler, et al., 2006)인데 이 방식은 전경골신경(anterior tibial nerve) 시뮬레이션을 이용하여 보행 중의 유각기(swing) 단계에서 환자가 발목을 배측 굴곡이 가능하도록 돕는다(대부분 뇌졸중 환자에서 이용됨)(그림 18.17). 최근에 나온 장비들은 다양한 종류의 발 스위치나 압력 감응장치가 있어서 보행 주기(gait cycle) 중 필요한 부분에서 능동적으로 자극을 가할 수 있다. 다른 종류의 FES로는 하반신마비(praplegic)환자가 일어서는 동작이나 전체 보행활동(gross walking activity)을 돕는 것을 들 수 있는데 이 역시 컴퓨터를 이용한 제어 방식으로 상당한 도움을 얻을 수 있다.

다른 종류의 전기 자극기

전기치료 분야 중에서도 전기자극기 종류만큼이나 매해 많은 신제품들 이 쏟아져 나온다. 전기자극기 중 상당수는 앞 섹션(section)에서 설명한 3가지 형태(TENS, 간섭전류치료기, NMES)를 기반으로 하고 있지만 좀 다른 형태의 자극을 전달하는 장치도 있고 어떤 장치는 이 세가지 방식에서 크게 벗어나지 않는 것도 있다(이 세가지 형태를 조합한 것도 있다). 임상에서 이용되는 다른 전기자극방식의 예는 다음과 같다:

- Russian 자극: 근육 자극을 위해 주로 돌발-변조된 중주파전류가 사용된다.
- H파 요법: 통증 경감과 부종 완화를 위해 쌍 맥동 저주파(twin-pluse low-frequency) 자극을 이용한다.
- 역동전류(diadynamic current): 통증 경감과 근육 자극을 위해 정류된 저주파 자극이나 변조된(modulated) 저주파 자극을 이용한다.

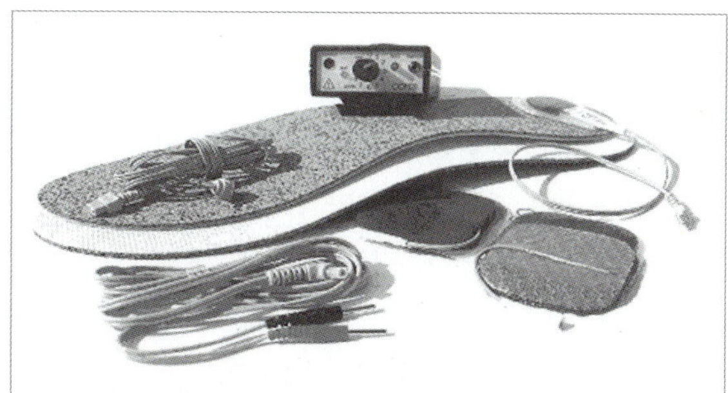

그림 18.17 Odstock dropped foot 자극기. The Salisbury ODFS111자극기, 내부 깔창(soles), 발 스위치, 전극 패드, 전선. 이 자극기는 1채널 장치로서 보행을 돕기 위해 만들어진 것이다(영국의 the Department of Clinical Science and Engineering, Salisbury District Hospital 제공).

- 이온도입치료(iontophoresis): 피부에서 화학 물질의 이동을 촉진하기 위해 DC또는 맥동 DC를 이용한다.

또한 병용치료에서는 초음파와 간섭전류치료기를 동시에 전달하여 두 가지 방식의 효과를 모두 달성한다. 하지만 이런 병용방식으로 부가적인 효과를 얻을 수 있다는 증거는 없다. 초음파를 다른 전기자극 모드(예: Diadynamic 전류)와 병용하는 경우도 간혹 있다.

미세전류치료(microcurrent therapy)도 설명해 둘 만한 가치가 있는 방식이다. 미세전류치료는 조직의 생물전기(bioelectric)환경에 작용하기 보다는 신경을 자극하기 위한 치료법이기 때문에 조직 복구 측면에서 일차적인 효과를 나타낸다(Watson, 2006b). 이 치료 방식에서는 진폭이 매우 낮은 맥동 직류 또는 연속적인 직류가 전달되는데(사실상, 마이크로암페어 범위임)환자의 관점에서는 느낄 수 없는 수준이다. 이 치료 방식은 몇 가지 임상 분야에서 효과가 있는 것으로 이미 입증이 되었는데 특히 골절 회복(Ciombor& Aaron, 2005; Simonis, et al., 2003)이나 개방창(Evans 등 2001; Watson, 1996, 2002b) 치유에 효과적인 것으로 알려져 있다. 연조직 복구에 관한 연구는 현재 진행 중에 있는데 앞으로 큰 가능성을 내포하고 있다.

이 장에서 모든 가능한 조합과 변형된 방식들을 다 설명하기는 불가능하다. 관심 있는 독자는 이 분야의 주요 교재들을 조사 해 보거나(Robertson, et al., 2006; Kitchen, 2002a), 최근에 나온 문헌을 읽어보거나(이런 새로운 장치들의 효능에 관한 구체적인 연구는 아직 발표된 것이 없다) 웹 기반의 자료를 이용해 볼 수 있다(다른 웹 기반 자료들과 마찬가지로, 정보의 수용에 있어서 독자의 신중한 판단과 선택이 요구된다).

열 모달리티

개요

열을 기반으로 한 치료법은 구식에 비효과적이란 인식 때문에 과거에 비해 요즘에는 덜 이용되는 편이다. 열을 신체 조직에 적용하면 상당한 생리학적 효과가 유발된다는 점은 분명하다(Lehmann, 1982; Michlovitz, 1996; Kitchen, 2002a). 타당한 이유가 있고 적절한 형태의 열 에너지(접촉 방식이나 전도 방식)를 사용 한다면 치료법으로서 유용할 수 있다.

열 치료법의 일반적인 원리

열 전달의 일반적인 원리는 일반 교과서에서도 상세히 다루고 있기 때문에 여기에서는 간략한 소개만 할 것이다. 열 에너지는 복사열 열원(적외선)을 이용하거나 전자기 에너지를 이용하여 접촉 방식(hydrocollator 또는 핫팩, 왁스 치료)으로 전달을 할 수 있다. 전달된 열이 조직에 흡수되면 열이 발생한다(예: 단파나 마이크로파 치료).

일부 방식(예: 레이저나 초음파)은 충분한 양으로 적용할 때 가열 효과를 내지만, 임상에서 "비열적인(non-thermal) 수준"으로 적용했을 때 더 효과적인 것으로 생각된다.

가열 요법의 치료 효과

같은 내용을 다음 섹션(section)에서 다시 설명하지 않아도 일반적인 용어를 이용하여 조직 가열의 효과를 잘 설명할 수 있다. 조직 가열의 효과는 전문 교재에서 훨씬 더 자세히 설명하고 있지만(Lehmann, 1982; Kitchen, 2002a; Michlovitz, 1996) 쉽게 찾아 볼 수 있도록 다음과 같이 요약을 해 두었다. 여기에 나온 효과들은 전신적인 효과이기 보다는 국소적인 효과들이다. 전신적인 효과는 열을 이용한 치료법에 있어서 대개 작은 편에 속하며, 위에서 설명한 바와 같이 전문 교재에서 자세히 설명하고 있다.

조직 가열의 효과는 다음과 같다:

- 세포/조직의 대사 활동 증가
- 국소혈류 증가(부피)
- 콜라겐 신장성(extensibility) 증가
- 국소 근육 긴장 감소
- 통증 지각 감소
- 조직 치유 속도 증가 가능성(이차적인 효과)

적외선

적외선(IRR)은 현대 열 치료에서 많이 이용되지 않는 열 방식 중에 하나이다. 광원은 발광원(적외선과 가시 적색선[visible red radiation]이 함께 있는 것)이나 비발광원(적외선 만 있음)을 이용하여 전달하게 된다. 어떤 것을 이용하던 전자기 에너지의 유효 투과 깊이는 기껏해야 1~1.5mm이다. 따라서 이 방식은 매우 표면적인 가열 방식이다. 표면 조직에서만 열이 발생하더라도 많은 감각 신경종말이 이런 조직들에 있기 때문에 통증 경감측면에서의 효과는 상당한 편이다. 이런 조직들이 자극을 받으면 통증관문메커니즘을 통해 통증을 완화시키는데 이용할 수 있다. 더 나아가 표면 조직을 가열하면 국소적인 혈류가 증가하게 된다. 국소 혈류가 증가하면 염증 대사산물 흡수가 증가하고 국소 근육 경련이 감소하며 부종의 재흡수를 촉진하고 대사적 자극을 통해 조직 복구를 증진하여 통증이 감소할 수 있다. 이런 효과가 임상적인 가치를 가질 정도로 충분한 크기인지에 관해서는 이견이 있지만 확실한 점은 이런 표면적 열을 국소적으로 가하면 통증이 경감되고 환자들도 통증이 경감되었다는 보고를 자주 한다는 것이다(Kitchen& Partridge, 1991; Kitchen, 2002a).

왁스치료

적외선 치료과 마찬가지로 왁스치료도 과거에 비해 그 이용이 많이 감소한 편이다. 하지만 아직도 특수한 용도로 사용할 수 있는데 특히 손 치료나 말초신경병변 재활에 이용되고 있다(Brosseau, et al., 2002).

대체로, 녹인 왁스를 "dunk(담그기)" 기법을 이용하여 치료 대상 부위에 적용하게 되는데 예를 들어 손이나 발을 녹인 왁스(섭씨 약 45~50도)가 담긴 욕조에 반복적으로 담근다. 다시 왁스에 담그기 전에 이전에 묻은 왁스를 잠깐 동안 식히는 과정이 포함된다. 다른 방법으로는 붕대를 이용하거나 왁스를 퍼서 치료 대상 부위에 바르는 방법도 있다.

왁스가 굳어감에 따라 열에너지가 방출되고(잠복열), 방출된 열은 표면 조직으로 전달된다. 조직의 온도는 최대 2cm깊이까지 섭씨 3~4도 올라갈 수 있으며 그 결과로서 적외선치료에 비해 더 깊은 곳까지 치료하는 효과를 내게 된다. 직접적인 가열 효과 말고도 표면 조직에서 나오는 열 에너지의 전도로 인해 깊은 곳의 조직까지 가열 된다는 주장도 있다. 피부에 바른 왁스에는 여러 종류의 오일이 함유되어 있으며 이런 오일들은 피부 증상을 개선하고 운동치료나 마사지치료(왁스치료 후에 대개 마사지치료가 따른다)에 도움이 된다는 측면에서 유익한 효과를 발휘한다.

핫 팩을 이용하거나 뜨거운 물에 담그는 방법으로도 조직 내에 이와 비슷한 가열 효과를 줄 수 있다는 주장이 있지만 많은 환자들이 왁스를 이용한 치료법이 더 도움이 된다고 생각하며 다른 가열 방식보다 왁스를 이용한 치료법을 더 선호하고 있다. 특히 장기적이거나 만성적인 증상을 갖고 있는 환자나 저등급(low grade) 만성 염증 증상이나 비급성 퇴행성 관절 문제를 갖고 있는 환자들일수록, 왁스 방식이 더 도움이 된다고 생각을 하고 왁스 방식을 더 선호하는 편이다.

자세한 사항은 일반적인 전기치료 교재나 열치료 교재에서 볼 수 있다(Robertson, et al., 2006; Kitchen, 2002a; Lehmann, 1982; Michlovitz, 1996).

핫 팩

치료에 이용되는 핫 팩은 여러 가지 이름으로 불리고 있지만 주로 hydrocollator 팩이나 핫 팩으로 불리고 있다. 이런 식으로 적용되는 열을 "습(moist)" 열이라

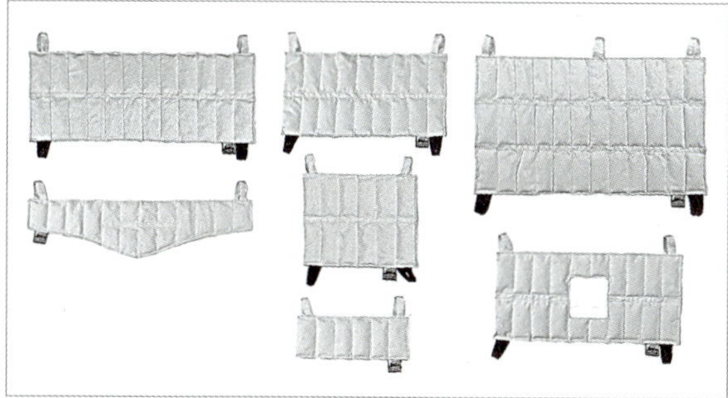

그림 18.18 다양한 형태의 hydrocollator 치료 팩(physioMed)

고 부르는 경우가 가끔 있다(팩을 치료에 적합한 온도까지 데우기 위해 섭씨 70도 정도의 뜨거운 물에 담그기 때문이 이렇게 부른다). 팩(그림 18.18)을 환자의 피부에 대기 전에 타월로 감싸는 게 보통이다. 피부 표면에 닿는 팩 부분의 온도는 타월의 단열성(필수적인 조건임) 때문에 섭씨 70도 보다 훨씬 낮다.

Key Point

핫 팩을 피부 표면에 직접 사용해서는 안 된다.

핫 팩 치료와 관련하여 상승한 조직 온도는 치료적 범위 내에서 변화를 유발하기에 충분하며(Lehmann, 1982), 최소한 2~3cm 깊이까지 충분히 가열할 정도로 임상적 가치를 갖고 있다.

치료 지속 시간은 15~20분 정도면 임상적인 효과를 낼 수 있으며, 조직의 온도가 상승하면 다른 열 방식에서와 마찬가지의 효과를 내게 된다.

단파투열과 극초단파초열

최근에는 연속적 단파투열(shortwave diathermy, SWD)과 극초단파초열(microwave diathermy, MWD)이 임상에서 그 인기가 상당히 감소한 편이다(Pope, et al., 1995). 최근 실시된 조사 결과를 보면 영국 내에서는 마이크로파 투열을 거의 사용하지 않고 있으며 마이크로파 투열 장비를 갖춘 곳도 거의 없는 것으로 나타났다. 연속 단파도 과거에는 많이 이용되었으나 현재는 임상에서 사용도가 줄었다. 하지만 연속 단파 투열 장비를 갖춘 곳은 많이 있다(Al Mandeel& Watson, 2006).

두 가지 방식 모두 전자기 에너지를 조직 내로 전달하여 조직을 가열하며 분자 활동의 증가로 인해 조직의 온도가 증가한다. 이 두 가지 방식은 간접적인 가열 방식이다(앞서 설명한 전도형 가열 방식과는 대조적이다).

단파투열은 고주파(약 27MHz) 전자기 에너지를 이용하는데, 축전판(capacitor plate)유형의 전극이나 모노도자(monode applicator) 또는 드럼도자(drum applicator)를 이용하여 에너지를 전달한다. 이런 전극 유형은 동일한 치료 장치에 부착되어 있어도, 열을 발생시키는 방법은 약간 다르다. 또한, 열이 발생하는 조직의 종류도 근본적으로 다르다는 점이 중요하다.

관심 있는 독자는 전기치료 교재에서 자세한 내용을 참조할 수 있지만 여기에서도 간략히 설명을 하겠다. 축전판(capacitor plate)을 이용하면 고주파 에너지가 조직에 전달되고(정전기), 이 에너지는 주로 임피던스가 높은 조직에서 소실된다. 따라서 가열 효과 중 상당 비율이 피부, 지방 및 기타 "단열성"의 표면 조직에서 발생한다. 이런 방법이 깊은 곳을 가열하는 방식이라는 주장은 이론의 여지가 있으며, 최근의 임상적 이용현실을 감안할 때, 더 이상 맞지 않다고 볼 수 있다.

다른 방법에서는 모노도자나 드럼도자(맥동 단파에 따라)를 이용한다. 이런 종류의 도자(applicator)로부터 전달되는 에너지는 사실상 전자기(정전기와 대조적)장으로서, 고주파에서 진동한다. 전달된 에너지는 주로 임피던스가 낮은 조직에서 흡수되고(예: 수분 함량이 많은 근육이나 신경, 조직), 이 부분에서 상당한 가열 효과가 나타난다.

임상환경에서 조직을 가열할 목적으로 연속단파를 이용할 때는, 가열되는 주된 조직이 피부나 표면의 지방층이 아닌 한, 일반적으로 모노도자나 드럼도자를 이용해야 한다.

비열모달리티

개요

최근에 여러 가지 전기치료 모달리티의 "비열적인 방식" 에 의한 주된 작용 가능성에 대해 많이 논란이 있었다. 치료적 효과를 내기 위해 실제로 조직을 가열할 만한 수준의 에너지를 반드시 제공해야만 할 필요는 없다는 주장을 뒷받침하는 증거들이 많이 나오고 있다. 초음파치료이나 단파, 레이저, 마이크로파 치료와과 같은 방식은 (충분히 낮은 강도로 이용할 때)인지할 만한 수준의 열적인 변화를 유발하지 않고도 상당한 임상적 효과를 낼 수 있는 것으로 사료된다. 에너지가 신체에 전달되어 충분한 양이 흡수되면 열 효과가 발생하기 때문에 이런 문제는 쉬운 문제가 아니다. "비열(non-thermal)" 이란 임상 용어는 일반적으로 환자나 의사 모두 상당한 열적 변화를 감지할 수 없다는 것을 의미한다.

여러 저자들이 과도하게 가열을 하지 않고 조직을 자극하여 얻는 치료적 이익이 많은 상황에서 유리하다고 주장을 했다(Watson, 2000; 2006a; Kitchen& Dyson, 2002). 이는 치료 수단으로서의 가열 작용이 갖는 치료적 이익을 깎아 내리려는 의도가 아니라 비열적인 측면을 더하기 위한 것이다. 확실한 점은 이 섹션에서 알아본 모든 방식들이(충분한 수준으로 적용했을 때) 상당한 열을 발생시킬 수 있다는 점이다. 이런 이용 방식은 위에서 설명한 바와 같이 임상적 측면에서 비열적인 모드이다.

치료용 초음파

초음파(ultrasound, US)치료법은 많은 나라에서 가장 많이 이용되는 전기생리적 치료법 중 하나이다. 초음파 치료 장비에는 mains-powered방식이나 건전지식 모두 있다. 이 밖에도 다기능 전기치료장비에 초음파가 한 가지 모드가 들어가 있는 경우도 흔하다(그림 18.19).

초음파는 기계적(진동)에너지이며 증가되는 주파수의 진동은 소리 에너지로 알려져 있다. 정상적인 사람의 소리의 범위는 16Hz에서부터 15,000Hz~20,000Hz까지이다. 이 상한선 너머의 기계적 진동이 초음파이다. 치료에 이용되는 주파수들은 일반적으로 1.0에서 3.0MHz 사이에 있으며(1MHz는 초당 1백만 주기임) 인간의 가청 범위 밖에 있다. 일부 치료 장비는 주파수의 범위가 다르다: 예를 들면, 킬로헤르츠 범위[48kHz, 150KHz]에서 작동되는 1.5MHz, 0.75MHz, 장파 초음파 장비). 이 섹션에서는 장파 초음파의 효과에 대해서는 다루지 않을 것이며 전통적인 초음파에 초점을 맞출 것이다.

음파는 종파(longitudinal wave)로서 밀(compression) 지대와 소(rarefacion)지대(합쳐서 "소밀" 이라고 보통 부름)로 구성되어 있다. 물질의 입자가 음파에 노출되면 정점(fixed point)에서 진동을 한다. 조직 내의 분자의 진동이 증가하면 열이 발생하게 되는데 조직 내의 열 변화를 일으키기 위해 초음파를 이용할 수 있지만 요즘 치료법에 이용되는 초음파에서는 이런 현상에 초점을 두지 않고 있다(Baker, et al., 2001; ter Haar, 1999; Nussbaum, 1997; Watson, 2000).

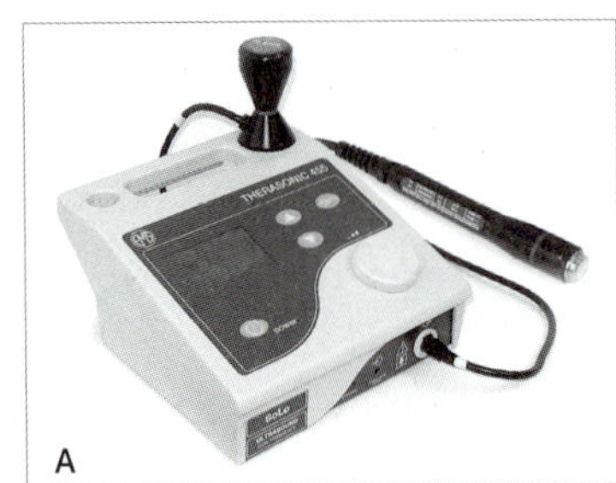

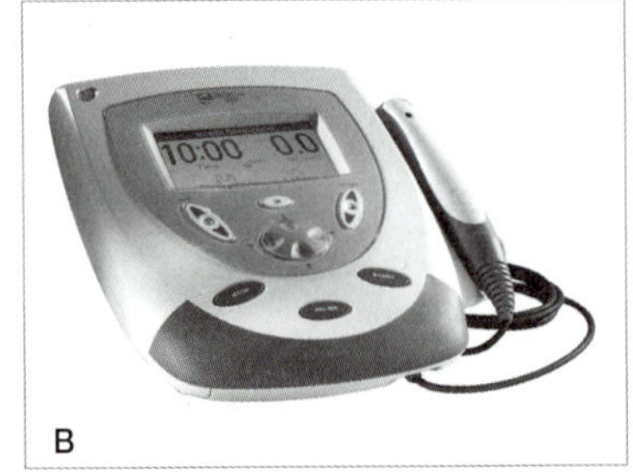

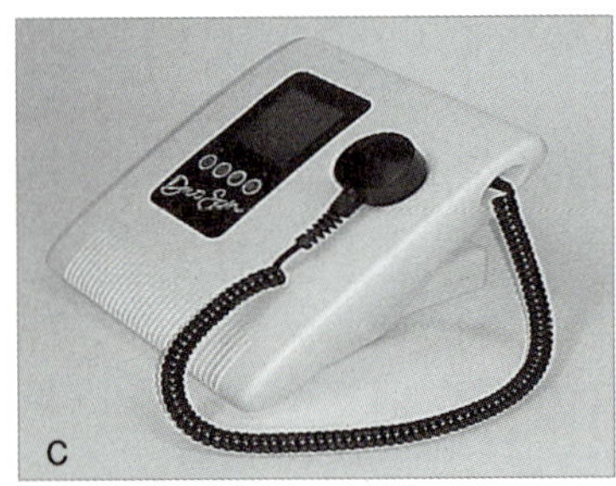

그림 18.19 임상 초음파 치료 장비의 예. A: EMS US 장비, B: Chatanooga 휴대형 US장비(SKF), C: 장파(long-wave) US장비(orthosonics)

열 변화 이외에도 조직의 진동이 비열적인 효과를 내기도 하지만(다른 방식에서도 마찬가지임) 크지는 않더라도 열적인 요소는 반드시 있다. 초음파가 물질(조직)을 통과하면 에너지가 물질에 전달되면서 파(wave)내의 에너지 준위(level)는 감소한다.

조직을 통한 초음파 전송

모든 물질(조직)은 음파의 통행에 대해 임피던스를 갖는다. 한 조직의 특정한 임피던스는 그 조직의 밀도와 탄성에 의해 결정된다. 한 매질로부터 다른 매질로 에너지를 최대한 전송하기 위해서는, 두 매질의 임피던스가 가능한 한 서로 비슷해야 한다. 경계선 상의 임피던스가 크면 클수록 더 많이 반사되고 따라서 전송되는 에너지 양도 더 작아진다. 임피던스의 차이는 강철과 공기의 경계면에서 가장 큰데 초음파가 조직에 도달하기 위해 극복해야 하는 첫 번째 문제이다.

이런 차이를 최소화하기 위해 적절한 결합(coupling)매질을 이용해야 한다. 변환기(transducer)와 피부 사이에 아주 작은 공기층만 있어도 초음파의 반사율은 99.998%에 달하게 된다. 이렇게 되면 사실상 전송이 일어나지 않는다.

이런 맥락에서 이용되는 결합 매질에는 물이나 다양한 종류의 오일, 크림, 겔이 있다. 결합 매질은, 빈 공간들을 모두 채울 수 있도록 유동성이 있고, 비교적 점성이 있어서 움직이지 않고 제자리에 머물 수 있으며, 연결된 매질에 적합한 임피던스를 갖고, 초음파 전송 시 흡수나 감쇠 또는 변동을 최소화 할 수 있는 것이 이상적이다. 현재는 겔을 이용한 매질이 오일이나 크림 매질보다 더 나은 것으로 사료된다. 물도 매질로서는 좋지만 위에서 설명한 점성 측면의 기준에는 못 미친다. 임상에서 흔히 사용되고 있는 겔들은 실질적인(임상적인)차이가 없다(Poltawski&Watson, 2007).

흡수 및 감쇠

초음파에너지는 지수함수적인 패턴으로 흡수된다. 즉, 깊은 조직에서보다 표면 조직에서 더 많이 흡수된다. 에너지가 효과를 내려면 반드시 흡수가 되어야 하며 어떤 효과를 얻기 위해 적용한 초음파의 용량과 관련하여 특정 지점에서는 반드시 이런 점을 고려해야 한다. 흡수(투과)가 지수함수적이기 때문에 이론상 모든 에너지가 흡수되는 지점은 없지만, 치료효과를 내기에 초음파 에너지 준위가 부족한 지점이 분명히 있다. 초음파 빔이 조직 내를 깊이 투과하여 들어갈수록 흡수되는 에너지의 비율이 더 커지므로 치료 효과를 달성하는데 필요한 에너지는 더 부족해진다. 초음파와 관련하여 반가(half-value) 깊이를 인용하는 경우가 자주 있는데 반가깊이는 표면 에너지의 절반이 남아있는 '조직의 깊이' 를 나타낸다.

개별 환자에서 각 조직층의 깊이를 알아내는 것은 어렵기 때문에 각 주파수에 대해 평균적인 반가깊이를 이용하게 된다. 흔히 사용되는 초음파 주파수의 평균적인 반가깊이는 다음과 같다.

- 3MHz = 2.0cm
- 1MHz = 4.0cm

표 18.1은 조직의 여러 가지 깊이에서 남아있는 초음파 에너지의 추정치를 나타내고 있다. 깊은 곳에서 특정한 초음파 강도를 얻고자 하면, 표면 층에 가까운 조직에서 흡수되는 에너지의 비율을 반드시 감안해야 한다. 이 표는 흔히 이용되는 두 가지 주파수에 있어서 일반적인 조직에서의 대략적인 에너지 준위 감소치를 나타내고 있다.

초음파의 투과(또는 전송)는 조직의 종류에 따라 다르기 때문에 어떤 조직이 다른 조직보다 초음파를 더 많이 흡수하는 것은 분명하다. 일반적으로 단백질 함량이 높은 조직일수록 초음파를 더 많이 흡수한다. 따라서 수분 함량이 많고 단백질 함량이 낮은 조직(예: 혈액과 지방)은 초음파 에너지를 적게 흡수하지만 수분 함량이 적고 단백질 함량이 높은 조직은 초음파를 훨씬 더 효과적으로 흡수한다. 따라서 조직을

표 18.1 평균 반(half-value)가 데이터를 기준으로한 여러 '조직 깊이' 에서의 초음파 강도

깊이(cm)	3MHz	1MHz
2	50%	
4	25%	50%
6		
8		25%

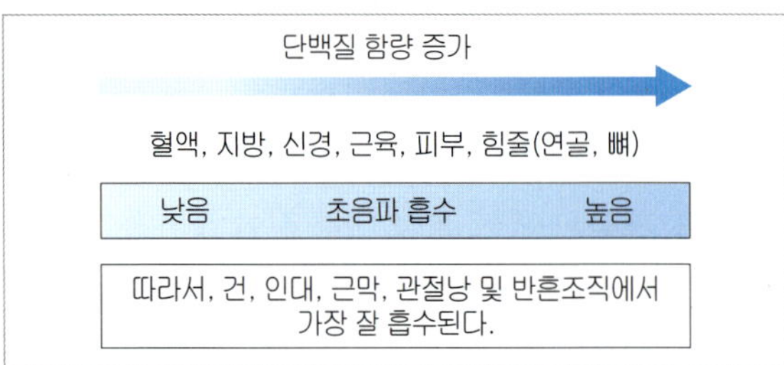

그림 18.20 여러 조직에서의 초음파 흡수

조직의 흡수도에 따라 등급을 정해야 한다는 주장이 제기된 바 있다(그림 18.20).

연골과 뼈는 이 등급(scale)에서 맨 위에 있지만 파동 반사와 관련된 문제들을 보면 이 조직들에 닿는 초음파 에너지의 대부분이 반사될 것이란 것을 알 수 있다. 임상실무의 측면에서 가장 흡수가 잘되는 조직은 콜라겐 함량이 높은 조직이다(인대, 힘줄, 근막, 관절낭, 흉터 조직[Watson, 2000; ter Haar, 1999; Nussbaum 1998; Frizzel&Dunn, 1982]).

에너지 흡수 능력이 작은 조직에 치료 목적의 초음파를 적용하는 것은 흡수도가 더 높은 물질에 초음파 에너지를 적용하는 것보다 효과가 클 가능성이 적다. 이런 중재술의 비효율성에 관한 증거가 최근에 Wilkin 등(2004)의 연구에서 나왔다. 반면, 흡수도가 높은 조직에 초음파 에너지를 적용하면 더 효과가 좋을 것이다(Sparrow, et al., 2005; Leung, et al., 2004).

맥동 초음파

대부분의 장비는 맥동 초음파 출력 기능이 있다. 일반적인 맥동 형식은 1:1이나 1:4이지만, 다른 형식도 이용할 수 있다. 1:1모드에서는, 2ms 동안 출력이 일어나고 2ms 동안 휴지기가 따른다. 1:4모드에서는, 2ms동안 출력이 일어나고 8ms의 휴지기가 따른다. 맥동 초음파의 효과는 잘 입증되어 있고, 특히 급성 병소에 대한 치료에서 이런 종류의 출력을 이용하는 것이 좋다. 듀티사이클(duty cycle, 장비가 출력 작동을 하는 시간 비율)은 1:1모드의 경우 50%, 1:4모드의 경우 20%이다. 표 18.2는 맥동 비와 듀티사이클(비율로 나타냄)을 나타낸 것이다.

표 18.2 임상 초음파 장비에 있어서 맥동 비와 그에 상응하는 duty cycle 백분율

모드맥동	비	Duty cycle
연속		100%
맥동	1:1	50%
	1:2	33%
	1:3	25%
	1:4	20%
	1:9	10%

임상에서의 초음파 요법 이용

초음파의 치료 효과 중에 조직 치유와 관련이 있는 것이 있다. 초음파를 손상된 조직에 적용하면 치유속도를 높이고 회복의 질을 향상시킬 수 있다. 다음에 나오는 섹션에서 이 부분에 중점을 두고 설명할 것이다.

초음파의 치료 효과는 일반적으로 열(thermal) 효과와 비열(non-thermal)효과로 나뉜다.

열효과 및 용도

열 모드에서 초음파는 조밀한 콜라겐 조직을 가열하는데 가장 효과가 좋으며, 이런 효과를 얻으려면 비교적 높은 강도를 요한다(연속 모드에서 이용하는 것이 좋음).

여러 논문들이 초음파의 열 효율성에 중점을 두고 있고, 용량을 적절히 선택할 경우(연속모드>0.5W cm^{-2})이런 방식으로 효과적으로 이용할 수 있지만, 이 장(chapter)에서는 비열효과에 초점을 맞추어 설명을 할 것이다. Nussbaum(1998)과 ter Haar(1999)는 초음파의 열 효과와 관련하여 유용한 리뷰 자료를 제시해 주었다. 몇몇 저자들은 초음파의 열 효과에 대한 비교 연구를 통해 흥미롭고 유용한 결과들을 내 놓았다(Draper, et al., 1993, 1995a, b).

어떤 한 치료법을 적용하면 열효과나 비열효과가 나타날 것이라고 쉽게 가정 해 볼 수 있지만 주된 효과는 치료 파라미터(특히 적용 방식[맥동이나 연속])의 영향을 받게 된다. Baker 등(2001)은 이런 문제의 과학적 근거를 일관되게 주장을 했다.

비열효과와 용도

초음파의 비열효과는 주로 공동화(cavitation)와 음향

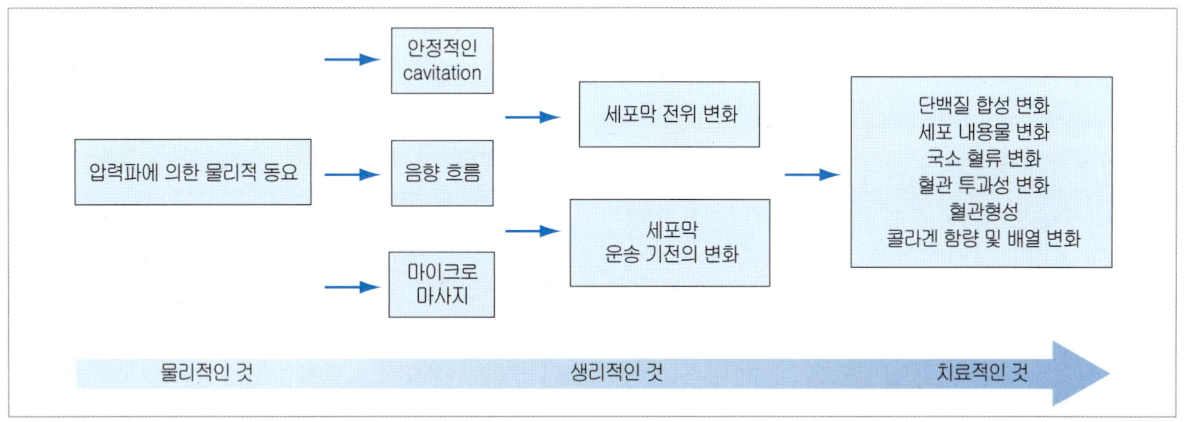

그림 18.21 초음파 작용 기전

유동(acoustic streaming)때문에 나타난다(ter Haar 1999; Baker, et al., 2001; Williams, et al., 1987). 마이크로마사지(Micromassage) 개념은 일리가 있는 것 같지만 이를 뒷받침 해줄 확실한 증거는 거의 없는 것 같다. 초음파의 이런 주된 물리적 효과는 해당 교재나 논문에서 자세히 다루고 있다(Young, 2002; Robertson, et al., 2006).

안정적인 공동화와 음향유동의 공동 효과에 따라 세포막이 흥분되고, 결국은 전체 세포의 활동 수준이 증가하게 된다. 초음파 에너지가 이런 과정을 촉발하는 역할을 하지만 이런 치료 방식의 치료적 이익은 사실상 세포 활동의 증가 때문에 나타나는 것이다(그림 18.21)(Watson, 2000; Dinno, 1989; Leung, et al., 2004).

조직 복구와 관련하여 초음파 사용

조직 복구 과정은 화학적으로 매개되는 복잡한 연쇄 현상으로서 이런 과정의 결과로 반흔 조직이 생겨나게 된다(반흔조 직은 손상된 조직의 연속성을 복구하는데 쓰이는 재료가 된다). 이 과정은 여기에서 설명한 것 보다 실제로는 더 복잡하며 이와 관련된 리뷰 논문도 많이 나와 있다(Watson, 2003; 200b 논문도 포함).

염증

염증 단계에서 초음파는 비만 세포와 혈소판, 포식 역할을 하는 백혈구, 대식세포를 자극하는 효과를 발휘한다(Nussbaum, 1997; ter Haar, 1999; Maxwell, 1992). 예를 들면 초음파를 가하면 비만세포가 탈과립화되어 아라키돈산 방출이 유발된다. 아라키돈산은 프로스타글란딘과 류코트리엔(prostaglandins and leukotrienes)의 합성을 위한 전구인자이다(이 두 물질은 염증 매개자 역할을 한다)(Mor timer & Dyson, 1988; Nussbaum, 1997; Leung, et al., 2004). 치료용 초음파는 이들 세포의 활동성을 증가시킨 다는 측면에서 항염증효과 보다는 친염증효과를 나타낸다고 볼 수 있다. 이런 작용 방식의 이점은 이런 식으로 염증 반응을 증가시키는 것이 아니라(하지만 이 단계에서 너무 강한 강도로 이용하면 이런 결과가 나타날 수 도 있다), 염증 현상을 최적화하는데 있다. 염증반응은 조직을 효과적으로 복구하는데 있어서 필수적이며 이 과정이 효과적으로 완료될수록 조직은 다음 단계(증식)로 더 효과적으로 진행을 할 수 있다. 초음파는 염증현상의 정상성(normality)을 촉진하는데 효과가 있어서 전체적인 복구 현상을 촉진하는 치료적 가치를 갖고 있다(ter Haar, 1999). 화학적으로 매개된 염증현상은 증식 단계의 자극과 관련이 있어서 염증단계를 촉진하는 것은 회복을 촉진하는 역할을 하게 된다.

초음파를 적절한 치료 용량으로 이용하면(최적의 치료적 파라미터로) 회복 단계를 앞당겨서 전체적인 치유 단계를 촉진하게 된다. 염증반응이 있으나 회복이 되지 않은 조직의 경우 초음파를 이용하면 염증현상을 정상적으로 해소하는 것을 촉진하여 문제를 해결하게 된다. 이런 효과는 초음파를 우선적으로 흡수하는 조직(즉, 조밀한 콜라겐 조직)에서 가장 잘 나타난다(Watson, 2006a).

증식

증식단계에서 초음파는 자극 효과도 내지만(세포 upregulation) 일차적인 작용 표적은 섬유아세포와 내피세포, 근섬유아세포이다(Ramirezemd, 1997; Mortimer&Dyson 1988; Young&Dyson 1990a, b; Nussbaum, 1997, 1998; Dyson&Smalley 1983; Maxwell, 1992). 이런 세포들은 일반적으로 흉터 생성 기간 동안에 활성을 보이기 때문에 초음파가 친염증성 방식과 마찬가지 방식으로 친증식성을 갖는다. 초음파는 정상적인 증식단계를 변경하지 않고 그 효율성을 최대화하여 최적의 방식으로 '필요한 흉터' 를 형성한다. Harvey 등(1975)은 저용량 맥동 초음파가 단백질 합성을 증가시킨다는 점을 입증했으며, 일부 연구진들은 섬유조직형성과 콜라겐 합성이 증진되는 것을 증명했다(Enwemeka 1989; Enwemeka, et al., 1990; Turner, et al., 1989; Huys, et al., 1993; Ramirez, et al., 1997). 최근 연구에서는 조직 복구와 관련하여 여러 성장 인자들의 중추적인 역할이 밝혀졌으며 치료용 초음파가 이런 맥락에서 긍정적인 역할을 한다는 증거도 다수 나오고 있다(Reher등 1999).

리모델링

조직 복구의 리모델링(remodelling) 단계에서는 초반에 형성된 '다소' 일반적인 반흔들이 좀더 정교하게 다듬어져서 조직의 기능적 특징을 갖게 된다. 이런 결과는 흉터를 형성하는데 있어서 콜라겐의 방향을 정하는 것이나 콜라겐의 종류(type III 콜라겐에서부터 type I 콜라겐까지[둘 다 많이 존재하지만 type I이 더 많이 존재한다])와 주로 관련이 있는 여러 과정들을 통해 나타난다(Watson, 2006a).

치료용 초음파는 반흔조직의 리모델링에 영향을 줄 수 있다. 즉, 치료용 초음파는 새로 형성된 콜라겐 섬유가 올바른 방향을 잡도록 돕고, 콜라겐의 특성이 type II에서 type I 구조로 바뀌는 것을 도와서 신장강도(tensile strength)를 높이고 흉터의 이동성을 증진할 수 있다(Nussbaum, 1998). 조직에 적용한 초음파는 반흔조직의 기능성을 증진하기도 한다(Nussbaun, 1998; Huys, et al., 1993; Yeung, et al., 2006). Byl 등(1996)의 연구에서 밝혀진 바와 같이 이 단계에서 초음파의 역할은 콜라겐 섬유 방향 설정에도 영향을 줄 수 있다.

염증단계 및 증식단계, 복구단계 동안에 초음파를 적용하는 것은 효용성이 있는데 그 이유는 초음파가 정상적인 일련의 현상들을 바꾸어 놓기 때문이기 보다는 이런 정상적인 현상들을 증진하여 복구 단계의 효율성을 높이는 능력이 있기 때문이다(ter Haar, 1999; Watson, 2006a). 어떤 조직이 비정상적인 방식이나 억제된 방식으로 복구되고 있다면, 적절한 용량의 치료용 초음파가 이런 복구작용을 증진할 수 있는 것으로 사료된다. 만약 조직이 정상적으로 치유되고 있다면, 초음파가 그 과정을 더 촉진하여 치유의 완료 시점을 더 빨리 앞 당길 수 있다. 초음파의 용량에 따라 이런 목적들을 효과적으로 달성할 수 있다. 최근에, 저강도 초음파의 골절 복구 과정 촉진 가능성을 밝힌 논문이 다수 나왔다. 여기에서는 이런 논문에 대해 자세히 설명하지는 않을 것이다. 관심 있는 독자는 요약된 리뷰 논문을 읽어보기 바란다(Busse, et al., 2002; Warden, et al., 2000, 2006).

치료 용량

치료용 초음파를 사용할 적용할 때는 정확한 용량을 선택하는 것이 중요하다. 초음파의 이용 가치가 없는 경우를 입증한 연구 논문들이 많이 있는데 그 원인 중 일부는 치료 결과가 용량에 따라 달라지는데 있다.

이 장에서는 용량을 선택하는 것에 관해 자세히 다루지는 않을 것이다. 기본적으로, 용량선택에는 주파수 변경, 맥동 비(duty cycle), 강도 및 시간이 관여한다.

맥동단파치료

맥동단파치료(pulsed shortwave therapy, PSWT)는 영국에서 많이 이용되는 방식이다(Al Mandeel& Watson, 2006)(맥동 전자기 에너지[PEME]로 흔히 불린다). 후자의 경우 다소 부정확한 표현인데, 많은 방식이 맥동전자장 에너지(pulsed electromagnetic energy, PEME)에 속하고, 맥동단파치료는 그 중에 하나이기 때문이다. PEME라는 용어를 사용하는 것을 피해야 한다. 오래 전부터 사용하던 '맥동 단파 투열치료' 란 용어도 마찬가지로 부정확한 용어인데, 이 방식이 투열치료로 주로 이용되지 않기 때문이다(문자 그대로 "통과 가열"이란 의미이다).

맥동단파치료에서는 전통적인 단파투열치료에서와 동일한 주파수를 이용한다(27.12MHz). 치료장비에서 나오는 출력은 맥동화 되어 "켜진 시간"이 "꺼진 시간"보다 훨씬 짧다. 따라서 환자에게 전달되는 평균 에너지는 상대적으로 작다(하지만 피크 전력[켜져 있을 동안]은 매우 클 수 있다[보통 최신 장비에서는 150~200watts 피크 파워]).

사용자는 기계에 장착된 제어기를 이용하여 (a) 환자에게 전달되는 평균 전력과 (b) 에너지의 전달 방식을 관장하는 맥동 파라미터를 조절할 수 있다. 요즘 연구 결과들을 놓고 볼 때, 평균 전력이 가장 중요한 파라미터인 것으로 사료된다(Hill, et al., 2002).

맥동단파치료를 임상환경에서 이용할 때 두 가지 적용 방식이 있다. 이 섹션에 나오는 정보는 콘덴서

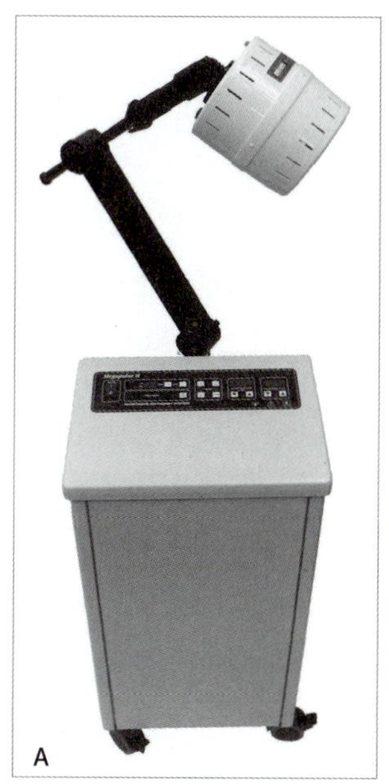
A

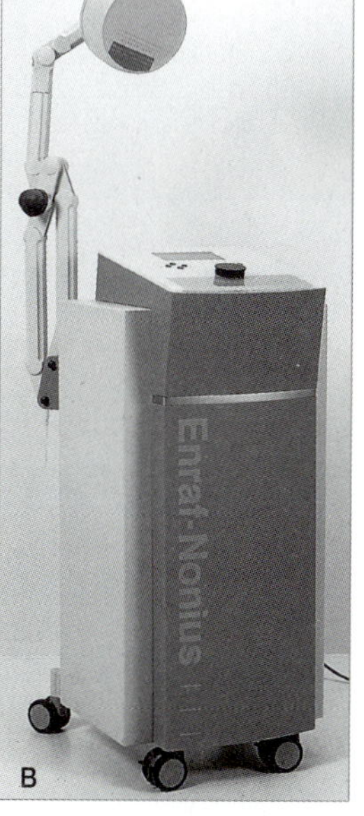

B

그림 18.22 맥동 단파 치료 장비의 예 A: Megapulse 장비(EMS), **B**: Enraf Curapulse 장비(Mobilis)

플레이트 전달 방식(관련 증거가 부족한 방식임)보다는 "모노(monode)" 전극이나 "드럼" 전극을 이용하여 적용하는 것과 관련이 있다(그림 18.22).

장비의 주요 파라미터

맥동 반복률(Hz 또는 pps)

맥동 반복률은 환자에게 1초 동안에 전달되는 단파에너지의 맥동 수를 제어한다. 단위는 보통 헤르츠(Hz)로 나타내지만 초당 맥동(pps)가 더 정확한 표현이다. 대부분의 장비가 다양한 맥동 반복 옵션을 갖추고 있다. 예를 들면, Megapulse 장비(EMS)는 100 / 200 / 400 / 600 / 800pps의 범위가 가능하고, Curapulse 장비(Enraf)는 26 / 35 / 46 / 62 / 82 / 110 / 150 / 200 / 300 / 400pps범위가 가능하다. 맥동비의 실제 가치에 관한 증거는 없지만 초당 맥동을 얼마나 전달할 수 있는가에 따라 사용자가 평균전력에 영향을 줄 수 있다.

맥동 지속시간(폭)

맥동 지속시간(흔히 맥동 폭이라고 부름)은 단파 에너지의 각각의 맥동의 1 마이크로초 동안의 지속시간을 말한다. 대부분의 장비는 프리셋(pre-set)기능을 통해 맥동 지속시간을 조절할 수 있다. 예를 들면, Megapulse 장비(EMS)는 맥동 지속시간을 20 / 40 / 65 / 100 / 200 / 400s로 조절할 수 있고, Curapulse장비(Enraf)는 65 / 82 / 110 / 150 / 200 / 300 / 400s로 조절할 수 있다. 실제 지속시간이 결정적인 측정값이라는 증거는 없다. 실제 지속시간은 단지 전달되는 평균 전력에 영향을 주는 수단일 뿐이다.

장비의 출력 전력

맥동의 반복률과 각 맥동의 지속시간을 결정할 수 있는 기능을 이용하여 사용자는 환자에게 전달되는 평균 전력에 영향을 줄 수 있다.

요즘 장비의 경우 피크 전력(사용자가 조절을 할 수 있는 경우가 간혹 있음)은 일반적으로 150~200 watts이다. 출력 전력은 맥동이 나오고 있을 때(즉, 에너지가 환자에게 전달될 때)의 단파의 강도이다. 평균 전력이란 것은 '켜져 있는 단계와 꺼져 있는 단계' (에너지가 단속적으로 전달됨)가 있다는 점을 고려한

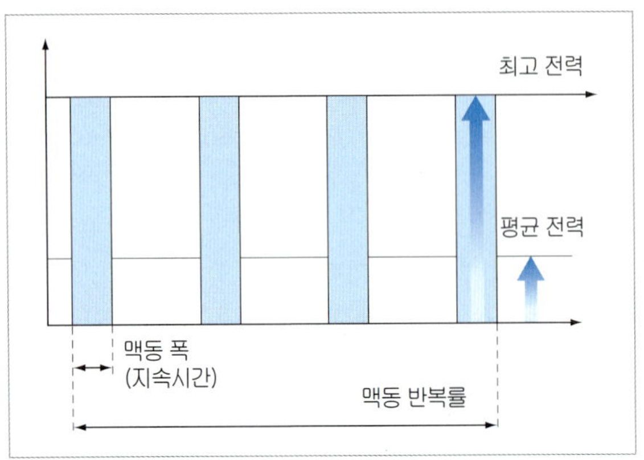

그림 18.23 맥동단파치료법에서 맥동 파라미터와 전력 수준 사이의 관계

것으로서, 어느 한 순간에서의 출력 전력(최대치일 수도 있고 0일 수도 있다)을 설명하는 것이기 보다는 평균 출력전력을 설명하는 것이다.

맥동 파라미터와 전력 수준 사이의 관계는 그림 18.23에 나와있다.

적용된 평균 전력은 핵심적인 용량 파라미터인 것으로 사료된다. 맥동 단파 장비들 마다 해당 '평균 전력' 표가 있으며 치료사는 이 표를 참조하여 특정 watts의 평균 전력을 전달하는데 필요한 설정을 할 수 있다. 예를 들면, 5watts의 평균 전력을 전달하려면 필요한 평균 전력을 얻을 수 있는 맥동 반복률과 맥동 지속시간의 조합을 정확히 찾아내기 위해 해당 표를 참조해야 한다. 어떤 한 장비의 표를 다른 장비에 이용해서는 안 된다.

조직 가열

맥동단파의 효과와 관련하여 조직 가열 요소가 있다. 조직 가열은 맥동이 나오는 동안에 일어나지만 맥동이 나오지 않는 시간이 길어지면 사그라지기 때문에 조직 온도를 높이지 않고도 치료가 가능하다. 그림

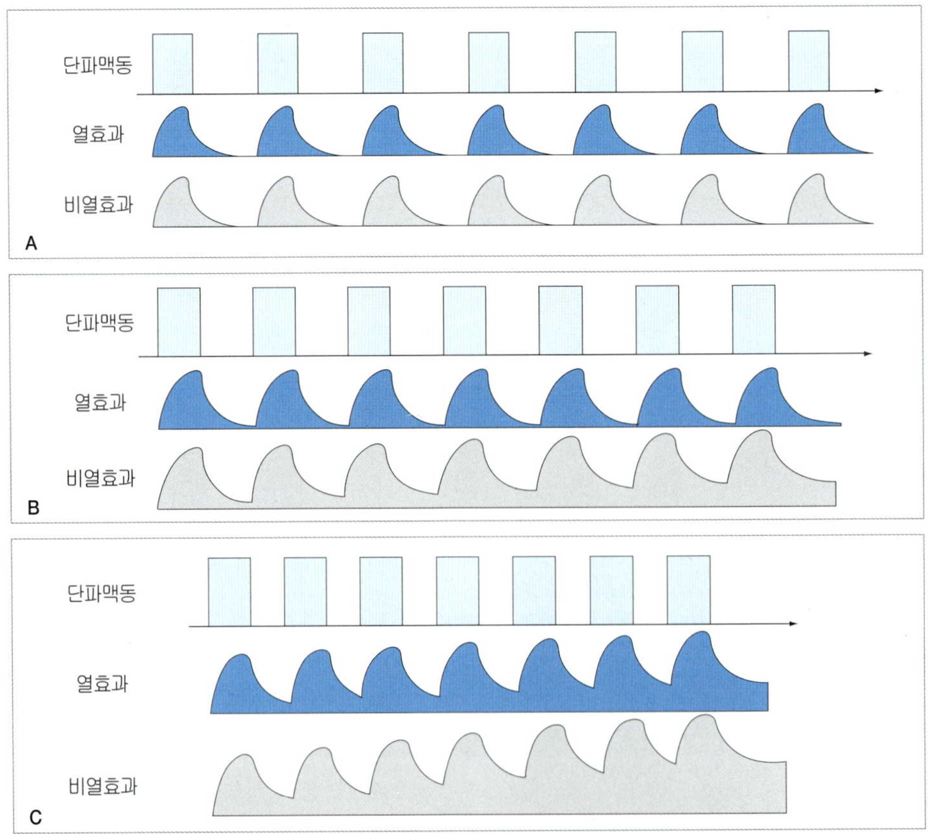

그림 18.24 맥동 파라미터 조정이 조직 내에 생성된 열의 축적에 미치는 효과 A: 충분한 거리의 맥동-축적 효과 없음, B: 서로 가까운 맥동-비열효과 축적, 열 축적은 없음, C: 더 가까운 거리의 맥동-열효과 및 비열효과 축적

18.24a는 열효과나 비열효과가 축적되지 않는 것을 보여 주고 있다. 그림 18.24b에서는 비열효과의 축적이 가능할 정도로 맥동이 충분한 것을 보여주고 있는 반면, 그림 18.24c에서는 열효과와 비열효과 모두 축적되어 있는 것을 보여주고 있다. 해당 장비의 설정을 통해 특정 치료에 있어서 이런 효과들을 얻을 지 여부를 결정하게 되는데 이때 평균 전력이 가장 중요한 파라미터인 것으로 사료된다. 이 치료방식에 있어서는 비열효과가 더 중요한 것으로 사료된다. 비열효과는 치료 시간 동안에 축적되며, 잠복기 이후에 상당한 효과를 낸다(약 6~8시간 동안). 인체에서 이런 효과를 내는데 필요한 에너지 수준은 낮은 것으로 알려져 있다(Hayne, 1984).

PSWD의 열 특성과 관련하여 수년 간 연구가 진행되어 왔다. 조직을 가열하기 위해 어느 수준의 전력이 필요한지는 확실히 밝혀지지 않았으며 PSWD가 본래 비열적모달리티라는 견해가 있다. PSWD가 열적인 요소를 갖고 있으며, 각기 다른 치료 조건에서 실제 조직 가열현상이 일어날 수 있는 것으로 연구를 통해 밝혀졌다(Bricknell과 Watson 1995). 이 모달리티로 가열이 부적합한 상황이나 금기시되는 상황에 적용해야 하는 경우라면 열효과가 나타나기 시작하는 전력 수준/에너지 수준을 반드시 알아야 한다는 점에서 위와 같은 사실은 중요하다. 이 연구에서는 5watts 수준에서 '측정할 수 있을 만한 수준의 가열효과'가 나타날 수 있다는 점을 입증했지만 평균적으로는 11watts 전력에서 확연한 가열효과가 나타나게 된다. Seiger과 Draper(2006)은 이보다 최근에 실시한 연구에서 심지어 조직 내에 금속이 있을 지라도 지금까지 생각해 왔던 것 보다 높은 수준의 평균전력을 적용해도 안전할 수 있다는 주장을 했다.

치료에 있어서 원하는 결과가 비열적인 치료라면 적용되는 전력이 '상당한 가열 효과를 유발할 가능성이 수 있는 수준' 보다 반드시 낮아야 하며 현재로서는 이 정도의 수준을 평균 전력 5watts로 보고 있다. 치료에 있어서 원하는 결과가 열 효과라면 5watts가 넘는 전력을 전달하는 것이 매우 적합하다. 하지만 이런 경우라도 치료사는 반드시 주의조치를 취해야 한다.

맥동단파치료의 효과

이 모달리티는 기본적으로 두 가지 유형으로 나뉜다(전기장과 자기장 방식). 콘덴서 플레이트 전극을 이용하여 전기장을 맥동화하는 것의 효과에 관한 문헌이나 연구는 거의 없는 것으로 사료되며 여기에서 다루는 연구들은 모두가 자기장(monode 유형)전극의 치료효과에 관한 것들이다. 맥동 자기장의 일차적인 효과는 세포막 수준에서 나타나는 것으로 사료되며 세포막 사이로 이온이 운반되는 것과 관련이 있다. 일부 논문에서는 세포막 수준에서의 비열효과를 강력히 주장하기도 했다(Luben 1996; Cleary 1996).

정상적인 세포막은 막의 양쪽에 존재하는 여러 종류의 이온들의 농도차이에 따라 전위차를 보인다(Charman 1990에서 리뷰함. 세포막 수준에서 흡수되는 에너지를 적용하면 세포의 상향조절(up-regulation)이 나타나고 이로 인해 세포활성이 증가한다는 주장이 있다. 이런 현상은 역할의 변화가 아니라 사실상 작용률(work rate)이 증가하는 것이다. 염증과정에 관여하는 세포는 세포의 전위차가 감소해 있으며 그로 인해 세포 기능이 교란되어 있다. 전위의 변화는 막 사이의 이온 운반에 영향을 주고, 그로 인해 발생하는 이온 불균형은 세포의 삼투압을 바꾸어 놓는다. 이런 식으로 영향을 받은 세포에 맥동단파치료를 적용하면 세포막 전위가 정상수준으로 복구되고 막수송 및 이온 균형이 정상으로 돌아간다는 주장이 있다. 이런 효과가 나타나는 기전은 아직 확실히 밝혀지지 않았지만 두 가지 이론에 따르면 이런 효과가 직접적인 이온 수송 기전에 의한 것이거나 맥동 에너지에 의한 다양한 펌프(나트륨/칼륨)의 활성화에 의한 것으로 알려져 있다. 연구를 통해 얻은 증거들에 따르면 에너지가 막에서 흡수되고 신호 전달 기전을 통해 이 에너지가 세포 내 효과를 자극하거나 증진하는 것으로 알려져 있다.

초음파나 레이저 맥동단파치료의 효과 기전에는 서로 매우 비슷한 점이 있다. 이 세 가지 방식 모두 세포막 수준에서 일차적인 효과를 나타내는 것으로 사료되며 일차적인 효과에 의한 세포활동의 '상향조절(up-regulation)' 이 치료 효과에 있어서 포인트라고 볼 수 있다.

임상 효과

맥동단파치료의 임상효과는 주로 근골격 조직 및 연조직에서의 염증 및 복구 단계와 관련이 있다. Goldin등(1981)은 피부이식 후 연조직 복구에 관한 연구를 통해 이 방식의 효과들에 대해 설명을 했다. 다른 논문들도 이런 효과들을 밝혀냈다. 이런 효과들은 표준적인 전기치료 교재들에 나와있다(Kitchen, 2002a; Robertson, et al., 2006; Watson, 2006a).

권장 치료 용량

최근의 연구 결과들에 비추어 볼 때 치료 효과를 얻기 위해 필요한 최소한의 용량만을 사용해야 한다. 현재 논란이 되고 있는 치료법을 검증하기 위한 자세한 연구(임상 및 실험실 연구)가 반드시 필요하다. 전자기 에너지의 농도가 중요하며 가까운 시일 내에 맥동단파치료 용량을 watts 대신에 평균전력농도(W cm^{-2})로 나타내게 될 수 있을 것이라는 주장이 있다. 이런 점은 초음파치료나 레이저 치료와 일치하게 될 것이다.

아래에 나오는 일반적은 지침은 임상의 증거와 연구 결과에서 나온 증거를 기반으로 한 것들이다.

급성 증상

3watts 미만의 평균 전력을 적용할 것. 병소가 급성일수록 전달되는 평균 전력을 낮춘다(즉, 이 군에서는 3watts가 최대량이다). 지속시간이 짧은(좁은)맥동과 높은 반복률을 이용하면 도움이 될 수도 있으며 일반적인 치료 시간은 10에서 15분 사이이다.

아급성 증상

2에서 5watts 사이의 평균 전력을 적용한다. 증상의 급성도가 감소하면 지속시간이 긴(넓은)맥동을 이용하는 것이 좋다. 치료 시간은 일반적으로 15분 정도 이다.

만성 증상

적절한 조직 반응을 얻으려면 대개 5watts가 넘는 평균전력을 적용해야 한다. 앞서 설명했듯이 이런 평균 전력을 이용할 때는 맥동단파의 열 효과가 5watts가 넘는 수준에서 확실하게 나타나기 때문에 열과 관련하여 적절한 주의조치를 취해야 한다는 점을 반드시 기억해야 한다. 가능하다면 지속시간이 긴 맥동을 이용하는 것이 유리하다. 치료시간은 일반적으로 15분에서 20분 사이이다.

레이저 치료

LASER(레이저)는 용어는 Light Amplification by Simulated Emission of Radiation(복사선의 유도방출에 의한 빛의 증폭)이 약자이다. 간단히 말해 레이저는 빛 증폭기의 일종으로서 빛 에너지의 특정 특성을 향상시킨다(그림 18.25).

레이저 빛은 빛의 기본 법칙에 따라 작용한다(공간 속에서 일정한 속도로 직선 운동을 한다). 레이저 빛은 전도, 반사, 굴절 및 흡수가 될 수 있다. 레이저 빛의 파장이나 주파수(해당 발전기의 유형에 다라 달라질 수 있음)에 따라 레이저 빛을 전자기 스펙트럼 내에 둘 수도 있다(그림 18.26). 레이저에는 특수한 측면이 있으며 문헌들에서는 이런 면들을 자주 다루고 있다. 레이저의 특수한 면에는 단색성, 간섭성(coherence), 편광성(polization)이 있다. 레이저의 이런 특성들이 레이저를 치료용으로 적용하는 것과 관련하여 얼마나 필수적인 지는 확실히 밝혀진 바가 없다. 비간섭성 빛을 이용한 여러 시험들에서 치료 효과가 언급되었기 때문에, 아마도 단색성이 가장 중요한 요소일 것으로 보인다. 또한, 편광성은 조직 내에서 빠르게 소실되기 때문에 예전에 생각되었던 것 보다 덜 중요하다고 볼 수 있다. 치료용 레이저에는 다음과 같은 몇 가지 특성이 있다.

용어

치료용 레이저는 3A 또는 3B로 알려져 있는 레이저 광선 카테고리에 속한다. 최근에는 저출력 레이저 치료(low-level laser therapy, LLLT)와 저강도 레이저 치료(low-intensity laser therapy, LILT)란 용어가 채택된 바 있다. Ohshiro와 Caderhead는 저출력 레이저 치

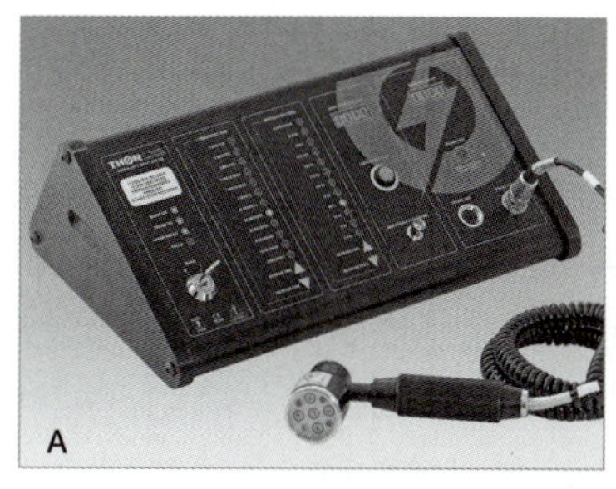
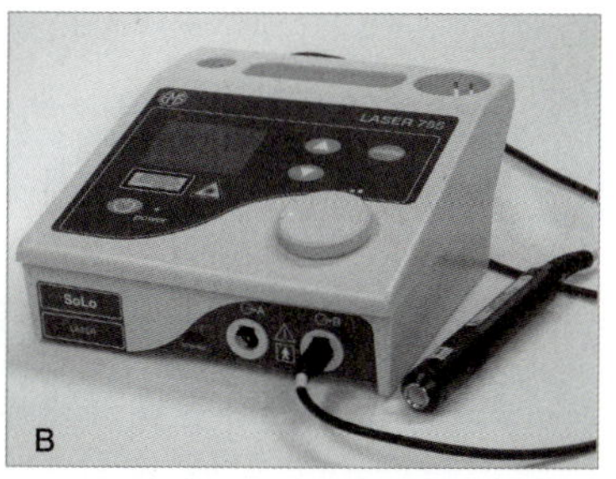
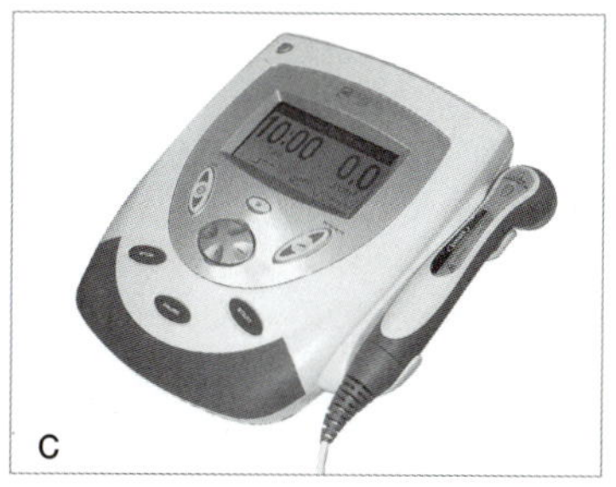

그림 18.25 일반적인 레이저 치료 장비 A: THOR-LX2레이저, B: EMS레이저, C: Chatanooga 레이저 모듈(SKF)

료는 치료 대상 조직에 '온도를 검출할 수 없는 수준으로 높이는' 용량과 관련된 것이어서 조직 구조 내에 육안상 가시적 변화를 일으키지 않는 다고 주장했다. 기본적으로 에너지는 온도를 상승시키고 조직 구조 내에 변화를 초래할 수 있지만, 치료용 레이저에서는 그런 것이 치료의 목적이 아니다. 치료용 레이저는 이런 명백한 효과를 얻기 위해 필요한 수준 보다 낮은 수준에서 적용된다(수술용 레이저에 비해).

파라미터

대부분의 저수준 레이저 치료기 장비는 전자기 스펙트럼의 적색가시 대역(red visible) 및 근적외선 대역(near-infrared)의 빛을 발생시키며, 일반적인 파장은 600~1,000nm이다(그림 18.27). 이런 장비들의 평균 전력은 일반적으로 낮은 편이지만(1~100mW) 최고 전력은 이 보다 훨씬 높을 수 있다.

치료 장비는 하나의 방출기(emitter)로 구성된 것도 있고 여러 개의 방출기로 구성된 것도 있지만(그림 18.28), 여러 개의 방출기로 구성된 경우(cluster형) 비레이저(non-laser)형의 장치인 경우가 많다. 하나의 프로브(probe)에서 나오는 빔은 대개 좁은 편이다(직경 1mm에서 6~7mm). Cluster형 프로브에는 대개 파장이 각기 다른 고전력 방출기와 저전력 방출기가 들어있다. 출력은 연속적으로 발생할 수도 있고 맥동화하여 발생할 수도 있으며, 맥동 폭은 좁고(나노 범위 또는 마이크로초 범위), 맥동 반복률은 2Hz에서부터 몇 천 Hz까지 광범위하다. 연구 논문을 통해 맥동화하는 것에 대한 증거를 찾기는 어렵다. 하지만 급성 증상에서는 낮은 맥동 비(pulse rate)를 이용하는 것이 더 효과적인 반면 만성적인 증상에서는 높은 맥동비를 이용하는 것이 더 효과적인 것 같다.

여러 교재들에서 튜브 내에 담긴 가스에 따라 발전기(generator)의 종류에 대해 다루고 있지만, 대부분의 최신 장비들은 레이저 다이오드를 사용하고 있다. 레이저 다이오드는 갈륨 알루미늄 비화물(gallium aluminium arsenide, GaAIAs)로 만들어진 경우가 많고 그 조성 성분의 비율에 따라 출력의 파장이 결정된다. 이

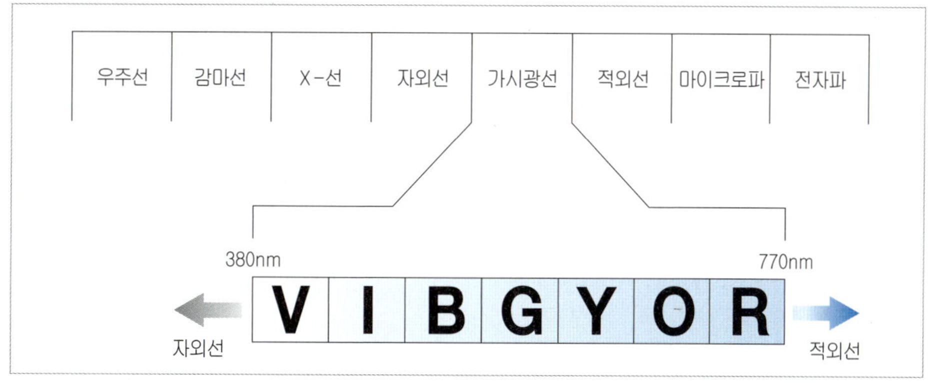

그림 18.26 전자기 스펙트럼의 일부로서의 빛 에너지

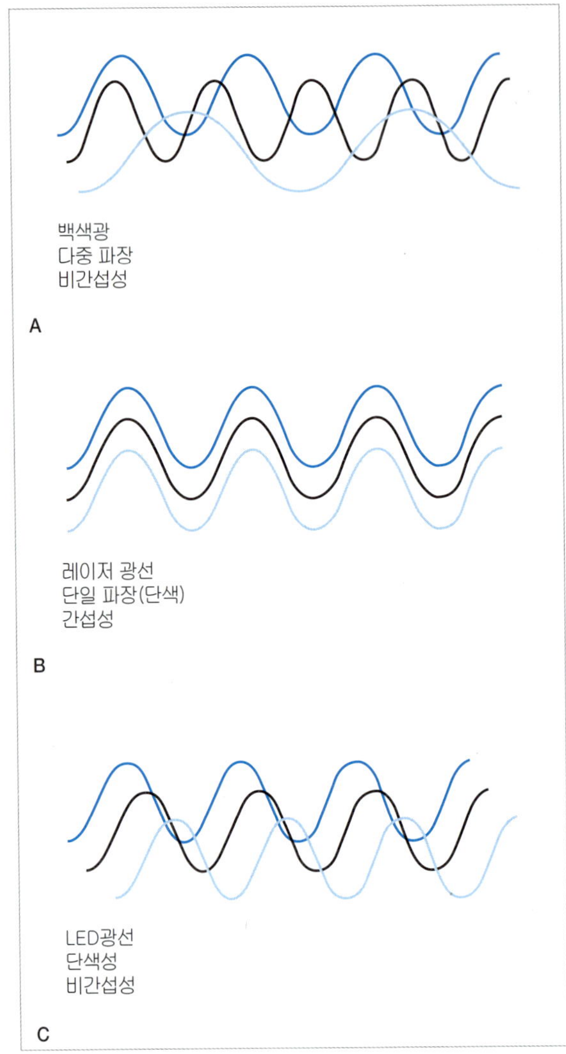

그림 18.27 다양한 빛의 형태의 특성. A: 일반적인 백색광, **B:** 전형적인(true) 레이저 광선, **C:** 발광다이오드(LED)유형의 레이저 광선

밖에도 다양한 종류의 레이저 LED가 이용되고 있다.

조직의 광선 흡수

전기치료에 이용되는 다른 에너지 형태들과 마찬가지로 동일한 효과를 내기 위해서는 에너지가 조직에서 흡수되어야 한다. 조직 내의 광선 흡수는 복잡한 문제이지만 일반적으로 짧은 파장(자외선 및 파장이 짧은 가시광선)은 색소나 아미노산, 핵산에 의해 표피에서 주로 흡수된다. 파장이 긴 적외선(>1,300nm)은 수분에 의해 빨리 흡수되기 때문에 조직 내로의 투과성이 제한적이다. 이 사이의 대역(즉, 600~1,000nm)은 표피 표면을 투과할 수 있고 다른 생물학적 조직에 의해 부분적이나마 흡수될 수 있다.

저출력 레이저 치료는 인체 조직에 적용되었을 때 국소적인 전자 궤도를 교란하기에 충분한 수준의 에너지를 전달하고 열을 발생시키며, 화학적 변화와 분자 결합 붕괴를 유발하며 유리기(free radical)를 생성한다. 이런 현상들은 저수준 레이저 치료가 생리학적 효과와 그에 따른 치료 효과를 달성하는 주된 기전이다. 일차적인 표적은 사실상 세포막이다(아래 참조).

적용한 레이저 광선의 상당부분이 표면 조직에서 흡수되지만 일부 화학적 매개체(mediator)나 이차적인 연락체계(messenger system)에 의한 부수적인 결과로서 더 깊은 곳에서도 효과가 나타날 가능성이 있다는 주장이 제기된 바 있다(이런 주장을 뒷받침할 증거는 제한적이다).

흔한 파장에서의 저출력 레이저 치료의 실제 투과성에 대해서는 논란이 있으며, 문헌들에서는 여러 가지 값들을 소개하고 있다. 레이저 광선이 단색성, 편극성, 간섭성을 갖고 있기 때문에 일반적인(또는 비간섭성) 광선보다 투과력이 좋을 것이라는 주장도 일부 있다. 가시 적색 광선(visible red light)의 경우 투과 깊이가 3~7mm이고, IRR(infra red radiation) 레이저 광선의 경우 30~40mm이다. 조직 내에서 편극성이 사라진다는 사실(간섭성은 조직 내에서 상당 부분 사라짐)때문에 투과 깊이가 낮아지게 된다. King(1990)은 630nm광선의 투과 깊이가 1~2mm라고 주장했으나, 800~900n광선의 투과 깊이는 2~4mm일 것으로 예상된다(이런 맥락에서의 투과 깊이는 조직의 깊이[표면에서 광선의 37%가 투과할 수 있는 깊이]를 가리키는 것이다). 표면에서 이용할 수 있는 빛 에너지 중 작은 비율만이 조직 내 10~15mm 깊이까지 도달할(available) 수 있다.

레이저와 조직의 상호작용

정의: photobioactivation는 저강도 레이저 치료와 관련하여 흔히 쓰이는 표현이다. Photobioactivagtion은 빛 에너지를 이용하여, 큰 온도를 크게 변화를 초래하지 않으면서도, 다양한 생물학적 현상을 자극하는 것을 의미한다.

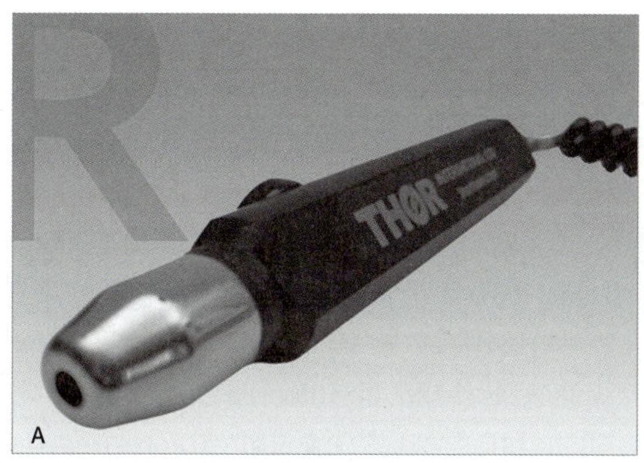

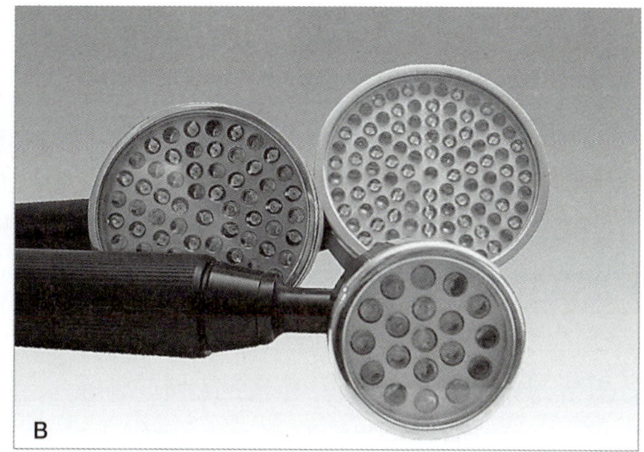

그림 18.28 레이저 치료 장치. A: 단일 프로브(Thor), B: cluster형 probe(Thor)

치료용 레이저에 관한 연구들 중 상당수는 photobio activation효과를 고려하고 있다. 일부 저자들은 photobiostimulation이나 photobiomodulation이란 용어가 더 적합하다고 주장하기도 한다. 여기에서는 이런 용어들을 상호 호환하여 이용할 수 있다고 가정을 해 보자. Photobioactivation에 관한 초창기의 생각들 중 상당수는 Karu가 제안한 것이었다. Karu는 몇 가지 핵심적인 요소들을 보고하고 입증해 보였다.

이 여성 학자는 1987년도 자신의 논문에서 일부 생체분자(biomolecules)가 저강도 가시광선에 조사될 경우, 거기에 반응하여 자신들의 활동을 바꾸지만, 이들 분자가 광선을 직접적으로 흡수하지는 않는 것으로 보인다고 보고했다. 빛 에너지는 세포막에 의해 일차적으로 흡수되는 것으로 보인다(이렇게 흡수된 에너지는 2차전령[second messenger]이나 연쇄 반응 형식의 반응을 통해 세포 내 효과를 유발한다). 광반응의 강도는 최소한 부분적으로나마, 광선을 쪼이기 전의 세포나 조직의 상태에 따라 결정되는 것으로 간주되었다(간략히 설명하지만, 굶주린 세포가 배부른 세포보다 빛에 더 민감하다고 할 수 있다). 조직에 레이저 광선을 조사하면 광신호 전도 과정을 통해 세포의 대사 과정에 변화가 촉발(trigger)되는 것으로 보인다. 흔히 인용되는 Arndt-Schults 법칙이 이런 주장을 뒷받침하고 있다(Karu 1987, 1998).

다음에 나오는 생리학적 효과와 세포 수준의 효과는 몇 가지 리뷰 논문과 연구 논문들에서 발췌한 것으로서(예를 들면 Baxter 2002; Tuner와 Hode 2004), 생체 내(in vivo)조건에 있어서도 완벽히 적용된다고 볼 수는 없다.

- 세포 증식 변화
- 세포 운동성 변화
- 식세포 활성화
- 면역 반응 자극
- 세포 대사작용 증가
- 대식세포 자극
- 비만세포 탈과립화 자극
- 섬유아세포 활성화 및 증식
- 세포막 전우 변화
- 혈관형성 자극
- 활동 전위 변화
- 프로스타글란딘 생성 변화
- 내재성 opioid생성 변화

치료 용량

대부분의 학자들과 제조업체들은 치료 중에 환자에게 전달되는 용량을, 전력이나 기타 다른 용량을 기준으로 하기 보다 에너지 밀도(energy density)를 근거로 할 것을 권하고 있다. 에너지 밀도는 1평방 센티미터 당 주울(joule)의 단위(J/cm^2)로 측정한다. 임상 환경에서 레이저 치료의 보급에 걸림돌이 되는 가장 큰 요인은, 이런 '유효한' 레이저 용량을 특정 장비에서 통하게 하기가 어렵다는데 있다. 몇 가지 장비는 사용자가 용량을 J/cm^{2}단위로 설정할 수 있다. 장비에 따라 joule을 사용하는 경우도 있고, watt나 watt/cm^2

을 사용하는 경우도 있다. 현재, 주울(joule, 즉 에너지)이 에너지 밀도보다 더 중요한 파라미터라는 주장이 있다. 이런 논쟁은 아직 결론이 나지 않았기 때문에 여기에서는 에너지 밀도를 사용할 것이다(발표된 논문들은 이 거의 이 표현을 사용하고 있기 때문임). 따라서 증거를 기반으로 한 치료 용량(treatment doses)을 따르고자 하는 경우에는, 이 표현이 더 유용하다. 일부 장비는 이 용량을 자체적으로 계산한다.

반면, 다른 장비들의 경우에는, 사용자가 다음과 같은 파라미터를 기준으로 계산기를 이용하여 계산을 해야 한다:

- 출력 전력(watt)
- 조사 면적(cm²)
- 시간(second)
- 맥동의 경우, 맥동 폭, 주파수 및 전력 세팅값

$$\text{에너지 밀도}(J/cm^2) = \frac{\text{총 에너지량}(J)}{\text{조사 면적}(cm^2)}$$

총 에너지(J) = 평균 전력(watt) x 시간(second)

평균 전력(watt)(맥동화된 출력 만) =
최고 전력(W) x 주파수(Hz)
x 맥동 지속시간(second)

이런 용량을 계산하기 위한 방법은 여러 가지가 있지만 위에서 설명한 방법이 비교적 간단한 편이다.

대부분의 저자들은 치료세션 당 에너지 밀도가 일반적으로 0.1~12.0J/cm²이어 야 한다고 제안하고 있지만, 30J/cm²까지 권고하는 경우도 있다. 일반적으로, 병소가 급성(에너지에 더 민감한 것으로 나타남)일수록 낮은 용량을 적용해야 한다.

임상에서의 적용

최근의 연구들(연구실의 실험 결과를 기반으로 한 것과 임상 시험 결과를 기반으로 한 거 모두 포함)은 몇 가지 주요 분야에 초점을 맞추고 있다. 이중에서 대표적인 것이 상처 치유, 염증성 관절증, 연조직 손상, 통증 경감이다. 저수준 레이저 치료를 이런 분야와 기타 다른 분야에 임상적으로 이용하는 것을 뒷받침해 주는 연구가 있지만, 다른 많은 치료 방식들과 마찬가지로, 관련 증거에 대해서는 아직도 논란이 있다.

개방창

이런 맥락에서 관련 증거가 계속 나오고 있지만(결과가 모두 일치하지는 않는다), 전체적으로 볼 때 이런 것들은 positive outcome trials(긍정적 결과 시험)이다. Baxter(1994)와 이보다 최근에는 Tuner와 Hode(2004)의 연구 논문에 유용한 부분이 있다. 요약하자면, 최대 2J/cm²로, cluster형 프로브를 이용하여 궤양/욕창/상처의 바닥(floor)을 치료할 수 있다. 또한 하나의 프로브를 이용하여 최대 4J/cm²용량으로 경계면/주변부를 치료해야 한다.

염증성 관절증

저강도 레이저 치료를 이용하는 것과 관절의 염증성 문제와 관련된 연구가 몇 건 있었다. 상처에 관한 연구 결과와 마찬가지로, 염증성 관절증에 관한 연구도 결과들에 차이가 있지만 대체로 저강도 레이저 치료를 사용하는 것을 뒷받침한다. 최근에 나온 Ottawa Panel(2004)의 보고는 류마티스성 관절염 치료에 레이저를 이용하는 것을 지지하고 있다.

연부조직 손상

다양한 연부조직 치료에 있어서 저강도 레이저 치료가 상당히 널리 이용되고 있다. 어떤 경우에는 치료 결과가 좋기도 하지만 결과가 나쁜 경우도 있다. 좋지 않은 결과는 용량이 잘못 되었다거나 레이저 에너지가 도달하지 못하는 곳의 상처를 치료하기 위해 레이저 치료를 이용한 것과 관련이 있다(위에서 설명한 투과 부분 참조). Tuner과 Hode(2004)는 저강도 레이저 치료를 이용한 효과적인 연부조직 치료법(다소 효과가 없는 치료법도 포함)의 예를 여러 건 설명하였으며 이 분야에 있어서 주요 연구들을 소개하였다.

통증

최근까지도 통증완화와 관련된 레이저 치료의 효과가 주로 '염증상태를 다룬 효과의 부수적인 결과' 라고 가정되어 왔다. 이런 가정은 맞을 수도 있지만(최소한 어느 정도까지는), 레이저 치료가 신경 전도 특성 보다 직접적인 효과를 발휘할 수 있어서 레이저 치료의 직접적인 효과로서 통증이 감소할 수 있다는 증거가 계속 나오고 있다. 일반적인 치료 행위에 있어서 레이저를 이용하는 비율이 서서히 증가해 왔지만 레이저 치료법이 특히 필요한 분야가 있다(예: 상처 치유).

레이저 치료법이 보다 더 광범위하게 이용되지 못하고 있는 주된 이유 중 하나는 효과적인 임상 용량을 결정하는데 어려움이 있어서 이런 용량을 전달하기 위해 장비를 설정하는데 어려움이 있다는 것이다. 기술의 발달한 덕분에 이제는 이런 어려움도 쉽게 해결할 수 있다. 따라서 가까운 시일 내에 레이저 치료법이 임상에서 더 많이 이용될 가능성이 있다.

결론

지금까지의 내용들을 요약하면 전기치료는 물리치료에 있어서 근거를 기반으로 한 역할을 수행할 수 있다. 최근 몇 년 동안 이와 관련한 많은 논쟁이 있어왔지만 전기치료를 통해 얻을 수 있는 것과 얻을 수 없는 것을 밝힌 증거들은 많이 나와 있다. 이 장에서는 최근의 임상 환경에서 이용되고 있는 주요 전기치료 모달리티에 대해 요약을 했으며 그 밖의 모달리티에 대해서도 언급을 했다.

각 모달리티들은 특수한 생리학적 효과 범위를 갖고 있으며, 이런 효과 범위를 이용하여 치료 효과를 얻을 수 있다. 각 모달리티들은 작용 방식에 있어서 몇 가지 공통점을 갖고 있으며, 이 장(chapter)에서는 그런 공통점을 기준으로 각 모달리티들을 분류하였다(전기자극 모달리티, 열모달리티, 비열모달리티).

증거를 기반으로 한 임상적 결정 모델을 이용하면, 언제 어떤 치료모달리티를 이용할 것 인지와 관련하여, 합리적이고 증거가 있는 치료 결정을 내릴 수 있을 것이다. 이 교재에서는 용량을 기준으로 한 결정에 대해서는 거의 설명을 하지 않았지만 특정한 상황에서 어떤 모달리티를 이용할 것인지에 관한 적절한 결정을 내리는 것이 아마도 가장 중요한 우선적인 선택 문제일 것이다. 일단 가장 적합한 방식이 무엇인지 확인되면 구체적인 치료 용량을 정해야 한다. 이런 세부적인 결정사항에 도움이 될 자료들이 연구 논문이나 표준적인 전기치료 치료 교재는 물론 인터넷 상에도 올라와 있다.

과거에 전기치료법을 과잉 사용한 문제 때문에 요즘은 그 사용이 많이 줄게 되었다. 이 장에서는 흔히 이용할 수 있는 모달리티들을 위한 주요 이슈들을 밝히고 근거를 기반으로 그런 모달리티들의 임상 적용 가능성을 설명하며 어디에서 추가적인 정보를 구할 수 있는지 밝히고자 했다.

참고문헌

Ada L, Foongchomcheay A 2002 Efficacy of electrical stimulation in preventing or reducing subluxation of the shoulder after stroke: a meta-analysis. Aust J Physiother 48(4): 257–267

Al Mandeel M, Watson T 2006 An evaluative audit of patient records in electrotherapy with specific reference to pulsed short wave therapy (PSWT). Int J Ther Rehabil 13(9): 414–419

Amaro JL, Oliveira Gameiro MO et al. 2003 Treatment of urinary stress incontinence by intravaginal electrical stimulation and pelvic floor physiotherapy. Int Urogynecol J Pelvic Floor Dysfunct 14(3): 204–208; discussion 208

Baker KG, Robertson VJ et al. 2001 A review of therapeutic ultrasound: biophysical effects. Phys Ther 81(7): 1351–1358

Barroso JC, Ramos JG et al. 2004 Transvaginal electrical stimulation in the treatment of urinary incontinence. BJU Int 93(3): 319–323

Baxter D 1994 Therapeutic Lasers: Theory and Practice. Churchill Livingstone: Edinburgh

Baster D 2002 Low Intensity Laser Therapy. In Kitchen S (ed.) Electrotherapy: Evidence Based Practice. Elsevier: Oxford

Bircan CO, Senocak O, Peker O et al. 2002 Efficacy of two forms of electrical stimulation in increasing quadriceps strength: a randomized controlled trial. Clin Rehabil 16(2): 194–199

Bricknell R, Watson T 1995 The thermal effects of pulsed shortwave therapy. Br J Ther Rehabil 2(8): 430–434

Brosseau L, Robinson V et al. 2002 Efficacy of thermotherapy for rheumatoid arthritis: a meta analysis. Physical Therapy Reviews 7: 5–15

Busse JW, Bhandari M et al. 2002 The effect of low-intensity pulsed ultrasound therapy on time to fracture healing: a meta-analysis. CMAJ 166(4): 437–441

Byl NN, Hill Toulouse L et al. 1996 Effects of ultrasound on the orientation of fibroblasts: an in-vitro study. Eur J Phys Med Rehabil 6(6): 180–184

Callaghan MJ, Oldham JA 2004 Electric muscle stimulation of the quadriceps in the treatment of patellofemoral pain. Arch Phys Med Rehabil 85(6): 956–962

Chantraine A, Baribeault A et al. 1999 Shoulder pain and dysfunction in hemiplegia: effects of functional electrical stimulation. Arch Phys Med Rehabil 80(3): 328–331

Charman RA 1990 Bioelectricity and electrotherapy — towards a new paradigm? Part 2: Cellular reception and emission of electromagnetic signals. Physiotherapy 76(9): 509–516

Chesterton LS, Barlas P et al. 2002 Sensory stimulation (TENS): effects of parameter manipulation on mechanical pain thresholds in healthy human subjects. Pain 99: 253–262

Christie AD, Willoughby GL 1990 The effect of interferential therapy on swelling following open reduction and internal fixation of ankle fractures. Physiotherapy Theory and Practice 6: 3–7

Ciccone C, Leggin B et al. 1991 Effects of ultrasound and trolamine salicylate phonophoresis on delayed-onset muscle soreness. Phys Ther 71: 666–675

Ciombor DM, Aaron RK 2005 The role of electrical stimulation in bone repair. Foot Ankle Clin 10(4): 579–593

Cleary SF 1987 Cellular effects of electromagnetic radiation. IEEE Eng Med Biol 6(1): 26–30

Cleary SF 1996 In vitro studies of the effects of nonthermal radiofrequency and microwave radiation. Non-thermal effects of RF electromagnetic fields. ICNIRP: Munich

Dinno M 1989 The significance of membrane changes in the safe and effective use of therapeutic and diagnostic ultrasound. Phys Med Biol 34: 1543ff

Draper D, Sunderland S et al. 1993 A comparison of temperature rise in human calf muscle following applications of underwater and topical gel ultrasound. JOSPT 17: 247–251

Draper DO, Ricard MD 1995a Rate of temperature decay in human muscle following 3 MHz ultrasound: the stretching window revealed. J Athl Train 30(4): 304–307

Draper DO, Schulties S et al. 1995b Temperature changes in deep muscles of humans during ice and ultrasound therapies: an in vivo study. J Orthop Sports Physical Ther 21(3): 153–157

Dyson M, Smalley D 1983 Effects of ultrasound on wound contraction. In: Millner R, Rosenfeld E, Cobet U (eds) Ultrasound Interactions in Biology and Medicine. Plenum: New York, pp. 151–158

Enwemeka CS 1989 The effects of therapeutic ultrasound on tendon healing. A biomechanical study. Am J Phys Med Rehabil 68(6): 283–287

Enwemeka CS, Rodriguez O et al. 1990 The biomechanical effects of low-intensity ultrasound on healing tendons. Ultrasound Med Biol 16(8): 801–807

Evans RD, Foltz D et al. 2001 Electrical stimulation with bone and wound healing. Clin Podiatr Med Surg 18(1): 79–95, vi

Frizzell LA, Dunn F 1982 Biophysics of ultrasound. In: Lehmann J (ed.) Therapeutic Heat and Cold. Williams & Wilkins: Baltimore

Goldin JH, Broadbent N et al. 1981 The effects of Diapulse on the healing of wounds: A double blind randomised controlled trial in man. Br J Plast Surg 34: 267–270

Han JS, Chen XH et al. 1991 Effect of low- and high-frequency TENS on Met-enkephalin-Arg-Phe and dynorphin A immunoreactivity in human lumbar CSF. Pain 47(3): 295–298

Harvey W, Dyson M et al. 1975 The stimulation of protein synthesis in human fibroblasts by therapeutic ultrasound. Rheumatol Rehabil 14: 237

Hayne CR 1984 Pulsed high frequency energy: its place in physiotherapy. Physiotherapy 70: 459–464

Hill J, Lewis M et al. 2002 Pulsed short-wave diathermy effects on human fibroblast proliferation. Arch Phys Med Rehabil 83(6): 832–836

Hurley DA, McDonough SM et al. 2004 A randomized clinical trial of manipulative therapy and interferential therapy for acute low back pain. Spine 29(20): 2207–2216

Huys S, Gan BS et al. 1993 Comparison of effects of early and late ultrasound treatment on tendon healing in the chicken limb. J Hand Ther 6: 58–59

Indrekvam S, Fosse OA et al. 2001 A Norwegian national cohort of 3198 women treated with home-managed electrical stimulation for urinary incontinence — demography and medical history. Scand J Urol Nephrol 35(1): 26–31

Jarit GJ, Mohr KJ et al. 2003 The effects of home interferential therapy on post-operative pain, edema, and range of motion of the knee. Clin J Sport Med 13(1): 16–20

Johnson M 2002 Transcutaneous Electrical Nerve Stimulation (TENS). In: Kitchen S (ed.) Electrotherapy: Evidence-Based Practice. Elsevier: Oxford

Johnson MI, Tabasam G 2003 An investigation into the analgesic effects of different frequencies of the amplitude-modulated wave of interferential current therapy on cold-induced pain in normal subjects. Arch Phys Med Rehabil 84(9): 1387–1394

Jorge S, Parada CA et al. 2006 Interferential therapy produces antinociception during application in various models of inflammatory pain. Phys Ther 86(6): 800–808

Karu TI 1987 Photobiological fundamentals of low power laser therapy. J Quantum Electronics QE 23(10): 1703–1717

Karu T 1998 The Science of Low-Power Laser Therapy. Gordon and Breach: Amsterdam

King PR 1990 Low level laser therapy: a review. Physiother Theory Pract 6: 127–138

Kitchen S 2002a Electrotherapy: Evidence-based Practice. Churchill Livingstone: Edinburgh

Kitchen SS 2002b Infrared Irradiation. In: Kitchen S (ed.) Electrotherapy: Evidence-based Practice. Churchill Livingstone: Edinburgh

Kitchen S, Dyson M 2002 Low Energy Treatments: Non-thermal or Microthermal. In: Kitchen S (ed.) Electrotherapy: Evidence-based Practice. Churchill Livingstone: Edinburgh

Kitchen SS, Partridge CJ 1991 Infra-red therapy. Physiotherapy 77(4): 249–254

Lake DA 1992 Neuromuscular electrical stimulation: An overview and its application in the treatment of sports injuries. Sports Med 13(5): 320–336

Lambert I, Tebbs SE et al. 2000 Interferential therapy machines as possible vehicles for cross-infection. J Hosp Infect 44(1): 59–64

Lehmann J 1982 Therapeutic Heat and Cold. Williams &Wilkins: Baltimore

Leung KS, Cheung WH et al. 2004 Low intensity pulsed ultrasound stimulates osteogenic activity of human periosteal cells. Clin Orthop Rel Res 418: 253–259

Luben RA 1996 Effects of microwave radiation on signal transduction processes of cells in vitro. Non-thermal effects of RF electromagnetic fields. ICNIRP: Munich

Lyons CL, Robb JB et al. 2005 Differences in quadriceps femoris muscle torque when using a clinical electrical stimulator versus a portable electrical stimulator. Phys Ther 85(1): 44–51

Maxwell L 1992 Therapeutic ultrasound: its effects on the cellular and mollecular mechanisms of inflammation and repair. Physiotherapy 78(6): 421–426

McDonough S, Kitchen S 2002 Neuromuscular and Muscular Electrical Stimulation. In: Kitchen S (ed.) Electrotherapy: Evidence-based Practice. Churchill Livingstone: Edinburgh

McManus FJ, Ward AR et al. 2006 The analgesic effects of interferential therapy on two experimental pain models: cold and mechanically induced pain. Physiotherapy 92(2): 95–102

Michlovitz S 1996 Thermal Agents in Rehabilitation. FA Davis: Philadelphia

Michlovitz S, Hun L, Erasala GN 2004 Continuous low-level heat-wrap therapy is effective for treating wrist pain. Arch Phys Med Rehabil 85: 1409–1416

Mortimer AJ, Dyson M 1988 The effect of therapeutic ultrasound on calcium uptake in fibroblasts. Ultrasound Med Biol 14(6): 499–506

Neder JA, Sword D et al. 2002 Home based neuromuscular electrical stimulation as a new rehabilitative strategy for severely disabled patients with chronic obstructive pulmonary disease (COPD). Thorax 57(4): 333–337

Noble JG, Henderson G et al. 2000 The effect of interferential therapy upon cutaneous blood flow in humans. Clin Physiol 20(1): 2–7

Nussbaum E 1998 The influence of ultrasound on healing tissues. J Hand Ther 11(2): 140–147

Nussbaum EL 1997 Ultrasound: to heat or not to heat — that is the question. Physical Therapy Reviews 2: 59–72

Ottawa Panel 2004 Ottawa panel evidence-based clinical practice guidelines for electrotherapy and thermotherapy interventions in the management of rheumatoid arthritis in adults. Physical Therapy 84(11): 1016–1043

Palmer S, Martin D 2002 Interferential Current for Pain Control. In: Kitchen S (ed.) Electrotherapy: Evidence-based Practice. Churchill Livingstone: Edinburgh

Palmer ST, Martin DJ et al. 1999 Alteration of interferential current and transcutaneous electrical nerve stimulation frequency: effects on nerve excitation. Arch Phys Med Rehabil 80(9): 1065–1071

Poltawski L, Watson T 2007 Relative transmissivity of ultrasound coupling agents commonly used by therapists in the UK. Ultrasound Med Biol 33(1): 120–128

Pope GD, Mockett SP et al. 1995 A survey of electrotherapeutic modalities: ownership and use in the NHS in England. Physiotherapy 81(2): 82–91

Ramirez AJ, Schwane A et al. 1997 The effect of ultrasound on collagen synthesis and fibroblast proliferation in vitro. Med Sci Sports Exerc 29: 326–332

Reher P, Doan N et al. 1999 Effect of ultrasound on the production of IL-8, basic FGF and VEGF. Cytokine 11(6): 416–423

Reher P, Harris M et al. 2002 Ultrasound stimulates nitric oxide and prostaglandin E2 production by human osteoblasts. Bone 31(1): 236–241

Robertson VJ, Ward A et al. 2006 Electrotherapy Explained: Principles and Practice. Butterworth–Heinemann: Oxford

Seiger C, Draper DO 2006 Use of pulsed shortwave diathermy and joint mobilization to increase ankle range of motion in the presence of surgical implanted metal: A case series. J Orthop Sports Phys Ther 36(9): 669–677

Sheffler LR, Hennessey MT et al. 2006 Peroneal nerve stimulation versus an ankle foot orthosis for correction of footdrop in stroke: impact on functional ambulation. Neurorehabil Neural Repair 20(3): 355–360

Simonis RB, Parnell EJ et al. 2003 Electrical treatment of tibial non-union: a prospective, randomised, double-blind trial. Injury 34(5): 357–362

Sluka KA, Walsh D 2003 Transcutaneous electrical nerve stimulation: basic science mechanisms and clinical effectiveness. J Pain 4(3): 109–121

Sluka KA, Lisi TL et al. 2006 Increased release of serotonin in the spinal cord during low, but not high, frequency transcutaneous electric nerve stimulation in rats with joint inflammation. Arch Phys Med Rehabil 87(8): 1137–1140

Sontag W 2000 Modulation of cytokine production by interferential current in differentiated HL-60 cells. Bioelectromagnetics 21(3): 238–244

Sparrow KJ, Finucane SD et al. 2005 The effects of low-intensity ultrasound on medial collateral ligament healing in the rabbit model. Am J Sports Med 33(7): 1048–1056

Stevens JE, Mizner RL et al. 2004 Neuromuscular electrical stimulation for quadriceps muscle strengthening after bilateral total knee arthroplasty: a case series. J Orthop Sports Phys Ther 34(1): 21–29

Talbot LA, Gaines JM et al. 2003 A home-based protocol of electrical muscle stimulation for quadriceps muscle strength in older adults with osteoarthritis of the knee. J Rheumatol 30(7): 1571–1578

Taylor P, Burridge J et al. 1999 Clinical audit of 5 years provision of the Odstock dropped foot stimulator. Artif Organs 23(5): 440–442

ter Haar G 1999 Therapeutic Ultrasound. Eur J Ultrasound 9: 3–9

Tuner J, Hode L 2004 The Laser Therapy Handbook. Prima: Grangesberg, Sweden

Turner S, Powell E et al. 1989 The effect of ultrasound on the healing of repaired cockerel tendon: is collagen cross-linkage a factor? J Hand Surg 14B: 428–433

Usuba M, Miyanaga Y et al. 2006 Effect of heat in increasing the range of knee motion after the development of a joint contracture: an experiment with an animal model. Arch Phys Med Rehabil 87(2): 247–253

Vinck EM, Cagnie BJ et al. 2003 Increased fibroblast proliferation induced by light emitting diode and low power laser irradiation. Lasers Med Sci 18(2): 95–99

Vinck E, Coorevits P et al. 2005 Evidence of changes in sural nerve conduction mediated by light emitting diode irradiation. Lasers Med Sci 20(1): 35–40

Vivodtzev I, Pepin JL et al. 2006 Improvement in quadriceps strength and dyspnea in daily tasks after 1 month of electrical stimulation in severely deconditioned and malnourished COPD. Chest 129(6): 1540–1548

Walker UA, Uhl M et al. 2006 Analgesic and disease modifying effects of interferential current in psoriatic arthritis. Rheumatol Int 26(10): 904–907

Walsh D 1997 TENS: Clinical Applications and Related Theory. Churchill Livingstone: Edinburgh

Warden SJ, Bennell KL et al. 2000 Acceleration of fresh fracture repair using the sonic accelerated fracture healing system (SAFHS): a review. Calcif Tissue Int 66(2): 157–163

Warden SJ, Avin KG et al. 2006 Low-intensity pulsed ultrasound accelerates and a nonsteroidal anti-inflammatory drug delays knee ligament healing. Am J Sports Med 34(7): 1094–1102
Watson T 1996 Electrical stimulation for wound healing. Physical Therapy Reviews 1(2): 89–103
Watson T 2000 The role of electrotherapy in contemporary physiotherapy practice. Manual Ther 5(3): 132–141
Watson T 2002a Current concepts in electrotherapy. Haemophilia 8: 413–418
Watson T 2002b Electrical stimulation for wound healing: a review of current knowledge. In: Kitchen S (ed.) Electrotherapy: Evidence-based Practice. Churchill Livingstone: Edinburgh
Watson T 2002c Ultrasound dose calculations. In Touch 101: 14–17
Watson T 2003 Soft tissue healing. In Touch 104: 2–9
Watson T 2006a Electrotherapy and tissue repair. Sportex Medicine 29: 7–13
Watson T 2006b Tissue repair: The current state of the art. Sportex Medicine 28: 8–12
Wilkin LD, Merrick MA et al. 2004 Influence of therapeutic ultrasound on skeletal muscle regeneration following blunt contusion. Int J Sports Med 25(1): 73–77
Williams A, McHale J et al. 1987 Effects of MHz ultrasound on electrical pain threshold perception in humans. Ultrasound Med Biol 13: 249–258
Yeung CK, Guo X et al. 2006 Pulsed ultrasound treatment accelerates the repair of Achilles tendon rupture in rats. J Orthop Res 24(2): 193–201
Young S 2002 Ultrasound Therapy. In: Kitchen S (ed.) Electrotherapy: Evidence-based Practice. Churchill Livingstone: Edinburgh, pp. 211–230
Young SR, Dyson M 1990a The effect of therapeutic ultrasound on angiogenesis. Ultrasound Med Biol 16(3): 261–269
Young SR, Dyson M 1990b Effect of therapeutic ultrasound on the healing of full-thickness excised skin lesions. Ultrasonics 28(3): 175–180
Zanotti E, Felicetti G et al. 2003 Peripheral muscle strength training in bed-bound patients with COPD receiving mechanical ventilation: effect of electrical stimulation. Chest 124(1): 292–296

MANUFACTURERS' LINKS

Central Medical Equipment Ltd (CME)
Unit 32A, Atcham Business Park, Atcham, Shropshire SY4 4UG
Web: www.physiobuyer.com

EMS Physio Ltd
Wantage, Oxfordshire OX12 9FE
Tel: 01235 772272
Web: www.emsphysio.co.uk

Mobilis Healthcare Group
100 Shaw Road, Oldham, Lancashire OL1 4AY
Tel: 0161 678 0233
Web: www.mobilisphysiotherapy.com/

Nature's Gate
P.O. Box 371, Basingstoke, Hampshire RG24 8GD
Tel: 01256 346060
Web: www.naturesgate-uk.com/

Orthosonics Ltd Europe
Bremridge House, Bremridge, Ashburton Devon TQ13 7JX
Tel: 01364 652426
Web: www.orthosonics.com

Physio-Med Services Ltd
7–23 Glossop Brook Business Park, Surrey Street, Glossop, Derbyshire SK13 7AJ
Tel: 01457 860 444
Web: www.physio-med.com

SKF Services Ltd
Unit 18 Huffwood Trading Estate, Billingshurst, West Sussex RH14 9UR
Tel: 01403 785111
Web: www.skfservices.com

Tenscare Ltd
PainAway House, Epsom, Surrey KT17 1DT
Tel: 013 7272 3434
Web: www.tenscare.co.uk

THOR International Head Office UK
Old British Schoolhouse, East Street, Chesham HP5 1HQ
Tel: 01494 797 100
Web: www.thorlaser.com/

통증

Pain

CHAPTER 19

김명철

CHAPTER CONTENTS

개요

통증은 모든 사람들이 경험할 수 있는 일반적인 것이다. 통증은 신체가 손상받을 때 안전하게 행동하는 방법을 익히도록 도와주고 위험한 상황에 처했을 때 보호행동을 할 수 있도록 도와준다. 그리고 통증은 일반적으로 일상생활에서도 나타난다. 정상적인 경우 신체조직의 수용기는 적절한 역치수준의 자극에 반응한다. 수용기가 반응하면 활동전위(action potentials)가 발생하여 말초신경에 의해 척수로 전달된다. 전달된 활동전위로 인해 신경세포에서 신경전달물질이 유리되어 일반적으로 2차 신경세포(secondary neurones)를 활성화시키고 이로 인해 활동전위가 척수를 통해 뇌로 보내진다. 그리고 뇌는 이 정보를 분석한다. 일반적으로 통증은 자극을 받은 조직이 인식한다. 이것은 단순해보일 수 있지만 그렇지 않다.

정의: 세계통증연구학회(The International Association for the Study of Pain(IASP))는 통증을 "조직의 실제적 또는 잠재적 상해와 관련된 또는 그러한 통증의 표현들로 묘사된 불쾌한 감각적이고 감정적인 경험"이라고 정의했다(Merskey and Bogduk, 1994).

이 정의에는 몇 가지 중요한 사항이 있다.

- 첫째, 통각수용체계(nociceptive system)는 위험한 신호를 감지하고 뇌에 경고하므로 중요하지만 그렇다고 하여 통증이 단순히 유해한 감각정보만 전달하는 것은 아니다[통각(nociception)]. [통각수용 신경세포(Nociceptive neurones)는 유해한 자극이 주어졌을 때 정상적으로 작동되지 않아 통증을 느낄 수 없게 되는 즉, 특정 유전자가 변이되어 태어난 사람에게 매우 중요하다(Cox, et al., 2006).] 좀 더 구체적으로 알아보면 통증은 잠재적으로 다른 지각상태(perceptual states)와 같이 인지와 정서에 중요한 영향을 준다.[그러나 망막의 빛 수용기에 감지된

빛이 좋아하는 환상과 무엇을 보고 있는지 분별하는 시각-사고(vision-think)를 그대로 묘사하지는 않는다.]

- 둘째, 통증은 조직손상의 기준이 되지 않으며, 조직이 손상받았으나 아프지 않을 수도 있고 아프지만 조직이 손상받지 않았을 수도 있다.
- 셋째, 통증은 신체조직이 손상되는 것에 대한 유일한 감각정보는 아니다. 통증이 아니더라도 다른 정보들을 조직에서 뇌로 전달하는 몸감각(체성감각, somatic senses)이 있다. 통증의 발생은 특정 위험 요소(threat-specific quality)에 대해 신체를 보호하고 보존하는데 매우 중요하다. 즉 통증은 복잡한 방어체계(complex defence system)의 요소를 가지고 있다.
- 마지막으로 통증과 서로 영향을 줄 수 있는 방어체계는 무의식적 요소들이 많다. 이와 같이 통증은 거의 의식하지 않는 반응수준으로 기본적인 의식적인 과정이다. 통증에 대한 이러한 모델은 사람이 통증을 느끼면 뇌가 조직이 위험한 상황이라고 인식하고 조직을 위험으로부터 벗어나게 하기위해 어떤 행동을 취해야 한다고 판단하는 것이 확실하다(Butler and Moseley 2003; Wall 1999)

통증의 생리학

본 장에서는 통증의 생리학에 대해 다음의 3가지 사항을 논의하고자 한다.

1. 통각수용체계의 활성화
2. 통각/통증 체계의 변화
3. 통각/통증 체계의 민감성

각 사항별로 필요에 따라 척수와 뇌의 기전으로부터 말초로 구분 지 을 것이다.

통각수용체계의 활성화

말초기전(peripheral mechanisms)

말초신경계는 연구가 잘되어 있지만 완전하게 알려진 것은 아니다. 말초신경의 많은 유형들은 통각의 원인이 된다고 생각된다(Meyer, et al., 2006). 통각의 원인이 되는 가장 중요한 신경세포는(통상적으로 통각수용기로 알려진) A 와 C섬유이지만 많은 A 섬유와 C섬유가 비유해성 자극에도 반응한다(Craig, 2002).

명확하게 하기 위해서 1차 통각수용기인 A 섬유와 C섬유를 표19-1과 같이 구분하였다.

통각수용기(nociceptors)는 대부분의 신체 조직에 존재하고, 위험한 열, 기계적 또는 화학적 자극을 감지하는 중요한 역할을 한다. 연구자들은 다양한 유해자극의 활성역치를 알아내려고 했다(통각수용기에는 활동전위를 발생시키는 최소한의 자극 강도인 활동역치가 있다). 이 활동역치는 개인별로 차이가 있지만 통증을 호소하지 않는 건강한 사람의 1차 통각수용기(primary nociceptors)에 대해서는 예측할 수 있는 범위가 있다.

비감작성(비민감성) 통각수용기의 역치

- 기계적(mechanical) - 두 가지 분류
  기계적 민감 구심성 - 초기반응(예: 꼬집기)
  기계적 둔감 구심성 - > 600킬로파스칼(kPa)
  (Raja, et al., 1999)

표 19.1 Aδ섬유와 C섬유의 특성 비교

특성	Aδ섬유	C섬유
1a. 전도속도 1b. 통증발현	빠름(4-36m/s) 1차/급성 통증	느림(0.4-2m/s) 2차/느린 통증
2a. 조절(순응) 2b. 통증기간	빠름 단기	느림 장기
3a. 감수영역 3b. 국소성	좁음 명확함	넓음 광범위함
4. 감각의 질	날카로움, 찔림	쑤심, 둔통, 작열통
5. 중추신경계 반응	반사, 분석	감정적, 괴로움

a: 생리학적 특성, b: 통증의 본질에 의한 결과(Reproduced from Van Griensven 2005; see also Craig 2002; Meyer 2006.)

- 열적(thermal)
  열(열기) : 41-49° C (Tillman, et al., 1995, cited in Raja et al.1999; Kelly et al. 2005)
  냉(냉기) : 6.7° C(손)-11.8° C(전완); 0° C(Kelly, et al., 2005)
- 화학적(chemical) (통증유발 농도)
  아세틸콜린(Acetylcholine) 1% 용액(Schmelz et al. 2003)
  캡사이신(Capsaicin) 0.1% 용액(Schmelz et al. 2003).

척수기전

1차 통각수용기는 척수의 뒷뿔(후각, dorsal horn)에 종지한다. 뒷뿔은 신경세포의 투사상태(projections)와 구조적 특성과 기능적 특성에 따라 구분되는 여러 층으로 이루어져 있다. 통각수용기의 대부분은 제 1층판(일반적으로 A 섬유 종지), 제 2층판(일반적으로 C섬유 종지), 제 5층판(A 섬유, C섬유, A 섬유 모두 종지)에 종지한다. 제 2층판(Lamina II) 신경세포는 다른 층판에 투사되어 촉진과 억제를 유발시킬 수 있다. 제 1층판으로 들어오는 말초신경은 대부분 통각수용기(A)이기 때문에 제 1층판을 투사하는 신경세포를 통각-감수 2차 신경세포(nociceptive-specific second-order neurones)라고 한다. 제 5층판으로 들어오는 말초신경은 A, C 그리고 A 섬유를 포함한 2차 신경이기 때문에 제 5층판의 2차신경은 광범위한 자극에 반응하는 경향이 있어 동적-광범위신경세포(wide-dynamic-range neurones)이라고 한다.

척수의 뒷뿔에서 뇌로 전달

척수의 뒷뿔에서 뇌로 통각정보를 전달하는 상행로는 5개가 있다. 가장 큰 것은 제 1층판과 제 5층판에서 시작되는 신경을 포함한 척수시상로이다. 다른 신경로는 척수그물체로, 척수중뇌로, 경수시상로 그리고 척수시상하부로가 있다. 중요한 점은 이런 신경로들이 단순히 유해한 자극만 전달하는 경로가 아니며, 뇌에 하나의 목표구역(통증중추, target location, pain centre)이 있는 것도 아니라는 것이다. 오히려, 이런 신경로들은 중추신경계의 많은 지점을 목표구역으로 하며, 이런 뇌의 구역은 입력된 통각정보를 처리하고 변조한다.

뇌 기전

뇌는 척수의 위에 놓여있는 중추신경계(CNS)의 일부분으로 정의된다. 이것은 어떻게 통각이 뇌에서 조절되는지에 대한 매우 중요한 특성이다.

병렬 처리(parallel processing)

뇌의 많은 영역은 통증과 관련이 있다. 대개, 시상(thalamus), 대뇌섬(insula), 1차 몸감각겉질(S1)(1차 체성감각피질), 2차 몸감감겉질(S2)(2차 체성감각피질) 그리고 이마엽앞 겉질(전전두엽피질, pre-frontal cortices) 등이 관련되어 있다. 이런 영역들을 통증기질(pain matrix)이라고 한다(Apkarian, et al., 2005)(그림 19.1). 그러나 이 영역들은 결코 하나의 영역만 관련되거나 또는 모든 영역이 관련되지는 않는다. 이 뇌활동 패턴은 사람마다 크게 다르고 한 개인 내에서도 크게 달라진다.

서로 다른 뇌의 영역에서 나타나는 다양한 통증 양상

통증에 대해서 뇌의 다양한 영역의 잠재적인 역할을 명확하게 하기 위해 일부 저자들은 다음의 2가지 체계를 주장했다.

내측 통각체계(medial nociceptive system)은 내측 시상핵(medial thalamic nuclei), 앞띠다발(전대상, anterior cingulate) 그리고 뒤가쪽 이마엽앞겉질(후측면 전두엽피질, dorsolateral prefrontal cortices)을 포함한다. 이 체계는 느리게 인식하고 자극받은 신체의 정확한 위치는 알 수 없어 광범위한 몸운동영역(somatotopic)으로만 인식한다. 이 체계의 활성화는 통증의 정서적-감정적인 면을 촉진한다고 제시되어 왔다; 즉, 강도와 질보다는 통증의 불쾌함과 관련이 있다.

외측 통각체계(lateral nociceptive system)은 외측 시상핵(lateral thalamic nuclei), 1차 몸감각겉질(S1), 2차 몸감감겉질(S2)과 관련이 있다. 이 체계는 빠르게 인식하고 자극받은 신체의 위치를 아주 정확하게 알 수 있는 고도의 몸운동영역이다. 이 체계의 활성화는 통증의 감각식별(sensory-discriminative) 측면을 촉진한다고 제시되었다; 즉, 통증의 강도와 자극의 감각적 특성과 관련이 있다(예: 따뜻함, 날카로움, 깊음, 얕음). 통증의 강도와 불쾌함은 개별적으로 조절될 수 있다(Moseley and Arntz, 2007).

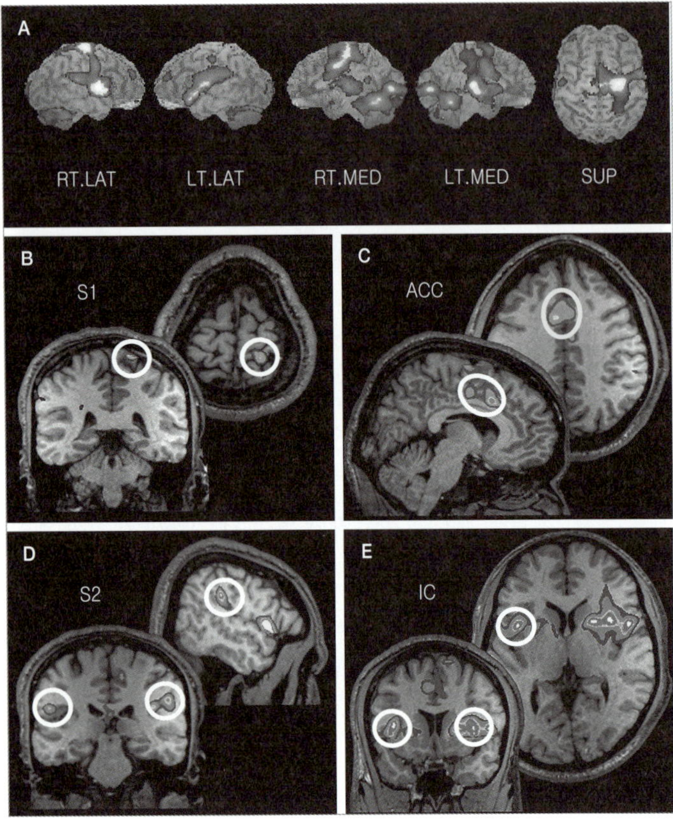

그림 19.1 통증은 뇌의 활성화로 유발된다. A: PET(positron emission tomograms)를 사용하여 Surface-rendered 영상을 얻었다.아무런 자극이 없을 때보다 고통스럽 열 자극이 주어지는 동안 뇌의 영역이 더 활성화되는 것을 보여준다.
B~E 영상은 유사한 자극이 주어졌을 때 fMRI를 사용해서 얻었다. 이 영상에서 횡단면을 보면 1차, 2차 몸감각겉질, 앞띠다발 그리고 대뇌섬겉질(ACC and IC)이 활성화되는 것을 볼 수도 있다. 각 이미지에서 보여준 영역들이 열에 의해 통증이 나타나는 동안 더 활동적이기 때문에 통증을 처리하는데 있어 중요하다고 생각된다(그림 A: reproduced from Casey, et al., 2001; B~E: adapted from Bushnell, et al., 1999, with permission).

다중입력-신경행렬설

Melzack (1990)은 무수히 많은 입력과 통증, 통각수용기에 영향을 미치는 요소들을 개념화하는 하나의 방법으로 신경행렬설을 제시하였다. 이론에서의 입력요소는 이전의 학습과 과거의 경험, 면역과 내분비 상태, 자율신경계의 활성화의 반응 그리고 통각수용기와 다른 감각수용기로부터 오는 정보들이다. 이론은 위의 모든 요소들이 분석되고 뇌의 특정한 신경망이 활성화되어질 때 통증이 발생한다는 것을 알려준다. 작은 신경의 특정한 신경망을 인지 신경과학 문헌 [Damasio (2000) for review of representation theory]에서는 유사한 단어로 신경승인[neurosignature(또는 신경추적장치(neurotag(Butler and Moseley, 2003)]이라고 표현한다. 이 이론은 신경생리학에서 통증과 인식에 대한 이론적 배경으로 중요하다고 생각되지만 아직 체계적이지 못한 이론이기도 하다.

뇌에서의 통증

멜작의 신경행렬 모델과 IASP의 통증의 정의는 모두 통증에 대한 평가와 치료에 생체심리사회학적 접근(biopsychosocial approach)이 필요하다고 강조한다. 또한 이것은 복잡한 영향의 결과로써 뇌에서 통증이 발생하는 개념을 보강해준다. 특히, 신체의 조직손상에 대해 감지하거나 인식하는 것을 보강해준다. 통각에 의한 조직손상은 이러한 영향 중 하나이다. IASP의 정의에서 제시된 것처럼 조직손상에 통증이 충분한 것도 아니고 꼭 필요한 것도 아니다.

통각/통증의 변화

신체적, 심리적 그리고 사회적 요인들이 통증을 변화시킨다는 입증되지 않은 근거의 이야기들(스포츠, 전쟁과 관련된)은 흔하다(Butler and Moseley, 2003 for several examples). 그러나 많은 연구들이 이런 입증되지 않았던 근거를 증명해주고 있다(Fields, et al., 2006 for a review of CNS mechanisms of modulation). 항상 연구의 결과가 동일한 것은 아니지만 대개 유해한 자극의 심리적 상황을 조작하는 연구와 통증에 대한 효과는 분명히 관련이 있다. 예를 들어 문헌의 많은 부분들이 통증에 대한 집중과 집중에 의한 통증의 영향에 관한 것이다(Asmundson, et al., 1997; Crombez, et al., (1996, 1997, 1998, 1999); Duckworth, et al., 1997; Eccle ston, 1994; Eccleston and Crombez, 1999; Eccleston, et al., 1997; Matthews, et al., 1980; McCracken, 1997; Moseley and Arntz, 2007; Naveteur, et al., 2005; Peters, et al., 2000). 그러나 이렇게 많은 연구가 이루어졌음에도 불구하고 의견이 일치되지는 않는다; 일부 연구에서는 위의 요인들이 통증을 증폭시키고 통증을 소멸시킨다고 하지만 또 다른 반대 주장도 있다. 아마도 그 효과는 개인적인 대처방식과 연구와 환경 사이에서 다른 결론들이 도출될 것이다.

불안(anxiety)도 통증에 다양한 영향을 준다. 일부 연구에서 수술하는 동안 증가된 통증(Gore, et al., 2005; Klages, et al., 2006; Pud and Amit 2005; Schupp, et al.,2005)과 실험적으로 만들어진 통증(Tang and Gibson, 2005)으로 인해 불안이 증가되었다고 하지만 다른 연구들은 아무런 영향이 없었다고 주장한다(Arntz, et al., 1990, 1994). 관련된 연구보고들은 대체로 통증에 의한 불안의 영향은 집중에 의해 달라진다고 한다(Arntz, et al., 1994; Ploghaus, et al., 2003).

예상(expectation)하는 것도 통증에 다양한 영향을 준다. 일반적인 원리대로 좀 더 강력하거나 위험한 자극이 주어질 것을 신호해주므로 유해한 자극이 예상되면 통증이 증가되고(Chua, et al., 1999; Fields, 2000; Keltner, et al., 2006; Moseley and Arntz, 2007; Ploghaus, et al., 1999; Sawamoto, et al., 2000) 덜 강력하거나 위험한 자극이 예상되는 신호가 주어지면 통증은 감소된다(Benedetti, et al., 2003; Pollo, et al., 2001). 이것은 통증을 예상하는 것의 영향에 대한 유용한 연구보고이다(Fields, 2000; Wager, 2005). 통증에 대한 형태와 정도에 대한 불안과 예상의 공통 분모는 바로 집중력(주의력)이다. 이것은 일부 인지단계가 통증에 대해 가지고 있는 일관된 결과로 설명된다. 예를들어 임상과 실험적 연구에서 통증에 대해 부정적으로 인식하는 것이 통증등급이 더 높게 나타나는 것과 관련이 있다(see Sullivan, et al., 2001 for review). 높은 등급의 ㅌ증을 포함하여 통증은 조직의 상태를 정확하게 알려 준다고 믿고 있지만(Moseley, et al., 2004), 이에 반하여 신경계은 만성 통증 상태에서 통증 감각을 증폭시켜 하지 직 거상시 통증의 역치를 증가시킨다고 믿고 있다(Moseley, 2004).

유해한 자극에 대한 사회적인 고정관념도 통증을 불러일으키는데 작용한다. 예를 들어 사람들이 헌혈할 때 남자보다 여자간호사일 때 상처가 더 경미할 것이라고 생각한다. 그 이유는 다양하나 경험에 의한 통증의 형태 또는 정도에 의해 다시 재현될 수 있기 때문이다(see Butler and Moseley 2003 for a review of pain-related data and Moerman 2002 for exhaustive coverage of the role of meaning in medicine and health-related interactions). 통증에 대한 신체적, 심리적 그리고 사회적 영향에 대한 많은 문헌를 살펴보는 것은 이번 장의 범위를 벗어나는 것이다. 그러나 이런 문헌들로부터 그 주제를 계속해서 언급하는 것은 적절하고 임상적으로 의미가 있다; 통증을 인식하는 것과 참는 것에 대한 영향과 연구가 다양해서 유해한 자극에 대한 평가는 상황에 달려있는 듯하다.

통각수용/통증 체계에 대한 민감성

통각수용체계는 역동적이다. 만약 이 체계가 평상시보다 좀 더 민감하다면, 이것은 통각과민증(현재 아픈 것이 점점 더 아프게 느껴지는 것)과 무해자극통증(실제로 통증을 유발하지 않는 자극에도 통증을 느끼는 것)을 유발한다.

> **정의:** 통각과민증(hyperalgesia)은 정상적으로 통증을 느낄 수 있는 자극에 대하여 통증이 지속적으로 증가되는 것. 무해자극통증(allodynia pain)은 정상적으로는 통증이 일어나지 않는 자극으로 인한 통증이 발생되는 것(Merskey와 Bog duk, 1994)

통각과민증과 무해자극통증은 조직이 손상 받은 후 예측될 수 있으며 즉각적으로 민감해지는 것처럼 보이지만 지속되는 통증에 대해서도 나타나는 주된

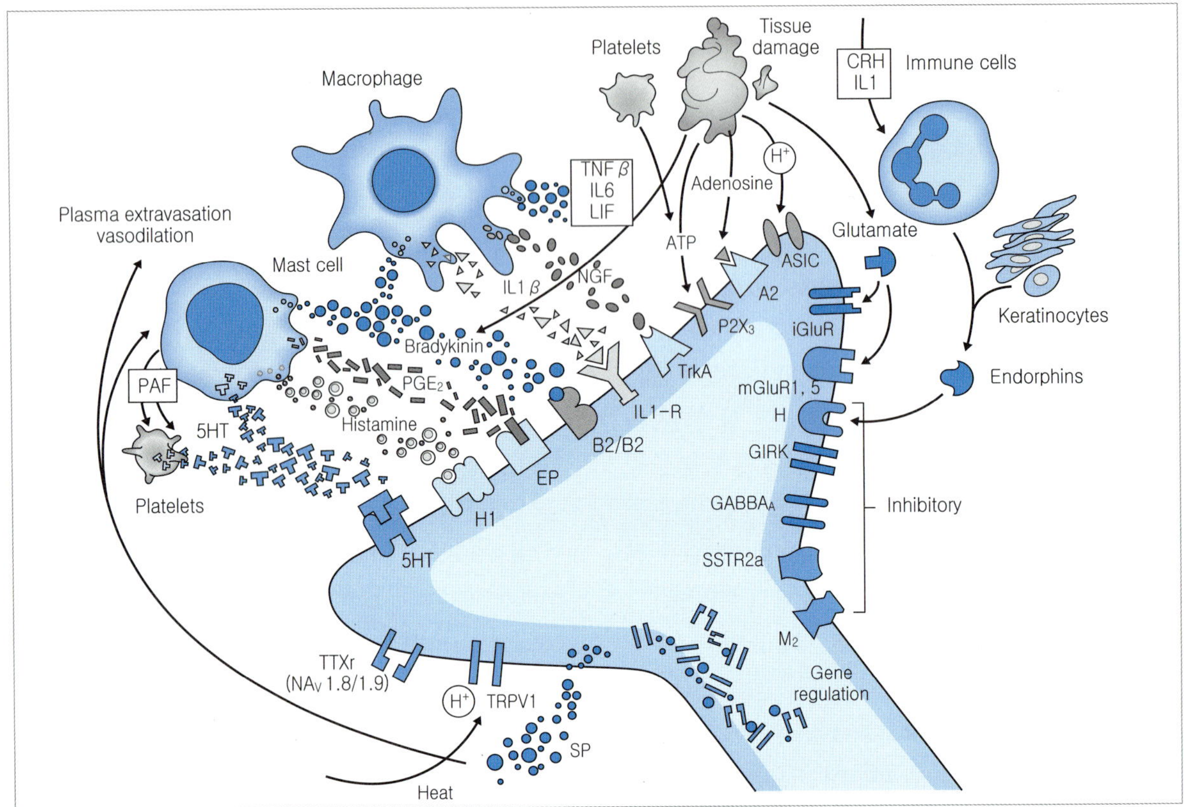

그림 19.2 염증성 후 말초 민감성의 말초 전위 매개체. 이 그림에서 핵심은 발생되는 모든 현상을 알아야 하는 것이 아니라 조직이 손상될 때마다 일어나는 말초 민감성이 극단적으로 복잡하다는 것을 설명하는 것이다. 관심이 많은 독자들은 반드시 인용된 내용들을 참고하여야 하는데 이는 여기에 있는 이러한 과정들을 의논한다는 것은 이 장의 범위를 넘어서기 때문이다(Johns Hopkins University, Ian Suk, Woolf&Costigan에 의해 적용 1999).

특징들이다. 이들은 손상 후 급성통증과 만성통증에서 진행되는 과정들이 서로 다르다.

말초기전

표준화된 자극에 의해 유발된 통증을 증가시키는 말초기전들은 염증성 매개체(inflammatory mediators), 감소된 순환(이것은 수소 이온들의 국소 집중화를 더욱 증가시킨다), 면역 매개체들의 출현 그리고 특정 유전자들의 활동(변형되는 말초기전들에 대한 명확한 평가를 위해 그림 19.2 그리고 2006년 Meyer 등을 참고하라)등이 있다. 염증성 매개체들은 조직 손상과 통각수용기(신경학적인 염증)의 활동에 의해 유리된다. 말초기전에 의해 일어나게 된 이러한 민감성을 말초성 민감성(peripheral sensitisation)이라고 하며, 이어서 나타나는 통각과민은 1차 통각과민(primary hyperalgesia)이라고 부른다.

척수기전

2차 반응 통각수용기(second-order nociceptors)도 민감해질 수 있다. 척수뒷뿔에 있는 N-메틸-D-아스파르트산 수용기(NMDA수용기(N-methyl-D-aspartate receptors))는 연접 후 활성화(post-synaptic activity)가 더 클 수 있도록 통로(channels)를 열어둠으로써 지속적인 자극이나 강한 자극에 반응한다. 이것은 말초에 같은 자극이 주어지지만 2차 통각수용기는 더 크게 활성화되는 것을 의미하며, 이로 인해 좀 더 많은 신체조직의 손상에 대한 메시지가 뇌로 전달된다는 것을 의미한다.

척수뒷뿔 기전

NMDA 수용기들은 중추성 감각(central sensitisation)

에 중요하다. NMDA 수용기는 정상적인 경우 마그네슘(magnesium)에 의해 차단되어 있지만, 통각수용기 활성화가 계속되어 펩타이드(peptides)가 방출되면 이 차단이 제거되고 글루탐산염(glutamate)이 NMDA 수용기와 결합하게 된다. 전압 감각 통로(voltage-sensitive channels)의 활성화로 결국 칼슘이 2차 반응 신경세포(second-order neurone)로 유입된다. 이러한 과정으로 NMDA 수용기는 변하게 되고 마그네슘 차단의 효과는 감소하여 다음 자극에 대해 더욱 빠르고 민감한 반응을 나타내게 된다.

뒷뿔에 통각수용체계를 민감하게 할 수 있는 다른 기전들이 있다. 뒷뿔 층판(laminae of the dorsal horn)의 광범위-반응(wide-dynamic range, WDR) 신경세포는 통각과 다른 감각 정보간에 상호작용하여 처리된다. 이것은 통증을 어떻게 묘사하는가에 있어서 중요하고 가끔은 통증의 질로써 인용되기도 한다. 또한 통각수용체계에 대한 민감성을 강화시키는 전위기전(potential mechanism)을 제공하기도 하는데 이로인하여 정상적으로는 통증을 유발하지 않는 비통증성 자극에 대해서도 통증을 느끼게 되는 것이다. 이것은 광범위-반응 신경세포들이 흥분된 신경세포들과 연접하게 되기 때문이다. 또 다른 민감화에 대한 기전은 층판을 넘어서는 신경세포의 발아(sprouting)와 관련이 있다. 그러한 발아는 보통 비유해수용성 말초신경 섬유를 유해성 자극에 반응하는 개재신경원(interneurone)과 연결을 시킨다. 이것은 말초신경 손상 또는 말초신경의 죽음 후에 더욱 더 일어나기 쉽다. Butler와 Moseley의 통증설명(2003)은 하나의 접근가능한 방법으로 타당하면서 자세한 방식으로 이러한 기전들을 의논하고 있다.

신경인성 통증

신경손상과 관련된 통증은 신경성 통증으로 알려져 왔으며, '작열통(burning)' 이나 '전기적 쇼크(electric shock)' 라고 설명될 수 있다. 뇌졸중(stroke) 같은 중추신경계 손상은 통각수용체계의 억제를 감소시킴으로서, 중추적 신경성 통증을 초래할 수 있다. 말초적으로는, 축삭 또는 수초의 손상이 등쪽뿌리신경절(dorsal root ganglion, DRG)의 손상된 영역으로부터 특발성 자극 전달을 일으킬 수 있다. 이러한 손상은 기계적 자극으로부터 민감해진다. 이 민감성은 티넬사인(Tinel' s sign) 같은 테스트를 기반으로 형성되며, 때로는 신경성 통증의 척도가 된다. 이는 손상된 신경세포는 유전자 단백질 발현을 변형시키며(Butler 2000), 손상된 신경세포가 특정 화학수용기의 반응을 증가시킬 수 있다는 것을 의미한다. 이렇게 되면, 신경세포는 그 화학물에 더 민감하게 될 것이다. 예를 들어, 부신수용기의 반응의 증가는 아드레날린의 농도가 증가될 때, 또는 교감신경계가 활성화 될 때 신경세포의 활성도를 높인다. 면역계, 내분비계, 자율신경계에서 상호작용하는 이러한 근거들은 신경성 통증을 포함하는, 통증의 모든 유형에서 매우 중요하다(Watkins and Maier, 2000).

통증의 평가와 측정

통증은 본질적으로 개인의 경험에 기인하게 되는데, 이는 다른 말로 통증의 측정은 사람들의 경험에 의한 소통으로 표현할 수 있다. 그러므로 통증의 평가를 포함하여 통증의 측정은 실질적으로 통증 행동의 측정이다. 의료인들과 연구자들은 통증 행동의 측정이 얼마나 잘 통증을 반영하는지에 따라서 판단을 내리지만 궁극적으로 이것은 검증되지 못한 가정에 불가하다. 또한, 이러한 제한점은 뇌의 영상화와 같은 생리학적인 측정에도 적용된다.

이 장의 앞에서, 우리는 통증이 많은 조절되는 요소들에 의존되고 많은 방법으로 표현될 수 있다는 것을 논의하였다. 또한, 우리는 통증이 조직을 보호하기 위한 기전으로 뇌에서 나타내는 기전중 하나로 논의하였다. 이러한 논의들은 통증에 대한 사람들의 평가와 측정이 그들의 통증 측정보다 더 많은 것을 포함한다는 의미이다. 사람들의 통증을 평가하는데 유용한 하나의 틀은 세계보건기구의 국제장애분류체계(WHO ICF)이다.

세계보건기구의 국제장애분류체계

현재 WHO ICF는 통증의 평가와 환자의 치료 계획의 틀(framework)로 사용되고 있다. 이 틀은 ISAP에 의해 지지받는다(Merskey and Bogduk, 1994). WHO ICF는 사람이 어떻게 기능하는지에 초점을 맞추며 실제 생활에서의 사람들에 실제적인 수행을 이용한 결과를 평가한다. 이것은 특히 통증 완화가 유일하고 가장 중요한 목표가 아닌 환자들을 위해서 유용하다.

WHO ICF는 신체(기능과 구조), 행동과 참여, 그리고 전후 관계의 요소들(예를 들어, 기능에 영향을 주는 환경적인 요소들)이라는 세 가지 구성 요소를 가지고 있다. 각 구성요소는 심각성의 단계(none, mild, moderate, severe, complete)에 의해 분류되어지고 구성 요소들 간에 상호작용들이 평가되어 진다(WHO, 2002). 이것이 환자들의 통증과 관련되어지므로 ICF의 세 가지 구성요소들은 통증에 있어서 조직에 기초로 한, 심리학적, 사회적 영향들을 반영하는 생체심리사회학적 모델(biopsychosocial model)의 구성요소를 대체로 반영한다.

상담

대부분의 치료 과정들은 상담으로 시작한다(표 19.2). 상담은 ICF의 용어로 환자에 대한 정보를 얻기 위한 목적으로 한다. 물리치료적의 상담은 인습적으로 위치, 강도, 특성, 시간적인 양상 그리고 증후와 같은 증상들에 집중되어 왔다. 이러한 정보는 매우 중요하나 이것은 충분하지 않다. ICF에 따르면, 이러한 정보는 조직의 생체심리사회학적 모델에서 신체에 관련된다. 그러나 우리는 이러한 부분에서 다른 조사들처럼 상담은 행동, 참여, 전후 관계의 요소들(즉, 심리학적)에 대한 정보(Gifford, et al., 2006)와 어떻게 이러한 조직들이 통증과 연관되는지를 또한 제공해야 한다고 주장한다(Goldingay, 2006a, 2007b). 상담의 목적은 통각수용기나 통증 체계를 활성화하거나 민감화하는 요소들을 확인하는 것이다.

측정과 평가의 기준

자가 보고 측정

통증 평가는 평가 과정의 중요 부분이다. 자가 보고 측정은 통증의 강도, 위치, 특성, 그리고 시간적인 양상을 측정하는데 중요하게 여겨진다.

> **정의: 통증의 특성**: 이것은 환자들이 자신의 통증을 표현하는 쑤심, 작열통, 찌르는 듯한 통증, 그리고 경련통과 같은 특성을 의미한다.
> **통증의 시각적 양상**: 보편적으로 이것은 24시간 동안의 통증의 형태를 의미한다. 그러나 이것은 또한 월경주기 또는 계절적인 변화와 같은 다른 영향에도 관련이 되어 있다.

시각상사척도(VAS)와 수치평가척도(NRS)는 가장 흔히 사용되며 유용하다. VAS는 100mm의 수평선 길

표 19.2 생체심리사회학적 평가를 위한 체계화된 상담 방법의 요약

검사	분야얻어진 정보
지남력	증상의 본질과 위치; 발병시기부터 현재까지의 환자의 이야기, 물리치료의 기대감, 문제에 대한 궁금증과 관심
이전 중재	조사와 이해, 치료의 효과, 받은 조언, 원인에 대한 믿음
병력	동반된 질병과 기능에 미치는 영향, 특정한 질문들(적색신호 선별), 투약
기능에 미치는 영향과 참여	현재의 사회적과 취업 상황, 평일, 직업에 미치는 영향, 행동의 제한, 보조의 필요성, 보조와 적응, 중단기간, 수면
대처전략	현재의 대처전략: 능동 & 수동, 변화의 결과를 인식함 (예: 활동의 증가, 운동, 걸음걸이)
사회경제 분야	재정, 혜택, 그리고 법의학적 효과
가족에 대한 영향	믿음, 반응, 제공되는 보조의 본질
감정	본질과 정도, 동기화의 효과
선행검사	신체 차트, 증상의 양상

(Reproduced from Goldingay (2006b), with kind permission of S Goldingay and the CNS Press.)

이로 이루어진다. 각 끝부분은 환자들이 참고 할 수 있도록 '닻(anchor)' 라고 불린다. 왼쪽 닻은 'no pain' 이며 오른쪽 닻은 'worst pain' 또는 'worst pain imaginable' 이다. 환자들은 통증에 대한 질문에 답으로 선에서 한 포인트를 지정하고 이를 근거로 왼쪽 닻에서 지정한 점까지의 거리를 통증의 측정 척도로 이용되어 진다. NRS는 선 대신에 숫자를 사용한다. 0= 'no pain' 그리고 10= 'worst pain' 으로 사용된다. VAS는 변화에 좀 더 민감하고, 보속증(perseveration)(마지막에 무엇을 언급했는지 기억하여 또 다시 같은 방법으로 대답하는 것) 현상이 없으며 측정하기는 더 어렵다. NRS는 임상적으로 사용되기 좀 더 쉽고 임상적으로 의미있는 변화들을 간파하는데 충분히 민감하다(임상적으로 의미있는 변화는 10점 척도에서 약 2점정도로 여겨진다)(McQuay, et al.,1997).

여러 가지 도구들이 통증의 특성을 측정하는데 사용되어 진다. 특히 맥질통증설문평가법(MPQ)의 간략본이 가장 널리 사용되어 진다(Melzack, 1975b). MPQ에는 통증의 감각식별양상(shrap, burning, intense), 통증의 감정적인 양상(punishing), 또는 그것들의 평가적인 배경(annoying)에 관한 다양한 단어들이 나열되어 있다. 통증의 다른 양상들을 강조하는 다른 측정들도 있다.

행동양상 측정

비록 자가 보고 측정은 행동양상 측정이지만 따로 분리된 분야로 고려되어 진다. 비자가 보고 행동양상 측정(non-self-report-behavioural measures)은 자가 보고 측정의 확증방법으로써 또는 어린이처럼 환자가 측정을 할 수 없을 때나 의료인이 환자의 표현을 의심스럽게 여겨질 때 유용하다. 행동양상 측정은 비밀 또는 공개 관찰자에 의한 관찰, 그리고 기능적인 인내력, 속도 또는 무게 테스트와 같은 실행을 포함한다. 행동양상 측정에서의 완전한 검사는 이번 연구의 범위를 벗어나지만 Handbook of Pain Assessment (Turk and Melzack, 2001)와 Manage your pain (Nicholas, et al., 2002)를 통해 알 수 있다.

통증척도

맥질통증설문평가법(Melzack, 1975b)

- 다양한 시각의 경험에 의한 통증의 측정
- 형용사적인 서술로 된 20가지 부문
- 4개의 하위분류- 감각적인 / 감정적인 / 평가적인 / 다양한
- 환자는 자신의 통증에 가장 유사한 형용사적 표현을 선택한다.
- 형용사 선택은 심사숙고 되어야 하며 통증수치는 각 하위분류를 위해 계산되어야 한다.
- 정황의 범위안에 유효성과 타당성
- 작성하는데 긴 시간이 걸린다(간략본도 존재).
- 환자들은 자신의 통증을 표현하는데 다른 단어를 사용하기를 선호할 수도 있다.

간이통증조사지
(Cherry and Portenoy, 1999; Keller, et al., 2004)

- 환자들은 사회적 상황과 현재의 직업 상황에 대해서 자신들이 분류한다.
- 통증의 과거력에 해당 상황을 박스에 체크한다.
- 통증의 위치를 신체 차트에 표기한다.
- 통증의 강도와 특성은 0-10점의 수치와 예/아니오 답변에 의해서 결정된다.
- 7가지 질문들은 통증의 영향에 대해서 구체화 한다(기능, 기분, 삶의 즐거움).
- 좀더 쉽게 사용할수 있다.

만성통증척도(Von Korff, et al., 1994)

- 환자들은 통증의 강도와 그들의 일상생활에 미치는 영향을 8가지 질문들로 대답한다.
- 통증의 강도와 일상생활에 미치는 영향은 통증의 심각도를 반영하는 것으로 보여진다.
- 평가 담당자에 의해 점수 방법과 등급의 매기기가 이루어진다.

통증의 영향에 대한 측정

ICF 틀과 생리심리사회학적 모델의 중요한 점은 통증을 조절하거나 통증에 대한 행동양상의 반응 또는 두 가지 모두에 대한 다른 요소들의 평가이다. 다수의 측정들이 고안되고 실험되어져 왔다. 다음은 가장 많이 사용되고 연구되어진 측정들을 간략하게 설명하였다.

생각과 믿음의 잠재적 영향력에 대한 측정

신체 조직에 대한 위협성 평가는 앞에서 언급했듯이 매우 중요하다. 이 평가의 고유성은 움직임과 손상에 대한 공포이다. 많은 양의 연구들은 행동을 방해하는 통증과 관련된 공포의 역할에 대해서 연구하였다. 많

은 연구에서 통증 강도, 불능, 그리고 자아-효능감(self-efficacy)에 대한 비극적 생각과 두려움들을 연구하였는데, 이들을 종합하여 본다면 통증에 대해 매우 두려움을 가진 사람들은 수동적인 행동 형태와 무기력감 등이 그 원인이면서 또한 결과로 표현된다. 결과적으로, 그들은 잠재적으로 통증이나 손상으로 여기지는 움직임 또는 행동을 위한 좀 더 낮은 기준을 가지고 있다. 따라서 그들은 이러한 움직임이나 행동을 피하려고 하는 공포회피(fear-avoidance) 반응을 보인다. 행동의 회피는 폐용(disuse)으로 이끌며 치료와 회복을 방해한다. 또한 환자를 점진적인 우울증, 폐용, 그리고 장애의 악순환에 남겨두게 된다(그림 19.3). 공포회피 모델에 의하면, 대부분의 사람들은 걱정에 대한 좀 더 정확하고 적절한 행동 단계를 가지고 있으므로 움직임과 행동을 회피하려는 경향이 없다고 한다(Vlaeyen and Linton 2000). Vlaeyen와 Linton(2000)의 통증과 믿음에 대한 공포회비에 대한 저널과 Sullivan 등(2001)에 의한 비극적인 사고의 과정(catastrophic thought processes)과 통증에 대한 책을 참고하기 바란다.

공포회피 반응은 상담에 의해서 평가되어 질 수 있으며 공포회피 반응 설문지(FABQ) (Waddell, et al., 1993) 또는 Tampa scale of kinesiphobia(kinesiphobia란 움직임에 대한 공포)(Miller, et al., 1991)으로 측정되어 질수 있다. 두 가지 도구들은 환자뿐만 아니라 보통 사람들에게도 적용할 수 있다. 비극적인 사고의 과정은 또한 상담에 의해서 평가되어 질 수 있으며 많은 양의 데이터가 제공되는 pain catastrophising scale(PCS)으로 측정되어 질수 있다(Sullivan, et al., 1995). 또 다른 도구로는 통증 자각 설문지(Williams, et al., 1994)와 통증 불안 증후군 척도(McCracken, et al., 1992) 등이 있다.

다른 연구에서는 허리 통증 환자의 공포회피 반응은 그들의 담당 의사(류마티스전문의)가 생각하고 있는 공포회피 반응과 유사하며(Poiraudeau, et al., 2006), 오히려 담당 의사가 생각하고 있는 공포회피 반응을 그들의 환자를 관리하는데 이용한다(Coudeyre, et al., 2006).

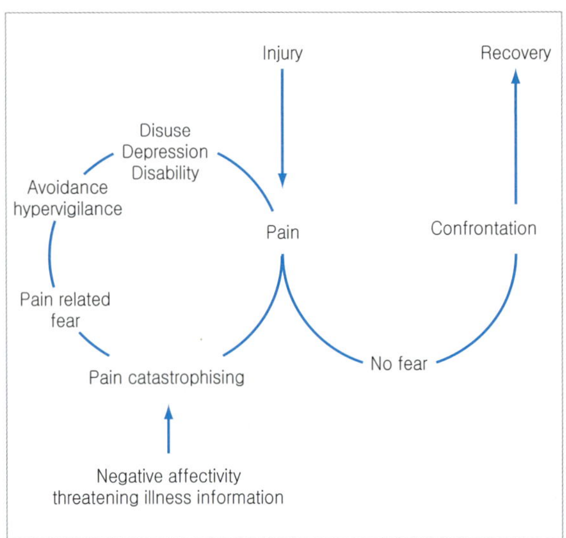

그림 19.3 공포회피 모델(the fear-avoidance model) "모식도 생략"

임상인의 생각과 믿음은 무엇인가?

통증에 관한 임상인의 생각과 믿음이 치료효과에 영향을 준다는 것에 대한 증거들이 존재한다. 예를 들어, 사랑니 발치 동안 연구자들은 펜타닐(강력한 진통제)에 대한 플라시보 이중맹검법을 실행했다(Gracely, et al., 1985). 비록 환자들은 모두 동일한 펜타닐을 제공받았지만 연구자들은 일부 치과의사들에게 환자가 펜타닐을 제공받지 못했다고 했다. 이것은 거짓이었다. 임상인이 환자가 펜타닐을 복용했다고 생각할 때(진실), 플라시보 주입 후 통증은 2점 정도 줄어들었다. 임상인이 환자가 펜타닐을 목용하지 못했었다고 생각할 때(거짓), 플라시보 주입후 통증은 5점정도 올라갔다. 치과의사의 믿음으로 인하여 통증 수치가 7점정도 차이가 생겼다.

자아 효능감

자아 효능감(self-efficacy)은 개인의 능력을 이용하여 과제를 행하기 위한 자신의 능력에 대한 믿음이다. 자아 효능감은 특정한 과제평가의 요구에 대한 본인의 의지가 포함되기 때문에 자아 효능감은 통증과 손상에 관련된 평가 요소에 속한다. 그러므로 자아 효능감은 부적절하거나 부정확한 평가에 의해서 영향을 받는다. 그러나 자아 효능감은 치료에 민감하고 기능에 밀접하게 관련되어지는 분리된 구조로써 평가되어 질 수 있다(Nicholas, et al., 1991). 통증 평가와 관리에 관련된 자아 효능감에 대한 좀 더 많은 정보를 위해서는 Nicholas 등(2002)를 참고할 수 있다.

적색, 황색, 남색 그리고 흑색 신호

적색 신호는 물리치료사가 다른 전문가의 의견을 구해야만 하는 경고의 신호와 증상이다. Greenhalgh와 Selfe' s Red Flags(2006)는 허리통증 환자에게 유용한 정보를 제공한다.

황색 신호는 급성 통증에서 만성 통증으로 발달될 위험요소가 증가되는 신호와 증상이다. 이러한 접근은 급성 허리 통증 환자에 있어서 통증에 의한 장애의 위험성을 위한 평가가 고안되어 진다. 이것은 다른 신체 부분에서의 통증 환자들에게도 사용되어 진다. 평가의 목적은 그들의 통증과 예후에 대한 비현실적이고 도움이 되지 않는 신념을 가지고 있는 환자를 확인하다(Kendell, et al., 1998). 표준화된 설문지가 이용될 수 있으며 상담을 하는 동안 조심스럽게 선택한 질문들은 효율적으로 사용되어 질 수 있다(Watson and Kendall, 2000).

황색 신호의 부가적으로 직업적인 요소에 대한 좀 더 포괄적인 고려할 사항을 남색 신호와 흑색 신호의 평가에 의해 얻어질 수 있다. 만약 업무 복귀의 지연과 관련된 관심을 가지고 있다면 남색 신호를 가리키게 된다. 만약 모든 작업자에 영향을 주는 업무 진행과 방침이 업무 복귀 지연에 영향을 준다면 흑색 신호를 가리키게 된다. 이러한 예로써 고용주는 작업장 평가 또는 작업 계획으로 복귀와 같은 어떠한 직장 건강 절차를 가지고 있지 않는다.

기능적인 한계와 장애의 평가

통증에 대한 기능적인 영향을 측정하기 위한 많은 수의 자가 보고 도구가 있다. 이러한 도구들의 큰 비율은 허리 통증에 관여한다(the Roland Morris disability questionnaire (Roland and Morris 1983) and the Oswestry questionnaire (Fisher and Johnston 1997) or neck pain (neck disability index (Vernon and Mior 1991)). 이러한 도구들은 널리 사용되어지며 많은 양의 데이터가 환자와 비환자로부터 얻어져 있다. 또한 해부학적으로 초점을 맞추어지지 않은 장애 설문지들도 있다. 환자들은 통증 때문에 그들이 수행할 수 없는 작업과 행동을 선택하고 치료 과정에 작업을 수행할 수 있는 그들의 능력을 평가한다. 이러한 도구의 장점은 다른 인구와 인종들에게도 사용할 수 있다는 것이다. 단점은 치료간에 또는 환자들 간에 직접적인 비교가 어렵다는 것이다.

통증의 관리

연구에 근거하여 허리 통증의 관리에 관한 유럽의 가이드라인이 발표되어 졌다. 최근 발병된 통증을 가진 사람들과 장애로 발전되고 있는 위험을 내재하고 있는 통증을 가진 사람들을 위한 가이드라인을 포함하고 있다(Airaksinen, et al., 2004; van Tulder, et al., 2002). 이 가이드라인의 요소들은 아래와 같다(see Airaksinen, et al., 2006 for application in phsiotherapy). 이것은 허리 통증에 관한 가이드라인이나 다른 부분의 통증에 관한 관리의 기본 사항도 제공할 수 있다.

WHO ICF에서 제시하는 최상의 기능 증진

ICF 틀 내에서 사람의 기능에 영향을 주는 요소들은 치료의 목표에 포함될 것이다. 예를 들어, 물리치료사는 허리통증이 있는 환자가 움직임에 제한이 있어 왔다는 것을 인식할 것이다. 만약 행동과 참여에서의 제한이 고려되어 진다면, 이러한 상황에서 계단 난간이 없기 때문에 환자가 집의 계단 앞에서 공포심을 갖게 될 것이고 이러한 점들을 치료의 계획에 포함시켜야 한다. 따라서 의료인은 가장 이룰 수 있는 목표로 접근하며 환자에게 움직임의 제한을 설명하므로 써 계단의 공포를 해결할 수 있다. 대안적으로 환자는 난간이 필요할지도 모른다. 물리치료사는 난간 없이 환자가 계단을 오를 수 있도록 도와주는 것이 최선의 방법이다. 이것은 다른 환경에서도 환자가 자신감을 가질 수 있게 한다. 중요한 것은 단지 신체의 구조나 기능의 치료에 집중하는 것은 기능의 회복을 확신할 수 없다는 것이며, ICF를 이용하여 의료인들은 재활에 있어 다른 장애물을 신속하게 찾아내고 해결해주어야 한다.

Clinical note

주의: 당신은 증상을 더 나쁘게 만들 수 있다! 임상가 들의 이러한 행동들은 결과를 더 악화시켜왔다(Kouyanou, et al., 1998).

- 지나친 검사
- 지나친 치료
- 도움이 되지 않는 치료
- 통증의 미확인
- 도움이 되지 않는 제안

통각기관의 비활성화/탈민감화

통증 치료의 주요 목적 중 하나는 통증과 통각기관을 비활성하고 탈민감화 하는 것이다.

통각의 말초 기전 비활성화

말초의 민감화는 상처에 대해 정상적이고 필수적인 일이다. 말초 민감화의 주요 원인이 염증이기 때문에, 염증을 제한하는 것은 통각 기관을 비활성화 시키는 것에 도움이 될 것이다. 일반적으로, 앞에서 기술한 운동, 면역, 혈관반응을 포함한 상처에 대한 신체의 반응은 염증시기를 제한한다.

또한 염증과 그 영향을 줄이는데 도움이 되도록 임상가들이 이용할 수 있는 기술들이 있다. 일반적으로 처음에 그 부위를 차갑게 하고, 들어올리고, 움직이지 못하게 하였고(rest, ice, compression and elevation), 그 후에 점차적으로 움직임과 활동의 증가를 촉진하였다. 염증을 제한하거나 줄이기 위한 약리적 방법들도 있다. 염증을 줄이기 위해 일반적으로 사용되는 광범위한 종류의 약물들은 '항 염증제(anti-inflammatories)' 라 불리고, 이것의 사용에 대하여 고려해야하는 3가지 중요한 사항이 있다.

- 첫째, 임상가 들은 반드시 초기 치유과정인 염증의 중요성에 대해 평가해야한다. 이것은 치유, 통각, 통증과 연관된 생물학적 기전의 정통한 지식에 좌우된다.
- 둘째, 항염증제의 진통효과 부위는 조직에서만 일어나는 소염효과와 달리 확립되어있지 않다.
- 셋째, 항염증의 주요 효과가 조직에서만 일어난다고 할지라도, 항염증제가 목표한 부위에만 국한되어 작용할 수 없다. 왜냐하면 입을 통한 복용과 주사에 의해 투약되는 항염증제는 전신에 영향을 주고, 국소성 약물과 같은 항염증제는 순환을 통해 먼 곳까지 전해지기 때문이다. 이것이 대부분의 약물들이 의도하지 않은 부작용을 갖는 이유이다. 따라서, 어떠한 약물에 대한 조언은 적절한 전문 지식과 법의학적 기준 없이 주어져서는 안 된다.

진통제에 대한 의식

일부 지역에서는 물리치료사들이 약 처방에 대한 권한을 갖는다. 그러나 환자들의 효과적인 통증 경감을 가능하게 하고 관리 되어질 수 있도록 전문 의료인에게 연계해 주는 것이 물리치료사에게 더욱 보편적인 일이다. 각각의 진통제는 각기 다르게 작용한다. 각각 다른 지속시간 동안 혈류 안에 머무르고, 각기 다른 부작용을 갖는다. 물리치료사들이 자신들이 치료하는 환자들에게 처방된 진통제에 대해 아는 것은 매우 중요하다.

염증과 그것의 영향을 정상적으로 제한시키는 중요한 방법 중 하나는 움직임이다. 움직임은 혈액의 흐름과 산소공급, 노폐물 제거, 치유를 유도하기 위한 적절한 에너지를 개선시킨다. 움직임에 대한 일반적인 장애물의 하나는 환자 스스로가 움직이지 않으려 하는 의식적 결정이다. 이러한 결정들은 행동의 중요성과 위험에 대한 환자의 평가에 의존하고, 여기서 임상의가 정상적인 회복을 위해 장애물을 효과적으로 제거하는 열쇠가 될 수 있다. 물론, 움직임을 위해 사람의 동기를 증대시키려는 전략이 의학적 틀과 조직 치유에 대한 이해 안에서 고려되어야 한다.

동기부여를 강화시키는데 이용되는 전략은 안심시키는 말과 교육(Butler and moseley, 2003; Moseley, et al., 2004), 자가 재활에 대한 훈련 일지와 명시적인 관찰(Moseley, 2006a), 도움이 안 되는 의식의 극복과 실질적인 의식적 치료 원리인 새로운 의식의 제공, 환자가 두려워하는 활동이나 움직임에 대한 조심스럽고 단계적인 표출(Vlaeyen and Linton, 2000), 그리고 실제적 행동 치료 원리로, 도움이 되는 행동 반응의 강화(Nicholas and Sharp, 1997)가 포함된다. 이러한 전략들의 대부분은 이후에 논의 되었다.

통각의 중주 기전 비활성화

수년간, 뒷뿔층판은 통각 시스템를 억제 할 수 있을 것으로 여겨져 왔다. '보행조절이론' 에 따르면, 통각은 2층판(lamina II)에서 발생한다(Melzack and

Clinical note

동기는 때로 나태함의 반대로 묘사되어진다. 그러나 이것은 환자가 행동 할 것인가, 말 것인가에 대한 결정에 영향을 주는 환자 스스로의 평가 결과로 묘사되어져야 한다. 임상의의 역할은 행동을 위한 장애물 제거와 능력 강화를 돕는 것이다. 동시에, 균형을 흔들고, 개인의 동기를 강화시킬 것이다.

Wall, 1965). 이 이론이 40년 이상이나 되었고, 신경생리학에 대한 우리의 이해도 그 당시보다 발전 되어왔음에도 불구하고, 뒷뿔에서 자극과 하행정보를 경쟁함으로써 감각 정보를 받고 수정한다는 기본 전제는 변함이 없다. 따라서 중추 통각 신경의 비활성화에 대한 넓은 의미의 두 가지 기전이 있다: 하행 조절의 균형에서 억제로의 이동과 A 신경원을 활성화 시키는 새로운 말초감각의 입력 제공. 전자는 앞서 말한 움직임과 활동에 대한 정상적인 회복에 영향을 주는 장애물을 제거하기 위한 모든 같은 전략들에 의해 촉진될 수 있다. 후자는 '통증을 경감시키는 문지르기(rubbing)' 에서 경피전기신경자극(TENS)까지, 관문조절이론에 직접 적용되도록 발전된 여러 정도에 따라 활용되어질 수 있다(Melzack, 1975a). TENS가 만성통증은 경감시키지 않지만 급성통증을 경감시키는 좋은 증거가 있다(McQuay, et al., 1977).

통각과 통증의 뇌 기전 비활성화

뇌의 조절에 의해 통각과 통증이 감소된다는 기전은 아직 잘 체계화 되지 않았다. 그러나 신체조직의 위험에 대해 내포된 지각의 의식적 연관성으로써의 통증 개념에 의한 원리는 잘 알고 있다(see Moseley 2007 for review). 우리는 앞서 통증이 평가적인 요소들에 의존한다고 언급하였다. 즉, 신체 조직 위험에 대한 뇌의 평가를 바꾸는 어떠한 자극은 통증을 조절할 것이다. 평가적인 요소들이 통증을 변화시키는 것과 같은 방법으로, 그것들은 또한 통증 순환의 하행조절을 변화시킨다. 이 문헌에서 주장하는 전략들의 종합적인 적용범위는 이 단원의 범위를 넘는다. 그러나 이것은 전체 전략들의 일부라고 할 수 있다.

인지 - 행동 치료

인지 - 행동 치료는 인지 치료와 행동 치료의 조화로 시작되었다. 인지치료는 자아, 의욕, 대체 인지(생각, 믿음, 감정적 과정)에 초점을 둔다. 인지는 아마도 움직임과 재 손상에 대한 두려움이나 회피를 통해, 또는 단순히 신체 조직의 위험에 대한 지각을 향상시킴으로써 환자의 통증 또는 기능적 제한에 기여 할 것이다. 일단 확인이 되면, 생각과 믿음은 물질, 경험 혹은 그 믿음을 부정하는 상황들로 환자를 이르게 함으로써 도전받을 수 있다. 궁극적으로, 쓸모없는 생각들과 믿음들은 더 적절하거나 도움이 되는 생각과 믿음으로 대체되어야 할 필요가 있다.

행동적 치료는 몇 십 년 전, 통증이 있는 사람들을 관리하는데 처음 적용되었다(Fordyce, 1970, 1973). 이 치료는 통증이나 불능(disability)을 감소시킬 수 있는 지속적인 행동들의 강화나 반대로 통증이나 불능을 유발할 수 있는 행동들을 시행착오학습을 통해 치료하는 방법이다.

현대의 인지 - 행동적 통증조절은 조화된 인지와 행동치료보다 그 적용범위가 더 넓다. 인지 - 행동적 통증조절 접근에 포함되는 많은 전략들이 있다. 물리치료 실행의 맥락에서 인지-행동적 원리는 Nicholas 와 Tonkin에 의해 종합적으로 발표되었다(2004).

통증 생물학

통증 생물학에 대한 집중적 교육은 시도되고 대체될 수 있는 통증, 상처, 행동에 대해 도움을 줄 수 있는 한 방법이다. 통증 생물학에 대한 자세한 내용은 움직임을 기초로 하는 물리치료와 관련하여 통증, 움직임, 행동에 대한 믿음과 태도의 변화(Moseley, et al., 2004), 과제와 관련한 통증 역치 증가(Moseley, 2004), 그리고 오랜 기간안에 통증과 장애의 감소 등이 다(Moseley, 2002, 2003). 누군가를 효과적으로 교육함으로써, 그 사람은 사고적인 행동을 바탕으로 새로운 감각을 받는다. 이것은 새롭게 나타난 정보에 의해 그 남자/그 여자가 이전에 가지고 있던 정보를 대체하는 것도 포함된다. 환자들은 조직의 취약성(tissue vulnerability)에 대한 원래의 개념들을 대체하기 위해 신경 감각과

Clinical note

자아-효능감의 정신적 구축은 중요할 듯 하다. 우리가 보았듯이, 자아-효능감은 누군가가 갖는 현재의 자원을 이용하여 과제를 수행할 수 있는 능력에 대한 믿음이다. 교육은 그 사람의 자원을 과소평가하고(예: 그들 등이 약하다는 생각), 도전이나 요구를 과대평가(예: 그들이 움직임을 시작하기 전, 통증이 사라질 때 까지 기다려야 한다는 생각)하도록 도울 것이다. 더 실제적인 관점에서, 재 개념화(reconceptualisation)는 그들을 더 정상적으로 사용하여 과제를 수행하는 것에 대해 더욱 자신감을 느끼도록 허용할 것이다. 이것을 위한 개인의 자아-효능감은 개선될 것이다.

재 개념화와 별도로, 자아-효능감이 증대될 수 있는 여러 방법들이 있다. 물리치료사들은 그 방법들을 항상 인식하지는 못하지만, 그것들에 능숙한 경향이 있다. 누군가에게 무엇을 시도할 수 있도록 격려하는 언어적 설득은 그들에게 그것을 할 수 있는 감각을 준다. 과제의 수행은 흔히 물리치료의 결과이다. 물리치료사들은 환자가 기능적 과제를 달성할 수 있도록 어렵지만 안전한 활동을 통해 안내하는 역할을 한다. 이러한 것은 통증을 가진 새로운 사람들에게 행동적 경험으로 시험해 볼 수 있다. 누군가가 이 방법의 단계를 성취할 때 마다, 특별히 그 사람이 독립적으로 성취 할 수 있다고 믿는다면, 자아-효능감은 증대 될 것이다. 증가된 자아-효능감은 종종 그 사람이 더 어려운 관제를 지속적으로 수행하기 위한 증거가 된다.

마지막으로 물리치료사들은 종종 유사한 상태나 기능적 문제가 있는 사람들을 그룹화한다. 이 그룹들 안에서, 각 개인들은 자기 자신들과 매우 유사한 환경에 있는 사람들을 주로 본다. 다른 사람들의 모델은 자아-효능감 증대를 위한 또 하나의 전략이고, 효과적이기 위해, 그 '모델'은 그 사람의 특징을 공유해야 한다. 그래서 물리치료사들은 어떤 한 사람이 그들이 자신과 유사하게 생각하고 성공적으로 과제를 수행할 수 있는 누군가를 볼 수 있도록 완벽한 환경을 창조하고 있다. 이러한 성공을 볼 때, 그 사람이 과제수행에 있어 자기-신뢰감(self-belief)을 증가시킬 수 있다.

중추 처리과정을 포함한 새로운 개념들을 받아 들인다. 통증을 설명하기 위해 사용되는 물질은 〈Explain Pain〉 책에 소개 되어있다(Butler and Moseley 2003).

이완

이완은 사람들이 통증을 조절하고 있으면서도, 점점 더 악화되고 있다고 느낄 때 가장 잘 수행된다. 때로는 이것이 통증에 대한 감정적 반응이나 통증의 예상 목표가 되기도 한다. 이것으로 보면, 가급적이면 환자가 행하고 있을 지도 모르는 어떤 과제에 대한 간섭 없이, 각각의 순간마다 사용할 수 있는 전략을 갖는 것이 중요하다. 물리치료사들은 대게 근육의 유지-이완 기법을 선호하지만, 여러 다른 환경과 상황에 적용할 수 있는 명상적인 기법을 가르치는 것이 아마도 더 가치가 있다.

Clinical note

이완은 연습을 필요로 하는 기술로 보아야 한다. 한 유용한 기술은 Nicholas 등에 의해 묘사되었다(2003). 첫째, 호흡과 호기시의 '긴장 풀기(loosening up)' 에 초점을 맞춘다. 둘째, 각 호기 시 근육의 긴장이 사라지는 상상을 장려한다. 셋째, 이완과 연관된 단어를 스스로 말하고, 평화로운 장면을 상상한다. 그 단어와 이미지는 더욱 더 안정을 가능하게 하지만, 반복을 통해 그들은 또한 안정을 찾을 것이다. 단어와 이미지의 사용은 환자가 안정 단계로 더 빨리 도달할 수 있게 한다.

조율

조율(pacing)은 지속적인 통증을 가지고 있는 사람들과 통증이 활동에 얼마나 영향을 미칠지 불확실하기 때문에 앞을 계획하기 어려운 사람들에게 필수적이다. 한 예로 어떤 사람은 통증이 경미할 때는 매우 활동적이고, 통증이 증가하면 활동적이지 않다. 때때로 '상승 또는 하락순환(boom or bust cycle)' 이라 불리는 이것은, 사회적 활동을 계획하는 것을 방해할 뿐 아니라 정규직의 참여 또한 막는다.

상승 또는 하락 순환의 해결은 각 개인이 통증에도 불구하고 성취할 수 있는 단계의 활동을 조율함으로써 달성될 수 있다. 통증이 증가 되었을 때, 그 사람은 계획된 단계까지 활동을 촉진할 수 있도록, 도전과 이완적 사고와 같은 전략의 사용을 시도해야한다. 통증이 경미할 때는 반드시 계획된 단계보다 더 높은 단계의 활동에 견뎌야 한다.

물리치료의 첫 번째 접근에서, 개개인은 성취할 수 있는 활동 단계의 감각을 가질 것이다. 그 감각은 과장되거나 과소평가 될 수도 있다. 더욱 실제적인 단계는 교육, 성공적인 행동경험, 재 개념화 이후에 성취될 것이다. 활동의 최고 단계는 도전, 안정, 조율의 기술들

Clinical note

지속적인 통증을 가지거나 신경계의 민감화가 있는 사람에게 운동제안이 주어졌을 때, 운동량을 고려하는 것은 유용하다. 즉, 그 지표로 통증이나 불편을 이용하기 보다는 활동을 제한하는 반복의 횟수나 먼저 결정된 기간을 사용하는 것이다. 이것은 활동이 유익하다는 의미와 통증이 지속적인 손상의 증상이 아니라는 의미를 강화시킬 것이다.

용량의 결정은 운동이나 활동을 위한 내성의 기준 확립을 수반한다. 처음의 한도는 대상자가 활동 성취의 자신감을 보장할 수 있도록 기준의 80% 보다 적게 설정 되어야 한다. 그리고 그 이후에 더 바람직한 단계를 향할 수 있도록 활동의 기준량을 점차적으로 늘려야 한다. 사람들이 그 다음의 한도를 미리 계획하는 것은 필수적이다. 초기에 이것은 활동 전날 이루어져야 한다. 그 후 환자가 자신의 활동에 더 자신감을 가졌을 때, 다가오는 한 주에 대해 미리 계획을 세울 수 있다.

차질이 일어날 수도 있고, 때로는 할당량이 성취되지 못할 수도 있다. 이러한 경우, 환자는 수행을 개선할 수 있도록 노력하며 대체전략을 사용해야 한다. 만약 그것이 실패한다면, 한계를 조금 낮출 필요가 있다. 성공적인 경험을 제공함으로 자아 동기를 가진 사람들을 돕는 것은 중요하고, 그것은 그 사람들이 통증이 아닌 활동에 초점이 되도록 할 것이다(Nicholas and Tonkin, 2004).

이 잘 발달되고 적절히 적용될 때 성취 될 것이다.

단계적 활동 대 단계적 노출

물리치료사들은 보통 환자의 전체 기능 회복을 위해 단계적 활동 프로그램을 이용한다. 이것의 이점들은 대부분 신체적인 것에 고려된다. 환자는 점진적으로 건강해지고, 유연해지기 때문에 활동을 좀 더 할 수 있다. 또 다른 이점은 자신감 또는 자아-효능감이다. 단계적 활동은 점차 어려워지는 단계에서 수행의 성공적 성취를 통해 자아-효능감을 강화할 수 있다. 수행의 평가는 항상 이러한 영향을 포함해야 하고, 수행으로 인한 변화는 운동가능범위와 힘의 용어로 만 고려되어서는 안 된다.

더욱이 자신감과 수행에 있어 두려움과 공포는 커다란 영향을 미친다. 앞서 언급했듯이, 두려움 회피 행동은 극심한 장애를 일으킬 수 있다. 두려움을 줄이는데 이용되는 효과적인 심리적 전략은 단계적 노출이다. 이것은 첫째로 두려움을 일으키지 않는 기준을 찾고, 그 후 환자에 의해 등급이 매겨지고 구분되어진 단계대로 점점 더 두려운 경험에 대한 노출을 도입한다. 만약 어떤 환자가 움직일 때 통증에 대해 두려움을 느낀다면, 그때 그 경험들은 신체적 활동과 연관짓게 될 것이다. 예를들어, 오른쪽 상지에 복합부위 통증 증후군을 가진 환자는 누군가에 의해 손이 자극되고 있다는 상상을 하면서 두려움의 통증이 시작될 것이다. 그 후 그 사람은 거친 면을 쓰다듬고, 누군가와 악수를 하고, 가득 찬 쇼핑백을 들어 올리는 단계로 발전 할 것이다.

단계적 활동과 단계적 노출을 통합함으로써, 물리치료사는 환자가 참여와 기능에 대한 두려움 감소와 자아-효능감 증대에 관련된 심리적 목표 뿐 아니라 운동과 기능의 범위, 힘과 같은 신체적 목표에 도달할 수 있도록 도울 것이다.

각 신체 부위와 연관된 대뇌 피질 영역

최근의 자료들은 통각/통증을 탈 민감화 시킬 수 있는 상위의 기전에 대한 다른 전략이 있을 것이라 보여준다. 그 전략은 통증이 지속될 때 일차감각피질(S1)에서 영향을 받는 부분의 표시가 바뀌는 것과 같이 뇌가 변하는 방법과 관련된다(Flor, et al., 2006; Moseley, 2006b). 이렇게 발생된 기전은 활동-의존적(activity-dependent)일 지도 모르나, 시상에서 무해-유해(non-noxious) 감각 자극 입력의 억제와도 관련 될 것이다(Rommel et al. 1999). 통증에 의한 S1 영역의 변화에 대해서는 논쟁의 여지가 있으나(Harris 1999), 그러나 이것들은 경험적 묘사들은 아니다(Moseley and Gandevia 2005). 촉각 정밀도(tactile acuity)는 통증과 관련 있고 S1 영역을 변화시키며(Flor 2003), 또한 촉각 분별력 훈련을 통해 적어도 환상통(phantom limb pain)환자나 복합부위 통증 증후군 환자의 촉각 정밀도를 증가시키고 통증을 감소시킴(Zalucki et al. 2006)에도 불구하고 통증 감소와 연관된 S1 영역은 여전히 정상화(normalizing)된다(Flor 2003; Maihofner et al. 2004; Pleger et al. 2005). 이러한 정상화 현상은 여전히 지속되고 있다. 게다가 이러한 정상화 현상을 제시하는 이유는 현재 많은 분야에서 부각되고 있기 때문이다.

Clinical note

많은 연구들에서 훈련을 통해 촉각 정밀도(tactile acuity)를 향상시킬 수 있다고 보고하고 있다. 당신이 촉각의 정밀도를 향상시킬 때, 당신의 뇌 안에 있는 신경원의 속성이 변화한다; 그리고 촉각 정밀도의 향상은 뇌에서 훈련된 신체 일부를 대표하는 것을 변경하는 것으로 연상된다. 촉각 정밀도 훈련은 몇 가지 중요한 측면이 있는 것으로 보여진다.

1. 감각의 자극. 의심되는 신체 일부를 자극한다.
2. 주의. 만약 대상자가 자극에 참여하면 훈련은 더 효과적이다. 이 일이 발생하는지 확인하는 유용한 방법은 사람의 참여를 요구하는 과제를 제공하는 것이다. 이것은 Flor and Colleagues(2001) and Moseley and colleagues가 한 것이다(Zalucki et al. 2006). 그 연구에서 보면, 환자들은 여러 종류의 자극과 서로 다른 위치에서의 자극을 식별할 것을 요구 받았다.
3. 시선 방향. 만약 대상자가 자극되는 신체 부분 쪽으로 머리를 향한다면, 훈련은 성공적이다.
4. 시각적 자극. 만약 대상자가 자극 되고 있는 신체 부분을 볼 수 있다면, 훈련은 성공적이다.

Key Point

1. 과학은 통증이 신체 조직을 위협할 때 두뇌에 대한 평가를 통해서 정확하게 보여준다. 통각은 이 점과 관련해서 매우 중요한 정보이지만, 이것은 둘 다 고통에 필요하거나 충분하지 않다.
2. 심리적, 감각적 그리고 사회 영역의 많은 요인들이 통증을 조절한다.
3. 이들 요인의 효과는 통증이 암시적으로 인식한 신체 조직에 대한 위협과 의식과의 상관관계라는 원리를 통해 이해 할 수 있다.
4. 이것은 인터뷰에서 환자들에게 통증에 대한 다양한 요소에 대해 질문하고 설문 조사를 함으로써 구별하고 예측할 수 있다.
5. 일단 문제가 확인되고 나면, 그들은 관리에 대해 논의되어야 한다.
6. 물리치료사들는 다양한 단계(조직, 척수, 뇌)에서 통각과 통증 시스템을 비 활성화시키고 탈 민감화 시키는 광범위한 기술과 자원을 갖는다.
7. 이 단원은 시작에 불과하다. 우리는 더 나은 정보와 보다 포괄적인 자료로 독자를 주목하게 만들어야 한다.

제한과 기회

이 단원은 임상 물리치료 직무를 위한 기초 및 임상과학으로부터 조사된 통증연구의 통합적 측면을 제공하기 위해 처음으로 시도해보는 중요한 장이다. 고통에 대한 인간의 경험의 예가 되는 인간 경험의 복잡성은 오로지 이 단원이 제공할 수 있다. 우리는 인간 생물학에 대해 알려진 것과 일치하는 방식으로 고통을 개념화하는 것을 가장 중요하다고 간주한다. 모든 책은 주변 말초 통각에 대해 쓰여 있다. 그리고 모든 도서관은 척수와 뇌에 관한 책으로 가득 차 있다. 그러므로 우리는 고통에 대한 생각의 특정 방법의 쓰임에 대한 충분한 증거가 어떻게 생각되는지에 대한 전달을 시도해 보려고 했다. 우리는 다음 사항이 연구의 기준으로 적당하다고 생각하고 아래와 같은 요소들을 'take-home message' 로 제시한다.

우리가 통증 과학과 관리에 대해 많은 양의 자료를 평가할 때, 두 가지는 분명하다. 첫째로, 그 분야는 급속하게 진행되고 있다. 고통에 대한 복잡성의 더 나은 이해가 있는 우리는 통증 관리를 위한 새로운 기회를 갖는다. 둘째로, 물리치료사들은 완벽하게 훈련되고, 새로운 발전들에 직접적으로 포함되도록 제공받는다. 물리치료사들은 사회의 조직에서 전체에 이르기까지, 어떤 다른 전문가 그룹보다도 통증에 기여하는 모든 영역에 접근 할 수 있다.

ACKNOWLEDGEMENTS

Lester Jones is an honorary senior lecturer in pain sciences at the University of Sydney. G. Lorimer Moseley is supported by the Nuffield Dominions Trust and is on leave from University of Sydney.

FURTHER READING

Butler D, Moseley GL 2003 Explain Pain. NOI: Adelaide
Gifford L (ed.) Topical Issues in Pain, vols 1–5. CNS: Falmouth
Jones L, Wang A 2007 Pain management. In: Partridge C (ed.) Recent Advances of Physiotherapy. Wiley: London, pp. 133–179
Moseley GL 2007 Painful Yarns: Metaphors and Stories to Help Understand the Biology of Pain. Dancing Giraffe: Canberra

참고문헌

Airaksinen O, Brox J, Cedraschi C 2004 European guidelines for the management of chronic non-specific low back pain. European Commission, Research Directorate General: Brussels
Airaksinen O, Brox JI, Cedraschi C et al. 2006 Chapter 4 European guidelines for the management of chronic nonspecific low back pain. Eur Spine J 15: S192–S300
Apkarian AV, Bushnell MC, Treede R-D, Zubieta J-K 2005 Human brain mechanisms of pain perception and regulation in health and disease. Eur J Pain 9: 463–484
Arntz A, Vaneck M, Heijmans M 1990 Predictions of dental pain - the fear of any expected evil, is worse than the evil itself. Behav Res Ther 28: 29–41
Arntz A, Dreessen L, De Jong P 1994 The influence of anxiety on pain: Attentional and attributional mediators. Pain 56: 307–314
Asmundson GJ, Kuperos JL, Norton GR 1997 Do patients with chronic pain selectively attend to pain-related information? Preliminary evidence for the mediating role of fear. Pain 72: 27–32
Benedetti F, Pollo A, Lopiano L et al. 2003 Conscious expectation and unconscious conditioning in analgesic, motor, and hormonal placebo/nocebo responses. J Neurosci 23: 4315–4323
Butler D 2000 The Sensitive Nervous System. NOI: Adelaide, p. 431
Butler D, Moseley GL 2003 Explain Pain. NOI: Adelaide, p. 114
Cherny NI, Portenoy RK 1999 Cancer pain: principles of assessment and syndromes. In: Wall PD, Melzack R (eds) Textbook of Pain, 4th edn. Churchill Livingstone: Edinburgh
Chua P, Krams M, Toni I et al. 1999 A functional anatomy of anticipatory anxiety. Neuroimage 9: 563–571
Coudeyre E, Rannou F, Tubach F et al. 2006 General practitioners' fear-avoidance beliefs influence their management of patients with low back pain. Pain 124: 330–337
Cox JJ, Reimann F, Nicholas AK et al. 2006 An scn9a channelopathy causes congenital inability to experience pain. Nature 444: 894–898
Craig A 2002 How do you feel? Interoception: the sense of the physiological condition of the body. Nature Rev Neurosci 3: 655–666
Crombez G, Eccleston C, Baeyens F, Eelen P 1996 The disruptive nature of pain: an experimental investigation. Behav Res Ther 34: 911–918
Crombez G, Eccleston C, Baeyens F, Eelen P 1997 Habituation and the interference of pain with task performance. Pain 70: 149–154
Crombez G, Eccleston C, Baeyens F, Eelen P 1998 Attentional disruption is enhanced by the threat of pain. Behav Res Ther 36: 195–204
Crombez G, Eccleston C, Baeyens F, van Houdenhove B, van den Broeck A 1999 Attention to chronic pain is dependent upon pain-related fear. J Psychosom Res 47: 403–410
Damasio A 2000 The Feeling of what Happens: Body and Emotion in the Making of Consciousness. London: Vintage, pp. 386ff
Duckworth MP, Iezzi A, Adams HE, Hale D 1997 Information processing in chronic pain disorder: A preliminary analysis. J Psychopathol Behav Assess 19: 239–255
Eccleston C 1994 Chronic pain and attention: a cognitive approach. Br J Clin Psychol 33: 535–547
Eccleston C, Crombez G 1999 Pain demands attention: a cognitive-affective model of the interruptive function of pain. Psychol Bull 125: 356–366
Eccleston C, Crombez G, Aldrich S, Stannard C 1997 Attention and somatic awareness in chronic pain. Pain 72: 209–215
Fields H, Basbaum A, Heinricher M 2006 CNS mechanisms of pain modulation. In: McMahon SB, Koltzenburg M (eds) Textbook of Pain. Churchill Livingstone: Edinburgh, pp. 125–143
Fields HL 2000 Pain modulation: expectation, opioid analgesia and virtual pain In: Mayer EA, Saper CB (eds) Biological Basis for Mind Body Interactions. Elsevier: Amsterdam, pp. 245–253
Fisher K, Johnston M 1997 Validation of the Oswestry low back pain disability questionnaire, its sensitivity as a measure of change following treatment and its relationship with other aspects of the chronic pain experience. Physiother Theory Pract 13: 67–80
Flor H 2003 Cortical reorganisation and chronic pain: implications for rehabilitation. J Rehabil Med 35: 66–72
Flor H, Denke C, Schaefer M, Grusser S 2001 Effect of sensory discrimination training on cortical reorganisation and phantom limb pain. Lancet 357: 1763–1764
Flor H, Nikolajsen L, Jensen TS 2006 Phantom limb pain: a case of maladaptive CNS plasticity? Nature Reviews Neuroscience 7: 873–881
Fordyce WE 1970 Operant conditioning as a treatment method in management of selected chronic pain problems. Northwest Med 69: 580–581
Fordyce WE 1973 An operant conditioning method for managing chronic pain. Postgrad Med 53: 123–128
Gifford L, Thacker M, Jones M 2006 Physiotherapy and pain In: McMahon SB, Koltzenburg M (eds) Textbook of pain. Churchill Livingstone: Edinburgh, pp. 603–618
Goldingay S 2006a Communication and assessment: the skills of information gathering. In: Gifford L (ed.) Topical Issues in Pain. CNS: Falmouth
Goldingay S 2006b Communication and assessment: What are the issues for physiotherapists? In: Gifford L (ed.) Topical Issues in Pain. CNS: Falmouth

Gore M, Brandenburg NA, Dukes E et al. 2005 Pain severity in diabetic peripheral neuropathy is associated with patient functioning, symptom levels of anxiety and depression, and sleep. J Pain Symptom Manage 30: 374–385

Gracely RH, Dubner R, Deeter WR, Wolskee PJ 1985 Clinicians'expectations influence placebo analgesia. Lancet 1: 43

Greenhalgh S, Selfe J 2006 Red Flags. A Guide to Identifying Serious Pathology of the Spine. Churchill Livingstone: Edinburgh, p. 214

Harris AJ 1999 Cortical origin of pathological pain. Lancet 354: 1464–1466

Jensen MP, Karoly P, Huger R 1987 The development and preliminary validation of an instrument to assess patients' attitudes toward pain. J Psychosom Res 31: 393–400

Keller S, Bann CM, Dodd SL et al. 2004 Validity of the brief pain inventory for use in documenting the outcomes of patients with noncancer pain. Clin J Pain 20(5): 309–318

Kelly KG, Cook T, Backonja M-M 2005 Pain ratings at the thresholds are necessary for interpretation of quantitative sensory testing. Muscle Nerve 32: 179–184

Keltner JR, Furst A, Fan C et al. 2006 Isolating the modulatory effect of expectation on pain transmission: a functional magnetic resonance imaging study. J Neurosci 26: 4437–4443

Kendall NAS, Linton SJ, Main C 1998 Psychosocial yellow flags for acute low back pain: 'yellow flags' as an analogue to 'red flags'. Eur J Pain 2: 87–89

Klages U, Kianifard S, Ulusoy O, Wehrbein H 2006 Anxiety sensitivity as predictor of pain in patients undergoing restorative dental procedures. Community Dent Oral Epidemiol 34: 139–145

Kouyanou K, Pither CE, Rabe-Hasketh S, Wessely S 1998 A comparative study of iatrogenesis, medication abuse and psychiatric morbidity in chronic pain patients with and without medically explained symptoms. Pain 76: 417–426

Levine FM, De Simone LL 1991 The effects of experimenter gender on pain report in male and female subjects. Pain 44: 69–72

Maihofner C, Handwerker HO, Neundorfer B, Birklein F 2004 Cortical reorganization during recovery from complex regional pain syndrome. Neurology 63: 693–701

Matthews KA, Schier MF, Brunson BI, Carducci B 1980 Attention, unpredictability, and reports of physical symptoms eliminating the benefits of predictability. J Pers Soc Psychol 38: 525–537

McCracken LM 1997 'Attention' to pain in persons with chronic pain: a behavioral approach. Behav Ther 28: 271–284

McCracken LM, Zayfert C, Gross RT 1992 The pain anxiety symptoms scale: development and validation of a scale to measure fear of pain. Pain 50: 67–73

McQuay HJ, Moore RA, Eccleston C et al. 1997 Systematic review of outpatient services for chronic pain control. Health Technol Assess 1: i–iv, 1–135

Melzack R 1975a Prolonged relief of pain by brief, intense transcutaneous somatic stimulation. Pain 1: 357–373

Melzack R 1975b The McGill pain questionnaire: major properties and scoring methods. Pain 1: 277–299

Melzack R 1990 Phantom limbs and the concept of a neuromatrix. Trends Neurosci 13: 88–92

Melzack R, Wall PD 1965 Pain mechanisms: a new theory. Science 150: 971–979

Merskey H, Bogduk N 1994 Classification of Chronic Pain, 2nd edn. IASP: Seattle, p. 210

Meyer R, Ringkamp M, Campbell JN, Raja SN 2006 Peripheral mechanisms of cutaneous nociception In: McMahon SB, Koltzenburg M (eds) Textbook of Pain, 5th edn. Churchill Livingstone: Edinburgh, pp. 3–35

Miller R, Kori S, Todd D 1991 The Tampa scale for kinesiphobia. Unpublished report. Tampa, FL

Moerman D 2002 Meaning, medicine and the 'placebo effect'. Cambridge University Press: Cambridge, p. 172

Moseley GL 2002 Combined physiotherapy and education is effective for chronic low back pain. A randomised controlled trial. Aus J Physioth 48: 297–302

Moseley GL 2003 Joining forces — combining cognition-targeted motor control training with group or individual pain physiology education: A successful treatment for chronic low back pain. J Man Manip Therap 11: 88–94

Moseley GL 2004 Evidence for a direct relationship between cognitive and physical change during an education intervention in people with chronic low back pain. Euro J Pain 8: 39–45

Moseley GL 2006a Do training diaries affect and reflect adherence to home programs? Arthritis Rheum-Arthritis Care Rese 55: 662–664

Moseley GL 2006b Making sense of S1 mania — are things really that simple? In: Gifford L (ed.) Topical Issues in Pain, vol 5. CNS: Falmouth, pp. 321–340

Moseley GL 2007 Reconceptualising pain according to its underlying biology. Physical Therapy Reviews. In press

Moseley GL, Arntz A 2007 The context of a noxious stimulus affects the pain it evokes. Pain. In press

Moseley GL, Gandevia SC 2005 Sensory-motor incongruence and reports of 'pain'. Rheumatology 44: 1083–1085

Moseley GL, Nicholas MK, Hodges PW 2004 A randomized controlled trial of intensive neurophysiology education in chronic low back pain. Clin J Pain 20: 324–330

Naveteur J, Mars F, Crombez G 2005 The effect of eye orientation on slowly increasing pain. Eur J Pain 9: 79–85

Nicholas M, Sharp TJ 1997 Cognitive-behavioral programs: theory and application. Int Anesthesiol Clin 35: 155–170

Nicholas M, Molloy A, Tonkin L, Beeston L 2003 Manage Your Pain: Practical Ways of Adapting to Chronic Pain. Souvenir: London

Nicholas MK 2010 Cognitive behavioural pain management. In: Moseley GL (ed.) Pain. Do you get it? Butterworth–Heinemann: Oxford

Nicholas MK, Tonkin L 2004 Application of cognitive-behavioural principles to activity-based pain management programs. In: Refshauge K, Gaff E (eds) Musculoskeletal Physiotherapy: Clinical Science and Evidence-based Practice. Butterworth–Heinemann: Oxford, pp. 277–293

Nicholas MK, Wilson PH, Goyen J 1991 Operant-behavioural and cognitive-behavioural treatment for chronic low back pain. Behav Res Ther 29: 225–238

Peters ML, Vlaeyen JW, van Drunen C 2000 Do fibromyalgia patients display hypervigilance for innocuous somatosensory stimuli? Application of a body scanning reaction time paradigm. Pain 86: 283–292

Pleger B, Tegenthoff M, Ragert P et al. 2005 Sensorimotor returning in complex regional pain syndrome parallels pain reduction. Ann Neurol 57: 425–429

Ploghaus A, Tracey I, Gati JS et al. 1999 Dissociating pain from its anticipation in the human brain. Science 284: 1979–1981

Ploghaus A, Becerra L, Borras C, Borsook D 2003 Neural circuitry underlying pain modulation: expectation, hypnosis, placebo. Trends Cogn Sci 7: 197–200

Poiraudeau S, Rannou F, Baron G et al. 2006 Fear-avoidance beliefs about back pain in patients with subacute low back pain. Pain 124: 305–311

Pollo A, Amanzio M, Arslanian A et al. 2001 Response expectancies in placebo analgesia and their clinical relevance. Pain 93: 77–84

Pud D, Amit A 2005 Anxiety as a predictor of pain magnitude following termination of first-trimester pregnancy. Pain Med 6: 143–148

Raja SN, Meyer RA, Ringkamp M et al. 1999 Peripheral Neural Mechanisms of Nociception. In: Wall P, Melzack R (eds) The Textbook of Pain. Churchill Livingstone: Edinburgh, pp. 11–57

Roland M, Morris R 1983 A study of the natural history of back pain. Part I: Development of a reliable and sensitive measure of disability in low-back pain. Spine 8: 141–144

Rommel O, Gehling M, Dertwinkel R et al. 1999 Hemisensory impairment in patients with complex regional pain syndrome. Pain 80: 95–101

Sawamoto N, Honda M, Okada T et al. 2000 Expectation of pain enhances responses to nonpainful somatosensory stimulation in the anterior cingulate cortex and parietal operculum/posterior insula: An event-related functional magnetic resonance imaging study. J Neurosci 20: 7438–7445

Schmeltz M, Schmidt R, Weidner C et al. 2003 Chemical response pattern of different classes of C-nociceptors to pruritogens and algogens. J Neurophys 89: 2441–2448

Schupp CJ, Berbaum K, Berbaum M, Lang EV 2005 Pain and anxiety during interventional radiologic procedures: effect of patients' state anxiety at baseline and modulation by nonpharmacologic analgesia adjuncts. J Vasc Interv Radiol 16: 1585–1592

Sullivan MJL, Bishop SR, Pivik J 1995 The pain catastrophizing scale: development and validation. Psycholog Ass 7: 524–532

Sullivan MJL, Thorn B, Haythornthwaite JA et al. 2001 Theoretical perspectives on the relation between catastrophizing and pain. Clin J Pain 17: 52–64

Tang J, Gibson SJ 2005 A psychophysical evaluation of the relationship between trait anxiety, pain perception, and induced state anxiety. J Pain 6: 612–619

Turk DC, Melzack R (eds) 2001 Handbook of Pain Assessment, 2nd edn.: Guildford: New York

van Griensven H 2005 Pain in Practice: Theory and Treatment Strategies for Manual Therapists. Butterworth–Heinemann: Oxford, p. 17

van Tulder M, Kovacs F, Muller G et al. 2002 European guidelines for the management of low back pain. Acta Orthop Scand 73: 20–25

Vernon H, Mior S 1991 The neck disability index: a study of reliability and validity. J Manipulative Physiol Ther 14: 409–415

Vlaeyen JW, Linton SJ 2000 Fear-avoidance and its consequences in chronic musculoskeletal pain: a state of the art. Pain 85: 317–332

Von Korff M 1994 Studying the natural history of back pain. Spine 19: 2041S–2046S

Waddell G, Newton M, Henderson I et al. 1993 A fear-avoidance beliefs questionnaire (FABQ) and the role of fear-avoidance beliefs in chronic low back pain and disability. Pain 52: 157–168

Wager TD 2005 Expectations and anxiety as mediators of placebo effects in pain. Pain 115: 225–226

Wall P 1999 Pain. The Science of Suffering. Orion: London

Watkins L, Maier S 2000 The pain of being sick: implications of immune-to-brain communication for understanding pain. Ann Rev Psychol 51: 29–57

Watson P, Kendall NAS 2000 Assessing psychosocial yellow flags In: Gifford L (ed.) Topical Issues in Pain. CNS: Falmouth

Williams DA, Robinson ME, Geisser ME 1994 Pain beliefs: assessment and utility. Pain 59: 71–78

Woolf CJ, Costigan M 1999 Transcriptional and posttranslational plasciticity and the generation of inflammatory pain. Proc Natl Accd Sci USA 96(14): 7723–7730

World Health Organization 2002 Towards a common language for functioning, disability and health. http://www3.who.int/icf/icftemplate.cfm?myurl=beginners.html&mytitle=Beginner's%20Guide

Zalucki N, Weich K, Moseley GL 2006 Treating complex regional pain syndrome by cross-modal training of tactile acuity. Eur J Pain 10: S124

일반적인 만성 염증성 다관절질환

CHAPTER 20

Common chronic inflammatory polyarthropathies

이현주

CHAPTER CONTENTS

개요

이 장에서는 만성 다관절질환에 대한 일반적인 몇 가지 유형에 대해 소개하고자 한다. 주 증상과 징후는 진단, 임상적조사, 중재평가에 가장 중요한 조사에 초점이 맞추어져 기술되었다. 임상관리의 중요한 원칙에 대해서도 기술되었는데, 만성 관절염의 종류에 따른 좀 더 구체적인 적용 뿐만 아니라, 모든 유형의 근골격계 질환에 대해 폭넓게 설명하였다. 임상관리에서 여러 전문분야 및 여러 기관을 통합하여 접근하는 것은 장기적으로 최상의 건강상태를 얻기 위해 매우 중요하다.

만성 염증성 다관절질환의 종류

만성 염증성 다관절질환(chronic inflammatory polyarthritis)에는 여러 종류가 있다. 이는 여러 관절에 통증, 종창 또는 기능적 손상을 일으키며, 관절 외 뿐만 아니라 전신에서의 증상 및 징후를 수반한다.

관절 내와 관절 주위의 만성 염증 과정 진행은 자주 관절과 연관된 다른 조직 뿐만 아니라, 관절 연골, 그리고 뼈의 구조적인 손상을 동반한다. 관절 손상의 정도와 크기는 매우 다양하며 세포와 분자 상호기전의 복합 배열 결과에 의해 결정되는데, 이는 조직을 손상 시키거나 회복시키기도 한다. 최근 몇 년간, 많은 연구들이 이러한 경로와 기전을 이해하려는데 목표를 두었고, 결국 만성 다관절질환이 있는 환자를 치료하기 위해서 새로운 분자 목표의 기대수가 증가한다는 것을 증명하게 되었다. 이러한 진전은 질환치료의 임상적 결과를 예측하기 위해 유전정보의 사용이 가능할 미래에 가능성을 열어놓고, 환자 소집단의 정의를 발전시키기 위한 유전적 정보의 사용 및 유용성의 증가와 더불어, 만성 관절염 환자를 치료하는데에 중요하고 흥미있는 새로운 길을 이끌었다.

증상과 징후의 분류

다음의 증상과 징후에 대한 범주는 다른 종류의 만성 관절염과 구별하기 위한 유용한 임상적 골격을 제공한다.

- 침범된 관절의 특징과 분류
- 관절 외 뿐만 아니라 전신적 특징 출현 및 특색
- 이전에 나타났거나 공존하는 다른 관련 질환의 존재
- 관절염이나 기타 상태와 관련된 가족력
- 실험 조사 및 뼈 또는 관절 조영 결과

진단적 쟁점

몇몇 다관절질환의 유형은 침범 관절의 특징적인 패턴을 보여주며, 이는 진단의 중요한 기초가 된다. 과거력, 검사, 그리고 조사 결과에서 다른 특징과 결합된 침범관절 패턴은 다른 진단 그룹과의 구별이 용이하다. 그 외의 다관절질환 유형은 침범된 관절 유형이라는 점에서 덜 구별된다.

특정 진단 유형 내에서 조차도, 질환의 초기, 진행, 결과에 의해 각각의 이질성 정도가 현저하게 다를 수 있다. 게다가, 개인별 환자의 임상적인 특징을 어떠한 진단적 범주의 특징으로 명확하게 구별하기도 어려울 것이다.

Clinical note

만성 다관절질환의 임상적 특징이 몇 달 또는 몇 해에 걸쳐 발달되고 변화한다는 것을 이해하는 것이 중요하다. 그러므로 때때로 올바른 진단에 대한 확신이 어느 정도 나타나기 전까지는 어느 정도 시간의 경과가 필요하다.

침범된 관절질환의 유형에 관계없이, 모든 만성 관절염 환자들은 일정치 않으며 예측할 수 없는 수준의 관절 통증과 종창을 경험하게 되는데, 이는 불가피하게 다양한 기능적 손상을 이끌 뿐만 아니라, 장·단기간동안 독립과 사회적 기능에 대한 능력, 직업능력, 건강상태에 대한 염려와 불안을 야기시킨다. 만성 다관절질환의 전반적인 결과는 언제나 신체적·심리적·사회적 복지 측면에 영향을 미친다.

따라서, 건강전문가에 의한 환자의 임상평가와 감시 과정을 통해 각 영역 내 주요 인자를 고려한다. 예를 들어, 신체적 증상과 징후의 주의 깊은 관찰, 그리고 정확하고 적절한 조사결과 해석에 대한 요구와 더불어, 건강 전문가가 환자의 기분과 대처능력을 평가하는 것은 이용 가능한 사회 보조 수준 및 유효성과 더불어 중요하다. 개인 목표와 일 또는 사회적 요구와 같은 인자는 질병 표현과 진행에 있어 매우 중요한 관계가 있다.

다영역건강관리팀과 증거에 근거한 치료들

다영역건강관리팀(multidisciplinary team)의 일원은 관리와 감시에 대한 계획을 종합하고 공식화하기 위해서 진단과 평가의 다른 요소를 함께 이끄는 중요한 작업을 하고 있다. 계획은 타당하고 사실적이며 실행 가능한 목표를 토대로 하여야 한다.

만성 다관절질환의 임상적 관리의 측면이 입증된 증거보다는 임상적 경험과 상식 및 일반적인 일치를 토대로 결정해야 하는 반면, 현재 임상의들은 임상치료 결정을 이끌기 위해 빠르게 발전된 증거를 토대로 최대한 활용하는 상황이 증가하고 있다. 미래에 임상관리팀은 서로 다른 의학적·비의학적 치료 목표를 효과적이고 선택적으로 유도하기 위해 환자 소그룹을 정하는 것과 최선의 이익을 취하기 위해 증가하는 다른 치료 방법을 공동화시키는 것에 더 주의를 기울일 뿐 아니라, 새로운 생물학적 치료들의 이용을 점차 고려하는 것이 필요할 것 같다. 그러므로 지금은 임상에 있는 모두를 위해 전례 없는 흥미와 기회의 시기가 된다.

여러 분야로부터 새로운 지식을 성공적으로 변환함으로써 임상분야의 임상 및 사회과학에서는 류마티스학의 건강 전문가를 필요로 하게 되는데, 이들은 선택한 전문영역에서 지식과 기술을 유지 및 필요로 할 뿐만 아니라, 유전 및 진보된 기초 지식을 요구한다. 이러한 요구가 주요한 도전이기는 하나 학생과 건강관리 전문가 뿐만 아니라 대학과 대학원 교육과 관련된 많은 분야와 기관들, 그리고 건강관리 규정 그럼에도 불구하고 어떻게 만성 관절염 환자의 실질적인 향상이 점차적으로 가능하게 되는지에 대한 방법을 제시한다.

류마티스성 관절염

복합체계 자가면역질병(autoimmune disease)의 가장 일반적인 것은 류마티스성 관절염(rheumatold arthritis, RA)으로서, 만성 관절질병에다가 현저한 전신혼란, 기관 및 조직침범으로 연관된다. 이러한 질병들은 자기항체(autoantibodies)에서의 높은 농도 그리고 면역 활성과 조절의 다른 특징으로 나타난다.

Key Point

류마티스성 관절염은 성인의 약 1%에서 나타나고, 말초 및 대칭성 침식 다관절질환으로 특징지어지며, 자주 관절 외 조직 침범과 연관된다. 이는 세계적인 이환율, 무능력, 경제적 짐의 실질적인 인자이다.

발병기전

류마티스성 관절염(RA)의 원인은 알려지지 않았으나, 자가면역 질환의 한 유형으로 알려져 있다. 류마티스성 관절염은 대개 예측할 수 없는 증상 악화 및 완화가 반복되는 상태이다.

류마티스성 관절염의 발병기전은 만성 활막염으로, 다양한 종류의 염증 및 면역세포의 많은 수가 활액조직으로 확산하는 것이다. 이러한 과정과 결과는 섬유아세포, 파골세포, 연골세포와 같이 인접 뼈 및 연골, 그리고 활액막에 있는 여러 다른 유형의 세포와 함께 내재세포에서 나타난다. 최근에 이러한 과정을 이끌고 영속시키는 많은 중요 분자 경로가 확인되었지만, 왜 류마티스성 관절염의 염증이 발전되고, 지속되는지에 대한 근본적인 원인은 알려지지 않았다. 그럼에도 불구하고, 다양한 세포 표면 수용체, cytokines, chemokines, 세포외 효소와 기타 염증 매개체에 의해 전달되면서, 침윤된 염증 세포와 내재 세포 사이의 복합 세포 및 분자의 상호관계에 의해 연골과 뼈의 파열 및 지속적인 만성 활막염을 초래한다는 것은 확실하다.

지금까지 확인되지 않은 비유전적 요인이 주된 역할을 한다 하더라도, 류마티스성 관절염의 발생기전은 유전적인 감수성의 중요 요소와 관련된다는 것은 이미 잘 알려졌다. 예를 들어, 일란성 쌍둥이에서 류마티스성 관절염의 질병 일치는 약 15% 정도로 낮게 보고되었다. 류마티스성 관절염의 민감도는 여러 유전인자와 관련되며, 특히 다형 사람백혈구항원(human leucocyte antigen, HLA) DRB1 유전인자가 가장 깊게 기여한다고 알려져 있다. 류마티스성 관절염 민감성을 부여하는 DRB1 대립인자에 대한 세부 구조적 분석은 중요 질병 기전이 T 림프구의 활동과 기능 면에 의한다는 이론을 이끌며, 때문에 DRB1 유전인자가 이러한 경로에 중요한 역할을 한다고 알려져 왔다. 이러한 발견으로 인해 또한 류마티스성 관절염의 자가면역 질환이라는 개념이 좀 더 지지되었다.

이러한 관점은 류마티스성 관절염이 다양한 자가항체 생산과 관련된다는 사실을 토대로 한 것이며, 류마티스인자가 한 예이다. 류마티스인자는 IgG 분자의 일정범위에서 항원결정인자를 인지하는 항체이다. 즉, 다른 항체(antibodies)를 인식하고 묶는 항체이다. 류마티스인자는 자주 류마티스성 관절염 혈청에서 높은 농도를 보이며(혈청반응 음성; seronegative), 이는 류마티스성 관절염 진단 척도의 하나로서 이용된다.

그러나, 몇몇 류마티스성 관절염 환자는 혈청에서 류마티스 인자의 농도가 증가하지 않는 '혈청반응 양성(seropositive)' 이 나타난다. 게다가, 류마티스의 인자는 류마티스성 관절염과 함께 다른 만성 염증성 질병에서 아주 자주 발견된다. 류마티스인자와 함께 다른 자가항체들이 또한 류마티스성 관절염에서 발견될 수 있으며, 이는 최근에 그러한 자가항체들이 anticitrullinated peptide 항체를 포함한다는 것을 보여준다.

류마티스성 관절염 진단을 위해 공식적으로 널리 사용된 미국류마티스학회 기준은 표 20.1과 같다.

표 20.1 1987년 미국류마티스학회의 류마티스성 관절염 진단 기준. 류마티스성 관절염 진단을 위해 최소 4개 이상의 기준이 충족되어야 함

기준	설명
1. 아침 강직	최소한 한 시간 이상 지속되는 관절 내 및 관절 주위의 아침 강직
2. 세 개 이상 관절에서의 관절염	세 개 이상의 관절염으로 좌우 PIP, MCP, 손목, 팔꿈치, 무릎, 발목 또는 MTP 관절에서의 침범. 의사에 의해 연부조직 종창이나 액체(뼈의 과도발육 제외)가 관찰되며, 동시에 최소 6주 이상 출현
3. 손의 관절염	최소 6주 이상 손목, MCP 또는 손 관절의 종창이 지속
4. 대칭성 관절염	최소 6주 이상 양쪽 같은 관절(두 개 이상 관절)에 동시 침범 (PIP, MCP 또는 MTP 관절의 양쪽 침범은 완전한 대칭이 되지 않을 수 있음)
5. 류마티스성 소결절	의사에 의해 뼈 돌출, 폄근 표면 또는 관절곁 영역에 피하 결절 관찰됨
6. 류마티스인자	정상대조군의 5% 이하에서 양성으로 결정됨
7. 방사선 변화	손과 손목의 전후 방사선 사진에서 전형적인 류마티스성 관절염 침범관절과 인접하여 가장 두드러지거나 국소화 된 명료한 뼈의 탈석회화나 침식을 포함함 (골관절염으로 제한하지 않음)

Arnet FC, Edworthy SM, Bloch DA, et al., 1988. The American Rheumatism Association 1987은 류마티스관절염 분류를 위해 기준을 개정함. Arthritic Rheum 31:315-24.

임상 특징

류마티스성 관절염(RA)의 임상특징은 심한 피로와 전신 장애를 동반하는 관절 통증, 종창, 경직으로써 나타난다. 발병은 빠르거나 잠행성이고, 대개 손과 발에서 시작된다. 팔꿈치, 무릎 그리고 목뼈에서도 일반적으로 침범된다. 초기단계에서 질병은 때때로 아주 오랜 기간 동안 완화된다. 만성 활막염은 삼출을 동반하고 관절 기능이 손상된다. 이 또한 림프절증(lymphade-nopathy)이 될 수 있다.

관절 증상과 함께 현저한 전신혼란과 심한 피로가 나타난다. 많은 환자에게 피로는 가장 다루기 힘들고 좌절시키는 질환이다. 근육부피 및 근력의 소실, 식욕 상실, 간헐적인 열이 나타난다.

팔꿈치의 폄근 표면과 같이, 관절 바깥쪽에 류마티스성 소결절이 나타난다. 다른 증상으로 관절외 조직이 침범된다. 다른 조직과 기관에서도 다양한 범위로 류마티스성 관절염에 침범되는데, 눈물샘과 침샘의 침범으로 눈과 입이 건조하게 된다(표 20.2).

표 20.2 흔한 류마티스관절염의 관절 외 특징

전신	결절 빈혈 림프절증 아밀로이드증[a] 혈관염[b] Felty' s 증후군[c]
안구	각막결막염 공막염과 상공막염
뼈	골다공증
신경계	말초 신경 포착 말초 신경병증 목뼈 불안정 목뼈 척수 압박 신경근 압박
폐	흉막염 흉막 삼출 폐포염과 섬유증
심장혈관	심장막염과 심근염 심장막 삼출 전도 결손 죽상경화증

[a] 아밀로이드 단백질이 하나 또는 그 이상의 기관에 축적되어 나타나는 기능부전의 결과. 심장, 신장, 신경계, 위장관에서 자주 영향 받음
[b] 혈관의 염증 유형
[c] 확장된 비장과 비정상적으로 낮은 백혈구 수

진단 확립

첫 번째 단계는 임상병리(laboratory) 조사 및 관절 조영 결과 그리고 과거력과 검사를 통한 정보를 활용하여 진단을 확립한다. 고전적으로, 전신성 피로, 결절, 손과 발의 x-ray에서 나타나는 침식성 변화, 혈청 류마티스 인자 농도 증가와 관련된 말초 및 전신 다발성 관절염의 존재를 통해서 진단한다. 그러나, 이러한 특징 중 하나 이상이 나타나지 않는다면 정확하기보다

임시적인 진단 필요성을 권유한다. 이는 특히 초기 류마티스성 관절염 진단에 적용한다.

임상평가 및 관찰

진단이 확정된 후에 환자, 가족, 간병인 또는 친구 뿐만 아니라 관련된 모든 건강전문가와 토론하는 충분한 의학적·사회적 평가가 중요하다. 게다가 중재의 효율성에 대해 토론하고, 그에 맞게 재검토되고 수정된 치료 계획을 가능하게 하기 위해서 일정한 사이를 두고 계속 진행되어야 하며, 이는 적절한 치료 계획의 발달을 유도한다.

관찰과 조사

질병 활동과 심한 정도는 질병의 염증성, 전신적, 기능적 구성요소의 전반적인 측정에 초점을 두어 주관적이고, 객관적인 방법을 사용하여 평가된다. 평가는 통증과 종창 관절의 수, 적혈구침강속도(erythrocyte sedimentation, ESR) 그리고 C-반응성 단백질이나 ferritin과 같은 급성기 단백질 혈청 농도를 측정하여 활동성 활막염을 평가한다. 류마티스성 관절염에서 급성기 반응은 대개 이러한 환자에서 발견되며, 염증의 심한 정도의 유용한 객관적 척도인 ESR의 증가로 나타난다. 유사하게, 헤모글로빈 농도는 전형적으로 감소되고, 대개 만성 질병의 빈혈로 나타나며(다른 가능한 빈혈요인이 고려된다 하더라도), 혈소판 수는 자주 증가한다. 진단적으로 유용할지라도, 류머티스 인자 농도는 활막염의 심함을 나타내는 척도로서 비교적 부족한 편이다.

기초 임상병리 조사는 간과 신장 기능검사를 포함한다. 평가는 또한 통증, 아침 강직과 피로의 정도, 그리고 움직임, 불안정성, 기형의 범위를 반영한 관절 기능을 측정된다. 관절외 특징과 중복이환 상태로 찾아볼 수 있다. 관절조영은 일상적으로 초기단계에서 시행하고, 최근에는 손과 발의 방사선 사진을 시행한다. 초기단계에서 방사선 사진에서는 연부조직의 종창, 관절 주위의 골다공증(osteoporosis)이나 관절 간격 소실이 나타난다. 이러한 변화는 연골과 뼈의 침식의 진행에 의해서 나타나고, 여러 경우에는, 계속해서 관절 구조의 완전한 소실로 진행된다. 자기공명영상과 고해상 초음파와 같은 부가적인 조영 기법으로 이제는 류마티스성 관절염 평가 시 점점 더 유용하고, 광범위하게 평가하기 위한 가능성을 부여할 것이다.

임상적 평가 척도

관절 염증의 심함 정도를 점수화하기 위한 다양한 임상 평가 척도가 개발되었고, Ritchie 지수 또는 변형된 양식 중 하나가 특히, 연구 환경에서 일반적으로 사용되어져 왔다. 기능을 측정하기 위해서, 여러 양적인 척도가 연구 및 건강관리 환경에서 사용하여 발전되어 왔는데, 건강평가 조사서(health assessment questionnaire, HAQ)와 관절충격 측정지수(arthritis impact measurement scale, AIMS)이다.

단일 점수로써 전반적인 질병 활동을 표현하는 다양하고 복합적인 방법들이 발달되어 왔다. 질병활동 척도(disease activity scale, DAS)가 가장 자주 사용되는데, 점수는 1~10까지의 척도로써 질병의 활동을 측정하며, 종창 관절의 수와 압통 관절의 수 또는 적혈구침강속도(ESR)를 기초로 한다.

DAS 점수

처음 소개된 이후 좀 더 간편한 DAS28로 변형되었는데, 이는 처음 척도보다도 적은 44개 관절을 평가한다.

게다가, 질병 상태에 대한 전반적인 변화를 양으로 표시하는 다양한 방법들이, 서로 다른 치료 중재의 효율성을 비교하는 목적으로 발전되었다. 반응에 대한 미국류머티스학회(ACR)의 정의에서는 다음의 다섯 가지 변수 중 세 가지에서 향상을 보이는 것과 함께 압통과 종창 관절 모두에서 향상되는 경우를 요구한다.

- 환자의 전체적인 평가
- 의사의 전체적인 평가
- 통증의 심함 정도
- 무능력의 정도(예: HAQ를 사용하여 측정)
- ESR이나 C-반응성 단백질의 혈청 농도에 의해 측정된 급성기 반응 수준

반응은 ACR 20, ACR 50, ACR 70으로 정의되며, 계산은 기초 측정과 비교된 임상 점수에서의 백분율 향상으로 나타낸다.

임상관리

전반적으로, 치료의 주요 목표는 관절염증과 손상을 최소화하고, 관절 기능 감소를 방지하며, 통증, 경직, 피로 증상을 감소시키는 것이다.

환자와 가족, 간병인의 능동적인 참여와 함께 다영역건강관리팀에 의한 평가에 의해 토론이 일관되고 조화로운 계획으로 발전하도록 이끌며, 장기적인 임상 관리를 위해 최적의 기초를 제공한다. 이러한 과정은 팀의 모든 구성원 사이에서 효과적이고 분명한 의사소통에 의해 뒷받침된다.

일치된 지침

류마티스관절염에 대한 관리와 감시에 대한 일관된 지침은 1990년대 중반 미국류머티스학회에 의해 처음 개발되었으며, 최근 재검토되고 교정되었다. 이 지침은 한정된 상황에 맞추어 실행 시에 참고하는 유용한 틀로서 제공되며, 자료은 개발될 수 있다.

치료계획은 질병의 상태와 심한정도, 그리고 환자의 견해와 기대가 모두 반영되어야 한다. 질병의 경과와 치료에 대한 반응을 예측하는 것이 분명치 않기 때문에, 팀의 임상가들은 개인 환자를 위해 적절한 현실 수준과 균형을 맞추어 긍정적으로 뒷받침 하도록 초점을 맞추어야 한다.

류마티스성 관절염에 대한 최적의 관리는 환자 개개인의 요구와 질병 상태에 맞게 비약물적 치료와 약물적 치료를 함께 함으로써 이루어진다.

비약물치료

관절기능과 전반적인 신체 기능의 보존(집, 레저활동, 직장에서)은 지극히 중요한 목표이다. 모든 환자는 초기단계에 관절보호 및 부목고정, 통증관리, 에너지 보존 및 관리, 운동원칙에 대한 자세한 프로그램 및 조언을 받아야 한다.

근력 및 관절 가동성을 유지하기 위한 동적인 유산소 운동 프로그램의 중요성은 수년 동안 폭넓게 인식되어 왔다. 그러나 임상관리의 이러한 특정 부분은 최근에 류마티스성 관절염으로 인한 장기적인 심혈관계 후유증을 예방하는 상황에서 더 중요하다는 것을 알았다. 프로그램은 활동계획, 식이요법 및 영양, 적절한 발 보호장비의 선택과 사용, 보조기술의 유용성의 적절한 측면에서 이루어져야 한다.

환자에게는 또한 더 많은 정보와 문헌자료, 국소적, 지역적, 국가적인 자립 및 다른 보조 그룹의 세부항목에 대한 조언과 지침이 주어져야 한다. 다른 가족 구성원이나 간병인이 적절히 참여하여 환자가 가정에서 훈련된 보조를 통해 도움을 받을 수 있어야 한다.

여기에서 기술된 프로그램의 잠재적인 교육적, 치료적 가치는 매우 높으며, 이러한 접근은 장기적인 상태에서 효과적이고 성공적인 관리 전달을 위한 토대를 확립하는 데에 효과적이다.

약물치료

류마티스성 관절염에서 약물적 치료는 약물이 증상 완화에 일차적인 초점을 맞추는지 질병 조절에 초점을 맞추는지에 따라 분류될 수 있으며, 또한 약물이 한정된 분자 목표를 근거로 하는지 여부에 따라 분류된다.

보완요법

보완요법(complementary therapy)의 사용은 류마티스성 관절염 환자 사이에서 극히 일반적이다. 다양하고 폭넓은 사전조사, 접근, 식이요법은 통증, 경직, 전신적 혼란에 대한 증상완화에 도움을 주어 유용하다.

진통 및 항염증성 약물치료

비스테로이드성항염제(non-steroidal anti-inflammatory drugs, NSAIDs)와 선택적인 사이클로옥시게나아제-2(COX-2) 억제제가 있다. 이러한 약물의 일차적인 역할은 질병 경과를 바꾸거나 관절 손상을 방지하기 보다는, 증상이 향상되도록 하기 위한 것이다. 약물을 선택할 때에는 환자가 이전에 동일한 치료를 했을때에 어떠한 부작용이 있는지 여부에 대한 문제뿐만 아니라, 효율성, 안전, 비용에 대한 것까지 고려한다.

Key Point

원칙적으로, 환자는 약물분류 중 단 하나만을 사용한다. 증상이 조건에 맞는 수준에서 만족스럽게 완화되지 않는다면 이 분류 내에 다른 약물이 시도되기 전에 멈추어야 한다.

일반적으로 소화불량과 위십이지장 궤양이 부작용으로 나타난다. 환자가 역위장관 문제의 위험이 발견된다면, 비록 일상적으로 위보호 치료(H_2 차단제와 양자 펌프 억제제)를 수반하여 추천되지 않는다 해도, 고려되어져야 한다.

질병조절 항류마티스 약제

이 약물의 범주는 관절 손상을 줄이는 가능성으로 인해 사용된다. 지속적인 활동성 활액낭염, 지속적인 ESR 증가, 방사선상 관절 손상이 있는 환자에 사용된다.

최근에는 이러한 임상적 특징이 나타나는 환자의 초기 단계에서 질병조절 항류마티스 약제(disease-modifying antirheumatic drugs, DMARDs)를 시작한다. 전형적으로 임상적 효력이 있기까지는 몇 주 또는 몇 달이 걸린다. DMARDs를 적용한 환자에서 가능한 부작용을 면밀히 관찰하는 것이 중요하다.

류마티스관절염에서 보통 사용되는 DMARDs로는 methotrexate, sulphasalazine, hydroxychloroquine이 있으며, leflunomide, azathioprine, gold salts, D-penicillamine, minocycline, ciclosporine이 처방된다. DMARD의 선택은 여러 인자에 의해 영향을 받으며, 그 밖에 환자 선호, 의사 경험, 입원과 관찰의 편의성이 있다.

Key Point

DMARD 치료를 병행하는 것이 최근 몇 년간의 증가된 추세이다. 이로움에 대한 가능성은 계속 조사되고 있다.

글루코코르티코이드

낮은 복용량의 글루코코르티코이드[(glucocorticoids)(즉, 매일 10mg 이하의 prednisolone 복용량)]가 류마티스성 관절염에서 질병-조절 효과가 있으며, 환자는 치료 시작 이후 며칠 이내에 뚜렷하게 좋아진다는 증거자료가 있다. 그러나, 이러한 인자들은 골다공증과 같이 글루코코르티코이드 역효과가 나타나는 것에 대해 비교 평가해야할 필요가 있다. 유사하게 관절과 건에 대한 글루코코르티코이드 주사는 임상에서 계속 사용되어져 왔으며, 비록 일시적일지라도, 때때로 국소 및 전신적으로 극적인 효과를 주었다.

주사를 놓기 전에, 관절 감염과 결정-전달 관절염처럼 류마티스성 관절염에서 나타나는 활동성 활액낭염의 다른 가능한 원인들을 제외시키는 것이 중요하며, 같은 관절이나 건에 대한 반복되는 주사는 가능한 한 피하는 것이 좋다.

생물학적치료

류마티스성 관절염(RA)의 치료에서 생물학적 치료의 이용 및 발전의 가능성은 질병의 분자 기전 이해를 높이는데 초점을 맞춘 연구가 성공함으로써 이루어졌다. 이는 잘 정의된 여러 목표 분자를 증명하기에 이르렀다. 분자 생물학과 단백질 화학작용을 현대 기술과 접목시킨 지식을 이용해 이론적인 과학 기초에 접근함으로써 류마티스성 관절염에서의 약리학 치료를 처음으로 가능하게 하였다.

임상에 적용하는 치료들의 첫 번째 예는 두 cyto kines 즉, 염증과 면역 반응을 조절하는 종양 괴사 인자 α(TNFα)와 interleukin 1(IL-1)이 류마티스성 관절염의 발생기전에 중요한 역할을 한다는 지식을 토대로 하였다. 이는 치료적 분자 설계와 발전을 이끄는데, 알려진 cytokines이나 그 수용기의 자연 구조에 근거를 두고있어 생물학적 효과를 변화하는데 사용되어질 수 있다. 류마티스성 관절염에서 infliximab(TNF α를 감싸는 단세포군 항체), etanercept(세포 표면에서 발견된 TNFα수용기 종류의 하나로서 수용성 형태), anakinra(IL-1 수용기 길항물질의 수용성 형태)를 사용한 임상적 시도를 통하여 매우 기대할만한 결과를 이루었다. 이러한 치료들은 뚜렷하게 효과적이었으며, 기존의 DMARDs 보다도 훨씬 초기에 효과가 나타났다.

Key Point

치료의 장기 결과를 결정하고 가능한 장기 부작용을 조사하는 연구는 진행 중이다. 생물학적 치료의 다른 유형들은 이를 토대로 하였고 류마티스성 관절염에서 다른 알려진 중요 목표 분자들은 현재 발전과 평가 중에 있다.

수술

심한 구조적 관절 손상으로 인한 기능 소실과 조절되지 않는 통증이 유발되는 류마티스성 관절염에서 수술과정이 필요할 것이다. 관절 성형술은 잠재적으로 커다란 이득이 있는데, 많은 환자들이 기능 및 삶의 질에서 뚜렷한 향상을 경험한다. 수술 및 수술 주변 기술과 경험이 지속적으로 향상되었을 뿐 아니라, 인공관절의 제작과 시멘트의 사용을 위해 새로운 재료를 사용함으로써 인공관절의 수명은 점차적으로 증가되고 있다. 류마티스성 관절염에서 사용되는 다른 수술 과정으로는 활막절제술, 관절 유합술, 허리뼈머리 절제술, 팔목터널 유리술이 있다.

류마티스성 관절염 관리에서 임상적 부분들

여기에서는 류마티스성 관절염 관리 시 자주 등장하고, 이 분야에 있는 건강 전문가와 직접적으로 관련되어 있는 임상적인 문제에 대해 몇 가지 기술하고자 한다. 여기에 등장한 많은 부분들은 반드시 류마티스성 관절염에서만 있는 것은 아니며 다관절질환의 다른 유형과 동일하게 적용될 것이다; 또한 류마티스성 관절염이 있는 사람에게 직면한 문제들을 치료하는 유일한 방법이라고 반드시 생각할 필요도 없다.

관절 부목: 일반적인 원칙들

류마티스성 관절염 관리에서 맞춤 및 상품화된 부목이 자주 사용되어진다. 부목 제작은 자주 류마티스 의학에 종사하는 치료사들의 노력을 줄여준다.

부목은 설계와 기능에 따라 분류된다. 설계 측면에서, 부목은 정적(손상측 관절을 안정되게 하고 움직임을 방지함) 또는 동적(경첩, 고무줄, 스프링으로 이루어져 움직이도록 함)으로 되어 있다. 기능 측면에서, 류마티스성 관절염 관리에 사용된 대부분의 부목은 세 가지 주요 범주로 이루어진다: 안정부목, 기능적 부목, 교정부목

- 안정부목(resting splints)은 통증완화, 염증감소, 구축의 진행 방지, 적절한 관절 정열 유지, 신경포착의 증상 감소 및 완화, 인대나 관절낭 지지를 위해 사용된다.
- 기능적 부목(functional splints)은 통증완화, 불안정한 관절구조 지지, 근 약화나 위축을 위한 조정, 손상의 진행 예방, 염증 조절 보조, 신경포착 또는 건초염 방지를 위해 사용된다.
- 교정부목(corrective splints)은 연부조직 구축을 교정하기 위해 사용된다.

부목의 다른 유형은 수술 후에 관절 정열과 가동성을 유지하고, 신장을 보조하며, 유착을 최소화하기 위해 사용된다.

열가소성 재료의 폭넓은 범위는 부목에 대한 특정 요구, 사용되어질 시간, 만들고 사용될 장소, 환자의 피부 상태, 재료 비용과 같은 인자들에 의해 선택하는 맞춤형 부목으로서 유용하다.

Key Point

부목에 대한 준비는 부목의 목적, 관련 운동 프로그램을 실행하기 위한 요구, 압점의 발생과 같이 잘 맞는 부목의 징후를 점검하기 위한 요구를 환자들이 이해하도록 적절한 교육과 함께 이루어져야 한다.

특정 관절의 관리

손

안정부목이 초기 활동성 류마티스성 관절염(RA)에서 침범된 손을 치료하는 데 보통 사용된다. 손 부목 제작은 자세한 손의 평가가 있은 후에 실행되는데, 이는 부목의 목적을 분명히 하고, 변화가 있을 것에 대한 기초 측정을 하기 위해서다. 모든 안정부목은 잘 맞고, 관절 자세유지를 확실히 하며, 환자의 조건에 맞는 맞춤이어야 한다. 단기적인 사용은 증상의 호전과 기형 예방에 도움이 된다. 부목은 자뼈쪽 편위, 백조-목 변형 또는 단춧구멍 변형과 같은 기형 악화를 막도록 돕는다. 국소 코르티코스테로이드(corticosteroid) 주사는 하나 이상의 PIP 또는 MCP 관절에서 활동성 활막염을 줄이기 위한 방법으로서 사용되거나, 능동적인 손가락 굽힘에는 제한이 나타나지만 수동적 움직임의 가동범위는 좋은 굽힘근 건초염이나 굽힘근 힘줄 결절을 치료하기 위해 사용된다. 주사에 의한 국소 굽힘근 힘줄 건 치료는 굽힘근 힘줄 건 수초 내에 매우 숙

련되고 정확하게 코르티코스테로이드를 주입시키는 것이 요구된다.

Key Point

스테로이드 주사 이후에 건 파열에 대한 가능성을 고려한다. 이는 환자에게 이러한 접근의 이익과 불이익을 토론할 때에 고려해야 하는 중요한 논점이다. 건 파열은 또한 때때로 류마티스성 관절염 그 자체의 만성 염증 과정의 결과로서 나타난다는 것을 염두에 둔다.

손목

상품화된 부목은 손목(wrists)의 기능유지, 통증감소, 기형 방지를 위해 매우 중요하다. 손목 기능의 손상은 전반적인 손의 기능에 손상을 준다는 것을 인식하는 것이 중요하다. 손목의 가동성이 이미 감소되었다면 좀 더 단단한 폴리에틸렌이나 조립식 부목이 고려된다. 최적의 자세로 유지된 손목이 비교적 통증으로부터 자유롭고 기능적일지라도, 장기적인 운동제한이어서는 안된다.

정중신경의 포착으로 인한 팔목터널증후군(carpal tunnel syndrome)은 류마티스성 관절염에서 일반적인 문제이며, 손의 통증과 감각 증상을 이끈다. 신경전도검사를 이용한 진단이 가능하다. 부목의 정기적인 사용에도 불구하고 증상이 나아지지 않는다면, 류마티스성 질환의 활동성 제한과 국소 스테로이드 주사, 그리고 팔목터널 압박을 제거하는 수술이 고려된다.

팔꿉관절

주관절의 구축 기형을 예방하고 운동을 촉진하기 위한 능동 운동과 교육 프로그램이 류마티스성 관절염에서 가장 중요하다. 주관절이 염증을 일으켜 추천된 운동 프로그램을 수행할 능력이 손상되었다면, 그리고 다른 염증 요인들이 제외되었다면, 관절이나 점액낭 내에 코르티코스테로이드 주사를 주입하여 통증을 완화하고 관절에서의 운동범위를 유지하도록 운동을 지속할 수 있을 것이다.

류마티스성 소결절이 류마티스성 관절염 환자의 거의 25~30%에서 나타난다. 특히 결절의 감염이 나타난다면 수술적 제거가 고려된다. 그러나, 결절은 수술적 제거 이후에 자주 재발한다.

어깨

어깨(shoulder)에서의 류마티스성 관절염(RA)은 일반적이며, 운동과 기능 소실을 막기 위해서 특별한 운동과 교육 프로그램의 형태가 기대된다. 어깨의 벌림과 바깥돌림 제한이 초기에 보이고, 면밀히 관찰된다. 운동범위의 악화 징후가 보인다면 환자의 운동 프로그램은 수정된다. 어깨관절에 운동 통증호(painful arc)가 나타나면 힘줄염으로 제안되며, 초기단계에서 진단된다면 국소 스테로이드 주사에 반응할 것이다. 언제나처럼 정확한 국소주사와 숙련된 기술이 중요하다.

어깨통증을 유발하는 구조에서의 정확한 진단은 매우 어려우며, 초음파나 MRI 조영술은 염증 구조를 확인하고 적절한 치료를 선택하는 데에 매우 중요한 도움이 될 수 있다.

Key Point

건 파열이나 부분적 손상은 정형외과 의사에 의해 평가된다.

목뼈

목뼈(cervical spine)는 보통 류마티스성 관절염에 침범되며 척수에서 류마티스성 관절염의 결과는 심각한 합병증을 일으키고 죽음까지 초래한다. 그러므로, 물리치료의 과정에 있기 전에 목뼈에 대한 x-ray를 굴곡, 신전, 입-개방으로 찍어야 한다. 필름은 고리뼈축성이나 축성하의 아탈구 및 치아 못의 침범 여부를 결정하기 위해 주의 깊게 평가되어야 하며, 결과는 치료 과정을 계획할 때 고려해야 한다. 이러한 문제는 또한 마취를 준비하는 환자와 수술 및 수술 후 관리 시 염두해야 한다.

유연하고 단단한 목뼈 컬러가 불편하더라도, 목에 문제가 있는 류마티스성 관절염 환자의 증상적인 징후에 유용할 것이다.

척주와 허리뼈

하부 척추는 류마티스성 관절염에 거의 영향을 받지 않는다. 갑작스럽게 급성으로 발병된 통증은 특히 환자가 글루코코르티코이드로 치료된다면 척추 허탈의 가능성으로 조사된다.

엉덩관절

류마티스관절염에서 엉덩관절(hips) 급성 활막염은 다른 관절에서의 염증 침범으로 인해 광범위하게 악화되는 것을 제외하고는 비교적 드물다. 엉덩관절 그 자체로부터 발현되는 통증은 대개 서혜부에서 느껴지고, 엉덩관절의 외측 면을 따라 나타나는 통증은 자주 하부 허리뼈나 골반으로부터 나타나는 연관통이거나 전자하 점액낭염일 것이다. 초음파 스캔이나 MRI 스캔으로 관절에서의 액체를 발견함으로써 엉덩관절의 활막염의 여부를 확인하는데 유용하다.

수치료와 함께 능동 운동 프로그램으로 근력 향상과 엉덩관절 운동유지, 증상 완화를 돕는데 유용하다.

무릎관절

무릎관절(knees)에서의 활동성 활막염은 대개 초기 및 만성 류마티스성 관절염에서 나타난다. 통증은 굽힘 자세를 취하는 무릎에서 나타난다. 초기 치료는 중요하며 안정부목, 연속 석고나 열가소성 부목 및 운동범위를 유지하기 위한 능동 넙다리네갈래근 운동을 한다. 언제나처럼, 증상 관리 뿐만 아니라 기형을 예방하는 것이 매우 중요하다. 그리고 이러한 중요성은 처음부터 환자에게 주의 깊고 반복적으로 설명해야 한다.

발목과 발

발목통증(ankle pain)은 목말뼈아래 관절로부터 출현한다. 다른 평가가 실패한다면 때때로 가볍게 체중부하하는 석고붕대로 간단하게 고정한다. 유사하게, 목말뼈 아래 관절의 고정을 위한 무릎 이하 캘리퍼와 보조기를 발목 관절을 굴곡한 채로, 수술 이전 난치성 발목 통증에 사용한다.

허리뼈관절은 류마티스성 관절염에서 주로 첫 번째 관절에서 침범된다. 반면 침범된 MTP에 대한 증상과 징후는 자주 간과하게 된다.

Key Point

초기 생체역학 평가를 위한 발전문가의 참여와 보조기의 사용은 류마티스관절염의 다영역건강 관리의 중요한 구성요소이다. 발전문가의 상담은 대개 또한 적절하고 보강하는 신발 사용과 발 관리의 다른 부분에 대한 일반적 상담을 받는 환자에게 훌륭한 기회이다.

압박부위의 예방을 위해서는 진입문에 해당하는 통증과 기능적 손상이 있는 국소 부분으로부터 떨어지게 하는 것이 중요하다.

기타 자가면역 다관절 질환들

류마티스성 관절염이 자가면역 류마티스성 질환의 가장 일반적인 유형이긴 하지만, 그 밖에 여러 다른 질병 유형들이 있다. 전반적으로, 자주-중복되는 질병 특징이 폭넓고 다양하게 발견되는데, 이는 여러 다른 조직과 기관이 이러한 상태에서 영향 받을 수 있다는 사실을 반영한다.

임상 특징의 다양한 배열이 환자 혈청에 있는 자가항체의 다른 유형과 어느 정도 대등하다. 대체로 다른 임상 특징들은 자가항체의 다른 윤곽과 어느 정도 연결된다. 그리고 이는 진단 그룹을 명확히 하도록 뼈대를 제공한다. 자가면역 다관절질환의 집단으로는 쇠그렌증후군(Sjögren' s syndrome), 전신홍반성 낭창(SLE), 혈관염(vasculitides), 전신경화증(systemic sclerosis), 피부근염(dermatomyositis), 다발성 근염(polymyositis)이 있다. 주요 특징은 표 20.3에 있다.

모든 자가면역 다관절질환들은 전형적으로 만성 염증, 조직 손상과 회복의 다양한 정도와 관련되어 악화와 완화의 과정을 겪는다. 질병 악화를 유발시킬 수 있는 몇 가지 인자들이 있는데, 예를 들어, SLE 환자가 햇빛이나 어떤 약물에 노출 시 확인될 수 있다. 그러나 대부분의 환경에서 그 경과는 예측하기 어렵다. 때때로, SLE에서 임상적 악화, 혈관염 및 기타 상태는 매우 급격하게 나타나며, 그러한 상태가 감사하게도 비교적 드물지라도 생활에 위협이 될 수 있으며, 악화상태는 긴급한 의학적 주의를 필요로 한다는 것을 인식하는 것이 중요하다.

대체로 이러한 상태의 관리는 류마티스성 관절염의 관리에서 적용된 것과 유사한 원칙을 토대로 한다. 약물적 치료 및 비약물적 치료는 중요한 역할을 한다. 전통적으로, 넓은 범위의 약물과 치료 프로토콜은 면역억제 및 질병 완화를 위해 시도되어 왔다. 류

표 20.3 자가면역 류마티스성 질병에서의 임상 특징과 관련된 자가항체

	임상 특징	관련된 자가항체
쇼그렌증후군	마른 눈 마른 입 피로 열 림프절증 Raynaud' s phenomenon 기관-특이성 자가면역 질환 관절통/관절염 폐 질환 간 질환 신장 질환	류마티스의 인자 Ro, La
SLE	뺨의 발진[a] 광민감성 구강 궤양 탈모증 장막염 관절염 신장 질환 신경병증	항핵 DNA 결합 Sm
항인지질증후군	정맥 또는 동맥의 폐색 재발성 태아 상실 망상피반[b] 저혈소판증[c]	anticardiolipin
전신성 혈관염	근육통 관절통 자색반[d] 피부 궤양 부비동염 호흡부전 흉통 위장관 혼란 신경병증	항호중구 세포질 한랭 글로블린
피부경화증	Raynaud' s phenomenon 모세혈관 확장증[e] 피부 비후 석회증 식도협착 소장 흡수장애 폐동맥 고혈압	항동원체
다발성 근염/ 피부근염	근위부 근육의 위축 근 압통 피부 발진 관절염 폐 섬유증 심장 전도 결손 위장관 운동 장애	Jo1

전신홍반루푸스(Systemic lupus erythematosus, SLE)
[a] 나비모양의 뺨 위의 발진
[b] 피부의 반점
[c] 낮은 혈소판 수
[d] 작은 출혈이 있는 혈관으로 인해 피부에 자주빛 변색
[e] 지속적으로 팽창되는 모세혈관

마티스성 관절염의 경우에서처럼, 최근에 특정 분자 목표의 증명으로 여러 상황에서의 증가된 새로운 생물학적 치료를 발전시키도록 하였고, 벌써 임상 시도와 평가 단계에 있다.

이러한 상황에서의 진단과 관리는 다영역건강관리 접근 뿐만 아니라, 다영역전문가에 의해 기초를 이룬 경우이며, 건강관리 분야 내에서 효과적인 의사소통이 이루어지는 것이 중요하다. 관련된 모든 건강관리 전문가들이 복합 질병을 가진 사람들을 위해 최선의 계획을 짜고, 협조하고, 간병하도록 하는 것이 특히 중요하다. 약물적 치료 및 비약물적 치료 조정에 관한 것 뿐만 아니라, 교육, 조언, 상담의 중요한 측면을 적용하도록 한다.

척추관절증

척추관절증(spondyloarthropathies) 집단은 한때 류마티스성 관절염과 관련된다고 생각했다. 그러나 침범된 척추의 특징에 대한 인지와 골근부착부질병(건이나 인대의 부착부 지점에서 염증)의 발병으로 인해 류마티스성 질환의 다른 그룹으로서 인지하게 하였다. 척추관절증의 다른 유형은 특정 임상적, 역학적, 유전적 특징을 함께 하며, 유전인자의 하나이며 발병기전에서 관련된 것으로 알려진 HLA B27과 연관된다.

이 그룹의 전형적인 병리학적 특징은 뼈힘줄부착부질병이다. 뼈힘줄부착부는 힘줄, 인대나 관절낭이 뼈에 부착되는 지점이다. 근원적인 병변은 국소 비특이성 만성 염증이다. 뼈힘줄부착부와 인접한 뼈의 연골층이 파괴되고 육아조직에 의해 재배치된다. 뼈힘줄부착부질병은 새로운 뼈가 형성되고 이어 관절의 강직(융합)을 이끈다.

척추에서, 척추체의 전면과 측면 가장자리에서 섬유륜의 가장자리 섬유 부착부의 변화로 척추체가 정방형이 되고, 척추 종판이 파괴되며, 인대골극형성이 나타난다(그림 20.1). 이러한 변화는 x-ray를 통해서 확인될 수 있다(그림 20.2). 척추 디스크를 완전히 메우는 인대골극은 대나무 척추(bamboo spine)라고 불리운다. 이러한 변화는 진행되기까지 수년이 걸린다.

척추관절증

척추관절증에 대해 주로 알려진 유형은 강직성 척추염(AS), 반응성 관절염(ReA), 건선성 관절염이다. 마지막 두 유형은 이 장의 뒤에 거론된다.

강직성 척추염

강직성 척추염의 증상

강직성 척추염(ankylosing spondylitis, AS)의 증상은 대개 사춘기나 성년 초기에 발달된다. 출현 나이가 십대 후반이나 이십대 초반이라 할지라도 청소년기에 증상이 발현될 수 있다. 근본 증상은 허리통과 경직이며, 경직은 척추 허탈이나 신경근 염증과 같은 요통의 다른 요인으로부터 강직성 척추염를 구별하는데 도움이 된다.

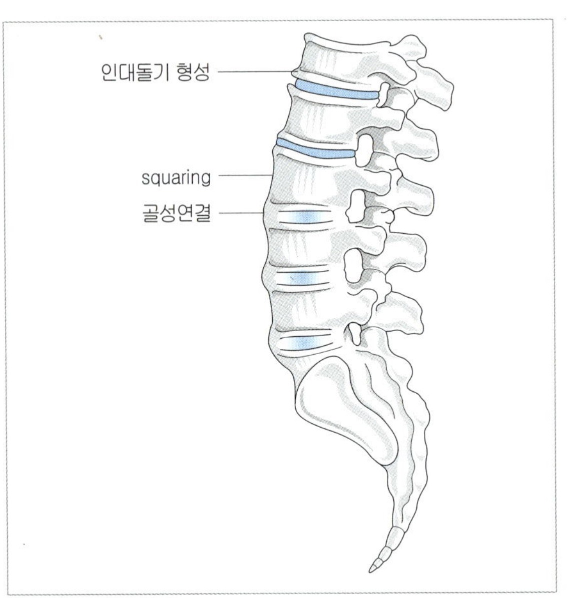

그림 20.1 척추에 침범된 강직성 척추염(David&Lloyd, 1998)

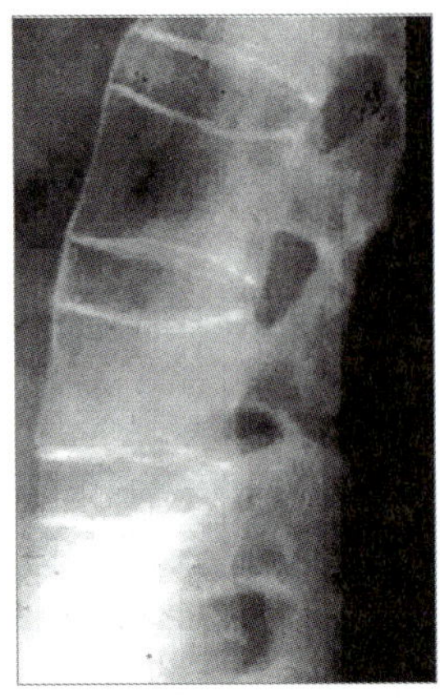

그림 20.2 강직성 척추염이 있는 허리뼈. 척추의 전방 가장자리를 따라 인대골극형성

Key Point

이전에 남성에서 더욱 보편적이었으나, 종종 여성에서 의심할여지 없이 하위 진단되었다. AS의 초기 보고에 의하면 남성과 여성의 비율이 10:1 이었으나, 최근의 연구에서는 2.5:1로 나타났다. 여성에서는 말초 관절 침범과 함께 좀 더 가벼운 질병으로 발현한다.

강직성 척추염의 진단은 요통, 엉덩이 통증이나 때때로 등쪽과 가슴벽의 통증과 함께 젊은 사람에게서 고려된다. 경직은 아침에 나타나는 경향이 있으며 증상은 비활동 시에 악화되고 대개 운동과 함께 좋아진다. 진단을 구분 짓는 것이 자주 지연되는데, 이는 간헐적인 증상과 방사선상 변화가 부족하기 때문이다.

특징적으로 천장관절의 침범은 일차적으로 요통과 경직 증상의 원인이 된다. 침범된 전형적인 뼈힘줄부착부의 위치로는 아킬레스건, 뒤꿈치의 바닥면, 가슴벽과 골반이다. 말초 관절 침범으로는 강직성 척추염 환자의 약 15%에서 특징이 나타나며, 약 35%까지는 어느 시기에도 나타날 수 있다. 발열, 피로, 체중 감소, 빈혈과 같은 전신적 특징은 요통을 가진 젊은 사람에서 강직성 척추염로 진단할 가능성을 증가시킨다.

통증성 눈 충혈로 나타나는 급성 전방 포도막염은 어느 시기에도 나타날 수 있지만, 대부분의 관절 외 특징(표 20.4)은 질병의 말기 단계에서 나타난다.

강직성 척추염에 대한 유전적인 감수성

강직성 척추염에서 특징적으로 밀집하여 나타나는 임상적 관찰로는 염증성 장 질환이 있는데, 유사한 두 개의 연구와 다른 집단 연구결과에 의하면, 유전 인자가 강직성 척추염 발병기전에 중요한 역할을 한다고 명확히 보여주고 있다.

첫째, 침범된 곳에서 발견된 유전자는 6번 염색체의 단완에 있는 HLA I 군 안에 위치되어 있다. HLA

표 20.4 강직성 척추염을 진단하기 위한 개정된 New York 기준(1984)

1. 운동에 의해 향상되고 휴식에 의해 완화되지 않는 최소 3개월간 요통
2. 시상면과 전두면에서 허리뼈 운동의 제한
3. 가슴우리 팽창이 나이와 성별의 정상치와 비교하여 제한
4. 양측 천장관절염, 등급 2~4
5. 편측 천장관절염, 등급 3~4

내에 있는 다른 유전인자들의 경우에, HLA B 유전자는 뚜렷한 다형이고, 많은 다른 대립 형태로 되어 있다. HLA B27 대립유전자(HLA B27 allele)는 강직성 척추염과 밀접하게 연결되어 있는데, 예를 들어, 강직성 척추염가 있는 백인의 95% 이상이 이 대립유전자를 지니고 있는 반면 전체 인구에서는 약 6%만이 발견되었다. 게다가, 다른 나라에서 강직성 척추염의 이환율이 HLA B27의 이환율을 반영한다.

HLA B27 인자가 많은 비율의 강직성 척추염 환자에서 나타난다는 사실로서, 광범위한 분자 및 역학 연구를 통해 근원 기전을 설명하게 한다. 어쨌거나, B27 이외의 다른 유전자가 강직성 척추염과 관련이 있으며, B27 유전인자를 가진 대부분의 사람들이 질병을 발전시키지 않는다는 것을 이해하는 것이 중요하다. 예를 들어, HLA B27-양성 강직성 척추염 환자의 HLA B27-양성 관계가 건강한 HLA B27-양성 집단의 HLA B27-양성 관계보다 약 20배나 강직성 척추염로 진행될 가능성이 높다. 다른 말로, B27 유전자는 강직성 척추염의 민감성에 대한 중요한 인자이며, 유전적, 환경적 다른 인자는 발병기전으로서 중요한 역할을 한다.

B27이 강직성 척추염의 민감성을 결정하는 기전은 알려지지 않았다. 세포내 자기 단백질이나 미생물 항원 pool 중에서 짧은 펩타이드 조각을 선택하여 연결하여, 세포 표면에 전달하고, T 림프구에게 주는 B27-암호화된 분자의 정상 생물학적 역할과 연결된다는 가능성에 훨씬 흥미가 있다. 이 과정은 면역 체계의 발달과 조절 및 보호 면역 반응에서 본질적으로 중요하다. 여러 가설들을 통해 B27 분자가 다른 분자보다도 더 미생물 펩타이즈를 줄 가능성을 포함하여 어떻게 질병을 이끄는지 설명하려 하였고, 이는 '분자 모방' 이라고 칭하는 기전에 의해 자가면역 반응을 일으키기 위한 자가 펩티드와 매우 유사하다. 게다가, 서로 결합하는 B27 분자의 성질을 증명하고, T 림프구에 의해 인식하여 세포 표면에서 나타나는 복합체에 대한 최근 연구를 통해 강직성 척추염 질병 기전에 관한 가능성을 더욱 제기하고 있다.

Key Point

HLA B27은 AS보다는 덜하지만, 이 장의 뒤에 설명되는 다른 종류의 척추관절증과 연결된다. 인구에 준하기 보다는 병원에 준하여 적용될 때 일반적으로 더 강한 관련이 있어 보인다. 이러한 B27이 질병의 심함 정도에 현저한 영향을 미친다는 가능성을 떠올린다.

강직성 척추염 진단 확립

진단은 임상적 바탕으로 이루어지며, 임상적 기준은 또한 환자의 다른 과정을 비교함으로써 사용될 수 있다. 실험실 검사로 ESR이나 혈청 C-반응 단백질(CRP) 농도와 같은 염증 표식자를 사용함으로써 측정한다. HLA B27을 분류하는 조직은 이 유전자의 높은 이환율로 인해 일상적인 강직성 척추염 진단에서 유용하지 않다.

초기의 방사선 변화는 진행하는데 여러 해가 걸렸으며, 엉치엉덩관절의 가장자리가 희미해지는 것으로 증명하였다. 이는 경화의 진행에 의해 나타나며, 만성적으로 염증이 있는 척추관절과 인대에서 석회화가 나타나 방사선상 특징적인 척추융합 양상이 동반된다. 인대골극(그림 20.1과 20.2)은 염증과 반응성 경화 이후에 섬유륜의 표층에 나타나는 점진적인 골화이다. 파괴적인 골염과 손상은 척추체를 정방형으로 평평하게 한다. 초기 변화로 동위원소 골주사나 MRI 스캔을 통해 더 많은 정보를 얻는다 하더라도 진단하기가 어렵다.

강직성 척추염의 임상적 평가와 관찰

평가

천장관절의 침범은 천골 위에 적용되는 압력이나 골

반의 압박을 통해 관절에 스트레스를 줌으로써 평가된다. 이러한 방법은 활동성 엉치엉덩관절염이 있을 때에 통증이나 불편함을 유발한다. 허리뼈의 전방굴곡이 편평해짐으로써 나타나는 정상적인 허리뼈 앞굽이의 소실은 허리뼈에 침범되었다는 초기의 임상적 징후이다. 점차적으로, 허리뼈의 운동은 모든 면에서 제한된다.

가장 일반적으로 사용되는 임상적 평가는 Modified Schober test이다. L5-S1 결합부위(비너스의 움푹 들어간 곳)로부터 위쪽으로 10cm의 선을 그리며, 측정값은 굽힘 동안 증가한다. 정상 척추에서는 4~5cm가 증가한다. 완전한 흡기 후에 증가하는 가슴우리 팽창은 4번째 갈비뼈사이 공간에서 측정된다. 손끝-바닥거리(finger-floor distance)는 척추가동성 뿐만 아니라 엉덩관절 운동을 측정하는 것으로써, 엉덩관절 침범 시 운동범위를 측정하는 표준범위로 평가될 수 있으며, 과간 거리를 측정하여 관찰한다. 목의 운동은 이주(tragus)에서 벽까지의 거리와 목뼈회전을 측정함으로써 평가된다.

Modified Schober test

이 검사를 실행하는 방법의 예로써 강직성 척추염의 물리치료 관리는 21장을 참조하시오.

초기치료가 효율적이지 않았다면, 질병의 말기 단계에서 등뼈뒤굽이와 목의 굽힘기형과 함께 비정상적인 자세가 발달할 것이다. 이러한 문제는 현재 초기진단의 향상, 능동 물리치료와 적절한 약물 사용으로 인해 이전보다 훨씬 줄어들었다.

관찰

최소한 1년 기준으로 정기적인 공식 평가를 하는 것이 상태의 향상이나 진전정도를 결정하고 치료를 관찰하는데 유용하다. 척추 가동성, 흉곽 팽창, 말초 관절과 뼈힘줄부착부의 침범정도에 대한 평가를 기록한다. 강직성 척추염에서 질병의 활동과 상태를 평가하는 여러 타당성 있고 편리한 평가 방법이 이제 건강관리 및 연구 환경에서 사용 시에 유용하다. 게다가, 야간통과 아침 강직의 심한 정도를 평가함으로써 또한 질병 상태를 평가하는 데에 유용한 도움이 될 것이다. 전반적인 무능력 상태는 또한 Baht 강직성척추염의기능지침(Bath AS Functional Index, BASDAI)와 건강평가조사서(health assessment questionnaire, HAQ)와 같은 점수화한 방법을 사용하여 관찰할 수 있다.

질병 과정

강직성 척추염의 과정은 매우 다양하다. 어떤 환자는 10년 이내에 척추 경직이 진행되는 반면 어떤 환자는 10년내내 전형적인 염증성 특징이 지속된다. 전형적인 진행으로 증상의 완화 및 재발과 함께 서서히 통증과 경직이 증가한다.

안정 시에는 경감되고 운동과 함께 진행되는 척추통은 인대골극에서의 척추 골절이나, 척추 간 디스크에서의 유해한 손상과 같은 역학적 문제의 가능성을 암시한다. 또 다른 가능성은 가동분절에서 나타나는데, 운동이 일어나는 비융합 부위의 위아래가 융합되어 통증을 유발한다. 이는 안정과 고정에 대한 암시이다. 척추 골다공증, 협착증, 마미 증후군은 강직성 척추염의 후기 척추 합병증이다. 다른 알려진 전신성 합병증은(표 20.5) 비교적 드문 편이나, 강직성 척추염 환자는 일반적으로 몸이 좋지 않다면 염두에 두어야 한다.

표 20.5 강직성 척추염의 일반적인 관절 외 특징

눈	포도막염 결막염 유착증[a] 녹내장
폐	상엽 섬유증 공동화 아스페르길루스증
심혈관	대동맥판역류 전도장애
신경	신경근 또는 척수 압박
전신성	아밀로이드증

[a] 홍채와 각막 또는 눈의 렌즈사이에 유착

강직성 척추염의 임상적 관리

비약물적 치료

임상관리에서 잘 인식되고 널리 받아들여지는 가장 중요한 면은 척추 가동성의 파괴적인 손실을 예방하는데 초점을 둔 정기적인 운동 프로그램의 실행이라고 여러 의학교과서에 기술되고 있다. 잠재적으로 척추 가동성의 파괴적이고 되돌릴 수 없는 결과는 환자에게 반복되어 강조되어 왔다. 어떤 환자는 교육에 이어 정기적인 운동프로그램을 수행하는 데 비교적 어려움이 적으며, 가정, 작업장, 사회 참여시 만족스럽게 프로그램에 참여할 수 있다. 어떤 환자는 그룹 활동의 부분으로서 운동프로그램을 실행하기를 좋아하는데, 이러한 접근은 사기를 진작하고 유지한다는 점에서 가치있는 부가적 이로움을 제공한다. 자조 그룹은 국립강직성척추염학회(NASS)에 의해 전국적으로 촉진되고 지지되었다. 수치료와 수영은 다른 운동 프로그램에 보조적으로 매우 귀중하다.

Key Point

특히 후반기에 환자가 운동으로 더 악화된다고 느끼면, 골절이나 가동분절을 위한 조사가 이루어져야 하고, 그때까지 운동 프로그램은 멈춘다.

운전과 같은 일상생활동작과 통증관리에 대한 개개인의 평가와 조언은 관리부분에서 매우 중요하며, 건강 전문가는 이러한 면에서 중요한 역할을 한다.

심한 상부 척추 기형이 있는 환자에게 프리즘 안경을 사용하게 하면 매우 유용할 수 있다. 척추 보조기는 일상적으로 사용되지 않지만, 때때로 척추 기형의 증가를 막기 위해서나, 특히 목의 굴곡기형이 있는 턱을 보조하기 위해 사용한다.

약물적 치료

강직성 척추염가 있는 많은 사람들은 진통제나 비스테로이드성 항염제(NSAIDs)가 특히, 활동성 염증일 때에 유용하다. 이러한 약물을 사용하는 주요 목적은 야간통과 아침 강직을 완화시키기 위한 것이며, 그 때문에 아침에 운동 요법을 이행할 수 있다. 그러므로 대개 이른 아침에 최대 효과를 얻기 위해 저녁에 처방되며, 사용은 증상 패턴에 의존하여 간헐적으로 사용한다.

증상 완화에 관한 약물의 이로움은 부작용의 가능성과 함께 비교 검토되어야 한다. 그리고 약물의 사용은 부적절하게 계속적이고 습관적인 사용을 피하도록 주의해서 관찰되어야 한다.

질병조절 항류마티스 약제(DMARDs)

강직성 척추염에서 거의 사용하지 않는다. 대부분 척추 질환보다는 말초관절에서 이롭지만, 때때로 NSAID에 더하여 sulphasalazine이 사용된다.

생물학적 치료

최근 강직성 척추염에서 생물학적 치료인 항 TNFα의 임상적 시도가 매우 가망 있다고 보고 되었으며, 유의한 잇점이 다른 척추관절증에서 또한 발견되었다. 항TNFα 의 사용 및 다른 생물학적 치료는 향후 몇 년간 안정적으로 증가할 것이다.

수술

관절 대치술(joint replacement)의 적용은 류마티스성 관절염 환자와 유사하다. 엉덩관절과 무릎 관절 대치술은 관절 파괴가 심한 경우에 적절한 방법이 된다. 엉덩관절의 침범은 심한 강직성 척추염환자 특히, 질병이 십대 초반에서 시작하는 경우에 일반적이다. 어린 나이에서 조차도 엉덩관절 대치술은 극적으로 통증을 줄이고, 가동성을 좋게 하며, 엉덩관절의 고정된 굽힘 구축과 같은 자세 기형을 진행하도록 하는 비정상적인 자세를 향상시킨다.

심한 뒤굽이증을 위한 척추 등쪽의 절골술은 때로 특별한 척추에서 고려되며, 고리뼈축성의 불안정이 류마티스관절염보다는 덜 일반적일지라도, 마미 증후군 환자에서 척추를 감압하는 경우에서처럼 때때로 융합이 고려될 것이다.

반응성 관절염

정의: '반응성 관절염(reactive arthritis, ReA)' 은 이미 알려진 미생물 감염의 결과로서 나타나며 미생물 그 자체가 관절들로부터 생육 가능한 형태에서 분리될 수 없는 관절염으로 진단되어 왔다.

병원체

반응성 관절염(reactive arthritis)은 다량의 세균과 바이러스성 감염으로, 반응성 관절염 또는 류마티스성 열과 같이 여러 가지 후유증을 이끌 수 있는 화농성 연쇄구균(streptococcus pyogenes)이 한 예이다. 어쨌거나, 인간에서 관절유발 가능성을 가진 것으로 알려진 넓은 범위의 미생물 중에서 몇몇은 강직성 척추염와 그 밖의 척추관절증의 특징과 매우 유사한 류마티스성 후유증을 유발한다고 알려져 왔다. 이는 세포내 세균성 장염균들(Campylobacter, Salmonella, Yersinia, Shigella)의 다른 종류에서 특히 적용되는데 이는 급성 장염을 유발하며, Chlamydia는 요도염을 유발한다. 어떠한 미생물에 의한 감염도 반응성 관절염을 유발시킬 수 있으며, 임상적인 특징으로서 원인 미생물에 관계없이 매우 유사하다.

반응성 관절염의 증상

전형적으로, 관절염은 특히, 클라미디아(chlamydia)에서 감염증상이 나타나지 않더라도 비뇨관 또는 장의 감염 증상에 이어 1~3주 사이에 진행한다. 반응성 후유증의 임상적 특색으로서 말초 관절의 침범과 뼈힘줄부착부 질병의 현저함이 자주 나타나고, 덜 심한 척수 증상, 요통과 경직이 일반적으로 나타나지만, 강직성 척추염에서와 매우 유사하다. 말초 관절염은 급성으로 나타나며, 가장 흔히 침범되는 관절은 무릎이다.

반응성 관절염의 관절외 특징은 일반적이며, 무균성 결막염, 입안 궤양, 음경귀두의 궤양(환상귀두염), 고름각질 피부증, 고름물집건선과 유사한 피부발진을 포함한다. 전신 침범의 다른 특색으로 특히, 지속적이거나 만성 질병 환자에서 강직성 척추염 증상과 유사하다.

반응성 관절염의 진단과 관리

반응성 관절염의 진단은 임상적인 과거력과 검사를 토대로 한다. 환자는 항상 초기 감염 이후 수 주에 나타나며, 따라서 변이나 요도로부터 미생물이 배양되는 것은 비교적 드물다. 실험실 검사에서 염증 비특이성 표식으로써 ESR과 C-반응 단백질(CRP) 수준의 증가를 나타낸다. 발현시기에 따라, 자극 미생물에 대한 항체수준의 농도 증가 자료는 진단을 확정하는데 알맞다.

환자 대부분이 6개월에 걸쳐 향상되더라도 약 15~20%는 증상과 징후가 재발하며, 특히 HLA B27 유전자를 가진 몇몇 사람에서는 관절염이 10~20년에 걸쳐 더 심하게 된다. 초기 증세 이후, 증상이 명확하든 준임상적이든 간에, 반복되는 감염에 따른 정도는 알려지지 않았다.

반응성 관절염의 치료는 증상 완화, 관절 보호의 기본원칙 수반, 통증 관리, 운동, 필요에 따라 비스테로이드성 항염제와 진통제의 적절한 사용을 초점으로 한다. Sulfasalazine, methotrexate, azathioprine은 때때로 심하고 지속적인 관절 염증 치료에 사용된다. 항생제 치료가 클라미디아 이후(post-chlamydia) 반응성 관절염의 회복을 촉진시킨다는 것은 입증되었으나, 장후(post-enteric) 반응성 관절염 치료에서는 유사한 효과가 입증되지 않았다.

건선성 관절염

건선성 관절염(psoriatic arthrits)은 류마티스성 질환과 관련되며, 관절질환의 발병시기는 피부과 질환의 발생 전후 어느 시기에서라도 나타날 수 있다고 잘 알려져 왔다.

질병의 유형

건선(psoriasis), 손발가락염(dactylitis), 뼈힘줄부착부 질병(enthesopathy), 엉치엉덩 관절염(sacroiliitis)에서 기술된 관절질환의 다른 패턴들이, 이 그룹에서 공통적으로 발견된다.

건선성 관절질환의 고전적 패턴들은 다음과 같다.

- 원위지절관절염
- 단절성관절염
- 류마티스관절염과 유사한 대칭성 말초 다관절염
- 비대칭성 결핍관절염(oligoarthritis)
- 척추관절증

환자 개개인의 관절염 패턴은 한 그룹에서 다른 그룹으로 바꾼다. 건선성 손톱 변화는 피부 건성이 있는 사람의 40%, 관절염이 있는 사람의 90%에서 나타난다. 피부와 관절의 직접적인 연관성은 거의 없으며, 15~20%에서 관절증상이 피부 건성보다 먼저 나타난다. 피부의 관련은 아주 적으며, 작은 건성 부분을 찾아내기 위해 두피, 주름, 배꼽에 대한 주의 깊은 검사가 필요하다.

X-ray에서 뼈 융해와 함께 미란이 나타나고 '컵 안의 연필' 모양의 발달이 단절성관절염에서 특징적으로 보여진다. 빗장뼈사이관절 및 복장뼈연골 관절과 연관되며, 혈청반응 음성의 척추관절증 특징을 보인다.

경과 및 관리

관절염의 과정은 주기적으로 재발되고 완화되나, 매우 심한 기형적 관절염으로 발달된 경우는 5% 미만이다.

이러한 상태의 임상적 평가, 치료 및 관리 원칙은 본질적으로 위에 기술된 만성 다관절질환의 다른 종류들과 같다. 의학치료로는 NSAIDs와 sulphasalazine, methotrexate, ciclosprorin을 포함한 질병조절 약제를 사용한다. 초기 임상실험 자료에 의하면 생물학적 치료가 미래에 건선성 관절염의 치료에 유용한 역할을 할 거라고 하였다. 수술 또한 류마티스성 관절염 환자에게 적용하는 것과 유사한 방법으로 관리한다.

USEFUL LINKS

www.jointzone.org.uk
www.cks.library.nhs.uk
www.rheumatology.org.uk
www.arc.org.uk
www.dipex.org.uk

FURTHER READING

Calin A, Taurog JD (eds) 1998 The Spondyloarthritides. Oxford University Press: Oxford

Firestein GS, Panayi GS, Wollheim FA (eds) 2000 Rheumatoid Arthritis: New Frontiers in Pathogenesis and Treatment. Oxford University Press: Oxford

Hochberg MC, Silman AJ, Smolen JS et al. (eds) 2003 Rheumatology, 3rd edn. Mosby: Philadelphia

Maddison PJ, Isenberg DA, Woo P, Glass DN (eds) 1998 Oxford Textbook of Rheumatology. Oxford University Press: Oxford

강직성 척추염의 물리치료 관리

Physiotherapy management of ankylosing spondylitis

CHAPTER 21

김영희

CHAPTER CONTENTS

개요

물리치료는 강직성 척추염의 관리에 중요 구성 요소로, 진단을 받은 후 가능한 빨리 치료가 시작되어야 한다. 만성 질환의 성격을 가지고 있는 강직성 척추염 환자는 자신의 전체적인 관리를 위한 책임감을 가지고 조절하여야만 한다. 물리치료사의 역할은 질병과 자기관리 원리에 대한 지식을 증진시키는데 있다. 환자들은 운동 프로그램에 많은 시간과 노력을 투자하면 그들의 삶의 질에 의미 있는 향상이 뒤따를 것이라고 믿을 필요가 있다.

물리치료 관리의 목적

전반적인 목적은 정상적인 기증을 유지하기 위해, 변형과 장애를 최소화하여 건강을 증진 시켜 그들의 삶의 질을 호전시키는 것이다. 이러한 목적들은 아래 사항에 의해 이룰 수 있다:

- 통증 감소
- 자세 인식과 인간공학적 조언
- 자세와 기능의 유지 및 증진은
  척추, 늑골척추와 말단 관절의 가동성 증진, 중력에 대항하는 근육의 강화, 그리고 특정 근육 집단의 스트레칭에 의해서 한다.
- 심혈관 피트니스 유지와 증진
- 규칙적인 평가를 통한 자세, 가동성과 기능 감시
- 적합하게 지속적으로 장기간 할 수 있는 특정적인 운동의 가정 프로그램의 대비와 관리
- 환자가 하고자 하는 모든 운동과 스포츠 프로그램을 도움
- 질병에 대한 지식과 관리에 대한 지식 제공

사람의 심리적 상태, 전략 수립과 운동 수행을 호전시켜 이러한 목적달성을 할 수 있도록 돕는다.

강직성 척추염의 통증

통증은 약간 불편한 것에서 심한 정도까지 다양하다. 전형적으로 통증은 활동하지 않으면 심해지다가 운동을 하면 대개 감소된다. 통증에 대한 지각은 피로(강직성 척추염의 일반적 증상)를 포함한 몇 가지 요소에 의해 영향을 받는다. 물리치료 방법은 초음파, 침, 경피자극치료(TENS), 메가펄스, 가벼운 척추움직임(Bulstrode, et al., 1987)이 특히 국소 통증에 효과적이라고 할 수 있다. 그러나 이러한 치료 방법이 환자가 운동프로그램을 참여하려는 것을 단념시키게 해서는 안 된다.

통증은 몸의 어느 곳이 잘못되었다는 신호로 개인적인 휴식이 필요하다는 전달로서 기억하는 것은 중요하다. 강직성 척추염 환자는 손상된 관절의 운동을 계속해도 안전한 때와 휴식을 필요로 하는 시기에 대한 지식과 이해가 필요하다.

초기에 운동요법을 시작하게 되면 통증을 유발시킬 수가 있어 운동은 점진적으로 시작해야만 한다. 충격흡수 신발을 신게 되면 딱딱한 바닥을 걸을 때 나쁜 영향을 감소시키고 통증악화를 줄일 수 있게 된다. 만일 환자가 통증으로 밤에 깨게 되면 가벼운 운동, 열과 진통제가 유용하다. 뜨거운 찜질, 따뜻한 샤워나 목욕 혹은 수치료는 근육이 이완되게 하여 통증을 감소하여 손상 받은 연부조직과 관절을 더 잘 움직일 수 있게 한다. 더불어, 환자는 통증관리를 위한 방법으로 통증에 주의집중하지 않기 위해 이미지 연상과 같은 인지적 방법도 시도 할 수 있다.

자세

그림 21.1은 진전된 강직성 척추염의 전형적인 자세 변형을 보여준다. 이 질병의 초기 단계에서는 요추 곡선이 편평하게 된다. 그래서 통증이 증가하고, 흉추 곡선이 구부러지는 것(어떤 환자는 구부리는 자세가 통증을 감소하기도 함)이 더욱 가속화 될 수 있다. 만일 억제하지 않으면 경추 곡선의 감소된다. 머리는

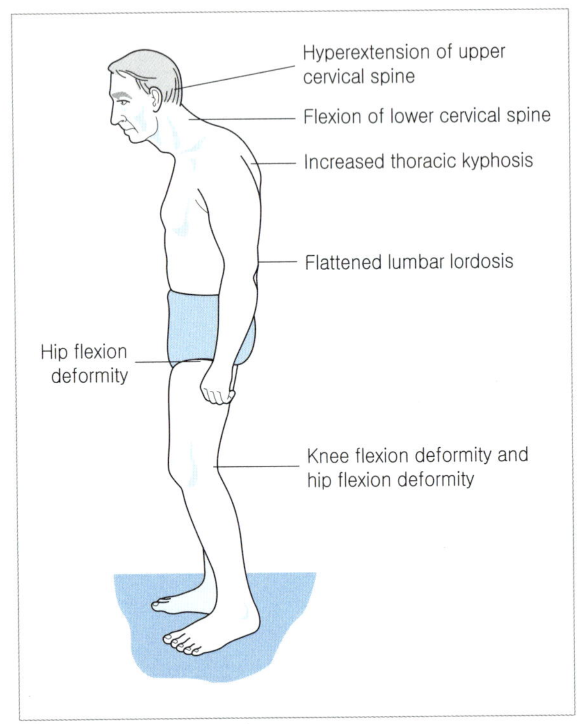

그림 21.1 진행된 강직성 척추염의 전형적 자세 변형

흉추가 구부러지는 것을 보상하기 위해 앞으로 내밀려고 하게 된다. 고관절은 더욱 구부러지게 되고, 고관절 굴곡구축은 균형과 시야를 위해 슬관절 굴곡을 하게 한다. 이러한 형태의 자세는 생체역학적으로 비효율적인데 왜냐하면 중력선과 지지면에서 벗어나 넘어질 수 있기 때문이다. 나쁜 자세는 근육 피로, 약화, 장애와 좋지 않은 신체 이미지를 초래한다. 질병에 대한 좋은 관리는 나쁜 자세가 유발되는 것 예방하고, 비록 척추융합이 중지되지는 않아도 지연이 되도록 해야 한다.

Key Point

척추 측만증은 보통 강직성 척추염에서 현저하게 나타나지 않는데 그 이유는 병리학적인 척추 변화가 대칭적으로 일어나기 때문이다.

인간공학적 고려와 자세 교정

구부리는 자세는 통증에서 벗어날 수 있지만 방해가 될 것이다. 직장, 가정과 여가 활동을 할 때 좋은 자세

를 어떻게 유지하는 가에 대한 인간공학적 조언은 이 질병의 장기적인 결과를 호전시킬 수 있다. 밤낮으로 환자가 구부리는 자세를 취하는 시간이 길수록, 그리고 만일 척추가 융합되었다면 척추는 더 구부려지는 자세를 취하려 하게 된다. 만일 오랫동안 환자가 몸을 구부정한 자세를 요구하는 직업(예: 치과의사)을 가졌다면, 특별한 조언을 하는 것이 중요 하다. 이에 대한 조언으로, 일정한 간격으로 일어서서 주변을 걸어 다니고 자세를 규칙적으로 점검해야 하는 것을 제시할 수 있다. 아마 군장교일 경우는 자세를 자주 확인할 필요는 없을 것이다.

턱을 안으로 당겨 몸 전체를 펴서 키가 커진 좋은 자세를 유지하고 걸을 수 있도록 환자를 독려한다. 뒤쪽에 한 가닥의 끈으로 자세를 펴는데 도움이 될 수도 있을 것이다.

자세는 거울을 보거나, 턱을 당긴 상태로 벽에 기대어 가능한 몸을 곧게 펴 서있는 것으로 확인할 수 있다. 벽에서 떨어져 걸을 때도, 이 자세를 유지시키도록 노력해야 한다.

많은 이들이 앉아 일하는 생활을 하므로, 편하고 자세를 유지하는데 도움이 되는 의자와 자동차 의자에 투자를 하는 것은 매우 중요하다. 어떤 의자든지 목을 포함한 척추 전체를 받쳐 주어야하는 것이 이상적이다. 고관절과 슬관절을 직각이 되도록 하고, 발이 바닥에 닿지 않는 경우 발지지대가 있어야 한다. 전완부분을 받쳐주는 팔걸이대는 목에 오는 긴장을 이완시킬 수 있다.

자동차 의자는 등과 목 모두를 지지하여야 더 편하고 만일 교통사고가 발생할 경우 골절 위험을 경감시켜 줄 수 있다. 머리받침대는 눈높이에서 최소한 7cm 이상 길어야 하고, 받침대와 의자가 하나로 연결된 구조로 디자인된 것이 권장할만하다(Eriendsson, 1998). 특별하게 시야의 폭을 넓혀 주는 자동차 내부와 외부 거울은 국립 강직성 척추염 학회(NASS)에서 구입할 수 있다. 컴퓨터 앞에서 많은 시간을 보내는 사람들을 위해, 컴퓨터 스크린과 의자의 높이를 간단하게 개조하는 것으로 현저한 차이를 만들 수 있다. 고용주에게 고용인들의 건강과 안전 위험을 평가하도록 하는 영국과 유럽연합 규율이 있다(Health & Safety Executive, 1994).

의자(가정과 직장 및 자동차), 침대와 작업환경에 대한 특별한 조언은 인간공학자, 전문가나 직업 센타의 장애담당 상담자에게 문의하는 것이 좋다.

평가

주관적 평가

이는 근골격계평가와 유사한 내용의 질문을 한다. 인구학적 데이다는 일상적인 통증단계의 더욱 상세한 조사, 이전 병력, 가족력, 사회력, 약물복용력(2장 참조)이다. 간략한 전반적 자세 고려도 유용하다. 주관적 평가는 사람주변의 어떠한 변화도 알아 낼 수 있어야 한다.

통증

신체차트는 통증부위, 강도, 빈도와 전형적으로 24시간 동안 통증이 지속되는 지에 사용할 수 있다(밤의 통증 포함). 이것은 인대나 건이 부착하는 곳에 통증을 가진 사람에게 유용하다. 인대나 건이 부착하는 곳의 염증으로 인한 통증은 타당한 인대건부착염 점수(예: MASES Heuft-Dorenbosch, 2003)를 이용하여 평가하고 척추통증은 Visual Analogue scale(VAS)로 측정한다. 이러한 통증은 일주일동안 낮과 밤동안 기록하여야 한다.

이전 병력

- 증상 발병 / 진단 년/월
- 방사선 결과
- HLAB27: 양성, 음성 혹은 모름
- 병력: 피부, 눈, 대변, 흉부, 우울증, 기타
- 약물: 최근/과거, 빈도, 부작용
- 스테로이드 주사의 효과: 관절/근육힘줄 닿는 곳/근육/정맥
- 말단 관절 손상
- 수술: 수술한 관절과 날짜

가족력

강직성 척추염, 홍채염, 건선이나 대변문제가 있는 가족 모두 기록해야 한다.

사회력

- 주된 문제: 통증, 뻣뻣함, 피로, 우울, 가족, 직장, 취미
- 직업. 고용/실업/학생/은퇴/질병혜택
- 자녀들이 있는가? 이러한 상태로 부모가 어려움점이 있는지?
- 일상적 운동 처방/스포츠: 빈도, 통증에 미치는 영향
- 흡연자? 음주?
- 지역 NASS 집단의 회원인지?

약물 복용력

- 약복용: 현재/과거, 빈도, 부작용(20장 참조)

인간공학적 평가

- 가정, 직장과 자동차(머리지지대 포함)에서 앉기
- 직장/ 가정에서의 테이블과 책상 높이
- 매트리스 종류와 베개 개수

객관적 평가

결과측정

전통적으로, 환자에 대한 평가는 신체계측 측정을 사용하여 이루어졌는데 이 척도는 반드시 표준화되고 신뢰성이 있으며 타당성이 있는 것은 아니었다. 따라서 호전 또는 악화에 대한 정확한 평가를 측정하기가 어려웠다.

Key Point

Calin(1994)는 비평하길, "결과의 일치가 명백하지 않으면 강직성 척추염에서 '효과' 를 알수 없다" 고 하였다. 이는 시작, 종료, 지속이나 지료의 변형을 임상의가 결정하도록 하게 한다(Bellamy, et al., 1998).

오랜 기간에 걸쳐 많은 특정 질환과 포괄적 결과측정 모두 개발되었다. 그러나 Ballamy 등(1998, 1999)은 류마토이드 학자가 임상적으로 사용하는 결과측정과 결과 측정의 선택과 이용에 있어서 표준화가 부족하다는 것을 밝혔다. 강직정 척추염에 대한 연구와 생물학적 치료 소개에 대한 관심이 증가됨에 있어, 이에 관한 명백성을 위해서 결과측정에 대한 표준화가 필요하게 되었다.

이러한 문제에 대한 대책으로 강직성척추염평가 연구 그룹(ASAS)이 1995년에 임상 류마토이드학 결과측정(OMERACT)의 소위원회 형태로 만들어졌다(van der Heijde, et al., 1999). ASAS는 척추관절염을 돕고 촉진하기 위한 척추관절염의 전문분야와 강직성 척추염의 소집단인 척추관절염 환자의 치료결과와 궁극적인 목표인 웰빙의 증진을 이루기 위한 임상적 연구를 비교하였다.

광범위한 문헌검토와 합의를 바탕으로, ASAS는 시간 경과에 따라 다른 영역의 변화를 결정짓는데 사용될 수 있는 가장 수용 가능한 측정(포괄적이거나 특정 질환 모두)도구를 결정하였다(van der Heijde, et al., 1999). 이러한 도구는 임상연구와 실제 임상에서 사용될 있었다. 이 도구는 의도된 것을 측정해야 하고, 신뢰성과 변화에 대한 민감도를 보여야 했으며, 수행하기 쉬워야 했다. 이는 환자의 전반적인 평가, 통증, 뻣뻣함, 피로, 말단관절과 인대 건 포함, 척추가동성, 신체적 기능과 급성기 반응물질(예: ESR과 CRP)을 포함하는 것이다. 측정영역은 질병의 특성을 반영하기 위하여 구체적으로 선택되었으며 통증, 척추 가동성 및 기능적 장애를 포함하고 있다. ASAS가 사용한 영역이 손상 및 장애의 평가에 편향되었고, 생활의 질(Haywood, 2000) 및 심리적 상태와 같은 중요한 영역이 포함되지 않았다는 논란이 제기되어 왔다.

현재 임상에서 사용되고 있는 측정도구의 예가 표 21.2에 제시되어 있다. 새로운 연구가 진행됨에 따라 또한 ASAS 작업그룹의 활동이 계속됨에 따라 새로운 측정수단이 개발될 것이며 어떤 수단에는 수정이 가해질 것이다.

BATH INDICES

Bath 지표는 류마토이는 질환을 위한 로얄국립병원의 연구팀에 의해 개발되었다. 이러한 지표를 만들이

표 21.1 강직성 척추염 평가에 일반적으로 사용되는 5 신체계측 측정

측정	시작 자세	해결 방안
벽에서 귀이주까지(그림 13.2)	귀이주와 벽까지 거리이다. 이것은 자세의 전반적인 측정이다. 환자는 맨발과 어깨, 엉덩이와 발 뒤꿈치를 가능한 벽과 가깝게 하여 선다. 턱은 가능한 턱을 밀어 넣는다.	이 거리는 딱딱한 자로 양쪽 측면 모두 측정한다. 두 측정 평균을 기록한다. 키도 이때 측정할 수 있다.
Shober's 검사(수정본)(그림 13.3)	요추 굴곡 정도를 측정한다. 환자는 맨발로 선다.	L4-L5 접합점에 선을 그리고, 이 선 10cm 위와 5cm 아래 지점을 표시한다. 환자는 무릎을 약간 구부리고 앞으로 구부린다. 위쪽 표시 지점에 줄자를 대고 아래쪽 표시 지점사이의 거리를 측정한다. 15cm 이상으로 요추 굴곡된다.
경추 회전	환자는 머리가 가장자리에 놓이게 바른 자세로 누워 턱을 뒤쪽으로 당긴다. 어깨가 움직이지 않게 하고, 머리가 뒤로 기울이지 않도록 한다.	측각기를 이마에 살짝 놓는다. 환자는 머리를 돌린다. 다른 쪽을 반복한다.
요추 측방 굴곡	환자는 가능한 곧게 맨발과 등을 벽에 대고 선다. 발 사이의 거리는 표준화된 거리만큼 떨어진다. 무릎을 핀 상태로 발뒤꿈치가 바닥에 닿아 있어야 한다.	왼쪽 발의 가장자리에 긴 자를 놓는다. 환자는 어깨가 벽에 닿아있는 상태로 왼손가락이 자에 닿도록 옆으로 구부린다. 바닥에서 가운데 손가락까지를 측정한다. 다른 쪽에서 반복한다.
복사뼈간 거리(고관절 외전)	환자는 바른 자세로 바닥에 누워 무릎이 펴진 상태로 발이 바깥 쪽으로 돌아가게 하여 다리를 벌린다.	내측 복사뼈 사이를 측정한다.

위해서 류마토이드 학자와 물리치료사, 관련된 연구자와 환자 모두가 참여하였다. 이는 신뢰도, 재현성, 민감도와 속도 및 간편성에 있어서 연구자와 임상가 모두에게 매우 대중적인 것들이다. Bath 지표 책자는 모든 Bath 지표와 그것을 어떻게 사용하고 상세하게 평가하는 지를 포함하고 있다. 이 책자는 국립강직성 척추염(NASS) 웹사이트에서 다운로드할 수 있거나, NASS에서 무료로 복사를 할 수 있다.

Bath Ankylosing Spondylitis Mertolgy Index(BASMI)

이는 타당도, 신뢰도와 민감도 변화가 있을 수 있는 본래 20개 세트로부터 5개의 객관적인 평가만 나타낸다.

벽에서 귀이주, 경추 회전, 요추 측방 굴공, 요추 굴곡(개정된 Schober's)와 복숭아뼈사이 거리 5가지이다. BASMI는 10점이 되는 다섯 가지 측정을 사용한다. BASMI 점수가 높을수록 환자의 움직임 제한이 더욱 심하다는 것을 나타낸다. BASMI는 임상적으로 의미 있는 변화를 나타 낼 수 있다(Jenkinson, et al., 1994).

평가 도구는 목 측각기(중력 활동이나 수평계), 긴 자와 줄자를 포함 한다. 측정이나 평가를 표준화 하기위해서, 같은 물리치료사가 매일 같은 시간에 수치료나 운동을 하기 전에 측정을 하는 것이 이상적이다. 측정을 하기 위해서는 환자의 시작하는 자세를 표준화하고, 어떤 '트릭 움직임'이 있는지 지켜보고, 환자가 최대로 스트레치 할 때까지 시간을 허용한다(표 21.1).

표 21.2 강직성 척추염 평가에서 신체계측 측정을 사용한 결과의 예

영역	적극적인 요구	치료계획
기능	Bath Ankyosing Spondylitis Functional Index(BASFI)	Calin 등(1994)
	Revised Leeds Disability Questionnaire	Abbott 등(1994)
	Dougados/Spondylitis Function Index	Dougados 등(1988)
척추 가동성	Cervical rotation	O' Driscoll 등(1978)
	Modified Schober(15cm)	Macrae와 Wright (1969)
	Tragus to wall	Tomlinson 등(1986)
	Lumbar side-flexion	Pile 등(1991)
	Chest expansion	Tomlinson 등(1986)
	Bath Ankyosing Spondylitis Metrology Index(BASMI)	Jenkinson 등(1994)
활동 저하(피로 포함)	Bath Ankyosing Spondylitis Disiase Activity	Garrett 등(1994)
우울	HAD(포괄적)	Joes 등(1996b)
생활의 질/웰빙	Bath Ankyosing Spondylitis Global Score(BAS-G)	
	AS-AIMS2	Gillemin 등(1997)
	ASQoL	Reynolds(1999)

표 21.3 A typical AS exercise record

Date					
	Gym	Pool		Gym	Pool
WARM-UP					
Stretching:			Lumbar spine extensors		
Rectus femoris			Lumbar side flexors		
Psoas			Abdominals		
Hip adductors			Hip extensors		
Hip rotators			Hip abductors		
Hamstrings			Hip rotators		
Calf			Quadriceps		
Pectorals			Ankle and foot		
Thoracic rotators			**Mobilising:**		
Abdominals			Neck		
Neck			Temporomandibular		
Shoulder extensors			Shoulder		
Shoulder adductors			Thoracic rotation		
Shoulder rotators			Lumbar side-flexion		
Strengthening:			Lumbar flexion/extension		
Neck retractor			**Breathing exercises**		
Other neck muscles			**Posture awareness**		
Shoulder elevators			**Cardiovascular**		
Thoracic spine extensors			**Relaxation**		
Thoracic rotators			COOL DOWN		

Reproduced by kind permission of Jane Barefoot

Bath Ankylosing Spondylitis Functional Index(BASFI)

BASFI(Calin 1994)는 혼자서 빠르고 쉽게 수행할 수 있는 10가지 항목의 설문지 인데, 이는 8개 질문은 강직성 척추염 환자의 전형적인 활동의 어려움에 관한 것과 두 항목은 일상생활에 대처하는 능력과 관련된 것이다. 반응과 측정은 10cm visual analogue scale (VAS)를 사용하였다. 10개의 설문지를 이용한 최종 점수가 높을수록 장애도 높다. 높은 BASFI는 강직성 척추염과 관련된 작업의 장애와 높은 BASFI의 기초선은 생물학적 치료의 좋지 않은 반응을 예측하는데 중요하다(Davis, et al., 2005).

Bath Ankylosing Spondylitis Disease Activity Index(BASDAI)

BASDAI(Garrett, 1994)는 피로, 척추통증, 관절통증과 부종, 국소적인 압통과 이른 아침 뻣뻣함과 관련된 두 가지 질문(EMS)을 포함하는 질병활동을 측정하는 유용한 도구이다. 이 설문지는 혼자서 수행하고 10cm VAS를 사용한다. 각각의 증상과 EMS와 관련 된 두가지 점수와 같은 비중을 둔다. 결과는 0점에서 50점으로 5가지로 나누어 최종 점수는 0점에서 10점 사이이다. 또 다시 점수가 높을수록 질병활동이 더 심하다는 것이다. BASDAI 는 생물학적 치료의 과정을 판별하는 한 부문이다.

강직성 척추염의 운동

전반적인 문제점

규칙적인, 특정한 운동은 강직성 척추염 관리에 효과적이어서, 환자로 하여금 운동의 중요성을 깨닫게 해야 한다. 운동은 장기간의 질병을 가지고 있는 사람이 어떻게 하느냐에 따라 깊은 영향을 미친다. 비스테로이드성 항염제(NSAIDs)는 적합한 운동을 한 후 복용하여 통증을 조절해야만 한다. 이러한 약들을 어떻게 복용을 해야 가장 효과적인지에 대한 이해가 중요하다. 규칙적인 운동을 하면, NSAID 복용을 줄이거나 중단하는 것도 가능하다.

집중적인 물리치료 방법(Tomlinson, et al., 1986; Viitanen, et al., 1995)은 입원환자 프로그램(Band, et al., 1997)으로 집단 환경에서(Hidding, et al., 1993) 시행될 때 가장 성공적으로 나타난다. 하지만, 운동을 집중적으로 지속하도록 감독하지 않을 경우, 점진적으로 움직임이 감소할 수 있다(Lubrano&Helliwell, 1999).

Key Point

규칙적 운동패턴은 진단을 받은 후 가능한 한 빨리 시작하고, 삶을 위해 실행을 하여야 한다. 운동을 하는데 환자의 높은 동기가 도움이 되며 필요하다. 급성 강직성 척추염의 초기단계에서는 개인적인 치료가 바람직하다. 물리치료사는 환자에게 진행되는 교육, 자극과 격려를 제공하는 본질적인 역할을 맡아 운동이 일상의 한부분이 되도록 한다.

전형적으로, 강직성 척추염 증상은 변화가 있다. 급성기에는 통증과 근육 경련이 심하고 만성기에는 적은 통증과 증상이 중단되는 것을 경험하게 된다. 증상이 어떠하던지, 근력 약화와 단축으로 신체적 기능이 저하되어 자세가 나빠지는 것을 예방하기 위하여 운동을 규칙적으로 계속하여야 한다. 강직성 척추염 환자는 통증이 없는 기간에 가능한 운동을 활발하게 하여 좋은 전반적인 피트니스 수준을 유지하여야 한다. 다른 형태의 관절염환자들(예: RA)이 하는 것과 다르게 하는 전략이 중요하고 환자들에게 낮은 질병활동을 할때에는 증상이 더 악화되지 않는 다는 조언을 하여 스스로 페이스를 유지하도록 하여야 한다.

모든 참여를 하게 되면 물리치료사는 항상 운동을 변형할 수 있도록 준비해야 한다. 다양한 도구, 예를 들면 운동용 공 등은 관심을 더 유발하여 운동을 더 효율적이게 하며, 항상 환자가 안전한 환경에서 운동할 수 있도록 해야만 한다. 누워서 운동을 할 때는, 환자의 머리에 머리와 등이 기울어지는 것을 막을 정도의 최소 숫자의 베개를 이용해서 환자의 머리를 지지해야만 한다.

운동에 관한 예는 표 21.4에서 21.7을 참조한다.

표 21.4 L씨의 가동성 운동

움직임	시작 자세	동작
요추 신전과 굴곡	손을 어깨 아래에 대고 엎드린다. 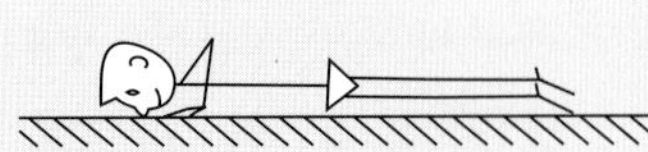	골반은 편평하게 바닥에 댄 상태에서 몸을 일으킨다. 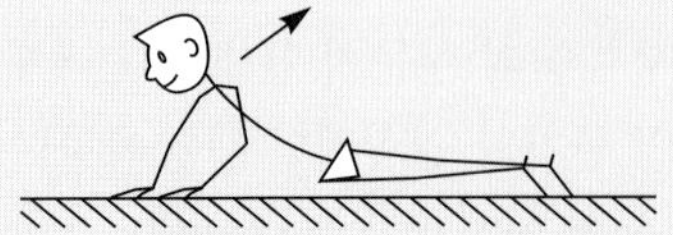
	어깨 아래로 뻗은 손과 꿇은 무릎, 네 부분이 바닥에 닿게 한다. 엉덩이와 무릎은 90도의 각도를 유지한다. 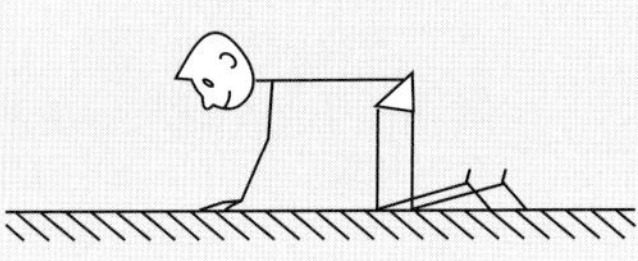	(a) 등을 위쪽으로 볼록하게 하고, 무릎을 가슴에 대고, 시선은 아래를 향하게 한다. (b) 등을 아래쪽으로 볼록하게 하고, 다리를 뒤로 뻗고, 시선은 앞을 향하게 한다. 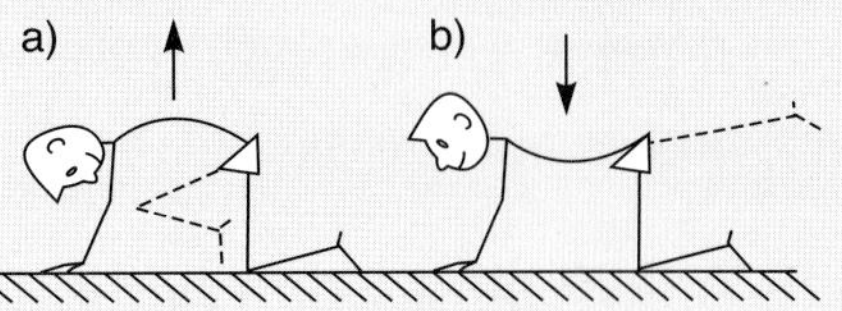
	운동용 공에 앉아서 발을 바닥에 편평하게 놓는다. 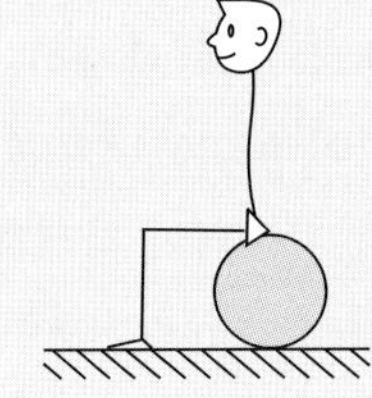	몸을 앞으로 뒤로 구부린다.(골반 기울이기) 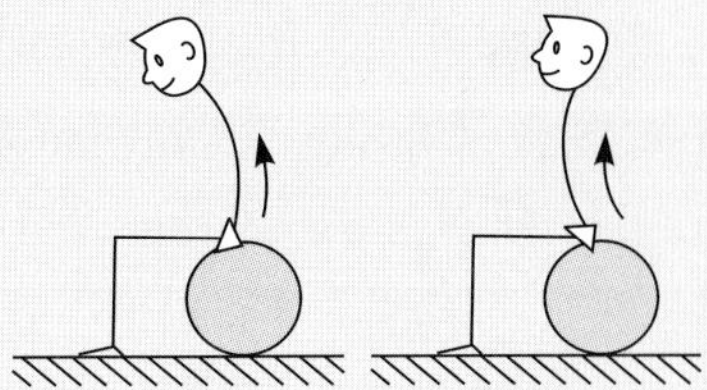
요추 측방 굴곡	월바의 옆으로 1m 떨어져 선다. 월바에 가까운 팔로 엉덩이 높이의 월바를 잡는다. 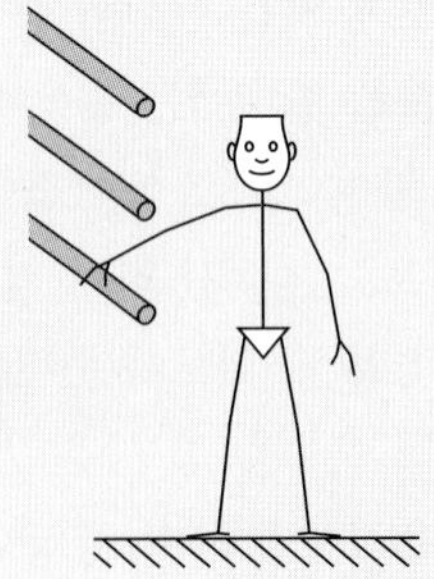	다른 팔을 위로 뻗어 머리 높이에 있는 월바를 잡는다. 엉덩이를 월바 쪽으로, 반대쪽으로 움직인다. 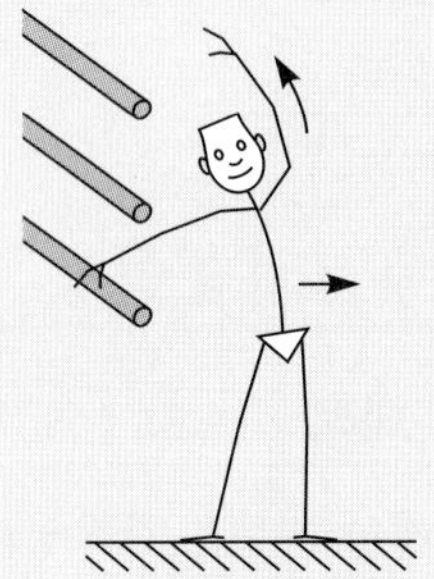
	운동용 공위에 허리를 대고 옆으로 눕는다. 팔과 다리의 옆을 바닥에 대고 몸을 지탱한다. 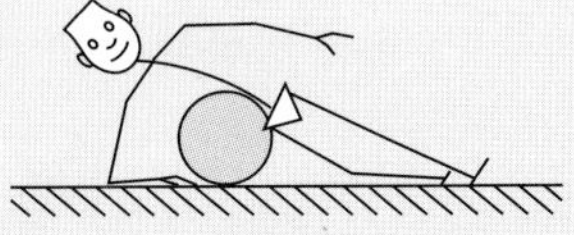	다리를 아래로 곧게 펴면서 몸을 위로 일으킨다. 팔은 머리 위로 뻗고, 가능한 한 손이 바닥에 닿을 수 있게 한다. 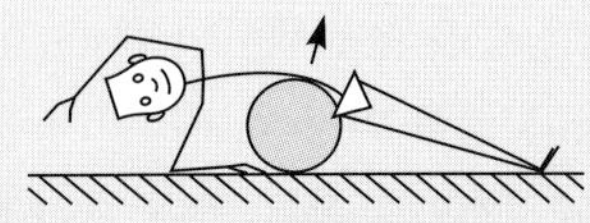

표 21.4 L씨의 가동성 운동(계속)

움직임	시작 자세	동작
흉추 회전	무릎을 구부린 채 바로 눕는다. 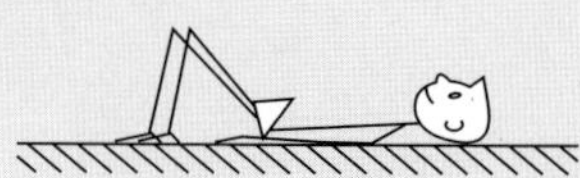	두 무릎을 같은 쪽으로 돌리고, 팔은 반대쪽으로 한다. 시선은 팔이 향한 쪽으로 둔다. 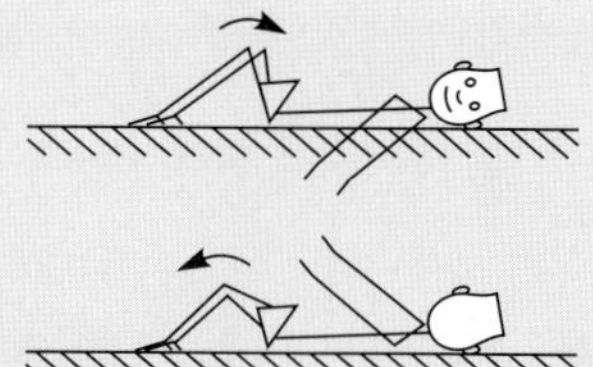
	벽 쪽에 등을 두고 조금 떨어져서 선다. 발은 약간 벌어지게, 무릎은 앞쪽으로 약간 구부러지게 한다. 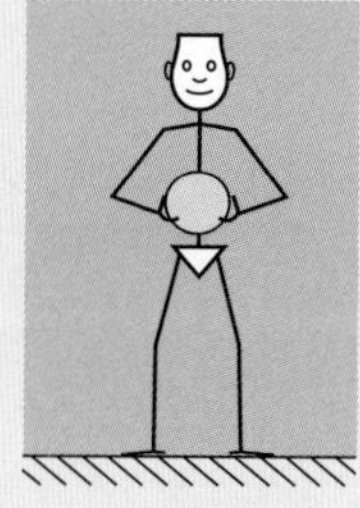	몸을 한쪽으로 돌려 손바닥이 벽에 닿을 수 있게 한다. 공을 사용하거나 파트너와 함께 할 수도 있다. 머리는 벽을 보도록 한다. 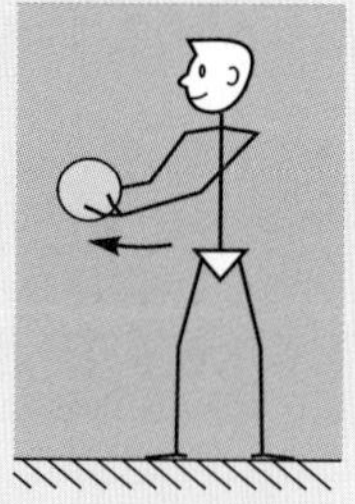
흉추 신전	(a) 등은 벽 쪽에 두고, 팔은 옆으로 두고 선다. 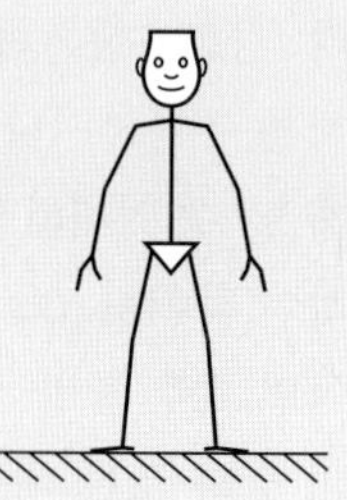	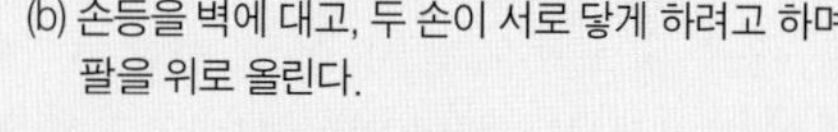 (b) 손등을 벽에 대고, 두 손이 서로 닿게 하려고 하며 팔을 위로 올린다. 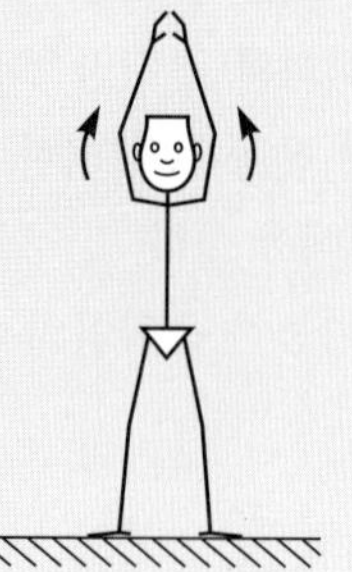
	운동용 공을 벽에 놓고 등 뒤에 운동용 공을 대고 앉는다. 무릎을 구부리고 발은 바닥에 댄다. 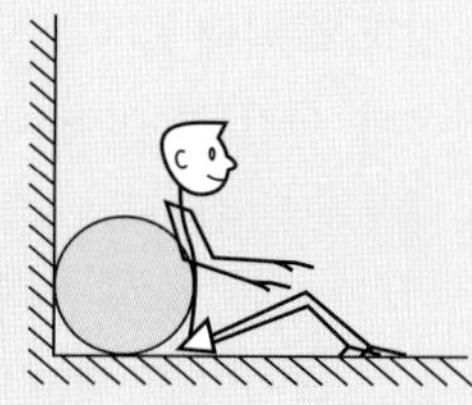	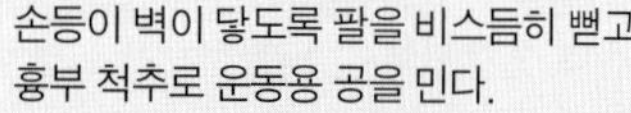 손등이 벽이 닿도록 팔을 비스듬히 뻗고, 흉부 척추로 운동용 공을 민다. 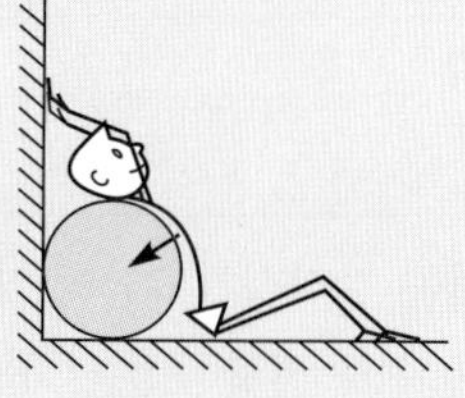

표 21.5 L씨의 강화 운동: 흉부 척추 신근

시작 자세	움직임
무릎을 구부리고 바로 눕는다. 팔꿈치를 옆으로 구부린다. 어깨와 엉덩이는 바닥에 댄다. 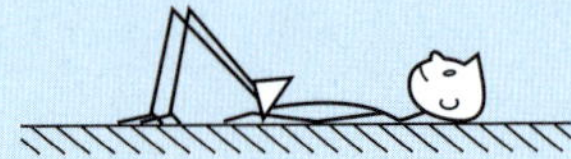	골반을 바닥에 댄 채, 팔꿈치를 바닥에 대고 밀어 흉부척추를 아치형으로 굽힌다. 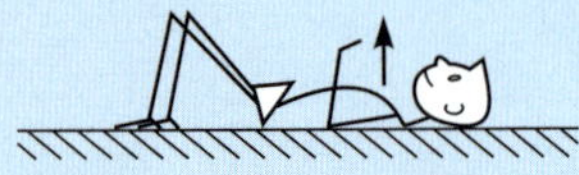
팔을 옆으로 가지런히 하여 엎드린다. 막대기를 등 뒤에서 두 손으로 쥔다. 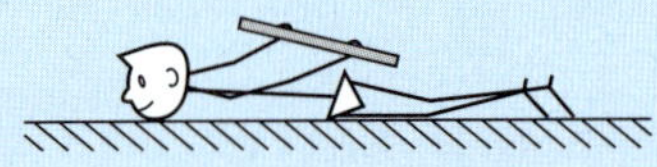	등 뒤에서 막대기를 들어올린다. 바닥을 보면서, 바닥에서부터 좁은 간격을 유지할 수 있게 머리와 어깨를 들어 올린다. 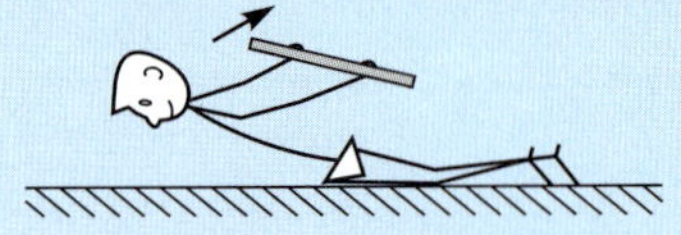
엎드린다. 팔꿈치를 가능한 한 앞쪽으로 뻗어서 운동용 공을 잡는다. 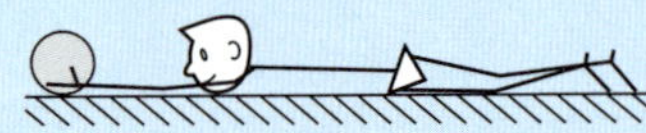	공을 바닥으로부터 들어올린다. 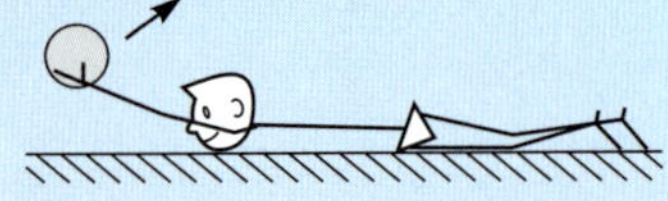

관절 가동성 운동

경추, 흉추 및 요추의 굴곡, 신장, 측방 굴곡이 강직성 척추염 환자에서는 뼈의 변화(인대골극형성), 섬유증과 인대의 석회화와 근긴장으로 제한된다. 그러므로 운동은 그래서 운동은 이러한 움직임을 향상시키기 위하여 계획되어야 한다.

가동성 은 가능한 움직임의 최대 범위로 관절을 움직여야 한다.

Clinical note

강직성 척추염 환자는 costovertebral and sternocostal을 포함하기 때문에 흉곽 가동성이 저하될 수 있어 호흡운동을 촉진하여야 한다. 합창단에서 노래 부르기나 관악기 등을 연주하는 것은 즐겁기도 하고 치료에 도움이 된다.

강화 운동

근력의 저하는 강직성척추염의 양상이다. 근력 저하는 자세적 변형과 비활동성 및 통증과 연관(Cooper, et al., 1991)되어 온다. 중력 대항(신전근) 근육 집단과 복부근육 강화는 기립 자세를 유지하는데 중요하고, 일상생활을 수행을 더 수월하게 할 수 있다. 신전근의 예를 들면 경추, 흉추와 요추 신전근과 대둔근이다. 강화운동은 중력이나 부력을 저항으로 하거나 무게를 추가하거나 지렛대를 이용하여 운동을 더 힘들게 할 수 있다(6장 참조). 강화운동은 몇 초동안 유지하여 적어도 5회 반복한다. 다른 근육 집단강와, 예를 들면 요추 측방 굴곤근이나 흉추 회전근과 같은 근육의 강화 또한 매우 중요하다. 이러한 특정 근육 집단들은 수치료 풀에서 효과적으로 강화할 수 있다.

근육 신장

긴장에 의해 대부분 손상되는 근육은 목의 흉쇄유돌근과 삼각근, 어깨 내전근, 슬굴곡근과 비복근이다. 대부분의 환자들이 경험하는 뻣뻣함은 근 긴장 때문이다. 근육, 건과 인대를 신장 하는 것은 관절 움직임을 호전시켜, 자세를 개선시킨다.

표 21.6 L씨의 강화 운동 : 요추 신전근 / 대둔근

시작 자세	움직임
바로 눕는다. 무릎을 구부리고 두 발은 바닥에 댄다. 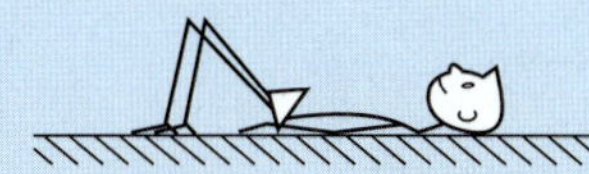	엉덩이를 바닥에서 높이 들어올린다(bridging). 발을 몸에서 멀리 움직이면/혹은 다리를 들면 더 어렵게 할 수 있다. 공이나 의자 위에서 혹은 무릎을 구부리고 브릿지를 할 수 있다. 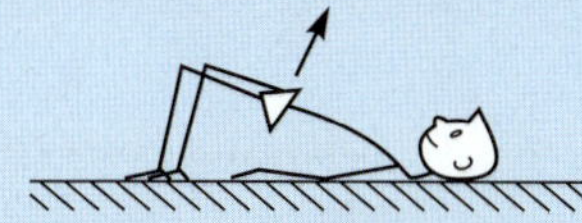
네 발 기기 자세를 한다. 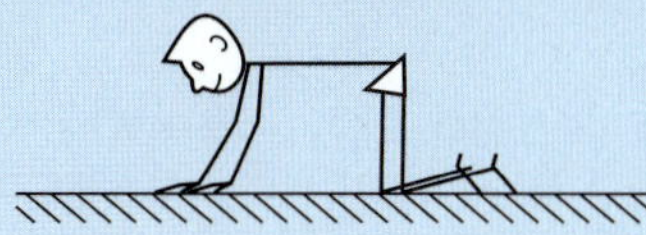	반대의 팔과 다리를 동시에 들어올려 곧게 유지하고, 다른 쪽도 반복한다. 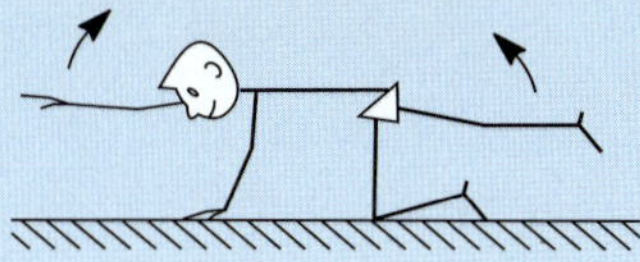
엎드린다. 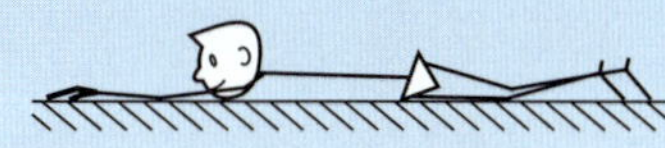	'스카이 다이빙 자세' 머리를 들어올려 바닥을 바라보고 팔과 다리를 곧게 편다. 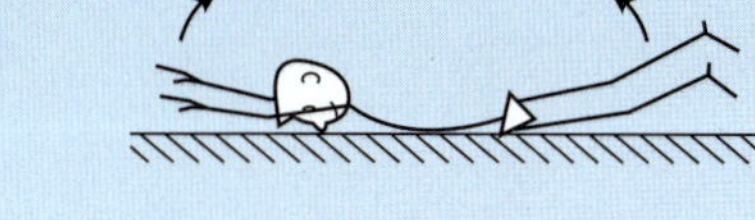

신장의 수축-이완 방법이 일반적으로 사용된다(Bulstrode 등. 1987). 이는 근육이 최대한 신장된 자세에서 3초간 최대 등축성 수축을 하고 2초간 이완을 한 후 수동적 신장을 6초간 하는 것이다. 이 주기를 적어도 3번 반복한다. 효과를 증진시키기 위해서는 환자가 정확한 부위에서 신장을 하는 것이 중요하다. 수축은 단단한 표면이나 수치료 부유기구(플로트)에서 할 수 있다. 만일 느리고 지속적인 신장을 한다면, 30~60초를 유지하여야만 한다(Beaulieu 1981). 각각의 근육 그룹을 신장하는 것은 여러 방법이 있어 - 예를 든 표 21.7 참조한다.

심혈관 피트니스, 스태미나, 근 지구력

신체적 피트니스는 근력강화와 지구력을 증가시키는 것과 마찬가지로 심장과 폐를 운동하는 심혈관 운동에 의해 좋아 질 수 있다. 이러한 형태의 운동은 스태미나를 향상시켜 일과 취미를 더 쉽게 수행할 수 있게 한다.

서킷 운동은 노젓기 기구와 정지된 자전거와 같은 저강도 심혈관 운동으로 변화를 주는 다양한 강화와 신장 운동이 포함되어야 한다.

조깅과 step-up과 같은 고강도 활동은 체중지지 관절들을 악화시킨다. 수영, 풀에서 하는 에어로빅 운동, 사이클링과 걷는 것과 같은 저강도 심혈관 활동은 관절에 무리 없이 스태미나와 근 지구력을 증가시킨다. 심혈관 운동은 수치료 풀에서도 할 수 있다(수치료 부분참조). 럭비와 미식축구와 같은 운동은 가장 피해야 할 운동으로, 갑작스러운 충격으로 관절에 무리가 될 수 있다.

Clinical note

고글을 사용하면 수영(특히 가슴을 치게 되는 크롤수영)하는 동안 목이 악화되는 것을 예방할 수 있다. 고들은 또한 포도막염이 악화되게 하는 염소로부터 눈을 보호할 수 있다. 스노클을 사용하게 되면 목이 매우 뻣뻣해질 수 있다. 다양한 수영 동작을 사용하면 신체 한부분의 스트레스와 피로를 예방 할 수 있다.

표 21.7 L씨의 신장 운동

시작 자세	움직임
목 신전근 의자에 어깨와 등을 붙이고 똑바로 앉는다. 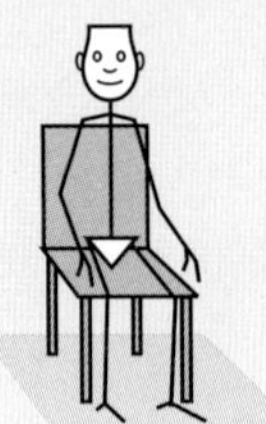	머리를 가능한 할 수 있는 대로 오른쪽으로 으로 돌린다. 손가락을 쭉 편 상태로 오른 손바닥을 오른쪽 뺨에 놓는다. 왼손을 머리 뒤로 놓는다. 머리를 왼쪽으로 돌리려고 할 때 오른손이 저항이 되도록 한다. 이완하고 두 손으로 머리를 더 많이 오른쪽으로 돌린다. 세 번 반복한다. 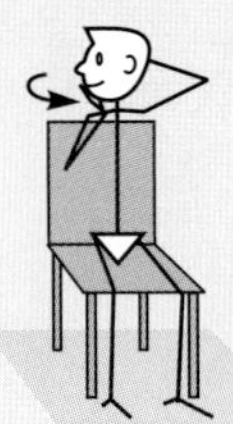
목 측굴곡근 시작 자세는 위와 같이 한다. 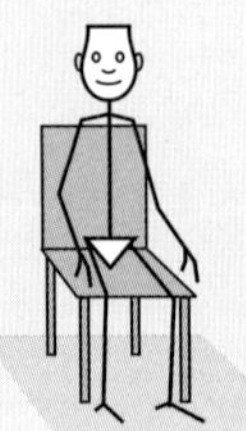	목을 가능한 오른쪽 옆으로 한다. 오른손을 머리꼭대기를 지나 왼쪽 귀에 오도록 한다. 움직임이 일어나지 않도록 손으로 머리를 누르면서 들려고 한다. 이완하고 목 측굴곡근을 오른손으로 더욱 신장한다. 세 번 반복한다. 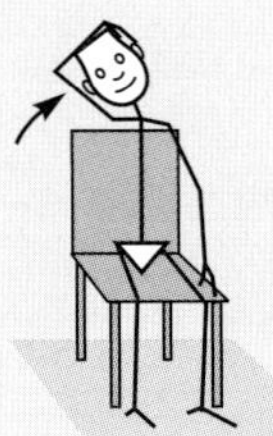
슬굴곡근 무릎을 편 채, 발뒤꿈치를 의자 시트에 올려놓고 발을 배측굴곡한다. 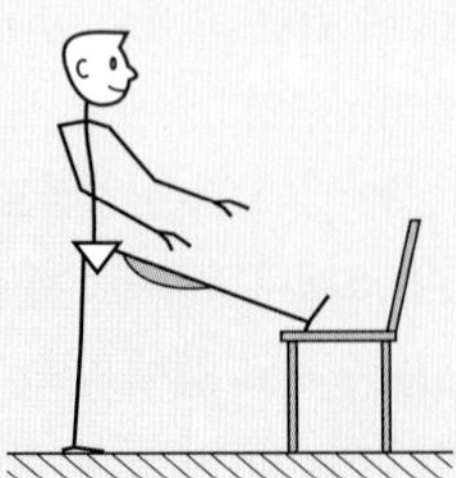	다리 쪽으로 향하게 아래로 구부려서 최대로 슬굴곡근이 신장되도록 한다. 발뒤꿈치로 의자를 누르고 이완하고 손을 다리 아래쪽으로 하여 더욱 신장시킨다. 세 번 반복한다. 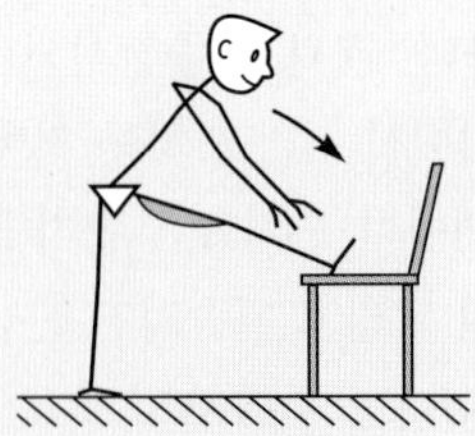
고관절 내전근 바닥에 무릎을 옆으로 하고 발바닥이 닿도록 앉는다. 필요할 경우 등을 지지해준다. 전완은 무릎 안쪽에 놓는다. 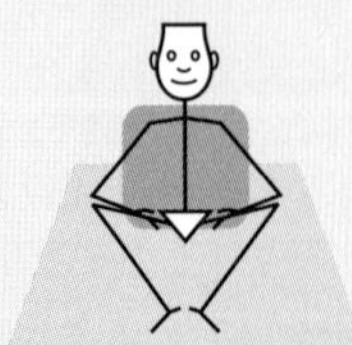	전완으로 움직임에 저항을 주면서 움직이지 않도록 하면서 무릎을 위로 당겨 올린다. 무릎을 바깥으로 한 상태에서 이완하고 가능한 만큼 무릎을 누른다. 세 번 반복한다. 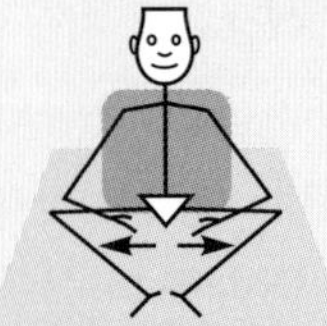

표 21.7 L씨의 신장 운동(계속)

시작 자세	움직임
고관절 굴곡근/대퇴사두근 오른손으로 오른쪽 발목을 잡고 똑바로 선다. 왼손은 균형을 잡기 위해 벽에 댄다. 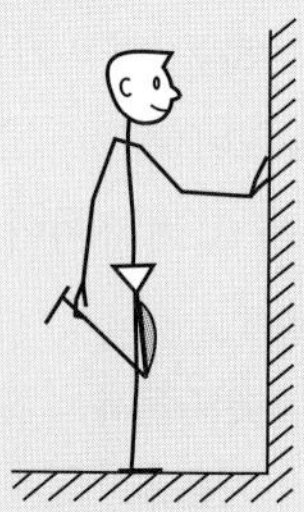	무릎을 뒤로 구부려 최대한 신장한다. 고관절이나 무릎이 움직이지 않게 하면서 무릎을 벽 쪽으로 당긴다. 이완 한 후 무릎을 더 많이 신장시킨다. 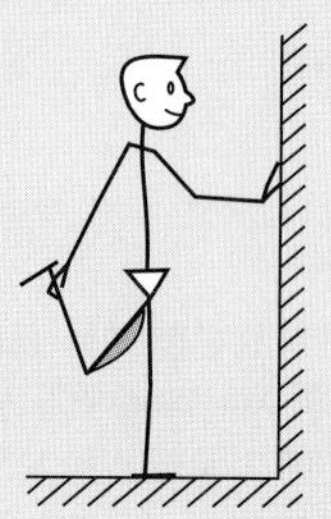
하퇴후부 근육 벽 쪽에 얼굴을 대고 벽에서 큰 한 보폭만큼 떨어진 위치에 왼발을 놓고 오른쪽 발을 한 보폭만큼 뒤로 보낸다. 오른쪽 무릎이 펴진 상태로 유지한다. 벽에 손바닥을 댄다. 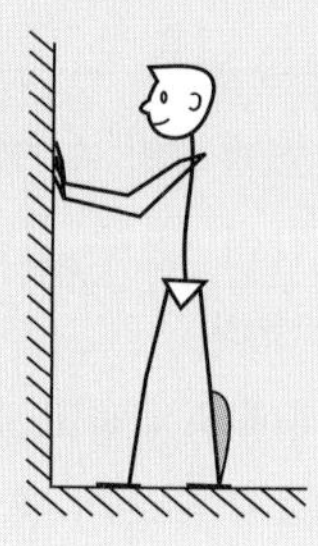	왼쪽 무릎을 발뒤꿈치가 바닥에 닿아 있는 상태로 서서히 구부린다. 오른쪽 다리의 장딴지 근육이 최대한 신장되었을 때 오른쪽 뒤꿈치를 바닥에서 떼면서 저항을 준다. 이완하고 왼쪽 무릎을 더 구부린다. 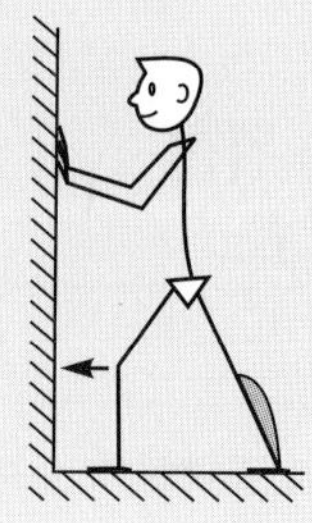

증진된 호흡운동, 심혈관 운동은 흉추관절의 가동성과 유지 혹은 가슴둘레와 폐활량을 증가시키는데 도움이 된다. 규칙적인 심혈관 운동은 체중 감소와 심장질환과 당뇨병을 예방하는데 이익이 된다.

Key Point

효과적인 심혈관 운동은 일주일에 3~4번 정도 하며, 서서히 진행되어야 한다. 어느 관절이던지 통증이 지속된다는 것은 운동이 너무 심하였다는 것이다.

수치료

수치료는 강직성 척추염 환자를 치료하는 효과적인 방법이다. 따뜻한 물은 통증과 근 경련을 완화시켜 주고, 이완을 촉진시킬 수 있다. 마른 땅에서의 운동은 수치료 직후에 하면 직접적인 효과가 가장 크다. 물의 부력은 마른 땅에서는 종종 실행하기 어려운 움직임을 가능하게 하는데 왜냐하면 체중지지 관절이 받는 압박을 제거하기 때문이다(Tinsley, 1997). 대부분의 환자들은 수치료를 즐기고, 이는 의욕을 높일 수도 있다. 비록 수치료가 유용한 방법이지만 항상 사용하지는 못하는데 스포츠센터나 장애인을 위한 지역에서 상용하는 풀 온도보다 장애를 위한 수영이 시도되어야 하는 강직성 척추염 환자들은 더 높은 온도의 플을 필요로 하기 때문이다.

Key Point

수치료는 비싼 치료 방법이므로 풀에서 소요되는 시간과 적합한 물의 양은 고안되어 운동을 해야 한다.

더 큰 부력을 얻으려면, 부유기구를 이용할 수 있다. 저항을 증가하고, 막대기와 같은 기구를 사용한

긴 지렛대, 움직임을 더 깊은 물에서 빠르게 수행할 수도 있다.

운동 형태와 양은 사람에 따른 경험과 통증 정도에 의해 결정되어야 한다. 환자는 부드러운 신장 운동과 이완은 가장 효과적이라는 것을 알게 된다. 물리치료사는 항상 운동을 변화할 수 있도록 준비해야 한다.

트레이닝

수치료를 시행하기 전에 충분한 특정 트레이닝은 필수적이다. 물의 성질에 관한 지식과 주의가 필요하다. 감독을 하지 않고 시행하기 전에 기본 코스를 시도하는 것이 고려할만하다. 물리치료공인학회(CSP)의 The Service Standards of Physiothearpy Practice(2005)에 있는 39와 기준 17과 18을 참조한다. 이는 CSP에서 무료로 얻을 수 있다.

강직성 척추염을 위한 효과적인 물리치료

일반적 쟁점

운동을 어떻게 하는 지 명확하게 보여 주고 그 이유를 설명하고, 안전한 환경(예: 물리치료사의 감독하에)에서 할 수 있는 기회를 제공하면 환자들은 운동을 효과적으로 수행할 가능성이 많아진다. 이러한 것들을 지속하여 경험이 숙달하게 되면, 원하는 결과로 이끌기 위한 행동을 스스로 수행하는 능력에서 개인적인 자기-효과(자신감)가 강화되는 주된 방법이 된다. 운동과 같은 행동을 수행하려는 의도는 그 행동의 결과에 대한 믿음에 의해 영향을 받는다(Duran and Trafimow, 2000). 지속적인 관심을 가지고 상세하게 사람을 관찰하게 되면 그는 정확하며 적정한 참을성있는 노력을 기울인다. 목표가 정해지면 그 결과를 문의하라. 개인의 능력을 파악하고 적절하게 칭찬과 격려를 하라. 운동을 고수하기 위해서는 환자가 목표 설정 과정에 참여하여, 가능한 것에서 어떤 것이든 선택을 하도록 하는 것이다. 예를 들면 환자가 아침에 혹은 저녁에 운동을 할지 5번 또는 6번 7번 할지 결정할 수 있도록 하는 것이다. 집단이 대상이 될 때에는, 전원이 참여할 수 있도록 어떤 운동은 보다 더 뻣뻣한 환자를 위해 변형되어야 할 필요도 있다. 여러 가지 도구(예: 운동용 공 및 막대기)를 사용함으로써 환자들이 운동에 더욱 흥미를 가지게 만들 수 있으며 새로운 형태의 운동을 창조해 내는 데에는 제한 둘 필요가 없다. 병원에서 운동을 하는 경우에는 체조와 수치료 두 가지가 혼합되어 사용된다.

물리치료사는 다음을 고려하여야 한다.

- 이 운동은 무엇을 달성하려고 하는가
- 이 운동을 어떻게 더 힘들게 만들까
- 더 뻣뻣한 환자를 위해 이 운동을 어떻게 변형할 수 있을까
- 어떻게 속임 동작을 피할 수 있을까.
- 좀 더 구체적인 동작을 달성하기 위해 어디에 집중하여야 하는가
- 환자가 자신만만하며 안전한가

파트너가 같이하는 운동이, 두 사람이 동시에 운동을 한다면, 재미있고 효과적일 수 있다. 이러한 운동은 가정에서 가족과 같이 할 수 있다; 가족구성원을 위한 트레이닝은 중요하다.

규칙적인 운동 단계에 관계하고 있다면, 중요한 가동성, 강화 또는 스트레칭 운동이 생략되지 않도록 운동되는 근육 집단을 기록한다. 어떤 개인이 잘 못하는 부분이 있으면 그것 또한 기록한다. 표 21.3이 전형적인 기록을 제시해 주고 있다.

강직성 척추염에서의 자기 도움과 물리치료사의 역할

가정 프로그램

강직성 척추염은 환자가 자기 스스로 헤쳐 나아가야 할 만성적이며 장애의 가능성이 있는 상태이다. 보건당국의 자원은 제한이 되어 있으며 인간은 질병과 장애가 인간을 지배하도록 내버려두지 않고 자기 자신을 인생을 꾸려 나아가기를 원한다. 따라서 대부분의 강직성 척추염 질병 관리는 환자에 의해 통제되고 가정 및 소규모 스포츠클럽 등에서 수행된다.

운동 및 자세 인지에 관한 가정 프로그램은 환자의 필요와 능력에 따라 구체적으로 결정되어야 하며 가

정환경에 맞아야 한다. 물리치료사와 환자는 피로와 개인적 상황을 고려하여 현실적인 목표를 정해야한다. 새로운 운동이 추가 될 수 있는 기초적인 운동일지를 개발한다. 운동 DVD나 운동책자와 카세트 테잎과 같은 기억 보조수단을 NASS에서 구할 수 있다. 적당하다면, 가족구성원이 운동교과에 참여함으로써 그 운동에 친숙해 질 수도 있다. 운동하기 쉽게, 환자의 운동하는 시간을 하루 중 가장 편리한 시간에 배정하여야 한다. 일상생활 동작에 운동이 포함되도록 할 수 있는데 예를 들어 찬장이나 높은 옷걸이에 팔을 뻗게 한다든가 의자 뒤에 쓰레기통을 놓아 고정된 의자에서 몸을 틀게 하는 것 등이다.

환자는 자기자세를 점검해야 하며 척추와 고관절 굴곡근을 규칙적으로 신장해야 한다. 이는 침대에 머리아래에 가능한 베개를 낮게 하고 똑바로 누워서 침대가장자리에서 무릎을 구부려 발이 바닥 쪽에 떨어지게 하는 것이다.

교육

물리치료사는 질병, 피로, 통증완화, 신발, 추천 스포츠, 의자, 침대, 수면, 운전, 인간공학 등에 대하여 조언을 해주어야 한다. 문헌과 기억 도움 장치가 가능한 장소이면 어디서든지 환자에게 제공되어야 한다. NASS에 신청하면 많은 안내서를 무료로 받을 수 있다. NASS 회원이 되면 직접적인 의사소통과 1년 2회 발행 뉴스레터를 통하여 추가적인 지원과 조언을 얻을 수 있다. 환자에게 지역 NASS 그룹회원이 되거나 정규적인 주간 병원 세션 또는 전문가센터에서 열리는 집중교육프로그램에 참여하여 정규적인 운동 세션에 참여하도록 독려하라.

Key Point

수치료는 비싼 치료 방법이므로 풀에서 소요되는 시간과 적합한 물의 양은 고안되어 운동을 해야 한다.

사회심리적 영향

다른 만성질병환자처럼 어떤 무엇일가를 시작하게 돼서 그들 스스로에 의한 회복을 받아들이기 정에 몇 단계를 거치게 될지도 모른다. 감정적으로 슬픔, 공포, 거부, 노여움과 좌절을 느끼게 된다. 일, 그들이 즐겨했던 취미나 사회활동을 포기하게 되면 사별과 유사한 감정을 갖게 될 수도 있다. 진단을 받은 후에는 자신의 일생을 스스로 조절하지 못하고 어떤 사람에 의해 운명이 변화되는 느낌을 가질 수도 있다. 이러한 소모되는 감정에 대항한다 하더라도 환자들은 언제든지 다시 이러한 감정에 괴로워 할 수 있다.

운동하는데 방해되는 것

Barlow(1998)은 강직성 척추염환자 그룹을 3가지 포커스로 구성하여 주된 방해가 되는 것은 통증, 피로, 따분함, 시간압박, '안전한' 운동에 대한 교육결핍, 가족이나 친구들의 지지결여, 장소/도구 부족과 구성된 그룹에서 오점을 남겼던 경험이라고 을 밝혔다. 해결책은 다양한 운동방법, 다른 유사한 그룹에서의 운동, 가족과 친구들의 격려, 시간관리, 통증관리, 각각 개인적으로 안전하게 할 수 있는 운동에 대한 신뢰를 증진시키고 일상생활의 특색에 따른 운동을 설정하는 것을 포함하는 그룹을 만드는 것이다. 기타 운동의 방해 요인으로서 지루함, 단기적인 효과가 나타나지 않는 것, 몸에 대한 나쁜 이미지, 지식의 부족, 운동에 대한 혐오와 부정 등을 들 수 있다.

환자를 위한 새로운 운동방법이 통증을 증가시킬 수도 있다고 설명하는 것이 중요할 수 도 있거나 환자들이 그것을 수행하기를 원하지 않을 수도 있다. 반대로 어떤 환자들은 약간의 통증이 운동을 필요로 하게 되는 동기가 될 수도 있다. 운자유시간이 제한되어 있을 때 강직성 척추염으로 진단 받는 경우가 많다. 통증이 심하고 초기단계에서 과도한 움직임으로 악화되었다면 운동할 유인이 없다. 반대로, 통증이 심하지 않은 경우에도 운동을 한 동기가 생기지 않는다. 또한, 육체노동자의 경우 일과가 끝나면 피곤을 느끼고 그들의 일상 동작이 적당한 운동이라고 여긴다.

Santos 등(1998)은 강직성 척추염과 관련하여 적절한 규칙적인 운동을 하는 것이 류머티스 학자의 추적검사와 관련, 운동의 효과에 대한 믿음 및 학력수준과 관련되어 있다고 밝혔다. Santos 등은 낮은 교육을 받은 사람들을 유지하기 위해서는 의사들에 의해 추가적인 지지가 뒤따라야 한다고 하였다. 운동의 구성이 양적인 것보다 가장 중요하다. 전반적으로 강직성 척추염 환자 적극전인 운동으로 약물복용을 줄일 수 있고 통증을 완화 시킨다는 것을 발견했을 때 운동할 가능성이 증가한다.

질병 기간이 강직성 척추염환자의 의욕을 상실시키는 요소는 아니어서, Viitanen 등(1995)은 강직성 척추염 환자에 있어서 그들의 발병기간에 상관없이 집중적인 재활훈련에 의하여 척추기능과 휘트니스의 악화를 일 년 이상 막을 수 있다고 결론을 지었다.

피로

지속적인 피로는 강직성 척추염의 일반적인 징후로 알려져 있으며, 피로가 통증 자체보다 여러 가지 면에서 환자를 더 쇠약하게 만드는 요인이다. 피로는 전반적인 피곤과 탈진이 오래 지속되는데 온통 마음을 다 빼앗게 한다. 이는 축이 되는 통증, 말단관절 통증, 인대건 통증과 뻣뻣함과 함께 BASDAI 포함되어 고려되어야 할 중요한 영역이다.

피로는 통증, 빈혈, 수면교란, 잘못된 자세와 스트레스의 결과이다. 이러한 피로의 관리는 아직도 수수께끼 요소가 많다(Jones, et al., 1996a). 피로는 집중력에 영향을 주며 과민성과 좌절감을 증가시키며 이러한 현상은 인간관계에 영향을 줄 수 있으며 불안과 우울을 야기 시킬 수 있다(Barlow, 1994).

이런 피로 관리는 아직도 수수께끼로 남아있다(Jones, et al., 1996a).

처음으로 운동을 할 때 피로가 더 심해질 수도 있다. 그러나 일반적으로 에어로빅이나 여가활동(예: 수영과 자전거타기)을 증진하게 되면 강직성척추염 환자의 전신건강이 호전되어 프로수준이 낮아지는 것과 관련이 있다고 하였다(Da Costa, et al., 2004).

환자의 웰빙을 포괄적으로 지키기 위해서 가장 중요한 결과로서 정신사회학적 요소를 포함하는 것이다.

국립 강직성 척추염 학회(NASS)

NASS는 1975년 규칙적인 운동 세션을 참여하는 일단의 환자들에 의해 설립되었다. 환자, 환자의 가족 및 건강 전문가가 회원으로 있다. NASS는 질병의 사회적, 의학적 측면의 관리에 있어서 지원, 교육 및 정보를 제공하고 있다. 또한 강직성 척추염 연구에 자금지원도 하고 있다.

현재 NASS는 영국에 110개의 지부가 있다. 대부분의 지부에서는 수치료와 체육활동(GYM work)이 제공되고 있는 병원에서 일주일에 한번 씩 모임을 가진다. 강직성 척추염에 특별한 관심이 있는 물리치료사가 그 세션을 감독한다. 그 지부의 일상적인 운영은 회원들로 구성되는 위원회가 맡고 있다.

계속적인 교육과 운동 외에도 여러 가지 장점들이 많다. 예를 들어 지원, 이해, 격려, 동기부여 및 재미를 제공함으로써 사기를 진작시키고 개개인이 자신의 질병을 스스로 통제하게끔 격려하는 것 등이 있다. 집단으로 하는 것이 병원, 환자와 물리치료사에게 시간과 돈을 절약하는데 효율적이다. NASS의 스스로 돕는 그룹회원들이 운동치료에 보다 잘 적응하고 또한 동료회원들로부터 가치 있는 지원을 받고 있는 것 같다. 이 장 끝 부분에 있는 유용한 주소를 참조하라.

사례 연구

주관적 평가

Mr. L은은 불평하지 않는 22세의 소프트웨어 디자이너로 일하는 대부분의 시간에 책상에 앉아있고, 대개의 저녁 시간에는 소파에 편하게 앉아 지낸다. 그는 아직 부모와 함께 살고 있다. Mr. L은 특별히 직접 운동을 즐겨하지 않지만 TV로 스포츠를 보는 것을 좋아한다. 그는 특별한 취미가 없지만 사람들과 어울려 영화관에 가는 것을 즐긴다.

그는 15살 이후로 간헐적으로 정도가 심하지 않은 한쪽 엉덩이에 통증을 경험하였다. 최근에는 통증이 가운데 흉추와 흉쇄관절 주변에 더 심해졌다. 이러한 것은 그가 통증으로 숨을 쉬는 데에도 제한이 느끼게 하였고, 이러한 통증으로 몸을 돌아눕게 하였다. 그의 등은 아침이 되면 약 1시간 동안 뻣뻣하였으며 낮 시간이 지나면 완화되었다. 그는 오래된 푹신한 매트리스에서 옆으로 웅크리고 잠을 잔다. 또한 그는 오른쪽 발 뒤꿈치아래에 통증이 있어 걸으려 할 때 어려움을 느낀다. 그는 대부분의 시간을 탈진된 상태로 있어 사회활동에도 좋지 않은 영향을 주었다. 최근에 그의 엄마는 그를 일반의에게 데리고 갔는데 가슴의 통증은 심장 문제를 예견할 수도 있다고 하였고 또한 그의 아들이 견잡을 수 없는 우울상태에 대한 염려가 매우 걱정이 되었다. 일반의는 ECG는 정상이라고 하였고 류마토이드 의사에게 의뢰하여 자세한 병력과 천추관절의 x-ray 결과 천추관절에 염증이 있어 강직성 척추염의 진단을 내렸다. 그는 또한 HLA B27이 양성으로 나타났지만 이 질병과 관련된 가족력은 없었다. 그는 바로 최대 복용량의 NSAID와 진통제를 먹기 시작하였다. 그리고 평가와 운동을 위해서 물리치료사에게 의뢰되었다.

10cm VAS를 이용하여 통증 수준을 측정한 결과 10 중에서 5와 4로 보통수준이었다. 인대건 염증으로 인한 통증을 측정하기 위해 인대건부착염 지표는 이 경우에 사용할 수가 없었지만 흉추, 가슴, 발바닥 근막건 염증은 신체 차트에 표시 할 수가 있었고 점수는 가장 심각한 통증은 4와 가장 약한 통증은 1인 중에 2점을 주었다.

그는 강직성척추염 삶의 질 설문지(ASQOL)를 작성한 결과 10점(최대 18점 중)으로, 강직성 척추염으로 인해서 보통정도의 영향을 받는 다는 것을 나타낸다.

객관적 평가

Mr. L 자세는 서기, 걷기, 앉기 모두에서 나쁘다. 그러나 요추굴곡인 4cm(Schober' s)로 저하된 것을 제외하고 목과 요추 측방굴곡과 고관절 외전은 교정이 되어 정상적인 범위 안에 제한이 있었다. MR. L씨의 키는 흉추와 가슴 통증과 관련된 통증으로 가슴둘레와 함께 줄어들게 되었다. 전반적인 BASMI 점수는 경한 범주에 있다. 그러나 BASFI와 BASDAI 점수는 각각 3.8과 4.4로 보통정도로 질병이 상당히 활동적이며 정상적인 일상생활동작을 수행하는데 어려움이 있다는 것을 제시한다.

치료 목적

- 통증, 피로, 우울 상태를 경감
- 자세 증진
- 운동을 하려는 동기 유발
- 신전근육 강화 증진
- 척추관절, 특히 흉추 부분에서의 가동성 증진
- 굴곡근과 종아리 근육의 길이 유지 및 증가
- 심혈관 휘트니스 증진
- 직장 유지

치료

의욕을 갖게 하기 위해 Mr L씨를 병원에 있는 운동과 수치료 코스에 낮 시간에 하는 일주일간 집중적인 치료에 즉각적으로 참여하도록 하였다(아래의 수치료 예를 참조). 이과정은 또한 강직성 척추염의 병리적인 면과 다양하게 관련된 대상자들의 약물복용, 운동의 효과 및 인간공학적인 포함한다.

상세한 평가 후에 그에게 운동과 신장(표 21.4~21.7)에 관한 가정프로그램을 주어 그가 필요로 하는 특정 운동과 정말로 즐기면서 할 수 있는 형태의 운동을 받아들이는 것을 격려하였다. 그는 수영을 선택하였고 그가 살고 있는 지역여가센터에 참여하였다. 6개월이 지난 후에 재평가를 하겠다고 하였지만, 원한다면 더 빨리 할 수도 있다. 또한 그는 저녁에는 NASS 클래스에 참여하여 가능한 빨리 그 과정을 끝내도록 격려하였다. 보조기사에게 의뢰하여 발바닥 건염을 잘 견딜 수 있는 신발을 제작하여 신도록 하였다.

그에게 일하는 동안 움직이도록 하여 같은 자세에서 너무 오래 앉아 있지 않도록 하였다. 지역 장애고용상담가(DEA)와 약속을 하여 그이 작업환경에 대한 전반적인 인간공학적 평가를 하도록 하였다. 그 사이에 그에게 훨씬 지지가 잘될 수 있는 매트리스로 교환을 하도록 하였고, 잠자는 동안 머리에 베는 베개는 최소화하도록 조언하였다. 만일 통증으로 밤에 잠을 깨게 되면, 침대 주변에 진통제를 놓고 그가 필요로 할 때 언제든지 사용할 수 있도록 하였다.

6개월 후에 그는 낮 시간동안에는 NSAID 복용을 중단할 수 있었다. 이는 그에게 운동을 더 열심히 하도록 의욕을 불어넣게 주게 되었고, 수영도 일주일에

3번으로 늘렸으며 직장에서 싸이클링도 시작하였다. 모든 결과측정이 유위하게 호전되었다는 것을 보여주었다.

수치료

어떤 운동프로그램을 하던지 수치료 ㅆ션을 시작하려고 할 때는 준비운동을 하고 끝난 후는 스트레칭과 마무리 운동을 해야만 한다. 최대효과를 얻기 위해서는 다양한 자세와 부유기구를 이용해서 수행해야 한다. 운동은 적어도 5번은 반복해야만 한다.

운동의 예가 별로 없더라도 해야만 한다. 포괄적인 목록의 방법은 없다.

준비운동

적당한 깊이의 물에 서서 목과 어깨를 가능한 한 많이 물아래로 유지하라. 필요하면 무릎과 엉덩이를 굽혀라. 동작이 빨라질수록 더 많은 물결이 일어나고 따라서 저항도 세어진다. 심혈관과 호흡운동을 강화하기 위해 큰소리로 숫자를 세며 행동을 10번 이상 반복하라.

1. 앞, 뒤, 옆의 방향으로 수영장의 가장 자리를 따라 큰 보폭으로 걷는다. 팔의 흔드는 동작과 몸통의 움직임을 크게 한다. 순간적으로 방향을 빨리 바꾼다.
2. 팔을 편 상태에서 물 아래에서 몸 앞쪽으로 손을 서로 꽉 쥔 상태에서 최대한 멀리 팔을 오른쪽 왼쪽으로 흔든다.
3. 오른쪽 무릎을 구부리고 오른쪽 발꿈치의 바깥쪽을 오른손과 같이 아래쪽으로 향하게 하여 닿게 한다. 반대쪽도 똑같이 반복한다.
4. 오른쪽 팔꿈치와 구부린 왼쪽 무릎이 닿도록 하며 한쪽 발로 뛴다. 반대쪽도 똑같이 반복한다.
5. 오른쪽 팔을 앞쪽으로, 왼쪽다리를 뒤쪽으로 뻗치면서 뛴다. 반대쪽도 똑같이 반복한다.

가동성

요추와 흉추의 굴곡과 신전

두 손을 앞으로 곧게 뻗고 팔꿈치를 펴서 난간을 잡는다. 난간을 마주하고서 엉덩이를 가능한 한 뒤로 빼고 두 보폭 뒤에 선다. 발은 약간 벌린다.

1. 고관절을 앞쪽으로 벽을 향해서 내밀고 그 다음에 다시 처음 포지션으로 돌아간다. 팔꿈치와 무릎을 곧바로 편 상태를 유지한다.
2. 위에서와 같은 시작 위치에서 무릎을 편 상태에서 한 쪽 발을 벽을 향하여 앞으로 내민다. 발꿈치를 선두로 해서 무릎을 편 상태로, 발꿈치를 뒤쪽 방향으로 최대한 높게 올린다. 반대쪽도 똑같이 반복한다.

흉추와 경추의 회전

1. 위와 같은 포지션을 취하고 다리를 넓게 벌린다. 왼쪽 팔꿈치를 꾸부려 팔꿈치의 아래 부분이 보이도록 왼쪽으로 돌린다. 반대쪽도 똑같이 반복한다.
2. 벽을 향하여 서고 팔로 난간를 잡는다. 무릎을 90도 각도로 구부리며 몸체, 골반과 허벅지는 벽에 평평하게 붙어있도록 한다. 두 무릎은 붙어 있도록 한다. 손과 전완으로 풀의 난간을 붙들어 어깨를 고정한다. 두 무릎을 가능한 한 오른쪽으로 흔들어 보내어 왼쪽 허벅지의 바깥 부분이 벽 위에 밀착되도록 한다. 반대쪽에 대해서도 되풀이한다.

강화 운동: 난간을 손으로 잡고 바로 누운 상태

확실하게 목을 띄워주는 기구(neck float)를 이용하여 목을 받쳐주도록 하고, 운동을 하는 동안 물속으로 후두부를 밀어준다. 중간 정도 크기의 고리를 엉덩이 둘레에서 단단히 꽉 쥐거나, woggle이나 polystyrene(폴리스티렌), 플로트(부유 기구)를 엉덩이 아래에 두고 그것들을 위로 올린 상태를 유지한다. 난간을 잡아서 몸통을 고정하되 어깨나 목이 무거워질 정도로 세게 하진 않도록 한다.

척추와 고관절신전근/quadriceps

무릎을 편 상태에서 두 발꿈치를 수영장의 바닥 쪽을 향해 내린다(엉덩이와 요추의 신전 운동).

요추 굴곡근

다리를 최대한 각각의 방향으로 흔들어 준다, 이 때 그 쪽으로 허리가 구부러진 모양으로 한다. 무릎은 펴진 상태를 유지하고 골반은 자연스럽게 한다.

흉추 회선근

두 무릎을 90도로 구부리고, 부유 기구를 한 쪽 발의 바닥에 놓고 엉덩이는 자연스럽게 둔다. 무릎을 바로 물의 표면 아래에 두고 발을 물의 표면 쪽을 향하여 각각의 방향으로 흔들어 준다.

고관절 외전근

허리와 목에 플로트를 사용하여 옆으로 눕는다. 양손으로 난간을 잡는다. 다리의 발목주변에는 적은 플로트를 끼우고 풀의 바닥 방향을 향해 다리를 아래로 한다.

강화 운동: 발을 난간 아래에 끼워 놓고 바로 누운 상태

목과 골반 부위를 부유 기구로 띄워서 누운 자세로 뜨도록 한다. 손의 뒷부분이 물 안에 있도록 유지해준다. 그런 다음에 팔을 옆에서 뒤쪽으로 빠르게 가져온다.

어깨 내전근, 외전근, 굴곡근

팔을 몸의 옆쪽에서 머리 위 방향으로 바깥쪽으로 곧게 펴고, 손의 뒷부분이 물 안에 있도록 유지해준다.

흉추와 어깨 신전근

팔을 몸에서 90도 각도로 유지한다. 양손에 막대기를 잡고 손등을 풀의 바닥을 향하여 똑바로 내린다.

강화 운동: 엎드린 자세 복부

복부

뜨는 물건을 발 주변에 놓고 두 손으로 난간을 잡고 쭉 편다. 다리를 뻗어 뒤로 신장시켜, 물위에 떠 있는 플로트위에 발을 가져간다. 플로트를 발로 눌러 복부 근육을 수축하게 한 다음 이완한다.

놀이와 게임

환자를 똑 같은 숫자로 짝을 이루도록 하고 언제나 풀에서는 안전에 주의한다.

1. 각기 경주를 시킨다.
2. 상대편이 서로 마주보고 둘 사이에 있는 링을 마주 잡는다. 어떤 형태의 수영 발차기를 사용하든지 링을 상대편 쪽으로 밀어내는 사람이 이긴다.
3. 경기의 하나로서 링을 머리에서 발 또는 발에서 머리로 통과시킨다.
4. 다리 사이에 woggle을 끼고 자전거 타는 모습으로 경주(race)를 한다.

신장 운동

Key Point

> 몸통과 다리 신장은 따듯한 물에서 수치료 풀에서 하는 것이 특별히 효과적이고 부력으로 인한 플로트의 효과는 견고한 수동 신장을 보장한다. 플로트가 물에 뜰 수 있는 정도는 각 환자에 적합하게 플로트 공기를 빼거나 더함으로서 조절할 수 있다. 수축-이완 방법을 반복하여 사용한다.

무릎 굴곡근

등을 벽에 댄 채로 똑바로 서서 두 팔을 난간에 놓는다. 무릎을 펴고 오른 쪽 발을 배측굴곡하고 뒤꿈치 뒤쪽의 플로트에 놓는다. 오른발을 플로트가 물표면 위를 향하게 최대한 신장한다.

플로트에 놓인 발뒤꿈치를 아래로 짧게 누르고, 이완한 후 물표면 위로 플로트에 발꿈치가 있도록 한다. 다리 쪽으로 손을 뻗으면 더욱 신장이 된다. 다른 쪽을 반복한다.

고관절 내전근

위의 hamstring 운동 자세로 시작한다. 오른쪽 다리를 발가락이 앞으로 향하게 해서 옆으로 든다. 오른쪽 발목에 플로트를 놓고 최대 수동 신장이 되도록 한다. 똑 바로 선 자세로 유지한다.

플로트에 놓인 오른쪽 다리를 짧게 아래로 누르고 이완한 다음 플로트가 다리를 더 외전할 수 있도록 한다.

대퇴 사두근

벽을 향하여 서고 난간을 잡는다. 왼쪽 다리는 곧게 뻗어 벽에 댄다. 오른쪽 무릎을 구부리고 오른쪽 발목을 플로트에 놓고 발이 물위에 올라오게 한다. 오른쪽 허벅지가 벽에 닿은 상태를 유지하여야 한다.

플로트를 발로 아래로 누르고 이완한 다음 발이 더 많이 물위로 올라오게 한다. 오른쪽 무릎은 벽과의 짧게 떨어져 있어야 하지만 앞쪽으로 기울여서는 안 된다.

대흉근과 복부

고관절을 굴곡하고 등을 벽에 대고 기대고 발이 벽에

서 떨어지게 한다. 머리위로 팔을 올려 난간을 잡는다.

등을 활처럼 휘게 흉골을 벽에서 떨어지게 한다. 플로트는 등 쪽 견갑골 위치에 놓는다.

몸통 회전근

벽을 마주 보고 고관절을 90도로 구부리고 오른 팔을 쭉 뻗어서 난간을 잡는다. 왼손으로는 플로트를 잡는다.

몸통과 머리를 비틀어서 오른쪽 팔꿈치 아래로 플로트를 가져간다. 최대 신장을 한 후 플로트를 물에서 짧게 누르고, 이완한 후 플로트가 물 표면위로 올라오도록 한다.

마무리

세션이 끝나고 마무리를 한다. 등을 벽에 대고 서서 목 아래로 물이 닿도록 무릎을 구부린다. 팔을 물 표면의 플로트 위에 올려놓고 어깨를 이완한다. 부드러운 목운동과 호흡운동을 한다. 플로트로 전부 이완하는 것은 매우 즐겁다.

가정 점검

운동에 관해서는, 환자들이 집에서 그들 스스로의 측정을 기록할 수 있다. 이 장에서는 어떻게 이런 것을 할 수 있는지, 예시를 포함한다.

바닥에 손가락끝이 향함

바닥을 향해 손가락 끝을 대려고 하면 요추와 고관절 굴곡 및 슬굴곡근 길이를 측정하는 것이다. 발 앞에 긴 자를 수직으로 세워서 잡고 있으면 무릎이 뻗은 상태로 유지하면서 허리를 앞으로 구부려서 손가락이 자 아래 부분에 닿도록 한다. 이때 바닥에서 손가락 끝까지의 거리를 잰다.

자세 점검

벽에 등을 기대고 똑바로 서고 턱을 당기고 뒤통수와 벽 사이에 책(최소한의 두께)을 놓아 유지하도록 한다. 매번 같은 두께의 책을 놓아야 한다. 이 자세에서 환자의 키를 측정하기도 한다.

흉추와 목 회전

환자는 위자뒤쪽으로 엉덩이를 바싹 붙이고 앉아 이 자세를 유지한다. 그리고 몸통과 머리를 가능한 멀리 돌리도록 한다. 눈으로 벽에 가깝게 닿은 코끝의 위치 지점이 어디인가 보고 벽에 그 지점을 표시한다.

요추 측굴

의자에 등과 엉덩이를 뒤에 바짝 대고 앉아 의자의 뒤쪽 다리로 한 손가락 끝이 가도록 하고 의자 다리 지점에 표시한다. 다른 방향으로 반복한다. 파난 압정을 의자다리에 꽂아 얼마큼 닿는지 표시하도록 한다.

결론

강직성 척추염 환자의 삶의 질은 질병 상태의 이해와 얼마큼의 운동을 해서 그들의 삶의 대비한 준비를 하는데 따라 결정된다. 물리치료사로서 그들의 질병여정의 중대한 역할에 대한 책임을 가볍게 여겨서는 안 된다.

USEFUL LINK

National Ankylosing Spondylitis Society (NASS)
Unit 0.2, One Victoria Villas, Richmond, Surrey TW9 2GW
Tel: 020 8948 9117
E-mail:nass@nass.co.uk
Web:www.nass.co.uk
Arthritis Care
18–20 Stephenson Way, London NW1 2HD
Tel: 080 8800 4050
Web:www.arthritiscare.org.uk
Arthritis Research Campaign (ARC)
Copeman House, St Mary's Court, St Mary's Gate, Chesterfield, Derbyshire S41 7TD
Tel: 0870 850 5000
Web:www.arc.org.uk
Hydrotherapy Association of Chartered Physiotherapists (HACP)
Web:www.csp.org.uk/membergroups/clinicalinterestgroups
Website for Physiotherapists with a special interest in AS
Web:www.astretch.co.uk
National Association for Colitis and Crohn's Disease (NACC)
4 Beaumont House, Sutton Road, St Albans, Herts AL1 5HH
Tel: 0845 1302233
Web:www.nacc.org.uk
Psoriasis Association
Dick Coles house 2, Queensbridge, Northampton, Northants NN4 7BF
Tel: 08456 760076
Web:www.psoriasis-association.org.uk

FURTHER READING

Calin A 1991 Ankylosing spondylitis and other inflammatory disorders of the spine. In: Schlapbach P, Gerber N (eds) Physiotherapy: Controlled Trials and Facts. Karger: Bern

David C, Lloyd J 1999 Rheumatological Physiotherapy. Mosby: London

Haywood K 2000 Health outcomes in ankylosing spondylitis: an evaluation of patient-based and anthropometric measures. DPhil thesis, University of York

NASS (online) A Positive Response to Ankylosing Spondylitis: the Guidebook for Patients. The Bath Indices. Outcome Measures for Use with Ankylosing Spondylitis Patients. Download both from: www.nass.co.uk

Russell A 1998 Ankylosing spondylitis: history. In: Klippel J, Dieppe P (eds) Rheumatology Mosby: London, pp. 1–2 vol. 1, 2nd edn.

참고문헌

Band D, Jones S, Kennedy G et al. 1997 Which patients with ankylosing spondylitis derive most benefit from an inpatient management programme? J Rheumatol 24: 2381–2384

Bandura A. (1977). Self efficacy: Toward a unifying theory of behavioral change. Psychological Review 84: 191–215

Barlow J 1994 Fatigue in ankylosing spondylitis: a personal perspective. NASS Newsletter autumn/winter: 5–8

Barlow JH 1998 Understanding exercise in the context of chronic disease: an exploratory investigation of self-efficacy. Percept Mot Skills 87(2): 439–446

Beaulieu JG 1981 Developing a stretching program. Phys Sports Med 9(11): 59–69

Bellamy N, Kaloni S, Pope J et al. 1998 Quantitative rheumatology: a survey of outcome measurement procedures in routine rheumatology outpatient practice in Canada. J Rheumatol 25(5): 852–858

Bellamy N, Muirden K, Brooks P et al. 1999 A survey of outcome measurement procedures in routine rheumatology outpatient practice in Australia. J Rheumatol 26(7): 1593–1599

Bulstrode SJ, Barefoot J, Harrison R, Clarke A 1987 The role of passive stretching in the treatment of ankylosing spondylitis. Br J Rheumatol 26: 40–42

Calin A 1994 Can we define the outcome of ankylosing spondylitis and the effect of physiotherapy management? J Rheumatol 21(2): 184–185

Calin A, Garrett S, Whitelock H et al. 1994 A new approach to defining functional ability in ankylosing spondylitis: the development of the Bath Ankylosing Spondylitis Functional Index. J Rheumatol 21(12): 2281–2285

Cooper R, Freemont A, Fitzmaurice R et al. 1991 Paraspinal muscle fibrosis: a specific pathological component in ankylosing spondylitis. Ann Rheum Dis 50(11): 755–759

Da Costa D, Dritsa M, Ring A, Fitzcharles M-A 2004 Mental health status and leisure-time physical activity contribute to fatigue intensity in patients with spondyloarthropathy. Arthritis Rheum 51(6): 1004–1008

Davis JC, van der Heijde DM, Dougados M et al. 2005 Baseline factors that influence ASAS 20 response in patients with ankylosing spondylitis treated with etanercept. J Rheumatol 32(9): 1751–1754

Dougados M, Gueguen A, Nakache J et al. 1988 Evaluation of functional index and an articular index in ankylosing spondylitis. Br J Rheumatol 15(2): 302–307

Duran A, Trafimow D 2000 Cognitive organization of favorable and unfavorable beliefs about performing a behavior. J Soc Psychol 140(2): 179–187

Eriendsson J 1998 Car Driving with Ankylosing Spondylitis. Publication available from the National Ankylosing Spondylitis Society

Garrett S, Jenkinson T, Kennedy LG et al. 1994 A new approach to defining disease status in ankylosing spondylitis: the Bath Ankylosing Spondylitis Disease Activity Index. J Rheumatol 21(12): 2286–2291

Health & Safety Executive 1994 A pain in your work place? Ergonomic problems and solutions. HSE: London

Heuft-Dorenbosch L, Spoorenberg A, van Tubergen A et al. 2003 Assessment of enthesitis in ankylosing spondylitis. Ann rheum Dis 62(2): 127–132

Hidding A, van der Linden S, Boers M et al. 1993 Is group physical therapy superior to individualised therapy in ankylosing spondylitis? A randomised controlled trial. Arthr Care Res 6(3): 117–125

Jenkinson T, Mallorie H et al. 1994 Defining spinal mobility in ankylosing spondylitis: the Bath Metrology Index. J Rheumatol 21(9): 1694–1698

Jones SD, Koh WH, Steiner A et al. 1996a Fatigue in ankylosing spondylitis: its prevalence and relationship to disease activity, sleep, and other factors. J Rheumatol 23(3): 487–490

Jones SD, Steiner A, Garrett SL, Calin A 1996b The Bath Ankylosing Spondylitis Patient Global Score (BAS-G). Br J Rheumatol 35(1): 66–71

Lubrano E, Helliwell P 1999 Deterioration in anthropometric measures over six years in patients with ankylosing spondylitis. Physiotherapy 85(3): 138–143

Macrae I, Wright V 1969 Measurement of back movement. Ann Rheum Dis 28: 584–589

O'Driscoll S, Jayson M, Baddeley H 1978 Neck movements in ankylosing spondylitis and their response to physiotherapy. Ann Rheum Dis 37: 64–66

Pile K, Laurent M, Salmond C et al. 1991 Clinical assessment of ankylosing spondylitis: a study of observer variation in spinal measurements. Br J Rheumatol 30(1): 29–34

Reynolds S, Doward L, Spoorenberg A et al. 1999 The development of the Ankylosing Spondylitis Quality of Life questionnaire. Qual Life Res 8(7): 651

Santos H, Brophy S, Calin A 1998 Exercise in ankylosing spondylitis: how much is optimum? J Rheumatol 25(11): 2156–2160

Tinsley M 1997 Rheumatic diseases. In: Campion MR (ed.) Hydrotherapy. Butterworth–Heinemann: Oxford, pp. 255–268

Tomlinson M, Barefoot J, Dixon A 1986 Intensive inpatient physiotherapy courses improve movement and posture in ankylosing spondylitis. Physiotherapy 72(5): 238–240

van der Heijde D, van der Linden S, Bellamy N et al. 1999 Which domains should be included in a core set for endpoints in ankylosing spondylitis? Introduction to the ankylosing spondylitis module of OMERACT IV. JRheumatol 26(4): 945–947

Viitanen JV, Lehtinen K, Suni J, Kautiainen H 1995 Fifteen months' follow-up of intensive inpatient physiotherapy and exercise in ankylosing spondylitis. Clin Rheumatol 14(4): 413–419

Zigmond A, Snaith R 1983 The hospital anxiety and depression scale. Acta Psych Scand 67: 361–370

연구과정

CHAPTER 22

The research process

이동엽

CHAPTER CONTENTS

개요

"연구"란 말은 어떤 학생들에게는 공포와 두려움을 일으키게 한다. 우리는 매일 연구를 하고 있기 때문에 그렇게 두려워할 필요가 없다. 여러분이 수업을 위하여 어떤 책을 살 것인가를 결정하는 것도 아마 연구를 하는 것이 될 것이다. 여러분은 마음속에 의문을 가지게 된다: '어떤 책이 나의 공부를 도와주는데 가장 적당할까?' 인터넷에서 검색하거나 교수에게 의논하거나 혹은 도서관에서 찾아보고 결론을 내리게 될 것이다.

물리치료학과 학생들은 학부과정에서 졸업을 앞두고 연구 프로젝트나 연구논문을 제출하여 심사를 받는다. 이 장에서는 연구과정을 논의하고 어떤 부분에서는 연구과정의 한 부분을 수행하고 있기에 혼돈이나 어려움이 있을 수도 있다.

연구과정은 연속적인 단계로 특정한 현상에 대하여 알려져 있는 무엇의 총계를 증가시키도록 설계된다 (Hockey, 1996). 학술 잡지를 통한 심층적 조사는 연구에 있어서 서로 다른 접근들의 증거가 될 것이다. 모든 연구는 연구과정의 적용에 있어서 단계가 있고 병원에서 임상전문가에 의해 수행되거나 실험실에서 과학자에 의해 수행되는 것이 모두 포함된다. 이 장의 목표는 학부과정에서 졸업 논문을 쓰기 위한 연구 프로젝트의 수행에 초점을 맞추고 체계적인 과정을 독자들에게 소개하는 것이다.

이 장은 연구 설문의 개발에 초점을 맞추고 시작하여 질문을 하고, 연구 방법론적 접근을 하며, 자료 수집을 위한 특수한 방법의 사용 사이에 관계를 탐구하는 것으로 시작한다. 프로젝트 계획에서 어떻게 모든 단계를 문제화하는가는 연구제안서 항목 안에 넣게 된다.

학생 노트

이 장에서는 데이터 수집과 분석의 특별한 방법에 대해 상세한 정보를 제공하지는 못한다. 하지만, 졸업연구계획에서 사용되는 주요 방법들의 일부는 소개하고 있다. 이 장 끝부분에 독자들에게 도움이 될 수 있도록 더 자세한 정보 목록들이 제시되어있다.

학생들은 자신의 학위논문을 위하여 "연구에 대한" 의미와 양적 또는 질적인 방법의 본질에 대하여 선입견을 가지고 있을 것이다. 이러한 많은 선입견들로 인하여 자료가 숫자(양적)에 의해 표현되어지고 그리고 말로(질적)표현되는 자료 사이에서 인식도고 있으며, 대학 환경에서 학문적으로 연구를 개념화하는 것이 중심이 될지도 모른다. 연구자 자신의 일에 적용되기를 바라는 것에 관하여 견해를 가지고 있어야 하고 다른 것보다는 "좋은" 방법론적 접근을 찾아야한다.

이 장에서의 학위논문에 대한 접근은 연구설문(문제 제기), 방법론적 접근, 방법적 활용 사이의 관계를 이해하는 것이 중요하다고 주장하며 이 이상의 접근법을 넘어 우월성을 인식하는 것이 편협한 것은 아니다. 임상기술과 같은 연구기술은 시간을 통하여 학습하고 발전해 간다. 학부수준의 학습초점은 서로 다른 접근의 강점과 약점을 이해하는 것이며, 이와 같이 서로 다른 방법은 또 다른 자료를 만들어 내는 토대가 된다. 질적이냐 양적이냐 하는 문제보다 실제적인 문제는 "어떻게 내가 연구 설문에 가장 적당한 답을 할 수 있는가?" 이다.

학부 과정에서의 학위논문은 연구과정과 주된 이론 그리고 방법론적 문제를 이해하는 기회가 되고, 적은 자료수집으로 하나 또는 두개의 방법을 사용한 연구를 경험하게 한다. 연구기술이 임상 환경을 개선하고 기초를 닦는 기반이 된다.

Key Point

연구는 단지 대학교에서 대학생들을 위한 것만이 아니다. 연구는 치료를 알리기 위해 임상적 평가의 근거에 관련하거나, 물리치료 근거 기초에 공헌하기 위한 한 연구업적의 행위로서 임상적 치료에 대한 중심 구성요소로서 보여져야만 한다. Health 전략 분야 Best Research for Best Health (DoH, 2006) 윤곽은 NHS에서 번영하고 있는 연구 문화의 발달을 다루고 있다.

연구 설문의 개발

시작 단계

학생들에게 첫 번째 직면하는 중요한 문제는 그들의 연구를 전개시키기를 바라는 부분(분야)에 대한 결정이다. 이 결정은 마지막 순간의 두려움보다는 세심한 고려의 결과여야 한다. 대부분의 새로운 연구자들을 위한 연구분야의 결정과 연구설문의 개발은 몇 주간 심혈을 기울인 과정의 결과이다. 여러분의 연구 설문을 결정하기를 기대하는 지도교수와 회의를 하기 하루 이틀 전에 이 결정을 그만두는 것은 그리 현명하지 못한 선택이다.

선택된 부분은 충분한 시간과 지식 그리고 에너지가 요구되는 생활에서의 한 부분처럼 개인적인 자극과 희망적인 흥분이 있어야 한다. 연구과정은 평탄한 것은 드물고 주제의 선택은 여러분의 일이 잘 안풀리거나 열의가 줄어들었을 때 오랜시간동안 지지해주기 위하여 흥미와 중요성이 필요하다. 연구분야를 선택할 때 많은 요인이 영향을 미치게 된다(그림 22.1).

Key Point

Proposal 안에 있는 많은 일을 맡기 전에 각자의 지도교수와 함께 중점적인 연구의 영역들을 논의하는 것이 중요하다. 적절한 분야가 선택되었는지 그리고 가능한 시간과 자원을 가지고 완성될 수 있는지, 시행될 수 있는 계획인지를 확신해야 한다.

연구제목이 결정되면 다음 단계는 특수한 연구설문을 하는 것이다. 많은 학생들이 연구에 대하여 질문을 할 때 연구설문 그 자체보다도 연구분야에 대한 기술에서 답을 찾으려고 한다. 연구분야에서 연구 설문으로의 이동은 지금 여러분의 연구에서 찾고자 시도하는 무엇에 대하여 특별히 대답할 수 있도록 여러분의 생각에 보다 초점을 맞추어야 한다.

연구설문을 정하기 위해서는 선택된 주제와 관련이 있는 다양한 연구논문을 고찰하는 것이 도움이 된

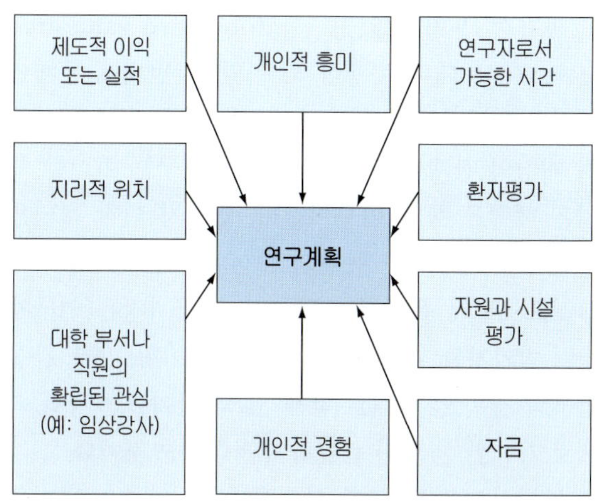

그림 22.1 연구의 영역 선택에 영향을 주는 요소들

다. 최근 발행된 논문에서 주된 연구 설문을 찾고 다른 이론과 적용, 주된 논쟁꺼리와 해당 부분을 발췌하는 것이 다반사다. 연구자 자신이 이런 유사한 방법으로 주된 논문을 찾고 참고문헌으로 사용하거나 일치시키며, 최종적으로 주된 연구방법을 선택하거나 다른 방법을 사용한다. 참고문헌을 찾는 이러한 방법은 별쇄본 논문이나 도서관 또는 핵심 교과서에서 찾을 수 있다.

연구분야의 관련 논문을 읽는 동안 연구 설문의 잠재적인 목록을 그리는데 도움이 될 것이다. 이 단계에서 너무 특수한 질문을 만들기 위하여 걱정할 필요 없이 생각하는 의문을 기록해나간다. 선택한 분야의 폭넓은 이해가 되면 연구자가 기록한 질문 목록에 의해 정확한 질문을 개발해 나간다. 가끔 연구자가 하는 일의 목표에 대하여 다른 학생들의 설명이나 생각이 도움이 될 수도 있다. 가능한 질문이 완성된 후에는 두 개 내지 세 개 정도의 잠재적 연구설문을 만들 수 있어야 한다. 이것으로 지도교수와 의논하여 하나의 연구설문을 만들고 조사연구에 초점을 맞출 수 있다.

무엇이 좋은 연구설문을 만드는가?

연구설문의 개발은 연구자가 알고자 하는 특수한 문제에 대해 보다 더 가까이 초점을 맞추어가는 것이다. 이것은 연구자가 무엇을 측정하고 이해하려고 하는가에 대한 연구자 자신의 생각을 분명히 하는 것을 의미한다. 대부분의 새로운 연구자는 이 과정에 대한 지침과 도움이 필요한데 어떤 질문은 연구에 필요하지 않은 것도 있다. 이 것은 대게 질문이 보통 철학적이거나 윤리적인 질문과 관련이 있기 때문에 이것이 토의를 연장할 수는 있으나 정답은 없기 때문이다. 그러므로 좋은 연구 설문은 첫째 분명하고 새롭고 대답할 수 있는 것이어야 한다. 이것은 연구 분야를 충분히 이해하고 연구자의 프로젝트에 대해 분명하게 초점을 맞추어 주의 깊게 생각을 하여야 개발할 수 있다.

복합적인 질문에 답하고 싶은 유혹을 받을 때는 학부 수준에서는 단순한 질문에 대하여 보다 분명하게 해야 성취될 수 있다.

질문에 초점을 맞추는 것뿐만 아니라 프로젝트를 완전하게 하는데 필요한 충분한 시간과 자원의 종류에 대하여 생각하는 것 또한 중요하다. 예를 들어 특별한 중재에 대한 영향을 알아보고자 했지만 임상분야나 참여자가 없다면 연구자가 아무리 좋은 질문을 개발했을 지라도 연구를 수행할 수 없을 것이다. 많은 시간을 들여 프로젝트를 수행하는 것은 연구자가 전에 연구 경험이 없다면 어렵다. 그러나 지도교수가 사용가능한 자원과 프로젝트 수행 가능성을 지도해 준다면 학과 안에서도 가능할 것이다.

방법론적 접근

많은 학생들은 연구를 할 때 가장 먼저 연구방법을 배우고 자료 수집을 시작하기를 원한다. 연구방법 교재의 목차에, 관심을 가지게 되는 것은 진리의 자연성과 지식을 획득하는 다른 방법에 대하여 복잡한 철학적 토론을 할 수 있게 첫 번째 몇 장에 삽입한 것이다. 아무튼 학부수준에서 너무 복잡하고 어려운 방법이나 철학적인 논의 보다는 이러한 문제들을 시범을 보이는 것을 이해하고 연구에 어떤 영향을 가지는 지를 설명할 수 있게 하는 것이 중요하다. 그러므로 다른 방법론적 접근법을 이해하고 연구에서 의사결정을 위한 이론을 설명하는 순서에 대한 방법론적 접근과 방법 그리고 연구질문사이에 서로 관련시키는 것이 중요하다.

방법론은 그 지침을 통해 자신의 연구를 확립하여 접근해 가고 철학적 방향을 기술하고 사용하며, 이를 이해하는데 어려운 개념일 수 있다. 방법론적 접근은 진리의 자연성과 지식의 방법, 과거와 현재에 연구자가 실증주의자인가 혹은 자연주의자인가를 기술하는데 대하여 사람들의 신뢰를 얻을 수 있다. 어떤 연구자는 항상 실증주의자 또는 자연주의자 영역에서 일을 하며, 다른 사람들은 그들의 접근을 통해 특별한 질문을 다루는데 의존한다.

실증주의 영역

실증주의영역(the positivist paradigm)은 철학적 가설의 종류를 반영함으로 가장 잘 이해할 수 있는데 과학이나 실험으로 뒷받침한다. 이런 종류의 연구는 독립적인 관찰자에 의해서 현상의 측정이나 정량화를 반복하여 지식을 획득하여 믿게 하는 것이다. 이 영역에서는 연구 설문은 보통 가설로 설정한다. 이것은 하나의 사실에 초점을 두고 일반화하고 그 구성 성분 속으로 현상을 깨트림으로 성취되는 것이며 서로 각각에 대한 관계와 그것을 이해하는 것이다. 이런 이유로 가끔 연구에서 환원주의(reductionist)라고 기술한다. 이 연구의 중심은 객관성과 대조(control)를 개념화하고 연구자가 연구과정으로 분리하여 보고 그에 대한 영향을 가능한 제거하도록 하는 것이다.

자연주의적 영역

연구에 있어서 이 영역의 접근은 인간의 경험에 대한 신뢰에 기초를 두고 개개인에 의해 해석함으로 영향을 주고, 이전의 경험과 개인적 신뢰 같은 것에 의해 영향을 받는다. 이 연구의 초점은 인간과 밀착된 경험과 어떻게 그들이 세계 및 사회적 감각을 만드는가 하는 의미를 이해하고 기술하는 것이다.

Key Point

인간 경험이 해석되는 방법은 중요하기 때문에 사실적 연구(다수의 현실성 또는 진실성을 지니고 있는)안에서 가능한 것이어야 한다. 전체 인구에게 일반화 될 수 있는 하나의 신념에 대한 개념이 적절하지 않은지 확인할 수 있어야 한다.

객관적 가치가 없는 연구(objective value-free research)에 대해 논쟁이 되고 있다. 반대로 통제된 환경의 연구자들에 의해 수행되는 연구에 넓은 사회적 배경의 관계를 강조하고 있다. 연구는 이러한 폭넓은 배경을 통해 이루어진다. 연구자 밀착 개념은 도전이다. 연구자는 논란의 중심에서 관찰해야 하고 그것으로부터 목메이지 않는다. 연구과정은 연구자들이 참가자들의 환경에 참여하는 것이며, 가끔, 관찰연구의 경우 말 그대로 참가자들의 살아있는 경험 속으로 가능한 한 많이 관찰하여 획득하는 것이다.

논리적으로 봤을 때 실증주의와 사실주의 방법론의 서로 다른 초점은 다른 방법에서 발생된 자료를 각 영역에서 다르게 해석한다는 것이다. 방법(method)이라는 용어는 자료 생산과 절차, 자료 "원천(source)의 선택과 표본추출(sampling)에 관한 것이다(Mason, 2002).

혼합된 방식의 접근법

최근에 건강 연구에서 혼합된 방식의 접근법 사용이 증가되고 있다. 이 접근법을 사용하면서, 연구는 단면연구의 질적이고 양적인 접근법에서 얻어진 데이터를 수집하고 분석하도록 설계된다(Creswell and Plano Clarke, 2007). 혼합 방식의 세 가지 접근법이 제시되어 있다.

- 자료를 모으고 각각의 접근법의 결과들을 나란히 비교하는 것이다.
- 자료를 연결하고 한 가지 자료는 다른 자료를 기반으로 한다.
- 자료를 포함하고 한 가지 자료는 다른 자료를 위한 지원역할로 사용 된다(Creswell and Plano Clarke, 2007).

학생 노트

다음 절에서는 졸업논문에서 자주 사용되는 데이터 수집의 요령에 대해서 소개한다. 본 장의 마지막에 제시되는 참고들에서 또 다른 방법들이 나오고 이에 대한 더 상세한 정보가 들어있다.

양적연구

가설 검정

이것은 실험적 설계에서 연구설문을 위하여 사용되는 것으로 가설(hypothesis)이라는 용어로 표현한다. 가설이라는 말은 "연구설문에 대한 예측하는 답"(Punch, 2005)으로 검사에 대한 요인(또는 중재)의 예견된 효과를 정의한 것이다. 가설이란 말의 사용은 "영향"(양측검정, two-tailed hypothesis)과 같은 의미로 사용하고 또는 "증가했다", "감소했다"와 같이 말의 효과를 직접 나타내기도 한다(일측검사, one-tailed hypothesis).

가설을 표현하는 대안으로 귀무가설(null hypothesis)을 사용한다. 이것은 중요한 철학적 전제를 나타내는 것으로 생물학적 요인이나 임상적 중재가 주어진 실험에서 유의한 효과를 가진다는 절대적 증거를 획득할 가능성이 없다는 것이다. 귀무가설의 구체적인 개념은 바로말해서 실험의 결과를 해석할 때 중재가 연구결과에 효과가 없다는 것이다.

예를 들면, 이러한 의미는 만일 특별한 중재의 효과를 임상에서 검사하였다면 귀무가설은 검사군과 대조군간에 차이가 없다는 것이다. 자료의 분석은 이와 같이 계산하면 가능하고 그러므로 이와 같은 귀무가설의 확실성의 수준을 표현하는 것은 거절(reject)하는 것이다.

Key Point

귀무가설로서 대부분의 가설이 설정되는 임상 연구와 데이터 분석을 위해 사용되는 통계학적 방법들은 귀무가설을 시험하는 것으로 설계되어진다.

임상시험

다른 실험 설계가 있다면 이 단락의 초점은 두 집단이 포함된 연구의 기본적인 실험 설계로, 그 중 하나(실험군)는 중재를 하여 연구하는 집단이고 다른 하나(대조군)는 중재를 받지 않는 것이다. 실험은 중재를 하기 전에(사전검사) 자료를 수집하여 집단간에 비교를 하는데 기초를 두고, 이것이 기준선 자료가 되며 그리고 중재 후 검사(사후검사)를 하여, 이것이 집단간에 차이가 있어야 한다. 중재의 효과는 사전, 사후 검사의 자료와 두 집단간의 자료를 비교하여 결정한다는 것이다.

임상실험의 두 가지 중심은 무작위화와 통제(control)이다.

무작위화

무작위화는 참여자들을 유사한 가능성이 있는 집단인 실험군과 대조군으로 할당하는 것이다. 이것은 중재보다는 나이, 질병, 기간, 사회경제 상태와 같은 다른 변수에 의해 변할 수 있기 때문에 확실히 해야 할 필요가 있다.

무작위화는 여러 방법이 있는데 건강 연구에 사용되는 일반적인 두가지 방법은 컴퓨터 산출 숫자와 층화(stratification)를 사용하는 것이다.

- 컴퓨터 산출 숫자는 무작위로 참여자들을 실험군과 대조군으로 나누는 것이다. 예를 들면, 홀수를 실험군에 배치하면 남는 숫자는 대조군으로 하는 것이다.
- 층화는 참여자를 성과 같은 기준선에 따라 집단을 나누고 그리고 각 집단에 할당하는 것이다. 집단 층화는 실험군과 대조군에 남여의 성비를 같게 하는 것으로 대단히 중요하다. 이 방법은 변수에 대한 상관관계의 균형을 같게 하는데 중요하며 성이나 질병 기간, 아이와 같은 결과에 의해 잠재적인 영향을 확실히 하는데 필요하다. 이러한 균형은 컴퓨터 산출 숫자로는 할 수 없다.

통제

통제의 개념은 여러 개가 있다. 이미 기술한대로 참여자 중 중재를 받지 않는 집단에 대해 언급할 수 있다. 그러나 다른 요인은 변수의 혼란으로 결과의 혼동을 가져오게 되는 것이다. 그 예는 다음과 같다.

- **치료사와 관련된 변수.** 사용된 결과 측정이 관절가동범위의 평가이고 여러 치료사들이 측정을 한 경우, 치료사들이 가동범위를 평가하며 사용하는 다양한 방식으로부터 얻어지는 측정결과에는 차이(변화성)가 있을 수 있다. 그러므로 모든 치료사들은 측정을 하기위해 같은 접근법을 사용하거나 혹은 같은 사람이 모든 치수를 측정해야함은 매우 중요한 일이다.
- **치료 방법과 관련된 변수.** 만약 연구질문이 치료의 영향에 중점을 두고 있고, 몇몇 다른 종류의 장비들에 대해 치수를 측정하는데 사용한다면, 각각의 장비 사용으로부터 얻어지는 치수에는 차이(변화성)가 있을 수 있다. 그러므로 모든 장비가 같은 정밀도로 측정을 하고 연구에 참여하는 모든 부서는 같은 장비를 사용하는 것이 매우 중요하다.

- **환경과 관련된 변수.** 연구에 모집된 사람들이 각각 다른 병원에서 온 경우, 한 병원은 사회적으로 빈곤한 지역에 있을 수 있고, 서로 다른 문화집단에서 온 사람들의 비율이 높을 수 있고 또는 GPs가 환자를 병원에 보내는데 다른 접근법을 가질 수도 있다. 그러므로 사람들이 실험군과 대조군으로 나눠질 때 고려되어져야 하는 것은 중요하다.

이러한 많은 혼란을 주는 변수를 만드는 것은 대부분의 임상 상황에서 조절하기가 어렵다. 아무튼 연구자는 이러한 변수를 최대한 통제하여 그에 대한 효과를 최대로 줄이는 것이다.

측정과 자료분석

실험의 목표는 중재의 효과를 알아내는 것이며 효과를 측정하는 방법이 요구된다. 효과 측정을 위한 방법은 측정 변수에 의해 영향을 미치며 거기에는 관절 가동범위 평가, 심혈관박출량과 호흡 같은 생리학적 측정, 통증과 피로 같은 증상의 표준화된 측정평가, 분노와 우울 같은 심리적 요인이 포함된다.

한번 실험이 진행되면 자료가 수집되고 통계학적 검사가 기술(기록)을 하기 위하여 수행되고 결과를 요약하는데 거기에 영향을 미치며 이러한 결과는 표본으로 전체 인구에 일반화 할 수 있는 신뢰도에도 영향을 준다.

새로운 설문지(questionnaires)를 만들기 전에 현존하는 설문지를 자세히 분석해야 한다. 신뢰할 만하고 타당성 있는 설문지를 만들기 위해서는 막대한 시간을 투자해야 하고 연구를 위하여 연구자가 임의로 만든 설문지보다는 통계학적으로 분석하여 신뢰도와 타당도가 높은 설문지를 만드는 것이 합당하다.

설문지를 선택할 때는 신뢰도(reliability)와 타당도(validity)의 개념을 이해하는 것이 중요하다.

- 신뢰도 측정 중 하나는 일치하는 것이다. 같은 조건에서 같은 사람들의 집단일 때 같은 점수가 나오게 된다. 만약 다른 점수가 나왔다면 이것은 신뢰성이 없는 것이다.
- 타당도 측정은 측정에 대하여 가정할 수 있는 측정 중 하나이다.
- 민감한 측정은 변화가 일어나거나 변할 때, 그 변화를 감지하는 능력을 가지고 있다.

신중(caution)이란 말은 논문집에서 설문지 발간의 신뢰도와 타당도에 관해서 필요하다. 연구논문에서 모든 설문지가 신뢰도나 타당도 검사를 하지는 않는다. 어떤 설문조사는 설문지에 대한 검사를 하지 않고 개발될 수 있다. 누군가가 이것을 이용하여 결과를 출판했다고 해서 신뢰성과 타당성이 없다는 의미는 아니다. 측정사용을 선택하는 것은 측정 개발 기술이 확인된 논문이어야 신뢰도와 타당성이 있다.

현존하는 측정을 사용하지 않더라도 자주 이런 이유로 적절성에 대한 모든 문제를 표시하지는 않고 있다. 아무튼 표준화된 설문지의 처음이나 끝에 부수적인 질문이 허용된다. 이것은 매우 중요하다. 그래서 연구자가 말이나 순서, 또는 현재의 설문지에 대한 포맷이나 생략한 설문지가 변하지 않았다면 - 만약 질문지의 신뢰도나 타당도 수립에는 변화가 없을 것이다. 이것 또한 어떠한 질문이라도 첨가하는 것은 분리하여 분석하는 것이 필요하다는 것이 사실이다.

조사

몇몇 연구에서 당신이 조사를 맡을 때 당신은 설문지를 발전시킬 필요가 있을 것이다. 조사는 흥미로운 집단 내에서의 특정한 현상을 설명하거나 변수 사이의 관련성을 조사하는데 사용될 수 있다(Bowling, 2002). 정보는 집단의 표본으로부터 수집된다: 예를 들면, 임상실습의 특정한 분야에서 특정한 치료방식을 사용하는 물리치료사의 표본. 자료수집의 일반적인 방법은 직접 마주하는 면담이나 전화면담 혹은 참가자들에게 부여되는 자가진단 설문지가 있다. 설명적인 조사는 보통 한 번에 한 가지 관점에서의 자료수집을 포함하므로 사실상 '단면'이 된다. 분석적인 조사는 한 번에 한 가지 이상의 관점에서 사건을 분석하고 원인과 효과의 방향을 탐구하는데 사용 된다(Bowling, 2002). 그러므로 그러한 조사는 '추적(longitudinal)'으로 표현된다. 대부분의 추적 조사는 예상할 수 있는데, 그것은 예를 들어 사람들이 질병의 예상기간을 예측할 때 진단 후 6개월, 1년, 2년이 되어야 조사가 완성되고 자료가 완성된다.

Key Point

> **졸업 논문을 위한 계획과 기술에서 가장 좋은 조사방법은 시간과 자원이 좌우한다.**

질문

간결하고 명백한 말을 사용하고 기술적인 말과 속어의 사용을 피한다. 모든 질문은 연구 설문에 초점을 맞춘 질문으로 확실하게 목표를 둔다. 설문지에는 개방형과 폐쇄형의 두 종류의 질문형태가 있다.

1. 개방형 질문(open questions)은 그나 그녀 자신의 답에 가능한 반응하여 제공된다. 이것은 현상을 사정하는데 개인의 경험을 찾는 장점이 있고, 인간의 완벽한 설문지를 위해서는 더 많은 요구가 필요하다. 이것은 마음에 가지고 있는 것을 특히 우편설문조사를 할 때 사람들은 길게 설명하여 쓰는 것을 좋아하지 않는다. 하지만 설문 조사가 면대면으로 진행된다면 만약 연구자가 반응을 기록해도 문제가 없다.
2. 폐쇄형 질문(closed questions)은 미리 정의된 답변 항목을 주고 하나의 자신의 응답보다 하나 또는 어떤 항목을 선택하도록 하는 것이다(예: 질문은 물음에 따른 선택하여 응답). 선택된 답이 자신의 견해를 가장 잘 나타내도록 구조화되어 있다.

폐쇄형 질문에서 가장 일반적인 반응 사양은 다음과 같다.

- 2분법(dichotomous) - 두개의 답 중 택일한다(예: 예/아니요)
- 선택형(multiple choice) - 여러 개의 답 중 택하도록 한 것(예: Likert scale은 보통 답을1~5까지의 범위의 동의율에 답하는 것이다).

몇몇 설문지는 의견을 표할 수 있는 질문(미결질문)과 표할 수 없는 질문을 합쳐 쓰기도 한다(예: 의견을 표할 수 없는 질문으로 시작해 응답자에게 답을 설명하라고 요구하는 것).

Key Point

여러분이 선택한 설문지 양식이 무엇이든 포함하고 있는 질문들에 대해서 주의 깊게 생각하고 연구 질문의 양상에 모두 중점을 두는 답변인지를 확실히 해야 한다. 흔히 연구 실험에 대해서 생각하기 전에 설문지의 몇몇의 초안을 제시한다.

설문지의 구성

설문지를 만드는 것은 중요하고, 특히 우편으로 보낸다면 이것은 중요한 요인이 되며 사람들의 의사결정에 영향을 미치게 된다. 만약 너무 길거나 철자법이 맞지 않거나 난해한 표현이라면 사람들이 그것을 풀어나가는데 어려움을 받게 된다. 도구는 컴퓨터 워드프로세서 프로그램으로 지면의 배치와 깨끗한 프린트로 하여 사람들로부터 호감을 가지도록 해야 한다.

연구자가 설문지를 만드는데 문제점들을 정리할 필요를 느낀다면 지도교수나 연구분야를 잘 아는 사람을 찾아 자문을 구한다.

설문지 진행

설문지의 진행은 완전한 질문지를 위하여 두 사람 이상이 진행하고 답을 기록해야한다. 연구과정의 모든 단계에서 구조적인 접근은 선견과 준비 모두가 요구된다. 목표로 하는 연구 집단의 구성원에 대한 설문지의 진행에서는 토론을 하며 반구조적 면접 접근이 보통 사용된다. 이것은 무엇을 알고자하는가를 설명하는데 중요하며 참여자는 자유롭게 구조적 피드백을 제공한다. 연구단계에서 정리를 위한 문제를 기록하면 다음과 같다.

- 지시의 명확성
- 질문은 명확하고 이해할 수 있게 한다.
- 질문의 동일성은 원하지 않는 답을 피하거나 답을 하기 전에 도움을 주기위하여 회답자의 질문을 위해 필요하다.
- 설문지의 항목에 대한 회답자의 견해(예: 무엇인가 빠졌거나 기간과 시간에 대한 견해를 완전하게 하고 충분한 반응 범주를 제공한다).

이러한 논의로부터 피드백은 설문지를 변화시키는 정보가 된다.

설문지 관리 방법

3가지 주된 설문지 관리방법은 우편, 면대면, 전화에 의한 것이다. 설문지 관리방법은 대상자의 지리적 위치와 참여자의 접근성 그리고 연구자의 시간과 자원에 영향을 받는다.

예를 들면, 환자 집단으로부터 자료를 얻고자한다면 접근장소에서 규칙적으로 만나게 될 것이며, 만날 수 있는 집단이면 관리자가 면대면 면접을 하게 된다. 만약 연구자가 특수한 문제에 대하여 치료사 집단의 견해와 전국적인 데이터베이스를 통하여 보강시킨다면 관리방법은 우편이나 전화가 보다 더 적절하다.

분석을 위한 설문지 자료의 준비

설문지 자료분석의 첫 단계는 응답이나 코딩(부호화)에 수치의 부여이다. 폐쇄형 질문은 설문지를 만들 때 코딩 골격을 만들 수 있다. 양분법(dichotomous) 질문은 1은 "예"로 2는 "아니요"로 할 수 있다. 안내 질문에서 모든 남자는 1로 여자는 2로 할 수 있다. 1-5 부호의 범위 질문에서는 1=절대 만족, 2=중간 만족 등으로 한다.

Key Point

통계학적 데이터를 분석하기 위해서 SPSS나 MINITAB과 같은 통계 소프트웨어를 자주 이용한다. 기록된 데이터들은 분석되는 표본에서 하나의 패키지로 들어가게 된다.

만약 개방형 질문에서 코딩화 골격이 포함되어야 하는 것은 각각의 주제를 위하여 필요하다. 여기에 접근은 자료가 양적인 분야인가 아니면 질적인 분야인가에 따라 다르다. 이것은 응답자 안에서 같은 질문과 동일시되는 핵심 주제를 먼저 집단화하는 것이다. 만약 양적인 분야이면 범주를 숫자화 하는 것이다.

양적인 자료의 분석

연구, 통계의 배경에는 두가지의 주요 기능이 있다.

- 기술통계(descriptive statistics)는 효과적인 방법 안에 많은 숫자를 해석하거나 그것에 대한 정보를 전달하는데 사용된다(Clegg, 1983).
- 추리통계(inferential statistics)는 자료로부터 추리를 하는 것으로 전체 인구집단에서 일반화할 수 있는가에 대한 신뢰성의 표현이다(Howitt and Cramer, 2004).

특정한 통계학적 시험의 설명은 이 장의 마지막에 제공된 더 읽기 목록에서 얻을 수 있다.

기술통계

학부과정의 연구에서 일반적인 기술통계의 예는 중심경향, 분산과 빈도의 측정이다.

- 중심경향의 측정(Measures of central tendency)은 평균(mean, 모든 측정 수치를 합하여 전체 수로 나눈 값), 중앙치(median, 순서적인 모든 수의 중간에 해당하는 수를 결정하는 것), 그리고 최빈치(mode, 가장 많이 나타난 수)를 계산하는 것이다. 이것들은 주어진 수에서 중간점을 나타내는 것이지만 숫자의 어느 정도의 범주를 나나내는 것은 아니다. 예를 들면 환자 집단의 나이를 기술할 때 얼마나 늙었는가 또는 얼마나 젊었는가를 말하는 것이 아니다.
- 확산과 분산의 측정(Measures of spread or dispersion)은 얼마나 많은 수의 자료가 확산되고 얼마나 많은 변수가 그 점수 안에 있는가이다. 우연히 만날 빈도의 두 가지 분산 측정은 범위와 표준편차이다.
- 빈도(frequency)는 합하고 자료를 기술하는 또 하나의 방법이다. 각각의 점수는 얼마나 많이 참여자를 가졌는가를 나타내는 표이며, 예를 들면 질문에 특별히 반응한 것이나 특별한 범주에 들어가는 것을 나타낸다. 빈도는 백분율로 나타내며, 어떤 무엇에 대한 생각하는 사람들에게 주는 실제적인 수치와 관련이 있다. 예를 들면, 여러분 자료는 28%의 평균관련성을 가진다.

분포

중심경향과 분산은 자료의 분포를 검사해야 가능하다. 주어진 점수를 그래프로 구성하면 그것이 나타내는 경사가 그려질 것이다. 만약 자료가 정규분포(normally distributed)라면 그것은 대칭이 되고 종모양(bell shaped)의 형태가 될 것이다. 정규분포의 자료는 평균, 최빈치, 중앙값이 거의 같거나 유사하게 된다. 어떤 점수는 평편하게 분포하지 않고 눈에 띄게 평균보다 높거나 낮게 된다. 점수가 평균보다 낮을 때는 양성 불균제(positive skew)라 하고 평균보다 높을 때는 음성 불균제(negative skew)라 한다.

정규분포의 개념을 이해하는 타당성은 많은 통계학적 방법이 정규 분포자료에 신뢰성을 두기 때문이다.

추리통계

초기에 논의된 것처럼 실험을 수행하는 목표는 두개의 변수 사이의 관계를 검사하는 것이다. 만약 자료가 중재와 관련된 것이라면 효과가 있어야하고 통계학적 검사에서 차이가 있어야 하며 거기에는 두 개의 질문에 답을 할 수 있을 것이다.

1. 결과는 어떻게 우연히 일어난 것이 아니라 중재의 결과로 돌릴 수 있을 것인가?
2. 어느 정도의 신뢰도를 가지고 내가 획득한 표본으로 전체 인구에 일반화할 수 있는가?

이 두 가지 질문은 유의성 검사와 신뢰도 간격으로 설명할 수 있다.

유의성

유의성(significance)은 'p-값'로 표현되고 통계학적 지식이 제한된 대부분의 사람들이 연구논문을 읽을 때 찾는 것 중 하나이다.

Key Point

> 유의성 수준은 가능성에 의한 결과의 확률을 나타낸다.

무엇보다도 혼돈을 일으키는 것은 p-값 이상일 때이다. 신뢰도가 가장 낮은 수준으로 받아들이는 것은 p-값이 0.05로 우연한 기회에 의해 일어날 확률은 5%이다(100회 중 5회). 어떤 것은 p-값이 0.01(1% 혹은 100회 중 1회)와 0.001(0.1% 혹은 1000회 중 1회)이다.

신뢰도

만약 전체 인구집단에 실험하여 얻을 수 있는 결과라면 인구의 같은 표본에서 같은 실험에서도 같은 결과를 얻지 않을 수 있다. 신뢰도 간격(confidence intervals)은 연구자가 인구 집단에서 발견하기 위한 실제치의 "신뢰"이다. 신뢰도 수준의 적용과 범위는 보통 95%로 적용된다.

측정 수준

숫자를 이용하여 측정하는 것에는 다양한 방법이 있다. 건강 연구에서 사용되는 측정방법의 주된 형태는 다음과 같다.

- 명목(nominal)
- 순서(ordinal)
- 간격(interval)
- 비(ratio)

범주로부터 범주까지 정확도와 같이 측정수준까지의 차이를 이해하는데 중요하며 통계학적 분석 방법을 자료에 적용한다.

- 명목 자료(nominal data)는 물건을 분류하고 이분화(단지 두 개의 가능한 선택, 생존/사망과 같이) 혹은 다양한 수치(예: 인종의 기원)를 가지는데 사용한다. 각각 범주의 숫자부여는 임의와 쉽게 문자로 표시한다. 자료를 부호화할 때는 1/2 또는 A/B로 생존/사망률을 나타내고 이것은 차이가 없다.
- 순서 자료(ordinal data)는 숫자의 순서에 범위를 정하나 같은 숫자 사이의 거리는 가정하지 않는다. 예를 들면 통증에 관한 질문이라면 선으로 1~5까지 표시를 한 후 1:심한통증, 2:중간정도 통증 등으로 표시하여 방문자가 "지난 1주일동안 통증은 어느 정도 입니까? 라고 하여 체크를 하도록 한다.
- 간격 자료(interval data)의 숫자는 순서척도에서처럼 순서 범위로 하고 숫자사이의 간격은 같게 한다. 예를 들면 위의 질문에서 "심한통증"과 "중간정도 통증"사이의 거리를 알 수 없는 것은 "심한통증"과 "중간정도 통증"사이 거리가 같은 것이다. 각각의 사람이 이 질문에 답하는 인식이 다르다. 아무튼 우리가 아는 간격척도에서 거리는 항상 같은 것이다(예: 1cm와 2cm의 거리는 2cm와 3cm의 거리와 같다).
- 비척도(ratio scale)는 숫자가 가지는 순서는 간격척도와 같고 그것들 사이의 거리도 같다. 그러나 비척도는 절대 영(zero)을 가진다. 비척도의 예는 무게나 키가 포함된다.

자료 형태의 중요성

자료의 종류를 동일화하는 능력의 중요성은 자료의 사용과 분포가 연구자가 수행하는 분석의 종류에 영향을 미칠 것이다.

특성은 모수와 비모수 통계사이에 통계학적 검정을 만든다.

- 비모수 통계(non-parametric statistics)는 통계학적 검정을 하는데 아무런 가정 없이 자료의 정규 분표를 만들기 위하여 자료를 수행하는 것이다. 예를 들면 비모수 검사는 맨 휘트니 U-검정(Mann-Whitney U test)이나 윌콕슨 부호 순위 검정(Wilcoxon signed rank test)이 포함된다.
- 모수 통계(parametric statistics)의 사용은 자료가 정규분포 한다는 가정 하에 기초를 두고, 그것은 간격이나 비척도에서 유도하며 자료내의 분산은 거의 같다. 모수 통계는 비모수 검정보다 보다 더 검정력이 있다.

Key Point

> 여기에서 특별한 통계학적 검정들에 대해 논의하는 것은 불가능하지만, 장의 마지막에 더 많은 참고사항들이 제공된다. 초기에 통계학자와 함께 여러분의 PROPOSAL을 논의하는 것은 중요하다. 이것은 데이터의 종류를 식별하는데 도움을 주고, 여러분의 작업으로부터 적절한 검정들을 이끌어낼 수 있을 것이다.

질적 연구

질적연구(qualitative research) 방법은 사람들이 주는 그들의 경험과 세상을 어떻게 이해하는지에 대한 의미를 이해하는데 사용된다(Pope and Mays, 2000). 연구의 초점은 경험을 나눈 사람들의 집단이나 또는 조직의 문화에 대한 통찰력을 얻는 것이다. 질적 연구는 실험에 가설을 설정해두지 않지만 참가자들에 의해 제공되는 설명과 묘사에 기초해 연구된 영역 보다 크게 탐구하고 이해를 바탕으로 발전시킨다. Rit chie 와 Lewis (2003)은 질적 연구의 주요 요소를 다음과 같이 요약 한다.

- 연구 참가자들의 사회적이고 구체적인상황, 그들의 경험, 인식과 내력을 조사함으로써 그들의 사회세계에 대해 상세하게 해석된 이해를 제공하는 것을 목표로 하는 집중연구임
- 의도적으로 선택된 관련된 기준을 사용한 최소 표본
- 연구자와 참가자 간의 가까운 접촉을 포함한 자료 수집의 상호작용을 하는 방식
- 세부화 되어있고, 정보가 풍부하고 광대한 자료
- 개념과 생각에 개방되어 나타나 있는 분석
- 참가자들의 사회적 관점에서 다시 제공하는 것과 구체화를 통한 의미의 해석에 중점을 두고 있는 결과

인터뷰(면담)

인터뷰는 아마도 대학생 논문을 위한 자료수집의 방법 중에서 가장 흔하게 사용하는 방법 중 하나일 것이다. 인터뷰는 참가자 자신들의 이야기를 말할 수 있는 환경을 제공하도록 연구자와 참가자 사이의 대화로 구분되어진다. 인터뷰는 만나서 직접 실행할 수도 있고, 전화나 인터넷을 통해서 수행될 수도 있다.

면접 구성

면접(interviews)의 범위는 구성이 다양하다. 고도로 구성된 면접은 체계적인 방법으로 질문의 항목이 먼저 만들어져야한다. 비구조적 면접시 연구자는 최소한 안내의 범위 내에서 주제와 시설에 대한 논의를 알려주어야 한다.

고도로 구조화된 면접은 설문지가 면대면으로 진행 되도록 한 조사 설문지로 구성되어 있다. 질적인 연구에서 대부분 사용되는 접근법은 "반 구조적"으로 기술되어 있다. 이러한 면접은 면접 일정(질문의 사전구성 항목)에 의해 안내되지만 유연성을 더하기 위하여 연구자는 참여자에 의해 용기를 북돋아주도록 해야 한다.

- 면접은 평범한 대화로 구성한다.
- 면접은 특정부류의 사람이나 학문적 이론에 대한 문제 보다는 일반 사람이 이해하고, 지식과 관찰에 관한 보다 흥미 있는 것이어야 한다.
- 토론의 흐름과 주제의 선택은 보다 좋은 면접을 위하여 중요한 항목이며 면접자의 경험과 관련해서 변화 시킨다.

인터뷰가 대화와 비슷한 동시에 약간의 차이도 있어야 한다. 인터뷰는 물어볼 질문을 생각하고, 질문의 순서와 민감하게 받아들여질 질문을 어떻게 물어볼 것 인지에 대한 신중한 준비를 필요로 한다. 인터뷰를 시작하기 전에는 당신이 얻으려는 것이 무엇인지 확실히 해야 할 필요가 있다. 인터뷰 중에는 참가자에 의해 묘사되어지는 경험을 명백히 정리하고, 또 대화의 내용을 당신도 이해하고 있는지 확인하면서 당신의 자료가 깊이 있게 되어 가는지 확실히 하기위해 당신이 듣는 내용을 검토할 필요가 있다. 당신은 중요한 포인트를 놓치진 않았는지 혹은 면접을 받는 사람에 의해 일어난 논제가 계획에 없던 것인지 그러나 그 논제가 관련성이 있는 것인지 확인하기 위해 주의 깊게 들어야 할 것이다.

Key Point

만약 당신이 인터뷰 준비를 잘하지 못했다면, 당신은 그저 질문을 외우고 혹은 녹음기(TAPE MACHINE)를 체크하는 데만 신경 쓰게 돼서 결국 참가자의 말을 제대로 듣지 못하게 될 것이다.

면접 질문

면접의 질문을 준비하는데는 면접의 형태에 관하여 주의 깊게 생각해야하는데 그것은 물어야 할 질문에 대한 물음과 순서에 대한 것이다. 가능하면 많은 질문을 할 수 있도록 면접에서 대화요소들을 마음에 가지고 있어야한다. 만약 오랫동안 계속해서 질문을 하면 그들은 짧은 답을 할 것이며 질문에 대한 주제를 파악하게 될 것이다. 면접자의 기본적인 과업은 말하는 것보다는 듣는 것이다.

질문에는 3가지가 있다(Rubin&Rubin, 2004).

- 주 질문(main questions)
- 탐색 질문(probing questions)
- 추적 질문(follow-up questions)

주 질문은 연구 분야의 가장 초점이 되는 것이다. 연구 설문의 논제를 확인하여 주 질문에 연속으로 해

결해 가는 것이다. 이러한 질문의 말씨는 토론을 하도록 권장해야한다.

탐색 질문은 개인의 설명의 깊이를 증가시키고 그 외의 것을 찾아내는 것으로, 예를 들면: "그것에 대하여 좀더 자세히 말해줄 수 있습니까?" 그들은 여러분이 불확실해 하는 것에 대하여 분명하게 할 것이다: "죄송하지만 그것에 대하여 설명해 주시겠습니까? 그 의미를 이해할 수 없습니다..."

추적 질문은 면접 중에 나오는 것을 추적하는 것이다. 연구자가 관심을 가지는 분야에 대하여 아는 것을 더 설명하기도 하고, 원한다면 다른 사람과 면접을 통하여 더 탐구를 하는 것이다; 예를 들면: "다른 사람은 이렇게 말하는데 여러분의 견해는 어떻습니까?"

계획된 상태에서 질문을 다양화하기 위한 가능성은 새로운 연구자들이 자주 걱정하는 부분이다. 그러나 여러 인터뷰를 수행하고 난 후에는 관심있는 분야에 대한 여러분의 이해는 흥미롭게 바뀔 것이다. 사람들은 당신이 생각하지 못한 문제들을 확인시켜줄 것이고 연구의 새로운 방향을 소개해 줄 것이다. 그리고 당신은 이러한 결과물들을 다음 인터뷰 때 조사하고 싶어질 것이다. 이러한 일이 생기지 않는다면 그것이 이상한 것이다.

질문 순서

면접에 참여하는 대부분의 사람들은 차분하게 도와주지만 토론을 시작할 때 흥분할 수 있다. 그들과 친밀감을 유지하는 것이 대화를 하고 면접을 시작하는데 도움을 준다. 개인적인 경험이 집중의 초점일 때 그런 상황에서는 각 개인에게 작은 시간이라도 기회를 주고 그리고 기록한다. 어떤 연구자는 질문을 미리 참여자에게 보내 주어서 그 질문에 대하여 발전된 생각을 하고 준비하게 한다.

면접은 면접자가 확신을 가지고 만드는 것처럼 특히 예민한 부분은 강조할 수 있고 탐색질문을 할 수 있다.

면접을 어떻게 끝맺음 하는가를 생각하는 것도 중요하다. 면접은 면접자를 위하여 감정적으로 유출된 경험일 수 있다. 만약 한사람이 당황하게 하거나 혹은 면접 중 감정적일 때나 또는 인격적으로 도전적인 논제에 대한 토론에 대하여 질문해 왔다면, 면접은 보다 가벼운 소리로 끝내야 한다. 그러므로 어떤 질문에 대하여 생각하는 것은 중요하고 토론을 하도록 유도하고 끝나고 떠날 때는 긍정적인 마음을 그 사람이 느껴야한다.

인터뷰를 수행하기 전에 당신은 다음 질문을 확인하려고 계속해서 원고(notes)를 뒤적이지 않고 논의를 부드러운 진행으로 이끌어갈 수 있게 마음속으로 인터뷰 할 내용을 계획을 세워두고 분명히 해야 한다.

면접 기록

면접은 토론의 전 과정을 담을 수 있는 녹음기를 사용한다. 어떤 경우에는 연구자를 대신하여 기록을 택할 수 있으나 모든 실제적인 점은 대화의 흐름을 유지하기 위하여 기록되어져야 한다.

Key Point

> 녹음기가 사용한다면, 어떤 면접을 하기 전에 정해진 장소에서 시행해야 한다. 면접 시작 시 녹음기가 노출되어있는 것은 사람을 초조하게 만들 수 있다. 그리고 녹음기 사용이 어렵고, 계속해서 스위치를 켜놓고 작업하는 것을 체크한다면, 여러분은 지속적으로 녹음이 진행되는 사실에 집중력을 흐리게 될 것이다.

인터뷰 후에 당신은 논의에 대해 제대로 기록했는가를 가능한 한 빨리 확인하는 것이 중요하다. 만약 기록한 것에서 문제가 일어났다 해도, 당신의 기억 속에서 내용이 지워지기 전엔 다시 논의한 내용을 구체화할 수 있을 것이다. 당신은 또한 인터뷰 중간에 상대방의 말을 듣기 위한, 그리고 당신이 얻은 정보뿐만 아니라 인터뷰가 잘 진행되고 있는지 숙고하기 위한 충분한 시간을 가져야 한다. 예를 들어, 이해하기 어려운 특정한 질문을 상대방이 잘 확인했는가? 당신이 생각하지 못한 논의의 새로운 방향이 확인 되었는가? 당신이 너무 많이 말하지는 않았는가? 와 같은 질문들을 생각해 보아야 한다. 이 같은 것들은 프로젝트가 진행되면서 당신의 질문과 당신의 인터뷰 기술을 개선시키는데 도움을 줄 것이다. 일단 완성이 되면, 인터뷰는 복사(transcribe)해두어야 한다.

중심 집단

중심 집단(focus groups)은 미리 정의된 관심 있는 분야에 참여자의 인식을 포함한 주의 깊게 계획된 논의처럼 기술되어 왔다. 집단 구성원은 토론동안 아이디어에 반응하고 목표를 증가시키는 것과 같은 서로에 영향을 주는 환경을 설정하도록 제공해야 한다(Krueger, 1994). 집단 설정은 참여자 사이의 상호작용을 증가시키는데 사용되어지기 때문에 경험과 견해의 요점을 서로 토론하거나 교환하며 서로 질문을 하게 된다.

중심 집단의 수행

면접에서와 같이 시간의 설정, 장소, 교통 그리고 가벼운 식사와 회기동안 질문을 만들어 묻고 하는 것과 같은 집단의 실무적인 계획 조건을 위하여 준비하는 것이 필요하다.

중점 집단은 접근성과 편리성 그리고 이완을 시켜주고 환영하는 기분과 같은 환경을 유지시켜 준다. 대부분 회기는 마지막 한두 시간 사이가 된다. 집단은 6명이나 10명사이로 보통 구성하는데 모든 사람이 실제적으로 토론에 참여하도록 해야 한다. 큰 집단은 어떤 사람은 말을 하지 않는 경향이 있고 어떤 사람은 보다 수동적인 역할을 하도록 기회가 부여된다. 집단 토론이 중요한데 연구자의 역할은 가능하면 질문을 제한하고 토론을 촉진시키도록 해야 한다. 집단 내에서는 4~5개의 질문이 최대의 주된 질문의 수가 된다. 더 많은 점을 알기위해서는 탐색 질문이 사용된다.

연구자는 집단의 목표가 무엇인지를 설명함으로서 회기를 소개하며, 강조할 것은 참여자 간의 토론이다. 예를 들어, 집단을 위해 금연 정책과 무엇을 말하는 가에 대한 신뢰할 만한 의제와 같이 기초적인 규정을 세우는 것이 중요하다. 이것은 집단의 목표와 다른 견해를 찾아내도록 하는데 도움이 되는데, 만약 한 사람이 무엇에 동의를 하지 않게 되면 그렇게 말하도록 하는 것이다. 어떤 연구자는 토론을 촉진하기 위하여 파일에 라벨을 붙여 동의와 비동의 항목을 만들기도 하고 사진을 사용하거나 사진을 찍기도 한다. 한 사람이 토론을 촉진시키고 모든 집단이 역동적으로 수행하도록 하기는 어렵다. 그러므로 집단에서는 두 사람에 의하여 촉진시키고 한 사람은 토론을 촉진시키고 다른 사람은 집단의 역동성과 상호작용에 관하여 기록하게 된다.

인터뷰를 할 때, 당신은 당신이 물어볼 질문과 상대방에게 질문할 때의 순서를 신중히 생각해야 한다. 질문을 함과 더불어, 연구자로서의 당신의 역할은 모두가 참여할 기회를 갖고 있는지, 어느 한 사람만 논의를 차지하고 있진 않은지, 또한 대화가 가능한 한 부드럽게 진행되고 있는지 확인하면서 집단의 과정을 촉진시키는 것이다. 포커스 그룹은 보통 모든 참여자의 동의하에 녹화되고 분석의 준비를 위해 다른 곳에 필기해둔다.

관찰 연구

관찰연구는 '행동과 대화의 조직적이고 상세한 관찰'을 뜻한다(Pope and Mays, 2000). 관찰연구의 방법은 다양하다. 심리학자는 관찰연구를 임상이나 실험실에서 시작할 수 있지만 반면에 사회학자는 관심 있는 현상이 일어나는 문맥 속에서 관찰을 할 수 있다. 사회과학에서 관찰연구는 보통 '기술 민족학' 이라고 불리며 인류학과 밀접하게 연관되어 있다. 둘은 모두 집단을 이해하기 위하여 보통 연구자가 그들처럼 살거나 그들과 함께 일하며 그들의 일상적 삶을 관찰해야 한다는 것을 전제로 세워졌다. 많은 접근법은 관찰연구에서 사용될 수 있고 그중 연구자의 참여도가 하나의 요소가 된다.

- 연구자가 참가자 연구에서 관찰대상 집단이나 활동에 참여해야 한다.
- 참여가 없는 연구에서는 연구자가 참여하기보다 관찰해야 한다.

다른 차이는 연구자의 참여가 집단의 다른 멤버에 의해 알려졌는지 아닌지 혹은 숨겨졌는지 아닌지의 여부이다. 관찰연구에서의 자료 수집이 인터뷰와 문서연구를 포함한 많은 방법으로부터 얻어질 때 '관찰' 이라는 용어는 오해를 불러일으킬 수 있다.

관찰연구에 포함된 과정은 이것들을 포함한다: 연구 분야의 접근을 결정, 관찰의 자료 수집 방법을 결정, 관찰, 발생사건의 기록, 자료 분석

사례연구

이 연구의 초점은 하나의 사례 연구(단일 사례연구) 혹은 몇 개의 사례연구(복합 사례연구)이다. "사례"는 작업장이나 혹은 시설과 같은 곳에서 한 사람이나 한 상황의 것이다. 이러한 연구에서 수는 대부분 세부적인 분량 때문에 작다. 이 방법은 후향적인 문제를 추적하는데 사용되거나 한 시기에 하나의 문제를 위하여 사용되고, 이것은 시간의 경과에 따른 어떤 것을 탐구하는 것으로, 예를 들면, "한 조직에서 새로운 관리의 형태" 같은 것이다. 다양한 방법은 각 사례에 대한 자료를 수집하여 사용하고 면접, 기록과 관찰의 분석이 포함된다. 이러한 연구는 건강관리와 관련된 사회상황의 복잡성을 이해하는데 사용되거나 어떤 질병에 관한 이해를 개발하는데 사용된다.

일치 방법

이 방법은 동의의 범위를 사정하는데 사용되거나 한 문제에 대하여 반대되는 증거가 있을 경우 불일치를 해결하는데 사용된다. 두 개의 일반적으로 사용되는 방법은 델피 기술(Delphi technique)과 명목 집단기술(nominal group technique)이다. 둘 다 주어진 문제나 자료에 대하여 동의 정도를 평가하고 전문가 패널들로부터 유도해 낸다.

매우 설득을 잘하는 정상 집단이나 혹은 어떤 견해에 대하여 강한 주장을 하는 개인 집단 또는 당연하게 흥미를 가지는 집단이 유리한 집단이며 의사 결정 결과에 영향을 미친다. 이러한 기술은 결과가 문제를 만들어 왔다. 아무튼 이러한 기술과 관련하여 신중을 기해야 하고 각각의 위원들의 견해와 이러한 방법의 신뢰도와 타당도에 어떻게 표현하는가와 관련된 질문이 해당한다.

델피 기술

델피 기술(Delphi technique)은 관심 있는 분야와 각 단계를 구성하는 전문가와 같은 인간 집단을 동일화하는데 사용된다. 전문가 집단은 특수한 문제를 개방이나 폐쇄적 질문을 구성하여 우편 설문지를 사용하여 그들의 의견을 알아본다. 설문지는 분석되고 자료는 진술의 순서에 따라 집단화한다. 진술서는 각 진술과 함께 동의에 따라 질문하는 참여자에게 보낸다. 이와 같이 연구자에게 돌아온 것은 모든 응답에 기초를 하여 모든 진술을 등급화 한다. 등급(ranking)은 다시 순환을 시킨다. 참여자는 그들이 진술한 것에 대하여 재고할 기회를 가지며 그리고 이러한 응답은 연구자에게 다시 돌아온다. 자료는 일치된 수준으로 접근하게 다시 분석된다. 만약 이단계의 일치가 연구과정을 중지할 수 있고 그 결과는 참여자에게 되돌아간다. 만약 일치에 도달하지 못하였으면 다시 과정을 반복한다.

명목 집단

이러한 일치 방법은 실험 계획 내의 "전문가" 그룹에 가져오며, 이것은 명목(nominal)내에서 고도로 구조화된 것이다. 참여자들은 제출된 것이 주어진 흥미 있는 논제에 의해 회합을 위한 준비를 물어왔거나 집단의 출발에서 주어진 논제에 관한 요점을 쓰는데 시간을 보내게 된다. 각 사람은 기여하는 한 점에 질문을 하고 연구자에 의해 메모지에 기록하며, 모든 문제점들(point)이 밝혀 질 때까지 계속한다. 각 사람은 각각 책임지고 있는 공개되지 않은 메모에 각 문제에 등급을 정하도록 질문을 하며 이것은 다른 사람들에게는 등급을 정하는데 영향을 주지 않는다. 연구자는 이러한 등급을 모두 수집하고 집단을 위한 문제의 모든 등급을 계산한다. 이러한 등급화는 그 다음에 논의한다. 이어지는 토론 참여 집단은 다시 등급화 하도록 질문을 하고 다시 한번 모든 집단의 등급을 매겼을 때는 집단에 피드백한다.

다양한 방법의 사용

하나 이상의 방법은 하나의 프로젝트에서 사용될 수 있다: 예를 들어, 인터뷰와 포커스 그룹. 다른 방법의 사용은, 같은 현상을 관찰하기 위해 많은 방법을 사용할 때 같은 결론이 나올 수 있다는 것을 증명함으로써 조사결과의 정당성을 증가시킬 수 있다. 하나 이상의 방법을 사용하는 것은 또한 다른 견해나 답변의 수준을 제공함으로써 조사 질문과 관련된 다른 현상을 강조할 기회를 제공할 수 있다(Mason, 2002).

Key Point

만일 당신이 연구 계획안에서 하나이상의 방법을 사용하기로 결심한다면, 연구 설계와 데이터 분석의 면에서 방법들을 어떻게 결합할 것인가에 대해서 생각해 보아야 한다.

질적인 자료의 분석

자료가 수집되어지는 동안 양적인 연구 분석이 이루어지고, 질적인 연구의 자료 수집 및 분석 과정은 한데 얽혀서 진행되고 상호 작용적인 접근이 적용된다. 자료 분석을 하는데 대한 이 접근은 자료수집 하는 동안 그들이 관찰된 새로운 문제를 추적하는데 대하여 기회로 여기고 면접과정 중에 나오는 문제를 도출해낸다. 그러므로 연구자가 자료 수집과정을 종결하고 자료와 함께 좋은 유의 수준을 가지게 될 것이다.

Key Point

질적 연구는 만들어진 가치의 필요성으로부터 많은 양의 데이터를 생산할 수 있다. 질적 데이터를 분석할 수 있는 많은 방법들이 있다.

질적 연구가 분석되는 데는 많은 방법이 있다는 것과 주어진 접근법이 조사에서 이론적인 접근법에 의해 좌우된다는 걸 이해하는 것은 중요한 일이다. Ritchie와 Lewis(2003)는 분석의 다른 접근법에 적용될 수 있는 분석체계를 설명하였다; 그것은 자료 관리의 세 단계와 서술적인 설명의 결과와 설명적인 서술의 결과를 포함한다.

전사

세분화된 분석을 시작하기 전에, 인터뷰나 논의에서 기록된 것은 전사되어야 한다. 복사본은 보통 같은 말로 대화의 재생산이라 불린다. 전사(transcribing)는 한 시간의 논의를 키보드로 치는데 4시간 혹은 5시간이나 걸리는 길고 힘든 과정이다. 복사하기 위해서 시간을 소비하는 동안, 당신은 대화의 넓은 문맥 안에서의 원본 부분을 찾을 수 있고 정확한 의미를 파악할 수 있으며 연구자가 기억을 회상하는 것보다 참가자로부터 얻은 의미로 내용을 더 확실히 할 수 있다.

자료 관리

일단 복사본이 만들어지고 나면, 분석의 첫 번째 단계는 사실상 자료를 정리하고 세분화하는 것이다. 당신의 자료에서 주제를 확인하고 본문의 단편부분에 기술적인 라벨을 붙이는 것도 포함된다. 단편부분은 크기가 다양하고 한 단편은 한 개 이상의 라벨(labels)을 붙일 수 있다. 예를 들어, '내 아픔이 너무 고통스러워서 어떤 것에도 집중할 수 없어요.' 라는 말은 고통의 서술과 고통의 효과라는 표현으로 라벨이 붙여질 수 있다. 당신은 각 인터뷰 복사본을 끝까지 마치고 이와 같은 방식으로 라벨을 배정해야 한다.

서술적이고 설명적인 기술의 결과

모든 복사본에 라벨이 붙여지고 나면, 분석의 과정은 자료 관리에서 서술적인 설명의 결과로 이어진다. 이것이 가능하기 위해선, 자료들이 재편성되어야 하고 각 주제에 관련된 자료들이 함께 제시되어야 한다. 그래야 유사점과 차이점을 찾고 주제의 다른 차원을 확인함으로써 각 주제의 명확한 분석을 수행하는 것이 가능해진다. 이 단계에서 그 차원이 모든 사람에게 흔한 것인지 서술되어지는 데에 차이점이 있진 않은지 질문해 보는 것도 또한 중요하다. 예를 들어, 당신의 표본이 남자와 여자를 포함하고 있는 경우라면, 그들은 주제에 대해 다른 견해를 가지고 있는가? 다른 배경 혹은 다른 나이의 사람들에게 동일한 질문을 해야 한다. 이 같은 수준의 질문은 오직 당신이 주제와 당신의 프로젝트에 참여한 사람들의 특성을 잘 알고 있을 때만 생겨날 수 있다. 일단 각 주제에 대한 서술적인 설명이 만들어지고 나면, 분석의 과정은 이제 목적이 당신의 설명적인 기술을 창조하는 단계로 이동한다.

컴퓨터-지원 코딩

질적 분석의 전용 소프트웨어 패키지의 사용이 최근에는 유의하게 증가하고 있다. 아무튼 분석을 위한 이러한 소프트웨어의 사용은 질적인 연구자들 가운데 논의의 기초가 된다.

ATLAS.ti와 QSR NVivo와 같은 소프트웨어 패키지는 분석을 촉진시키기 위하여 개발되었으나 연구자를 위해 자료는 분석해 주지 않기 때문에 스트레스가 될 수 있다. 이러한 패키지는 자료를 주제 속으로 자동으로 선별하거나 분류하는데 원문의 부분 코드에 가능하다. 그들은 자료에 대하여 질문 설정이 가능하다; 예를 들면 특수한 문제에 담화와 관련된 것에 대한 질문은 런던에 사는 남자나 40세 이상이나 혹은 여자에게서 유도해 낸다. 이러한 비교는 똑같은 도수과정보다 쉽게 처리할 수 있다. 소프트웨어는 이론을 정립하기 위해 주제들 사이의 관계를 연구자가 분석하는 동안 그림으로 나타내주는 도구도 되며 연구자가 분석하는 동안 메모를 하거나 조직화해 준다.

패키지는 그것을 어떻게 사용하는가에 대하여 배우도록 시간의 유의한 투자가 필요하다. 학부과정의 연구 프로젝트에서 생산된 자료의 주어진 양은 워드프로세서의 자르기나 붙이기의 자료 분석을 사용함으로 자료 분석을 효과적으로 할 수 있고 유사하게 학과에서 그러한 패키지를 사용하지 않고도 충고나 도움을 줄 수 있을 것이다. 연구자가 이해를 하거나 얻은 결과의 이해 없이도 이러한 패키지를 사용함으로 쉽게 결과를 도출해 낼 수 있다. 분석에 있어서 그 과정과 관련된 것을 개발하고 이해하며 그것을 사용하기 위한 과정을 촉진시킨다. 이러한 소프트웨어의 사용이 아마 의미가 있을 것이다.

보강과 표본추출

연구 설문의 동일화와 자료 수집에 대한 타당성이 끝나면 연구 과정의 다음 단계는 연구와 관련된 사람들의 수와 형태 결정에 초점을 맞추고 어떻게 그들을 동일화 하는가이다.

표본 추출 전략

표본 추출 전략은 다음과 같이 나눈다.

- 무작위 표본추출(random sampling)은 관심 집단 내에서 모든 사람을 대상으로 무작위로 표본을 추출한 것으로 연구를 위하여 같은 선택의 기회를 가지는 것이다.
- 비확률적 표본추출은 무작위가 아닌 선택이다.

무작위 표본추출의 주된 방법은 컴퓨터 생산 수에 의한 표본추출인 "단순(simple)" 표본추출과 "층화(stratified)"이며 이것은 이미 기술한 실험적 방법과 관련이 있다. 다른 무작위 표본추출의 한 형태는 "집락(cluster)" 표본추출로 인구의 집락에 초점을 맞춘 것이다.

비확률적 표본추출은 가끔 질적인 연구에 사용된다. "편의(convenience) 표본추출" 이란 말은 쉽게 접근 할 수 있거나 보다 쉽게 반응을 얻을 수 있는 사람으로부터의 표본 추출을 의미한다. "합목(purposive) 표본추출" 은 조사된 현상의 경험을 위한 목적으로 선택된 사람들로부터 추출한다. "할당(quota) 표본추출" 은 자신들의 특수한 목적을 가진 연구 집단을 대상으로 시장 연구자에 의해서 이루어지는 것이다(예를 들면, 서로 다른 사회 - 인구집단 또는 나이집단으로부터 요구되는 사람의 수). "눈덩이(snowballing)" 란 말은 연구자가 참여자의 소집단에 대하여 동일화하고 그들에게 질문을 하여 그들이 알고 있는 목표 집단으로 보강해 나가는 것이다. 그들이 질문과 연결이 되어 있는 가는 만약 그 프로젝트에 한 부분을 할 수 있는 의지이며 마찬가지로 잠재적인 연결을 위해서도 질문한다.

표본의 크기

"얼마나 많은 사람들이 내 연구 수행을 위하여 필요한가?" 는 의문에 앞서 분명한 질문이다. 그러나 답은 그리 간단하지 않다. 표본의 크기를 계산하기 위한 통계학적 접근은 검정력 계산(power calculation)이다. 이 방법은 실제로 다른 두 집단간의 차이를 추적 연구하는데 필요한 사람의 수를 계산하는데 사용된다. 아무튼 학부과정 연구에서 크기는 이러한 접근에는 논쟁이 되지 않는다. 주어진 방법의 차이는 일단 연구자의 질문과 방법을 동일시 해 놓은 표본의 크기를 결정하는 것이 지침을 얻는데 지혜가 된다.

Key Point

당신은 연구의 진술에서 사용된 샘플링 전략, 샘플의 크기, 샘플표집 방법을 설명하고 정당화하는 것이 필요할 것이다.

일반적으로 주어지는 질적 연구의 지침은 자료가 포화생태가 될 때까지 연구와 함께 수행하는 것이며-면접이나 중점 집단일 때 수행은 새로운 관찰현상이 나타나지 않는다. 이것은 연구를 시작할 때 참여자의 수를 결정한다는 것이 어렵다는 것을 의미한다. 아무튼 학부 수준의 연구는 참여자의 접근과 같은 요인처럼 시간과 자원에 기초를 하여 보다 실리적인 접근이 아마 필요할 것이다.

작업의 준비

학생들은 "연구를 하기" 위하여 성급하게 시작을 하지만 연구를 시작할 때는 준비 작업에 따른 시간 할애가 필요하다. "출발"의 흥분으로부터 불필요한 방심이 생길 수 있으나 이는 좋은 논문을 위해 필요한 시간이다. 경험이 있는 연구자들도 결정적인 참고문헌을 빠뜨리는 경우도 있고, 제출마감일을 기록하지 않기도 한다. "알았다(eureka)" 하고는 - 그리고 생각은 절대 잊지 않고 - 다양한 연구 단계와 연구개발을 통한 연구는 초점이 빨리 흐릿해지는 것이다.

연구일지의 비치

Key Point

조사 또는 현장방문 일지들은 질적 연구와 근접한 연관성을 지니지만, 질적연구에서 동등한 가치로 보지는 않는다.

일지를 쓰는 목표는 연구 프로젝트의 시작부터 종결까지의 진행을 기록하는 것이다. 이것은 연구하고 있는 분야의 개인적인 메모처럼 기술되고 연구개발에 참고가 되는 것이다. 일지는 메모장이나 워드프로세스로 작성할 수 있다. 구조는 다양하여 연구자에게서 연구자로: 어떤 사람은 개인 일기에서 연대적인 순서 안에서 기록하는 것을 선택할 수 있고 다른 것은 문헌, 방법, 자료 수집 그리고 개인 생각과 같이 표제를 만들어 사용한다.

일지는 어떻게 연구 설문을 전개할 것인가에 대한 소책자가 된다. 자료 수집과정을 통하여 일어난 방법론적 문제들을 기록하고 연구자가 생각하기에 표준화된 측정의 다른 종류의 사용가능성과 왜 연구자가 다른 측정법을 사용했는지를 기록한다. 특수한 논문이나 논의의 기록은 특수한 사고를 증진시킬 수 있다. 일단 자료수집이 시작되면 일지는 참여자의 개인 신상명세서를 기록한다.

만약 면접을 시작하면 면접의 실제적인 과정의 정보를 기록하고 - 좋은 토론을 유도해 내는 질문 또는 이들에게서 발견한 이해, 이해의 어려움 또는 연구에서 실제로 중요하다고 생각되는, 참여자들에 의해 발생한 문제를 기록한다.

참고문헌의 확보

기록과 참조의 체계적인 방법 유지는 면접의 수행이나 실험을 하는 것만큼 연구 기술에서 중요하다. 과제를 수행할 때 논문을 찾는 시간을 과소평가하는 경우가 많고, 매일 매일 찾은 참고 서류나 기록은 문헌의 체계적 관리에 도움이 된다. 이렇게 하는 것은 학위논문을 종결하는데 많은 노력을 줄여주며, 시간, 에너지 그리고 자원은 고려할 만 한 사안이 된다.

학생 노트

하나의 결정적인 정보를 기억하거나 인용을 받아 적는 것은 흔히 있는 일이지만, 정확한 출처를 찾아내기 어렵다.

참고 문헌을 관리하는 몇 가지 방법은 카드 색인 체계의 사용이나 참고문헌관리(mananger) 그리고 주석(endnote)같은 컴퓨터 소프트웨어를 이용하는 것이다. 어떠한 시스템을 사용하더라도 최소한의 정보를 기록해야 하는데 다음과 같다.

정기간행물 또는 잡지(Journal or magazine)

- 저자(저자들)의 성과 약자
- 정기간행물 혹은 잡지의 이름

- 논문 제목
- 발행 일자
- 권수 및 호수
- 논문의 페이지(예: 331~338)

단행본 혹은 보고서

- 저자(저자들)의 성과 약자
- 책의 제목
- 발행 일자
- 발행자 이름
- 발행 장소

편집된 책에서 각 장

- 편집자(혹은 편집자들)의 성과 약자
- 저자(저자들)의 성과 약자
- 책의 제목
- 장의 제목
- 장의 페이지 수
- 발행 일자
- 발행자 이름
- 발행 장소

논문 또는 각 장과 각 주에 관련된 내용을 통해 인용을 하고 간단한 요약을 하면 논문기술에 도움이 되고 어떤 인용구는 당신의 논문에 사용할 수 있을 것이다. 만약 직접 인용구를 사용하고자 할 때는 어디에서 인용구를 찾았는지-예를 들어 두 문장 인용구에서는 완전한 출판물에서 찾아 확인하고 보관해야 한다.

만약 카드색인 시스템을 사용한다면 분리된 카드는 각 출판물에 따라 분리된 카드를 사용하고 파일 시스템을 개발하면 검색에 도움을 줄 것이다. 소프트웨어 패키지를 사용하면 카드 색인 보다 장점이 있는데, 다음의 몇 가지 도구는 참고문헌 관리에 도움을 준다.

- 문헌검색을 통한 참고문헌의 원본과 초록의 정보는 각각의 참고문헌에 들어가지 않는다.
- 세부 목록에 나란히 요약에 대한 범위와 핵심어(key word)를 기재한다.
- 워드-프로세싱 중에 과제안의 참고문헌을 기재한다.
- 특수 형태에서는 참고문헌 구간이 자동 설정된다 (예: Harvard, Vancouver).

서류 정리 방식은 보관 및 논문 검색을 위해 필요하다. 이들은 알파벳순 또는 주제명 목록 아래에 보관 될 수 있다.

규정

규정은 학교마다 다르기 때문에 연구를 시작하기 전에 학교 졸업논문 규정을 이해해야 한다. 거기에는 윤리적인 문제를 포함한 논문의 절차에 대하여 세부적으로 제시되어 있다. 규정은 이런 이유로 만들어졌고 따라야 한다. 학부 수준에서 이러한 지침을 무시하면 연구 작업을 다시 해야 하고 다시 제출해야 한다. 논문계획서를 제출하는 과정에 이러한 규정과 지침을 적용하지 않았을 때는 거절될 수 있다. 그러므로 연구과정의 어느 단계라도 이러한 규정과 지침을 따라야한다.

소속된 대학의 규정을 이해했다면 대학의 자료보호법(data protection act), 전문수행규정과 연구규정(codes of professional conduct and code of research)을 고려해야 한다. 지도교수는 연구 통제의 문제를 포함한 주제 선택의 규정을 조언할 수 있다.

지도

어떤 연구 프로젝트를 수행하더라도 중요한 구성은 지도교수의 의무는 일을 수행하고 학생과 감독교수 사이의 관계를 제공하는 것이다. 감독하는 과정은 양면적인 방법으로 양 당사자에게 정보적, 논설적이고 그리고 지원적인 환경을 만들어 주는 것이다. 지도교수는 다음에 대하여는 학생에게 따로 심도있게 언급하지 않아도 된다.

지도교수가 연구자가 하고자하는 연구 분야에 깊이 있는 임상 경험이나 지식을 가지고 있지 않지만 논문에 대한 성공적인 수행과 감독 그리고 연구방법론적 접근과 방법의 사용에 대하여는 폭넓은 경험을 가지고 있다. 다음은 기억해야할 몇 가지 요점들이다.

1. 지도교수 보다 앞선 계획을 세울 것. 먼저 연구에 대하여 회의를 한 후 문제 항목을 작성하여 지도교수와 토론을 하고 지도교수가 당신의 문제에 동의를 하며 같이 토론을 한다.

2. 학기 동안의 목표는 회의에 앞서 제출하는데 필요한 토론 작업이며, 지도교수에게 충분히 읽어볼 시간을 할애해야 한다. 이것은 학생들에게 제출기간 마감을 제한하기 때문에 일반적이지는 않은 것이며, 지도나 회의 전 2~3일 전에 제출해야한다. 이러한 접근은 당신의 연구에 질 높은 토론을 가능하게 하고, 지도교수가 충분한 시간을 가지고 읽고 연구에 반영하면 같은 방법으로 회합을 위한 준비도 그렇게 해야 한다.
3. 지도교수와 토론할 때 주된 문제는 기록하여 보관할 것. 이러한 기록은 현장일지의 형태로 가능하다. 회의 때 기록을 하거나 바로 기록한다. 주된 문제에 대하여 토론한 것은 잊기 쉽거나 혹은 지도 회의에서 바로 추천되므로 한 회기에 몇 개의 논제를 할 수 있다.
4. 회의가 끝났을 때는 다음 단계의 일에 대하여 완전해야하며 다음 회의 전에 완벽하게 수행해야 한다.
5. 연구 중 우연한 문제에 직면하면 가능한 한 빨리 지도교수와 의논한다. 연구는 드문 과정이며 이것은 순탄하고 문제가 없어야 한다. 일을 계획하지 않는 것은 어떤 부분에 실패한 후보다는 과정 중에서 찾아야 한다.

Key Point

당신의 논문이 계획한 요구 시간에 완성하기 위해서는 자신의 시간에 기초할 뿐만 아니라, 연구계획에서 포함되어진 다른 시간을 고려해야 한다.

시간 관리

많은 연구 프로젝트에서 가끔 연구자가 조절할 수 없는 다른 사람의 시간에 의존할 수 밖에 없는 경우가 발생한다. 여기에는 연구와 윤리위원회, 참여 집단의 동원에 관련된 사람 혹은 집단, 참여자 자신 그리고 지도교수가 포함된다. 연구 프로젝트를 수행해오는 동안 가장 첫 번째 순위가 다른 사람들에 의해서도 똑같은 순위를 주지 않는다는 것이다. 그러므로 수행하는 동안 다른 사람의 시간압박을 알고 개발해야 하며 연구자가 질문할 수 있는 실제적인 시간표를 작성해야 한다.

프로젝트를 시작할 때 주단위로 달력을 만들어 연구과정안에 주된 이정표 항목을 만든다. 달력의 시간은 각각의 업무에 따라 만들어야 한다. 실제적으로 얼마동안 어떤 일을 지도교수와 토론을 해야 하는지는 확실하지 않다. 계획에서 여분의 시간이 계속 필요하다. 연구 계획이 연구자가 만든 시간표대로 진행되는 것처럼 필요하다면 재조정을 해야 한다. 이것이 연구와 관련하여 질문할 때 그들이 어떤 일을 할 필요가 있을 때 그들에게 시간을 제공해 줄 수 있다. 예를 들면 어떤 사람이 설문지를 연구자에게 유리하게 작성하여 보낸 것을 알면 불쾌할 수 있고, 심지어는 그 설문지를 찢어버리게 될 것이다.

개인 표현

어떻게 임상환경에서처럼 현재의 연구 세팅에서 표현을 할 것인가는 중요하다. 이것은 사람이 할 수도 있고 글로써 할 수도 있다. 어떤 것이라도 전문성을 유지해야하고 연구자의 작업과 관련하여 전달해야 한다. 환자를 대할 때 태도는 연구자의 연구에 관한 약속에 그들의 의지를 직접 담을 수 있다.

만약 연구자가 참여한 사람의 잠재적 참여자에 접근을 한다면 발표하는 것을 고려하고, 연구를 발표 할 방법을 계획하고 연구자가 무엇을 하기를 원하고 왜하는가를 적절히 설명할 시간이 필요하다. 여기에는 분명한 점이 있다. 그러나 연구를 성공적으로 성취하기 위하여 연구자 스스로 어떤 실례를 들어 발표하고 일을 전달하는 능력에 의하여 결정된다. 연구자는 이것을 어떤 관점에서 행하는가에 따라 기회가 될 수 있다.

만약 편지를 통해 가상의 참여자와 접촉을 한다면 이때 사용되는 내용은 의학용어가 된다. 또한 최소한의 의학 용어를 사용하도록 노력하며 만약 가상의 참여자에게 편지를 쓴다면, 그리고 연구의 적절성을 설명하고 연구에서 개인이 맡은 부분에 대하여 정확히 설명될 수 있도록 함축되어야 한다. 편지에 포함된 언어를 해독하기 위해 읽는 능력(가독성)이 있는 소프트웨어 패키지를 사용할 수 있다. 가독성 점수 기록은 읽는 수준의 지수로 제공되며, 쉽게 독서에 접근할 수 있게 하고, 100점 범위로 되어 있다. 그리고 독서 수준에서 학교 등급 수준과 관련이 있다.

학생 노트

이번 장에서 어느 정도까지의 윤곽을 잡은 주제들은 연구 기획단계에서의 계획과 수행에서 도움을 줄 것이다. 이번 장에서 논의되고, 연구 제안서를 작성하는 배경 안에서 함께 제기될 다른 구성요소 모두를 어떻게 고려하는 지가 초점이 될 것이다.

연구제안서 쓰기

제안서의 역할은 무엇에 관한 연구인가를 기록하고, 이것을 성취하기 위하여 무엇을 특별히 할 것인가, 그리고 이것을 위하여 어떻게 할 것인가. 연구로부터 무엇을 배우며, 현존하는 지식에 대해 어떤 기여를 하는가 이다(Punch 2000). 제안서의 구성은 표준화되어 있으니 학위논문을 위해서는 특별한 규정을 따라야 한다.

연구제안서를 쓰는 것은 결과분야와 함께 학위논문을 위한 체제와 함께 연구 수행을 위한 활동을 분명하게 제공해 줄 것이다.

제안서의 구성요소

연구 제안서는 다음의 요소들이 있다.

- 제목(title)
- 초록(abstract)
- 서론(introduction)
- 문헌 고찰 계획(planned literature review)
- 연구 설문의 진술
  (문제의 제기)(statement of the research question)
- 사용될 방법들(methods to be used)
- 분석 방법(analysis intended)
- 기본적인 참고 문헌(initial referenced)
- 부록(appendices)

제목과 초록

연구 제안서의 제목에 대하여는 주의를 해야한다. 연구의 요점을 정확하게 전달해 줄 수 있도록 분명하고 간결해야 한다. 초록은 연구를 요약한 것으로 보통 연구제안서의 마지막에 기록한다. 이것은 일반적으로 250개 정도의 단어로 구성한다. 제안서 단계의 초록은 연구의 배경을 독자가 이해하게 하고, 연구 논제와 방법에 의문점을 설명한다. 일단 연구가 완성되면 개정된 초록은 주 결론과 함께 결론에 포함시킨다. 초록은 문장의 길이를 짧게 표현하고 기술은 대강 어림잡아 해서는 안 되며 250단어 이하로 연구를 요약한다.

서론

서론과 문헌 고찰의 두 가지 다른 기능 수행에 대해 특징을 굳이 나눌 필요는 없다. 단지, 서론은 어떻게 연구를 설계하고 연구 논제에 대하여 이미 알고 있는 것을 독자가 이해하도록 도와주고 왜 이 연구가 중요한가를 알리는 것이다. 서론은 길게 할 필요는 없다. 구성은 처음 시작에 연구의 배경을 폭넓게 설명하고 그리고 제안된 연구의 특수 분야로 옮겨가며 연구 설문의 진술로 정점에 이르게 된다.

문헌 고찰

Key Point

문헌고찰은 '체계적, 명확한, 그리고 식별하기 위한 재생산적 방법, 연구자와 학자, 기술자들에 의해서 발견된 업적을 평가하고 해석하는 것' 이라고 기술되어져 왔다(FINK, 2004).

문헌 고찰의 기능은 선택분야에 이미 수행된 논문을 배경으로 연구를 맞추는 것이다. 어떤 분야에 대한 지식의 진술에 대해 견해를 밝히고, 독자로서 그 분야를 이해하고 주된 질문을 던지게 되는 것이다.

Fink에 의한 정의는 포괄적인 문헌 고찰 수행의 핵심 요소를 통찰하는 것이다. 여기에는 두 가지 매우 다른 기술방법이 있다.

- 문헌 검색(searching the literature)
- 문헌 평가(appraising the literature)

문헌 고찰은 연구의 이론적 배경을 확인하고, 만약 당신이 수행하는 연구에 몇 개의 이론이 있다면 특별히 연구자가 선택한 것이 옳다고 정당화 하는 것이다. 고찰에 사용되는 방법은 세부적인 중요한 자료나 정보원을 사용하여 분명하게 제시하는 것이다. 문헌 고찰은 여러 형태로 할 수 있고 거기에는 정기간행물, 논문, 단행본, 보고서와 정부 정기 발행물 이 포함된다.

대부분 학부생 논문 검색의 주 초점은 컴퓨터에 기초한 시스템을 통한 것인데 주로 대학 네트워크를 통한 것이다(예: MEDLINE or CINAHL). 검색을 지도하는 과정은 핵심어의 정의에서 시작한다. 대부분의 자료는 핵심어나 문구가 확인 가능한 시소러스(백과사전)을 내포한다. 그 핵심어나 문구는 자료에 나타난 것 중 적당한 것을 택한 것이다. 연구자는 자료를 사용하기 전에 시간을 두고 문서를 찾는 계획에 노력을 해야 한다. 연구자가 이용한 검색어들을 기록해야 한다. 그 검색은 연구자가 각 검색의 결과와 실행해온 검색을 말한다. 이 과정은 많은 학기를 거쳐서 숙달되어야 가능할 것이다. 그리고 그것은 연구자가 이전에 경험했던 것과 그 검색을 세련되게 하는 법을 수행해 보았더라도 정확하게 기억하는 것은 어려울 것이다.

1. 당신은 매우 일반적으로 사용되는 용어를 가리키는 수백 개의 참고목록을 가지고 있도록 한다.
2. 당신은 당신의 검색이 매우 좁은 범위를 가리키는 단지 몇 개의 참고목록을 가지고 있을 수 있다.

데이터베이스의 주기능은 핵심어 AND나 혹은 핵심어 OR에 의해 단어를 사용하여 연구를 축소하거나 확장하는 것처럼 "boomlean operator" 처럼 알려진 것을 사용하도록 하는 것이다.

검색의 결과는 본인의 프로젝트에 잠재적으로 관련이 있는 목록이다. 모든 참고문헌이 관련이 있는 것은 아니므로 초록을 읽고 관련이 있는 것만 도서관을 통하여 신청한다. 사진복사(photocopying)와 신청된 논문은 연구자나 대학에서 중요한 것이므로 전체(full text)를 얻기 전에 논문의 관련성을 확인해야 한다. 모든 데이터베이스는 참고문헌 항목 내에서 앞뒤로 이동이 되므로 관심 있는 참고문헌의 초록에 표시를 하고 초기 검색을 더 해 나간다.

모든 문헌을 고찰하지 않는 것은 정기간행물이 발행되기 때문이며 많은 양의 정보가 책, 정부기관 그리고 자원봉사 기관이나 웹 사이트와 같은 전문 조직에서 찾을 수 있기 때문이다. 인터넷 검색을 수행하는 것은 체계적인 접근이 필요하고 동일한 정보의 원천에 대한 또다른 유사한 정보는 수없이 많이 제시되고 사용되어 질 수 있을 것이다. 꼭 기억해야 할 중요한 것은 연구방법론과 방법에 대한 문헌의 개발과 실제적인 이해이다.

Key Point

이해하기 위한 중요한 특징은 문헌을 기술하는 것과 검토하는 것, 평가하는 것 사이에서 차이점이 있다는 것이다. 많은 학생들은 문헌을 평가하고 검토하기보다 논문을 먼저 기술한다는 것이다.

문헌의 평가와 사정은 하나의 기술이며 개선이 필요하다. 연구과정을 스스로 이해하고 개발하였을 때 연구 논문의 고찰이 가능해지는데 그것은 어려운 과정이다. 그러나 이장의 마지막 부분에서 그 지침을 제공해 줄 것이다. 문헌고찰의 표준사용을 이해하는 것은 그 표준을 통찰 할 수 있도록 해 줄 것이며 그래서 그 판단을 사용하여 스스로 연구과업을 성취하게 될 것이다.

연구제안서 개발 시점에 첫 번째 할 과업이며, 이것이 프로젝트가 완성되었을 때까지 완전하게 할 수 있는 것은 아니다. 학부 학위논문의 중요한 점은 새로운 논문을 발행하는데 적당한 기간인 12개월 정도 수행한다. 체계적인 고찰이 이루어지고 난 후 정기간행물에 대하여 이해하고 새로운 논문을 출판하는 것이다. 연구를 수행하는 동안 정해진 날짜를 지키고 새로운 논문을 고찰에 포함시킨다. 시간이나 자원과 같은 문제들은 일단 자료수집이 시작되면 다시 하기에는 어려워지며 다른 것에 초점을 맞추게 된다. 만약 인터넷으로 접근을 하면 원하는 주된 출판물이 정기간행물에 잘못 설정된 경우도 있다. 이것은 매번 정기간행물이 출판되는 시간을 목차 페이지가 출판된 것을 e-mail로 받아 놓아야 한다.

연구설문

연구설문을 서론의 마지막 부분에 소개하는 것은 연구방법 부분에서 독자에게 특수한 질문에 다시 초점을 맞추기 위하여 가치가 있다고 본다.

사용된 방법

방법 부분에서는 방법론적 접근과 특수한 방법 모두를 설명한다. 이것은 보통 의문이 있는 물음에 대하여 방법론적 접근을 설명하여 시작된다. 질적인 연구나 양적인 연구 모두에서 특수한 질문을 할 수 있을까? 혹은 혼합된 접근은 양적인 접근이나 질적인 접근을 통합해서 선택해 왔는가? 연구자의 연구설문 중 무엇이 선택한 접근을 타당하게 만들었는가?

방법 부분에서는 연구설문으로 제시하였던 방법을 알아내도록 하여야 한다. 이것은 프로젝트 연구의 윤리적 문제도 세부적으로 포함시켜야 하고 윤리위원회의 승인을 얻을 것인가 그렇지 않을 것인가도 포함하며, 만약 적절하다면 어떻게 고지된 동의를 얻을 것인가도 포함해야 한다. 의도된대로 동의된 방법은 기술시키고 표본과 표본의 크기를 설명하고 의도된 방법대로 표본추출 전략을 타당화해야 한다. 연구를 위하여 포함시키거나 제외시킨 표준을 기술한다.

방법 부분에서는 자료 수집에 사용된 특수한 방법을 자세히 설명한다. 만약 표준화된 측정법이나 치료 중재를 사용했다면 설명하고 참고문헌을 달며 타당도와 신뢰도를 기록한다. 만약 선택된 방법이 스스로 만든 것이라면 계발 단계를 설명한다.

의도된 분석

이 부분(section)에서는 자료 분석 방법을 설명하고 사용된 방법에 대하여 관찰한다. 양적인 연구를 위하여 자세히 설명하고 사용된 통계학적 방법에서 사용된 통계 패키지(예: SPSS 혹은 Minitab)를 기록한다. 질적인 연구라면 사용된 방법에 대하여 다시 한번 세부적으로 설명하고 ALTAS.ti 혹은 NVivo와 같은 소프트웨어를 사용했는지를 기록한다.

이 부분의 마지막 부분에 연구 수행목표를 위한 일정표를 포함시킨다.

참고문헌

각 대학의 규정에 따라 참고문헌을 기록한다.

부록

한 두 개의 부록을 첨가하면 연구의 타당성에 대한 정보를 제공할 수 있다. 예를 들면 표준화된 설문지, 면접 계획표의 복사본은 질적인 면접의 안내가 될 수 있다.

학위 논문

연구계획서가 완료되면 논문을 작성하기 시작하며 학위논문의 체제는 연구제안서와 매우 유사하다. 과정 중에 첨부되어야 할 부분은 "결과"로 분석 방법 다음에 삽입한다. 그리고 고찰과 결론이 결과 다음에 이어진다.

결론

학위 논문을 쓰기 위하여 계획할 때 물리치료에서 임상 실무의 증거를 기반으로 한 연구정보의 중요성을 이미 설명하였다. 새롭게 자격을 갖춘 치료사는 기본적으로 연구과정을 이해하고 있고 그 과정을 과소평가하지 않는다. 대부분의 경험 있는 물리치료사들도 이런 기회를 자주 가지지 않았고 이해의 개념을 찾고 연구를 떠맡는 것은 큰 도전이다. 연구 경험이 있는 치료실의 새로운 치료사는 연구의 신비를 푸는데 도움이 되고 임상실무로의 통합을 촉진할 수 있다.

만약 연구에서 당신의 임상 실무에 의해 진행이 되었다면 당신의 첫 번째 학위논문을 과소평가하지 않을 것이다. 불행하게도 많은 학위 논문이 너무나 일반적이고 기본적인 장소에서 자료를 모으게 되고 비록 그들이 정기간행물의 논문 기초 형태나 혹은 세미나에서 발표가 가능하더라도 - 그래서 지도교수와 이러한 과정을 탐구해야 한다.

우리가 시작의 끝에 많은 사람들은 연구의 가능성에 관심이 증폭되어 있었고, 학위논문을 완성하면 이러한 관심이 감소하는 경향이 있다. 학위논문은 연구 경력을 쌓는 첫 번째 관문이 될 것이다.

FURTHER READING

General

Bell J 2005 Doing Your Research Project: a Guide for First-Time Researchers in Education and Social Science, 4th edn. Open University Press: Buckingham.

Blaxter L, Hughes C, Tight M 2006 How to Research, 3rd edn. Open University Press: Buckingham.

Bowling A 2002 Research Methods in Health: Investigating Health and Health Services, 2nd edn. Open University Press: Buckingham.

Brett Davies B 2007 Doing a Successful Research Project Using Qualitative or Quantitative Methods. Palgrave Macmillan: Basingstoke.

Punch KF 2005 Introduction to Social Research: Quantitative and Qualitative Approaches, 2nd edn. Sage: London.

Punch KF 2006 Developing Effective Research Proposals, 2nd edn. Sage: London.

Walliman N 2004 Your Undergraduate Dissertation. The Essential Guide for Success. Sage: London.

Research ethics

Oliver P 2003 The Student's Guide to Research Ethics. Oxford University Press: Maidenhead.

Literature reviews
Fink A 2004 Conducting Research Literature Reviews: From the Internet to Paper, 2nd edn. Sage: Thousand Oaks, CA.
Hart C 1998 Doing a Literature Search. A Comprehensive Guide for the Social Sciences. Sage: London.
Hart C 2001 Doing a Literature Review: A Comprehensive Guide for the Social Sciences. Sage: London.

Questionnaires and measurement scales
Bowling A 2001 Measuring Disease: a Review of Disease-Specific Quality of Life Measurement Scales. Open University Press: Buckingham.
Bowling A 2004 Measuring Health: a Review of Quality of Life Measurement Scales. Open University Press: Buckingham.
Buckingham A, Saunder P 2004 The Survey Methods Workbook. Polity: Cambridge.
Streiner D, Norman G 2003 Health Measurement Scales: a Practical Guide to their Development and Use, 2nd edn. Oxford University Press: Oxford.

Statistics
Altman D 1990 Practical Statistics for Medical Research. Chapman & Hall: London.
Clegg F 1983 Simple Statistics: a Course Book for the Social Sciences. Cambridge University Press: Cambridge.
Hart A 2001 Making Sense of Statistics in Healthcare. Radcliffe Medical: Abingdon.
Howitt D, Cramer D 2004 An Introduction to Statistics in Psychology: a Complete Guide for Students, 3rd edn. Pearson Education: Harlow.

Mixed methods
Creswell J, Plano Clark V 2007 Designing and Conducting Mixed Methods Research. Sage: London.

Qualitative methods
Flick U 2006 An Introduction to Qualitative Research, 3rd edn. Sage: London.
Hammersley M, Atkinson P 2004 Ethnography: Principles in Practice, 2nd edn. Routledge: London.
Krueger R, Casey M 2002 Focus Groups: a Practical Guide for Applied Research, 3rd edn. Sage: London.
Mason J 2002 Qualitative Researching, 2nd edn. Sage: London.
Morgan D 1997 Focus Groups as Qualitative Research, 2nd edn. Sage: London.
Morgan D 1998 The Focus Group Guidebook. Sage: London.
Renzetti CM, & Lee RM (eds) *1993* Researching Sensitive Topics. Sage: London.
Ritchie J, & Lewis J (eds) *2003* Qualitative Research Practice. A guide for social science students and researchers. Sage: London.
Rubin H, Rubin I 2004 Qualitative Interviewing: the Art of Hearing Data. 2nd edn. Sage: London.
Strauss A, Corbin J 1998 Basics of Qualitative Research. Techniques and Procedures for Developing Grounded Theory. 2nd edn. Sage: London.

참고문헌

Bowling A 2002 Research Methods in Health: Investigating Health and Health Services. 2nd edn. Open University Press: Buckingham.
Clegg F 1983 Simple Statistics: a Course Book for the Social Sciences. Cambridge University Press: Cambridge.
Creswell JW, Plano Clark VL 2007 Designing and Conducting Mixed Methods Research. Sage: Thousand Oaks, CA.
Department of Health 2006 Best Research for Best Health. Department of Health: London. Crown copyright.
Fink A 2004 Conducting Research Literature Reviews: From the Internet to Paper. Sage: Thousand Oaks, CA.
Glaser B, Strauss A 1967 The Discovery of Grounded Theory: Strategies for Qualitative Research. Aldine: Chicago.
Hockey L 1996 The nature and purpose of research. In: Cormack DF (ed.) The Research Process in Nursing, 3rd edn. Blackwell Science: Oxford.
Howitt D, Cramer D 2004 An Introduction to Statistics in Psychology: a Complete Guide for Students, 3rd edn. Pearson Education: Harlow.
Krueger RK 1994 Focus Groups: a Practical Guide for Applied Research, 2nd edn. Sage: Thousand Oaks, CA.
Mason J 2002 Qualitative Researching, 2nd edn. Sage: London.
Pope C, Mays N (eds) 2000 Qualitative Research in Health Care, 2nd edn. BMJ Books: London.
Punch KF 2005 Introduction to Social Research: Quantitative and Qualitative Approaches, 2nd edn. Sage: London.
Punch KF 2006 Developing Effective Research Proposals, 2nd edn. Sage: London.
Ritchie J, & Lewis J (eds) 2003 Qualitative Research Practice. A Guide for Social Science Students and researchers. Sage: London.
Rubin H, Rubin I 2004 Qualitative Interviewing: the Art of Hearing Data. Sage: Thousand Oaks, CA.

건강 증진을 위한 관계변화

Changing relationships for promoting health

CHAPTER 23

최정현

CHAPTER CONTENTS

개요

이 장의 초점은 '관계 변화' 이다. 이 장은 3개의 장으로 구성된다.

- '인간관계(between people)' 는 치료실무(therapy practice) 내에서 개인 간의 관계를 중점적으로 다루며, 논의를 집단 수준까지 확대하여 문화적인 문제들까지 고찰한다.
- '관계의 배경' 은 관계의 사회적 배경, 특히 건강과 건강관리의 불평등에 관하여 고찰하며 치료실무에 있어서 널리 퍼져 있는 다양한 이념과 견해도 함께 살펴본다.
- '관계 변화' 에서는 협력(partnership)에 대한 개념과 건강증진의 개념에 초점을 맞추어 '관계 변화' 의 가능성에 대해서 살펴본다.

우리 두 사람은 모두 장애 연구 분야에서 일하고 있으며, 우리 자신의 연구와 이 분야의 다른 연구자들의 연구에서 사례들을 제시할 것이다. 그러므로 이 장은 특히 장애와 장애인을 대상으로 한 치료법 쪽에 방향을 맞추고 있다. 그러나 우리가 조사하고 있는 과정들은 일반적이며 전체적으로 우리는 건강을 개선하고 증진하기 위해 관계를 변화시키는 움직임에 있어서 대인관계 상의(interpersonal), 개인적, 문화적, 사회적 상관관계들을 입증하고자 한다.

인간관계

커뮤니케이션

물리치료의 공급(provision)은 커뮤니케이션(communication)의 한 형식이며 전체의 과정은 클라이언트와 물리치료사 간, 물리치료사와 동료들(다른 물리치료사들, 의사들 등을 포함)간, 물리치료사와 클라이언트의 가족들 간의 커뮤니케이션 형식이다. 따라서 이 장의 목적은 물리치료 실무라는 특정한 배경 속에서 개인 간의 커뮤니케이션을 고찰하는 것이다.

커뮤니케이션의 사회적 모형에는 중요한 양상들이 수없이 존재한다. 개인 간 커뮤니케이션은 인간관계의 상호작용으로 간주되며 이러한 커뮤니케이션에 참가하는 사람들은 모두 상호작용에 영향을 주는 능동적인 행위자들인 동시에 상호작용에 의해 영향을 받는 수동적 행위자들이기도 하다. 커뮤니케이션 행동들과 표현된 의미 사이에는 단순한 일대일 대응이 존재하지 않는다. 정말 중요한 것은 그 배경이라고 할 수 있다. 예를 들어, 침묵이 말보다 더 많은 것을 나타낼 수 있지만 특정한 개인 간 및 사회적 배경 밖에서는 아무런 의미도 가지지 못하는 것이다. 따라서 이러한 상황에서의 침묵은 사람이 권태, 두려움, 존경, 깊은 상호 이해, 열정, 혐오감 등 이루 헤아릴 수 없는 무수한 것들을 경험하고 있다는 것을 의미하는 것으로 받아들여질 수 있다. '정지(stop)' 신호를 나타내기 위해 손을 드는 것과 같이 잘 정의된 의미를 가지는 신호들조차 양방향 흐름의 배경에 의존한다. 예를 들어, 미소를 지으며 손을 든다면 그것은 농담을 의미할 수 있으며 또한 그런 의미로 이해될 수 있다. 이 모형은 전체론적으로 접근하기 때문에, 이 모형에서 파생된 의미 만들기는 대화의 조직과 시스템을 통하여 구성되며, 전체가 부분의 합보다 더 크다. 물리치료사-클라이언트 사이의 커뮤니케이션은 단순히 물리치료 실무를 담당하기 위한 수단에 불과한 것은 아니며 참가자들은 자신들의 커뮤니케이션을 통하여 물리치료 실무를 창조할 수 있다.

사람의 분류

서비스와 관련하여 장애인을 지칭하는 데 다양한 용어들이 사용된다. 하지만, 이러한 모든 용어들에 대해 장애인들은 이의를 제기하고 있다.

환자
이 용어는 분명히 사람들을 의학적 용어로 분류하고 있으며, "suffer"가 어원인 "pati"에서 유래한 용어이다.

클라이언트(의뢰인, 피보호자)
이 용어는 전문직(변호사, 건축사, 개업의 등)의 서비스 이용자를 지칭한다. 최근에는 손님 또는 고객이라는 뜻의 "customer"라는 용어도 사용되고 있다.

서비스 사용자
물론 이 용어도 사람들을 서비스와 관련하여 분류하고 있긴 하지만 그래도 이 용어가 아마도 가장 중립적인 용어일 것이다.

커뮤니케이션 모형

선형 모형
선형 커뮤니케이션 모형은 커뮤니케이션을 메시지 발송과 수신 과정으로 본다는 점에서 일반적인 상식 수준에서 생각할 수 있다. 문헌에서 사용되는 대중적인 커뮤니케이션 모형은 다음과 같다.

- 발송자(자신)
- 암호기(encoder) (생각을 메시지로 전환하는 것)
- 채널(언어, 비언어, 언어 및 비언어 모두)
- 해독자(decoder)
- 수신자(타인/타인들) (Rungapadiachy, 1999)

사회적 모형
커뮤니케이션에 대한 사회적 견해는 커뮤니케이션을 사람들 간에서 구성되는 거래로 본다는 의미에서 역동적 모형으로 가정할 수 있다.

사회적 모형은 '메세지를 전달한다'는 개념보다는 커뮤니케이션 과정 자체에 더 관심을 집중한다(Pearce, 1994). 이러한 관점에서 커뮤니케이션을 개선하는 것은 단순히 물리치료사의 정보 표현 및 청취 기술을 개선하는 국소적인 문제는 아니다. 커뮤니케이션은 '정보처리(information-processing)'가 아니라 '정보 만들기(information-making)'이며 그 의미는 사람들 사이에서 찾을 수 있다. 커뮤니케이션은 세상 또는 더 구체적으로 말하면 물리치료에 대한 인식과 서술 및 이해에 근거하는 동시에 그러한 인식과 서술 및 이해를 생성시키는 원동력이라고 할 수 있다.

클라이언트의 관점에서 본 커뮤니케이션 장벽들

- 전문가(의사, 치료사, 간호사 등) - 환자 관계의 불평등
- 태도상의 장벽들
- 서비스에 대한 접근을 방해하는 장벽들
- 정보에 대한 접근을 방해하는 장벽들
- 전문인들의 정서적 이슈들에 대한 관심의 결여
- 장애를 가진 전문가들의 부재

이것은 클라이언트의 서비스 경험을 고려하며 커뮤니케이션에 대한 장벽들에 관심을 고조시키는 역할을 한다. 그리고 커뮤니케이션 장벽들의 분석은 커뮤니케이션 과정의 복잡한 요소들과 클라이언트의 경험들의 다양성을 식별할 필요가 있다는 것을 우리에게 인식시켜 준다(그림 23.1). 또한 이러한 분석을

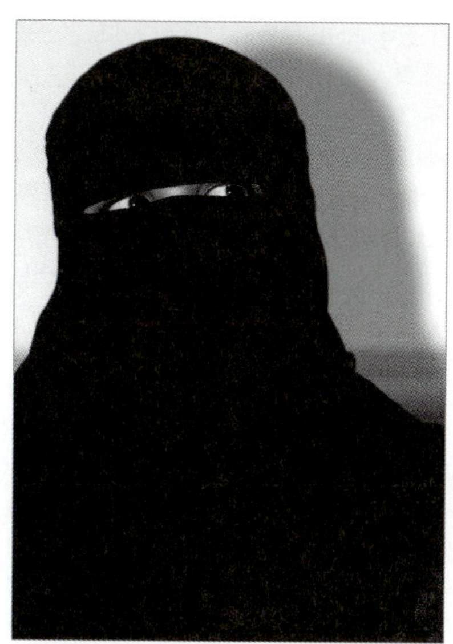

그림 23.1 커뮤니케이션 장벽들, 여성을 억압하는 수단인가, 아니면 개인적, 문화적, 종교적 정체성의 상징인가?

통해서 전문직종사자와 클라이언트 관계의 불평등을 식별할 필요가 있다. 전문직 종사자의 우월적 지위(dominance)가 평가 절차에서 나타날 수 있는데, 예를 들어, 전문직 종사자의 관찰들은 '객관적'이라고 간주되는 반면에 환자의 인식은 '주관적'이라고 간주되며 비과학적(pseudo-scientific) 언어가 서비스 이용자들을 미혹시키고 혼동하게 하는데 일조를 한다(French, 1993). 다양한 전문직 집단들의 전문화 때문에 필요에 대한 정의들이 협소화되고 그 범위가 전문화된 지식과 관심사들에 의해 지배를 받는다. 따라서, 이러한 것을 이해하지 못하는 장애인들의 요구사항이 다양화되는 경향이 있다.

Marsh and Fisher(1992)는 다음과 같이 지적하고 있다.

> 만약 평가 과정이 문제들의 극복이 아니라 "필요"의 전문적 발견 과정이 된다면, 사용자들은 그들의 상황들을 설명하는데 사용된 정의들에 의해 제한을 당하여 자신들의 선택에 의해서 올가미에 걸린 것처럼 느끼는 경향이 나타날 것이다.

태도상의 장벽들은 장애를 가진 클라이언트들에 의해 공통적으로 언급되고 있다. 예를 들어, Boazman(1999)은 뇌출혈 후 실어증을 겪게 되었을 때 건강 전문인들로부터 매우 혼란스러운 경험을 하였다.

> 그들의 나에 대한 반응은 매우 다양했다. 대단한 동정심을 보여주는 사람들도 있었던 반면에 완전한 무관심을 보여준 사람들도 있었다. 나는 내가 영리하고 지적이며 완전한 인간이라는 사실을 전달할 수단이 없었다.

Parr & Byng(1997)가 인터뷰했던 실어증 환자들도 이와 유사한 경험들을 보고했다. 한 환자는 의사들에 관하여 다음과 같이 이야기했다.

> 당신이 의사소통할 수 없을 때 그들은 당신을 아이 취급하는데 그것은 정말 불쾌한(frustrating) 일이지요. ... 몇몇 의사들은 정말 지독했죠. 당신은 정말 "이것이 어떤 것인지 당신은 아시나요?" 라고 말하고 싶었죠.

Pound & Hewitt(2004)는 "말할 것이 없음"과 "바보 취급받는 것"을 가지고 커뮤니케이션 장애 방정식에 관하여 기술하고 있는데 그들은 이 방정식이 "그는 설탕을 섭취합니까?" 증후군을 증명하는 하나의 예로 생각한다(그림 23.2). 언어장애를 가진 사람들을 대상으로 한 또 하나의 소규모 연구에서는 대부분의 장애들은 의료 서비스 내에서 마찰이 일어난다는 가정하에 병원에서 접수와 수납을 담당하고 있는 사람들을 선발하여 실험에 참가시켰다(Knight, et al., 2002). 그러한 참가자 중 한 사람인 Mary는 다음과 같이 회고했다.

> 가장 당혹스러웠던 사건은 내 의사 및 치과의사의 접수 직원 사이에 있었던 사건이었다. 나는 어떤 다른 집단보다도 그들과 더 많은 문제가 있었다. 내가 (진료)시간 약속을 정하려고 할 때 그들은 성급했고 무례했으며 내가 질문을 하려고 할 때 내 보호자에게 말하곤 했다.

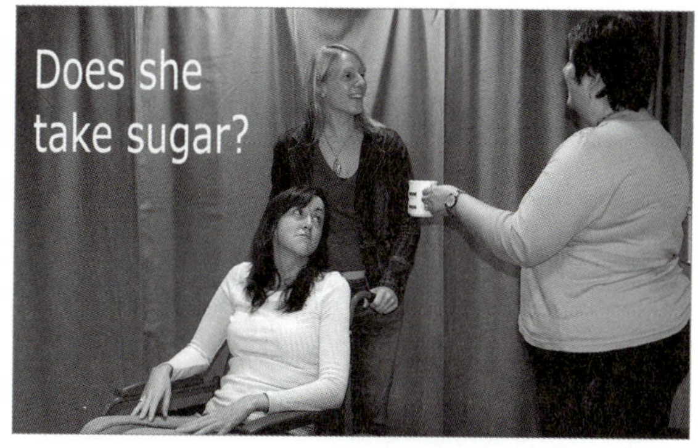

그림 23.2 그녀는 설탕을 섭취하는가?

또 다른 참가자는 병원 컨설턴트와 만났던 상황들을 다음과 같이 설명했다(Knight, et al., 2002).

> 내가 나의 식도에서 내는 목소리(oesophageal voice)를 사용해야 하는 것을 피하기 위해 내 보호자가 독순술(lip-read)로 이해하게 하는 것을 선호한다고 전달하였음에도 불구하고 그들은 내 보호자가 논의에 참여하지 못하게 했다.

본 연구의 연구 참가자들이 제기했던 또 하나의 공통적인 불만은 일반적으로 전화에 의존하는 서비스 접근 수단이었다.

언어 및 언어 장애를 가진 사람들은 종종 필요한 커뮤니케이션 장비를 오랫동안 기다려야 한다. Scope이 수행한 한 연구조사(Ford, 2000)에서 약 1/5의 사람들이 무려 1년 이상을 기다린 것으로 나타났다. 전문가들은 또한 장비가 사용될 수 있는 시기를 통제할 수 있다. 한 연구 참가자는 다음과 같이 말했다.

> 수업 중에 물리치료사들은 안전 문제 때문에 여행 중에 델타 토커(Delta Talker; 노래, 외국어 및 특정한 실용 기능을 위한 디지털화된 음성과 새로운 많은 어휘를 독립적으로 만들어 내는 기능을 위한 음성합성 유형의 의사소통 보조도구)가 원래의 장소(situ)로부터 제거되어야 한다고 권장하였다. 그들은 또한 식사 시간에도 델타 토커의 제거를 요청하곤 했다.

청각 장애인들은 수화(sign language)보다는 음성을 사용해야 한다는 전문가들의 주장에 대하여 불만을 제기하고 있다. Corker(1996)가 인터뷰했던 한 청각 장애인은 다음과 같이 말했다.

> 나는 말을 배우는 것을 싫어했다. 나는 '스, 스, 스...'를 반복해야만 한다는 것이 정말 바보 같다고 느꼈다. 나는 스스로에게 물었다. "내가 왜 이것을 계속해서 반복해야 하지? 이것이 무슨 짓인지 도대체 이해할 수가 없다." ... 더 중요한 것들을 배울 수 있는데도 이런 짓을 한다는 것은 정말 멍청한 짓, 시간낭비이었다.

French(2004a)가 수행한 인터뷰에서 참가자들 2명은 자신들의 작업치료 경험에 대하여 다음과 같이 말했다.

> 나는 종종 재활 시설의 작업치료들이 환자들의 출신 배경에 대해 생각해줄 수만 있다면 하는 바램이 있다. 나는 여자 종합중등학교(comprehensive school, *역자 주 - 그래머 스쿨, 테크니컬 스쿨, 세컨더리 모던 스쿨의 교육과정을 각 부의 기능구분 없이 모두 제공하는 영국의 중등학교. 학생들은 적성과 능력에 따라 A, B, C 코스로 배치됨)의 학부장, 체육학과장까지 역임했었다. 그럼에도 이 작업치료사는 내게 "이제 당신은 진정으로 '타이핑' 치는 법을 배워야 합니다. 왜냐하면 그것이 바로 당신이 하게 될 일이니까요."라고 말했다. 그녀는 내 직업적인 이력의 전체적인 배경에 대해서 중요하게 생각하지 않았다. 나는 그저 한 명의 환자에 지나지 않았다. 단지 누군가가 사고를 당하거나 질병에 걸렸다고 해도 그것이 사람을 인격적으로 조금이라도 바꿔놓는다는 것을 의미하는 것은 아니다. 나는 체육교사이며 체육인에 속한 사람이다. 그 사실에는 변화가 없다. 단지 그 일을 더 이상 할 수 없을 뿐이다. 내 인생이 어떠했는지 또는 나의 새로운 미래가 어떻게 형성되어야 하는지를 인정하지 않았다. 그들은 일상적인 절차(routine)를 가지고 있었다. 그들 판단에 "그녀는 손가락을 가지고 있다. 그녀는 타이핑을 칠 수 있다" 고 생각하는 것에 불과했다. 나는 그런 치료적 판단에 동의할 수 없다.

> 그것은 나하고 아무런 연관성이 없는 것이었다. 그것은 환자의 특수성을 무시한 모든 환자를 일반화한 치료라고 생각한다. 나는 나의 감정이 무시되고 있다고 느꼈고 그들은 단지 일상적인 절차를 밟고 있었으며 내게 설명도 해주지 않아서 내가 그 목적을 이해하지 못하는 운동들을 내게 부과하곤 했다. 나는 질문할 말들이 있었지만 질문할 수 있는 자신감을 가지고 있지 못했기 때문에 질문하지 못했다.

치료적인 정보 또한 환자의 감정과 마음을 고려하지 않고 일방적인 방식으로 전해질 수 있다. Joan (French, et al., 1997) Joan은 다음과 같이 말했다.

> 내가 음화(negatives)를 보기 위해 다시 왔을 때, 정말 끔찍했죠. 그는 그 음화들을 불빛에 비춰보면서 간호사에게 "양쪽 눈에 황반퇴화(macular degeneration), BDS 양식에 서명해" 등등의 말을 했다. 그런 후에 그는 나를 되돌아보면서 "우리가 할 수 있는 일이 아무 것도 없군요. ... 당신은 항상 측면을 볼 수는 있겠지만 중심 시력(central vision)을 상실했습니다. 그래서 나는 그 말을 듣고 정말 심난한 마음으로 집으로 돌아왔어요.

정보에 접근할 수 없다는 것은 시각 장애인들이 삶의 모든 분야에서 직면하는 문제이며, 지정된 수신자가 문서를 읽을 수 없을 때 통지서가 읽혀지지 못하거나 할 때 프라이버시 침해라는 잠재적으로 위험한 결과들이 수반되어 진다. Vale(2001)은 심지어 수많은 병원 안과 클리닉에 의해서조차 계속해서 표준 사이즈 활자로 된 시간약속 서신들이 발송되고 있으며 단지 NHS(national health service) 병원들의 1/3만이 대형 활자로 된 일반 환자 정보를 제공하고 있다고 보고하고 있다.

예를 들어, 성별, 연령, 민족과 같은 사회적 구분들이 장애 구분과 뒤섞여 표시되어 있으며, 몇몇 사례들에서 커뮤니케이션 장벽들을 만들어내고 있다는 점을 인식하는 것이 중요하다. Butt and Mirza(1996)는 소수민족 공동체 출신의 장애인들의 경험들에 관한 몇몇 연구들에서 나온 증거를 요약하면서 다음과 같이 말했다.

> 장애 경험에 관한 주요한 연구조사가 흑인 장애인들의 경험을 거의 언급하지 않고 있다는 사실때문에 기존 연구에서 나온 기록들을 인정하지 않는 것은 바람직하지 못하다. 인종차별, 성차별, 장애인 차별이 혼합되어 보조적인 사회적 보호의 필요를 증가시키기도 하기 때문이다. 그리고 이러한 요소 자체가 흑인 장애인들과 보호자들이 충분하지 못한 서비스를 받고 있음을 의미하기도 한다.

Bignall & Butt(2000)는 젊은 흑인 장애인들의 경험과 견해에 관한 연구에서 다음과 같이 결론을 내리고 있다.

> 우리의 인터뷰는 이러한 젊은이들 대부분이 독립성을 획득하는데 도움이 될 수 있는 관련 정보를 가지지 못했다는 것을 밝혀냈다. 직접지불계획(direct payments, (역자 주)-지자체가 치료관리를 제공하는 전통적인 방식이 아니라 사용자들이 자신들을 '치료관리' 하도록 직접 교부금을 지불하는 영국정부의 사회보장 서비스 분야의 정책)와 같은 새로운 규정들에 관해 알고 있는 사람은 거의 없었는데, 이것을 알고 있다면 독립적인 삶에 도움이 될 수 있었다. 대부분의 사람들은 예를 들어 자신이 원하는 자리로 이동하거나 대학에 가는 것과 같이 자신들이 원하는 도움이나 정보를 어디에서 얻을 수 있는지 모르고 있었다.

Begum(1996)은 제도화된 차별을 장애인 여성들과 정상의 일반여성들과의 관계에 있어서 어려움들을 분석하기 위한 토대로 삼고 연구하였다. 그녀는 신체, 커뮤니케이션, 태도상의 장벽들을 탐구했으며 이것들이 장애를 가진 여성들에게서 기회들을 박탈하며 그들이 필요로 하는 서비스들에 대한 접근을 방해할 수 있다는 것을 밝혀냈다. 예를 들어, 장애를 가진 여성들은 종종 정보가 자신들에게 제공되는 것이 보류된다는 것을 인지하고 있었다. 응답자들 중 한 명은 초기에 다발성경화증(multiple sclerosis)이 진단되었다는 것을 듣지 못하고 남편에게만 2년 전에 그 사실이 전달되었다고 하였다. 또한, 장애인들로부터 일반인들이 얻는 정보는 왜곡 및 결핍되기 쉽다. Begum (1996) 연구의 한 응답자는 다음과 같이 말했다.

> 때때로 나는 정상인들(특히 나와 짧은 시간을 만났거나 혹은 새롭게 만난 사람들)과 대화를 하다보면 내가 질문한 것보다 내 시력 문제 또는 내 아이의 시력 문제에 더 관심을 가지는 것을 느낀다.

연령도 또한 커뮤니케이션을 왜곡하는 요인의 하나이다. Frency 등(1997)이 만났던 Olwen은 자신의 시력 상실에 대한 전문인들의 태도에 대하여 다음과 같이 말했다.

> 비록 내 나이가 더 많지만 그들은 "당신 나이에 무엇을 기대할 수 있어요? 라는 식으로 말해요. 당신은 그들이 그런 식으로 당신에게 말한다는 것을 알고 있겠지요.

Henwood(1993)는 다음과 같이 지적한다.

> 장애인들을 위한 서비스들은 오랫동안 우선순위에서 제외되어 왔으며, 양과 질 모든 부분에서 공급이 불충분했다는 것은 잘 알려져 있다. 이러한 상황 때문에 특히 노인들은 장애를 가질 가능성이 더 크기 때문에 불이익을 받아왔다.

장애를 가진 전문인들은 전문인들과 장애인들 간의 커뮤니케이션에 관한 분석에서 흥미로운 위치에 서있다. 커뮤니케이션 장벽들이 서비스 공급자가 되고 있는 장애인들에게 불리하고 차별적인 요소로 작용하고 있다. 그래서 그들은 많은 장애인들을 전문직으로 받아들이는 것이 포괄적인(inclusive) 커뮤니케이션을 발달시키는데 있어서 중요한 요인이 될 것이라고 주장하고 있다. French(2001)가 인터뷰했던 시각장애를 가진 물리치료사는 그녀의 동료들과 커뮤니케이션이 제대로 이루어지지 않는 것에 관하여 다음과 같이 말했다.

> 나는 등록된 맹인이지만 그들은 그러한 정보를 가지고 있지 않다. ... 만약 내가 한 건물 안에 머문다면 나는 괜찮다. 내가 실제로 길을 잃는 것은 단지 내가 근무하고 있지 않는 다른 곳으로 건너갈 때이다. 그리고 내가 동료 물리치료사들을 막 지나쳐 걸어 갈 때 그 물리치료사들 중 한 명이 "그러니까 너는 오늘 말을 하지 않는 거야!(you're not talking today!)" 라고 말한다. ... 나는 수년 동안 그들과 함께 일했다. 나의 동료들이여 ... 나는 그저 "당신을 보지 못했어."라고 말했지만 그들은 그렇게 받아 들이지 않는다.

또 다른 장애를 가진 건강 전문가는 그의 클라이언트와 커뮤니케이션을 할 때 자신들이 가지는 장점에 대해서 이야기 하였다. 장애를 가진 의사 한분은 다음과 같이 설명한다(French, 1988).

> 매우 많은 사람들은 질병을 가지고 있다는 것이 어떤 느낌인지를 내가 알고 있기 때문에 그들이 내게 말할 수 있다고 내게 말했다. 일단 당신이 훈련을 통해서 난관을 극복할 수 있다면, 당신은 당신의 장애를 이용할 수 있다.

문화적 차이

> **정의:** 문화는 오랜 세월에 걸쳐 진화되어왔으며 세대를 거치면서 전해 내려온 인간 사회의 상징적이고 학습된 양상들, 일련의 기본적인 가정들(외부적 적응과 내부적 통합이라는 보편적인 문제들에 대한 일련의 공감된 해법들)을 표현하는 일반적 용어이다.

여기에서 우리는 초점을 권력의 불평등에 맞추고 있으며 사회경제학적, 정치적, 역사적 배경 내에서 문화의 위치를 설정해 보고자 한다. 보건과 사회적 치료 분야의 모든 사람들, 즉, 서비스 이용자들 및 공급자들이 참여하는 보다 넓은 사회적 관계에 의해 하나의 권력층이 제공된다. 이러한 보다 넓은 사회적 배경 속에서 다양한 문화들을 가진 다양한 집단들에 속하는 사람들 간에 현저하고도 항상 변화하는 권력의 차이가 존재하는 것이 사실이다. 일부 집단들은 다른 집단보다 더 큰 권력, 자원과 지위(status) 및 더 나은 건강을 가지고 있다. 또한, 민족적 소수 집단, 장애인 및 노인들을 포함하여 일부 집단은 필요한 서비스에 대한 접근을 포함하여 다양한 분야에서 차별을 경험하고 있다.

> **정의:** '제도화된 차별' 은 개인이나 집단에 대한 불공정한, 또는 불평등한 대우이며, 이것은 제도하에서 조직적으로 형성되며, 대다수가 의식하지 못한 상태에서 기존의 조직적 규칙들 또는 사회 규범을 고수하는 것에서 비롯될 수 있다.

문화적 문제 측면에서 언어는 종종 효과적인 서비스 제공에 대한 주요한 장벽으로 간주된다. 그러므로 적절한 언어들과 번역자들에 의해 만들어진 안내서(leaflet)의 충분한 공급이 문제를 해결해줄 것으로 추측된다. 그러나 커뮤니케이션은 언어 기술과 읽고 쓰는 능력 이상의 것으로 구성되어야 한다. Banton & Hirsch(2000)는 심지어 영국 태생의 영어를 사용하는 아시아인들조차 어떤 서비스가 제공되고 있는지에 관한 지식이 결여되어있다고 제시하고 있다. 이들은 다음과 같이 말한다.

> 커뮤니케이션 문제는 이 분야의 모든 연구에서 확인되고 있다. 이러한 문제들은 부분적으로는 언어 차이와 관계가 있으며 우리 사회 안의 다양한 민족 집단에 의한 별도의 생활들과 그 생활속에서 제공되는 비공식적인 서비스들에서의 커뮤니케이션의 부재가 원인이 되고 있다.

아마도 연구들에서 나타나는 가장 일관된 조언은 서비스 기획에 있어서 흑인 장애인들을 포함하여 장애를 가진 클라이언트들의 직접적인 참여가 필요하다는 것이다(Butt & Box, 1997). 이것은 '복합적 차별' 이라는 배경 안에서 이해되어야 할 필요가 있다. Jones 등(2001)은 아시아계 젊은 청각 장애인들과 그들의 가족들을 대상으로 한 연구의 결론에서 다음과 같이 말하고 있다.

> 정체성(identities)은 단일 쟁점들(single issues)에만 밀접하게 연결되어있는 것이 아니며 젊은이들과 그들의 가족들은 동시적으로 다양한 정체성 주장들(claims)에 의지하고 있다. 이러한 점에서 그것은 하나의 주장을 위해 다른 주장을 포기하는 것, 예를 들어, "민족성" 을 위해 "청각장애" 를 포기하는 것과 같은 문제가 아니며 청각장애와 다른 것들을 동시에 가질 수 있는 여지를 인정(negotiate)하는 것이다. 그리고 이러한 긴장 상태

(tensions)의 처리를 통해서만이 아시아계 청각장애인들과 그 가족들이 필요로 하는 서비스가 충분히 반영될 것이다.

1991년에 Hill은 흑인 장애인들이 직면한 극단적인 억압 사례들을 조사하면서 이들에 대한 관심을 집중시켰다. 그녀는 차별의 누적적인 효과로 인해 흑인 장애인들이 '사회적으로, 경제적으로, 교육적으로 가장 박탈당한, 억압받는 사회 구성원' 이 되었다고 주장하였다.

또한, 학습 장애를 가진 아시아계의 가족들에 관한 연구들도 69%의 가족들이 전업직 근로자를 가지고 있지 못하며 50%의 가족들이 소득 지원(income support)을 받는 등, 빈곤 수준이 높다는 증거도 제공하였다(Nadirshaw, 1997). 이 연구에서 중대한 언어 장벽들도 발견되었으며, 보호자들의 95%가 영국 외에서 탄생하였으며 단지 소수만이 영어를 말하고 쓸 수 있는 것으로 나타났다.

그러나 이러한 통계들에는 잘못 해석할 수 있는 위험적 요소들이 존재한다. 첫째, 다양성에 대하여 잘못된 추정들과 고정관념들을 제공할 수 있다. Shah (1998)는 '대다수의 부모들이 영어를 능숙하게 구사하며 일부 부모들의 경우에는 영어가 그들의 제1언어였다' 는 것을 밝혀냈다. 그녀는 또한 아시아계 가족들이 경험한 차별에 대한 선입관으로서 언어장벽들을 예로 들었다. 둘째, 언어장벽들을 지나치게 단순화하는 위험이 존재한다. 언어는 우리로 하여금 표현의 자유, 감정의 표현, 문화적 정체성의 발달, 가치관의 공유를 누릴 수 있게 한다. 그러므로 공통 언어는 공유된 이해의 보증서가 아니다. 제도적인 차별에 대한 태도 수준에서 볼 때, 소수민족집단 출신자들의 라이프스타일, 사회적 관습, 종교적 실천들에 관하여 자국국민 대다수의 이해가 결여되어있다(Atkin, et al., 2004). 차별은 때로는 예를 들어, 흑인 가족들은 '자신들의 가족을 돌보는 것' 을 선호한다는 이처럼 그릇된 통념(myths)을 통하여 부인되거나 합리화되어졌다.

예를 들어, 장애인과 노인, 장애인과 여성, 장애인과 동성애자(게이 또는 레즈비언), 장애인과 근로계층과 같은 기타 사회적 구분의 상호작용에 대한 경험에 관한 비교분석들은 유사한 것들(parallels)이 존재하고 있는 것으로 나타났다. 예를 들어, 장애인 레즈비언들과 양성애자 여성들의 견해와 경험들에 관한 가장 광범위한 연구에서 그들이 레즈비언과 게이 집단들에 의해 소외당하고 있다고 느낀다는 증거가 있었다. 즉, '많은 장애인 레즈비언과 양성애자 여성들이 레스비언 및 게이 공동체로부터 양육 및 지지를 받지 못하고 소외당하는 것을 경험했다' (Gillespie-Sells, et al., 1998).

단일 문제들 중에서 충분히 고려되지 못한 분열된 정체성들(fragmented identities)을 가진 집단들의 목록에 최근에 추가된 또 하나의 집단은 장애인 난민들(refugees) 및 망명신청자들(asylum-seekers, *refugee 전단계로서 난민임을 주장하는 사람들)이다. 이들은 '우리 사회 내에서 가장 불이익을 당하는 집단들 중 하나' 이다(Roberts, 2000). 장애인 난민들 및 망명신청자들은 모두 '장애 운동 및 난민 공동체가 대다수의 구성원들에 영향을 미치는 문제들에 관심을 집중하고 소수에게 영향을 미치는 이슈들에 충분한 관심을 기울이지 못하기' 때문에 '시스템 속에서 잃어버린 존재(lost in the system)' 가 되었다(Roberts, 2000).

관계의 배경

건강의 불평등

치료하고 평가해야 될 수많은 환자들을 가진 바쁜 물리치료사에게 질병과 장애 및 사고는 '단지 발생할 수밖에 없는 것' 이며, 누군가가 골반 골절, 흉부 감염(chest infection), 또는 뇌졸중을 겪는지 여부는 대체적으로 우연한 일(matter of chance)로 보일 수도 있다. 그러나 수년간에 걸친 주요한 연구보고서들은 모두 사망률, 이환율, 기대수명은 사회경제학적 계층과 긴밀한 관계가 있으며 낮은 사회계층에 속한 사람들일 수록 그 지표가 상당히 부정적으로 나타났다(Townsend, et al., 1982; Whitehead, 1988). 영국은 오랜 세월에 걸쳐 점점 더 건강해지고 부유해졌지만, 건강 불평등은 지속되어 지고 있다. 실제로 가장 부유한 계층과 가장 빈곤한 계층의 격차가 더욱 확대되었다(Talley, 2004).

> **정의:** '사회경제학적 지위' 는 다른 개인 또는 집단과 비교한 개인 또는 집단의 사회구조 내의 위치이다. 이것은 사회과학의 중심적인 용어의 하나이며 상당한 논쟁의 주제이기도 하다. 공식적인 통계에서 사람들은 일반적으로 직업과 소득을 기준으로 분류된다.

여성들, 노인들, 소수민족들, 장애인들과 같은 사회 내부의 특정한 집단들은 또한 낮은 사회경제학적 집단들 속에서 자신들의 과잉대표성(over-representation) 때문에 일부 불이익을 당하기도 한다(Swain & French 2004). 이 절에서는 건강 불평등의 의미를 고찰할 것이다. 이를 위해서는 먼저 '건강' 이 무엇을 의미하는지를 고찰할 필요가 있다.

> **정의:** '건강' 에 대한 정의는 개인, 문화적 집단, 사회계층에 따라 다르다. 한 가지 견해는 건강이란 '질병이 없는 상태' 라는 것이다. 보다 넓은 관점에서 보면, 건강은 복지(well-being) 상태의 신체적, 심리적, 행동적, 사회적, 정신적 양상들을 포함하며 개인의 포부와 필요를 실현하는 것의 중요성을 개인들에게 인지할 수 있도록 한다.

1946년에 세계보건기구(WHO)는 건강을 '단순히 질병이나 허약함이 없는 것이 아니라 완전한 신체적, 심리적, 사회적 행복' 이라고 정의했다(WHO, 1946; Ewles & Simnett, 2003). 이러한 정의는 건강의 개념을 생물학적 관점으로부터 보다 전체론적(holistic) 관점으로 바꾸고 있지만 이상주의적이고 비현실적이라고 비판을 받았다. 또한, 사람들이 자신들의 지식, 가치관 및 기대에 근거하여 이러한 것들이 자신들에게 중요한 역할을 해낼 수 있는지 여부를 가지고 다양하게 정의를 내려야 한다는 것을 인식하지 못하는 경우도 많이 발생하였다(Jones, 2000a). 1984년에 WHO (Ewles & Simnet, 2003)는 건강을 다음과 같이 다시 정의하였다.

> 한편으로는 개인이나 집단이 포부를 실현하고 필요를 만족시킬 수 있는 정도와 다른 한편으로는 환경을 변화시키거나 환경에 대처할 수 있는 정도. 그러므로 건강이란 삶의 목표가 아니라 매일의 삶을 위한 자원으로 생각되어 진다. 건강은 신체적인 능력 뿐만 아니라 사회적, 개인적 자원들을 강조하는 긍정적인 개념이다.

건강에 대한 이러한 전체론적 정의는 '학습장애를 가진 사람들의 건강 필요를 충족시키기(Meeting the Health Needs of People who have a Learning Disability, Thompson & Pickering, 2001)' 라는 책 속에 반영되어 있는데, 이 책에는 자아 개념, 의미 있는 직업 및 삶의 변천(life transition)에 관한 장들이 포함되어 있다. 우리가 자신에 관하여 좋게 느끼고 직장 출근, 가족부양, 새로운 기술 학습, 친구 방문, 취미와 관심사 추구와 같은 우리의 삶에서 의미를 가지지 못한다면, 우리는 충분히 건강하지 않다고 주장한다.

건강에 영향을 미치는 요소들은 여러 가지 측면에서 다양하게 존재한다. Dahlgren & Whitehead(1995)는 이러한 영향들을 쌓여있는 층들로 묘사한다. 그러한 층들의 하단은 제한된 통제가 이루어지거나 통제가 전혀 없는 생물학적 요인들이다. 이러한 요인들에는 우리가 부모로부터 물려받은 성별과 연령 및 유전인자가 포함된다. 우리가 나이를 먹어감에 따라 수많은 질병들이 더 보편적으로 나타난다(예: 암, 심혈관계 질병). 남성 특이적 또는 여성 특이적으로 나타나는 질병들(예: 전립선암과 난소암)이 있는 반면에 유전적 또는 선천적으로 타고나는 질병들(예: 낭포성 섬유증(cystic fibrosis)과 선천성 심장병)도 있다. 1948년에 NHS가 설립되었을 때 이러한 생물학적 층에 많은 관심을 두었다. 건강을 증진시키는 것으로 건강 불평등을 개선시키려고 노력했지만(Smith & Goldblatt, 2004) 인구의 전체적인 건강이 점차 증진되었음에도 불구하고(주로 개선된 생활조건을 통하여) 사회 계층들 간의 격차는 더 확대되었다(Department of Health, 2001).

두 번째 층은 개인적인 행동에 초점을 맞춘다. 이 층은 우리가 흡연을 하는지, 과식을 하는지 여부, 운동량, 가장 넓은 의미에서 우리가 얼마나 잘 우리의 건강 필요를 관리하는지를 포함한다. 대부분의 정부 정책 발의들(policy initiatives)은 이 층에 초점을 맞추며 국민의 건강 개선을 위해 국민의 행동을 바꾸려는 시도들이 이루어지고 있다(Jones, 2000b, Owen Hutchinson, 2004). 예를 들면, 금연 캠페인과 같은 것이 바로 여기에 속한다.

그 다음 층은 사회 및 공동체 영향들에 관한 것이다. 가족들, 이웃들, 동료들 및 친구들을 포함하여 우리 주위의 사람들이 우리의 삶에 의미를 제공하고 질병과 곤경 및 스트레스를 받는 상황에 대해서 보조와 지원정책을 제공함으로써 우리의 건강에 영향을 미치고 있다. 교회와 자원봉사단체(self-help groups)와 같은 단체들도 역시 중요한 역할을 하고 있다. 반대로, 이러한 사람들이 우리의 필요를 간과 내지 악용하거나 고려하지 못함으로써 우리의 건강에 좋지 않는 영향을 줄 수 있다는 사실을 명심해야 한다. 그러므로 특별히 가까운 관계가 아니라고 하더라도 주위 사람들과 커뮤니케이션을 하는 것은 우리의 건강에 지대한 영향을 미칠 수 있다.

영향의 그 다음 층을 구성하는 것은 생활 및 근로조건들이다. 예를 들어, 우리가 살고 있는 주거 유형과 직장 환경이 우리의 건강에 영향을 미칠 수 있다는 것은 잘 알려져 있다. 일에 대한 압박감과 시끄러운 이웃이 신체적인 질병을 초래할 수 있는 우울증과 걱정을 야기할 수 있으며(Leon & Walt, 2001), 습한 환경(dampness), 열악한 건축설계, 위험한 직장업무와 같은 신체적 위험들이 질병과 사고를 일으키는 요인이 될 수 있다(Talley, 2004). 빅토리아 여왕 시대의 사람들에 의해 통과된 많은 법률은 이러한 수준의 문제들을 처리함으로써 사람들의 건강을 개선했다. 예를 들어, 다양한 공장, 주거 및 위생 법령들이 일반적으로 사람들의 삶의 질을 향상시켰을 뿐만 아니라 결핵과 장티푸스와 같은 심각한 질병들의 발생을 감소시켰다(Gray, 2001). Le Fanu(1999)는 치료약품이 도입되기 이전에 이미 92%의 결핵이 감소되었다고 주장한다. McKeown(1984)도 이와 유사한 증거를 제시하고 있으며, 소아마비와 디프테리아와 같은 생명을 위협하는, 장애를 야기하는 수많은 질병들이 예방접종 도입 이전에 이미 급격하게 감소되었다고 지적하고 있다.

우리의 건강에 영향을 미치는 가장 위층은 일반적인 사회경제학적, 문화적, 환경적 조건들에 관한 것이다. 이 층은 예를 들어 국가의 경제 상태, 고용 수준, 조세 제도, 환경오염 정도, 여성과 노인, 소수민족과 장애인에 대한 우리의 태도를 포함하고 있다. 세계화가 가속화됨에 따라 점점 더 이러한 요인들이 국제적인 규모로 증대되고 있다(Held, 2004). 바로 이 수준에서 정부는 광범위한 사회 변화를 초래하기 위해 정책을 시행하고 법률을 통과시킴으로써 특별한 영향력을 발휘할 수 있다. 예를 들어, 안전벨트 법률, 담배 광고 제한조치, 성차별법령(Sex Discrimination Act, 1975), 장애차별법령(Disability Discrimination Act, 1995), 인권법령(Human Rights Act, 1998)과 같은 평등 법률이 여기에 속한다. 대부분의 건강 정책이 개인주의적인 측면에서 기울어져 있음에도 불구하고 현재 정부는 예를 들면 교육, 주거, 교통을 개선하려는 시도에 있어서 건강의 사회적 결정요인들에 상당한 주의를 기울여왔다(Department of Health, 1999).

이러한 수준들 모두가 상호작용을 하고 서로 영향을 미친다는 것은 분명하다. 예를 들어, 국가의 경제 상태가 좋다면 국민은 보다 많은 소득을 획득할 것이고 그러면 품질 좋은 음식과 보다 우량한 수준의 주거를 구입할 수 있고 스트레스를 줄일 수 있도록 편안한 휴일들을 즐길 수 있게 되어 건강이 개선될 것이다. 마찬가지로, 어떤 사람이 마약을 끊으려고 시도한다면, 공동체 지원이 강하고, 정부가 의욕적으로 지원 정책을 수립하는 동시에 재정지원을 강화한다면 성공률이 더 높을 것이다. Whitehead(1995)는 다음과 같이 말하고 있다.

> 만약 한 가지 건강 위험 요인에 초점을 맞춘다면 그 요인이 다른 영향 층들과 어떻게 조화될 수 있는지, 그리고 다른 층에서 나타난 훨씬 더 큰 문제의 일차적인 원인인지 아니면 단순한 징후로 간주될 수 있는지 여부를 조사하는 것이 중요하다.

우리 건강에 미치는 다양한 영향들에도 불구하고 주거, 소득, 교육수준, 고용, 사회통합과 관련한 광범위한 사회적 요인들이 우리의 개인적 행동이나 의료실천 및 진전들(advances)보다 더 중요하다는 증거가 압도적이다(Benzeval, et al., 1995; Ewles & Simmett, 2003). 가장 낮은 사회경제학적 계층은 신체적 질병과 요절(early death)뿐만 아니라 사고와 조산, 정신질환과 자살의 위험이 훨씬 더 높다. Smith & Goldblatt (2004)는 1997년에 가장 낮은 사회계층의 유아 사망률이 가장 높은 사회계층보다 1.5배나 더 높았으며 이들 계층 간의 수명 차이가 5년이었다고 보고하고 있다. 또한, 66가지 주요 사망원인 중에서 가장 낮은 2개의 사회계층에서 62가지가 더 지배적인 것으로 나타났다. 아동들의 사고율과 관련해서도 유사한 패턴이 나타났다(Green, 2001).

어떠한 인구집단에서는 보건과 건강 상태 사이에 명백한 상관관계가 없다는 것을 알게 된다면 보건 전문인들 입장에서는 정말 당혹스러운 일일 것이다. 실제로 건강 서비스는 상해가 일어난 후에야 반응하는 경향이 있기 때문에 때로는 '건강하지 않은(ill health)' 서비스라고 불리기도 한다.

이것은 건강과 보건 시설들의 불평등이 용인되어야 한다는 의미는 아니다. 보건은 공평하게 그리고 필요에 의거하여 분배되어야 한다. 예를 들어, 빈곤층에서는 산아제한과 선별검사(screening)와 같은 예방적 서비스들의 이해도(uptake)가 낮다는 증거가 있다(건강 불평등에 관한 독자적 조사, 1998). 이것은 Tudor Hart(1971)가 '역보호(inverse care)' 법률이라는 개념으로 요약했던 광범위한 요인들에 기인한다.

역보호 법률

이 법률은 질병에 걸릴 위험이 가장 큰 사람들이 의료 및 사회적 서비스를 가장 적게 받을 가능성이 있다는 요지에서 입법되었다. 이것은 사회적 불평등과 서비스들의 이용도와 관련한 광범위한 요인들에 기인한다.

저소득 계층은 사회적 고립과 차량과 같은 장비의 결여 때문에 보건 서비스에 접근하기가 더 어렵다. 또한, 이들이 거주하는 지역들에는 시설들이 열악하고 보건 전문인들은 문화적으로 자신들과 비슷하다고 인식되는 사람들보다 더 적은 시간과 관심을 이들에게 준다는 것도 사실이다(French, 1997).

아직도 영국에는 NHS의 시설들로부터 충분한 혜택을 받지 못하는 수많은 사람들이 존재한다. 소수민족 출신자들은 제대로 서비스를 받지 못하고 있다(Atkin, et al., 2004). 학습장애를 가진 사람들도 역시 제대로 서비스를 받지 못하고 있다(Shaughnessy & Cruse, 2001). 앞에서도 언급했듯이 이것은 다양한 요인들에서 기인하며, 이러한 요인들에는 빈약하고 불충분한 커뮤니케이션, 인종차별, 장애인 차별, 문화적 민감도(cultural sensitivity) 결여가 포함된다.

다양한 모형들

정의: 장애(disability)는 개인적 모형 또는 사회적 모형으로부터 정의될 수 있다. 개인적 모형이 지배적이며 장애인들이 직면하는 곤란들은 그들의 개인적 손상(impairments) 또는 기능 결여 내지 상실의 직접적인 결과라고 생각되어진다. 장애의 사회적 모형을 살펴보면, 장애의 사회적 원천을 장애인들이 아닌 비장애인들에 의해 그들에 맞춰진 사회 속에서 인식한다. 따라서 종종 장벽이라고 불리는 불이익과 제한들이 물리적, 사회적 환경의 구석구석에 스며들어있다. 그러므로 장애는 사회적 억압의 한 가지 형태라고 정의될 수 있다.

이 절에서 우리는 기본적인 사상과 개념들이 물리치료 실무와 넓은 의미에서의 의료 및 사회 정책을 형성할 수 있는 방법들을 예증할 수 있도록 2가지 중심적인 장애 모형들, 즉, 개인적 모형과 사회적 모형을 고찰할 것이다. 모형이란 사건이나 과정이 어떻게 작동하는지에 관한 일련의 가정들이라고 정의될 수 있다. 따라서, 모형은 일반적으로 보다 광범위한 이론적 틀 안에 존재한다(French, 2004b). 모든 사회 내부에는 서로 경합하는 장애 모형들이 존재하며 상황에 따라 어떤 모형이 다른 모형보다 더 지배적으로 나타나기도 한다(Oliver, 2004; Wilder, 2006). 예를 들어, 과거 세기들에는 장애 모형들은 종교를 근거로 해서 형성되어졌다(Stiker, 1997; Whalley Hammell, 2006).

종종 서로 상충되기는 하지만 장애 모형들은 점차 서로 영향을 주면서 그것을 수정시키기도 한다. 의료 전문인과 같이 사회 내부의 강력한 집단들에 의해 제시된 모형들이 장애인들과 같이 힘이 없는 집단들의 모형들을 압도하는 경향이 있다(Russell, 1998; French & Swain, 2002).

이러한 장애 모형들을 탐구하는 것은 필수적이다. 이는 병원과 재활 센터들을 포함하여 시설들의 장애인에 대한 태도와 행동 그리고 전문인 실무 및 시설 운영과 정책등에서 적어도 일부라도 이러한 모형들에 근거하기 때문이다. Olver(1993)는 다음과 같이 말하고 있다.

> 비장애인과 장애인의 정의들 간의 '적합성의 결여(lack of fit)' 는 서비스의 공급과 한 사람의 삶을 관리할 수 있는 능력에 대하여 중요한 함축성을 지니기 때문에 단순한 의미론적 비판(quibble)이상의 의미를 지닌다.

단일 단어들(single words)이 정의되는 방식들조차 정책과 실무를 형성할 수 있다. '독립' 이라는 단어가 하나의 예이다.

정의: '독립' 이란 단어는 '혼자 힘으로 행동할 수 있는 능력' 이란 의미로 가장 많이 쓰이고 있다. 그러나 이러한 정의는 독립을 '자기 결정, 통제 및 요구되는 조력(assistance)을 관리하고 조직하는 것이라고 생각하는 장애인들에 의해 이의가 제기되었다. 일부 문화들은 전체주의적 성향을 가지고 있어서 다른 문화들만큼 독립을 중시하지 않는다. 그리고 실질적인 의미에서 보면, 우리 모두는 우리의 생존을 위해 서로에게 의존적이기 때문에, 어느 누구도 독립적이라고 말하기 어렵다.

보건 전문인들은 독립을 '당신 혼자 힘으로 행동하는 것' 이라고 정의하는 경향이 있는 반면에 장애인들은 독립을 '당신의 삶에 대한 통제력을 가지는 것' 이라고 정의한다. Ryan & Holman(1998)은 '독립이란 반드시 당신이 혼자 힘으로 무엇을 할 수 있느냐에 관한 것은 아니며 당신이 원하는 방식으로 다른 사람들이 당신을 위해 무엇을 해줄 수 있는가에 관한 것이다' 라고 기술하고 있다.

장애의 개인적 모델

최소한 서양 세계에서 현재 장애에 관한 가장 보편적인 견해는 장애인들이 경험하는 곤란들이 개인적인 신체적, 감각적 또는 지적 손상의 직접적 결과라는 가정에 근거하고 있다(French, 2004b; Whalley Hammell, 2006; Oliver & Sapey, 2006). 그러므로 인도(pavement)의 구멍에 빠진 시각 장애인은 그 구멍을 볼 수 없기 때문에 그렇게 된 것이며 운동신경 장애를 가진 사람이 건물 안으로 들어가지 못하는 것은 그 또는 그녀가 걷지 못하기 때문이다. 따라서 장애의 개인적 모델에서는 이러한 문제들이 개인의 내부에 존재하는 것으로 간주되어지고 있다. 장애의 개인적 모형은 의료, 심리학 및 사회학 문헌에 깊이 뿌리를 내리고 있으며 '개인의 특성' 으로 받아들여지고 있다(Barnes & Mercer, 1996; Swain, et al., 2003).

의료 모형은 장애가 질병 과정, 비정상(abnormality), 개인적 비극등과 같은 다소간 확률적인 기준으로 불운한 개인들에게 일어난 일의 일부로 인식되어진다. 이러한 인식은 상위의 개인적 장애 모형의 하위 범주로 간주될 수 있다. 또한, 치료는 문제가 개인의 내부에 존재하며 개인 자신의 노력에 의해 극복되어야 한다는 생각에 근거한다. 예를 들어, 특히 장애를 가진 사람들은 자신들의 교육과 여가를 희생하여 걷기 또는 말하기를 배우려고 시도하면서 보낸 무수한 시간들과 자신들의 삶이 약물에 의해 지배당하는 현실에 비판적이다(Sutherland, 1981; Oliver, 1996). Mason & Rieser(1992)는 다음과 같이 말한다.

> 젊은이들의 경우에는 의학적 치료를 실시할 때 그에 따르는 불이익이 무엇인지를 먼저 고려할 필요가 있다. 아동들에게는 일반적으로 언어 치료, 물리치료, 정형외과 수술, 입원, 약물 또는 귀찮고 보기 흉한 '보조 기구(aids and appliance)' 를 원하는지 여부를 묻지 않는다. 많은 시간의 소중한 놀이 시간을 사용하는 일일 운동요법(daily regime)이나 프로그램들에 참가하기를 원하는지 여부에 대해 우리에게 질문하지 않는다. 우리가 어떤 희생을 치루더라도 보다 더 '정상적' 이 되기를 바라는 우리의 부모 또는 치료사들의 소망을 우리가 공유한다고 가정하여 단순히 우리에게 이러한 모든 것들을 부과할 뿐이다. 우리가 그러한 것들이 필요한 것 또는 유용한 것이었다고 생각하는지 여부에 대해서 우리를 성인 자격으로 상담조차 하지 않는다.

이러한 주장들 중 어느 것도 장애를 가진 개인들의 의료적 또는 개인적 필요들을 고려하는 것이 잘못된 것이라고 의미하지는 않는다. 단지 개인적 모형은 위와 같은 관점에서 장애(disability)을 보는 경향이 있으며 거의 전적으로 사람들의 손상(impairments)을 교정하여 정상 또는 '정상' 에 가깝게 되돌리려는 시도에 초점을 맞추는 경향이 있다고 주장할 뿐이다. 신체적, 태도상 그리고 사회적 환경이 장애인들에게 미치는 영향은 대체적으로 무시되거나 상대적으로 고정된 것으로 간주됨으로써 현재의 상태를 유지하고 계속하여 장애인들을 사회 내부에서 불리한 상태로 고립시키고 있다(Oliver & Sapey, 2006). 그래서 장애를 야기하는 환경에 적응해야 하는 무거운 짐이 장애인들에게 직접 부과되고 있는 것이 현실이다(Swain & French, 2004). 따라서 이것에 대하여 장애인들은 점점 더 많이 세력단체들에 가입하여 이의를 제기하고 있다.

세계 많은 곳에서 시행되는 장애 운동(disability movement)은 정상 회복에 근거한 접근방법들을 거부하며 차이에 대한 의식(celebration)에 근거한 접근방법들을 주장하고 있다.

정의: '정상 상태' 는 문화적으로 바람직하고 적절하다고 생각되는 것을 정의하는 행동 및 개인적 특성들에 대한 지배적인, 공유된 기대이다.

장애(disability)에 대한 개인주의적 정의는 분명히 심각한 해를 끼칠 가능성을 가지고 있다. 학습 장애의 의료화(medicalization)가 한 가지 예이며 이것에 의해 사람들이 정의를 제도화 또는 오용(abused)하고 있다(Ryan & Thomas, 1987; Potts & Fido, 1991; Atkinson, et al., 2000). 또 다른 예는 구화법(oralism)의 실천인데, 이 것을 실천하기 위해서 학교에서는 청각장애 아동들에게 수화 사용을 금지하고 수화를 사용하면 벌을 주었으며(Humphries&Gordon, 1992; dimmock, 1993; Corker, 1996), 시각장애 아동들에게 시력을 사용하지 못하게 하였다. 그 결과 학교에서 충분한 교육을 받지 못하는 결과도 일어났다(French, 2005). 이러한 정책들과 실무들 모두가 장애(disability)의 개인적 모형에 뿌리를 두고 있었다.

장애의 사회적 모형

장애(disability)의 사회적 모형은 종종 '장벽 접근방법(barriers approach)' 라고 불린다. 이 모형에서 장애를 개인적인 손상(impairment)으로서가 아니라 장애인들의 삶을 침해하는 것으로서 접근한다. 그리고 고용, 교육, 여가를 포함하여 많은 삶의 분야들을 최소화 또는 제거당하지 않는 상태에 있는 장애인들의 삶에서 그 것을 저해할 잠재력을 가지는 환경적, 구조적, 태도상의 장벽들을 의미한다(Oliver, 1996). 장애의 사회적 모형은 장애인 자신들의 사고, 저술 및 증가하는 문화적 정체성에서 비롯되었다(Swain & French, 2004).

손상과 장애에 대한 아래의 정의는 UPIAS(차별반대를 위한 신체적 장애인 연맹)의 정의이며, 이 연맹은 장애인 운동(Disabled People' s Movement)의 초기의 급진적 집단이다. 이 집단의 주된 중요성은 장애와 무능력 간의 연결고리를 파괴했다는 것이다.

정의: **손상(impairment)** - 신체의 전부분이나 일부(장기를 포함)에 해부학적 상실이나 기능적인 결함을 가지고 있는것

장애(disability) - 신체적 장애를 가진 사람들을 전혀 또는 거의 고려하지 않고 그럼으로써 장애인들이 사회 활동의 주류에 참여하는 것을 배제하는 현재의 사회적 조직에 의해 야기된 불이익 또는 활동의 제한. 그러므로 신체적 장애는 사회적 억압의 특수한 형태이다(UPIAS, 1976).

'신체적' 이라는 용어는 이제 학습장애를 가진 사람들과 정신적 건강 시스템의 사용자들을 포함할 수 있도록 이 정의에서 빈번하게 제외된다(Oliver & Barnes, 1998). 이 정의 및 이와 유사한 정의들은 손상과 장애 간의 관계를 파괴하는데 이 개념들은 인과관계적인 연결고리가 없는 별개의 실체로 간주된다. 이 것은 여성 운동에 있어서 성(sex, 생물학적 실체)와 성별(gender, 사회적 실체) 간의 구분과 유사한 것이다(Saraga, 1998). 그러나 최근에는 신체는 생물학적 실체 이상의 것이라고 인식되어왔다. 신장, 체중, 연령, 체격(physique)이 사회적이고 문화적인 특질(dimension, 중요성)과 결과를 가지듯이 장애도 역시 그렇다(Hughes & Paterson, 1997).

WHO의 ICIDH(1980)와 개정된 ICIDH-2(2000)는 사회적, 환경적 요인들을 고려하고 있음에도 불구하고 장애의 의미가 의료 모형에 의해 여전히 지지(underpin)되고 있으며 손상과 장애 간의 인과관계적인

연결고리는 여전히 손대지 않은 채 남겨져 있기 때문에 장애인 운동(Disabled People's Movement)에 의해 거부되고 있다(Pfeiffer, 2000; Hurst, 2000).

장애는 사회적 모형 안에서는 장벽이라는 관점으로 본다(French, 2004b). 3가지 유형의 장벽들이 존재하며 이들은 모두 상호작용을 한다.

- **구조적 장벽들** - '정상(normality)' 의 판단의 근거가 되며 권력의 계층구조(hierarchies of power)에 의해 지탱되는 조직과 제도의 기초적인 규범들, 사회적 관행들 및 이념들을 지칭한다.
- **환경적 장벽들** - 환경 내부의 물리적 장벽들(예: 계단, 인도의 구멍들)과 장애인을 위한 자원들의 부재(예: 점자의 부재, 수화 통역사의 부재)를 지칭한다. 또한, 장애인들을 배제할 수 있는 일과 처리방식들(예: 회합이 행해지는 방식과 과업들을 위해 허용된 시간)을 지칭한다.
- **태도상의 장벽들** - 장애인들에 대한 사람들의 부정적인 태도와 행동을 지칭한다.

장애의 사회적 모형은 장애의 위치를 개별적 장애를 가진 자의 내부에 설정하는 것이 아니라 사회 내부에 설정하는 것으로 볼 수 있다. 그러므로 휠체어를 사용하는 사람은 마비에 의해서만 행동장애가 발생하는 것이 아니라 건물 설계, 리프트의 부재, 경직된 업무 관행들, 타인들의 태도와 행동에 의해 장애 상태가 된 것이다(그림 23.3, 4). 마찬가지로, 시각장애인은 시력 상실로 장애가 된 것이 아니라 점자와 대형 인쇄물의 부재, 정렬되어있지 않은 인도, 시력상실에 관한 고정관념에 의해 장애가 된 것이다. Finkelstein (1981, 1998)은 비장애인들도 그들의 필요에 맞추어 환경이 설계되지 않는다면 장애인과 똑같이 장애가 될 것이라고 주장한다. 예를 들어, 출입문의 높이가 단지 휠체어 사용자들이 들고날 수 있게 맞추어진 경우가 여기에 속한다. 인간은 자신들의 능력과 한계에 맞추어 세상을 형성하고 있으며 장애인들도 그 이상의 것을 원하는 것은 아니다.

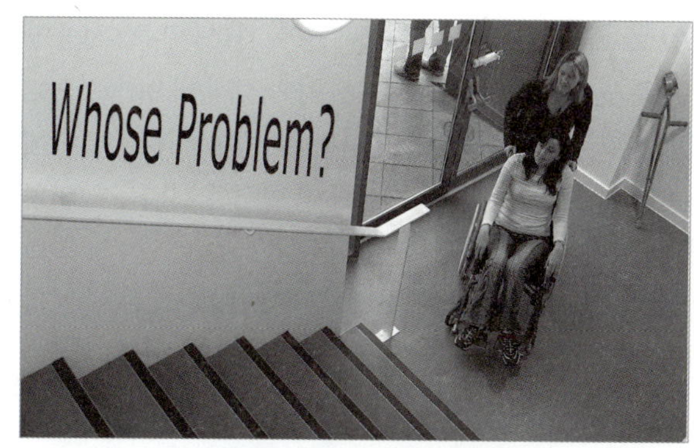

그림 23.3 누구의 문제인가?

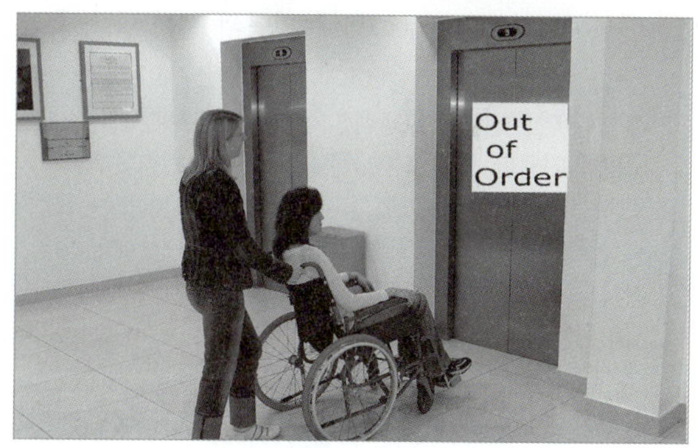

그림 23.4 고장

최근의 정책 개발에 있어서 협력(partnership)은 일반적으로 전문인-클라이언트 관계에 있어서 보다 큰 평등의 달성을 상징하는 중요한 개념이 되었다. 정책 수준에서 협력과 협력적 작업은 '우수한(good)' 것으로 간주되고 있다. 모든 종류의 정부들은 보다 통합된 건강 및 사회적 치료를 제공하는 쪽으로 '매끄럽고(seamless)' 그리고 '종합연계(joined-up)를 할 수있는' 서비스의 제공을 위해 다양한 기관들이 함께 일할 필요성을 강조하고 있다(Department of Health, 2000a).

정책, 실무 및 규정 측면의 협력은 전문적 유행어

관계를 변화시키기

협력과 사용자 참여

정의: 넓게 보면, 협력(partnership)은 함께 일하거나 공동으로 활동하는 조직 또는 개인들을 지칭한다.

협력 관련 용어들

- 기관 간 협력
- 공동(실무) 작업
- 다중 전문직 실무
- 서비스 사용자 참여
- 클라이언트 중심 실무

(buzz-word)가 되었으며 장애인 및 기타 서비스 사용자들을 위한 서비스의 발전에 있어서 절대 필요한 것으로 널리 받아들여지고 있다. 그러나 협력은 사람들 집단에 따라 다른 것을 의미하기 때문에 협력의 개념을 정의하는 것은 어렵다. 이것은 '참여(participation)' 와 '권한부여(empowerment)' 와 같은 많은 용어들과 관계가 있으며 또한 다양한 관계들을 포괄하기도 한다.

1. 협력은 전문인들과 전문직 단체들 간의 관계를 지칭한다. 관련된 용어들에는 '기관 간 협력', '공동 작업', '다중 전문직 실무(multi-professional practice)' 가 포함된다. Cohen(2005)은 다음과 같이 말한다.

   '종합연계(joining-up)' 는 여기에서 서비스간의 상호연결 보다 더 긴밀하고 효과적인 작업을 촉진하기 위해 의도된 광범위한 관계들의 발전을 나타내는 총칭적 의미로 사용된다. '기관 간 협력' 은 특정한 이슈들 또는 프로젝트들에 관하여 기획과 작업 또는 공유하는 것에 있어서 협력을 수반하는 기관들과 서비스들 간의 관계를 지칭하는데 사용된다.

2. 협력은 서비스 사용자들과 서비스 시스템 간의 관계를 지칭하는데 사용된다. 여기에서 중심 용어는 '서비스에 대한 사용자 참여' 이다. 이것은 다시 정책 내부에 그 권한이 위임 될 수 있다(mandate). 예를 들어, 보건부의 6개의 중기 우선순위들 중의 하나는 보던 당국들이 아래와 같이 실행해야 하는 것이다.
   - NHS 서비스의 사용자들과 그들의 보호자들의 자체적인 치료
   - 지역적으로 NHS 서비스들을 위해 정해진 표준들의 개발과 정의
   - 지역적 및 전국적으로 NHS 정책의 개발에 있어서 NHS 서비스 사용자들과 그 보호자들에게 더 큰 목소리와 비중을 부여하는 것(보건부, 1995)

3. 훨씬 인식이 덜 되어있긴 하지만 '협력' 이라는 용어는 장애인들의 조직들 내부 및 조직들 간의 협력을 포함하여 장애인들과 기타 서비스 사용자들 간의 관계에 적용될 수 있다. Barnes & Mercer(2006)는 다음과 같이 말하고 있다.

   장애인들의 기대와는 달리 법정 부문과 임의적 부문들에 실제 참여하는 것의 차이는 다음과 같은 장애인 조직을 주장을 뒤 받침 한다. 장애인 조직들은 정치와 정책을 실행하는데 상향식(bottom-up) 접근법을 사용하여 보다 평등하고 민주적인 사회로 진행해야 한다고 하였다. 이러한 주장은 능동적 사용자들이 이끄는 조직단체들의 활동에 의해 실현되었다.

4. '협력(partnership)' 이라는 용어는 또한 전문인과 서비스 사용자 간의 보다 더 가까운 관계를 지칭한다. 이것은 다시 '클라이언트 중심적인 실무' 와 같은 다양한 용어들을 포괄할 수 있다. Sumsion(2005)은 이것을 다음과 같이 정의하고 있다.

   영국에서 클라이언트 중심적 작업치료는 클라이언트에게 다양한 환경들 속에서 기능적 수행에 참여하게 하고 그들이 직업적 역할들을 이행하도록 동기를 부여하는 클라이언트와 치료사 간의 협력을 통해서 이루어진다. 클라이언트들은 우선순위가 주어지고 측정과 개입 및 평가의 중심에 있는 목표들을 처리(negotiate)하는데 능동적으로 참여한다.

협력이라는 용어의 의미에 대한 보다 더 상세한 분석에 있어서, Reynolds(2004)는 보건에 대한 협력 접근방법은 다음과 같은 가정들을 한다고 제시했다.

- 전문인들과 서비스 사용자들 모두가 치료 과정과 치료 관계에 강점(strengths) 또는 자원(resources)들을 제공하는 것으로 간주된다.
- 전문인들과 서비스 사용자들은 모두 공개적으로 정보를 공유하고 치료법에서 진행되는 방법들에 관한 결정을 하는 팀의 구성원이다.
- 관계는 의존성, 복종 또는 권력투쟁에 의해 형성되는 것이 아니라 존중과 긍정에 의해 형성된다.
- 관계는 어린애 취급(infantilising), 조작 또는 고정관념 보다는 성숙된 커뮤니케이션 전략들을 토대로 하며, 상호작용에 있어서 서로의 주장을 존중한다.
- 서비스 사용자는 치료과정과 결과에 대하여 치료사와 책임을 공유하고자 하는 동기를 얻게 된다.
- 협력의 목적은 치료에 대한 순응을 개선하기 위해 압박하기 위한 것이 아니라 서비스 사용자의 자아실현, 발전과 삶의 질을 개선하는 것이다.

치료 실무에 있어서 협력은 아래의 의사결정 과정들에서 서비스 사용자들의 목소리가 반영될 수 있다.

- 처리해야 될 문제들, 다루어야 될 이슈들, 달성해야 될 목표들을 식별하는 것
- 어떤 조치들이 취해져야 하는지 누가 무엇을 할 필요가 있는지를 결정하는 것
- 협력과 협의를 통하여 필요한 일을 책임지는 것

- 진척사항을 검토하고 합의된 행동방침에 따라 이루어져야 할 필요가 있는 변화들에 합의하는 것
- 필요한 경우에 그리고 필요한 시기에 작업을 종료하는 것
- 수행된 작업을 평가하는 것, 강점과 약점 및 배워야 할 교훈들을 강조하는 것(Thompson, 1998)

정의: 포괄적인 커뮤니케이션(inclusive communication)은 자율적인 커뮤니케이션을 통한 차이들과 가치관 인정과 의식(celebration)이라고 할 수 있다. 아래의 요인들이 중심적인 것들이다.

- 참가
- 접근 가능한 커뮤니케이션
- 다양성과 융통성
- 인간관계
- 포괄적인 언어

'포함(inclusion)' 이라는 용어는 많은 사람들이 특정한 상태가 아니라 사회적 변화의 과정으로 보고 있으며(Ballard, 1999) 이것은 커뮤니케이션과 관계에도 동일하게 적용되는 것으로 볼 수 있다. 포괄적 커뮤니케이션 환경이라는 이러한 개념을 개발하기 위해 우리는 이전의 논의에 근거하여 몇 가지 일반적 원칙들을 제공함으로써 이 절을 마무리해야 한다.

참가

포괄적 커뮤니케이션 개발에 있어서 정책과 규정 및 실무를 변경하는 것의 기획 및 평가는 서비스 사용자들의 참가를 우선순위로 하여 실행해야 할 필요가 있다. 서비스 사용자들이 다양한 방식으로 참가하기를 원한다는 점을 인식하고 의사결정 과정들에 서비스 사용자들이 진정으로 참여할 수 있게 동기를 부여하는 책임은 서비스 공급자들에게 있다. 이것들은 서비스 사용자들이 속해있는 조직들의 견해를 민주적으로 표현하는 것도 포함한다. 참여는 또한 가능한 한 광범위한 협의를 통해서 이루어져야 한다. 서비스 사용자들은 계속해서 다른 사람들의 전문지식에 수동적으로 의존하는 것으로 취급되고 있지만 실제로는 이들을 통제하는 것이 사회적 변화의 중요한 경향이 되어가고 있다. 풍부한 치료 경험을 가진 한 장애인 남성은 French(2004a)가 행한 인터뷰에서 다음과 같이 말하고 있다.

> 사용자들은 더 많은 권한을 가져야 한다. 당신이 사용자들에게 진정한 권한, 진전한 통제권을 줄 때까지 우리는 결코 우리가 원하는 치료를 받기 어려울 것이다. ... 수많은 가정의 이해관계들(vested interests)을 가진 수많은 사람들이 존재한다. 우리가 권리에 관하여 외치면 외칠수록 더 많은 사람들이 두려워한다. 나는 의료 모형이 아니라 사회적 모형에 따른 치료 중재를 보고 싶다. 이렇게 할 수 있는 유일한 방법은 장애인들로부터 훨씬 더 많은 요구를 수용하고 그 것을 치료에 반영하는 것이다.

장애인들과 보건 전문인들 간의 관계가 편안한 관계이었던 적은 없었다. 이는 그 관계가 대부분의 권한을 가지고 있는 전문인들과의 불평등한 관계였기 때문이다.

전통적으로, 의료정책 서비스는 전문직 근로자가 서비스를 정의하고 기획하며 실행해 왔다. 반면에 장애인은 수동적인 수혜자로서 통제력을 행사할 기회를 거의 가지지 못했다(French & Swain, 2001). 장애인들은 자신들이 직면하는 문제들에 대한 정의들과 현실적 문제들에 대한 적절한 해결책들이 일반적으로 충분히 중요시되지 않았기 때문에 그 동안 재활 과정이 심각하게 저해되었다고 생각한다. 따라서 전문인들과 장애인과의 합의가 없으면 진정한 진행을 이루면서 중재가 이루어 질 수 없을 것이다.

물리치료사들은 그들의 치료역할에 제약을 받고 있다고 느낄 수 있긴 하지만 일반적으로 장애인들 및 기타 환자들과 소통하면서 치료를 할 수 있는 여지는 남아있다. 예를 들어, 물리치료사들은 '전문가' 지식과 정보를 공유함으로써 권한을 공유할 수 있으며 환자들과 클라이언트들이 서면으로 보고서와 사건 파일들(case files)에 능동적으로 참여하도록 권장함으로써 공식 서류들에 그들의 목소리와 견해들을 반영할 수 있을 것이다.

물리치료 부서에서 일하는 모든 사람들의 입장에서 장애(disability)에 대한 인식은 숙련된 장애인들에 의해 운영되는 장애 평등 훈련을 통하여 권장되고 개발될 수 있다. 장애 평등 훈련이란

> 주로 개인적 비극으로부터 사회적 억압으로 장애의 의미를 변화시키는 것이다. 이것은 장애의 정치학(politics of disability), 장애인들이 직면하는 사회적, 물리적 장벽

들, 다른 억압받는 집단들과의 연계를 강조한다(French 1996).

물리치료사들이 협력으로 일할 수 있는 또 하나의 방법은 장애인들에게 지금의 상태에 대한 의미 및 현실경험등에 대한 조언을 듣고, 자신의 특정한 손상과 관련하여 주장하는 전문지식을 인정하고 승인해 주는 것이다. 이것은 장애인들이 자신들이 소망하는 생활양식에 적절한 서비스들에 대한 선택권을 행사하도록 권장하는 것을 의미한다. 물리치료사들은 장애인들이 자신들의 목표들을 성취하는 방향으로 일할 수 있도록 적극적으로 지원하여 장애인들의 협력을 유도해야 한다. 이것은 장애인들이 소망하는 목표들을 명료하게 만들고 그러한 목표들의 실현을 방해할 수 있는 장벽들을 식별하며 그러한 장벽들을 제거하기 위해 일하는 것을 포함한다.

장애의 사회적 모형의 관점에서 볼 때 전문인 능력(professional power)은 장애인들을 위한 지원들의 부족을 강조하고, 장애인들의 목소리를 알리고 응답을 받을 수 있도록 도와주고, 장애에 대한 장애인들의 전문지식이 서비스들과 지원책 개발의 중심이 될 수 있도록 격려하고 지원하는 것을 포함한다. 그리고 물리치료사들과 그 외의 물리치료 부서 직원들이 장애에 대한 그들의 의식을 하나의 연구조사(enquiry) 분야로 격상시키고자 하는 자발적인 결정을 하는 것이 중요하다.

접근하기 쉬운 커뮤니케이션

언어와 민족(ethnicity) 관련 문제들은 복잡하지만 긍정적인 예시들이 많이 있다. 예를 들어, 웨스트 미들랜즈(West Midlands)의 SILCS(샌드웰 종합 언어 및 커뮤니케이션 서비스)는 수화 통역사들뿐만 아니라 회화, 서면, 전화 번역 및 통역을 위한 공동관리 자원(pooled resource)을 제공하기 위해 보건 당국, NHS, 일차적인 보호 단체들, 지역 당국들 및 자원봉사 기관들을 포함한 광범위한 지역 보건 기관들과 연계하고 있다(Douglas, et al., 2004). 그러나 커뮤니케이션의 접근성은 통역사들을 사용하는 것에 관한 직원 훈련을 포함하여 그러한 지원을 넘어서는 관리를 필요로 한다. 광범위한 언어로 된 서면 정보를 제공할 때에는 번역문들이 흑인 및 소수민족 공동체들이 필요로 하는 정보 요구를 충족시키고 문화적으로 적절하게 만들어진 것인지 확인해야 한다. 물론 흑인 및 소수민족 공동체 출신자들의 필요로 하는 정보는 다양하고 수많은 사회적 요인들이 존재한다. 예를 들어, Dominelli(1997)는 '번역 서비스에 공적 자금을 지원하여야 하며 클라이언트들의 민족, 집단, 언어, 종교, 계층, 성별에 맞추어 각각의 영역에 통역사들을 제공해야 한다' 고 주장하였다.

장애인들이 표명한 견해들에 기초하여 정보에 대한 접근성(accessibility)에 관해서는 많은 것이 알려져 있다. Clarke(2002)는 예를 들어, 대형 활자 인쇄물, 점자, 접속 가능한 웹사이트들, 비디오테이프, 영국 수화, 보통 문어체 언어, 레이아웃(layout), 서체, 글자 크기에 대한 제안들과 같은 대안적 형식(formats)을 포괄하는 광범위한 권장사항들을 제공하고 있다. 특히 커뮤니케이션 장애를 가진 사람들의 경우에는 시간이라는 문제가 포괄적인 커뮤니케이션 환경에 중요할 수 있다. 커뮤니케이션 장애를 가진 사람들에게는 느리게 접근하는 것이 이해를 확실히 시킬 수 있는 유일한 접근 속도이다. Knight 등(2002) 연구의 참가자 한 사람은 다음과 같이 설명한다.

> 나는 나를 위해 한 문장을 완성하도록 누군가에게 시키기 보다는 10번을 반복하더라도 내가 직접하고 싶다. 이것이 바로 내가 커뮤니케이션 보조자를 사용하지 않으려고 하는 이유이다. 나는 혼자 힘으로 말하기를 선호하며 사람들이 내 말을 이해하지 못할 때 그들이 내 말을 이해할 수 있게 누군가에게 말을 시키기보다는 대여섯 번을 반복하더라도 내가 직접 말하고 싶다.

이와 유사한 맥락에서 Pound & Hewitt(2004)는 회합에 참가하는 것은 회합의 길이와 시기(timing)에 대한 관심을 필요로 한다는 것을 강조한다.

다양성과 융통성

다양성에 반응하는 것과 융통성을 가지는 것은 복잡한 이슈들이다. Douglas 등(2004)는 다음과 같이 지적한다.

> 통역사들은 반드시 환자 또는 클라이언트가 쉽게 이해할 수 있는 언어를 사용해야 하기 때문에 통역은 정말 복잡하다. 그리고 계층, 지역, 종교, 지리와 같은 기타 요인들도 통역과 커뮤니케이션 과정에 영향을 미칠 수 있다. 그렇기 때문에 단지 동일한 언어를 구사한다고 해서 반드시 동일한 이해가 뒤따르는 것은 아니다.

French(2004a)가 인터뷰했던 한 장애인 클라이언트는 전문가들이 융통성을 가지고 클라이언트의 입장을 고려하기 보다는 '정상상태(normality)' 에 초점을 맞추는 것에 의문을 제기하면서 다음과 같은 말을 하였다.

> 무엇보다도 내가 관심을 가지는 것은 나를 '정상' 으로 만들려고 노력하는 것에만 이렇게 초점을 맞추는 것이다. 나는 모든 치료사들로부터 그런 것을 느꼈다. 나는 '이것이 도움이 될 거야', '저것이 도움이 될 거야' 와 같은 무수한 말들(referrals)을 들었다. 그들은 내가 적응(adaptations)하기 이전에 대규모 사례(발표) 회의(massive case conference)를 했다. 그들은 "우리는 그녀를 일차적으로 얼마나 정상적으로 만들 수 있을까? 적응이 필요한가?" 만을 논의했다.

Clarke(2002)와 기타 연구자들이 만들었던 커뮤니케이션 접근을 위한 권장사항 목록들은 '정상 상태(normality)' 의 절대 필요한 것들에 반하여 커뮤니케이션 스타일과 포맷들의 다양성을 강조한다(그림 23.5). 그럼에도 불구하고 장애를 가진 특정한 집단의 사람들 내부에서조차 다양한 필요들이 존재하며, 다시 개별적인 사람들의 말을 경청하고 그들에게 통제권을 주어야 한다고 강조한다. 예를 들어, Sally Frensh는 시각 장애인으로서 그녀에게 중요한 것은 깊이와 폰트 및 색 대비(color contrast)임에도 불구하고 자신에게 종종 대형 인쇄물이 주어지는 것을 알고 있다.

인간관계

커뮤니케이션은 사람들 간의 관계 속에서 구성되고 사용되어진다. 개인적 관계라는 개념은 커뮤니케이션으로 인해서 되돌릴 수 없을 정도로 서로 복잡하게 연결된 상태라 할 수 있다. 커뮤니케이션은 관계를 표현하는 수단이다. 이것은 관계의 개시와 유지 및 종결을 구성한다. 또한, 관계가 정의되고 의미가 형성되는 매체이며 내용(substance) 그 자체이다. 한 장애를 가진 클라이언트(French, 2004a)는 자신의 경험을 토대로 치료사들에게 조언을 제공했다.

> 당신이 치료사라는 것을 잊으세요. -단지 당신 자신이 되세요. 제가 말하고자 하는 것은 당신이 받았던 모든 지식과 교육을 잊고 그저 본래의 당신 자신이 되라는 말입니다. 진정한 당신을 보여주는 것을 두려워하지 마세요. 왜냐하면 그것이 바로 사람들로 하여금 반응하게 만드는 것이니까요. 사람들이 아플 때 치료사가 진정으로 대하면 더욱 더 쉽게 반응을 합니다.

포괄적인 언어의 사용

포괄적인 언어는 '언어가 사고를 통제 또는 구성한

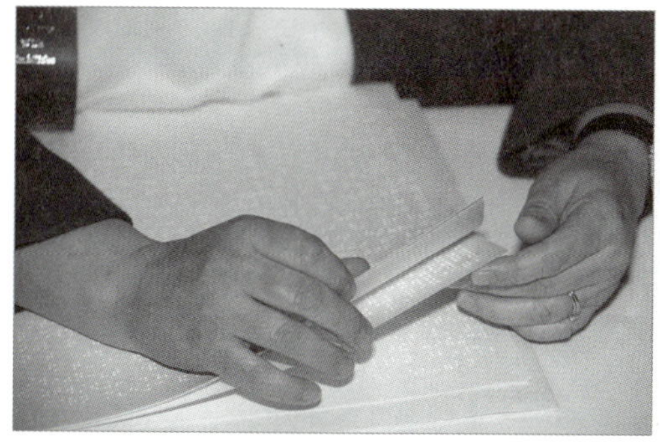

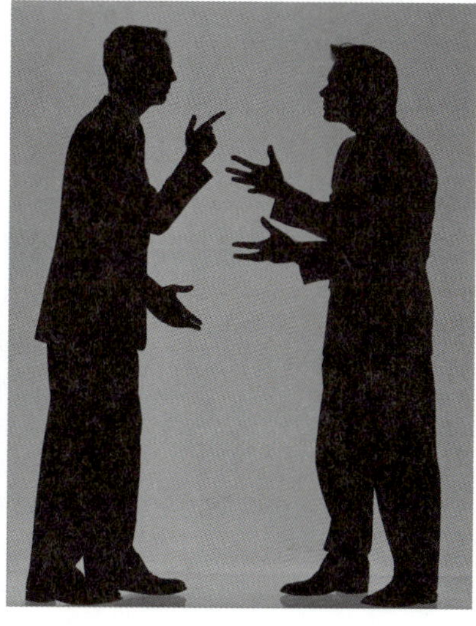

그림 23.5 수없이 존재하는 커뮤니케이션 방법들

다' 는 생각을 반영한다. 성차별, 연령차별, 동성애 혐오, 인종차별, 장애인 차별은 바로 우리가 사용하는 언어 속에서 형성된다.

몇몇 사람들은 종종 사소한 또는 어리석은 것으로 간주되는 예들을 언급하면서(예: 흑인 또는 백인에게 커피를 제공했다고 비난을 받는 것) 이것을 '정치적 정당성(political correctness, PC)(*참고 - political correct 대개 주변 사람들이 생각하는 대로 따라가는 사고방식)" 이라고 특성을 기술하며 폄하하고 있다. 그러나 언어의 사용은 단지 단어나 어구의 적절성만 가지고 판단해서는 안된다. Thompson(1998)이 설명하고 있듯이 언어는 건강 및 사회적 치료 전문인들과 클라이언트들 간의 상호작용을 이루는 강력한 수단이 될 수 있다. 그는 다음과 같은 다수의 중요한 문제들을 식별하고 있다.

- **직업적 전문어**(jargon) - 전문화된 언어의 사용, 커뮤니케이션에 있어서 장벽들과 신비스러움(mystification)을 형성하여 권력 차이를 강화시킨다.
- **고정관념**(stereotypes) - 사람들에게 참조시키기 위해 사용되고, 추정의 근거를 강화하는 용어들. ex) 장애인들을 '수난자(sufferers)' 라고 표현하는 것
- **낙인**(stigma) - 경멸적이고 모욕적인 용어들 ex) '정신적으로 장애가 있는'
- **배제**(exclusion) - 특정 집단들을 배제, 간과 또는 무시하는 용어들. ex) '크리스천 네임(Christian name)' 이라는 용어
- **비개인화**(depersonalisation) - 환원주의적이고 비인간적인 용어들. ex) '노령층(the elderly)', '장애인들(the disabled)', 'CPs(뇌성마비 환자들을 의미함)'

이것에 비추어 볼 때, 언어의 사용 문제를 다루는 것은 허용되는 단어들과 허용되지 않는 단어들의 목록을 만드는 것을 넘어서 불평등한 치료사-클라이언트 권력관계를 합리화하고 정당화하며 기초를 형성하는 사고방식들에 대하여 탐구하는 것이다.

정의: '서비스 사용자 참여' 란 정책의 입법, 기획, 교부 및 평가에 있어서 서비스 사용자의 자문 및 협력을 포함하는 포괄적인 용어이다. 이것에는 다음과 같은 것들이 포함될 수 있다.
- 타인들이 결정한 것에 관한 정보를 사용자들에게 제공하는 것
- 사용자들과 상담하는 것
- 사용자들과 공동으로 의사결정을 하는 것
- 사용자들이 자신의 힘으로 일을 처리하고 통제하는 것

서비스 사용자 참여 개념 안에 포함된 협력 관점을 나타내는 문헌들을 살펴보면 서비스 사용자들을 참여시키는 방법들이 다양한 형태를 취할 수 있다고 제시한다. 예를 들어, Brown(2000)은 특히 장애인들을 위한 입주형식의 케어(residential care)와 관련하여 다음과 같은 방법들을 열거하고 있다.

- 입주자 위원회들
- 사용자 패널들(panels, 전문위원단, 심사원단)
- 고객 설문조사
- 제안함
- 관리 위원회에 참여
- 공개토론회(forum)과 운영진에 참여
- 중심 단체들
- 공적인 회합들

Bewley & Glendinning(1994)은 어느 방법도 완벽한 것은 아니므로 지나치게 한 가지 방법에 의존하는 것은 바람직하지 못하다. 따라서 모든 장애인들에게 다가서기 위해서는 다양성이 필요하다고 경고하고 있다.

> 장애인들과 자원봉사 단체들이 공동체 치료 계획에 참여할 수 있는 다양한 방법들이 존재하며 그러한 방법들 중 하나를 사용하는 것과 관련하여 반드시 부적절한 것은 존재하지 않는다. 이러한 프로젝트에 참여한 장애인들이 비판했던 것은 사회 및 보건 서비스들이 모든 문제들에 관하여 모든 장애인들에게 적용되고 그들을 상담하기 위해서 소수의 방법들에 의존하는 것, 개인에게 지워진 참여 책임, 소외계층(marginalized groups)과 공동체들의 배제, 각각의 방법의 목적과 그 목적을 성취하기 위한 방법의 적합성에 관한 명확한 방향제시와 토론이 부족했던 점이다.

아래의 원칙들은 특정한 방법에 의존하지 않으며 발전을 위한 토대들과 사용자 참여를 통하여 변화를 모니터하기 위한 체제를 제공할 수 있는 일반적 원칙들에 초점을 맞추고 있다.

- 사용자 참여의 효과적인 발전위해서는 서비스는 사용자들 자신에 의해 생성되고 통제되어야 한다.
- 사용자 참여의 발전은 재무 및 경영 의사결정을 포함하여 조직 내부의 모든 의사결정에 해당되는 것으로 인식되어져야 할 필요가 있다.
- 사용자 참여는 서비스 사용자들의 삶 속에 포함된다. 이것은 서비스 사용자들을 위한 삶의 질을 정의하는 부분이다. 삶의

질은 기본적 필요들(수면, 식사, 배설 등)에 대한 사람들의 결정들에서부터 자신들의 재정과 자신들이 받고 있는 지원에 대한 통제에 이르기까지 자신들의 삶에 대하여 결정할 수 있는 모든 부분을 나타낸다.

- 일반적 용도로 개발된 사용자 참여 모형은 존재하지 않는다. 만약 그러한 모형을 개발하려고 시도한다면, 그 자체가 사용자 참여를 향상시키기 보다는 오히려 후퇴시킬 것 같다.
- 조직 내부의 모든 의사결정 구조들과 과정들, 즉, 재무, 경영 등등으로부터 독립된 '사용자 참여'로 간주될 수 있는 관심 대상은 존재하지 않는다.
- 정책 입안에 있어서 사용자 참여는 중요하다. 첫째, 단순히 정책 문안(policy statements)의 초안에 관하여 서비스 사용자들에게 의견을 구하는 것이 아니라 정책 문안 작성 초기에 서비스 사용자들이 참여해야 한다. 둘째, 법률제정으로 생기는 최소 제한 가능 정책들 및 실천들이 시행되어야 할 필요가 있다. 셋째, 정책입안은 가능한 한 사용자의 충분한 참여를 전제로 도시와 떨어져 있는 지방 수준에서 이루어져야 한다.
- 사용자 참여에 대한 접근법들은 또한 개방적이고 탄력적이며, 개별적(또는 클라이언트 중심적)이어야 할 필요가 있다.
- 효과적인 커뮤니케이션은 사용자 참여의 기초가 된다. 이것은 증가된 지원, 커뮤니케이션 노동자, 개인적 수준에서 커뮤니케이션 장비의 사용을 포함한다. 또한 화상회의(video conferencing)를 포함하여 공개적인 기회들에 대하여 단체 모임에 대한 창의적이고 탄력성 있는 접근법을 포함한다.

Bewley & Glendinning(1994)은 '서비스 참여'를 고찰하면서 서비스 사용자 참여에 있어서 공식적인 회의들에 과중하게 의존하는 것에 주목했다. 흑인 장애인들, 시골에 살고 있는 사람들, 여행자들과 학습장애를 가진 사람들과 같은 기타 소외계층에 도달하기 위해서는 지속적으로 공동체 개발 접근법, 즉, 지역 네트워크들과 함께 작업하는 방식을 채택할 필요가 있다고 지적하고 있다. Carr(2004)는 종종 소수민족 출신자들이 서비스를 가장 많이 필요로 함에도 불구하고 사용자들의 다양성이 거의 도외시되고 있다는 것을 발견했다. 그녀는 또한 소수민족 출신의 장애인들이 '스스로 보살핀다'(그래서 서비스를 필요로 하지 않는다)는 믿음이 여전히 팽배해있다는 것을 확인했다. 물리치료사들과 관리자들은 접근 가능한 장소에서 회의가 열리는지, 그리고 교통편이 없어서 장애인들이 배제되는지를 확인할 필요가 있다. 자신들의 견해와 관심을 표현하기 위해 개인의 형편에 맞는 형식의 지원을 필요로 하는 장애인들도 있을 수 있다.

Beresford, et al.(1997)은 장애인 내지 '서비스 사용자'의 입장으로 관심을 돌려 장애인 단체들이 프로젝트에 협력하고 장애 문제 전문인들을 훈련시킴으로써 주요한 서비스에 영향을 주었다고 지적한다. 이러한 협력이 공동체 치료에 대한 장애인의 참여를 보장하기 위해 전략적으로 중요하다고 느끼는 장애인들도 있는 반면에 전문인들이 지나치게 지배적이 될 것이라는 우려 때문에 보다 더 조심스러워 하는 장애인들도 있다. Barnes 등(1999)은 자율적으로 조직된 사회적 보호 및 건강 치료 서비스 사용자 그룹들에 관한 연구에서 주요한 의사결정 공개토론회에서 장애인 대표(representation)는 그 자체가 목적인 동시에 다른 목적들을 달성하기 위한 수단으로 활용되어지고 있다는 것을 발견했다. 예를 들어, 한 참가자는 다음과 같이 말했다.

> 나는 환자들의 일반모임이 원활하게 진행되고 있다고 생각한다. 왜냐하면 그것이 실제로 우리에게 필요한 원칙을 중요시하며 이루어지고 있기 때문이다. 그리고 중요한 것은 정책실무자 또는 고위직 관리자들이 서비스 사용자들의 회의에 참석하러 왔다는 것이며, 실제로 그들은 현장에서 정책에 대해서 설명을 하고 있다.

사용자 참여의 매우 중요한 구성부분 하나는 장애인들을 위하여 장애인들에 의해 운영 및 통제되는 서비스들의 개발이다. Drake(1996)은 다음과 같이 말한다.

> 장애인들은 정책토론뿐만 아니라 CILs(Centres for independent Living)와 같은 자율적 단체들 및 프로젝트들에도 점점 더 적극적인 자세를 보이고 있다. CILs는 데이 센터(day centres, 노령자·장애자에게 여러 서비스를 제공하는 복지 시설)와 사회적 단체들과 같은 전통적 영역의 프로젝트들에 대한 적절하고 강력한 대안으로 판명되었다.

독립생활 센터들(CILs)은 장애인들이 정의한 바와 같은 장애인들의 필요들을 충족시키기 위해 설계된 광범위한 서비스들을 제공한다. 이것들의 주된 목적은 정보, 조언, 장애관련 지원 서비스를 제공하고, 개인적 보조자 고용 분야의 교육, 동료에 대한 상담, 독립성 고취, 장애 평등 교육을 포함한다. Mercer(2004)는 다음과 같이 믿고 있다.

> 사용자가 이끄는 단체들이 서비스 공급에 대한 독특한 접근법을 제공한다는 것에는 더 이상 반론의 여지가 없다. 이것은 사회적 모형의 고수, 민주적 책임, 보다 광범위한 사용자 선택 및 통제를 통한 독립적 삶의 촉진등 장애인들의 모든 것을 반영한 포괄적 접근이다.

Carr(2004)는 사용자 참여에 관한 그녀의 연구에서 다음과 같이 말한다.

> 사용자가 이끄는 장애인 단체들에 대한 평가는 장애인 지원을 주된 고려사항으로 삼는 것은 물론이고 서비스의 제공 및 교부 방법 모두에 있어서 장애인들의 요구사항에 매우 적합하게 접근해 가고 있기 모두가 인정하는 긍정적인 평가를 받고 있다.

따라서 CILs가 서비스 공급을 위한 하나의 모형으로 기능할 수 있다고 Thompson(2001)가 주장하고 있는 것은 그리 놀랄 만한 일이 아니다. 위에서 살펴본 협력의 4가지 관계들 내지 유형들로 미루어 볼 때, 그러한 관계들은 상관관계를 가진 것으로 인식된다. 또한 장애인들 간의 이러한 협력은 서비스 공급자들과 서비스 사용자들 간의 권력관계를 바꾸는 중요한 역할을 할 것이다.

장애 연구들(장애에 대한 사회적, 정치적, 문화적 분석)은 물리치료사들을 포함하여 건강 전문인들의 교과과목을 거의 다룬 적이 없지만 장애의 사회적 모형, 장애차별 법령(DDA, 1995)의 시행과 같은 변화들의 영향이 점점 커짐에 따라 물리치료사들은 장애의 개인적 모형을 뛰어넘어 자신들의 시야를 넓히고 평등한 파트너로서 장애인들과 함께 일해야 할 필요가 있을 것이다.

이것은 '돕기', '치료하기'라는 전통적인 접근 방법에서 벗어나 모든 면에서 장애차별을 제거하고 모든 장애인들에게 완전한 시민권을 찾아주기 위한 논쟁을 활성화시키기 위해서다.

그리고 장애인들과 협력함으로써 장애인 단체들과 서로 교류하고 자신들의 전문적인 능력을 사용하는 것을 포함하는 대의를 가지고 실천하는 것을 의미한다.

건강 증진

> **정의:** 건강 증진은 건강 개선을 목표로 하는 광범위한 활동이다. 이것은 올바른 리프팅 기법들의 교육과 같은 건강 교육, 오염 관리와 같은 환경적 조치들, 자궁 경부 예비검사(cervical screening)와 같은 예방적 의료, 재정적 급부금(financial benefits)과 같은 재정적 조치들, 안전벨트 법률과 같은 법률적 조치들을 포함한다.

물리치료 직업은 대체적으로 환자 및 클라이언트 치료에 대한 생의학적(biomedical) 접근법을 취하고 있다. 이것은 물리치료 문헌과 연구 및 대학교 교과목의 많은 부분에 반영되어있다. 그러나 수년에 걸쳐 사회과학 분야의 교육이 포함되어져서 이제 더 많은 물리치료사들이 병원이 아니라 공동체에서 일하고 있으며 이것은 NHS 구조와 정책에 있어서 변화를 반영하고 있다(보건부, 2000b). 최근까지 물리치료는 의사들의 통제 하에 있었으며 물리치료의 생물 의학적 지향성으로 인해 물리치료 실무는 이러한 통제를 반영해왔다. Tones & Tilford(2001)는 의료가 개인에 초점을 맞추어왔으며 이것은 건강증진 분야에서 일하는 사람들보다 의료 전문인들의 권위가 더 크기 때문에 지속되어왔다고 지적하고 있다. 사람들의 건강과 복지에 영향을 줄 수 있는 광범위한 사회적, 정치적, 문화적, 경제적 요인들을 고려하도록 권장된 적이 없으며 지금도 물리치료 내부에서 사회과학 분야들의 교육은 여전히 소외되고 있으며 개인 간 커뮤니케이션과 같은 미시적 문제들에 초점을 맞추고 있을 뿐이다(Swain, 2004).

이 절의 목적은 물리치료 실무에 있어서 건강 증진의 의미를 밝히는 것이다. 건강 증진은 다양한 방식으로 정의된 복잡하고 논쟁도 많은 개념이다(Katz, et al., 2000; Scriven, 2005). 건강이라는 개념 자체가 광범위한 의미들을 가진다는 것을 감안할 때 이것은 그리 놀랄 만한 일도 아니다. Tones & Tilford(2001)은 다음과 같이 말한다.

> 건강 증진이란 사람마다 다른 것을 의미한다. 건강 자체가 다차원적 개념이기 때문에, 즉, 다양한 해석이 가능하기 때문에 건강 증진의 정의 자체가 문제가 되는 것은 놀라운 일이 아니다.

Ewles & Simnett(2003)는 20세기 전체기간의 건강증진 발전을 추적 조사했다. 20세기 전반기에는 '공공 건강(public health)', 예를 들어, 빈민가 제거, 뉴타운 건설, 환경오염을 줄이기 위한 법률제정이 주된 관심사이었다. 1950~1970년 기간 중에는 질병예방법으로서 '불건강한' 행동들을 바꾸도록 사람들을 설득하기 위해 만들어진 정보를 사람들에게 제공하는 건강교육에 중점을 두었다. 예를 들어, 학생들은 미래의 삶에서 당뇨병과 관상동맥 질환(coronary heart disease)과 같은 질병을 예방하기 위해 균형 잡힌 식사에 관한 정보를 제공받았다. 여성들은 출산 후 복압성 요실금(stress incontinence)과 같은 합병증을 줄이기 위해 골반 운동을 포함하여 물리치료사들에 의해 출산 전후 조언 및 지시를 들었다. 사람들은 예비검사 프로그램들(screening programmes)에 참여하고 자녀들에게 장애나 사망을 초래할 수 있는 질병인 소아마비 및 디프테리아의 예방접종을 시키라고 권유받았다. 건강 교육은 비판을 받게 되었는데, 그것은 '희생자 귀책사유(victim-blaming)' 접근법을 초래했기 때문이었다(Naidoo & Wills, 1998).

건강 불평등에 관한 논의에서 지적했듯이 박탈당한 환경에 처한 사람들은 자신들의 건강과 관련한 선택들을 포함하여 선택의 여지가 거의 없다. 예를 들어, 규칙적으로 운동을 하거나 건강 예비검사 및 건강교육 프로그램들에 참가하거나 균형 잡힌 식사를 할 수 있는 시간을 마련하기가 어렵거나 불가능하다. 그리고 소음과 오염 및 열악한 주거와 같은 환경적 요인들이 부유한 같은 나이에 있는 사람보다 신체 및 정신건강에 훨씬 더 큰 영향을 미친다. Tones & Tilford (2001)는 다음과 같이 말한다.

> 20세기 후반기 동안에 예방의학과 건강교육 접근법의 특징은 작위(作爲, commission)와 부작위(不作爲, omission)의 개인적인 잘못들에 초점이 맞춰져 있었다는 것이다. 그러나 건강 및 질병의 문제점들을 이렇게 협소한 개인적 행동들에서 원인을 찾는 것은 한계가 있었다. 따라서, 점점 더 개인을 둘러싸고 있는 환경적 요인에 관심을 갖게 되었다.

건전하지 못하게 인식된 행동들이 오히려 사회적, 경제적 요인들에 의해 야기된 스트레스를 감소시킬 수 있는 합리적인 전략들이 될 수 있다. 그래서 도심지의 황폐한(run-down) 구역에 있는 고층 아파트에 살고 있는 미혼모(single mother)는 자신의 어려운 상황에 대처하기 위해 흡연을 할 수도 있다. 그녀의 흡연을 막으려고 노력하는 것은 비생산적이고 해를 끼치는 것이 될 수 있다. 왜냐 하면 그녀에게는 흡연이 주는 정서적 이익이 신체적 이익보다 크기 때문이다. Ewles & Simnett(2003)는 다음과 같이 말한다.

> 우리는 개인적 행동이 건강에 해를 주는 일차적인 원인이라고 단정할 수 없다... 개인에 초점을 맞추는 것은 오히려 인종차별, 상대적 박탈감, 가난, 주거 및 실업 등의 사회적, 경제적 요인들과 같이 더 중요한(그리고 물론 정치적으로 민감한) 건강 결정요인들을 간과하게 할 위험이 있다.

1980년대부터 때때로 '새로운 공공 건강(new public health)' 라고 알려진 정책이 나타나기 시작했다. 이것은 공공 건강과 건강교육 모두에 초점을 맞추고 사람들과 그들의 공동체들을 참여시키는 것이 목적이다(Nutbeam & Harris, 1999). 이것은 전통적인 건강관리, 개인에 적용되는 사회적 서비스들, 예방적 건강관리, 공동체 기반 작업(예: 자원봉사 단체, 압력 집단, 공동체 시설들 및 활동들의 설립), 조직적 개발(예: 스트레스를 줄이기 위한 평등한 기회 정책들과 실천들), 공공정책들(교육, 주거, 교통 등), 환경정책들(금연 구역, 소음 통제) 법률개정(식품표시 부착, 광고 통제 등)을 모두 포함한다. Nutbeam & Harris(1999)는 건강증진에 대한 광범위한 접근법이 교육과 같이 한 가지 특정한 분야에 초점을 맞추는 것보다 더 성공적일 수 있다고 주장한다. 많은 프로그램들은 다양한 수준에서 운영되며 인구 속에서 나타

정의: '희생자 귀책사유(victim-blaming)' 는 질병 또는 기타 장애들을 경험하고 있는 사람을 비난하는 경향이라고 정의될 수 있다. 예를 들어, 담배를 많이 피는 사람은 암에 걸린 귀책사유를 가지고 있다. 희생자 귀책사유는 일반 사람들의 통제력이 거의 미치지 못하는 광범위한 사회적, 경제적, 문화적, 정치적 요인들이 사람들에 어떠한 영향을 미치고 있는지에 대해서는 무관심하다.

날 수 있는 다양한 건강관련 문제들을 다룬다.

'건강증진' 이라는 용어는 가장 넓은 의미의 건강에 위배되는 조건과 질병의 예방뿐만 아니라 삶의 질과 복지향상을 위한 전략들을 지칭한다(Bunton & Macdonald, 2002; Seedhouse, 2004). 이것은 생의학적 접근법과 대조되는 것이며, 생의학적 접근법은 일단 질병이 발생하면 치료법을 찾아내거나 질병을 관리하는데 중점을 둔다(Talley, 2004). 건강증진에 대한 대부분의 정의는 사람들에게 자신들이 살고 있는 공동체들을 포함한다. 또한 자신들의 건강에 영향을 미치는 자신들의 삶의 양상들에 대하여 더 많은 선택권과 통제력을 가지도록 권한을 부여해야 할 필요성을 역설한다. 의료와 전문인 실무는 건강에 영향을 거의 미치지 못하며 건강은 사회의 물리적, 사회적 구조에 투자하고 불평등을 줄임으로써 보다 더 성공적으로 개선될 소지가 있다는 주장도 제기되었다(Ewles & Simnett, 2003). Tones(2001)는 건강 서비스는 단순히 의료화(medicalisation *역자 주 - 의료화 = 건강 또는 행동 문제들이 의료적인 문제로 정의되고 치료되는 과정)에서 벗어나 환자와 클라이언트들에게 권한을 부여하는 쪽으로 재편될 필요가 있다고 주장한다.

Naidoo & Wills(1998)는 건강증진을 질병예방, 건강교육, 건강정보, 공공건강 개혁, 공동체 개발을 모두 포함하는 것으로 보았다. 이들은 건강증진에 종사하는 사람들의 일이란 질병이 아닌 건강에 초점을 맞추고 클라이언트에게 권한을 부여하는 것을 강조하고, 건강을 다차원적인 것이라는 것을 인식하고, 개인들의 건강에 영향을 미치는 개인 외적인 요인들의 영향을 인정하는 것이라 했다. 그들은 '건강증진이 개인, 공동체, 정책 및 구조들의 수준에서 발생할 수 있다' 고 주장했다. 예를 들어, 흡연과 같은 건강 문제를 해결하려고 할 때 건강교육, 결단력의 유발 및 고취, 금연 캠페인 조직과 같은 공동체 모임, 담배광고와 공공장소에서 흡연을 금지하는 법률의 제정과 같은 구조적 조정들과 같은 여러 방면에서의 건강증진 활동들이 필요하다. 그들은 건강증진 실천에는 특정한 공동체 필요들 및 우선순위들에 관한 정보뿐만 아니라 역학(epidemiology), 인구통계학, 사회과학들에서 이끌어낸 다양한 정보와 이론들이 필요하다는 것을 강조한다. Ewles & Simmett(2003)은 건강증진에 대하여 아래와 같은 접근법을 열거하고 있다. 이 접근법들이 반드시 서로 의미가 상충되는 것은 아니다.

- **의학적 접근법.** 예방조치와 환자 적응을 중시한다.
- **행동변화 접근법.** 전문인에 의해 정의된 방식들로 사람들의 태도와 행동을 변화시키는 것을 추구한다.
- **교육적 접근법.** 사람들에게 정보를 제공하긴 하지만 사람들의 가치관과 선택을 존중한다. 전문인의 역할은 사람들이 충분한 정보를 바탕으로 결정을 내릴 수 있는 기술들을 익히 수 있도록 돕는 것과 자신들의 도움과 지원을 제공하는 것이다.
- **클라이언트 중심 접근법.** 환자들과 클라이언트들이 알고자 하는 것과 취할 행동들을 구별한다. 자기 권한부여(self-empowerment)가 핵심이며 전문인은 능력 촉진시켜주는 보조 역할을 한다.
- **사회적 변화 접근법.** 이 접근법에서 초점은 명백히 정치적이며 개인들의 변화가 아니라 사회의 변화이다.

문헌과 물리치료사들의 직접적인 설명들(French & Swain, 2005)을 근거로 판단할 때 물리치료 실무는 앞에서 열거된 3가지 접근법들을 가장 많이 반영하고 있는 것 같다. 예를 들어, 물리치료 자격인정 프로그램의 교과목 체계(Curriculum Framework for Qualifying Programmes in Physiotherapy, 2002)에서 공인 물리치료 협회(Chartered Society of Physiotherapy)는 환자들, 보호자들, 간병인들(support workers), 기타 건강관리 전문인들에게 조언과 건강교육을 제공하는 것으로 건강증진을 정의하고 있다. 장애인들 중 일부는 이것을 정치적인 입장이라고 비판하면서, 현재의 상황을 유지할 것을 주장하고 있다.

예를 들어, 장애인 활동가인 Davis(2004)는 장애 권리 의제(agenda, 안건)에 대한 건강 전문인들의 관심 및 참여 부재에 대하여 강하게 비판하고 있다. 이와 유사한 의료 전문인들과 건강관리 서비스들에 대한 비판의 목소리는 Illich(1976), McKnight(1995)와 같은 사회학자들, Dayal(1995)와 같은 여성운동가들에게서도 찾아볼 수 있다. 그러나 물리치료사인 Standing(1999)은 학습장애를 가진 클라이언트들을 언급하며 클라이언트 중심적 접근법을 채택하는 쪽으로 움직였다. 그녀는 환자들과 클라이언트들 특유의 목표들과 포부들을 성취하기 위해 그리고 그러한 결과로서 그들의 건강과 복지를 향상시키기 위해 환자들 및 클라이언트들과 협력으로 작업할 것을 주장하고 있다.

건강증진은 물리치료사들에게 개인적 삶과 그 개인들이 살고 있는 공동체 내에서 건강과 복지의 의미에 대한 포괄적인 이해를 요구하는 광범위하고 복합적인 개념이다. 물리치료사들은 대부분이 예방의학과 건강교육 분야들에서 일하고 있긴 하지만 건강증진의 수많은 양상들에서 현재 자신들의 역할을 하고 있다(Scriven, 2005). 보다 더 건강을 증진시키는 실천으로 나아가는데 있어서 핵심적인 것은 의료 접근법과 행동변화 접근법으로부터 보다 더 클라이언트 중심 접근법과 사회변화 접근법으로 바꾸는 것이다. 이러한 변화는 물리치료사의 역할 확대와 '전통적인' 건강 및 사회적 서비스 밖의 건강증진에 종사하는 사람들, 즉, 건축가들, 공동체 직원들(community workers), 정치운동가들(political campaigners)과 같은 사람들과 협력으로 일하는 것을 포함할 것이다. 이것은 다양한 학문분야 출신의 광범위한 사람들과 의사소통하는 기술들을 포함하여 수많은 기술들을 필요로 할 것이다. Scriven(2005)이 지적하고 있듯이, NHS 내부에서 이것은 결코 쉬운 일이 아니다. NHS에서 지원할 수 있는 부분은 한정되어 있으며 질병을 치료하는 것이 건강을 증진하는 것보다 우선하기 때문이다. 건강과 복지를 목표로 하는 전체론적(holistic) 접근법은 개인들의 의료화된 견해에 반해 개인을 뛰어넘어 광범위한 사회적, 경제적, 문화적, 정치적 배경에까지 사고와 활동을 확대한다(그림 23.6).

결론

이 장에서 우리는 물리치료 실무 내부에서 관계들을 고찰했으며 이러한 관계들이 현재의 이론적 추론, 지식, 정책, 입법을 망라할 수 있도록 어떻게 변화될 수 있는지를 논의했다. NHS에서 건강을 책임지는 일선에 있는 근로자로서, 물리치료사들은 먼저, 환자와 클라이언트의 시각에서 건강, 질병, 장애의 의미를 이해한다. 그리고 물리치료 서비스에서 이익을 얻을 수 있는 사람들이 손쉽고 편리하게 그리고 자신들의 포부와 목표들을 촉진할 수 있는 방식으로 그러한 서비스를 사용할 수 있도록 물리치료 서비스를 탄력적으로 그리고 꾸준히 운영하는 것이 중요하다. 가장 넓은 의미에서 건강을 개선하는 것은 단순히 의학에 관련된 것이 아니라 주거, 고용, 교육, 여가뿐만 아니라 빈곤자 단체를 대상으로 한 구제활동 서비스와 공동체 쇄신과 같은 분야들에 참여를 필요로 한다. 또한, 사람들을 위해서 서비스를 하기 보다는 사람들과 함께 일하면서 협력해서 서비스를 만들어 가는 것을 요구한다.

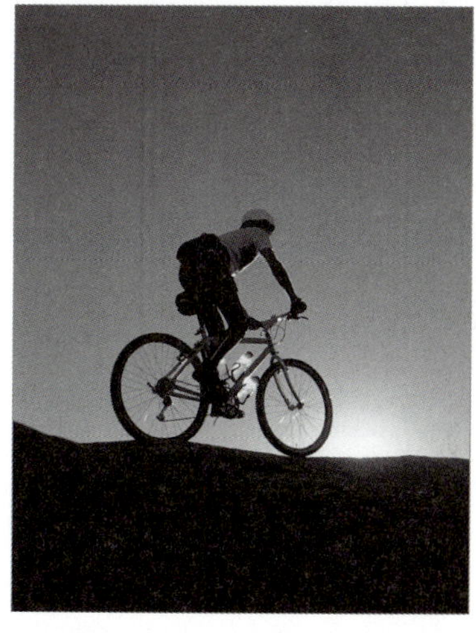
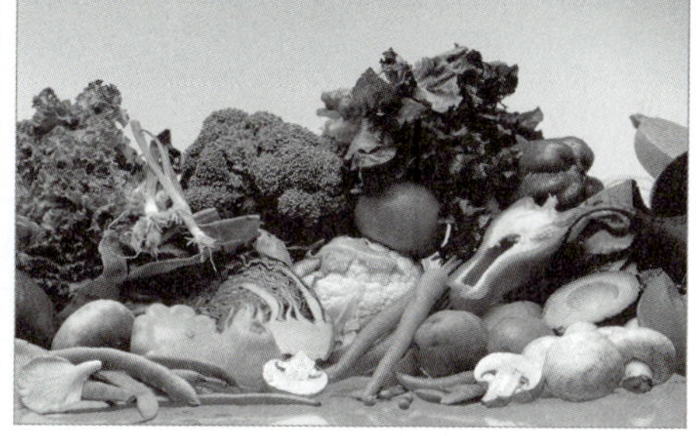

그림 23.6 이것은 건강과 무슨 관계가 있는가?

참고문헌

Atkin K, French S, Vernon A 2004 Health care for people from ethnic minority groups. In: French S, Sim J (eds) Physiotherapy: a psychosocial approach, 3rd edn. Butterworth–Heinemann: Oxford

Atkinson D, McCarthy M, Walmsley J et al. (eds) 2000 Good Times, Bad Times: Women with Learning Difficulties Telling their Stories. British Institute of Learning Disability: Kidderminster

Ballard K 1999 Concluding thoughts. In: Ballard K (ed.) Inclusive Education: International Voices on Disability and Justice. Falmer: London

Banton M, Hirsch M 2000 Double Invisibility: Report on Research into the Needs of Black Disabled People in Coventry, Warwickshire County Council, p. 32

Barnes C, Mercer G (eds) 1996 Exploring the Divide: Illness and Disability. Disability Press: Leeds

Barnes, C, Mercer G 2006 Independent Futures: Creating User-led Disability Services in a Disabling Society. Policy Press: Bristol, pp. 91–92

Barnes M, Harrison S, Mort M, Shardlow P 1999 Unequal Partners: User Group and Community Care. Policy Press: Bristol, p. 24

Begum N 1996 Doctor, doctor ... disabled women's experiences of general practitioners. In: Morris J. (ed.) Encounters With Strangers: Feminism and Disability. Women's Press: London, pp. 83–84

Benzeval M, Judge K, Whitehead M 1995 Introduction. In: Benzeval M, Judge K, Whitehead M (eds) Tackling Inequalities in Health: An Agenda for Action. King's Fund: London

Beresford P, Croft S, Evans C, Harding T 1997 Quality in personal social services: the developing role of user involvement in the UK. In: Evans A, Haverinen K, Leichsering K, Wistow G (eds) Developing Quality in Personal Social Services. Ashgate: Aldershot

Bewley C, Glendinning C 1994 Involving Disabled People in Community Care Planning. Joseph Rowntree Foundation: York, p. 16

Bignall T, Butt J 2000 Between Ambition and Achievement: Young Black Disabled People's Views and Experiences of Independence and Independent Living. Policy Press: Bristol, p. 49

Boazman S 1999 Inside aphasia. In: Corker M, French S (eds) Disability Discourse. Open University: Buckingham, pp. 18–19

Brown H 2000 Challenges from service users. In: Brechin A, Brown H, Ely MA (eds) Critical Practice in Health and Social Care. Sage: London

Brunton D 2004 Dealing with disease in populations: public health, 1830–1880. In: Brunton D (ed.) Medicine Transformed: Health, Disease and Society in Europe 1800–1930. Manchester University Press: Manchester

Bunton R, Macdonald G 2002 Health Promotion: Disciplines, Diversity and Developments. Routledge: London

Butt J, Box L 1997 Supportive Services, Effective Strategies: The views of black-led organisations and social care agencies on the future of social care for black communities. Race Equality Unit: London

Butt J, Mirza K 1996 Social Care and Black Communities. Race Equality Unit: London, p. 94

Carr S 2004 Has Service User Involvement Made a Difference to Social Care Services? Social Institute for Excellence: London, p. 12

Clarke L 2002 Liverpool Central Primary Care Trust Accessible Health Information: Project Report: www.leeds.ac.uk/disability-studies

Cohen B 2005 Inter-agency collaboration in context: the 'joining-up agenda'. In: Glaister A, Glaister B (eds) Inter-Agency Collaboration: Providing for Children. Dundee Academic Press: Edinburgh, p. 2

Corker M 1996 Deaf Transitions: Images and Origins of Deaf Families, Deaf Communities and Deaf Identities. Jessica Kingsley: London, p. 29

Curriculum Framework for Qualifying Programmes in Physiotherapy 2002 Chartered Society of Physiotherapy: London

Dahlgren G, Whitehead M 1995 Policies and strategies to promote social equity in health. In: Benzeval M, Judge K, Whitehead M (eds) Tackling Inequalities in Health: an Agenda for Action. King's Fund: London

Davis K 2004 The crafting of good clients. In: Swain J, French S, Barnes C, Thomas C 2004 Disabling Barriers — Enabling Environments, 2nd edn. Sage: London

Department of Health 1995 Priorities and Planning Guidance for the NHS: 1996/97. NHS Executive: London

Department of Health 1999 Saving Lives: Our Healthier Nation. HMSO: London

Department of Health 2000a The Health and Social Care Bill. HMSO: London

Department of Health 2000b The NHS Plan: a Plan for Investment, a Plan for Reform. HMSO: London

Department of Health 2001 The National Health Inequalities Targets. HMSO: London

Dimmock AF 1993 Cruel Legacy: an Introduction to the Record of Deaf People in History. Scottish Workshop: Edinburgh

Dominelli L 1997 Anti-Racist Social Work, 2nd edn. Macmillan: Houndmills, p. 107

Douglas J, Komaromy C, Robb M 2004 Diversity and Difference in Communication, Unit 6 K205. Open University: Milton Keynes, p. 74

Doyal L 1995 What Makes Women Sick: Gender and the Political Economy of Health. Basingstoke. Macmillan.

Drake RF 1996 Understanding Disability Policies. Macmillan: Basingstoke, p. 190

Ewles L, Simnett I 2003 Promoting Health: A Practical Guide, 5th edn. Baillière Tindall, London, pp. 6–7, 41

Finkelstein V 1981 To Deny or Not to Deny Disability. In: Brechin A, Liddiard P, Swain J (eds) Handicap in a Social World. Hodder & Stoughton: Sevenoaks

Finkelstein V 1998 Emancipating disability studies. In: Shakespeare T (ed.) The Disability Reader: Social Science Perspectives. Cassell: London

Ford J 2000 Speak For Yourself. Scope: London, p. 29

French S 1988 Experiences of Disabled Health and Caring Professionals. Sociology of Health and Illness 10(2): 170–188

French S 1993 Setting a record straight. In: Swain J, Finkelstein V, French S, Oliver M (eds) Disabling Barriers — Enabling Environments. Sage: London

French S 1996 Simulation exercises in disability awareness training: a critique. In: Hales G (ed.) Beyond Disability: Towards an Enabling Society. Sage: London, p. 121

French S 1997 Why do people become patients? In: French S (ed.) Physiotherapy: a Psychosocial Approach, 2nd edn. Butterworth–Heinemann: Oxford, pp. 35, 37

French S 2001 Disabled People and Employment: a Study of the Working Lives of Visually Impaired Physiotherapists. Ashgate: Aldershot, p. 140

French S 2004a Enabling relationships in therapy practice. In: Swain J, Clark J, Parry K et al (eds) Enabling Relationships in Health and Social Care: A Guide for Therapists. Butterworth–Heinemann: Oxford, pp. 99, 103, 106

French S 2004b Defining disability: implications for physiotherapy practice. In: French S, Sim J (eds) Physiotherapy: a Psychosocial Approach, 3rd edn. Butterworth–Heinemann: Oxford

French S 2005 Don't look! The history of education for partially sighted children. Br J Visual Impairment 23(3): 108–103

French S, Swain J 2001 The relationship between disabled people and health and welfare professionals. In: Albrecht G, Seelman KD, Bury M (eds) Handbook of Disability Studies. Sage: London

French S, Swain J 2002 The perspective of the disabled people's movement. In: Davies M (ed) The Blackwell Companion to Social Work, 2nd edn. Blackwell: Oxford

French S, Swain J 2005 The culture and context for promoting health through physiotherapy practice. In: Scriven A (ed.) Health Promoting Practice: the Contribution of Nurses and Allied Health Professionals. Palgrave Macmillan: Basingstoke

French S, Gillman M, Swain J 1997 Working with Visually Disabled People: Bridging Theory and Practice. Venture: Birmingham

Gillespie-Sells K, Hill M, Robbins B 1998 She Dances to Different Drums: Research into Disabled Women's Sexuality. London: King's Fund, p. 57

Gray A 2001 The decline of infectious diseases: the case of England. In: Gray A (ed.) World Health and Disease. Open University: Buckingham

Green J 2001 Children and accidents. In: Davey B (ed.) Birth to Old Age: Health in Transition. Open University: Buckingham

Held D (ed.) 2004 A Globalizing World? Culture, Economics, Politics, 2nd edn. Routledge: London

Henwood M 1993 Age discrimination in health care. In: Johnson J, Slater R (eds) Ageing and Later Life. Sage: London, p. 113

Hill M 1991 Race and disability. In: Open University (ed.) Disability — Identity, Sexuality and Relationships: Readings, K665Y course. Open University: Milton Keynes, p. 6

Hughes B, Paterson K 1997 The social model of disability and the disappearing body: towards a sociology of impairment. Disability and Society 12: 225–240

Humphries S, Gordon P 1992 Out of Sight: the Experience of Disability 1900–1950. Northcote House: Plymouth

Hurst R 2000 To revise or not to revise. Disability and Society 15: 1083–1087

Illich I 1976 Limits to Medicine: Medical Nemesis, the Expropriation of Health. Penguin: Harmondsworth

Independent Inquiry into Inequalities in Health 1998 Report. HMSO: London

Jones L 2000a Promoting health: everybody's business? In: Katz J, Peberdy A, Douglas J (eds) Promoting Health: Knowledge and Practice, 2nd edn. Palgrave: Basingstoke

Jones L 2000b Behavioural and environmental influences on health. In: Katz J, Peberdy A, Douglas J (eds) Promoting Health: Knowledge and Practice, 2nd edn. Palgrave: Basingstoke

Jones L, Atkin K, Ahmad WIU 2001 Supporting Asian deaf young people and their families: The role of professionals and services. Disability and Society 16(1): 51–70

Katz J, Peberdy A, Douglas J (eds) 2000 Promoting Health: Knowledge and Practice, 2nd edn. Palgrave: Basingstoke

Knight B, Sked A, Garrill J 2002 Breaking the Silence: Identification of the Communication and Support Needs of Adults with Speech Disabilities in Newcastle. CENTRIS: Newcastle, pp. 17, 19

Le Fanu J 1999 The Rise and Fall of Modern Medicine. Little, Brown: London

Leon D, Walt G 2001 Poverty, Inequality and health in international perspective: a divided world? In: Leon D, Walt G (eds) Poverty, Inequality and Health: an International Perspective. Oxford University Press: Oxford

Marsh P, Fisher M 1992 Good Intentions: Developing Partnership in Social Services. Joseph Rowntree Foundation, London, p. 50

Mason M, Rieser R 1992 The limits of 'medicine'. In: Rieser R, Mason M (eds) Disability Equality in the Classroom: a Human Rights Issue, 2nd edn. Disability Equality in Education: London, p. 82

McKeown T 1984 The medical contribution. In Black N, Boswell D, Gray A et al. (eds) Health and Disease: a Reader. Open University: Buckingham

McKnight J 1995 The Careless Society. Basic Books: London

Mercer G 2004 User-led organisations: facilitating independent living. In: Swain J, French S, Barnes C, Thomas C (eds) Disabling Barriers — Enabling Environments, 2nd edn. Sage: London, p. 179

Nadirshaw Z 1997 Cultural issues. In: O'Hara J, Sperlinger A (eds) Adults with Learning Difficulties. John Wiley: London

Naidoo J, Wills J 1998 Practising Health Promotion: Dilemmas and Challenges. Baillière Tindall: London, p. 4

Nutbeam D, Harris E 1999 Theory in a Nutshell: A Guide to Health Promotion Theory. McGraw-Hill: London

Oliver M 1993 Re-defining disability: a challenge to research. In: Swain J, French S, Barnes C, Thomas C (eds) Disabling Barriers — Enabling Environments, 2nd edn. Sage: London, p. 61

Oliver M 1996 Understanding Disability: From Theory to Practice. Macmillan: London, p. 44

Oliver M 2004 If I had a hammer: the social model in action. In: Swain J, French S, Barnes C, Thomas C (eds) Disabling Barriers — Enabling Environments, 2nd edn. Sage: London

Oliver M, Barnes C 1998 Disabled People and Social Policy: from Exclusion to Inclusion. Longman: London

Oliver M, Sapey B 2006 Social Work with Disabled People, 3rd edn. Macmillan: London

Owen Hutchinson J 2004 Health, Health Education and Physiotherapy Practice. In: French S, Sim J (eds) Physiotherapy: a Psychosocial Approach, 3rd edn. Butterworth–Heinemann: Oxford

Parr S, Byng S 1997 Talking about Aphasia. Open University: Buckingham, p. 74

Pearce WB 1994 Interpersonal Communication: Making Social Worlds. HarperCollins: New York

Pfeiffer D 2000 The Devils are in the Details: the ICIDH2 and the disability movement. Disability and Society 15: 1079–1082

Potts M, Fido R 1991 A Fit Person to be Removed: Personal Accounts of Life in a Mental Deficiency Institution. Northcote House: Plymouth

Pound C, Hewitt A 2004 Communication barriers: building access and identity. In: Swain J, Barnes C, French S, Thomas C (eds) Disabling Barriers — Enabling Environments. Sage: London

Reynolds F 2004 The professional context. In: Swain J, Clark J, Parry K et al. Enabling Relationships in Health and Social Care: A Guide for Therapists. Butterworth–Heinemann: Oxford

Roberts K 2000 Lost in the system: disabled refugees and asylum seekers in Britain. Disability and Society 15(6): 943–948

Rungapadiachy DV 1999 Interpersonal Communication and Psychology for Health Care Professionals: Theory and Practice. Butterworth–Heinemann: Oxford

Russell M 1998 Beyond Ramps: Disability at the End of the Social Contract. Common Courage: Monroe, ME

Ryan J, Thomas F 1987 The Politics of Mental Handicap, 2nd edn. Free Association: London

Ryan T, Holman A 1998 Able and Willing: Supporting People with Learning Difficulties to use Direct Payments. Values into Action: London, p. 19

Saraga E 1998 Embodying the Social: Constructions of Difference. Routledge: London

Scriven A 2005 Health promoting practice: a context and overview. In: Scriven A (ed.) Health Promoting Practice: the Contribution of Nurses and Allied Health Professionals. Palgrave Macmillan: Basingstoke

Seedhouse D 2004 Health Promotion: Philosophy, Prejudice and Practice, 2nd edn. Wiley: Chichester

Shah R 1998 'He's our child and we shall always love him' — Mental handicap: the parents' response. In: Allott M, Robb M (eds) Understanding Health and Social Care: An Introductory Reader. Sage: London, p. 186

Shaughnessy P, Cruse S 2001 Health Promotion with people who have a learning disability. In: Thompson J, Pickering S (eds) Meeting the Health Needs of People who have a Learning Disability. Baillière Tindall: London

Smith B, Goldblatt D 2004 Whose health is it anyway? In: Hitchliffe S, Woodward K (eds) The Natural and the Social: Uncertainty, Risk, Change, 2nd edn. Routledge: London

Standing S 1999 The practice of working in partnership. In: Swain J, French S (eds) Therapy and Learning Difficulties: Advocacy, Partnership and Participation. Butterworth–Heinemann: Oxford

Stiker H 1997 A History of Disability. University of Michigan Press: Michigan

Sumsion T 2005 Promoting health through client centred occupational therapy practice. In: Scriven A (ed.) Health Promoting Practice: The Contribution of Nurses and Allied Health Professionals. Palgrave Macmillan: Houndmills, p. 100

Sutherland AT (1981) Disabled We Stand. Souvenir: London

Swain J 2004 Interpersonal communication. In: French S, Sim J (eds) Physiotherapy: a Psychosocial Approach, 3rd edn. Butterworth–Heinemann: Oxford

Swain J, French S 2004 Understanding inequality and power. In: Swain J, Clark J, French S (eds) Enabling Relationships in Health and Social Care: a Guide for Therapists. Butterworth–Heinemann: Oxford

Swain J, French S, Cameron C 2003 Controversial Issues in a Disabling Society. Buckingham: Open University

Talley J 2004 Change, diversity and influences on patterns of health and ill health. In: French S, Sim J (eds) Physiotherapy: A Psychosocial Approach, 3rd edn. Butterworth–Heinemann: Oxford

Thompson N 1998 Promoting Equality. Macmillan: Basingstoke, p. 213

Thompson N 2001 Anti-Discrimination Practice, 3rd edn. Palgrave: Houndmills

Thompson J, Pickering S (eds) 2001 Meeting the Health Needs of People who have a Learning Disability. Baillière Tindall: London

Tones K 2001 Health promotion: the empowerment imperative. In: Scriven A, Orme J (eds) Health Promotion: Professionals' Perspectives, 2nd edn. Palgrave: Basingstoke

Tones K, Tilford S 2001 Health Promotion: Effectiveness, Efficiency and Equity, 3rd edn. Nelson Thormes: Cheltenham, pp. 2, 7

Townsend P, Davidson N eds 1982 Inequalities in Health: the Black Report. Penguin: Harmondsworth

Tudor Hart J 1971 The Inverse Care Law. Lancet 401–412

Union of the Physically Impaired Against Segregation 1976 Fundamental Principles of Disability. UPIAS: London, p. 14

Vale D 2001 Improving Lives: Priorities in health social care for blind and partially sighted people. On behalf of the Improving Lives Coalition by the Royal National Institute for the Blind: London

Whalley Hammell K 2006 Perspectives on Disability and Rehabilitation: Contesting Assumptions; Challenging Practice. Elsevier: Oxford

Whitehead M 1988 The Health Divide. Penguin: Harmondsworth

Whitehead M 1995 Tackling inequalities: a review of inequalities. In: Benzeval M, Judge K, Whitehead M (eds) Tackling Inequalities in Health: an Agenda for Action. King's Fund: London, p. 24

Wilder EI 2006 Wheeling and Dealing: Living with Spinal Cord Injury. Wanderbilt University Press: Nashville

팔다리 관절의 관절 성형술

Upper and lower limb joint arthroplasty

CHAPTER 24

이건철

CHAPTER CONTENTS

개요

전형적으로 관절성형술이 꼭 필요한 환자는 없다. 모든 현대적 의학 기법을 동원하여 잠재적 개선에 대비해 수술로 인해 나빠질 수 있는 위험 요인을 비교하여 결정하여야 한다.

환자의 나이 자체는 더 이상 임상적 의사결정 도구로 받아들여 지지 않고 있다(Brander, et al., 1997). 일반적으로, 수술을 집도할 팀은 통증이나 장애가 개인의 삶의 질에 심각한 영향을 미칠 때까지 기다린 후, 유의한 개선을 위해 혹은 주요 악화 요인을 예방하기 위해 어디를 수술 할 것인지를 생각해야 한다. 심각한 류머티스 관절염을 앓고 있는 16세 환자의 엉덩관절 치환술을 예로 들어보자. 인공관절은 기관을 대체하기에는 충분하지 않다. 만약, 인공관절이 닳거나 손상을 입게 되면 정상 관절처럼 자가 회복되지는 않는다. 또한 인공관절은 유기체의 관절처럼 일상에서 발생하는 스트레스나 긴장을 흡수하는데도 효과적이지 못하다. 그럼에도 불구하고, 관절의 보철물은 눈에 띄게 환자를 호전시킨다.

팔의 관절 성형술

팔의 모든 관절에 보철물을 사용할 수 있다. 비록, 뼈관절염 환자와 외상을 당한 환자의 손허리손가락관절(MCP)과 몸쪽 손가락사이관절의 관절 성형술이 현재 개발 중임에도 불구하고 류머티스 관절염 환자의 팔꿉관절, 손목, 손가락 관절의 성형술이 주로 시행되고 있다. 엄지손가락의 손목손허리 관절이 뼈관절염의 가장 흔한 관절 치환부위이다. 자뼈머리와 노뼈머리의 치환에도 보철물을 이용할 수 있다: 이러한 보철물들은 다루기가 까다로운 아래팔부위 골절과 팔꿈치부위 골절 후의 재건에 주로 사용된다.

본 장의 이번 단락에서는 가장 일반적인 팔의 관절 성형술 중 두 가지를 보다 심도 있게 살펴보도록 할 것이다: 어깨관절과 손허리손가락관절. 본 장에서는 팔의 관절 성형술에 대한 도해도 포함시켰다.

어깨관절의 성형술

발달사

최초의 어깨관절 성형술은 1984년에 시행된 것으로 여겨지고 있으나(Hamblen, 1984) 어깨관절 치환술 시작에 대한 현대적인 기사는 1951년에 있었다.

1951년에 Chales Neer가 심각한 몸쪽부 위팔뼈 골절의 재건을 위해 처음으로 반-관절 성형술을 개발하였다. 그러나 반-관절 성형술은 골관절염을 앓고 있는 사람들에게도 사용되어 경이로울 정도로 좋은 결과를 보였다. 1973년에 Neer는 위팔의 구성 요소를 재설계하였으며 처음으로 Neer II로 알려진 자연스러운 어깨관절 전치환술(TSR)을 시행하기 위해 관절오목을 추가했다. 가능한 한 해부학적 치환에 가깝도록 만드는 것이 설계의 기본이었다. 1982년 Neer는 그의 초기 연구 결과들을 발표 하였다(Neer, et al., 1982년). 대부분의 현대적 보철물은 이 원칙을 따르고 있다.

Neer의 보철과 같은 일체 성형 보철은 각양각색의 사람들에게 제공되기 위해서 지주대의 크기가 다양해야 한다. 이러한 문제를 해결하기 위해서, '구형 어깨' (global shoulder)라는 규격 구조 체계가 개발되고 있으며 이를 통해 뼈몸통, 뼈머리, 관절오목을 각기 다른 크기로 교환할 수 있다(그림 24.1과 24.2).

Key Point

현재 영국에서는 20가지의 다른 보철물을 사용 중에 있다(Mackay, et al., 2001). Mackay와 Williams(1999)는 1998년 현재 약 2800건의 어깨관절 치환술이 영국에서 시행되었다고 주장하였다.

어깨관절 성형술의 회복에 영향을 미치는 요인

어깨관절 성형술의 회복에 영향을 미치는 요소는 많다(Iannotti and Williams 1998; 표 24.1 참조). 주로 재활 프로그램의 마지막 단계에서 물리치료사가 영

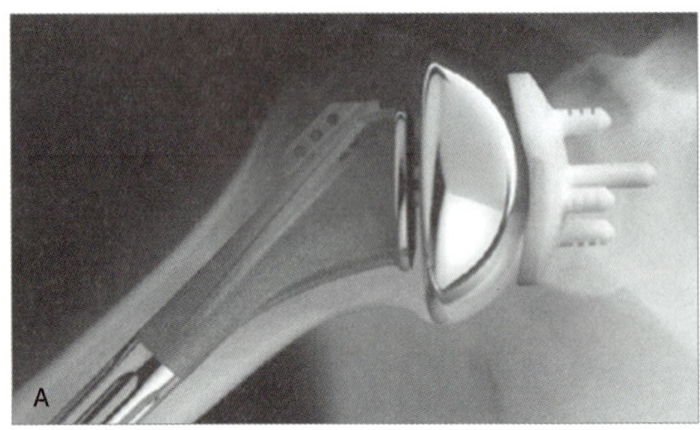

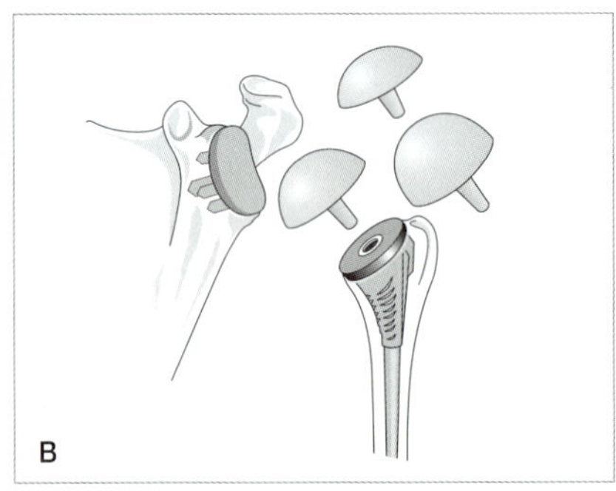

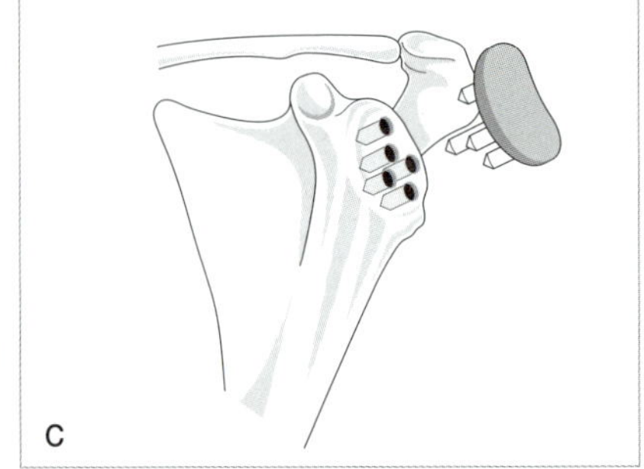

그림 24.1 A: 구형 어깨관절 임플란트. B: 사용 가능하고 크기가 다른 위팔뼈머리를 보여주는 그림. C: 움푹한 홈 모양의 부품을 어떻게 관절오목에 부착시키는지를 보여주는 그림.(De Pey Orthopaedics(미)의 개제 허가를 얻어 복사함)

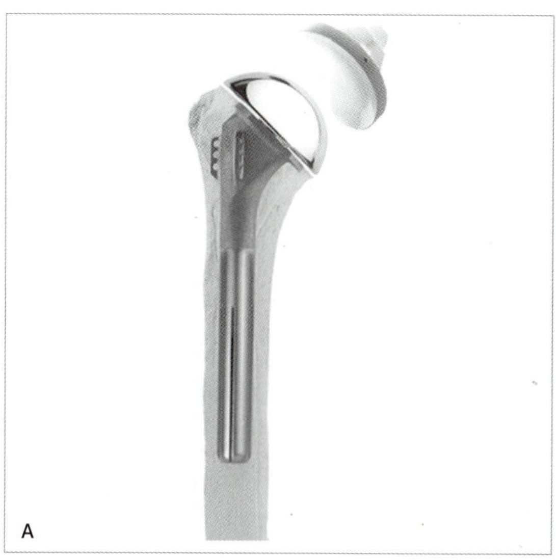

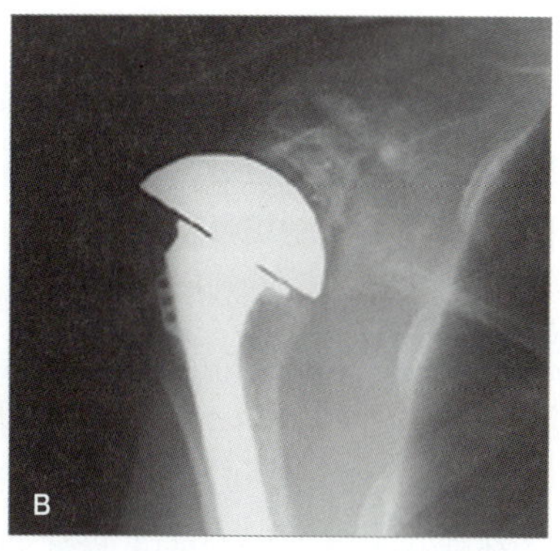

그림 24.2 위팔뼈와 위팔관절오목을 볼 수 있는 어깨관절 치환술의 방사선 사진 (Adam C. Gaines의 허가를 얻어 복사함)

향을 미치지만 현실적인 목표를 세우기 위해 물리치료사들은 가능한 많은 영향을 미치는, 다른 요소들을 알아둘 필요가 있다.

우리들은 환자들이 비현실적인 기대를 갖는 것을 바라지 않지만 그들이 그들의 잠재 가능성을 완전히 성취하는데 실패하는 것을 바라지도 않는다. 그러므로 수술을 집도할 팀과의 의사소통은 매우 중요하다.

Key Point

어깨관절 성형술을 시행하는 주된 3가지 상황으로는 뼈관절염이 있는 경우, 류머티스관절염이 있는 경우, 복합골절이 있을 때이다.

원발성 뼈관절염(OA)

원발성 뼈관절염은 최상의 결과가 예상되는 견관절 전치환술의 적응증이다. Godeneche 등(2002)은 뼈관절염으로 인한 267례의 일련의 수술들을 재조사하여 수술을 받은 환자의 77%에서 양호하거나 우수한 결과를 보였음을 발견하였다. 그들은 이러한 결과들이 수술 이전의 퇴행성 변화가 어느 정도 심각한가에 달려 있음을 발견하였다. 그러므로 광범위한 연부조직 손상이나 뼈의 소실이 없는 원발성 뼈관절염 환자는 정상에 가까운 관절가동범위와 근력을 회복할 것으로 예상 할 수 있다. 근육둘레띠 질환이나 관절오목에 침식이 있는 환자는 보다 낮은 기대치에서 출발하여야 한다.

수술적 방법

'삼각흉 접근법(deltopectoral appraoch)' 으로 알려진 수술 기법이 가장 흔하게 사용된다. 절개 부위는 삼각근과 광배근 사이를 지나며, 어깨밑근과 관절주머니의 앞쪽으로 어깨관절에 접근한다. 그러므로 어깨밑근은 수술 후 조기에 보호해 줄 필요가 있는 유일한 활성 구조이다.

표 24.1 보철을 이용한 어깨관절 재건술의 회복에 영향을 미치는 요인

병인	
■ 근육둘레띠 질환	■ 관절오목의 침식성 뼈결손
■ 위팔뼈 결손	■ 뼈 결손
■ 뼈 밀도	
수술 기법	
■ 보철물의 배치	■ 보철 - 시멘트 - 뼈 접촉면
■ 연부조직 균형	
보철의 설계	
■ 크기의 선택	■ 관절오목
■ 위팔뼈 머리	■ 위팔뼈 몸통
■ 상계 정도	■ 물질의 적합성
재활프로그램	
■ 관절가동범위	■ 근력
■ 안정성	

표 24.2에 전형적인 수술 후 프로토콜을 제시하였다. 세부적인 것은 집도의가 선호하는 바에 따라 달라질 것이다. 수술 후 섭생에 관한 사항은 항상 집도의와 물리치료 팀의 합의가 있어야한다.

류머티스 관절염(RA)

어깨관절 성형술을 받는 류머티스 관절염 환자들은 표 24.1에 기술된 몇 가지 유해 병리 요소들을 가지고 있을 것이다. 예상되는 결과는 얼마나 많이 그리고 얼마나 심각한 유해 병리적 요인들을 가지고 있는지에 달려있다.

류머티스 관절염 환자들은 유해 병리 요인들이 상당히 진행될 때까지 관절 치환 성형술을 하지 않으려는 경향이 있으며 이로 인해 일반적으로 그 결과가 뼈관절염 환자만큼 좋지 못하다. 수술 방법과 기본적인 수술 후의 관리는 같다.

뼈관절염이나 류머티스 관절염 형태의 질환이 진행된 후에 움푹한 홈 모양의 부품을 삽입하는 것이 항상 가능한 것은 아니다. 만약, 관절오목 주위에 뼈의 소실이 크다면, 안전하게 임플란트를 부착하는 것은 불가능 하다. 근육둘레띠 기능 결여도 느슨함을 유발하여 위팔뼈머리가 움푹한 홈 모양의 부품에서 흔들리게 하는 원인이 된다. 관절오목 고정의 문제는 어깨관절 성형술의 난제중 하나이다.

표 24.2 뼈관절염으로 인한 원발성 전어깨관절 성형술 후 환자관리의 예

1일

- 일반적으로 하는 수술 후 점검, 손과 손목의 가동성유지

2일

- 굽힘과 벌림의 능동보조운동을 실시, 먼저 물리치료사가 수행한 후 활차나 치료용 막대를 사용하여 동일 동작을 환자 스스로 능동보조운동을 할 수 있도록 가르쳐 수행하게 함
- 환자가 하루에 운동을 4회 하도록 교육한다.

3일~3주

- 상기 운동을 계속 하면서 폄과 팔을 가쪽에다 두고 30도 정도 안쪽돌림과 가쪽돌림을 추가하여 실시한다. 벌림의 연합 운동으로써 중립 자세에서 항상 팔과 함께 어깨관절 벌림을 시행하고 수술 후 6주 전까지는 어깨관절 가쪽돌림을 시행해서는 안된다.
- 환자가 할 수 있다면 능동보조 운동에서 능동 운동으로 진행시킬 수 있다. 일단 환자에게 불편감이 없다면 통증 일어나지 않는 범위와 가능한 근력 내에서 팔을 사용하여 자가 관리 활동을 시작할 수 있다.

3주~6주

- 이 시기에 환자는 낮 동안에는 완전히 팔걸이를 벗어버려야 하고 운동은 능동보조에서 능동적인 움직임으로 진행시켜야 한다. 물리 치료사는 이렇게 할 수 있는 적절한 방법을 가르쳐 주어야 한다.
- 능동적 가쪽돌림은 30도를 넘어서 진행시킬 수 있지만 신장운동은 아직 피해야 한다.

6주~3개월

- 환자 개인의 능력에 따라 전 가동범위 내에서 점진적인 근력강화 운동을 조장하여야 한다. 특히 Theraband와 같은 점진적 저항운동의 기구를 이용하여 근육둘레띠의 근력강화 운동을 강조하여야 한다.

3개월 이후

- 많은 환자들이 치료를 종결하지만 최적의 기능에 도달할 때까지 근력강화 운동을 계속하도록 독려하여야 한다.

복합골절

복합골절 후에 관절오목이 온전하면 통상 반관절 성형술을 시행한다.

수술은 골절의 일차적 처치로서 바로 수행하거나 이차적인 처지 절차로서 차후에 수행될 수 있다. 만약 수술이 바로 이루어졌다면 결과는 보다 양호할 것이다. 이 수술은 근육둘레띠 근육이 부착하는 거친면의 파괴가 있을 경우 선택하는 수술과는 다른 수술이다. 집도의는 가능한 한 정상에 근접한 해부적인 모양을 회복하고 조기 가동이 가능할 수 있을 만큼 안전하게 거친면에 근육을 부착시키고자 한다.

골절을 일으켰던 외상은 연부조직도 손상을 일으킬 수 있으므로 물리치료는 이를 잘 고려해서 치료하여야 한다. 다시 한번 언급하지만 집도의와 환자 개개인에 따라서 수술에 동반되는 손상이나 외상에 의한 손상이 다르므로 치료는 이러한 것들을 고려하여 개별화하여야 한다.

손허리손가락 관절 치환술

류머티스 관절염은 신체의 모든 관절에 침범할 수 있으나 손을 이루는 복잡한 관절과 연부조직들이 뒤엉

킨 부위를 특히 많이 파괴시킨다. 그림 24.3에서 보여주는 가장 명백한 기형은 손가락들의 자뼈 편위로서 프랑스어로는 '큰센바람(coup de vent)' 이라고 하거나 바람에 휘몰린 손(windswept)이라고 한다; 그러나 보다 기능적으로 쇠약을 가져오는 기형은 손허리뼈 머리가 손바닥 쪽으로 아탈구 되는 것으로 이로 인해 힘의 균형을 이루는 굽힘근 힘줄의 기능이 상실되어 쥐는 힘이 약해진다.

Key Point

팔의 주요한 역할은 손을 최대로 사용할 수 있도록 해주는 것이다. 손의 기능을 제외한 팔의 나머지 기능은 균형을 유지하는 주요 구성물중 하나이다.

손허리손가락 관절 기형 유발에 영향을 미치는 요인들은 복잡하다. 이러한 요인들에 관한 내용은 류머티스학과 수부 치료 교재에 자세히 언급되어 있다.

수술적 방법

류머티스 관절염에 시행될 수 있는 많은 재건법과 예방법이 있으나 실라스틱 굴절성 경첩(silastic flexible hinge)을 이용한 손허리손가락 관절 치환술이 가장 일반적인 방법이다(그림 24.4). Swanson은 단순 절제 관절 성형술의 결과가 불만족스럽다는 것을 알았던 1960연대에 이 방법을 개발하였다(Swanson, et al., 2000). 손허리손가락 관절 치환술 도안에 관한 다양한 시도가 있어 왔으나, Swanson형만큼 검사 시간을 잘 견뎌내는 것은 없었다.

Key Point

Swanson은 수술적 방법을 설명하기 위한 공식을 고안했다: 뼈 절제+임플란트+캡슐로 싸기+새로운 관절(Swanson, et al., 1978).

임플란트가 비활성 굴절성 이격 장치의 역할을 한다고 하는 점에서 굴절성 임플란트 관절 성형술은 다른 관절 성형술과 원리가 다르며 굴절성 임플란트는 윤활 조직의 층에 의해 빠르게 둘러싸인다. 새로운

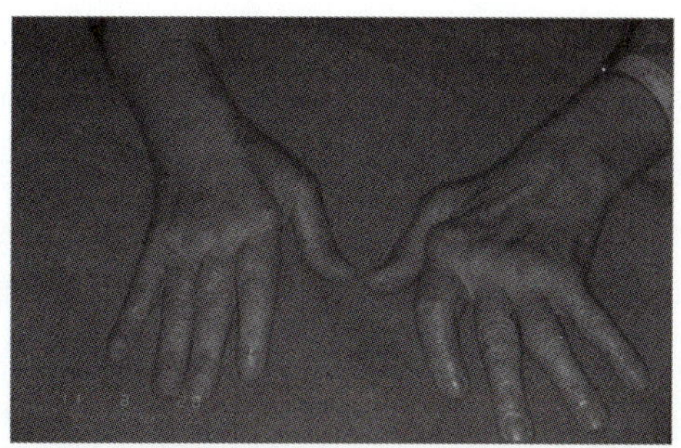

그림 24.3 류머티스 관절염 환자의 손에 흔하게 나타나는 변형인 자뼈편위와 손허리손가락관절의 아탈구

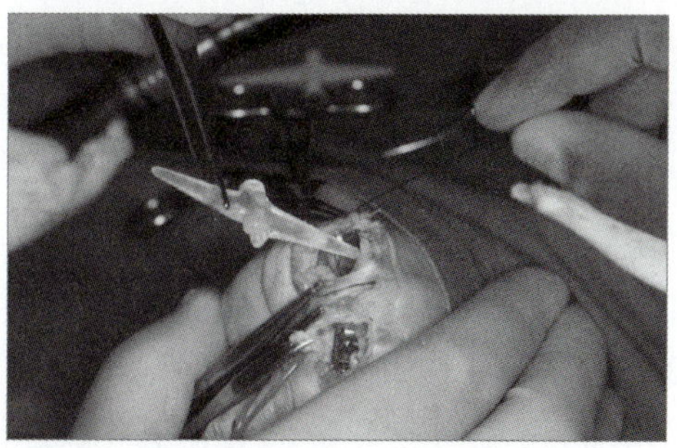

그림 24.4 Swanson 실라스틱 손허리손가락관절 굴절성 임플란트의 삽입(Wright Medical (주)의 허가를 얻어 복사함)

조직은 임플란트에 붙거나 주변을 감싸서 보다 강한 관절주머니를 형성한다.

파괴되었던 관절면을 제거하고 굴절성 경첩을 삽입하는 것뿐만 아니라 만약, 기능이 회복되었다면 집도의는 관절을 지나는 연부 조직을 풀어주고 균형을 잡아주어야 한다.

수술 후의 관리

단기 목표는 다음과 같다.

- 기능적인 움직임의 범위를 획득하도록 한다.
- 연부 조직의 회복을 위해 보호해야 한다.
- 근뼈대계와 연관된 병리적 변화와 이차적인 변형의 진행, 그리고 손상된 관절에서 진행 될 변형을 예방시킨다.
- 약한 근육들을 강화시킨다.
- 기능을 재교육 시킨다.
- 특정의 관절 보호 기술들을 가르친다.

단기 목표들은 초기에 조절된 움직임에 의해 이뤄지며 이는 임플란트 주변에 강하지만 유연한 관절주

머니가 형성되도록 자극한다. 콜라겐 형성 양상은 콜라겐에 부가된 힘에 의해 영향을 받는다. 동적 보조기는 굽힘과 폄 범위에서만 운동이 일어나도록 하는데, 이는 콜라겐이 되는대로 형성되기 보다는 직선으로 나란하게 형성되도록 하는데 영향을 미친다(Swanson, et al., 1978).

움직임을 조절하는 가장 일반적인 방법은 동적 폄 보조기를 사용하는 것으로, 이를 종종 '현외 장치(outrigger)' 라로 한다(그림 24.5a). 이 보조기는 손허리손가락 관절에서 굽힘이 일어나도록 하여 고유 수용성 자극을 환자에게 입력하고 환자의 약화된 폄근을 보조한다.

최근에는 정적인 보조기 착용기간이 늘어나고 있으며 운동시에는 보조기기를 제거한 상태에서 시행하지만 나머지 모든 기간동안에는 보조기를 착용한다(Burr and Pratt, 2003).

장기 목표는 근력 강화 운동, 살집 집기(pulp-pulp pinch)의 재교육, 그리고 관절 보호 기술 교육에 의해 성취된다. 현외 장치가 처음으로 제거되었을 때 환자가 과중한 기능적 활동을 수행하는 경우 강하게 쥐는 힘에 의해 생기는 자뼈쪽으로 편위시키는 힘으로부터 보호를 하기 위해 꼭 맞는 보조기를 착용한다(그림 24.6).

수술 후 치료의 예는 표 24.3에 제시하였다. 그림 24.7에서 제시한 동적인 보조기 대신에 두 가지의 정적인 보조기 사용방법을 적용할 수 있다. 자세한 내용은 각 단위별로 매우 다양하기 때문에 이것은 단지 예에 지나지 않는다.

정적 운동방법

두 가지의 정적인 보조기 사용방법

- 보조기 1
  손목관절 30도 폄
  손허리손가락관절 굽힘, 60~70도 정도가 이상적
  손가락사이관절 10도 폄 상태
- 보조기 2
  손목관절 30도 폄
  손허리손가락관절 10도 폄 상태
  손가락사이관절 0도 폄 상태

보조기는 24시간 마다 교대로 사용해야 한다.
보조기를 제거한 상태에서 매시간 마다 능동운동을 시행한다.

- 독립된 손허리손가락관절 굽힘
- 독립된 손가락사이관절 굽힘
- 공동 굽힘
- 수동적 손허리손가락관절 폄
- 능동적 손허리손가락관절 폄
- 노뼈쪽으로 손가락 이동하기

Clinical note

수술 후에 류머티스 환자들을 치료할 때, 환자들이 전신성 질환을 가지고 있다는 사실을 항상 기억하여야 하며 흔히 수술 후의 치료는 질환 이외의 다른 기형들 때문에 개별적인 맞춤형 치료를 할 필요가 있다.

기대 회복

일반적으로 환자는 수술 후 3개월까지 치료와 교육을 받기 위해 해당과에 내원한다. 그 때까지 환자가 획득 할 수 있을 것으로 기대되는 것들은 다음과 같다:

- 기능적인 쥐기
- 병이나 유리컵을 쥐기에 충분하게 손을 넓게 펼치는 능력
- 살집 집기(pulp-to-pulp pinch)로 동전이나 단추 같은 작은 물체를 다루는 능력

Delaney와 Stanley(2000)는 움직이는 범위가 특히나 폄 쪽이, 수술 후 12개월까지 계속해서 증가할 수 있음을 보여 주었다. 비록 관절의 안정성 강화와 상기에 열거한 기능적 요인들이 실질적인 가동범위 보다 더욱 중요하지만 이 연구의 평균 가동범위는 굽힘이 20~70도 였다.

팔 관절 성형술의 다른 예

그림 24.8-24.11은 노뼈머리, 손목, 손가락, 큰마름뼈 관절 성형술 사진과 방사선 사진이다.

PART II : 다리 관절 성형술

현대의 성공적 관절 치환술은 적합한 환자의 선택, 적절한 임플란트의 선택, 특수한 수술 기법과 전문 지

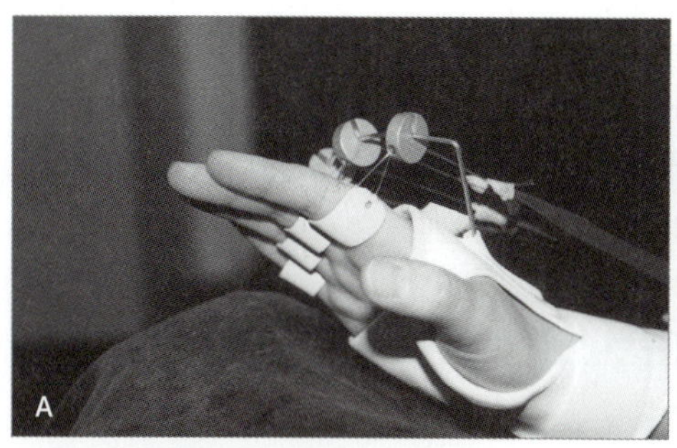

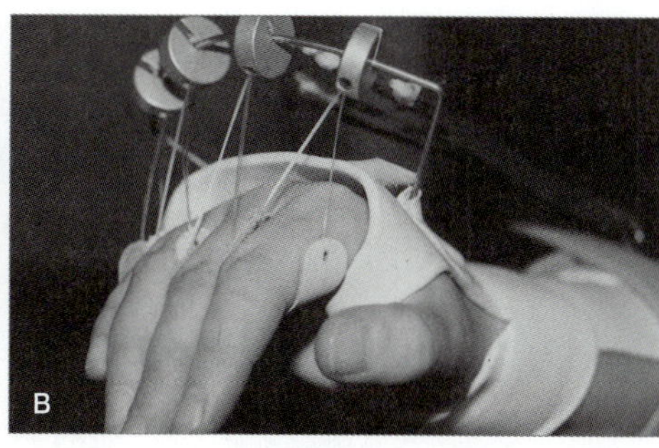

그림 24.5 **A**: 안정자세에서의 동적 폄 보조기(현외장치). **B**: 탄력밴드의 저항에 대항하는 손허리손가락관절의 굽힘

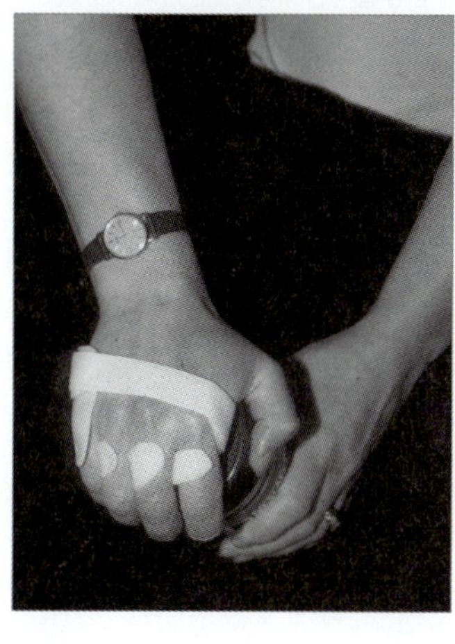

그림 24.6 **자뼈쪽으로의 움직임을 막아주는 보조기.** 강하게 쥐는 동작에서 자뼈쪽으로의 움직임을 막아주는 것이 특히 중요하다.

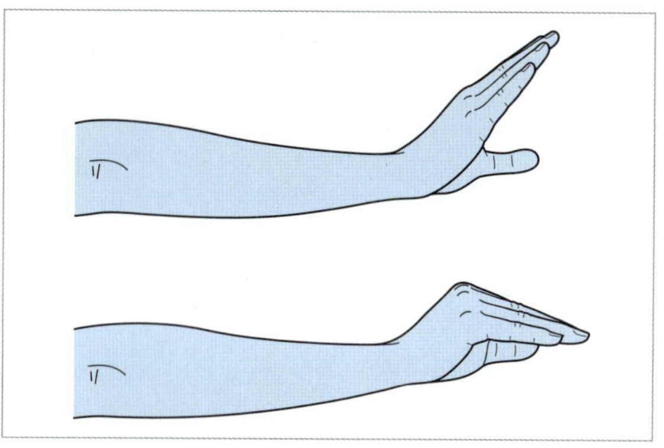

그림 24.7 **Swanson 실라스틱 손허리손가락관절 굴절성 임플란트의 삽입**(Wright Medical (주)의 허가를 얻어 복사함)

식, 각 전문 분야의 협진에 의한 환자 준비와 재활을 근간으로 한다.

Key Point

다리의 관절 치환술은 1950년대에 시작되었다: John Charnley 경이 정의하고 연구한 저-마찰 엉덩관절 성형술은 오늘날 여타의 관절 성형술과 비교하여 황금률적인 수술로 추앙 받고 있다. Bizot 등(2002)은 엉덩관절 보철물은 10년 생존율이 90.4%라고 주장하였다.

다리의 관절 치환술 목적은 다음과 같다.

- 통증을 경감시킨다.
- 관절의 가동범위를 개선시킨다.
- 개인의 기능적인 능력을 향상시킨다.
- 환자의 삶의 질을 개선시킨다.
- 기형을 예방한다.

다리 관절 치환술의 적응증

엉덩관절 치환술은 지금까지 주로 정형외과에서 담당하고 있다. 비록 선천성 엉덩관절 탈구(CDH), 외상, 넙다리뼈머리 괴사, 감염도 엉덩관절 치환술의 적응증에 해당 되지만 치환술을 시행하게 되는 2가지 주요 병리는 뼈관절염(원발성과 속발성)과 류머티스 관절염이다. 전문가들은 임플란트를 대치하기 위해 관절 고정술을 포함하여 보다 복잡한 수술 방법을 시도하고자 집중한다. 이러한 환자들 대부분은 수술을 받기 이전에 이미 장애의 심각한 침해와 심한 통증을 가지고 있었을 것이다.

이러한 병들과 환자들 각자가 받았던 약물치료는 뼈의 구조적 변형을 유발할 수 있으므로 수술시 집도의는 이를 고려해야 한다. 예를 들어, 류머티스성 관절에서 뼈는 '무른' 경향이 있는 반면 만약, 환자가 전에 수술을 받은 적이 있다면(예: 정강뼈 위쪽부위 뼈자름술) 뼈는 보다 '딱딱해' 져 있을 것이다.

마모로 인한 임플란트 파손으로 교정 수술을 필요로 하는 환자의 수가 증가하고 있다. 치환을 한 관절의 수명은 최소 10년은 되어야 하며 엉덩관절 치환술

표 24.3 손허리손가락관절 치환술 후의 치료원칙

0~1일
- 올림, 항생제 투여, 통증 제거

2일
- 즉시 수술 후에 감아 놓은 붕대를 제거하여 상처를 살피고 물기를 제거한다.
- 석고붕대(plaster of paris)를 열가소성의 야간 안정부목으로 바꿔준다.

3~5일
- 환자의 손을 올림 상태로 유지하고, 적절하게 통증을 제거한다.

5일
- 동적 폄 보조기를 제작한다.
- 운동프로그램을 시작한다.

6일
- 운동치료를 감독한다.
- 일상생활활동을 평가하여 퇴원준비를 한다.
- 필요할 경우 환자를 집으로 퇴원시킨다.

14일
- 봉합한 것을 제거하고 보조기를 점검하며 필요할 경우에 보조기를 조정하고 운동을 점검한다.

21일
- 외래로 퇴원치료를 받는다.
- 상흔부위에 마사지를 시작한다.
- 새로운 운동을 교육한다.
- 손을 치료대 위에 편안하게 두고 아래팔을 반쯤 엎어 놓은 자세에서의 능동 굽힘과 폄
- 손바닥이 아래를 향하게 치료대 위에 손을 놓고(손가락으로 걷는 듯한 모양) 손가락을 하나, 하나씩 노뼈쪽으로 벌린다.

3~6주
- 환자가 주당 최소한 한번 치료를 받으로 오는지 점검한다/ 운동을 진행시키고 보조기를 교정하며 만약 필요하다면 굽힘 범위를 보조해주는 별도의 보조기를 착용시킨다.

21일
- 만일 관절이 안정적이면 동적보조기 착용을 중단한다.
- 가벼운 기능을 시작한다.
- 자뼈쪽으로의 움직임을 막아주는 보조기를 준비한다.
- 관절보호 방법에 관해 조언을 해준다.

에 사용된 많은 임플란트들은 최고 20년 까지 견디기도 한다. 임플란트의 수명을 결정하는 주요 요인에는 수술의 숙련도, 몸무게, 생활 형태(일을 하는지/일을 하지 않는지)와 큰 충격을 가하는 스트레스의 수준 등이 있다. 기능적 엉덩관절 치환술을 받은 많은 사람들이 30년 까지 사용되곤 한다. 이제 엉덩관절 치환술에 세라믹 소재가 사용되고 있으며, 이 세라믹 소재는 빨리 마모되지 않는다.

일반적 원칙

환자의 선택

환자가 가진 문제의 심각성을 정량화하기 위해 특히 엉덩관절과 무릎관절의 객관적 평가가 많이 고안 되었다. 어떠한 것도 보편적으로나 일상적으로 사용되지 않지만 이러한 평가 도구들은 연구를 목적으로 사용하기에 타당성을 갖춘 도구들이다.

대부분의 환자들은 자신들의 병을 관리하기 위해 약물 치료, 부수적인 치료(특히 무릎에), 자가 관리 프로그램이 포함된 물리치료 등을 받는다. 관절 치환술은 그 다음으로 완전히 통증이 없고 양질의 기능을 갖춘, 삶의 질이 개선된 상태로 복귀할 수 있도록 해 주는 유일한 선택 방법이다. 환자의 수술을 할 때 집도의가 고려해야 할 요인들은 다음과 같다.

- 병의 심각성 - 발병일, 진행정도, 다른 관절들이 영향을 받는지 여부, 조사한 내용
- 통증과 수면 장애
- 장애 - 일과 생활양식에 대한 영향
- 연령 - 임플란트의 주어진 기대 수명
- 체중 - 가능한 한 임플란트에 가해지는 스트레스를 적게 유지해야 한다.
- 감정의 안정성 - 쇼크나 사별 후에는 성공률이 낮다.
- 인지 기능

수술이 실패 할 경우 발생하는 주요 문제에 대비하여 수술을 통해 얻게 되는 통증 경감과 관련한 인지기능을 평가할 필요가 있다.

수술 전 준비

수술에 앞서 주요한 의학적 문제를 해결해 줄 필요가 있다. 일반의는 환자의 정보에 근거하여 심장병 전문가에게 협진을 의뢰하는 등의 적절한 절차를 거치도록 할 수 있다.

마취 전문의는 마취에 의한 위험 정도를 해결하기 위하여 환자의 주요 병력을 재검토 하여야 하며 만약,

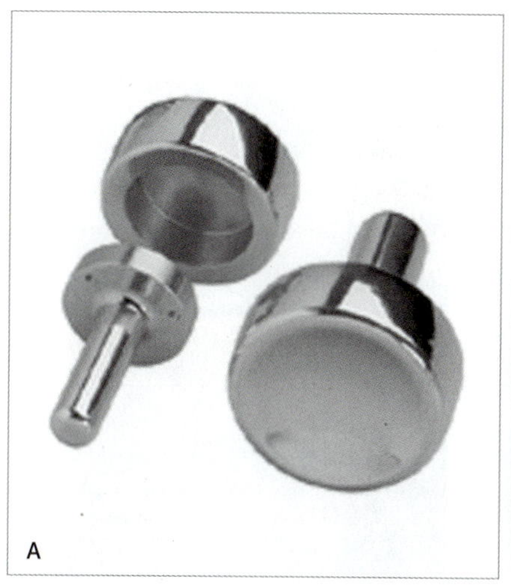

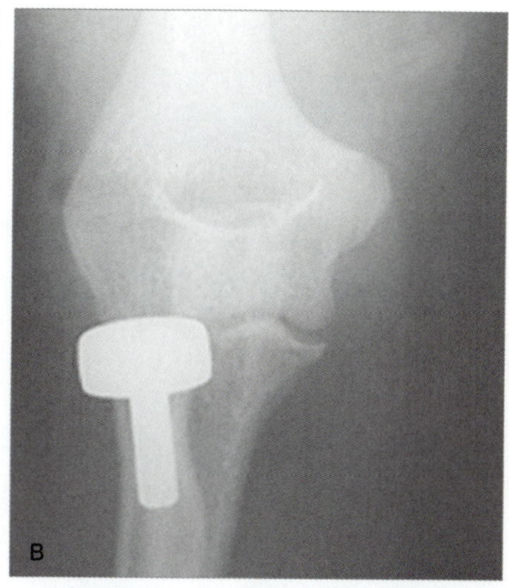

그림 24.8 노뼈머리 관절 성형술과 방사선 사진(Wright Medical Technology, TN(미)의 Adam C. Gaines의 허가를 얻어 복사함)

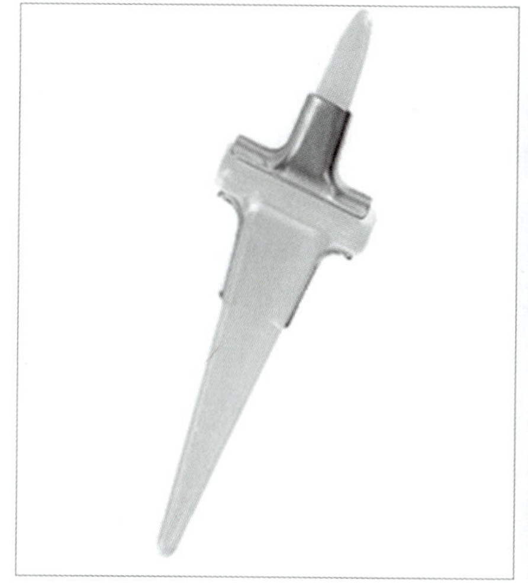
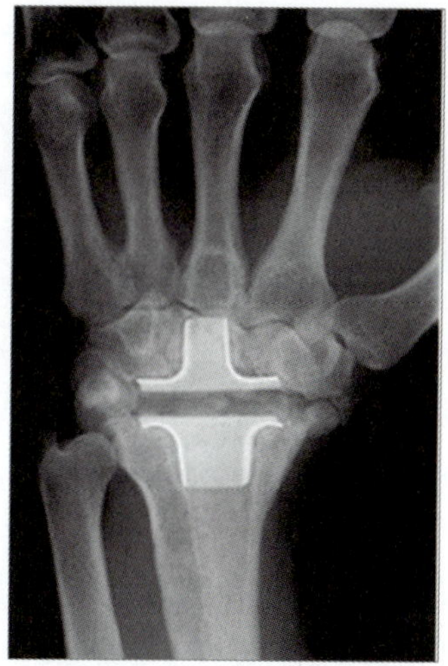

그림 24.9 손목관절의 관절 성형술과 방사선 사진(Wright Medical Technology, TN(미)의 Adam C. Gaines의 허가를 얻어 복사함)

가능하다면 주어진 절차에 따라 적절한 마취 계획을 수립해야 할 것이다. 말초신경 차단에 의한 척수 마취가 전신 마취를 대신하여 흔하게 사용되고 이 척수 마취는 수술 후에 거동을 잘 할 수 있도록 해주며 일반적으로 수술 후 처음 며칠간 환자들이 느끼는 불편감을 덜 느끼게 해준다.

수술 날짜가 다가옴에 따라, 환자가 수술을 받을 만한 건강 상태를 유지하고 있는지를 알아보기 위하여 수술 전 의사는 환자를 다시 살펴본다. 물리치료사는 재활에 필요한 것들과 보행 보조도구들을 평가하고, 움직이는 방법을 교육 시키고 이를 실제로 운동시킨다. 작업치료사는 퇴원 후 가정 관리라는 측면에서 환자를 평가하고 만약 필요하다면, 집에서 필요한 도구들을 다른 기관들과 접촉하여 제공할 수 있다.

전문가들은 환자의 용적 중 어디가 큰지에 관심을 집중하며 각 전문 분야별 협진팀은 여러 가지 정보를 얻고 수술 예비 단계로서 환자와 환자 가족들을 비공식적으로 초청할 것이다. 부차적으로 중요한 의학적 요인은 수술에 대한 불안을 덜어주고 수술에 관해 알도록 해주는 것이다. 이렇게 준비를 함으로써 재활을 빠르게 성공시킬 수 있다.

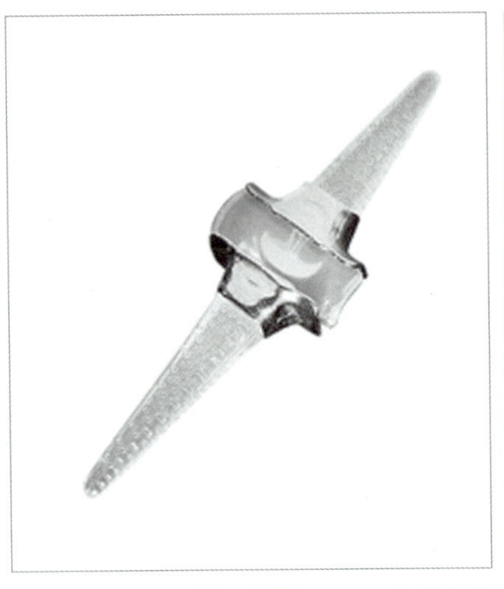
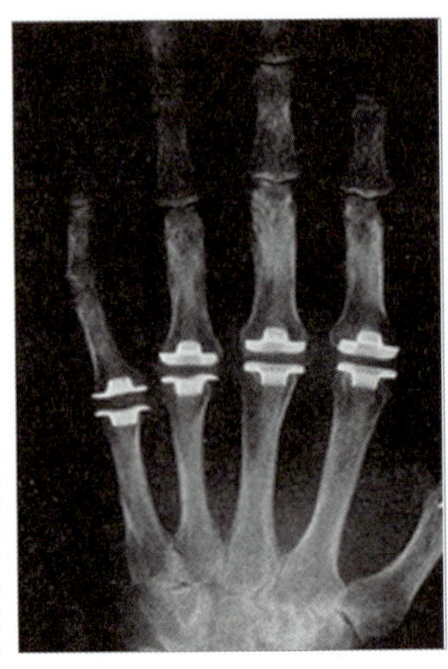

그림 24.10 Swanson 손가락관절 치환술과 방사선 사진
(Wright Medical Technology, TN(미)의 Adam C. Gaines의 허가를 얻어 복사함)

생역학적 고려 사항

현대 임플란트의 목적은 대치 할 관절의 관절면을 가능한 한 자세히 모사하는 것이다. 경험상, 관절의 움직임을 완전하게 이해하지 못하고 근육의 잡아 당김(3차원적 효과), 인대, 가속, 감속, 체중과 중력에 의해 생성된 힘의 복합적인 상호 작용을 견뎌낼 수 있는 능력이 있는 보철물을 만드는 기술이 부족하면 임플란트 이식은 실패를 하고 통증과 장애가 유발될 것이다.

최소의 마찰 계수를 가졌으면서 생물학적으로는 비활성 물질이며 내구성이 좋은 물질에 관한 많은 연구가 있어 왔다. 이런 연구들은 오늘날 금속 합금과 고밀도 폴리에틸렌으로 제작된 보철물을 사용할 수 있도록 해주었다.

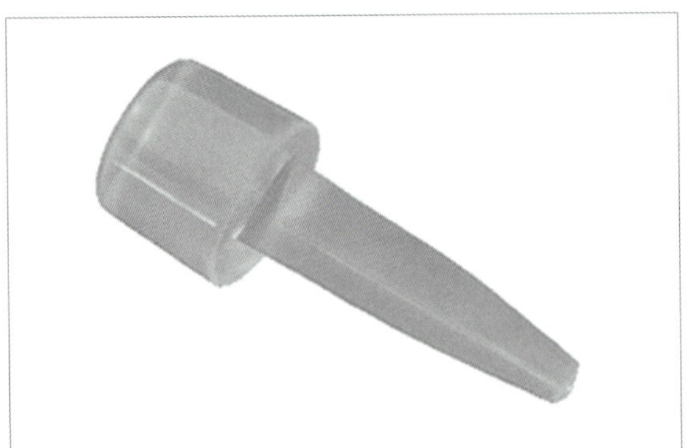

그림 24.11 큰마름뼈 치환 보철물(Wright Medical Technology, TN(미)의 Adam C. Gaines의 허가를 얻어 복사함)

뼈대계내에 보철의 구성 요소를 고정시키는 일은 복잡한 문제 이지만 가장 좋은 방법은 가압 시멘트 접합술(cementing)이나 뼈 치유 과정의 한 요소로 개발된 섬유와 뼈(fibro-osseous)를 고정할 수 있는 수산화인회석 방수 가공(hydroxyapatite-coated) 임플란트를 사용하는 방법이 있다.

수술 후의 합병증

관절 치환술의 합병증은 수술 후 단기 합병증(8주까지)과 장기 합병증(18개월까지)으로 나눌 수 있다.

단기 합병증은 외과적 중재로 발생하는 속발성 합병증으로: 깊은 정맥 혈전증(DVT), 색전성 허파질환, 가슴부위 감염, 창상 감염, 심장 기능 장애, 마비성 장폐색, 출혈이 있다. 조기에 정형계에 발생하는 정형외과적 특이성 합병증에는 탈구, 심부감염, 신경차단(neuropraxia), 혈종(haematoma)이 있다.

장기 합병증에는 탈구, 관절 감염, 수술방법의 실패가 있다.

엉덩관절 전치환술(THR)

엉덩관절은 인체에서 가장 크고 가장 깊은 관절이다.

엉덩관절은 관절 적합성이 좋고 (안정성이 높고 스트레스를 전달하는 표면부가 넓은) 3도의 운동 자유도를 가진 다축성 절구관절로서 가동 범위가 넓다.

임플란트

최근의 엉덩관절 임플란트는 고분자량(고밀도) 폴리에틸렌 컵(그림 24-12)과 금속 합금으로 된 넙다리뼈 머리와 뼈몸통(예를 들어, 스테인레스 강철, 크롬 코발트)로 구성되어 있다. 뼈머리가 작은 Charnley 보철은 '저 마찰 관절 성형술(LFA)' 로 알려진 수술에 사용된다.

수술

엉덩관절에 대한 외과적 접근은 외과의의 성향과 수술 후 재활에 미치는 영향에 좌우된다. 일반적으로 시행되는 수술에는 가쪽 돌기사이 분할술, 폐쇄성 강제 돌기 철사 재접합술, 뒤가쪽 근육사이 분할술이 있다. 넙다리뼈 목은 관절을 탈구(가능한 곳에서) 시키고 뼈머리를 제거하여 분할한다.

넙다리관과 볼기뼈절구는 신생 출혈 뼈(fresh bleeding bone)까지 넓혀 인공 관절을 이식할 준비를 한다. 구멍의 크기는 고정을 하는 기술에 좌우된다.

만약, 인공관절의 시멘트 도포 부위에 시멘트를 발라야 한다면 인공관절을 집어넣어서 크기는 어떠한지 그리고 꼭 맞는지를 살핀다. 그런 다음 인공관절을 다시 빼내서 빨리 시멘트를 바르고 유효한 항생 물질을 채워 넣은 다음 구멍 속으로 인공관절을 밀어 넣는다. 임플란트(임프란트 표면은 안전장치가 되어있다)를 시멘트 속으로 밀어 넣은 후 - 임플란트와 뼈 사이를 시멘트로 완전히 감싸는 것이 힘의 분배를 균등하게 하는데 필수적이며 그리하여 임플란트는 수명이 길어지고 수술은 성공을 거두게 된다. 이를 확실하게 하기 위해서는 상당한 양의 압박을 가해야 한다.

그 다음 관절을 원위치 시키고 관절이 안정한지를 검사한다. 일단 집도의가 판단하기에 만족스러우면 관절이 탈구되는지 엉덩관절을 모음, 굽힘, 안쪽돌림을 시킨다. 관절 표면을 보호하는 보호 장치를 임플란트에서 제거한 후 관절을 원위치 시켜 봉합한다.

만일, 큰돌기를 수술하기 위해 엉덩관절의 가쪽을 개방하였다면 부러지는 것을 막아주기 위해 개발된 특수한 철사 접합술로 넙다리부위에 다시 감아 준다. 만일 엉덩관절을 개방하여 연부조직까지 영향이 미쳤다면 연부조직층 내에서 봉합해야 한다. 깊은부위나 얕은부위의 배농은 할 수도 있고 하지 않을 수도 있다. 마취제의 유형에 의존되고 환자의 의학적 과거력에 따라 소변 카테터를 사용할 수 있다. 수술시간은 약 1시간 또는 1시간 이내이고 환자는 수술 후 병실에 복귀하기 전에 만족할 만한 회복이 이루어지고 안정될 때까지 4~6시간 동안 회복실에서 안정을 취해야 한다. 통증 경감은 넓고 다양한 의미를 제공하는

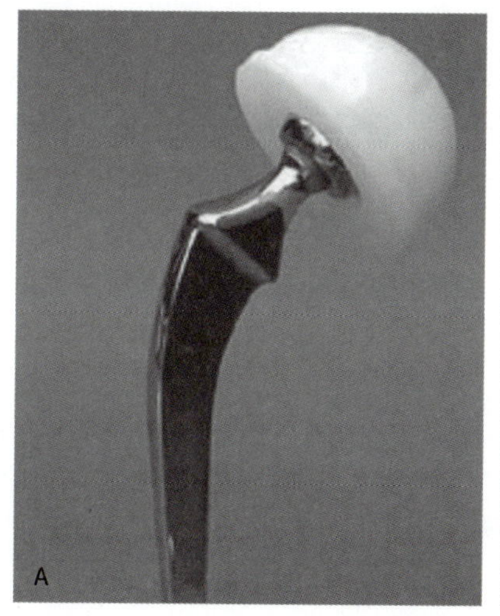

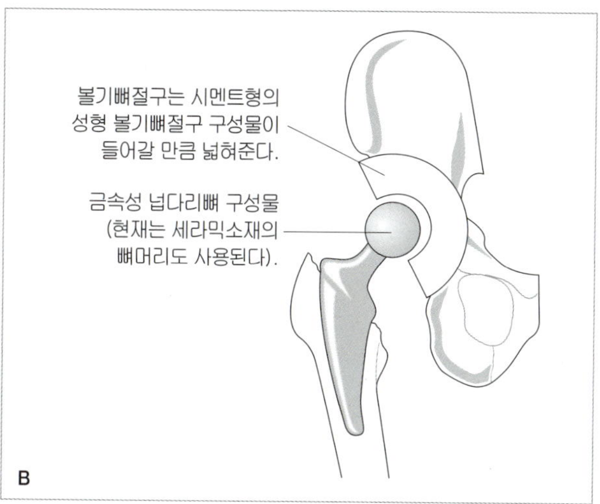

그림 24.12 엉덩관절 전치환술(Medical Models(주),(영)의 허가를 얻어 복사함)

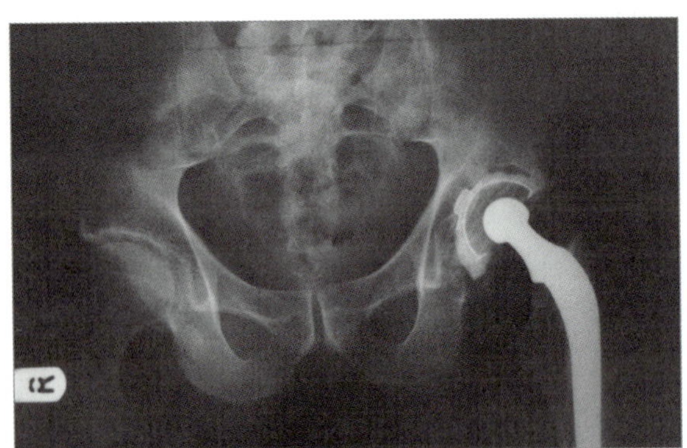
그림 24.13 엉덩관절 치환술의 방사선 사진

데; 통증 경감을 약물복용으로 만족시키기 이전에 초기 24~48시간 동안에는 대게 자기억제를 시행한다. 효과적인 통증 관리는 빠른 재활의 실시와 2~4일 이내에 집으로 안전하게 퇴원하는 것이다.

그림 24.13은 엉덩관절 전치환술의 방사선 사진을 보여준다.

엉덩관절 치환술의 합병증

모든 수술은 잠재적인 합병증을 제거할 수 없다. 엉덩관절 치환술은 큰 수술에 속하고 일반적인 많은 위험요소들을 가지고 있다. 특이성의 합병증은 수술중, 수술 후 바로, 수술한 이후에 나타날 수 있다.

- 수술중 신경과 혈관손상의 위험이 있을 수 있다.
- 수술 후 초기 합병증은 탈구(3.9%), 색전증(0.9%), 깊은부위 감염(0.2%)이 포함된다(Heisel, et al., 2003).
- 후기 합병증은(수술 6개월 후) 무균성 느슨해짐(4.3%), 재발성 탈구(1.1%), 깊은부위 감염(0.3%)이 포함된다(Franklin, et al., 2003).

표 24. 4에 다른 합병증과 가능한 해결방안을 나열하였다.

물리치료사의 역할

수술 전 시기

물리치료사는 병원에서 퇴원 후 효과적인 자기관리와 수술 후 재활을 대비하여 교육을 실시해야 한다. 평가는 어떠한 특별한 필요성과 재활 요구도를 예상하기위해 실시해야 한다. 환자는 또한 일어서기와 앉기, 침대 안과 밖으로 이동, 계단오르내리기를 할 때 관절을 보호하는 단순한 움직임 기술들과 보행보조도구의 올바른 사용법에 대해 교육을 받을 수 있다. 그 외에 할 일은 필요하다면 수술 전 호흡 물리치료를 시행하는 것이다.

많은 센터에서는 일상의 수술 전 정보를 제공하기 위해 다방면으로 숙련된 포괄적인 보조자를 고용하여 각 전문분야 협력 접근법을 통해 교육을 제공한다. 병원에 재원 기간을 최소화시키고 환자와 가족을 위해 중요한 정보를 기록한다. 전문 분야 팀의 일원으로써 물리치료사는 소책자 작성, DVD, 웹페이지와 같은 다양한 미디어를 통해 환자의 최신 정보를 제공한다.

수술을 하기 전의 시기는 환자 치료와 관련된 모든 스텝들에게는 바쁜 시기이며, 환자는 스트레스를 많이 받는 시기이다. 그럼에도 불구하고, 수술에 앞서 환자를 살펴보는 것이 유익하며 짧은 방문이라도 충분히 환자가 가진 두려움을 가라앉혀 줄 수 있다.

현재 엉덩관절 치환술은 매우 흔한 수술이고 수술을 받기 위해 내원하는 대부분의 사람들은 이미 엉덩관절 치환술을 받은 사람에게 이 수술에 관해 들어, 알고 있을 것이다. 그러나, 엉덩관절 치환술이 흔하게 시행된다는 의미가 엉덩관절 치환술이 주요 정형외과계 수술이 아니라는 것을 의미하는 것은 아니다. 사람들은 흔히 수술에 대한 기대를 비현실적으로 높게 잡거나 비현실적으로 낮게 잡는다. 이것은 재활이 결과에 대해 비현실적인 문제 제기를 피하기 위해 필수적으로 필요하다.

필요할 경우에만 수술에 관해 설명을 해준다. 일부 환자들은 수술 후 어떻게 되는지에 관해 자세하게 많이 알고 싶어 하지만 그 외의 사항은 설명하지 않는 것이 좋으며 치료사는 이러한 점들을 고려하면서 환자들의 바램을 존중해야 한다.

Key Point

물리치료사는 환자가 받게 될 수술 과정과 수술 이후 일어날 일에 관해 알아두는 것이 절대 필요하다. 적어도 한번은 수술을 참관하는 것이 좋다.

표 24.4 엉덩관절 성형술의 합병증

합병증	원인	해결 방안
마취의 위험 (가슴, 심장)	전신 마취	주의 깊게 수술전에 마취에 관해 평가를 하고 만약 필요하다면 척수 마취나 경막 외 마취를 한다. 적절한 호흡 물리치료를 한다.
감염	개방 수술	수술 후 항염증성 예방제 투여
탈구	수술의 어려움, 수술 기법이 불량한 경우, 선천적 불안정(예: 환자가 뇌졸중을 앓고 있다면 엉덩관절 근육의 안정성이 떨어져 뇌졸중으로 인한 탈구의 위험이 높다)	벌림을 시켜주는 쐐기, 90도 이상의 모음과 굽힘 금지, 이전에 탈구가 된 적이 있는 사람은 볼기뼈절구를 누르는 특수 장비를 사용한다.
깊은 정맥 혈전증	골반 수술, 고정	화학성분의 DVT 예방제 투여, 예를 들면, 클렉산(저분자성 헤파린), 수술후 28일 까지 조기 관절가동술 시행
폐색전증	수술을 하는 동안 발생한 혈관 손상	항응고성 예방제 투여, 물리치료사에 의한 조기 관절 가동술 시행, 혈류 흐름을 회복시키기 위해 수술 중에 간헐적으로 다리에 압박을 풀어준다.
빈혈	수술 중 혹은 수술 후의 혈액소실	헤모글로빈 수치가 8 이하 또는 임상소견이 있으면 수혈을 한다.
발목관절 부종	근육 펌프 작용 불량	안심을 시킨다. 조금씩 자주 걷게 한다. 침상 안정을 자주 시킨다. 압박 스타킹이 도움이 된다.
요통	다리 길이의 차이나 다리 길이 차이로 인한 골반의 문제	안심을 시킨다.
팔의 통증	목발 보행	시간이 해결해 준다.
목의 통증	마취를 하기 위해 관을 삽입하는 동안 목이 폄된 자세를 유지함으로 인해 발생한 목의 외상	시간이 해결해 준다.
고정 후의 경직	안정시 형성된 염증성 삼출물	안심을 시킨다. 조금씩 자주 걷게 한다.

자신이 받게 될 수술에 관해 사람들이 물어보는 흔한 질문

수술은 아픕니까?

이 질문에 대답을 할 때는 주의를 해야 한다. 비록 대부분의 사람들이 아주 빨리 거동을 하게 되지만 엉덩관절이나 무릎관절 치환술은 정형외과 수술 중 큰 수술로 환자가 전혀 아프지 않을 것이라는 말 자체가 모순된다. 권고되는 대답: '아마 수술 후에 약간 불편하시겠지만 모든 직원들이 통증을 가까이에서 관찰할 것입니다. 그리고 만약 통증이 심해지면 거리끼지 말고 응급 처치를 해달라고 직원을 호출 하십시오.'

관절 치환술을 받은 환자는 전형적으로 물리치료사가 병실 방문 물리치료를 하러 오기 전까지는 통증을 느끼지 않는다! 그러므로 환자, 물리치료사 그리고 건강관리 팀원들의 초미의 관심사는 환자의 통증을 적절하게 제어하는 것이다. 통증이 가라앉는 시기는 물리치료사가 관절 가동술을 시행하는 동안으로 이때 최대로 통증이 감소되는데, 이러기 위해서는 간호부 직원과 물리치료사 사이에 긴밀한 접촉이 필요하다.

탈구가 되지는 않습니까?

엉덩관절 치환술 후에 발생하는 탈구의 위험은 적다(무릎관절 치환술이 탈구를 일으킬 가능성은 다르다). 탈구의 위험 요인을 알고 있으며 여러분들이 탈구의 위험을 최소로 하기 위해 모든 적절한 조치를 취할 것이라고 환자를 안심시킨다.

얼마나 오래 입원해야 합니까?

아마, 처음 엉덩관절 전치환술을 받은 환자는 평균 일주일에서 10일정도 입원을 한다. 교정술(재수술)을 받은 후에 침상 안정을 하고 있는 환자는 이 범주에 해당되지 않는다.

Clinical note

몇 년 후 임상의 물리치료사와 건강관련 전문가들은 엉덩관절 치환술과 같은 수술에 무덤덤해질 것이다. 하지만 대부분 환자들의 걱정이 매우 크다는 사실을 잊어서는 안된다.

다시 걸으려면 어떻게 해야 합니까?

환자들은 특히 침대 밖에서의 활동을 처음 한 후에 그들이 원하는 만큼 동작이 이루어 지지 않았을 경우나 옆 침대의 환자만큼 잘 하지 못할 경우에 그들이 어떻게 해야 할 지에 관해 매우 걱정하게 된다. 이러한 경우 격려가 절대 필요하다. 현실적인 목표를 세우고 매 시간 조금씩 걷는 것이 훨씬 심리적으로 좋다는 사실을 환자에게 설명해 준다. 옆 침대에 있는 환자는 다른 수술을 받았다는 것과 침대 밖에서의 활동을 좀 더 조기에 수행했다는 것을 설명해 줄 필요가 있을지도 모른다.

물리치료사의 긍정적인 태도가 환자에게 미치는 심리적인 이점을 과소평가해서는 안된다. 환자는 치료 경과에 따라 자신의 치료사가 굳은 표정으로 초조해 하는 기미나 불만족스러워하는 기미를 아주 가까이에서 지켜본다.

인공 관절이 나의 체중을 지탱할 수 있습니까?

이 질문에 대한 답은 수술, 보철물, 집도의의 숙련 정도에 좌우된다. 물리치료사는 인공관절장치에 관해 숙지하고 있어야 하며 추측을 해서는 안된다.

물리치료가 고통스럽지는 않습니까?

물리치료의 본질적 의미는 물리치료사의 행위가 이따금 약간의 불편함을 발생시킨다는 것을 내포하고 있다. 중요한 기술은 환자의 신뢰를 얻으면서 균형감 있게 환자를 압박하기도 하고 따뜻하게 대하기도 하는 것이다.

나의 프레임을 사용할 수 있습니까?

만약, 환자가 여러 해 동안 그 프레임을 사용해 왔고, 그 프레임에서만 편안함을 느낀다면, 그것이 금기시되지 않는 한, 그 프레임을 사용할 수 있다.

수술 직후의 시기

일반적으로 환자는 수술실에서 의학적으로 안정이 될 때까지 회복실로 옮겨진다. 그곳에서 환자는 하루 정도 수액을 투여 받으며 일단 수액이 제거된 환자는 적절하게 음료를 마실 수 있다. 때로 환자는 수술 부위에서 떨어진 곳에 배농관을 달기도 하는데 이 배농관을 진공 배농 장치에 연결 한다; 이렇게 하는 이유는 수술 부위의 혈종을 제거하기 위함이다. 이 배농관은 보통 48시간 동안 달고 있으며 마취 없이 간단하게 잡아 당겨서 제거를 한다.

환자는 가장 안정적인 자세에서 조직 치유를 조장하는 위치에 베개를 두어 다리를 벌림시킨다. Gallay 등(1997)은 항응고제 치료의 사용에 동의하였으며 항응고제는 수술 후 30일까지 투여할 수 있다. 그러나 공기를 넣은 압박 장치를 사용하면 약물에 의한 예방 효과를 대치할 수 있다(Hooker, et al., 1999). 혈전 예방에 관한 논쟁은 아직 계속되고 있다. 깊은 응력봉합(tension sutures)은 요즘에 잘 사용하지 않는다.

물리치료는 발과 발목의 능동 운동, 엉덩관절과 무릎관절 모든 근육군의 등척성 운동, 가슴부위 물리치료가 필요하며 침대에서의 자세와 움직임에 관한 조언도 필요하다.

환자의 관찰이 만족스럽게, 환자의 통증이 조절되고 운동조절이 설정되도록(경막외강/말초신경 차단 환자를 위함) 거동을 시작할 때 환자중심으로 평가되어져야 한다. 거동할 때 안전한 관절가동술을 시행하고 과도한 엉덩관절 굽힘, 모음, 안쪽돌림을 예방하는 움직임의 기술들을 교육 받으며, 두 명의 직원에 의해 침대 밖으로 이동할 때 도움을 받는다. 체중부하는 대개 부분적으로 주고 적절한 보조도구(보행기 또는 한 쌍의 팔꿈치 목발)를 사용한다.

처음에 환자는 침대 밖에서 서거나 목발이나 다른 적절한 보조 도구를 가지고 몇 발짝 정도 걸을 수 있을 것이다. 걷는 거리는 환자가 목발이나 프레임을 가지고 독립적으로 걸을 수 있을 때까지 매일 늘어나게 될 것이다.

일상적인 것은 바뀌지만 만약 필요하다면 보통 환자는 2~7일에 퇴원에 앞서 계단 보행의 연습으로서 앉기를 시작한다(90도 이상 모음이나 굽힘을 하지 않

표 24.5 엉덩관절 전치환술 후 해야 할 일과 하지 말아야 할 일

하지 말아야 할 일

- 바닥에 있는 물건을 집거나 낮은 벽장으로 팔을 뻗어서는 안된다. 만일 가능하다면 팔을 뻗는 일을 대신하는 보조장비를 사용한다.
- 다리를 꼬고 앉지 않는다.
- 90도 이상으로 엉덩관절을 구부리지 않는다(무릎관절을 가슴쪽으로 닿는 동작).
- 낮은 의자, 등받이가 없는 낮은 의자 또는 낮은 변기에 앉지 않는다.
- 팔걸이가 없는 의자에 앉지 않는다. 의자에서 일어날 때 의자 팔걸이의 도움이 필요하다.
- 앉거나 서거나 또는 누울 때 엉덩관절이 돌림되고 다리의 중립자세보다 발가락이 앞쪽으로 나아가서는 안된다.
- 일어나기 전에 의자 가장 자리로 움직인다(수술한 다리의 무릎은 편 자세를 유지한다).
- 다리사이에 베개를 놓지 않고 옆으로 돌아눕지 않는다.

해야 할 일

- 집에 있을 때 여유를 즐긴다.
- 여러활동들을 돌아가며 움직인다. 즉 매우 피곤하다고 느끼면 잠시 눕고 조금씩 자주 걸으며 앉는 시간은 짧게 한다.
- 걸을 때 스스로 조그마한 성취 목표를 세운다.
- 걷는 속도를 스스로 결정한다.
- 증상이 완화되는 날과 악화되는 날을 기억한다.
- 상태의 추이에 관한 일지를 쓰는 것이 좋은데 이렇게 함으로써 상태의 추이를 상기해볼 수 있다.

는다). 일반적으로 환자는 6주 동안 목발을 사용하며 일정시간 후에는 지팡이를 사용하고 그다음 완전한 체중 부하를 한다.

강제로 해야 할 일과 하지 말아야 할 일을 환자에게 시켜야 하는데(표 24.5) 이러한 일들을 상기시키기 위해 교육용 소책자를 환자에게 제공한다.

작업치료사와 다른 전문 분야별 협진 팀원들이 환자를 살펴보는 것도 중요하다.

고관절 전치환술 후 재활 프로토콜

Key Point

모든 동작은 공인물리치료 협회(Chartered Society of Physiotherapy; CSF)의 표준 문서화 체계를 이용하여 기록하여야 한다. MDT 환자 치료과정도 이 문서화 체계를 이용할 수 있으며 이를 통해 모든 스텝들 사이에 효과적인 의사소통이 이루어지며 직면한 모든 목표들을 확실히 하고 제공한 의료 서비스의 감사를 편리하게 볼 수 있도록 해준다.

1일

물리치료사는 신경혈관운동(neurovasculomotor)과 호흡기계에 대한 평가를 수행해야 한다. 심호흡 운동을 하면서 순환을 위한 능동 운동과 엉덩관절 주위의 근육 긴장도를 위한 정적인 운동을 시작할 수 있다. 의무기록과 방사선 사진이 곧 사용될 수 있도록 연구하여야 한다. 수술적 접근과 기준 범위를 벗어나는 치료 과정도 기록한다.

2일

집도의의 별다른 의의 제기가 없다면 물리치료사는 물리치료 보조원과 함께 관절가동술을 시작한다. 일반적 프로토콜은 다음과 같다.

물리치료 보조원은 치료 환경을 조성하고 환자가 치료를 받을 수 있도록 준비를 시키며 물리치료사를 도와 환자를 침대에서 옮기는 일을 보조한다. 환자를 옮기거나 조정하려는데 환자가 무겁거나 환자를 옮기기가 어려울 때는 잘 미끄러지는 침대 시트를 사용할 수 있다. 배농, 카데터, 수액 관리는 간호 관리지침에 따라 적절하게 수행해야 한다.

물리치료사는 치료를 하는 동안 수술한 다리를 보조해 주어야 하며 항상 엉덩관절을 보호해 주어야 한다. 다음의 엉덩관절 보호에 필요하다고 여겨지는 방법을 환자에게 교육을 하여 인식할 수 있도록 해준다.

- 부분적 체중 부하를 한다.
- 굽힘은 제한한다.
- 약간 벌림한 자세를 유지한다.
- 돌림은 금지한다.

의자에 앉은 자세(perch-sitting)에서의 균형과 서 있는 자세에서의 균형을 평가한다. 팔꿈치 목발(elbow crutches)을 사용하여 3점 보행으로 거동을 시작하는데 만일, 거동을 시작하는데 보행 보조 프레임이 필요하다면 이를 사용한다. 거동을 한 거리가 중요한 것은 아니지만 환자의 능력이 허락되는 한 멀리 걸어본다. 흔히 환자가 실신을 하기도 하는데 이는 위험을 초래할 수 있으므로 지속적으로 환자를 관찰하면서 괜찮은지 질문을 하여 환자를 감시하는 것은 필수적으로 해야 할 일이다. 거동 후 환자는 침대로 되돌아간다. 이렇게 거동 훈련을 하는 것을 두 번 정도 하는 것이 이상적이지만 적어도 하루에 한번은 해야 한다.

화장실을 사용하는 방법과 자리에 앉는 동작과 같은 기능적 동작들은 보통 2~3일 후 부터 집도의가 생각하는 일정에 따라 가르친다. 회복 단계 첫 주에 이차적인 불편감과 다리에 부종이 생기지 않도록 얼마나 오래 앉아 있어야 하는지에 관해 충고를 해줄 필요가 있다 - 식사중일 경우에도 한 번에 앉아있는 시간이 1시간을 넘어서는 안 된다. 환자 개인의 주거 환경에 따라 안전하게 난간, 계단, 경사로를 오르내리는 방법을 가르친다.

3일 이후

매일 조금씩 환자가 거동하는 정도를 증가시킨다. 두 명의 보조를 받아 환자는 걸음을 걷고 훈련을 하는데 만약 환자의 상태가 된다면 환자가 감독을 받지 않고 거동을 할 수 있을 때 까지 - 즉, 동적 균형이 좋고 보행 보조 장비를 착용하고 바르게 걸을 수 있으며 엉덩관절 보호가 충분한 경우 - 한명의 보조를 받는다. 오전과 오후에 매시간 마다 걷는 것을 그만두고 어느 정도 휴식을 취해야 하는지 활동과 휴식에 관한 조언을 하는데 퇴원을 하면 평소 수준 정도를 유지한다.

임상적 재고가 필요하기 전 까지 예상되는 활동 수준에 관해 퇴원 전에 조언을 해준다. 이 시기에는 다른 어떤 특별한 운동도 추천되지는 않는다. 실내외에서 규칙적이고 점진적인 보행 연습을 하여야 한다. 엉덩관절의 보호와 회복이 중요시 된다(효과적인 관절주머니 상흔화). 다음은 3가지의 간단한 황금률적인 주의 사항이다.

1. 엉덩관절을 과도하게 구부리지 않는다(굽힘은 90도를 넘어서는 안 된다).
2. 중심선 너머로(중립 자세 이상의 모음) 다리를 교차시키지 않는다.
3. 서거나 앉아 있을 때 비틀지 않는다.

모든 환자들에게 상기 규칙을 6주 동안 적용한다. 만일, 돌기(trochanter)가 보호되어야 한다면 이 규칙은 보다 오래 적용되며 일반적으로 환자는 3개월 후에나 정상적인 동작을 회복할 수 있을 것으로 여겨진다.

퇴원 후

만약, 연부 조직 접근법이 수술하는 동안 사용되었다면 환자는 지팡이를 사용하게 되는데 수술 후 6주간에 걸쳐 조금씩 체중 부하를 증가시키도록 조언을 해주어야 한다. 만약 경돌기 접근법이 사용되었다면, 뼈 유합 부위를 12주 동안 보호해 주어야 한다. 환자는 최소 6주간 팔꿈치 목발을 사용하지만 이후 12주 까지 체중 부하를 완전히 할 수 있도록 체중 부하를 점진적으로 증가시킬 수 있는데 이 기간에는 목발을 지팡이로 대치해 준다. 만약, 집도의가 시멘트를 사용하지 않고 임플란트 시술을 했다면 환자는 6주 동안 체중 부하를 해서는 안 되며(팔꿈치 목발을 사용해 발가락만 살짝 댄다. - 한 발로 뛰뛰기 하듯 걷는 것은 위험하다) 이후 적어도 6주간은 부분적으로 체중 부하를 한다. 이는 섬유아세포가 수산화인회석(hydroxyapatite)으로 코팅한 안쪽으로 내부 성장을 할 수 있도록 해준다.

장기간 지켜야 할 규칙은 플라스틱 마모의 주된 원인인 돌발성 과압력과 같은 충격이 큰 동작을 피하는 것이다. 플라스틱 미립자는 합금 뼈머리와 인공 관절 외피와 뼈 사이 공간의 시멘트 마모 작용이 급격하게 일어나게 한다. 이런 과정으로 인해 결국 환자는 다시 엉덩관절 성형술 - 교정술 - 을 받아야 한다.

퇴원 후 환자는 의문 나는 점이 있으면 전화로 문의해야 하지만 갑자기 통증이나 부종이 심해지면 일반의의 진료를 받아야 한다.

임상적인 재평가 후에 환자가 앞으로 받게 될 물리치료와 운동을 처방할 수 있고 적절한 협진을 의뢰할 수 있다. 일부 의료 시설에서는 외래 환자 재활 프로그램을 제공한다.

교정 수술 후의 재활

교정 수술의 원인(마모와 느슨함, 골절, 감염, 탈구가 흔한 원인이다)과 수술 과정의 복잡성에 따라 집도의의 지시를 고려하여 전술한 바와 같이 개략적으로 물리치료를 적절하게 수정한다.

뼈 이식을 하면 볼기뼈절구에 필요한 뼈 증식이 빨리 일어나며 일부는 이식 부위를 고정하기 위해서 나사를 사용하는 경우도 있다. 이식한 뼈세포를 기반으로 하는 뼈 이식은 새로운 뼈를 형성시키는 작용을 한다.

뼈 치유 또는 유합이 순차적으로 요구되는 치료방법으로 환자는 위에서 언급한 체중 부하 없는 프로토콜을 따라 거동을 시작해야 한다. 교정수술을 시행한 환자는 거동이전에 오랜 기간 침상안정이 필요할 수 있고 진행정도를 천천히 시행하는 것이 일반적이다.

무릎관절 전치환술

무릎관절은 관절의 안정성이 외부 관절 인대와 근육 조절에 의존하는 복합성 관절이다. 무릎관절의 문제는 보통 생역학적인 정렬과 연부 조직을 정상적인 길이로 다시 맞추기 위해서 연부 조직을 수술로 느슨하게 해주어야만 하는 심각한 생역학적 변형과 함께 발생한다.

심하게 변형된 관절의 경우, 움직임에 제한이 있는 무릎에 정강뼈를 본뜬 임플란트를 이용하여 해결할 수 있다. 이 임플란트는 선천적인 안정성을 증가시킬 것이다. 속발성 동작 제한을 유발하는 수술 실패의 위험은 기능 요구 수준이 낮은 환자에게서 덜 발생한다.

임플란트

임플란트는 넙다리뼈 먼쪽과 정강뼈 몸쪽부위 위에 금속합금으로 된 인공관절 구성요소를 사용한다. 관절사이에 고분자량(고밀도)폴리에틸렌 베어링을 삽입한다. 만일 필요하다면 금속합금 관절 버튼으로 무릎뼈 표면을 감싼다.

수술

일반적으로 지혈대를 적용할 때 다리에서 피를 빼내고 지혈대는 일정 시간동안 단단하게 맨다.

무릎을 굽힌 상태에서 시행하는 수술은 넙다리네갈래근 연장부를 통해 무릎뼈 안쪽을 절개한 후 무릎 앞쪽의 피부를 완전히 절개하여 시행한다. 무릎뼈를 가쪽으로 제쳐서 관절이 드러나게 한다. 매우 드물지만(교정 수술에서는 보다 많이 시행한다) 정강뼈 앞에 있는 큰 뼈성 조직인 정강뼈 거친면을 자르기도 한다. 이렇게 함으로써 관절에 접근하기가 용이하다.

넙다리부위는 양쪽 관절융기에다 두개의 짧은 쐐기에 시멘트를 발라 고정을 하고 정강뼈부위는 하나의 쐐기를 정강뼈에 고정시킨다. 시멘트를 발라 압착시키는 기술은 앞에서 설명했던 엉덩관절 치환술에서 사용했던 방법을 사용한다. 각 수술 절차를 한번 해본 다음에 뼈를 자르고 수술 할 준비를 한다. 각 조직 층에서 관절을 봉합한다.

환자에게 배농관을 삽입해 줄 수도 있고 해주지 않을 수도 있다. 부종을 조절해 주기 위해 모직이나 축면사로 만든 붕대를 사용하고 넙다리네갈래근의 기능이 회복될 때 까지 무릎관절 폄을 유지하기 위해 다리 뒤에다 부목을 받쳐둔다. 수술 시간은 약 90분이다.

그림 24.14는 무릎관절 전치환술의 방사선 사진이다.

무릎관절 전치환술 후의 재활 프로토콜

전반적인 수술 후 물리치료는 넙다리네갈래근 조절의 회복을 강조 한다는 점을 제외하고는 앞에서 설명했던 엉덩관절 치환술과 같다. 만약, 환자가 통증을 억제하기 위해 넙다리부위 차단(femoral block)을 했다면, 능동적인 넙다리네갈래근 기능이 되돌아오는 데는 24시간 정도 걸린다.

거동과 운동 프로그램의 시작은 2일 째에 시작한

다. 환자는 목발 두개를 사용하여 걸음을 시작하고 6주 동안 부분적으로 체중 부하를 한다. 이 시기 동안 언제든지 목발을 지팡이로 바꿔주는 것이 가능하다. 통증, 타박, 부종, 근육의 기능, 관절가동범위 정도에 따라 완전 체중 부하 단계로 진행 시킨다.

집도의 생각과 환자의 물리치료학적인 평가 결과를 고려하여 운동을 처방한다. 물리치료를 실시하기에 앞서 부목과 붕대를 제거한다. 운동을 매우 규칙적으로 - 조금씩 자주, 처음에는 거의 한 시간 간격으로, 다른 운동을 하루에 몇 시간씩 하도록 진행 시킨다 - 하는 것은 아주 중요하다. 넙다리네갈래근의 기능을 회복시켜 관절의 조절과 보호가 이루어지도록 하는 것이 가장 중요하다.

초기 단계에서는 간단한 장비를 사용하는 것이 보통이다: 스폰지로 만든 공을 이용한 넙다리네갈래근 닫힌-사슬 운동이나 엎드려서 발을 아래로 내리기, 쐐기를 이용하여 점진적으로 넙다리네갈래근의 열린-사슬 운동하기, 슬라이딩 보드(sliding board)를 이용한 뒤넙다리근 운동하기 등을 실시한다. 개별적인 필요성을 고려한 활자화된 맞춤형 운동 프로그램을 환자에게 제공하는 것이 좋은데 개별적인 필요성은 운동이 진행됨에 따라 조정하거나 재검토 할 수 있다.

일반적으로 통증, 공포, 타박, 부종에 의해 굽힘이 제한된다. 그러므로 물리치료는 환자에게 확신을 주고, 진통, 냉 치료, 굽힘에 도움이 되는 주의 깊은 마사지 등을 실시하여 이런 증상을 제어하는데 도움을 주어야 한다. 집에서 얼음과 마사지를 안전하게 시행할 수 있도록 환자를 교육할 수 있다. 무릎관절 기능에 필수 불가결한 요소는 완전 폄이라는 사실을 잊어서는 안 된다.

입원 기간은 보통 7~8일이며 이때 까지 환자는 기능적으로 독립을 하여야 하며 재활 프로그램을 진행시켜야 한다. 이상적인 관절가동범위는 능동 넙다리네갈래근-다리 곧바로 올리기가 최소로 제한되어 0~90도 정도이어야 한다.

퇴원을 하는 대부분의 환자들은 추이를 지켜보면서 보조 운동이나 보다 진전된 근력 강화 운동을 지속하고 거동을 연습하기 위해 외래로 물리치료를 받는다.

발목관절 전치환술

발목관절 전치환술은 다리의 관절 치환술 중 가장 어릴 때 하는 수술이다. 1970년대에 시도가 되었지만 성공하지 못했다. 비록 무릎관절 치환술이나 엉덩관절 치환술의 결과와 비교해 볼 때 여전히 불충분한 결과를 보이지만 이제는 반-강제 임플란트가 매우 성공적으로 시행되고 있다.

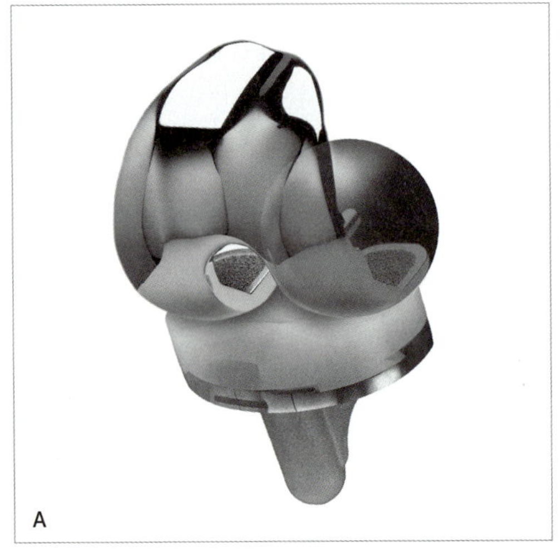
A

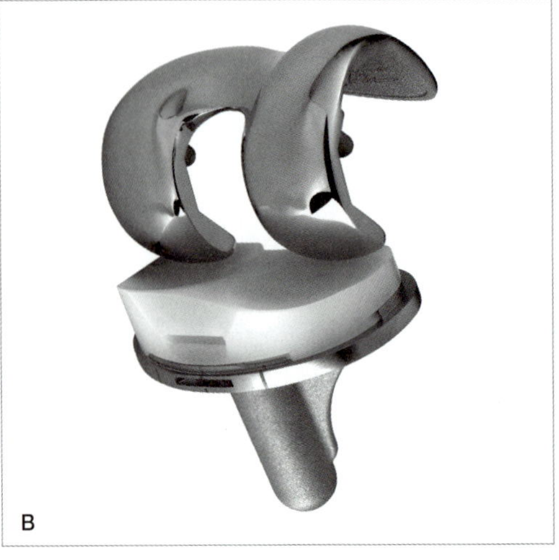
B

그림 24.14 무릎관절 전치환술(Wright Medical (주)의 허가를 얻어 복사함)

발목뒤쪽의 기능과 통증은 발목관절과 목말밑 관절의 기능과 밀접한 관련이 있다. 발목관절 전치환술의 성공 유무는 밑에 있는 목말밑 관절이 건강한지에 달려있다. 류머티스 관절염 환자 중 질환이 목말밑 관절에 있는 환자는(현재는 치환을 하지 않는 것이 좋다) 적절한 결과를 얻기 위해 발목관절 전치환술을 시행하기 전에 관절 융합을 시키는 것이 좋다.

발목관절은 해부학적으로 강제적인 경첩관절이다. 특히, 이 부위는 순환을 온전하게 유지하는 것이 아주 중요하며 가장 중요한 환자 관리는 순환 능력과 피부가 수술 스트레스를 견디어 낼 수 있고 치료 과정에서 발생하는 요구를 견디어 낼 수 있는 환자를 골라내는 일이다.

정강뼈과 목말뼈의 관절면은 금속-합금 임플란트로 대치한다. 목말뼈 임플란트는 정강뼈와 목말뼈 사이에 삽입하는 폴리에틸렌 베어링의 아래 면에 있는 홈에 잘 맞도록 앞에서 뒤로 중심부가 능 같이 되어있다(그림 24.15). 이러한 구조는 굽힘과 폄을 할 수 있게 해주며 베어링이 안쪽으로 미끄러져 복사뼈 골절의 위험을 감소시킨다.

수술

관절 앞면을 10cm 정도 절개하여 관절에 접근한다. 정강뼈 앞쪽에 있는 신경과 혈관 다발을 손상 시키지 않도록 주의를 기울여야 한다. 앞에서 설명한 바와 같이 뼈를 절개하고 수술을 할 준비를 한다. 보통 임플란트에 시멘트를 바르지 않는다. 인공 관절 구성요소는 망치질을 하여 박아 넣는다. 조직은 각 조직층에서 봉합하고 압박 붕대를 감는다.

앞에서 설명한 바와 같이 환자를 마취에서 깨우고 간호를 하며 다리는 올림을 유지한다.

발목관절 전치환술 후의 재활 프로토콜

일반적인 발목관절 운동은 피하고 대신 발가락 운동을 한다는 것을 제외하고는 앞의 엉덩관절 치환술과 무릎관절 치환술 편에서 설명한 바와 같이 수술 후 물리치료를 실시한다. 물리치료사는 90도(척행 자세)로 발등 굽힘을 시켜야 하며 이렇게 하기가 어려우면 환자에게 줄을 가지고 적절하게 신장을 시키는 방법을 가르친다.

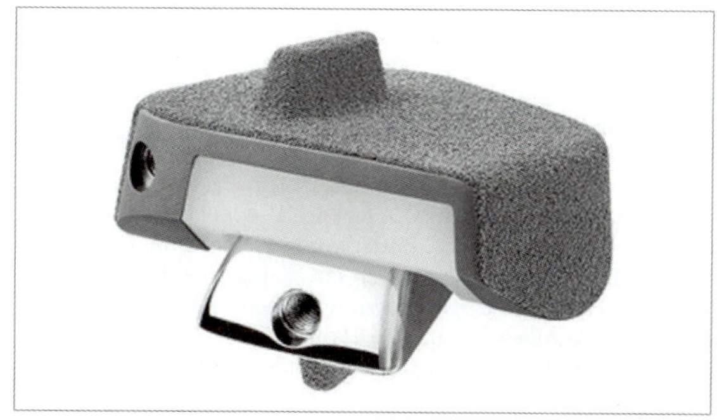

그림 24.15 발목관절 치환술(De Puy Orthopaedics(주)(미)의 허가를 얻어 복사함)

거동은 보통 집도의의 지시에 따라 부종이 가라앉는 3~4일에 압박 붕대를 제거하고 실시한다. 상처를 살펴보기 위해 무릎까지 오는 플라스틱 보호 부츠를 제거할 수 있으며 환자는 기능적으로 필요할 때만(그렇지 않을 때는 다리를 올림시켜 놓아야 한다) 팔꿈치 목발을 가지고 부분적 체중 부하를 주어 거동 한다. 난간/계단/경사로를 오르내리는 방법을 환자에게 가르친다.

입원 기간은 보통 5~6일이다. 봉합한 것과 플라스틱 부츠를 제거를 위해 3주 후에 병원에서 환자를 재평가한다. 재활을 촉진시키기 위해 아킬레스힘줄 신장운동, 근력 강화운동, 균형운동 등의 운동을 시작할 수 있다. 발목관절의 특이 관절가동술은 피한다.

FURTHER READING

Atkinson K, Coutts F, Hassenkamp A-M 1999 Physiotherapy in Orthopaedics: a Problem Solving Approach. Churchill Livingstone: Edinburgh

Birch A, Gwillian L 2000 Rheumatoid arthritis and its effects on the hand. In: Salter M, Cheshire L (eds) Hand Therapy Principle and Practice. Butterworth–Heinemann: Oxford

Mackin JM, Callahan AD, Skirven TM et al. (eds) Rehabilitation of the Hand and Upper Extermity, 5th edn. Mosby: St Louis

Simmen BR, Allieu Y, Luch A, Stanley J (eds) 2001 Hand Arthroplasties. Martin Dunitz: London

참고문헌

Bizot P, Banallec L et al. 2000 Alumina-on-alumina total hip prostheses in patients 40 years of age or younger. Clin Orthop 379: 68–76

Brander VA, Malhotra S et al. 1997 Outcome of hip and knee arthroplasty in persons aged 80 years and older. Clin Orthop 345: 67–78

Burr N, Pratt A 2003 MCP Joint arthroplasty case study: the Mount Vernon static regime. Br J Hand Ther 4(4): 137–140

Delaney R, Stanley JK 2000 A prospective study of range of movement following metacarpophalangeal joint replacements: optimum time of recovery. Br J Hand Ther 5(3): 85–87

Franklin J, Robertsson O, Gestsson J et al. 2003 Revision and complication rates in 654 Exeter total hip replacements, with a maximum follow-up of 20 years. BMC Musculoskelet Disord 4: 6

Gallay S, Waddell JP et al. 1997 A short course of low-molecular-weight heparin to prevent deep venous thrombosis after elective total hip replacement. Can J Surg 40(2): 119–123

Godenèche A, Boileau P, Favard L et al. 2002 Prosthetic replacement in the treatment of osteoarthritis of the shoulder: early results of 268 cases. J Shoulder Elbow Surg 11(1): 11–18

Hamblen DL 1984 History of Shoulder Replacement. University of Glasgow Department of Orthopaedics Study Day, 13 January 1984, printed by 3M Healthcare: Bracknell

Heisel C, Schmalzried TP 2003 Incidence rates of serious complications after total hip replacement. J Bone Joint Surg Am 85: 20–26

Hooker JA, Lachiewicz PF et al. 1999 Efficacy of prophylaxis against thromboembolism with intermittent pneumatic compression after primary and revision total hip arthroplasty. J Bone Joint Surg Am 81: 690–696

Iannotti JP, Williams GR 1998 Total shoulder arthroplasty: factors influencing prosthetic design. Orthop Clin North Am 29: 377–391

Mackay DC, Williams J 1999 A Survey of Elbow and Shoulder Surgeons in the UK. British Elbow & Shoulder Society: Sheffield

Mackay DC, Hudson B, Williams JR 2001 Which primary shoulder and elbow replacement? A review of the results of prostheses available in the UK. Ann R Coll Surg Engl 83: 258–265

Neer CS, Watson KC, Stanto FJ 1982 Recent experience in total shoulder replacement. J Bone Joint Surg 64A: 319–337

Swanson AB, Swanson G de G, Leonard J 1978 Postoperative rehabilitation program in flexible implant arthroplasty of the digits. In: Hunter JM, Schneider LH, Mackin EJ, Bell JA (eds) Rehabilitation of the Hand. Mosby: St Louis, pp. 477–481

Swanson AB, Swanson G de G, DeHeer DH 2000 Small joint implant arthroplasty: 38 years of research experience. In: Simmen BR, Allieu Y, Luch A, Stanley J (eds) Hand Arthroplasties. Martin Dunitz: London

절단환자를 위한 물리치료

Physiotherapy for people with amputation

CHAPTER 25

조미숙

CHAPTER CONTENTS

개요

절단 후의 재활은 다중훈련팀(MDT)의 책임이며 그 중심에는 환자가 있다. 절단 수술로 인해 인생이 바뀌는 경험을 한 사람들에게 전문가들과 함께 작업하는 것은 최고의 결과를 낼 수 있다(Pernot, et al., 1997). 물리치료사는 그 중에서도 핵심적인 역할이며, 수술 전의 단계부터 절단, 의지훈련 및 여생의 모든 단계에 필요하다.

이 단원에서는 절단환자들의 물리 치료에 대해서, 그리고 물리치료사의 역할과 중요성에 대해 개략적으로 설명할 것이다. 특별한 치료법과 원인이 되는 요소, 수술적 기술, 의지, 조합된 장비에 대한 세부사항은 적절한 참고자료를 활용하길 바란다. 읽을 거리와 출처의 목록은 이 정보를 얻고자 할 때 도움이 될 것이다. 이 단원에서는 하지가 절단되었을 경우의 관리에 대해 중점적으로 논할 것이다.

절단은 생명을 위협하는 고통이나 병에 다른 모든 방법이 통하지 않았을 때 행해진다. 절단의 목표는 생명의 유지, 그리고 기능과 전반적인 건강의 개선에 있다. 팔다리를 절단한다는 것은 인생이 바뀔만한 일이며 신체적인 기능 이외에도 다른 모든 면에서 잠재적으로 파괴적인 결과를 초래한다. 이런 식으로 장애를 갖게 된 사람은 성격에 많은 변화가 생기는데, 신체 모습의 변화와 관계의 변화가 생기며, 그리고 가끔은 가족 구성원에게 도전적이 되기도 한다. 만약 어떤 사람이 어릴 때 절단을 하게 되면, 그것은 잠재적인 수익이나 야망에 영향을 미치고 대부분의 경우 새로운 환경에 적응하기 위해 집에 머무르게 된다. 많은 경우 이것은 그들이 위대한 것을 달성하도록 결정 하게 하는 장려책이다.

절단의 원인과 수준

영국에서 하지 절단 수술을 받은 사람들의 85% 이상은 말초혈관질환과 당뇨병에 의한 혈관결손에 의한 결과이다(Van de Ven and Engstrom, 1999). 사실상 이는 서양에서 행해진 대부분의 하지 절단의 경우에 해당된다(Ebskov, 1999). 이 범주에 해당하는 환자들의 대부분은 65세 이상이 될 것이며 나이가 들어감에 따라 관절염이나 심장병 같은 다른 병이 생길 것이다(Fyfe 1992; Ham and McCreadie, 1992). 대부분의 혈관 질환은 사실상 꾸준히 진행되므로 환자는 아마 주 절단 이전에 바이패스 수술이나 발가락 절단 등의 형태로 이전에 처치를 받았을 수도 있다. 때문에 치료 방법을 계획할 때 이러한 공존하는 병들과 과거에 대한 고려를 해야 한다.

그 다음으로 큰 원인은 외상인데, 교통사고를 당했거나 수술로도 근골격계의 회복이 불가능한 경우 자주 발생한다. 절단은 사고 즉시는 물론 며칠, 몇 달, 심지어 몇 년 후에 이뤄질 수도 있다. 외상은 상지 절단의 주요 원인으로 특히 일과 관련된 사고에서 자주 일어나기 때문에 환자 대부분이 비교적 젊은 취업 연령대이다.

팔 및 다리 절단의 또 다른 원인은 종양, 감염 및 선천적 결함에서 찾아 볼 수 있다. 팔 다리가 없이 태어난 아이의 경우 절단이 필수적이지는 않지만 대부분 절단 했을 때와 유사한 기능장애를 보인다.

절단 수준은 모든 재생불능한 조직의 제거에 의해 결정되는데 기능과 남은 지절의 길이를 고려한다. 부수적으로, 대부분 환자들은 자신의 사지가 의지로 대체되는 것을 싫어하므로 이에 대한 적절한 참고자료가 필요하다. 표 25.1과 표 25.2는 각각 선진국에서의 절단 수술 원인 및 외과 절단 수술 수준 목록이다.

Key Point

다중훈련팀은 다음과 같은 여러 분야의 전문가들로 구성되어 있다: 외과의사, 간호사, 물리치료사, 작업치료사, 상담사, 심리학자, 의지와 보조기전문가, 휠체어 치료사, 재활의학과 전문의, 발병학자 및 발 전문의, 사회 복지사, 자택간호사.
장애 서비스 센터(DSCs)로 알려진 지역 전문가 단체는 경영의 중심축이라 할 수 있다. 서비스는 1차, 2차 및 3차 서비스 시설들이 제공한다. 환자는 재활과정에서 다수의 임상의들을 만나게 된다. 물리치료사는 각 전문 분야 사이의 연결 역할을 해주므로 특히 중요하다.

표 25.1 선진국의 절단 수술 원인

원인	상대적 비율
하지	
말초동맥질환 (이 중 25~50%는 당뇨를 동반)	85~90
외상	9
종양	4
선천적 결손	3
감염	1
상지	
외상	29
질병	30
선천적 결손	15
종양	26

Reproduced from Van De Ven and Engstrom 1999, with permission

표 25.2 절단수준

Lower limb	Upper limb
▪ Hemipelvectomy	▪ Forequarter
▪ Hip disarticulation	▪ Shoulder disarticulation
▪ Transfemoral*	▪ Transhumeral*
▪ Supracondylar, transcondylar and Gritti - Stokes	▪ Elbow disarticulation ▪ Transradial* ▪ Wrist disarticulation
▪ Knee disarticulation	▪ Transmetacarpal
▪ Transtibial*	▪ Interphalangeal
▪ Symes	
▪ Chopart/Lisfranc	
▪ Transmetatarsal	
▪ Interphalangeal	

*임상실무에서 가장 일반적인 절단수준

절단의 사회심리적 영향

물리치료사를 비롯한 모든 팀원들은 사지 절단에 관련된 사회심리적 영향에 대해 이해하고 있어야만 한다. 이는 환자와의 신뢰관계를 형성하거나 치료의 목표를 정할 때, 환자를 위한 재활요법을 촉진하는 데에 도움을 준다.

환자는 절단으로 인한 박탈감에 큰 슬픔에 잠길 것이다. 신체 일부의 손실과 변화된 신체의 형태는 잠재적으로 자신감, 기능, 생활양식, 역할, 수입, 지위, 독립성, 그리고 조절력의 상실을 가져올 수 있다. 절단수술을 받은 환자는 상처입기 쉬우며, 자신이 가치 없다고 느끼거나 고립됐다고 생각할 수 있다. 환자 개개인은 이런 점들에 의해 각각 다른 정도로 영향을 받으며, 새로운 상황에 적응하는 능력 또한 매우 큰 차이를 보인다. 슬픔과 박탈감에 대한 보통의 반응들은 문서에 의해 충분히 입증되었다(Kubler-Rose, 1969; Parkes 1972, 1975; Campling, 1981); 몇몇의 환자들에겐 이 반응들이 덧없고 일시적인 반면, 다른 이들에게는 이것이 심각하고 오래 지속되며 사람을 무기력하게 만들 수 있다.

Key Point

슬픔과 박탈감의 유형들은 손실과 관련된 슬픔에 대한 이해를 위한 틀을 제공한다. 슬픔은 각기 다른 방식으로 사람들에게 영향을 미치며 항상 정해진 패턴에 정해진 시간의 틀에서 나타나지 않는다. 그러므로 물리치료사는 재활과정의 전 단계에서 환자의 감정적인 요구에 민감하게 반응해야 한다.

절단수술을 받은 사람은 누구든 적응할 시간이 필요하다. 환자들은 그들의 재활 프로그램과 현실적인 기대치에 대한 정확한 정보를 제공받을 필요가 있다. 절단은 가족구성원 모두에게 영향을 미치며 그들은 재활과정의 어느 단계에든 포함되어야만 한다(Caron, 1989). 독립성과 자존심의 회복은 각자의 역할에 대한 적응과 수용, 그리고 그들 간의 긴밀한 연계 속에서 성공적으로 이루어질 수 있다. 장애를 가진 사람들은 종종 선택의 기회가 없으며 다른 사람들이 대신 결정을 내려준다(O' shea and Kennelly, 1996). 이것은 그들의 사회적 역할을 부정하는 것이다. 물리치료사는 환자들의 공포와 희망을 이해하고 계획을 진행함에 있어 장애점을 인식하기 위해, 그리고 목표를 함께 세우기 위해서 그들과 대화할 시간을 충분히 가져야 한다. 절단 후의 회복은 단지 걷거나 차 한 잔을 만들거나 하는 등의 기능 회복에만 국한되는 일이 아니다.

통증과 통증의 완화

절단 뒤에 따르는 통증에는 두 가지 잠재적인 유형이 있다.

- 잔여지절통증
- 환상통과 환상감각

잔여지절통증

절단 수술은 조직의 붕괴와 외상을 초래한다. 이것은 부종(종창)에 따른 자연스런 염증반응을 일으킨다. 그리고 신경 말단에 가해진 압박과 손상은 통증을 유발한다. 이러한 통증은 보통 수술 후에 진조절과 경막외 마취에 의해 조절된다. 부종에 대한 치료 또한 통증을 완화시키는 데 도움이 된다. 물리치료사는 절단 부위를 들어 올리거나(그림 25.1), 간격을 두고 탄력 있게 압박을 가하거나, 순환증진을 위한 운동을 시킬 수 있다. 그러므로 치유 과정이 촉진되고 부종이

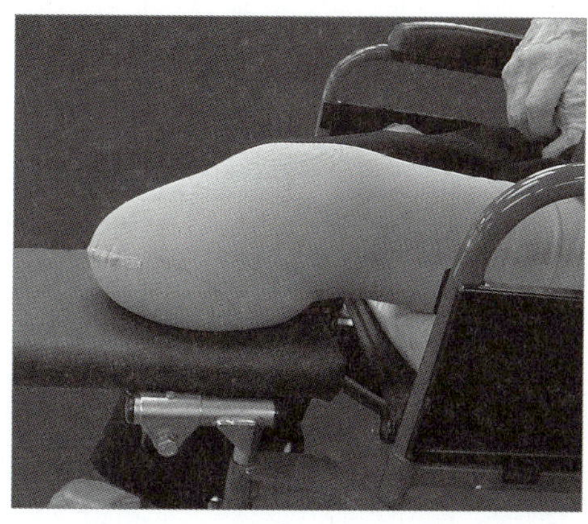

그림 25.1 휠체어의 스템프 보드로 거상과 압박 보호장치

축소되어 통증이 완화된다. 보통의 치료는 대략 3주 정도 소요된다. 치유 과정의 지연은 흉터 조직을 더욱더 크게 할 수 있으며, 만약 이 조직이 밑에 있는 뼈에 유착되어 있다면 통증을 느낄 수 있다. 마사지와 초음파는 이런 유형의 통증을 완화시키는데 도움이 될 것이다.

나중에, 의지 사용은 때때로 잔여지절에 통증을 유발할 수 있고 물리치료사는 사용자가 그것을 올바르게 착용하고 꼭 맞는 상태를 알고 있는지 반드시 확인해야 한다. 의지전문가와의 관계도 필수적이다.

환상통과 환상감각

환상통은 더 이상 존재하지 않는 지절에서 느껴지는 통증이다. 만약 이해가 부족하다면 이것은 잘 설명되어있다; 증상이 잘 알려져 있으며(Fraser, et al., 2001), 환자의 여생에 심각한 충격을 줄 수 있다는 것이 그 특징이다(Weiss and Lindell, 1996; Williams and Deaton, 1997; Hill, et al.,1995).

사람들이 절단된 신체 부위를 여전히 있는 것처럼 느끼는 이유는 두 가지이다.

- 첫째로, 신경은 절단되었지만 이 과정에서 신경 조직이 손상을 받아 통증신호를 뇌로 보내는 것이다.
- 둘째로, 뇌는 각 신체 부위에 연결되는 조직의 부위가 있고, 이 부분은 감각적인 정보를 요구한다. 뇌의 이 부위는 지절 절단 수술 동안에 제거되지 않으므로 여전히 정보에 대한 처리를 하려고 한다. 이것이 종종 통증으로 받아들여지는 것이다.

환상통은 '화끈거리고', '전기가 흐르는 것 같고', '쿡쿡 쑤시고', '비트는 듯 하고', '경련이 일어난 듯 하며', '으깨지는 듯하다'고 묘사된다. 이것은 간격을 갖고 발생할 수도 있고 계속 지속될 수도 있으며 절단되어 사라진 지절의 어느 부위에서나 느껴질 수 있다. 이것이 진정되는데는 오랜 시간이 걸릴 수 있으며, 영원히 없어지지 않는 경우도 있다.

Key Point

환상통은 종종 스트레스를 받는 상황에서 악화되기도 하는데, 병, 집이나 직장을 옮기는 것, 이혼 그리고 박탈감 등이 이에 해당된다.

환상통은 환상감각과 혼동되어서는 안된다. 환상감각이란 절단되어 더 이상 존재하지 않는 지절에서 느껴지는 아프지 않은 감각이다. 이는 종종 절단전과 같은 사지 감각이 절단 전에 있었던 지절에서 느껴지며, 가끔은 이상한 부위에서 느껴지기도 한다. 사람들은 그러한 감각을 '뒤로 향하고 있는 발(foot facing backward)', '꽉 조이는 신발(tight shoes)', '가려움', '손발이 저려서 따끔거리는 느낌(pins and needles)'이라고 묘사하며 또한 시간단축효과(telescoping effect)라고 알려진, 그들의 손이나 발이 지금 잔여 지절의 끝에 있는 것 같은 느낌을 느끼기도 한다. 이러한 감각들은 환상통과 마찬가지로 환자에게 괴로움과 혼동을 준다.

물리치료사는 통증에 대해 신중하게 평가해야 되는데, 이는 그 원인을 결정하고 환자의 공포심을 줄이는데 도움이 되기 때문이다. 환상통의 통증을 줄이는 효과적인 치료법에는 TENS, 침술, 이완, 마사지, 운동, 압박 그리고 무통각제(analgesia) 등이 있다. 다른 대책으로는 반사법, 상담, 최면요법이 있다.

하지 절단에서의 물리치료사의 역할

물리치료는 현실적이고 합의된 치료 계획을 세우기 위해서 환자의 목표, 필요, 능력에 대한 지속적인 평가를 포함한다.

물리치료사는 환자의 자기관리, 휠체어나 의지 사용, 정상적인 직업 등을 위해 일상에서 최대한 독립적으로 활동할 수 있도록 움직이는 방식에 대해 다시 알려줘야 한다.

물리치료의 목적

하지 절단에 따르는 재활은 지속적인 과정이고, 신체적, 정신적, 감정적 그리고 사회경제적인 측면의 모든 면에 적용된다. 물리치료의 성공적인 결과를 위해서는 이 모든 면들이 고려되어야 한다.

최종 목표는 의지를 사용하든 안하든지 간에 가능한 한 독립적으로 보통의 삶으로 돌아가는 것이다.

이상적으로 환자는 다음의 것들을 달성해야만 한다:

- 독립적인 자기관리
- 실내에서의 독립적인 운동성
- 실외에서의 독립적인 운동성
- 자동차나 다른 탈 것에 타고 내릴 수 있는 능력
- 여가 활동, 취미, 작업, 사회로의 복귀

고려할 점들

다음은 환자들이 목표를 달성하는데 어려움을 겪는 이유들이다.

- 잔여 지절의 약한 상태 - 예를 들면, 유착성의 흉터 조직, 치료되지 않은 상태, 구근의(둥글납작한) 상태, 근 고정술의 실패, 신경종, 뼈의 융기, 통증, 과민증, 혈행장애, 짧은 지레장치 등이 있다.
- 동시 발생하는 병리들 - 지식을 습득함에 있어 무능력해지고, 운동 반경이 줄어들며, 힘과 정력이 줄어들고, 통증, 불균형, 민첩성의 감소, 소켓을 견디지 못하는 것 등을 유발한다.
- 사회적, 환경적인 어려움들 - 예를 들면, 혼자 산다거나, 휠체어 사용에의 부적응, 건강하지 못한 생활방식, 지배적인 보호자 등을 들 수 있다.
- 의욕의 부족 - 성공에 대한 공포심, 피로, 감정적인 장애물.
- 부적절한 장비 - 예를 들면, 의지 소켓부분의 적합성이나 배열, 휠체어가 너무 크거나 너무 작거나 하는 문제, 정확하지 않은 처방전 등이 있다.
- 재활서비스 전문가들의 부족

새로운 기술을 배우는 것에 있어 무능력해지는 것은 아마도 성공적인 결과를 결정하는 가장 큰 요소일 것이다. 때때로 이는 물리치료의 영향을 받기도 하지만 모든 경우에 그러한 것은 아니다.

환자는 그의 치료 계획을 세우고, 목표를 정하고, 이를 감독하는 것을 조정할 때에 참여해야 한다. 자기 책임감과 자기 관리는 재활의 기초이기 때문이다(Watson, 1996).

물리치료 평가

완전히 주관적이고 객관적인 평가는 정확하고 현실적인 목표를 세우는 것을 확실하게 한다. 표 25.3은 그 두 가지 평가의 내용의 윤곽을 보여준다. 평가하는 동안에 물리치료사는 환자들이 무엇을 겪었는지, 그들의 현재 상태는 어떤지, 미래를 위한 그들의 목표는 무엇인지에 대해 이해를 해야만 한다. 이것은 환자의 신체적, 사회심리적 두 가지 면 모두에 대해서 이루어질 필요가 있다. 객관적인 평가는 근골격 또는 신경의 기능장애와 움직임을 조절하는 양식에 대해서 주의 깊게 살펴봐야 한다.

절단 이후, 골격구조는 인체의 손실에 의한 불균형이나 의지에 의한 제한에 대한 보충을 한다. 관절의 배열과 연부조직은 새로운 상황에 적응한다. 근육은 비효율적이고 조화롭지 않은 방법으로 작용하기 시작할 수 있고 이것은 사람이 안전하게 움직이고자 하는 능력에 영향을 끼칠수 있다(Comerford, et al., 2005). 그림 25.2는 하지가 절단된 사람의 적절한 자세 변화를 보여준다. 머리는 남아있는 발뒤꿈치 위로 중앙에 위치해 있고, 발은 안정성을 높이기 위하여 바깥쪽을 향해있다. 몇몇의 경우에는, 이러한 자세가 통증을 가져올 수도 있다. 변화된 생체역학은 에너지의 소모를 증가시키고 움직일 때 자신감의 결여를 가져올 수 있다.

문제점 목록

평가 결과에 기초하여 문제점들을 체계적으로 나타냈는데, 이는 합의되고 현실적인 장기적, 단기적 목표를 포함하기 위해서이다.

치료 계획

치료 계획은 평가 결과에 기초한 목표들을 달성하기 위해서 세워졌다.

Key Point

잦은 재평가는 목표의 수정을 가져올 것이다. 물리치료는 사람들에게 새로운 기술들을 가르치는 것과 관계가 있다. 이것은 협력의 문제이며, '환자에게 일방적으로 가르치는' 것과 관계가 없다. 다만 환자들에게 그들 스스로 어떤 일을 할 수 있도록 가르치는 것을 의미한다.

물리치료 관리의 단계

물리치료사는 MDT의 일원으로 활동하고, 표 25.4에

표 25.3 절단 후 평가 항목

주관적 평가	
현재 불만 사항	절단수준, 원인, 절단 후 경과시간, 현재 증상
현재 불만 사항의 이력	궤양, 괴저, 혈관우회술, 간헐파행, 안정시통증, 교감신경 절제술, 색전 제거술, 헤파린화, 단계적 절단수술
	사고의 세부사항들과 정형외과적 이력, 구조활동, 종양 치료
과거병력	관련된 - 무증상 당뇨병, 심근경색증, 뇌혈관사고, 협심증, 부신상태, 시력, 신경병증, 동시 손상
	그 외 - 호흡장애, 뼈 관절염, 류마티즘 관절염, 큰 수술, 오래된 손상들, 청력과 시력, 우울증, 간질, 요통 또는 사지 관절 통증.
사회적 이력	집의 환경, 동거자, 가족, 가정간호 패키지, 지역간호사, 면접, 현관, 높은 화장실, 에스컬레이터, 엘리베이터, 고용, 학교와 교육, 취미, 재정, 보상작용(외상과 관련된), 운전, 흡연과 생활스타일, 운동 시의 태도
투약이력	약물은 재활치료 프로그램에 도움을 준다.
운동성	수술 전 - 거리 두기, 보행 보조기 사용, 현관, 휠체어, 운동, 그 외 제한된 요소들
	수술 후 - 휠체어의 종류, 보행 보조 와 의지
기능	자기 관리, 약 복용, 쇼핑, 세탁, 물건 보관, 물건 집기, 계단오르내리기, 커브돌기, 밧줄이용, 에너지 소비, 제한된 요소들, 보충제들, 안전성, 낙하, 치료제 사용
의지 재활이력	현재와 과거의 의지: 처방, 배송 날짜, 소켓의 적합성, 입고 벗는 능력, 유지, 사용패턴(얼마나 오래, 날마다, 멀리) 그리고 의지를 사용하지 않은 이유. 현재와 과거의 물리치료 중재
심리적 상태	태도, 표정, 우울, 목표와 열망
객관적 평가	
잔존 지절	상처, 흉터, 회복 상태, 소독, 부종, 통증(VAS 0~10), 감각, 색깔, 온도, 압박 치료, 반사, 관절 범위, 구축, 약화, 힘, 협응
잔존 지절	혈관질, 힘, 관절 범위, 흉터, 상처, 위험수준, 온도, 궤양, 양말, 색깔, 맥박, 통증, 부종, 무감각, 관절의 기능장애, 적응, 감각, 반사, 운동조절
체간과 균형	앉기, 서기, 통증, 체간의 범위와 운동 조절, 정렬, 자세와 핵심 안정성, 복부 힘, 보상반응(그림 25-2)
의지를 착용한 상태에서 보행/기능	보행패턴, 편위과 일어날 수 있는 위험들, 속도,실내 및 실외 사용, 다양한 바닥 표면, 운동내성

*Visual analogue scale(VAS), where 0 denotes no pain and 10 denotes worst pain imaginable

정리되어 있는 것처럼 절단 관리의 모든 단계에서 필요로 된다. 공동의 합의된 목표를 세우고, 환자에게 최고의 결과를 보장하기 위해서 물리치료사는 재활의 다른 단계에 있는 팀의 모든 사람들과 연락을 해야 한다.

수술 전의 단계

물리치료사는 절단 수술 전에 환자를 평가해야 한다. 이것은 계획된 수술의 경우에만 가능하다. 이 평가는 다음 사항들을 포함해야 한다.

- 신체적 상태 - 감각과 운동 수행뿐 만 아니라 호흡 상태도 포함한다.
- 기능적 수행 - 현재와 병에 걸리기 전의 독립성 단계에 초점을 맞춘다.
- 정신적 행복

MDT의 일원으로서 물리치료사는 수술 전 환자를 위한 준비 단계에서부터 절단에 이르기까지의 결정에 관여해야 한다(Cutson and Bougiorni, 1996). 만약 환자가 극심한 통증을 호소하지만 않는다면, 운동이나 휠체어와 목발의 사용법에 대한 교육은 이 단계에서 이루어 질 수 있다. 절단 수술의 질은 재활의 최종 결과에 영향을 미칠 수도 있다. 그러므로 외과의사는 팀의 핵심 일원이다.

환자와 그의 가족에게 재활 과정과 그 기대치에 대한 정보는 도움이 된다(Yetzer, et al., 1994). 이 시기에 환자와 시간을 보내는 것은, 환자에게 안도감을 주고 친밀한 관계를 형성하게 되면서 환자에게 도움이 된다. 그리고 이것은 수술 후의 단계에서도 유리하게 작용할 것이다.

수술 후의 단계

환자가 일단 절단 수술을 받으면, 보통 환자는 주 병동으로 다시 옮겨가게 된다. 환자에게 중복이환이나 합병증이 있을 경우에만 그들은 집중치료실로 옮겨진다.

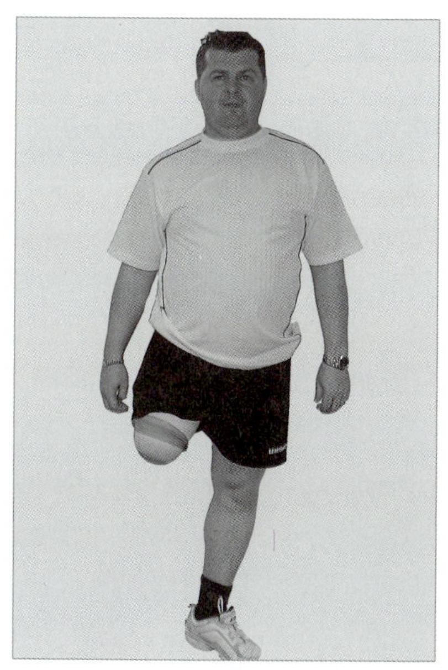

그림 25.2 절단 후 나타나는 일반적인 자세변화

진행 중인 물리치료 평가는 모든 단계에서 이루어질 필요가 있다. 수술을 하는 많은 병원들에는 임상진료지침(care pathway)이 준비되어 있고, 이는 수술 후의 당장의 관리에 대한 윤곽을 잡아준다. 물리치료사는 이에 따라 안내될 수 있고, 그것을 환자 개인의 필요에 따라 적용해야 한다. 이 예시가 표 25.5에 있다.

특히 노인들에게 초기 운동성은 약화나 경화, 균형감과 자신감의 상실을 예방하는 데에 중요하다. 절단 후에 하루에 두 번씩 침대에서 일어나는 것은 평범한 훈련이다. 이러한 자세와 균형에 대한 즉각적인 재교육은 심리적으로 큰 격려를 해 준다.

잔여 지절의 부종을 조절하는 것은 수술 후 단계에서 필수적이다. 부종의 감소는 통증을 줄여주고, 탄력성을 개선하며, 재활의 지연을 막고 해결하는 데에 도움이 된다. 압박, 운동 그리고 들어올린 상태에서 자세 잡기는 부종에 대한 조절에 도움이 될 것이다.

Key Point

잔여 지절의 형태는 의지의 소켓부분을 제작하는데 중요하고 그 형태는 JUZO라는 압박 의류로 변형할 수 있다. JUZO는 부종을 조절한다. 그러한 의류의 알맞은 사이즈를 재는 것은 필수적이며 이 일은 자격이 있는 의사가 실시해야한다(Lambert, et al., 1995).

물리치료사는 팀의 필수적인 일원이고 전반적인 접근을 하므로, 상대적으로 움직이지 못하는 시기에 상처입기 쉬운 조직에 대한 압박 관리를 해야 하고, 수술 후 회복을 위한 적절한 영양을 장려해야 한다.

이 단계에서의 물리치료사의 필수적인 역할은 환자에게 보통의 활동 방식을 장려하고 관절의 구축을 예방하는 것이다. 관절의 움직임 범위가 감소하는 것은 통증을 동반할 수 있으며, 재활을 지연시키고, 심한 경우 의지의 착용을 방해한다. 물리치료사들은 환자들이 관절을 스트레칭할 수 있도록 운동시키고 자세를 바로잡아 준다. 하지 절단에서의 구축은 일반적으로 엉덩이와 무릎관절 모두에 영향을 미치며 이는 통증과 앉는 자세에 영향을 끼친다.

- Transtibial level - 무릎의 굽힘 구축. 그림 25.1에서처럼 침대나 stump board 위에서 다리를 들어올림으로 인해 수동적으로 무릎을 펴는것과 함께 능동적인 무릅 폄 운동이 권장된다.
- Transfemoral level - 엉덩이의 굽힘 구축. 외전으로의 구축이 있을 수 있으며, 이는 엉덩이 굽힘근과 외전근이 약해진 신근과 내전근에 의해 방해를 받지 않는 곳에서 일어난다. 약해진 근육의 운동과 자세를 잡는 일은 이 불균형을 처리하는 데 도움이 될 것이다.
- 엉덩이의 굽힘 구축. 이것 또한 transtibial 절단의 경우에 흔하게 발생할 수 있다. 그림 25.3은 작은 발판이 어떻게 근육 강화를 위해 사용되는지, 어떻게 반대의 근육 사이에서 더 나은 균형을 만들어내는지, 그리고 최종적으로 어떻게 관절 구축을 줄이게 되는지 보여준다.

자세의 균형과 조절에 대한 재교육은 휠체어나 목발, 혹은 의지가 있을지라도 안전하게 움직일 수 있도록 도와준다. 그리고 gym ball은 그림 25.4에서 증명하는 바와 같이 사람의 중심의 안정성과 조절력을 기르도록 해주는 훌륭한 도구이다.

환자를 안심시키고 정보를 반복해서 말해주는 것은 환자들에게 공포심을 진정시키고 그들이 재활 프로그램에 집중할 수 있도록 도와준다. 동료들과의 관계와 퇴원과정이 원활하게 진행되도록 하는데 필요하다. 사회에서 재활을 계속 하는 것은 친숙한 환경에서 독립적인 새 기술에 적응하도록 한다(Park, et al., 1994).

표 25.4 물리치료 관리 단계별 요약

관리단계	구성요소
수술 전	신체 수행, 절단 수준의 결정을 위한 수술 전 기능 및 심리 평가, 수술 후 준비를 위한 수술 전 운동 제공
	재활 과정에 관한 정보 제공
수술 후	신체적 기능적 평가 수행
	통증 부위와 부종조절
	이동 과 독립적 기능 연습
	보행보조기구와 휠체어 사용 연습
	상처 치유 촉진, 압박 치료와 좋은 영양물질 제공
	독립적인 운동성을 돕기 위한 근력강화를 위한 운동, 신장과 균형, 환자와 간호사를 위한 교육과 정보 제공
	지역사회와 병원과 연락을 취하기
	치료비 감면을 위해 해당기관에 요청하기
의지착용 전	의지 착용을 위한 준비: 탄력 스타킹을 이용한 잔여지절의 압박과 모양 만들기, 운동과 빠른 보행보조기 사용, 심혈관계 적합성 향상 환자와 간호사를 위한 교육과 정보 제공
	지역사회와 병원과 연락을 취하기
	의지 준비를 위한 해당기관에 요청
의지착용 후	신체적, 정신적, 기능적 평가 수행
	근력강화, 신장과 안정과 균형을 위한 운동 제공
	보행 변화 최소화 하고 안전한 운동성을 달성 및 에너지의 효율적 기능을 촉진하기 위한 보행 재교육 통증 조절을 계속한다.
	의지를 착용한 상태로 보행 보조기 사용 및 보행 방법 교육
	일상생활활동(옷입기, 요리하기, 실외에서 걷기, 쇼핑하기) 연습
	의지와 남아있는 지절에 대한 치료 정보를 제공
평생	꾸준한 운동 처방
	상황의 변화가 일어날 때 추가 중재 제공
	재평가를 위한 검토 약속 구성
	사회기관과 연락을 취함
	정상 생활을 위한 회복을 촉진
	오랜 기간 동안 환자와 가족, 간호사들을 위하여 물자를 제공

* 초기에는 저긴장성 운동장애가 나타나며, 과긴장성은 시간이 지나면서 나타난다.

의지 착용 전 단계

환자가 의지를 사용할 능력이 있다고 판단되면, 그에 앞서 준비를 해야 한다. 보다 선 자세에서 자세와 균형을 잡을 수 있도록 운동이 진행되어야 한다. 의지 없이 양 발로 걷도록 되어있는 보조기구와 장비들의 이른 사용은 부종의 감소를 촉진하고 상처를 치료하며 환자가 얼마나 나아지는지 알게 해준다. 영국 물리치료과의 80% 이상은 PPAM이라고 불리는 초기 보행 보조기구를 제공하며 이는 Ortho-europe이라 불리는 회사에서 제작되었다(Lein, 1992; www.ortho-europe.com). PPAM은 Pneumatic Post-Amputation Mobility(절단 후 함기식 운동 보조장치)의 줄인 말이며, 이것은 환자의 잔여 지절이 부풀릴 수 있는 자루에 감싸이게 되어 있고, 절단한 쪽에서 일정한 무게를 옮겨 지지할 수 있도록 금속 틀이 받치고 있다. 자루는 힘을 주지 않은 상태에서 40mmHg까지 부풀려지며, 지속적으로 착용했을 때에도 이 압력이 근육에 손상을 입히지 않을 것이라고 알려져 있다. PPAM 보조기구를 착용하고 걷는 것은 부분적으로 힘을 가하게 될 것이고, 항상 평행봉과 함께 사용해야 한다(그림 25.5). 혈관이 많은 부위에 사용하는 경우, 수술 후 7~10일 후에 시작해야만 한다. 물리치료사는 항상 제조회사의 사용 설명과 국가적 지침에 따라야 한다.

의지 착용 단계

의지를 사용할 수 있는 능력은 환자에게 더 나은 질의 삶을 즐길 수 있도록 하고, 고통의 시간과 잘 움직

표 25.5 하지 절단 수술 후 조기 재활을 위한 물리치료의 예

1일 째 - 침상에서
- 호흡기 치료, 통증 조절, 침상 운동성과 관절 범위 운동

2일 째 - 의자에서
- 사지와 체간에 대한 운동범위와 근력강화 운동
- 균형훈련
- 휠체어로 이동하기 연습
- 부종조절

3일 째 - 독립적
- 근력강화, 운동범위 및 균형운동을 이어서 한다.
- 통증과 부종조절
- 기능적 운동(벽을 잡거나 기대어 서기), 휠체어, 개인적 관리

4~7일 째 - 퇴원계획
- 작업치료사와 가정방문을 계획한다.
- 부종조절을 확인한다.
- 운동 프로그램과 이동을 계속 한다.
- 재활에 적합한 복장을 입기

7~14일 째 - 의지 평가
- 체육관에 참가하여 개인 및 단체 운동 세션에 참가한다.
- 평가와 조기 보행 보조기구(PPAM) 사용과 연습*
- 의지재활을 위해 준비: 스텀프 모양, 균형, 고유수용감각과 근력
- 지역 의지 센터에 요청한다.
- 재활 병동으로 이동할 수 있도록 중재한다.

14~28일 째 - 적절한 계획 수립
- 재활 프로그램을 진행 : 의지의 유무에 상관없이

4~6주 째 - 외래환자 또는 지역사회인
- 의지를 배정한다.
- 의지훈련을 시작한다.
- 가정환경으로 안전하게 재통합하게 한다.

*PPAM, pneumatic post-amputation mobility

일 수 없던 시간들로부터 환자를 자유롭게 하고, 일과 여가활동으로 돌아갈 수 있게 해준다. 재활의 이 단계에서는 집중적인 보행훈련이 필요하다. 장기적으로도 단기적으로도 신체적, 감정적, 정신적 회복을 위해서는 빠른 의지의 착용과 재활이 필수적이다(Bradway, et al., 1984).

의지를 잘 이용하는 것은 새롭게 운동하는 방법을 배우는 것이며, 이는 피아노를 배운다거나 테니스 치기, 자전거 타기를 배우는 것과 비슷하다. 의지를 사용하는 사람들은 장비와 함께 움직여야 한다. 이를 능숙하게 하기 위해서는 시간이 걸린다. 천부

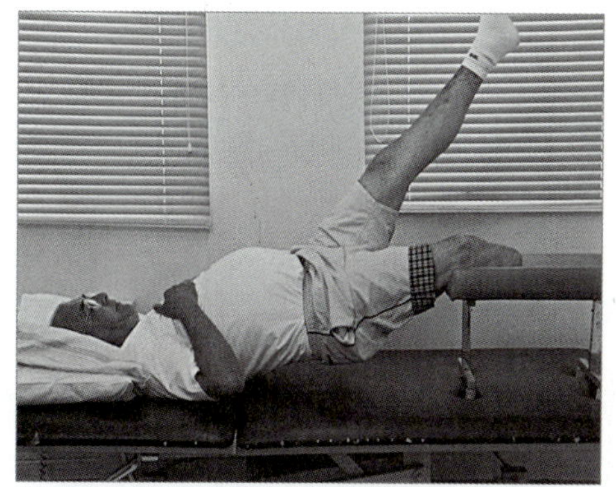

그림 25.3 관절을 조절하기 위한 복합 근육 강화 운동

적인 재능이 최종 결과에 어느 정도 영향을 미치기도 하지만 물리치료사에 의한 효과적인 훈련이 큰 비중을 차지한다.

평행봉의 안전한 환경은 보행훈련을 위해서 가장 먼저 제공되어야 하고, 이제부터 평행봉에 부분적으로 무게를 싣고 평행봉에만 의존하지 않도록, 이 환경이 아니어도 걷는데 무서움을 갖지 않도록 하며 진행되어야 한다. 긴장은 피로를 증가시키고, 때문에 환자는 언제나 무슨 일이 일어나는지, 그로부터 무엇이 예상되는지에 대해 조언을 구한다. 모든 움직임은 정상적이지 않은 점을 측정하기 위해 주의하여 관찰된다.

의지를 이용하는데 있어 필수적인 부분은 소켓을 통하여 무게를 완전히 실을 수 있냐하는 것이다. 게다가, 의지를 넘어서 자신감 있게 움직이기 위해서는 소켓을 통해 지면과 접촉하는 것을 잘 느끼도록

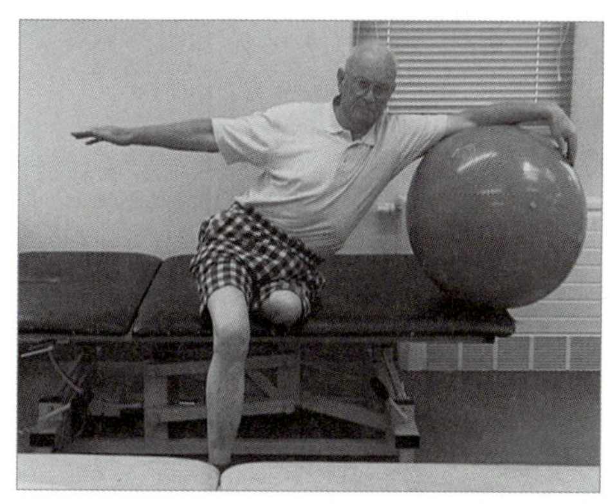

그림 25.4 체간의 재활을 돕기 짐볼 사용

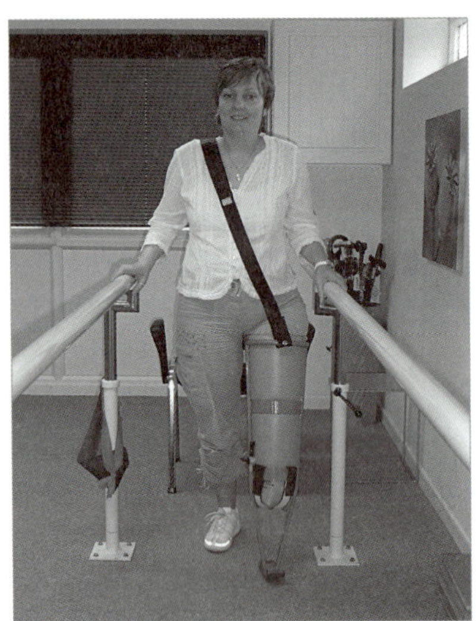

그림 25.5 평행봉에서 PPAM 사용

환자는 고유수용감각을 개발해야만 한다. 적절한 움직임은 감각의 입력에 기인한다. 낮은 역치에서 자극을 인식하는 것을 배우면 근육 활동과 균형 반응의 정상적인 회복에 이를 수 있다. 올바른 근육 회복을 촉진하기 위해, 특히 골반의 왕복 운동을 위해, 그리고 몸의 체절을 안정시키기 위해 운동을 해야만 한다. 그림 25.6은 남아있는 다리로 장애물 위에 올라서는 것이 어떻게 엉덩이의 외전근과 신근을 사용해 의지를 통해 무게를 실을 수 있는지에 대해 보여준다. 그림 25.7은 물리치료사가 앞으로 나아가는데 필요한 세로축 방향으로의 골반의 회전을 어떻게 촉진하는지를 보여준다. 의지를 사용해 서있는 동안 몸을 안정시킬 수 있는 것은 안전과 자신감 있는 움직임을 위해 필요하며, 흔들거리는 쿠션과 같이 고르지 못한 표면을 이용함으로써 촉진할 수 있다(그림 25.8).

의지 사용 훈련기간 동안, 물리치료사는 환자들이 어떻게 그들의 남은 지절을 관리해야 하는지에 대해서 가르칠 의무가 있다. 이는 특히 비만 환자나 발에 감각이 부족해서 두 번째 절단의 위험에 놓여 있는 사람들에게 중요하다. 의지를 어떻게 관리하는지, 그리고 그 기능과 사용에 대해서 잘 아는 것이 성공적인 사용의 열쇠이다. 의지의 지속적인 사용은 욕창을 예방할 수 있다. 물리치료사는 또한 유용하고 환자의 생활양식에서 기인한 의지를 이용한 재활 프로그램을 만들어야 한다. 집이나 그 근처에서처럼, 바닥을 오르내리고, 수송 기관을 이용하고, 문 밖의 평평하지 않은 땅에서 걷거나 경사면이나 계단, 곡선 길도 걷도록 계획해야 한다.

Key Point

의지 훈련의 전문가들은 성공적인 재활 프로그램에 필수적이다. 독자들은 보통의 보행주기나 걷는 훈련의 기술 등 의지 제품들에 관한 특별한 지식을 포함하는 다수의 원문들로 유도될 것이다.

몇 명의 사람들에게는 의지를 사용한다는 것이 도움이라기보다는 방해처럼 생각될 수도 있다. 의지를 이용하는 것을 배울 때 우리는 근력과 협조, 심혈관계의 적합성, 의욕, 그리고 인지 능력을 필요로 한다. 때문에 의지 사용을 포기하는 일은 흔하다. 장기적으로 봤을 때, 거의 transtibial 절단환자들의 반이, 그리고 transfemoral 절단환자들의 1/3보다 적게 여전히 의지를 항상 착용하고 있었다(De Luccia, et al., 1992; Davies and Datta, 2003). 그러나 많은 나이가 든 절단환자들에게는 휠체어를 사용하는 것이 더 적합한 방법이다.

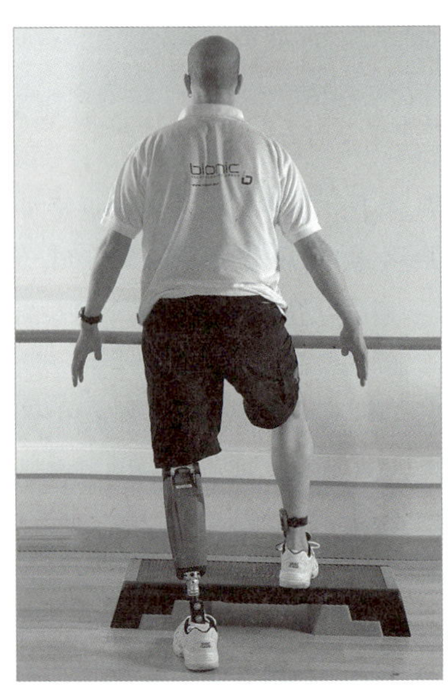

그림 25.6 체중부하와 체중 이동을 조절하기 위한 운동

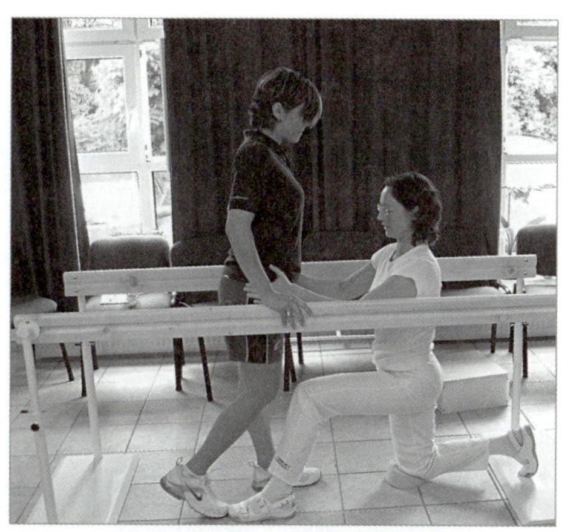

그림 25.7 골반회전 촉진

Life-long 단계

물리치료사는 절단 환자들의 장기간 치료에 포함되어야 한다. 골격에 한 보상의 결과로 인해 발생한 2차적인 기능장애를 최소화하기 위해서, 유지 운동은 관리되고 주목받아야 한다. 재검토는 독립성과 의지의 지속적인 사용을 조성할 수 있다.

사람이 살아가면서, 그들의 요구는 바뀌고, 물리치료사의 보다 깊은 참여를 필요로 할 것이다. 그러한 경우의 예는 물리치료의 처방이 바뀔 때, 직업 또는 운동으로 복귀할 때, 나이 들어가는 과정에 관련된 쟁점이나 건강 상태의 변화, 그리고 보상과 관련되어 발생한 문제들이다.

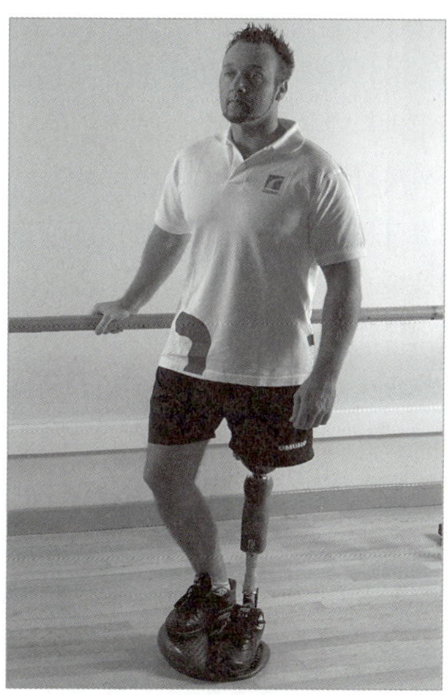

그림 25.8 고관절 안정화 운동

정기적인 재평가는 물리치료사가 다른 전문가들과 관련될 때, 그리고 MDT의 핵심 일원으로서 작업 연계가 유지되어야 할 때 강조될 것이다.

의지

물리치료사는 원래 제공될 의지의 유형과 그 제조회사를 결정할 책임이 있다. 재활 의사와 물리치료사는 사용자를 위해 어떤 기능이 제일 적당할 것인지 결정하는 데에도 핵심적 역할을 한다.

의지는 신체에 맞춰진 소켓, 버팀대, 관절과 관절 간부분, 발이나 손 그리고 피부처럼 보이는 커버로 구성되어 있다. Transtibial과 Transfemoral 의지의 예는 그림 25.9와 25.10에서 찾아볼 수 있다. 소켓은 반드시 남아있는 근골격 조직들(근육, 근막, 뼈)을 포함해야 하고, 움직임에 따른 외부와 내부의 힘을 지면으로 전달해야 한다. 무게는 무게를 견딜 수 있는 조직으로 전달되어야 하고, 골격이나 신경 같이 그렇지 못한 부위에서는 무게를 덜어 와야 한다. 압력과 마찰의 극치에서는 조직에 손상을 입힐 것이고 그렇게 되면 사용자가 의지를 착용하는 것을 꺼리게 될 것이다. 사용자에게 의지를 바르게 착용하도록 가르치는 것은 매우 중요하다.

의지의 메커니즘은 사용자가 불확실한 방법으로 움직이도록 할 수 있다. 이는 매우 당혹스러운 일이며 때문에 물리치료사는 사용자에게 의지를 조절하고 그것에 휘둘리지 않도록 가르쳐야 한다. 또한 최선의 사용법을 가르치기 위해 의지의 구성 요소들의 다양한 면과 그 설비에 친숙해야 한다. 물리치료사와의 가까운 관계가 최선의 결과를 보장할 것이다.

보행 편위

정상적인 보행에 대한 올바른 이해는 물리치료사들이 의지를 이용한 걸음을 분석하고 편위에 대한 분석을

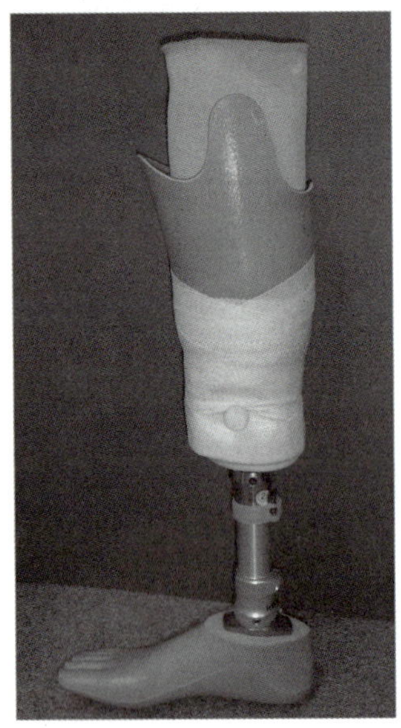

그림 25.9 Transtibial 의지

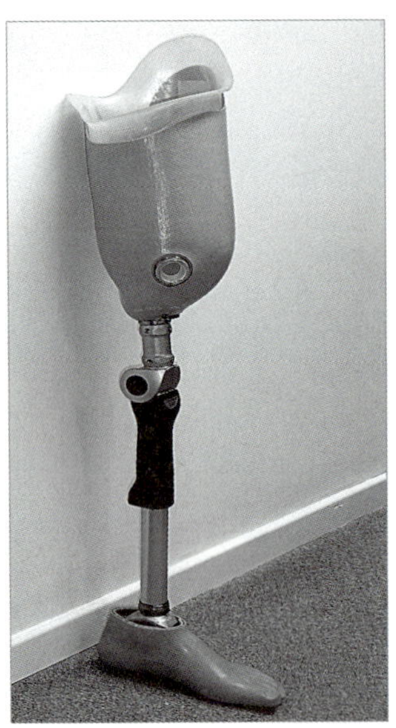

그림 25.10 Transfemoral 의지

할 수 있도록 한다. 비정상적인 걸음걸이는 사용자의 행동 패턴이나 의지, 혹은 둘 다에 의해 발생한다.

가장 흔한 보행 편위는 밑의 개요에 묘사되어 있다. 이 목록이 완벽한 것은 아니다.

Transtibial-level deviations

- 선 자세에서의 과도한 무릎 굴곡-약한 사두근과 둔근, 엉덩이나 무릎의 고정된 굴곡, 의지 발목의 과도한 발등굽힘, 의지 레버의 짧은 길이에 기인함
- 선 자세에서의 불충분한 무릎 굴곡- 엉덩이와 무릎 조절 부족, 소켓의 불편함, 의지 발목에서의 과도한 발바닥 굴곡에 기인함
- 입각기 동안 몸통이 의지의 측면으로 외측 굽힘-소켓의 불편함, 엉덩이 안정성의 부족, 너무 짧은 의지에 기인함

Transfemoral-level deviations

- 외전된 의지, 입각기와 유각기 전체적으로 넓은 기저면-외전 구축, 엉덩이 약한 안정성, 소켓의 불편함, 너무 긴 의지, 불충분한 소켓의 측면 지지력, 무릎 조절력의 부족에 기인함
- 입각기 시 몸통이 의지의 측면으로 외측 굽힘-외전 구축, 짧은 잔여 지절, 엉덩이 안정성 부족, 불풍분한 소켓의 측면 지지력, 너무 짧은 의지에 기인함
- 회선, 의지의 유각기에 걸친 외전-약한 내전근, 너무 긴 의지, 적절하지 않은 받침대, 의지무릎 불안정성, 무릎 조절력의 부족에 기인함
- 도약, 건강한 쪽의 입각기 시 과도한 발바닥 굽힘 -짧은 잔여 지절, 의지의 유각기 조절력 부족, 너무 긴 의지, 적절하지 않은 받침대에 기인함
- 의지 입각기 시 과도한 요추 전만-엉덩이 굴곡 구축, 약한 복근과 엉덩이 신근, 의지무릎 불안정성, 불충분한 소켓의 굴곡에 기인함

일반적인 관측들

일반적으로 관측되는 편위는 일정하지 않은 걸음 간격, 시간 간격과 팔의 흔들림이다. 의지를 이용하는 것은 두 다리를 땅에 대고 걸을 때보다 힘의 소비가 더 많다. 이것은 매우 피로하게 느껴질 수 있다. 이를 보완하기 위해서는 사용자는 더 천천히 걸어야 한다.

물리치료사는 훈련 시 중추적 역할을 하며 편위의 다음 원인들에 영향을 미칠 수 있다: 공포심, 약함, 좁은 움직임 범위, 무게의 부적절한 지탱, 통증, 맞지 않는 의지, 정확하지 않은 사용, 근육의 잘못된 회복으로 인한 바람직하지 않은 행동 패턴, 피로, 부적절한 도움 혹은 의지의 사용, 맞지 않는 균형, 신발의 변화 그리고 나쁜 습관/기술

의지의 길이와 배열 문제가 제일 잘 알려졌으며 물리치료사와 의지전문가가 한 팀으로 일해 해결하였다. 에너지 레벨과 고유수용감각에 대해서는, transfemoral level 보다 transtibial level 절단의 경우가 사회로 복귀시키는 데 훨씬 더 쉬웠고, 훌륭한 운동성을 달성할 수 있었다.

결과 측정

물리치료사는 항상 물리치료의 개입이 성공적이었는지 아니었는지를 판단하여 기준으로 삼아야 한다. 이것은 통증의 단계일 수도 있고, 관절의 움직임 범위나 기능의 단계가 될 수도 있다. 절단 후의 재활은 복잡하고 다방면에 걸쳐 있으며, 결과를 측정하는 것은 어려운 일이다. 절단 환자들에게 적용될 수 있는, 장애를 위한 도구들이 얼마간 있다. 의지를 이용한 재활을 위해 특별히 정당성이 입증된 도구들이 여기에 묘사되어 있다.

- SIGAM Algorithm(절단 수술을 받은 사람을 위한 약을 만드는 특별한 이익 단체; Harold Wood scale에 기반을 둠). 이는 하지를 절단한 사람들의 운동성을 측정하는 간단하고, 유효하며 믿을 수 있는 방법을 제공한다.SIGAM은 새롭게 절단 수술을 받았거나 기존에 절단 수술을 받은 사람에게 모두 운동서의 변화를 인식하기 위해 재활의 전 단계를 통틀어 사용될 수 있다(Ryall, et al., 2003).
- Locomotor Capabilities Index(LCI). 이 지표는 하지 절단 수술을 받은 사람이 의지를 착용한 상태에서의 운동 능력의 포괄적인 개요를 결정하고 이러한 활동 중에 독립성의 단계를 평가하기 위해 만들어졌다. LCI는 절단 수술을 받은 사람들의 의지 정보의 일부분이다(Grise 1993; Gauthier-Gagnon, et al., 1998).
- Trinity Amputee Prosthetic Evaluation Scale(TAPES). 이 설문지는 인공 지절을 갖는 다양한 측면들을 조사하기 위해 만들어졌다(Gallagher and MacLachlan, 2004).
- Functional Measure of the Amputee(FMA)(Callaghan, 2002). FMA의 설문지는 Prosthetic Profile of the Amputte(PPA)의 설문지로부터 만들어졌다. 퇴원 후 장기간의 기능적인 것과 의지 사용 정보를 수집하기 위해 만들어졌으며 LCI를 포함한다.
- Video. 간단한 영상 기록이 비망록과 변화를 비교하기 위한 도구로서 재활의 각 단계에서 촬영될 수 있다.

특별히 고려해야될 점들

절단 수술을 받은 아이들

절단 수술을 받은 아이들이나 선천적으로 신체의 일부가 없는 아이들은 비교적 수는 적지만, 의지를 이용한 재활 분야에서 꽤 전문화된 분야를 대표한다. 물리치료사의 대부분의 시간은 괴로워하고 죄책감을 갖는 아이의 부모들을 안심시키고 정보를 제공하고 가르치는 데에 쓰일 것이다. 아이들은 의지를 사용하도록 강요당할 수 없으며, 특히 상지 절단의 경우, 많은 사람들이 인생에서 충분히 그럭저럭 해 나갔다. 그들의 인생에서 적응은 가족이나 친구, 선생님처럼 그들을 둘러싼 주변인들의 기형에 대한 수용에 달려있다. 정상적인 아이들의 발전을 위해, 두 발이나 두 손을 쓰는 활동은 가능한 한 빨리 장려되어야 한다. 태어난 후에 절단 수술을 받게 되면 선천적으로 신체의 일부가 없는 아이들과는 다른 도전 과제를 부여받는다. 각각의 사람은 유일하다. 아이들을 훈련하는 데에 포함이 될 때 치료사들은 각 회를 재밌고 도전적으로 만들어야 한다.

외상과 종양 절단

사고에 의한 절단을 경험한 사람들은 종종 일을 하는 사람들이다. 절단은 교통사고에 의할 수도 있고, 산업재해에 의할 수도 있고, 가정의 사고나 총상에 의할 수도 있다. 이러한 환자들은 보통 잘 보상을 하며, 신체적인 절단에 적응한다. 하지만 그것은 큰 정서적인 문제가 생길 수 있다. 그들 중 많은 수가 끔찍한 경험에 의한 외상 후 스트레스 장애에 고통 받기 때문에 재활은 그들의 감정적인 요구에 집중해야 한다. 이 환자들 집단은 젊고 활동적이기 때문에 그들은 회복에 대한 높은 기대를 하며 그들의 요구를 충족시키는 것은 MDT에겐 힘든 일일 수 있다. 많은 이들은 일과 운동으로 돌아가고 싶어 한다(그림 25.11).

사고에 연루된 환자들은 보상을 요청할 수도 있고 사설 치료시설로부터 의지를 이용한 재활을 계약할 수도 있다. 그들의 요청이 받아들여질 때까지는 몇 년이 걸릴 수도 있고 절단 수술을 받은 사람들에게 그 시간은 힘든 시간이 될 것이다.

종양에 의한 절단 수술을 받은 사람들은 종종 동시에 암에 대한 치료까지 고된 치료 과정을 겪는다. 재활은 기대 수명이 짧을 경우에 더 빨리 요구된다. 감정 상태에 대한 이해는 필수적이므로 사지를 잃는 외상과 마찬가지로, 개인은 악성 종양이 생명을 위협하는 상태에 대해 다뤄야 한다.

상지 절단

이 단계의 절단은 젊은 성인이나 직업을 가진 사람에게서 자주 발견되고, 이들에게 트라우마가 생기기가 더 쉽다. 그리고 여성보다는 남성이 더 영향을 받는 경향이 있다. 상지의 절단 수술을 필요로 하는 두 번째 그룹의 환자들은 선천적으로 지절의 부재를 동반한 사람들이다. 이러한 경우, 완벽한 절단 수술이 항상 되는 것은 아니며 의지의 소켓이 지절의 나머지 부분에 맞춰질 수 있다.

전통적으로, 의지를 사용하는 훈련은 작업치료사에 의해 행해졌다. 만약 우세한 쪽의 신체가 절단되었다면, 작업치료의 개입은 주로 사용하는 손을 바꾸도록 하는 것이 도움이 될 것이다. 물리치료사의 역할은 좀 더 움직임 범위나 힘, 협응을 기르는 운동이나, 부종을 관리하거나 통증을 완화시키는 방식에 관계가 있다. 환상통은 하지 절단 만큼이나 상지 절단의 경우에도 흔하게 발생하는데, 사람들은 사건 전에 있었던 손이 아직 그 자리에 있는 것처럼 느껴진다고 묘사했다.

팔과 손은 표현과 포옹의 수단으로서 사회적 교류를 할 때 사용된다. 또 위로를 할 때나 자기 관리를 할 때도 필수적이다. 이런 면에서 상지 절단은 적응하기에 매우 힘들 수 있다. 상지 절단 수술을 받은 사람들은 기능 뿐 아니라 실제 피부처럼 보이는 교체를 원하고, 그들의 각각의 목표를 충족시키기 위해서 보통 한 개 이상의 의지가 제공된다. 그림 25.12는 완성에 앞선 전완 의수의 그림이다. 어떤 의수는 관절을 움직이기 위해 사람 신체의 힘을 사용하는 반면에 어떤 의수는 손으로 소켓 안의 전극을 조작하여 근 전기적 신호를 이용한다. 의수의 소켓 안에 있는 압력의 관리는 의지보다는 중력의 영향을 많이 받으므로 피부 관리와 같은 관심과 주의를 요한다.

복잡한 경우들

자연적으로 진행되는 혈관의 질병 때문에, 이 기관의 절단 수술을 받은 1/3~1/2 정도의 사람들은 몇 년 안에 남아있는 다리마저도 절단 수술을 받게 된다. 좌우 양측의 절단은 어느 연령대에서건 힘든 수술이며, 환자가 나이가 많거나 휠체어에 의지하는 사람일 경우, 사려깊은 환경적인 변화를 요구한다.

정형외과나 신경학의 넓은 범위를 포함해서, 여러 번의 절단 수술을 받은 사람들은 물리치료사에게 정말로 어려운 과제이다. 물리치료사의 모든 기술은 환

그림 25.11 Transfemoral 의지를 착용한 상태로 달리기

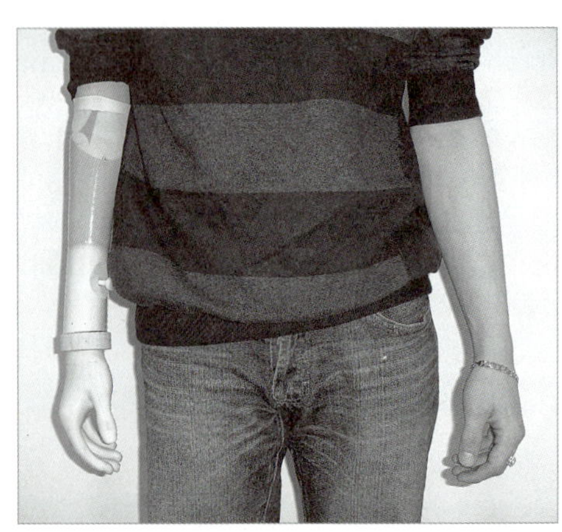

그림 25.12 조정단계의 transradial 의지

자에게 건강관리나 일상생활에서의 독립성을 가르치도록 되어있다. 모든 MDT들은 모든 측면에 신경을 쓰려면 다같이 일해야 할 것이다. 여러 번의 지절 절단의 원인들은 화상, 수막구균에 의한 패혈증, 사고나 전쟁이 있다. 종종 재활 프로그램들은 조합된 피부의 상처와 근육의 손실에 적응하도록 수정되어야 한다. 보행의 에너지 수준은 셀 수 없이 많고 때때로 의지를 사용하는 것이 금지된다.

Key Point

절단은 일생에 지속되는 인생을 바꾸는 사건이다. 물리치료사는 환자의 독립성과 일상 생활로의 복귀를 최대한 좋게 만들어주는 핵심적인 역할을 한다.

FURTHER READING

BACPAR 2001 Evidence-Based Guidelines: The Physiotherapy Management of Adults using Lower Limb Prostheses. www.bacpar.org.uk

BACPAR 2006 Evidence-Based Guidelines: Pre- and Post-operative Physiotherapy Management of Adults with Lower Limb Amputation. www.bacpar.org.uk

Butler DS, Moseley GL 2003 Explain Pain. NOI: Adelaide

Disability Information Trust 1994 Employment and the Workplace. Disability Information Trust: Oxford

Disability Information Trust 1996 Sport and Leisure — Equipment for Disabled People. Disability Information Trust: Oxford

Disability Information Trust 1998 Powered Wheelchairs and Scooters — a Practical Guide. Disability Information Trust: Oxford

Disability Information Trust 1999 Outdoor Transport. Disability Information Trust: Oxford

Day HJB, Kulkarni JR, Datta D 1993 Prescribing Upper Limb Prostheses. Amputee Medical Rehabilitation Society: London

Ham R, Cotton L 1991 Limb Amputation. Chapman & Hall: London

Ham R, Barsby P, Lumley C, Roberts C 1995 Amputee Rehabilitation: a Handbook. Lumbley: York

Lusardi MM, Nielson 2000 CC Orthotic and Prosthetics in Rehabilitation. Butterworth–Heinemann: Oxford

Mensch E, Ellis PM 1987 Physical Therapy Management of Lower Extremity Amputations. Heinemann: London

Redhead RG, Day HJB, Marks LJ, Lackmann SL 1993 Prescribing Lower Limb Prostheses. Disability Services Authority:

Rose J, Gamble J 1992 Human Walking, 2nd edn. Lippincott, Williams & Wilkins: Philadelphia

Söderberg B 2001 Partial Foot Amputations: Guidelines to Prosthetic and Surgical Solutions, 2nd edn. Helsingborg: Swedish Orthopaedic Association

Turner A, Foster M, Johnson SE (eds) 2002 Occupational Therapy and Physical Dysfunction: Principles, Skills and Practice. Churchill Livingstone: Edinburgh

Van de Ven C, Engstrom B 1999 Therapy for Amputees, 3rd edn. Churchill Livingstone: Edinburgh

Vitali M, Robinson KP, Andrews BG, Harris EE 1978 Amputations and Prostheses. Baillière Tindall: London

Whittle MW 1991 Gait Analysis — an Introduction. Butterworth–Heinemann: Oxford

Winchell E 1995 Coping with Limb Loss: a Practical Guide to Living with Amputation for You and Your Family. Avery: New York

참고문헌

Bradway JK, Malone JM, Racy J et al. 1984 Psychological adaptation to amputation: an overview. Orthot Prosthet 38: 46–50

Butler DJ, Turkal NW, Seidl JJ 1992 Amputation: preoperative psychological preparation. J Am Board Fam Pract 5: 69–73

Callaghan BG, Sockalingam S, Treweek SP, Condie ME 2002 'A post-discharge functional outcome measure for lower limb amputees: test-retest reliability with transtibial amputees. Prosthet Orthot Int 26(2): 113–119

Campling J 1981 Images of ourselves: Women with Disabilities Talking. Routledge: London

Caron C 1989 Study on predictive factors for adjustment to chronic haemodialysis: a literature review and discussion of future directions. Can J Psych 34(7): 654–661

Comerford MJ, Mottram SL, Gibbons SGT 2005 Understanding Movement and Function. Kinetic Control: Shropshire

Cutson TM, Bougiorni DR 1996 rehabilitation of the older lower limb amputee: a brief review. J Am Geriatr Soc 44: 1388–1393

Davies B, Datta D 2003 Mobility outcome following unilateral lower limb amputation. Pros and Orthot Int 27: 186–190

De Luccia N, De Souza Pinto MAG, Guedes JPB, Albers MTV 1992 Rehabilitation after amputation for vascular disease: a follow-up study. Pros and Orthot Int 16: 124–128

Ebskov B 1999 Relative mortality and long-term survival for the non-diabetic lower limb amputee with vascular insufficiency. Prosthet Orthot Int 23: 209–216

Fraser CM, Halligan PW, Robertson IH, Kirker SGB 2001 Characterising phantom limb phenomena in upper limb amputees. Pros and Orthot Int 25: 235–242

Fyfe NCM 1992 Assessment of the rehabilitation of amputees. Current Pract Surg 4: 90–98

Gallagher P, MacLachlan M 2004 The Trinity amputation and prosthesis experience scales and quality of life in people with lower limb amputation. Arch Phys Med Rehabil 85: 730–736

Gauthier-Gagnon C, Grisé M, Lepage Y 1998 The locomotor capabilities index: content validity. J Rehabil Outcome Measures 2(4): 40–46

Grisé MC, Gauthier-Gagnon C 1993 Prosthetic profile of people with lower extremity amputation: conception and design of a follow-up questionnaire. Arch Phys Med Rehabil 74: 862–870

Ham R, McCreadie M 1992 Rehabilitation of elderly patients in the United Kingdom following lower limb amputation. Top Geriatric Rehabil 8(1): 64–71

Hill A, Niven CA, Knussen C 1995 The role of coping in adjustment to phantom limb pain. Pain 62: 79–86

Krueger DW 1984 Rehabilitation Psychology — a Comprehensive Textbook. Aspen: Maryland

Kubler-Ross E 1969 On Death and Dying. Macmillan: London

Lambert A, Johnson J 1995 Stump shrinkers: a survey of their use. Physiotherapy 81: 234–236

Lein S 1992 How are physiotherapists using the Vessa Pneumatic Post Amputation Mobility Aid? Physiotherapy 78(5): 318–322

O'Shea E, Kennelly B 1996 The economics of independent living: efficiency, equity and ethics. Int J Rehabil Research 19(1): 13–26

Park S, Fisher AG, Velozo CA 1994 Using the assessment of motor and process skills to compare occupational performance between clinic and home settings. Am J Occup Ther 48(8): 697–709

Parkes CM 1972 Bereavement Studies of Grief in Adult Life. Tavistock: London

Parkes CM 1975 Psychological transition comparison between reactions of loss of limb to loss of spouse. Br J Psychol 127: 204–210

Pernot HF 1997 Daily functioning of the lower extremity amputee: an overview of the literature. Clin Rehabil 11(2): 93–106

Ryall NH, Eyres SB, Neumann VC et al. 2003 The SIGAM mobility grades: a new population-specific measure for lower limb amputees. Disability Rehabil 25(5): 833–844

Van de Ven C, Engstrom B 1999 Therapy for Amputees, 3rd edn. Churchill Livingstone: Edinburgh

Watson G 1996 Neuromusculoskeletal physiotherapy: encouraging self-management. Physiotherapy 82(6): 352–357

Weiss SA, Lindell B 1996 Phantom limb pain and etiology of amputation in unilateral lower extremity amputees. J Pain Symptom Manage 11(11): 3–7

Williams AM, Deaton SB 1997 Phantom pain, elusive yet real. Rehabil Nurs 22(2): 73–77

Yetzer EA, Kauffman K, Sopp F, Talley L 1994 Development of a patient education programme for new amputees. Rehabil Nursing 19(6): 355–358

찾아보기